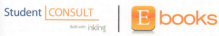 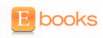 

Any screen.
Any time.
Anywhere.

原著（英語版）のeBook版を
無料でご利用いただけます

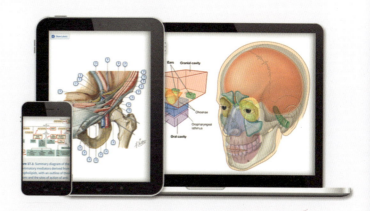

"Student Consult"ではオンライン・オフラインを問わず，原著（英語版）を閲覧することができ，
検索やコメントの記入，ハイライトを行うことができます．

Student Consultのご利用方法

1. **studentconsult.inkling.com/redeem**にアクセスします．
2. 左ページのスクラッチを削り，コードを入手します．
3. "Enter code"にStudent Consult用のコードを入力します．
4. "REDEEM"ボタンをクリックします．
5. Log in（すでにアカウントをお持ちの方）もしくはSign upします（初めて利用される方）．
   ※Sign upにはお名前・e-mailアドレスなどの個人情報が必要となります．
6. "ADDING TO LIBRARY"ボタンを押すと，MY LIBRARY に本書が追加され，
   利用可能になります．

以下のQRコードからも
①のURLにアクセスできます．

テクニカル・サポート（英語対応のみ）：
email studentconsult.help@elsevier.com
call 1-800-401-9962（inside the US）
call +1-314-447-8200（outside the US）

ELSEVIER

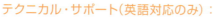

・本電子マテリアルは，studentconsult.inkling.comに規定されたライセンスの条項に従うことを条件に使用できます．この電子マテリアルへの
　アクセスは，本書の表紙裏側にあるPINコードを最初にstudentconsult.inkling.comで利用した個人に制限されます．また，その権利は転売，貸
　与，またはその他の手段によって第三者に委譲することはできません．
・本電子マテリアルの提供は事前予告なく終了することがあります．

RANG & DALE'S
Pharmacology
Eighth Edition

ラング・デール
薬理学 原書8版

H. P. Rang, J. M. Ritter,
R. J. Flower, G. Henderson

監訳 渡邊直樹

ELSEVIER

丸善出版

ELSEVIER

Higashi-Azabu 1-chome Bldg. 3F
1-9-15, Higashi-Azabu,
Minato-ku, Tokyo 106-0044, Japan

RANG AND DALE'S PHARMACOLOGY

Copyright © 2016, Elsevier Ltd. All rights reserved.

First edition 1987
Second edition 1991
Third edition 1995
Fourth edition 1999
Fifth edition 2003
Sixth edition 2007
Seventh edition 2012

The right of H P Rang, J M Ritter, R J Flower and G Henderson to be identified as authors of this work has been asserted by them in accordance with the Copyright, Designs and Patents Act 1988.

ISBN: 978–1–7020–5362–7

This translation of **Rang and Dale's Pharmacology, Eighth Edition** by **H. P. Rang, J. M. Ritter, R. J. Flower and G. Henderson**, was undertaken by Maruzen Publishing Co., Ltd. and is published by arrangement with Elsevier Ltd.

本書, **H. P. Rang, J. M. Ritter, R. J. Flower and G. Henderson** 著：**Rang and Dale's Pharmacology, Eighth Edition** は, Elsevier Ltd. との契約によって出版されている.

ラング・デール薬理学 原書8版 by **H. P. Rang, J. M. Ritter, R. J. Flower and G. Henderson.**
Copyright © 2018, Elsevier Japan KK.
ISBN: 978–4–621–30170–8

All rights reserved. No part of this publication may be reproduced or transmitted in any form or by any means, electronic or mechanical, including photocopying, recording, or any information storage and retrieval system, without permission in writing from the publisher. Details on how to seek permission, further information about the Publisher's permissions policies and our arrangements with organizations such as the Copyright Clearance Center and the Copyright Licensing Agency, can be found at our website: www.elsevier.com/permissions.

This book and the individual contributions contained in it are protected under copyright by the Publisher (other than as may be noted herein).

注 意

　本翻訳は, エルゼビア・ジャパンがその責任において請け負ったものである. 医療従事者と研究者は, ここで述べられている情報, 方法, 化合物, 実験の評価や使用においては, 常に自身の経験や知識を基盤とする必要がある. 医学は急速に進歩しているため, 特に, 診断と薬物投与量については独自に検証を行うものとする. 法律のおよぶ限り, Elsevier, 出版社, 著者, 編集者, 監訳者, 翻訳者は, 製造物責任, または過失の有無に関係なく人または財産に対する被害および／または損害に関する責任, もしくは本資料に含まれる方法, 製品, 説明, 意見の使用または実施における一切の責任を負わない.

監訳者序文

　薬は病気と闘う武器であり，生体機能を知るうえで欠くことのできないツールである．近年の医学生命科学研究の発展により，分子標的薬を含む新しい治療戦略が次々と生み出されつつある．原著の序文に記されるように，この第8版では新しいクラスの薬や治療法を積極的に採り込むとともに，古い知識については整理され，第7版に比べ厚くならないように工夫がなされている．

　本書の際だった特徴は，薬が作用するメカニズムに力点が置かれ，どのような概念に基づいてそれを理解すべきなのか，具体的かつ簡潔な解説がちりばめられている点にある．それに関連する有名な歴史上のエピソードから最新の臨床応用におけるトピックスに至るまで，ときに現場の雰囲気を醸し出す記述とともに主要な事例が紹介されている．また，膨大な知識を羅列するのではなく，知識の道筋をわかりやすく解説し，今後の治療薬が目指す方向性についても考察を与えてくれる．これらの点から，医師を目指す学生だけでなく，薬物を多用する研究や新薬の開発および臨床応用に，現在あるいは将来携わろうとする人々に薦められる，生きた薬理学を学ぶための書となっている．

　例えば，本書の特徴は，薬物の解説の入り口にあたる図2.2に見てとれる．そこでは，放射性薬物を用いた特異的結合部位(受容体)の定量法が，他の教科書には見られない具体性をもって概説されている．興味深いことに，測定された総結合量のうち，非特異的な結合量が大きな部分を占める可能性についてもグラフ上にしっかりと示されている．そして，薬物標的の分子実体を捉えることから導かれた定量的な知見を交えつつ，スペア受容体や脱感作の性質から，創薬において近年注目されている偏ったアゴニズムやアロステリック調整薬に至るまで克明な解説が導かれている．この薬と標的との結合を捉え理解することは，エールリヒによる受容体の概念の創出から，近代における受容体遺伝子のクローニングや分子標的薬の開発に至るまで，1世紀以上にわたって薬理学の考え方の根底を成すものであり，読者にその深い意義を伝えようとする著者らの真摯な姿勢を感じ取ることができる．

　このような薬の作用メカニズムと具体的なエビデンスに基づいた話の展開は，本書の解説の随所に見られる．薬に関する知識の量に圧倒されがちな読者の方々には，本書を薬理学の考え方を学ぶ書として捉え，関心のある項目にじっくり目を通すことをお薦めしたい．知識の詰め込みに忙しい医学生の方々には，本書の工夫として，学習ポイントが本文中に箇条書きにまとめられ，鍵や錠剤のイラストとともに囲まれたボックスにも集約されていることを申し添えたい．教科書の学習では物足りない方々は，各章末に紹介文とともにリストされる参考文献にアクセスすることで，より深い学習へと発展させることができるであろう．

　薬が何をするかを知るだけでなく，薬が作用するメカニズムを深く考える力を身につけることは，より賢い薬の使い方を医療や研究の場で実践し，新たな治療戦略に結びつけていくうえでとても重要である．本書がその一助となることを願っている．

2018年10月

渡邊　直樹

訳者一覧

――監 訳――

渡邊　直樹　京都大学大学院生命科学研究科分子動態生理学分野／医学研究科神経・細胞薬理学　教授

――翻 訳――

石川　太郎　東京慈恵会医科大学医学部医学科薬理学講座　講師[第39章, 第40章]

石崎　敏理　大分大学医学部薬理学講座　教授[第7章, 第27章, 第52章]

今井　哲司　京都大学医学部附属病院薬剤部　講師[第42章]

木内　泰　京都大学大学院医学研究科神経・細胞薬理学　准教授[第56章, 第60章]

北岡　志保　神戸大学大学院医学研究科薬理学分野　助教[第17章, 第49章]

木村　俊秀　大分大学医学部薬理学講座　准教授[第31章]

酒井　規雄　広島大学大学院医歯薬保健学研究科　神経薬理学研究室　教授[第44章, 第45章]

武谷　立　宮崎大学医学部機能制御学講座薬理学分野　教授[第21章, 第28章, 第34章, 第58章]

谷口　将之　神戸大学大学院医学研究科薬理学分野　特命助教[第47章, 第48章]

タムケオ ディーン　京都大学大学院医学研究科創薬医学講座　特定准教授[第6章, 第26章]

永井　裕崇　神戸大学大学院医学研究科薬理学分野　卓越研究員・特命助教[第14章]

中川　俊作　京都大学医学部附属病院薬剤部　助教[第10章, 第11章]

中邨　智之　関西医科大学医学部薬理学講座　教授[第22章, 第36章]

中村　行宏　東京慈恵会医科大学医学部医学科薬理学講座　講師[第37章, 第38章]

西　英一郎　滋賀医科大学医学部医学科薬理学講座　教授[第23章, 第32章]

西田　基宏　自然科学研究機構生理学研究所(生命創成探究センター)心循環シグナル研究部門, 九州大学大学院薬学研究院創薬育薬研究施設統括室　教授[第16章, 第18章, 第57章]

古屋敷智之　神戸大学大学院医学研究科薬理学分野　教授[第14章, 第17章, 第47章, 第48章, 第49章]

松原　和夫　京都大学医学部附属病院薬剤部　教授[第11章, 第19章]

水野　裕昭　前 京都大学大学院生命科学研究科分子動態生理学分野／医学研究科神経・細胞薬理学　助教, 現 株式会社ピーシーウイング[第5章, 第20章]

宮本　章歳　京都大学大学院生命科学研究科分子動態生理学分野／医学研究科神経・細胞薬理学　助教[第46章, 第51章]

籾山　俊彦　東京慈恵会医科大学医学部医学科薬理学講座　教授[第12章, 第13章, 第15章]

山城佐和子　京都大学大学院生命科学研究科分子動態生理学分野／医学研究科神経・細胞薬理学　講師[第24章, 第53章, 第55章]

米澤　淳　京都大学大学院薬学研究科臨床薬学教育分野　准教授／医学部附属病院薬剤部　副部長[第8章, 第9章]

渡邊　直樹　京都大学大学院生命科学研究科分子動態生理学分野／医学研究科神経・細胞薬理学　教授[第1章, 第2章, 第3章, 第4章, 第5章, 第20章, 第25章, 第29章, 第30章, 第33章, 第35章, 第41章, 第43章, 第50章, 第54章, 第59章]

(五十音順)

著者一覧

H P Rang MB BS MA DPhil Hon FBPharmacolS FMedSci FRS
Emeritus Professor of Pharmacology,
University College London, London, UK

J M Ritter DPhil FRCP FBPharmacolS FMedSci
Emeritus Professor of Clinical Pharmacology,
King's College London, and Medical Research Director, Quintiles, London, UK

R J Flower PhD DSc FBPharmacolS FMedSci FRS
Professor, Biochemical Pharmacology,
The William Harvey Research Institute,
Barts and the London School of Medicine and Dentistry,
Queen Mary University of London, London, UK

G Henderson BSc PhD FBPharmacolS FSB
Professor of Pharmacology, University of Bristol, Bristol, UK

原著者序文

　本版では，前版と同様に，薬物が何をするかを解説するだけでなく，それらが作用するメカニズムを強調することを目標とした．これは，知識と技術が急速に進歩する細胞レベルや分子レベルにおける解析だけでなく，生理学的なメカニズムや病理学的な異常のレベルにおける解析を必要とする．薬理学は，病気の影響を改善することを目的とする治療学に根ざしているので，われわれは，分子や細胞レベルでの効果を，薬を治療やその他の目的で使用した際に人類が経験する有益，あるいは有害な影響の領域に関連づけることを試みた．治療薬が時代遅れになるのは早く，前版以降，100以上の新薬が承認されている．新薬が属するクラスの薬の作用機序を認識することは，新しい化合物を理解し賢く使用するための，よい出発点となる．

　薬理学は，それ自体，活発な科学分野であり，治療における薬の使用の根拠を与える以上の重要性をもつ．われわれは，将来の医師だけでなく，薬がどのように作用するかを理解する必要がある他分野の科学者にも，良好な予備知識を提供することをめざしている．したがって，たとえ化合物が臨床で使用されないものであっても，必要があると思われる場合には，その薬がどのようにして細胞機能や生理機能を解明するためのプローブとして使用されるかについて解説した．

　薬や関連する化合物の名前は，使用を通じて確立するが，時に複数の慣用名が存在することがある．処方目的においては，標準名を使うことが大切であるが，本書は，できる限り世界保健機構の国際一般名(INN)に準拠している．これらの名前は，時によく知られている薬の名前と一致せず(例えば，amphetamine は国際一般名では amfetamine と表記される)，内在性のメディエーターであるプロスタグランジン I_2(科学論文での標準名)が国際一般名では epoprostenol という，ほとんどの学者になじみのない名前に変わる．一般に本書では，治療での使用にかかわるものは国際一般名をできるだけ用い，メディエーターやなじみのある薬では，一般的な名称を採用する．時に，英国と米国の間で名称が異なることもある(例えば，アドレナリンとエピネフリン，ノルアドレナリンとノルエピネフリン)．アドレナリンとノルアドレナリンは，EU加盟国では正式名称であり，"noradrenergic"，"adrenoceptor"，"adrenal gland" などの言葉との関係が明瞭である．本書では，このような理由でこれらの名称を採用する．(訳者注：翻訳版では日本の読者のために，原則として薬の名称を日本医薬品一般的名称[JAN]に準拠する．該当用語の初出においては和文[英文]表記を採用し，以降は和文表記のみとする．ただし，JAN

と INN の英文表記が異なる場合は，両方の英文を初出において和文とともに併記する[例：アンフェタミン〔amphetamine，amfetamine〕]．なお，JANで定められていない名称の場合は原書英文名称を採用する．)

　薬の作用は，生体の中で何が起きるかという文脈においてのみ理解可能である．それゆえ，多くの章の書き出し部分で，その章で扱う薬の作用に関連する生理学的，および生化学的過程を手短に解説する．薬の化学構造については，オンラインで簡単に手に入れることができるという認識に基づき，薬の薬物作用学や薬物動態学的性質を理解するうえで役立つ場合にのみ紹介した．

　本書の全体の構成には変更はない．各セクションは，第1部：薬物作用の基本原理，第2部：ケミカルメディエーター(薬が治療効果を発揮する際に相互作用するケミカルメディエーターや細胞機構)，第3部：特定の臓器系に影響を及ぼす薬の作用，第4部：神経系における薬の作用，第5部：感染症とがんの治療に用いられる薬の作用，第6部：スペシャルトピックス(副作用や非医療的な薬の使用などの幅広い特殊なトピックス)，をカバーする．この構成は，薬の作用は，個々の薬の効果と使用法の単なる記述ではなく，生命体の機能の根底にある化学シグナル，細胞シグナルのネットワークを揺り動かす化学的な介入として理解する必要があるという，われわれの信念を反映したものである．すべての章を最新のものに改訂するのに加えて，受容体に関するトピックスである，バイアスされたアゴニスト作用，脱感作におけるアロステリック作用を第2，3章でより詳述するとともに，核内受容体のセクションを改訂した．新たに皮膚の薬理学に関する第27章を加え，局所ホルモンに関する第17，18章を改訂した．認知を改善する薬については，追加の内容を第48章に含めた．

　新しい情報の獲得，新しい概念の開拓，および新薬の臨床への導入とともに，薬理学が他の生物医学分野同様，着実に進歩している事実にもかかわらず，本書が前版より長くなることを避けた．そのために，時代遅れで否定的な情報を切り捨てつつ，特殊で推測の域を出ない情報をカバーするために，小さな字を大量に用いた．それらは，要点を理解するうえで必須ではないが，より深く学ぼうとする学生には役立つであろうと思う．採用する新しい情報を選択する際，新薬だけでなく，今後の薬剤開発を予感させる，近年拡大した基礎知識も考慮に入れた．そして，可能なところでは，文脈中に新しい治療法について簡潔に要約した．文献リストは，主要な原著論文をリストする鍵となる総説と，さらなる学習の案内となるものに大幅に制限した．

謝辞

　本版の準備にあたり，助力と助言を頂いた Alistair Corbett 博士，Hannah Gill 博士，Eamonn Kelly 教授，Alastair Poole 教授，Emma Robinson 博士，Maria Usowicz 博士，Federica Marelli–Berg 教授に感謝する．本版の作業に携わった以下のエルゼビア社のチームへの感謝の気持ちを記す．Meghan Ziegler（コミッショニングエディター），Alexandra Mortimer（デベロップメントエディター），Joanna Souch（プロジェクトマネージャー），Brett MacNaughton（イラストマネージャー），Peter Lamb，Antbits と Jason McAlexander（フリーランスイラストレーター），Elaine Leek（フリーランス原稿整理者），Marcela Holmes（フリーランス校正者），Innodata Inc.（フリーランス索引｜サービス）．

2014 年ロンドン

H. P. Rang

J. M. Ritter

R. J. Flower

G. Henderson

目次

1 基本原理

1 薬理学とは何か？　1
薬とは何か？　1
薬理学の原点とそれ以前の歴史　1
20世紀, 21世紀の薬理学　2

2 薬はどのように作用するか：基本原理　6
はじめに　6
薬物が結合するタンパク質標的　6
脱感作および耐容性　18
薬物−受容体相互作用の量的側面　20
薬物効果の性質　21

3 薬はどのように作用するか：分子機構　24
薬物作用の標的　24
受容体タンパク質　26
薬物標的としてのイオンチャネル　50
受容体の発現制御　54
受容体と疾患　54

4 薬はどのように作用するか：興奮, 収縮, 分泌などの細胞応答　58
細胞内カルシウムの制御　58
興奮　63
筋収縮　69
ケミカルメディエーターの放出　71
上皮細胞のイオン輸送　74

5 細胞増殖, アポトーシス, 修復, および再生　77
細胞増殖　77
血管新生　82
アポトーシスと細胞の除去　82
病態生理学的な意義　85
治療学的見通し　87

6 細胞メカニズム：宿主防御　90
はじめに　90
自然免疫応答　90
獲得免疫応答　96
炎症に伴う全身性反応　101

7 薬理学における実験方法と測定　105
バイオアッセイ　105
疾患の動物モデル　109
ヒトでの薬理学研究　111
臨床試験　111

8 薬物の吸収と分布　117
はじめに　117
薬物分布にかかわる物理的プロセス　117
薬物吸収と投与経路　124
薬物の体内分布　129
特別なドラッグデリバリーシステム　132

9 薬物代謝と排泄　134
はじめに　134
薬物代謝　134
薬物と代謝物の排泄　141

10 薬物動態学　145
はじめに：薬物動態学の定義と用途　145
薬物の除去能を表すクリアランス　146
1-コンパートメントモデル　147
より複雑な薬物動態モデル　150
母集団薬物動態解析　152
薬物動態学の限界　153

11 個体差, 薬理ゲノミクス, 個別化医療　155
はじめに　155
薬物の反応における個体間変動と
　疫学的要因　156
薬物応答における遺伝子変異　160
治療薬と臨床上利用可能な
　薬理ゲノミクス検査　163
おわりに　166

2 ケミカルメディエーター

12 ケミカルメディエーターと自律神経系　169
歴史的背景　169
自律神経系　170
化学伝達の一般的原則　174
神経化学的伝達の基本的段階：
　薬物の作用点　181

13 アセチルコリン性伝達　183
アセチルコリンのムスカリン性および
　ニコチン性受容体を介する作用　183

アセチルコリン受容体　183
アセチルコリン性伝達の生理学　186
アセチルコリン性伝達に対する
　薬物の効果　190

14　ノルアドレナリン作動性神経伝達　209

カテコールアミン　209
アドレナリン受容体の分類　209
ノルアドレナリン作動性神経伝達の
　生理機能　210
ノルアドレナリン作動性神経の神経伝達に
　作用する薬物　216

15　5-ヒドロキシトリプタミンおよび 片頭痛の薬理学　233

5-ヒドロキシトリプタミン　233
5-HT が関与する片頭痛および
　他の臨床病態　240

16　プリン類　245

はじめに　245
プリン作動性受容体　245
メディエーターとしてのアデノシン　247
メディエーターとしての ADP　249
メディエーターとしての ATP　249
将来の展望　250

17　局所ホルモン 1：ヒスタミンと 生理活性脂質　251

はじめに　251
“メディエーター”とは何か？　251
ヒスタミン　252
エイコサノイド　253
ロイコトリエン　259
リポキシンとレゾルビン　261
血小板活性化因子　261
おわりに　261

18　局所ホルモン 2：ペプチドおよび タンパク質　263

はじめに　263
タンパク質およびペプチドの薬理学の
　基本原理　263
ペプチドの生合成と調節　264
ブラジキニン　266
神経ペプチド　268
サイトカイン　269
炎症を収束させるタンパク質および
　ペプチド　272
おわりに　272

19　カンナビノイド　274

植物由来のカンナビノイドと
　その薬理学的効果　274
カンナビノイド受容体　275
エンドカンナビノイド　277
合成カンナビノイド　279
臨床用途　280

20　一酸化窒素と関連する メディエーター　282

はじめに　282
一酸化窒素の生合成とその調節　282
一酸化窒素の分解と運搬　285
一酸化窒素の効果　286
治療学的側面　288
一酸化窒素が役割を果たすであろう
　臨床症状　289
関連するメディエーター　290

3　主要臓器系に影響を及ぼす 薬物

21　心臓　295

はじめに　295
心機能の生理学　295
心臓の自律神経調節　301
心臓ナトリウム利尿ペプチド　303
虚血性心疾患　303
心機能に影響を与える薬物　304

22　血管系　317

はじめに　317
血管の構造と機能　317
血管平滑筋緊張の制御　318
血管作動薬　324
血管作動薬の臨床用途　330

23　アテローム性動脈硬化と リポタンパク質代謝　340

はじめに　340
アテローム性動脈硬化形成　340
リポタンパク質輸送　341
アテローム性動脈硬化性疾患の予防　343
脂質低下薬　344

24　止血と血栓症　351

はじめに　351
血液凝固　351
凝固カスケードに作用する薬物　355

目次　xi

血小板の接着と活性化　360
線維素溶解（血栓溶解）　366

25　造血機構と貧血の治療　369

はじめに　369
造血機構　369
貧血の種類　369
造血剤　370
造血成長因子　374
溶血性貧血　377

26　抗炎症薬および免疫抑制薬　380

シクロオキシゲナーゼ阻害薬　380
抗リウマチ薬　389
抗サイトカイン製剤および
　その他の生物学的製剤　395
痛風に対する薬物　396
ヒスタミンアンタゴニスト　398
今後の発展の可能性　399

27　皮膚　402

はじめに　402
皮膚の構造　404
一般的な皮膚疾患　405
皮膚に作用する薬物　407
皮膚疾患に対する主要薬物　407
他の機序を有する薬物　410
おわりに　411

28　呼吸器系　413

呼吸の生理学　413
肺疾患およびその治療　414

29　腎尿路系　427

はじめに　427
腎機能の概要　427
ネフロンの構造と機能　427
腎臓への薬物作用　434
尿 pH を調整する薬物　438
有機分子の排泄を調整する薬物　439
腎不全に使用される薬物　439
尿路障害に使用される薬物　440

30　消化管　442

消化管の神経支配とホルモン　442
胃の分泌　442
嘔吐　448
消化管の運動　452

慢性腸疾患に対する薬物　454
胆道系に作用する薬物　455
将来の方向性　455

31　血糖の制御と糖尿病治療　457

はじめに　457
血糖の制御　457
膵島からのホルモン　457
糖尿病　464

32　肥満　474

はじめに　474
健康問題としての肥満　474
エネルギーバランスを制御する
　恒常性維持機構　475
ヒト肥満の病態生理学　479
肥満問題への薬理学的アプローチ　481
肥満治療への新たな試み　483

33　下垂体と副腎皮質　486

下垂体　486
副腎皮質　494
グルココルチコイド療法における
　新しい方向性　502

34　甲状腺　505

甲状腺ホルモンの合成，貯蔵，分泌　505
甲状腺機能の調節　506
甲状腺ホルモンの作用　507
甲状腺ホルモンの輸送と代謝　508
甲状腺機能の異常　508
甲状腺疾患に用いる薬物　509

35　生殖系　513

はじめに　513
生殖の内分泌制御　513
生殖機能に影響する薬物　516
避妊のために用いられる薬物　523
子宮　525
勃起不全　527

36　骨代謝　531

はじめに　531
骨の構造と組成　531
骨リモデリング　531
骨疾患　536
骨疾患に用いられる薬物　537
可能性のある新薬　541

xii　目次

4　神経系

37　中枢神経系の化学伝達と薬物作用 543

はじめに　543
神経系の化学シグナル伝達　543
薬物作用の標的　546
中枢神経系における薬物の作用　546
向精神薬の分類　548

38　アミノ酸伝達物質　549

興奮性アミノ酸　549
グルタミン酸　550
γアミノ酪酸（GABA）　557
グリシン　562
おわりに　562

39　その他の伝達物質と調節物質　564

はじめに　564
ノルアドレナリン　564
ドパミン　566
5-ヒドロキシトリプタミン
　（セロトニン）　571
アセチルコリン　574
プリン類　576
ヒスタミン　577
その他の中枢神経メディエーター　577
おわりに　579

40　神経変性疾患　582

慢性神経変性疾患におけるタンパク質
　ミスフォールディングと凝集　582
神経細胞死のメカニズム　583
虚血性脳損傷　587
アルツハイマー病　589
パーキンソン病　593
ハンチントン病　599
神経変性プリオン病　599

41　全身麻酔薬　602

はじめに　602
麻酔薬の作用機序　602
静注麻酔薬　606
吸入麻酔薬　608
吸入麻酔薬各論　611
バランス麻酔　612

42　鎮痛薬　614

疼痛発現にかかわる神経メカニズム　614
鎮痛薬　622
新たな試み　638

43　局所麻酔薬とナトリウムチャネルに作用するその他の薬物　640

局所麻酔薬　640
ナトリウムチャネルに影響するその他の
　薬物　645

44　抗不安薬と催眠薬　647

不安の性質とその治療　647
不安活動の計測　648
不安の治療に使用される薬物　649
不眠を治療する薬物（催眠薬）　657

45　抗てんかん薬　659

はじめに　659
てんかんの性質　659
抗てんかん薬　662
筋肉痙攣と筋肉弛緩　672

46　抗精神病薬　674

はじめに　674
統合失調症の性質　674
抗精神病薬　677
将来の展開　685

47　抗うつ薬　687

うつ病の性質　687
うつ病の理論　687
抗うつ薬　689
脳刺激療法　703
抗うつ薬治療の臨床的有効性　704
他の抗うつ薬の臨床用途　705
双極性障害の薬物治療　705

48　中枢神経系刺激薬と精神異常発現薬　709

精神運動刺激薬　709
精神異常発現薬　716

49　薬物耽溺，依存，乱用　721

薬物の使用と乱用　721
ニコチンとタバコ　726
エタノール　732

5　感染症とがんに対する治療薬

50　微生物を標的とした化学療法の基本原理　741
化学療法の分子基盤　741
抗菌薬に対する耐性　748

51　抗菌薬　755
はじめに　755
葉酸合成または作用を妨害する
　抗菌薬　756
β−ラクタム系抗生物質　759
細菌のタンパク質合成に影響を及ぼす
　抗菌薬　763
トポイソメラーゼに作用する抗菌薬　767
その他の一般的ではない抗菌薬　768
抗菌薬　769
可能性のある新たな抗菌薬　772

52　抗ウイルス薬　775
ウイルスに関する背景　775
宿主−ウイルス相互作用　776
HIV と AIDS　778
抗ウイルス薬　780
HIV に対する多剤併用療法　785
新しい抗ウイルス薬の展望　786

53　抗真菌薬　789
真菌類と真菌感染症　789
真菌感染症の治療に用いられる薬剤　790
今後の開発　794

54　抗原虫薬　796
宿主対寄生虫相互作用　796
マラリアと抗マラリア薬　796
アメーバ症とアメーバ殺傷剤　806
トリパノソーマ症とトリパノソーマ
　殺傷剤　807
他の原虫感染症と治療に
　使用される薬　808
今後の開発　809

55　駆虫薬　812
蠕虫感染症　812
駆虫薬　813
駆虫薬に対する耐性　816
ワクチンおよびその他の
　新規アプローチ　817

56　抗がん剤　819
はじめに　819
がんの発生機序　819
細胞傷害性抗がん剤の一般原則　822
抗がん剤　823
抗がん剤への耐性　835
併用療法　835
嘔吐と骨髄抑制の制御　836
今後の開発　836

6　スペシャルトピックス

57　薬物の有害作用　839
はじめに　839
薬物有害反応（ADR）の分類　839
薬物毒性　840
薬物に対する免疫応答　849

58　ライフスタイル・ドラッグとスポーツにおける薬物　853
ライフスタイル・ドラッグとは何か？　853
ライフスタイル・ドラッグの分類　853
スポーツにおける薬物　854
結論　857

59　バイオ医薬品と遺伝子治療　859
はじめに　859
バイオ医薬品　860
遺伝子治療　863
安全性と社会問題　867
治療応用　867

60　創薬と開発　872
プロジェクトの段階　872
バイオ医薬品　876
商業的な側面　876
将来の展望　876
おわりに　877

付録　いくつかの重要な薬理学的薬剤　879

和文索引　881

欧文索引　905

| 第 1 部 | 基本原理 |

1 薬理学とは何か？

概要

　この序章では，薬理学がどのように生まれ，一科学分野として発展してきたかについて解説し，現在における薬理学の構成，および他の生物医学との関連について解説する．そのようにして生まれた薬理学の編成に基づいて，本書の残りの部分は構成されている．現代の薬理学を急いで学びたい読者は，本章をとばして読んでいただいてもかまわない．

薬とは何か？

　本書の目的からすると，薬とは，"栄養素や必須食物成分以外の構造が判明している化学物質[1]であり，生物に投与されると生物学的効果をもたらすもの"と定義される．

　いくつかの点に注意すべきである．薬は，合成化合物，動植物から得られた化合物，あるいは，遺伝子工学の産物である．一方，医薬品(medicine)というのは，治療効果を生むことを期待して投与される通常(あるいは必ずしもそうではない場合もあるが)，1つ以上の薬を含む化学薬剤である．医薬品には，使用しやすいように，通常有効成分以外の物質(添加剤，安定化剤，溶媒など)が含まれる．薬とみなされるためには，化合物が生理機構によって放出されるのではなく，投与されなければならない．インスリンや甲状腺ホルモンのような多くの物質は，内在性のホルモンであるが，意図的に投与されれば薬にもなる．多くの薬は，医薬品としては用いられないものの，研究の有用なツールである．日常会話において，薬(ドラッグ[drug])という言葉は，習慣性の強い，麻薬や精神変化をきたす物質(化学療法に対する思慮の欠ける反対意見を呼び起こす不幸な負の意味合いの言葉)をしばしば連想させる．本書では，治療を目的とする薬に

主に焦点を当てるが，実験用ツールとして使われる薬の主な例についても解説する．毒物は，薬の定義の範疇に入るが，本書では扱わない．

薬理学の原点とそれ以前の歴史

　薬理学は，生体機能に対する薬の作用についての学問と定義できる．科学としての薬理学は，19世紀半ば，この重要な時代に現れた原理ではなく，実験主義に根ざした多くの新しい生物医学分野の1つとして誕生した．それよりずっと以前(実際，文明の黎明期)から薬草療法は広く用いられ，薬分類が記され，薬の貿易は盛んであった．しかし，当時は "materia medica(薬物学)"[2]として知られる，科学主義とは似ても似つかないものが治療に用いられていた．17世紀半ば，化学の科学的基礎を打ち立てたロバート・ボイル(Robert Boyle)ですら，治療法に関しては，虫，糞，尿，および死者の頭に生えたコケの調合物を推奨するに甘んじた(A Collection of Choice Remedies, 1692)．薬理学を発展させるきっかけとなったのは，当時，臨床所見や診断には長けていたものの，治療に関してすべからく無力であった医者たちが抱えた，治療成績を改善する必要性からであった[3]．19世紀後半まで，身体機能の正常と異常に関する知識は未発達すぎて，薬の効果の理解のための原理はおおまかにも得られなかったし，当時，病気や死は，科学的原理よりも権威主義によって扱われるべき半宗教的な問題とみなされていた．診療行為では，しばしば権威に服従することが優先され，容易に事実であると突き止められそうなことが無視された．例えば，キナの皮は，マラリアに対する特異的で効果的な治療法として認識され，1765年リンド(Lind)によってその有効な使用方法が記された．しかし，1804年ジョンソン(Johnson)は，その治療法は解熱するまでに使うと危険だと訴え，代わりに病初期に

---

[1] 多くの他の定義と同様に，この定義はすべてにあてはまるわけではない．例えば，鉄やいろいろなビタミンのように，薬としても用いられる必須食物成分は多く存在する．さらに，いくつかの生物学的製剤(例えば，エポエチン[epoetin]＝エリスロポエチン製剤)では，効能に少なからず影響を与える，ロットごとの化学組成の変動がみられる．

[2] この名前は，今日においても臨床薬理学のような講座につく形で，歴史あるいくつかの大学に残っている．

[3] 著明な医者であるオリバー・ウェンデル・ホームズ(Oliver Wendell Holmes)は，1860年に次のように記している．「(私は)現在使われているすべての医薬品がもし海底に沈んだら，人類にとってかえって好ましく，魚にとってはずっと迷惑になると確信している．」(Porter, 1997参照)

おける大量の甘汞（塩化水銀）の投与（その後40年間にわたり，懐疑的にではあるが受け入れられた殺人的な勧告）を推奨した．

薬によって何ができ，何ができないかを理解したいという動機が臨床診療において育まれたものの，学問としての確立は，生理学，病理学，化学のしっかりとした基礎があってはじめて可能となった．ウィルヒョウ（Virchow）が細胞説を唱えたのは，1858年であった．化合物の構造式が最初に用いられたのは1868年，細菌が病気の原因であることは，1878年パスツール（Pasteur）によって発見された．これら以前は，薬理学を支える足場がほとんどなかったのだが，ルドルフ・ブーフハイム（Rudolf Buchheim）は，1847年エストニアに最初の薬理学研究所を（自宅の中に）創設している．彼の際立った先見性には驚かされる．

有機合成化学の出現以前，薬理学の黎明期には，植物抽出物を中心とした天然物質や，水銀やヒ素といった少数の（主に有毒な）化学物質の作用解明に力が注がれた．化学の初期の発達により，植物から活性物質が精製できるようになった．若きドイツ人の薬剤師フリードリヒ・ゼルチュルナー（Friedrich Sertürner）は，1805年，アヘンからモルヒネ（morphine）を精製した．他の化合物も次々と精製された．構造は不明であったが，これらの精製された化合物によって，植物の抽出物が生物に引き起こす作用の原因は，魔法や生命力ではなく，化学物質であることが明らかにされた．（訳者注：以下に出てくる歴史的な薬品名については，現代の薬品名とは異なるものもあるので，現在の一般名ではなく原著の原語を併記し，<>で示した）．初期の薬理学者は，キニン <quinine>，ジギタリス <digitalis>，アトロピン <atropine>，エフェドリン <ephedrine>，ストリキニン <strychnine> など植物由来の薬に最も注目した（それらの多くは今日でも用いられており，本書を通読したとき，読者の古き友となるであろう）[4]．

---

4 合成化学の時代が到来するずっと以前に，一握りの合成化合物が薬理学上の大きな成果をもたらしている．16世紀にはじめて"sweet oil of vitriol（硫酸の甘い油）"としてつくられたジエチルエーテルと，1799年ハンフリー・デービー（Humphrey Davy）によってつくられた亜酸化窒素（笑気）は，19世紀半ばに麻酔薬として紹介される（第41章参照）以前は，パーティーを盛り上げるために使用された．亜硝酸アミル（第21章参照）は，1859年につくられたが，これは，最初の"理論に基づいた"治療薬とみなすことができる．その狭心症に対する治療効果は，その生理作用に基づいて予測された．これは，本当の"薬理学者の薬"であり，今日広く用いられるニトロ血管拡張薬の香しい先駆者であった．歴史上，最も広く使われた薬であるアスピリン <aspirin>（第26章）は，治療への応用の想定なしに，1853年にはじめて合成された．1897年，サリチル酸より毒性の低い誘導体を探していたドイツの会社バイエルの研究室において，アスピリンが再発見された．バイエルは，1899年アスピリンを市販し，富を築いた．

20世紀，21世紀の薬理学

20世紀初頭，合成化学の新しい風が製薬産業に革命をもたらし，薬理学にも変革をもたらし始めた．バルビツール酸誘導体や局所麻酔薬のような新たな合成薬が出現し，1909年のパウル・エールリヒ（Paul Ehrlich）による梅毒の治療に用いるヒ素化合物の発見から，抗菌化学療法の時代が始まった．最初の抗菌薬であるサルファ剤が1935年ゲルハルト・ドーマク（Gerhard Domagk）によって発見され，フレミングの先行研究に基づいて，チェーン（Chain）とフローリー（Florey）が第二次世界大戦中にペニシリンを開発したことによって，さらなる飛躍がもたらされた．

これらのいくつかの有名な例は，合成化学の発展や天然物質化学の復活が，いかにして20世紀前半の治療学の劇的な再興をもたらしたのかを示している．見出された新しい薬のクラスのおのおのが，薬理学者に新たな挑戦をもたらした．生物医学の学問のなかで，薬理学がその存在と地位を真に確立したのは，この時期であった．

薬理学者に多くの考える機会を与えた，主として化学に後押しされた，治療薬のあふれるばかりの増多に並行して，本書の他所で深く解説するように，特にケミカルメディエーターに関する生理学も急速な進歩を遂げつつあった．多くのホルモン，神経伝達物質，炎症メディエーターがこの当時発見され，われわれの体が有するほとんどすべての制御機構に，化学的な情報伝達が中心的役割を果たすことが認識されたことは，生理学と薬理学に共通する学問分野の創出につながった．化学物質と生体との相互作用は，薬理学者が初期から取り組んできた問題であったからである．1905年ラングレー（Langley）によってはじめて提唱された化学物質の"受容体"の概念は，クラーク（Clark），ガダム（Gaddum），シルド（Schild）らの薬理学者に速やかに取り入れられ，現在の薬理学でも不変のテーマとなっている（続く第2，3章を読むとわかる）．受容体の概念とそれにより育まれた技術は，薬の開発や治療論に大きな影響を与えてきた．生化学も20世紀初頭に異なる学問として台頭し，酵素の発見と生化学反応経路の解明は，薬の効果を理解するためのもう1つの枠組みを提供した．このような歴史的観点からみた薬理学の描写（図1.1）は，古代の前科学的な治療学に始まり，17世紀から続く商業化を経て，19世紀半ばにようやく科学の体裁を身にまとうことで，社会的地位を得たことを表している．このように渡り歩いた過去の変遷は，今も薬理学にしみついている．というのは，製薬産業が巨大なビジネスとなり，今日における薬理学研究の多くが，清いアカデミアの場に比べると，より手荒で実用主義的な場である商業環境でなされるからであ

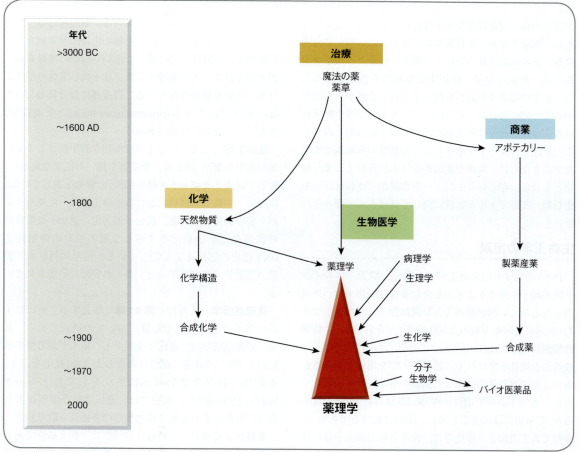

図1.1 薬理学の発展.

る[5]．他のいかなる生物医学の学問分野も，これほどまでにマモン（富の神）には寄り添わない．

代替治療の原理

現代の医療は，治療の主な手段として薬に多くを頼る．外科的手術，食事，運動，精神療法など，他の治療法は，故意に処置しないことを含め，もちろん重要である．しかし，薬物療法ほど広く用いられるものはない．

科学に基づく解決法の到来以前，試行錯誤が治療体系を確立する目的で試みられたが，それらの多くは，純粋な経験主義的な医療より悪い結果を生み出した．その1つに，ジェームス・グレゴリー（James Gregory）(1735～1821)に信奉された**逆症療法**（allopathy）がある．好んで用いられた治療法に，病気の症状がおさまるまで瀉血，嘔吐，下剤を処置し続けるものがあった．多くの患者がそのような治療により死亡したが，19世紀初頭にハーネマン（Hahnemann）が**ホメオパシー療法**（homeopathy）（同種療法）を発案したのは，この逆症療法への反対によるものであった．ホメオパシー療法の信じがたい指針に次のものがある．

- 類似したものは，類似したものを治す．
- 希釈することで効果を高めることができる．

その治療体系は，あっという間にばかげたものに変化していった．例えば，ハーネマンは，薬を$1/10^{60}$に希釈して使用することを薦めたが，それは，海王星の軌道のサイズの球に対する1分子の割合に等しい．

多くの治療法が生まれては消え，それらが根ざした教条的な原理の多様さは，科学の進歩を促すより，むしろ妨げとなった．現在，科学の範疇に入らない原理に基づく治療学は，"代替医療"，もしくは，"補完医療"にひとくくりにされつつも，実際に広まりつつある．たいていの場合，それらは，客観的な手段で診断され，適切な

---

[5] 最も名高い薬理学の先駆者の何人かは，産業においてキャリアを成した．例えば，化学伝達と自律神経系の知識の基礎を築いたヘンリー・デール（Henry Dale）（第12章），代謝拮抗薬の原理を解明し最初の有効な抗がん剤をつくり出したジョージ・ヒッチングス（George Hitchings）とガートルード・エリオン（Gertrude Elion）（第56章），βアドレナリン受容体とヒスタミンH_2受容体の最初のアンタゴニストを見出したジェームス・ブラック（James Black）（第13，17章）である．薬理学の科学的原理に焦点を当てる本書で扱うほとんどの例が，天然物でなく，工業製品であることは偶然ではない．

薬物療法，もしくは外科治療によって改善する，生化学や構造の面で定義可能な正常機能の乱れとして病気を捉える"医学モデル"を否定する．代わりに，病気に付随する，あるいは関係のない，主観的に捉えた不快さを重んじる．病気を定義し検証する客観性を否定することは，治療の効果や危険性を検証する科学原理からも遠ざかることにつながる．それは，批判的な科学者を納得させるような，そして新薬が治療に用いられる前に満たすことが法律によって要求される，有効性の判断基準を満たすことなしに，原理や実践が受け入れられてしまう結果ともなる．悲しいことに，一般市民が"代替医療"を望む際，実証できる有効性に関してはほとんど顧みられない[6]．

生命工学の出現

1980 年代より，生命工学が，抗体，酵素，ホルモンや成長因子やサイトカインを含む多種の制御タンパク質からなる新しい治療薬の大きな供給源として台頭してきた(Buckel, 1996; Walsh, 2003 参照)．それらの(**生物学的製剤**[biopharmaceuticals]として知られる)製剤は，一般的に合成化学ではなく，遺伝子工学を用いて製造されるが，その薬理学的原理は，通常の薬と基本的に同じである．遺伝子治療や細胞治療(**第 59 章**)は，未熟ではあるが，将来的には治療学を新しい領域に広げるであろう．細胞で人工遺伝子を機能させ，操作された細胞を体に挿入するための設計，投与法，制御法を左右する原理は，薬物療法に用いられるものとは大きく異なっており，異なる知識体系が必要となる．それらが現代の医療手技と相並ぶときが来るのであれば，このような解説を取り入れる必要性がますます増えるであろう．

今日の薬理学

他の生物医学の学問領域と同様，薬理学の境界はきっちりとは決まっておらず，一定ではない．薬理学者は，実用主義者にふさわしく，他の学問の領域や技術をよく荒らしにいく．もし，薬理学がそれ独自のものとみなすことのできる中心的な考え方や技術にこだわってきたなら，今となっては絶滅の危機に瀕していたであろう．そして，科学の筋道を解くためにではなく，薬が生物に何をするか，よりはっきりいうと，効果をどう治療に役立てられるかを知る目的に学問が限られたであろう．

図 1.2 に，今日の薬理学の構成を示す．主部に漏れがないわけでないが，役に立つ多くの分類(神経薬理学，

免疫薬理学，薬物動態学など)が入る．これらのトピックスは，本書の主要なテーマである．周辺部には，本書で取り上げられない，薬理学と他の生物医学領域をつなぐ重要な両方向性の架け橋となるいくつかの境界領域学問が記されている．薬理学には，往々にして他の学問より多くの境界領域が存在する．周辺部に最近登場したのは，薬理ゲノミクス(pharmacogenomics)，薬剤疫学，薬剤経済学などの分類である．

生命工学. 元来，生命工学は生物学的手法による薬や他の有用な製剤(例えば，微生物を用いた抗生物質産生，もしくはモノクローナル抗体産生)の製造を指していた．現在は，生物医学領域における生命工学は，治療用タンパク質の製造，診断薬，遺伝子型判定，遺伝子改変動物の作出などを含めたさまざまな目的のための組換えDNA 技術の応用を主に指している．医学以外にも，農業，法医学，環境科学など，多くの分野に応用されている．

薬理遺伝学. これは，**第 11 章**で解説する，薬に対する反応への遺伝学的な影響についての研究である．元来，薬理遺伝学は，遺伝子変異をもつ個人がある種の薬に対し異常な(通常，副作用となるような)反応を示す，家族性の特異な薬物反応に焦点を当てた(Nebert & Weber, 1990 参照)．現在では，遺伝学的な要素がより複雑に絡む，より広範な薬物反応の多様性を取り扱う．

薬理ゲノミクス. この最近の用語は，個人単位で適した薬物治療を選択するための遺伝情報の利用を表すものであり，薬理遺伝学と一部重なっている．その基本的な考え方は，治療薬に対する反応の個人ごとの違いは，遺伝子の構成から推測できるというものである．この考えを確証する例が着実に集まりつつある(**第 11 章参照**)．現在のところ，薬物代謝酵素や受容体の遺伝的多型性のかかわりが調査されている．最終的には，遺伝子の多型性を特定の薬の治療効果や好ましくない反応に関連づけることによって，個々の遺伝子型に基づいて治療法の選択をすることが可能となるはずである．個人の遺伝子型決定の費用や簡便性が改善することで，その応用範囲が増すとともに，治療学における広範にわたる成果につながる可能性がある(**第 11 章参照**)．

薬剤疫学. これは，集団に対する薬の効果の研究である(Strom, 2005 参照)．薬剤疫学は，集団の中の個人間，あるいは集団同士の間の薬剤効果の多様性を研究する．これは，新薬を治療用に認可できるか否かを決定する規制当局の視点からは，ますます重要なトピックになりつつある．個人や集団の間の多様性は，たとえ全体における効果が満足できるものであっても，薬の有用性を減弱させる．薬剤疫学は，薬が用いられる現実の場面で問題となる服薬遵守やその他の要因についても考慮する．

薬剤経済学. この医療経済学分野は，治療目的で用いられる薬の費用と受益を，経済学的に定量化することを

---

6 英国医薬品・医療製品規制庁(UK Medicines and Healthcare Regulatory Agency：MHRA)は，新薬の登録前に比較対照試験に基づく治療効果についての詳細な証拠の提出を要求している．しかし，ホメオパシー療法のための製品や，1968 年の薬事法以前に販売された多くの生薬については，臨床試験を求めていない．

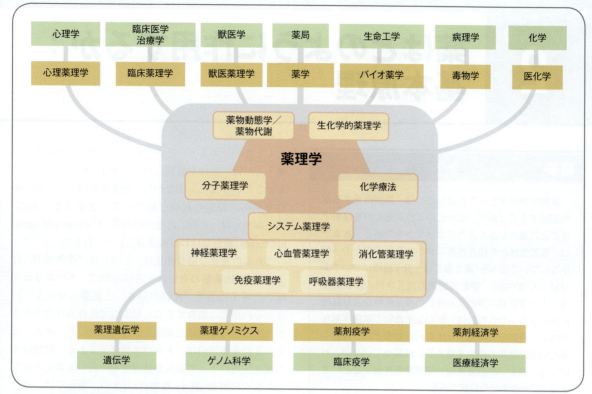

図 1.2 今日の薬理学とそのさまざまな細目.
境界の学問領域(茶のボックス)は,薬理学とその他の主な生物医学領域(緑のボックス)とを結びつける.

目的とする.これは,税収から保険医療を提供する政府組織の関心から発生し,どの治療法が最も費用対効果をもつかという疑問を提起した.このことは,究極的に健康や寿命を金銭的価値に置き換えかねないため,当然激しい論争の火種となる.薬剤疫学と同様に,新薬認可の決定に際し,規制当局は経済学的分析に加え,個々の患者に対する有益性の証拠をますます求めるようになりつつある.この難題に関するより詳しい情報については,Drummond et al.(1997)や Rascati(2009)を参照されたい.

引用および参考文献

Buckel, P., 1996. Recombinant proteins for therapy. Trends Pharmacol. Sci. 17, 450–456.(タンパク質由来治療薬の現状と将来についての思慮に富む総説.)

Drummond, M.F., O'Brien, B., Stoddart, G.I., Torrance, G.W., 1997. Methods for the Economic Evaluation of Healthcare Programmes. Oxford University Press, Oxford.(薬物治療を含む経済学的コストと保険医療の評価の一般原則についての記事.)

Nebert, D.W., Weber, W.W., 1990. Pharmacogenetics. In: Pratt, W.B., Taylor, P. (Eds.), Principles of Drug Action, third ed. Churchill Livingstone, New York.(多くのゲノム時代以前の文献例を含む,薬への反応に影響を与える遺伝的要素の詳細な解説.)

Porter, R., 1997. The Greatest Benefit to Mankind. Harper-Collins, London.(初期の薬理学の発展と製薬産業の良質な記事を含む,医学の歴史についての優れた読みやすい解説.)

Rascati, K.L., 2009. Essentials of Pharmacoeconomics. Lippincott Williams & Wilkins, Philadelphia.

Strom, B.L. (Ed.), 2005. Pharmacoepidemiology, fourth ed. Wiley, Chichester.(薬剤経済学を含む,新たに出現した学問についてのすべての側面をカバーする多著者による本.)

Walsh, G., 2003. Biopharmaceuticals: Biochemistry and Biotechnology. Wiley, Chichester.(生命工学に基づく治療薬の多くの側面をカバーする良質な産業用教科書.)

第 1 部　基本原理

2 薬はどのように作用するか： 基本原理

概要

　薬理学が科学として台頭したのは，薬が何をするか を記述することから，薬がどのように働くかを説明す ることに重きを置くようになってからである．本章で は，薬と生体との相互作用にかかわるいくつかの一般 原理について述べる（第3章では，分子機構についてよ り詳しく述べる）．薬と細胞間の相互作用の解説に続 き，異なる種類の薬と受容体との相互作用をより詳細 に検討する．われわれは，新たな化合物の薬理作用を 予測し，特定の治療効果を生む化合物を1から設計す るといった至高の能力を備えるには至っていない．と はいえ，いくつかの重要な一般原理を見出すことはで きる．それが本章の目標である．

はじめに

　まず，最初に，われわれはパウル・エールリヒ（Paul Ehrlich）に感謝すべきである．彼は，薬の作用は，薬と 組織の間の一般的な化学相互作用に基づいて説明できる はずであると主張し，いくつかの薬のもつ際立った作用 と特異性が，化学や物理学とは無関係な，魔法のような "生命力"の介在を必要とするといった考えを退けた． 多くの薬は，非常に低い用量や濃度で効果を発揮するが， 低濃度といっても非常にたくさんの分子が介在する． 10^{-10} mol/L の1滴の薬溶液にも，およそ3×10^9 個の 薬分子が含まれており，明らかな薬理反応を引き起こし ても不思議ではない．ある種の細菌毒素（例えば，ジフ テリア毒素）は，標的となる細胞にたった1つの分子が 取り込まれても殺傷できるといったような精度で作用す る．

　薬理学の基本的な教義の1つに，薬分子が薬理作用を 発揮するためには，1つないし複数の細胞成分に何らか の化学的影響を与えなければならない，というものがあ る．言い換えれば，薬分子は，細胞成分の分子に，その 機能を変化させるように化学的に相互作用できるほど近 接しなければならない．生体にある分子の数は，薬分子 よりはるかに多く，もし薬分子がランダムに分布すれば， 特定の細胞分子に対して相互作用できるチャンスは，ほ

とんどないであろう．そのため，一般的に薬理作用を発 揮するには，生体や組織において薬分子が不均一な分布 をするということ，すなわち，効果を発揮するために細 胞や組織の特定の成分に結合することが必要である． エールリヒは，そのことを次の言葉 "Corpora non agunt nisi fixata（結合なければ働きなし）"[1] に表した．

　これらの重要な結合部位は，しばしば"薬物標的"と よばれる（抗菌薬の有効性を述べる際に，エールリヒが 用いた有名な言葉 "魔法の弾丸"と見事に対をなす）． 薬がその標的に結合することによって生理的反応を引き 起こす機構の解明は，薬理学研究の主な目的である．ほ とんどの薬物標的は，タンパク質分子である．脂質膜と の相互作用によって効果を発揮すると長い間考えられて きた全身麻酔薬（第41章参照）ですら，現在では，主に 膜タンパク質と相互作用しているというように考えられ ている（Franks, 2008 参照）．

　すべての法則には例外が不可欠だが，抗菌薬や抗がん 剤の多く（第51，56章）や，変異原性物質，発がん物質 （第57章）は，タンパク質でなく，DNA に直接結合する． 骨粗鬆症に用いられるビスホスホネート製剤 （bisphosphonates；第36章）は，骨基質においてカルシ ウム塩と結合し，殺鼠剤のように破骨細胞に毒性をもた らす．核酸，タンパク質，抗体を含む新世代の**生物学的 製剤**（biopharmaceutical drug）にも，そのような例外が 存在する（第59章参照）．

薬物が結合するタンパク質標的

　通常，以下の4種類の制御タンパク質が，基本的な薬 物標的として関係する．

- 受容体
- 酵素
- 担体分子（輸送体）
- イオンチャネル

1　厳密にいうと，エールリヒの言葉の例外，すなわち組織の成分 に結合することなしに作用する薬（例えば，浸透圧利尿薬，浸透 圧下剤，制酸薬，重金属キレート剤）は存在する．しかしながら， その原則は，大多数において正しい．

さらに，（基本的な標的に加えて）多くの薬は，特別な生理作用をもたらすことなしに，血漿タンパク質（第8章）やその他の組織タンパク質に結合する．いずれにせよ，たいていの薬が上記の4タイプのタンパク質のいずれかに作用するという考えは，よい起点となる．

薬物結合が細胞応答につながる機構についてのさらなる解説は，第3～4章で述べている．

薬物作用の標的

- 薬とは，投与された生理系の機能に決まった変化を引き起こす化合物である．
- ほとんど例外なく，薬は以下のような標的タンパク質に作用する．
  – 受容体
  – 酵素
  – 担体
  – イオンチャネル
- **受容体**(receptor)という言葉は，異なった意味で用いられる．薬理学においては，受容体は，内在性の化学伝達を認識し，それに反応することで機能するタンパク質分子のことを指す．薬が結合することで効果が発揮される，その他の巨大分子は，**薬物標的**(drug target)とみなされる．
- 特異性は，相互の関係をもつ．それぞれの種類の薬は，決まった標的にしか結合しない．そして，それぞれの標的は，決まった種類の薬にしか応答しない．
- 作用が完全に特異的である薬は存在しない．多くの場合，薬の用量を増やしていくと，薬は元々の標的以外のものにも影響を及ぼすようになる．このことにより，副作用が生じうる．

薬物受容体

受容体とは何を指すか？

第1章で強調したように，受容体の概念は，薬理学の中核をなすものであり，その用語は，可溶性の生理活性物質（ホルモン，神経伝達物質，炎症メディエーターなど）がそれを介して効果を生む標的分子のことを指し示すために，最もよく用いられる．アセチルコリン受容体，サイトカイン受容体，ステロイド受容体，成長ホルモン受容体などの例が，本書には豊富に示されている．一般的に，**受容体**という用語は，それを介して反応を伝達する，ケミカルメディエーターを認識する分子のことを指す．

"受容体"という用語は時に，薬分子（すなわち，内在性のメディエーターでなく，外来性の化合物）がその特別な効果を発揮するために結合することが必要な，あらゆる標的分子を示すのに，用いられる．例えば，電位依存性ナトリウムチャネルは，しばしば**局所麻酔薬**(local anaesthetic；第43章参照)の"受容体"，またジヒドロ葉酸還元酵素は，**メトトレキサート**(methotrexate；第50章参照)の"受容体"と表現される．**薬物標的**という用語が，受容体はその一種であるのだが，このような概念を表すためにはより好ましい．

より一般的な細胞生物学の概念では，受容体という用語は，免疫，細胞の増殖，遊走，分化に重要な細胞–細胞間の相互作用に関連する種々の細胞表面分子（例えば，**T細胞受容体**[T-cell receptor]，**インテグリン**[integrin]，**Toll様受容体**[Toll receptor]など；第6章参照）を示すために用いられる．それらの分子のなかには，薬物標的としても認識されつつあるものもある．これらの受容体は，可溶性のメディエーターではなく，細胞表面に結合したタンパク質や細胞外構造に反応する点において，一般的な薬理学的な受容体とは異なっている．

脂質代謝に重要な役割をもつ**LDL受容体**(low-density lipoprotein receptor；第23章)や，鉄吸収に関与する**トランスフェリン受容体**(transferrin receptor；第25章)といった，種々の運搬タンパク質がしばしば受容体とよばれる．この範疇に入るものは，薬理学的受容体とは共通する点が少ない．これらのタンパク質は，薬理学的受容体とは相当異なるものの，**スタチン類**(statins；第23章)のような薬の作用機序において，重要な役割を担っている．

生理系における受容体

受容体は，すべての多細胞生物が細胞や臓器の活動を調整するために用いる，化学伝達コミュニケーション系の鍵となる．受容体なしに，われわれは機能できないであろう．

受容体の基本的な性質は，心臓に対する**アドレナリン**(adrenaline)（**エピネフリン**[epinephrine]）の作用によって例証される．アドレナリンはまず，アドレナリンやその他のカテコールアミンの認識機構である受容体タンパク質（**βアドレナリン受容体**[β adrenoceptor]；第14章参照）に結合する．アドレナリンが受容体に結合すると，連鎖反応が引き起こされ（第3章参照），心収縮力と心拍数の増加に至る．アドレナリンが消失すると，受容体は機能的に沈黙する．これは，内在性のメディエーター（ホルモン，神経伝達物質，サイトカインなど）に対する受容体の場合，たいていあてはまる．しかし，受容体が恒常的に活性化している例（第3章参照）がある．すなわち，たとえケミカルメディエーターが存在しなくても，そのような受容体は調節作用を生じる．

受容体を活性化する**アゴニスト**(agonist)と，受容体を活性化することなしに同じ部位に結合し，アゴニストの効果を阻害する**アンタゴニスト**(antagonist)の違いは重要である．アゴニストとアンタゴニストの相違は，薬理学的な受容体にのみ存在する．上述した他の種類の薬物標的では，"アゴニスト"といった表現がうまくあてはまらない．

薬理学的受容体の性質と容認されている命名法は，Neubig et al.(2003)に記されている．受容体の概念の起源とその薬理学における意義は，Rang(2006)に解説されている．

薬の特異性

薬が治療薬や研究の道具として有用であるためには，特定の細胞や組織に選択的に作用しなければならない．

言い換えると，薬は，高い結合部位特異性を示さなければならない．反対に，薬物標的として機能するタンパク質は，一般に高いリガンド特異性，つまり特定の決まった種類の分子にのみ結合する性質をもつ．

このような結合部位とリガンドの特異性の原則は，**アンギオテンシン**（angiotensin；**第22章**）のようなメディエーターの作用において，明確にわかる．このペプチドは，血管平滑筋や尿細管には強力に作用するが，他の種類の平滑筋や消化管上皮にはほとんど作用しない．他のメディエーターでは，それぞれの受容体タンパク質の特異的な発現パターンを反映したパターンで，まったく異なるスペクトラムの細胞や組織に影響する．アンギオテンシンの1アミノ酸のL体からD体への置換や，1アミノ酸の除去のようなわずかな化学構造変化によっても，受容体が結合できなくなることによって，分子が不活化されることがある．タンパク質に特定の分子を認識する能力をもたらす，リガンドと結合部位との相補的な結合特異性は，薬理学の多くの現象を説明する中心的な性質である．タンパク質が，タンパク質を含む他の分子に高度に選択的に結合する能力は，生命装置の根幹であるといっても過言ではない．薬物作用の理解におけるその重要性は，本書で何度も繰り返されるテーマとなっている．

最後に，完全なる特異性をもって作用する薬はないということを強調しなければならない．三環系抗うつ薬（**第47章**）は，モノアミン輸送体を阻害するだけでなく，他のさまざまな受容体を阻害することによる副作用（例えば，口の乾き）を起こすことで有名である．一般に，薬の力価が小さく高い用量が必要になればなるほど，主な作用点とは異なった薬物作用点に影響が及ぶようになりやすい．臨床的には，これは副作用の出現にしばしば関連づけられるが，それは，どの薬においても避けられないものである．

1970年代以降，薬理学研究は，多くの異なるタイプの薬の標的タンパク質の同定に成功した．オピオイド（opioid）鎮痛薬（**第42章**），カンナビノイド（cannabinoid；**第19章**）やベンゾジアゼピン（benzodiazepine）類精神安定薬（**第44章**）については，長年にわたり，作用機序が網羅的に記述されてきた．これらは今では，遺伝子クローニングや結晶構造解析（**第3章**参照）によって，完全に解かれた受容体を標的とすることがわかっている．

受容体の分類

> ❯ 薬物の作用が特定の受容体に関連づけられる場合，このことは，分類や薬物設計における改良に貴重な手段をもたらす．例えば，ヒスタミン（**第17章**参照）の作用に関する薬理学的解析によって，その効果の一部（H_1作用，例えば平滑筋収縮のような）が，既知のヒスタミン競合アンタゴニストによって強く拮抗されることが示された．ブラック（Black）と彼の同僚は，1970年，胃液分泌刺激作用を含むヒスタミンの残りの作用が，第2のクラ

スのヒスタミン受容体（H_2）による可能性を示唆した．数多くのヒスタミンアナログを試験したところ，彼らは，H_1活性をほとんどもたず，H_2作用を選択的に引き起こすものがあることを見出した．ヒスタミン分子のどの部分がこのタイプの特異性に付与したかを分析することで，彼らは選択的H_2アンタゴニストを開発することができた．これは，胃酸分泌抑制に有効であることが判明し，治療上非常に重要な薬物開発につながった（**第30章**）[2]．後に，さらに2つのヒスタミン受容体（H_3，H_4）がみつかっている．

薬理学的反応に基づいた受容体分類は，今でも価値が高く，広く用いられているアプローチである．より新しい実験アプローチによって，受容体分類の基礎となる，異なる基準がもたらされた．受容体へのリガンド結合の直接測定（下記参照）は，薬物作用を研究することでは容易に区別できない，多くの新しい受容体サブタイプを定義することを可能とした．分子クローニング（**第3章**参照）は，薬理学的解析が到達しうるよりもはるかに細かいレベルでの分類を可能とする，まったく新しい原理をもたらした．最後に，受容体活性化に関連した生化学経路の解析（**第3章**参照）は，今なお分類のためのさらに異なる原理を与えている．

このようなデータの爆発的増加の結果，突然，すべての主なリガンドに対する受容体サブタイプの数が増え，受容体分類がより詳細になった．それまでに受け入れられていた薬理学的な定義に基づく受容体クラスと合致しない，分子および生化学に基づいた異なる分類が台頭したため，国際基礎医薬理学連合（International Union of Basic and Clinical Pharmacology：IUPHAR）によって，専門家によるワーキンググループが招集された．その目的は，利用可能な薬理学的，分子生物学的および生化学的知識を考慮した，合意された主要な受容体タイプの分類をつくることである．このグループの有能な人々には，困難な課題が課せられている．すなわち，彼らが出す結論は，完璧であることも最終版となることもないものの，一貫した用語法を保証するうえで欠くことができないからである．学生にとっては，これは事態を複雑にするが明快にはしない，難解な分類学にとっての課題にみえるかもしれない．この学問を縛っていた薬物名，作用および副作用の長々としたリストが，受容体，リガンドまた伝達経路のびっしり詰まった表に，ただ置き換えられるだけとなる危険がある．本書では，詳細な情報をのせることを避け，それ自体が興味深いもの，重要な薬物の作用を説明するのに役立つと思われる受容体分類の情報だけを取り上げるように努めた．既知の受容体クラスについての包括的なデータベース（www.guidetopharmacology.org 参照）および定期的に更新される要約（Alexander et al., 2013）が利用可能である．

薬物–受容体相互作用

薬分子による受容体の占有は，受容体の**活性化**（activation）を惹起することもしないこともある．活性化とは，細胞に対する受容体の挙動を変化させ，組織応答を引き起こすように，受容体が結合分子から影響を受けることを意味する．受容体活性化に関する分子メカニズムは，**第3章**で解説する．結合と活性化は，アゴニストによる受容体を介する応答の発生における，2つの異なるステップを表す（**図2.1**）．薬物が活性化を引き起

---

2 この研究と，同様の実験的手法を用いたβアドレナリン受容体アンタゴニストの開発によって，ジェームス・ブラック（Sir James Black）は，1984年にノーベル医学生理学賞を受賞した．

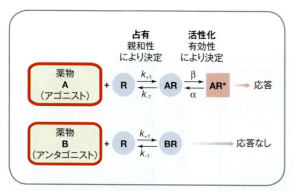

図 2.1 薬物結合と受容体活性化の違い.
リガンド A は，結合すると受容体（R）が活性化される傾向があるのでアゴニストであり，リガンド B は，結合しても活性化をもたらさないため，アンタゴニストである．ほとんどの薬物において，結合と活性化は可逆的な動的なプロセスであることを理解することが重要である．結合（k_{+1}），解離（k_{-1}），活性化（α, β）の速度定数は，薬物ごとに異なる．受容体を活性化しないアンタゴニストでは，$\beta = 0$ となる．

こすことなく受容体に結合し，それによってアゴニストの結合を妨げる場合，その薬物は**受容体アンタゴニスト**（receptor antagonist）とよばれる．薬物の受容体への結合しやすさは**親和性**（affinity）によって決まり，結合したときに薬物が受容体を活性化する程度は，**有効性（固有活性）**（efficacy）とよばれる．これらの用語のより正確な定義については，後述する．高い効力をもつ薬物は，一般に受容体に対して高い親和性を有し，低濃度でもかなりの割合の受容体を占有する．アゴニストはまた相当な有効性を有するが，アンタゴニストは単純な場合，有効性がゼロである．受容体が 100% 占有されても，組織応答が最大にならないような，中程度の有効性を有する薬物は，**部分アゴニスト**（partial agonist）として知られ，最大の組織応答を引き出すのに十分な有効性を有する**完全アゴニスト**（full agonist）とは区別される．これらの概念は，明らかに分子レベルの出来事（第 3 章参照）を過度に単純化した説明であるが，薬物作用を解析するうえで有用な考え方である．

ここから薬物結合，アゴニストの用量−反応曲線，競合阻害，部分アゴニスト，有効性の本質といった特定の面をより詳細に解説する．これらの概念を質的に理解することは，多くの目的において十分であるが，より詳細な分析のためには，定量的な対処が必要である．

薬物と受容体の結合

薬物の受容体への結合は，1 つ，または複数の放射性原子（通常は ^3H，^{14}C または ^{125}I）で標識された薬分子（アゴニストまたはアンタゴニスト）を用いることで，しばしば直接測定することができる．通常の手法としては，さまざまな濃度の放射性薬物を，平衡に達する（すなわち，放射性薬剤の結合および解離の速度が等しくなる）まで，組織（または膜の断片）試料と反応させる．上清を除去した後，結合した放射能を測定する．

そのような実験においては，放射標識された薬物は，特異的結合（すなわち，組織内に有限個の受容体が存在するため可飽和性となる，受容体への結合）とある程度の非特異的結合（すなわち，受容体以外の構造への薬の吸収であり，研究で使用される濃度では通常は非可飽和性である）を示す．後者は特異的結合を不明瞭にするため，最小限に保つ必要がある．非特異的結合の量は，飽和濃度の非放射性リガンドを投与することで，放射性薬剤の受容体への特異的結合を完全に阻害した状態（非特異的な結合成分は残る）において，取り込まれた放射能を測定することで見積もられる．これを総結合量から差し引くことで，特異的結合の測定値が得られる（図 2.2）．**結合曲線**（binding curve）（図 2.2B, C）は，薬物濃度と結合量（B）との関係を定義するもので，ほとんどの場合，理論的に予測される関係（図 2.13 参照）によく一致し，受容体に対する薬物の親和性，ならびに組織における受容体の密度を表す**最大結合量**（binding capacity : B_{max}）を測定することができる．機能試験と組み合わせた場合，結合試験は非常に有用であることが知られている．例えば，平滑筋のムスカリン性受容体において，**スペア受容体仮説**（spare receptor hypothesis）が正しいことが確認されている．そこでは，アゴニストは一般にむしろ低い親和性で結合することと，受容体占有率が低くても最大の生物学的効果が生じることが見出されている．また，骨格筋や他の組織においては，**除神経性過敏**（denervation supersensitivity）の現象の少なくとも一部を説明する．除神経が引き起こす標的細胞中の受容体数の増加が示された．より一般的には，受容体は，関連するホルモンや伝達物質がない，もしくは不足した場合，通常，数日の経過を経て数が増加し，過剰にあると数が減少する傾向がある．これは，連続投与で生じる薬物やホルモンに対する適応の方法である．

陽電子放出型断層撮影（positron emission tomography : PET）のような非侵襲的撮影技術も，生きたヒトの脳などの構造の中の受容体分布を調査するために使用できる．この技術は，例えば統合失調症患者の脳における，抗精神病薬によるドパミン受容体遮断の程度を測定するために用いられた（第 46 章参照）．

アゴニストによる結合曲線は，しばしば受容体間における見かけ上の不均一性を明らかにする．例えば，ムスカリン性受容体（第 13 章）および β アドレナリン受容体（第 14 章）へのアゴニストの結合は，異なった親和性を有する少なくとも 2 種類の結合部位の存在を示唆する．これは，おそらく受容体が細胞膜上の別の巨大分子である G タンパク質（第 3 章参照）に結合しているか，していない状態で存在しうるためである．G タンパク質は，受容体がその調節作用を発揮する情報伝達系の一部を構成する．アンタゴニストの結合は，性質上，G タンパク質の結合といった二次的な変化を引き起こさないため，このような複雑性を示さない．一方，アゴニストの結合は活性化をもたらすため，アゴニストの親和性というのは，凝り性の研究者が議論したがるように，驚くほど捉えどころのない概念であることがわかってきた．

薬物濃度と作用の関係

結合は直接測定できるものであるが，通常，われわれが興味をもつのは，血圧の上昇，灌流液中の平滑筋ストリップの収縮や弛緩，酵素の活性化，行動変化といった生物学的な応答である．これは，図 2.3 のように**濃度−反応曲線**（concentration–effect curve）（in vitro）または**用量−反応曲線**（dose–response curve）（in vivo）としてプロットされることが多い．これは，薬物が生成できる最大応答（maximal response : E_{max}），および 50% 最大応答を生成するのに必要な濃度または用量（EC_{50} または ED_{50}）を推定することを可能にする．その際，対数の濃

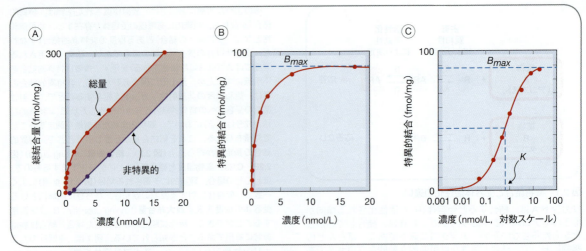

図 2.2　受容体結合（心筋細胞膜のβアドレナリン受容体）の測定.
リガンドは，ピンドロール（pindolol）の誘導体である[³H]-cyanopindolol を用いた（第 14 章参照）．[A]平衡状態における総結合量と非特異的結合の測定．非特異的結合は，放射性リガンドがβアドレナリン受容体に結合することを妨げる，飽和用量の非放射性βアドレナリン受容体アゴニストの存在下で測定された．2 つの線の違いが特異的結合を表す．[B]特異的結合を濃度に対してプロットした．曲線は，直角双曲線となる（式 2.5）．[C][B]の特異的結合を対数スケールの濃度に対してプロットした．S 字状曲線は，パネル[B]にプロットされた直角双曲線の対数スケール表示によるロジスティック曲線であり，そこから結合パラメーターである K，および B_{max} を決定することができる．

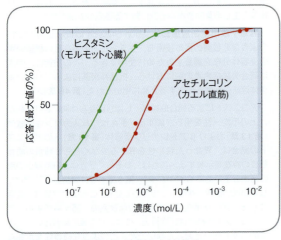

図 2.3　実験的に観察された用量-反応曲線.
結合方程式 2.5 に基づいて描かれた線は，測定点とよく一致するが，そのような曲線は，必ずしも受容体に対する薬物の親和性の正確な推定値を与えるわけではない．これは，受容体の占有率と反応との関係が，通常は非線形であるためである．

度または用量スケールがしばしば用いられる．これによって，曲線は直角双曲線から，S 字状の曲線に変換される．S 字状曲線では，中間部分が基本的に直線的である（直線部分の傾きの重要性は，この章の後半で拮抗阻害や部分アゴニストを学ぶ際，明らかになる）．E_{max}，EC_{50}，または傾きといったパラメーターは，定性的には同様の効果をもつ異なる薬物を比較するのに役立つ（図 2.7 および第 7 章参照）．濃度-反応曲線は，図 2.2C の結合曲線と同じようにみえるが，生成される応答は，原則的に受容体占有率に正比例しないため，アゴニストの受容体に対する親和性を測定するために使用することはできない．このことは，組織の最大応答が，アゴニストが 100%の受容体に結合しなくても産生される可能性があるため，しばしば観察される．このような場合，組織はスペア受容体を有すると表現される．

濃度-反応曲線を解釈するうえで，受容体近傍の薬物濃度が溶液中の既知濃度とは異なる可能性があることを考慮しなければならない．アゴニストは，表面から作用部位へ拡散する際，急速な酵素分解や細胞による取り込みを受けるかもしれず，受容体近傍のアゴニスト濃度が溶液中の濃度よりはるかに低い状態で定常状態に達することがありうる．例えば，ほとんどの組織に存在するコリンエステラーゼによって加水分解されるアセチルコリンの場合（第 13 章参照），受容体に到達する濃度は，溶液中の濃度の 1%未満であり，多くの組織において交感神経末端によって盛んに取り込まれる（第 14 章）ノルアドレナリン（noradrenaline）（ノルエピネフリン[norepinephrine]）では，さらに大きな差異が見出されている．この問題は，培養細胞に発現された組換え受容体の使用によって軽減されるが，完全に解決するわけではない．それゆえ，図 2.3 の濃度-反応曲線は，結合曲線（図 2.2C）のコピーのようにみえるものの，受容体に対するアゴニストの親和性の測定に直接用いることはできない．

スペア受容体

スティーブンソン（Stephenson）（1956）は，単離された組織におけるアセチルコリンアナログの挙動を研究し，多くの完全アゴ

薬物が結合するタンパク質標的 11

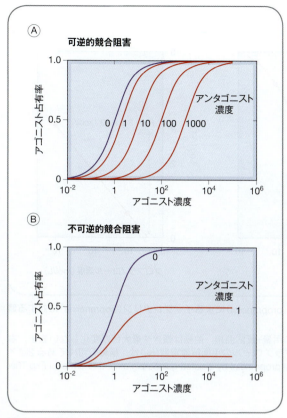

図 2.4 可逆的[A]，および不可逆的[B]競合アンタゴニスト存在下で想定されるアゴニストの用量占有曲線.
濃度は，平衡定数 K に対する比率で示す（すなわち，1.0 は K と同じ濃度であり，占有率は50％になる）．[A]では，可逆的なアンタゴニストの効果が，アゴニストの濃度を増加させることで打ち消されるため（すなわち，阻害が可逆的である），最大反応は変化しない．一方，[B]では，不可逆的なアンタゴニストの作用は打ち消されず，アゴニストが完全に占有することは不可能である．

ニストがしばしば1％未満といった低占有率で最大応答を生じることができることを見出した．このことは，受容体の応答と結合を結びつける機構に，かなりの予備容量があることを意味している．そのような系は，**スペア受容体**（spare receptor），すなわち受容体の予備をもつと表現される．スペア受容体の存在は，受容体プールに機能的に異なる集団があることを示すのではなく，単にプールが完全な応答を引き起こすのに必要な数よりも多いことを意味する．この実際に必要な数を上回る，ありあまる受容体は，生物学的に無駄なしくみにみえるかもしれない．しかし，実際には，一定のレベルの生物学的応答に対応する一定の数のアゴニスト-受容体複合体が，より少ない受容体が存在する場合よりも低い濃度のホルモンや神経伝達物質で達成できる点で，非常に効率的である．このように，より多くの受容体を発現することで，ホルモンや伝達物質を節約することができる．

競合阻害

薬物はいくつかの方法によって他の薬物への応答を阻害することができるが，受容体レベルでの競合は，高い効力や特異性が達成可能なため，研究と臨床の両方において特に重要である．

競合的アンタゴニストの存在下では，受容体は一度に1つの分子のみに結合できるので，ある濃度のアゴニストにおけるアゴニスト占有率（すなわち，アゴニストが結合した受容体の割合）が減少する．しかし，2つが競合しているため，アゴニスト濃度を上げるとアゴニスト占有率（つまり組織応答）を回復することができる．したがって，拮抗作用は**克服可能**（surmountable）と表現され，アゴニスト濃度の増加が遮断作用を克服できない他のタイプの拮抗作用（下記参照）とは対照的である．単純な理論的解析によると，一定濃度のアンタゴニスト存在下では，アゴニストの対数濃度-反応曲線が，傾きや最大値の変化なしに，右にシフトすることが予測される．これは，競合阻害の特徴である（図2.4A）．このシフトは，**用量比**（dose ratio）r（アンタゴニストの存在下で一定の応答レベルを回復させるために増加する必要があるアゴニスト濃度の比）として表される．理論的に，用量比はアンタゴニスト濃度とともに直線的に増加することが予測される．これらの予測は，しばしば実践的に裏づけられ（図2.5A 参照），アンタゴニストの解離定数（K_B；図2.5B 参照）を決定する，比較的簡単な方法を与える．競合阻害の例は，薬理学においてごく一般的である．アンタゴニストによる遮断が克服可能であることは，アゴニストの機能的作用を濃度の増加によって回復させることができるので，実践においては重要である．他のタイプの拮抗作用（以下に詳述）では，阻害は通常克服できない．

競合阻害の顕著な特徴は，以下の通りである．

- アゴニストの対数濃度-反応曲線を，傾きや最大値の変化なしに右にシフトさせること（すなわち，アゴニスト濃度を増加することで拮抗作用が克服可能）
- アゴニストの用量比とアンタゴニスト濃度との間の線形の関係
- 結合実験による競合の証拠

競合阻害は，ある薬物が他の薬（または内在性のメディエーター）の効果を減少させることができる，最も直接的なメカニズムである．

▽ 上記の**可逆的競合阻害**（reversible competitive antagonism）の特徴は，アゴニストと競合的アンタゴニスト分子が受容体に結合したままではなく，結合，再結合を繰り返す事実を反映している．アンタゴニスト分子の解離速度は十分に速く，アゴニストの添加後急速に新たな平衡が確立する．事実上，アゴニストは受容体上のアンタゴニスト分子と置き換わることができるが，もちろん，結合したアンタゴニスト分子を追い出せるのではない．置き換えは，アゴニストが空の受容体の一部を占有することによって，アンタゴニスト分子の結合速度を効果的に低下させることで生じる．結果的に，アンタゴニストの解離速度は，結合速度を一時的に上回り，アンタゴニストの占有する総量が低下する．

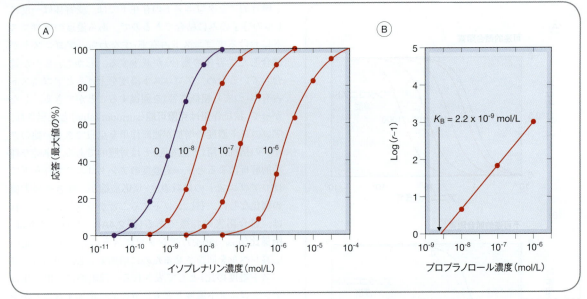

図 2.5　単離したモルモットの心房で測定したプロプラノロール(propranolol)によるイソプレナリン(isoprenaline)に対する競合阻害.
[A]さまざまな濃度のプロプラノロール(曲線上に示す)存在下の用量−反応曲線. 曲線は傾きや最大値が変化しないまま, 右方向に徐々にシフトする. [B]シルドプロット(式2.10). プロプラノロールの平衡解離定数(K_B)は, 横軸の切片である2.2 × 10^{-9} mol/L から求められる. (データは Potter LT 1967 Uptake of propranolol by isolated guinea-pig atria. J Pharmacol Exp Ther 55, 91-100 より.)

競合阻害

- 可逆的な競合阻害は, 最も一般的で最も重要な拮抗作用である. これには, 以下のような2つの主な特徴がある.
  - アンタゴニストの存在下では, アゴニストの対数濃度−反応曲線は, 傾きと最大値が変化することなく右にシフトする. シフトの程度が**用量比**の尺度となる.
  - 用量比は, アンタゴニスト濃度とともに直線的に増加する
- このようにして測定されたアンタゴニストの親和性は, 受容体分類の基礎として広く使用されている.

不可逆的な競合阻害

不可逆的な競合阻害(irreversible competitive antagonism)(または**非平衡阻害**[non-equilibrium antagonism])は, アンタゴニストが受容体上でアゴニストと同じ部位に結合するが, 受容体から非常にゆっくりと, またはまったく解離しない場合に起こる. その結果, アゴニストが投与されても, アンタゴニストの受容体占有量の変化は起きない[3].

図2.4 に, 可逆的アンタゴニストと非可逆的アンタゴニストの予想される効果を比較した.

---

[3] このタイプの拮抗作用は, 非競合的とよばれることもあるが, この場合においては, その用語の意味は正確でなく, 避けるのがよいであろう.

理論的な予測は正確に再現される場合もあるが(**図 2.6A**), 可逆的および非可逆的な拮抗作用の区別(さらに非競合的な拮抗作用とも)は, 必ずしも明確でない. これは, スペア受容体による現象である. 生物学的な最大応答を生み出すために必要なアゴニスト占有率が非常に小さい(例えば, 受容体プール全体の1%)場合, 最大応答を減弱することなしに, 99%近い受容体を不可逆的に阻害することが可能である. アンタゴニストの占有率がより小さいときのアンタゴニストの効果は, 対数濃度−反応曲線を平行移動させることになり, 可逆的な競合阻害と区別できないものとなる(**図 2.6B**).

不可逆的な競合的拮抗作用は, 受容体と共有結合を形成する反応基を有する薬物で起こる. これらは主として, 受容体機能を調べるための実験用ツールとして使用され, 臨床において使用されるものはほとんどない. しかし, このように作用する不可逆的酵素阻害薬には, **アスピリン**(aspirin；第26章), **オメプラゾール**(omeprazole；第30章), **モノアミンオキシターゼ阻害薬**(第47章)などの薬剤があり, 臨床的に使用されている.

部分アゴニストと有効性の概念

これまでは, 薬物を, 受容体を占有したとき何らかの形で活性化するアゴニストと, 活性化を起こさないアンタゴニストのいずれかとして捉えてきた. しかしながら, 薬物が受容体を活性化する能力は, 実際, 全か無かではなく, さまざまである. 同じ受容体に作用する化学的に類似した一連のアゴニストを, 生物学的システムにおいて試験すると, 生成されうる最大応答が薬物ごとに異なることがしばしば観察される. 一部の化合物(**完全**

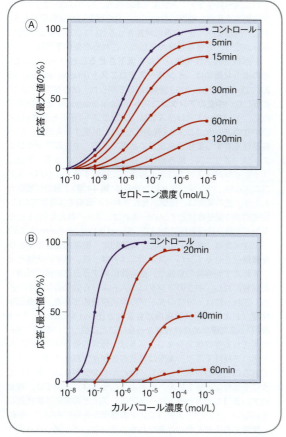

図2.6 アゴニストの用量−反応曲線に対する不可逆的競合アンタゴニストの効果.

[A]methysergide(10^{-9} mol/L)添加後の,さまざまな時間におけるラット胃平滑筋のセロトニンに対する反応.[B]dibenamine(10^{-5} mol/L)の添加後さまざまな時間におけるウサギの胃のカルバコール(carbachol)に対する反応.([A]は,Frankhuijsen AL, Bonnta IL 1974 Eur J Pharmacol 26, 220 より,[B]は,Furchgott RF 1965 Adv Drug Res 3, 21 より.)

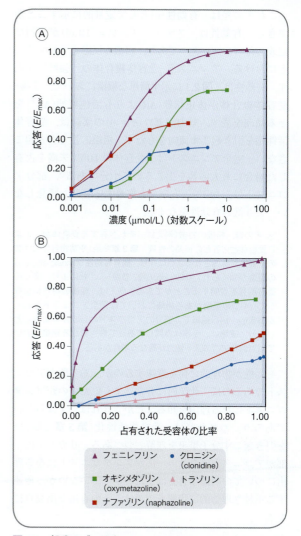

図2.7 部分アゴニスト.

[A]単離されたウサギ大動脈片を収縮させる一連のαアドレナリン受容体アゴニストの対数用量−反応曲線.フェニレフリン(phenylephrine)は完全アゴニストである.他は,異なる有効性(固有活性)を有する部分アゴニストである.薬物の固有活性が低いほど,対数用量−反応曲線の最大反応と傾きが小さくなる.[B]反応と受容体占有率との関係.完全アゴニストであるフェニレフリンは,受容体の約半分が占有されている場合でも最大に近い反応を生むが,部分アゴニストはすべての受容体を占有しても,準最大応答しか生じない.トラゾリンの固有活性は非常に低いため,αアドレナリン受容体のアンタゴニストとして分類される(第14章参照).これらの実験では,受容体占有率は直接測定されておらず,薬物の平衡定数から薬理学的に推定され計算された.(データはRuffolo RR Jr et al. 1979 J Pharmacol Exp Ther 209, 429-436 より.)

アゴニストとして知られる)は,最大応答(組織が生み出すことが可能な最大応答)を生成することができるが,他の化合物(**部分アゴニスト**)は,準最大応答しか生じない.図2.7Aに,単離されたウサギ大動脈ストリップの収縮を引き起こす,いくつかのαアドレナリン受容体アゴニスト(第14章参照)の濃度−反応曲線を示す.完全アゴニストである**フェニレフリン**(phenylephrine)は,組織が生成可能な最大応答を生じる.他の化合物は,準最大応答しか生成できず,それらは部分アゴニストである.完全アゴニストと部分アゴニストの違いは,受容体占有と応答の関係にある.図2.7に示す実験では,受容体に対する種々の薬物の親和性を推定可能であり,それによって,(後述する理論モデルに基づいて)占有された受容体の割合(**占有率**[occupancy]として知られる)を薬物濃度の関数として計算することができる.異なる化合物の占有率の関数としての応答のプロットを図2.7Bに

示すが,同じ占有率における部分アゴニストの応答が,完全アゴニストよりも小さいことが示されている.最も弱い部分アゴニストである**トラゾリン**(tolazoline)は,100%の占有率においてもほとんど検出できない応答しか生じず,通常,**競合的アンタゴニスト**(competitive antagonist)に分類される(第14章参照).

これらの差は，**有効性**(e）として定量的に示すことができる．有効性は，スティーブンソン（1956）が最初に定義したパラメーターであり，組織の反応を惹起することにおける，アゴニスト–受容体複合体の"強度"を表す．有効性は，**図2.1**に示す簡単な機構において，薬物–受容体複合体が休止状態（AR）よりも活性状態（AR*）をとる傾向を表す．効力がゼロ（$e = 0$）の薬物は，受容体活性化を引き起こす傾向をもたず，組織応答を引き起こさない．完全アゴニストは，受容体の100%未満を占有した場合に最大応答を生じるのに十分である[4]．部分アゴニストは，100%占有率でも準最大応答しか誘発しない，より低い有効性を有する．

> ⋙ その後，組織の特徴（例えば，それが有する受容体数，および受容体と応答との関連の性質：**第3章**参照）や薬物自体の性質の重要性が認識されるようになり，**固有有効性**（intrinsic efficacy）の概念がつくられた（Kenakin, 1997 参照）．これにより，多くの異常所見を説明することができる．例えば，組織の特性に依存して，1つの薬物がある組織においては完全アゴニストとしてふるまい，別の組織では部分的アゴニストとしてふるまうことがあり，薬物は，受容体が同じであっても，異なる組織において相対的なアゴニスト能力が異なる場合がある．

有効性が物理的に何を意味するのか，ある薬がアゴニストであるのに，化学的に非常によく似たものがアンタゴニストになる理由を知ることができれば，すばらしいであろう．われわれは，受容体活性化（**第3章**で解説）を引き起こす分子事象を理解しつつある．リガンドの一部がアゴニストになり，一部がアンタゴニストになる理由についての明確な答えはまだわかっていないが，後述する単純な理論的二状態モデルは，その有用な出発点になる．

◉ 恒常的受容体活性化とインバースアゴニスト

> ⋙ われわれはアゴニスト分子が結合している場合にのみ受容体が活性化すると考えることに慣れているが，リガンドが存在しない場合でも，かなりのレベルの活性化（**恒常的活性化**[constitutive activation]）が存在する例がある（De Ligt et al., 2000 参照）．これらには，ベンゾジアゼピン（**第44章**参照），カンナビノイド（**第19章**），セロトニン（serotonin）（5-ヒドロキシトリプタミン[5-hydroxytryptamine：5-HT]）（**第15章**）および他のいくつかのメディエーターの受容体が含まれる．さらに，明確な恒常的活性化をもたらす受容体の変異が，いくつかの病的状態では自発的に（Bond & Ijzerman, 2006 参照），または実験的に作製されて（**第4章**参照）生じる．休止時の活性は低すぎて通常の条件下では効果がなくても，受容体を過剰発現すると明らかになることがある．これは，βアドレナリン受容体（Bond et al., 1995 参照）において明快に示された現象であり，病態生理における大きな意義をもつ可能性がある．例えば，受容体の1%が

アゴニスト非存在下で活性型である場合，約10,000個の受容体を発現する正常な細胞においては，100個だけが活性型である．そこで発現レベルを10倍に増加させると，1,000個の活性型受容体が生じ，有意な効果が生じる．これらの条件下では，リガンドが恒常的活性化のレベルを**低下させる**ことが可能である．そのような薬物は，**インバースアゴニスト**（inverse agonist）（**図2.8**；De Ligt et al., 2000 参照）として知られ，活性化のレベルに影響しない**中立のアンタゴニスト**（neutral antagonist）とは区別される．インバースアゴニストは，アゴニスト（正の有効性）および中立のアンタゴニスト（有効性ゼロ）と区別するために，負の有効性を有する薬物とみなすことができる．中立のアンタゴニストは，アゴニスト結合部位に結合することによって，アゴニストとインバースアゴニストの両方に拮抗する．インバースアゴニズムは，ベンゾジアゼピン受容体（**第44章**）で最初に観察されたが，この薬物は，痙攣誘発性であり，治療では有用でない．恒常的活性型受容体とインバースアゴニストの新たな例（主にGタンパク質共役受容体において；Seifert & Wenzel-Seifert, 2002）の出現頻度は，増加している．理論的に，恒常的活性型受容体を鎮静化させるインバースアゴニストは，強い恒常的活性化を引き起こす受容体の変異や，受容体に対する自己抗体に付随した病態に対し，中立のアンタゴニストよりも効果的なはずである．これらには，特定のタイプの甲状腺機能亢進症，思春期早発症，および副甲状腺疾患が含まれる（Bond & Ijzerman, 2006 参照）．まだ確かめなければならないことは残っているが，臨床応用される受容体アンタゴニストは，恒常的受容体活性化の系を用いて検証すると，実際はほとんどがインバースアゴニストであることがわかる．しかし，ほとんどの受容体は，ネコのように不活性な状態を好み，そのような受容体においては，競合的アンタゴニストとインバースアゴニストとの間には実践的な差はない．インバースアゴニストの原理が治療において一般的に重要であるかどうかはまだわかっていないが，関心は高まっている．これまでのところ，ほとんどの例はGタンパク質共役受容体ファミリー（**第3章**および Costa & Coteccia, 2005 による総説を参照）に由来しており，他の受容体ファミリーでも同様の現象が起こるかどうかは不明である．

以下の項では，受容体の休止状態と活性化状態に対する異なるリガンドの相対的親和性の観点から，完全，部分，およびインバースアゴニズムを説明する簡易なモデルについて解説する．

二状態受容体モデル

> ⋙ **図2.1**に示すように，アゴニストとアンタゴニストは，いずれも受容体に結合するが，アゴニストのみがそれらを活性化する．どのようにして理論的に，この違いを表し，恒常的活性化を説明することができるだろうか．二状態モデル（**図2.9**）は，簡易だが有用なアプローチを提供する．**図2.1**に示すように，このモデルでは占有された受容体はその"休止"状態（R）から活性化状態（R*）に切り替わることができ，R*は，アンタゴニスト分子ではなく，アゴニスト分子との結合に適合すると想定する．

上述したように，受容体は恒常的活性化を示すこともある（すなわち，リガンドが結合することなくR*コンフォメーションが存在しうる）ので，投与薬物は，RとR*の平衡混合物に遭遇する（**図2.9**）．薬物がRよりもR*に対して高い親和性をもつ場合，薬物は，R*へ平衡をシフトさせる（すなわち，活性化を促進し，アゴニストとして分類される）．R*に対する選択性が非常に大きい場合，占有されている受容体のほとんどすべてがR*コンフォメーションとなり，薬物は完全アゴニスト（正の有効性）となる．もしも，薬物がR*に対する中程度の選択性しか示さない場合（例えば5〜10倍），占有された受容体のより少ない割合がR*コ

---

[4] スティーブンソンの式では，有効性は50%最大応答を生成するのに必要な占有率の逆数である．つまり，$e = 25$ は4%の占有率で50%最大応答が生じることを意味する．有効性の理論上の上限はない．

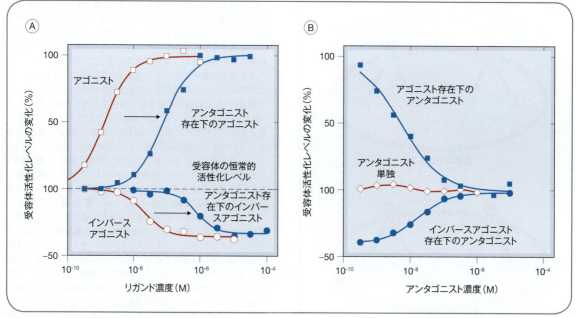

図 2.8 インバースアゴニズム.
リガンドの添加なしに受容体活性化（恒常的活性化）を示す系における，正常およびインバースアゴニストに対する競合的アンタゴニストの相互作用．[A]受容体活性化の程度（縦軸）は，アゴニスト（白四角）存在下で増加し，インバースアゴニスト（白丸）存在下で減少する．競合的アンタゴニストの添加は，両方の曲線を右にシフトさせる（青四角と青丸）．[B]アンタゴニスト自体は，活性状態および不活性状態の受容体に等しい親和性を有するので，恒常的活性化レベルには影響しない（白抜きの記号）．アゴニスト（青四角）またはインバースアゴニスト（青丸）の存在下では，アンタゴニストは系を恒常的な活性化レベルに回復させる．これらのデータ（Newman-Tancredi A et al. 1997 Br J Pharmacol 120, 737-739 より許可を得て作図）は，細胞系に発現されたクローニングされたヒトセロトニン受容体を用いて得られた．（アゴニストは5-カルボキサミドトリプタミン，インバースアゴニストはスピペロン[spiperone]，アンタゴニストはWAY 100635；リガンド濃度[M＝mol/L]；セロトニン受容体の薬理学についての情報は，第15章参照．）

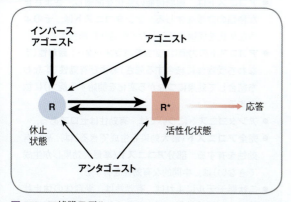

図 2.9 二状態モデル.
受容体は，平衡状態で存在する2つの構造状態，休止状態（R）および活性化状態（R*）で示す．通常，リガンドが存在しない場合，平衡は大きく左に偏っており，R*状態の受容体はほとんど存在しない．恒常的に活性な受容体では，かなりの割合の受容体がリガンドの非存在下でR*状態となる．アゴニストは，RよりもR*に対して高い親和性を有するので，R*に向かって平衡をシフトさせる．Rと比較してR*に対する相対的な親和性が大きいほど，アゴニストの有効性が大きくなる．インバースアゴニストは，R*に比べRに対する親和性が高く，平衡を左にシフトさせる．"中立的"アンタゴニストは，RおよびR*に対して等しい親和性を有するため，それ自体はコンフォメーションの平衡に影響を及ぼさないが，競合により他のリガンドの結合を減少させる．

ンフォメーションとなり，部分アゴニストとなる．薬物が特に選択性を示さない場合は，通常のR：R*平衡が保たれ，薬物は中立のアンタゴニスト（有効性ゼロ）となる．一方，Rに対する選択性を示す場合は，薬物は平衡をRに向かってシフトさせ，インバースアゴニスト（負の有効性）となる．このように，有効性とは，**二状態モデル**（two-state model）として知られる理論であるRとR*に対するリガンドの相対的な親和性によって決定される性質と考えることができる．二状態モデルは，謎めいた有効性の意味に物理的な解釈を与えるうえでも，インバースアゴニストの存在を説明するうえでも役に立つ．

偏ったアゴニズム

二状態モデルの主な問題は，現在知られているように，受容体が実際には2つの異なる状態に制限されておらず，はるかに高い立体構造上の柔軟性をもち，複数の不活性型，活性型コンフォメーションをとることである．受容体がとることのできるさまざまなコンフォメーションは，異なったリガンドによって選択的に安定化され，異なったシグナル伝達経路を活性化することによって，異なった機能的効果を生じる可能性がある（第3章参照）．

セカンドメッセンジャー系に連結する受容体（第3章参照）は，複数の細胞内エフェクター経路に連結し，2つ以上の応答を同時に生じることができる．同じ受容体

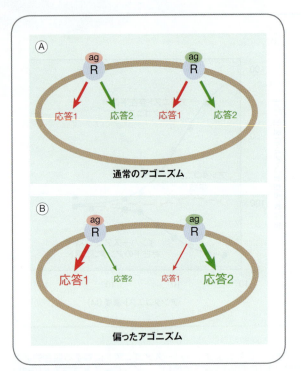

図 2.10　偏ったアゴニズム.
[A]では，受容体Rは，2つの細胞内応答，すなわち応答1および応答2を引き起こす．赤色および緑色で示される異なるアゴニストが受容体を活性化する場合，それらは両方の応答を同様に引き起こす．これは，通常のアゴニズムとみなされるものである．偏ったアゴニズムが描かれた[B]では，2つのアゴニストは受容体上の同じ部位に結合するが，赤アゴニストは応答1をより強く引き起こし，緑アゴニストは応答2をより強く引き起こす性質を示す．

タイプを活性化するアゴニストのすべてが，同じ組み合わせの反応を惹起すると思われがちである（図2.10A）．しかし，同じ受容体を介して作用しているにもかかわらず，異なるアゴニストが片側に**偏った**反応を生成することがあることがわかってきた（図2.10B）．これはおそらく，異なる受容体のコンフォメーション状態を安定化するためである．アゴニストの偏りは，最近の薬理学における重要な考え方となっており，将来，治療上も重要な意味をもつようになるかもしれない（Kelly, 2013 参照）．

しかしながら，このような多状態モデルでのアゴニストの有効性を見直し，測定しようとする試みは難しく，上述した二状態モデルよりも複雑な状態遷移モデルが要求される．これらの間違いや落とし穴，今後の可能性については，最近，Kenakin & Christopoulos (2013) によって概説されている．

アロステリック調節

> 競合的アンタゴニストも結合する，アゴニスト結合部位（現在では，**オルソステリック**[orthosteric]な結合部位とよばれる）に加えて，受容体タンパク質には，他の（**アロステリック**

[allosteric]な) 結合部位が多数存在する (第3章参照). それを通して，薬物は，アゴニスト結合部位に対するアゴニストの親和性を増加または減少させたり，有効性を変化させたり，それ自体で応答を生じさせたりすることで，さまざまに受容体機能に影響しうる (**図2.11**). 作用の方向によって，リガンドは，アゴニスト作用に対するアロステリックなアンタゴニスト，もしくはアロステリックな促進剤となる. その作用は，アゴニストの対数濃度-反応曲線の傾きや最大値を変えることも可能である (**図2.11**). このタイプの受容体機能のアロステリック調節は，最近大きく注目されており (May et al., 2007 の総説参照)，以前想定されたよりも広範に存在しているのかもしれない. アロステリック促進のよく知られた例には，NMDA受容体 (第38章) におけるグリシン，GABA$_A$受容体のベンゾジアゼピン (第38章)，Ca^{2+}受容体の**シナカルセト** (cinacalcet；第36章)，K$_{ATP}$チャネルの**スルホニル尿素薬** (sulfonylurea drug；第31章) が含まれる. アロステリック調節が薬理学者や将来の創薬にとって重要である理由の1つは，ムスカリン性受容体 (第13章参照) のような受容体ファミリーでは，その全体にわたってオルソステリック結合部位は非常に類似しており，個々のサブタイプに対する選択的アゴニストやアンタゴニストの開発が困難であることが判明していることである. アロステリック部位にはより大きな違いがあり，それによって受容体選択的なリガンドの開発が可能となることが嘱望されている. さらに，正のアロステリック調節薬は，内因性リガンドによって活性化されている受容体にのみ

アゴニスト，アンタゴニストと有効性

- 受容体に作用する薬物は，**アゴニスト**もしくは**アンタゴニスト**である.
- アゴニストは，細胞機能の変化を開始し，さまざまな種類の効果を生じる．アンタゴニストは，そのような変化を開始することなく受容体に結合する．
- アゴニストの力価は，2つのパラメーター，**親和性** (すなわち受容体に結合する強さ) および**有効性** (すなわち結合して効果につながる変化を開始する能力) に依存する．
- アンタゴニストについては，有効性はゼロである．
- **完全アゴニスト** (最大効果を生成できる) は，高い有効性を有する．**部分アゴニスト** (準最大効果しか生成できない) は，中間的な有効性を有する．
- 二状態モデルによれば，有効性は，受容体の休止状態および活性状態に対する化合物の相対的親和性を反映する．アゴニストは，活性化状態に選択性を示す．アンタゴニストは選択性を示さない．このモデルは，有用であるが，アゴニスト作用の複雑さを説明できない．
- **インバースアゴニスト**は，受容体の休止状態に対する選択性を示す．これは，受容体が**恒常的活性化**を示す場合においてのみ重要である．
- **アロステリック調節薬** (allosteric modulator) は，アゴニスト結合部位以外の受容体上の部位に結合し，アゴニスト活性を調節することが可能である．

薬物が結合するタンパク質標的 | 17

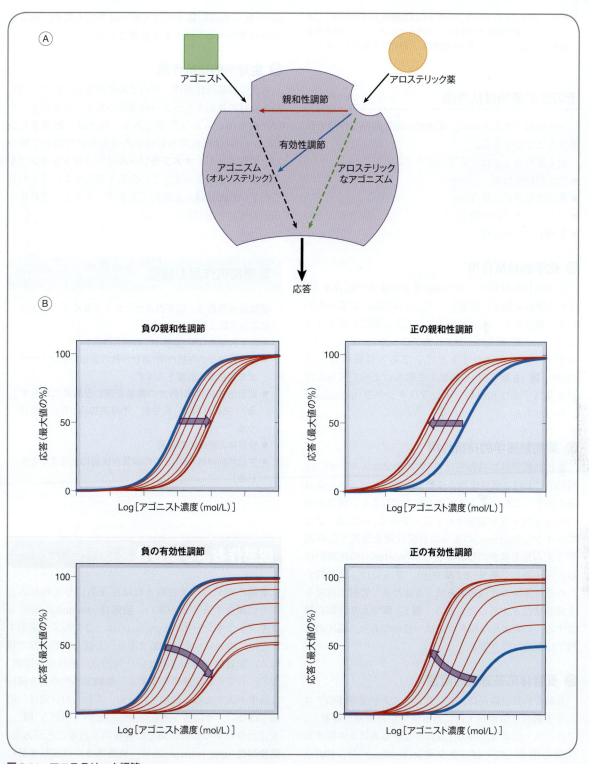

図 2.11 アロステリック調節.
[A]アロステリック作用をもつ薬物は，受容体上の"伝統的な"アゴニスト(現在，しばしば"オルソステリック"アゴニストとよばれる)の結合部位とは別の部位に結合する．それらは，(ⅰ)アゴニストの親和性を変化させる，(ⅱ)アゴニストの有効性を変化させる，(ⅲ)あるいは直接応答を惹起することで，受容体の活性を調節することができる．[B]アゴニスト(青色系)の用量-反応曲線に対する親和性調節型，および有効性調節型のアロステリック調節薬の効果．アロステリック調節薬の存在下でのアゴニスト用量-反応曲線(ここでは赤で示す)は，最大効果に達するまで，アロステリック調節薬の種類によって決まる様式でシフトする．([A]は，Conn et al., 2009 Nature Rev Drug Discov 8, 41-54 より許可のうえ改変．[B]は，A Christopoulos のご厚意による．)

働き，活性化されていない受容体には影響を及ぼさない．これは，ある程度の選択性（例えば，内因性オピオイドが介在する脊髄阻害を増強する際；第42章参照）と副作用の軽減をもたらしうる．

その他の薬物拮抗作用

その他のメカニズムは，薬物間の阻害的相互作用も説明することができる．

最も重要なものは，以下の通りである．
- 化学的拮抗作用
- 薬物動態学的拮抗作用
- 受容体応答連鎖の阻害
- 生理学的拮抗作用

化学的拮抗作用

化学的拮抗作用は，2つの物質が溶液中で結合する，まれな状況を指す．結果として，活性薬剤の効果が失われる．例として，重金属に結合してその毒性を低下させるキレート剤（例えば，ジメルカプロール[dimercaprol]）の使用や，炎症性サイトカインである腫瘍壊死因子（TNF；第18章参照）を隔離する働きによって抗炎症作用を発揮する中和抗体，インフリキシマブ(infliximab)の使用がある．

薬物動態学的拮抗作用

薬物動態学的拮抗作用は，"アンタゴニスト"が，作用部位における活性薬物の濃度を効果的に低下させる状況を指す．これは，さまざまな様式で起こる．活性薬物の代謝分解速度を増加させることがある（例えば，フェニトイン[phenytoin]のような肝臓代謝を促進する薬剤が与えられた場合のワルファリン[warfarin]の抗凝固作用の低下など；第9，57章参照）．あるいは，消化管からの活性薬物の吸収速度を低下させたり，腎排泄速度を上昇させたりすることもある．第57章でより詳細に解説する．このような相互作用は一般的であり，臨床の実践では重要になりうる．

受容体応答連鎖の阻害

非競合的拮抗作用は，アンタゴニストが受容体のアゴニスト結合部位から下流にある何らかの箇所を遮断し，アゴニストによる応答の生成につながる連鎖を中断する状況を指す．例えば，ケタミン(ketamine)は，NMDA受容体のイオンチャネル細孔に入り（第38章参照），それによってチャネルを通るイオン流束を阻止する．ベラパミル(verapamil)やニフェジピン(nifedipine)などの薬物は，細胞膜を介したCa^{2+}流入を阻害し（第22章参照），これらのカルシウムチャネルに連結するすべての受容体に作用する薬物により生成される平滑筋収縮を非選択的に遮断する．原則として，その効果はアゴニストの対数

濃度-反応曲線の傾きと最大値の減少であるが，ある程度の右方向へのシフトも十分起こりうる．

生理学的拮抗作用

生理学的拮抗作用は，体内での作用を互いに打ち消しあう反対の作用をもつ2つの薬物の相互作用を指すために，緩く用いられる用語である．例えば，ヒスタミン(histamine)は胃粘膜の壁細胞の受容体に作用して酸分泌を刺激するが，オメプラゾールは，プロトンポンプを阻害することによって，この効果を阻止する．すなわちこの2つの薬物は，生理的アンタゴニストとして作用するということができる．

薬物拮抗作用の種類

薬物拮抗作用は，以下のようなさまざまなメカニズムによって起こる．
- 化学的拮抗作用（溶液中での相互作用）
- 薬物動態学的拮抗作用（薬物が他の薬物の吸収，代謝または排泄に影響を及ぼす）
- 競合的拮抗作用（両方の薬物が同じ受容体に結合する）；拮抗作用は，可逆的，不可逆的のどちらもありうる
- 受容体応答連鎖の阻害
- 生理学的拮抗作用（2つの物質が反対の生理作用を生じる）

脱感作および耐容性

薬物の効果は，連続的または反復的に与えられると徐々に減少することが多い．**脱感作**(desensitisation)と**タキフィラキシー**(tachyphylaxis)は，この現象を説明するために用いられる同義語であり，しばしば数分間で現れる．**耐容性**(tolerance)という用語は，出現に数時間，数日，もしくは数週間を要する，薬物応答性のより緩徐な低下を表すために使用されるが，それらの区別は，明確ではない．**不応性**(refractoriness)という用語も，時に，主に治療効果の喪失に関しても使用されることがある．**薬物耐性**(drug resistance)は，抗菌薬または抗腫瘍薬の有効性の喪失を表すために使われる用語である（第50章および56章参照）．多くのさまざまなメカニズム（以下）が，これらの現象を引き起こす可能性がある．
- 受容体の変化
- 受容体のトランスロケーション
- メディエーターの枯渇
- 薬物の代謝分解の増加

脱感作および耐容性　19

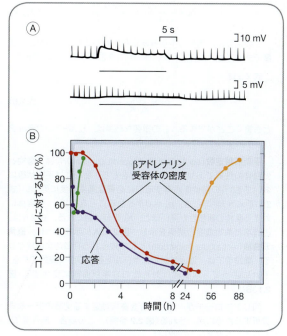

図 2.12　2 種類の受容体脱感作.
[A] カエルの運動神経終板におけるアセチルコリン(Ach). 短時間の脱分極(上方への変化)は，マイクロピペットから投与された Ach の短いパルスによって生成される．長いパルス(水平線)は，脱感作によって約 20 秒間応答を低下させるが，同様の時間経過で回復する．[B] 組織培養におけるラット神経膠腫細胞の β アドレナリン受容体．時間ゼロの時点でイソプロテレノール(isoproterenol, 1μmol/L)を投与し，アデニル酸シクラーゼの反応と β アドレナリン受容体密度の変化を測定した．初期の脱カップリング段階では，応答(青線)は，受容体密度の変化(赤線)なしに低下する．その後，インターナリゼーションによる膜からの受容体の消失に伴って，反応はさらに低下する．緑色およびオレンジ色の線は，イソプロテノールを初期段階，もしくは後期段階で洗い流した後の反応および密度の回復を示す．（[A] は，Katz B, Thesleff S 1957 J Physiol 138, 63 より．[B] は，Perkins JP 1981 Trends Pharmacol Sci 2, 326 より．）

- 生理的適応
- 細胞外への薬物の能動的排出(主にがんの化学療法で重要; 第 56 章参照)

受容体の変化

イオンチャネルに直接連結する受容体(第 3 章参照)では，脱感作は，しばしば迅速かつ著明である．神経筋接合部(図 2.12A)では，脱感作状態は受容体の構造変化で引き起こされ，アゴニスト分子が強固に結合してもイオンチャネルの開口を伴わなくする．イオンチャネル脱感作のより緩徐な機構である，受容体タンパク質の細胞内領域のリン酸化が次に起こる．

G タンパク質共役受容体(第 3 章参照)もまた，ほとんどが脱感作される(図 2.12B 参照)．受容体のリン酸化によって，受容体はセカンドメッセンジャーカスケードを活性化する能力を失うが，まだアゴニスト分子には結合できる．この"脱共役"の分子メカニズムは，第 3 章でさらに考察する．このタイプの脱感作は，通常秒から分の時間を要し，アゴニストが除かれると回復する．

上述した簡易な二状態モデルは，もう 1 つの脱感作された受容体状態も取り入れるように，さらなる改良が必要なことがわかるであろう．

受容体のトランスロケーション

アゴニストへ長時間曝露されると，しばしば受容体のインターナリゼーション(internalisation)によって，細胞表面に発現する受容体の数が徐々に減少する．図 2.12B に β アドレナリン受容体の例を示すが，これは上述した脱共役よりも遅いプロセスである．同様の変化が，さまざまなペプチドに対する受容体を含む，他のタイプの受容体で示されている．インターナリゼーションされる受容体は，細胞膜断片のエンドサイトーシスによって細胞内に取り込まれる．これは，通常受容体のリン酸化と，それに続くリン酸化された受容体へのアレスチン(arrestin)の結合に依存するプロセスである(第 3 章，図 3.16 参照)．このタイプの適応は，ホルモンの受容体によくみられ，長期間投与の際の薬物効果において，明らかな重要性をもつ．それは，一般的に，薬物を臨床で使用する際の副作用につながる．

メディエーターの枯渇

脱感作は，必須な中間物質の枯渇を伴う場合がある．神経終末からアミンを放出させることで作用するアンフェタミン(amphetamine, amfetamine)のような薬物は(第 14，48 章)，貯蔵されたアミンが枯渇するため，著明なタキフィラキシーを示す．

薬物代謝の変化

例えば，バルビツール酸塩(barbiturates; 第 44 章)やエタノール(ethanol; 第 49 章)のようないくつかの薬物への耐性は，一部は代謝分解の増加のために，同じ量を反復投与しても，徐々に血漿濃度が低下することで起こる．そのために生じる耐性の程度は一般的に軽度であり，これら 2 つの例の両方で，他のメカニズムが，実際に生じる強い耐性に関与している．一方，硝酸血管拡張薬(nitrovasodilators; 第 20，22 章参照)に対する強い耐性は主に，活性メディエーターである一酸化窒素の放出を低下させる，代謝活性の低下によって生じる．

生理的適応

薬物作用の減弱は，ホメオスタシス反応に打ち消されることによって生じることがある．例えば，サイアザイド系利尿薬(thiazide diuretics)の血圧降下作用は，レニン-アンギオテンシン系(第 22 章参照)の緩徐な活性化

のため，限定的である．そのようなホメオスタシス機構はごく一般的であり，緩徐に起こった場合，徐々に耐性が生じることになる．悪心や眠気のような多くの薬物の副作用が，投与を続けても軽減することは，よく経験することである．ある種の生理的適応が，おそらくさまざまな制御分子の量を変化させる遺伝子発現変化に伴って起こると想像することはできるが，関与するメカニズムについては，ほとんどわかっていない．

薬物-受容体相互作用の量的側面

≫ ここでは，いわゆる**受容体理論**(receptor theory)のいくつかの側面を紹介する．受容体理論は，薬物-受容体相互作用に質量作用の法則を適応することに基づいたものであり，多くの定量的実験データを解釈するための枠組みを提供してきた(Colquhoun, 2006 参照)．

結合反応

≫ 特定の受容体に対する薬物作用の最初のステップは，可逆的な薬物-受容体複合体を形成することであり，その反応は，質量作用の法則に従う．心筋や平滑筋のような組織の断片が，総数 N_{tot} のアドレナリンのようなアゴニストの受容体をもつと仮定しよう．組織が濃度 x_A のアドレナリンに曝露され平衡状態に至ったとき，ある数 N_A の受容体が占有され，空き受容体の数は，$N_{tot} - N_A$ に減少する．通常，溶液中の組織に投与されたアドレナリン分子の数は，N_{tot} よりもずっと多いので，結合反応によって x_A は有意に減少しない．アドレナリンが生成する応答の程度は，占有された受容体の数に関係するので(どのようにしてかはわかっていないとしても)，どのような量的関係が N_A と x_A との間に予測されるか，考慮することは有用である．反応，

$$\text{A} \quad + \quad \text{R} \quad \underset{k_{-1}}{\overset{k_{+1}}{\rightleftharpoons}} \quad \text{AR}$$

薬物　＋　占有されていない受容体　　　薬物受容体複合体

(x_A)　　　　$(N_{tot} - N_A)$　　　　　　　(N_A)

で与えることができる．

質量作用の法則("化学反応速度は，反応物濃度の積に比例する")をこの反応にあてはめることができる．

前方向の反応速度 $= k_{+1} x_A (N_{tot} - N_A)$ （式2.1）

逆方向の反応速度 $= k_{-1} N_A$ （式2.2）

平衡状態では，2つの速度は等しい．

$$k_{+1} x_A (N_{tot} - N_A) = k_{-1} N_A \quad \text{（式2.3）}$$

結合定数(affinity constant of binding)は，k_{+1}/k_{-1} で与えられ，式2.3は，$N_A/x_A(N_{tot} - N_A)$ に等しい．残念ながら，これは濃度の逆数の単位(L/mol)をもち，一部の人には理解するのがやや難しい．そのため，薬理学者は，結合定数の逆数である**解離定数**(equilibrium dissociation constant：K_A)をよく使用する．単位は，濃度(mol/L)である．

$$K_A = k_{-1}/k_{+1} = x_A (N_{tot} - N_A)/N_A \quad \text{（式2.4）}$$

占有された受容体の割合，すなわち占有率(p_A)は，N_A/N_{tot} であり，N_{tot} に依存しない．

$$p_A = \frac{x_A}{x_A + k_{-1}/k_{+1}} = \frac{x_A}{x_A + K_A} \quad \text{（式2.5）}$$

このように，薬物の平衡解離定数がわかると，薬物がどの濃度であっても，占有する受容体の割合を計算することができる．

式2.5は，

$$p_A = \frac{x_A/K_A}{x_A/K_A + 1} \quad \text{（式2.6）}$$

とも書くことができる．この重要な結果は，ヒル-ラングミュア(Hill-Langmuir)方程式として知られている[5]．

平衡解離定数(equilibrium dissociation constant)K_A は，薬物と受容体の性質であり，濃度の単位をもち，量的には平衡状態において50%の部位を占有するのに必要な薬物濃度に等しい(式2.5で $x_A = K_A$ のとき，$p_A = 0.5$ となることを確認)．受容体に対する薬物の親和性が高いほど，K_A の値は低くなる．式2.6は，占有率と薬物濃度の関係を示し，**図2.13A** に示すように，**直角双曲線**(rectangular hyperbola)として知られる特徴的な曲線となる．薬理学では，濃度に対数スケールを使うのが一般的である．それによって，双曲線は対称性のS字状曲線に変化する(**図2.13B**)．

同じアプローチが，薬物結合を直接測定する実験のデータを分析するために用いられる(**図2.2** 参照)．この場合，結合量(B)とリガンド濃度(x_A)の関係は，

$$B = B_{max} x_A / (x_A + K_A) \quad \text{（式2.7）}$$

となる．B_{max} は，標本中の結合部位の総数である(しばしば，pmol/mg のタンパク質と表される)．結果を直線で表記するために，式2.6は，

$$B/x_A = B_{max}/(K_A - B/K_A) \quad \text{（式2.8）}$$

と変形することができる．

B に対する B/x_A のプロット(**スキャッチャードプロット**[Scatchard plot]として知られる)は直線となり，そこから B_{max} および K_A を求めることができる．統計学的には，この手法に問題がないわけではなく，現在は，反復非線形カーブフィッティングによって変形せずに，元の結合の値から，これらのパラメーターを決定するのが普通である．

この時点まで，われわれの分析は，均一の受容体に対する1つのリガンドの結合を考察してきた．実世界の薬理学により近づくためには，(a) 2つ以上のリガンドが存在するとき何が起こるか，(b) 組織の応答が受容体占有率とどのように関係するか，を考慮しなければならない．

2つ以上の薬物存在下での結合

≫ それぞれ K_A，K_B の平衡解離定数で同じ受容体に結合する2つの薬物AとBが，x_A，x_B の濃度で存在すると仮定する．2つの薬物が競合する場合(すなわち，受容体が一度に片方にしか結合できない場合)，上述した単剤の場合と同じ考え方をあてはめることで，薬物Aの占有率は，

$$p_A = \frac{x_A/K_A}{x_A/K + x_B/K_B + 1} \quad \text{（式2.9）}$$

---

5 A.V. ヒルは，それをまだ彼が医学生であった1909年にはじめて出版した．気体吸収を研究する物理化学者であったラングミュアは，それを1916年に独自に導いた．両者は，その後ノーベル賞を受賞した．ヒルが称賛に値するのだが，最近まで，これはラングミュア方程式として薬理学者に知られていた．

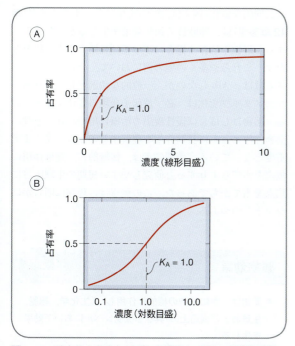

図 2.13　受容体占有率とリガンド濃度との間の理論的関係. この関係は，式 2.5 に従ってプロットされる．[A]線形濃度目盛でプロットした場合，曲線は直角双曲線となる．[B]対数濃度目盛でプロットした場合，対称性のS字状曲線となる．

で与えられる．この結果を式 2.5 と比較すると，予想されるように，薬物 B の追加によって，薬物 A の占有率が下がる．**図 2.4A** に，B の濃度を漸増させたときの予想される A の結合曲線を示すが，そのシフトは，競合アンタゴニストの薬理学的作用の特徴である，傾きや最大値の変化のないシフトであることがわかる（**図 2.5**）．対数スケールにおける右へのシフトの程度は，B による競合に打ち勝つために，A の濃度が増加する必要のある比率（増加させた A の濃度を x_A' とすると，x_A'/x_A で与えられる r_A）を表す．式 2.9 を変形すると，

$$r_A = (x_B/K_B) + 1 \quad (式 2.10)$$

となる．このように，r_A は競合する薬物 B の濃度と平衡解離定数にのみ依存し，A の濃度や平衡解離定数には依存しない．

もし，A がアゴニストで，B が競合アンタゴニストであり，組織の応答が p_A についての未知の関数である場合，異なるアンタゴニスト濃度におけるアゴニストの濃度−反応曲線のシフトから決定された r_A の値から，アンタゴニストの解離定数 K_B を求めることができる．このような薬理学的に求められた r_A は，一般に**アゴニスト用量比**（agonist dose ratio）とよばれる（より正確には，濃度比であるが，ほとんどの薬理学者はこの古い用語を用いる）．この簡易で非常に有用な式(2.10)は，これを薬物の拮抗作用の解析に初めて用いた薬理学者にちなんで，**シルド方程式**（Schild equation）として知られている．

式 2.10 は，対数を用いて次のように表すことができる．

$$\log(r_A - 1) = \log x_B - \log K_B \quad (式 2.11)$$

よって，通常，シルドプロット（Schild plot）とよばれる $\log x_B$ に対する $\log(r_A - 1)$ のグラフ（上記の**図 2.5** にあるように）は，ユニットスロープ（つまり傾きが 1）で横軸の切片が $\log K_B$ となる

直線になる．pH や pK の表記にならい，アンタゴニストの力価は，pA_2 の値と表される．競合阻害では，$pA_2 = -\log K_B$ となる．数値的には，pA_2 は，用量比 2 を生じるのに必要なアンタゴニストのモル濃度の負の対数として定義される．pH の表記と同様に，その主な利点は，pA_2 6.5 が 3.2×10^{-7} mol/L の K_B と等価であるように，値が単純になることである．

競合阻害では，r は，以下の特徴を示す．

- アンタゴニストの濃度と平衡解離定数のみに依存し，測定の基準点として選んだ応答の大きさには（それが準最大である限りは）依存しない．
- アゴニストの平衡解離定数には依存しない．
- x_B に比例して増加し，x_B に対する $(r_A - 1)$ のグラフの傾きは，$1/K_B$ となる．この関係は，アゴニストの性質とは関係なく，ある特定のアンタゴニストにおいて，同じ種類の受容体に作用するすべてのアゴニストに対して同じになる．

これらの予測は，多くの競合阻害の例で証明されてきた（**図 2.5** 参照）．

このセクションでは，詳細に掘り下げることは避け，理論を相当に簡略化した．受容体がいかに生物学的応答を引き起こすのかに関する実際の分子機構の詳細（**第 3 章**参照）をさらに学ぶ過程で，この理論的分析の欠点がより明らかになる．二状態モデルは，困難なく取り入れることができるが，反応系に G タンパク質（それらは R と R* 間の平衡をシフトする；**第 3 章**参照）を加え，受容体の"活性化"が，二状態モデルが想定するような単純なオン-オフのスイッチではなく，異なった型もとりうるといった事実も考慮に入れた場合，困難が生じる．そのような可能性を考慮に入れようとする理論屋たちの奮闘にもかかわらず，分子はいつも一歩先を行っているようにみえる．しかしながら，二状態モデルにあてはめたこの種の基本理論は，薬物作用の量的モデルを構築するうえで，今も有用な原理である．Kenakin (1997) による著書は，入門書として推薦できる．後年の総説 (Kenakin & Christopoulos, 2011) には，薬物作用の研究における定量化の価値についての，詳細な解説が掲載されている．

薬物の受容体への結合

- 薬物の受容体への結合は，必ず**質量作用の法則**（Law of Mass Action）に従う．
- 平衡状態では，受容体の占有は，**ヒル−ラングミュア方程式**（Hill-Langmuir equation）による薬物濃度（式 2.5）に関係する．
- 受容体に対する薬物の親和性が高いほど，一定のレベルの受容体占有を生じる薬物濃度が低くなる．
- 同じ原則が，2 つ以上の薬物が同じ受容体に対して競合するときにもあてはまる．それぞれが，他の薬物のみかけ上の親和性を低下させる効果をもつ．

薬物効果の性質

本章において，薬物がいかに作用するかを解説するうえで，主に受容体活性化の結果に焦点を当てた．受容体とそれらの細胞レベルの作用までのつながりの詳細については，**第 3 章**で解説する．すでに，この段階で，相

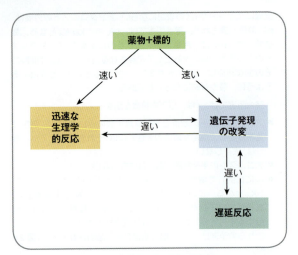

図 2.14　薬物に対する早期および後期の応答.
多くの薬物は，それらの標的（左矢印）に直接作用し，迅速な生理学的反応を生じる．作用が維持された場合，遅延反応につながる遺伝子発現の変化を引き起こす場合が多い．いくつかの薬物（右矢印）は，遺伝子発現に主に作用することによって，遅延した生理学的反応を生じる．薬物は，両方の経路を介して作用することもある．遺伝子発現と生理学的反応との間には，双方向性の相互作用があることに注意されたい．

に長期的な変化（例えば，肥大）を生じる．オピオイド（第42章参照）は，即時性の鎮痛効果を生じるが，しばらくすると耐性や依存，場合によっては長期の中毒症状をきたす．これらや多くの他の例において，介在するメカニズムははっきりしないが，一般的な法則として，長期のフェノタイプ変化は，必ず遺伝子発現の変化を伴っている．薬物はしばしば慢性疾患の治療に用いられ，急性の薬物作用とともに長期作用を理解することは，ますます重要となっている．薬理学者は，伝統的に，遅延作用に焦点を当てるよりずっと研究しやすい短期の生理応答に焦点を当てがちであった．この焦点は，現在は明らかにシフトしつつある．

当に良好な理解が得られている．しかし，細胞機能に対する直接効果は，一般に二次的な遅延効果を伴っている．それが治療効果と副作用の両方との関連で，しばしば臨床の場で非常に重要性をもつことは，特に治療の側面で薬物を考慮する際，重要である（図2.14参照）．例えば，心臓のβアドレナリン受容体の活性化（第3，21章参照）は，心筋の機能に急速な変化を生じるだけでなく，受容体の機能状態に対する，より遅延した（数分から数時間の）作用（例えば，脱感作）や，さらに遅い（数時間から数日の）遺伝子発現変化を引き起こし，心臓の構造や機能

薬物効果

- 薬物は，主に細胞の標的に作用し，（生化学，細胞，生理および構造上の）異なる機能レベルにおいて効果を生じる．
- 標的における薬物の直接作用は，生化学，細胞，生理的なレベルでの急性の応答を生成する．
- 急性反応は，一般に，受容体の脱感作やダウンレギュレーション，組織の肥大・萎縮や再編，耐性，依存，中毒といった，**遅延した長期的効果**（delayed long-term effect）につながる．
- 遅延した長期的効果は，遺伝子発現の変化の結果として生じる．しかし，急性反応がこれを生成するメカニズムは，しばしば明確でない．
- 治療効果は，急性反応（例えば，喘息を治療する気管支拡張薬の使用；第28章）と，遅延反応（例えば，抗うつ薬；第47章）のどちらにも基づくことが可能である．

引用および参考文献

全般

Alexander, S.P.H., Benson, H.E., Faccenda, E., et al., 2013. The Concise Guide to Pharmacology 2013/2014. Br. J. Pharmacol. Special Issue 170 (8), 1449–1896.（莫大な数の受容体，イオンチャネル，輸送体，酵素とそれらに相互作用する薬物についての要約データ．価値ある参考文献．）

Colquhoun, D., 2006. The quantitative analysis of drug–receptor interactions: a short history. Trends Pharmacol. Sci. 27, 149–157.（薬理学の中心的な考え方の1つの起源に興味を抱く読者に対する啓蒙書．）

Franks, N.P., 2008. General anaesthesia: from molecular targets to neuronal pathways of sleep and arousal. Nat. Rev. Neurosci. 9, 370–386.

Kenakin, T., 1997. Pharmacologic Analysis of Drug–Receptor Interactions, third ed. Lippincott-Raven, New York.（本章のほとんどの内容をより深くカバーする，有用で詳細な教科書．）

Kenakin, T., Christopoulos, A., 2013. Signalling bias in new drug discovery: detection, quantification and therapeutic impact. Nat. Rev. Drug Discov. 12, 205–216.（アゴニストの有効性と偏りを測定する難しさに関する詳細な解説．）

Neubig, R., Spedding, M., Kenakin, T., Christopoulos, A., 2003. International Union of Pharmacology Committee on receptor nomenclature and drug classification: XXXVIII. Update on terms and symbols in quantitative pharmacology. Pharmacol. Rev. 55, 597–606.（薬理学的な受容体に関する，IUPHARが認可した用語や記号の概要．照会に便利．）

Rang, H.P., 2006. The receptor concept: pharmacology's big idea. Br. J. Pharmacol. 147 (Suppl. 1), 9–16.（受容体の概念の起源と現況についての短い総説．）

Stephenson, R.P., 1956. A modification of receptor theory. Br. J. Pharmacol. 11, 379–393.（有効性の概念を発案した受容体作用の古典的分析．）

受容体メカニズム：アゴニストと有効性

Bond, R.A., Ijzerman, A.P., 2006. Recent developments in constitutive receptor activity and inverse agonism, and their potential for GPCR drug discovery. Trends Pharmacol. Sci. 27, 92–96.（恒常的受容体活性化の病態生理学的帰結とインバースアゴニストの臨床応用への可能性の考察．現状ではもっぱら仮説の域にあるが，重要な示唆に富む．）

Bond, R.A., Leff, P., Johnson, T.D., et al., 1995. Physiological effects of inverse agonists in transgenic mice with myocardial overexpression of the β_2 adrenoceptor. Nature 374, 270–276.（β アドレナリン受容体の過剰発現が恒常的活性化を引き起こしたことを示した，臨床的に重要な意味をもつ研究．）

Conn, P.J., Christopoulos, A., Lindsley, C.W., 2009. Allosteric modulators of GPCRs: a novel approach for the treatment of CNS disorders. Nat. Rev. Drug Discov. 8, 41–54.（アロステリック部位に作用する薬物が，いかに治療における可能性をもつかを概説．）

Costa, T., Cotecchia, S., 2005. Historical review: negative efficacy and the constitutive activity of G protein-coupled receptors. Trends Pharmacol. Sci. 26, 618–624.（恒常的受容体活性化とインバースアゴニストに関連する考え方についての，明快で思慮に富んだ総説．）

De Ligt, R.A.F., Kourounakis, A.P., Ijzerman, A.P., 2000. Inverse agonism at G protein-coupled receptors: (patho)physiological relevance and implications for drug discovery. Br. J. Pharmacol. 130, 1–12.（恒常的活性型受容体とインバースアゴニストの多くの例を紹介し，病気のメカニズムや創薬におけるこれらの概念の意義を考察した，有用な総説．）

Kelly, E., 2013. Efficacy and ligand bias at the μ-opioid receptor. Br. J. Pharmacol. 169, 1430–1446.（有効性の測定の問題についての読みやすい説明と，重要な脳の受容体におけるアゴニストの偏りについての考察．）

Kenakin, T., Christopoulos, A., 2011. Analytical pharmacology: the impact of numbers on pharmacology. Trends Pharmacol. Sci. 32, 189–196.（分子レベルの受容体機能に関する最近の知見を考慮することを試みた理論分析．）

May, L.T., Leach, K., Sexton, P.M., Christopoulos, A., 2007. Allosteric modulation of G protein-coupled receptors. Annu. Rev. Pharmacol. Toxicol. 47, 1–51.（GPCR 上のアロステリックな相互作用の特徴，メカニズム，薬理学的意義を論じた包括的総説．）

Seifert, R., Wenzel-Seifert, K., 2002. Constitutive activity of G protein-coupled receptors: cause of disease and common properties of wild-type receptors. Naunyn-Schmiedeberg's Arch. Pharmacol. 366, 381–416.（恒常的活性型受容体がありふれて生じ，いくつかの重要な病態に関連づけられることを強調した，詳細な総説．）

第1部　基本原理

3

薬はどのように作用するか：分子機構

概要

　本章では，**第2章**で概説した薬物作用の一般原理から，化学シグナルを認識し，それを細胞応答に変換することに関与する分子へ移る．他章でさらに解説するように，分子薬理学は急速に発展しつつあり，新たな知識によって，薬物作用についての理解が変わるとともに，新たな治療法の可能性が開かれつつある．

　最初に，薬が作用する標的分子の種類について考察する．次いで，クローニングや構造解析によって解明された受容体やイオンチャネルの主要なファミリーについて解説する．最後に，受容体から細胞の機能制御へとつながる，さまざまな形式の受容体−エフェクター連関（情報伝達機構）について解説する．受容体の分子構造と特定のエフェクター機構への機能的連結の間の関係は，主要なテーマである．次の2つの章で，これらの分子の応答がいかにして細胞機能の重要な側面を変化させるか（正常な生物に対する薬物作用を理解するために役立つ原理）について学習する．これらの章については，学生がもし望むなら，大筋を見失わずに飛ばし読みや拾い読みで済ませることも考慮しつつ，基礎レベルでの今日の薬理学の学習に必要とされる以上に詳細な内容を紹介する．とはいえ，次世代の薬理学が，ここで述べる細胞生物学，分子生物学の進歩に強く頼ることを，われわれは確信している．

薬物作用の標的

　本章で述べる哺乳類細胞に対する薬物作用における標的タンパク質（**図3.1**）は，おおまかに次のように分類される．
- 受容体
- イオンチャネル
- 酵素
- 輸送体（担体分子）

　大多数の重要な薬は，これらの種類のタンパク質のいずれかに作用するが，例外もある．例えば，痛風発作の治療に用いられるコルヒチン（colchicine）は（**第26章**），構造タンパク質であるチュブリンに結合するが，他の免疫抑制薬（例えばシクロスポリン［ciclosporin］；**第26章**）

は，イムノフィリンとして知られる細胞質タンパク質に結合する．サイトカイン（炎症に関与するタンパク質メディエーター，**第26章**参照）を取り除くことで作用する抗体治療薬も用いられる．化学療法薬（**第50～56章**）は，侵襲的な微生物やがん細胞を抑制することを目的とするが，その標的は，タンパク質に加えDNAや細胞壁の構成成分を含む．

受容体

　受容体（**図3.1A**）は，生体内の異なった細胞の機能を調整する化学コミュニケーションシステムにおける感知機構であり，その化学伝達因子は，本書の**第2部**で述べた種々のホルモン，伝達物質，メディエーターである．多くの有用な薬は，既知の内在性のメディエーターの受容体に対し，アゴニスト，あるいはアンタゴニストとして作用する．たいていの場合，内在性メディエーターは，しばしば受容体が薬理学的，生化学的に解明される何年も以前に発見されたが，近年においては，受容体の多くが薬理学的な，あるいは分子的な性質から同定されるようになった．カンナビノイドやオピオイド受容体（**第19, 42章**参照）のような一部の例では，内在性メディエーターが後になって同定されている．**オーファン受容体**（orphan receptor）（以下参照）として知られる他の例では，メディエーターが存在していたとしても不明なままである．

イオンチャネル

　イオンチャネル[1]は，基本的に，種々のしくみによって開口，閉鎖が誘導される，特定のイオンの通過を選択的に可能とする細胞膜の通り道である．2つの重要な種類として，**リガンド開口型チャネル**（ligand–gated channel）と**電位依存性チャネル**（voltage–gated channel）がある．前者は，1つないし複数のアゴニスト分子が結合するときにのみ開口するが，アゴニストの結合が活性化に必要という理由から，受容体に分類されるのが適切である．電位依存性チャネルは，アゴニストの結合ではなく，膜電位の変化によって開口する．

---

1 「イオンチャネルが細胞にもたらす電気的性質は，われわれを野原の石と区別する人間の特徴に関与する」（Armstrong CM 2003 Voltage-gated K channels; http://www.stke.org）

薬物作用の標的　25

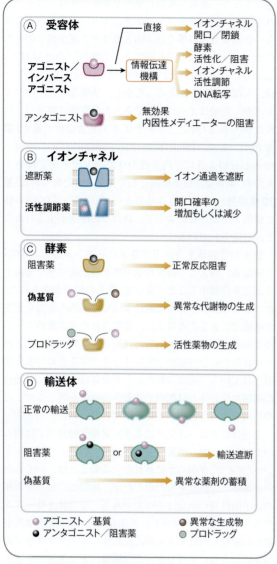

図 3.1　薬物作用の標的の種類.

一般に，薬は，いくつかの様式でイオンチャネルの機能に影響を与えることができる.
1. リガンド開口型チャネルの（オルソステリック[orthosteric]な）リガンド結合部位や，その他の（アロステリック[allosteric]な）部位に結合することで，もしくは，単純な例では，局所麻酔薬が電位依存性ナトリウムチャネルに作用する例（第 43 章参照）のように，薬がチャネルを物理的に蓋することで（図 3.1B），イオンの通過を遮断する. チャネルタンパク質のアロステリック部位に結合する薬の例としては，次のものがある.
　–ベンゾジアゼピン（benzodiazepine）精神安定薬（第 44 章参照）. これらの薬は，GABA_A 受容体（GABA type A receptor）とクロライドチャネルの複合体（リガンド開口型チャネル）の GABA_A 結合部位とは異なる部位に結合し，抑制性神経伝達物質 γ アミノ酪酸（γ-aminobutyric acid：GABA）（第 38 章参照）によるチャネル開口を促進する.
　–L 型カルシウムチャネル（第 4 章参照）の開口を阻害する**ジヒドロピリジン**（dihydropyridine）系（第 22 章参照）血管拡張薬.
　–膵 β 細胞の ATP 感受性カリウムチャネルに作用することで，インスリン分泌を促進する**スルホニルウレア**（sulfonylurea）類（第 31 章参照）.
2. G タンパク質やその他の伝達分子を介する間接的な相互作用によるもの.
3. 細胞表面のイオンチャネルの発現調整によるもの. 例えば，**ガバペンチン**（gabapentin）は，細胞膜への神経細胞のカルシウムチャネルの挿入を抑制する（第 45 章）.

さまざまなイオンチャネルファミリーと機能についてのまとめを下に示す.

酵素

多くの薬が酵素を標的にする（図 3.1C）. しばしば，薬分子は，酵素の競合阻害薬として働く，基質の類似体である（例えば，アンギオテンシン転換酵素に作用する**カプトプリル**[captopril]；第 22 章）. 他の場合では，結合は不可逆的であり，非競合的である（例えば，シクロオキシゲナーゼに作用する**アスピリン**[aspirin]；第 26 章）. 薬は，正常な代謝経路を妨害する異常な生成物に転換され，偽の基質として働くこともある. その例として，抗がん剤**フルオロウラシル**（fluorouracil）があるが，それは，プリン合成の中間体としてウラシルと置き換わるが，チミジル酸への変換ができないため，DNA 合成を遮断し細胞分裂を阻害する（第 56 章）.

薬は，プロドラッグ（第 9 章参照）とよばれる不活性型から，酵素反応によって活性型に転換される必要がある場合があることにも言及しなければならない（例えば，**エナラプリル**[enalapril]は，アンギオテンシン転換酵素を阻害するエナラプリラートに，エステラーゼによって変換される）. さらに，第 57 章で解説するように，薬物毒性は，しばしば，酵素による薬分子の反応性代謝物への変換によって引き起こされる. **アセトアミノフェン**（英名：パラセタモール）（acetaminophen, paracetamol；第 26 章参照）は，このような機構で肝障害を引き起こす. 薬のもともとの作用に関する限り，これは望まれない副作用であるが，実践的には大きな意義がある.

輸送体

イオンや低分子有機物の細胞膜を越えた移動は，透過する分子の極性が，単独で脂質膜を通過するにはしばしば強すぎる（つまり，十分脂溶性でない）ため（図 3.1D），

一般にチャネル（上記参照），もしくは輸送体を介して起こる．多くの輸送体が知られている．薬理学的に重要な例としては，腎尿細管，腸上皮，血液脳関門を越えるイオンや多くの有機物の輸送，細胞からの Na^+ や Ca^{2+} の排泄，神経終末による（コリンなどの）神経伝達物質前駆体や（アミンやアミノ酸などの）神経伝達物質そのものの取り込み，細胞膜や上皮バリアをまたいだ薬分子やそれらの代謝物の輸送などがある．後の章では，輸送体が頻回に登場する．

多くの場合，ATP の加水分解が，電気化学勾配に逆らった物質の輸送のためのエネルギーを供給する．そのような輸送体タンパク質には，特別な ATP 結合部位をもつ ABC（ATP-binding cassette）輸送体とよばれるものがある．その重要な例として，ナトリウムポンプ（Na^+-K^+-ATP アーゼ：第4章参照）や，がんや細菌から毒性のある薬を排泄し，薬剤耐性の原因となる多剤耐性（multi-drug resistance：MDR）輸送体（第56章参照）などがある．神経伝達物質輸送体を含んだ他の例においては，有機物の輸送は，順方向（symport）もしくは逆方向（antiport）のイオン（通常は Na^+）の輸送に共役して起きる．よって，その輸送は，ATP に駆動されるナトリウムポンプがつくる Na^+ の電気化学勾配に依存する．担体タンパク質は，特定の透過分子に対する特異性をもたせるための認識部位をもっており，その部位は，輸送系を遮断する作用をもつ薬の標的にもなる可能性がある．

さまざまな薬の薬物動態特性に個人間でばらつきがある原因として，輸送体の重要性が深く認識されつつある（第10章参照）．

受容体タンパク質

受容体のクローニング

1970 年代，薬理学は新時代に突入した．それまで理論上の存在であった受容体が，受容体標識法（第2章参照）の開発によって，生化学的な実体として認識されるようになった．その手法は，受容体標品を抽出し，精製することを可能にした．

受容体タンパク質がいったん単離，精製されると，短いアミノ酸配列を分析することができた．それにより，対応する mRNA の塩基配列を推測し，対象とする受容体を多く含む組織から得られた cDNA ライブラリーをもとに，一般的なクローニングの手法を用いて全長の DNA を単離することが可能となった．当初，受容体クローンはこの方法で得られたが，その後，発現クローニングや，ヒトを含むさまざまな種の全ゲノム配列決定に基づいた，受容体タンパク質の単離，精製を必要としない配列相同性に基づくクローニング戦略が広く用いられるようになり，今では，4つすべての構造ファミリーからなる数百個の受容体がクローニングされている．遺伝子クローニングによって同定されたこれらの新規受容体の多くは，内在性リガンドが現在のところわかっておらず，"オーファン受容体"[2] とよばれる．これらの推測された受容体のリガンドを同定することは，しばしば困難である．しかし，重要な内在性のリガンドが，以前はオーファンであった受容体に関連づけられた例もある（例えばカンナビノイド受容体；第19章参照）．また，PPAR（peroxisome proliferator-activated receptor）のように，内在性のリガンドが不明ではあるものの，重要な治療薬標的として見出された例もある（第32章参照）．このような注目されていない一団の受容体を標的とすることによって，新たな治療薬が生まれることが期待されている．

個々の受容体をコードするクローニングされた DNA を細胞系に導入し，外来の受容体を機能的状態で発現する細胞を作製することによって，多くの情報が得られた．そのような操作された細胞によって，天然の細胞や正常の組織でできること以上に，発現された受容体のより正確な制御が可能となり，この技術は，クローニングされた受容体の結合や薬理学的特性を研究するために広く使用されている．発現されたヒト受容体は，しばしば動物の同種の受容体とは配列や薬理学的特性が異なるが，この手法を用いて研究することができる．

受容体のクローニングにより，薬理学的研究では明らかではなかった，既知の受容体の多くの分子バリアント（サブタイプ）が明らかにされた．このことは，いくらかの分類学上の混乱をもたらしたが，長期的には，受容体の分子的性質の決定は不可欠である．受容体クローニングの大家の 1 人，バーナード（Barnard）は，薬理学者がすでに掌握したと考えていた受容体の分子サブタイプの増多に屈することはなかった．彼は，トマス・アクィナス（Thomas Aquinas）の言葉「新しい儀式がここにあるがゆえ，種と影は終わりを迎える」を引き合いに出した．バーナードが確信をもって新しい儀式と断言したのが分子生物学であった．ヒト，およびその他の哺乳動物のゲノム解読は，その多くがまだ完全には分析されていない，数百個の受容体様遺伝子が存在することを示唆している．

受容体は，通常，膜脂質に包埋されたタンパク質であり，そのため，結晶化することが非常に困難であることが判明している．タンパク質の結晶を得ることによっ

---

2 不必要にへりくだった，妙に貧困を連想させる言葉である．これらの受容体が生理的な情報伝達において何らかの決まった役割を果たしていることが推定できる以上，"オーファン（孤児）"という言葉が表しているのは，彼らの状態ではなく，われわれの無知である．オーファン受容体に関するより詳しい情報は，下記 URL に記されている．www.guidetopharmacology.org/GRAC/FamilyDisplayForward?familyId=115#16

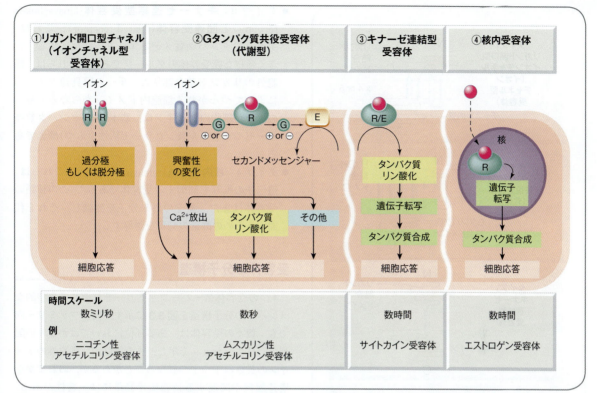

図 3.2 受容体-エフェクター連関の種類.
E：酵素, G：Gタンパク質, R：受容体.

て，その構造を X 線回折技術によって非常に高い分解能で分析することが可能になる．リガンド開口型イオンチャネルの構造に関するわれわれの知識の多くは，ニコチン性アセチルコリン受容体に関する研究に由来する．近年，他のタイプの受容体の結晶化に関して大きな進歩がみられた．これまでのところ，得られた情報の多くは，どのようにしてリガンドが受容体（すなわち，細胞外ドメイン）に結合するかに関するものであるが，アゴニストによって誘発される受容体の構造変化や，どのようにしてシグナル伝達が開始されるかについて，われわれは今，学び始めている（Audet & Bouvier, 2012 参照）．

遺伝子がはっきりと同定された今日では，受容体を薬理学的に解析し，それらの分子的性質や生理学的機能を解明することに重点が移っている．

受容体のタイプ

受容体は，多くの異なる種類の細胞効果を及ぼす．そのいくつかは，シナプス伝達にかかわるもののように非常に迅速であり，数ミリ秒以内に作動するのに対して，甲状腺ホルモンや種々のステロイドホルモンによって生じる効果のように，他の受容体が媒介する効果は，数時間から数日かけて発揮されるものもある．その中間の時間スケールの例も多く存在する．例えば，カテコールア

ミンは，通常秒単位で作用する一方，多くのペプチドは，効果を生み出すのにより長い時間を要する．当然ながら，受容体の占有とその後の応答との間には，異なるタイプの連結機構が関与する．分子構造とこの連結機構（伝達機構）の性質に基づいて，4 つの受容体型，もしくはスーパーファミリーに分類することができる（図 3.2, 3.3, 表 3.1 参照）．

- タイプ 1：リガンド開口型イオンチャネル（ligand-gated ion channel）（**イオンチャネル型受容体** [ionotropic receptor] としても知られる）[3]．これらの受容体の分子の性質に関して，全盛を極めた一連の発見については，Halliwel（2007）に解説されている．典型的には，これらは速効性の神経伝達物質が作用する受容体である（表 3.1）．

- タイプ 2：**G タンパク質共役受容体**（G protein-coupled receptor：GPCR）．**代謝型受容体**（metabotropic receptor），あるいは **7 回膜貫通型**（7-TM，7 回らせん）**受容体**（7-transmembrane receptor）としても知られる．それら

---

[3] ここでは，受容体に焦点を当てるために，受容体ファミリーの例として，リガンド開口型イオンチャネルも含んだ．他のタイプのイオンチャネルは，後述する．それらも多くが薬物標的であるが，厳密な意味では，受容体ではない．

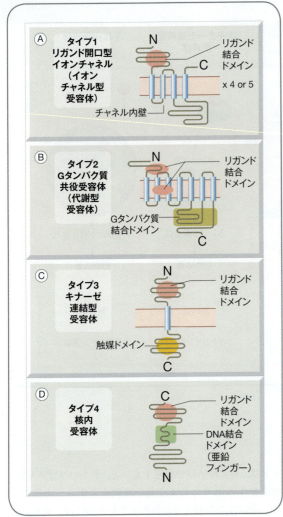

図3.3 4つの受容体ファミリーの一般構造.
長方形のセグメントは，約20アミノ酸からなるタンパク質の疎水性のα-ヘリックス領域を示す．これは，受容体の膜貫通ドメインを形成する．[A]タイプ1：リガンド開口型イオンチャネル．この例は，ニコチン性アセチルコリン受容体のサブユニット構造を示す．その他のリガンド開口型イオンチャネルのサブユニット構造は，図3.20 に示されている．多くのリガンド開口型イオンチャネルは，複合体全体で中央のイオンチャネルを取り囲む16～20の膜貫通セグメントを含む，4ないし5つの図示されたサブユニットから構成される．[B]タイプ2：Gタンパク質共役受容体．[C]タイプ3：キナーゼ連結型受容体．ほとんどの増殖因子受容体は，図に示されるように，同じ分子内にリガンド結合ドメインと酵素（キナーゼ）ドメインを含む．一方，サイトカイン受容体は，細胞内キナーゼドメインを欠くものの，細胞質キナーゼ分子に結合している．他の構造上のバリアントも存在する．[D]タイプ4：遺伝子発現を制御する核内受容体．

は，Gタンパク質を基本とする細胞内エフェクター系に共役する膜受容体である．最も大きいファミリー[4]を形成し，多くのホルモンや遅効性の伝達物質の受容体を含む（表3.1）．

- タイプ3：**キナーゼ連結型受容体**（kinase-linked receptor）と**関連受容体**（related receptor）．これは，主としてタンパク質メディエーターに反応する，大きく多様な膜受容体のグループである．それらは，細胞外のリガンド結合部位と，単一の膜貫通ドメインによってつながれる細胞内ドメインからなる．多くの場合，細胞内ドメインは，基本的に（タンパク質キナーゼやグアニル酸シクラーゼ活性をもつ）酵素である．
- タイプ4：**核内受容体**（nuclear receptor）．これらは，遺伝子の転写を制御する受容体である[5]．この種類の受容体はまた，多くの外来分子を認識し，それを代謝するための酵素の発現を誘導する．

受容体の分子構造

4つの受容体スーパーファミリーそれぞれの典型的なメンバーの分子構造を**図3.3**に示す．同じファミリー内でも，個々の受容体は，ある部位においてはかなりの配列のバリエーションを示し，主な細胞内，細胞外のドメインの長さは1つ1つ異なることがあるが，おおまかな構造配置や関連する情報伝達経路には一貫性がある．たった4つの受容体スーパーファミリーによって，研究されてきた大半の薬の影響に関する混沌とした知識を解釈するうえでの確かな枠組みが与えられるという認識は，現代の薬理学における，最も勇気づけられる進歩の1つとなっている．

受容体の多様性とサブタイプ

あるファミリーに属する受容体は，一般的に類似した構造を共有するものの，配列やしばしば薬理学的性質において異なる，いくつかの分子上のバリエーション，またはサブタイプが存在する[6]．ニコチン性アセチルコリン受容体は，その典型である．異なるサブタイプが異なる脳領域に存在するとともに（**表39.2**参照），これらは，筋肉型の受容体とは異なっている．筋肉型と脳型のアセチルコリン受容体間の知られている薬理学的差異（例え

---

[4] ヒトには，ゲノムの1.6%を占める865個のGPCRが存在する（Fredriksson & Schiöth, 2005）．それらの500近くが嗅覚や味覚に関与する嗅覚受容体であり，残りが既知，あるいは未知の内在性メディエーターの受容体であるが，それでも薬理学者を当分の間，忙しくさせるには十分である．

[5] "核内受容体" という言葉は，やや誤った名称である．というのは，一部は実際に細胞質に存在し，リガンドが存在するとき核内に移動するからである．

[6] 5-ヒドロキシトリプタミン（5-hydroxytryptamine：5-HT）（セロトニン[serotonin]）（**第15章**参照）の受容体は14のサブタイプがクローニングされており，現在のところ，多様性に関するチャンピオンである．

表3.1 受容体の主要4タイプ.

	タイプ1：リガンド開口型 イオンチャネル	タイプ2：Gタンパク質共役 受容体	タイプ3：キナーゼ 連結型受容体	タイプ4：核内 受容体
局在	細胞膜	細胞膜	細胞膜	細胞内
エフェクター	イオンチャネル	チャネル，もしくは酵素	プロテインキナーゼ	遺伝子転写
カップリング	直接	Gタンパク質，もしくはアレスチン	直接	DNAを介する
例	ニコチン性アセチルコリン受容体，GABA_A受容体	ムスカリン性アセチルコリン受容体，アドレナリン受容体	インスリン，増殖因子，サイトカインの受容体	ステロイド受容体
構造	中心孔を囲むサブユニットの多量体の集合体	細胞内Gタンパク質結合ドメインをもつ7個の膜貫通ヘリックスからなるサブユニットの単量体，もしくは多量体の集合	細胞内キナーゼドメインと細胞外受容体ドメインをつなぐ単一の膜貫通ヘリックス	受容体とDNA結合ドメインを含む単量体構造

ば，遮断薬に対する感受性）のいくつかは，特定の配列上の違いと関係がある．しかし，われわれが知る限りでは，すべてのニコチン性アセチルコリン受容体は，同じ生理的なメディエーターに応答し，同様のシナプス応答を引き起こす．したがって，なぜ多くのバリアントが進化してきたのかは，依然謎である．

⧨ 受容体の多様性を生じる配列のバリエーションの多くは，ゲノムレベルで生じている．つまり，異なる遺伝子から異なる受容体サブタイプがつくられる．加えて，mRNAのオルタナティブスプライシングによっても，バリエーションが生じる．それは，1つの遺伝子から2つ以上の受容体アイソフォームをつくることができることを意味する．ゲノムDNAから転写されたとき，mRNAには，通常，メッセージがタンパク質に翻訳される前にスプライシングによって切り出される非コード領域（イントロン）が含まれる．スプライシング部位の位置によって，スプライシングの結果，1つないしそれ以上のmRNAコード領域の保持，もしくは欠損がもたらされ，長い，あるいは短いフォームのタンパク質がつくられる．その薬理学的な重要性は，まだ明らかではないものの，特にGPCRの場合，異なる結合特性，もしくは異なる情報伝達機構を有する受容体の生成につながる，多様性獲得の重要なしくみである．同じ遺伝子から異なる受容体を産生できるもう1つの方法は，mRNA編集であるが，これは，mRNA中の1塩基を他の塩基に変えるいたずらな置換によるもので，受容体のアミノ酸配列上の小さな多様性を生む．

この種の分子における多様性は，（実際には機能的タンパク質全般における特徴であるが）すべての受容体の特徴である．新しい受容体のサブタイプやアイソフォームが発見されつつあり，その定期的に更新されたカタログが利用可能である（www.guidetopharmacology.org/）．このデータの洪水の結果生じる，クラス分け，命名法，および分類法の問題は，以前より指摘されてきた．個々の薬とそれが生物に何をするかを理解し，より良い薬をつくることが関心事である薬理学の観点からは，分子薬理学を全体の視野で捉えることが重要である．"新しい儀式"はいろいろな意味で啓示をもたらしたが，分子がどのようにふるまうかの様式があまりにも複雑であることは，分子生物学が約束した還元論的な理想郷に到達す

るまでには，まだ長い道のりがあることを意味している．われわれがそこに到達するときがくれば，本書は，はるかに薄くなるであろう．当分の間は，われわれは，あまり細かい点に囚われないようにしつつ，一般原理を取り上げることを試みる．

以下の項では，4つの受容体スーパーファミリーそれぞれの性質を解説する．

タイプ1：リガンド開口型イオンチャネル

リガンド開口型イオンチャネル構造のこの一般的な解説では，神経筋接合部（第13章）にみられるニコチン性アセチルコリン受容体に主に焦点を当てる．これは，われわれが最もよく知っているものであり，構造および機能が他のcysループ受容体と類似する（cysループ受容体は，構造において，複数のシステイン残基を含む膜貫通ドメイン3と4の間に大きな細胞内ドメイン[図3.3A参照]を有するため，cysループ受容体とよばれる）．これらには，GABA_Aおよびグリシン受容体（第38章）ならびに5-HT_3受容体（5-ヒドロキシトリプタミン[セロトニン]タイプ3受容体）（第15，39章）も含まれる．ニコチン性アセチルコリン受容体といくつかの点で異なるイオンチャネル型グルタミン酸受容体（第38章），プリン作動性P2X受容体（第16，39章）といった他のタイプのリガンド開口型イオンチャネルも存在する．

◉ 分子構造

リガンド開口型イオンチャネルは，他のイオンチャネルと共通の構造的特徴を有する．最初にクローニングされたニコチン性アセチルコリン受容体（図3.4）は，異なるサブユニットからなる五量体の組み合わせで構成され，分子量（M_r）が40〜58kDaのα，β，γそしてδとよばれる4つのタイプのサブユニットが存在する．それらのサブユニットは，顕著な配列相同性を示し，それぞれ

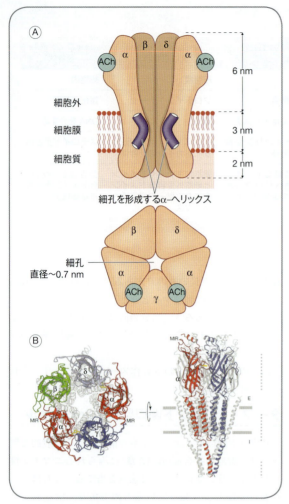

図3.4 ニコチン性アセチルコリン受容体（典型的なリガンド開口型イオンチャネル）の構造.

[A]側面から（上）と上方から（下）みた模式図. 5つの受容体サブユニット（α×2，β，γ，δ）は，中央の膜貫通細孔を取り囲む集合体をなし，細孔の内面は，各サブユニットのM₂ ヘリックスセグメントにより形成される. これらは，負に帯電したアミノ酸を優位に含み，細孔を陽イオン選択性にする. 受容体の細胞外部分には，αサブユニットと隣接するサブユニット間の界面において，2つのアセチルコリン結合部位が存在する. アセチルコリンが結合すると，折れ曲がったα-ヘリックスがまっすぐに伸び，振り出されることでチャネル孔が開く. [B]細胞内ドメインの配置が修正された高解像度の画像.
（[A] は Unwin N 1993 Nicotinic acetylcholine receptor at 9A resolution. J Mol Biol 229, 1101-1124, および Unwin N 1995 Acetylcholine receptor channel imaged in the open state. Nature 373, 37-43 に基づく．[B]は Unwin N 2005, Refined structure of the nicotinic acetylcholine receptor at 4A resolution. J Mol Biol 346[4], 967-989から許可を得て転載）.
ACh：アセチルコリン.

が図3.4Bに示すように膜に挿入された4つの膜貫通α-ヘリックスを含む. 五量体構造（α×2，β，γ，δ）は，2つのαサブユニットの1つとその隣のサブユニットとの界面に，2つのアセチルコリン結合部位を有する. 受容体が活性化されるためには，両方のアセチルコリン分子に結合しなければならない. この受容体は，電子顕微鏡で観察するのに十分大きく，図3.4Bに，主に高分解能電子回折解析（Miyazawa et al., 2003）に基づいたその構造を示す. 各サブユニットが膜を4回貫通するので，チャネルには，中心孔の周りに20個を下らない膜貫通ヘリックスが存在することになる.

▽ 2つのアセチルコリン結合部位は，2つのαサブユニットの細胞外にあるN末端領域上にある. 5つのサブユニットのそれぞれの膜貫通ヘリックスの1つ（M₂）が，イオンチャネルの内面を形成する（図3.4）. 細孔を形成する5つの M₂ ヘリックスは，細胞膜の真ん中で鋭く内側にねじれ，狭窄部を形成する. アセチルコリン分子が結合すると，受容体の細胞外部分にコンフォメーション変化が起こり（Gay & Yakel, 2007 の総説を参照）, αサブユニットをねじり，曲がった M₂ セグメントが回転し退くことで，チャネルが開く（Miyazawa et al., 2003）. チャネル内壁には，一連の陰イオン性残基が並ぶため，チャネルは，陽イオン（主として Na^+ および K^+，いくつかのタイプのニコチン性受容体は, Ca^{2+} にも透過性である）に対して選択的に透過性になる.

アミノ酸配列の短い領域, または単一の残基を変化させることのできる部位特異的突然変異導入法を用いることで, M₂ヘリックス中の重要な残基の変異によって, チャネルが陽イオン選択性（すなわちシナプス機能における興奮性）から, 陰イオン選択性（GABA やグリシンなど抑制性伝達物質の受容体が典型例）に変化することが示された. その他の変異によって, リガンド開口型チャネルの開閉や脱感作などの性質に影響が出る.

図3.5 に構造が示されるグルタミン酸受容体（第38章参照）および P2X 受容体（第39章参照）などの他のリガンド開口型イオンチャネルは, 異なった構造をもつ. イオンチャネル型グルタミン酸受容体は, 四量体であり, 他の多くの（リガンド開口型でない）イオンチャネルに一般的なように, 細孔が膜貫通ヘリックスによってではなく, ループによって構築される. P2X 受容体は三量体であり, 各サブユニットは2つの膜貫通ドメインしかもたない（North, 2002）. ニコチン性受容体, および他の cys ループ受容体は, 各受容体上に2つのアゴニスト結合部位を有する五量体である. 1つのアゴニスト分子の結合は, 他の部位へのアゴニストの結合親和性を増加する（正の協同性）. そして, 受容体が活性化されチャネルが開くには, 両方のアゴニスト結合部位の作用が必要である. いくつかのイオンチャネル型グルタミン酸受容体は4個の, P2X 受容体は3個のアゴニスト結合部位を有するが, 2つのアゴニスト分子が結合すれば開口するようである. 図2.1 に示す受容体活性化の簡単なモデルは, 1つのアゴニスト分子の結合により反応が引き起こされると考えられており, 単純化しすぎであることがわかる. 2つかそれ以上のアゴニスト分子の結合を考慮するには, より複雑な数学的モデルが必要となる（Colquhoun, 2006 参照）.

🔵 開閉メカニズム

このタイプの受容体は, 神経系における最も速いシナプス伝達を制御するが, その際, 神経伝達物質は, 神経, または筋肉細胞のシナプス後膜に作用し, 一過性に特定のイオンに対する透過性を亢進する. 神経筋接合部でのアセチルコリン（第13章）や中枢神経系でのグルタミン酸（第38章）などの興奮性神経伝達物質は, Na^+ と K^+ の透過性, 場合によっては Ca^{2+} の透過性を高める. 負に帯電した膜電位のもと, これは, 主として Na^+ によって

受容体タンパク質　31

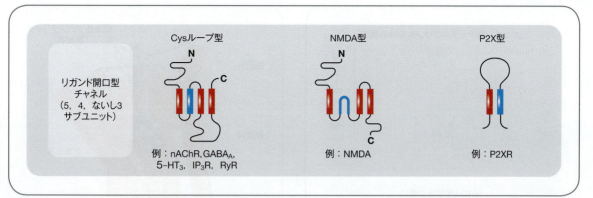

図 3.5　リガンド開口型イオンチャネルの分子模型.
赤と青の四角は，膜貫通 α-ヘリックスを示し，青の曲線は，細孔を形成する P ループ領域を示す．システインループ型受容体は，五量体であり，NMDA 型受容体は四量体，P2X 受容体は三量体である．5-HT$_3$：5-ヒドロキシトリプタミン(セロトニン)タイプ 3 受容体，GABA$_A$：GABA タイプ A 受容体，IP$_3$R：イノシトール三リン酸受容体(inositol trisphosphate receptor)，nAChR：ニコチン性アセチルコリン受容体(nicotinic acetylcholine receptor)，NMDA：N-メチル-D-アスパラギン酸受容体(N-methyl-D-aspartatic acid receptor)，P2XR：プリン P2X 受容体(purine P2X receptor)，RyR：リアノジン受容体(ryanodine receptor).

運ばれる最終的に内向きの電流をもたらし，Na$^+$ は細胞を脱分極させ，活動電位が生じる確率を増加させる．伝達物質の作用は，1 ミリ秒以下の時間で頂点に達し，通常は数ミリ秒の間に減衰する．この反応の非常に速い速度は，受容体とイオンチャネルとの間の結合が直接的であることを暗示しており，それは受容体とチャネル複合体(上記参照)の分子構造とも符合する．他の受容体ファミリー(下記参照)とは対照的に，この情報伝達の過程に中間的な生化学的ステップは関与しない．

　ネーアー(Neher)とザックマン(Sakmann)により考案されたパッチクランプ法は，単一のイオンチャネルを流れる非常に小さな電流を直接測定することを可能にした(図 3.6)．ここで得られた結果は，1972 年にカッツ(Katz)とミルディー(Miledi)によってなされた，ノイズ分析に基づくチャネルの性質についての以前の解釈を完全に証明するものであった．パッチクランプ法は，生物学ではまれな，リアルタイムで個々のタンパク質分子の生理学的挙動を観察する機会を提供し，リガンド開口型チャネルと電位依存性チャネルの両方の開口反応や透過性の性質について，多くの新しい知見をもたらした(図 3.6 参照)．単一チャネルコンダクタンスの大きさは，イオンの透過が，膜を貫通する物理的細孔を通して起こることを証明した．というのは，イオンの流れが輸送機構に適合するには，大きすぎる(1 秒あたり約 10^7 イオン)ためである．異なるアゴニストが惹起するチャネルコンダクタンスは同じであるが，平均のチャネル開口寿命は異なる．第 2 章に示すリガンドと受容体の相互作用の模式図は，イオンチャネルの開口に関する有用なモデルである．イオンチャネルの開口状態を表すコンフォメーション R* は，すべてのアゴニストについて同じであると考えられており，チャネルコンダクタンスが一定である理由を説明する．動力学的には，平均開口時間は，主として閉鎖速度定数 α によって決定されるが，これは薬ごとに異なる．第 2 章で説明したように，それが占める受容体の大部分を活性化する高効率アゴニストは，β/α ≫ 1 といった特徴をもつが，効力の弱い薬では，β/α がより低い値となる．

　いくつかのリガンド開口型イオンチャネルにおいて，異なるアゴニストが各チャネルを 1 つ以上の異なるコンダクタンスレベルの開口状態に変化させるため，状況はより複雑である(図 3.6)．これは，複数の R* コンフォメーションが存在することを意味する．さらに，リガンド開口型イオンチャネルの脱感作(第 2 章参照)にも，アゴニストによって誘発される 1 つないし複数のコンフォメーション状態がかかわる．これらの発見により，単一の開口状態 R* のみで表される単純な図式については，もっと磨きをかける必要に迫られるとともに，受容体の実際の挙動が，われわれの理論モデルでは少々物足りなく感じさせる例となっている．

リガンド開口型イオンチャネル

- イオンチャネル型受容体ともよばれる．
- 主に高速のシナプス伝達に関与する．
- いくつかの構造上のファミリーがある．最も一般的なものは，4 つ，もしくは 5 つのサブユニットからなるヘテロ多量体の集合であり，中心の水性のチャネルを取り囲んで膜貫通ヘリックスが配置される．
- リガンドの結合とチャネルの開口は，ミリ秒の時間スケールで起きる．
- 例として，ニコチン性アセチルコリン，GABA$_A$，グルタミン酸(NMDA)，および ATP(P2X)受容体が含まれる．

タイプ 2：G タンパク質共役受容体

　豊富な GPCR(G protein-coupled receptor)ファミリーは，ムスカリン性アセチルコリン受容体，アドレナリン受容体，ドパミン受容体，5-HT 受容体，オピオイド受容体，多くのペプチドの受容体，プリン受容体，および嗅覚やフェロモンの検出に関与する化学受容体を含む多くのその他の受容体，そして多くの"オーファン"受容

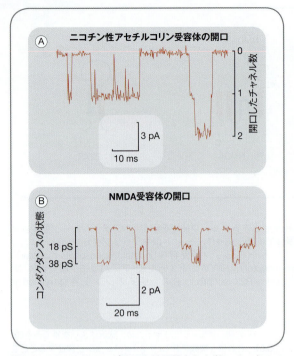

図 3.6　パッチクランプ法により記録された単一チャネルの開口.

[A] カエルの運動神経終板のアセチルコリン作動性イオンチャネル．膜の表面にしっかりと接合されたピペットは，10μmol/L のアセチルコリンを含む．下向きの偏位は，ピペットの先端の小さな膜のパッチ内にある単一のイオンチャネルを流れる電流を示す．記録の終わりにかけて，第1，第2の段階的なステップで2つのチャネルが開くことがわかる．[B] アウトサイドアウト法のパッチ配置による，小脳ニューロンで記録された NMDA 受容体の単一チャネル電流．チャネルを活性化するために，NMDA をパッチ外側に投与した．チャネルは複数のコンダクタンスレベルで開く．[B] では，より高いコンダクタンスレベルへの開口，およびその後に続く閉鎖は滑らかであり，単一のチャネルが開いていることを示している（同時に2つのチャネルが開口，閉鎖することはないであろう）．一方，[A] では，段階的なステップがあり，2つのチャネルがあることを示す．（[A] は D Colquhoun & DC Ogden のご厚意による．[B] は Cull-Candy SG & Usowicz MM 1987 Nature 325, 525-528 から許可を得て転載．)

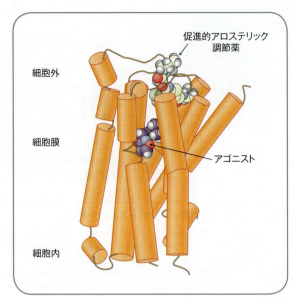

図 3.7　M_4 ムスカリン性受容体の構造.

アゴニスト（オルソステリック）と促進性のアロステリック調節薬の両方が結合した M_4 ムスカリン性受容体の形態を示す高分解像．茶色の円柱は，膜貫通ドメインを表す．N 末端ドメイン，C 末端ドメイン，および第3細胞内ループは示されていない．（A Christopoulos の厚意による．)

体（Fredriksson & Schiöth, 2005 参照）など，薬理学者にとってなじみ深い数多くの受容体からなる．これらの大部分において，薬理学的および分子生物学的研究が，さまざまなサブタイプを明らかにしてきた．これらは，すべて特徴的な7回らせん構造を有する．

ペプチドでない多くの神経伝達物質は，GPCR とリガンド開口型チャネルの両方と相互作用することができるので，同じ分子が速効性（リガンド開口型イオンチャネルを介する）と比較的ゆるやかな（GPCR を介する）効果を引き起こすことが可能となる．一方，個々のペプチドホルモンは，一般に，GPCR，あるいはキナーゼ連結型受容体（下記参照）のいずれかに作用するが，両者に作用することはめったにない．核受容体に作用する多くのリガンドにも，同様の選択性が適用される[7]．

ヒトゲノムは，約400個の GPCR（におい受容体を除く）をコードする遺伝子を含んでおり，最も一般的な治療薬標的としての1つのクラスを形成する．このタイプの多くの有望な治療薬の標的が，今後発見されると考えられている．短い総説としては，Hill (2006) を参照のこと．

分子構造

最初に完全に解明された GPCR は，1986年にクローニングされた β アドレナリン受容体（第14章）であった．分子生物学は，非常に速く薬理学に追いつき，薬理学的な性質によって同定されていた受容体は，すべてクローニングされるに至った．1986年に革命的に思えたことは，今ではあたりまえである．最近，GPCR の結晶化の困難さが克服され（Weis & Kobilka, 2008 参照），これらの受容体の分子構造を詳細に研究するために，X 線結晶学の強力な技術を使用することが可能となった（図3.7）．また，蛍光を用いた手法は，リガンドの結合やその後の活性化に付随するコンフォメーションの変化の動力学を研究す

---

[7] しかしながら，混乱を招くような例は増加している．通常，核内受容体に忠実であるステロイドホルモンは，イオンチャネルや他の標的に対しても時に作用し（Falkenstein et al., 2000 参照），いくつかのエイコサノイドは，GPCR に加え，核内受容体にも作用する．自然は相当懐が深いが，これらのような例は，往々にして薬理学者を悩ませ，学生を途方にくれさせがちである．

表 3.2　G タンパク質共役受容体ファミリー[a].

ファミリー	受容体[b]	構造的特徴
A：ロドプシンファミリー	最大のグループ．ほとんどのアミン神経伝達物質，多くの神経ペプチド，プリン，プロスタノイド，カンナビノイドなどの受容体	短い細胞外（N末端）尾部．リガンドは，膜貫通ヘリックス（アミン類）か細胞外ループ（ペプチド）に結合
B：セクレチン／グルカゴン受容体ファミリー	セクレチン，グルカゴン，カルシトニンを含むペプチドホルモン受容体	リガンド結合ドメインを組み込む中間の長さの細胞外尾部
C：代謝型グルタミン酸受容体／カルシウム感知受容体ファミリー	少数のグループ．代謝型グルタミン酸受容体，GABA_B 受容体，カルシウム感知受容体	リガンド結合ドメインを組み込む長い細胞外尾部

[a] 第 4 の異なるファミリーには，多くのフェロモン受容体を含むが，薬理学的に意義のある受容体はない．
[b] 完全なリストは，以下の URL を参照．www.guidetopharmacology.org

るために開発されてきた（Lohse et al., 2008; Bockenhauer et al., 2011 参照）．これは，アゴニストやアンタゴニストに結合した受容体のコンフォメーションや，受容体と G タンパク質の相互作用に関する重要な情報を提供し始めている．このような研究から，われわれは，GPCR の活性化機構やアゴニストの有効性を決定する因子に関する，より明瞭な理解を得つつあり，新しい GPCR のリガンドを設計するためのより優れた基盤を手に入れつつある．

G タンパク質共役受容体は，通常 350 ～ 400 残基の単一のポリペプチド鎖からなるが，場合によっては，1,100 残基まで長いものもある．一般的な解剖学的構造を図 3.3B に示す．それらの特徴的な構造は，長さの異なる細胞外 N 末端ドメインと細胞内 C 末端ドメインを伴い，上記のイオンチャネルの膜貫通ドメインに類似する膜貫通 α–ヘリックスを 7 個含んでいる．

GPCR は，3 つの異なるファミリーに分かれる．ファミリーのメンバー間には，かなりの配列相同性があるが，異なるファミリー間では，相同性はほとんどない．それらは，同じ 7 回膜貫通ヘリックス（7 回らせん）構造を共有するが，その他の点では，主に細胞外 N 末端の長さとアゴニスト結合ドメインの位置において異なる（表 3.2）．ファミリー A は，他よりはるかに大きく，ほとんどのモノアミン，神経ペプチド，ケモカインの受容体を含む．ファミリー B は，カルシトニンやグルカゴンなど，いくつかの他のペプチドの受容体を含む．ファミリー C は，代謝型グルタミン酸，GABA 受容体（第38章），カルシウム感受性受容体（第36章参照）を主要メンバーとする，最小のファミリーである[8]．

---

[8] カルシウム感受性受容体（Conigrave et al., 2000 参照）は，一般的なメディエーターにではなく，1 ～ 10 mmol/L の範囲の（他の GPCR アゴニストに比べると著しく弱い親和性で）細胞外 Ca²⁺ により活性化される，非典型的な GPCR である．この受容体は，副甲状腺の細胞によって発現され，副甲状腺ホルモンの分泌を制御することを通じて細胞外 Ca²⁺ 濃度を調節する働きをする（第36章）．この恒常性維持機構は，第4章で解説する細胞内の Ca²⁺ を調節する機構とはまったく異なっている．

このタイプの受容体の機能解明は，網膜杆体の情報伝達に必須な，密接に関連したタンパク質，**ロドプシン**（rhodopsin）の研究によるところが大きい．このタンパク質は，網膜に豊富に存在し，受容体タンパク質（決して豊富ではない）よりも，研究がはるかに容易である．タンパク質は，図3.3 に示されたものと同じ概念にのっとって成り立っており，G タンパク質を含む機構を介して，網膜杆体の反応（Na⁺ コンダクタンスの阻害に付随した過分極）を生じる（図3.9 参照）．最も顕著な違いは，アゴニスト分子ではなく，光子が反応を引き起こすことである．実際のところ，ロドプシンは，光子を吸収するとトランス（不活性）からシス（活性）型に異性化する，それ自体に備えられたアゴニスト分子，すなわち**レチナール**（retinal）を組み込んでいると考えることもできる．

部位特異的突然変異導入実験によって，第 3 細胞内ループが，G タンパク質に結合する分子の領域であることが示されている．というのは，この断片の欠失や改変によって，リガンドに結合能をもつものの，G タンパク質と会合することができないか，反応を惹起できない受容体ができるためである．通常，特定の受容体サブタイプは，特定のタイプの G タンパク質と選択的に結合する．異なる受容体間で細胞内ループの一部を交換すると，それらの G タンパク質選択性が変化する．細胞内キナーゼによる C 末端尾部や他の細胞内ドメインにあるセリン，およびトレオニン残基のリン酸化は，受容体の脱感作を引き起こしうる．

ノルアドレナリン（noradrenaline）（ノルエピネフリン[norepinephrine]）やアセチルコリンなどの小さな分子では，クラス A 受容体のリガンド結合ドメインは，ロドプシン分子内のレチナールに占有される溝に似た，脂質膜の中で α–ヘリックスセグメントの間にできる溝に埋もれている（図3.3B，図3.7）．サブスタンス P（第18章）のようなペプチド性リガンドは，図3.3B に示すように，細胞外ループに，より表面的に結合する．結晶構造と単一残基への部位特異的突然変異導入実験から，これらの受容体のリガンド結合ドメインをマッピングすることが可能であり，受容体の結合部位の構造の知識に基づいて合成リガンドを設計することが，まもなく可能になると期待されている．それは，（ヒスタミン[histamine]のような）内在性メディエーターや（モルヒ

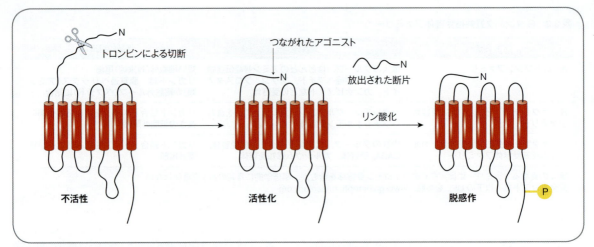

図 3.8 N 末端の細胞外ドメインの切断によるプロテアーゼ活性化受容体の活性化．リン酸化により不活化される．再活性化には，受容体の再合成が必要である．

ネのような）植物アルカロイドの構造に，化学合成のヒントをもっぱら依存してきた製薬産業にとって，重要な一里塚となる[9]．

プロテアーゼ活性化受容体

GPCR の活性化は，通常，拡散性のアゴニストによるものであるが，プロテアーゼの活性化の結果でも起きる．4 種類のプロテアーゼ活性化受容体(protease-activated receptors：PAR)が同定されている(Ramachandran & Hollenberg, 2008 参照)．トロンビン(血液凝固経路に関与するプロテアーゼ；第 24 章参照)のような多くのプロテアーゼは，受容体の細胞外の N 末端の端を切り落とし，細胞外ループの受容体ドメインに結合する，5 個，または 6 個の N 末端残基を露出することで，PAR を活性化する(図 3.8)．この N 末端残基は，"つながれたアゴニスト"として機能する．このタイプの受容体は，多くの組織に分布し(Ramachandran & Hollenberg, 2008 参照)，組織プロテアーゼが放出される場である，炎症や組織損傷へのその他の反応において，何らかの働きをしているようである．PAR ファミリーの 1 つである PAR-2 は，肥満細胞から放出されるプロテアーゼによって活性化されるが，感覚ニューロンが発現する．PAR-2 は，炎症性疼痛において役割を果たすと考えられている(第 42 章参照)．PAR 分子は，切断が不可逆なため，一度しか活性化することができない．そのため，受容体タンパク質の絶え間ない再合成が必要である．不活化は，つながれたリガンドが解離するさらなるタンパク質分解，あるいは，リン酸化(図 3.8)を含む受容体の脱感作，もしくは，インターナリゼーションとともに分解され，新たに合成されたタンパク質によって置換されることにより起こる．

G タンパク質共役受容体

- 時に代謝調節型，あるいは 7 回膜貫通型(7-TDM)受容体とよばれる．
- 構造は，しばしば二量体構造として連結された 7 つの膜貫通 α-ヘリックスを含む．
- 第 3 の細胞内ループが G タンパク質と相互作用する．
- G タンパク質は，3 つのサブユニット(α, β, γ)からなる膜タンパク質であり，α サブユニットが GTP アーゼ活性をもつ．
- 三量体がアゴニストに結合した受容体に結合すると，α サブユニットは GTP に結合した後，他から解離し，エフェクター(例えば，膜酵素)を活性化する．場合によっては，βγ サブユニットが活性化を担う．
- エフェクターの活性化は，結合した GTP 分子が加水分解されると終了し，α サブユニットは，再び βγ と結合することが可能になる．
- G タンパク質にはいくつかの種類があり，異なる受容体と相互作用し，異なるエフェクターを制御する．
- 例としては，ムスカリン性アセチルコリン受容体，アドレナリン受容体，神経ペプチドやケモカイン受容体，プロテアーゼ活性化受容体が含まれる．

G タンパク質とその役割

G タンパク質は，活性化 GPCR を認識し，細胞応答を惹起するエフェクター系にメッセージを伝える機能をもつ，膜に会合するタンパク質ファミリーを形成する．組織階層のなかでの G タンパク質は，受容体(例えるならばえり好みの激しい官僚．好みの化合物のわずかの気配をも感じ取る)と，エフェクター酵素やイオンチャネル

---

[9] 過去において，多くのリード化合物は，巨大な化学ライブラリーのスクリーニングから見出された(第 60 章参照)．そこにひらめきは必要なく，確実なアッセイ，大型コンピュータ，効率的なロボットだけが必要であった．結晶構造の生成技術を手に入れた今，われわれは，より洗練された創薬の時代に移行しつつあるのかもしれない．

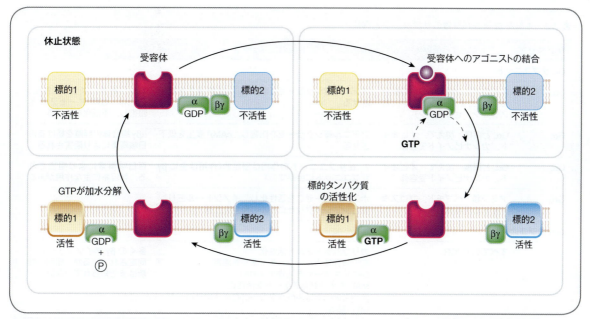

図 3.9　G タンパク質の機能.
G タンパク質は，付加された脂質残基を介して膜に固定される 3 つのサブユニット（α，β，γ）からなる．アゴニストに占有された受容体に α サブユニットが結合すると，結合する GDP を細胞内 GTP に交換する．次いで，α サブユニットと GTP の複合体は，受容体，および βγ 複合体から解離し，標的タンパク質（標的 1，アデニル酸シクラーゼやホスホリパーゼ C などの酵素）と相互作用する．βγ 複合体も，標的タンパク質（標的 2，これにはイオンチャネル，もしくはキナーゼがある）を活性化する．α サブユニットの GTP アーゼ活性は，標的タンパク質と結合することで増大し，結合した GTP の GDP への加水分解を引き起こし，α サブユニットは再び βγ に結合する．

（例えるならばどのホルモンが命令を下したかを知ることを必要とせずに，仕事に邁進するブルーカラー連隊）の間を仲介する，中間管理職のレベルに相当する．それらは，橋渡し役のタンパク質であるが，グアニンヌクレオチドである GTP と GDP に結合するため，実際には G タンパク質と命名された．（G タンパク質の構造と機能に関するより詳細な情報は，Milligan & Kostenis[2006] や Oldham & Hamm[2008] による総説を参照されたい）．G タンパク質は，α，β と γ の 3 つのサブユニットからなる（図 3.9）．グアニンヌクレオチドは，GTP の GDP への変換を触媒する酵素活性（GTP アーゼ）を有する α サブユニットに結合する．β および γ サブユニットは，βγ 複合体として存在する．"γ" サブユニットは，プレニル化（prenylation）として知られる反応によって G タンパク質に結合する脂肪酸鎖を介して，細胞膜に固定される．G タンパク質は，細胞膜の平面内を自由に拡散できるようにみえることから，細胞内の単一の G タンパク質プールは，いくつかの異なる受容体，あるいはエフェクターと基本的に無秩序な様式で相互作用することが可能である．"休止"状態（図 3.9）では，G タンパク質は，α サブユニットに GDP が結合し，あらかじめ受容体に結合，あるいは結合せずに αβγ 三量体として存在する．アゴニスト分子によって GPCR が活性化されると，受容体の細胞質ドメインを含むコンフォメーション変化が

起こり（図 3.3B），αβγ と受容体との高親和性相互作用が誘導される．このアゴニストにより誘発される αβγ と受容体との相互作用は，約 50 ms 以内に起き，結合した GDP を解離させ，GTP に置換させ（GDP-GTP 交換），次に G タンパク質三量体の解離を引き起こし，GTP 結合型 α サブユニットと βγ サブユニットを解き放つ．これらの解離したサブユニットは，G タンパク質の"活性"型となり，細胞膜上を拡散し，さまざまな酵素やイオンチャネルと結合し，標的の活性化を引き起こす（図 3.9）．従来，α サブユニットのみがシグナル伝達機能を有し，βγ 複合体は，不安定な α サブユニットを，そうしなければ活性化してしまう可能性のある，さまざまなエフェクタータンパク質への到達範囲の外に保持するシャペロンとして機能するだけだと考えられていた．しかし，実際には，βγ 複合体は，α サブユニットとほぼ同様に自身の任務をもち，エフェクターを制御する．α，もしくは βγ サブユニットと標的となる酵素やチャネルとの結合は，活性化，阻害のいずれかを引き起こすが，それは，どの G タンパク質が関与するかに依存する（表 3.3 参照）．1 つのアゴニストと受容体の複合体がいくつかの G タンパク質分子を次に活性化でき，G タンパク質の 1 つ 1 つが多くの反応生成物分子を産生するのに十分な時間，エフェクター酵素と結合し続けることができるので，G タンパク質の活性化は，シグナルの増幅を引

表 3.3 主要な G タンパク質のサブタイプと機能[a].

サブタイプ	結合する受容体	主要なエフェクター	注
Gα サブユニット			
Gα$_s$	多くのアミン類やその他の受容体(例：カテコールアミン，ヒスタミン，セロトニン)	アデニル酸シクラーゼを刺激し，cAMP 産生を増加させる	コレラ毒素によって活性化.これは，GTP アーゼ活性を阻害し，不活化を妨げる
Gα$_i$	Gα$_s$ と同様.加えて，オピオイド，カンナビノイド受容体	アデニル酸シクラーゼを阻害し，cAMP 産生を低下させる	αβγ 複合体の解離を妨げる百日咳毒素により阻害される
Gα$_o$	Gα$_s$ と同様.加えて，オピオイド，カンナビノイド受容体	?　αサブユニットの作用は限定的(作用は主に βγ サブユニットに由来する)	百日咳毒素により阻害される.神経系に主な作用がある
Gα$_q$	アミン類，ペプチド，プロスタノイドの受容体	ホスホリパーゼ C を活性化し，イノシトール三リン酸とジアシルグリセロールの産生を亢進	
Gβγ サブユニット			
	すべての GPCR	カリウムチャネルを活性化 電位依存性カルシウムチャネルを阻害 GPCR キナーゼを活性化(GRK) MAP キナーゼカスケードを活性化 ある型のアデニル酸シクラーゼとホスホリパーゼ Cβ に結合	多くの βγ アイソフォームが同定されているが，個別の機能はまだ知られていない

GPCR：G タンパク質共役受容体.

[a] この表は，主要な薬理学的意義をもつアイソフォームだけを掲載している.他に多くの受容体が知られ，嗅覚，味覚，視覚，その他の生理機能に関与するものがある(Offermanns, 2003 参照).

き起こす.生成物(下記参照)は，しばしば"セカンドメッセンジャー"であり，最終的な細胞応答が起きる前にさらなる増幅が起こる.シグナル伝達は，α サブユニットの GTP アーゼ活性によって GTP が GDP へ加水分解されるときに終了する.生じた GDP 結合型 α サブユニットはエフェクターから解離し，βγ と再び結合してサイクルを完了する.

> ❧ エフェクター分子への α サブユニットの結合は，実際，その GTP アーゼ活性を増加させるが，その増加の程度は，エフェクターのタイプごとに異なる.GTP 加水分解は，α サブユニットがその効果を生む能力を終わらせる工程であるため，エフェクタータンパク質によって GTP アーゼ活性が調節されることは，エフェクターの活性化がエフェクター自体に決められることを意味している.加えて，α サブユニットに特異的に結合し，それらの GTP アーゼ活性を大きく増加させる保存された配列をもつ，約 20 個の細胞タンパク質からなるファミリー，G タンパク質シグナル伝達調節因子(RGS タンパク質)(Xie & Palmer による総説，2007 参照)があり，GTP の加水分解を促進し，複合体を不活化する.RGS タンパク質は，このように G タンパク質のシグナル伝達に抑制的作用を発揮するが，これは，多くの場合で調節機能を有すると考えられている機構である.

GPCR の機能の特異性は，各種の受容体が異なるパターンの細胞応答を引き起こすうえで，どのようにして達成されるのであろうか.細胞内の種々の受容体とエフェクター系の橋渡しをする，秩序のない G タンパク質のプールを共有することによって，すべての特異性が失われてしまうようにみえるかもしれない.しかし，明らかにそのようにはなってはいない.例えば，両者とも心筋細胞に存在するムスカリン性アセチルコリン受容体

と β アドレナリン受容体は，反対の機能的効果を生み出す(第 13，14 章).その主な理由は，20 種以上のサブタイプが同定されている α サブユニット間での分子的な違いである[10](表 3.3).G タンパク質の 4 つの主なクラス(G_s，G_i，G_o および G_q)は，薬理学的に重要である.表 3.3 にまとめたように，G タンパク質は，それらの構造の中に，受容体やエフェクター分子上にある G タンパク質結合ドメインに対し相補的な，特異的な認識ドメインをもち，結合する受容体とエフェクター分子の両方に対して特異性を示す.G_s と G_i は，**アデニル酸シクラーゼ**(adenylyl cyclase)という酵素の刺激作用，あるいは阻害作用をそれぞれ引き起こす(図 3.10).

これらの G タンパク質の α サブユニットは構造が異なる.どのタイプの G タンパク質が異なる現象に関与するかを区別するための実験用ツールとして有用であった機能的な違いは，2 つの細菌毒素，**コレラ毒素**(cholera toxin)と**百日咳毒素**(pertussis toxin)の作用に関係している(表 3.3 参照).酵素であるこれらの毒素は，G タンパク質の α サブユニットの修飾反応(ADP リボシル化)

10　ヒトでは，21 個の既知の Gα のサブタイプ，6 つの Gβ，12 個の Gγ のサブタイプがあり，理論的には，約 1,500 通りの三量体の組み合わせが可能である.異なる α，β および γ サブタイプの役割については，ほとんどわかっていない.しかし，そういった多様性は機能的に意味が乏しいと考えるのは早計である.今のところ，このような分子の多様性が提示されても(多少混乱することはあっても)驚くことはないであろう.それが進化というものであるから.

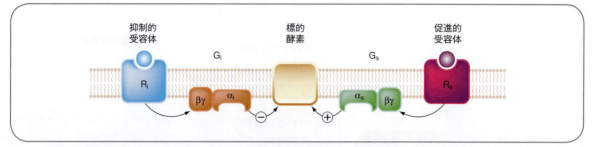

図3.10 G_sとG_iによるアデニル酸シクラーゼなどの標的酵素の両方向性の制御.
Gタンパク質の多様性によって，異なる受容体が，標的酵素に対して反対の効果を及ぼすことが可能となる.

を触媒する．コレラ毒素は，G_sにのみ作用し，その持続的活性化を引き起こす．胃腸上皮からの水分の過剰分泌といったコレラの症状の多くは，その結果生じるアデニル酸シクラーゼの無秩序な活性化に起因する．百日咳毒素は，Gタンパク質の三量体の解離を妨げることで，G_iおよびG_oを特異的に阻害する．

◎ Gタンパク質の標的

GPCRが細胞機能の異なる側面を制御するための，Gタンパク質の主な標的分子には（Nahorski, 2006；表3.3参照），以下のものがある．

- cAMPの産生を担う酵素である**アデニル酸シクラーゼ**
- イノシトールリン酸とジアシルグリセロール（DAG）の産生を担う酵素，**ホスホリパーゼC**（phospholipase C）
- **イオンチャネル**（ion channel），特に，カルシウムチャネルとカリウムチャネル
- 細胞増殖や平滑筋収縮などを制御する多くのシグナル伝達経路の活性を調節する系である，**Rho A/Rhoキナーゼ**（Rho A/Rho kinase）系
- 細胞分裂を含む多くの細胞機能を制御する系である，**マイトジェン活性化タンパク質キナーゼ**（mitogen-activated protein kinase）（MAPキナーゼ）

アデニル酸シクラーゼとcAMP系

サザランド（Sutherland）らによる細胞内メディエーターとしてのcAMP（サイクリック3',5'-アデノシンモノホスフェート）の役割の発見は，生化学と薬理学の間に存在する壁を一撃で破壊し，シグナル伝達におけるセカンドメッセンジャーの概念を導入した．cAMPは，膜結合酵素であるアデニル酸シクラーゼの作用によって，細胞内でATPから合成されるヌクレオチドである．cAMPは，絶えず合成され，ホスホジエステラーゼ（PDE, 以下参照）として知られる酵素ファミリーの作用により，加水分解されて5'-AMPとなり，不活性化される．数多くの薬，ホルモンおよび神経伝達物質がGPCRに作用し，アデニル酸シクラーゼの触媒活性を増加，もしくは減少させ，細胞内cAMP濃度を上昇または下降させる．哺乳動物細胞では，10種類の酵素の異なるアイソフォームが存在し，そのいくつかは，$G\alpha_s$または$G\alpha_i$に選択的に応答する．

cAMPは，例えば，エネルギー代謝に関与する酵素，細胞分裂と細胞分化，イオン輸送，イオンチャネル，および平滑筋における収縮タンパク質といった多くの細胞機能を調節する．しかしながら，これらのさまざまな影響は，真核細胞においては共通のメカニズム，すなわち，cAMPによるタンパク質キナーゼ（主にプロテインキナーゼA[PKA]）の活性化によって引き起こされる．プロテインキナーゼは，タンパク質リン酸化を制御することにより，多くの異なる細胞タンパク質の機能を調節する．図3.11は，βアドレナリン受容体の活性化に応答したcAMP産生の増加が，肝臓，脂肪，および筋細胞におけるグリコーゲンおよび脂肪代謝に関与する酵素にどのように影響するかを示す．結果として，グリコーゲンと脂肪の形で貯蔵されたエネルギーが，筋収縮の燃料としてのグルコースとなることで，利用可能となる協調的な応答を生み出す．

cAMP依存性プロテインキナーゼによる制御に関する他の例として，心筋細胞における電位依存性カルシウムチャネル活性の亢進がある（第21章参照）．これらのチャネルのリン酸化は，活動電位に伴って細胞に流入するCa^{2+}の量を増加させ，その結果，心臓の収縮力を増大させる．

平滑筋においては，cAMP依存性プロテインキナーゼは，筋収縮に必要な別の酵素である**ミオシン軽鎖キナーゼ**（myosin light-chain kinase）をリン酸化する（それにより不活化する）．これは，平滑筋におけるcAMP産生を増加させる多くの薬が引き起こす平滑筋弛緩作用を説明する（第4章参照）．

上述したように，G_sではなくG_iに共役した受容体は，アデニル酸シクラーゼを阻害し，その結果，cAMPの産生を減少させる．例としては，あるタイプのムスカリン性アセチルコリン受容体（例えば，心筋のM_2受容体；第13章参照），平滑筋のα_2アドレナリン受容体（第14章），およびオピオイド受容体（第42章参照）がある．

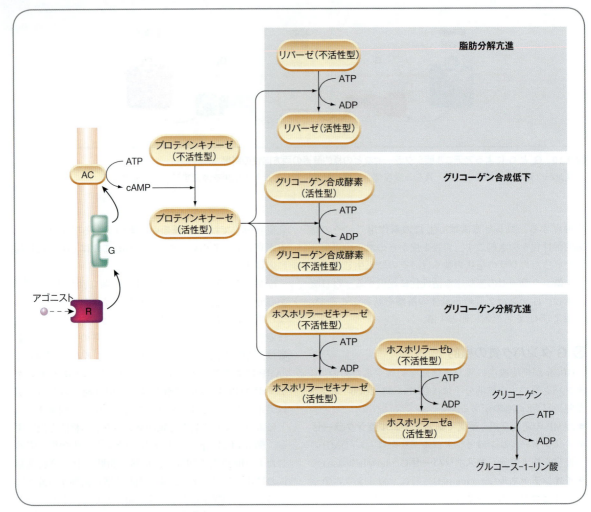

図 3.11 cAMP によるエネルギー代謝の調節.
AC：アデニル酸シクラーゼ.

アデニル酸シクラーゼは，**フォルスコリン**(forskolin)などの薬によって直接活性化できるので，cAMP 系の役割を研究するための実験で使用される.

 cAMP は，重要でかつ広く分布する酵素ファミリーである**ホスホジエステラーゼ**(phosphodiesterases：PDE)によって細胞内で加水分解される．11 個の PDE サブタイプが存在し，そのうちのいくつか（例えば，PDE_3 と PDE_4）は cAMP 選択性であるが，他のもの（例えば，PDE_5）は cGMP 選択性である．多くは，メチルキサンチン類（例えば，**テオフィリン**[theophylline]や**カフェイン**[caffeine]；第 28，48 章参照）などの薬物により弱く阻害される．**ロリプラム**(rolipram)（喘息の治療に用いられる；第 28 章）は，炎症細胞が発現する PDE_4 に対して選択的である．**ミルリノン**(milrinone)（心不全の治療に用いられる；第 21 章）は，心筋に発現する PDE_3 に対して選択的である．**シルデナフィル**(sildenafil)（バイアグラとしてよく知られている；第 35 章）は PDE_5 に対して

選択的である．その結果として，cGMP を介して効果を発揮する，一酸化窒素(NO)および NO を放出する薬の血管拡張作用を増強する（第 20 章参照）．これらの薬の作用といくつかの交感神経作動性をもつアミンの作用（第 14 章）の類似性は，おそらく cAMP の細胞内濃度を増加させるといった共通の性質を反映するものである．主に心血管疾患および呼吸器疾患を治療するための，さまざまな PDE に対する選択的阻害薬が開発中である．

ホスホリパーゼ C とイノシトールリン酸系

 重要な細胞内セカンドメッセンジャー系である**ホスホイノシチド**(phosphoinositide)系は，1950 年代にホーキン(Hokin)とホーキン(Hokin)によって発見された．ホーキンとホーキンは，海鳥の鼻腺からの塩分泌の機構に深い興味をもった．彼らは，分泌には，ホスホイノシチド（総称して PI として知られる；図 3.12）として知られている微量なクラスの膜リン脂質の代謝回転の亢進が

受容体タンパク質　39

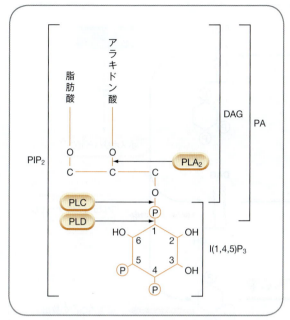

図 3.12　ホスファチジルイノシトール二リン酸(PIP$_2$)の構造と，活性型メディエーターの産生に至る異なるホスホリパーゼによる切断部位．

ホスホリパーゼ A$_2$(PLA$_2$)による切断は，アラキドン酸を産生する．ホスホリパーゼ C(PLC)による切断は，イノシトール三リン酸(I[1,4,5]P$_3$)とジアシルグリセロール(DAG)を産生する．PA：ホスファチジン酸(phosphatidic acid)，PLD：ホスホリパーゼ D(phospholipase D)．

伴うことを見出した．その後，ミッチェル(Michell)とベリッジ(Berridge)は，遊離細胞内 Ca^{2+} 濃度を増加させる多くのホルモン(例えば，ムスカリンアゴニスト，平滑筋や唾液腺に作用する α アドレナリン受容体アゴニスト，肝臓細胞に作用するバソプレシンを含む)もまた，PI 回転を促進することを見出した．PI ファミリーの1つの特定のメンバー，すなわちイノシトール環に余分なリン酸基が結合するホスファチジルイノシトール(4,5)二リン酸(PIP$_2$)が重要な役割を果たすことが，後に判明した．PIP$_2$ は，それを**ジアシルグリセロール**(diacylglycerol)(DAG)と**イノシトール(1,4,5)三リン酸**(inositol [1,4,5] trisphosphate)(IP$_3$；図 3.13)に開裂させる膜結合型酵素であるホスホリパーゼ Cβ(PLCβ)の基質であり，以下に解説するように，その両者ともがセカンドメッセンジャーとして機能する．種々のアゴニストによる PLCβ の活性化は，G タンパク質(G$_q$；表 3.3 参照)を介して行われる．PIP$_2$ の切断後，図 3.13 に示すように，DAG は，リン酸化されてホスファチジン酸(PA)を形成し，IP$_3$ は脱リン酸化され，PA に再結合され，再び PIP$_2$ が形成されて元の状態に戻る[11]．精神医学で用いられるリチウム(第 47

章参照)は，この循環経路を遮断する(図 3.13 参照)．

イノシトールリン酸と細胞内カルシウム

イノシトール(1,4,5)三リン酸(IP$_3$)は，細胞質に放出され，小胞体の膜上に存在するリガンド開口型カルシウムチャネルである特異的受容体(IP$_3$ 受容体)に作用する水溶性のメディエーターである．IP の主な役割は，第 4 章でより詳細に解説するが，細胞内貯蔵からの Ca^{2+} の放出を制御することである．多くの薬やホルモンの作用は，細胞内 Ca^{2+} を介しているため，この経路は非常に重要である．IP$_3$ は，細胞内において特定のキナーゼにより(1,3,4,5)四リン酸，IP$_4$ に変換されうる．IP$_4$ の役割は，正確にはまだ不明であるが，いくつかの証拠から，IP$_4$ や，より高度にリン酸化されたイノシトールリン酸は，遺伝子発現制御において役割を果たす可能性が示唆されている．

ジアシルグリセロールとプロテインキナーゼ C

受容体が惹起する PI 加水分解が起こると，ジアシルグリセロールが IP$_3$ とともに生成される．DAG の主な作用は，さまざまな細胞内タンパク質のリン酸化を触媒するタンパク質キナーゼ，**プロテインキナーゼ C**(protein kinase C：PKC)を活性化することである．DAG は，イノシトールリン酸と異なり，脂溶性が高く，細胞膜に留まる．DAG は，PKC 分子上の特定の部位に結合し，酵素を細胞質から細胞膜に移動し，その結果，PKC が活性化される．少なくとも 10 個の異なる哺乳動物 PKC サブタイプがあり，異なる細胞内分布を示し，異なるタンパク質をリン酸化する．PKC のいくつかは，DAG と細胞内 Ca^{2+} の上昇(どちらも GPCR の活性化によって引き起こされる)によって活性化される．PKC はまた，**ホルボールエステル**(phorbol ester)(特定の植物によって産生される高刺激性の腫瘍誘導化合物)によって活性化されるが，そのことは，PKC の機能の研究にきわめて有用であった．PKC のサブタイプの 1 つは，ホスホリパーゼ A$_2$ が膜リン脂質に作用して産生する脂質メディエーターであるアラキドン酸(第 18 章参照)によって活性化されるため，PKC の活性化は，PLA$_2$ を活性化するアゴニストでも起こる．後述するチロシンキナーゼのような種々の PKC の類縁分子は，イオンチャネル，受容体，酵素(他のキナーゼを含む)，転写因子や細胞骨格タンパク質といった多くのさまざまな機能タンパク質に作用する．キナーゼによるタンパク質リン酸化は，シグナル伝達において中心的役割を果たし，細胞機能における多くのさまざまな側面を制御する．DAG と PKC の連関は，わがままなものが集まる軍隊を，GPCR が動員できるようにするしくみを提供する．

G タンパク質の標的としてのイオンチャネル

G タンパク質共役受容体のもう 1 つの主要な機能は，cAMP やイノシトールリン酸などのセカンドメッセンジャーを介さない機構によって，イオンチャネルの機能

---

[11] これらのメディエーターに対する略語は，PtdIns(PI)，PtdIns(4,5)-P$_2$(PIP$_2$)，Ins(1,4,5)-P$_3$(IP$_3$)，and Ins(1,2,4,5)-P4(IP$_4$)．

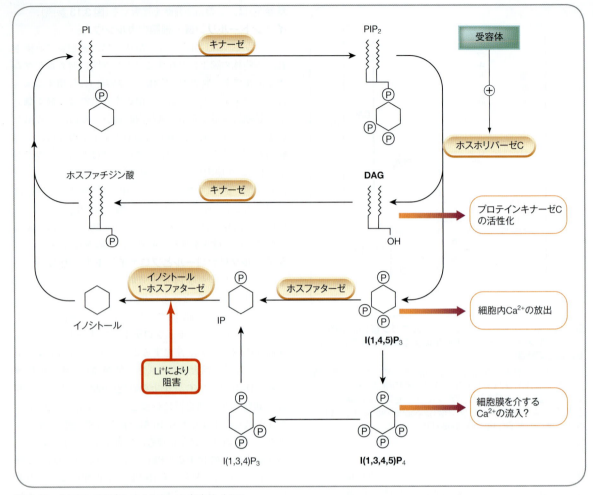

図 3.13 ホスファチジルイノシトール(PI)サイクル.
受容体によるホスホリパーゼ C の活性化は，ホスファチジルイノシトール二リン酸(PIP$_2$)を切断し，ジアシルグリセロール(DAG)（プロテインキナーゼ C を活性化する）とイノシトール三リン酸(IP$_3$)（細胞内に Ca^{2+} を放出させる）を生成する．IP$_3$ とその他のイノシトールリン酸から生成されるイノシトール四リン酸(IP$_4$)の役割は明確ではないが，細胞膜を介した Ca^{2+} 流入を促進するのかもしれない．IP$_3$ は，イノシトールへ脱リン酸化されることによって不活化される．DAG は，ホスファチジン酸に変換される．これら 2 つの生成物は，PI や PIP$_2$ を再び産生するために用いられる．

を直接制御することである．G$_i$ タンパク質，および G$_o$ タンパク質の βγ サブユニットを介した直接的な G タンパク質とチャネルの相互作用は，カリウム，およびカルシウムチャネルを制御する一般的な機構のようである．例えば，心筋では，ムスカリン性アセチルコリン受容体がこのようにして，K$^+$ 透過性を増強する(その結果，細胞を過分極化し，電気的活動を阻害する；第 21 章参照)．同様の機構が神経系において作動し，オピオイド系鎮痛薬などの多くの阻害薬は，G タンパク質活性化型内向き整流性カリウムチャネル(G protein-activated inwardly rectifying K$^+$ channel：GIRK)として知られるある種のカリウムチャネルを開くことによるか，あるいは電位依存性 N 型，P/Q 型カルシウムチャネルを阻害することにより，興奮性を低下させ，神経伝達物質の放出を減少させる(第 4，42 章参照)．

酵素やイオンチャネルの制御に想定されている GPCR の主な役割を，図 3.14 にまとめた．

RHO/RHO キナーゼ系

▽ このシグナル伝達経路(Bishop & Hall, 2000 参照)は，G$_{12/13}$ 型の G タンパク質に結合するある種の GPCR によって(および，GPCR を介さない機構によっても)活性化される．遊離 G タンパク質 α サブユニットは，別の GTP アーゼである Rho における GDP-GTP 交換反応を促進する**グアノシンヌクレオチド交換因子**(guanosine nucleotide exchange factor)と相互作用する．休止型である GDP 結合型 Rho は，不活性であるが，GDP-GTP 交換反応が起こると，Rho が活性化され，その結果，Rho キナーゼが活性化される．Rho キナーゼは，多くの基質タンパク質をリン酸化し，平滑筋の収縮と増殖，血管新生やシナプスのリモデリングを含む広範囲の細胞機能を制御する．低酸素誘発性の肺動脈血管収縮を増強することから，Rho キナーゼの活性化が肺高血圧症の病因において重要であると考えられている(第 22 章参照)．特異的 Rho キナーゼ阻害薬(例えば，**ファスジル**[fasudil]

Gタンパク質に制御されるエフェクター

2つの重要なセカンドメッセンジャー経路が，Gタンパク質を介して受容体によって制御される．

- アデニル酸シクラーゼ／cAMP系：
  - 受容体，およびGタンパク質の性質に依存して，薬理学的リガンドによって活性化，または阻害される．
  - アデニル酸シクラーゼは，細胞内メッセンジャーであるcAMPの産生を触媒する．
  - cAMPは，さまざまな酵素，輸送体，および他のタンパク質のリン酸化を引き起こすことで，多くの方法で細胞機能を制御するさまざまなタンパク質キナーゼを活性化する．
- ホスホリパーゼC／イノシトール三リン酸(IP_3)／ジアシルグリセロール(DAG)系：
  - 細胞膜リン脂質からの2つの細胞内メッセンジャー，IP_3とDAGの産生を触媒する．
  - IP_3は，細胞内コンパートメントからCa^{2+}を放出させ，遊離した細胞質内Ca^{2+}を増加させるように作用する．
  - 増加した遊離Ca^{2+}は，収縮，分泌，酵素活性化や膜過分極などの多くの現象を始動する．
  - DAGは，さまざまなタンパク質をリン酸化することで，多くの細胞機能を制御するプロテインキナーゼCを活性化する．

受容体共役Gタンパク質も制御する．

- イオンチャネル：
  - カリウムチャネルを開き，膜の過分極をもたらす．
  - カルシウムチャネルを阻害し，その結果，神経伝達物質の放出を減少させる．
- ホスホリパーゼA_2(とアラキドン酸およびエイコサノイドの産生)．

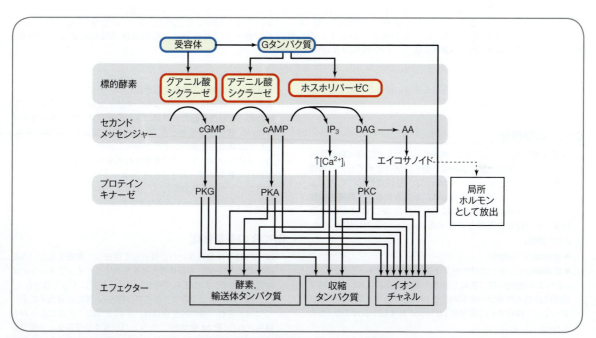

図3.14 Gタンパク質とセカンドメッセンジャーによる細胞内エフェクター系の制御．
AA：アラキドン酸(arachidonic acid)，DAG：ジアシルグリセロール，IP_3：イノシトール三リン酸．Gタンパク質と異なる，アレスチンが媒介してGPCRシグナルが下流応答につながる伝達経路は，この図に示されていない(本文参照)．

が幅広い臨床徴候に対して開発中であり，注目されるべき領域である．

MAPキナーゼ系

MAPキナーゼ系は，さまざまなサイトカインやキナーゼ連結型受容体に作用する増殖因子(図3.17参照)だけでなく，GPCRを活性化するリガンドによっても活性化される．いくつかのシグナル伝達経路(図3.15)を含んでいる．MAPキナーゼの異なるファミリーへのGPCRのつながりには，Gタンパク質

αおよびβγサブユニットに加え，GPCRの脱感作(Pierce & Lefkowitz, 2001)にも関与するタンパク質であるSrcやアレスチンがかかわる．MAPキナーゼ系は，遺伝子発現，細胞分裂，アポトーシス，および組織再生に関与する多くの過程を制御する．

GPCR生物学のその後の発展

1990年代はじめまでに，上述したように，われわれはGPCRの機能を多かれ少なかれ把握したと考えていた．それ以

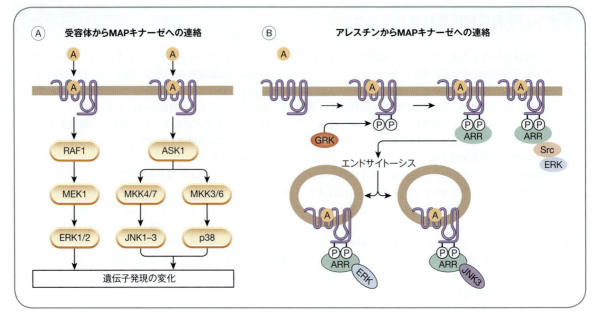

図 3.15　MAP キナーゼ経路の GPCR による活性化．
[A]MAP キナーゼ経路の複数因子の順次活性化．GPCR による MAP キナーゼの活性化には，Gα と βγ サブユニットが関係する（図示されていない）．[B]アレスチン（βARR）との相互作用による ERK，および JNK3 の活性化．ERK の活性化は，Src が介在する細胞膜近傍において，あるいは，受容体とアレスチン複合体のインターナリゼーション後の直接活性化によって起きる．ARR：アレスチン（arrestin），GRK：G タンパク質共役受容体キナーゼ．

来，筋書きは厚みを増し，さらなる発展に伴って，基本モデルの大幅な見直しが必要となった．

GPCR の脱感作

▽ 第 2 章で解説したように，脱感作はほとんどの GPCR の性質であり，その基礎となる機構は，盛んに研究されてきた．**同種脱感作**（homologous desensitisation）は，脱感作を起こすアゴニストによって活性化される受容体に限定されるが，**異種脱感作**（heterologous desensitisation）はそれ以外の GPCR にも影響を及ぼす．2 つの主な過程が介在する（Ferguson, 2001; Kelly et al., 2008 参照）．

- 受容体のリン酸化
- 受容体のインターナリゼーション（エンドサイトーシス）

GPCR の配列には，主に C 末端の細胞内尾部において，特定の膜結合 GPCR キナーゼ（GRK）や PKA, PKC などのキナーゼによってリン酸化されうる残基（セリン，およびトレオニン）が含まれる．

受容体が活性化されると，遊離した G タンパク質 βγ サブユニットに結合することにより，GRK2 と GRK3 が細胞膜上に輸送される．GRK は，その後，活性化（すなわちアゴニスト結合）状態の受容体をリン酸化する．リン酸化された受容体は，受容体と G タンパク質との間の相互作用を遮断し，同種脱感作を引き起こす細胞内タンパク質，アレスチンの結合部位として働く．アレスチンの結合は，受容体をクラスリン被覆ピットにおけるエンドサイトーシスの標的に変える（図 3.16）．インターナリゼーションされた受容体は，脱リン酸化されたのち原形質膜に再挿入される（再感作）か，もしくは分解（不活化）のためにリソソームに輸送される．この種の脱感作は，ほとんどの GPCR で起こるようであるが，熱心な研究者を魅了する微妙な違いは存在する．

GRK により標的にされる残基とは異なる残基での PKA や PKC によるリン酸化は，一般に活性化された受容体と G タンパ

ク質との間の結合の障害を引き起こし，アゴニストの作用を減弱する．この機構は，いくつかのキナーゼはあまり特異的でないため，脱感作を起こすアゴニストの受容体以外の受容体も同時にリン酸化されるかそうでないかに依存して，同種脱感作，もしくは異種脱感作のいずれかを生じさせることができる．セカンドメッセンジャーに活性化されるキナーゼによってリン酸化された受容体は，おそらくインターナリゼーションされず，アゴニストが除去されたとき，ホスファターゼによって脱リン酸化されることによって再活性化される．

GPCR の多量体化

▽ GPCR が単量体タンパク質として存在し，機能するという初期の考え方（一般に多量体複合体を形成するイオンチャネルとは対照的である）は，GABA$_B$ 受容体に対する研究によって覆された．この GPCR には 2 つのサブタイプが存在し，異なる遺伝子によってコードされ，機能的受容体は，その 2 つのヘテロ二量体から構成される（第 38 章参照）．G タンパク質共役グルタミン酸受容体でも同様の状況が生じる．奇妙なことに，このような二量体は，各サブユニットに 1 つずつ，合計 2 個の潜在的なアゴニスト結合部位をもつが，片方しか機能せず，G タンパク質に共役する二量体のもう 1 つの受容体に，シグナルが二量体を通じて伝達される（図 38.9 参照）．

他の GPCR は単量体で機能できるが，すべてではないにしてもほとんどの GPCR は，ホモ多量体，あるいはヘテロ多量体（すなわち二量体かより大きな多量体）として存在しうると，現在では考えられている（Prinster et al., 2005）．オピオイド受容体ファミリー（第 42 章参照）のなかでは，μ 受容体が二量体として結晶化され，元のいずれとも薬理学的性質の異なる κ 受容体と δ 受容体の安定的，かつ機能的なヘテロ二量体が細胞株内で作製された．両方のリガンドがより高い効力をもって作用する，ドパミン（D$_2$）受容体とソマトスタチン受容体とのヘテロ二量体など，より多様な GPCR の組み合わせも見出されている．ドパミン D$_5$

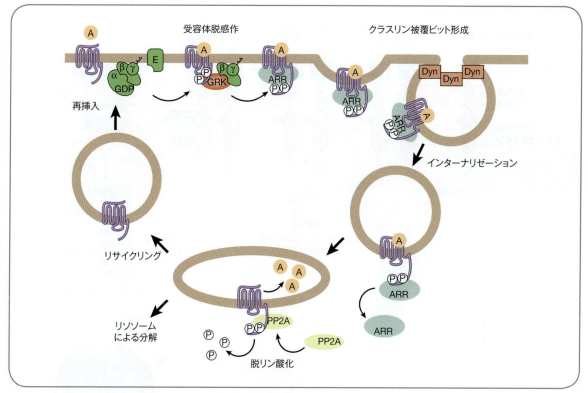

図 3.16 G タンパク質共役受容体（GPCR）の脱感作と細胞内輸送.
アゴニストによる GPCR の長時間の活性化時，選択的 G タンパク質共役受容体キナーゼ（GRK）が細胞膜にリクルートされ，受容体をリン酸化する．その後，アレスチン（ARR）は，ダイナミン依存的な受容体のエンドソームへのインターナリゼーションのために，GPCR に結合し，クラスリン被覆ピットまで運搬する．次いで，GPCR は，ホスファターゼ（PP2A）によって脱リン酸化され，細胞膜にリサイクルされるか，あるいは分解のためにリソソームに輸送される．ARR：アレスチン，Dyn：ダイナミン（dynamin），GRK：G タンパク質共役受容体キナーゼ，PP2A：ホスファターゼ 2A（phosphatase 2A）．

受容体は，リガンド開口型イオンチャネルである GABA$_A$ 受容体に直接結合し，G タンパク質の介在なしに後者の機能を阻害することができる（Liu et al., 2000）．これらの相互作用は，今まで主に操作された細胞株で研究されてきたが，天然の細胞においても起こる．機能的なアンギオテンシン受容体（AT$_1$）とブラジキニン受容体（B$_2$）との二量体複合体は，ヒト血小板に存在し，アンギオテンシンに対する感受性は"純粋な" AT$_1$ 受容体よりも高い（AbdAlla et al., 2001）．高血圧に苦しむ妊婦（子癇性の妊娠中毒症の前段階）では，B$_2$ 受容体の発現の増加によりこれらの二量体の数が増加し，逆説的に，アンギオテンシンの血管収縮作用に対する感受性が高まる．これは，ヒト疾患における二量体化の役割を示した最初の例である．

他の受容体と結合し，機能的な組み合わせを形成するという，この新たに発見された GPCR のもつ多能性が，従来の薬理学や治療学にどのような影響を及ぼすかを述べるのは時期尚早であるが，かなり大きなものとなるかもしれない．

恒常的活性化型受容体

G タンパク質共役受容体は，アゴニストの非存在下でも恒常的に（すなわち自発的に）活性化型でありうる（第 2 章，および Costa & Cotecchia, 2005 参照）．これは β アドレナリン受容体（第 14 章参照）において最初に示されたが，その第 3 細胞内ループの変異，もしくは受容体を過剰発現させることにより，受容体の恒常的活性化が起きる．in vitro で発現された場合，恒常的活性化を示す天然型の GPCR の多くの例が現在，存在する．ヒスタミン H$_3$ 受容体は，in vivo においても構成的活性化を示すが，このことがごくありふれた現象であることが明らかにされる可能性はある．これは，この基本活性を抑制するインバースアゴニスト（第 2 章参照）が，基礎活性に影響を与えずに，アゴニストの作用を遮断する中性のアンタゴニストとは異なる効果を発揮しうることを意味する．

アゴニストの特異性

特定の GPCR を特定のシグナル伝達経路へ橋渡しする機能は，主に受容体の構造，特に，特定のシグナル伝達経路につながる G タンパク質に対する結合特異性をもたらす，第 3 細胞内ループ領域に依存していると考えられている．これは，第 2 章で論じた二状態モデルと一致して，特定の受容体に作用するすべてのアゴニストは，同じ活性化（R*）状態に受容体を安定化し，同じシグナル伝達経路を活性化し，同じ種類の細胞応答を引き起こすことを暗示する．今では，これが過度の単純化であることは明らかである．例えば，アンギオテンシン受容体に作用するアゴニストや β アドレナリン受容体に対するインバースアゴニストを用いると，多くの場合，細胞への作用は，リガンドごとに質的に異なっており，おそらく複数の R* 状態（時に，**バイアスされたアゴニズム** [biased agonism] とよばれる；第 2 章参照）が存在することを暗示する．アレスチンの GPCR への結合は，MAP キナーゼシグナルを惹起するが，そのため，GRK／アレスチン系による脱感作を誘導するアゴニストがいくつかの GPCR シグナルを終わらせるだけでなく，受容体とアレスチン

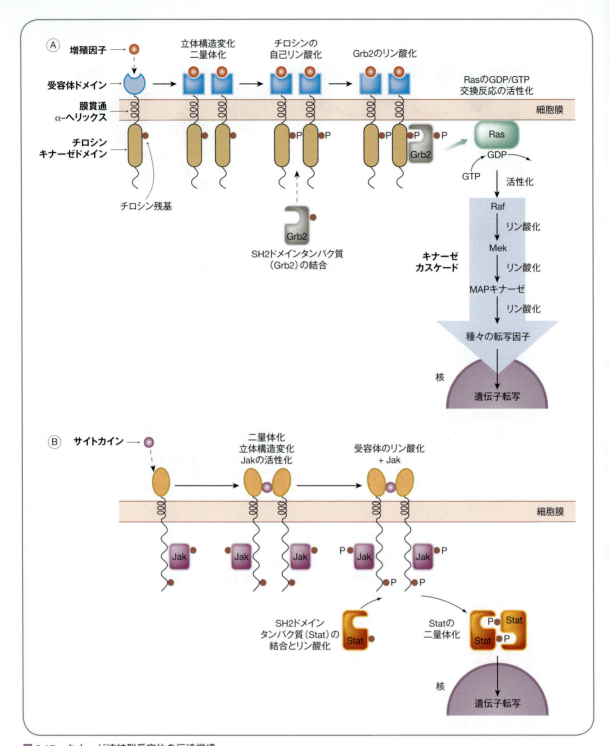

図 3.17 キナーゼ連結型受容体の伝達機構.
アゴニストの結合に続く最初のステップは二量体化であり,これにより個々の受容体サブユニットの細胞内ドメインの自己リン酸化が引き起こされる.次いで,SH2 ドメインタンパク質がリン酸化された受容体に結合するとともに,それ自体もリン酸化される.2 つのよく性質の知られている経路が示されている:[A]増殖因子(Ras/Raf/MAP キナーゼ)経路(第 5 章参照).Grb2 もリン酸化されうるが,このリン酸化は,シグナル伝達を負に制御する.[B]サイトカイン(Jak/Stat)経路の簡略図(第 18 章も参照).いくつかのサイトカイン受容体は,サイトカインの結合によって二量体化するのではなく,あらかじめ二量体として存在する場合がある.これ以外の経路もある.これらのリン酸化カスケードは,G タンパク質の情報伝達系の因子とも相互作用する.

の複合体がインターナリゼーションした後も継続するようなアレスチンを介したシグナルが活性化するかもしれない（**図3.15**参照）.

バイアスされたアゴニズムは，アゴニストを親和性と有効性の観点のみから考えることに慣れた多くの薬理学者にとっては，じつに異端の論であるが，深い意味をもつ．それは，薬の有効性と特異性についての考え方に，新しい次元を加えるであろう（Kelly et al., 2008参照）.

RAMP

≫ 受容体活性調節タンパク質（RAMP）は，いくつかのGPCRと会合し，それらの機能的性質を変化させる膜タンパク質のファミリーである．RAMPは1998年に発見されたが，このとき神経ペプチドである**カルシトニン遺伝子関連ペプチド**（calcitonin gene-related peptide : CGRP）の機能的に活性な受容体（**第18章**参照）が，それ自体では活性が欠如するカルシトニン受容体様受容体（CRLR）と別の膜タンパク質（RAMP1）が結合した複合体からなることが判明した．より驚くべきことには，別のRAMP（RAMP2）と結合したCRLRは，関連のないペプチドであるアドレノメデュリン（adrenomedullin）によって活性化される，まったく異なる薬理学特性を示した．言い換えると，アゴニストに対する特異性がGPCR自体に加え，結合するRAMPによってもたらされるのである．より多くのRAMPが見出されており，カルシウム感知受容体といった例外を除き，今のところほとんどすべての例がペプチド受容体にかかわっている．RAMPは，いかにしてタンパク質－タンパク質間相互作用が受容体の薬理学的挙動に非常に選択的に影響を及ぼすかを示す一例であり，薬物開発の新規標的となるかもしれない（Sexton et al., 2012）.

Gタンパク質非依存的シグナル

≫ **Gタンパク質共役受容体**という用語を用いて，7回膜貫通構造によって特徴づけられるこのクラスの受容体を記述することで，われわれは，一般的な教科書的原則に囚われ，Gタンパク質がGPCRとそれらが調節するさまざまなエフェクター系とを結ぶ唯一のリンクではない，という事実を無視しがちである．この点において，Gタンパク質ではなく，受容体に結合したアレスチンを介したシグナル伝達が重要である（Pierce & Lefkowitz, 2001 ; Delcourt et al., 2007による総説を参照）．アレスチンは，GPCRによるMAPキナーゼカスケード活性化の中間体として働くことができる（**図3.15**参照）.

チロシンキナーゼタイプの受容体をそれらのエフェクターに橋渡しするさまざまな"アダプタータンパク質"がGPCRとも相互作用することができる，多くの例が存在する（Brzostowski & Kimmel, 2001参照）．そのため，どちらのタイプの受容体によっても，同じエフェクター系が調節されることが可能となる.

要約すると，GPCRの現在の理解の多くを支える簡単な原則，すなわち，"1つのGPCR遺伝子－1つのGPCRタンパク質－1つの機能的なGPCR－1つのGタンパク質－1つの応答"の考え方は，明らかに古くなりつつある．特に，

● 選択的スプライシング，RNA編集などにより，1つの遺伝子から1つ以上の受容体タンパク質がつくられる.

● 1つのGPCRタンパク質は，他の受容体，またはRAMPなど他のタンパク質と結合することができ，1種類以上の機能的受容体をつくりうる.

● 異なるアゴニストは，異なる様式で受容体に影響を及ぼし，質的に異なる応答を誘発することがある.

● シグナル伝達経路は，必ずしもGタンパク質を必要とせず，チロシンキナーゼ型受容体とクロストークを示す.

Gタンパク質共役受容体は，現代薬理学の多くが考えを巡らせる，明らかに多能で冒険に満ちた分子であり，われわれがその物語の最終章に到達したとは，誰も考えていない.

タイプ3：キナーゼ連結型受容体と関連受容体

これらの膜受容体は，リガンド開口型チャネルやGPCRとは構造，および機能において大きく異なる．増殖因子やサイトカイン（**第18章**参照），インスリン（**第31章**参照）やレプチン（**第32章**）などのホルモンを含む広範囲のタンパク質メディエーターによって活性化され，効果は，主に遺伝子転写レベルで発揮される．受容体の大部分は，1,000残基ほどの1本鎖からなる大きなタンパク質であり，大きな細胞外リガンド結合ドメインと，多様な大きさと機能ともつ細胞内ドメインを連結する単一の膜貫通らせん領域をもつ．基本的な構造を**図3.3C**に示すが，多くのバリアントが存在する（下記参照）．100を超えるそのような受容体がクローニングされており，多くの構造上の多様性が存在する．より詳細な情報は，Hubbard & Miller（2007）による総説を参照のこと．キナーゼ連結型受容体と関連受容体は，細胞分裂，増殖，分化，炎症，組織修復，アポトーシス，および免疫応答の制御において主要な役割を果たしており，**第5章**と**第18章**でさらに解説する.

主なタイプには次のものがある.

受容体型チロシンキナーゼ（receptor tyrosine kinases : RTK）．これらの受容体は，**図3.17A**に示す細胞内領域にチロシンキナーゼ領域を組み入れた基本構造をもつ．それらには，**上皮増殖因子**（epidermal growth factor）や**神経成長因子**（nerve growth factor）などの多くの増殖因子の受容体や，細菌のリポ多糖類を認識し，感染に対する生体反応に重要な役割を果たす**Toll様受容体**（Toll-like receptor）のグループ（**第6章**参照）も含まれる．インスリン受容体（**第31章**参照）もRTKクラスに属するが，より複雑な二量体構造を有する.

受容体型セリン／トレオニンキナーゼ（receptor serine/threonine kinases）．このより小さなクラスは，構造はRTKに類似しているが，チロシンではなく，セリン，トレオニン残基をリン酸化する．主な例として，**トランスフォーミング増殖因子**（transforming growth factor : TGF）の受容体がある.

サイトカイン受容体（cytokine receptor）．これらの受容体（**図3.17B**）は，固有の酵素活性を欠いている．リガンドに占有されると，Jak（ヤヌスキナーゼ）のような種々のチロシンキナーゼを活性化する．これらの受容体のリ

キナーゼ連結型受容体

- 種々の増殖因子の受容体は，細胞内ドメインにチロシンキナーゼを組み込む．
- サイトカイン受容体は，受容体が占有されているとき，細胞質キナーゼに結合し，活性化する細胞内ドメインを有する．
- 受容体はすべて，大きな細胞外リガンド結合ドメインが単一の膜貫通らせんを介して細胞内ドメインにつながった，共通の構造を共有する．
- シグナル伝達は，一般に受容体の二量体化と，引き続くチロシン残基の自己リン酸化を介する．リン酸化チロシン残基は，さまざまな細胞内タンパク質のSH2 ドメインに対するアクセプターとして働き，それによって多くの細胞機能の制御を可能にする．
- キナーゼ連結型受容体は，細胞の増殖と分化を制御する過程に主に関与し，遺伝子転写を調節することで間接的に作用する．
- 重要な2つの経路は次の通り．
  - 細胞分裂，増殖，および分化において重要なRas/Raf/MAP キナーゼ経路
  - 多くの炎症性メディエーターの合成と放出を制御する，多くのサイトカインによって活性化されるJak/Stat 経路
- 少数のホルモン受容体（例えば，心房性ナトリウム利尿ペプチド）は，類似の構造を有し，グアニル酸シクラーゼに連結している．

引き起こす．2つの細胞内キナーゼドメインの会合により，細胞内チロシン残基の相互自己リン酸化が生じる．リン酸化されたチロシン残基は，シグナル伝達カスケードの次の段階を形成する，他の細胞内タンパク質の高親和性ドッキング部位として機能する．このような細胞内タンパク質の重要なグループの1つは，**SH2 ドメインタンパク質**（SH2 domain protein）（SH は Src homology を指す．Src がん遺伝子の産物において最初に同定されたため，名づけられた）として知られる．このドメインは，約100 アミノ酸の高度に保存された配列をもち，受容体のリン酸化チロシン残基の認識部位を形成する．現在多く知られている個々のSH2 ドメインタンパク質は，特定の受容体に選択的に結合するので，特定の増殖因子によって引き起こされる現象の組み合わせは，非常に特異的である．この機構を図3.17に要約する．

SH2 ドメインタンパク質がリン酸化受容体に結合するときに起こることは，関与する受容体によって，大きく異なっている．多くのSH2 ドメインタンパク質は，プロテインキナーゼやホスホリパーゼなどの酵素である．いくつかの増殖因子は，ホスホリパーゼCの特定のサブタイプ（PLCγ）を活性化し，それによってリン脂質の分解，IP_3 の形成，および Ca^{2+} の放出を引き起こす．その他のSH2 ドメインを含むタンパク質は，リン酸化チロシンを含むタンパク質と，細胞の分裂や分化の制御に関与する多くの他の機能性タンパク質とを結びつける．最終的には，核に移動することで，特定の遺伝子の発現を抑制，または誘導するさまざまな転写因子をリン酸化によって活性化，または阻害する．詳細については，Jin and Pawson（2012）を参照のこと．**核内因子κB**（nuclear factor kappa B：NF-κB）は，炎症やがんを含む複数の疾患において重要な役割を果たす転写因子である（第17, 56 章；Karin et al., 2004 参照）．これは，通常，阻害因子（IκB）と複合体をつくり，細胞質中に存在する．IκB のリン酸化は，種々の炎症性サイトカインやGPCR のアゴニストに応答して，特異的なキナーゼ（IKK）が活性化されたときに起こる．これによって，NF-κB からIκB が解離し，NF-κB が核へ移動し，さまざまな炎症惹起性の遺伝子を活性化する．

▽2つの明確に解明されたシグナル伝達経路を，図3.17 に要約する．Ras/Raf 経路は，多くの増殖因子や分裂促進因子の作用を媒介する．がん原遺伝子の産物であるRas は，G タンパク質として機能し，SH2 ドメインタンパク質，Grb からのシグナルを（GDP/GTP 交換反応によって）伝達する．Ras の活性化は引き続き，おのおのが経路の次にあるセリン／トレオニンキナーゼをリン酸化し活性化する，3つのキナーゼからなる経路の最初のものであるRaf を活性化する．これら3つの最後のMAP キナーゼ（GPCR によっても活性化される．上記参照）は，遺伝子発現を誘導する1つ，ないしそれ以上の転写因子をリン酸化し，細胞分裂を含むさまざまな細胞応答を引き起こす．この3段階MAP キナーゼ経路は，悪性腫瘍，炎症，神経変性，アテローム性動脈硬化をはじめとする多種多様な疾患プロセスに関与する，

ガンドには，免疫応答に関与する**インターフェロン**（interferon）や**コロニー刺激因子**（colony-stimulating factor）などのサイトカインが含まれる．

◎ タンパク質リン酸化とキナーゼ経路の機構

タンパク質リン酸化（Cohen, 2002 参照）は，細胞プロセスの調節に関与するタンパク質（例えば，酵素，イオンチャネル，受容体，輸送タンパク質）の機能を制御するための鍵となるメカニズムである．リン酸化，および脱リン酸化は，**キナーゼ**（kinase）と**ホスファターゼ**（phosphatase）（数百の酵素のサブタイプがヒトゲノム中に存在）によって，それぞれ遂行されるが，それら自体が，リン酸化の状態によってはリン酸化の制御を受ける対象となる．薬の作用や，がん，神経変性，炎症などのような薬物効果，および病態生理的プロセスに関与するシグナル分子間の複雑な相互作用をマッピングすることに，多くの努力が現在も払われつつある．ここでは，大きな課題となったもののなかで，薬理学的に意義深い側面を，ほんの少しではあるが紹介したい．

多くの場合，受容体へのリガンド結合は，二量体化を

多くの細胞内シグナル伝達経路の一部をなす．キナーゼは，異なるサブタイプが特定の役割を果たす，大きなファミリーを形成する．それらは，将来の治療薬の重要な標的であると考えられている．多くのがんは，このカスケードに関与するタンパク質をコードする遺伝子の突然変異と関連づけられており，増殖因子シグナルの非存在下でカスケードの活性化が起きる（第5，56章参照）．詳細については，Avruch(2007)の総説を参照のこと．

第2の経路であるJak/Stat経路（図3.17B）は，多くのサイトカインに対する応答に関与する．これらの受容体の二量体化は，サイトカインが結合すると起こり，細胞質チロシンキナーゼ単位(Jak)を誘引し，Jakは受容体二量体に会合し，それをリン酸化する．Jakは，異なるメンバーが異なるサイトカイン受容体に対する特異性を示す，タンパク質ファミリーに属する．Jakによるリン酸化の標的の中に，転写因子のファミリー(Stat)がある．それらは，受容体とJakの複合体上のリン酸化チロシン残基に結合し，それ自体もリン酸化されるSH2ドメインタンパク質である．こうして活性化されたStatは核に移動し，遺伝子発現を活性化する．

その他の重要な機構の中心的なものとして，GPCR，およびRTKの両方によって活性化され，PIP_2 の3位にリン酸基を結合させPIP_3を産生する，広く分布する酵素ファミリーである，**ホスファチジルイノシトール3キナーゼ**(phosphatidylinositol-3-kinase)（PI_3キナーゼ；Vanhaesebroeck et al., 1997参照）がある．他のプロテインキナーゼ，特にプロテインキナーゼB(PKB，Aktとしても知られる)は，PIP_3の認識部位をもち，PIP_3によって活性化され，アポトーシス，分化，増殖および細胞内輸送を含む多様な細胞機能を制御する．Aktはまた，血管内皮において一酸化窒素合成酵素の活性化を引き起こす（第20章参照）．

シグナル伝達経路に関する最近の研究により，分子の詳細の途方にくれるような氾濫がもたらされ，それらは，しばしば，臆病者を退けがちな専門用語で表現されている．しかし，忍耐力は報われることだろう．なぜならば，重要な新薬は，特に炎症，免疫，およびがんの分野では，これらのタンパク質を標的とするところから間違いなく生まれてくるからである．慢性骨髄性白血病の治療におけるブレークスルーは，その病因に関与する特定のチロシンキナーゼを阻害する最初の特異的キナーゼ阻害薬，**イマチニブ**(imatinib)（第56章参照）の導入によってもたらされたのである．

ナトリウム利尿ペプチド（第18，29章参照）の結合に反応して，セカンドメッセンジャーであるcGMPを産生する酵素である膜結合型の**グアニル酸シクラーゼ**(guanylyl cyclase)は，受容体型チロシンキナーゼファミリーに似ており，アゴニストが結合すると，類似のしくみで二量体化によって活性化される．

図3.18に，シグナル伝達経路におけるプロテインキナーゼの中心的役割について，非常に簡略化された模式図で示す．受容体，およびキナーゼ自体を含む関連タンパク質は，すべてではないにしてもその多くがキナーゼの基質であるため，さまざまなシグナル伝達経路の間には，フィードバック，およびクロストークの多くの機構が存在する．500を超えるプロテインキナーゼが存在し，同じくらい多数の受容体，および他のシグナル伝達分子が存在するため，相互作用ネットワークは，途方にくれるほど複雑にみえるかもしれない．細部を見分け理解することは，細胞生物学における主要なテーマとなってい

る．薬理学者にとっては，20世紀を通じて思考を導いてきた"受容体と応答の間は単純につながっている"という考え方は，間違いなく崩壊しつつあるものの，シグナル伝達経路の複雑性が，薬の作用発現の新しい考え方になじむまでには，しばらく時間がかかるであろう．

情報伝達におけるタンパク質リン酸化

- 多くの受容体が介する現象は，細胞内タンパク質の機能的性質，および結合特性を制御するタンパク質リン酸化を介する．
- 受容体型チロシンキナーゼ，環状ヌクレオチド活性化型セリン／トレオニンキナーゼ，および細胞内キナーゼは，受容体が介在する現象の増幅につながる"キナーゼカスケード"機構を構築する．
- 異なる基質特異性を有する多くのキナーゼが存在し，異なるホルモンによって活性化されるシグナル経路における特異性を与える．
- Gタンパク質共役型受容体の脱感作は，特定の受容体キナーゼによるリン酸化の結果として起こり，その結果，受容体は機能を喪失し，インターナリゼーションされる．
- タンパク質を脱リン酸化し，キナーゼの作用を元に戻すように働く，ホスファターゼの大きなファミリーが存在する．

タイプ4：核内受容体

1970年代までに，エストロゲンやグルココルチコイド（第33章）のようなステロイドホルモンの受容体は，細胞の細胞質に存在し，パートナーであるステロイドと結合した後，核に移行することが明らかになった．他のホルモン，例えば，甲状腺ホルモンT_3（第34章）および脂溶性ビタミンDおよびA（レチノイン酸）も同様に作用することが判明した．遺伝子やタンパク質の配列データの比較を通じて，これらの受容体がずっと大きな類縁のタンパク質ファミリーのメンバーであることが認識されるに至った．現在では，これらは**核内受容体**(nuclear receptor：NR)ファミリーとして知られている．

リガンドが十分に解明されているグルココルチコイド受容体やレチノイン酸受容体などの核内受容体に加え，このファミリーには，明確なリガンドが知られていない，数多くの(40%以内)**オーファン受容体**が含まれている．1990年代に，これらのなかで最初に記載されたものは，ビタミンA受容体との類似性に基づいてクローニングされた**レチノイドX受容体**(retinoid X receptor：RXR)であり，後になってビタミンA誘導体，9-シス-レチノイン酸に結合することが判明した．その間に，特異的な結合

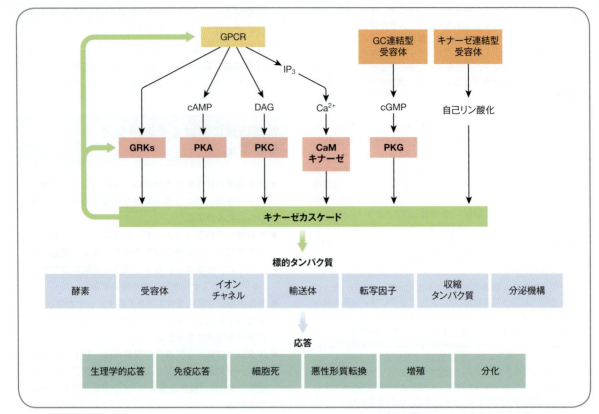

図 3.18　情報伝達におけるキナーゼカスケードの中心的役割.
キナーゼカスケード(例えば, 図 3.15 に示されているカスケード)は, GPCR により直接的, あるいはさまざまなセカンドメッセンジャーを介して活性化されるか, もしくは cGMP を産生する受容体やキナーゼ連結型受容体によって活性化される. キナーゼカスケードは, 種々の標的タンパク質を制御し, 結果としてさまざまな短期的, および長期的な効果をもたらす. CaM キナーゼ: カルシウム-カルモジュリン依存性キナーゼ(Ca^{2+}/calmodulin-dependent kinase), DAG: ジアシルグリセロール, GC: グアニル酸シクラーゼ, GRK: G タンパク質共役受容体キナーゼ, IP_3: イノシトール三リン酸, PKA: cAMP 依存性プロテインキナーゼ(cAMP-dependent protein kinase), PKC: プロテインキナーゼ C(protein kinase C), PKG: cGMP 依存性プロテインキナーゼ(cGMP-dependent protein kinase).

パートナーが多くの核内受容体("養子となった孤児", 例えば RXR)において解明されたが, 他の多く("真の孤児")においてはまだ同定されていない. あるいは, おそらく存在しないのかもしれない. これらの受容体に考えうる機能の1つは, 多くの似たような化合物(食餌因子など)に低親和性で結合する"無差別"的な能力である.

この章で説明する他の受容体とは異なり, 核内受容体は, DNA と直接相互作用することができる. この理由から, 実際には, 遺伝子転写を修飾することでシグナルを伝達する, **リガンド活性化型転写因子**(ligand-activated transcription factor)とみなすべきである. もう1つの独特な性質として, 核内受容体は, GPCR またはイオンチャネルのように膜に埋め込まれておらず(しかしながら**第33章**参照), 細胞の可溶性画分に存在することが挙げられる. ステロイド受容体を含むいくつかのものは, リガンド存在下で可動性になり, 細胞質から核に移動することができるが, RXR を含む他のものは, おそらく核コンパートメント内に居続ける.

NR スーパーファミリーは, おそらく単一の遠い進化上の祖先遺伝子から, 遺伝子重複や他のイベントを経て進化したのであろう. ヒトにおいては, 少なくとも 48 のメンバーが存在し, 選択的スプライシングによって, さらに多くのタンパク質が生じるかもしれない. このファミリーは, すべての受容体からするとかなり小さい割合(GPCR の総数の 10%未満)にあたるが, 核内受容体は非常に重要な薬剤標的であり(Burris et al., 2013), すべての処方薬の約 10〜15%の生物学的作用を担っている. それらは, 完全, または部分アゴニスト, アンタゴニスト, インバースアゴニスト活性を示す, 非常に多様な物質群(ほとんどが小さな疎水性分子)を認識できる. いくつかの核内受容体は, 内分泌系のシグナル伝達に主に関与するが, 多くは脂質センサーとして機能し, われわれの食事や代謝状態と, 脂質の代謝蓄積を調節する遺伝子の発現との間の欠くことのできない架け橋となる. 核内受容体はまた, 多くの薬物代謝酵素や輸送体の発現も調節する. 炎症, がん, 糖尿病, 心血管疾患, 肥満, 不妊症を含む多くの病気が, 核内受容

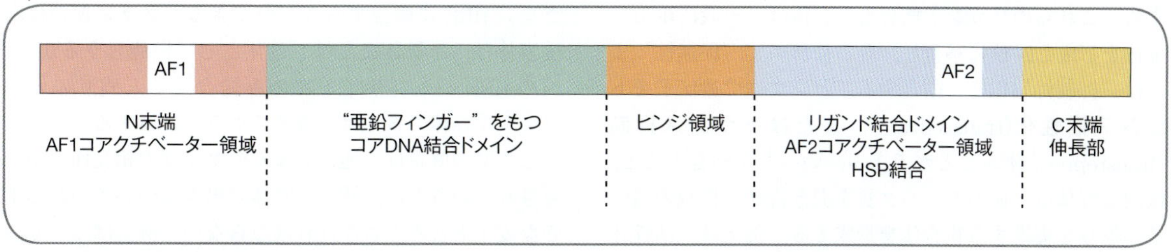

| N末端
AF1コアクチベーター領域 | "亜鉛フィンガー" をもつ
コアDNA結合ドメイン | ヒンジ領域 | リガンド結合ドメイン
AF2コアクチベーター領域
HSP結合 | C末端
伸長部 |

図 3.19 核内受容体の模式図.

多様性に富む N 末端ドメインは，AF1(activation function 1)サイトを含む．これは，受容体の性質を修飾する細胞特異的転写因子に結合する．高度に保存されたコアドメインは，2 つの "亜鉛フィンガー" を含む．亜鉛フィンガーは，亜鉛イオンによって特定のコンフォメーションに保持されたシステイン(もしくは，システインとヒスチジン)に富むアミノ酸鎖内のループ構造であり，DNA の認識と結合に関与する．分子内の可動性に富むヒンジ領域は，受容体が他の核内受容体と二量体を形成することを可能にし，リガンド結合モジュールをもつ C 末端ドメインは，受容体の各クラスに特異的である(詳細は本文を参照).

体系の機能不全に関連づけられている(Kersten et al., 2000; Murphy & Holder, 2000 参照).

核内受容体の構造

すべての核内受容体は，おおまかに類似した構造設計を共有する単量体タンパク質である(詳細は，**図 3.19** および Bourguet et al., 2000 参照)．**N 末端ドメイン**(N-terminal domain)は，最も多様性を示す．そこには，リガンド非依存的に他の細胞特異的転写因子に結合し，受容体自身の結合，または調節機能を変化させる **AF1**(activation function 1)部位が存在する．遺伝子の選択的スプライシングによって，それぞれわずかに異なる N 末端領域をもった，いくつかの受容体アイソフォームが生じることがある．受容体の**コアドメイン**(core domain)は，高度に保存されており，DNA の認識と結合に関与する構造からなる．分子レベルでは，この領域は，亜鉛イオンによって特定のコンフォメーションで保持されるシステイン(または，シスチンとヒスチジン)に富むループである．2 つの**亜鉛フィンガー**(zinc finger)を含んでいる．分子のこの部位の主な機能は，この受容体ファミリーによって調節される遺伝子上にある**ホルモン応答配列**(hormone response element : HRE)を認識し，結合することであるが，受容体の二量体化の制御にも関与する．

他の核内受容体との二量体化を可能にするのは，分子内の非常に柔軟な**ヒンジ領域**(hinge region)である．これは，DNA と異なる形で相互作用することが可能な，多様な形状の分子複合体の生成に寄与する．最後に，**C 末端ドメイン**(C-terminal domain)は，リガンド結合モジュールを含み，受容体のクラスごとに特異的である．AF2 領域は，リガンド依存的な活性化に重要であり，一般には高度に保存されているが，概日分子時計機構の一部として代謝を調節する核内受容体である Rev-erbAα，および Re-erbAβ には存在しない．また，C 末端の近くには，核移行シグナルを含むモチーフや，いくつかの受容体の場合，補助的な熱ショックタンパク質(accessory heat shock protein)や他のタンパク質に結合するモチーフがある．

遺伝子の転写制御

HRE は，核内受容体が結合して遺伝子転写を修飾する，短い(4 ないし 5 塩基対)DNA 配列である．HRE は，通常，ペア，すなわち**ハーフサイト**(half-site)として対称的に存在するが，ハーフサイトは異なる様式(例えば，単純な反復配列や逆転した反復配列)で並んでもよい．核内受容体は，それぞれ特定の**コンセンサス配列**(consensus sequence)に対して選択性をもつが，ファミリー間の相同性のため，これらの配列には近い類似性がある．

いったん核内に入ると，リガンドと結合した受容体は，AF1 および AF2 ドメインを介して遺伝子発現を修飾するために，**コアクチベーター**(co-activator)，あるいは**コリプレッサー**(co-repressor)を含んだ巨大なタンパク質複合体を引き寄せる．これらのコアクチベーターのいくつかは，ヒストンアセチル化酵素や脱アセチル化酵素などのクロマチンリモデリングに関与する酵素であり，他の酵素とともにポリメラーゼ酵素群のアクセスを容易にする DNA の解きほぐしを制御し，遺伝子転写を調節する．コリプレッサー複合体は，いくつかの受容体によって引き寄せられるが，ヒストンデアセチラーゼやクロマチンを凝集させる他の因子を含んでおり，さらなる転写の活性化を阻害する．アンドロスタン受容体(CAR)の例は，特に興味深い．この章で前述したいくつかのタイプの G タンパク質のように，CAR は，リガンドに結合すると終結する，恒常的に活性化した複合体を形成しうる．核内受容体による抑制性遺伝子調節の機構は，特に複雑である(この現象のよい解説は，Santos et al., 2011 を参照).

核内受容体の分類

核内受容体は，通常，系統学的な発展に基づいてサブファミリーに分類される．しかし，われわれの目的のためには，それらの分子作用に基づいて，受容体同士を異なる形で区別することがより有用である．機構的には，核内受容体スーパーファミリーは，2 つの主要なクラス(Ⅰ，およびⅡ)と 2 つの残りの小さなグループの受容体(Ⅲ，Ⅳ)からなる．

クラスⅠは，グルココルチコイドと鉱質コルチコイド受容体(GR，および MR)，ならびにエストロゲン，プロゲステロン，およびアンドロゲン受容体(それぞれ ER，PR，AR)を含む，内分泌性ステロイド受容体から主に構成される．これらの受容体によって認識されるホルモン(例えば，グルココルチコイド)は，一般に，生物学的応答を制御するために負のフィードバックの様式で作用する(詳細は**第 33 章**参照)．リガンドがない場合，これらの核内受容体は，主に細胞質に局在し，熱ショックプロテインや他のタンパク質と複合体を形成し，おそらく細胞骨格や他の構造に可逆的に結合する．血液から細胞への拡散に伴って(もしくは，輸送を介して)，リガンドは，そのパートナーである核内受容体に高親和性に結合

する．これらのリガンド結合型受容体は，一般にホモ二量体を形成し，核に移行し，そこにおいて"促進性"または"抑制性"HRE に結合することによって遺伝子を**トランス活性化**(transactivate)，または**トランス抑制**(transrepress)することができる．いったん結合すると，核内受容体は，他のタンパク質を引き寄せ，複数の遺伝子の転写を促進する複合体を形成する．例えば，活性化型 GR は，直接，もしくは間接的にゲノムの 1% 以内の転写を制御することができると推測されている．

クラスⅡの核内受容体は，わずかに異なる様式で機能する．それらのリガンドは，一般に，細胞内にある程度の量で存在する脂質である．このグループには，脂肪酸を認識する**ペルオキシソーム増殖因子活性化受容体**(peroxisome proliferator-activated receptor：PPAR)，コレステロールを認識しそのセンサーとして働く**肝臓オキシステロール受容体**(liver oxysterol receptor：LXR)，**ファルネソイド（胆汁酸）受容体**(farnesoid[bile acid] receptor：FXR)，治療薬も含めた多くの外来物質を認識する**生体異物受容体**(xenobiotic receptor：SXR，げっ歯類では PXR)，アンドロスタンを認識するだけでなく，フェノバルビタール(phenobarbital)などのいくつかの薬（第45章参照）を認識する構成的**アンドロスタン受容体**(constitutive androstane receptor：CAR) が含まれる．実際，PXR と CAR は，疑わしい荷物がみつかったときに爆弾処理チームに警告する空港警備員に似ている．彼らは外来分子(生体異物)を感知すると，CYP3A(すべての処方薬の約 60% の代謝に関与する；第9章，および di Masi et al., 2009 参照）などの薬物代謝酵素を誘導する．また，抗糖尿病薬の thiazolidinedione(第31章参照）と**フィブラート**(fibrate)（第23章参照）に加えて，いくつかのプロスタグランジンや非ステロイドの薬にも結合する．クラスⅠの受容体とは異なり，これらの核内受容体は，ほとんどの場合，レチノイド X 受容体(RXR)とのヘテロ二量体として機能する．つまり，2種類のヘテロ二量体が形成されうる．すなわち，RXR リガンド自体によってのみ活性化することができる**非許容型ヘテロ二量体**(non-permissive heterodimer)，およびレチノイン酸か，もしくはそのパートナー分子のリガンドによっても活性化することができる**許容型ヘテロ二量体**(permissive heterodimer)の2つである．クラスⅡの核内受容体は，一般に，コリプレッサータンパク質に結合している．クラスⅡの核内受容体は，リガンドが結合すると解離し，コアクチベータータンパク質が集積可能となり，遺伝子の転写を変化させる．それらは，正のフィードバック効果を媒介する傾向がある（例えば，受容体の占有が，特定の生物学的応答を阻害するのではなく増幅する）．

クラスⅢの核内受容体は，ホモ二量体を形成する点でクラスⅠと非常に類似しているが，逆方向反復配列を有さない HRE に結合することができる．クラスⅣの核内受容体は，単量体または二量体として機能しうるが，1つの HRE ハーフサイトにのみ結合する．残りのオーファン受容体の多くは，後者のクラスに属する．

ここでの解説は，他にも多くのタイプの相互作用が発見されているため，核内受容体の働きについてのおおまかなガイドとみなさなければならない．例えば，いくつかの受容体は，細胞質中の因子と直接相互作用することにより，遺伝子制御を介さない作用を生み出しうる．あるいは，リン酸化により共有結合的に修飾されたり，他の転写因子とタンパク質−タンパク質相互作用に影響を受けたりすることで，機能が変化する(Falkenstein et al., 2000)．加えて，エストロゲンのようないくつかのステロイドホルモンでは，結合することができる膜受容体と他のタイプの受容体が別個に存在するという，確かな証拠がある(Walters & Nemere, 2004 参照)．

表 3.4 に，薬理学者にとって重要ないくつかの一般的な核内受容体の性質を要約する．

核内受容体

- 脂質，およびホルモンのシグナルを感知し，遺伝子転写を調節する 48 個の可溶性受容体のファミリー．
- それらのリガンドは，ステロイド薬やホルモン，甲状腺ホルモン，ビタミン A および D，さまざまな脂質，および生体異物を含み，多種多様である．
- 主なカテゴリは 2 つある．
  - クラスⅠの核内受容体(NR)は，細胞質に存在し，パートナーであるリガンド存在下ではホモ二量体を形成し，核に移動する．それらのリガンドは，主として本質的に内分泌物質（例えば，ステロイドホルモン）である．
  - クラスⅡの NR は，一般に恒常的に核内に存在し，レチノイド X 受容体とヘテロ二量体を形成する．それらのリガンドは，通常，脂質（例えば，脂肪酸）である．
- リガンドに結合した受容体複合体は，遺伝子のプロモーター領域にあるホルモン応答エレメントに結合し，コアクチベーターやコリプレッサーを引き寄せることで，遺伝子転写の変化を開始する．
- 受容体ファミリーは，処方される薬の約 10% の標的であり，それが調節する酵素は，すべての処方薬の約 60% の薬物動態に影響を与える．

薬物標的としてのイオンチャネル

薬物受容体の 4 つの主要なタイプの 1 つとして，リガンド開口型イオンチャネルについて解説した．一般には

表 3.4　薬理学的に重要な一般的な核内受容体.

受容体名	略語	リガンド	薬物	局在	リガンド結合	作用機序
タイプ I						
アンドロゲン受容体	AR	テストステロン	すべての天然，および合成グルココルチコイド(第33章)，鉱質コルチコイド(第29章)，および性ステロイド(第35章)，およびアンタゴニスト(例：ラロキシフェン[raloxifene]，4-ヒドロキシタモキシフェン，ミフェプリストン[mifepristone])	細胞質	ホモ二量体化	核移行する．逆方向配列を有する2つのハーフサイトからなる HRE に結合
エストロゲン受容体	ERα, β	17β エストラジオール				
グルココルチコイド受容体	GRα	コルチゾル，コルチコステロン				
プロゲステロン受容体	PR	プロゲステロン				
鉱質コルチコイド受容体	MR	アルドステロン				
タイプ II						
レチノイド X 受容体	RXRα, β, γ	9-cis レチノイン酸	レチノイド薬(第27章)	核内	しばしば RXR とヘテロ二量体化	リガンド結合時には除去されることで，トランス活性化因子の結合を可能とするコリプレッサーと複合体を形成
レチノイン酸受容体	RARα, β, γ	ビタミン A				
甲状腺ホルモン受容体	TRα, β	T_3, T_4	甲状腺ホルモン薬			
ペルオキシソーム増殖因子受容体	PPARα, β, γ, δ	脂肪酸，プロスタグランジン	ロシグリタゾン(rosiglitazone)，ピオグリタゾン(pioglitazone)			
構成的アンドロスタン受容体	CAR	アンドロスタン	CYP 合成の刺激と薬物代謝の変化			
プレグナン X 受容体	PXR	生体異物				

クラス I，II の例のみを示す.

"受容体"として分類されないにもかかわらず，重要な薬物標的となる他のタイプのイオンチャネルも多く存在する．というのは，それらは，速効性の神経伝達物質の直接の受容体ではないが，薬はそれらのチャネルが開口，あるいは閉鎖する能力を変化させることによって作用できるためである[12].

ここでは，分子レベルのイオンチャネルの構造と機能を解説する．細胞機能の制御機構としての役割は，**第4章**で解説する．

イオンは，細胞膜の脂質二重膜を透過できず，チャネル，または輸送体の形をとる膜貫通タンパク質の助けによってのみ透過できる．イオンチャネルの概念は，膜興奮性のメカニズムに関する電気生理学的研究に基づいて，1950年代に育まれた(第4章参照)．電気生理学，特に**電位クランプ手法**(voltage clamp technique)は，

イオンチャネルの生理学的，および薬理学的特性を研究するための必須ツールとして，現在も残っている．最初のイオンチャネルが日本の沼によってクローニングされた1980年代半ばから，これらの複雑な分子の構造と機能について，多くのことが研究されてきた．個々のチャネルの挙動をリアルタイムで調べることを可能にするパッチクランプ記録の使用は，コンダクタンスや開口特性に基づいてチャネルを区別することにおいて，特に価値があった．Hille(2001)，Ashcroft(2000)，およびCatterall(2000)による解説から，予備知識を得ることができる．

イオンチャネルは，膜を貫通し，開口状態と閉鎖状態を切り替え可能な，水で満たされた細孔を形成するように設計されたタンパク質分子で構成される．細孔を通るイオン移動の速度と方向は，該当するイオンの電気化学勾配によって決定されるが，それは，膜両側におけるそのイオンの濃度，および膜電位の関数となる．イオンチャネルは，以下の点で特徴づけられる．

- 細孔の大きさ，およびその内面の性質によって決定される特定のイオンの種類に対する選択性
- 開口特性(すなわち，チャネルの開口状態と閉鎖状態の移行を制御する刺激の性質)
- 分子構造

---

12 実際のところ，リガンド開口型チャネルと他のイオンチャネルとの区別はあいまいである．本書では，リガンド開口型チャネルを他のタイプの受容体とともにグループ分けする際，神経筋接合部におけるアセチルコリン作用の観点から受容体をはじめて定義した，ラングレー(Langley)らに確立された歴史的なやり方を尊重することにした．分子生物学の進歩により，将来，この意味論的な問題を再考することを迫られるかもしれないが，今のところは，薬理学の伝承を踏襲する．

イオン選択性

チャネルは，一般に，陽イオン選択性，陰イオン選択性のいずれかである．主要な陽イオン選択性チャネルは，Na^+，Ca^{2+}またはK^+に対して選択的であるか，または非選択的で3つすべてに対して透過性である．陰イオンチャネルは主にCl^-を透過するが，他のタイプも生じる．イオンチャネル制御による細胞機能に対する作用は，第4章で解説する．

開閉機構

◎ 電位依存性チャネル

電位依存性チャネルは主に，細胞膜の脱分極時に開く[13]．これらは，膜興奮性メカニズムの基礎をなすため，非常に重要なグループを形成する（第4章参照）．このグループの最も重要なチャネルは，選択的なナトリウム，カリウム，カルシウムのチャネルである．

通常，膜の脱分極で引き起こされたチャネルの開口（活性化）は，たとえ脱分極が続いても，短時間作動性である．これは，いくつかのチャネルでは，最初のチャネルの活性化の後，より遅い不活化の過程が続いて起きるためである．

活動電位の発生や，他の細胞機能の制御における電位依存性チャネルの役割は，第4章で解説する．

◎ リガンド開口型チャネル

リガンド開口型チャネル（図3.5参照）は，チャネル分子上の部位への化学的リガンドの結合によって活性化される．グルタミン酸，アセチルコリン，GABA，5-ヒドロキシトリプタミン，およびATP（第13，16，38章参照）といった速効性の神経伝達物質は，このようにチャネルの膜の外側部位に結合し，作用する．加えて，神経伝達物質には応答しないが，局所環境の変化に応答するリガンド依存性イオンチャネルが存在する．例えば，唐辛子の成分であるカプサイシンの痛みを引き起こす作用を伝える感覚神経上のTRPV1チャネルは，炎症を起こした組織で起こる組織pHの低下に伴う細胞外の水素イオンや，物理刺激，熱などに反応する（第42章）．

細胞膜にあるいくつかのリガンド開口型チャネルは，細胞外からのシグナルではなく，細胞内シグナルに応答するが，最も重要なのは，以下のものである．

- $[Ca^{2+}]_i$が増加すると，ほとんどの細胞に存在するカルシウム感受性カリウムチャネルが開いて，細胞が過分極する．

- カルシウム感受性クロライドチャネルは，電解質と水の上皮細胞からの分泌，感覚伝達，神経細胞や心筋細胞の興奮性の調節，血管緊張の調節などの多様な機能にかかわる興奮性，および非興奮性細胞に広く発現する．

- 栄養不足によって，細胞内ATP濃度が低下すると開くATP感受性カリウムチャネル．細胞外ATPの興奮性作用を媒介するものとはまったく異なる，これらのチャネルは，多くの神経細胞や筋肉細胞，ならびに血糖濃度変化によってインスリン分泌を制御する機構の一部としてチャネルが機能するインスリン分泌細胞（第31章参照）にも発現する．

その他の例として，その機能がまだよくわかっていないアラキドン酸感受性カリウムチャネルや，DAG感受性カルシウムチャネルなど，細胞内リガンドに応答する細胞膜チャネルが存在する．

◎ カルシウム放出チャネル

主なIP₃受容体とリアノジン（ryanodine）受容体（第4章参照）は，細胞膜でなく小胞体や筋小胞体上に存在する，特別なクラスのリガンド開口型カルシウムチャネルであり，細胞内ストアからのCa^{2+}の放出を制御する．Ca^{2+}は，ニコチン酸アデニンジヌクレオチドリン酸感受性2ポアドメイン型カルシウムチャネルによって，リソソームのストアからも放出されることがある．

◎ ストア感受性カルシウムチャネル

細胞内のCa^{2+}ストアが枯渇すると，細胞膜上の"ストア感受性"チャネル（SOC）が開き，Ca^{2+}流入が起きる．この連関を生じさせる機構は，小胞体膜にあるCa^{2+}感知タンパク質と細胞膜にある専用のカルシウムチャネルとの相互作用を介する（Potier & Trebak, 2008参照）．Ca^{2+}放出を誘発するGPCRに応答した，これらのチャネルの開口は，細胞内ストアが低い場合でも細胞質内の遊離Ca^{2+}濃度，$[Ca^{2+}]_i$を高く保つとともに，ストアが再補充されるための経路をつくる（第4章参照）．

イオンチャネルの分子構造

❯❯ イオンチャネルは，大きく，精巧な分子である．それらの特徴的な構造モチーフは，最初の電位依存性ナトリウムチャネルがクローニングされた1980年代半ば以降に蓄積した，配列や構造の知識から明らかにされてきた．主要な構造的サブタイプを図3.20に示す．すべてが互いに類似するか，同一であるいくつかの（しばしば4つの）ドメインから構成され，分離したサブユニットの多量体化した隊列か，もしくは1つの大きなタンパク質に編成される．各サブユニット，もしくはドメインには，束となった2ないし6個の膜貫通ヘリックスが含まれる．

電位依存性チャネルは，一般に，塩基性（つまり，正に帯電した）アミノ酸に富んだ1つの膜貫通らせんを含んでいる．膜が脱分極すると，細胞の内部がより負に帯電しないようになり，電圧センサーとなる．この領域は，膜の外側表面に向かってわず

---

13 原則にはつねに例外がある！　神経細胞，および心筋細胞に見出されるHCNファミリーのカリウムチャネルのメンバーは，過分極により活性化される．

薬物標的としてのイオンチャネル

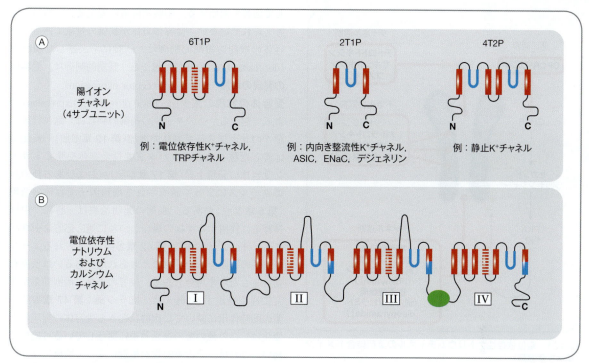

図 3.20　イオンチャネルの分子模型.
赤と青の四角は，膜貫通 α-ヘリックスを表す．青色の曲線は，多くのチャネルに存在する細孔ループ(P)ドメインであり，青四角は，膜貫通 α-ヘリックス内の細孔形成領域である．横線で表された四角は，電位依存性チャネルの電位感応領域を，緑の記号は，電位依存性ナトリウムチャネルを不活化する分子を表す．カリウムチャネルの命名法は，各サブユニットの膜貫通ヘリックス(T)および孔形成ループ(P)の数に基づく．イオンチャネルに関する詳細は，**第 4 章**に記載する．ASIC：酸感受性イオンチャネル(acid-sensing ion channel)，ENaC：上皮性ナトリウムチャネル(epithelial sodium channel)，TRP：一過性受容器電位チャネル(transient receptor potential channel)．

かに移動し，チャネルを開く作用をもたらす(Bezanilla, 2008 参照)．多くの電位依存性チャネルは，**不活化**(inactivation)も起こす．それは，チャネルタンパク質の細胞内付属物が，内側からチャネルを塞ぐように移動することで起こる．電位依存性ナトリウム，およびカルシウムチャネルは，4 つの 6 ヘリックスドメインを有する構造全体が，ドメインがさまざまな長さの細胞内ループによって互いに連結された単一の巨大なタンパク質分子からできている点で，目を見張るものがある．カリウムチャネルは，最も多く，多様性に富んだクラスを構成する[14]．電位依存性カリウムチャネルは，単一の長鎖ではなく 4 つのサブユニットから構成されることを除いては，ナトリウムチャネルに似ている．その生物物理学的な特性のために"内向き整流性チャネル"として知られるカリウムチャネルのクラスは，**図 3.20A** に示すように 2 ヘリックス構造をもつが，他のものは，おのおののサブユニットが 2 つの P ループをもつため，"2 ポアドメイン型"チャネルとして分類される．

　図 3.20 に示されるさまざまな構造モチーフは，イオンチャネルの分子多様性のほんの一部を表しているにすぎない．すべての場合で，おのおののサブユニットには，いくつかの分子上の多様性があり，**ヘテロ多量体**(hetero-oligomer)(同一のサブユニットから構築された**ホモ多量体**[homo-oligomer]とは異なる)の形で機能的チャネルを形成するように，異なる組み合わせで

集合できる．さらに，記載したチャネル形成構造は，通常，膜タンパク質と結合しており，それらはチャネルの機能的特性に大きな影響を及ぼす．例えば，ATP 依存性カリウムチャネルは，**スルホニルウレア受容体**(sulfonylurea receptor：SUR)と結合して存在するが，さまざまな薬物(スルホニルウレア類の抗糖尿病薬を含む；**第 31 章**参照)がチャネルを調節するのは，この結合を介してであると考えられている．分子構造とイオンチャネルの機能の関係を理解するうえで，かなりの進展が得られつつあるが，われわれは，まだ多くのチャネルの生理的役割について，断片的にしか理解していない．多くの重要な薬物は，直接的，または間接的にチャネルの機能に影響を与えることによって，その効果を発揮する．

イオンチャネルの薬理学

▽ この本に記載されている多くの薬，および生理学的メディエーターは，イオンチャネルの挙動を変えることで効果を発揮する．ここでは，電位依存性ナトリウムチャネルの薬理学(**図 3.21**)を例として，一般的なメカニズムを概説する．イオンチャネル薬理学は，未来の新薬の肥沃な源となる可能性が高い．
　電位依存性，およびリガンド開口型チャネル両者の開閉と透過は，次のように多くの要因によって修飾される．

● **チャネル分子のさまざまな部位に直接結合するリガンド**．これらには，例えば，チャネルを遮断したり，開口過程に影響を及ぼし，チャネルの開口を促進，もしくは抑制したりするといった，さまざまな様式で作用する多種の薬，毒素がある．
● **主に GPCR の活性化を介して，間接的に作用するメディエー**

---
[14] ヒトゲノムは，70 を超える異なったカリウムチャネルのサブタイプをコードする．見方によっては，薬理学者にとっての悪夢でもあり，絶好の機会でもある．

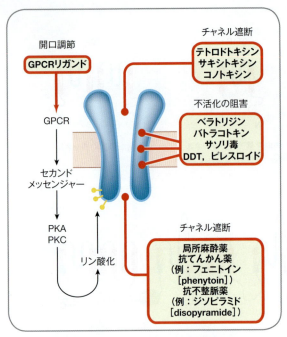

図 3.21 電位依存性ナトリウムチャネルの薬剤結合ドメイン（第 43 章参照）．
結合部位や作用を多数もつことは，多くのイオンチャネルに共通する特徴のようである．DDT：ジクロロジフェニルトリクロロエタン（dichlorodiphenyltrichloroethane）（ジコフェン，よく知られる殺虫剤），GPCR：Gタンパク質共役受容体，PKA：プロテインキナーゼA，PKC：プロテインキナーゼC．

ターや薬．GPCR の活性化は，主にチャネルタンパク質の細胞内領域にある個別のアミノ酸のリン酸化状態に影響することで，効果をもたらす．上述したように，この修飾は，プロテインキナーゼを活性化するセカンドメッセンジャーの産生を介する．どの残基がリン酸化されるかによって，チャネルの開口が促進されたり，阻害されたりする．βアドレナリン受容体アゴニスト（第14章）などの薬は，この様式でカルシウムチャネル，カリウムチャネルに作用し，多くの細胞応答を引き起こす．

- 特に Ca^{2+} や ATP，GTP のようなヌクレオチド（第4章参照）などの細胞内シグナル．多くのイオンチャネルは，細胞内メディエーターの結合部位をもつ．$[Ca^{2+}]_i$ の上昇は，ある種のカリウムチャネルとクロライドチャネルを開口し，電位依存性カルシウムチャネルを不活化する．第4章で解説するように，$[Ca^{2+}]_i$ はそれ自体も，イオンチャネルやGPCRの機能に影響される．スルホニルウレア類の薬（第31章参照）は，ATP感受性カリウムチャネルに選択的に作用する．

図 3.21 に，典型的なこの種の薬物標的の例である，電位依存性ナトリウムチャネルに薬が作用する部位とメカニズムについて概説する．

受容体の発現制御

受容体タンパク質は，それを発現する細胞によって合成され，その発現レベルは，上述した経路を通じ受容体の介在する応答によって制御される．もはや，受容体は，リガンドの濃度の変化に応答し，シグナル伝達経路を介して応答を開始する，細胞制御系の固定要素であるとは考えられていない．受容体自体が制御の対象である．受容体の機能の短期的制御は，一般に，上述した脱感作（desensitisation）を通して起こる．長期的制御は，**受容体の発現の増加**（increase of receptor expression），もしくは**受容体の発現の減少**（decrease of receptor expression）によって起こる．このタイプの制御の例には，除神経後の種々のシナプス後受容体の増加（第12章参照），炎症に応答した種々のGタンパク質共役受容体やサイトカイン受容体の発現上昇（第17章参照），およびある種の腫瘍ウイルスによって誘導される増殖因子受容体の発現（第5章参照）がある．長期の薬物治療は，特に，中枢神経系に作用する薬物の場合，つねに適応応答を引き起こし，オピオイド耐性（第42章参照）にみられるような有効性の制限をもたらすこともあれば，あるいは治療有効性をもたらす場合もある．後者の場合，治療効果が非常に遅く発現する（例えば，抗うつ薬；第47章参照）．薬の即時作用に続いて二次的に起きる受容体の発現量の変化は，この種の薬の遅延効果に関与している可能性が高い．これは，その重要性が最近になって明確になりつつある，"二次的薬理学"の一種である．薬の長期投与に引き続いて，発現量や機能性の適応的変化を起こす受容体以外の薬物標的（イオンチャネル，酵素，輸送体など）にも，同じ原則があてはまる．それは，例えば，ある種の抗がん剤（第56章）に対する耐性を引き起こす．

受容体と疾患

分子的な観点からの受容体の機能の理解が増えたことで，多くの疾患状態が受容体の機能不全に直接関連づけられることが明らかとなった．関与する主なメカニズムとしては，次のものがある．

- 受容体タンパク質に対する自己抗体
- シグナル伝達に関与する受容体，イオンチャネル，タンパク質をコードする遺伝子の変異

前者の例としては，ニコチン性アセチルコリン受容体を不活化する自己抗体が引き起こす，神経筋接合部の病気である**重症筋無力症**（myasthenia gravis）（第13章参照）がある．**甲状腺刺激ホルモン**（thyrotropin）受容体の活性化によって起こる甲状腺過剰分泌症の多くの症例のように，自己抗体は，アゴニストの効果を模倣することもできる．重篤な高血圧（αアドレナリン受容体），心筋症（βアドレナリン受容体），ある種のてんかんや神経変性疾患（グルタミン酸受容体）を罹患する患者においても，活性化抗体が発見されている．

GPCR をコードする遺伝子に受け継がれた変異は，さまざまな疾患の原因となる（Spiegel & Weinstein, 2004; Thompson et al., 2005 参照）．変異型の**バソプレシン**

（vasopressin）受容体や**副腎皮質刺激ホルモン**（adrenocorticotrophic hormone）受容体（**第29, 33章**参照）は，これらのホルモンに対する不応性の原因となる．受容体の変異は，アゴニスト非存在下でのエフェクター機構の活性化をきたすことがある．その１つに，甲状腺ホルモンの連続的な過剰分泌を引き起こす甲状腺刺激ホルモン受容体の変異があり，もう１つに，早熟症をもたらす黄体ホルモンの受容体の変異がある．アドレナリン受容体の多型は，ヒトでは一般的である．最近の研究では，β_2アドレナリン受容体のある変異が，疾患を直接引き起こしはしないものの，喘息の治療におけるβアドレナリン受容体アゴニストの効力低下（**第28章**）や心不全患者の予後不良（**第21章**）と関連づけられることが示唆された．G タンパク質の変異も，疾患を引き起こす可能性がある（Spiegel & Weinstein, 2004参照）．例えば，特定の Gα サブユニットの変異は，ある種の**副甲状腺機能低下症**（hypoparathyroidism）を引き起こすが，Gβ サブユニットの変異は，高血圧をもたらす．多くのがんは，シグナル伝達に関与する増殖因子受容体，キナーゼ，およびその他のタンパク質をコードする遺伝子の変異と関連づけられる（**第5章**参照）．

機能に影響するリガンド開口型イオンチャネル（GABA$_A$，およびニコチン性）やその他のイオンチャネル（Na$^+$，および K$^+$）の変異は，ある種の特発性てんかんを引き起こす（**第45章**，Guerrini et al., 2003参照）．

受容体，シグナル伝達分子，イオンチャネル，およびエフェクター酵素に影響する遺伝子多型に関する研究は，継続して行われており，疾患感受性や治療薬への反応における個体差（**第57章**参照）について，近い将来，より明確な理解がされると期待されている．

引用および参考文献

全般

IUPHAR/BPS. Guide to Pharmacology. www.guidetopharmacology.org/（既知の受容体，イオンチャネル，そして輸送体や情報伝達に関与する酵素の分子的性質，および薬理学的性質についての包括的カタログ．）

Nelson, N., 1998. The family of Na$^+$/Cl$^-$ neurotransmitter transporters. J. Neurochem. 71, 1785–1803.（神経伝達物質のさまざまなファミリーの分子的性質を解説した総説．）

イオンチャネル

Ashcroft, F.M., 2000. Ion Channels and Disease. Academic Press, London.（イオンチャネルの生理学と病態におけるその意義についてのあらゆる面について，多くの薬理学情報を加えてカバーする有用な教科書．）

Bezanilla, F., 2008. How membrane proteins sense voltage. Nat. Rev. Mol. Cell Biol. 9, 323–332.（いかにして膜タンパク質が膜電位の変化に応答するかに関する，最近の研究についての総説．）

Catterall, W.A., 2000. From ionic currents to molecular mechanisms: the structure and function of voltage-gated sodium channels. Neuron 26, 13–25.（ナトリウムチャネルの構造，機能，薬理学に関する全般的な総説．）

Colquhoun, D., 2006. Agonist-activated ion channels. Br. J. Pharmacol. 147, S17–S26.（アゴニスト結合とチャネル開口との関係を論じる総説．）

Gay, E.A., Yakel, J.L., 2007. Gating of nicotinic ACh receptors: new insights into structural transitions triggered by agonist binding that induce channel opening. J. Physiol. 548, 727–733.

Guerrini, R., Casari, G., Marini, C., 2003. The genetic and molecular basis of epilepsy. Trends Mol. Med. 300–306.

Halliwell, R.F., 2007. A short history of the rise of the molecular pharmacology of ionotropic drug receptors. Trends Pharmacol. Sci. 28, 214–219.（この活発な研究領域における，主要な発見についての良質な説明．）

Hille, B., 2001. Ionic Channels of Excitable Membranes. Sinauer Associates, Sunderland.（生物物理学的な性質に重点を置いた，イオンチャネルの基本原理についての明快，かつ詳細な説明．）

Miyazawa, A., Fujiyoshi, Y., Unwin, N., 2003. Structure and gating mechanism of the acetylcholine receptor pore. Nature 423, 949–955.（高解像度結晶構造解析に基づいた，チャネルがいかにしてアゴニストによって開口されるかについての解説．）

North, R.A., 2002. Molecular physiology of P2X receptors. Physiol. Rev. 82, 1013–1067.（P2X 受容体の構造と機能に関する百科事典的な総説．）

Potier, M., Trebak, M., 2008. New developments in the signaling mechanisms of the store-operated calcium entry pathway. Pflugers Arch. 457, 405–415.（過去の謎に関する現在における解決．）

G タンパク質共役受容体

AbdAlla, S., Lother, H., El Massiery, A., Quitterer, U., 2001. Increased AT$_1$ receptor heterodimers in preeclampsia mediate enhanced angiotensin II responsiveness. Nat. Med. 7, 1003–1009.（ヒトの疾患に関連した GPCR のヘテロ二量体形成異常の最初の例．）

Audet, M., Bouvier, M., 2012. Restructuring G protein-coupled receptor activation. Cell 151, 14–23.（G タンパク質共役受容体の結晶化における最近の発展に関する総説．）

Bockenhauer, S., Yao, X.J., Kobilka, B.K., Moerner, W.E., 2011. Conformational dynamics of single G protein-coupled receptors in solution. J. Phys. Chem. B 115, 13328–13338.

Conigrave, A.D., Quinn, S.J., Brown, E.M., 2000. Cooperative multi-modal sensing and therapeutic implications of the extracellular Ca^{2+}-sensing receptor. Trends Pharmacol. Sci. 21, 401–407.（GPCR の変則的なタイプである Ca^{2+}感知受容体に関する短編の説明．）

Costa, T., Cotecchia, S., 2005. Historical review: negative efficacy and the constitutive activity of G protein-coupled receptors. Trends Pharmacol. Sci. 26, 618–624.（恒常的な受容体活性化とインバースアゴニストに関連した考え方についての明快で思慮に富む総説．）

Ferguson, S.S.G., 2001. Evolving concepts in G protein-coupled receptor endocytosis: the role in receptor desensitization and signaling. Pharmacol. Rev. 53, 1–24.（速効性，および遅効性の脱感作機構における受容体リン酸化の役割についての詳細な説明．）

Fredriksson, R., Schiöth, H.B., 2005. The repertoire of G protein-coupled receptors in fully sequenced genomes. Mol. Pharmacol. 67, 1414–1425.（さまざまな種の GPCR 遺伝子数の推定－マウスではヒトより 500 個近く多く存在する！）

Hill, S.J., 2006. G protein-coupled receptors: past, present and future. Br. J. Pharmacol. 147 (Suppl.), 27–37.（良質な入門用総説.）

Kelly, E., Bailey, C.P., Henderson, G., 2008. Agonist-selective mechanisms of GPCR desensitization. Br. J. Pharmacol. 153 (Suppl. 1), S379–S388.（GPCR の脱感作の主要メカニズムに関する短編の総説.）

Liu, F., Wan, Q., Pristupa, Z., et al., 2000. Direct protein–protein coupling enables cross-talk between dopamine D_5 and γ-aminobutyric acid A receptors. Nature 403, 274–280.（GPCR とイオンチャネルの直接結合の最小の証明．なんと G タンパク質なしに！）

Lohse, M.J., Hein, P., Hoffmann, C., et al., 2008. Kinetics of G protein-coupled receptor signals in intact cells. Br. J. Pharmacol. 153 (Suppl. 1), S125–S132.（重要な進歩である．リアルタイムで GPCR シグナル応答を測定する蛍光法の応用についての解説.）

Milligan, G., Kostenis, E., 2006. Heterotrimeric G proteins: a short history. Br. J. Pharmacol. 147 (Suppl.), 46–55.

Offermanns, S., 2003. G proteins as transducers in transmembrane signalling. Prog. Biophys. Mol. Biol. 83, 101–130.（G タンパク質のサブタイプと情報伝達における機能についての詳細な総説.）

Oldham, W.M., Hamm, H.E., 2008. Heterotrimeric G protein activation by G protein-coupled receptors. Nat. Rev. Mol. Cell Biol. 9, 60–71.（G タンパク質の構造と機能に関する知識の現状についての有用な総説.）

Pierce, K.L., Lefkowitz, R.J., 2001. Classical and new roles of β-arrestins in the regulation of G protein-coupled receptors. Nature Rev. Neurosci. 2, 727–733.（アレスチンを介する GPCR の非 G タンパク質シグナルに関する良質な総説.）

Prinster, S.C., Hague, C., Hall, R.A., 2005. Heterodimerization of G protein-coupled receptors: specificity and functional significance. Pharmacol. Rev. 57, 289–298.（GPCR の二量体化という予期せぬ発見がもつ可能性に関する良質な短編の総説.）

Ramachandran, R.M.D., Hollenberg, M.D., 2008. Proteinases and signalling: pathophysiological and therapeutic implications via PARs and more. Br. J. Pharmacol. 153 (Suppl. 1), S263–S282.（プロテアーゼ活性化受容体の機構と病態における重要性についての有用な短編の総説.）

Sexton, P.M., Poyner, D.R., Simms, J., Christopoulos, A., Hay, D.L., 2012. RAMPs as drug targets. Adv. Exp. Med. Biol. 744, 61–74.

Simonds, W.F., 1999. G protein regulation of adenylate cyclase. Trends Pharmacol. Sci. 20, 66–72.（分子構造レベルにおける G タンパク質がアデニル酸シクラーゼに影響を与える機構についての総説.）

Spiegel, A.M., Weinstein, L.S., 2004. Inherited diseases involving G proteins and G protein-coupled receptors. Annu. Rev. Med. 55, 27–39.（短編の総説.）

Thompson, M.D., Burnham, W.M., Cole, D.E.C., 2005. The G protein coupled receptors: pharmacogenetics and disease. Crit. Rev. Clin. Lab. Sci. 42, 311–389.（疾患と関連する GPCR 多型性の多くの例を含む広範な総説.）

Weis, W.I., Kobilka, B.K., 2008. Structural insights into G protein-coupled receptor activation. Curr. Opin. Struct. Biol. 18, 734–740.

Xie, G.-X., Palmer, P.P., 2007. How regulators of G protein signalling achieve selective regulation. J. Mol. Biol. 366, 349–365.（RGS タンパク質とそれらの働きについての全般的な総説.）

情報伝達

Avruch, J., 2007. MAP kinase pathways: the first twenty years. Biochim. Biophys. Acta. 1773, 1150–1160.（短編の全般的な総説．同じ版に掲載された一連の MAP キナーゼに関する総説のうちの 1 つ.）

Bishop, A.L., Hall, R.A., 2000. Rho-GTPases and their effector proteins. Biochem. J. 348, 241–255.（Rho/Rho キナーゼ系とそれが制御するさまざまなシグナル経路と機能についての全般的な総説.）

Brzostowski, J.A., Kimmel, A.R., 2001. Signaling at zero G: G protein-independent functions for 7TM receptors. Trends Biochem. Sci. 26, 291–297.（G タンパク質を介さない，定説となる原則に反した GPCR シグナルの証拠に関する総説.）

Nahorski, S.R., 2006. Pharmacology of intracellular signalling pathways. Br. J. Pharmacol. 147 (Suppl.), 38–45.（有用な短編の総説.）

Vanhaesebroeck, B., Leevers, S.J., Panayotou, G., Waterfield, M.D., 1997. Phosphoinositide 3-kinases: a conserved family of signal transducers. Trends Biochem. Sci. 22, 267–272.（PI₃ キナーゼを発見したグループによる，このシグナル伝達機構の多様な役割 [1997 年からさらに拡大した] を要約した総説.）

キナーゼ連結型受容体

Cohen, P., 2002. Protein kinases – the major drug targets of the twenty-first century. Nat. Rev. Drug Discov. 1, 309–315.（プロテインキナーゼの薬理学的な側面に関する全般的な総説.）

Cook, D.N., Pisetsky, D.S., Schwartz, D.A., 2004. Toll-like receptors in the pathogenesis of human disease. Nat. Immunol. 5, 975–979.（多くのヒトの疾患における，このタイプの受容体型チロシンキナーゼの役割に力点を置く総説.）

Delcourt, N., Bockaert, J., Marin, P., 2007. GPCR-jacking: from a new route in RTK signalling to a new concept in GPCR activation. Trends Pharmacol. Sci. 28, 602–607.（GPCR と RTK シグナル間のクロストークの例を紹介.）

Hubbard, S.R., Miller, W.T., 2007. Receptor tyrosine kinases: mechanisms of activation and signaling. Curr. Opin. Cell Biol. 19, 117–123.（受容体型チロシンキナーゼの二量体化とシグナル伝達を示す最近の構造学データの総説.）

Ihle, J.N., 1995. Cytokine receptor signalling. Nature 377, 591–594.

Jin, J., Pawson, T., 2012. Modular evolution of phosphorylation-based signalling systems. Philos. Trans. R. Soc. Lond. B. Biol Sci. 367, 2540–2555.（受容体キナーゼシグナルについての知識に富む総説.）

Karin, M., Yamamoto, Y., Wang, M., 2004. The IKK-NFκB system: a treasure trove for drug development. Nat. Rev. Drug Discov. 3, 17–26.（炎症に重要な役割を果たす転写因子 NF-κB と，そのキナーゼカスケードによる制御を説明する.）

核内受容体

Bourguet, W., Germain, P., Gronemeyer, H., 2000. Nuclear receptor ligand-binding domains: three-dimensional structures, molecular interactions and pharmacological implications. Trends Pharmacol. Sci. 21, 381–388.（分子レベルでのアゴニストとアンタゴニスト効果の違いに焦点を当てた読みやすい総説.）

Burris, T.P., Solt, L.A., Wang, Y., et al., 2013. Nuclear receptors and their selective pharmacologic modulators. Pharmacol. Rev. 65, 710–778.（核内受容体に対する薬物作用の非常に包括的な解説．軽い読み物ではないが，興味があれば一読の価値あり.）

Falkenstein, E., Tillmann, H.C., Christ, M., Feuring, M., Wehling, M., 2000. Multiple actions of steroid hormones – a focus on rapid non-genomic effects. Pharm. Rev. 52, 513–553.（ステロイドの非古典的作用を解説する包括的な総説.）

Germain, P., Staels, B., Dacquet, C., Spedding, M., Laudet, V., 2006. Overview of nomenclature of nuclear receptors. Pharmacol. Rev. 58, 685–704.（受容体生物学と命名法を扱う包括的，かつ権威ある総説．お薦め.）

Kersten, S., Desvergne, B., Wahli, W., 2000. Roles of PPARs in health and disease. Nature 405, 421–424.（核内受容体の重要な1クラスに関する全般的総説.）

di Masi, A., De Marinis, E., Ascenzi, P., Marino, M., 2009. Nuclear receptors CAR and PXR: molecular, functional, and biomedical aspects. Mol. Aspects Med. 30, 297–343.（生体異物の代謝においてこれらの核内受容体が果たす役割についての非常に包括的な解説であるが，受容体ファミリーに関する有用な全般的予備知識も含む.）

Murphy, G.J., Holder, J.C., 2000. PPAR-γ agonists: therapeutic role in diabetes, inflammation and cancer. Trends Pharmacol. Sci. 21, 469–474.（治療標的としての PPAR ファミリー核内受容体の新たな重要性の解説.）

Santos, G.M., Fairall, L., Schwabe, J.W.R., 2011. Negative regulation by nuclear receptors: a plethora of mechanisms. Trends Endocrinol. Metab. 22, 87–93.（非常に複雑な本題をとても理解しやすく，よく記述した入門書．一押しの書.）

Walters, M.R., Nemere, I., 2004. Receptors for steroid hormones: membrane-associated and nuclear forms. Cell. Mol. Life Sci. 61, 2309–2321.（ステロイドホルモンの異なるタイプの受容体についての良質な解説.）

第1部 基本原理

4 薬はどのように作用するか：興奮，収縮，分泌などの細胞応答

概要

　分子標的に相互作用する薬と，例えば，血中グルコース濃度の変化や腫瘍の縮小といった病態生理レベルでの薬の作用との間には，細胞レベルの応答が介在する．細胞は，それぞれが特化した生理機能が何であれ，一般的にシグナリング機構の多くのレパートリーを共有する．次の3つの章では，このレパートリーのうち，細胞レベルでの薬の作用を理解するうえで，特に重要な部分について解説する．本章では，特に興奮，収縮，分泌など主に短い時間スケール（ミリ秒から数時間）で作動する，多くの生理反応を説明するメカニズムについて解説する．第5章では，身体の構造や体質を決定する，細胞分裂，成長，分化，細胞死など，より遅い過程（一般的には数日～数ヵ月）を扱う．第6章では，宿主の防御機構について解説する．

　短期的な細胞機能の制御は，以下に示す因子や機構に主に依存している．これらの因子や機構は，細胞質の遊離 Ca^{2+} 濃度である$[Ca^{2+}]_i$を制御し，もしくは制御されている．

- 細胞膜上のイオンチャネルと輸送体
- 細胞小器官による Ca^{2+} の貯蔵と放出
- 酵素，収縮タンパク質，小胞タンパク質を含むさまざまな機能タンパク質の Ca^{2+} 依存的な制御

　この章に取り上げたトピックスのより詳細な解説は，Nestler et al.(2008), Berridge(2012)& Kandel et al.(2013)に記載されている．

　$[Ca^{2+}]_i$は，細胞の機能に非常に重要な役割を果たすので，多くの薬の効果は，これらの1つないし複数の機構に干渉することから生じる．もし，愛が人類の世界を動かしているといえるなら，同じことを$[Ca^{2+}]_i$が細胞にしているということができる．分子と細胞に関する知識の詳細は膨大であるため，ここでは，薬の効果を説明するのに役立つ側面に焦点を当てる．

細胞内カルシウムの制御

　蒸留水の代わりに水道水を用いて灌流液をつくることで，カエルの摘出心臓が連続的に収縮しつづけることを示した，シドニー・リンゲル（Sidney Ringer）の技術員が起こした有名な事故以来，細胞機能の主要な制御機構としての Ca^{2+} の重要性は，疑いの余地はない．多くの薬や生理機構は，直接ないし間接的に，$[Ca^{2+}]_i$に影響することで機能する．ここでは，$[Ca^{2+}]_i$が制御される主要なしくみについて考察し，その後で，$[Ca^{2+}]_i$が細胞機能を制御するしくみのいくつかについて解説する．分子や薬物標的の詳細については，第3章に紹介されている．統合的な生理機能に対する薬物作用については，後の章で解説する．

　Ca^{2+} の制御に関する研究は，Ca^{2+} 感受性光タンパク質であるアクオリン（aequorin）や，生細胞の中の遊離$[Ca^{2+}]_i$を高い時空間分解能で連続的に観察することをはじめて可能にした Fura-2 などの蛍光色素に立脚した光学技術の開発に伴い，1970 年代に大きな発展を遂げた．

　休止中の細胞の Ca^{2+} の大部分は，細胞小器官，特に小胞体（endoplasmic reticulum：ER），または筋小胞体（sarcoplasmic reticulum：SR），およびミトコンドリアの中に隔離され，遊離$[Ca^{2+}]_i$は，約 100 nmol/L の低いレベルに保たれている．細胞外液中の Ca^{2+} 濃度，$[Ca^{2+}]_o$は，約 2.4 mmol/L であるため，Ca^{2+} の流入に有利な大きな濃度勾配が存在する．$[Ca^{2+}]_i$は，細胞膜を通して細胞質の Ca^{2+} を放出したり，あるいは ER に取り込む能動輸送機構の作用(a)，および細胞膜および小胞膜の通常低い Ca^{2+} 透過性(b)によって低く保たれる．$[Ca^{2+}]_i$の調節には，以下の3つの主要な機構が関与する．

- Ca^{2+} 流入の制御
- Ca^{2+} 汲み出しの制御
- 細胞質と細胞内ストア間の Ca^{2+} の交換

　これらの機構については，より詳細に後述するとともに，図 4.1 に要約した（Clapham, 2007; Berridge, 2009 参照）．

カルシウム流入機構

　細胞膜をまたぐ Ca^{2+} 流入には，以下のような4つの主要なルートがある．

- 電位依存性カルシウムチャネル
- リガンド開口型カルシウムチャネル
- ストア感受性カルシウムチャネル（store-operated calcium channel：SOC）
- Na^+-Ca^{2+}交換（両方向性に作動可能．本章の「カルシウム汲み出し機構」の項を参照）

細胞内カルシウムの制御

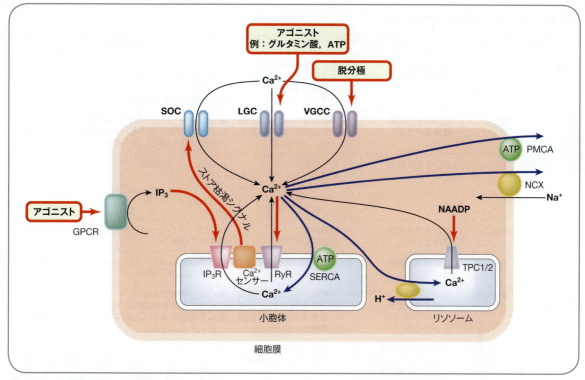

図 4.1　細胞内カルシウムの制御.

細胞質，小胞体，およびリソソーム内外への Ca^{2+} の移動の主要経路を，典型的な細胞を例に示す（詳細は本文参照）．黒矢印：細胞質への経路，青矢印：細胞質からの経路，赤矢印：制御メカニズム．Ca^{2+} の小胞体ストアの状態は，小胞体ストアが枯渇したとき Ca^{2+} 流入を促進するためにストア感受性カルシウムチャネル（SOC）と直接相互作用するセンサータンパク質 Stim1 によって監視される．通常，"休止"細胞において $[Ca^{2+}]$ は，約 10^{-7} mol/L に調節される．ミトコンドリア（図示せず）も Ca^{2+} 貯蔵細胞小器官として機能するが，虚血などの病的な状態でのみ Ca^{2+} を放出する（本文参照）．最近の証拠によると，2ポアドメイン型カルシウムチャネル（two-pore domain calcium channel：TPC）を介して，セカンドメッセンジャーであるニコチン酸アデニンジヌクレオチドリン酸（NAADP）によって活性化されるリソソームストアの Ca^{2+} が存在する．GPCR：G タンパク質共役受容体（G protein-coupled receptor），IP_3：イノシトール三リン酸（inositol trisphosphate），IP_3R：イノシトール三リン酸受容体（inositol trisphosphate receptor），LGC：リガンド開口型陽イオンチャネル（ligand-gated cation channel），NCX：Na^+-Ca^{2+}交換体（Na^+-Ca^{2+} exchange transporter），PMCA：細胞膜 Ca^{2+}-ATPアーゼ（plasma membrane Ca^{2+}-ATPase），RyR：リアノジン受容体（ryanodine receptor），SERCA：筋小胞体 ATPアーゼ（sarcoplasmic/endoplasmic reticulum ATPase），VGCC：電位依存性カルシウムチャネル（voltage-gated calcium channel）．

電位依存性カルシウムチャネル

神経活動電位を司るイオンの正体についてのホジキン（Hodgkin）とハックスリー（Huxley）の先駆的研究において，電位依存性の Na^+ と K^+ のコンダクタンスが主要なものとして同定された．その後，いくつかの非脊椎動物の神経細胞や筋細胞が，Na^+ ではなく Ca^{2+} に依存する興奮電位を発生することが判明した．そして，脊椎動物の細胞も，細胞膜が脱分極したときに相当量の Ca^{2+} を細胞内に流入させることが可能な電位依存性カルシウムチャネルをもつことが見出された．この電位依存性チャネルは，カルシウムに非常に特異的であり（とはいえ，Ba^{2+} も透過する．Ba^{2+} は，電気生理実験でしばしば代用として用いられる），Na^+ や K^+ は透過しない．この電位依存性チャネルは興奮性細胞に広く分布し，例えば，伝導する活動電位によって細胞膜が脱分極すると，必ず細胞内に Ca^{2+} を流入させる．

電気生理学的，および薬理学的な指標の組み合わせによって，電位依存性カルシウムチャネルの5つの異なるサブタイプ，L，T，N，P/Q，および R[1] の存在が明らかになった．これらのサブタイプは，表4.1 に要約されているように，その活性化と不活性化の動態，活性化の電位閾値，コンダクタンス，遮断薬に対する感受性において異なっている．この多様性の分子的基盤は，ある程度詳

---

[1] P 型と Q 型は非常に似ているので，通常は1つにまとめられる．これらの命名法は，詩的なものではない．L は長い持続（long-lasting）を意味する．T は一過性（transient）を意味する．N は長期的でも一時的でもない（neither long-lasting nor transient）ことを意味する．P はプルキンエ（Purkinje）細胞を意味する．このタイプのチャネルは，最初に小脳プルキンエ細胞でみつかった．この命名法は，アルファベット順（もちろん O が欠けている）に続いており，次いで発見されたものは，Q および R と名づけられた．

表 4.1 カルシウムチャネルの種類と機能.

開口刺激	型	特徴	局在と機能	薬物作用
電位	L	高い活性化閾値 緩徐な不活化	多くの細胞の細胞膜 平滑筋と心筋の収縮のための主要な Ca^{2+} 供給源	ジヒドロピリジン，ベラパミル，ジルチアゼム，およびカルシセプチン（ヘビ毒ペプチド）によって遮断 BayK8644 により活性化
	N	低い活性化閾値 緩徐な不活化	神経終末からの伝達物質放出のための主要な Ca^{2+} の供給源	ω-コノトキシン（イモガイ毒の成分）とジコノチド（疼痛抑制に使用される ω-コノトキシンの市販品）（第42章）により遮断
	T	低い活性化閾値 速い不活化	広く分布 心臓ペースメーカーと心房（不整脈における役割），神経発火パターンにおいて重要	mibefradil により遮断
	P/Q	低い活性化閾値 緩徐な不活化	神経終末 伝達物質の放出	ω-アガトキシン-4A（ジョウゴグモ毒の成分）によって遮断
	R	低い活性化閾値 速い不活化	ニューロンと樹状突起 発火パターンの制御	低濃度の SNX-482（タランチュラ科の一種がつくる毒）によって遮断
イノシトール三リン酸	IP_3 受容体	IP_3 存在下で Ca^{2+} と ATP により活性化	小胞体／筋小胞体に存在 GPCR 活性化によって産生される Ca^{2+} 放出を媒介	薬の直接標的ではない いくつかの実験的遮断薬が知られる 多くの細胞において GPCR アゴニスト，およびアンタゴニストに応答
Ca^{2+}	リアノジン受容体	骨格筋では T 管のジヒドロピリジン受容体を介して直接活性化 心筋では Ca^{2+} により活性化	小胞体／筋小胞体に存在 横紋筋の Ca^{2+} 放出経路	Ca^{2+} の存在下でカフェインと ATP により活性化 リアノジンはチャネルの活性化（低濃度），閉鎖（高濃度）の両方を起こす．Mg^{2+}，K^+ チャネル遮断薬，ダントロレンによっても閉鎖 変異により薬物誘発性の悪性高熱症，突然の心臓死，セントラルコア病の原因となりうる
ストア枯渇	ストア感受性チャネル	小胞体 Ca^{2+} ストアのレベルを監視するセンサータンパク質により活性化	細胞膜に局在	細胞内ストアを枯渇させる薬（例えば，GPCR アゴニスト，サプシガルジン）によって間接的に活性化 薬物の直接標的ではない

細に研究されている．主要な細孔形成サブユニット（α1 とよばれる；図 3.4 参照）には，少なくとも 10 種類の分子サブタイプが存在し，それらは他のサブユニット（β，γ，およびジスルフィド結合によって連結された同じ遺伝子に由来する 2 つのサブユニット α2δ）と結合する．これらの他のサブユニットにも異なるサブタイプが存在する．これらのサブユニットの異なる組み合わせによって，生理学的に異なるサブタイプが生じる．一般に，L 型チャネルは，心筋および平滑筋の収縮の調節において特に重要であり，N 型チャネル（P/Q 型も）は，神経伝達物質およびホルモン放出に関与し，T 型チャネルは，静止電位付近にある神経細胞の Ca^{2+} 流入を媒介し，神経細胞や心臓細胞の再分極速度，ならびにチャネル，酵素の調節などさまざまな Ca^{2+} 依存的な機能を制御する．臨床的に使用される薬で直接いずれかの型のカルシウムチャネルに作用するものには，**ジヒドロピリジン系**（dihydropyridines）（例えば，**ニフェジピン**[nifedipine]），**ベラパミル**（verapamil）と**ジルチアゼム**（diltiazem）（心血管系作用のために使用される；第21，22 章参照），**ガバペンチン**（gabapentin）と**プレガバリン**

（pregabalin）（痛みやてんかんの治療に使用される；第42，45 章参照）がある．多くの薬は，G タンパク質共役受容体に作用することによって，間接的にカルシウムチャネルに影響を与える（第3章参照）．いくつかの毒素は，1 つ，または複数のタイプのカルシウムチャネルに選択的に作用するが（表 4.1），これらは実験ツールとして使用される．

◎ リガンド開口型チャネル

興奮性神経伝達物質によって活性化されるリガンド開口型陽イオンチャネル（第3章）の多くは，比較的非選択的であり，Ca^{2+} だけでなく他の陽イオンも透過する．この点で最も重要なのは，NMDA 型のグルタミン酸受容体（第38章）であり，特に高い Ca^{2+} 透過性をもち，中枢神経系における後シナプスの神経細胞（グリア細胞も）による Ca^{2+} 取り込みの主な部分を担う．この受容体の活性化は，非常に多くの Ca^{2+} の流入を引き起こしうるので，主に Ca^{2+} 依存性プロテアーゼの活性化とともに，**アポトーシス**（apoptosis）が誘発される（第5章参照）ことで，細胞が死滅する．**興奮毒性**（excitotoxicity）とよば

れるこの機構は，種々の神経変性疾患において，おそらく一役買っている（**第40章参照**）．

長年，平滑筋におけるアドレナリン（adrenaline）（エピネフリン[epinephrine]），アセチルコリン，ヒスタミン（histamine）のようなメディエーターに直接反応する"受容体作動性チャネル"の存在についての議論があった．現在，ATP に活性化される P2X 受容体（**第3章参照**）が，平滑筋における真のリガンド開口型チャネルの唯一の例であり，それは，Ca^{2+} 流入の重要なルートを構成する（Berridge, 2009 参照）．上述したように，G タンパク質共役受容体に作用する多くのメディエーターは，主に電位依存性カルシウムチャネル，もしくはカリウムチャネルを制御することで，間接的に Ca^{2+} 流入を変化させる．

⊘ ストア感受性カルシウムチャネル（SOC）

SOC は，細胞膜に存在し，小胞体ストアが枯渇したときに Ca^{2+} 流入を誘導する，非常に透過性の低いチャネルであるが，細胞内 Ca^{2+} には感受性を示さない．小胞体膜と細胞膜のつながりは（長い間，謎であったが），最近，細胞膜上のチャネルタンパク質（Orai1）に直接連結する小胞体膜上の Ca^{2+} センサータンパク質（Stim1）を介することが見出された（Clapham, 2007 参照）．

小胞体や筋小胞体のチャネル同様，これらのチャネルもストアによる Ca^{2+} 放出の結果生じる $[Ca^{2+}]_i$ の上昇を増幅するように働く．今のところ，実験で使用する化合物だけがこれらのチャネルを遮断することが知られているが，平滑筋弛緩薬となる治療薬として，特異的遮断薬を開発する努力が続けられている．

カルシウム汲み出し機構

細胞膜を外向きに，小胞体や筋小胞体の膜を内向きに Ca^{2+} を運ぶ能動輸送は，K^+ と引き換えに Na^+ を細胞外へ汲み出す Na^+-K^+ 依存性 ATP アーゼとよく似た，独特な Ca^{2+} 依存性の ATP アーゼ活性に依存している[2]．**サプシガルジン**（thapsigargin）（地中海の植物，*Thapsia garganica* に由来する）は，特異的に小胞体ポンプを阻害し，小胞体からの Ca^{2+} 喪失を引き起こす．これは，実験では有用なツールであるが，治療的価値はない．

カルシウムは，Na^+-Ca^{2+} 交換によっても Na^+ と引き換えに細胞外に汲み出される．これを担う輸送体は，完全に解析・クローニングされ，（予想されるように）その機能について十分調べられていないいくつかの分子サブタイプが存在することがわかっている．交換体は，1つ

の Ca^{2+} と引き換えに3つの Na^+ を運搬する．すなわち，Ca^{2+} を汲み出すとき，総和として脱分極電流を生じる．Ca^{2+} の汲み出しのエネルギーは，直接 ATP の加水分解によるのでなく，Na^+ の勾配から生じる．このことから，Na^+ の流入に伴った Na^+ の濃度勾配の減少は，交換体による Ca^{2+} の汲み出しを減少させ，Ca^{2+} の二次的な上昇を引き起こす．これは，心筋において特に重要な機構である（**第21章参照**）．Na^+ の汲み出しを阻害する**ジゴキシン**（digoxin）は，この機構を介して心筋に作用し（**第21章**），$[Ca^{2+}]_i$ を増加させる．

カルシウム放出機構

小胞体や筋小胞体の膜上には2つの主要なカルシウムチャネルが存在し，それらは，ストアからの Ca^{2+} 放出の制御に重要な役割を担っている．

- **IP$_3$ 受容体**（inositol trisphosphate receptor：IP$_3$R）は，多くの G タンパク質共役受容体のリガンドの作用によって産生されるセカンドメッセンジャー，イノシトール三リン酸（IP$_3$）によって活性化される（**第3章参照**）．IP$_3$R は，リガンド開口型イオンチャネルであるが，その分子構造は，細胞膜のリガンド開口型チャネルの構造とは異なる（Mikoshiba, 2007 参照）．この構造は，G タンパク質共役受容体の活性化が，$[Ca^{2+}]_i$ の増加を引き起こすための主要なメカニズムである．

- **リアノジン受容体**（ryanodine receptor：RyR）は，当初，植物アルカロイドである**リアノジン**（ryanodine）の特異的な遮断作用から同定されたため，そうよばれる．3つのアイソフォーム（さまざまな異なる細胞において発現する RyR1 ～ RyR3[Van Petegem, 2012]）が存在する．RyR1 は骨格筋に，RyR2 は心臓に，RyR3 は脳の神経細胞に高発現する．骨格筋では，筋小胞体上のリアノジン受容体が T 管上の**ジヒドロピリジン受容体**（dihydropyridine receptor）に物理的に結合しており（**図4.9 参照**），この結合を介して，筋線維の興奮電位に続く Ca^{2+} 放出が生じる．その他のタイプの筋細胞では，**カルシウム誘発性カルシウム放出**（calcium-induced calcium release：CICR）として知られる機構によって，細胞膜カルシウムチャネルを通って流入した Ca^{2+} に，リアノジン受容体が反応する．

IP$_3$R および RyR の機能は，Ca^{2+} シグナルの大きさや時空間パターニングに影響する，さまざまな他の細胞内シグナル（Berridge et al., 2003 参照）によって修飾される．蛍光イメージング技術によって，Ca^{2+} シグナルが驚くほど複雑であることが明らかとなったが，生理学的，および薬理学的機構と対比して，このパターニングのもつ重要性については，まだ多くのことがわかっていない．RyR の Ca^{2+} 感受性はカフェイン（caffeine）により増加し，静止時の $[Ca^{2+}]_i$ の濃度であっても，筋小胞体からの

---

[2] クラパム（Clapham, 2007）は，これらのポンプについて，（ギリシャ神話に登場する）岩を山頂まで（疑いもなく ATP も消費しながら）持ち運び，再び岩が転げ落ちることを永遠に繰り返すように宣告されたシーシュポス（Sisyphus）になぞらえている．

Ca^{2+}放出を引き起こす．この現象は，実験的には使用されるが，ヒトでは，カフェインの他の薬理作用（第48章参照）がずっと低い用量で起きるため，めったに起きない．リアノジンに類縁の化合物である**ダントロレン**（dantrolene）による遮断作用は，RyRタンパク質の遺伝的異常に関係するまれな疾患，**悪性高熱症**（malignant hyperthermia）（第41章参照）の筋痙攣を和らげる治療において使用される．

Gタンパク質共役受容体の活性化から生じる典型的な$[Ca^{2+}]_i$シグナルを図4.2に示す．細胞外Ca^{2+}の非存在下で生じる反応は，細胞内でのCa^{2+}の放出を反映する．細胞外Ca^{2+}存在下における，より大きく，持続した反応は，SOCを介するCa^{2+}流入の寄与を示す．$[Ca^{2+}]_i$を制御するさまざまな正のフィードバック，負のフィードバック機構によって，多様な時空間振動パターンが形成される（図4.2B）．それにより，平滑筋や神経細胞の自発的な律動的活性化が生じる（Berridge, 2009参照）．

その他のセカンドメッセンジャー

サイクリックADPリボース（cADPR）とニコチン酸アデニンジヌクレオチドリン酸（NAADP；Fliegert et al., 2007参照）は，広く分布するニコチンアミドアデニンジヌクレオチド（nicotinamide adenine dinucleotide：NAD）とNADリン酸から産生されるが，Ca^{2+}シグナルにも影響を与える．cADPRは，リアノジン受容体のCa^{2+}に対する感受性を増強することで働き，CICR効果の"ゲイン（利得）"を増加させる．NAADPは，2ポアドメイン型カルシウムチャネルを活性化することによって，リソソームからCa^{2+}を放出させる．

哺乳類細胞におけるこれらのメッセンジャーの濃度は，主として細胞の代謝状態の変化に応答して制御されているようであるが，詳細はまだ明らかではない．Ca^{2+}シグナルの異常は，虚血による細胞死，内分泌系の異常，不整脈などの多くの病態生理状態に関与するが，cADPRとNAADPの役割や，他の$[Ca^{2+}]_i$を制御する機構との相互作用については，現在研究されつつある課題である（Morgan et al., 2011参照）．

ミトコンドリアの役割

正常状態では，ミトコンドリアは，細胞質に比べて強く負に帯電したミトコンドリア内部の電位の結果，受動的にCa^{2+}を貯める．この負の電位は，水素イオンの能動的な汲み出しによって維持されており，例えば，虚血などによってATPが枯渇すると失われ，細胞質へのCa^{2+}放出が起こる．これは，**極端な条件**でしか起きないが，その結果生じるCa^{2+}の放出は，重篤な代謝障害に伴う細胞毒性の一因となる．脳虚血や冠動脈の虚血に由来する細胞死（第21, 40章参照）には，$[Ca^{2+}]_i$の過大な上昇を引き起こす他の機構とあわせて，このメカニズムが関与している．

カルモジュリン

カルシウムは，多くの異なるタンパク質の活性を制御し，その結果，細胞機能を統制する．制御を受けるタンパク質には，酵素（特にキナーゼやホスファターゼ），チャネル，輸送体，転写因子，シナプス小胞のタンパク質，その他多くのものがあり，カルシウムは，直接それらと

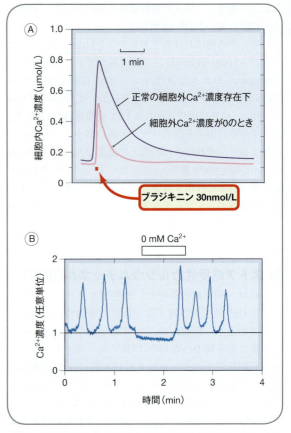

図4.2 [A]受容体の活性化に応答した細胞内遊離カルシウム濃度の上昇．

組織培養中の単一ラット感覚神経の記録を行った．細胞は，Ca^{2+}指示薬であるFura-2を投与され，蛍光顕微鏡を用いて，単一細胞からの信号が計測された．感覚神経の興奮を起こすペプチド，ブラジキニン（第42章参照）への短時間曝露は，静止期の値である150nmol/Lから，$[Ca^{2+}]_i$の一過性の上昇を引き起こす．Ca^{2+}を細胞外液から除去すると，ブラジキニンが誘導する$[Ca^{2+}]_i$の上昇は起きるものの，より小さく短くなる．細胞外Ca^{2+}非存在下の反応は，イノシトール三リン酸の細胞内での産生に起因する細胞内のCa^{2+}ストアの放出を反映する．これと，細胞外Ca^{2+}存在時のより大きな反応との差は，細胞膜上のストア感受性イオンチャネルを介したCa^{2+}流入を反映すると考えられている．（図は，GM BurgessとA Forbesのご厚意による．）

[B]平滑筋細胞の律動的な収縮を制御するウサギの尿道ペースメーカー細胞における自発的な細胞内カルシウム振動．

この信号は，細胞外Ca^{2+}を除去すると停止する．すなわち，この機構に細胞膜のカルシウムチャネルの活性化が関与することを示す．（McHale N, Hollywood M, Sargeant G et al. 2006 J Physiol 570, 23-28より転載．）

結合するか，Ca^{2+}と制御を受ける機能タンパク質との間を橋渡しするCa^{2+}結合タンパク質を介して制御する．最もよく知られるそのようなCa^{2+}結合タンパク質は，広く分布する**カルモジュリン**（calmodulin）である（Clapham, 2007参照）．これは，少なくとも40個の異なる機能タンパク質を制御する，じつに強力な仲介者である．カルモジュリンは，4つのCa^{2+}結合部位をもつ二

カルシウムの制御

　細胞内 Ca^{2+} 濃度，$[Ca^{2+}]_i$ は，細胞機能の制御因子として非常に重要である．

- 細胞内 Ca^{2+} は，(a) Ca^{2+} 流入，(b) Ca^{2+} 汲み出し，(c) 細胞質，小胞体(ER)または筋小胞体(SR)，リソソーム，ミトコンドリア間の Ca^{2+} の交換によって決定される．
- カルシウムの流入は，電位依存性カルシウムチャネル，リガンド開口型カルシウムチャネル，Na^+–Ca^{2+} 交換を含むさまざまなルートを介して起きる．
- カルシウムの汲み出しは，主に ATP 駆動 Ca^{2+} ポンプに依存する．
- カルシウムイオンは，小胞体や筋小胞体によって能動的に取り込まれ，ストアされる．さまざまな刺激に応答して，小胞体や筋小胞体から放出される．
- 小胞体，筋小胞体からのカルシウムイオンの放出は，(a) IP_3 受容体に働くセカンドメッセンジャー IP_3，もしくは (b) リアノジン受容体に作用する上昇した $[Ca^{2+}]_i$ 自体によって引き起こされる．後者は，カルシウム誘発性カルシウム放出として知られる機構である．
- その他のセカンドメッセンジャーである，サイクリック ADP リボースやニコチン酸ジヌクレオチドリン酸もまた，Ca^{2+} ストアからの Ca^{2+} の放出を促進する．
- ER/SR の Ca^{2+} ストアの枯渇は，ストア感受性チャネルを介する細胞膜を通る Ca^{2+} の流入を促進する．
- カルシウムイオンは，カルモジュリンのようなタンパク質に結合することで，多くの細胞機能に影響する．カルシウムイオンは，さらに他のタンパク質と結合し，機能を制御する．

量体である．すべての結合部位が占有されると，コンフォメーション変化が起き，多くのタンパク質を惹き込む"粘着性"の疎水性構造を露出し結合することで，タンパク質の機能に影響を及ぼす．

興奮

　興奮性とは，細胞膜の脱分極に応答して，再生可能な，全か無かの電気応答を示す細胞能力を指す．この細胞膜の応答は，活動電位として知られる．興奮性は，ほとんどの神経細胞，筋細胞(骨格筋，心筋，平滑筋を含む)，多くの内分泌腺細胞がもつ性質である．神経細胞や筋細胞においては，一度始まると，細胞膜のすべての部分に伝播し，しばしば近傍の細胞にも広がることができる活動電位の能力は，細胞間，および細胞内シグナルにおける膜興奮性の重要性を説明する．神経系や骨格筋においては，活動電位の伝播は，長距離を高速でコミュニケーション可能とするメカニズムであり，大きく速く動作する生物には不可欠な機構である．心筋や平滑筋，ある種の中枢神経細胞では，自律的な律動的活動を生み出す．腺細胞では，活動電位が起きる場所で，細胞の分泌を促すシグナルを増強することに役立つ．おのおののタイプの組織においての興奮過程の特性は，その過程を司るイオンチャネルの特別な性質を反映する．イオンチャネルやそれらの薬物標的としての重要性に関する分子的特徴は，第3章で考察されている．ここでは，主にイオンチャネル機能に依存する細胞応答について解説する．詳細については，Hille(2001)を参照されたい．

"静止"細胞

　静止状態の細胞は，決して静止しているのではなく，その内部の状態を非常に忙しく制御しており，不断のエネルギーの供給を必要とする．本章で解説するトピックスと関連して，次の特性が特に重要である．

- 膜電位
- 異なるイオンに対する細胞膜の透過性
- 細胞内イオン濃度，特に $[Ca^{2+}]_i$

　すべての細胞は静止状態において，そのタイプに応じて，およそ $-30\,mV \sim -80\,mV$ の負の内部ポテンシャルを保持する．これは，(a) 細胞膜が Na^+ に対して比較的非透過性であり，(b) Na^+ イオンが，エネルギー依存的な輸送体である Na^+ ポンプ(もしくは，Na^+–K^+–ATP アーゼ)によって，K^+ と引き換えに能動的に排出されるためである．結果として，細胞内 K^+ 濃度 $[K^+]_i$ は，細胞外の濃度より高く，$[Na^+]_i$ は，細胞外より低くなる．多くの細胞において，他のイオン，特に Cl^- は能動的に輸送され，細胞膜を隔てて不均等に分布する．多くの場合(例えば，神経細胞では)，K^+ に対する細胞膜の透過性は比較的高く，膜電位は，K^+ の平衡電位に近い $-60 \sim -80\,mV$ の値をとる(図4.3)．その他の細胞(例えば，平滑筋)では，陰イオンがより大きな役割を担っており，膜電位は一般により低く($-30 \sim -50\,mV$)，K^+ により非依存的である．

活動電位の原因となる電気，イオンの応答

　今日のわれわれの電気的興奮に関する理解は，大部分が 1949 〜 1952 年に出版されたホジキン(Hodgkin)，ハックスリー(Huxley)，カッツ(Katz)の研究に基づいている．彼らの実験(Katz, 1966 参照)は，電位依存性チャネルの存在を明らかにし，活動電位は，以下の2つの過程の相互作用によって生じることを示した．

1. 細胞膜が $-50\,mV$ を超えて脱分極すると起こる，速い一過性の Na^+ 透過性の亢進
2. より遅い持続性の K^+ 透過性の亢進

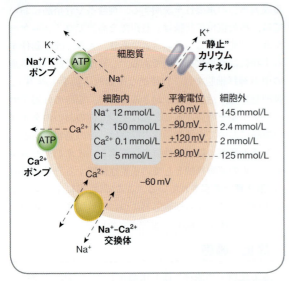

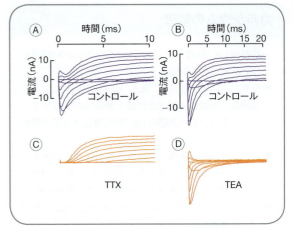

図4.3 典型的な"休止"細胞のイオンバランスの概略図.
細胞膜をまたいだイオン勾配を維持する主な輸送機構は，ATP駆動Na^+-K^+ポンプ，ATP駆動Ca^{2+}ポンプ，およびNa^+-Ca^{2+}交換体である．静止時においては，ある種のカリウムチャネルが開くため，細胞膜はK^+に対し比較的透過性が高いが，他の陽イオンに対しては不透過である．細胞膜の両側の異なるイオン濃度により，図に示す平衡電位が生じる．静止膜電位は，典型的には−60mVであるが，細胞ごとに異なっており，平衡電位と関係する多種のイオンの透過性により決定される．陰イオンや水素イオンなどの他のイオンも，多くのタイプの細胞において重要な役割を果たすが，簡略化のために，この図では示されていない．

図4.4 神経細胞膜におけるナトリウム電流とカリウム電流の分離．
単一カエル神経線維のランビエ絞輪における電位クランプ記録．時間0において，膜電位が15mVステップで−60mV(下端の曲線)〜＋60mV(上端の曲線)の脱分極するレベルまでの範囲で固定された．[A][B]2つのファイバーのコントロールの記録．[C]Na^+電流を消失させるテトロドトキシン(TTX)の効果．[D]K^+電流を消失させるテトラエチルアンモニウム(TEA)の効果．(Hille B 1970. Ionic channels in nerve membranes. Prog Biophys Mol Biol 21, 1–32 より転載.)

細胞膜両側のNa^+とK^+の濃度が不均等であるために，Na^+透過性の亢進は，Na^+による内向き電流(脱分極性)を起こすが，K^+透過性の亢進は，外向き電流(過分極性)を起こす．これら2つの電流が分離可能なことは，図4.4に示されるように，ナトリウムやカリウムチャネルを遮断する薬を用いることで，最も明確に示すことができる．神経インパルスが生理的に開始し伝播する期間において，最初の出来事は，神経伝達物質の作用，もしくは軸索を伝わる活動電位の接近によって引き起こされる，細胞膜の小さな脱分極である．これがナトリウムチャネルを開口し，Na^+の内向き電流を生み出し，細胞膜をさらに脱分極させる．この過程は，このように回生的であり，Na^+透過性の亢進だけで，細胞膜電位がE_{Na}近くまでもちあげるのに十分である．チャネルは迅速に不活化され，細胞膜は静止状態に戻るので，Na^+コンダクタンスの亢進は一過性である．

たいていの神経細胞を含む多くのタイプの細胞において，再分極は，電位依存性カリウムチャネルの開口に補助されている．これらは，ナトリウムチャネルにとてもよく似た働き方をするが，その活性化のキネティクスは約10倍遅く，感知できるほどはっきりとは不活化しない．このことは，カリウムチャネルがナトリウムチャネ

ルに遅れて開口し，活動電位の速やかな停止に役立っていることを意味する．活動電位におけるナトリウムチャネルとカリウムチャネルの挙動を図4.5に示す．

60年前のホジキンとハックスリーの研究に基づいた前述の解説は，ナトリウムとカリウムチャネルのみを含んでいる．その後(Hille, 2001 参照)，電位依存性カルシウムチャネル(図4.1参照)が発見された．電位依存性カルシウムチャネルは，少しゆっくりとした時間スケールではあるが，ナトリウムチャネルと基本的に同じ様式で機能し，多くの細胞の活動電位の一助となっている．特に，心筋細胞や平滑筋細胞において大きな役割を果たすが，神経細胞や分泌細胞でも働く．電位依存性カルシウムチャネルを通るCa^{2+}流入は，すでに述べたように，細胞内シグナルに重要な役割を果たしている．

チャネル機能

興奮細胞の発火パターンは，さまざまである．骨格筋線維は，神経筋接合部に神経インパルスが到達し刺激されない限り，休止する．心筋線維は，規則正しい頻度で自発的に興奮する(第21章参照)．神経細胞は，通常，静止するか，あるいは自発的に興奮するが，その興奮は，規則的，または爆発的に起きる．平滑筋細胞も，同じように多様な発火パターンを示す．異なる細胞が通常，活動電位を発火する周波数も，速い伝導を行う神経細胞の100Hzかそれ以上のものから心筋細胞の約1Hzまで，大きな違いがある．このような興奮細胞の発火パ

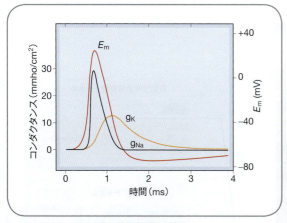

図 4.5 伝導活動電位におけるナトリウム, カリウムチャネルの挙動.
活動電位の上昇時にナトリウムチャネルの迅速な開口が起きる. 遅延したカリウムチャネルの開口, およびナトリウムチャネルの不活化が再分極を起こす. E_m: 膜電位(membrane potential), g_{Na}, g_K: Na^+, K^+に対する膜コンダクタンス.

ターンの非常に大きな違いは, それぞれの細胞種に発現するイオンチャネルの性質の違いを反映する. 律動的な$[Ca^{2+}]_i$の揺らぎは, 異なるタイプの細胞に生じる異なる発火パターンの原因となる(Berridge, 2009 参照).

直接チャネルに相互作用することで, あるいはセカンドメッセンジャーを介して間接的に相互作用することでチャネルの性質を変える薬は, 神経系, 心血管系, 内分泌系, 呼吸器系, 生殖系を含む多くの器官の機能に影響する. これは, 本書で頻回に扱うテーマである. ここでは, 興奮性細胞の制御に関与する, 鍵となるメカニズムについて解説する.

一般に, 活動電位は, 細胞を脱分極する細胞膜電流によって開始する. これらの電流は, シナプスの活動, 細胞の他の部位から接近する活動電位, もしくは自発的**ペースメーカー**(pacemaker)の活動によってつくられる. そのような電流が活動電位を開始する可能性は, 細胞の**興奮性**(excitability)に左右される. 興奮性は, 静止状態の細胞膜上の(a)電位依存性ナトリウム, もしくは電位依存性カルシウムチャネル, (b)カリウムチャネルの状態に主に依存する. 利用可能なナトリウムチャネル, もしくはカルシウムチャネルを増やすもの, 活性化の電位閾値を下げるものは, 興奮性を増強する傾向があり, 一方, 静止期のK^+コンダクタンスの増大は, 興奮性を低下させる. チャネルを遮断したり, 開口を阻害したりすることによって, その反対の作用をもたらす薬物は, 反対の効果を示す. いくつかの例を, 図 4.6, 4.7 に示す. 遺伝的に受け継がれるチャネルタンパク質の変異は, 多様な(ほとんどがまれな)神経因性やその他の遺伝性疾患の原因となる(Ashcroft, 2000, 2006 参照).

使用依存性と電位依存性

電位依存性チャネルは, 次の3つの機能状態で存在しうる(図 4.8): **静止状態**(resting state)(正常の静止電位において起きる閉鎖状態), **活性化状態**(activated state)(短時間の脱分極時に起きる開口状態), および**不活化状態**(inactivated state)(チャネルタンパク質の可動性の細胞内付属物によって, 開口型チャネルがトラップドアのように閉塞された遮断状態)である. 活動電位が終わり, 膜電位が静止電位に戻ったとき, 多くのナトリウムチャネルは不活化状態にあり, 再び静止状態に戻り, 再度活性化できるようになるには時間がかかる. しばらくの間, 細胞膜は一時的に**不応**(refractory)となる. 活動電位のたびに, チャネルがこれらの状態を循環する. 不応期の持続時間は, 活動電位が起こる最大頻度を決定する. 局所麻酔薬(第 43 章), 抗不整脈薬(第 21 章), および抗てんかん薬(第 45 章)などのナトリウムチャネルを遮断する薬は, 一般に, これらの1つ, または複数の機能状態にあるチャネルに選択的な親和性を示し, それらの薬物存在下では, 高親和性状態にあるチャネルの割合が増加する. 特に重要なのは, 不活化状態のチャネルに最も強く結合し, この状態への移行を促進し, それによって, 不応期を延長し, 活動電位の発生最大頻度を低下させる薬である. このタイプの遮断薬は, **使用依存的**(use dependent)とよばれる. というのは, このタイプの薬の結合は, 活動電位の発生頻度の関数として増加し, そのことが不活化されたチャネル(すなわち, 薬に感受性となったチャネル)が生じる速度を左右するためである. このことは, いくつかの抗不整脈薬(第 21 章参照)や抗てんかん薬(第 45 章参照)にとって重要である. なぜなら, 正常頻度の興奮性に影響を及ぼさずに, 高頻度の興奮を阻害可能なためである. 静止状態にあるナトリウムチャネルを速やかに遮断する薬物(例えば, 局所麻酔薬: 第 43 章)は, 高頻度だけでなく, 低頻度の興奮も抑える.

ほとんどのナトリウムチャネル遮断薬は, 生理的 pH では陽イオン性であり, そのため, 細胞膜の電位勾配の影響を受ける. ナトリウムチャネル遮断薬は内側からチャネルを遮断するので, 遮断作用は脱分極に応じて促進される. **電位依存的**(voltage dependence)であることが知られているこの現象は, 抗不整脈薬, および抗てんかん薬の作用に重要である. なぜなら, 不整脈の病巣, またはてんかん発作下にある細胞はいくらか脱分極状態にあり, そのため健常な細胞より, より遮断されやすいためである. 同様の考え方は, カリウムチャネルやカルシウムのチャネルを遮断する薬にもあてはまるが, それらの使用依存性や電位依存性については, ナトリウムチャネルの場合に比べてよくわかっていない.

ナトリウムチャネル

ほとんどの興奮性細胞では, 電位依存性ナトリウムチャネルの活性化により, 活動電位を引き起こす回生性の内向き電流が生じる. イカ巨大軸索を用いたホジキンとハックスリーの初期の電位クランプによる研究により, これらのチャネルの基本的な機能特性が明らかになった. その後, **テトロドトキシン**(tetrodotoxin: TTX; 第 43 章参照)のもつ強力で選択性の高い遮断作用が利用できるようになり, チャネルタンパク質を標識, 精製, そしてクローニングすることが可能となった. ナトリウムチャネルは, 中心の細孔を形成するαサブユニット(図 3.20 に示す)と2つの補助的なβサブユニットからなる. 哺乳類では, 9 個のαサブユニット($Na_V1.1$〜$Na_V1.9$)と4つのβサブユニットが同定され

66　第4章　薬はどのように作用するか：興奮，収縮，分泌などの細胞応答

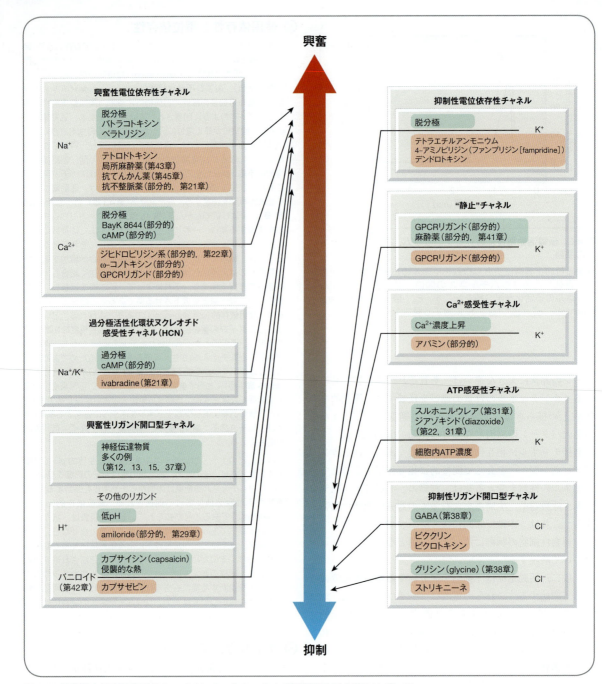

図4.6　興奮性，抑制性作用をもつイオンチャネル，および影響を及ぼす薬やリガンド．チャネル開口を促進するものは緑のボックスで示し，遮断薬と阻害薬はピンクのボックスで示す．過分極活性化 Na^+/K^+ チャネルは，過分極活性化環状ヌクレオチド感受性チャネル（HCN）として，H^+ 活性化チャネルは，酸感知イオンチャネル（ASIC）として知られる．GPCR：Gタンパク質共役受容体．

ている．αサブユニットは，おのおのが6個の膜貫通ヘリックスをもつ4つの類似したドメインを含む（Catterall, 2000 に総説される）．これらのS4ヘリックスのうちの1つは，いくつかの塩基性アミノ酸を含み，電位センサーを形成し，膜が脱分極したときに外側に移動してチャネルを開く．細胞内ループの1つは，S4が移動したときに旋回してチャネルを遮断し，チャネルを不活化するように設計されている．

　生理学的研究から，心筋，および骨格筋のナトリウムチャネルは，神経のものとはさまざまな面で異なることが知られていた．特に，心臓ナトリウムチャネルは（および，いくつかの感覚神経のナトリウムチャネルも），

興奮　67

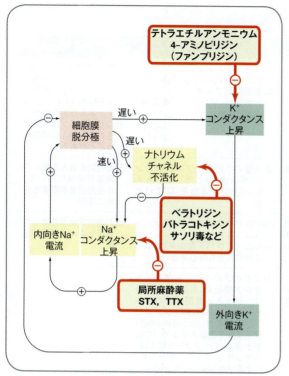

図4.7　活動電位生成に関与するチャネルに影響する薬や毒素の作用点.
その他多くのメディエーターがリン酸化や発現の変化を介して，間接的にこれらのチャネルに影響を与える．STX：サキシトキシン(saxitoxin)，TTX：テトロドトキシン(tetrodotoxin)．

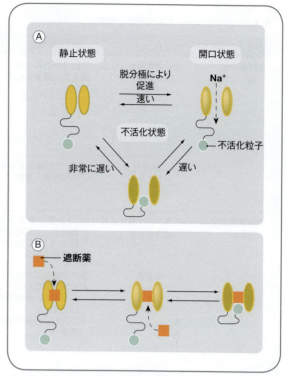

図4.8　ナトリウムチャネルを例とした静止，活性化，不活化時における電位依存性チャネルの状態.
[A]膜の脱分極は，静止(閉鎖)状態から開口状態へと速やかに移行させる．不活化粒子(チャネルタンパク質の細胞内ドメインの一部)がその後にチャネルを遮断することが可能になる．開口の閾値以下で遅延した脱分極が起きた場合，チャネルは，開口せずに直接，静止状態から不活化状態に移行しうる．[B]ある種の遮断薬(例えば，テトロドトキシン)は，栓のように外部からチャネルを遮断するが，他のもの(例えば，局所麻酔薬や抗てんかん薬)は，細胞内部から結合し，しばしば開口状態や不活化状態のチャネルに結合しやすい性質を示し，チャネルの動力学的挙動に影響を与える．その性質は，臨床応用に関連性がある．

テトロドトキシンに比較的感受性が低く，ほとんどの神経細胞のナトリウムチャネルと比べて動作が遅い．これは，テトロドトキシンへのいくつかのαサブユニット($Na_V1.5$，$Na_V1.8$および$Na_V1.9$)の相対的な感受性の低さによって説明される．いくつかのナトリウムチャネルサブユニットの発現レベルの変化が，種々のタイプの神経因性疼痛における感覚ニューロンの過興奮性の原因であると考えられている(第42章参照)．

テトロドトキシンのようなチャネル遮断薬に加えて，その他の化合物もナトリウムチャネルに影響を与える．例えば，植物アルカロイドであるベラトリジンとカエルの皮膚毒であるバトラコトキシンは，チャネルの持続的活性化を生じる．一方，さまざまなサソリ毒は，チャネルの不活化を阻害することにより，神経細胞の過剰な興奮性を生じる．

カリウムチャネル

典型的な静止状態の細胞(図4.3)では，細胞膜は，K^+に選択的に透過性であり，膜電位(約$-60\,mV$)は，K^+の平衡電位(約$-90\,mV$)よりいくらか，正である．この静止期の透過性は，いくらかのカリウムチャネルが開口しているため生じる．より多くのカリウムチャネルが開口

すると，細胞膜は過分極し，細胞は抑制される．一方，カリウムチャネルが閉じると逆になる．この様式で興奮性に影響を与えることに加えて，活動電位の持続時間や活動電位発生の時間パターンの制御にも重要な役割を果たす．これらをあわせて，カリウムチャネルは，細胞の機能制御における中心的な役割を果たす．第3章で解説したように，カリウムチャネルの数と多様性は並はずれており，そのことは，これらのチャネルの機能的特性のわずかな差から得られる生物学的利点に基づいて，進化が導かれてきたことを暗示している．最近の概要には，60個を超える異なる細孔を形成するサブユニットと，20個ほどの副サブユニットがリストされている．カリウムチャネルの数と多様性は，印象的な進化の証拠なのかもしれないが，われわれの多くにとっては，困ったことである．ここでは，薬理学的に重要なことが知られている主要なタイプについて概説する．カリウムチャ

第4章 薬はどのように作用するか：興奮，収縮，分泌などの細胞応答

表4.2 カリウムチャネルの種類と機能.

構造上のタイプ[a]	機能的サブタイプ[b]	機能	薬物作用	注
電位依存性 (6T, 1P)	電位依存性カリウム チャネル	活動電位の再分極 最大発火頻度を制限	テトラエチルアンモニウム，4-アミノピリジンにより遮断 ある種のサブタイプはデンドロトキシン（マンバヘビ毒由来）により遮断	心臓のサブタイプには，先天的，および薬物誘発性の不整脈に関わるHERGおよびLQTチャネルが含まれる 他のサブタイプは，遺伝性のてんかんに関与することがある
	Ca^{2+} 感受性カリウムチャネル	$[Ca^{2+}]_i$ が増加する刺激に引き続き阻害	ある種のサブタイプはアパミン（ハチ毒由来）とカリブドトキシン（サソリ毒由来）により遮断	分泌細胞も含んだ多くの興奮性組織において，反復放出を制限するために重要
内向き整流性 (2T, 1P)	Gタンパク質により 活性化	K^+コンダクタンスの増加によって阻害を引き起こす多くのGPCRの作用を媒介	GPCRアゴニスト，およびアンタゴニスト tertiapin（ミツバチ毒由来）により遮断されるものもある	他の内向き整流性カリウムチャネルが腎臓で重要
	ATP感受性	多くの細胞に存在 ATP濃度が低いとチャネルが開き，阻害を引き起こす インスリン分泌の制御に重要	サブタイプの1つとスルホニルウレア受容体（SUR）との結合は，チャネルを閉鎖するスルホニルウレア類（例えば，グリベンクラミド[glibenclamide]）や平滑筋を弛緩させるカリウムチャネルオープナー（例えば，ジアゾキシド，ミノキシジル）による活性調節につながる	
2ポアドメイン型 (4T, 2P)	いくつかのサブタイプが同定（TWIK, TRAAK, TREK, TASKなど）	ほとんどは電位に依存しない．通常開いており，"静止"K^+コンダクタンスに寄与するものもある GPCRにより調節	特定のサブタイプは，揮発性麻酔薬（例えば，イソフルラン）により活性化 選択的遮断薬なし GPCRアゴニスト，およびアンタゴニストにより調節	この名前は，特に二孔型チャネルと誤って言及される場合に誤解を招く

GPCR：Gタンパク質共役受容体.
[a] カリウムチャネルの構造（図3.20参照）は，各αサブユニットの膜貫通ヘリックス（T）の数と孔形成ループ（P）の数に従って定義される. 機能的チャネルは，同一，もしくは異なる複数のサブユニット（しばしば4つ）を含み，しばしば副（β）サブユニットと結合する.
[b] 各機能的サブタイプ内で，しばしば特定の細胞および組織に限定される，いくつかの分子バリアントが同定されている. この多様性の生理学的，および薬理学的意義はまだわかっていない.

ネル，およびそれらに影響するさまざまな薬と毒素に関する情報のさらなる詳細については，Shieh et al. (2000)，Jenkinson (2006)，Alexander et al.(2013) を参照されたい.

❯ カリウムチャネルは，3つの主要なクラス（**表4.2**）に分類される[3]. それらの構造を**図3.20**に示す.

● **電位依存性カリウムチャネル**（voltage-gated potassium channel）．これらは，6つの膜貫通ヘリックスをもち，その1つが電位センサーとなり，膜が脱分極するとチャネルを開く.

このグループに含まれるものには，電気生理学者になじみのある，電位依存性カリウム電流の大半を担うシェーカー（shaker）ファミリーのチャネルがあり，他に，Ca^{2+}感受性カリウムチャネル，心臓で重要な2つのチャネルであるHERGチャネルとLQTチャネルなどがある．これらのチャネルの多くが，テトラエチルアンモニウム（tetraethylammonium）と4-アミノピリジン（4-aminopyridine）（ファンプリジン[fampridine]）などの薬で遮断される.

● **内向き整流性カリウムチャネル**（inwardly rectifying potassium channel）．外向きより，内向きにずっと効率よくK^+を移動させるため，そうよばれる．2つの膜貫通ヘリックスと1つの細孔形成ループ（Pループ）をもつ．これらのチャネルは，Gタンパク質との相互作用で制御され（**第3章**参照），Gタンパク質共役受容体に作用する多くのアゴニストの抑制的な効果を仲介する．いくつかのタイプは，心臓，特に心筋の活動電位の持続時間（**第21章**）の制御に重要である．他には，スルホニルウレア（sulfonylurea）（チャネルを遮断することでインスリン分泌を刺激する抗糖尿病薬；**第31章**参照）や，ミノキシジル（minoxidil）・ジアゾキシド（diazoxide）のような，チャネルを開口する平滑筋弛緩薬（**第22章**参照）の作用標的になるものがある.

● **2ポアドメイン型カリウムチャネル**（two-pore domain potassium channel）．4つのヘリックスと2つのPループをも

---

3 カリウムチャネルの用語は，控え目にいっても混沌としている. 電気生理学者は，機能的特性に基づいて事務的にK^+電流に名前をつけた（I_{KV}, I_{KCa}, I_{KATP}, I_{KIR}など）. 遺伝学者は，変異に伴う表現型に従って，いくらか気まぐれなやり方で命名し（shaker, ether-a-go-goなど），分子生物学者は，配列データに基づいて，合理的だが記憶不能な命名法（KCNK, KCNQなどの末尾に数字をつける）を導入した. 残りの者にとっては，HERG（驚かないように，ヒトEther-a-go-go関連遺伝子を意味する），TWIK, TREK, TASKのような魅力のない専門用語的な標識をつくるのが，精一杯できることである.

つ(Goldstein et al., 2001 による総説参照). これらは外向き整流であるため, 強く再分極側へ誘導する影響を与え, 興奮性に拮抗する. また, 多くの細胞における静止時の K⁺コンダクタンスに寄与し, Gタンパク質による制御にも影響を受ける. ある種のサブタイプは, 揮発性麻酔薬である, イソフルラン(isoflurane)の作用に関係している(第41章).

遺伝的に受け継がれたカリウムチャネルの異常(チャネル病)が心臓, 神経系, その他における病気の原因として判明する例が, 急速に増えている. これらには, 突然死を招く可能性のある心室停止のエピソードを起こし, 心臓の電位依存性カリウムチャネルの変異に伴う**QT延長症候群**(long QT syndrome)が含まれる. 薬物誘発性のQT間隔の延長は, 望ましくない副作用である. 今日では, 新薬の開発プロセスの初期段階で, この特性についてスクリーニングされる(第60章参照). 特定の家族性の難聴やてんかんは, 電位依存性カリウムチャネルの変異に関係している(Ashcroft, 2000, 2006).

> ## イオンチャネルと電気的興奮性
>
> - 興奮性細胞は, 細胞膜の脱分極に応答して, 全か無かの活動電位を生成する. これは, ほとんどの神経細胞, 筋肉細胞, およびいくつかの腺細胞においても生じる. 応答を介するイオンの種類や時間経過は, 組織によって異なる.
> - 回生的な応答は, 電位依存性陽イオンチャネル(主に Na⁺および Ca²⁺)の開口に伴う脱分極電流から生じる. これは, カリウムチャネルの開口に伴った, これらのチャネルの不活化によって終了する.
> - これらの電位依存性チャネルには, 多くの分子種が存在し, さまざまなタイプの細胞において特異的な機能をもつ.
> - "静止状態"の細胞膜は, K⁺に対して比較的透過性であるが, Na⁺および Ca²⁺に対して不透過性である. カリウムチャネルを開く薬やメディエーターは, ナトリウム, カルシウムチャネル機能の阻害薬と同様に膜興奮性を低下させる. カリウムチャネルを遮断するか, もしくはナトリウムチャネルやカルシウムチャネルを活性化すると, 興奮性が増大する.
> - 心筋細胞やいくつかの神経細胞, 平滑筋細胞が生成する自発的な活動電位は, イオンチャネル機能に影響する薬剤によって振幅, 速度, 律動性が影響される.

筋収縮

平滑筋の収縮機構に対する薬の作用は, 平滑筋が血管, 消化管, 呼吸器, および尿路を含むほとんどの生理機構の重要な構成要素であるために, 多くの治療応用における基礎となる. 何十年にもわたり, そのトレードマークとなる技術(摘出臓器灌流実験)を用いた平滑筋の薬理学は, 薬理学の舞台の中心を占め, その舞台が混雑しているにもかかわらず, 課題についても技術についても衰退の徴候をみせていない. 心筋と骨格筋の収縮も, 重要な薬物作用の標的である.

収縮の分子的な基盤, すなわち ATP に駆動され, $[Ca^{2+}]_i$ の増加に誘発されるアクチンとミオシンの相互作用はそれぞれ類似するが, 3種類の筋肉の間には, 薬やケミカルメディエーターに対して異なる反応性を示す原因となる相違点が存在する.

これらの相違点(図4.9)には, (a)細胞膜応答と $[Ca^{2+}]_i$ 増加の関連性, (b) $[Ca^{2+}]_i$ が収縮を制御する機構, が含まれる.

骨格筋

骨格筋には, ずらりと並んだ細胞膜から細胞内側に伸びる横行小管(T管)が存在する. 細胞膜の活動電位は, たいていの神経細胞同様に, 電位依存性ナトリウムチャネルに依存し, 起動部位である運動神経終板(第13章)から, 迅速に筋線維の全体に伝播する. T管の膜には, ジヒドロピリジン受容体(dihydropyridine receptor : DHPR)と名づけられた電位依存性カルシウムチャネルがあり[4], 細胞膜が活動電位に曝されたとき, T管に沿って受動的に伝導する膜脱分極に応答する. DHPRは, 近傍の筋小胞体膜にある**リアノジン受容体**(ryanodine receptor : RyR; 第3章)に非常に近接して存在し, RyRの活性化により筋小胞体からの Ca²⁺放出を引き起こす. T管の DHPR と筋小胞体の RyR の直接的な結合が(図4.9に示したように), 膜脱分極時に RyR を開口させる. この連結を通じて, 脱分極は急速に RyR を活性化し, 筋小胞体から筋細胞質へと Ca²⁺を噴出させる. Ca²⁺は, 平常時にはアクチンとミオシンの相互作用を遮断するトロポニンに結合する. Ca²⁺が結合すると, トロポニンがはずれ, 筋収縮機構が動作できるようになる. Ca²⁺の放出は, 急速かつ短時間であり, 筋肉は短時間の単収縮性の応答を示す. これは, 心筋や平滑筋(後述)のしくみに比べ, 比較的速く, 直接的な機構であり, そのため, 薬理学的な影響をより受けにくい.

心筋

心筋(Bers, 2002 の総説参照)は, いくつかの面で骨格筋と異なる. 心筋活動電位の性質, 固有の律動性, 心拍数とリズムに対する薬の影響は, 第21章で解説する.

---

[4] これらは, 事実上, L型カルシウムチャネルの一種にすぎないが, ジヒドロピリジン受容体(DHPR)という名称は, 神経細胞や心筋のL型チャネルと同一ではないことを表すために用いられている.

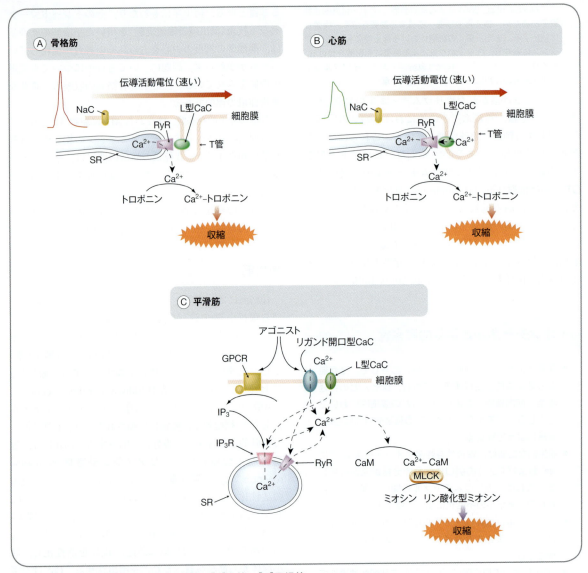

図 4.9　興奮-収縮連関の比較．[A]骨格筋，[B]心筋，[C]平滑筋．
骨格筋と心筋は，細胞膜の脱分極が Ca^{2+} 放出に至る機構において，主に異なっている．カルシウムチャネル(CaC)とリアノジン受容体(RyR)は，両種の細胞において非常に近接して位置する．心筋では，電位依存性カルシウムチャネルを介する Ca^{2+} 流入が，Ca^{2+} 感受性リアノジン受容体の活性化を介して Ca^{2+} の放出を引き起こす．これに対して骨格筋では，電位依存的な物理的結合を介して，筋細胞膜カルシウムチャネルがリアノジン受容体を活性化する．平滑筋細胞における細胞内 Ca^{2+} の制御は，平滑筋細胞の種類ごとに異なる．一般的には，平滑筋収縮は，イノシトール三リン酸(IP_3)が誘導する IP_3 受容体(IP_3R)を介した小胞体からの Ca^{2+} の放出に多くを依存する．平滑筋収縮は，電位依存性カルシウムチャネルや，リガンド開口型カルシウムチャネルを介する Ca^{2+} の流入によっても引き起こされる．骨格筋や心筋に比べ，平滑筋では，Ca^{2+} が収縮を引き起こす機構も異なっており，より緩徐に作動する．CaC：カルシウムチャネル，CaM：カルモジュリン(calmodulin)，GPCR：G タンパク質共役受容体，MLCK：ミオシン軽鎖キナーゼ(myosin light-chain kinase)，NaC：電位依存性ナトリウムチャネル(voltage-gated sodium channel)，RyR：リアノジン受容体(ryanodine receptor)，SR：筋小胞体(sarcoplasmic reticulum)．

心筋活動電位は，心臓の部位ごとの配置により異なっているが，共通して，初期の脱分極に引き続く数 100 ms の平坦な電位を示す．心筋の T 管は，この平坦期に開口し，Ca^{2+} を流入させる L 型カルシウムチャネルを含む．この Ca^{2+} 流入は，RyR(骨格筋のものとは異なる分子タイプ)に働き，筋小胞体から Ca^{2+} を放出させる(図 4.9)．細かい違いはあるが，この後 Ca^{2+} が収縮装置を活性化するメカニズムは，骨格筋と同様である．RyR を介する Ca^{2+} 感受性 Ca^{2+} 放出は，ある種の不整脈にかかわる．**フレカイニド**(flecainide)と β 遮断薬の抗不整脈作用は，一部がこの放出を低下させる能力に由来している可能性が示唆されてきた．RyR の変異は，骨格筋や心筋機能のさまざまな異常に関与する(Priori & Napolitano, 2005 参照)．

平滑筋

平滑筋の特性は，臓器ごとに相当異なっており，膜上の出来事と収縮を橋渡しするメカニズムも，相応に多様であり，他の種類の筋肉より複雑である．自発的な律動的活動は，[Ca^{2+}]$_i$の振動を生む機構によって，多くの臓器で発生する(Berridge, 2009 参照)．平滑筋の活動電位は，骨格筋や心筋の軍隊的な挙動に比べると，一般にのろくあいまいな仕事ぶりを示し，組織中をずっと緩徐に，かつ不確実に伝播する．活動電位は，たいていの場合，電位依存性カルシウムチャネルではなく，L型カルシウムチャネルによって起動する．これは，重要なCa^{2+}の流入経路である．さらに，多くの平滑筋細胞は，自律神経が放出するATPにより活性化され，Ca^{2+}を流入させるリガンド開口型陽イオンチャネル，P2X受容体を発現する(第12章参照)．平滑筋細胞もまた，IP$_3$受容体が活性化すると放出されるCa^{2+}を小胞体に蓄積する(第3章参照)．IP$_3$は，Gタンパク質共役受容体の活性化によって産生される．このように，骨格筋や心筋と対照的に，平滑筋では，必ずしも脱分極や細胞膜を介したCa^{2+}の流入を伴わずに，Ca^{2+}の放出と筋収縮が起きうる．RyRは，多くの平滑筋にも存在する．これらのチャネルを介したCa^{2+}の放出は，筋収縮の生成に役立つか(図4.9)，もしくは，細胞膜上のカルシウム感受性カリウムチャネルに結びついて膜電位を制御し，その結果，電位依存性カルシウムチャネルを介したCa^{2+}流入を制御しているのかもしれない(図4.10)．

平滑筋の収縮装置は，**ミオシン軽鎖**(myosin light chain)がリン酸化を受けて活性化されると活性化する．このリン酸化は，Ca^{2+}-カルモジュリンに結合すると活性化されるキナーゼ，**ミオシン軽鎖キナーゼ**(myosin light-chain kinase：MLCK)によって触媒される(図4.9参照)．第2の酵素である**ミオシンホスファターゼ**(myosin phosphatase)は，そのリン酸化を元に戻し，筋弛緩を引き起こす．したがって，MLCK，およびミオシンホスファターゼの活性は，それぞれ収縮，および緩和を促進する作用をもち，そのバランスによって効果を発揮する．両酵素は，環状ヌクレオチド(cAMPおよびcGMP：第3章参照)によって調節される．そして，Gタンパク質共役受容体，もしくはグアニル酸シクラーゼ結合受容体を介して平滑筋の収縮と弛緩を引き起こす多くの薬が，このしくみを介して作用する．図4.10は，薬が平滑筋の収縮を制御する主要なメカニズムをまとめたものである．これらの制御機構と相互作用の複雑さをみると，なぜ薬理学者が平滑筋にそれほど長く魅了されてきたのかがわかる．多くの治療薬，特に心血管系，呼吸器系，および消化器系に影響を及ぼすものは，後の章で解説するように，平滑筋を収縮，または弛緩させることによって働くが，そこでは，特定の薬物とそれらの生理的作用の詳細について述べる．

筋収縮

- 筋収縮は，[Ca^{2+}]$_i$の上昇に応答して起こる．
- 骨格筋において，脱分極は，筋小胞体(SR)からの急速なCa^{2+}放出を引き起こす．心筋では，電位依存性チャネルを介してCa^{2+}が流入し，この初期の流入が，SRからのさらなるCa^{2+}放出を引き起こす．平滑筋では，Ca^{2+}シグナルの一部がCa^{2+}流入に起因し，一部が，ERからのIP$_3$が誘発する放出に起因する．
- 平滑筋では，例えば，Gタンパク質共役受容体のアゴニストがIP$_3$形成を引き起こすときなど，活動電位を伴わずに収縮が起こりうる．
- 平滑筋収縮機構の活性化には，さまざまなセカンドメッセンジャー系によって調節される機構である，ミオシン軽鎖のリン酸化が関与する．

ケミカルメディエーターの放出

薬理学の多くは，生体自身がもつケミカルメディエーター，特に，神経伝達物質，ホルモン，炎症性メディエーターに対する干渉作用に基づいている．ここでは，そのようなメディエーターの放出に関与する共通のメカニズムのいくつかについて解説するが，Ca^{2+}が中心的な役割を果たすことは驚きではない．それゆえ，[Ca^{2+}]$_i$を調節するさまざまな制御機構に影響を及ぼす薬や他の薬剤もまた，メディエーターの放出に影響する．これによって，薬がもたらす多くの生理的作用が説明できる．

細胞から放出されるケミカルメディエーターは，以下の2つの主要なグループに分類される(図4.11)．

- 貯蔵小胞(貯蔵顆粒ともよばれる)の中であらかじめ産生され，パッケージされたメディエーター．**開口分泌**(exocytosis)によって分泌される．この大きなグループは，すべての一般的な神経伝達物質，神経調節物質(第12，36章参照)，多くのホルモンを含む．サイトカインやさまざまな増殖因子(第18章)などの分泌タンパク質も含まれる．
- 必要に応じて産生され，拡散や膜輸送体を介して放出されるメディエーター[5]．このグループには，一酸化窒素(第20章)や多くの脂質メディエーター(例えば，プロスタノイド；第17章)，およびシナプス後細胞から放出され，神経終末において逆行性に作用するエンドカンナビノイド(第19章)が含まれる．

---

[5] 小胞にストアされる神経伝達物質では，輸送体を介した放出も起こりうる．しかし開口分泌に比べ，量的に少ない(第13章参照)．

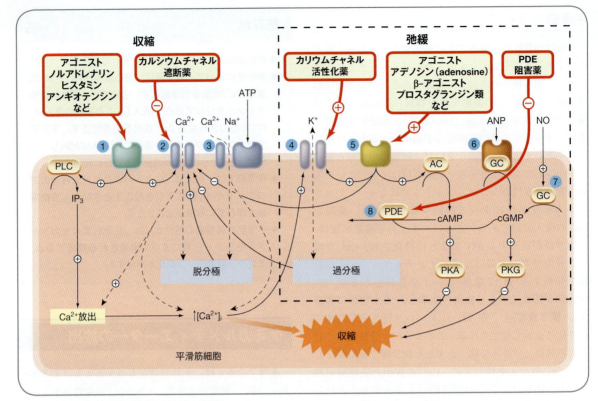

図4.10　平滑筋の収縮と弛緩を制御する機構.
①イノシトール三リン酸の産生，およびカルシウムチャネル機能を主に制御する，興奮性アゴニストに結合するGタンパク質共役受容体．②電位依存性カルシウムチャネル．③ATPに結合するP2X受容体（リガンド開口型陽イオンチャネル）．④カリウムチャネル．⑤主としてcAMP産生，およびカリウムチャネル，カルシウムチャネルの機能を調節する，抑制性アゴニストに結合するGタンパク質共役受容体．⑥グアニル酸シクラーゼ(GC)に直接連結する心房性ナトリウム利尿ペプチド(ANP)受容体．⑦一酸化窒素(NO)によって活性化される可溶性グアニル酸シクラーゼ．⑧cAMPとcGMPを不活化する主要ルートであるホスホジエステラーゼ(PDE)．AC：アデニル酸シクラーゼ(adenylyl cyclase)，PKA：プロテインキナーゼA(protein kinase A)，PKG：プロテインキナーゼG(protein kinase G)，PLC：ホスホリパーゼC(phospholipase C)．

[Ca^{2+}]$_i$の上昇は，開口分泌の引き金となるとともに，拡散性のメディエーターの合成に必要な酵素の主要な活性化因子でもあるため，カルシウムイオンは，両方にとって重要な役割を担う．

細胞が放出するメディエーターに加えて，いくつかのものは，血漿中で前駆体から合成される．2つの重要な例として，血液循環するタンパク質からプロテアーゼによる切断で産生される**キニン**(kinin)（第18章），および**アンギオテンシン**(angiotensin)（第22章）がある．

開口分泌

[Ca^{2+}]$_i$の増加に応答して起こる開口分泌は，末梢，および中枢神経系に加え，内分泌細胞や肥満細胞における伝達物質放出の基本メカニズムである（図4.11参照）．消化管や外分泌腺，および血管内皮細胞からの酵素や他のタンパク質の分泌も，基本的に類似する．開口分泌（Burgoyne & Morgan, 2002参照）は，シナプス小胞膜と細胞膜の内側表面との融合を介して起こる．小胞には，ストアされた伝達物質があらかじめ負荷されており，放出は，単一の小胞の内容を反映した離散的なパケット単位で，すなわち量子的に行われる．この現象が最初に見出されたのは，カエルの神経筋接合部における自発的な"微小終板電位"を記録し，そのおのおのが神経伝達物質，アセチルコリンの1パケットの自発的な放出であることを示した，カッツらの1950年代の研究によってであった．彼らはさらに，神経刺激による放出は，数百個のそのような量子的放出がいっせいに起こることで生じ，灌流液中のCa^{2+}の存在に大きく依存することを示した．その量子が，開口分泌によって内容物を放出する小胞を反映する紛れもない証拠が，電子顕微鏡観察によってもたらされた．この観察では，組織が放出過程の半ばで急速凍結され，排出過程にある小胞が捉えられた．また，巧妙な電気生理学的測定により，膜の静電容量（前シナプス膜の面積を反映）が個々の小胞が融合するのに伴い階段状に増加し，その後，小胞が表面から元に戻るに従って，徐々に元に回復することが示された．伝達

ケミカルメディエーターの放出 | 73

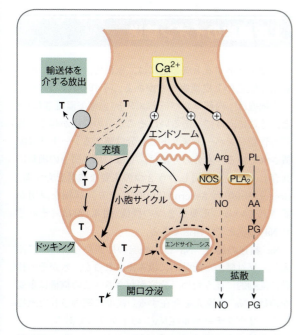

図4.11 メディエーターの分泌における開口分泌，担体輸送，拡散の役割．

モノアミンやペプチド性メディエーターの放出における主な機構は，Ca^{2+}が誘発する開口分泌であるが，輸送体を介する細胞質からの放出も起こる．Tは，ノルアドレナリン，または5-ヒドロキシトリプタミンなどの典型的なアミン伝達物質を示す．一酸化窒素（NO），およびプロスタグランジン（PG）は，Ca^{2+}により活性化される酵素である一酸化窒素合成酵素（NOS），およびホスホリパーゼA_2（PLA_2）によって，それぞれアルギニン（Arg），アラキドン酸（AA）から合成された後，速やかに拡散により放出される（詳細は，第17, 20章参照）．

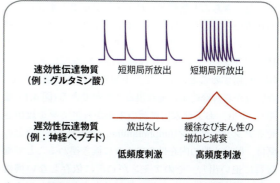

図4.12 "速効性"および"遅効性"伝達物質放出のタイムコースと頻度．

速効性の伝達物質（例えば，グルタミン酸）は，神経終末の細胞膜上の電位依存性カルシウムチャネル近傍に"ドック"されたシナプス小胞に貯蔵され，細胞膜が脱分極すると（例えば，活動電位によって），短時間に一気に放出される．遅効性の伝達物質（例えば，神経ペプチド）は，細胞膜からより離れた小胞に貯蔵される．最初に細胞膜に移動しなければならないため，放出にはより時間を要し，$[Ca^{2+}]_i$が十分に蓄積したときにのみ放出が起こる．

物質に加えて，小胞内の他の内容物が同時に放出されることを示す，生化学的な証拠も存在する．

> 速効性シナプス伝達に特化した神経終末では，Ca^{2+}は，主にN型，およびP/Q型の電位依存性カルシウムチャネル（表4.1参照）を介して流入する．シナプス小胞は，関連するカルシウムチャネル，および対峙する後シナプス膜の受容体に富んだゾーンに近接した場所にある．前シナプス膜の開口分泌に特化した領域，アクティブゾーンに"ドック"されている．速度があまり重要ではない他の部位では，Ca^{2+}は細胞内ストアに由来することもあり，アクティブゾーンの空間的構成は，それほど明瞭ではない．神経細胞を含む分泌細胞では，異なる小胞プールから2つ以上のメディエーター（例えば，グルタミン酸などの"速効性"伝達物質と神経ペプチドなどの"遅効性"伝達物質）を放出することが一般的である（第12章参照）．速い伝達物質を含む小胞は，アクティブゾーンの近くに位置し，遅い伝達物質を含む小胞はより遠くに位置する．速い伝達物質の放出は，その近接した空間配置のために，隣接するカルシウムチャネルが開くとCa^{2+}が神経終末全体に拡散する前にただちに起こるが，遅い伝達物質の放出には，Ca^{2+}がより広範に拡散することが必要である．その結果，速い伝達物質の放出は，低い頻度であったとしても，刺激が入るたびに生じるが，一方，遅い伝達物質の放出は，より高い刺激頻度のときのみ積み重なる．したがって，この2種の放出の速度は，シナプス前神経の発火頻度

とパターンに大きく依存する（図4.12）．非興奮性の細胞（例えば，たいていの外分泌腺や内分泌腺）では，遅いメカニズムが優位であり，主に細胞内ストアからのCa^{2+}放出によって活性化される．

カルシウムは，小胞に結合するタンパク質，**シナプトタグミン**（synaptotagmin）に結合することで開口分泌を引き起こすが，これは，第2の小胞結合タンパク質である**シナプトブレビン**（synaptobrevin）と，細胞膜の内側面にある関連タンパク質，**シナプトタキシン**（synaptotaxin）との間の結合を促進する．この結合は，小胞膜を細胞膜と密接に並置させ，膜融合を引き起こす．総体的にSNAREとして知られるこの一群のタンパク質は，開口分泌において重要な役割を果たしている．

開口分泌の後，空になった小胞[6]は，エンドサイトーシスで取り込まれ，神経終末の内側に戻り，そこでより大きなエンドソーム膜に融合する．エンドソームは，特別な輸送タンパク質の介在によって細胞質から伝達物質を取り込んだ新しい小胞を出芽し，それが再び前シナプス膜にドックされる．通常，数分間を要するこの一連の過程は，細胞膜や小胞に結合した，あるいは細胞質にあるさまざまな輸送タンパク質によって制御される．開口分泌と小胞リサイクリングの詳細については，Nestler et al.（2008）とSüdhof（2004）に述べられている．現在のところ，シナプスのタンパク質と相互作用することで，伝達物質の放出に影響を与える薬の例は少ないが，ボツリヌス毒素（第13章参照）は，SNAREタンパク質を切断することでその効果を発揮する．

小胞を介さない放出機構

伝達物質の入ったパケットがCa^{2+}の吹き出しに応答し，従順に，細胞外へはじける準備をして待っていると

---

[6] 小胞の内容は，いつも完全に放出されるわけではない．実際には，小胞は細胞膜に一過性に融合し，切り離される前に内容のごく一部（Burgoyne & Morgan, 2002参照）を放出する（**キス・アンド・ラン開口分泌**［kiss-and-run exocytosis］とよばれる）．

いった，きちんと整然としたイメージができすぎだと思われるなら安心してほしい．イメージは，それほど単純ではない．アセチルコリン，ノルアドレナリン（ノルエピネフリン）やその他の伝達物質は，細胞膜にある輸送体を利用することによって，小胞の融合とは独立して，細胞質から神経終末に漏れ出ることができる（図4.11参照）．中枢，および末梢神経の末端からアミンを放出させる**アンフェタミン**（amphetamine, amfetamine）などの薬は，貯蔵小胞の内在性のアミンに置き換わることで細胞質に追い出し，そのアミンがCa^{2+}に依存しない機構である細胞膜上のモノアミン輸送体を介して漏れ出ることによって，アミンの放出を引き起こす（第14，39章参照）．

一酸化窒素（第20章参照）とアラキドン酸代謝物（例えば，プロスタグランジン[prostaglandin]；第17章参照）は，開口分泌ではなく，細胞膜を越えた拡散，あるいは輸送体を介した放出により細胞質から放出されるメディエーターの，2つの重要な代表例である．これらのメディエーターは，ストアされず，合成されるとすぐに細胞から遊離する．両者とも，その合成酵素はCa^{2+}によって活性化され，合成速度の時間ごとの制御は$[Ca^{2+}]_i$に依存する．この種の放出は，必然的に古典的な開口分泌機構よりは遅いが，一酸化窒素の場合は，それが真の伝達物質として機能するのに十分な速度で起こる（図12.5，第20章参照）．

メディエーターの放出

- ほとんどのケミカルメディエーターは貯蔵小胞にまとめられ，開口分泌によって放出される．一部のメディエーターは，必要に応じて合成され，拡散，または細胞膜上の担体を介して放出される．
- 開口分泌は，シナプス小胞と細胞膜のタンパク質との間のCa^{2+}が誘発する相互作用と，それが引き起こす膜の融合の結果として，$[Ca^{2+}]_i$の増加に応答して起こる．
- 内容物を放出した後，小胞はリサイクルされ，伝達物質が再充填される．
- 多くの分泌細胞は，異なるメディエーターが負荷された，独立して分泌される複数のタイプの小胞をもつ．
- ストアされたメディエーター（例えば，神経伝達物質）は，膜輸送機構と相互作用する薬の作用によって，Ca^{2+}や開口分泌とは独立して，細胞質から直接放出されることがある．
- プロスタノイドや一酸化窒素などのストアされないメディエーターは，$[Ca^{2+}]_i$の増加によって放出されるが，$[Ca^{2+}]_i$は合成に必要な酵素を活性化する．

上皮細胞のイオン輸送

水分を分泌する上皮細胞には，尿細管，唾液腺，消化器系や気道の上皮細胞などがある．それぞれにおいて，上皮細胞は，内部コンパートメント（血液で灌流される）と，そこに向けて，あるいはそこからの分泌が起こる外部の管腔コンパートメントとを分け隔てるシート状に配置されている．水分の分泌は，しばしば，同一の細胞に共存し，互いに作用し合う2つの主要な機構を介する．Greger（2000）とAshcroft（2000）により，詳細な説明が記されている．重要な2つの機構（図4.13）は，それぞれNa^+輸送とCl^-輸送である．

Na^+輸送の場合，Na^+は，細胞の片側から受動的に流入し，反対側から能動的に汲み出されるが，水がその移動に受動的に従うため，分泌が起きる．この機構に重要なのは，Na^+の流入を介在する，高度に制御された上皮性ナトリウムチャネル（ENaC）の1クラスである．

上皮性ナトリウムチャネル（De la Rosa et al., 2000参照）は，上皮細胞だけでなく，そこでの機能がほとんどわかっていない，神経細胞や他の興奮性の細胞にも広く発現する．上皮性ナトリウムチャネルは，腎臓によるNa^+再吸収（第29章）を促進する副腎皮質が産生するホルモン，アルドステロンによって主に制御される．他のステロイドホルモンと同様に，アルドステロンは，遺伝子発現の制御を介して作用を発揮し（第3章参照），ENaCの発現上昇を引き起こし，それによりNa^+と水分の輸送速度を増加させる．ENaCは，ある種の利尿薬，特に，他の部位におけるENaCの機能を研究するために広く用いられる化合物であるアミロライドによって，選択的に阻害される（第29章参照）．

クロライド輸送は，気道と消化器系で特に重要である．気道では，水分分泌に必須であるが，大腸では水分の再吸収を司る．その違いは，種々の輸送体やチャネルが，細胞の極性に対して異なる配置をとることに起因する．図4.13Bの概略図には，分泌がCl^-輸送に依存する膵臓の例が記されている．Cl^-輸送の鍵となる分子は，**嚢胞性線維症膜コンダクタンス制御因子**（cystic fibrosis transmembrane conductance regulator：CFTR；Hwang & Sheppard, 1999参照）である．そのように名づけられたのは，遺伝性の嚢胞性線維症の初期の研究から，その疾患が分泌上皮細胞の細胞膜におけるCl^-コンダクタンスの異常を伴っており，CFTR遺伝子（困難な遺伝子連鎖解析を通して1989年に同定された）が，Cl^-透過性イオンチャネルをコードすることが発見されたことによる．重篤な生理学的な結末が，特に気道にではあるが，汗腺や膵臓などの他の臓器も含む分泌障害によってもたらされる．CFTR遺伝子の病気に関連した変異の研究によって，Cl^-輸送に関与する分子機構について多くのこ

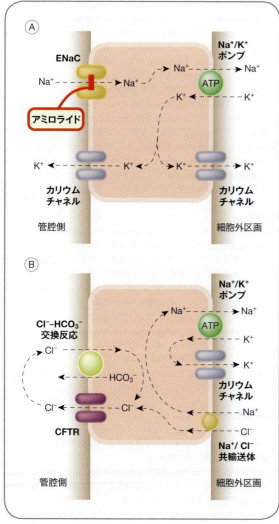

図 4.13 上皮細胞の一般的なイオン輸送機構.
このような機構は，腎尿細管（詳細は，第29章参照）や，消化管や気道などの多くの他の場所においても重要である．細かいメカニズムは，チャネルやポンプの発現や局在に依存し，組織ごとに異なっている．[A]ナトリウム輸送．特別な種類の上皮性ナトリウムチャネル(ENaC)が管腔側から細胞へのNa⁺の流入を制御し，Na⁺は，基底面側でNa⁺/K⁺交換ポンプによって能動的に汲み出される．K⁺はカリウムチャネルを介して受動的に移動する．[B]クロライドの輸送．頂端面からNa⁺/Cl⁻共輸送体を介して，あるいは，管腔側からCl⁻/HCO₃⁻共輸送体を介して細胞に入った後，特定の膜チャネルである囊胞性線維症膜コンダクタンス制御因子(CFTR)を介して，細胞から出る．

とが解明されたが，いまだに有用な治療法に関する進歩は見出されていない．現在のところ，CFTRに特異的に相互作用する治療薬は，知られていない．

Na⁺輸送とCl⁻輸送は，両者とも細胞内メッセンジャー，特にCa²⁺とcAMPによって制御される．後者は，プロテインキナーゼを活性化することで作用を発揮し，その結果，チャネルや輸送体のリン酸化を引き起こす．CFTRそれ自体は，cAMPによって活性化される．消化器系では，cAMP産生の増加は，水分の分泌速度の大きな増大を引き起こすが，その効果は，コレラの感染（第3章参照）が起こす水様性下痢や，プロスタグランジン産生が増加する炎症状態（第17章参照）による下痢をもたらす．Ca²⁺放出を引き起こすGタンパク質共役受容体の活性化も，おそらくCFTRを活性化することで分泌を刺激する．Gタンパク質共役受容体を活性化，あるいは阻害することを介して，上皮細胞の分泌に影響する，多くの治療薬の例が後の章に登場する．

上皮細胞のイオン輸送

- 多くの上皮（例えば，尿細管，外分泌腺や気道）は，特定のイオンを輸送するために特化されている．
- このタイプの輸送は，反対側の細胞表面における能動的なNa⁺の汲み出し，もしくは別のイオンとの交換に連動したNa⁺の細胞片側面からの流入を可能にする特殊なクラスの上皮性ナトリウムチャネル(ENaC)に依存する．
- 陰イオン輸送は，特定のクロライドチャネル（嚢胞性線維症膜コンダクタンス制御因子[CFTR]）に依存し，その変異は，嚢胞性線維症の原因となる．
- チャネル，ポンプ，交換輸送体の活性は，特定の様式でイオンの輸送を制御する，さまざまなセカンドメッセンジャーや核内受容体によって制御される．

引用および参考文献

全般的な文献

Alexander, S.P.H., Benson, H.E., Faccenda, E., et al., 2013. The Concise Guide to Pharmacology 2013/2014. Br. J. Pharmacol. Special Issue 170 (8), 1449–1896. (幅広いイオンチャネルとそれらと相互作用する薬についての簡単な解説を含む．)

Berridge, M.J., 2012. Cell Signalling Biology. Portland Press. doi:10.1042/csb0001002. (www.cellsignallingbiology.org でオンライン利用可であるフリーの電子書籍．非常に読みやすい形式で，細胞シグナルのさまざまな側面をカバーする，つねにアップデートされた情報源．)

Kandel, E.R., Schwartz, J.H., Jessell, T.M., Siegelbaum, S.A., Hudspeth, A.J., 2013. Principles of Neural Science. McGraw-Hill, New York. (神経科学の，よく書かれた優秀な教科書．)

Katz, B., 1966. Nerve, Muscle and Synapse. McGraw-Hill, New York.

（神経と筋肉の機能の基本原理を確立した，草分けの電気生理学実験についての古典的解説.）

Nestler, E.J., Hyman, S.E., Malenka, R.C., 2008. Molecular Neuropharmacology, second ed. McGraw-Hill, New York. (卓越した現代的な教科書.)

セカンドメッセンジャーとカルシウムの制御

Berridge, M.J., 2009. Inositol trisphosphate and calcium signalling mechanisms. Biochim. Biophys. Acta. Mol. Cell Res. 1793, 933-940. (カルシウムシグナルの機構と多能性についての，明確で読みやすい，最新の解説.)

Berridge, M.J., Bootman, M.D., Roderick, H.L., 2003. Calcium signalling: dynamics, homeostasis and remodelling. Nat. Rev. Mol. Cell Biol. 4, 517-529.

Clapham, D.E., 2007. Calcium signalling. Cell 131, 1047-1056. (優秀で読みやすく，例証に富んだ短い総説. お薦め.)

Fliegert, R., Gasser, A., Guse, A.H., 2007. Regulation of calcium signalling by adenine-based second messengers. Biochem. Soc. Trans. 35, 109-114. (セカンドメッセンジャー cADPR と NAADP についての要約.)

Mikoshiba, K., 2007. IP$_3$ receptor/Ca$^2+$ channel: from discovery to new signaling concepts. J. Neurochem. 102, 1426-1446. (IP3 受容体の発見とその機能的役割に関する，興味深い解説.)

Morgan, A.J., Platt, F.M., Lloyd-Evans, E., Galione, A., 2011. Molecular mechanisms of endolysosomal Ca$^2+$ signalling in health and disease. Biochem. J. 439, 349-374.

興奮性とイオンチャネル

Ashcroft, F.M., 2000. Ion Channels and Disease. Academic Press, San Diego. (多種のイオンチャネルの生理を解説し，分子構造との関連を述べる非常に有用な教科書. 本書は，病気に関連のある遺伝性のチャネルの異常，"チャネル病"の重要性に力点を置く.)

Ashcroft, F.M., 2006. From molecule to malady. Nature 440, 440-447. (チャネル病の重要性に関する簡単な要約と最新知見.)

Catterall, W.A., 2000. From ionic currents to molecular mechanisms: the structure and function of voltage-gated sodium channels. Neuron 26, 13-25. (有用な権威ある総説.)

De la Rosa, D.A., Canessa, C.M., Fyfe, G.K., Zhang, P., 2000. Structure and regulation of amiloride-sensitive sodium channels. Annu. Rev. Physiol. 62, 573-594. (上皮性ナトリウムチャネルの性質と機能に関する全般的総説.)

Goldstein, S.A.N., Bockenhauer, D., Zilberberg, N., 2001. Potassium leak channels and the KCNK family of two-P-domain subunits. Nat. Rev. Neurosci. 2, 175-184. (カリウムチャネルのこの重要なクラスに関する総説.)

Hille, B., 2001. Ionic Channels of Excitable Membranes. Sinauer Associates, Sunderland. (生物物理学的性質に力点を置いた，イオンチャネルの基本原理に関する明確で詳細な解説.)

Jenkinson, D.H., 2006. Potassium channels – multiplicity and challenges. Br. J. Pharmacol. 147 (Suppl.), 63-71. (多くの種類のカリウムチャネルに関する，有用な短い総説.)

Shieh, C.-C., Coghlan, M., Sullivan, J.P., Gopalakrishnan, M., 2000. Potassium channels: molecular defects, diseases and therapeutic opportunities. Pharmacol. Rev. 52, 557-593. (カリウムチャネルの病態生理学と薬理学に関する総括的な総説.)

筋収縮

Berridge, M.J., 2008. Smooth muscle cell calcium activation mechanisms. J. Physiol. 586, 5047-5061. (カルシウムシグナルが異なるタイプの平滑筋の活動を制御するさまざまな機構を解説した，優れた総説. 複雑であるが明快.)

Bers, D.M., 2002. Cardiac excitation–contraction coupling. Nature 415, 198-205. (短いがよく例証された総説.)

Priori, S.G., Napolitano, C., 2005. Cardiac and skeletal muscle disorders caused by mutations in the intracellular Ca$^2+$ release channels. J. Clin. Invest. 115, 2033-2038. (さまざまな遺伝病におけるリアノジン受容体の変異に重点を置く.)

Van Petegem, F., 2012. Ryanodine receptors: structure and function. J. Biol. Chem. 287 (31), 31624-31632.

分泌と開口分泌

Burgoyne, R.D., Morgan, A., 2002. Secretory granule exocytosis. Physiol. Rev. 83, 581-632. (分泌性の開口放出を駆動する分子機構に関する，総括的な総説.)

Greger, R., 2000. The role of CFTR in the colon. Annu. Rev. Physiol. 62, 467-491. (CFTR と上皮細胞の分泌に関する情報の有用な摘要. 論文タイトル以上に広範な内容.)

Hwang, T.-C., Sheppard, D.N., 1999. Molecular pharmacology of the CFTR channel. Trends Pharmacol. Sci. 20, 448-453. (CFTR チャネルの機能修飾を目標とした治療薬を発見するための戦略についての解説.)

Südhof, T.C., 2004. The synaptic vesicle cycle. Annu. Rev. Neurosci. 27, 509-547. (分子レベルで小胞分泌機構を要約.)

第1部　基本原理

5 細胞増殖, アポトーシス, 修復, および再生

概要

約100億個の新しい細胞が, 細胞分裂によって毎日つくられる. そのため, 増えた細胞と同数の細胞が体から規則的に排除されることによって相殺されなければならない. この章では, 細胞数の維持がどのようにして行われているのかを解説する. そのなかで, 細胞の生存と死, すなわち複製, 増殖, アポトーシス, 修復, および再生のプロセス, そしてこれらがどのように薬剤の働きと関係するかを扱う. 最初は細胞の複製である. 増殖因子による刺激がどのように細胞分裂を誘発するかを解説し, その後さらに細胞増殖を調節する細胞外マトリックスと, これらの細胞の相互作用を検討する. 本書では, アポトーシス(細胞死を誘導するプログラムされた連続的なイベント)の重要な事象を説明し, 死を準備している細胞に生じる変化と, 最終的に死に至る細胞内部の経路を概説する. これらのプロセスが, 損傷した組織の修復やその再生の可能性とどのように関与し, 新規の薬剤で調節できる見込みがあるかを解説する.

細胞増殖

細胞増殖は当然, 基本的な生物学的イベントである. 細胞増殖は, 成長や治癒, 修復, 肥大, 過形成, 腫瘍の成長といった多くの生理的, 病理的プロセスに必須である. 細胞は生存に酸素を必要とするため, **血管新生**(angiogenesis)(新しい血管の発達)が, これら多くのプロセスには必然的に伴っている.

増殖中の細胞は, **細胞周期**(cell cycle)とよばれる過程を通り, その間細胞は構成要素のすべてを複製し, 次いで2つの同じ娘細胞に分裂する. このプロセスは, 受容体型チロシンキナーゼ(受容体結合型キナーゼ)およびマイトジェン活性化タンパク質(mitogen-activated protein:MAP)キナーゼカスケードといったシグナル経路によって, 厳密に制御されている(第3章参照). すべての場合において, 最終的にこれらの経路は, 細胞周期を制御する遺伝子の転写につながる.

細胞周期

成体では, わずかな細胞は繰り返し分裂するが, ほとんどの細胞は細胞周期から外れた G_0 期とよばれる休止期に留まる(**図5.1**). ニューロンや骨格筋細胞のような一部の細胞は, その生涯のほとんどを G_0 期で過ごすのに対し, 骨髄細胞や消化管上皮などの細胞は毎日分裂する.

細胞周期は, 順に起きる一連の段階である(**図5.1**). 各段階を以下に示す.

- G_1 期:DNA合成準備期
- S期:DNA合成および染色体複製期
- G_2 期:細胞分裂準備期
- M期:細胞分裂期, 2つの娘細胞に分かれる

連続的に分裂する細胞では, G_1 期, S期, および G_2 期が1回目の分裂と次の分裂との間の "**間期**(interphase)" を構成する.

細胞分裂では, 重要なS期とM期のタイミングが制御される必要がある. これらの位相への移行は, S期とM期の開始時の**チェックポイント**(check point)(制限点)で厳密に制御される. DNA損傷は, これらのチェックポイントで周期を停止するため, このプロセスの保全は, 遺伝的安定性の維持に重要である. 細胞周期が停止すべきときにチェックポイントが働かないことは, がんの特徴の1つとなる.

休止した細胞は, ケミカルメディエーターに曝されると G_1 期に移行する. メディエーターの一部は細胞傷害に関係している. 例えば創傷は, 休止した皮膚細胞の分裂を誘発するため, 傷が修復される. 細胞がある周期に移行する(例えば G_0 期から G_1 期へ移行するように)原動力は, おそらく**増殖因子受容体**(growth factor receptor)に**増殖因子**(growth factor)が作用することであるが, Gタンパク質共役受容体(第3章参照)に他の種類のリガンドが作用することでも, このプロセスを開始することができる.

増殖因子は, 細胞分裂に必要な変化を制御する細胞周期の正の調節因子と, その作用を相殺する負の調節因子の両方の合成を促進する. 組織や器官における正常な細胞数の維持には, 正と負の調節シグナルのバランスが必要である. **アポトーシス**(apoptosis)[1]もまた, 細胞数の制御を行う.

---

1 "アポトーシス" という言葉は, 落葉や落花を意味するギリシャ語に由来する.

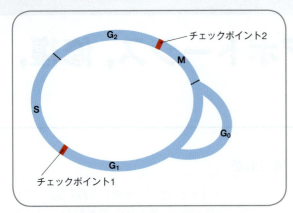

図 5.1　分裂細胞の細胞周期の主要な段階.

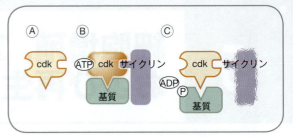

図 5.2　サイクリン依存性キナーゼ(cdk)の活性化の図.
[A]不活性型 cdk．[B]不活性型 cdk がサイクリンと結合し，活性化される．それにより，(例えば酵素のような)特定のタンパク質基質をリン酸化できるようになる．[C]サイクリンは，リン酸化イベント後に分解される．

細胞周期の正の調節因子

　細胞周期は，増殖因子が，休止した細胞に分裂を促すことで開始する．増殖因子は，**遅延応答遺伝子**(delayed response gene)にコードされる，**サイクリン**(cyclin)と，**サイクリン依存性キナーゼ**(cyclin-dependent kinases：cdk)とよばれるセリン／トレオニンプロテインキナーゼの2種類のタンパク質の産生を促す．cdkは，さまざまな酵素を順次にリン酸化し(その一部は活性化され，他は阻害される)，細胞周期の進行を調整する．

　それぞれのcdkは不活性型であり，標的タンパク質をリン酸化する前にサイクリンと結合する必要がある．リン酸化イベントが終わると，サイクリンは**ユビキチン／プロテアーゼ系**(ubiquitin/protease system)によって分解される(図 5.2)．このとき，いくつかの酵素が，サイクリンに低分子のユビキチンを付加する．結果的に生じたユビキチンポリマーは，"宛先"として働き，サイクリンを分解する**プロテアソーム**(proteasome)へと誘導する．

　サイクリンには8つの主要なグループがある．細胞周期の"古典的モデル"(Satayanarayana & Kaldis, 2009 参照)によると，細胞周期の制御において最も重要なのは，サイクリン A, B, D, および E である．各サイクリンは，特定の cdk と結合し活性化する．サイクリン A は cdk1 と cdk2 を，サイクリン B は cdk1 を，サイクリン D は cdk4 と cdk6 を，サイクリン E は cdk2 を活性化する．各ステップの正確なタイミングは非常に重要であり，多くの細胞周期タンパク質は，機能を果たした後に分解される．細胞周期におけるサイクリン／cdk複合体の機能を図 5.3 に示す．

　サイクリン／cdk複合体の活性は，2つのチェックポイントのどちらか一方で負の調節を受ける．休止した G_0 期の細胞内ではサイクリン D は低濃度であり，重要な調節タンパク質である**Rbタンパク質**(Rb protein)[2]は，低

リン酸化状態にある．これらのタンパク質の状態が，さらなる周期の進行に重要ないくつかのタンパク質の発現を阻害することによって，細胞周期をチェックポイント1で引き留める．Rbタンパク質は，サイクリン E や A，DNAポリメラーゼ，チミジンキナーゼ，およびジヒドロ葉酸還元酵素のような，S期のDNA複製に必須のタンパク質をコードする遺伝子の発現を制御する転写因子と結合することによって，チェックポイント1で細胞周期を停止する．

　G_0 期の細胞への増殖因子の働きは，細胞を，S期の準備期間である G_1 期に進めることである．サイクリン D 濃度が上昇し，サイクリン D／cdk 複合体がDNA複製に必要なタンパク質をリン酸化し，活性化する．

　G_1 期の半ばで，サイクリン D／cdk 複合体は，Rbタンパク質をリン酸化し，次の位相(DNA合成期)に必須な因子の遺伝子を活性化する転写因子が解離する．サイクリン E／cdk の働きは，G_1 期からチェックポイント1を通過して S 期に移行するために必要である．

　一度 S 期に入ると，進行したプロセスは逆行できず，細胞は，DNA複製と有糸分裂に専念する．サイクリン E／cdk とサイクリン A／cdk は，S期の進行を調節し，DNA合成にかかわるタンパク質／酵素をリン酸化し，活性化する．

　G_2 期の細胞は，染色体の数が2倍になり，2つの娘細胞に分配するための，その他の細胞構成要素の倍化に必要な mRNA やタンパク質を産生する．

　サイクリン A／cdk およびサイクリン B／cdk 複合体は，G_2 期の間活性が高く，M期へ移行，すなわちチェックポイント2を通過するために必要である．核内にサイクリン B／cdk 複合体が存在することが，有糸分裂を開始するために必要である．

　有糸分裂(mitosis)は以下の4段階に分けられる．

● **分裂前期**(prophase)．複製された染色体(この時点では核中で絡まり合った一塊である)が凝集し，それぞれ2つの**娘染色分体**(daughter chromatid)(元の染色体とそのコピー)になる．これらは，核膜崩壊時に細胞質に放出される．

---

[2] *Rb* 遺伝子の変異は，網膜芽細胞腫(retinoblastoma)に関連するため，この名前がつけられている．

細胞増殖　79

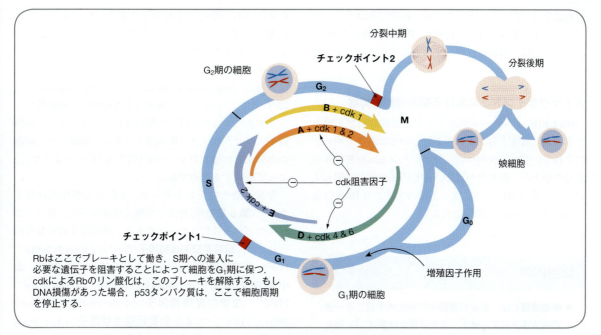

図 5.3　サイクリン／サイクリン依存性キナーゼ（cdk）複合体の役割を示した細胞周期の図.
周期に沿って示されるプロセスは，図 5.4 で示されているように，細胞の中で生じる．休止細胞（G_0期）は，増殖因子によって分裂を促されると G_1 期に進行し，DNA 合成の準備をする．周期の進行は，サイクリン／cdk 複合体の連続的な作用に従って進む（ここでは色分けされた矢印で示されており，それぞれの矢印がサイクリン D, E, A, B を表す）．また，それぞれのサイクリンに関連する cdk が，サイクリンの後ろに表記されている．矢印の太さは，周期におけるその時点での cdk 活性の強さを示す．cdk の活性は cdk 阻害因子によって制御される．もし DNA 損傷があった場合，がん抑制遺伝子 p53 の生成物がチェックポイント 1 で細胞周期を停止させ，損傷が修復される．もし修復に失敗した場合は，アポトーシスが誘導される（図 5.5 参照）．各 G 期における染色体の状態は，G_1 期では単一のペアで，G_2 期では複製され，娘染色分体が形成されることが模式図からわかる．有糸分裂（中期，後期）における染色体の変化が，付随した円に示されている．有糸分裂後，娘細胞は G_1 または G_0 期となる．Rb：網膜芽細胞腫抑制遺伝子（retinoblastoma gene）.

- **分裂中期**（metaphase）．染色体が細胞の赤道面に整列する（図 5.3 参照）．
- **分裂後期**（anaphase）．特殊化した細胞骨格からなる有糸分裂装置が染色体を捕捉し，分裂細胞の両極に染色体を牽引する（図 5.3 参照）．
- **分裂終期**（telophase）．核膜が，各染色体のセットを取り囲むように形成する．最後に細胞質が 2 つの娘細胞の間で分かれる．各娘細胞は G_0 期に移行し，上述したように刺激されて G_1 期に移行しない限り，G_0 期のまま留まる．

分裂中期の間に，サイクリン A および B 複合体は，細胞骨格タンパク質，ヒストン，そしておそらく（中期に染色分体を引っ張る微小管である）紡錘体の構成成分をリン酸化する．

細胞周期の負の調節因子

負の調節因子の 1 つは，Rb タンパク質である．Rb タンパク質は，低リン酸化状態のとき，細胞周期の進行を抑制する．

cdk の阻害因子もまた負の調節因子として働き，それらは，主にチェックポイント 1 で働く．2 つの阻害因子のファミリーが知られており，1 つは **CIP**（cdk inhibitory protein；KIP, またはキナーゼ抑制タンパク質ともよばれる）ファミリーであり，p21, p27, および p57 タンパク質が属する．もう 1 つは，**Ink**（inhibitors of kinase）ファミリーであり，p16, p19, および p15 タンパク質が属する．

p21 タンパク質は，サイクリン／cdk 阻害因子の役割を示す好例である．p21 は，発がんに関連する特に重要な負の調節因子，p53 遺伝子の制御下にあり，チェックポイント 1 で作動する．

チェックポイント 1 における細胞周期の抑制

p53 遺伝子は "ゲノムの番人" とよばれている．p53 遺伝子は，通常の正常な細胞では低濃度でしかみられない転写因子である p53 タンパク質をコードする．しかし，DNA の損傷に伴い，p53 タンパク質が集積し，p21 遺伝子をはじめとするいくつかの遺伝子の転写を活性化する．p21 タンパク質がサイクリン／cdk 複合体を不活化するため，Rb タンパク質のリン酸化が抑制される．これによって，細胞周期がチェックポイント 1 で停止することになる．この周期の停止によって，DNA 修復が

可能になる．修復が成功した場合，細胞周期はチェックポイント1を過ぎてS期に進むが，修復が失敗した場合，p53遺伝子は，細胞の自殺，すなわちアポトーシスを誘発する．

チェックポイント2における細胞周期の抑制

DNA損傷は，チェックポイント2で細胞周期を停止できるが，関連するメカニズムについてはあまり明らかにされていない．核内への，サイクリンB/cdk複合体の集積の阻害が一因と思われる．細胞周期の制御に関してのさらなる詳細については，下記のマイクロRNAの項とSwanton（2004）を参照されたい．

細胞周期

- 細胞周期とは，分裂の準備中に細胞内で起こる一連の出来事を指す．休止，または静止状態は，G_0期とよばれる．
- 増殖因子の作用は，G_0期の細胞を細胞周期へ進行させる．
- 細胞周期は，以下の段階に分けられる．
  - G_1期：DNA合成の準備
  - S期：DNAの合成
  - G_2期：分裂の準備
  - M期：2つの娘細胞への分裂
- G_0期において，*Rb*遺伝子によってコードされた，低リン酸化状態のタンパク質が，DNA複製に必須な因子の発現を阻害することで細胞周期を停止する．
- 細胞周期の進行は，特定のキナーゼ（サイクリン依存性キナーゼ；cdk）によって制御され，cdkはサイクリンとよばれる特殊なタンパク質と結合することで活性化される．
- 4種類の主要なサイクリンD，E，A，およびBとそれに対応するcdkとの複合体が，細胞周期を駆動する．また，サイクリンD／cdk複合体は，Rbタンパク質を介した細胞周期の進行阻害も解除する．細胞内にはcdkのタンパク質阻害因子が存在する．p21タンパク質は特に重要で，DNAの損傷がp53遺伝子の転写を誘発したときに発現し，細胞周期をチェックポイント1で停止する．

細胞，増殖因子，および細胞外マトリックスの相互作用

細胞増殖は，増殖因子，細胞，細胞外マトリックス（extracellular matrix：ECM），およびマトリックスメタロプロテアーゼ（matrix metalloproteinase：MMP）間の統合的な相互作用によって調節される．ECMは細胞から分泌され，細胞を支持する骨組みを供給する．またECMは，インテグリンを介した細胞内シグナル伝達によって，細胞の挙動を大きく左右する．細胞によるマトリックスの発現は，増殖因子やサイトカインによって調節される（Verrecchia & Mauviel, 2007; Järveläinen et al., 2009参照）．いくつかの増殖因子の活性は，細胞外マトリックスによって，反対に制御される．なぜなら，増殖因子は，マトリックス構成因子によって隔離され，細胞から分泌されるプロテアーゼ（例えばMMPのような）によって遊離するためである．

受容体型チロシンキナーゼ，または受容体結合型キナーゼ（第3章参照）を介して働く増殖因子の作用は，これらのプロセスの主な一面である．増殖因子の重要な例としては，**線維芽細胞増殖因子**（fibroblast growth factor：FGF），**上皮増殖因子**（epidermal growth factor：EGF），**血小板由来増殖因子**（platelet-dependent growth factor：PDGF），**血管内皮増殖因子**（vascular endothelial growth factor：VEGF），および**形質転換増殖因子**（transforming growth factor：TGF)-βなどがある．

細胞外マトリックスの主な構成要素は以下の通りである．

- 線維形成要素：例えば，**コラーゲン**（collagen species）（マトリックスの主要タンパク質）や**エラスチン**（elastin）
- 非線維形成要素：例えば，プロテオグリカン，糖タンパク質，および**フィブロネクチン**（fibronectin）のような接着タンパク質．プロテオグリカンは，部分的に，隔離された増殖因子を貯蔵する機能によって，増殖を調節する役割をもつ．他のものは，細胞表面と結合しており，細胞と細胞外マトリックスを結びつけている．接着タンパク質は，細胞外マトリックスのさまざまな構成要素を互いに連結し，細胞表面のインテグリンを介して細胞と細胞外マトリックス間も連結する．

ECM中の他のタンパク質には，**トロンボスポンジン**（thrombospondin）や**オステオポンチン**（osteopontin）があり，これらは，構造的な要素ではないが，細胞-細胞外マトリックスの相互作用や修復プロセスを調節する．ECM構成要素の産生は，増殖因子，特にTGF-βによって調節される．

> ECMは，薬物作用の標的であり，薬効と副作用の両方が知られている．例えば，グルココルチコイドは慢性炎症におけるコラーゲン合成を減少させ，シクロオキシゲナーゼ（COX)-2阻害薬は，TGF-βに作用して線維化プロセスを改変することができる．スタチン（statin）は，アンギオテンシン誘導性の結合組織増殖因子産生を阻害することで線維化を減少し（Rupérez et al., 2007），MMPの発現を低下させることができる．これは，心血管系の疾患における，MMPやスタチンの作用に寄与する可能性がある（Tousoulis et al., 2010）．いくつかの薬物のECMへの作用に起因する副作用は，グルココルチコイドに起因する骨粗鬆症と皮膚の薄化（Järveläinen et al., 2009で議論されている）があ

る．ECM はまた，組織再生を調節するための新薬探索の重要な標的でもある．

インテグリンの役割

インテグリンは，膜貫通型のキナーゼ連結型受容体であり（第3章参照），α と β サブユニットからなる．（例えばフィブロネクチンなどの）ECM 構成要素との相互作用が，細胞骨格の再編成（ここでは解説しない）や増殖因子機能の共同制御などのさまざまな細胞反応の引き金となる．

増殖因子受容体とインテグリンの両方による細胞内シグナル伝達は，最適な細胞増殖において重要である（図5.4）．インテグリンの刺激後，アダプタータンパク質と酵素（接着斑キナーゼ[focal adhesion kinase]）は，増殖因子シグナル伝達経路を構成するキナーゼカスケードを活性化する．インテグリン経路と増殖因子経路の間には，広範なクロストークが存在する（Streuli & Akhtar, 2009）．増殖因子受容体の自己リン酸化（第3章）は，インテグリンの活性化とインテグリンを介した細胞外マトリックスとの接着によって増幅される（図5.4）．これは，cdk 阻害因子の濃度を抑えるだけでなく，サイクリン A と D の発現，およびそれに伴う細胞周期の進行のために必須である．さらに，インテグリンの活性化は，アポトーシスを阻害し（以下参照），増殖因子の作用をさらに促進する（Gahmberg et al., 2009; Barczyk et al., 2010 の総説参照）．

多発性硬化症の治療に使われる**ナタリズマブ**（natalizumab）や，抗血栓薬である**アブシキシマブ**（abciximab）を含むいくつかのモノクローナル抗体は，インテグリンを標的とする（第24章）．

マトリックスメタロプロテアーゼの役割

メタロプロテアーゼによる ECM の分解は，組織の成長，修復，および再構築に必要である．増殖因子が細胞周期に移行する細胞を刺激するとき，増殖因子は（不活性な前駆体である）メタロプロテアーゼの分泌も促進する．その後，分泌されたメタロプロテアーゼは，細胞外マトリックスを切り出すことで，増加した細胞数に順応するために必要な局所的な変化を生じる．メタロプロテアーゼは，次に ECM から増殖因子を放出し，いくつかの場合において（例えばインターロイキン[IL]-1β など），増殖因子を前駆体から活性型に変換する．メタロプロテアーゼの作用は，局所の細胞によって分泌される組織メタロプロテアーゼ阻害因子（tissue inhibitors of metalloproteinases：TIMPS）によって調節される．

これらの生理学的作用に加えて，メタロプロテアーゼは，リウマチ性関節炎，変形性関節炎，歯周炎，黄斑変性症，および心血管の再狭窄などの，さまざまな疾患に伴う組織崩壊に関与する．この酵素は，腫瘍の成長，浸潤，および転移においても重要な役割をもつ（Skiles et al., 2004; Clark et al., 2008; Marastoni et al., 2008）．そのため，がんや炎症性障害を治療するための合成MMP 阻害薬の開発に，多大な労力が費やされているが，これまで行われた臨床試験では，有効性は限定され，重大な副作用が示されている（Fingleton, 2008）．抗生物質である**ドキシサイクリン**（doxycycline）も MMP を阻害し，この目的のために実験で使用される．

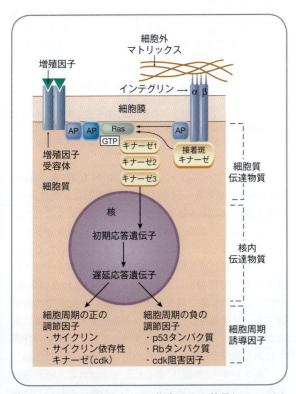

図5.4 G_0 期の細胞における増殖因子の効果についての簡略図．

増殖因子は，細胞周期の誘導因子の生成に全般的に作用する．図示されている細胞は，これから細胞周期の G_1 期に移行しようとしている．ほとんどの増殖因子受容体は，チロシンキナーゼ部分をもつ（図3.17 参照）．これらの受容体は二量体化し，互いのチロシン残基をリン酸化し合う．初期の細胞質伝達分子には，リン酸化されたチロシン残基と結合するタンパク質が含まれる．最適な効果を発揮するには，インテグリンの作用との協同が必要である．インテグリン（α と β サブユニットをもつ）は，細胞外マトリックスを，細胞内シグナル伝達経路や（ここでは示されていないが）細胞骨格と結びつける．G タンパク質共役型受容体も，細胞増殖を促進しうる．G タンパク質共役型受容体下流の細胞内シグナル伝達経路が，Ras/キナーゼカスケードにもつながっているからである（図示されていない）．AP：アダプタータンパク質（adapter protein），FA kinase：接着斑キナーゼ（focal adhesion kinase），Rb：網膜芽細胞腫抑制タンパク質（retinoblastoma protein）．

細胞，増殖因子，および細胞外マトリックスの相互作用

- 細胞は，細胞外マトリックスの構成成分を分泌し，その組織（ECM）に埋め込まれる．
- ECM は，細胞の増殖と挙動を左右し，増殖因子の貯蔵庫としても働く．
- インテグリンは，膜貫通型の細胞受容体であり，ECM の構成成分と相互作用できる．インテグリンと ECM は，増殖因子シグナル伝達経路を調節し，また細胞内での細胞骨格の適応を仲介する．
- 増殖因子は，細胞数の増加に対応できるように，局所の細胞外マトリックスを分解するメタロプロテアーゼを細胞に分泌させる．
- メタロプロテアーゼは，ECM から増殖因子を放出させ，前駆体として存在するいくつかの増殖因子を活性化することができる．

血管新生

　通常，細胞増殖を伴う血管新生では，既存の微小血管から新たな毛細血管の形成が行われる．血管新生なしでは，（腫瘍を含む）新たな組織は増殖することができない．血管新生は，サイトカインやさまざまな増殖因子，特に**血管内皮増殖因子**（vascular endothelial growth factor：VEGF）によって刺激される．血管新生の一連のイベントを以下に示す．

1. 基底膜がプロテアーゼによって局所的に分解される．
2. 内皮細胞が遊走して"芽"を形成する．
3. これらの先導する細胞に続いて，他の内皮細胞がVEGFの影響下で増殖する．
4. 細胞外マトリックスの成分が，新しくできた毛細血管の周囲に敷き詰められる．

　VEGFを中和するモノクローナル抗体，**ベバシズマブ**（bevacizumab）は，さまざまながんの補助治療薬として用いられる（第56章参照）．眼球への注射は，網膜の血管が増殖して失明に至る加齢性黄斑変性症を治療するために行われる．

アポトーシスと細胞の除去

　アポトーシスは，細胞の自殺である．これは，特殊な一連の生化学的なイベントからなる，遺伝的にプログラムされた自己破壊機構によって調節されている．そのため，アポトーシスは，損傷を受けた細胞の内容物が逸脱し，炎症反応を引き起こす物質が放出される**ネクローシス**（necrosis）とは異なる[3]．

　アポトーシスは，胚発生時に必須の役割を果たし，発生中に余剰になる細胞を除くことで器官を形づくる．これは，毎日約100億個の細胞を人体からひそかに除去する機構である．この機構は，腸壁の細胞脱落，寿命が尽きた好中球の死，および新生児が成人に成長するまでの組織の代謝回転など，さまざまな生理学的イベントに関与する．これは，免疫系における自己寛容の発達のための基礎となり（第6章），悪性になりうる細胞を除去することで，発がん性の変異に対する防御の最前線として働いている．

　アポトーシスの不全は，以下の多くの疾患の病理にも関係する．

---

[3] プログラム細胞死（programmed cell death：PCD）の他の形態として，**オートファジー**（autophagy）や（紛らわしいが）**プログラムされたネクローシス**（programmed necrosis）がある．ここでは"I型PCD"としても知られるアポトーシスに焦点を当てる．

- 慢性神経変性疾患．例えば，アルツハイマー病，多発性硬化症，およびパーキンソン病（第40章）など
- 急性組織損傷または細胞喪失の病気．例えば心筋梗塞（第21章），脳卒中，および脊髄損傷（第40章）など
- HIV感染によるT細胞の枯渇（第52章）
- 変形性関節炎（第36章）
- 再生不良性貧血などの血液疾患（第25章）
- がん細胞による免疫回避とがん化学療法薬に対する耐性（第56章）
- 自己免疫性／炎症性疾患．例えば，重症筋無力症（第13章），リウマチ性関節炎（第26章），気管支喘息（第28章）など
- ウイルス感染細胞での不十分な除去を伴うウイルス感染症（第52章）

　✖ アポトーシスは，免疫反応の調節や，その調節が基礎となる多くの症状において，とりわけ重要である．T細胞は，細胞表面の**プログラムデスレセプター**（programmed cell death receptor）（例えばPD-1受容体）によって制御される，負の調節経路をもつことが知られており，通常は，抗原が引き金となる刺激経路とアポトーシスを誘導する負の制御調節経路の間でバランスをとっている．このバランスは，末梢での寛容の維持に重要である．このバランスの乱れは，自己免疫疾患，HIVのような慢性のウイルス性疾患によるT細胞の"枯渇"，および，おそらく腫瘍が免疫破壊から逃れる際にみられる（Zha et al., 2004）．

　アポトーシスは，"**デフォルトな応答**（default response）"である．例えば，組織特異的な栄養性因子，サイトカイン，およびホルモンによる連続的な活性化シグナル伝達と，細胞-細胞間の接触因子（接着分子やインテグリンなど）は，細胞の生存と生存能力のために必要である．自己破壊機構は，これらの抗アポトーシス性因子によって能動的に，かつ絶えず抑制されない限り，自動的に起動する．異なる種類の細胞は，局所でのみ機能する，異なる生存因子のセットを必要とする．仮に細胞が迷い出る，または，パラクリン生存シグナルの保護下にある領域から追い出された場合，その細胞は死ぬ．

　"ネグレクト（無視）による死"とよばれる，それらの生存因子の中止は，アポトーシスへの唯一の経路ではない（図5.5）．死の機構は，"**デスレセプター**（death receptor）"を刺激するリガンドやDNAの損傷によって活性化されうる．しかし，細胞増殖プロセスとアポトーシスは，密接に統合されていることが一般的に知られている．

アポトーシスによる形態変化

　細胞は死ぬ過程で"丸くなり"，クロマチンは高密度な塊に凝縮し，細胞質は収縮し，細胞膜はブレッビングする．最終的に，カスパーゼとして知られているタンパク質分解酵素の一群によって細胞死が進行し，細胞は膜と結合した物質の塊に変貌する．この細胞の"死骸"は，その表面にホスファチジルセリンなどの"私を食べ

て"シグナルを提示することで，マクロファージに認識され，マクロファージが残留物を貪食する．これらの細胞断片は，膜に封入されていることが重要である．さもないと，細胞構成成分の放出が，炎症反応を引き起こす可能性があるためである．炎症反応に対するさらなる予防手段は，貪食するマクロファージが，TGF-β，アネキシン1，およびIL-10などの抗炎症メディエーターを放出することである．

アポトーシスにおける主要因子

アポトーシスにおける反応の種類は，非常に複雑で，種および細胞のタイプによって異なる．しかし，細胞の生存，あるいは細胞死のいずれかにつながる重要な反応は，単一の遺伝子，あるいは遺伝子の組み合わせによって制御される．もしそうであれば，その遺伝子は，多くの増殖性疾患の治療のための薬物の格好の標的となりうる．

ここでは簡単なアポトーシスの概略のみを示す．すべての領域の詳細なレビューについては，Porttらの総説（2011）を参照されたい．アポトーシスの主要因子は，細胞内で不活性な状態で存在するシステインプロテアーゼの一群，**カスパーゼ**（caspase）である．カスパーゼファミリーは，精密なタンパク質の切断を請け負っており，標的タンパク質の特異的なセット（酵素や構造構成因子のすべてがカスパーゼによって認識される特異的なモチーフを含む）を選択的に切断し，一部は不活化し，他は活性化する．およそ9つの異なったカスパーゼのカスケードが必須であり，あるものは，初期のアポトーシスシグナルを伝達するイニシエーターとして機能し，またあるものは細胞死の最終段階に関与する（図5.5）．

"執行者"であるカスパーゼ（例えばカスパーゼ3）は，DNA修復酵素，プロテインキナーゼC，および細胞骨格構成因子などの細胞構成成分を切断し，不活化する．DNAアーゼが活性化され，ヌクレオソーム間のゲノムDNAを切断し，約180塩基対のDNA断片を生成する．

しかしながら，すべてのカスパーゼが死を導く酵素ではなく，いくつかは，サイトカインの切り出しや，活性化をする役割をもつ（例えば，カスパーゼ8は，炎症性サイトカインIL-1とIL-18を切り出す）．

カスパーゼ以外にも，ミトコンドリアから放出され，核に入り，細胞の自殺を引き起こすタンパク質である**アポトーシス開始因子**（apoptotic initiating factor：AIF）によって，別経路が誘発されうる．

アポトーシスへの経路

細胞死に至るには，外来性リガンドによるデスレセプターの活性化（**外因性経路**［extrinsic pathway］）と，内部の**ミトコンドリア経路**（mitochondrial pathway）の2つの

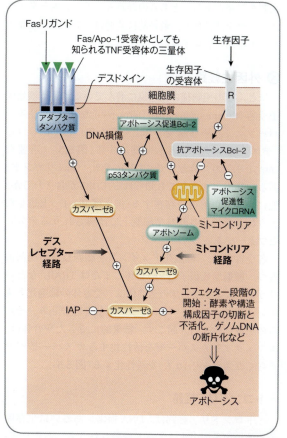

図5.5 アポトーシスにおける2つの主要シグナル伝達経路の概略図．

"デスレセプター"経路は，腫瘍壊死因子（TNF）の受容体ファミリーのメンバーを含むデスレセプターが，特異的な細胞死リガンドによって刺激されたときに活性化される．活性化されたデスレセプターは，イニシエーターカスパーゼ（例えばカスパーゼ8）を活性化するアダプタータンパク質を呼び込み，その結果，カスパーゼ3などのエフェクターカスパーゼを活性化する．ミトコンドリア経路は，DNA損傷をはじめとするさまざまなシグナルによって誘導される．修復不可能なDNA損傷が存在するときには，p53タンパク質（本文および図5.3，5.4参照）がチトクロムcをミトコンドリアから放出させる別経路を活性化し，続いてアポトソームの形成と，イニシエーターカスパーゼであるカスパーゼ9の活性化が起こる．アポトソームは，プロカスパーゼ9，チトクロムc，およびアポトーシス性タンパク質分解酵素促進因子-1（Apaf-1）の複合体である．これらの経路はどちらも，エフェクターカスパーゼ（例えばカスパーゼ3）で一元化され，アポトーシスを招く．生存因子による別経路は，通常，抗アポトーシス性Bcl-2の活性化を介してミトコンドリア経路を阻害することで細胞死を抑制している．"R"と表記した受容体は，栄養因子や増殖因子，および細胞間接着因子（接着分子やインテグリンなど）の受容体をそれぞれ表す．これらの受容体を持続的に活性化することが，細胞の生存や増殖には必要である．この経路が機能不全に陥った場合（グレーで示されている），抗アポトーシス作用が失われる．IAP：アポトーシス阻害因子（inhibitor of apoptosis）．

主要な経路がある．どちらの経路も，イニシエーターカスパーゼを活性化し，最終的に共通のエフェクターカスパーゼ経路に収束する．

外因性経路

ほとんどの細胞種の細胞膜に潜んでいる，腫瘍壊死因子受容体(tumour necrosis factor receptor：TNFR)スーパーファミリー(Fas受容体としても知られている)は，"デスレセプター"として機能する(図5.5)．重要なファミリーの一員として，TNFR-1や，(Fasリガンド，あるいはApo-1としても知られる)CD95が含まれるが，他にも多くのものが存在する(例えばPD-1．上述したように，活性化されたT細胞上で誘導されうるデスレセプターである)．

各受容体は，"細胞死ドメイン"を細胞質側の尾部にもつ．腫瘍壊死因子(TNF)自体，またはTRAIL[4]などのリガンドによる受容体の活性化は，受容体の細胞死ドメインに結合するアダプタータンパク質を呼び込み，それらの三量体化を引き起こす．結果的にできた複合体は，エフェクターカスパーゼを活性化するカスパーゼ8(おそらくカスパーゼ10も)を活性化する(図5.5)．

ミトコンドリア経路

ミトコンドリア経路は，DNA損傷，あるいは生存因子や他の因子の中止によって誘発されうる．ある意味，細胞はこのような損傷を"監視"し，アポトーシス経路を開始するかどうかを決定できる．核内のタンパク質の巨大複合体である**前骨髄性白血病構造体**(promyelocytic leukaemia body：PML体)が，このことに関与している可能性がある(Wyllie, 2010)が，その機序は明らかではない．

アポトーシスのイベントの調節は，各メンバー間で相互作用可能な相同ドメインを有するタンパク質，Bcl-2タンパク質ファミリーのメンバーが行う．もし，細胞がアポトーシスに至る道を選択した場合，p53タンパク質は，p21タンパク質とBcl-2ファミリーのアポトーシス促進性メンバーであるBid，Bax，およびBakを活性化する．これらのアポトーシス促進性因子に加えて，Bcl-2ファミリーには，抗アポトーシス性タンパク質も含まれる(例えばBcl-2自身)[5]．これらの因子は，ミトコン

ドリア表面で互いに競合し，その結果は，これらの因子の相対的濃度によって異なる．アポトーシス促進性シグナルの場合，BaxおよびBakのオリゴマーは，ミトコンドリアの膜に，チトクロムcなどのタンパク質が漏れ出せる小孔を形成する．

放出されたチトクロムcは，Apaf-1(アポトーシス性タンパク質分解酵素促進因子-1[apoptotic protease-activating factor-1])とよばれるタンパク質と複合体を形成し，次に両者はプロカスパーゼ9と結合し，これを活性化する．このカスパーゼ9は，エフェクターカスパーゼ経路を調整する．チトクロムc，Apaf-1，およびプロカスパーゼ9のトリオは，**アポトソーム**(apoptosome)とよばれる(図5.5；Riedl & Salvesen, 2007参照)．一酸化窒素(**第20章**参照)は，アポトーシス促進，および抗アポトーシス作用をもつことができる，別のメディエーターである．

通常の細胞において，生存因子(上で特定した)は，抗アポトーシス機構を絶えず活性化している．生存因子の喪失は，細胞の種類に応じたさまざまな方法で細胞死を引き起こしうる．この細胞死までの共通したメカニズムは，Bcl-2ファミリー間のバランスを崩して，抗アポトーシス性タンパク質の作用の喪失を引き起こし，アポトーシス促進性Bcl-2ファミリータンパク質の一方的な作用の結果として生じるものである(図5.5参照)．

2つの主要な細胞死の経路は，デスレセプター経路のカスパーゼ8が，アポトーシス促進性Bcl-2タンパク質を活性化し，それによってミトコンドリア経路を活性化できる，という点において，互いに関連する．

マイクロRNA，細胞周期，およびアポトーシス

この10年間にようやく発見されたマイクロRNA(miRNA)は，植物や動物のゲノム中に存在する，小さな，コードしないRNAのファミリーである．現在マイクロRNAは，細胞周期の調節，アポトーシス(図5.5)，細胞分化，および発生のためにコードする遺伝子の発現を抑制することが知られている(Carleton et al., 2007; Lynam-Lennon et al., 2009)．ヒトのゲノムの約3%はマイクロRNAをコードしており，タンパク質をコードしているヒトの遺伝子の約30%が，マイクロRNAによって調節されている．

現在，マイクロRNAの発現の変化は，糖尿病，肥満，アルツハイマー病，心血管系疾患，炎症症状，神経変性疾患(Barbato et al., 2009)，ならびに発がん，転移，およびがん治療に対する抵抗性(Wurdinger & Costa, 2007; Garzon et al., 2009)を含むさまざまな疾患に関連すると考えられている．またマイクロRNAは，発がん遺伝子やがん抑制遺伝子として機能し，T細胞を制御すると考えられている(Zhou et al., 2009)．驚くべきことではないが，マイクロRNAは，さまざまな病状のための

---

4 TRAILは，もちろん"腫瘍壊死因子-α関連アポトーシス誘導リガンド(tumour necrosis factor-α-related apoptosis-inducing ligand)"の略である．他に何が必要だろう．TRAILの役割に関する議論は，Janssen et al.(2005)を参照されたい．PD-1受容体のリガンドであるPD-L1は，すべての造血幹細胞と，その他の多くの組織でみられる．

5 細胞死の他のブレーキは，IAP(アポトーシスタンパク質の阻害因子[inhibitors of apoptosis proteins])とよばれるカスパーゼを抑制するタンパク質の一群である．

アポトーシス

- アポトーシスは，プログラム細胞死である．これは，不可欠な生物学的プロセスであり，（例えば）胚発生や組織恒常性にとって必須である．
- アポトーシスは，カスパーゼとよばれるタンパク質分解酵素のカスケードに依存している．2セットのイニシエーターカスパーゼが，1群のエフェクターカスパーゼに集束し，これらがアポトーシスのイベントを引き起こす．
- 2つの主要経路が，エフェクターカスパーゼを活性化する．すなわち，デスレセプター経路とミトコンドリア経路である．
  - 腫瘍壊死因子受容体ファミリーの活性化は，デスレセプター経路を開始する．主なイニシエーターは，カスパーゼ8である．
  - ミトコンドリア経路は，（p53遺伝子の転写をもたらす）DNA損傷のような内因性因子によって活性化される．p53タンパク質は，ミトコンドリアからチトクロムcを放出する別経路を活性化する．チトクロムcは，次にタンパク質Apaf-1と複合体を形成し，これらは共にイニシエーターカスパーゼ9を活性化する．
- 損傷を受けていない細胞では，生存因子（サイトカイン，ホルモン，細胞－細胞間接触因子）が抗アポトーシス機構を絶えず活性化する．生存因子の中止は，ミトコンドリア経路を介した細胞死を引き起こす．
- エフェクターカスパーゼ（例えば，カスパーゼ3）は，細胞構成成分，DNA，細胞骨格構成因子，および酵素などを切断するタンパク質分解酵素のカスケードを開始する．これにより，細胞は，最終的にマクロファージによって貪食される膜結合物質の塊に還元される．

新薬開発の標的として期待されている（Liu et al., 2008; Stenvang et al., 2008; Tsai & Yu, 2010）．

病態生理学的な意義

上述したように，細胞増殖とアポトーシスは，多くの生理学的・病理学的プロセスに関与する．以下にその例を示す．
- 胚とその後の幼児期における組織や器官の成長
- 消耗した，または寿命が尽きた，白血球，腸上皮，および子宮内膜などの細胞の補充
- 宿主タンパク質に対する免疫寛容の確立を含む免疫応答
- 傷害，または炎症後の修復と治癒
- 慢性炎症，過敏性，および自己免疫疾患に伴う肥厚（細胞数および結合組織の増加）（第6章）
- 腫瘍の増殖，浸潤，および転移（第56章）
- 組織の再生

列挙された最初の2つのプロセスにおける細胞増殖とアポトーシスの役割は，自明であり，さらなる説明は必要ない．免疫寛容にかかわるこれらの役割については簡単に上述したが，他のプロセスについては，さらなる説明が必要である．

修復と治癒

組織が損傷，または損失したときに修復が起きる．修復は，抗原や刺激物質に対する局所的な炎症反応の緩和にも関係する．損傷や組織の損失は，場合によっては再生（regeneration）を引き起こすが，再生は修復とかなり異なっており，以下に分けて解説する．

炎症と修復において，活性化されるメカニズム間には，少なからぬ重複がある．どちらも，細胞移動，血管新生，結合組織細胞の増殖，細胞外マトリックスの合成，および最終的には再構築することも含んだ，順序だった一連のイベントを必然的に伴う．そして，関与する特定の組織に応じた増殖因子やサイトカインによって，すべてが調整される．TGF-βは，これらのプロセスのいくつかの，鍵となる調節因子である．

修復，治癒，および再生

- 修復と治癒は，組織が損傷したとき起きる．通常，炎症に引き続く過程である．一般に，結合組織細胞，白血球，および血管が関与する．
- 再生は，損傷，または消耗した組織や器官の補填である．再生は，身体のあらゆる細胞に分化できる幼若な幹細胞のプールに依存する．組織，または器官の完全な再生は，哺乳類ではまれである．（しばしば瘢痕を伴った）より速い修復プロセスが，通常，損傷を回復する．これは，再生能力を失ったことと引き換えの，哺乳類の進化上のトレードオフかもしれない．
- しかしながら，哺乳類において再生経路を，（少なくとも一部の器官において，ある程度は）活性化することは可能かもしれない．

過形成

過形成（細胞増殖とマトリックスの増大）は，リウマチ性関節炎（第6，26章），乾癬，慢性の潰瘍，慢性閉塞性肺疾患などの，慢性炎症および自己免疫疾患の特徴である．また，慢性喘息の気管支過敏症（第28章）や糸球体腎炎にも関与する．

細胞増殖やアポトーシスは，アテローム性動脈硬化（第23章），心筋梗塞後の再狭窄と心筋の修復（第21章）にも関係する．

腫瘍の増殖，浸潤，および転移

増殖因子のシグナル伝達系，抗アポトーシス経路，および細胞周期制御因子は，がんの治療に対する新たなアプローチの標的として，ますます注目されている．**第56章**を参照されたい．

幹細胞と再生

組織の再生は，損傷や疾患によって失われた組織を置き換え，機能の回復を可能にする．多くの動物（例えば両生類）は，優れた再生能力を有し，手足や尾などの器官全体を再生することさえできる．必須のプロセスは，**幹細胞**（stem cell）すなわち，体内のすでに分化した細胞のいずれにも分化しうる未分化細胞（"全能性"または"多能性"細胞）のプールの活性化である．両生類は，これら幼若な細胞を豊富に保持しているのみならず，そのすでに分化した細胞の多くが，脱分化し，再び幹細胞になることができる．その後，これらの細胞は増殖し，器官をつくり出す胎児の発生経路をたどることができ，何度も何度も増殖し，最終的に欠損する構造を置換するために必要なさまざまな細胞タイプに分化する．

しかし，進化の過程で哺乳類は，ほとんどの組織でこの能力を失った．血液細胞，小腸上皮，および表皮細胞は，生涯，置換され続けるが，肝臓，腎臓，および骨のような器官の細胞は，ほとんど入れ替わらず，置換しない．この"生理的な更新"は，局所の組織特異的な幹細胞によってもたらされる．

哺乳類の器官中でほぼ唯一，肝臓は，自身を再生する重要な能力を有する．肝臓は，少なくとも25％が無傷であれば，非常に短い期間で元のサイズにまで再生することができる[6]．成熟した肝実質細胞は，肝臓の他のすべての細胞成分と同様に，この再生過程に深く関与する．

胚性幹細胞（embryonic stem cell）（ES細胞）は，**成体幹細胞**（adult stem cell）や**前駆細胞**（progenitor cell）と区別する必要がある．ES細胞は，胚の真の多能性幹細胞であり，他のいかなる細胞タイプにも分化することができる．成体幹細胞（AS細胞）は，さらに制限された多能性を有するが，前駆細胞は，単一の細胞タイプにのみ分化することができる．ES細胞は成体の哺乳類には存在しないが，AS細胞は，数は少ないが存在する．もし，哺乳類が傷を受ける，あるいはその組織が除去された場合，しばしば瘢痕化を伴うが，修復によって，通常は損傷が良好に回復する．（修復機構により，ずっと速やかに成し遂げられる）組織欠損後の迅速な癒合は，再生よりも優先して行われるようにみえる．

最近まで，（いくつかの例外はあるものの）このことは，変えることができないと思われていたが，最近の研究では，哺乳類において再生経路の活性化が（少なくともある程度，いくつかの器官で）起こりうることが示唆されている．ヒトにおいて，手足全体の置換は明らかに不可能だが，限られた量の組織，または器官のわずかな部分の再生は，できる可能性がある．再生が起こるためには，適切な部位で，幹細胞が増殖，成長，および分化するように促す必要がある．または，ヒトにおいてはまだ遠い試みではあるが，局所で分化した細胞を脱分化するように促す必要がある．これは，哺乳類の一部で，特別な条件下では起こりうる．しかし，修復は，再生とコインの表裏の関係にあり，哺乳類においては，修復は，再生能力の喪失と引き換えで得た進化上のトレードオフであるのかもしれない．

> ❯❯ 再生医療に活用できる適切な幹細胞は，どこに存在するのだろうか．さまざまな可能性が精力的に研究されており，一部は臨床で試験されている．その例を以下に示す．
> - 胚性幹細胞（入手制限と深刻な倫理的問題がある）
> - 骨髄由来間葉系幹細胞（Huang et al., 2009; Stapenbeck & Miyoshi, 2009）
> - 筋肉由来幹細胞（Sinanan et al., 2006）
> - ヒトiPS（induced pluripotent stem）細胞（Nishikawa et al., 2008）
> - 組織常在性の前駆細胞

肝臓のような組織を再生させるためには，局所の組織特異的幹細胞が，増殖因子によって刺激され，細胞周期に入り，増殖する必要がある．他の不可欠なプロセスとしては，上述した血管新生，MMPの活性化や，すべての新しい構成因子を結びつける，細胞外マトリックスとフィブロネクチンの相互作用などがある．喪失した結合組織（線維芽細胞やマクロファージなど）の構成成分をあわせて置き換えることもまた，必要であろう．

大部分の組織は自発的に再生しないため，再生能力を回復するメカニズムは，治療において非常に価値がある．幹細胞治療は，勃起不全や尿失禁から心臓病や神経変性に至るまで，あらゆる種類の疾患を治療するための魅力的な可能性をもたらす．動物実験では，幹細胞治療は，潜在的に有望な領域であることが確認されているが，ヒトにおける日常的な幹細胞治療は，依然として見通しが遠い．内容は難しいが，以下の文献には，この分野にある障壁と願望への洞察が述べられている．傷害心筋の修復（第21章；Lovell & Mathur, 2011を参照），網膜変性の修復（Ong & da Cruz, 2012），脳卒中（Banerjee et al.,

---

6 ギリシャ神話に肝臓再生の話がある．プロメテウスはゼウスから火の秘密を盗んで人類に与えた．プロメテウスを罰するために，ゼウスは，彼をカフカス山脈の険しい岩山に縛りつけ，毎日ワシに彼の体を切り裂かせ，彼の肝臓の大部分を食べさせた．しかし夜になると肝臓は再生を始め，朝には完全に再生したという．伝説ではワシが肝臓の25％を残したかどうかについては言及されておらず，描かれた再生は，非現実的に速かったと考えられる（ラットの肝臓が66％切除された後に，元のサイズに戻るためには2週間以上を要する）．

2011），および I 型糖尿病を治療するためのインスリン分泌細胞の補填補完（第 31 章；Voltarelli et al., 2007）．

治療学的見通し

理論的には，この章で説明したすべてのプロセスは，新薬開発における有益な標的となりうる．以下に，実績のある，あるいはその可能性のあるアプローチを列挙する．

アポトーシス機構

アポトーシスを改変しうる化合物が，今，集中的に研究されている（Melnikova & Golden, 2004; MacFarlane, 2009）．ここでは，そのなかでもより重要なアプローチだけを概説する．

さまざまな機序でアポトーシスを促進する薬剤は，がん治療のための有望かつ新たなアプローチとして予見されており，盛んに研究されているが，まだ臨床使用は承認されていない．強力なアポトーシス促進性の治療アプローチは，他の組織を傷害する明らかなリスクを避けるため，病的組織を正確に標的として捉える必要がある．以下に数例を挙げる．

- Bcl-2 に対するアンチセンス化合物（**oblimersen**）が，慢性リンパ球性白血病のために試験されている．
- Bcl-2 作用への低分子阻害薬である **obatoclax** は，血液系腫瘍の治療のために試験されている．詳細については，MacFarlane（2009）参照．
- マイクロ RNA 技術も，アポトーシスを促進するために使用しうる（図 5.5）．
- デスレセプターのリガンドである TRAIL に対するアゴニストであるモノクローナル抗体（例えば **lexatumumab**）は，固形腫瘍やリンパ腫の治療のための臨床試験中である（MacFarlane, 2009）．
- プロテアソームを阻害する新薬**ボルテゾミブ**（bortezomib）は，特定のがん治療に有効である．ボルテゾミブは，抗アポトーシス Bcl-2 の働きを阻害することによって機能が発揮される．Bcl-2 ファミリーのアポトーシス促進タンパク質 Bax の蓄積を引き起こす．ボルテゾミブは，部分的に NFκB 作用を阻害することによって，作用する（第 3 章）．
- 最もがん特異的な遺伝子の 1 つは，内因性のカスパーゼ阻害因子，**サバイビン**（survivin）をコードしている．サバイビンは，特定の腫瘍において高濃度で存在する．サバイビンの低分子阻害薬は臨床試験中であり（Giaccone & Rajan, 2009），その目的は，がん細胞の自殺を誘発することである．

アポトーシスの抑制によって，広範囲の一般的な変性疾患を予防，または治療できるかもしれない．残念なこ

とに，臨床使用のための，これらの阻害薬の開発の成功は確立しておらず，多くのものが，臨床試験で有効性がないことがわかっている．現在関心を集めている領域を以下に示す．

- PD-1 デスレセプターを標的とする抗体でブロックすることは，HIV，B 型肝炎，および C 型肝炎感染症に加え，他の慢性感染症や，PD-1 のリガンドを発現する一部のがんの治療法を開発するうえで，有望な新しい手段である（Williams & Bevan, 2006）．
- いくつかのカスパーゼ阻害薬は，心筋梗塞，脳卒中，肝臓病，臓器移植，および敗血症の治療のために研究されている．**emricasan** は，肝臓移植を必要とする患者において試験されている，臨床薬候補の 1 つである．

血管新生とメタロプロテアーゼ

臨床的に有用な抗血管新生薬や MMP 阻害薬の探索は，継続されているものの，これまで成功していない．現在のところ，がん治療への使用が承認された新薬は 1 つだけである．ベバシズマブは，VEGF を中和するモノクローナル抗体で，網膜血管の過剰な増殖に関連する加齢性黄斑変性症の治療にも使用される．

細胞周期制御

細胞周期の主要な内因性の正の調節因子は，cdk である．cdk の ATP 結合部位を標的とする，cdk を阻害するいくつかの低分子が開発されている．一例としては，現在臨床試験中の**フラボピリドール**（flavopiridol）があり，これはすべての cdk を抑制し，細胞周期の停止を引き起こす．これはまた，アポトーシスを促進し，抗血管新生作用を有し，分化誘導を引き起こしうる（Dickson & Schwartz, 2009）．

いくつかの化合物は，cdk を活性化する経路上流に影響するため，がん治療への用途がみつかるかもしれない．例としては，（将来どうなるかはわからないが）**ペリホシン**（perifosine）や **lovastatin**（コレステロール降下薬；**第 23 章**参照．また，抗がん作用も有するかもしれない）がある．

ボロン酸化合物である**ボルテゾミブ**は，プロテアソームと共有結合し，アポトーシス促進性タンパク質の分解を阻害する．これは，多発性骨髄腫の治療に用いられる（第 56 章）．

増殖因子シグナル伝達経路のさまざまな要素のうち，受容体チロシンキナーゼ，Ras タンパク質，および細胞質キナーゼは，最も関心をもたれてきた．がん治療のために近年導入されたキナーゼ阻害薬には，**イマチニブ**（imatinib），**ゲフィチニブ**（gefitinib），および**エルロチニブ**（erlotinib）などがある（第 56 章参照）．

引用および参考文献

細胞周期とアポトーシス（全般）

Ashkenasi, A., 2002. Targeting death and decoy receptors of the tumour necrosis receptor superfamily. Nat. Rev. Cancer 2, 420–429.（例示的な総説．包括的；図がよくできている．）

Aslan, J.E., Thomas, G., 2009. Death by committee: organellar trafficking and communication in apoptosis. Traffic 10, 1390–1404.

Barbato, C., Ruberti, F., Cogoni, C., 2009. Searching for MIND: microRNAs in neurodegenerative diseases. J. Biomed. Biotechnol. 2009, 871313.

Carleton, M., Cleary, M.C., Linsley, P.S., 2007. MicroRNAs and cell cycle regulation. Cell Cycle 6, 2127–2132.（特定のマイクロRNAが，どのように細胞周期チェックポイントに作用するかについて解説．）

Cummings, J., Ward, T., Ranson, M., Dive, C., 2004. Apoptosis pathway-targeted drugs – from the bench to the clinic. Biochim. Biophys. Acta 1705, 53–66.（Bcl-2タンパク質，IAP，増殖因子，チロシンキナーゼ阻害薬，およびアポトーシス誘導薬のアッセイに関して，抗がん剤開発の面で議論する，よい総説．）

Danial, N.N., Korsmeyer, S.J., 2004. Cell death: critical control points. Cell 116, 205–219.（アポトーシスの生物学および制御に関する，線虫，ショウジョウバエ，および哺乳類での証拠も含む，決定的な総説．）

Dickson, M.A., Schwartz, G.K., 2009. Development of cell-cycle inhibitors for cancer therapy. Curr. Oncol. 16, 36–43.（臨床試験に入った，細胞周期を標的とする薬剤を解説．）

Elmore, S., 2007. Apoptosis: a review of programmed cell death. Toxicol. Pathol. 35, 495–516.（構造変化，生化学，健常人や疾患患者におけるアポトーシスの役割を含む，アポトーシスの一般的概論．）

Garzon, R., Calin, G.A., Croce, C.M., 2009. MicroRNAs in Cancer. Annu. Rev. Med. 60, 167–179.

Giaccone, G., Rajan, A., 2009. Met amplification and HSP90 inhibitors. Cell Cycle 8, 2682.

Janssen, E.M., Droin, N.M., Lemmens, E.E., 2005. CD4+ T-cell-help controls CD4+ T cell memory via TRAIL-mediated activation-induced cell death. Nature 434, 88–92.（TRAILの発現制御が，CD8$^+$T細胞の機能における，CD4$^+$T細胞の役割を説明しうる．）

Liu, Z., Sall, A., Yang, D., 2008. MicroRNA: an emerging therapeutic target and intervention tool. Int. J. Mol. Sci. 9, 978–999.

Lynam-Lennon, N., Maher, S.M., Reynolds, J.V., 2009. The roles of microRNAs in cancer and apoptosis. Biol. Rev. 84, 55–71.（細胞増殖や細胞死におけるマイクロRNAの役割，およびがん遺伝子や腫瘍抑制遺伝子としてのマイクロRNAの潜在的な役割についての詳細な総説．）

MacFarlane, M., 2009. Cell death pathways – potential therapeutic targets. Xenobiotica 39, 616–624.（早期臨床試験の薬剤一覧表を掲載する，優れた最新総説．）

Melnikova, A., Golden, J., 2004. Apoptosis-targeting therapies. Nat. Rev. Drug Discov. 3, 905–906.（歯切れのよい概説．）

Ouyang, L., Shi, Z., Zhao, S., et al., 2012. Programmed cell death pathways in cancer: a review of apoptosis, autophagy and programmed necrosis. Cell Prolif. 45, 487–498.（がん細胞のすべてのタイプのプログラム細胞死を扱った，広範な総説．）

Portt, L., Norman, G., Clapp, C., Greenwood, M., Greenwood, M.T., 2011. Anti-apoptosis and cell survival: a review. Biochim. Biophys. Acta 1813, 238–259.（アポトーシス促進・抑制機構の両方と，他のタイプのプログラム細胞死を扱った非常に詳細な総説．）

Riedl, S.J., Salvesen, G.S., 2007. The apoptosome: signalling platform of cell death. Nat. Rev. Mol. Cell Biol. 8, 405–413.（アポトソーム形成とそのエフェクターであるカスパーゼ9の活性化について解説．）

Riedl, S.J., Shi, Y., 2004. Molecular mechanisms of caspase regulation during apoptosis. Nat. Rev. Mol. Cell Biol. 5, 897–905.（系統的な総説．）

Satyanarayana, A., Kaldis, P., 2009. Mammalian cell-cycle regulation: several Cdks, numerous cyclins and diverse compensatory mechanisms. Oncogene 28, 2925–2939.（大半のサイクリン欠損を補うことができる細胞の能力を示した，遺伝子ノックアウト実験の結果を要約．この主題について理解を深めたい人のための興味深い総説．）

Stenvang, J., Lindow, M., Kauppinen, S., 2008. Targeting of microRNAs for therapeutics. Biochem. Soc. Trans. 36, 1197–1200.

Swanton, C., 2004. Cell-cycle targeted therapies. Lancet 5, 27–36.（細胞周期を制御するタンパク質ファミリー，悪性腫瘍におけるそれらの変異，およびこれらファミリーの新薬の標的としての可能性に関する，決定的な総説．）

Tousoulis, D., Andreou, I., Tentolouris, C., et al., 2010. Comparative effects of rosuvastatin and allopurinol on circulating levels of matrix metalloproteinases in patients with chronic heart failure. Int. J. Cardiol. 145, 438–443.

Tsai, L.M., Yu, D., 2010. MicroRNAs in common diseases and potential therapeutic applications. Clin. Exp. Pharmacol. Physiol. 37, 102–107.

Williams, M.A., Bevan, M.J., 2006. Exhausted T cells perk up. Nature 439, 669–670.（T細胞の消耗を回復させる研究を評価した簡潔な論文．）

Wurdinger, T., Costa, F.F., 2007. Molecular therapy in the microRNA era. Pharmacogenomics J. 7, 297–304.

Wyllie, A.H., 2010. 'Where, O death, is thy sting?' A brief review of apoptosis biology. Mol. Neurobiol. 42, 4–9.（分野の第一人者による短く，理解しやすい総説．大変お薦め．）

Yang, B.F., Lu, Y.J., Wang, Z.G., 2009. MicroRNAs and apoptosis: implications in molecular therapy of human disease. Clin. Exp. Pharmacol. Physiol. 36, 951–960.（アポトーシスを調節しているマイクロRNAとアポトーシス細胞死に関する包括的な総説．）

Zha, Y., Blank, C., Gajewski, T.F., 2004. Negative regulation of T-cell function by PD-1. Crit. Rev. Immunol. 24, 229–237.（促進性および抑制性シグナルのバランスと，自己寛容や自己免疫疾患の病因に対するその重要性についての論文．）

Zhou, L., Seo, K.H., Wong, H.K., Mi, Q.S., 2009. MicroRNAs and immune regulatory T cells. Int. Immunopharmacol. 9, 524–527.

インテグリン，細胞外マトリックス，メタロプロテアーゼ，血管新生

Barczyk, M., Carracedo, S., Gullberg, D., 2010. Integrins. Cell Tissue Res. 339, 269–280.

Clark, I.M., Swingler, T.E., Sampieri, C.L., Edwards, D.R., 2008. The regulation of matrix metalloproteinases and their inhibitors. Int. J. Biochem. Cell Biol. 40, 1362–1378.

Fingleton, B., 2008. MMPs as therapeutic targets – still a viable option? Semin. Cell Biol. Dev. 19, 61–68.（MMP阻害薬を用いた臨床データを記した，少し落胆させる総説．）

Gahmberg, C.G., Fagerholm, S.C., Nurmi, S.M., et al., 2009. Regulation of integrin activity and signalling. Biochim. Biophys. Acta 1790, 431–444.（インテグリンによる細胞シグナル制御を記した，歯切れのよい総説．）

Järveläinen, H., Sainio, A., Koulu, M., Wight, T.N., Penttinen, R., 2009. Extracellular matrix molecules: potential targets in pharmacotherapy. Pharmacol. Rev. 61, 198–223. (新薬開発の潜在的標的としての細胞外マトリックス[ECM]の議論を伴う, 増殖および分化に関与する細胞イベントでの ECM の役割を記した包括的総説.)

Marastoni, S., Ligresti, G., Lorenzon, E., Colombatti, A., Mongiat, M., 2008. Extracellular matrix: a matter of life and death. Connect. Tissue Res. 49, 203–206. (細胞の生存, 成長, および増殖における ECM とその役割についての明快な分析.)

Rupérez, M., Rodrigues-Diez, R., Blanco-Colio, L.M., et al., 2007. HMG-CoA reductase inhibitors decrease angiotensin II-induced vascular fibrosis: role of RhoA/ROCK and MAPK pathways. Hypertension 50, 377–383.

Skiles, J.W., Gonnella, N.C., Jeng, A.Y., 2004. The design, structure and clinical update of small molecular weight matrix metalloproteinase inhibitors. Curr. Med. Chem. 11, 2911–2977. (初期マトリックスメタロプロテアーゼによる試験の結果は期待外れだった. 著者らは, マトリックスメタロプロテアーゼ阻害薬の, これまでにあるとされていた有用性について解説し, 特許を取得した薬物をレビューしている.)

Streuli, C.H., Akhtar, N., 2009. Signal co-operation between integrins and other receptor systems. Biochem. J. 418, 491–506. (血管新生を調節する増殖因子とインテグリンとの相互作用, およびチロシンキナーゼやサイトカイン受容体とのそれらの相互作用を扱う.)

Verrecchia, F., Mauviel, A., 2007. Transforming growth factor-beta and fibrosis. World J. Gastroenterol. 13, 3056–3062.

幹細胞, 再生, 修復

Aldhous, P., 2008. How stem cell advances will transform medicine. New Scientist 2654, 40–43. (明快でシンプルな論文.)

Banerjee, S., Williamson, D., Habib, N., Gordon, M., Chataway, J., 2011. Human stem cell therapy in ischaemic stroke: a review. Age. Ageing 40, 7–13.

Gaetani, R., Barile, L., Forte, E., et al., 2009. New perspectives to repair a broken heart. Cardiovasc. Hematol. Agents Med. Chem. 7,

91–107. (心筋形成細胞の源と, 罹患または損傷した心筋における, その可能性について解説.)

Huang, N.F., Lam, A., Fang, Q., et al., 2009. Bone marrow-derived mesenchymal stem cells in fibrin augment angiogenesis in the chronically infarcted myocardium. Regen. Med. 4, 527–538.

Lovell, M.J., Mathur, A., 2011. Republished review: Cardiac stem cell therapy: progress from the bench to bedside. Postgrad. Med. J. 87, 558–564. (心臓幹細胞治療の問題点と可能性に焦点を当てた, 治療の現状に関する有用な総説. 読みやすい.)

Nature Reviews Drug Discovery, 2006. Vol. 5 (August) has a series of articles on nerve regeneration. (これらの総説は, 適切な治療戦略の開発を可能にする根本的なメカニズムを理解するために, 成体哺乳類 CNS の傷害に対する分子, 細胞および回路レベルの応答に関する知見の最近の進歩に焦点を当てている.)

Nishikawa, S., Goldstein, R.A., Nierras, C.R., 2008. The promise of human induced pluripotent stem cells for research and therapy. Nat. Rev. Mol. Cell Biol. 9, 725–729. (誘導多能性幹[iPS]細胞は, 多能性をもつようリプログラムされたヒト体細胞である.)

Ong, J.M., da Cruz, L., 2012. A review and update on the current status of stem cell therapy and the retina. Br. Med. Bull. 102, 133–146. (読みやすい総説.)

Rosenthal, N., 2003. Prometheus's vulture and the stem-cell promise. N. Engl. J. Med. 349, 267–286. (組織や器官の再生の問題点に関する, 優れた論文.)

Sinanan, A.C., Buxton, P.G., Lewis, M.P., 2006. Muscling in on stem cells. Biol. Cell 98, 203–214.

Stapenbeck, T.S., Miyoshi, H., 2009. The role of stromal cells in tissue regeneration and wound repair. Science 26, 1666–1669. (哺乳類の間質細胞が, 下部生物の芽体の細胞と同じ機能を果たす可能性についての簡潔な記事.)

Voltarelli, J.C., Couri, C.E., Stracieri, A.B., et al., 2007. Autologous nonmyeloablative hematopoietic stem cell transplantation in newly diagnosed type 1 diabetes mellitus. JAMA 297, 1568–1576. (幹細胞移植の試験における初期の成功例.)

Wilson, C., 2003. The regeneration game. New Scientist 179, 2414–2427. (哺乳類の組織や器官の再生の可能性に関する, 非常に読みやすい記事.)

第1部 基本原理

6 細胞メカニズム：宿主防御

概要

ほとんどの人は発赤，腫脹，熱感および痛みを特徴とする炎症を経験しているであろう．炎症メディエーターについては，第17章および18章で取り扱う．ここでは，宿主の防御反応にかかわっている細胞をリストアップし，その重要かつ複雑なメカニズムの骨子について説明する．この過程における細胞レベルの応答および機能を理解することは，重要な治療薬である抗炎症薬および免疫抑制薬（第26章参照）の作用機序を理解するのに，必要不可欠である．

はじめに

あらゆる生物はつねに，健康と生存を脅かすさまざまな危険に曝されている．例えばわれわれの身体は気温の変化や食料と水供給の変動に曝されているが，進化によって，内部環境を安定に保つための生体恒常性システムを獲得し，さらには，絶えず存在する感染に対する防御機構や創傷に対する治癒機構も獲得してきた．この機能は哺乳類において，**自然免疫反応**（innate immune system）と**獲得免疫反応**（acquired [adaptive] immune system）がさまざまなメディエーターやメカニズムなどとともに働き，**炎症反応**（inflammatory response）を惹起することにより促進される．本来，この応答はわれわれの身体を守るためにつくられているが，時に誤った働きをすることで，さまざまな炎症性疾患の原因となる．このとき，われわれはこのような過剰な反応を制御するために，薬物治療に頼ることになる．

宿主の炎症性反応の主要な役割は**防御**（defence）および**修復**（repair）である．つまり，炎症は生命の生存を保証するために不可欠なしくみである．遺伝子異常（例えば，**白血球粘着不全**［leukocyte adhesion deficiency］），ヒト免疫不全ウイルス（HIV）の感染，放射線被曝または免疫抑制薬による免疫不全は，生死にかかわる問題である．

国境のセキュリティーシステムと同様，ヒトの身体は必要に応じて，警備隊，身分証明のチェック，警報システムおよび必要に応じて支援部隊を要請する通信ネットワークに相当する細胞および分子メカニズムを備えてい

る．さらに，ヒトの身体は，以前侵入してきた不法侵入者の詳細な記録を記憶している驚くべきデータバンクにアクセスすることができ，不法侵入者の退治に役立てている．このような宿主の応答には，以下のような2種類がある．

- **自然免疫応答**（innate non-adaptive response）．多細胞生物のほとんどが保有し，生物の早い段階で進化した．これは防御の最前線である．
- **獲得免疫応答**（adaptive immune response）．このしくみは進化のかなり遅い段階で現れ，脊椎動物のみに存在する．これは免疫記憶の物理的な基盤であり，かつ非常に有効な防御の二番手である．

炎症反応

- 炎症反応は組織が傷害される，または病原体あるいは有害物質に曝されるときに惹起される．
- 一般的には2つの反応からなる：**自然免疫応答と獲得免疫反応**（適応または特異免疫反応ともいう）．
- これらの反応は一般的にわれわれの身体を守ってくれるが，不適切に起こる場合は有害である．
- 応答が正常に起これば，傷跡を残すか消失させ治癒するが，原因が遷延する場合は慢性炎症につながる．
- 薬物治療を必要とする多くの疾患は，炎症が深くかかわっている．抗炎症薬および免疫抑制薬の作用機序および使い方を理解するためには，炎症反応の理解が不可欠である．

自然免疫応答

粘膜上皮は防御の戦略として，デフェンシン（defensin）や多目的型の免疫グロブリン（IgA）を恒常的に分泌し，先制攻撃を行う．その一方で，自然免疫応答は，感染あるいは傷害によってただちに活性化される[1]．自然免疫応答はほぼすべての生物が保有しているが，自

---

[1] ある免疫学者は，自然免疫とは感染に対する生体の膝蓋腱反射であると述べたが，これはすばらしい説明である．

然免疫にかかわる哺乳類の遺伝子ファミリーの一部は，最初に植物および昆虫で同定された．

自然免疫応答

- 自然免疫応答は傷害または感染の直後に惹起され，血管成分と細胞成分から構成されている．細胞で産生される，あるいは，血漿中に含まれているメディエーターは応答の強さを修飾し，制御する．
- 生体防御の最前線にあるマクロファージ，肥満細胞そして樹状細胞などは，Tollおよびその他のパターン認識受容体(pattern recognition receptor：PRR)を用いて，特定の病原体由来の分子を検出する．これは特にインターロイキン-1(interleukin-1：IL-1)，腫瘍壊死因子(tumour necrosis factor-α：TNF-α)およびその他のケモカインの分泌を引き起こす．
- IL-1とTNF-αは局所の後毛細血管細静脈の内皮細胞に作用し，以下のものを誘導する．
  - 血管拡張および滲出液
  - 細胞表面の接着分子の発現
- 滲出液は，ブラジキニン(キニノーゲンより)やC5aとC3a(補体より)の産生を行うさまざまな酵素を含んでいる．補体が活性化すると，細菌が溶解する．
- C5aとC3aは肥満細胞を刺激し，局所の細動脈を拡張させるヒスタミンの分泌を惹起する．
- 組織の傷害およびサイトカインは，プロスタグランジンE_2とI_2(血管拡張因子)およびロイコトリエンLTB_4(走化性因子)の分泌を誘導する．
- サイトカインは血管拡張因子である一酸化窒素(NO)の合成を誘導し，血管透過性を亢進させる．
- 白血球は接着分子を用いて，活性化血管内皮に接着し，そして最終的には血管内皮を通過し，(IL-8，C5a，LTB_4やケモカインなどの誘導によって)病原体に向かって移動する．そこで，貪食および殺菌が行われる．

パターン認識

あらゆる保安システムの最も重要な役割は，身元特定能力である．生体はどのようにして，ある細胞が自己なのか，それとも侵入する病原体なのかを区別しているのだろうか？　自然免疫の場合，これはあらゆる生物に存在するパターン認識受容体(PRR)によって実現されている．PRRは，病原体が簡単に変えることはできない，細菌，真菌，ウイルスなどが共通して産生する病原体関連分子パターン(pathogen-associated molecular pattern：PAMP)を認識する．PRRには，細菌由来タンパク質に特徴的なN-ホルミル化ペプチド(傷害されたミトコンドリアからも遊離される)を認識するホルミルペプチド受容体(formyl peptide receptor：FPR)などのGタンパク質共役受容体(G protein-coupled receptor：GPCR)および，細菌由来プロテオグリカンの断片を認識する非常に大きな細胞質タンパク質ファミリーであるNOD様受容体(nucleotide-binding oligomerization domain-like receptor)などの細胞内受容体が含まれている．

最もよく研究されているPRRは，Toll様受容体(Toll-like receptor：TLR)である．Toll[2]遺伝子は，1990年代半ばに，ショウジョウバエ(*Drosophila*)で最初に同定された．相同性をもつ遺伝子はその直後に脊椎動物でみつかった．TLRはファミリーを形成し，その主要な役割は，病原体間でよく保存されている成分の認識と，自然免疫システムと獲得免疫システムの両方にシグナルを伝達することである．

哺乳類において，約10種類のTLRがみつかっている．これらの分子はチロシンキナーゼ受容体に属し(第3章参照)，種間でよく保存されている．終生にわたって1つのリンパ球に1つだけの固有の受容体を産生するT細胞とB細胞のしくみとは違い，TLRは宿主DNAの別々の遺伝子からエンコードされている．表6.1はこれらの受容体，および認識される病原体由来の産物を列挙している．TLRには主に2種類が存在し，細胞の表面に局在するものとエンドソーム内に局在するものがある．後者は一般的に病原体由来のRNA／DNA(おそらくファゴソームに取り込まれるため)を認識し，前者は細胞壁の成分やエンドトキシンなど，その他の病原体由来の物質を認識する．また，一部のTLRは傷害された宿主細胞から分泌されるリガンド(例えば，熱ショックタンパク質)を認識する．これはおそらく，体内に起こる傷害をモニタリングするための補助的な機構である．

たった1つの受容体のファミリーが，どのようにしてそのような多様で異なった化学物質を認識できるのかについては，謎である．場合によっては，受容体にさらに補助結合タンパク質を動員し，結合能を修飾することで，問題を解決していることが知られている．Toll様受容体は活性化によって二量体を形成し，そして，炎症を引き起こすタンパク質，および因子の遺伝子を活性化する複雑なシグナル伝達経路を惹起する(後述)．また，TLR7はimidazoquinoloneなどいくつかの合成抗ウイルス薬を認識するが，これは薬理学の観点から非常に興味深い．これらの薬物のTLR活性化能力はおそらく，臨床上の薬効の根幹である(第52章参照)．

TLRは，早い段階で異物と接触する，生体防御の最前線に存在する多くの細胞に局在している．これらには，マクロファージ(macrophage)，肥満細胞(mast cell)，皮膚や体内-体外の境界に多く存在する樹状細胞

---

[2] Tollはドイツ語で，"すごい！"または"みつけた！"という意味で，この分子ファミリーの名前として定着している．

表 6.1 パターン認識受容体（PRR）TLR ファミリー.

PRR	認識する病原体	リガンド	宿主細胞の種類	局在
TLR 1	細菌	リポタンパク質	単球／マクロファージ 一部の樹状細胞 B リンパ球	細胞表面
TLR 2	細菌 細菌（グラム陽性） 寄生虫 酵母 損傷宿主細胞	リポタンパク質 リポタイコ酸 GPI アンカー 細胞壁炭水化物 熱ショックタンパク質	単球／マクロファージ 一部の樹状細胞 肥満細胞	細胞表面
TLR 3	ウイルス	二重鎖 RNA（dsRNA）	樹状細胞 B リンパ球	細胞内
TLR 4	細菌（グラム陰性） ウイルス 損傷宿主細胞	リポ多糖 一部のウイルス由来タンパク質 熱ショックタンパク質 フィブリノゲン ヒアルロン酸	単球／マクロファージ 一部の樹状細胞 肥満細胞 腸管上皮	細胞表面
TLR 5	細菌	フラジェリン	単球／マクロファージ 一部の樹状細胞 腸管上皮	細胞表面
TLR 6	マイコプラズマ（*Mycoplasma*） 寄生虫 酵母	リポタンパク質 GPI アンカー 細胞壁炭水化物	単球／マクロファージ 肥満細胞 B リンパ球	細胞表面
TLR 7	ウイルス	一本鎖 RNA（ssRNA） 一部の合成薬物	単球／マクロファージ 肥満細胞 B リンパ球	細胞内
TLR 8	ウイルス	一本鎖 RNA（ssRNA）	単球／マクロファージ 一部の樹状細胞 肥満細胞	細胞内
TLR 9	ウイルス／細菌	CpG 含有 DNA	単球／マクロファージ 一部の樹状細胞 B リンパ球	細胞内
TLR 10	不明	不明	単球／マクロファージ B リンパ球	細胞表面
TLR 11[a]	トキソプラズマ（*Toxoplasma*）	プロフィリン	単球／マクロファージ 肝細胞，腎臓	細胞表面

[a]TLR11 はマウスに存在するが, ヒトには存在しない. TLR12 〜 15 の機能は十分明らかになっていないため, ここには含まれていない.
CpG DNA：非メチル化 CG ジヌクレオチド, dsRNA：二重鎖 RNA, Gm neg/pos：グラム陽性／陰性（細菌）, GPI：グリコシルホスファチジルイノシトールアンカータンパク質, ssRNA：一本鎖 RNA.

（dendritic cell）および食物由来の病原体に曝されている**腸管上皮細胞**（intestinal epithelial cell）が含まれている. TLR の遺伝子欠損は有効な免疫応答を妨げ, または低レベルの恒常的な炎症反応をきたすことが報告されている.

　自然免疫がどのようにして非自己の病原体を探知しているのかを概説したので, 次にその"警報の発令"に伴って起こるイベントについて解説する.

◎ パターン認識に伴う応答
血管イベント

　PAMP と TLR の相互作用により, 生体防御の最前線に存在する細胞は, **TNF-α** や **IL-1** などのさまざまな炎症性**サイトカイン**（cytokine）を産生することで応答す

る. IL-1 の成熟およびプロセッシングは, 炎症刺激の種類によって形成される細胞内多タンパク質複合体, **インフラマソーム**（inflammasome）によって行われる. すなわち, インフラマソームは刺激の種類によって適切な炎症反応を開始できるように, きちんと仕立てられている（Strowig et al., 2012 参照）.

　また, 低分子メディエーター（例, プロスタグランジンやヒスタミン）も組織の傷害やサイトカインの刺激によって分泌され, 後毛細血管細静脈の内皮細胞に作用し, 内膜表面上の**接着分子**（adhesion molecule）の発現を誘導し, 血管透過性を亢進させる.

　白血球は細胞表面の**インテグリン**（integrin）を介して, 血管内皮細胞の接着分子に相互作用し, 微小循環に流されないように動きを停止させる. 次に, これらの白血球

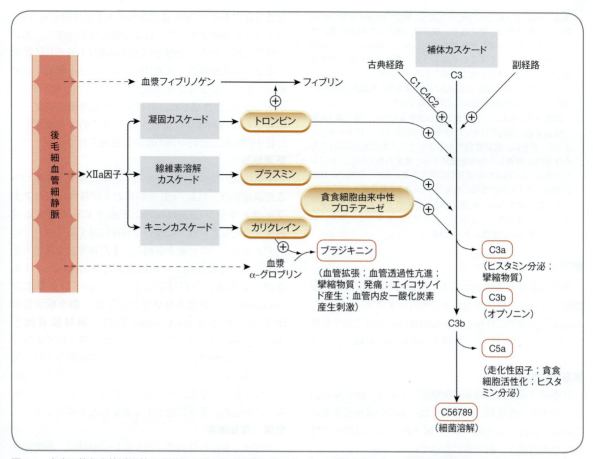

図 6.1 炎症に伴う血管透過性の亢進により血漿が組織に滲出し，4つの酵素カスケードが活性化する．
血管外滲出をきたす因子は図 6.2 に示されている．産生されたメディエーターを赤線で囲み，補体の成分は C1, C2 などで示されている．プラスミンの形成は，キニンの形成を促進し，凝固カスケードを減弱させる傾向がある．（Dale MM, Foreman JC, Fan T-P [eds] 1994 Textbook of Immunopharmacology, third edn. Blackwell Scientific, Oxford より改変．）

は微生物によって産生される**走化性因子**（chemotaxin）に誘導され，あるいは組織との相互作用によって血管を通過して血管外へと移動する．TLR の活性化によって分泌されるポリペプチドである**ケモカイン**（chemokine）は，この過程に重要な役割を担っている（サイトカインとケモカインについては，第 18 章参照）．

初期の血管イベントには細動脈の血管拡張も含まれ，これは血流量増加の原因となる．さらには血流の流速の低下（場合によっては停止），および血漿の血管外滲出を伴う後毛細血管細静脈の透過性の亢進が続いて起こる．血管の拡張は傷害を受けた細胞から遊離されるプロスタグランジン E_2, I_2 およびヒスタミンを含めたメディエーターによって引き起こされ，場合によってはサイトカインとともに働き，血管の透過性を亢進させる．

滲出液には，次の4つのタンパク質分解酵素カスケードが含まれている：すなわち，**補体システム**（complement system），**凝固システム**（coagulation system），**線維素溶解システム**（fibrinolytic system）および**キニンシステム**（kinin system）である（図 6.1 参照）．

これらのカスケードを構成する物質は不活性状態のタンパク質分解酵素で，切断によって活性化する．そして，活性化された物質はさらに次の物質を活性化する．最終的には，滲出液はリンパ管を通って，局所のリンパ節あるいはリンパ組織に排出される．そこでは，侵入した微生物由来の産物が，獲得免疫反応を惹起する．

▽ **補体システム**は C1～9，9 つの主要成分から成り立つ．カスケードの活性化は微生物由来の物質，例えば酵母の細胞壁またはエンドトキシンによって惹起される．この活性化経路は**副経路**（alternative pathway）（図 6.1）とよばれる．もう一方の**古典経路**（classic pathway）については，後ほど述べる．副経路の主要なイベントの1つは，C3 の酵素切断である．切断により，さまざまなペプチドが産生される．その1つは **C3a**（別名**アナフィラトキシン**[anaphylatoxin]）で，これは肥満細胞を刺激し，化学メディエーターの分泌，あるいは直接平滑筋を刺激する．一方，**C3b**（別名**オプソニン**[opsonin]）は微生物の表面に接着し，貪食細胞による取り込みを促進する．また，C5 の酵素切断により産生される **C5a** は，肥満細胞のメディエーターの分泌を促進するとともに，強力な走化性作用および白血球活性化作用を有する．

一連のカスケードの最後の構成分子である補体由来メディエーター（C5～C9）は合体することにより，**細胞膜傷害複合体**

(membrane attack complex)を形成し，特定の細菌の細胞膜に接着し，溶解させる．すなわち，補体は，侵入した細菌あるいは多細胞寄生虫を殺すことができる．しかし，場合によっては宿主自身に傷害をきたすこともありうる．また，凝固および線維素溶解カスケードの主要な酵素であるトロンビンおよびプラスミンとともに，白血球から分泌される酵素もC3を加水分解させ，カスケードを活性化させることが可能である．

　凝固システムおよび線維素溶解システムについては，第24章で解説する．XII因子はXIIaに活性化され（例えば，コラーゲンにより），さらに，最終産物であるフィブリンは宿主-病原体の相互作用時に付着し，感染を限局すると考えられている．トロンビンはキニン（図6.1）の活性化に関与するとともに，間接的に線維素溶解システムの活性化にも関与する（第24章参照）．

　キニンシステムは，炎症にかかわるもう1つのカスケードである．このカスケードにより，さまざまなメディエーター，特にブラジキニンが産生される（図6.1）．

細胞イベント

　炎症にかかわる細胞のうち，一部（例えば，血管内皮細胞，肥満細胞，樹状細胞および組織マクロファージ）は，普段より組織中に存在し，それ以外の活発に運動する細胞（例えば，白血球）は，循環する血液から組織に入ってくる．

多形核白血球

　好中球は炎症における"突撃隊"であり，血液中の白血球のうち一番最初に，感染した，あるいは傷害を受けた組織に到達する細胞である（図6.2）．この過程の全体像は以下の通り，明らかになっている．

　直接観察の結果，好中球はまず，活性化した血管内皮細胞に沿って転がって移動（roll）し，次いで接着（adhere）し，最終的には血管の中から血管外へと移動（migrate）する．この過程は，炎症下の内皮細胞の表面上で順に活性化するさまざまなファミリーの接着分子（セレクチン[selectin]，ICAM[intercellular adhesion molecule]およびインテグリン）によって制御される．これらの分子は好中球の表面に発現するリガンドに作用し，好中球を内皮の表面に沿って転がって移動（roll）させ，好中球と内皮細胞の相互作用を安定化させ，（PECAM[platelet endothelial cell adhesion molecule]という接着分子を介して）最終的に好中球の血管外への移動を可能にする．好中球は侵入病原体由来の，ケモタキシン（chemotaxin）と名づけられた化学物質の作用によって引きつけられる．一部の侵入病原体由来走化性因子（例えば，トリペプチドホルミル–Met-Leu-Phe）は微生物より遊離され，一方，C5aを含むその他の侵入病原体由来走化性因子は局所で産生される．また，一部（例えばIL-8などのケモカイン）はマクロファージなど，近傍の細胞より放出される．

　好中球は微生物を取り込み，殺菌し，消化することができる．好酸球とともに，表面にはC3bの受容体を発現している．C3bは食食促進物質であり，好中球と侵入細菌を架橋する（抗体による架橋は，さらに効率のよい

架橋方法である）．好中球は毒性のある活性酸素の産生，およびその他のメカニズムにより微生物を殺菌し，次いで酵素分解も行う．そのため，好中球が不適切に活性化すると，宿主の組織に有害に作用し，組織を傷害する可能性がある．好中球は毒性物質を遊離した後，細胞死（アポトーシス）が誘導され，最終的には貪食細胞によって除去されなければならない．"膿"はこのような，生きた好中球と死んだ好中球の塊から構成されている．

肥満細胞

　生体防御の最前線に存在する，非常に重要な細胞である肥満細胞は，TLR，IgE受容体および補体由来のアナフィラトキシン（anaphylatoxin）C3aとC5aに対する受容体を発現している．これら受容体に対するリガンドはメディエーターの分泌を惹起し，また物理的な傷害もきたす．主要な物質の1つはヒスタミン（histamine）であるが，その他にヘパリン（heparin），ロイコトリエン（leukotriene），プロスタグランジンD_2，血小板活性化因子（platelet-activating factor：PAF），神経成長因子（nerve growth factor）および一部のインターロイキンとタンパク質分解酵素も含まれている．特徴的なのは，肥満細胞は，刺激によってただちに放出される数多くのサイトカインの小胞を，あらかじめ形成していることである．このため，非常に効率よく炎症応答を惹起できる．

単球／貪食細胞

　単球は，多形核白血球に遅れて（〜数時間），炎症部位に移入してくる．内皮細胞への接着および組織への移動は好中球の様式と酷似しているが，単球は従来のケモカインに加えて，MCP-1[3]（monocyte chemoattractant protein-1）やRANTES（regulated on activation normal T cell expressed and secreted）などに対しても反応する．

　組織において，血液単球はマクロファージ（macrophage）に分化する[4]．分化した細胞は分泌するサイトカインの種類により，M1あるいはM2表現型に分類される．M1マクロファージは炎症を悪化させると考えられているが，M2マクロファージは組織の再生と創傷治癒に関係していると考えられている．このため，マクロファージは驚くべきさまざまな能力をもち，非常に優れた細胞である．

　単球／マクロファージTLRの活性化は，血管内皮細胞に作用するケモカインおよびサイトカインの産生と分泌を誘導する．これらのケモカインおよびサイトカインは，白血球の炎症局所への動員や，発熱のような全身的な炎症応答を引き起こす．マクロファージは組織の破片

---

[3] ヒト免疫不全ウイルス-1は単球／貪食細胞の表面のCD4糖タンパク質に結合するが，細胞の中へ侵入するためには，MCP-1およびRANTES受容体にも結合することが必要である．これは，自然免疫が有害な反応を助長する1つの例である．

[4] マイクロファージ，すなわち"小食の細胞"ともよばれた好中球と対比すると，文字通り"大食い細胞"である．

自然免疫応答 95

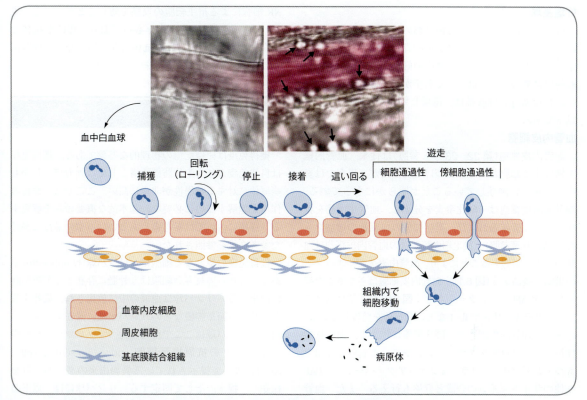

図 6.2 局所急性炎症反応における，多核白血球の遊走を引き起こすイベントの簡略図．

パターン認識受容体の活性化により，組織マクロファージは炎症性サイトカイン IL-1 および TNF-α を分泌する．これらのサイトカインは後毛細血管細静脈の内皮細胞に作用し，血漿の血管外滲出および血中好中球のリガンドを認識する接着因子の発現を誘導する．血中に流れている好中球はまず，活性化した内皮細胞の表面に発現する**セレクチン**によって"捕獲(capture)"される．これら好中球は血管内皮に沿って転がり(ローリング)，**インテグリン**の作用によってその動きが止まり，血管壁に接着する．活性化した好中球は，血管外遊走(transmigration)をするのに最適な血管の部位を探索し，みつかるまで血管内皮に沿って這い回る(crawling)．好中球の血管外遊走(transmigration)は，一部の内皮細胞の中を通り抜ける(transcellular transmigration)ものと，大半の場合にみられる傍細胞通過性(paracellular transmigration)ものの 2 種類に大別される．いずれの場合でも，好中球の隙間の通過をガイドするために，さまざまな接着分子が働いている．さらに，このバリアを通り抜けるために，好中球は内皮に限らず，周皮細胞(pericyte；収縮性細胞)の層および**基底膜**(basement membrane；結合組織で形成されている)の中を通って移動しなければならない．病原体から，あるいは，病原体によって放出された走化性因子の濃度勾配は，病原体の貪食または殺菌を行う好中球を標的まで誘導する．この後，アポトーシスあるいはマクロファージの貪食による特徴的な好中球の細胞死により，炎症は消退する．

写真の挿入図：マウス腸間膜の非炎症状態(左パネル)および炎症状態(右パネル)の微小循環の顕微鏡写真．矢印は血管内皮に付着している好中球，および血管外遊走した好中球を示す．(図は Nourshargh et al., 2010 より改変，写真は S. Yazid, G. Leoni および D. Cooper 博士のご厚意による．)

や死んだ細胞を取り込んだり，ほとんど(しかし残念ながらすべてではない)の微生物を貪食し，殺菌したりする．さらには，**抗原の提示**(antigen presentation)という重要な役割も担っていることが知られている．グルココルチコイドの刺激により，マクロファージは損傷の波及を限局させ，局所の炎症を制御する**アネキシン1**(annexin-1)(強力な抗炎症ポリペプチド；第 33 章参照)を分泌する．

樹状細胞

樹状細胞はバリア機能を担う組織(例えば，皮膚；この細胞の発見者にちなんで，皮膚では**ランゲルハンス細胞**[Langerhans cell]ともよばれる)など，さまざまな組織に存在する．樹状細胞は生体防御の最前線に存在する

重要な細胞種の 1 つであり，病原体を認識することにより活性化し，リンパ節に移動する．ここで，樹状細胞は抗原の提示を行う．

好酸球

好酸球は好中球と同様の能力をもつが，それに加えて，小胞内には寄生虫を殺すことができるさまざまな物質が備わっている．これには**好酸球カチオン性タンパク質**(eosinophil cationic protein)，**ペルオキシダーゼ**(peroxidase)酵素，**好酸球主要塩基性タンパク質**(eosinophil major basic protein)および**神経毒**(neurotoxin)が含まれている．また，好酸球は後期の喘息にも深くかかわっており，気管支上皮細胞は，分泌された好酸球の小胞タンパク質によって傷害されると考えられている(図 28.4 参照)．

好塩基球

好塩基球はさまざまな側面において，肥満細胞に非常によく似ている．ウイルス感染や骨髄増殖性疾患など特定の炎症性疾患を除き，組織内の好塩基球の細胞数は一般的には無視できるほどごくわずかである．健常人における好塩基球の細胞数は，循環している白血球の0.1%以下である．

血管内皮細胞

血管内皮細胞（第22，23章も参照）は従来，血管内壁を構成する細胞という位置づけであったが，現在では炎症に積極的に関与していることが明らかになっている．細動脈内皮細胞は一酸化窒素を分泌し，血管平滑筋を弛緩させ，血管拡張および，炎症部位の血流量の増加をきたす（第20章参照）．後毛細血管静脈の血管内皮細胞は血漿の滲出を制御することにより，血漿由来メディエーターの供給を調節する（図6.1）．血管内皮細胞はさまざまな接着分子（ICAM やセレクチンなど；図6.2）およびヒスタミン，アセチルコリンや IL-1 などの受容体を発現している．さらに，血管内皮細胞は一酸化窒素に加えて，血管拡張作用をもつプロスタグランジン I_2 や E_2，血管収縮作用をもつエンドセリン，プラスミノゲンアクチベーター，PAF や他のサイトカインの合成と分泌も行える．また，血管内皮細胞は炎症の消退，炎症の慢性化やがんにおける血管新生にもかかわっている（第5，56章参照）．

血小板

血小板は主に凝固および血栓形成（第24章参照）にかかわっているが，炎症にも寄与している．また，血小板は低親和性の IgE 受容体を発現し，初期の喘息にかかわると考えられている（図28.1）．トロンボキサン（thromboxane：TX）A_2 や PAF に加えて，血小板は遊離基や炎症性カチオン性タンパク質を産生する．血小板由来増殖因子（platelet-derived growth factor：PDGF）は，炎症応答または血管傷害に伴う修復過程にかかわっている．

ナチュラルキラー細胞

ナチュラルキラー（NK）細胞は，特殊なリンパ球である．NK 細胞は，受容体という概念を逆手にとって，NK 細胞がもつ抑制性受容体に対するリガンドをもっていない細胞（例えば，ウイルスに感染した細胞や腫瘍細胞）を殺す．そのリガンドとは主要組織適合抗原複合体（major histocompatibility complex：MHC）であり，MHC を発現していないあらゆる細胞は NK 細胞による攻撃の標的となる．この戦略は"七面鳥の母戦略"ともいう[5]．MHC は宿主のほとんどの細胞の表面に発現しているため，

NK 細胞による宿主細胞の攻撃を防ぐことができる．また，NK 細胞は Fc 受容体をもっており，標的が抗体と結合している場合には，"抗体依存性細胞介在性細胞傷害"によって，標的細胞を殺すことができる．

獲得免疫応答

獲得免疫は免疫記憶の物理的な基盤である．獲得免疫は自然免疫よりも生体防御機構としては強力で，しかも病原体に対する特異性が非常に高い．ここでは，薬物の作用を理解するのに必要な，基本的な概要のみを解説する．詳細については参考書，あるいは本章の最後に挙げた参考文献を参照されたい．

獲得免疫の鍵となる細胞は，リンパ球（lymphocyte）である．これらの長寿命細胞は，骨髄に存在する前駆細胞に由来する．リンパ球は血液の中に放出され，成熟すると，リンパ節や脾臓などのリンパ組織に滞在するようになる．リンパ球はここで待ち構え，マクロファージや樹状細胞などの抗原提示細胞（antigen presenting cell：APC）によって提示されている異物由来のタンパク質を探知し，捉え，そして同定する．リンパ球には，以下の3種類が存在している．

- **B 細胞**（B cell）．骨髄で成熟する．抗体産生など**液性**（humoral）免疫応答を担当する
- **T 細胞**（T cell）．胸腺で成熟する．免疫応答の誘導相と**細胞性**（cell-mediated）免疫応答に重要な役割を担う．
- **ナチュラルキラー細胞**（natural killer[NK]cell）．NK 細胞は自然免疫の一部でもある．**インターフェロン**（interferon）によって活性化し，細胞傷害性顆粒を分泌し，異物，あるいは異常であると認められた標的の細胞を殺す．

T 細胞および B 細胞は，抗原特異的受容体を発現している．これらの受容体は，生涯にわたり出会う可能性のあるあらゆる外来タンパク質と多糖に対応できる．T 細胞と B 細胞の受容体のレパートリーは無作為のメカニズムによってつくられているため，胎生期に宿主自身の組織を認識する T 細胞のクローンが，細胞死によって胸腺で除去されることにより自己抗原に対する**寛容**（tolerance）が獲得されなければ，外来抗原だけでなく，"自己"のタンパク質も認識してしまう．また，自然免疫に関与する樹状細胞およびマクロファージも，宿主細胞に対する有害な免疫反応を防ぐ機能をもつ．

獲得免疫応答には，**誘導相**（induction phase）と**効果相**（effector phase）という2つの相がある．

誘導相

誘導相において，抗原はマクロファージないし大型樹状細胞により，リンパ節に存在する T 細胞に提示される．

---

5 リチャード・ドーキンス（Richard Dawkins）は著書の『River out of Eden（和訳：遺伝子の川）』の中で，動物学者のシュリート（Schliedt）の言葉を引用して，次のように述べている．「七面鳥の母が巣を泥棒から守るための経験則は，驚くほど乱暴である．すなわち，七面鳥の雛鳥のような鳴き声をするもの以外は，巣に近寄るものはすべて攻撃する」（Kärre & Welsh, 1997 による引用）．

獲得免疫応答

- 獲得免疫応答は，自然免疫応答の有効性を促進させる．獲得免疫応答には，誘導相と効果相の2つの相がある．効果相は(1)液性免疫応答および(2)細胞性免疫応答からなる．
- **誘導相**において，提示された抗原に反応したCD4またはCD8陽性ナイーブT細胞は，細胞増殖を開始する．
  - CD8陽性T細胞は，ウイルス感染細胞を殺滅する能力をもつ細胞傷害性T細胞に分化する．
  - CD4陽性ヘルパーT(Th)細胞は，さまざまなサイトカインによって刺激され，Th1, Th2, Th17またはTreg細胞へと分化する．
  - **Th1細胞**は，マクロファージを刺激するサイトカインを産生する細胞に成熟する．成熟したTh1細胞は細胞傷害性T細胞とともに，細胞性免疫応答を制御する．
  - **Th2細胞**は，B細胞を刺激することによって，増殖および抗体を産生・分泌する形質細胞やメモリー細胞へ分化させる．これにより，液性免疫応答を制御する．
  - **Th17細胞**は，Th1細胞とよく似ている．Th17細胞はリウマチ性関節炎などいくつかのヒト疾患の病態にかかわっている．
  - **Treg細胞**は，免疫反応の波及を抑制する能力をもつ．
- **効果相**は，液性免疫および細胞性免疫の両方に依存する．
- 抗体は，
  - より特異的に補体を活性化する．
  - 病原体の貪食をより効率よくする．
  - 寄生虫との接着効率が高く，殺傷力を促進する．
  - 特定のウイルスおよび細菌由来毒素を直接中和する．
- 細胞性免疫は，
  - CD8陽性傷害性T細胞は，ウイルス感染細胞を殺滅する．
  - CD4陽性サイトカイン分泌細胞は，マクロファージによる結核菌などの細胞内寄生病原体の殺滅を促進する．
  - メモリー細胞は，記憶した外来抗原に対し，すばやく反応する．
  - B細胞の活性化を手助けする．
- 有害な免疫応答の波及は**過敏症反応**(hypersensitivity reaction)とよぶ．

抗炎症薬および免疫抑制薬は，生体防御に働く炎症反応および免疫反応が，正常な範囲を逸脱するときに用いられる．

次いで，T細胞とB細胞，あるいはT細胞同士の複雑な相互作用が起こる(図6.3)．抗原は侵入病原体の一部(例えば，細菌の細胞表面の構成分子)，生物から分泌された物質(例えば，細菌毒素)，ワクチンあるいは研究室で実験的につくられた物質(例えば，ハムスターの注射実験に使う卵白アルブミン)の場合などがある．抗原提示細胞(APC)は抗原を取り込み，酵素的にタンパク質を分解し，抗原を"処理"する．そして，APCがリンパ節に到達すると，APCは細胞表面上に存在するさまざまなMHCとともに，抗原の断片をリンパ球に"提示"する(図6.4)．抗原提示を行うAPCに反応するリンパ球は2種類存在し，一般的に，細胞表面上に発現するCD4またはCD8受容体によって分類される．これらの補助受容体は，抗原提示細胞とともに抗原認識のために働く．マクロファージの細胞表面にも，CD4は発現している．

獲得免疫応答には，次の2種類のリンパ球がかかわっている．

- MHCクラスIIと連携して働く，まだ運命が決定されていない(ナイーブ)CD4陽性ヘルパーT細胞あるいはヘルパーT前駆細胞(図6.4参照)．
- MHCクラスIと連携して働く，ナイーブCD8陽性T細胞[6]．

APCによるT細胞の活性化は両細胞の間に形成される"**免疫シナプス**(immune synapse)"のさまざまなシグナルが必要不可欠である(図6.4；Medzhitov & Janeway, 2000)．T細胞は活性化することで，IL-2を産生し，IL-2受容体を発現するようになる．いくつかの抗炎症薬はIL-2受容体を遮断することにより，リンパ球の増殖を阻害する(第26章参照)．IL-2は**自己分泌**(autocrine)[7]作用があり，細胞増殖を刺激し，Th0とよばれるT細胞のクローンを産生させる．さらに，Th0細胞は作用するサイトカインの種類により，特定のヘルパーT細胞へと分化する．表面のマーカー分子および産生するサイトカインの種類により，ヘルパーT細胞は4種類に分類することができる．それぞれのヘルパーT細胞は疾患において，異なった役割を担う．これらの細胞の性質については，表6.2にまとめた．

各サブセットのT細胞と，それらが産生するサイトカインのプロフィールおよび各病態との関係性についての知識は，病気の予防や治療のための免疫応答の制

---

[6] 他人からの腎臓移植が難しいのは，MHCが異なるためである．移植される側のリンパ球はドナー由来の非自己のMHC(**同種異型**[allogeneic])に反応するため，非常に速く，かつ強力な免疫応答が惹起され，拒絶反応を起こす．

[7] "自己分泌"シグナルとは，細胞から分泌されたメディエーターが，細胞自身に作用する現象である．一方，"傍分泌"シグナルとは，細胞から分泌されたメディエーターが，近傍の細胞に作用する現象である．

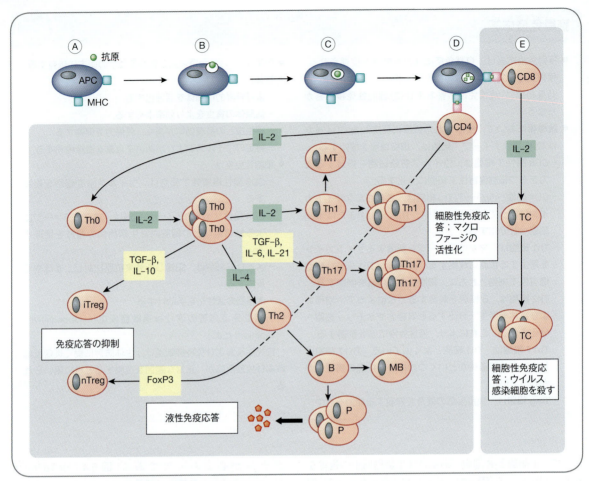

図 6.3 リンパ球活性化の誘導相および効果相の簡略図.

抗原提示細胞(APC)は抗原を取り込み，処理する(A〜D)．そして，抗原提示細胞は処理された抗原の断片を，MHC class II とともに，表現型がまだ決定していない(uncommitted)CD4 T 細胞に，あるいは MHC class I とともにナイーブ(naive)CD8 T 細胞に提示し，活性化する．活性化された CD4 陽性 T 細胞は IL-2 受容体を合成・発現し，さらには IL-2 の分泌も行う．これは自己分泌作用(autocrine action)により CD4 T 細胞自身を刺激し，Th0 細胞の産生および増殖をきたす．自己分泌型サイトカイン(例えば IL-4)は一部の Th0 細胞を，液性免疫反応を担う Th2 細胞に分化させる．これらの Th2 細胞(加えて，時に Th1 細胞)は，B 細胞と協力し，そして B 細胞を活性化させ，最終的には B 細胞の増殖と抗体産生・分泌を担うメモリー B 細胞(MB)および形質細胞(P)への分化を誘導する．B 細胞をこのように誘導し分化させる T 細胞は T_{FH} 細胞(follicular homing)とよばれる．また，その他の自己分泌型サイトカイン(例えば IL-2)は，Th0 細胞の増殖および Th1，Th17 または iTreg 細胞への分化を誘導する．Th1 および Th17 細胞は，マクロファージを活性化させるサイトカインを分泌する(細胞性免疫反応の一部を担う)．iTreg 細胞(Th0 細胞より分化する誘導性 Treg 細胞)および nTreg 細胞(胸腺で産生される内在性 Treg 細胞)は免疫応答の発生を抑制・阻害するため，自己免疫および過剰な免疫反応を防ぐ．

活性化した CD8T 細胞(E)も，IL-2 受容体を合成および発現し，さらには IL-2 サイトカインの分泌も行う．IL-2 は自己分泌作用により CD8T 細胞自身を刺激し，CD8T 細胞の増殖をきたし，細胞傷害性 T 細胞(TC)の分化を誘導する．これらの細胞は，ウイルスに感染した細胞を殺傷する能力をもつ．また，分化した CD4 陽性 T 細胞によって分泌される IL-2 も，CD8 陽性 T 細胞の増殖に寄与している．特記すべきことは，上記の"効果相"は免疫応答の防御作用に関係していることである．免疫応答が適切に展開されない場合(例えばリウマチ性関節炎のような慢性炎症状態下)，Th1/Th17 の免疫応答が優位になり，そして活性化マクロファージが IL-1 および TNF-α を分泌する．これらはさらに，病態に強く関与するさまざまなケモカイン，および炎症性サイトカインの分泌を誘発する．MT と MB はそれぞれ，メモリー T 細胞とメモリー B 細胞を示す．

御に役に立つ．これまで，さまざまな実験的な病態モデルにおいて，組換えサイトカインあるいはサイトカインのアンタゴニストを用いて Th1/Th2 のバランスを修飾することで，病気の予後が改まることが報告されている．

効果相

効果相において，活性化 B 細胞と T 細胞は，それぞれ**形質細胞**(plasma cell)と**メモリー細胞**(memory cell)に分化する．B 形質細胞は特定の抗体を産生するが，抗

獲得免疫応答

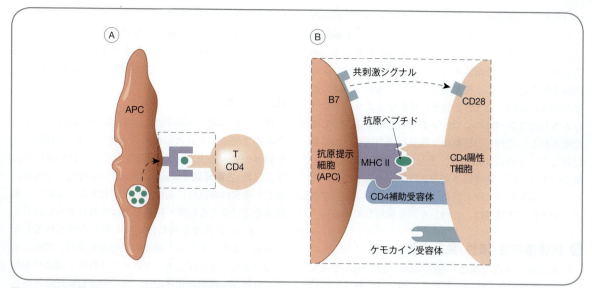

図 6.4 抗原提示細胞（APC）による T 細胞の活性化.
[A]APC は外来のタンパク質に遭遇し，タンパク質分解によってこれらタンパク質をペプチド断片に処理する．活性化の過程は 3 ステップからなる：（i）MHC クラス II と病原体由来ペプチド断片の複合体と，T 細胞表面上に発現する抗原特異的受容体との相互作用．[B]（ii）T 細胞表面上の CD4 補助受容体と，APC 細胞表面上の MHC 分子との相互作用．（iii）APC 細胞表面上の B7 タンパク質と T 細胞表面上の CD28 との結合は，共刺激シグナルに必要である．CD4 補助受容体は T 細胞表面上のケモカイン受容体とともに，HIV ウイルスの主要な結合部位を構成している（図 52.3 参照）．

表 6.2 リンパ球の分類，宿主防御における役割および炎症性疾患との関連性．

リンパ球の分類	刺激サイトカイン	免疫応答における主要な役割	産生する主要なサイトカイン	疾患における役割
Th0	IL-2	分化する前の前駆細胞として作用	−	−
Th1	IL-2	"細胞性免疫応答" 本細胞より分泌されるサイトカインは，マクロファージを活性化させることにより，微生物の貪食および殺滅，あるいはがん細胞の殺滅を促進する；ウイルス感染宿主細胞を殺す能力をもつ細胞傷害性 T 細胞の増殖および成熟を促進させる；相反的に Th2 細胞の成熟を阻害する	IFN-γ，IL-2 および TNF-α	インスリン依存型糖尿病（第 31 章），多発性硬化症，ピロリ（Helicobacter pylori）感染胃潰瘍（第 30 章），再生不良性貧血（第 25 章）およびリウマチ性関節炎（第 26 章）同種移植片拒絶反応
Th2	IL-4	"液性免疫応答" 本細胞より分泌されるサイトカインは B 細胞を刺激し，B 細胞の増殖および抗体産生を担う形質細胞への成熟を促進させる；好酸球の細胞増殖および細胞分化を促進すると同時に，相反的に Th1/Th17 細胞の機能を阻害する．このため，Th2 細胞は抗炎症的であると考えられている	IL-4，IL-5，TGF-β，IL-10 および IL-13	喘息（第 28 章）およびアレルギー．後天性免疫不全症候群（AIDS）の進行は Th1 細胞の減少と相関し，また，Th2 応答によって助長される
Th17	TGF-β，IL-6 および IL-21	特殊な Th1 細胞	IL-17	感染に対する応答，臓器特異的な免疫応答およびリウマチ性関節炎や多発硬化症などの病態
iTreg	IL-10 および TGF-β	免疫応答を限局させ，自己免疫反応を防ぎ，また，破壊的な炎症反応を抑え込む	IL-10 と TGF-β	このメカニズムの破綻は過剰な炎症反応を誘発しうる
nTreg	胸腺で成熟する			

IFN：インターフェロン，IL：インターロイキン，iTreg：誘導性 Treg 細胞，nTreg：内在性 Treg 細胞，TGF：トランスフォーミング増殖因子（transforming growth factor），TNF：腫瘍壊死因子．

体は細胞外の病原体に対して有効であるものの，細胞内に存在する病原体を中和することができない．T細胞依存的な免疫機構はマクロファージの活性化を介して，あるいはウイルス感染細胞を直接殺すことによって，この問題を解決している．抗原感作メモリー細胞は，はじめて病原体に接触したとき，抗原に反応するようにプログラムされたリンパ球のクローンが著しく増殖することで形成される．これらの細胞は2回目以降の抗原への曝露に対して，非常にすばやく，そして効率よく応答する．場合によっては，免疫応答が非常に早く，効率がよいため，その病原体に二度と感染することはなくなる．ワクチンおよび予防接種は，このしくみを利用している．

◎ 抗体依存性（液性）免疫応答

抗体には，構造の異なるIgG，IgM，IgE，IgAそしてIgDの5種類が存在する．これらすべては，特異的に抗原（すなわち宿主にとって異物である外来のタンパク質，あるいは多糖）を認識し，そして相互作用するγ-グロブリン（免疫グロブリン）である．また，これら抗体は，宿主の生体防御機構の構成分子を1つないし複数活性化する能力ももっている．

> ∨ 抗体はY字の形をしているタンパク質分子である（第59章参照）．Y字型の2本のアーム部分（Fab部分）には抗原を認識する部位が含まれており，抗体のY字型の1本の縦棒部分（Fc部分）は，宿主の生体防御反応を活性化させる．抗体産生を担っているB細胞は，最終的に産生する免疫グロブリンの構造と基本的に似た細胞表面受容体を用いて，外来抗原を認識する．哺乳類は非常に多くのB細胞クローンをもっており，それぞれが異なった抗原を認識する異なった抗体を産生する．

抗体依存性免疫応答の誘導は，抗原の種類によって異なる．ほとんどの抗原の場合，Th2細胞とB細胞が協力して働くことが免疫応答の惹起に必要である．B細胞もT細胞に抗原提示を行えるので，T細胞に抗原を提示することにより，B細胞自身に働くサイトカインの産生を誘導する．抗炎症薬であるグルココルチコイド（第26，33章参照）および免疫抑制薬であるシクロスポリン（ciclosporin；第26章参照）は，このサイトカイン産生の誘導にかかわる分子機構に作用し，効果を発揮する．細胞傷害性免疫抑制薬は，B細胞とT細胞の両方の増殖を阻害する．プロスタグランジンEはおそらくIL-2の分泌を阻害することによりリンパ球の増殖を抑制するため，エイコサノイドもこの過程に寄与していると考えられている．

ご推察の通り，抗体産生能は，生存のためにきわめて重要である．抗体産生能[8]をもっていない子どもは肺炎，皮膚感染や扁桃炎などの感染症を繰り返して再発する．抗生物質が発見される前の時代には，このような子ども

はかなり早い時期に死亡してしまった．今日でも，免疫グロブリンによる補充療法が不可欠である．抗体は病原体を中和するだけではなく，さまざまな方法により宿主の生体防御反応の効率および特異性を高める能力ももつ．

抗体と補体

抗原-抗体複合体の形成は，Fc部分の補体結合部位を露出させる．これは補体のカスケードを活性化させ，生物学的効果を惹起する（図6.1参照）．C3の活性化に至る経路（古典経路[classic pathway]）は特定の病原体に対し，非常に特異的に補体系を活性化する．これは，補体系を活性化する抗原-抗体反応は特異性が高いだけでなく，C3の活性化が病原体そのものとの相互作用しながら起こるからである．補体の細胞溶解能は，治療にも応用できる．例えば，モノクローナル抗体と補体の併用は，骨髄がん細胞の化学療法，あるいは放射線療法の補助治療として用いられることがある（第56章参照）．

抗体と細菌の貪食

抗体は，Fab部分を介して微生物由来の抗原と結合すると，Fc部分が露出される．貪食細胞（好中球およびマクロファージ）は，これらFc部分に対する細胞表面受容体を発現し，特異的に微生物に結合し貪食する．

抗体と細胞毒性

寄生虫などの場合，侵入者は貪食するにはサイズが大きすぎることがある．このとき，抗体は寄生虫と宿主の白血球（この場合，好酸球）を架橋させ，表面上または細胞外の作用によって，寄生虫に傷害を与えたり，殺したりする．また，Fc受容体を発現するNK細胞は，抗体でコートされた標的細胞を殺すことができる（これは抗体依存性細胞介在性細胞傷害[antibody-dependent cell-mediated cytotoxicity：ADCC]の例の1つ）．

抗体と肥満細胞または好塩基球

肥満細胞および好塩基球はIgEに対する受容体をもっており，細胞膜にIgEを結合（固定）させることができる．これら細胞膜に固定されたIgE抗体が抗原に反応すると，さまざまな薬理学的作用をもつメディエーターが分泌される．この非常に複雑な反応は動物界でよく保存されているが，その理由として，この反応は宿主の生存に非常に重要であるからではないかと考えられている．しかし，この反応は，寄生虫に対する好酸球による生体防御反応に重要であると考えられているものの，その生物学的な意義はまだすべて明らかになったわけではない．現代の社会においては，宿主に対して有害ではない物質によってアレルギー反応を引き起こすなど，生存というよりもさまざまな病気の発症にかかわっていることが明らかになっている．

---

8 "ブルトン型無免疫グロブリン血漿症"は，X染色体上のチロシンキナーゼBtkの欠損が原因で，主に男児が罹患する（ブルトン大佐はWalter Reid army病院小児科の部長を務めていた）．

細胞性免疫応答

細胞傷害性T細胞（CD8陽性細胞由来）および炎症性（サイトカイン分泌）Th1細胞は，好中球やマクロファージと同様に炎症部位に遊走し，細胞性免疫応答にかかわっている（図6.3）．

細胞傷害性T細胞

活性化した細胞傷害性T細胞は，ウイルスのような細胞内に存在している微生物を殺す．哺乳類の細胞にウイルスが感染するときに惹起される生体防御反応は，2つの段階からなる．最初のステップは，MHCとともに病原体由来のペプチドを細胞表面に提示することであり，2つ目のステップは細胞傷害性（CD8陽性）T細胞によるペプチド–MHC複合体の認識（図6.4はCD4陽性T細胞の過程を示しているが，CD8陽性T細胞の場合とよく似ている）である．細胞傷害性T細胞は，ウイルス感染した細胞のアポトーシスを誘導することにより死滅させる．殺傷する際は，マクロファージの協力が必要な場合がある．

マクロファージを活性化するCD4陽性Th1細胞

特定の病原体（例えば，マイコプラズマ[Mycobacteria]やリステリア[Listeria]など）は，マクロファージに取り込まれた後に，生存し，マクロファージの中で増殖する．活性化したCD4陽性Th1細胞は，これら細胞内病原体を殺すために，マクロファージを活性化させるサイトカインを分泌する．さらに，Th1細胞は，炎症局所にマクロファージを動員するために，血管内皮細胞に作用するサイトカイン（例えばTNF-α）およびマクロファージを走化させるケモカイン（例えば，**マクロファージ走化性因子1**[macrophage chemotactic factor-1：MCP-1]）を分泌する．

微生物由来ペプチドとMHC分子の複合体は，マクロファージの表面に発現し，それを認識したサイトカイン分泌を行うTh1細胞が，マクロファージの殺傷能を活性化するサイトカインを産生する．活性化マクロファージはまさに化学メディエーターを生産する工場である．マクロファージはさまざまなサイトカインだけでなく，細胞外病原体（ニューモシスチス・イロベチイ[Pneumocystis jiroveci]や蠕虫）を殺傷する活性酸素代謝産物および中性プロテアーゼ，補体系の成分，エイコサノイド，一酸化窒素，線維芽細胞活性化因子，発熱物質，外因系凝固カスケード（**第24章**）を惹起する"組織因子"およびさまざまな凝固因子の産生・分泌も行う．同種移植拒絶反応は主に細胞性免疫反応が担っている．また，マクロファージは，炎症からの回復に不可欠な組織再生の過程にも，重要な役割を担っている．

細胞性免疫および液性免疫などの特異的な免疫反応は，非特異的な血管反応や細胞反応など自然免疫の応答に上乗せされて起こるため，より効率がよいだけでなく，その特異性も特定の病原体に対して，より高い．

炎症や過敏反応でみられる一般的な過程は，組織によって異なる場合がある．例えば，喘息における気管支の炎症においては，好酸球および神経性ペプチドが特に重要な役割を担っている（**第28章参照**）．また，中枢神経系（CNS）の炎症においては，CNSの血管内皮表面の接着分子の発現が少なく，ケモカインも産生されないため，好中球の浸潤はあまり顕著ではなく，単球の動員も遅い．これまで，脳の実質，眼球の前房および精巣は"免疫特権部位"であることが知られ，外来抗原が存在しても免疫応答を誘導しない（これは宿主にとっては，きわめて不利である）．しかし，他の部位で中枢神経系の実質由来の抗原が存在すれば，それがCNSに対する炎症，および免疫反応を惹起する．

炎症に伴う全身性反応

炎症局所に加えて，炎症は発熱，**白血球増多**（leukocytosis）とよばれる白血球の増加（好中球のみが増える場合は**好中球増加**[neutrophilia]）や肝臓による**急性期タンパク質**（acute-phase protein）の遊離などを伴うことがある．急性期タンパク質には，C反応性タンパク質，α_2-マクログロブリン，フィブリノゲン，α_1-アンチトリプシン，血清アミロイドAおよび一部の補体系成分が含まれている．これらのタンパク質の機能の多くはまだ不明であるものの，ほとんどは抗菌作用をもつのではないかと考えられている．例えば，C反応性タンパク質は特定の微生物に結合し，その複合体が補体系を活性化することが知られている．その他のタンパク質は，例えば鉄イオン（病原微生物にとって重要な栄養素である）を拾い集めたり，あるいは，おそらくは宿主にとって有害な過剰炎症反応を防ぐために，タンパク質分解酵素を阻害したりすることが知られている．

炎症における神経系の役割

近年，中枢，自律および末梢神経系はすべて，炎症反応の制御において，重要な役割を担っていることが明らかになった．これは，以下のようなさまざまなレベルで起こっている．

● 神経内分泌系．日内変動あるいはストレスによって脳下垂体前葉より分泌される副腎皮質刺激ホルモン（adrenocorticotrophic hormone：ACTH）は副腎に作用し，コルチゾールを分泌させる．このホルモンはすべてのレベルの免疫応答の制御にかかわっているため，炎症性疾患の治療には，グルココルチコイドが広く使われている．このトピックについては**第26，33章**で扱う．

- **中枢神経系**．驚いたことに，IL-1 などのサイトカインは，迷走神経に発現している受容体を介して，直接脳に免疫応答の情報を伝達することができる．これは"炎症応答に対する反射(inflammatory reflex)"および抗炎症コリン作動性経路を活性化させると考えられている．このトピックの詳細については，Tracey(2002)および Stenberg(2006)を参照．
- **自律神経系**．交感神経系および副交感神経はどちらも，炎症反応に影響を及ぼすことができる．一般的に，自律神経系の作用は抗炎症作用である．リガンドがどこからやってくるのかという問題についてはまだ不明な点が多いものの，免疫応答にかかわるマクロファージなどさまざまな細胞は，ノルアドレナリン(noradrenaline)(ノルエピネフリン[norepinephrine])およびアセチルコリンに対する受容体を発現していることがわかっている．
- **末梢感覚ニューロン**．一部の感覚ニューロンは，刺激により炎症性神経ペプチドを分泌することが知られている．これらのニューロンは細く，求心性(カプサイシン感受性Cおよび Aδ 線維；第 42 章参照)で，神経終末に特定の受容体が発現している．これらの受容体には，炎症によって産生されたキニン，5-ヒドロキシトリプタミン(セロトニン，5-HT)やその他のケミカルメディエーターが作用し，炎症作用や発痛作用をもつタキキニン(ニューロキニン A，サブスタンス P)やカルシトニン遺伝子関連ペプチド(calcitonin gene-related peptide：CGRP)など，さまざまな神経ペプチドの産生・分泌を惹起する．これらの神経ペプチドの詳細については，**第 18 章**で扱う．

望ましくない炎症および免疫反応

　免疫応答は絶妙なバランスの上に成り立っている．ある考え方によると，感染症を 100％完璧に退治できる免疫応答をつくることは，理論上では可能であるが，その場合，宿主が払う代償は計り知れないことになる．もしこのような理論上の完璧な"スーパー免疫応答"ができた場合，宿主には 1 兆種類以上の潜在的な抗原が存在していることを考えると，おそらく宿主自身を攻撃する可能性はおよそ 1,000 倍になり，**自己免疫疾患**(autoimmune disease)を引き起こすであろう．さらに，花粉やピーナッツのような無害な物質が，時に偶然，免疫系を活性化することは珍しいことではない．このような炎症は組織に傷害をきたし，時にアナフィラキシーのように急性に，あるいは喘息やリウマチ性関節炎のように慢性に，重い症状を引き起こす原因となりうる．いずれの場合にも，抗炎症薬または免疫抑制薬による治療が必要となる．

　❯❯ 望ましくない免疫反応は，アレルギー反応または過敏性反応ともよばれ，以下のように 4 種類に分類することができる．

Ⅰ型過敏性反応

　❯❯ **即時型過敏性反応**(immediate hypersensitivity)あるいは**アナフィラキシー過敏性反応**(anaphylactic hypersensitivity)(アレルギー)ともよばれる．Ⅰ型過敏性反応は，抗原に対して Th1 よりも Th2 が優位に反応する人に起こりやすい．このような体質をもつ人は，本来有害ではない物質(草花花粉，ハウスダストダニ，特定の食物あるいは薬剤，動物の毛皮など)に対して反応し，IgE 型抗体の産生が惹起される[9]．これらの IgE 型抗体は，肺に存在する肥満細胞とともに，好酸球の表面に定着する．上記の物質が結合することにより，ヒスタミン，PAF，エイコサノイドやサイトカインなどが分泌される．引き起こされる反応は鼻(花粉症)，気管支(喘息の初期)，皮膚(蕁麻疹)あるいは消化管に限局する場合がある．しかし，全身に波及し，重篤かつ生命を脅かすアナフィラキシーショックのような症状を引き起こすこともある．薬物の重要な副作用の 1 つには，アナフィラキシー過敏性反応が含まれている(**第 57 章**参照)．

Ⅱ型過敏性反応

　❯❯ **抗体依存性細胞傷害性過敏性反応**(antibody-dependent cytotoxic hypersensitivity)ともよばれる．Ⅱ型過敏性反応は，宿主内に存在する外来細胞(あるいは外来細胞とみなされる細胞)に対する免疫反応である．例えば，薬剤によって変化した宿主細胞はときどき，免疫系によって誤って異物として認識され，抗体の産生が誘導されることがある．この抗原-抗体反応は補体系を活性化したり，NK 細胞による攻撃を促進させたりする．次のような例が挙げられる．薬剤によって引き起こされる好中球の変化が原因である**無顆粒球症**(agranulocytosis)(**第 56 章**参照)，あるいは薬剤によって引き起こされる血小板の変化が原因である**血小板減少性紫斑病**(thrombocytopenic purpura；**第 24 章**参照)．また，Ⅱ型過敏性反応は特定の**自己免疫性甲状腺炎**(autoimmune thyroiditis)(例えば橋本病[Hashimoto's disease]；**第 34 章**参照)にもかかわっていると考えられている．

Ⅲ型過敏性反応

　❯❯ **補体依存性過敏性反応**(complex-mediated hypersensitivity)ともよばれる．Ⅲ型過敏症は抗体が溶液中の抗原に反応するときに起こる．抗原-抗体の複合体は補体を活性化したり，肥満細胞に結合し，メディエーターの遊離を刺激したりすることが知られている．

　実験的な例として，**アルサス反応**(Arthus reaction)が挙げられる．アルサス反応は，循環血液内に高濃度の抗体を有するウサギまたはハムスターの皮下に，外来タンパク質を注射することにより誘発することができる．3 ～ 8 時間以内に抗原-抗体の複合体が細血管に沈着し，補体系を活性化させるため，局所的に紅斑および腫脹が観察される．このとき，好中球が動員され(C5a によって)活性化し，活性酸素代謝物を産生したり，酵素を分泌したりする．

　一方，肥満細胞も C3a の刺激によって，メディエーターを産生する．この過程によって引き起こされる傷害は**血清病**(serum sickness)に関与し，抗原が感作後に持続的に循環内に存在する場合，カビの生えた枯草に起因する疾患(別名：農夫肺[farmer's lung])やある種の自己免疫性の腎および動脈疾患でみられるような，非常に重篤な反応が引き起こされることがある．また，Ⅲ型過敏性反応は**紅斑性狼瘡**(lupus erythematosus)(慢性炎症性自己免疫疾患の 1 つ)にもかかわっている．

---

9 "アトピー"というのは，"異所性"という意味をもつギリシャ語の単語に由来する．

Ⅳ型過敏性反応

Ⅳ型過敏性反応(**細胞性過敏性反応**[cell-mediated hypersensitivity]あるいは**遅延型過敏性反応**[delayed hypersensitivity]ともよばれる)の原型は**ツベルクリン反応**(tuberculin reaction)である．ツベルクリン反応は，過去の結核菌感染，あるいは予防接種で感作された人に結核菌の培養で得られるタンパク質を皮下に注射したときに起こる局所の炎症である．このとき，"有害な"細胞性免疫応答が惹起され，単球の遊走，およびさまざまなサイトカインの分泌が誘導される．また，細胞性過敏性反応は特定の感染症(例えば，流行性耳下腺炎やはしか)にかかったとき，あるいは蚊に刺されたときにもみられる．さらに，皮膚の薬物や化学物質に対する反応(**第57章**参照)においても重要であり，化学物質(**ハプテン**[hapten])が皮膚由来のタンパク質と合体し，結果的に"異物"であると認識される物質を形成し，細胞性過敏性反応を惹起することがある(**図6.3**)．

以上，要約すると，有害なT細胞の活性化は，あらゆる過敏性反応の根本的な原因であり，Ⅰ型，Ⅱ型，Ⅲ型を誘発し，Ⅳ型の初期相および効果相の両方に関与している．これらの反応は，臨床的に重要な自己免疫疾患の基本である．自己免疫疾患の治療には，免疫抑制薬(**第26章**)およびグルココルチコイド(**第33章**)が日常的に用いられている．

炎症反応がもたらす結果

重要なことは，炎症反応は生体防御機構の1つで，決して事実上の病気の状態ではないということである．炎症の役割は，感染した，あるいは傷害を受けた組織の再生であり，そして，多くの場合，それは実際に起こる．炎症の消退および治癒は動的な過程であり，炎症のさらなる波及が起こらなければ，決して進行することはない．炎症の消退と治癒過程はわれわれがようやく理解し始めた分野であるが，残存する炎症の消散および組織再生・治癒の促進には，さまざまなメディエーターとサイトカイン(さまざまな増殖因子，アネキシンA1，リポキシン，レゾルビンやIL-10など；**第18章**参照)の組み合わせが重要であることは明確である．

完全に治癒する場合もあるが，傷害が大きい場合は，修復が必要となり，瘢痕化が起こる可能性がある．また，病原体が除去されずに残っている場合，急性炎症反応は慢性炎症に転化することが多い．これは経過がゆっくりとした持続的な反応で，長期にわたり持続し，組織の破壊および局所の細胞増殖・結合組織の増生を促進する状態である．慢性炎症にみられる主要な細胞種は，単球および異常なマクロファージ由来細胞である．治癒の過程で，あるいは慢性炎症において，増殖因子は血管新生を誘導し，また結合組織に線維芽細胞を定着させる．特定の微生物の感染，例えば梅毒，結核およびハンセン病は，感染した初期から慢性炎症の特徴を呈する．このタイプの慢性炎症にかかわる細胞とメディエーターはすべてではないものの，自己免疫疾患や過敏性反応にも多くみられ，薬物作用の重要な標的である．

引用および参考文献

自然免疫および獲得免疫

Abbas, A.K., Murphy, K.M., Sher, A., 1996. Functional diversity of helper lymphocytes. Nature 383, 787–793. (優れた総説，役に立つ図表：Th1・Th2およびそれぞれが産生するサイトカインについて広くカバーしており，お薦め．)

Adams, D.H., Lloyd, A.R., 1997. Chemokines: leukocyte recruitment and activation cytokines. Lancet 349, 490–495. (お薦めの総説．)

Balamayooran, T., Balamayooran, G., Jeyaseelan, S., 2010. Review: Toll-like receptors and NOD-like receptors in pulmonary antibacterial immunity. Innate Immun. 16, 201–210. (本総説は肺に焦点を当てているものの，TLRの総説としても優れている．)

Delves, P.J., Roitt, I.M., 2000. The immune system. N. Engl. J. Med. 343, 37–49, 108–117. (免疫系のよい概要である．免疫学における主要分野を扱ったコンパクトなテキスト：カラフルで立体的な図．)

Gabay, C., Kushner, I., 1999. Acute phase proteins and other systemic responses to inflammation. N. Engl. J. Med. 340, 448–454. (急性期タンパク質のリスト，およびその合成と分泌の制御機構についての概略．)

Kärre, K., Welsh, R.M., 1997. Viral decoy vetoes killer cell. Nature 386, 446–447.

Kay, A.B., 2001. Allergic diseases and their treatment. N. Engl. J. Med. 344, 30–37, 109–113. (アトピーとTh2細胞，アレルギーにおけるTh2サイトカインの役割，IgE，アレルギーの主要なサブタイプおよび新しい治療法を扱っている．)

Kennedy, M.A., 2010. A brief review of the basics of immunology: the innate and adaptive response. Vet. Clin. North Am. Small Anim. Pract. 40, 369–379. (獣医のために書かれたものであるが，このミニ総説はこの分野のイントロとしてとても読みやすい．)

Mackay, C.R., Lanzavecchia, A., Sallusto, F., 1999. Chemoattractant receptors and immune responses. Immunologist 7, 112–118. (免疫反応；自然免疫およびTh1・Th2応答の両方における走化性因子の役割を扱った，非常によい短い総説．)

Medzhitov, R., 2001. Toll-like receptors and innate immunity. Nat. Rev. Immunol. 1, 135–145. ([a]微生物感染の検出，および[b]抗原特異的適応免疫反応につながる，自然免疫反応の活性化における TLR の役割についての優れた総説．)

Medzhitov, R., Janeway, C., 2000. Innate immunity. N. Engl. J. Med. 343, 338–344. (自然免疫のメカニズム，および獲得免疫反応における自然免疫の意義を扱った，非常に優れた明瞭な総説．)

Mills, K.H., 2008. Induction, function and regulation of IL-17-producing T cells. Eur. J. Immunol. 38, 2636–2649. (この文献はTh17細胞の生物学をカバーしている．Th17細胞は，近年みつかったTh細胞の新しいサブセットである．図表はわかりやすく，とてもよい．)

Murphy, P.M., 2001. Viral exploitation and subversion of the immune system through chemokine mimicry. Nat. Immunol. 2, 116–122. (ウイルスと免疫系の相互作用についての優れた文献．)

Nourshargh, S., Hordijk, P.L., Sixt, M., 2010. Breaching multiple barriers: leukocyte motility through venular walls and the interstitium. Nature Rev. Mol. Cell Biol. 11, 366–378. (白血球の血管外遊走についての最新の考え方をレビューしている. すばらしい図表が含まれている. お薦め.)

Parkin, J., Cohen, B., 2001. An overview of the immune system. Lancet 357, 1777–1789. (病原体を認識・反応して根絶する際の免疫システムの役割をカバーした, 有用かつ簡潔な総説.)

Sternberg, E.M., 2006. Neural regulation of innate immunity: a coordinated nonspecific host response to pathogens. Nat. Rev. Immunol. 6, 318–328. (本文献および下記の Tracey による文献はどちらも, 炎症における中枢神経系の役割をカバーしている, 優れた, 読みやすい総説である. いくつかの図表はとてもよい.)

Strowig, T., Henao-Mejia, J., Elinav, E., Flavell, R., 2012. Inflammasomes in health and disease. Nature 481, 278–286. (この分野の最新情報が載っており, 的確かつ優れた総説.)

Takeda, K., Akira, S., 2003. Toll receptors and pathogen resistance. Cell. Microbiol. 5, 143–153. (読みやすく, とても有用な総説. Toll 受容体についての解説はある程度詳しい.)

Tracey, K.J., 2002. The inflammatory reflex. Nature 420, 853–859.

Vasselon, T., Detmers, P.A., 2002. Toll receptors: a central element in innate immune responses. Infect. Immun. 70, 1033–1041. (この重要な分野についての包括的な総説の1つ.)

Wills-Karp, M., Santeliz, J., Karp, C.L., 2001. The germless theory of allergic diseases. Nat. Rev. Immunol. 1, 69–75. (幼児期の感染がア

レルギー性疾患発症の傾向を抑制するかもしれない, という仮説について議論している.)

書籍

Dale, M.M., Foreman, J.C., Fan, T.-P. (Eds.), 1994. Textbook of Immunopharmacology, third ed. Blackwell Scientific, Oxford. (残念ながら絶版になったが, 中古を手に入れることができれば, すばらしい教科書である. この章に関連した多くのセクションを含んでいる.)

Murphy, K.M., Travers, P., Walport, M., 2011. Janeway's Immunobiology, eighth ed. Taylor & Francis, London. (最近アップデートされた最高水準の教科書. e-book も入手可能である. 図表がすばらしい.)

Nijkamp, F.P., Parnham, M. (Eds.), 2011. Principles of Immunopharmacology, third ed. Birkhauser, Basle. (この人気の教科書の最新版は, 本書でカバーしきれないトピックスの詳細を扱っている. よく書けていて, 図表もよい. お薦め.)

Serhan, C., Ward, P.A., Gilroy, D.W. (Eds.), 2010. Fundamentals of Inflammation. Cambridge University Press, New York. (違うタイプの教科書. 各トピックスはそれぞれの分野の専門家によって執筆され, 1つの本にまとめられた. 分野の最先端の考え方を知るための, 包括的かつ権威あるテキスト. お薦め.)

第 1 部　基本原理

7 薬理学における実験方法と測定

概要

第2章と第3章では，分子である薬物が，他の分子と相互作用することにより，効果を発揮するということについて解説した．この相互作用は，分子からヒト個体群に至るまで，すべての階層で効果をもたらしうるものである[1].

先駆的な薬理学者であったガダム（Gaddum）は，1942年に「定量的な解析がなされることで，その分野は時代を迎える」と述べている．この章では，実験室の方法から臨床試験に至るまで，さまざまな階層（organizational level）における測定の原則について紹介する．個体群における薬物作用は，本項の範囲を超えているため，薬物疫学および薬剤経済学（第1章）を参照されたい．

まずバイオアッセイの一般原則について考える．そして，ヒトを対象とした研究にまで拡張していくことについて考える．その点については，動物生理学とヒトの疾患との間で生じうる差を埋めるための，動物モデルの開発について述べる．次に，臨床における治療効力を評価するために用いられる臨床試験について触れる．最後に，"便益"と"リスク"のバランスの原則について考える．実験のデザインや統計解析は，あらゆる薬理学的データを解釈するにあたり，重要である．このことに関して，Kirkwood & Sterne（2003）は優れた導入書である．

バイオアッセイ

バイオアッセイ（bioassay）は，"生物応答を測定することにより，物質の濃度または力価を評価すること"と定義されており，薬理学の発展において重要な役割を担ってきた．バイオアッセイによって薬物の効果を定量化することは，異なる物質，または同じ物質であるが異なる状況での特性を比較するのに必要となる．バイオアッセイは，以下のような場合に用いられる．

- 新規または化学的に未定義の物質の薬理活性の測定
- 内因性メディエーターの機能解析
- 薬物毒性および有害反応の測定

  ⩔ バイオアッセイは，新薬の開発において重要な役割を担っている（**第60章**参照）.

かつて重要な技術であった，血液中や他の体液中の薬物や他の活性物質の濃度（concentration）を測定するために用いられたバイオアッセイの多くは，現在，分析化学技術に取って代わられている．

歴史的に，多くのホルモンやケミカルメディエーターは，その生理活性に基づいて発見されてきた．例えば，下垂体後葉の抽出物が血圧上昇や子宮収縮を引き起こすことが，20世紀はじめに観察された．活性に基づいた定量的アッセイ法により，抽出物の標準的生成法が，1935年の国際的同意によって確立された．これらのアッセイにより，活性物質は2つの異なるペプチド（バソプレシンおよびオキシトシン）であることが判明し，それらは最終的に1953年に同定され，合成された．バイオアッセイにより，ホルモン合成，貯蔵，放出について多くのことが明らかになったと同時に，それらを精製・同定するのにバイオアッセイは必要不可欠であった．今日では，ホルモンが化学的に特徴づけられる前に，50年間もかけて面倒なバイオアッセイを行うことはないが[2]，現在でも，バイオアッセイは重要な役割を担っている．近年，治療薬としてのバイオ医薬品（biopharmaceutical；**第59章**参照）の開発が著しいが，それには，バイオアッセイ技術，および標準化された生成法の確立によるところが大きい．バイオ医薬品は，天然物質を原料にするもの（モノクローナル抗体，ワクチン）でも，組換えDNA技術（エリスロポエチン）により製造するものでも，製造バッチごとに活性が異なるため，それらの生物活性を標準化することが必要となる．例としては，生物製剤にはイムノアッセイ法では検出されないさまざまなグリコシル化パターンが存在し，それが生理活性に影響を及ぼしうるということが挙げられる．

生物学的試験法

近年，バイオアッセイの1つの重要な用途は，臨床における薬物効果を予測する情報を得るために用いられるものである（そこでは，病気に苦しんでいる患者の症状を改善することが目標とされる）．薬物効果の予測につながる検定システム（*in vitro*，あるいは *in vivo* モデル）の選択が，定量的薬理学の重要な側面となっている．

1960年代までに，薬理学者は，摘出臓器や実験動物（通常は麻酔下）を，定量的な実験にうまく使い，時には困難で予測の難しい検定システムであるバイオアッセイを

---

1 コカインによる集団犯罪，有機リン酸塩系"神経ガス"による独裁体制維持，手術を可能にする麻酔薬などが，個体群（集団）や社会の行動に影響を及ぼす分子相互作用の例として挙げられる.

2 1988年に，日本のグループ（Yanagisawa et al., 1988）は，新しい血管ペプチドであるエンドセリン（endothelin）のバイオアッセイ，精製，化学分析，合成およびDNAクローニングについて，1つの驚くべき論文にまとめて報告した（**第22章**参照）.

用いて，信頼度の高い測定を実施するための，バイオアッセイの原理を開発した．

異なる試験法の複数のバイオアッセイを同時に実施することで，未知のメディエーターの生理活性を明らかにすることができる．ジョン・ベイン（John Vane）らは，**カスケード超灌流法**（cascade superfusion）を用い，血液中のプロスタノイド（第17章参照）による，さまざまな活性成分を分画するために選んだ異なる平滑筋の収縮・弛緩を測定することで，内因性生理活性物質の産生と崩壊に関する研究を行った．この手法は，プロスタノイドや一酸化窒素などの，寿命の短い生理活性物質の産生から崩壊までを研究するうえで，非常に貴重なものであった（第20章）．

これらの"古典的な"アッセイ系は，図7.1の階層において中位に位置する，生理学的な階層での薬物作用の検証を行うものであった．これ以降，階層でいうところの分子レベル，臨床レベルの両方向に拡大していっている．現在，結合実験（第3章）および正常および変異を有する受容体や，シグナル伝達分子を発現するように操作された細胞株が広く用いられている．X線結晶学，核磁気共鳴分光法および蛍光シグナルに基づく技術は，分子レベルで薬物作用の理解に新しい観点を与え（Lohse et al., 2012; Nygaard et al., 2013の総説参照），分子事象の初期からの測定や検出をはじめて可能にした．実際，分子レベルおよび細胞レベルでの薬物効果を解析するための技術は，現在，非常に印象

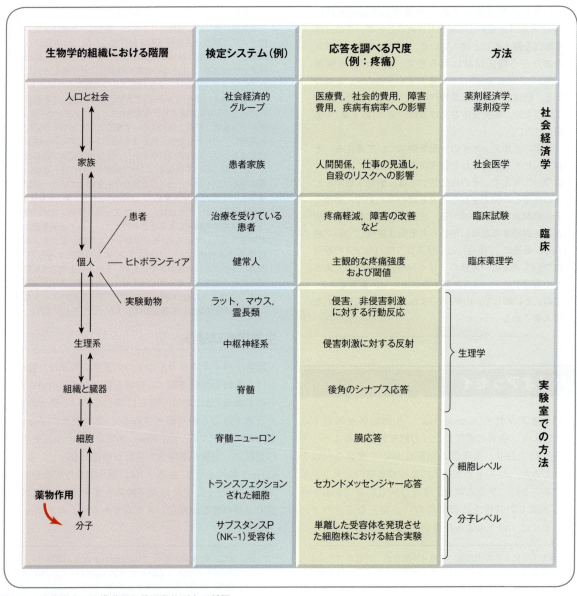

図7.1 生物学上の組織階層と薬理学的測定の種類．

的であり，急速にその利用範囲が拡大している．一例として（図7.2），ヒト単球の細胞表面マーカータンパク質の発現に対するコルチコステロイドの効果を測定するための，蛍光活性化セルソーティング（fluorescence-activated cell sorting：FACS）の使用が挙げられる．この種の定量的細胞アッセイは，現在，薬理学で広く使用されている．

これらのアプローチは，薬物作用の基本的理解と創薬に重要な意味をもつことはいうまでもない．しかし，たとえそのような技術が進んだとしても，この章で取り上げている，生理学的および臨床レベルでの薬物効果の測定の必要性が失われるようなことは決してない．

多くの場合，ヒトの疾患を実験動物では正確に再現することはできない．したがって，分子レベルでの現象と生理学的および治療学レベルでの事象とを結びつけるのは困難をもたらすことになる．ヒトの疾患をモデル化するためのトランスジェニック動物の使用については，以下でより詳細に考察する．

バイオアッセイの基本原理
標準の使用

J・H・バーン（J.H.Burn）は1950年に，「薬理学者たちは今日，王の腕を引っ張りつつも，モルモットやハトはもちろんのこと，カエル，ラット，マウスを飲み干し

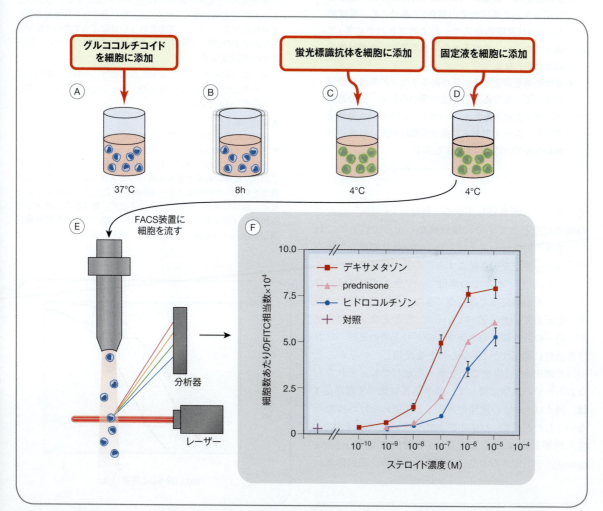

図7.2 蛍光活性化セルソーティング（FACS）を用いた細胞表面受容体発現に対するグルココルチコイド薬の効果の測定．
FACS技術は，個々の細胞上の構造に結合した蛍光標識抗体の検出および測定を可能にする．この実験では，3種類のグルココルチコイドの効果を，細胞表面ヘモグロビンスカベンジャー受容体（CD163）の発現で評価している．[A]ヒト単球をヒト静脈血から単離し，[B]単独またはさまざまな濃度のグルココルチコイド（デキサメタゾン[dexamethasone]，prednisone，または，ヒドロコルチゾン[hydrocortisone]）（第26，第33章参照）とともに8時間インキュベートした．[C]細胞を氷上に置き，受容体に対する蛍光標識抗体とともにインキュベートした．[D]その後，細胞を固定，洗浄し，[E]FACS分析を行った．この技術では，細胞は小さなチューブを通って流れ，個別にレーザーによって走査される．[F]反射した光は，一連のフィルター（異なる色の蛍光タグを使用できる）を用いて解析し，最終結果を得るために，標準（FITC）と"FITC等価物（FITC equivalent）"を比較して，**蛍光強度単位**（fluorescence intensity unit）としてデータが収集される．そのデータは，従来の対数濃度-曲線としてプロットすることができる．（N Gouldingのご厚意によるデータ提供．）

バイオアッセイ

- バイオアッセイは，薬物または未知のメディエーターの効力を，生物学的効果の大きさから測定するものである．
- バイオアッセイには，通常，未知物質と標準物質との比較も含まれており，標準物質との比較に基づいていない結果は，研究室ごとに異なる可能性がある．
- 比較は，**用量－反応曲線**(dose–response curve)に基づいて行われる．このグラフは，未知および標準物質の等濃度での推定値を効力比較するために用いる．平行線検定法はこの原理に従う．
- 生物反応は，**素量的**(quantal)(何らかの全か無かの作用が生じる集団内での割合)であっても，**段階的**(graded)(連続的なスケールで測定された応答)であってもよい．それぞれの場合で異なった統計的手法が適切となる．
- 薬物効果を測定する必要がある生物学的組織の階層に応じて，異なる測定方法が用いられる．その範囲は，分子生物学的手法，in vitro および in vivo 動物研究，ボランティアおよび患者の臨床研究，社会経済的レベルでの効果の測定にも及ぶ．

てしまう」と書き残している．彼は，"王の腕" は長さの標準尺度としてすでに使われなくなっているのに対し，薬物の活性は，例えば，ハトの嘔吐に必要な用量やマウスの心停止を引き起こすのに必要な用量などとして定義され続け，"ハトでの単位"，"マウスでの単位" などという他の研究室では同意できないことが文献には数多く蔓延していたと述べている[3]．たとえ2つの研究室が，同一の活性物質のサンプルの "ハトでの単位" における活性に関して，(異なるハトを使用しているからといった理由から)同意できなかったとしても，それでもなおハトでの試験に関して，標準品 X に比べて標準品 Y は，例えば3.5倍の活性があることを認めなければならない．したがって，バイオアッセイは，2つの調製物(通常，標準品および未知物質)の**相対的な効力**(relative potency)を測定するようにデザインされる．参照標準品として，さまざまなホルモン，抗血清および他の生理活性物質の調製品の維持は，英国の国立生物製品基準規制機構(National Institute for Biological Standards and Control：NIBSC)の仕事となっている．

バイオアッセイのデザイン

2つの調製品(標準物質[S]および未知物質[U])の活性比較を目的とするとき，バイオアッセイは，標準物質(S)の既知の用量または濃度と同じ生理活性を生じるであろう未知物質(U)の用量，または濃度の推定値を求められるようなものでなければならない．図7.3に示すように，標準物質(S)と未知物質(U)の**対数用量－反応曲線**(log dose–effect curve)が平行である場合，生体応答の大きさにかかわらず(20%の反応を発揮する点であろうが，50%の反応を発揮する点であろうが)，その作用を発揮する標準物質(S)と未知物質(U)濃度比 M は一定になる．したがって，この M の値により，2つの調製物の効力比を見積もることが可能になる．一方で，等濃度のSとUによって生じる生物応答の大きさの比較(図中 A_1, A_2)からは，M を推定することはできない(図7.3参照)．

多くのバイオアッセイで問題となるのは，生物学的変動である．そのため，バイオアッセイのデザインにおいては，以下の点が目標とされている．

- 変動の最小化
- 変動に起因するシステマティックエラーの回避
- アッセイ結果の誤差の限界の推定

一般的に，比較は用量－反応曲線の解析に基づいており，そこから，標準物質Sと未知物質Uの等活性に必要となる用量が算出される．対数用量スケールを用いることで，通常SとUから得た曲線は平行となり，それをもとに，効力比(M)が2つの曲線間の水平距離から推定される(図7.3)．これは**平行線検定法**(parallel line assay)として知られており，最小スケールでの実

---

[3] バーンが眉をひそめたであろう絶対単位の最も風変わりな例は，PHI と mHelen である．コルクホーン(Colquhoun)(1971)の引用によると，PHI(purity in heart index)は，"心の清廉さ指数" を表しており，適切な条件の下で，"雄ヤギを圧倒的な美貌の若者に変えるくらいの心の清廉さ" のことである．mHelen は美しさの単位で，1 mHelen は "1 隻の船を出航させるのに十分な美しさ" のことである(訳者注：ギリシャ神話において，トロイ戦争の発端となった絶世の美女ヘレン[Helen]を，トロイ王パリスから取り戻すために，スパルタが1,000隻の船を出撃させたことに由来する)．

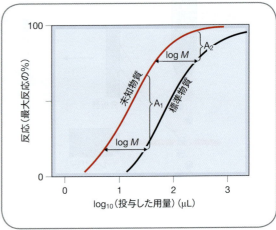

図7.3 バイオアッセイによる未知物質および標準物質の効力の比較．

標準物質と未知物質の同じ用量(すなわち容量)の応答の大きさを比較すると，それらの相対的効力の定量的評価は得られないことに留意されたい(A_1 と A_2 の違いは，選択した用量に依存する)．標準物質と未知物質の同効力の用量を比較することで，それらの相対的効力の有効な尺度が得られる．互いの反応曲線は平行であるため，比較のために選択された効果の大きさは重要ではない．すなわち，log M は曲線上のすべての点で同じになる．

験設計としては、標準(S_1およびS_2)および未知(U_1およびU_2)のそれぞれ2つの用量を用いる2＋2アッセイとなる．用量－反応曲線の線形範囲に生物活性が入るような用量を選択し、無作為の順序で繰り返し、検定システムの変動性の固有の尺度を求め、簡単な統計解析により、最終結果の信頼限界を推定する．

2＋2デザインに基づいて、ヒトに対する2つの鎮痛薬モルヒネ(morphine)とコデイン(codeine)(**第42章**参照)を比較した、シンプルな実験例を**図7.4**に示す．4種類の投与量(モルヒネの異なる2種類の用量、コデインの異なる2種類の用量の計4種類)のそれぞれを、4人の被験者のそれぞれに異なるときに投与し、その投与の順序は無作為化しつつ、被験者および観察者の双方が、投与量を知らされていない状態で実験を実施した．痛みは主観的なものであるため、痛みの軽減は訓練を受けた観察者により評価された．その結果、モルヒネがコデインの13倍強力であることが判明した．これはもちろん、モルヒネの優位性を証明するものではなく、単にモルヒネがコデインと同じ効果を出すには、より少ない用量で十分であることを示している．しかし、2つの薬物が鎮痛薬として等活性である用量に基づいて、他の因子(副作用、作用持続時間、耐容性、依存性など)の比較を必要とする場合には、このような検定は、2つの薬物の相対的治療メリットを評価するために必須の予備的試験となる．

例えば、2つの対数用量－反応曲線が平行でない場合や最大反応が異なる場合(作用機序の異なる薬物の場合や薬物が部分アゴニストである場合)では、この方法では問題が生じる(**第2章**参照)．このケースでは、SとUの相対的効力を簡単に比率のみで知ることは不可能であり、実験者は、比較を、単に力価の測定だけではなく、他の方法で評価しなければならなくなる．

疾患の動物モデル

単純かつ直感的に理解できるモデルにより、ヒトでの正確な治療効果を推測できる多くの例がある．フェレットは揺動しているケージにのせると嘔吐するが、これを抑える薬は、ヒトの乗り物酔いや他の悪心を和らげることが見出されている．ラットの足に刺激性化学物質を注射すると、その足は腫脹し、触れただけで痛みを生じるようになる．これは、ヒトのリウマチ性関節炎のような炎症の症候緩和に用いられる薬物の有効性を検証するよいモデルとなる．本書の他項で述べられているように、病態生理学の知識に基づいた、てんかん、糖尿病、高血圧および胃潰瘍などの多くの重要な疾患モデルが利用されることで、治療効果すべてが予測通りとはいかないまでも[4]、新薬の開発が成功してきた．

理想的には、動物モデルではヒトの疾患と、以下の類似点を示すべきである．

1. 類似の病態生理学的表現型(**表面的妥当性**[face validity])
2. 同様の因果関係(**構成概念妥当性**[construct validity])
3. 治療に対する同様の応答性(**予測的妥当性**[predictive validity])．

実際には、動物モデルには多くの困難が伴い、そのモデルに欠点があった場合、基礎医学から治療法改良に至るまでのさまざまな研究において、大きな障壁となる．動物モデルの実験における困難な点としては、以下のものが挙げられる．

- 多くの疾患は、特に精神医学領域では、ヒトの現象として定義されており、動物では観察が困難または不可能であるため、表面的妥当性を欠くことになる．われわれが知る限りでは、躁病や妄想はラットには相当するものがなく、片頭痛発作や自閉症に似たものもない．また、うつ病または不安障害などの状態は、明確な脳病変が定義されておらず、病態生理学的類似点は適用しがたい．

- ヒトの多くの疾患の"原因"は複雑であり、いまだ不明な点が多い．アルツハイマー病、変形性関節症、パーキンソン病などの多くの変性疾患の構成概念妥当性を満たすためには、疾患の下流(症候)の特徴で

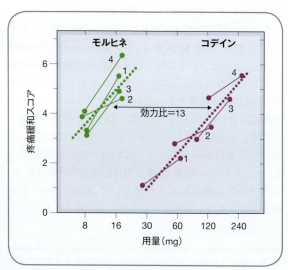

図7.4 ヒトにおける鎮痛薬としてのモルヒネおよびコデインのアッセイ．
4人の患者(それぞれの患者に1〜4の番号を割り付けた)は、筋肉内注射によって4つの異なる処置(高濃度モルヒネおよび低濃度モルヒネ、および高濃度コデインおよび低濃度コデイン)を無作為な順で連続して与えられ、それぞれについて痛みの軽減の程度をスコアで計算した．回帰直線より、2つの薬物の効力比13が得られた．(Houde RW et al. 1965 In: Analgetics. Academic Press, New York より．)

4 実験動物(例えば、脳虚血後の脳損傷の減少)において非常に有効であったが、ヒト(脳卒中の患者)では効果がない薬物の多くの例が知られている．同様に、サブスタンスPアンタゴニスト(**第18章**)は、鎮痛のための動物試験においては有効であるが、ヒトにおいて試験した場合、活性が認められないことが判明した．いったいどれくらいの反対の失敗例(動物では効果がないが、ヒトでは効果がある)があるかは、われわれは認識できていない．なぜなら、そのような薬物はヒトでは試されないからである．

はなく，上流(原因)因子をモデル化する必要がある．しかし，下流因子が，これまで用いられている生理学的モデルの大部分の基礎となっている．前述した炎症性疼痛モデルは，自己免疫疾患であるリウマチ性関節炎に対する構成概念妥当性を欠くものである．
- 既知の薬物に対する応答性に基づいてモデルが選択されているため，それを治療への応答に関する予測的妥当性を評価するモデルとして用いると，新規機序によって作用する薬物が見逃されるリスクが伴う．例えば，統合失調症(第46章)には，ドパミンアンタゴニストが有効であることは明らかであり，使用されるモデルの多くは，他の潜在的な機序(薬物開発が異なる標的へ移行するようになった場合に，標的とされるべきもの)によるモデルではなく，脳におけるドパミン拮抗作用を評価するためにデザインされたものである．

動物モデル

- 病気の動物モデルは，病因の研究や新しい治療薬の開発に重要である．動物モデルは，一般に，ヒトの疾患状態のある側面のみを不完全に再現する．精神疾患のモデルとしては，特に問題がある．
- トランスジェニック動物は，生殖細胞に突然変異を導入することによって産生される．その方法により，新しい遺伝子を導入したり("ノックイン")または既存の遺伝子を不活化したり("ノックアウト")，または遺伝子に突然変異を導入することができる．
- トランスジェニック動物は，薬物検査のための疾患モデルを開発するために広く用いられている．現在，多くのモデルを用いることが可能である．
- 誘導された突然変異は，動物の発生時ならびに一生を通じて作用することで，致死となる可能性がある．条件つき突然変異を誘発する技術は，望んだ時期に，異常な遺伝子をオンまたはオフにすることを可能にする．

遺伝的およびトランスジェニック動物モデル

昨今，遺伝学的手法は，疾患モデルに対する従来の生理学的および薬理学的手法を補足するものとして，ますます頻繁に利用されるようになっている．

選抜育種により，特定のヒトの疾患と酷似した特徴を有する純系動物を得ることが可能である．この種の遺伝モデルには，自然発生高血圧ラット，遺伝性肥満マウス，てんかん発作を引き起こすイヌおよびマウス，バソプレシン分泌不全ラットや，その他にも多くの例が知られている．しかし，多くの場合，その原因となる遺伝子は同定されていない．

▽ 自発的突然変異により生じた肥満マウスは，肥満および2型糖尿病の研究に最も広く使用されているモデルの1つである(第31章参照)．このマウスの表現型はレプチン(leptin)遺伝子の不活化に起因しており，その表現型は表面的妥当性(高い食物摂取量，総肥満，血糖調節障害，血管合併症がヒトの肥満の特徴である)，および予測的妥当性(ヒトと同様の薬理学的介入に応答する)は満たすものである．しかし，ヒトの肥満はレプチン欠損ではないため，構成概念妥当性は低い．

トランスジェニック動物(transgenic animal)を産生するための生殖系列の遺伝子操作は，ヒト疾患を模倣し，ヒトにおける治療薬の効果を予測することが期待される動物モデルを作製する手段として，重要性が増している(Rudolph & Moehler, 1999; Offermanns & Hein, 2004参照)．この技術は1980年に最初に報告されたが，今日では以下のさまざまな手技を用い，トランスジェニック動物が作製されている．

- 個々の遺伝子を不活化するか，またはそれらを病因となる型に突然変異させる．
- 新しい(例えば，ヒトの)遺伝子を導入する．
- 追加的に遺伝子を挿入して，過剰発現させる．
- 実験者が遺伝子発現を調節できるようにする[5]．

現在，ほとんどのトランスジェニック技術はマウスに適用できるが，他の哺乳類ではマウスに比べてはるかに困難である．他の脊椎動物(例えば，ゼブラフィッシュ)および無脊椎動物(ショウジョウバエや線虫[Drosophila, Caenorhabditis elegans])は，薬物スクリーニングの目的で，ますますその利用が増加している．

モデルの例としては，アルツハイマー病の病因に重要なアミロイド前駆体タンパク質(amyloid precursor protein)またはプレセニリン(presenilin)の変異型を過剰発現したトランスジェニックマウスがある(第40章参照)．産出数ヵ月後から，これらのマウスは，病理学的な組織障害やアルツハイマー病に似た認知機能の変化を起こすことから，新しい治療アプローチを試験するための非常に有用なモデルとなっている．他の神経変性疾患，パーキンソン病(第40章参照)は，疾患の特徴である，脳内封入体に認められるシヌクレイン(synuclein)を過剰発現するトランスジェニックマウスでモデル化されて

---

[5] 従来のトランスジェニック技術では，遺伝的異常は発生のいたるところで発現されるため，時には致死や発達異常を引き起こすことがある．条件つきトランスジェネシス(conditional transgenesis)(Ristevski, 2005参照)では，化学プロモーター(例えば，最も広く使用されているCre–Loxシステムに組み合わせたテトラサイクリンアナログのドキシサイクリン[doxycycline])の投与により遺伝子発現を誘導されるまで，改変された遺伝子が発現されないようにすることが可能である．これは，発生への影響と長期作用といった問題を回避し，成体での疾患を，より正確にモデル化することを可能にしている．

いる．腫瘍抑制遺伝子およびがん遺伝子に変異を有するトランスジェニックマウス(第5章参照)は，ヒトのがんのモデルとして広く使用されている．特定のアデノシン受容体サブタイプの遺伝子が不活化されたマウスは，攻撃行動，侵害刺激に対する応答低下，および血圧の上昇など，行動異常や心血管異常を呈する．これらの知見は，これまで知られていなかったこの受容体の生理学的役割を明らかにし，これらの受容体に対するアゴニストまたはアンタゴニストの治療薬(例えば，攻撃行動の軽減または高血圧の治療)としての開発に新たな方法を提示するかもしれない．しかしながら，トランスジェニックマウスは，ヒト疾患に関する誤解を招く可能性もある．例えば，囊胞性線維症(主としてヒトの肺に影響を及ぼす疾患)を引き起こす原因となる遺伝子欠損は，マウスでは，主に腸に影響を及ぼす疾患を引き起こすことが知られている．

ヒトでの薬理学研究

ヒトを対象とした研究は，実験的薬力学的または薬物動態学的試験から本格的な臨床試験にまで及ぶ．脳内の局所的な血流(神経活動の代用)を測定する**機能的磁気共鳴イメージング**(functional magnetic resonance imaging：fMRI)や心臓機能を測定する**超音波検査**(ultrasonography)などの非侵襲的検査は，利用可能領域が大幅に拡大している．例えば，他の動物種で働くメカニズムがヒトでも同様に機能しているか，ラットに比べてヒトでは広範な応答が活用されているのかなどといった問題を検証するための，ヒトでの実験的研究を進める根拠となる科学的原則については，ヒトも動物も同様である．しかし，ヒトにかかわる実験では，倫理上の問題や安全性が最重要事項となり，すべての医学研究センターに設置されている倫理委員会は，安全性や倫理的な問題だけでなく，提案された研究の科学的重要性にも十分な配慮をしつつ，実施可能な研究のタイプを厳格に管理している．ヒトに関する実験のもう1つの目的は，新薬の有効性と安全性に関して実施される，時に数千人規模の患者がかかわる正式な**臨床試験**(clinical trial)である．

臨床試験

臨床試験は，治療効果を測定し，副作用を検出するために特別にデザインされた，重要かつ高度に特殊化されたある種の生物学的アッセイである．実験目的で治療を受けている患者を利用するのは，重大な倫理上の問題を生じるため，実施にあたっては多くの制限が課されることになる．ここでは，臨床試験に関連するいくつかの基本原則について述べる．創薬過程における臨床試験の役割は，第60章に記載する．

臨床試験は，前向き研究によって，2つ以上の治療手順の結果を客観的に比較する方法である．新薬については，臨床試験は，臨床開発の第II相および第III相で実施される(第60章)．約50年前まで，客観的な試験ではなく，臨床的印象と個人的な経験に基づいて治療法が選択されていた[6]．効果に関して疑いのない多くの薬物は，対照臨床試験なしに依然として使用されているが，現在ではいずれの新薬も，臨床使用が認可されるにはこのような試験が必要となる[7]．

一方，**ジギタリス**(digitalis；第21章参照)は，対照試験において，特定のタイプの患者を除いて，非常に限定的な有効性を示すものであることが判明する前から，200年あまり，心不全の治療薬として用いられていた．

臨床試験の原則と体制は，ハックショウ(Hackshaw)によって示されている(2009)．臨床試験は，新しい治療(A)を受けた群の反応と，既存の"標準"治療(B)を受けた対照群の反応とを比較することを目的としている．ここでの治療Aとは，新薬または既存の薬物の新しい組み合わせや，他の治療的介入(外科手術，食餌療法，理学療法など)がそれにあたる．一方，治療Aの対照となる治療Bとは，現在使用されている薬物治療や，現在有効な治療がない場合にはプラセボ，またはまったく治療しないということとなる．

対照は臨床試験においてきわめて重要である．例えば，2週間以内に薬物Xで治療を受けた20人の患者のうち16人の症状が改善したという報告をもとに治療効果を主張するのであれば，20人の患者がまったく治療を受けないか，もしくは異なる治療を受けてどうなったかを比較しなければ，その主張の価値が失われてしまう．通常，対照は試験治療を受ける患者とは別の患者群にな

---

6 必ずしもそうではない．ジェームズ・リンド(James Lind)は，1753年に12人の水兵を対象に試験を行い，オレンジとレモンが壊血病に対して保護的に働くことを示した．しかし，英国海軍が彼のアドバイスを聞き入れたのは40年後であり，米海軍では，さらにそれから100年あまり経過してから実施されるようになった．

7 一部の人たちの間では，対照試験で治療手技の有効性の根拠を要求することは，ホリスティック医学の精神に反すると主張するのが流行りとなっている．これは，根本的に非科学的観点からのものである．なぜなら，科学は，仮説から生じた予測を実験により評価することで進歩してきたからである．ホメオパシー，アロマテラピー，鍼灸，または"デトックス"などの"代替的な"医療処置においては，ほとんどそのような試験は行われておらず，一般に有効性に関しての証拠が欠けている．その科学的アプローチのために立ち上がったのが，"**根拠に基づく医療**(evidence-based medicine：EBM)"という動きである(Sackett et al., 1996を参照)．それは，無作為化された対照臨床試験に基づいて，治療有効性を評価するための厳格な基準を定めたものであり，効果がそういった手続きで実証されていない治療方法について懐疑論を投げかけている．

る．しかし，時には，同じ患者が試験から対照へ，またはその逆に切り替わるクロスオーバーが可能であり，その結果が比較される．ランダム化は，個々の患者を試験群または対照群に割り付ける際のバイアスを生じさせないために不可欠となる．したがって，**無作為化対照臨床試験**（randomised controlled clinical trial）は，現在，新薬の臨床効果を評価するために必須の手法とみなされている．

患者をランダムに特定の治療群に割り付ける（または治療しない）ということは倫理的に，必ず懸念が生じることになる．しかし，試験は，試験治療が対照治療よりも便益をもたらすかどうかを検証するために実施されるものである．すべての人がインフォームドコンセントの原則に合意し[8]，各患者には試験の性質とリスクを伝えたうえで，各患者が無作為に，かつ知らずに試験群または対照群のいずれかに割り付けられるということに同意してもらうことになる．"ヘルシンキ宣言"は定期的に更新されており，ヒトを被験者とする研究を統括するための，広く受け入れられた基本原則が定められている．

臨床試験は，2つ以上の規定された治療レジメンによって生じた反応を比較するものであり，バイオアッセイのように，効力や用量−反応曲線の情報は得ることができない．その比較にあたり，生存曲線は，よく使用される尺度の1つである．図7.5に，従来の化学療法にパクリタキセル（paclitaxel）を添加した場合と添加しなかった2群の，乳がん患者における無病生存率（disease-free survival：DFS）を示す（第56章参照）．曲線の相違は，パクリタキセルが臨床応答を有意に改善したことを示している．この研究から，副作用の発生率や重症度，特定の患者群での治療の効果がよりよいか悪いかといった疑問が生じてくるが，それらの答えを得るためには，より複雑な試験と患者数を増やすことが必要となる．治験責任医師は，投与量と投与頻度を事前に決定しなければならず，治療は選択された治療の対照治療に対しての優劣のみを明らかにするものである．複数の投与量を比較しない限り，投与量の増量または減量が症状を改善したかどうかについては言及できない．臨床試験によって提起される基本的な課題は，ほとんどのバイオアッセイによって対処されるものよりも単純である．しかし，バ

---

[8] 意識不明，認知症，精神病の患者は同意が得られないので，論争になる場合があるが，このような必要な患者に改善された治療法を提供する可能性のある試験を除外したいと思う人はいない．小児に対する臨床試験は，特に問題があるが，もし小児疾患治療を，成人で実施しているのと同じような根拠に基づくものとするならば，小児に対する臨床試験は必要である．小児と成人では異なる反応を示すということが多く知られているが，このような研究の遂行が困難であるにもかかわらず，小児を対象とする治験実施を製薬会社に求める圧力が高まっている．高齢患者の試験にも，同様な懸念がある．

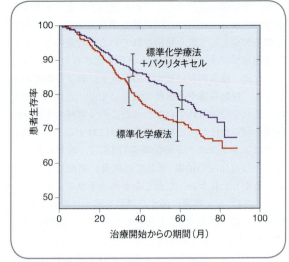

図7.5 標準化学療法レジメンのみ（629 例），または標準化学療法レジメンにパクリタキセルを併用した（613 例）乳がん患者の生存曲線．
8年間追跡したところ，パクリタキセル併用群で有意な改善（$P = 0.006$）が示された．エラーバーは95％信頼区間を表す．（データはMartin et al. 2008 J Natl Cancer Inst 100, 805-814 より．）

イアス管理を考慮に入れた臨床試験の組織（体制）は，実験室での実験よりも，はるかに複雑で，時間がかかり，高額になる．新薬開発のための時間とコストの多くが，臨床試験にかかることになる．

バイアスの回避

臨床試験における**バイアス**（bias）を最小限に抑えるには，以下の2つの方法が用いられる．

1. **無作為化**（randomisation）
2. **二重盲検法**（double-blind technique）

一連の選択された患者に対して，2つの治療AおよびBを比較する場合，最も単純なランダム化は，乱数を参照して，各患者をAまたはBに割り付けることである．ただ，割り付けられたグループが少人数の場合，2つのグループが年齢，性別または症状の重症度などに関して不均一になるという問題が生じる可能性がある．**層別ランダム化**（stratified randomisation）においては，被験者を年齢，性別，重症度，または他のカテゴリーに分割し，それぞれのカテゴリー内でAまたはBへとランダムに割り振ることによって，単純ランダム化の際に生じる問題を回避することが可能になる．この方法では，母集団を2つ以上のカテゴリーで扱えるようになるが，層数が大きくなりすぎ，それぞれのカテゴリーの被験者数が少なすぎると，臨床試験そのものが成り立たなくなってしまう．ただし，層別ランダム化では，AおよびBに割り付けられたグループの不均一性に起因する過誤を避けるだけでなく，層別化によって，より精密な結論を

得ることができる．例えば，このような方法を用いた場合，Bは，全体的にそれほど優れていなくても，特定の患者集団ではAよりも優れていると判明する場合がある．

二重盲検法は，評価時に被験者および研究者のどちらも，どの治療法が実施されているのかがわからないため，主観的なバイアスを最小限にすることを意図した方法である．被験者または研究者のどちらか一方でも，どの治療法が実施されているのか知ってしまっていた場合，たとえ意図しなくとも，バイアスを生み出す原因となりうることが，繰り返し示されている．そのため，二重盲検法は重要な安全装置となる．しかし，必ずしもそれが可能でない場合がある．例えば食餌療法の場合は，見た目を装うことはできない．薬物では，薬理学的効果に関して，患者が何を服用しているかが明らかになることがあり，報告すべき効果についても前もって知らせる傾向がある[9]．しかし，一般的に2つの薬物の味や外観などの手がかりを隠さなければならない場合には，わからないようにする措置を講じたうえで，二重盲検法が可能な限り実施される[10]．

サンプルサイズ

倫理的および財政的両方の事情により，その試験での最低限の被験者数が規定され，そして，どの程度の被験者が有用な結果を得るのに必要かを事前に決定するという課題には多くの統計的思考が入ってくる．試験の結果は，患者サンプルによるものであり，サンプルが含まれる群の典型的な集団ではない可能性がつねにあるため，絶対的に決定的なものではない．また，**第1種過誤**(type I error)と**第2種過誤**(type II error)とよばれる2種類の過誤が起こりうる．第1種過誤は，実際にはAとBに差がないにもかかわらず，AとBの結果に差が現れる場合を指し（偽陽性），第2種過誤は，実際にはAとBに差があるにもかかわらず，AとBの結果に差が出ない場合を指す（偽陰性）．**サンプルサイズ**(size of sample)決定の際に重要なことは，試験する者がどの程度確実に，

それぞれの過誤を出ないようにするかということである．第1種過誤が生じた場合，それは結果の**有意性**(significance)として表れる．$P < 0.05$の有意水準でAとBに差があるということは，偽陽性結果となる（すなわち，第1種過誤を生じる）確率が1/20未満であることを意味している．ほとんどの目的において，この有意差の基準は，結論を得るための基礎として許容されている．

第2種過誤（すなわち，AとBとの間の実際の差を検出することができない）を生じさせないようにするのは，**試行の検出力**(power of the trial)とよばれる．われわれは第2種過誤を第1種過誤よりも寛容に考える傾向があり，試験は0.8〜0.9の検出精度で計画されることが多い．したがって，治験の意義と検出力を高めるには，より多くの患者が必要となる．サンプルサイズ決定の第2の要因は，臨床的に重要であるとみなされるAとBとの間の差の大きさである．$P < 0.05$の有意水準および0.9の検出力で試験を実施したいと仮定した場合，特定の状態で治療により死亡率が少なくとも10%減少（例えば，対照群の死亡率50%が治療群で40%になったとして）させたことを検出するには，850人の被験者が必要となるであろう．20%の削減を明らかにするだけの内容だった場合（10%減る可能性が非常に高い），210人の被験者で済むであろう．この例では，実際の10%の死亡率低下を見逃すこととなり，1,000人の患者のうち100人の命を救う治療法を放棄することになる．これは，社会の視点からみれば，非常に重大な過ちとなってしまう．この簡単な例は，臨床試験の計画において，（かなり簡単な）統計的な検討と並行して臨床的利益性（多くは定量化が困難である）を評価する必要性を示している．

≫ 試験は，計画された患者数が登録される前に重要な結果をもたらす可能性があるため，ある一定の間隔を空けて中間解析を実施するのが一般的である（試験を実施しているチームが結果を知ることのないように，試験実施チームとは独立したチームによって解析される）．この分析によって明確な結論が得られた場合，または継続したところで明確な結論が得られる可能性が低いことが示された場合，試験を中止することで，被験者数を減らすことができる．心臓発作後のβアドレナリン受容体遮断薬**プロプラノロール**(propranolol；**第14章**)を用いた長期治療の有用性を調べた大規模試験の1つ(Beta-blocker Heart Attack Trial Research Group, 1982)では，中間解析結果において死亡率の有意な減少を示したため，早期に試験が終了した．また，不整脈抑制試験(CAST, Echt et al., 1991)では，期待に反して，治療群がプラセボと比較して死亡率の増加を示したため，試験が中止された．

近年，さまざまな異なる患者群において，いくつかの異なる治療プロトコルを比較するために，非常に大規模な試験を行う傾向がある．その一例は，心血管疾患の経過および結果を改善するためのさまざまな降圧薬および脂質低下薬に関するALLHAT試験である(**第22章**参照)．これは1994年から2002年にかけて，1億3,000万ドルの費用をかけ，623の治療施設で42,000人以上の患者が参加し，多数のコーディネーターと管理者により実施された．いくつかの結論のうちの1つは，50年以上使用されている，安価でなじみのある利尿薬が最近の高価

---

[9] 真の薬理作用と，活性薬物が投与されているという知識（薬理学的効果に基づいて）によってもたらされる有益な臨床効果との区別は容易ではなく，そのような扱いにくい意味論的問題を解決することを臨床試験に期待すべきではない．

[10] 何も知らないで続けるというのは，難しいこともある．**メラトニン**(melatonin)が時差ボケに有効であるかどうかを調べるために，ある薬理学者が，オーストラリアの会議に参加する同僚のなかから被験者を募集し，現地に到着したときに記入させる時差ボケに関するアンケートをつけて，メラトニンまたはプラセボのカプセル（何が入っているかは書いていない）を渡した．その成分を分析するためのリソースを簡単に手に入れることができる人（著者の1人）のなかには，カプセルを開き，それらにプラセボが入っていることを確認し，ごみ箱に捨てた者もいた．薬理学者も人間なのである．

な抗高血圧薬よりも効果的であったことが判明したということである[11].

臨床成績の測定

臨床成績の測定は複雑な仕事であり，長寿や生活の質の改善，社会的および経済的恩恵などの観点で，社会が治療手技の有効性評価に精通していくにつれ，その仕事はますます増えていくことになる．"健康関連QOL（quality of life）"の評価に，さまざまな尺度が考案され，試行されている（Walley & Haycocks, 1997 参照）．これらの尺度と平均余命を組み合わせることにより，治療効果の全体的尺度である"質調整生存年"（quality-adjusted life years：QALY）となる．これは，全体の利益を評価する際の，生存期間と苦しみ（疾患）の軽減の両方を組み合わせて評価する尺度となる[12]．臨床試験を計画するには，事前に試験の目的を前もって決定し，それに応じて結果を評価する尺度を定義する必要が生じてくる．

長期的な治療を受けている患者の便益を調べるには数年かかることがあり，そのため，血圧低下，気道コンダクタンスの改善，または白血球数変化などの客観的な臨床効果が，試験結果の測定値として用いられる．これらの"代替マーカー（サロゲートマーカー[surrogate marker]）"は，患者がたいてい認識していない，病態生理学的変化を反映するものとなる．多くの場合，この変化は患者の状態に影響を及ぼすので，臨床成果と相関することになる．しかし，必ずしもそうならない場合もある．CAST試験（上記参照）では，抗不整脈薬が特定の心室性不整脈（代替マーカー）を抑制するが，心臓性突然死を**増加**させることが判明した．このことがあるため，規制当局としては，実際の患者の便益の尺度としての"代替エンドポイント（サロゲートエンドポイント）"の採用には，当然のごとく慎重である．

プラセボ

≫ **プラセボ**（placebo）とは，有効成分を含まない薬物（あるいは，ダミーの外科的処置，食餌療法，他の種類の治療的介入なども含む）であり，患者としては，それらを実際に治療効果がある薬物や手技と信じている．"プラセボ反応"（Enck et al., 2013 の総説を参照）には，強い治療効果があると広く認識されており[13]，約1/3の患者において有意な治療効果をもたらすとされている．多くの臨床試験には治療効果を示すプラセボ群が含まれているが，一方で，この群と未処理の対照群を直接比較することはほとんどない．Hróbjartsson & Gøtzsche（2001）による試験では，プラセボ効果は時に有意性がないことを報告している．ただし鎮痛作用は例外で，小さいながら，有意差はあったとしている．彼らは，プラセボ効果の強さに対する一般的な理解に誤りがあり，この効果は，おそらく，多くの症状が自然に快方に向かうことや，医師を喜ばせたいと思う患者の報告バイアスを部分的に反映していると結論づけた．プラセボを治療とすることは（このことは多くの議論があるが），思っている以上にその効果は少ないのかもしれない．プラセボ治療のリスクは過小評価すべきではなく，プラセボ治療を実施したせいで，有効な医薬品の使用が遅れる場合がある．また，有効な治療を行っているわけではないため，それを治療に用いることは患者を欺くことになり[14]，そのことが患者の医師の誠実性に対する不信感を招くことにつながることになる．患者がそれでもプラセボを必要としているかどうかを評価する方法がないため，病気にかかっていない人を"治療依存症"の状態にする可能性もある．

メタ解析

≫ 統計的手法を用い，複数の個別の試験（それぞれ無作為化された計画に従って実施されていることが条件）で得られたデータを組み合わせることにより，より高い検出性や重要性を得ることができる．**メタ解析**（meta-analysis）または統合解析とよばれる方法は，一部の試験では対照に対して試験治療の優位性が示され，他の試験ではそうでなかった場合でも，公開された複数の試験から1つの結論を得る際に非常に有用である．客観的な方法として，矛盾したデータに直面したときには，"好きなものを選ぶ"よりも，多くの人が受け入れることのできるアプローチをとることが望ましい．しかし，欠点もあり，その主たるものが"出版バイアス"である（Naylor, 1997 を参照）．ネガティブな研究には興味がないとか，より深刻には，その研究の公表は，試験を実施した製薬会社の事業に害を及ぼしかねないといった理由のため，ネガティブな研究は，ポジティブな研究よりも公表の可能性が低くなってしまう[15]．また，1つのデータが複数の試験報告書に組み込まれることによる二重計数も，別の問題として挙げられる．

公開されている臨床試験の文献には，実験計画が不適切で信頼性の低い報告も多く含まれている．Cochrane Collaboration（www.cochrane.org）は，文献を慎重に検討し，厳格な基準を満たす試験（薬物やその他の治療的介入）のデータのみを照合し，組み合わせる体系的なレビューを作成している．約5,000件のこのような"ゴールドスタンダード"の要旨が利用可能であり，広範囲の治療薬に関する試験データの，最も信頼できる評価が提供されている．

---

11 医薬品会社の市場努力のおかげで，これまでのところ現状の処方に大きな影響は出ていない．

12 想像できるように，生存期間と生活の質との取り引きは，多くの人が不快と感じる問題を提起する．しかしながら経済学者は違う．彼らは，次のような質問でこの問題に迫ることができるだろう．「あなたの現在の障害から解放されて残りの人生を生きるために，何年の人生を犠牲にする準備ができていますか？」もしくは，もっと不快な質問として，「あなたの現在の状態を考えて，あなたが障害なく一般的な寿命を全うして生きることができるか，（賭けに負けて）すぐに死ぬか？　というとき，どんな賭け率なら受け入れますか？」と聞くだろう．そのようなことを，あなたの主治医に尋ねられた場合を想像してみよう．そのようなとき，あなたは「私は喉の痛みを何とかしてほしいだけです」と弱々しくいうだろう．

---

13 反対の，**ノセボ効果**（nocebo effect）とは，偽薬により副作用が出てしまう効果を指す．

14 意外にも，欺瞞は必要ですらないかもしれない．Kaptchuk et al.（2010）では，活性があるはずがない砂糖（錠剤様）を説明を受けて与えられた患者において，投薬されていない患者よりも，過敏性腸症候群の症状が，若干改善されることが見出された．改善効果は大きくはなかったが，偽薬の投与により，患者には"癒し"の効果が与えられた可能性がある．

15 すべての臨床試験が登録され，結果が公表されるようにするという対策が実施されているので，この問題はなくなっていくであろう．

臨床試験

- 臨床試験とは，新薬や新しい手技の臨床的有効性を，既知の薬物や手技（またはプラセボ）の臨床的有効性と比較するために行われる，特殊なバイオアッセイである．
- 最も単純なのは，未知薬（A）と標準薬（B）を単回投与で直接比較するもので，結果は，"AよりもBが優れている"，"AよりもBが劣っている"，または"差はない"となる．効力ではなく有効性の比較になる．
- バイアスを避けるために，臨床試験は以下のように実施する．
  - 比較（A単独の研究ではなく，AとBとの比較）
  - 無作為化（ランダムにAまたはBに被験者を割り付ける）
  - 二重盲検（被験者も評価者も，使用しているものがAかBかわかっていない）．
- 第1種過誤（差異が偶然なのだがAがBより優れていると結論してしまう）と第2種過誤（存在する差異が検出できず，AとBとの差異はないと結論づけてしまう）が発生する可能性がある．サンプルサイズやエンドポイントが増加していくと，それらの誤差が生じにくくなる．
- 独立したグループによって実施されるデータの中間解析は，データがすでに確定的である場合，または明確な結果に達する可能性が低い場合に，早期にその試験を終了するために使用できる．
- ヒト（被験者）にかかわるすべての実験では，独立した倫理委員会による承認が必要である．
- 臨床試験は慎重な計画と実施が必要であり，必然的に多額の費用が必要となる．
- 臨床的アウトカムは，以下のものからなる．
  - 生理学的検査（血圧，肝機能検査，気道機能など）
  - 主観的評価（鎮痛，気分など）
  - 長期のアウトカム（生存または無再発など）
  - 全体的な"生活の質（**QOL**）"
  - 質調整生存年（**QALY**）（生存期間に，生活の質を表す効用値で重みづけしたもの）
- メタ解析は，複数の独立した試験から得られたデータをプールするために使用される統計的手法である．

"便益"と"リスク"のバランス

治療係数

治療係数（therapeutic index）の概念は，有効用量と毒性用量との間の関係を考慮することにより，その薬物の安全域を提供するものである．

$$治療係数 = LD_{50}/ED_{50}$$

ここで LD_{50} は集団の50％が致死となる用量であり，ED_{50} は集団の50％において"治療効果を認める"用量である．しかし，この指数は，ヒト以外の動物を使うことでしか測定できない．したがって，以下の理由から，臨床での，その薬物の使用における安全性に関して有用とは，必ずしもいえない．

- LD_{50} は，治療での有害作用の発生率を反映していない[16]．
- ED_{50} は，有効性をどのような尺度で用いるかによって異なる．例えば，軽度の頭痛に使用される**アスピリン**（aspirin）の ED_{50} は，抗リウマチ薬としてのアスピリンの ED_{50} よりもずっと低い．
- 有効性と毒性には個人差がある．個人差は治療指数に反映されないが，薬物の有効用量または毒性用量の個体差は予測が難しく，そのため安全性の低下を招くことになる．

便益とリスクの測定に関する他の方法

臨床用途に使用される薬物の便益とリスクを定量化する，他の方法が注目されている．有用なアプローチの1つは，（a）定義された程度の臨床的有益性（例えば，2年を超える生存，所定レベルまでの疼痛軽減，所定量の認知低下に至るまでの遅延など）を体験した患者の割合，および（b）定義された程度の副作用を体験した患者の割合を臨床試験データから推測するものである．便益または有害反応を示す患者の割合の推定値は，**治療必要数**（number needed to treat：NNT）（有益か否かにかかわらず，所定の効果を示すために治療される患者数）として表すことができる．例えば，抗うつ薬による疼痛緩和作用をプラセボと比較した最近の研究では，有益な効果（鎮痛効果）：NNT＝3（1人の鎮痛効果を発揮させるのに必要な患者数が3人），軽微な有害作用：NNT＝3（1人の軽微な有害効果が発現するのに投与された患者数が3人），有害作用 NNT＝22（1人の有害作用が発現するのに投与された患者数が22人）となった．例えば，この薬物で治療された患者が100人であった場合，この結果から，平均して33人では疼痛緩和効果を認め，33人が軽微な有害作用を発現し，4人または5人が重大な副作用を発現することが推定される．このような情報は，治療選択に有益な情報をもたらす．この解析の利点の1つは，有益性を定量化する際に，潜在的な疾患の重症度を考慮に入れることができることである．したがって，薬物Aが致死的な疾患の死亡率を半分にする（50％から25％に減らす）とすれば，1人の命を救うためのNNTは4となる．薬物Bが致命的ではない病気の死亡率を半減させる（5％から2.5％に減らす）とすれば，1人の命を救うNNTは40となる．

リスク・ベネフィットの決定

- **治療係数**（集団の50％致死となる投与量［濃度］を，集団の50％に治療効果が生じる投与量［濃度］で割った値）は，以下の理由により薬物の安全性の尺度としては不十分と考えられる．
  - 臨床的に重要な毒性や有害作用に関して，動物（ヒト以外の）の毒性データを用いている．
  - 個人に特有の毒性反応を考慮していない．
- 臨床用途の薬物のリスク・ベネフィットの解析には，より精巧な尺度（**治療必要数**［NNT］）などを用いる．

---

[16] おそらくこれまでに市販されたなかで最も有害な薬物である**サリドマイド**（thalidomide）は，皮肉なことに，治療指数が例外的に大きいという理由で，その使用が促進された（非常に多量に投与された場合にのみ，ラットを死亡させた）．

116　第7章　薬理学における実験方法と測定

他にも考慮する点があるにせよ，どちらも死亡率を半分に減らすが，薬物Aは薬物Bより有益性が高いと判断される．さらに，臨床医は，薬物Bで1人の命を救うためには，40人の患者が有害作用のリスクに曝されなければならず，一方で薬物Aでは，4人だけが曝露されることで，1人の命が救われることを認識しておかなければならない．

引用および参考文献

全般的な文献

Colquhoun, D., 1971. Lectures on Biostatistics. Oxford University Press, Oxford.（標準的な教科書.）

Kirkwood, B.R., Sterne, J.A.C., 2003. Medical Statistics, second ed. Blackwell, Malden.（統計解析の原理およびその方法に関する入門書.）

Walley, T., Haycocks, A., 1997. Pharmacoeconomics: basic concepts and terminology. Br. J. Clin. Pharmacol. 43, 343-348.（治療計画を立案するにあたり，重要になる分析原理に関する論文.）

Yanagisawa, M., Kurihara, H., Kimura, S., et al., 1988. A novel potent vasoconstrictor peptide produced by vascular endothelial cells. Nature 332, 411-415.（エンドセリンに関する最初の論文．重要な新しいメディエーターの完全な特性評価.）

分子的方法

Lohse, M.J., Nuber, S., Hoffmann, C., 2012. Fluorescence/bioluminescence resonance energy transfer techniques to study G protein-coupled receptor activation and signaling. Pharmacol. Rev. 64, 299-336.（蛍光に基づくGPCR機能の研究方法に関する総説.）

Nygaard, R., Zou, Y., Dror, R.O., et al., 2013. The dynamic process of β(2)-adrenergic receptor activation. Cell 152 (3), 532-542.（受容体コンフォメーションに対するリガンドの影響を測定する分光技術の使用を実証する総説.）

動物モデル

Offermanns, S., Hein, L. (Eds.), 2004. Transgenic models in pharmacology. Handb. Exp. Pharmacol. 159.（異なる薬理学的メカニズムおよび疾患状態を研究するために使用されるトランスジェニックマウスモデルを記載する包括的な一連の総説記事.）

Ristevski, S., 2005. Making better transgenic models: conditional, temporal, and spatial approaches. Mol. Biotechnol. 29, 153-164.（トランスジーン発現を制御する方法に関する説明.）

Rudolph, U., Moehler, H., 1999. Genetically modified animals in pharmacological research: future trends. Eur. J. Pharmacol. 375, 327-337.（疾患モデルへの適用を含む薬理学的研究におけるトランスジェニック動物の使用に関する，よい総説.）

臨床試験

Beta-blocker Heart Attack Trial Research Group, 1982. A randomised trial of propranolol in patients with acute myocardial infarction. 1. Mortality results. JAMA 247, 1707-1714.（明らかな便益性に関する証拠が得られたときに早期に終了した試験.）

Echt, D.S., Liebson, P.R., Mitchell, L.B., et al., 1991. Mortality and morbidity in patients receiving encainide, flecainide, or placebo. The Cardiac Arrhythmia Suppression Trial. N. Engl. J. Med. 324, 781-788.（心臓発作後の突然死を減らすことが期待されていた抗不整脈薬が，逆の効果を有することを示した重要な試験.）

Enck, P., Bigel, U., Schedlowski, M., Rief, W., 2013. The placebo response in medicine: minimize, maximize or personalize? Nat. Rev. Drug Discov. 12, 191-204.（偽薬の反応がさまざまな要因で変化することを包括的にまとめた総論.）

Hackshaw, A., 2009. A Concise Guide to Clinical Trials. Wiley Blackwell.（入門的な教科書.）

Hróbjartsson, A., Gøtzsche, P.C., 2001. Is the placebo powerless? An analysis of clinical trials comparing placebo with no treatment. N. Engl. J. Med. 344, 1594-1601.（偽薬は，一般的な考え方とは異なり，除痛に関する試験ではほとんど例外なく臨床試験成績に大きな影響を与えないという臨床試験データの重要なメタ解析．長期にわたる解析で確認．J. Int. Med. 2004, 256, 91-100.）

Kaptchuk, T.J., Friedlander, E., Kelley, J.M., Sanchez, M.N., Kokkotou, E., et al., 2010. Placebos without deception: A randomized controlled trial in irritable bowel syndrome. PLoS ONE 5 (12), e15591.（患者が有効成分を含まないことを知っていたとしても，プラセボが有意な効果を示す研究.）

Naylor, C.D., 1997. Meta-analysis and the meta-epidemiology of clinical research. Br. Med. J. 315, 617-619.（メタ分析の長所と短所に関する総論.）

Sackett, D.L., Rosenburg, W.M.C., Muir-Gray, J.A., et al., 1996. Evidence-based medicine: what it is and what it isn't. Br. Med. J. 312, 71-72.（根拠に基づく医療[EBM]の価値に関してバランスのとれた考察がなされている論文であり，医学的思考における最近の重要な潮流.）

第1部 基本原理

8 薬物の吸収と分布

概要

　拡散，膜の透過，血漿タンパク質への結合および脂肪や他の組織への移行という物理的プロセスは，薬物の吸収および分布の基礎となる．これらのプロセスを説明し，続いて薬物吸収，投与経路とその問題点，ならびに別の体内コンパートメントへの薬物分布について詳細を記載する．また，1つの薬物が他の薬物の吸収または分布を変化させる，薬物相互作用についても記載する．薬剤を効果的かつ選択的に作用部位に送達させるよう設計された特殊な薬剤送達システムについては，最終項で簡単に述べる．

はじめに

　薬物動態は次の4つの過程に分けられ，頭文字をとって"ADME"とよぶ．
- 投与部位からの吸収（**A**bsorption）
- 体内での分布（**D**istribution）
- 代謝（**M**etabolism）
- 排泄（**E**xcretion）

　ここでは薬物の吸収および分布について，投与法とあわせて概説する．吸入麻酔薬（特殊な場合）の吸収および分布については，**第41章**で述べる．代謝および排泄は**第9章**で解説する．まずは，薬物分布にかかわる物理的プロセスについて述べる．

薬物分布にかかわる物理的プロセス

　薬物は，以下の2つの方法で体内を移動する．
- バルク流（血液，リンパ液，脳脊髄液の流れ）
- 拡散（分子ごとの短距離移動）

　薬物の化学的性質は，バルク流による薬物の移動には影響を及ぼさない．心血管系は，薬物の長距離移動を可能にする．対照的に，薬物の拡散能は，薬物間で大きく異なる．特に，疎水性バリアの通過能は，薬物の脂溶性に強く影響を受ける．水中の拡散は薬物輸送機構の一部である．というのは，薬物分子を疎水性バリアとの間で

受け渡しするのが，このプロセスであるからである．物質の拡散速度は主にその分子の大きさに依存し，**拡散係数**（diffusion coefficient）は分子量の平方根に反比例する．結果として，大きな分子の拡散は小さい分子よりもゆっくりになるが，実際，分子量の違いはそれほど大きくない．多くの薬物の分子量は200～1,000Daの範囲であり，薬物動態のすべての過程のなかでは，ごく小さな違いとなる．たいていの場合において，体はいくつかのコンパートメントが結合し，個々のコンパートメント内はよく撹拌されており，薬物濃度が均一となるシステムに例えられる．コンパートメント間の移行は，一般的に疎水性バリアの透過であり，投与後の薬物がどこに移行し，どれだけ長く体内に留まるかを決定する．コンパートメントモデルに基づく薬物動態の解析については，**第9章**で概説する．

薬物の細胞バリアの通過

　細胞膜は体内で，水溶性コンパートメント間のバリアとなる．単一の細胞膜層は，細胞内と細胞外を区画する．消化管粘膜や腎尿細管などの上皮バリアは，それぞれの細胞が強固に接着して細胞層を形成しており，分子が反対側へ移行するには，少なくとも（内と外の）2つの膜を通過しなければならない．解剖学的性質や血管内皮（血管内と血管外を分ける）の透過性は，組織により異なる．内皮細胞間の間隙には，フィルターとして働くゆるく組まれたマトリックスタンパク質が存在し，大きな分子をトラップするが，小さな分子は容易に透過する．透過性を規定する分子量は定かではないが，80,000～100,000Daの分子の透過性は，非常に遅くなる．中枢神経系（central nervous system：CNS）や胎盤などの一部の臓器においては，細胞間にタイトジャンクションが形成され，**ペリサイト**（pericyte）が内皮細胞を包み込み，分子の透過性を低下させる．これらの特徴は，潜在的に毒性のある物質が脳や胎児へ移行するのを防ぎ，薬物の分布やその活性に大きな影響を与える[1]．

---

1 これは，株差と種差によって説明される．例えば，コリー犬は，血液脳関門で重要な役割を果たす多剤耐性遺伝子（*mdr1*）とP糖タンパク質を欠いている．その結果，祖先においてコリー犬と交配した種では，**イベルメクチン**（ivermectin）（駆虫薬；**第55章**）による重度の神経毒性を発症する．

その他の臓器(肝臓, 脾臓など)では, 血管内皮細胞の結合は弱く, 薬物は細胞間を自由に通過する. 肝臓では, 肝実質細胞が, 血管内と血管外のバリアとなり, 血管内皮細胞の役割も担う. 膜間小孔は内分泌腺に存在し, この孔を通ってホルモンまたはその他の分子が血流へと移行する. 有孔内皮の形成は, 特定の内分泌腺由来の血管内皮増殖因子(endocrine gland-derived vascular endothelial growth factor：EG-VEGFとよばれる)によって制御される. 後毛細血管後細静脈を覆う内皮細胞は, 白血球の浸潤や炎症に関連した制御機能を有しており, 水や小さなイオンが漏出することなく, 白血球の浸潤が可能となるように, 細胞間接合の精巧な制御が行われている(第6章参照).

小分子の細胞膜透過過程は, 主に以下の4つに分類される(図8.1).

- 脂質を直接通過する拡散
- **溶質輸送体**(solute carrier：SLC)もしくは他の輸送体による輸送
- 特殊なタンパク質(**アクアポリン**[aquaporin])が形成する水溶性ポアを通過する拡散
- **ピノサイトーシス**(pinocytosis)

これらの経路のうち, 脂質膜の拡散と担体輸送が, 薬物動態では特に重要となる.

> アクアポリン(パラクロロベンゼン水銀硫酸などの水銀物質により阻害される膜糖タンパク質)を介した拡散は, 二酸化炭素などのガスの透過で重要となるが, ポアの直径が約0.4 nmととても小さいため, 薬物(通常直径1 nmより大きい)は透過できない. したがって, アクアポリンの機能に影響を与える遺伝子多型をもつ患者でも, 薬物動態に影響を及ぼすことは少ない. ピノサイトーシスは細胞膜の一部の内包化を伴い, 細胞内に細胞外物質を含む小胞が形成される. この小胞の中身は細胞内や反対側に放出される. この機構は大きな分子(この過程で血液脳関門を透過するインスリンが例となる)の輸送に重要となるが, 小分子では重要性は低い.

脂質を通過する拡散

非極性分子(電子が均一に分布している)は, 脂質膜中で自由に溶解し, 結果として細胞膜を通過して容易に拡散する. 単位時間・単位面積あたりの膜を通過する分子数は, **透過係数**(permeability coefficient)Pおよび膜内外の濃度差によって決定される. 膜透過する分子は膜内に十分な数で存在し, 膜へ迅速に浸透すれば膜内で流動的でなければならない. したがって, 2つの物理化学的因子, すなわち膜における**溶解度**(solubility)(膜相と水性環境との間に分配される物質の分配係数として表すことができる)および**拡散能**(diffusivity)(脂質内での分子の移動度の尺度であり, 拡散係数として表される)が, Pに寄与する. 上記のように(巨大分子であるバイオ医薬品は例外である：第59章参照), 拡散係数は従来の薬物では大きく変化しないので, 低分子薬物の膜透過性の最も重要な決定要因は, 分配係数である(図8.2). 薬物の脂溶性に関する情報から, 腸からの吸収速度, 異なる組織への分布および腎臓排泄の程度など, 多くの薬物動態特性を予測することができる.

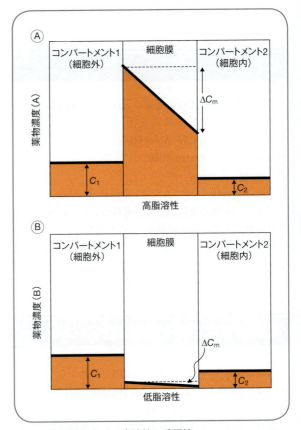

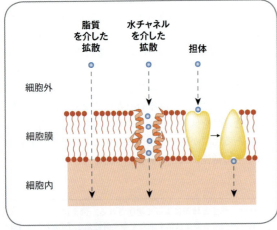

図8.1 物質が細胞膜を通過することができる経路.
分子はピノサイトーシスによっても, 細胞バリアを通過することができる.

図8.2 膜透過における脂溶性の重要性.
[A]および[B]の図は, 2つの水性コンパートメントを分離する脂質膜における薬物濃度プロファイルを示す. 脂溶性薬物[A]は, 低脂溶性薬物[B]よりもはるかに高い膜内濃度勾配(ΔC_m)を受ける. したがって, 両方の場合において水性コンパートメントにおける濃度勾配($C_1 - C_2$)が同じであっても, [A]がより迅速に拡散する.

pH とイオン化

膜透過を複雑にする重要な要因は，多くの薬物は弱酸または弱塩基であり，分子型とイオン型の両方で存在し，その2つの形態の比がpHによって異なることである．弱塩基Bの場合，解離反応は，以下のようになる．

$$BH^+ \underset{}{\overset{K_a}{\rightleftharpoons}} B + H^+$$

解離定数 pK_a はヘンダーソン–ハッセルバルヒ（Henderson–Hasselbalch）の式で表される．

$$pK_a = pH + \log_{10} \frac{[BH^+]}{[B]}$$

弱酸AHの場合は以下のように表される．

$$AH \underset{}{\overset{K_a}{\rightleftharpoons}} A^- + H^+$$

$$pK_a = pH + \log_{10} \frac{[AH]}{[A^-]}$$

どちらの場合でも，イオン型 BH^+ または A^- は，脂質への溶解性が非常に低く，特定の輸送機構が存在する場合を除いて，実質的に膜を通過することができない．分子型であるBまたはAHの脂溶性は，薬物の化学的性質による．多くの薬物では，分子型は容易に脂質に分配し膜を通過することができる．しかし，分子型であっても膜を通過することができない例外（例えば，アミノグリコシド抗生物質；第51章参照）も存在する．これは，通常，非荷電分子を親水性にする水素結合基（アミノグリコシド中の糖構造部分のヒドロキシル基など）の発生によるためである．

pH分配仮説とイオントラップ

イオン化は，薬物が膜を透過する速度だけでなく，pH差が存在する場合には，水性コンパートメントにおける定常状態の薬物分布にも影響を及ぼす．図8.3では，血漿（pH7.4），アルカリ性尿（pH8）および胃酸（pH3）の3つのコンパートメント間における，弱酸（例えば，アスピリン[aspirin]，pK_a3.5）および弱塩基（例えば，ペチジン[pethidine]，pK_a8.6）の平衡状態での分布を示す．各コンパートメント内で，イオン化された薬物対イオン化されていない薬物の比は，薬物の pK_a およびそのコンパートメントのpHによって支配される．「分子型は膜を通過することができるので，各コンパートメントにおいて等しい濃度に達する，イオン型はまったく通過しない」と仮定すると，平衡状態では薬物の全（イオン型＋分子型）濃度は各コンパートメントで異なり，酸性薬物は高pHのコンパートメントに濃縮され（"イオントラップ"），逆もまた同様となる．イオントラップによって生成される濃度勾配は，コンパートメント間に大きなpH差がある場合，理論的には非常に大きくなる．したがって，アスピリンは，アルカリ性腎尿細管では血漿に対して4倍以上，酸性胃内に対して，血漿中では約6,000倍に濃縮されると

計算される．このような大きな勾配は，実際には次の2つの主な理由により達成されない．第1に，イオン型が全細胞膜をまったく透過しないわけではないことから，わずかな透過により濃度差をかなり減衰させる．第2に，体のコンパートメントでは平衡に近づくことはめったにない．胃内容物も腎尿細管液も静止しておらず，薬物分子のバルク流により理論的な平衡条件より相当低い濃度勾配となる．しかしながら，pH分配仮説は，弱酸性または弱塩基性薬物の薬物動態，特に腎排泄および血液脳関門の通過に関連した，異なるコンパートメントへのpH変化に基づいた分配を，定性的に正確に説明する．

pH分配仮説は，消化管からの薬物の吸収部位の主たる決定要因ではない．なぜなら，回腸の絨毛および微絨毛の巨大な吸収表面積が，胃と比較してとても大きいからである．したがって，アスピリンなどの酸性薬物の吸収は，胃内の酸性pHによって有利であるにもかかわらず，胃内容排出を促進する薬物（例えば，メトクロプラミド[metoclopramide]）および胃排出を遅らせる薬物（例えば，プロパンテリン[propantheline]）の影響を受ける．いくつかの一般的な薬物の pK_a の値を図8.4に示す．

pH分配仮説には，以下のようないくつかの重要な事実がある．

● マラリア原虫の食胞の酸性環境中において，抗マラリア薬（例えば，クロロキン[chloroquine]；第54章参照）は塩基性のためイオン型となり，小胞内に保持される．これにより，ヘモグロビン消化経路を阻害し，寄生虫に対する毒性作用を示す．

● 尿の酸性化は，弱塩基の排泄を促進し，弱酸の排泄を遅らせる（第9章参照）．

● 尿のアルカリ化は，逆の効果がある．弱塩基の排泄を減少させ，弱酸の排泄を増加させる．

● 血漿pHの上昇（例えば，重炭酸ナトリウムの投与による）により，弱酸性薬物はCNSから血漿中に排出される．反対に，（例えば，アセタゾラミド[acetazolamide]のような炭酸脱水酵素阻害薬の投与による）血漿pHの低下によって，弱酸性薬物がCNSに濃縮し，それらの神経毒性を増加させる．このことは，アスピリンの過剰摂取に対し，尿のアルカリ化により治療する手段を選択する際には，実際に重要となる．重炭酸塩およびアセタゾラミドは尿pHを上昇させ，サリチル酸塩の排泄を増加させる．しかし，重炭酸塩はCNSへの分布を減少させるが，アセタゾラミドはサリチル酸塩を増加させる．

🅢 担体輸送

多くの細胞膜は，糖，アミノ酸，神経伝達物質および金属イオンのような生理学的に重要な分子の取り込みおよび排出を制御する特別な輸送機構を有する．それらは，溶質輸送体(SLC)およびABCトランスポーター

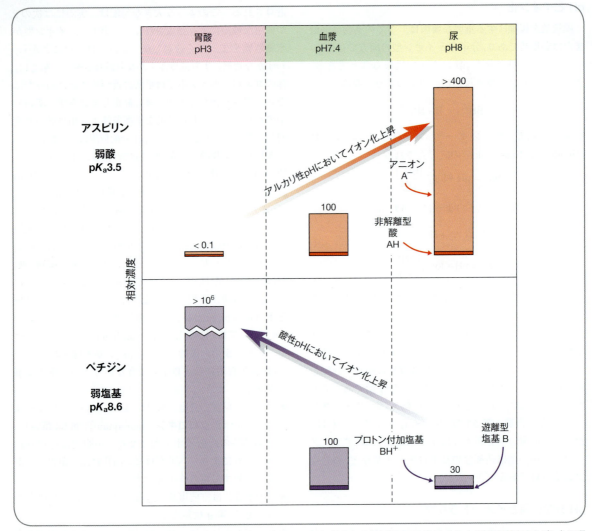

図 8.3 水性コンパートメント（尿，血漿および胃液）における，pH に依存した弱酸（アスピリン）および弱塩基（ペチジン）の理論的存在比．
数値は相対濃度を表す（総血漿濃度＝100）．帯電していない分子種は，いずれの場合も，コンパートメントを隔てる細胞バリアを通過することができる．したがって，3つすべてにおいて同じ濃度に達すると仮定される．pH に応じてイオン型の存在比が変化することから，血漿と比較して，総濃度は大きな差を生じる．

（ATP-binding cassette［ABC］transporter）に大別される．前者は電気化学的勾配に沿った溶質の受動的な透過を促進するが，後者は ATP の分解エネルギーを利用して能動的に輸送する．300 を超えるヒト遺伝子が輸送体をコードすると考えられており，そのほとんどは内因性基質に主に作用するが，一部は薬物を含む異種化学物質（"生体異物質"）を輸送するものもある（Hediger et al., 2004 参照）．神経伝達物質の機能における輸送体の役割は，第 13，14，37 章で解説する．

有機カチオントランスポーターと有機アニオントランスポーター

薬物分布において重要な構造的に類似する 2 つの SLC は，有機カチオントランスポーター（organic cation transporter：OCT）および有機アニオントランスポーター（organic anion transporter：OAT）である．担体分子は，1 つ以上の分子またはイオンに結合する膜貫通ドメインを有し，コンフォメーションを変化させ，膜の反対側でその基質を遊離する．そのようなシステムは，エネルギー源なしで受動的に輸送することができる．この場合，トランスポーターは電気化学的勾配に従って，単一種の基質の細胞膜内外の平衡化を促進する．OCT は，ドパミン（dopamine），コリン（choline）およびベクロニウム（vecuronium），キニーネ（quinine）およびプロカインアミド（procainamide）を含むさまざまな薬物を輸送する．それらは"ユニポーター"（すなわち，各タンパク質輸送体分子は一度に 1 つの溶質分子に結合し，濃度勾配に従って輸送する）である．OCT2（近位尿細管に発現）

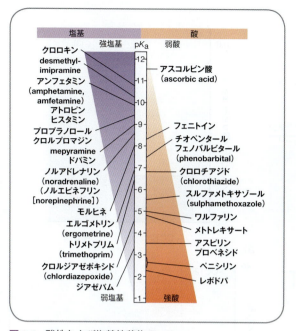

図 8.4　酸性および塩基性薬物の pK_a．

を含む SLC が発現し，担体輸送が重要である主な部位は，次の通りである．

- 血液脳関門
- 消化管
- 腎尿細管
- 胆管
- 胎盤

P糖タンパク質

ABC トランスポータースーパーファミリーに属する P 糖タンパク質（P-gp；P は"透過性"を示す）は，2 番目に重要なトランスポーターであり，がん細胞における多剤耐性の原因となる．P-gp は，腎尿細管の刷子縁膜，胆管，脳微小血管におけるアストロサイトの足突起，および消化管に存在する．それらは，多くの薬物の吸収，分布および排泄において重要な役割を果たし，しばしば SLC 薬物担体とともに共局在し機能する．例えば，腎尿細管の側底膜における OAT 輸送体によって濃縮された薬物が，管腔側膜中の P-gp によって細胞外に出される．

SLC および P-gp をコードする遺伝子の多型は，さまざまな薬物の応答性の遺伝性個人差の一因となっている．OCT1 は，**メトホルミン**（metformin）（糖尿病の治療に使用される；第 31 章参照）を含むいくつかの薬物を肝細胞に輸送する（上記の腎近位尿細管細胞で活性のある OCT2 とは対照的に）．メトホルミンは，肝細胞内において薬効を発揮する．OCT1 の機能欠損を伴う一塩基多型（single nucleotoide polymorphisms：SNP）は，メトホルミンの有効性に影響を与える（図 8.6）．これは，薬物動態変化に起因する有効性または毒性に対する，多くの遺伝的影響の 1 例にすぎない．さらに，輸送体に結合する第 2 のリガンドの存在下では，担体の誘導または競合阻害が起こる可能性があり，薬物相互作用が起こりうる（図 8.5 および第 10 章参照）．これまでに記載されたプロセスに加えて，異なる水性コンパートメント間のバリアを通過する薬物分子の輸送を支配する，以下の 2 つの因子が，薬物の分布および排泄に大きな影響を及ぼす．

- 血漿タンパク質への結合
- 体脂肪および他の組織への移行

血漿タンパク質への薬物の結合

多くの薬物は，臨床血漿濃度では主に結合形態で存在する．水溶液中に遊離している薬物の割合は 1％未満であることもあり，残りは血漿タンパク質と結合する．この遊離体が，薬理学的に活性体となる．タンパク結合率の一見小さな差異（例えば，99.5％対 99.0％）でも，遊離型薬物濃度および薬物効果には大きく影響しうる．このような違いは，ヒトの血漿と前臨床試験で使用された種の血漿との間でも起こることから，"first-time-in-human" 試験に適した用量を予想する際に考慮する必要

は，発現細胞において**シスプラチン**（cisplatin）（重要な抗がん剤；第 56 章参照）などの薬剤を濃縮的に輸送し，その選択的腎毒性をもたらす．関連薬物（例えば，カルボプラチン [carboplatin]，**オキサリプラチン** [oxaliplatin]）は，OCT2 によって輸送されず，腎毒性がより低い．**シメチジン**（cimetidine）は OCT2 に対する競合阻害により，シスプラチン腎毒性に対して保護的に働く可能性がある（図 8.5）．他の SLC は，ATP 依存性イオンポンプ（第 4 章参照）によって生成された Na^+，または他のイオンの電気化学勾配を利用して輸送する．この場合，電気化学的勾配に逆らって，ある分子と別の分子に交換する（"antiport"），または 2 つの分子を同じ方向に移動する（"symport"）ことによって輸送する．OAT は，尿酸，プロスタグランジン，ビタミンと p-アミノ馬尿酸塩，**プロベネシド**（probenecid），多くの抗生物質，抗ウイルス薬，非ステロイド系抗炎症薬，抗腫瘍薬などの薬物の尿細管分泌を担う．取り込みは，細胞内ジカルボン酸（主に α-ケトグルタル酸，部分的には細胞代謝に由来し，一部は Na^+ との共輸送によってその濃度勾配下に入る）との交換によって行われる．代謝エネルギーは，Na^+/K^+ 交換反応のために ATP によって提供される．担体輸送は，結合過程を含むため，飽和性を示すことを特徴とする．

この種の担体はいたるところに存在し，多くの薬理学的作用はそれらの阻害の結果による．例えば，神経終末は特定の神経伝達物質を蓄積するための輸送機構を有しており，これらの輸送機構を阻害することによって作用する薬物が多く存在する（第 13, 14, 37, 47, 48 章参照）．一般的な薬物動態の観点から，OCT および OAT

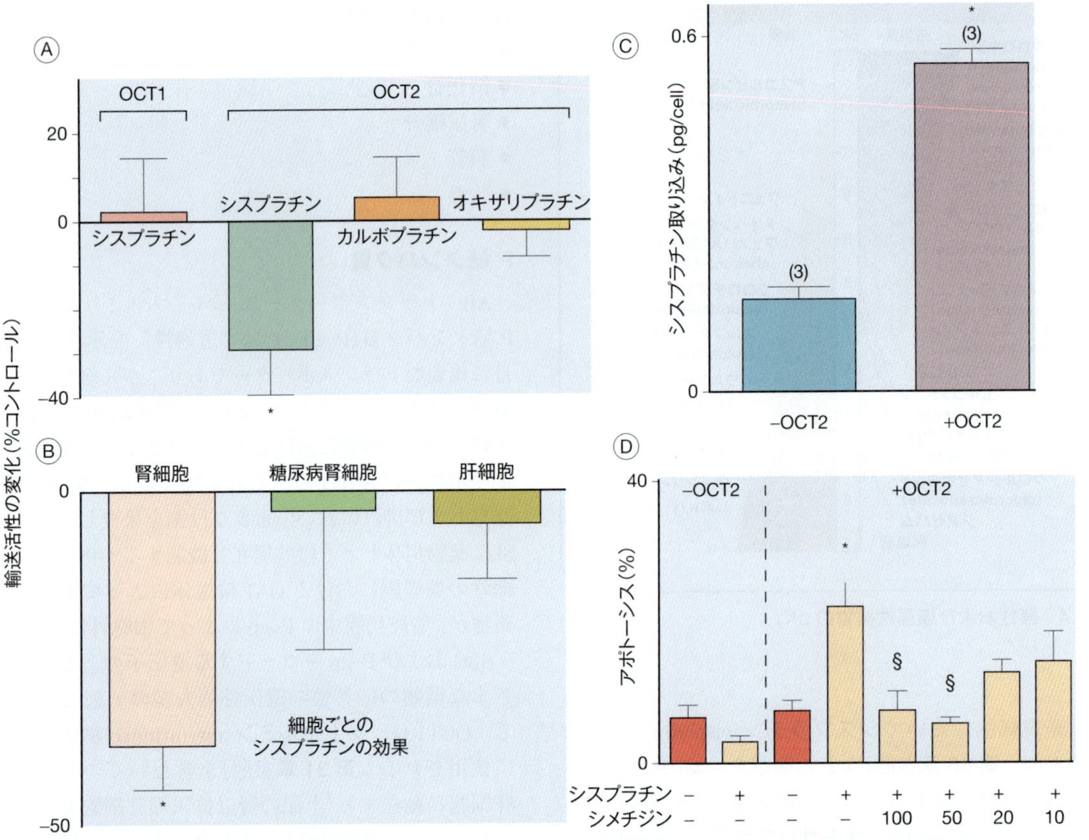

図 8.5　ヒト有機カチオントランスポーター 2(OCT2)は，シスプラチン腎毒性を媒介する．
OCT2 は腎臓に発現し，OCT1 は肝臓に発現する．培養発現細胞を用いた検討において，シスプラチン(100μmol/L)は OCT2 の輸送活性を抑制するが，OCT1 には影響しない[A]．腎毒性を示さないカルボプラチンおよびオキサリプラチンは OCT2 には影響しない．シスプラチンは同様に，健常なヒト腎尿細管細胞において OCT2 活性に影響を及ぼすが，肝細胞，またはシスプラチン腎毒性の影響を受けにくい糖尿病患者からの腎細胞には影響しない[B]．シスプラチンは，OCT2[C]を発現する細胞に蓄積し，細胞死を引き起こす[D]．シメチジンは OCT2 に対してシスプラチンと競合し，濃度依存的にシスプラチン誘発アポトーシスに対して保護的に作用する[D]．シメチジン濃度の単位は μmol/L である．（Ciarimboli G et al. 2005 Am J Pathol 167, 1477-1484 から再現されたデータ．）

薬物の細胞バリアの通過

- 細胞バリア(例えば，胃腸粘膜，尿細管，血液脳関門，胎盤)の透過のために，薬物は脂質膜を通過しなければならない．
- 薬物は，主に(a)受動拡散および(b)担体輸送によって脂質膜を通過する．
- 細胞膜を透過する受動拡散速度を決定する主な要因は，薬物の脂溶性である．
- 多くの薬物は弱酸または弱塩基である．それらのイオン化状態は，ヘンダーソン-ハッセルバルヒの式に従って，pH によって変化する．
- 弱酸または弱塩基の場合，分子型(プロトンがついた弱酸，プロトンが結合しない弱塩基)のみが脂質膜を越えて拡散することができる．これが pH 分配仮説である．
- pH 分配仮説では，弱酸が比較的高い pH のコンパートメントに蓄積する傾向がある一方，弱塩基は逆になるとされる．
- 担体輸送は，腎尿細管，血液脳関門および腸上皮において，有機カチオントランスポーター(OCT)および有機アニオントランスポーター(OAT)を含む溶質輸送体(SLC)および P-gp(ABC トランスポーター)によって媒介される．これらは多くの薬物の分布を決定する重要な因子であり，遺伝的変異を受けやすく，薬物相互作用の標的ともなる．

薬物分布にかかわる物理的プロセス

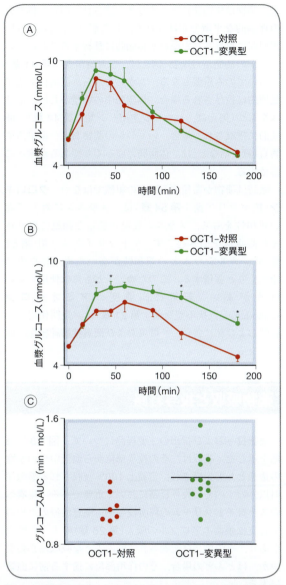

図 8.6 有機カチオントランスポーター1（OCT1）の遺伝子変異は，健常人におけるメトホルミンの反応を変化させる．
[A] 経口グルコース負荷試験（oral glucose tolerance test：OGTT）は，少なくとも1つの機能低下型 OCT1 対立遺伝子変異を有する被験者において，対照 OCT1 対立遺伝子のみを有する被験者と同様の血漿グルコース応答を示す．[B] 一方，メトホルミン投与後，OGTT 応答は，機能低下型 OCT1 対立遺伝子を有する被験者において，対照被験者より高かった．すなわち，メトホルミンの効果は，変異型対立遺伝子群では低かった．[C] グルコース濃度－時間曲線下面積（AUC）によって推定されたグルコース曝露は，対照 OCT1 対立遺伝子のみを有する被験者において有意に低かった（$P = 0.004$）．
（データは Yan Shu et al. 2007 J Clin Invest 117, 1422–1431 から再掲．）

がある．タンパク結合に関して最も重要な血漿タンパク質は，多くの酸性薬物（例えば，**ワルファリン**[warfarin]，非ステロイド系抗炎症薬，スルホンアミド）および少数の塩基性薬物（例えば，三環系抗うつ薬およびクロルプロマジン[chlorpromazine]）が結合するアルブミンである．炎症性疾患において増加する β−グロブリンおよび酸性糖タンパク質を含む他の血漿タンパク質も，キニーネなどの特定の塩基性薬物の結合に関与している．

タンパク質に結合する薬物の量は，以下の3つの因子に影響を受ける．
- 遊離型薬物濃度
- 結合部位に対する親和性
- タンパク質の濃度

結合反応は，薬物と有限数のタンパク質との結合とみなすことができ，一次式で近似される．薬物と受容体の結合とまさに同じである（第2章参照）．

$$\underset{\text{遊離型薬物}}{D} + \underset{\text{結合部位}}{S} \rightleftharpoons \underset{\text{複合体}}{DS}$$

通常，血漿中のアルブミンの濃度は約 0.6 mmol/L（4 g/100 mL）である．アルブミン1分子あたり2つの結合部位を有することから，血漿アルブミンの薬剤結合能力は約 1.2 mmol/L である．ほとんどの薬物では，臨床効果に必要な総血漿濃度は 1.2 mmol/L よりはるかに少ないので，通常の治療用量では結合部位は飽和していない．そのため，結合型濃度[DS]は，遊離型濃度[D]に比例して変化する．これらの条件下で，結合型の割合を表す[DS]/([D]+[DS])は，薬物濃度とは無関係である．しかしながら，いくつかの薬物，例えば**トルブタミド**（tolbutamide）（第31章）は，血漿アルブミンへの結合が飽和に近づく（すなわち，結合曲線の平坦な部分になる）．したがって，用量を増加させると，遊離（薬理学的に活性体の）濃度が不均衡に増加する．これを図8.7に示す．

血漿アルブミンは多くのさまざまな薬物に結合するので，それらの間で競合が起こりうる．2つの薬物（AおよびB）が競合する場合，薬物Bの投与は，薬物Aのタンパク結合の低下をもたらし，遊離血漿濃度を増加させる．これが起こるためには，薬物Bは，結合部位のか

血漿タンパク質への薬物の結合

- 血漿アルブミンは最も重要であり，種差の原因となる．β−グロブリンおよび酸性糖タンパク質も，塩基性である一部の薬物に結合する．
- 血漿アルブミンは，主に酸性薬物に結合する（アルブミン1分子あたり約2分子結合）．結合の飽和により，用量と遊離（活性）薬物濃度との間に非線形性を示すことがある．
- 広範なタンパク結合は，薬物除去（代謝および／または糸球体濾過）を遅らせる．
- タンパク結合における薬物間の競合は，臨床で重要な薬物相互作用となるが，まれなことである．

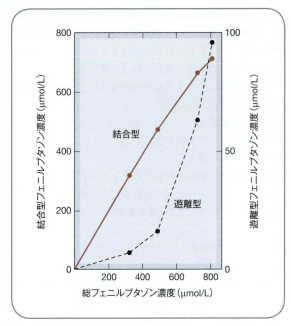

図 8.7 血漿アルブミンへのフェニルブタゾン（phenylbutazone）の結合.
結合部位が飽和に近づいているために，総薬物濃度が増加するにつれて，遊離濃度が非線形的な増加を示す．（データは Brodie B, Hogben CAM 1957 J Pharm Pharmacol 9, 345 より.）

なりの部分に結合する必要がある．ほとんどの治療薬は，臨床血漿濃度では，タンパク結合部位のごくわずかな量しか占有しないので，他の薬剤の結合に影響を及ぼすことはない．例外的に，**スルホンアミド**（sulfonamide；第 51 章）は，治療濃度で結合部位の約 50％ を占有するため，他の薬剤や未熟児のビリルビン（下記参照）を置換することによって，有害な影響を引き起こす可能性がある．この種の相互作用は，薬物治療において不都合な薬物相互作用の根源として想定されてきたが，実際は以前考えられていたほど重要ではない（第 57 章参照）．

脂質や他の組織への移行

脂肪は大きな非極性コンパートメントである．実際には，ほんのいくつかの薬物の体内動態にのみ重要となる．なぜなら，脂肪：水分配係数が，ほとんどの薬物において比較的低いためである．例えば，**モルヒネ**（morphine）は，血液脳関門を通過するのに十分な脂溶性を有するが，脂質：水分配係数がわずか 0.4 であるため，体脂肪による薬物の分配はほとんど重要ではない．一方，**チオペンタール**（thiopental）（脂肪：水分配係数約 10）は，体脂肪に実際に蓄積する．このため，多くの国で麻酔導入に用いる薬物が，この用途においてもチオペンタールから**プロポフォール**（propofol）（第 41 章）へと変わっていった．

脂肪への薬物の蓄積を制限する第 2 の要因は，血流が乏しいことであり，心拍出量の 2％ 未満である．その結果，薬物は体脂肪にゆっくりと送達され，脂肪と体液との理論的な平衡分布は遅れる．したがって，実際には，短期間に投与された薬物が体脂肪に移行することは，いくつかの高脂溶性薬物（例えば，全身麻酔薬；第 41 章）についてのみ重要となる．しかしながら，脂溶性薬物が長期的に投与される場合，体脂肪中の蓄積がしばしば意味をもつ（例えば，ベンゾジアゼピン類；第 44 章）．断続的に摂取された場合，いくつかの薬物および環境汚染物質（殺虫剤など）は，体脂肪にゆっくりであるが徐々に蓄積する．

脂肪は薬物が蓄積する唯一の組織ではない．**クロロキン**（抗マラリア薬；第 54 章）は，メラニンに対して高い親和性をもち，メラニン顆粒が豊富な網膜に取り込まれ眼毒性を引き起こす．テトラサイクリン類（第 51 章）は，カルシウムとの親和性が高いため，骨や歯にゆっくりと蓄積する．このため，子どもには使用しないほうがよい．非常に高濃度の**アミオダロン**（amiodarone）（抗不整脈薬；第 21 章）は，長期使用中に肝臓および肺に蓄積し，肝炎および間質性肺線維症の原因となる．

薬物吸収と投与経路

薬物投与および排出の主要経路について，図 8.8 に概略を示した．吸収は，その投与部位から血漿中への薬物の透過として定義され，定義上 100％ 吸収される静脈注射以外のすべての投与経路において重要である．皮膚へのステロイドクリームの局所投与や，喘息治療のための気管支拡張薬エアロゾルの吸入（第 28 章）のような場合があり，その場合は定義されているような吸収は必要ないが，ほとんどの場合，その作用部位に達する前に血漿に入る．

主な投与経路は以下の通りである．

- 経口
- 舌下
- 直腸
- 他の上皮表面（例えば，皮膚，角膜，膣および鼻粘膜）
- 吸入
- 注射
  - 皮下
  - 筋肉内
  - 静脈内
  - 髄腔内
  - 硝子体内

経口投与

ほとんどの薬は口から服用され，飲み込まれる．口腔粘膜または舌下に投与された非極性薬物は，口から直接

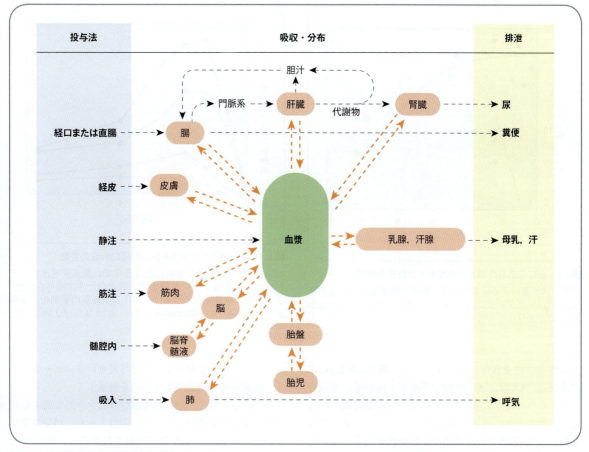

図 8.8　薬物投与および排泄の主要ルート.

吸収される(例えば, 有機硝酸塩:第 21 章, およびブプレノルフィン;第 42 章)が, それ以外は小腸に入るまではほとんど吸収は起こらない.

◯ 小腸からの薬物吸収

　ほとんどの薬物において, 吸収機構は他の上皮バリアと同じであり, すなわち薬物分子のイオン化および脂溶性によって速度が決まる受動拡散である. 図 8.9 は, pK_a に基づくさまざまな弱酸および塩基の吸収を示す. 予想通り, pK_a 10 以上の強塩基は十分にイオン化されているため, 3 未満の pK_a の強酸と同様に, ほとんど吸収されない. 南米先住民族によって使用される矢毒性のクラーレは, 神経筋伝達をブロックする第 4 級アンモニウム化合物を含む(第 13 章). これらの強塩基は胃腸管から吸収されにくいので, 殺された動物の肉も, 安全に食べることができる.

　いくつかの例で腸管薬物吸収は, 脂質膜の単純拡散ではなく担体輸送に依存する. 例えば, パーキンソン病治療薬レボドパ(levodopa;第 40 章参照)は, 通常フェニルアラニンを輸送する担体によって取り込まれる. また, 細胞傷害性薬物である**フルオロウラシル** (fluorouracil)(第 56 章)は, ピリミジン(チミンおよびウラシル)の担体によって輸送される. 鉄は空腸粘膜の上皮細胞膜の特定の担体を介して吸収され, カルシウムはビタミン D 依存性の担体によって吸収される.

◯ 消化管吸収に影響する因子

　一般的に, 経口投与された薬物の約 75 % が 1 ～ 3 時間で吸収される. しかし, 生理学的要因や製剤の違いなど多くの要因により影響される. 主な要因は次の通りである.

- 腸内容物(例えば, 食後か絶食か)
- 胃腸運動
- 内臓血流
- 粒子径および剤形
- 薬物相互作用を含む物理化学的因子

　腸内容物および内臓血流に影響を及ぼす摂食の影響は, 初期段階の臨床試験で調べられ, 適正に投与方法が決められる. 胃腸運動は大きな影響を及ぼす. 多くの疾患(例えば, 片頭痛, 糖尿病性神経障害)は, 胃滞留を引き起こし, 薬物吸収を遅延させる. 薬物治療は, 胃腸の運動性に影響を及ぼしうる. すなわち, 低下(例えば,

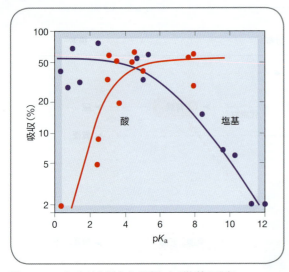

図8.9 pK_a に応じた腸からの酸および塩基の吸収.
弱酸と弱塩基はよく吸収される．強酸や強塩基はほとんど吸収されない．（データは Schanker LS et al. 1957 J Pharmacol 120, 528 より．）

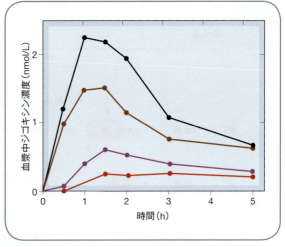

図8.10 製剤間でのジゴキシンの経口吸収の変動.
4つの曲線は，4つの製剤における平均血漿濃度を示す．それぞれの製剤は4人の被験者に，別々のときに投与された．この研究が発表されて以来，ジゴキシン錠剤の製剤化が標準化されている．（Lindenbaum J et al. 1971 N Engl J Med 285, 1344 より．）

ムスカリン性受容体アンタゴニスト；第13章参照）または促進（例えば，**メトクロプラミド**；麻酔薬の吸収を促進するために片頭痛において使用される制吐薬）する．腸内容物が過度に迅速に通過すると（例えば，ある種の下痢など），薬物の吸収を損なう可能性がある．おそらく食物が内臓の血流を増加させるため，複数の薬物（例えば，**プロプラノロール**[propranolol]）では食事の後に投与したほうがより高い血漿濃度に達する．反対に，内臓血流は，低酸素血症または心不全によって大きく減少し，その結果，薬物吸収が減少する．

粒子径および剤形も，吸収に大きな影響を及ぼす．1971年に，ニューヨークのある病院の患者が，**ジゴキシン**（digoxin）（第21章）の維持用量に異常に多くの用量を必要とすることが判明した．健常人ボランティアにおける研究では，異なるメーカーの標準的なジゴキシン錠剤は，粒子サイズの違いのために，錠剤のジゴキシン含量が同じであっても，著しく異なる血漿濃度をもたらしたことがわかった（図8.10）．ジゴキシンは吸収がかなり低いので，剤形の小さな差異が，吸収の程度に大きな差を生じさせる可能性がある．

治療薬は，適切な吸収特性を発揮するように薬学的に製剤化される．カプセルは，吸収を遅らせるために，摂取後数時間分解されないように設計されることもある．また，錠剤は同じ効果を与えるために，耐性をもつコーティングをされることもある．場合によっては，徐放性粒子と速放出性粒子との混合物がカプセルに含まれ，迅速で持続的な吸収を生じる．より精巧な製薬システムには，より少ない頻度での投与を可能にする放出制御製剤が含まれる．そのような製剤は，投与間隔を広げるだけでなく，従来の製剤のような投与直後の高いピークを抑え，血漿濃度に関連する副作用を軽減する．

経口投与の場合，通常は吸収されて全身的な効果を引き起こすことを目的とするが，例外もある．**バンコマイシン**（vancomycin）は非常に吸収されにくく，偽膜性大腸炎患者の腸管腔において毒素を生成するクロストリジウム・ディフィシレ（*Clostridium difficile*）（偽膜性大腸炎はこの生物の出現で生じる広域抗生物質の副作用）を除菌するために経口投与される．**メサラジン**（mesalazine）は，回腸末端および近位結腸において分解するpH依存性アクリルコート中の5-アミノサリチル酸の製剤であり，腸のこの部分に影響を及ぼす炎症性腸疾患を治療するために使用される．olsalazineは，2分子の5-アミノサリチル酸の二量体からなるプロドラッグであり，腸の遠位部で結腸細菌によって切断され，遠位大腸炎の患者を治療するために使用される．

バイオアベイラビリティと生物学的同等性

例えば，小腸の内腔から全身循環に入るためには，薬物は腸粘膜のような局所バリアを通過するだけでなく，腸壁および肝臓における不活化酵素を通過して，吸収されなければならない．これを，"前全身性"または"初回通過"の代謝またはクリアランスとよぶ．**バイオアベイラビリティ**（bioavailability）という用語は，吸収および局所代謝の両方を考慮して，無傷の薬物として全身循環に到達する経口投与量の割合（F）を表す．Fは，経口および（別の機会の）静脈内投与（静脈内投与後に吸収される割合は定義上1である）後の被験者の血漿薬物濃度－時間曲線を測定することによって算出される．血漿薬物濃度－時間曲線下面積

（area under the plasma concentration time curve：AUC）は，AUC$_{経口}$/AUC$_{静注}$によって，Fを推定するために使用される．バイオアベイラビリティは，製剤的特徴だけではなく，胃壁または肝臓の酵素活性の変化，胃のpHまたは腸の運動性に影響を受ける．このため，特定の製剤のバイオアベイラビリティを厳密に示すことはできず，特定の機会の，特定の患者におけるその製剤のバイオアベイラビリティとなる．すなわち，健常人ボランティアの被験者グループで求められたFは，胃腸系または循環系の疾患をもつ患者とかなり異なる可能性がある．

バイオアベイラビリティは，吸収速度を無視して，全身循環に到達した薬物の割合にのみ関連する．薬物が30分で完全に吸収されると，数時間以上で吸収された場合よりもはるかに高いピーク血漿濃度に達する（そしてより劇的な効果を有する）．特許切れ製品の“後発医薬品”の販売承認には，規制当局は達成される最大濃度（C_{max}），用量と$C_{max}(t_{max})$およびAUC$_{(0-\infty)}$との間の時間に基づく“生物学的同等性”の証拠を必要とする．ほとんどの薬剤では，新しい後発医薬品が生物学的同等物（EMEA, 2009）として受け入れられるためには，これらのパラメーター（AUC$_{(0-\infty)}$，C_{max}，t_{max}）が，市販製剤の80〜125%の範囲に入らなければならない．

舌下投与

即効的な効果が必要な場合，特に薬物が胃のpHで不安定である場合，または肝臓によって急速に代謝される場合（かつ薬物に苦味等がない場合）には，口腔から直接吸収させることが有用である．ニトログリセリン（nitroglycerin）およびブプレノルフィン（buprenorphine）は，しばしば舌下に投与される（それぞれ第21, 41章）．口から吸収された薬物は，門脈系に入ることなく全身循環を直接通り抜け，腸壁および肝臓の酵素による初回通過代謝を免れる．

直腸投与

直腸投与は，局所的効果（例えば，潰瘍性大腸炎に使用するための抗炎症薬），または全身的効果を目的とする薬物に使用される．直腸投与後の吸収率はしばしば低くなるが，この経路は，嘔吐しているか，または薬物を服用できない（例えば，術後の）患者に有用である．静脈内投与経路を確立することが困難なてんかん重積状態（status epilepticus）（第45章）の子どもにジアゼパム（diazepam）を投与するためにも，使用されることがある．

皮膚への投与

◎ 経皮的投与

経皮的投与は，皮膚への局所的な効果が必要な場合（例えば，局所的に適用されるステロイド：第27章）に適

応される．しかしながら，一部は吸収され，全身作用にもつながる．例えば，イブプロフェン（ibuprofen；第26章）のような非ステロイド性抗炎症薬の塗り薬が，全身作用の治療目的で用いられる．

多くの薬物は，傷害のない皮膚を通してはほとんど吸収されない．しかし，多数の有機リン系殺虫剤（第13章参照）は，昆虫の外皮に浸透して作用する必要があることから，ヒトにおいても皮膚を通して吸収され，時に農場労働者に中毒が起こることがある．

> ⪼ 1932年に35歳の花屋店員にある事件が起こった．彼は椅子に座って，作業台で電気修理作業をしていた．その椅子には"Nico-Fume液"（40%遊離ニコチン溶液）がこぼれていた．彼は，手のひら大くらい，左の臀部のところの服が濡れているのを感じた．彼はそのことを気にかけず15分間程度仕事を続けたが，突然痙攣して悪心を催し，失神した．気がついたときには，大量の汗をかいていた．病院へ行く途中，彼は意識を失った．彼は命拾いしたが，その4日後，退院時に着ていた服を返された．服は紙袋に入れられていたが，まだニコチン溶液で濡れていた．その後の結果は想像できるだろう．彼は再び死なずにすんだが，その後，"ニコチンが散布された温室には入ることはできない"と感じるようになった．ニコチンの経皮投与剤は，現在，禁煙に伴う離脱症状軽減を目的に使用されている（第49章）．

貼付剤に薬物が含まれる経皮投与剤の使用はますます増えており，ホルモン補充のためのエストロゲン（estrogen）やテストステロン（testosterone）などのいくつかの薬物（第35章）で，この剤形が選択されている．そのようなパッチ剤は，薬物吸収速度が安定しており，全身循環に入る前の代謝を避けることができる．フェンタニル（fentanyl）は，断続的な痛みを治療するためのパッチとして使用される（第42章）．しかし，この方法は，脂溶性薬物にのみ適しており，比較的高価である．

◎ 経鼻スプレー

抗利尿ホルモン（antidiuretic hormone；第33章）およびゴナドトロピン放出ホルモン（gonadotrophin-releasing hormone；第35章参照）のようないくつかのペプチドホルモンアナログは，カルシトニン（calcitonin；第36章）と同様に，鼻スプレーとして投与される．鼻にあるリンパ様組織を覆う粘膜を通して吸収されると考えられている．これは小腸のパイエル板を覆う粘膜に似ているが，どちらも異常に透過しやすい．

◎ 目薬

結膜嚢の上皮から吸収され，作用する多くの薬物が点眼剤として使用される．全身的な副作用を引き起こすことなく，眼内の望ましい局所的効果を達成することができる．例えば，ドルゾラミド（dorzolamide）は，緑内障患者の眼圧を下げるために点眼剤として投与される，炭酸脱水酵素阻害薬である．腎臓に影響を与えずに薬効を発揮し（第29章参照），アセタゾラミドの経口投与によって引き起こされるアシドーシスを回避する．しかし，眼

からの全身吸収が起こり，有害反応（例えば，緑内障のチモロール[timolol]点眼薬を使用する喘息患者の気管支痙攣）を引き起こす可能性もある．

吸入投与

　吸入は，揮発性薬物および吸入麻酔薬に使用される投与経路であり，肺は投与および排泄の両方の経路として働く．大きな表面積と多くの血流があることから，薬物は迅速に血中に到達する．吸入麻酔薬の薬物動態の挙動は，第41章でより詳細に述べる．

　肺へ作用させる薬物も，吸入によって，通常はエアロゾルとして投与される．グルココルチコイド（例えば，ベクロメタゾンプロピオン酸エステル[beclometasone dipropionate]）および気管支拡張薬（例えば，サルブタモール[salbutamol]；第28章）は，吸入によって投与され，全身の副作用を最小限に抑えながら，肺における高い局所濃度を達成することができる．しかし，体循環にも部分的に吸収され，全身的副作用（例えば，サルブタモールに伴う振戦）が起こりうる．薬物の化学修飾により，そのような吸収を最小にすることができる．例えば，ムスカリン性受容体アンタゴニスト（第13，28章）であるイプラトロピウム（ipratropium）は，アトロピン（atropine）の第4級アンモニウムイオンアナログである．吸入性気管支拡張薬として使用されており，吸収率が低いため，全身性の悪影響が最小限に抑えられている．

注射投与

　静脈注射は，薬物投与の最速かつ最も確かな投与経路である．瞬時投与すると，薬物は最初に右心および肺血管に，その後全身循環に到達し，薬物の高い濃度を急速に達成できる．組織に到達するピーク濃度は，注入速度によって大きく変わる．持続静脈内点滴による投与は，他の投与法とは異なり100％吸収され，また瞬時静脈内投与で起こる高いピーク血漿濃度を回避することができる．

　薬物の皮下または筋肉内注射は，通常，経口投与よりも効果が速いが，吸収速度は注射部位および局所血流によって大きく変わる．注射部位からの吸収における律速因子は，次の通りである．

● 組織における拡散
● 局所血流による移送

　注射部位からの吸収は（必ずしもそうであるとは限らないときもあるが；下記参照），血流の増加により上昇する．ヒアルロニダーゼ（細胞間マトリックスを分解し，拡散を増加させる酵素）も，注射部位からの薬物吸収を増加させる．逆に，組織灌流が減少した循環障害（"ショック"）患者では，吸収が減少する（第22章）．

吸収を遅らせる方法

　局所効果を生じさせるか，または全身作用を延長するために，吸収を遅延させることが望ましい場合がある．例えば，局所麻酔薬へのアドレナリン（エピネフリン）の添加は，麻酔薬の全身循環への吸収を減少させ，麻酔効果を延長する（第43章）．プロタミン（protamine）と亜鉛を加えたインスリン製剤は，長時間作用型にすることが可能になる（第31章参照）．プロカインペニシリン（第51章）は，難溶性のペニシリン（penicillin）塩である．水性懸濁液として注入されると，徐々に吸収され，長時間作用を発揮する．ステロイドホルモン（例えば，メドロキシプロゲステロン酢酸エステル[medroxyprogesterone acetate]，テストステロンプロピオン酸エステル[testosterone propionate]；第35章）および抗精神病薬（例えば，フルフェナジンデカン酸エステル[fluphenazine decanoate]；第46章）は，エステル化により油への溶解度を高め，油性溶液中で注射することで吸収速度を遅らせることができる．

　あるステロイドホルモン（例えば，エストラジオール[estradiol]；第35章）をゆっくり吸収させる別の方法は，例えば固体ペレットとして製剤化された薬剤の皮下移植である．吸収速度は，インプラントの表面積に比例する．

髄腔内注射

　ある特殊な目的のために，腰椎穿刺針を介してくも膜下腔内へ薬物が注射される．メトトレキサート（methotrexate；第56章）は，CNSにおける再発を予防するために，特定の小児白血病の治療において，このようにして投与される．局所麻酔は，ブピバカイン（bupivacaine；第43章参照）などの局所麻酔薬の髄腔内投与によって，実施することができる．オピオイド鎮痛薬もこのように使用することができる（第42章）．バクロフェン（baclofen）（GABAアナログ；第38章）は，通常治療が無効な筋痙攣を治療するために使用される．バクロフェンは，副作用を最小限にするために髄腔内投与される．いくつかの抗生物質（例えば，アミノグリコシド）は血液脳関門の透過が非常に遅いが，中枢での作用が求められるまれな臨床状況（例えば，他の抗生物質に耐性である細菌による神経系感染症）では，リザーバーを介して脳脊髄内に直接投与する．

硝子体内注射

　ラニビズマブ（ranibizumab）（血管内皮増殖因子に結合するモノクローナル抗体フラグメント；第22章）は，加齢黄斑変性症の治療のため，眼科医によって硝子体内注射として投与される．

薬物の吸収とバイオアベイラビリティ

- 強酸または強塩基を含む脂溶性が非常に低い薬物は，一般的に消化管から吸収されにくい．
- いくつかの薬物（例えば，**レボドパ**）は，担体輸送によって吸収される．
- 腸からの吸収は，以下の多くの要因によって決まる．
  - 胃腸運動
  - 胃腸のpH
  - 粒子径
  - 腸内容物との物理化学的相互作用（例えば，カルシウムとテトラサイクリン系抗生物質との間の化学的相互作用）
- バイオアベイラビリティは，服用した薬物のうち全身循環へ入った量の割合となる．吸収が不完全であるか，または薬物が全身循環に達する前に，腸壁または肝臓で代謝されるために，バイオアベイラビリティは低くなりうる．
- 生物学的同等性は，薬物のある製剤を別の製剤に置き換えても，臨床的に不都合な結果は起こらないことを意味する．

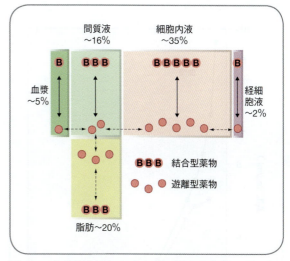

図8.11 主な体液コンパートメント（比率を体重比で表す）．薬物分子は各コンパートメントにおいて，結合型または遊離型で存在するが，コンパートメント間を移動することができるのは遊離型薬物のみである．

薬物の体内分布

体液コンパートメント

体液は，4つの主要なコンパートメントに分かれている（図8.11）．水分は，体重の50％から70％まで変化し，男性より女性ではかなり低い．

細胞外液は，血漿（体重の約4.5％），間質液（16％）およびリンパ液（1.2％）からなる．細胞内液（30〜40％）は，体内のすべての細胞の液体含量の合計である．経細胞液（2.5％）には，脳脊髄，眼内，腹膜，胸膜および滑液，および消化分泌物が含まれる．胎児は特別なコンパートメントとみなされる．水溶性コンパートメントのそれぞれにおいて，薬物は，遊離型および結合型の両方で存在する．さらに，弱酸または弱塩基の薬物は，イオン型と分子型との平衡混合物として存在し，平衡の位置はpHに依存する．

したがって，さまざまなコンパートメント間の平衡分布パターンは，以下によって決まる．

- 組織バリアの透過性
- コンパートメント内の結合
- pH分配仮説
- 脂肪：水の分配比

細胞外コンパートメントから経細胞コンパートメントに入るためには，薬物は細胞バリアを通過しなければならず，特に重要な例は血液脳関門である．

血液脳関門

静脈注射された色素がほとんどの組織を染色するが，脳は染色しないという現象を説明するために，血液脳関門の概念がパウル・エールリヒ（Paul Ehrlich）によって導入された．バリアは，タイトジャンクションによって接合され，ペリサイトに囲まれた内皮細胞の連続層からなる．その結果，血液脳関門の通過が可能な脂溶性を有さない多くの薬物は，脳に到達できない．しかし，炎症状態では，血液脳関門が破壊され，通常は通過できない物質も脳に侵入することができる（図8.12）．その結果，ペニシリン（第51章）は細菌性髄膜炎（強烈な炎症を伴う）を治療するために（髄腔内よりも）静脈内に投与することができる．

さらに，**化学受容器引金帯**（chemoreceptor trigger zone）を含むCNSのいくつかの部分では，バリアが弱くなっている．制吐薬ドパミン受容体アンタゴニストである**ドンペリドン**（domperidone；第30, 40章）は，血液脳関門を通過しないが化学受容器引金帯に到達でき，進行したパーキンソン病の治療に使用される**アポモルヒネ**（apomorphine）などのドパミンアゴニストによって誘発される悪心を抑制するために用いられる．これは，基底核におけるドパミン受容体が，血液脳関門を通過した薬物のみにアクセス可能であるため，治療の有効性を失うことなく達成される．

メチルナルトレキソン臭化物（methylnaltrexone bromide）は，緩和ケアの一部としてオピオイドを必要とする患者において，オピオイド誘発性便秘の治療に使用される末梢作用性μ-オピオイド受容体アンタゴニストである．この化合物は，胃腸吸収は限られ，血液脳関

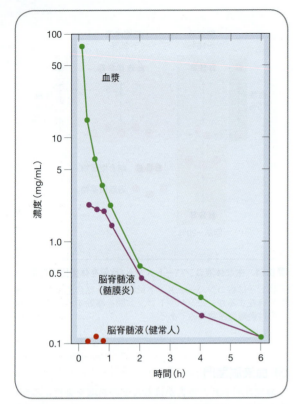

図 8.12 静脈内投与(25mg/kg)後の抗生物質(thienamycin)の血漿および脳脊髄液濃度.
正常なウサギでは脳脊髄液(CSF)には薬物が到達しないが,実験的大腸菌(*Escherichia coli*)髄膜炎動物では,CSF 中の薬物濃度は血漿中の濃度に近づく.(Patamasucon P, McCracken Jr GH 1973 Antimicrob Agents Chemother 3, 270 より.)

特定の解剖学的コンパートメントを,算出された V_d と同一に考えることは避けるべきである.薬物は,受容体に結合する重要なコンパートメント内において,非常に低い濃度で作用することがある.例えば,インスリンは血漿の体積と同じ V_d を示すが,血漿ではなく間質液に曝露されている受容体に作用し,筋肉,脂肪および肝臓で効果を示す(第31章).

血漿中に滞留する薬物

血漿容量は約 0.05 L/kg 体重である.ヘパリン(heparin;第24章)を含めいくつかの薬物は,分子が大きすぎて毛細管壁を容易に通過することができず,血漿中に閉じ込められている.また,血漿タンパク質へ強く結合する薬物は,単回投与後は血漿中に保持される.それにもかかわらず,薬理学的効果を発揮するものは,間質液中の遊離薬物である.反復投与の後に平衡となり,V_d が増加する.いくつかの色素は,エバンスブルーと同様に血漿アルブミンに非常に強く結合し,その V_d は,実験的に血漿量を測定するために使用される.

細胞外コンパートメントに分布する薬物

総細胞外体積は約 0.2 L/kg であり,これはベクロニウム(第13章),ゲンタマイシン(gentamicin)およびカルベニシリン(carbenicillin)(第51章)などの多くの極性化合物のおよその V_d である.これらの薬物は脂溶性が低いため細胞に入りにくく,血液脳関門や胎盤関門を透過しない.多くの高分子バイオ医薬品,特にモノクローナル抗体(第59章)は,細胞外間質に分布し,細胞表面上の受容体に接近するが,細胞内には侵入しない.細胞内 DNA または RNA に作用する核酸医薬品は,しばしばタンパク質合成に影響を及ぼすのに十分である少量で用いられるが,細胞内部へのアクセスを容易にする特別な薬物送達系にパッケージされ投与される.

体液全体に分布する薬物

全身の水は約 0.55 L/kg に相当する.これは,フェニトイン(phenytoin;第45章)およびエタノール(ethanol;第49章)など,細胞膜を容易に通過する多くの薬物の分布容積に近似する.血漿コンパートメントの外側に薬物が結合するか,または体脂肪に分配されると,V_d が全身の水の体積を超えて増加する.その結果,モルヒネ(第42章),三環系抗うつ薬(第47章),ハロペリドール(haloperidol;第46章)など,全身容量よりも大きい V_d を有する多くの薬物も存在する.そのような薬物は,血液透析によって体から効率的に除去されず,したがって,血液透析はこれらの薬物の過剰投与への対策には有用ではない.

門を通過しないので,所望の CNS オピオイド効果を妨げない.ブラジキニンおよびエンケファリンを含むいくつかのペプチドは,血液脳関門透過性を増加させる.興味深いことに,脳腫瘍の治療中に抗がん剤の浸透を改善するために,これが利用される.さらに,極端なストレスは,通常,末梢に作用するピリドスチグミン(pyridostigmine;第13章)のような薬物が血液脳関門を透過するのを助ける[2].

分布容積

見かけの分布容積 V_d(第10章参照)は,血漿中の濃度と等しい濃度(Q)で薬物の全身含有量(C_p)を含む体積と定義される.

$$V_d = \frac{Q}{C_p}$$

---

[2] これは,湾岸戦争中に,コリンエステラーゼ阻害の中枢性症状を経験した兵士がいたことからもわかる.兵士は,戦争のストレスのなかで,コリンエステラーゼ阻害薬(化学兵器として開発されたが,紛争中には昆虫の侵入を防ぐためにも使用された)に曝された可能性がある.

薬物の分布

- 主要なコンパートメントは次の通りである．
  - 血漿（体重の5%）
  - 間質液（16%）
  - 細胞内液（35%）
  - 経細胞液（2%）
  - 脂肪（20%）
- 分布容積（V_d）は，血漿中の濃度と等しい濃度で薬物の全身含有量を含む体積と定義される．
- 脂質不溶性薬物は，主に血漿および間質液に限定されて局在している．ほとんどが短期的な投薬では脳に入ることはない．
- 脂溶性薬物はすべてのコンパートメントに到達し，脂肪に蓄積することがある．
- 血漿コンパートメントの外側に蓄積する薬物（例えば，脂肪中または組織に結合することにより）の場合，V_dは総体体積を超えうる．

吸収における薬物相互作用

消化管吸収は，アトロピンまたはアヘン剤などの胃内容排出を遅延させる薬剤によって遅くなる，または胃内容排出を促進する薬剤（例えば，メトクロプラミド：第30章参照）によって速くなる．または，薬物Aは，薬物Bの吸収を阻害するような方法で，腸内の薬物Bと物理的または化学的に相互作用することがある．例えば，Ca^{2+}およびFe^{2+}は，**テトラサイクリン**（tetracycline）との不溶性複合体を形成し，胆汁酸結合樹脂である**コレスチラミン**（colestyramine）はいくつかの薬物（例えば，ワルファリン，ジゴキシン）に結合し，同時に投与されるとその吸収を妨げる．別の例は，局所麻酔薬注射に**アドレナリン**（adrenaline）（**エピネフリン**[epinephrine]）を添加することである．結果として生じる血管収縮は，麻酔薬の吸収を遅延し，その局所効果を延長する（第43章）．

分布における薬物相互作用

薬物が血漿アルブミンまたは組織タンパク質上の共通の結合部位を競合することによって，別の薬物の分布を変える可能性があるが，そのような相互作用は薬物除去に対する別の効果を伴わない限り，臨床的な重要性は低い（第9章参照）．血漿または組織中の結合部位における薬物の置換は，一時的に遊離（非結合）薬物の濃度を増加させるが，これに続いて排泄が増加するので，血漿中の総薬物濃度は低下する．すなわち，遊離型薬物濃度は置換薬物の導入前の遊離型薬物濃度に近似してくる．この場合の潜在的に臨床上重要な点は，以下の通りである．

- 定常状態に達する前に，遊離型薬物濃度が一時的に上昇することによる毒性．
- 総血漿濃度の測定値に基づいて用量を調節している場合，標的とする治療濃度範囲は，置換薬物の併用によって変化することを理解しなければならない．
- 置換薬物が薬物の排泄を遅らせる場合，遊離型薬物濃度は短期的だけでなく長期的にも上昇し，結果として重度の毒性が起きる可能性がある．

多くの薬物は，血漿アルブミンに対する高い親和性を有している．したがって，これらの方法で相互作用することが潜在的に予想されるが，臨床的に重要な相互作用の事例はごくわずかである．置換剤として作用するのに十分な量で投与されるタンパク結合薬物は，各種**スルホンアミド**および**抱水クロラール**（chloral hydrate）である．抱水クロラールの代謝産物であるトリクロロ酢酸は，血漿アルブミンに非常に強く結合する．黄疸を呈する未熟新生児においては，このような薬剤によってアルブミンへのビリルビンの結合が置換されると，臨床的に重篤な結果をもたらす．すなわち，ビリルビン代謝は成熟前の肝臓では未発達であり，遊離型ビリルビンは未熟な血液脳関門を通過し，核黄疸（ビリルビンによる大脳基底核の染色）を引き起こす可能性がある．これは，子どもの不随意の運動を特徴とする舞踏アテトーゼとよばれる，苦しく永続的な運動障害を引き起こす．

フェニトインの用量は血漿濃度に従って調節されるが，一般的に遊離型フェニトインを区別して測定しない（すなわち，それらは薬物の総濃度を反映する）．フェニトインで状態が安定しているてんかん患者へ置換薬物を投与すると（第45章），遊離型薬物濃度が増加し，排泄が促進することで全血漿フェニトイン濃度を低下させるが，非結合型（活性型）フェニトインの定常状態における濃度は変わらない．このようにして，血漿濃度の治療範囲が減少していることが気づかれない場合，用量が増やされ毒性をもたらすことがある．

タンパク結合を変化させる薬物が，さらに，置換された薬物の排泄を低下させ，臨床的に重要な相互作用を引き起こすいくつかの例がある．**サリチル酸塩**（salicylate）は，アルブミン上の結合部位から**メトトレキサート**を置換するとともに，有機アニオントランスポーター（OAT；第9章）との競合によって，ネフロンへのその分泌を減少させる．**キニジン**（quinidine）や**ベラパミル**（verapamil）および**アミオダロン**（第21章）を含むいくつかの抗不整脈薬は，組織結合部位からジゴキシンを遊離させながら，同時にその腎排泄を減少させる．その結果，ジゴキシン毒性により，重度の不整脈を引き起こす可能性がある．

特別なドラッグデリバリーシステム

薬物送達を改善し，薬物を標的組織に局在化させるために，いくつかのアプローチが開発中，または使用中である．その例を以下に示す．

- プロドラッグ
- 生体崩壊性ナノパーティクル
- 抗体薬物複合体
- リポソーム中へのパッケージング
- コーティング・インプラントデバイス

プロドラッグ

プロドラッグは，活性代謝物に代謝される不活性前駆体であり，詳細は**第9章**に記載されている．臨床使用されるもののいくつかは明白な利点がなく，これを念頭において設計されたものではなく，振り返ってみるとプロドラッグであったことが判明している．しかし，いくつかの薬物では利点がある．例えば，細胞傷害性薬物**シクロホスファミド**（cyclophosphamide；**第56章**参照）は，肝臓で代謝された後に活性化する．したがって，胃腸上皮に重大な損傷を引き起こすことなく経口投与することができる．レボドパは胃腸管から吸収され，アミノ酸輸送機構を介して血液脳関門を通過して，基底核の神経終末において活性ドパミンに変換される（**第40章**）．**ジドブジン**（zidovudine）は，適切な逆転写酵素を含む細胞においてのみ，活性をもつ三リン酸代謝物にリン酸化されるため，HIVに感染した細胞に対して選択的に毒性を示す（**第52章**）．**バラシクロビル**（valaciclovir）および**ファムシクロビル**（famciclovir）はそれぞれ，**アシクロビル**（aciclovir）および penciclovir のエステルプロドラッグである．それらのバイオアベイラビリティは，アシクロビルおよびペンシクロビルよりも高く，ウイルス感染細胞（**第52章**）において活性代謝物に変換されるプロドラッグである．diacetyl morphine（"ヘロイン"）は，その活性代謝物であるモルヒネおよび6-モノアセチルモルヒネ（**第42章**）よりもさらに速く血液脳関門を通過するプロドラッグであり，"興奮"を増加し，乱用の原因となる．

他の問題に対しても，理論的には適切なプロドラッグの設計によって克服することができる．例えば，胃のpHでの薬物の不安定性，胃の炎症の誘発（アスピリンは19世紀に，経口投与でも副作用に対して耐容性をもつようにサリチル酸のプロドラッグとして合成された），血液脳関門の透過性などがある．しかし，このアプローチの進歩は依然として遅く，楽観的なプロドラッグ・デザイナーは，"異物に対する生命体の通常の反応は，栄養源にするため，それを燃焼する"ということに留意する必要がある．

生体崩壊性ナノパーティクル

生体崩壊性のポリマー（Varde & Pack, 2004参照）の微小球は，消化管内の粘膜上皮に付着するように操作される．このような粒子には，粘膜吸収性上皮およびバイエル板の上皮を介する吸収を改善する手段として，高分子化合物を含む薬物を充填する．薬物分子を装填し，特定の組織を標的とすることができるさまざまなポリマーナノ粒子は，特にがん細胞に細胞傷害性薬物を特異的に送達する手段として，多くの治療用途（Singh & Lillard, 2008参照）のために開発されている（**第56章**参照）．

抗体薬物複合体

がん化学療法の目的の1つは，細胞傷害性薬物の選択性を改善することである（**第56章**参照）．興味深い可能性の1つは，腫瘍細胞に選択的に結合する腫瘍特異的抗原に対する抗体に，薬物を結合させることである．

リポソームへのパッケージング

リポソームは，リン脂質の水性懸濁液の超音波処理によって生成された，直径 0.1 ～ 1μm の小胞である．リポソームが破壊されるまで，水溶性薬物が中に保持される．リポソームは，特に肝臓の細網内皮細胞に取り込まれる．また，悪性腫瘍にも集まることから，薬物の選択的送達を達成する可能性がある．全身性真菌症治療で使用される抗真菌薬**アムホテリシン**（amphotericin；**第53章**）は，腎毒性が軽減され，従来よりも耐容性が優れているリポソーム製剤が開発されたが，かなり高価である．リポソームに封入された長時間作用型の**ドキソルビシン**（doxorubicin）は，悪性腫瘍（卵巣がんおよび骨髄腫を含む）の治療に適応があり，**パクリタキセル**（paclitaxel）はアルブミンナノ粒子結合型が開発され，乳がん治療に使用可能である（**第56章**）．脂質ナノ粒子は，幅広い適応症のために開発中の siRNA（small interfering RNA）薬物を送達するためにも使用される（**第59章**）．将来的には，抗体分子をリポソーム膜表面に組み込むことによって，薬物または遺伝子を選択的に特定の標的に送達することが可能であろう．

コーティング・インプラントデバイス

インプラントから局所的な薬物送達を可能にする，含浸コーティング技術が開発されている．例としては，子宮内装置から子宮内膜へホルモン送達を行う，もしくは**ステント**（stent）（罹患した冠状動脈がバルーンで拡張された後に，カテーテルを介して挿入された管状デバイス）から冠動脈への，抗血栓および抗細胞増殖剤（薬物または放射性医薬品）の遊離を行う機材が挙げられる．ステントは再狭窄の発生を減少させるが，依然として装置の縁では再狭窄が生じうる．表面ポリマーに埋め込まれた**シロリムス**（sirolimus）（強力な免疫抑制薬；**第26章**参照）などの薬剤でステントをコーティングすることで，この重要な臨床上の問題を防止する．

引用および参考文献

引用文献

EMEA, 2009. Guideline on the investigation of bioequivalence. <www.emea.europa.eu/docs/en_GB/document_library/Scientific_guideline/2009/09/WC500003011.pdf> (accessed 8 April 2014).

Singh, R., Lillard, J.W., 2008. Nanoparticle-based targeted drug delivery. Exp. Mol. Pathol. 86, 215–223.

Varde, N.K., Pack, D.W., 2004. Microspheres for controlled release drug delivery. Exp. Opin. Biol. Ther. 4, 35–51.

薬物の吸収

Bailey, D.G., 2010. Fruit juice inhibition of uptake transport: a new type of food–drug interaction. Br. J. Clin. Pharmacol. 70, 645–655.

De Gorter, M.K., Xia, C.Q., Yang, J.J., Kim, R.B., 2012. Drug transporters in drug efficacy and toxicity. Ann. Rev. Pharmacol. Toxicol. 52, 249–273.

薬物の分布（血液脳関門を含む）

Ciarimboli, G., 2008. Organic cation transporters. Xenobiotica 38, 936–971. （異なる OCT アイソフォームの種および組織特異的分布と薬物応答の変動の原因となる OCT の遺伝子多型について解説。）

Hediger, M.A., Romero, M.F., Peng, J.-B., et al., 2004. The ABCs of solute carriers: physiological, pathological and therapeutic implications of human membrane transport proteins. Pflug. Arch. 447, 465–468.

Miller, D.S., Bauer, B., Hartz, A.M.S., 2008. Modulation of P-glycoprotein at the blood–brain barrier: opportunities to improve central nervous system pharmacotherapy. Pharmacol. Rev. 60, 196–209.

薬物送達

Huttunen, K.M., Raunio, H., Rautio, J., 2011. Prodrugs – from serendipity to rational design. Pharmacol. Rev. 63, 750–771.

Moghuini, S.M., Hunter, A.C., Andersen, T.L., 2012. Factors controlling nanoparticle pharmacokinetics: an integrated analysis and perspective. Ann. Rev. Pharmacol. Toxicol. 52, 481–503.

第 **1** 部　基本原理

9 薬物代謝と排泄

概要

　ここでは，チトクロム(cytochrome)P450モノオキシゲナーゼ系の重要性を強調しつつ，第1相および第2相薬物代謝について説明する．次に，胆汁排泄および薬物の腸肝循環，および代謝の誘導または阻害によって引き起こされる薬物相互作用の過程を紹介する．また，腎臓における薬物および代謝物の排泄を説明し，腎排泄における薬物相互作用も考察する．

はじめに

　薬物除去は，体からの不可逆的な薬物消失である．これは，**代謝**(metabolism)と**排泄**(excretion)の2つのプロセスによって起こる．代謝は，同化および異化反応からなる．すなわち，体内である物質が，酵素的反応による合成もしくは分解によって別の物質に変換される．一方，排泄は，薬物または代謝物の体からの排除からなる．主な排泄ルートは次の通りである．

● 腎臓
● 肝胆道系
● 肺(揮発性／気体麻酔薬にとって重要)

　大部分の薬物は，未変化体もしくは極性代謝物として体内から尿中に出て行く．一部の薬物は，肝臓を介して胆汁中に分泌されるが，これらの大部分はその後，腸から再吸収される．しかし，いくつかの例(例えば，**リファンピシン**[rifampicin]；**第51章**)では，糞便排泄は，健常人における未変化体薬物の排泄のかなりの割合を占める．また，進行性の腎不全患者において，便排泄は，通常は尿中に排泄される**ジゴキシン**(digoxin；**第21章**)などの薬物を排泄するうえで徐々に重要となる．肺を介する排泄は，揮発性または気体状剤(例えば，全身麻酔薬；**第41章**)のみで生じる．薬物によっては，少量が母乳や汗などの分泌物中にも排泄される．これらの経路による排泄は，腎排泄と比較してごくわずかであるが，乳児への作用という観点で重要となる場合がある(www.fpnotebook.com/ob/Pharm/MdctnsInLctn.htm)．

　脂溶性物質は腎臓において，ほとんど排除されない．そのため，多くの脂溶性薬物は代謝されてより極性をも

つ生成物になり，その後尿中に排泄される．薬物代謝は，主に肝臓で起こり，特にチトクロムP450(CYP)系が主要な役割を果たす．いくつかのP450酵素は肝臓外にあり，ステロイドホルモン(**第33章**)およびエイコサノイド(**第18章**)の生合成に重要な役割を果たすが，ここでは肝臓P450系による薬物の異化に関して述べる．

薬物代謝

　動物は，有毒植物中に存在する発がん物質，および毒素を含む外来化学物質(“生体異物”)を解毒する複雑なシステムを進化させてきた．薬物は，そのような生体異物の特別な例であり，植物アルカロイドと同様に，代謝に影響を及ぼす**キラリティー**(chirality)(すなわち，2つ以上の立体異性体が存在する)を有することが多い．薬物代謝は，第1相および第2相として知られる2種類の反応からなり，しばしば段階的に生じる．両方の相で脂溶性を低下させ，腎臓排泄を増加させる．

第 **1** 相反応

　第1相反応(例えば，酸化，還元または加水分解)は異化反応であり，生成物はしばしば元の薬物よりも化学反応性が高く，逆説的であるが毒性や発がん性が高くなることがある．第1相反応は，しばしばヒドロキシルのような反応性基を分子に導入することから，“機能付加反応”のプロセスとなる．この官能基は，グルクロン酸(**図9.1**)のような置換基を結合させる攻撃点として機能する．このため通常は，第1相反応が第2相反応よりも先行することとなる．肝臓は第1相反応において，特に重要である．CYP酵素を含む多くの肝臓薬物代謝酵素は，滑面小胞体に存在する．ホモジナイゼーションと遠心分離を行った際に，小胞体は，非常に細かい断片に破砕されるので，長時間の高速遠心分離によってのみ沈降する．したがって，それらはしばしば“ミクロソーム酵素”とよばれる．生体においてこれらの代謝酵素に到達するためには，薬物は細胞膜を通過しなければならない．極性分子は特異的な輸送メカニズムがある場合を除き，非極性分子よりも到達が難しい(**第8章**)ので，細胞内代謝は脂溶性薬物にとって重要となる．一方，極性薬物は少なくとも部分的に，無変化のまま尿中に排泄される．

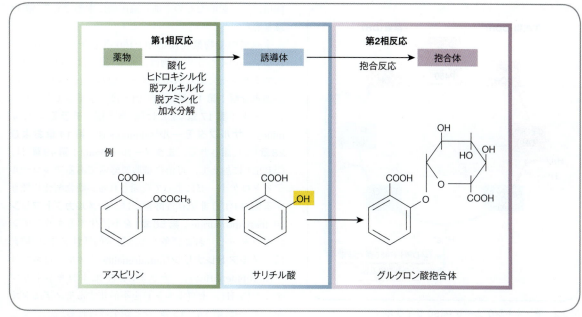

図 9.1　薬物代謝の 2 つの段階.

◎ モノオキシゲナーゼ P450 系
P450 酵素の性質，分類，分子機構

　チトクロム P450 酵素はヘムタンパク質であり，類似する多くの酵素からなる大きなファミリー（"スーパーファミリー"）を形成し，それぞれが CYP の後に一連の数字と文字がついた名前でよばれる．これらの酵素は，アミノ酸配列，阻害薬および誘導薬に対する感受性（下記参照），およびそれらが触媒する反応の特異性が異なる（Anzenbacher, 2007 参照）．ファミリーの異なるメンバーでも，しばしば重複する基質特異性を有する．P450 酵素が精製およびクローニングされたことが，アミノ酸配列類似性に基づく，現在の分類の基礎となっている．74 の遺伝子が CYP 遺伝子ファミリーで報告されているが，3 つの主要な代謝酵素（CYP1, CYP2, および CYP3）が，ヒト肝臓における薬物代謝に関与している．いくつかの重要な P450 アイソザイムの基質である治療薬の例を，表 9.1 に示す．モノオキシゲナーゼ P450 システムによる薬物酸化には，薬物（基質，DH），P450 酵素，酸素分子，NADPH および NADPH–P450 還元酵素（フラボタンパク質）が必要である．そのメカニズムは複雑なサイクル（図 9.2）を伴うが，反応の結果は非常に単純である．つまり，酸素原子 1 つ（酸素分子から）を薬物に付加してヒドロキシル化生成物（DOH）を形成し，もう一方の酸素原子は水に変換される．

　▽ P450 酵素は特徴的なスペクトル特性を有し，還元型は，一酸化炭素と結合して 450 nm 付近（447～452 nm の範囲）に吸収ピークを有するピンク色の化合物（したがって "P"）を形成する．CYP が 2 つ以上の形態をとるということを知る最初の手がかりは，3-メチルコランスレン（3-MC）をラットに処置すると，吸収極大が 450 から 448 nm にシフトするという観察から得られた．すなわち，3-MC で誘導される酵素のアイソフォームが，非誘導型よりわずかに短い波長を吸収するという所見であった．

P450 と生物学的多様性

　P450 酵素の発現および調節には，種差がある．例えば，ある種の食物複素環アミン（肉が調理されたときに形成される）が遺伝毒性物質を生成する経路は，（これら

表 9.1　P450 基質薬物の例.

P450 分子種	薬物
CYP1A2	カフェイン（caffeine），アセトアミノフェン（→NAPQI），tacrine，テオフィリン（theophylline）
CYP2B6	シクロホスファミド，メサドン（メタドン）（methadone）
CYP2C8	パクリタキセル（paclitaxel），レパグリニド（repaglinide）
CYP2C19	オメプラゾール，フェニトイン（phenytoin）
CYP2C9	イブプロフェン（ibuprofen），トルブタミド（tolbutamide），ワルファリン
CYP2D6	コデイン（codeine），debrisoquine，S-メトプロロール（S-metoprolol）
CYP2E1	アルコール，アセトアミノフェン
CYP3A4, 5, 7	シクロスポリン（ciclosporin），ニフェジピン（nifedipine），インジナビル（indinavir），シンバスタチン（simvastatin）

下記リンク参照．http://medicine.iupui.edu/flockhart/table.htm

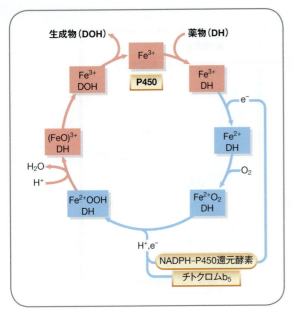

図9.2 モノオキシゲナーゼP450サイクル.
ピンクまたは青色のボックスは，触媒サイクル中のチトクロムP450（P450）の単一分子を表す．P450の鉄は，三価鉄（ピンクのボックス）または二価鉄（青のボックス）のいずれかの状態である．三価鉄（Fe^{3+}）を含むP450は，薬物の分子（"DH"）と結合する．すなわち，NADPH-P450還元酵素から電子を受け取り，三価鉄を二価鉄（Fe^{2+}）に還元する．二価鉄は酸素分子，プロトンおよびもう1つの電子（NADPH-P450還元酵素またはチトクロムb_5のいずれかから受け取る）と結合して，Fe^{2+}OOH-DH複合体を形成する．これが別のプロトンと結合して水と三価鉄オキセン（FeO）$^{3+}$-DH錯体を生成する．（FeO）$^{3+}$は，DHから水素原子を引き抜き，短命のフリーラジカルを形成する（本文参照），そして，酸化された薬物の複合体（"DOH"）が遊離して，P450酵素が再生する．

のアミンで処理すると結腸腫瘍を発症する）ヒトおよびラットでは恒常的に存在するP450スーパーファミリーの1つ（CYP1A2）であるが，それは（結腸腫瘍を発症しない）カニクイザルには存在しない．このような種差は，ヒトで使用するための新薬の開発中に，毒性および発がん性試験に使用する種の選択に重大な影響を及ぼす．

ヒト集団内において，治療において非常に重要であるP450酵素に個体間で大きな変動をきたす要因が存在する．これらには，遺伝的多型（DNA鎖［対立遺伝子］内の遺伝子座の異なった配列で，数世代にわたって集団に留まる：第11章）が含まれる．また，酵素阻害物質や誘導物質は食事および環境中に存在するので，環境要因も重要である．例えば，グレープフルーツジュースの成分は，薬物代謝を阻害するが（心臓の不整脈を含む潜在的に悲惨な結果につながりうる），一方，芽キャベツおよびタバコの煙はP450酵素を誘導する．セント・ジョーンズ・ワート（第47章）の成分は，CYP450アイソザイムならびにP糖タンパク質（P-gp）を誘導する（第8章参照）．ある薬物が別の薬物の代謝を変化させる薬物相互

作用は，一般的なものであり臨床的に重要である（第11章参照）．

すべての薬物酸化反応がP450系を介しているのではない．いくつかの薬物は，血漿（例えば，血漿コリンエステラーゼによる**スキサメトニウム**［suxamethonium］の加水分解；第13章），肺（例えば，さまざまなプロスタノイド：第17章）または腸（例えば，**チラミン**［tyramine］，**サルブタモール**［salbutamol］；第14章および28章）で代謝される．**エタノール**（ethanol；第49章）は，CYP2E1に加えて，可溶性細胞質酵素であるアルコールデヒドロゲナーゼによって代謝される．薬物酸化に関与する他のP450非依存性酵素には，**6-メルカプトプリン**（6-mercaptopurine；第56章）を不活化するキサンチンオキシダーゼ，および多くの生物学的活性アミン（例えば，**ノルアドレナリン**［noradrenaline］［ノルエピネフリン［norepinephrine］］，チラミン，5-ヒドロキシトリプタミン［5-HT，セロトニン］）を不活化するモノアミンオキシダーゼ（第14, 15章）などが挙げられる．

加水分解反応

加水分解（例えば，**アスピリン**［aspirin］；図9.1）は，血漿および多くの組織において生じる．エステル結合およびアミド結合（より容易ではない）は，両方とも加水分解的開裂を受ける．還元反応は，第1相代謝では酸化反応より少ないが，**ワルファリン**（warfarin；第24章）は，CYP2A6によるケトンのヒドロキシル基への還元によって不活化される．

第2相反応

第2相反応は合成反応（"同化"）であり，結合（すなわち置換基の導入）を伴う．この反応は，通常は不活性生成物を生じるが，例外もある（例えば，重度の高血圧治療薬［第22章］や育毛薬として用いられるカリウムチャネル活性化薬ミノキシジル［minoxidil］の活性硫酸代謝産物）．第2相反応は，主に肝臓で行われる．薬物分子または第1相の生成物が，適切な"ハンドル"（例えば，ヒドロキシル，チオールまたはアミノ基）を有する場合，結合反応を受けやすい．挿入される化学基はグルクロニル基（図9.3），硫酸基，メチル基またはアセチル基などがある．トリペプチドグルタチオンは，**アセトアミノフェン**（acetaminophen, paracetamol）の解毒と同様に，薬物または第1相反応代謝物にスルフヒドリル基を介して結合する（図57.1参照）．グルクロン酸抱合では，高エネルギーリン酸（ドナー）化合物であるウリジン二リン酸グルクロン酸（uridine diphosphate glucuronic acid：UDPGA）が生成され，そこからグルクロン酸が基質上の電子の豊富な原子（N，OまたはS）に移行して，アミド，エステルまたはチオール結合を形成する．これらの反応を触媒するUDP-グルクロン酸トランスフェラーゼは，

多くの薬物および他の外来分子を含む非常に広い基質特異性を有する．ビリルビンおよび副腎皮質ステロイドを含むいくつかの重要な内因性物質が，同じ経路によってグルクロン酸抱合を受ける．

アセチル化およびメチル化反応は，それぞれアセチル-CoAおよびS-アデノシルメチオニンを供与体化合物として生じる．多くの結合反応が肝臓で起こるが，肺および腎臓などの他の組織も関与する．

立体選択性

ソタロール(sotalol；第21章)，ワルファリン(第24章)，シクロホスファミド(cyclophosphamide；第56章)などの多くの臨床的に重要な薬物は，立体異性体の混合物であり，それらの成分は薬理学的効果が異なるだけでなく，完全に別の代謝経路をたどると考えられる(Campo et al, 2009)．いくつかの臨床的に重要な薬物相互作用では，ある薬物の代謝が別の薬物によって立体特異的に阻害される(表9.6参照)．薬物の毒性は，立体異性体の片方に主に関連し，それが薬理学的に活性をもたない場合がある．規制当局は，このような副作用を軽減するために，可能であるなら，新薬は単一の異性体で構成すべきとしている[1]．

P450の阻害

P450の阻害薬は，酵素の異なるアイソフォームに対する選択性が異なり，またそれらの阻害機序によって分類される．いくつかの薬物は，活性部位に対して競合するが，それ自体が基質ではない(例えば，キニジン [quinidine]はCYP2D6の強力な競合阻害薬であるが，その基質ではない)．非競合阻害薬としては，CYP3A4のヘム鉄のFe^{3+}型と強固な複合体を形成し，可逆的な非競合阻害を引き起こすケトコナゾール(ketoconazole)などの薬剤が挙げられる．いわゆるメカニズムベースの阻害薬は，P450酵素による酸化を必要とする．例えば，経口避妊薬gestodene(CYP3A4)，および駆虫薬ジエチルカルバマジン(diethylcarbamazine)(CYP2E1)が挙げられる．酸化生成物(例えば，gestodeneの推定エポキシド中間体)は，酵素に共有結合した後，それ自体が分解される("自殺阻害"；Pelkonen et al., 2008参照)．

ミクロソーム酵素の誘導

リファンピシン(第51章)，エタノール(第49章)，カルバマゼピン(carbamazepine；第45章)などの多くの薬物が繰り返し投与されると，ミクロソームオキシダーゼおよび抱合反応の活性が増加する．多くの発がん性化学物質(例えば，ベンズピレン，3-MC)もまた，この効果を有し，大きな影響を及ぼすことがある．図9.4に，単回投与の2日後に，ベンズピレンの代謝速度がほぼ10倍増加することを示す．この効果は誘導(induction)とよばれ，ミクロソーム酵素の合成の増加および／または分解の減少の結果である(Pelkonen et al., 2008)．

いくつかの第1相代謝産物が毒性または発がん性を有するため，酵素誘導は薬物毒性および発がん性を増加させる可能性がある．アセトアミノフェンは，毒性の高い代謝産物を産生する薬物の重要な例である(第57章参

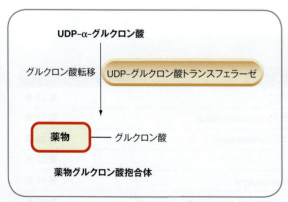

図9.3　グルクロン酸抱合反応．
グルクロニル基は，ウリジン二リン酸グルクロン酸(UDPGA)から薬物分子に移される．

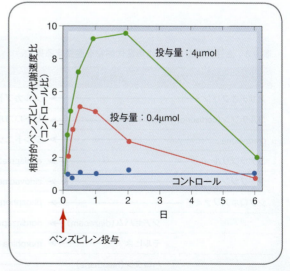

図9.4　ベンズピレンの肝代謝亢進．
若齢ラットに，示された用量でベンズピレン(腹腔内)を投与し，肝ホモジネートにおけるベンズピレン代謝活性を6日目まで測定した．(Conney AH et al. 1957 J Biol Chem 228, 753より．)

---

[1] 善意からの要求ではあるが，すでに確立した安全なラセミ体の，実際のところ純粋な活性異性体というだけの高価な"新規"薬物の有用性は疑問視されており，立体異性体の酵素的相互変換は，化学的精巧さを損なう可能性がある．

照）．酵素誘導が治療的に利用される例として，未熟児にフェノバルビタール（phenobarbital）を投与してグルクロン酸トランスフェラーゼを誘導し，ビリルビン抱合を増加させ，核黄疸（ビリルビンの基底核の沈着とそれによる神経学的損傷；**第8章**）のリスクを低下させることが挙げられる．

❯❯ 誘導のメカニズムは完全には解明されていないが，核内受容体に結合するステロイドや他のホルモンの作用に似ている（**第3章**参照）．最もよく研究された誘導薬は，多環式芳香族炭化水素（例えば，3-MC）である．これらは，芳香族炭化水素（aromatic hydrocarbon：Ah）受容体とよばれる可溶性タンパク質のリガンド結合ドメインに結合する．この複合体は，Ah受容体核トランスロケーターによって核に輸送され，DNAのAh受容体応答エレメントに結合し，それによって遺伝子CYP1A1の転写を促進する．転写の増強に加えて，いくつかの誘導薬（例えば，ヒトにおいてCYP2E1を誘導するエタノール）は，mRNAまたはP450タンパク質を安定化させる作用ももつ．

初回通過効果

一部の薬物は，肝臓または腸壁において非常に効率的に除去されるため，全身循環に到達する量は，吸収される量よりもかなり少なくなる．これは，全身循環到達前の（または初回通過）代謝として知られ，薬物が十分に吸収されている場合でも，バイオアベイラビリティを低下させる（**第8章**）．全身循環到達前の代謝は，多くの治療薬にとって考慮すべき事項であり（**表9.2**にいくつかの例が示されている），以下の理由により問題となる．

● 非経口的に投与される場合よりも，経口摂取する場合に，はるかに多量の薬物が必要となる．
● 薬物代謝酵素の活性の差や，肝血流量の変動の結果，初回通過代謝の程度に著しい個人差が生じる．初回通過効果は，例えば，心不全のような疾患や，βアドレナリン受容体アンタゴニストのような薬物投与の場合に低下する．それにより，肝除去率が高く初回代謝の影響が大きい（リドカイン［lidocaine］のような）他の薬物のクリアランスを低下させる．

薬理学的に活性な薬物代謝産物

薬物が，代謝された後にのみ薬理学的に活性体になる場合がある（**表9.3**参照）．例えば，免疫抑制薬である**アザチオプリン**（azathioprine；**第26章**）は，**メルカプトプリン**（mercaptopurine）に代謝される．アンギオテンシン変換酵素（ACE）阻害薬（**第22章**）である**エナラプリル**（enalapril）は，その活性型 enalaprilat に加水分解される．親化合物がそれ自体，活性を欠いているそのような薬物は，**プロドラッグ**（prodrug）とよばれる．これらは，薬物送達の問題を克服するために，意図的に設計されることがある（**第8章**）．代謝は薬物の薬理学的作用を定性的に変えることができる．**アスピリン**は血小板機能を阻害し，抗炎症活性を有する（**第24, 26章**）．また，抗炎症作用を有するが，抗血小板活性を有さないサリチル酸

表9.2　初回通過効果を受ける薬物の例.

アスピリン	メトプロロール
ニトログリセリン（nitroglycerin）	モルヒネ
硝酸イソソルビド（isosorbide dinitrate）	プロプラノロール（propranolol）
レボドパ（levodopa）	サルブタモール
リドカイン	ベラパミル（verapamil）

表9.3　活性代謝物もしくは毒性代謝物を産生する薬物.

不活性（プロドラッグ）	活性薬物	活性代謝物	毒性代謝物	参照
アザチオプリン	→→	メルカプトプリン		第26章
コルチゾン（cortisone）	→→	ヒドロコルチゾン（hydrocortisone）		第33章
prednisone	→→	プレドニゾロン（prednisolone）		第33章
エナラプリル	→→	enalaprilat		第22章
ジドブジン	→→	zidovudine trisphosphate		第52章
シクロホスファミド	→→	phosphoramide mustard →→	アクロレイン	第56章
	ジアゼパム（diazepam） →	nordiazepam →→	オキサゼパム（oxazepam）	第44章
	モルヒネ →→	morphine 6-glucuronide		第42章
	ハロタン（halothane） →→		トリフルオロ酢酸	第41章
	methoxyflurane →→		フッ化物	第41章
	アセトアミノフェン →→		N-アセチル-p-ベンゾキノンイミン	第26章 第57章

(図9.1参照)に加水分解される．他の例では，代謝産物は，親化合物のものと同様の薬理作用を有する（例えば，ベンゾジアゼピン類の多くは，親薬物が消失した後に鎮静を持続させる長命の活性代謝産物を形成する；第44章）．代謝物が，毒性の原因となる場合もある．毒性代謝産物アクロレイン（第56章）によって引き起こされるシクロホスファミドの膀胱毒性が，その1例である．メタノールとエチレングリコールはどちらも，アルコール脱水素酵素によって生成される代謝物を介して毒性を発揮する．これらの薬剤による中毒は，酵素の活性部位と競合するエタノール（もしくは，より強力な阻害薬）で治療される．

表9.4　代謝酵素を誘導する薬物の例．

酵素作用を誘導する薬物	影響を受ける薬物
フェノバルビタール	ワルファリン
リファンピシン	経口避妊薬
グリセオフルビン (griseofulvin)	グルココルチコイド
フェニトイン	シクロスポリン
エタノール カルバマゼピン	左記に記載されている薬物も影響を受ける

薬物代謝

- 第1相反応には，酸化，還元，加水分解が含まれる．これらの反応は，以下の通りである．
  - より化学的に反応性の高い生成物を形成し，生成物は薬理学的に活性，毒性または発がん性を有する可能性がある．
  - しばしばチトクロムP450が重要な役割を果たすモノオキシゲナーゼ系を介する．
- 第2相反応は，反応性基（しばしば第1相反応で挿入される）との結合（例えば，グルクロン酸抱合）を伴い，尿中に排泄されやすい不活性な極性生成物を産生する．
- 複合体の一部は，胆汁を介して排泄され，腸で再活性化され，再吸収される（腸肝循環）．
- P450酵素の誘導は，肝臓における薬物代謝を大幅に促進しうる．そのことによって，有毒な代謝産物による薬物の毒性が増加する可能性がある．酵素阻害と同様に，薬物相互作用の重要な機序である．
- 肝臓や腸壁での全身循環に入る前の代謝は，経口投与された薬物の一部について，バイオアベイラビリティを低下させる．

酵素誘導と阻害による薬物相互作用

酵素誘導による薬物相互作用

酵素誘導は，薬物相互作用の重要な機序である．しかし，酵素誘導の臨床的問題点が発見されにくい．それは，誘導が，1つ以上のCYPアイソザイムに選択性をもつとともに，誘導薬の効果の発現が遅いことや，その中止からの回復が遅いことが要因である．このような相互作用がもたらす有害反応の臨床転帰は，免疫抑制治療の有効性の喪失（移植片拒絶を含む），抗痙攣薬の有効性喪失による発作，経口避妊薬作用の喪失による望ましくない妊娠や，血栓症（ワルファリンの有効性の喪失）もしくは出血（誘導が減る際，ワルファリンの用量を減らす必要性を認識できないことによる）など多岐にわたる．200を超える薬物が酵素誘導を引き起こし，それによって他の薬物の薬理活性を低下させる．いくつかの例を表9.4に示す．誘導薬は，しばしば，誘導された酵素の基質であるため，このプロセスはゆっくりとした耐性を生じる可能性がある．このような薬物動態学的な耐性は，オピオイド（第42章）の例にみられるように，一般に薬物作用における耐性よりも顕著ではないが，抗てんかん薬カルバマゼピン（第45章）の治療開始時には臨床的に重要である．治療は，毒性を避けるために低用量で開始し（肝臓酵素は初期には誘導されないため），数週間にわたって徐々に増量される．その間にカルバマゼピン自身の代謝が誘導される．

図9.5は，3日間の抗生物質リファンピシン投与による，抗凝固薬ワルファリンの有効性への影響を示す．逆に，毒性作用が活性代謝物を介して媒介される場合，酵素誘導は第2の薬物の毒性を増加させることがある．アセトアミノフェンの毒性がその例である（図57.1参照）．これはCYP代謝産物のN-アセチル-p-ベンゾキノンイミンによって引き起こされる．その結果，CYPが誘発された患者（例えば慢性的なアルコール消費によって）では，アセトアミノフェン過剰摂取後の重篤な肝毒性のリスクが増加する．

酵素阻害による薬物相互作用

酵素阻害，特にCYP酵素の阻害は，代謝を遅延させ，酵素によって不活化された他の薬物の作用を増加させる．そのような効果は臨床的に重要であり，3剤もしくは4剤併用療法によるHIV感染患者の治療における主な検討事項である．なぜなら，いくつかのプロテアーゼ阻害薬は強力なCYP阻害薬であるためである（第52章）．酵素阻害薬の例を表9.5に示す．さらに複雑なことに，薬物代謝阻害薬は異なる立体異性体の代謝に選択的に影響する．ワルファリンの活性異性体(S)および活性の低い異性体(R)の代謝を阻害する薬物の例を，表9.6に示す．

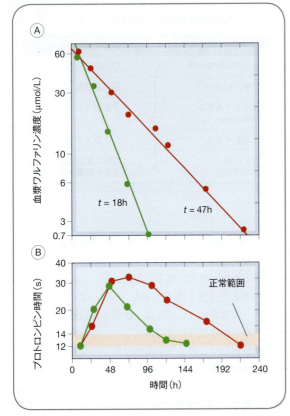

図9.5 リファンピシンによるワルファリンの代謝および抗凝固作用への影響.
[A] 5μmol/kg のワルファリン単回経口投与後の血漿濃度推移（対数目盛）．被験者にリファンピシン（600mg/day，数日間）を与えたところ，ワルファリンの血漿半減期は47時間（赤色の線）から18時間（緑色の線）に短縮した．[B] 併用なし（赤色曲線）およびリファンピシン投与後（緑色曲線）のワルファリン単回投与によるプロトロンビン時間に対する効果．（データは O'Reilly 1974 Ann Intern Med 81, 337 より．）

表9.5 代謝酵素を阻害する薬物の例．

阻害薬	影響を受ける薬物
アロプリノール	メルカプトプリン，アザチオプリン
クロラムフェニコール（chloramphenicol）	フェニトイン
シメチジン	アミオダロン，フェニトイン，ペチジン（pethidine）
シプロフロキサシン（ciprofloxacin）	テオフィリン
グルココルチコイド	三環系抗うつ薬，シクロホスファミド
ジスルフィラム	ワルファリン
エリスロマイシン（erythromycin）	シクロスポリン，テオフィリン
MAO（monoamine oxidase）阻害薬	ペチジン
リトナビル（ritonavir）	サキナビル（saquinavir）

表9.6 ワルファリンにおける立体選択的もしくは非立体選択的阻害．

代謝阻害	薬物
(S) 立体選択的阻害	フェニルブタゾン（phenylbutazone） メトロニダゾール スルフィンピラゾン（sulfinpyrazone） トリメトプリム（trimethoprim）−スルファメトキサゾール（sulfamethoxazole）合剤 ジスルフィラム
(R) 立体選択的阻害	シメチジン[a] オメプラゾール[a]
非立体選択的阻害	アミオダロン

[a] プロトロンビン時間のわずかな延長のみ．
Hirsh 1991 N Engl J Med 324, 1865-1875 より．

　いくつかの薬物では，酵素阻害が直接的な治療効果となる（例えば，痛風を予防するために使用されるキサンチンオキシダーゼ阻害薬**アロプリノール**[allopurinol；第26章]）．キサンチンオキシダーゼは，**メルカプトプリン**（mercaptopurine）（**アザチオプリンの活性代謝産物**）を含むいくつかの細胞傷害性薬物および免疫抑制薬を代謝するため，メルカプトプリンの作用はアロプリノールによって増強，延長される．エタノール嫌忌反応を起こすために使用されるアルデヒドデヒドロゲナーゼ阻害薬**ジスルフィラム**（disulfiram；第49章）は，ワルファリンを含む他の薬物代謝も阻害し，その作用を増強する．嫌気性細菌感染症やいくつかの原虫感染症（第51，54章）の治療に使用される抗菌薬**メトロニダゾール**（metronidazole）もアルデヒドデヒドロゲナーゼを阻害するので，処方されている患者はアルコールを避けるように勧められる．

　酵素阻害が原因物質の主な作用機序ではないにもかかわらず，他の薬物の代謝を阻害する例もある．**グルココルチコステロイド**（glucocorticosteroid）および**シメチジン**（cimetidine）は，いくつかの抗うつ薬や細胞傷害性薬物を含む多くの薬物の作用を増強する．
　薬物が活性代謝物となって作用する場合，代謝の阻害により薬効が**喪失**しうる．プロトンポンプ阻害薬（**オメプラゾール**[omeprazole]；第30章など）と抗血小板薬**クロピドグレル**（clopidogrel；第24章）は，よく併用処方される（クロピドグレルは多くの場合に他の抗血栓薬と一緒に使用されるため，胃からの出血のリスクが高い．オメプラゾールはこれを減少させる）．オメプラゾール

は CYP2C19 を阻害するが，クロピドグレルは CYP2C19 によって代謝され，抗血小板効果を示す活性代謝物となって作用する．この相互作用が臨床的にどのように重要であるかははっきりしていないが，米国食品医薬品局（Food and Drug Administration：FDA）は，この理由でこれらの薬を併用しないよう警告している．

誘導と同様に，酵素阻害によって引き起こされる相互作用は，原理原則から予測することが困難である．相互作用の可能性について疑問がある場合は，それを調べることが最善である（例えば，臨床的に重要であることが知られる薬物相互作用に関する貴重な付録をもつ英国国民医薬品集［British National Formulary］において）．

薬物と代謝物の排泄

胆汁排泄と腸肝循環

肝細胞は，腎尿細管と同様の輸送システムによって，薬物を含むさまざまな物質を血漿から胆汁に輸送する．輸送システムには，有機カチオントランスポーター（organic cation transporter：OCT），有機アニオントランスポーター（organic anion transporter：OAT），P糖タンパク質（P-glycoprotein：P-gp）が含まれる（第8章参照）．種々の親水性薬物複合体（特にグルクロン酸）は，胆汁中に濃縮され，腸に送られる．腸ではグルクロン酸抱合体が加水分解され，活性薬物が再生されることがある．遊離薬物は，その後再吸収され，**腸肝循環**（enterohepatic circulation）とよばれるプロセスが繰り返される．その結果，体内の最大約20%の薬物が，再循環薬物として"貯留槽"にたまり，薬物の作用を延長する．例えば，**モルヒネ**（morphine；第42章）および**エチニルエストラジオール**（ethinylestradiol；第35章）などでは，この貯留槽が重要である．いくつかの薬物は，胆汁中にかなりの割合で排泄される．**ベクロニウム**（vecuronium）（非脱分極性筋弛緩薬；第13章）は，主に胆汁中に未変化体で排泄される薬物の例である．**リファンピシン**（第51章）は腸から吸収され，ゆっくりと脱アセチル化されるが，生物学的活性は保持される．両方の形態が胆汁中に分泌されるが，脱アセチル化型は再吸収されないため，最終的にほとんどがこの形態で，糞便中に排泄される．

薬物と代謝物の腎排泄

◉ 腎クリアランス

腎臓による薬物の排除は，腎クリアランスによって最もよく定量化される（CL_{ren}；第10章参照）．これは，単位時間内に腎臓によって体から取り除かれる物質の量を含む血漿の量として定義される．血漿濃度 C_p，尿中濃度 C_u および尿流速 V_u から，次式により計算される．

$$CL_{ren} = (C_u \times V_u)/C_p$$

CL_{ren} は，1 mL/min 未満から，理論上の最大値となる p-アミノ馬尿酸（p-aminohippuric acid：PAH）クリアランスによって計測される腎臓血漿流量（約700 mL/min）まで，それぞれの薬物によって大きく異なる（PAH の腎排泄率は100%）．

薬物は，腎臓から排泄される速度が大きく異なり，（PAH のように）腎臓を1回通過するとほぼ完全に血液から取り除かれる**ペニシリン**（penicillin；第51章）から，非常にゆっくりと除去される**アミオダロン**（amiodarone；第21章）や**リセドロン酸**（risedronate；第36章）まである．ほとんどの薬物は，これらの3つの極端な例の中間にある．以下に，腎臓の薬物排泄の3つの基本的なプロセスを挙げる．

1. 糸球体濾過
2. 能動的尿細管分泌
3. 受動的再吸収（濃縮された尿中から尿細管上皮を介して戻る拡散）

◉ 糸球体濾過

糸球体毛細管は，約20kDa 未満の分子量の薬物分子を，糸球体濾液へ通過させる．血漿アルブミン（分子量約68kDa）はほとんど透過しないが，**ヘパリン**（heparin；第24章）や生物学的製剤（第59章）などの巨大分子を除く，ほとんどの薬物はバリアを自由に通過する．薬物が血漿アルブミンに結合する場合，遊離型薬物のみが濾過される．**ワルファリン**（第24章）のように，薬物がアルブミンに約98%結合している場合，濾液中の濃度は血漿中の濃度のわずか2%であり，それに応じて濾過によるクリアランスが減少する．

◉ 尿細管分泌

腎血漿流量の最大20%が糸球体を通して濾過されるが，残りの80%は，近位尿細管の脈管周囲毛細血管を通過する．ここでは，薬物分子は2つの独立した比較的非選択的な輸送システム（第8章参照）によって，管腔に排泄される．この1つである OAT は，負に荷電した陰イオン型（ならびに尿酸などのさまざまな内因性の）酸性薬物を輸送する．一方，もう1つの OCT はプロトン化カチオン型の有機塩基を排泄する．これらの2つの輸送システムによって輸送される重要な薬物を**表9.7**に示す．OAT は，電気化学勾配に逆らって薬物分子を輸送可能で，血漿濃度をほぼゼロに減少させることができる．対して，OCT は電気化学勾配に沿って輸送を促進する．腎臓に送達される薬物の少なくとも80%が輸送担体に提示されるので，尿細管分泌は腎薬物除去の最も有効なメカニズムである．糸球体濾過とは異なり，担体輸送は，ほとんどの薬物が血漿タンパク質に結合してい

表 9.7 OAT または OCT を介した尿細管分泌を受ける薬物および関連物質.

OAT	OCT
p-アミノ馬尿酸	amiloride
フロセミド (furosemide)	ドパミン (dopamine)
グルクロン酸抱合体	ヒスタミン (histamine)
グリシン抱合体	mepacrine
インドメタシン	モルヒネ
メトトレキサート	ペチジン
ペニシリン	三級アミン化合物
プロベネシド	キニン
硫酸抱合体	5-ヒドロキシトリプタミン
サイアザイド系利尿薬	（セロトニン）
尿酸	トリアムテレン (triamterene)

表 9.8 主に未変化体で尿中排泄される薬物の例.

%	薬物
100 ～ 75	フロセミド，ゲンタマイシン (gentamicin)，メトトレキサート，アテノロール (atenolol)，ジゴキシン
75 ～ 50	ベンジルペニシリン (benzylpenicillin)，シメチジン，オキシテトラサイクリン (oxytetracycline)，ネオスチグミン (neostigmine)
～ 50	プロパンテリン (propantheline)，ツボクラリン (tubocurarine)

ても，最大薬物クリアランスを達成することができる[2]．例えば，ペニシリン（第 51 章）は約 80% がタンパク質結合であるが，近位尿細管の分泌によってほぼ完全に除去され，したがって迅速に排除される．

　多くの薬物は，同じ輸送系（**表 9.7**）で競合し，薬物相互作用を引き起こす．例えば，プロベネシド（probenecid）は，もともと，尿細管分泌を遅らせることによってペニシリンの作用を延長させるために開発された．

◎ 拡散による尿細管の透過

　原尿が尿細管を通過するに従って水が再吸収され，排泄される尿の量は糸球体濾液の体積の約 1% にすぎない．その結果，薬物分子が尿細管を自由に透過できる場合，濾過された薬物の約 99% が，結果として生じる濃度勾配に従って受動的に再吸収される．したがって，脂溶性薬物は排泄されにくいが，低透過性の極性薬物は管腔内に残り，水が再吸収されるにつれて徐々に濃縮される．このような極性薬物として，ジゴキシンとアミノグリコシド系抗生物質が挙げられる．これらは，代謝によって不活化されず，腎排泄の速度が，作用の持続時間を決定する主な要因となる．比較的少ないが重要な薬物群（**表 9.8**）の例である．これらの薬物は，高齢者および腎疾患や重度の急性疾患を有する患者を含む，腎機能低下が考えられる患者において，特別な注意を払って使用されなければならない．

---

2 濾過は水と溶質の両方の等浸透圧移動であるため，血漿中の薬物の遊離濃度には影響しない．つまり，遊離薬物と結合薬物との間の平衡は妨げられず，血液が糸球体毛細管を通過する際に結合薬物が解離する傾向にはない．したがって，濾過による薬物のクリアランスの速度は，結合型分率に比例して低下する．能動的尿細管分泌の場合は，担体が薬物分子を水と一緒に輸送しないため，遊離薬物分子が血漿から取り出されると，遊離血漿濃度が低下し，結合した薬物が血漿アルブミンから解離する．薬物がほとんど結合していても，分泌はわずかに遅れるだけである．なぜなら，実質的に結合および遊離薬物の 100% が，担体によって輸送可能であるからである．

　多くの薬物（弱酸または弱塩基）のイオン化の程度は pH 依存性であり，これは腎排泄に顕著に影響する．イオントラップ効果（**第 8 章**参照）とは，塩基性薬物がイオン型になりやすい酸性尿中でより迅速に排泄され，再吸収を阻害することを意味する．逆に，尿がアルカリ性であれば，酸性薬物はより速く排泄される（**図 9.6**）．

薬物排泄変化による薬物相互作用

　1 つの薬物が他の薬物の腎排泄の速度に影響を及ぼすことができる主なメカニズムは，以下の通りである．
● タンパク結合率を変化させ濾過する
● 尿細管分泌を阻害する
● 尿の流れおよび／または尿の pH を変化させる

◎ 尿細管分泌阻害

　プロベネシド（**第 26 章**）は，ペニシリンの分泌を阻害し，その作用を延長するために開発された．ジドブジン（zidovudine）を含む他の薬物の排泄も阻害する（**第 52 章**参照）．他の薬物は，偶発的なプロベネシド様の効果を有し，排泄が尿細管分泌に依存する薬物の作用を高めることがある．**表 9.9** にいくつかの例を示す．利尿薬は尿細管管腔内から作用するので，非ステロイド性抗炎症薬のような薬物による管腔への分泌の阻害は，利尿薬の効果を低下させる．

◎ 尿流量および pH の変化

　利尿薬は，他の薬物およびその代謝産物の尿中排泄を増加させる傾向があるが，これが臨床的に重要となることはめったにない．逆に，ループおよびサイアザイド系利尿薬は間接的にリチウム (lithium)（これは Na^+ と同様に扱われる）の近位尿細管における再吸収を増加させる．したがって，気分障害に対し炭酸リチウムで治療（**第 47 章**）された患者において，リチウム毒性を引き起こす可能性がある．弱酸や弱塩基の排泄に及ぼす尿 pH の影響は，サリチル酸塩（**第 26 章**参照）による中毒の治療に用いられるが，偶然の相互作用を引き起こすことはない．

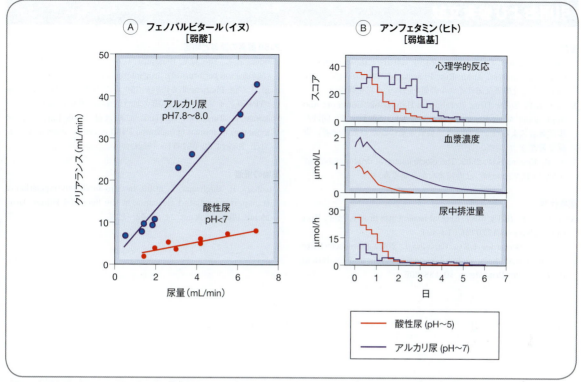

図 9.6 薬物排泄における尿中 pH の影響.
[A] イヌにおけるフェノバルビタールクリアランスと尿量の関係. フェノバルビタールは酸であるため, 尿をアルカリ性にすると約 5 倍のクリアランスが得られる. [B] ヒトにおけるアンフェタミン (amphetamine, amfetamine) の排泄. 尿の酸性化により, アンフェタミンの腎臓排泄の速度を上昇させ, 血漿濃度および被験者の精神状態への影響を減少させる. (データは Gunne & Anggard 1974. In: Torrell T et al. [eds] Pharmacology and Pharmacokinetics. Plenum, New York より.)

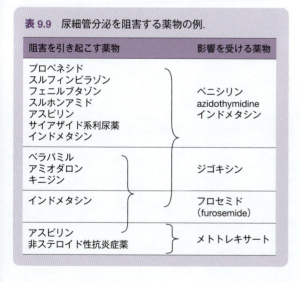

表 9.9 尿細管分泌を阻害する薬物の例.

阻害を引き起こす薬物	影響を受ける薬物
プロベネシド スルフィンピラゾン フェニルブタゾン スルホンアミド アスピリン サイアザイド系利尿薬 インドメタシン	ペニシリン azidothymidine インドメタシン
ベラパミル アミオダロン キニジン	ジゴキシン
インドメタシン	フロセミド (furosemide)
アスピリン 非ステロイド性抗炎症薬	メトトレキサート

腎臓による薬物の排泄

- 血漿タンパク質に強く結合しない限り, ほとんどの薬物は糸球体フィルターを自由に通過する.
- 多くの薬物, 特に弱酸と弱塩基は, 腎尿細管で能動的に分泌され, より迅速に排泄される.
- 脂溶性薬物は, 尿細管を介して受動的に再吸収されるため, 尿中排泄の効率は悪い.
- pH 分配仮説に従い, 弱酸はアルカリ性尿中でより迅速に排泄され, 逆もまた同様である.
- いくつかの重要な薬物は主に腎排泄によって除去され, 高齢者および腎疾患患者において毒性を引き起こす傾向がある.
- 1 つの薬物が他の薬物の腎クリアランスを低下させるために, 臨床的に重要な薬物相互作用を起こす例がある. 例えば, 利尿薬とリチウム, およびインドメタシン (indometacin) とメトトレキサート (methotrexate) がある. しかし, これらは薬物代謝による相互作用ほど一般的ではない.

引用および参考文献

全般

Coon, M.J., 2005. Cytochrome P450: nature's most versatile biological catalyst. Annu. Rev. Pharmacol. Toxicol. 45, 1–25. （P450 と還元酵素反応サイクルの個々のステップを概説.）

Nassar, A.F., 2009. Drug Metabolism Handbook: Concepts and Applications. Wiley-Blackwell, Hoboken, NJ. （実験科学者に向けた複数著者によるハンドブック. 製薬産業にかかわる科学者に貴重な著書.）

Testa, B., Krämer, S.D., 2009. The biochemistry of drug metabolism. Wiley-VCH, Weinheim. （2 巻にまたがる参考書.）

薬物代謝

Anzenbach, P., (Ed.), 2007. Special issue: cytochrome P450. BBA General Subjects 1770 (3), 313–494.

Campo, V.L., Bernardes, L.S.C., Carvalho, I., 2009. Stereoselectivity in drug metabolism: molecular mechansisms and analytical methods. Curr. Drug Metab. 10, 188–205.

P450 酵素の誘導と阻害

Henderson, L., Yue, Q.Y., Bergquist, C., et al., 2002. St John's wort (*Hypericum perforatum*): drug interactions and clinical outcomes. Br. J. Clin. Pharmacol. 54, 349–356. （この薬草の成分による CYP450 アイソザイムと P 糖タンパク質の誘導を解説.）

Pelkonen, O., Turpeinen, M., Hakkola, J., et al., 2008. Inhibition and induction of human cytochrome P450 enzymes: current status. Arch. Toxicol. 82, 667–715. （総説.）

薬物の排泄

Kusuhara, H., Sugiyama, Y., 2009. In vitro–in vivo extrapolation of transporter-mediated clearance in the liver and kidney. Drug Metab. Pharmacokinet. 24, 37–52. （総説.）

第1部 基本原理

10 薬物動態学

概要

本章では，薬物動態学的解析の重要性を解説し，その方法について，簡便なものを取り上げる．薬物のクリアランスから，定速投与中の定常状態における血漿濃度がどのように決定されるか，薬物の吸収・分布（第8章），代謝・排泄（第9章）が，投与中および投与後の血漿濃度推移に対してどのような影響を及ぼすかを説明する．また，応用的な内容として，母集団薬物動態解析について簡単に紹介するとともに，章末では，薬物動態学的解析の限界についても触れることとする．

はじめに：薬物動態学の定義と用途

薬物動態学（pharmacokinetics）とは，"投与量に関連して，体内の1つまたは複数の部位における薬物濃度の時間変化の測定と形式的な解釈"と定義される，体が薬物に何をするかについての学問である．これは薬力学（pharmacodynamics）とは明確に区別される．薬力学とは，薬物が体に何をするか，すなわち，薬物が受容体や他の主だった作用部位と相互作用した結果生じる効果についての学問である．この区別は有用であるが，語源を考えると混乱が生じやすい．"薬力学"という用語は，1890年に薬物の力価や作用を説明する用語として辞書に登場したが，一方，薬物動態学解析は，20世紀後半になってようやく，特に高速クロマトグラフィーや質量分析計などの，感度と特異性に優れた物理化学的分析法の開発とともに，体液中の薬物濃度測定において可能となったものである．すでに第8，9章で定性的に解説したように，投与後の体内における薬物濃度の時間変化は，吸収，分布，代謝および排泄の過程によって決まる．

薬物動態学の実践においては，静脈からの採血によって簡単に得ることができる血漿（blood plasma）中の薬物濃度に注目することが一般的である．血漿濃度は，薬物分子が結合する受容体や他の標的分子を発現する細胞を包む細胞外液における薬物濃度に近似すると考えられているからである．このことは"目標濃度を指標にした治療"（target concentration strategy）という考え方につながる．一定量の薬物に対する反応（response）の個人差はしばしば，同一量の薬物投与後における血漿濃度（plasma concentration）の個人差より大きい．そのため，血漿薬物濃度（C_p）は医薬品開発の初期段階において有用な指標であり（このことについては後に述べる），いくつかの薬物については，臨床においても薬物投与量の個別化を行うための指標として日常的に用いられる．それによって，個々の患者について薬物の副作用を最小限にし，意図した治療効果を得ることができる．これは，治療薬物モニタリング（therapeutic drug monitoring：TDM）として知られる手法である（TDMと略してよばれることが多い．表10.1に，血漿薬物濃度の治療域が確立されている薬物の例を示す）．血液以外でも，尿[1]，唾液，脳脊髄液，母乳などにおける薬物濃度も有用な指標となることがある．

薬物動態に関するデータの形跡的な解釈においては，時間に対する濃度のデータをモデル（抽象化されたモデル，もしくはより有用な生理学に基づいたモデル）にフィッティングし，観察された濃度変化を説明するためのパラメーターを決定する．得られたパラメーターは続いて，目標とする血漿薬物濃度に達成するための投与設計に用いることができる．この目標濃度は，細胞，組織あるいは実験動物を用いた薬理学的実験から当初は推測し，ヒトの臨床薬理学での経験から補正することで定められる．薬物動態の記述的特性は，投与後の血漿薬物濃度の時間変化から直接観察することができる．重要なパラメーター[2]としては（後により詳細に解説），最大血漿濃度（maximum plasma concentration；C_{max}）と投与からC_{max}に至るまでの時間（T_{max}）がある．C_{max}は，"一定投与量の薬物が一定の方法によって投与された後の最大濃度"と定義される．その他の薬物動態学的パラメーターは，実験結果から計算によって推定される．そのようなパラメーターには，分布容積（volume of distribution；V_d）やクリアランス（clearance；CL）などがある．これらの考え方は，それぞれ第8，9章において紹介したが，本章においても改めて説明する．

---

1 臨床薬理学の分野では一時期，尿中の薬物を測定することが多かったため，「臨床薬理学者は尿を航空券に変える新たな錬金術師である」といった戯言が流行った．

2 投与量に関連づけられる副作用は，しばしばC_{max}付近で発生するため，重要である．

146　第10章　薬物動態学

表 10.1　血漿濃度を指標とした治療薬物モニタリング（TDM）の対象となっている医薬品の例.

分類	例	参照
免疫抑制薬	シクロスポリン（ciclosporine, 米国では cyclospoline）, タクロリムス（tacrolimus）	第26章
循環器に作用する薬物	ジゴキシン	第21章
呼吸器に作用する薬物	テオフィリン（theophylline）	第16, 28章
中枢神経系に作用する薬物	リチウム, フェニトイン	第45, 47章
抗菌薬	アミノグリコシド系抗菌薬（aminoglycosides）	第51章
抗がん剤	メトトレキサート（methotrexate）	第56章

薬物動態学の用途

　実験動物やヒトにおける薬物の体内動態を理解することは，医薬品開発において重要である．それは，前臨床試験における毒性試験および薬理作用試験の結果を解釈することに用いられるだけでなく[3]，有効性を検証する臨床試験において，適切な投与方法を決定する際にも有用となる（**第60章**参照）．医薬品の規制当局は，同様の理由で，詳細な薬物動態学的性質に関する情報を必要とし，いわゆるジェネリック薬品（後発医薬品．先発品が特許を失効した際に製造される）の認可を進めるために，**バイオアベイラビリティ**（bioavailability）および**生物学的同等性**（bioequivalence；**第8章**）の考え方を導入してきた．臨床においても，薬物動態学的原理を理解することは，認可された医薬品に付随する製剤情報から，個々の患者に応じた投与量を決定するために重要となる．臨床医はまた，薬物相互作用の可能性についての予測および評価や（**第8, 9章**参照），TDM のための薬物濃度の解釈，および投与レジメンの論理的な調節のために，薬物動態学の原理を理解する必要がある．特に，重篤な患者を治療する集中治療医や麻酔科医は，治療血漿濃度を達成する緊急性や，患者の状態に応じて薬物動態に変化が生じるかどうかに基づいて，しばしば投与レジメンを患者に応じて個別化する必要に迫られる．

3　例えば，実験動物への投与量は，しばしばヒトにおける投与量よりも多く必要となるが（体重あたりで換算して），これは，一般的に，薬物の代謝速度はげっ歯類の方がかなり大きいことに起因する．**メサドン**（methadone；**第42章**）はその例の1つである．

本章で扱う内容

　本章では読者に，重要な薬物動態学的パラメーターに馴染んでもらうために，以下について説明する．

- 薬物の全身クリアランスは，定速投与中の定常状態における血漿薬物濃度をどのように決定するか．
- 時間に対する薬物濃度変化は，体内をよく撹拌された，V_d の容積を有する1つのコンパートメントとして表した単純なモデルによってどのように説明されるか．1-コンパートメントモデルによって，定常状態に至るまでの様子や投与終了後の変化を，消失半減期（$t_{1/2}$）という概念を用いて説明できる．
- 単純なモデルでは不十分な場合には，どのような方法で解析を行うことができるか．2-コンパートメントモデルや薬物濃度に応じてクリアランスが変化する例（飽和速度論）を挙げる．
- 小児における薬物動態のように，少数例のデータのみが得られる場合に，母集団薬物動態解析がどのように行われるか．

章末では，薬物動態学的解析そのものの限界について述べる．より詳細な解説は，Atkinson et al.(2001)，Birkett(2002)，Jambhekar & Breen(2009)，Rowland & Tozer(2010)などに記載されている．

薬物の除去能を表すクリアランス

　体内からの薬物消失経路すべてを含めたクリアランスを全身クリアランス（CL_{tot}）といい，薬物の消失を説明するにあたって，重要なパラメーターとなる．全身クリアランスは，"単位時間あたりに体内から除去される薬物の総量を含む血漿体積"と定義される．単位は，単位時間あたりの体積となり，mL/min や L/h のように表される．この概念を用いた腎クリアランス（CL_{ren}）については，**第9章**で解説した．

　全身クリアランス（CL_{tot}）は，薬物の除去にかかわるすべての機序について求めたクリアランスの和となり，一般に，腎クリアランス（CL_{ren}）と代謝クリアランス（CL_{met}）に，その他の明らかな排泄経路（糞便や呼気など）を加えたものである．全身クリアランスは，血漿薬物濃度を薬物の排泄速度（質量／時間）と，以下のように関係づける．

$$薬物の排泄速度 = C_p \times CL_{tot} \qquad (式10.1)$$

薬物のクリアランスは被験者ごとに決定できる．これは，定速静脈内投与中に（例えば，1時間あたり Xmg の薬物を投与したとする），定常状態に近づくまで間隔をおいて血漿薬物濃度（mg/L 単位）を測定することで求められる（**図10.1A**）．定常状態においては，薬物の体内への投与速度は排泄速度と等しくなる．すなわち，

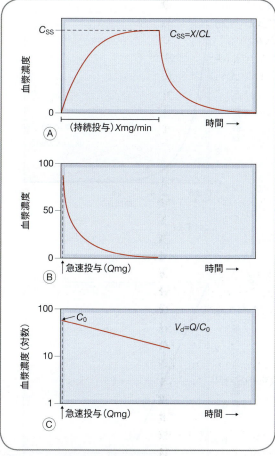

図 10.1　血漿薬物濃度−時間曲線.
[A]横棒で示した，Xmg/min の速度での静脈内定速投与中には，血漿濃度(C)はゼロから定常状態における濃度(C_{ss})まで上昇する．一方，投与終了後には，Cはゼロに向かって低下する．[B]静脈内急速投与後(Qmg)における血漿濃度は，急激に上昇したのち，ゼロに向けて低下する．[C][B]のデータについて，血漿濃度を対数軸として表した．グラフが直線で表されることから，濃度が指数関数的に低下することが示されている．また，時間 0 へ外挿することで，投与直後(時間＝0)の濃度 C_0 とともに分布容積 V_d が推算される．

$$X = C_{ss} \times CL_{tot} \quad (式 10.2)$$

この式を変換すると，

$$CL_{tot} = \frac{X}{C_{ss}} \quad (式 10.3)$$

が得られる．C_{ss} は，定常状態における血漿薬物濃度を示し，CL_{tot} の単位は，体積／時間(この例では，L/h)である．

多くの薬物では，被験者ごとのクリアランスは，投与量にかかわらず一定である(少なくとも治療に用いられる投与量の範囲ではこのことが成り立つ．ただし，例外もある．後述する飽和速度論の項を参照されたい)．したがって，クリアランスを求めることができれば，

式 10.2 から，定常状態において目標血漿濃度に到達するために必要な投与量を算出することが可能となる．
　CL_{tot} は，単回急速静注後の血漿薬物濃度を，間隔をおいて測定することによっても求めることができる．投与量を Qmg とすると，以下の式に従う(**図 10.1B**)．

$$CL_{tot} = \frac{Q}{AUC_{0-\infty}} \quad (式 10.4)$$

ここで，$AUC_{0-\infty}$ とは，投与が行われた時間を $t = 0$，横軸に時間，縦軸に血漿薬物濃度 C_p のグラフを描いた際の，C_p の曲線下面積[4]となる(**第 8 章**および詳細な解説は Birkett, 2002 を参照)．
　血漿濃度曲線から求めた CL_{tot} は，速度定数や半減期をもとに算出したものとは異なり，コンパートメントモデルの種類による影響を受けないことに注意されたい．

1-コンパートメントモデル

　ヒトの体を非常に単純化したモデルとして，1-コンパートメントモデルを考える．このモデルでは，体積 V_d (分布容積)のよく撹拌された 1 つのコンパートメントからなり，投与量 Q の薬物が静脈内注射によって迅速に投与され，代謝もしくは排泄によって，その薬物はこのコンパートメントから消失する(**図 10.2**)．多くの薬物においては，V_d は見かけの容積であり，実際の容積とは異なり，体内に存在する薬物の総量と血漿濃度から算出される(**第 8 章参照**)．単回急速静注を行ったとき体内に存在する薬物の総量は投与量 Q と等しい．したがって，投与直後の血漿濃度 C_0 は，以下のように求められる．

$$C_0 = \frac{Q}{V_d} \quad (式 10.5)$$

　実際には，C_0 は時間に対する血漿薬物濃度 C_p を片対数グラフによって描き，その直線を時間 0 へと外挿して得られた切片から推定される(**図 10.1C**)．C_p は，つねに投与量や V_d に加えて，薬物の排泄速度(すなわち，全身クリアランス CL_{tot})に依存する．多くの薬物において，排泄速度は薬物濃度に比例する一次速度論(first-order kinetics)に従う(風呂にためた水が排水される様子と似ている．薬物を水に例えると，栓を抜いた最初のころは，水が勢いよく排水されるが，最後は排水に時間がかかる．対照的に 0 次速度則というのは，水が排水され

---

[4] 時間 0 から ∞ までの積分によって得られる面積であり，$AUC_{0-\infty}$ で表される．この曲線下面積は，横軸の時間を縦軸に示した濃度(質量／体積)にかけたものであり，したがって，$CL = Q/AUC_{0-\infty}$ は体積／時間が単位となる．

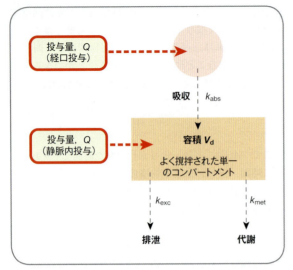

図10.2 1-コンパートメントで記述される薬物動態モデル.
このモデルは，薬物投与後の血漿濃度が，指数関数的に低下する場合に適応される（図10.1で示されたような場合）.

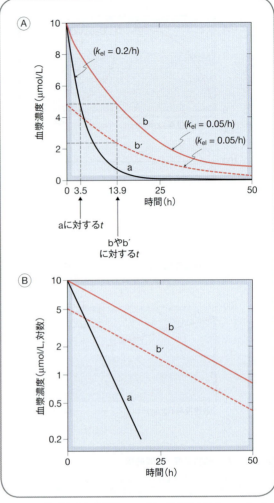

る速度が一定であることをいう）．一次速度論では，薬物の濃度は指数関数的に減少し（図10.3），以下のように表される．

$$C_{(t)} = C_{(0)} \exp \frac{-CL_{tot}}{V_d} t \quad \text{（式 10.6）}$$

ここで，expは自然数eの累乗のことを指し，$C_{(t)} = C_{(0)} \cdot e^{-kt}$ のようにも表すことができる．

そこで，両辺を自然対数にとると，以下のように表すことができる．

$$\ln C_{(t)} = \ln C_{(0)} - \frac{-CL_{tot}}{V_d} t \quad \text{（式 10.7）}$$

C_tを対数として縦軸に，tを横軸に描くと，直線となり，その傾きは$-CL_{tot}/V_d$で表される．CL_{tot}/V_dは定数であり，時間の逆数を単位とした（[time]$^{-1}$）**消失速度定数**（elimination rate constant）k_{el}を表す．その意味は，時間あたりに体内から除去される薬物の**割合**（fraction）となる．例えば，消失速度定数が0.1h^{-1}の場合には，体内に存在する薬物のうち1割が，1時間ごとに除去されることを示す．

消失半減期（elimination half-life）$t_{1/2}$は，C_pが半分になるまでの時間であり，$\ln 2/k_{el} (= 0.693/k_{el})$と等しい．したがって，血漿濃度の半減期は$V_d$と$CL_{tot}$から求めることができる．半減期がわかれば，1回静注後のC_pの時間変化や，定速投与開始後もしくは終了後に，C_pが定常状態に上昇する時間や0まで低下するまでの時間を予測することができる．

1-コンパートメントモデルが適応できる場合，定速投与中における薬物の血漿濃度は，ほぼ指数関数的に定常状態における値へと近づく（図10.1A）．投与終了後は，同じ半減期で0へと低下していく．半減期1回分の時間

図10.3 静脈内投与（時間＝0で行った場合）後の1-コンパートメントモデルで予測される薬物濃度の変化.
薬物aとbは消失速度k_{el}のみが異なる．b'で表された曲線は，bの投与量を減少させた際における血漿濃度の時間変化を示す．消失半減期（$t_{1/2}$）（黒色の破線）は，投与量に依存しないことに注意されたい．[A]濃度の線形表示．[B]濃度の対数表示．

が経過すると，薬物濃度は初期濃度の半分に低下し，その2倍の経過後は初期濃度の1/4に，3倍の経過後は1/8に低下し，これが続く．半減期が長くなるほど，投与終了後に薬物が体内に長く滞留することは，直観的に理解できる．一方，持続投与中に，半減期が長くなるほど薬物濃度が定常状態に達するのに時間がかかることは，より理解しづらいが事実である．1半減期の経過後，定常状態における濃度の半分まで達し，2半減期では75％，3半減期では87.5％に達し，以下同様に続く．このことを理解することは，臨床医が薬物の投与開始時期を決めるうえで非常に役立つ．例えば，半減期が約24時間の薬物の場合，定速投与を行った際に定常状態に至るまでの時間は，3〜5日かかるであろう．直面する臨床の問

題に対処するうえで，これが遅すぎる場合は，血漿濃度を治療域へとよりすばやく到達させるために，**負荷投与**（loading dose）を用いることができる（後述）．この際の投与量は，分布容積をもとに算出される（式10.5）．

反復投与の影響

薬物は，一般に単回注射や定速静注ではなく反復して投与される．反復注射投与（投与量 Q を反復）に伴う薬物の濃度変化は，静脈内投与を行った際のなめらかな指数関数的濃度上昇よりも複雑なパターンを示すが，その挙動を説明する原理は同じである（図10.4）．薬物濃度は，定常状態における平均濃度に向けて，ほぼ指数関数的な時間経過で近づくが，増減を繰り返す（振幅の幅は Q/V_d の範囲内である）．投与量が少なく投与の間隔が短くなるほど，定速投与における挙動に近づき，濃度の増減幅も小さくなる．しかし，定常状態における平均濃度や定常状態に至るまでの時間は，投与スケジュールに依存しない．実践的には，半減期の3～5倍で，定常状態に到達しうる．定常状態への到達を速めたい場合には，前述したように，初期の投与量を多くすることで可能となる．薬物の初期負荷投与の増量は，臨床的に緊急度が高い状況下において，半減期の長い薬物に対して用いられる．不整脈に対して**アミオダロン**（amiodarone）や**ジゴキシン**（digoxin）が投与される場合や（第21章），ヘパリン（heparin）による抗凝固治療（第24章）が例として挙げられる．

吸収速度の変動が及ぼす影響

薬物が腸から緩徐に吸収される場合や，注射部位から血漿への薬物の移行が遅い場合を，コンパートメントモデルで考えると，循環血中への薬物を緩徐に点滴したように捉えることができる．薬物動態をモデル化するうえでは，投与部位から中心コンパートメントへの薬物の移行を，速度定数 k_{abs} として近似することができる（図10.2）．この考え方では，吸収速度は未吸収の薬物量に比例するが，大雑把な近似といえる．緩徐な吸収速度が薬物血漿濃度の時間変化に及ぼす影響を，図10.5に示す．これらの曲線は，同一投与量の薬物が異なる時間で吸収された場合に，吸収が広がる効果を示している．どの場合でも，薬物は完全に吸収されるが，吸収が遅くなるにつれて，薬物濃度のピークは遅く出現し，その高さは低く，なだらかな曲線を描く．薬物の剤形の特徴から，一定の速度で薬物を放出しながら回腸を通過する限られたケースにおいては，定速静注を行った際の吸収に近似する（第8章）．吸収が完了した後は，吸収速度とは関係なく，血漿濃度は同じ半減期に従って降下する．

> ここで説明したような薬物動態モデルでは，血漿濃度－時間曲線下面積（area under the plasma concentration–time curve：

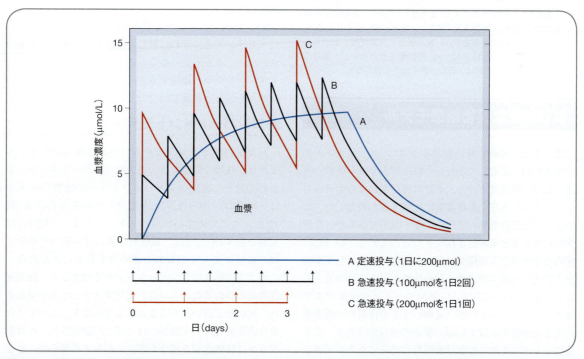

図10.4 定速投与または反復投与を行った場合における，1－コンパートメントモデルで予測される薬物濃度の変化．
なだらかな曲線Aは4日間の定速投与を行った結果，曲線Bは投与された合計量を同一とし，8回に分けて反復投与した結果，曲線Cは同一量を4回に分けて反復投与した結果を示す．この薬物は17時間の半減期を有し，分布容積は20Lである．いずれの場合においても，投与開始から約2日後（半減期の約3倍）に定常状態に到達し，定常状態における平均濃度は等しいことに注意されたい．

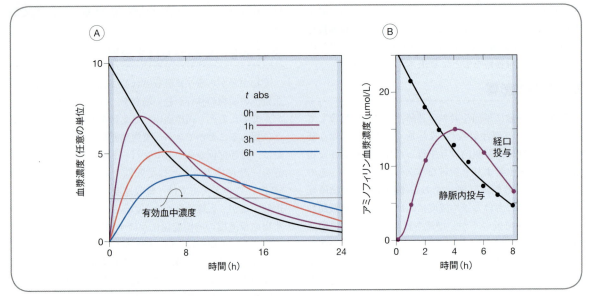

図10.5 緩徐な薬物吸収速度が血漿薬物濃度に及ぼす影響.
[A]消化管および注射部位から異なる吸収速度で吸収される薬物の1-コンパートメントモデルで予測した薬物濃度の変化.消失半減期は6時間である.吸収の半減期($t_{1/2}$ abs)は図中に色分けして示した(0時間は吸収が速やかに完了することを表し,静脈内投与に相当する).吸収が遅くなると,血漿濃度のピークが低下し,遅れて現れるが,作用時間は多少長くなることに注意されたい.[B]ヒトにおいて同量のアミノフィリン(aminophylline)を経口または静脈内投与した際の,血漿濃度の測定結果.(データはSwintowsky JV 1956 J Am Pharm Assoc 49, 395 より.)

AUC)は,血漿コンパートメントに取り込まれた薬物の総量に直接比例し,流入速度の影響は受けない.経口投与された薬物のすべてが吸収されない場合や,初回通過代謝による除去を受ける場合には,AUCが減少する(**第8章**).しかし,吸収速度の変化自体は,AUCに影響を及ぼさない.また,繰り返しになるが,吸収が完全に起こる薬物では,投与速度と定常状態における血漿濃度との関係(式10.3)は,k_{abs}の影響を受けないが,投与ごとの血漿濃度の変動幅は,吸収が遅くなると狭くなる.

より複雑な薬物動態モデル

ここまで,薬物の体内動態を1-コンパートメントモデルを用いて説明してきた.このモデルでは,吸収,代謝,排泄の速度はすべて,薬物の移行が起こる手前のコンパートメント内の薬物濃度に比例するものとした.このモデルは薬物動態の原理をうまく説明できるが,生理学的に考えると単純化されすぎたものである.脳,脂肪,筋肉などの異なる組織間では,血流量,薬物の分配係数および毛細血管の透過性などの特徴が大きく異なる.これらの組織間の相違は,1-コンパートメントモデルでは考慮に入っていないが,薬物の分布や作用の時間変化に大きな影響を及ぼすため,多くの理論的研究が,より複雑なモデルを用いた数学的解析によってなされてきた(Atkinson et al., 2001; Rowland & Tozer, 2010 参照).これらの複雑な薬物動態モデルについては,本書の対象範囲を超えているので扱わない.また,試験によって得られる薬物の体内動態データは,複雑なモデルを厳密に検証するためには正確さや再現性に乏しいことが多く,それらの複雑なモデルの有用性もおそらく限られているであろう.

2-コンパートメントモデルは,中心となる血漿コンパートメントと,それに接した組織を表す独立した末梢コンパートメントからなる.このモデルは,1-コンパートメントモデルと比較すると,実際の生体と近似しているが,それほど複雑ではないという特徴をもつ.

2-コンパートメントモデル

2-コンパートメントモデルは汎用される近似モデルであり,複数の臓器を1つの末梢コンパートメントにまとめて扱う.末梢コンパートメントへの薬物の出入りは,中心コンパートメントを介してのみ行われる(**図10.6**).ここでの中心コンパートメントは,一般的には血漿を表す(もしくは,拡散が非常に速い薬物の場合には,血漿に加えて血管外の組織液も含むことがある).このように第2のコンパートメントを加えると,血漿薬物濃度の時間変化に2つ目の指数変化する成分が導入され,速い相と遅い相が含まれるようになる.このような薬物濃度変化は,実験的にはしばしば観察され,片対数グラフに濃度曲線を描いた際に,最もよく明らかになることが多い(**図10.7**).多くの薬物にみられるように,中心コンパートメントと末梢コンパートメント間の移行は,薬物の除去と比較するとより速やかに起こり,速い相(一般に**α相**[α phase]とよばれる)は,薬物の再分布

より複雑な薬物動態モデル 151

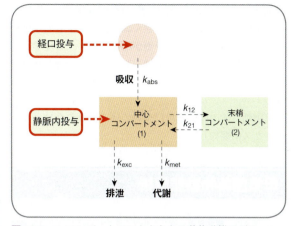

図 10.6 2-コンパートメントからなる薬物動態モデル．

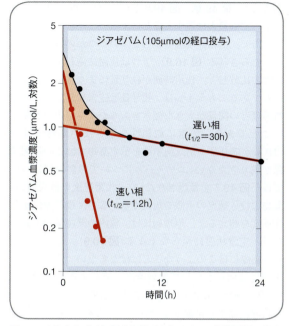

図 10.7 ヒトにおけるジアゼパム（diazepam）単回経口投与後の体内動態．
グラフは，時間に対する血漿濃度を片対数プロットで示している．実験結果（黒色の点）は曲線に沿うが，この曲線は8時間ごろから直線となる（遅い相）．この直線と初期の曲線までの差（ピンク色で塗られた領域）を図中に描くと（赤色の点），速い相の存在が明らかになる．このような2相性の消失は，2-コンパートメントモデルで近似することができ（図10.6），多くの薬物においてこのような現象が認められる．（データは Curry SH 1980 Drug Disposition and Pharmacokinetics. Blackwell, Oxford より．）

（すなわち，薬物の血漿から臓器への移行であり，迅速な血漿濃度の低下につながる）を表すと考えることができる．速い相における変化が完了し，多くの薬物が体内から除去されていない時点での血漿薬物濃度から，2つのコンパートメントの分布容積の和が求められる．また，遅い相（β相［β phase］とよばれる）における半減期から，k_{el} が算出される．薬物が速やかに代謝もしくは排泄される場合は，α相とβ相は明確に区別することができず，各相における V_d や k_{el} を分けて算出することは容易ではない．脂溶性の高い薬物のように，末梢臓器を1つのコンパートメントとして扱うことが不適切な薬物についても，2-コンパートメントモデルで扱うことが困難となる．

飽和速度論

エタノール（ethanol），フェニトイン（phenytoin）やサリチル酸（salicylate）などの一部の薬物では，図10.3および図10.7に示すように，血漿からの薬物の消失を1つまたは2つの指数関数で表すことができず，消失の初期は直線的な変化を示す（すなわち，薬物の消失速度は，血漿濃度に依存せず一定である）．このような薬物動態は，これまでに説明した一般的な一次速度則と区別するために，**0次速度則**（zero-order kinetics）とよばれる（これらの用語は，化学反応速度論に由来する）．また，**飽和速度論**（saturation kinetics）という用語は，機序をその名前に含んでいるので，よりよい用語といえるだろう．すなわち，輸送体や酵素がその基質である薬物で飽和し，薬物の濃度が上昇しても，薬物消失速度が一定となる機序を表している．図10.8は，エタノールの例を示す．血漿からのエタノールの消失速度は，投与量や血漿濃度に関係なく，4mmol/L/h付近で一定である．これは，アルコールデヒドロゲナーゼによるエタノールの酸化反応速度が，利用可能な補酵素である NAD^+ の量に限りが

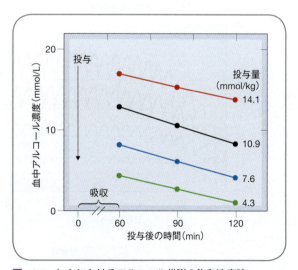

図 10.8 ヒトにおけるアルコール代謝の飽和速度論．
血中のアルコール濃度は指数関数ではなく，直線的に消失する．また，その消失速度は投与量によって変化しない．（Drew GC et al. 1958 Br Med J 2, 5103 より．）

あるため(第49章，図49.6参照)，低濃度エタノールであっても最大に達することによる．

一方で，飽和速度論によって，いくつかの重要な性質がもたらされる(図10.9)．1つは代謝に飽和を示さない薬物と比較して，作用時間が投与量により強く依存することである．もう1つは，投与量と定常状態における血漿濃度との関係が大きな傾きをもちやすく，予想が難しいことである．代謝に飽和性を示さない薬物では式(10.3)が成り立つが，飽和性を示す薬物ではこの比例関係が成り立たない(エタノールについての別の例については，図49.7を参照されたい)．代謝速度の最大値が，薬物の投与速度の上限を規定する．もし，投与速度が代謝速度を超えると，原理的には，体内の薬物量が上昇し続け，定常状態に至らなくなる(図10.9)．しかしながら，実際にはこのようなことにはならない．それは，消失速度は何らかの形で血漿濃度に依存するからである(通常，薬物濃度が高い場合には，飽和が起こらない別の代謝経路や腎排泄が十分寄与するためである)．とはいえ，定常状態におけるこの種の薬物の血漿濃度は投与量によって大きく変動し，予測不能となる．同様に，代謝速度の変動(例えば，代謝誘導などによって引き起こされる)が，血漿濃度を大きく変化させる要因となる．このような問題は，抗てんかん薬であるフェニトインなどの薬物において広く認識されている．フェニトインは，適切な臨床的な効果を得るために血漿濃度を厳密に調節する必要がある(第45章，図45.4参照)．飽和速度論を伴う薬物は，体内動態が線形性を示すものと比較して，臨床用途において予測が困難であり，薬理学的に類似した特徴をもった線形性をもつ候補化合物が利用可能な場合は，開発の過程で脱落する可能性がある(第60章)．

薬物動態学の臨床応用については，次頁のクリニカルボックスに要約した．

母集団薬物動態解析

> 例えば，慢性疾患を抱えた小児に薬物投与を行うような場合には，健常成人ではなく，同様の患者を対象とした薬物動態学的試験データを取得することが望ましい．このような集団に対する薬物動態試験の機会は限られており，データの質や患者ごとに得られる検体数に限りがあるものの，薬物動態解析サンプルは，治療中に機会をみて集められることが多い．母集団薬物動態学は，このようなデータをいかにすれば最も有効に解析できるかという問題を解決する．薬物動態に個人差がないと仮定してすべての患者から得られたデータをまとめて近似を行う方法や，患者ごとに別々に近似を行ってから，それによって得られた薬物動態学的パラメーターをまとめたりする方法には，それぞれ欠点がある．そこで，よりよい方法として，非線形混合効果モデル(non-linear mixed effects modelling：NONMEM)を用いたものがある．NONMEMに用いられる統計手法は難しく，本章の範囲を超えるが，興味がある読者は，Sheiner et al.(1997)を参照するとよい．

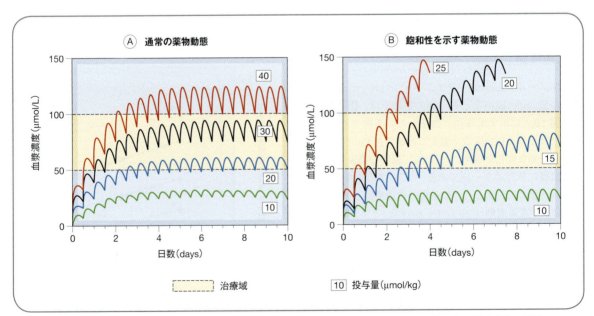

図10.9　12時間ごとに経口投与を行った場合における，体内動態が飽和性を示さない薬物と飽和性を示す薬物の比較．
[A]曲線は，低用量の抗てんかん薬フェニトインと同様の血漿濃度推移を示すが，線形の体内動態を有する仮想薬物について示す．投与開始から数日内に定常状態における血漿濃度に到達し，その値は投与量に比例する．[B]フェニトインに関する既知の薬物動態学的パラメーター(第45章参照)をもとに計算された血漿濃度曲線．フェニトインが高用量になると定常状態に至らないことに注意されたい．また，少しの投与量増加が，時間経過後，不釣り合いに血漿濃度を上昇させることがわかる．(曲線はThe Sympak pharmacokinetic modelling program written by Dr JG Blackman, University of Otagoを用いて計算した．)

薬物動態学の限界

薬物動態学の用途

- 医薬品の開発段階に行われる薬物動態学的試験は，承認される際の標準投与量設定の根拠となる．
- 臨床医は，時に特別な患者（例えば，新生児，腎機能が低下および変動する患者，薬物代謝を阻害する薬物を服用している患者など；第9章参照）の個人差に対応するために，投与方法の個別化を行う必要がある．
- 薬物治療の個別化は，しばしば薬物の効果（薬力学）に基づいて行われるが，血漿濃度の治療域が定められ，投与量を治療域の濃度にあわせて調節する有用性が示されている薬物（一部の抗てんかん薬，免疫抑制薬および抗がん剤）が存在する．
- 薬物動態を理解することで，投与量調節を論理的に行うことができる．その例として，以下のものが挙げられる．
  - **ゲンタマイシン**（gentamicin）のように腎臓から排泄される薬物は，腎機能低下患者において投与量を大きく減量する必要がある（第51章）．
  - 体内動態が飽和速度論を示す**フェニトイン**（第45章，図45.4）のような薬物が目標血漿濃度へ到達するために必要な投与量の増量は，線形性を示す薬物よりも，かなり少ない．
- 治療域濃度の情報が得られない場合でも，薬物のおよその半減期 $t_{1/2}$ は，以下のような場合に非常に有用である．
  - 標準治療を開始したしばらく後に発現した副作用について，その発現時間から解釈を行うことができる（例えばベンゾジアゼピン；第44章参照）．
  - **ジゴキシン**や**アミオダロン**などの薬物を投与開始する際に，初期負荷投与の必要性の有無を判断できる（第21章）．
- 薬物の分布容積 V_d から，必要な負荷投与量を算出することができる．V_d が大きい薬物（多くの三環系抗うつ薬が該当する）では，過量投与の治療において，血液透析は，排泄速度を上昇させる有効な手段とはならない．

薬物動態学の限界

　薬物動態学的解析の限界は，すでに述べたように，概念的に簡単なモデルにおいても，パラメーターの数が増大することなどから明らかである．ここでは，個人差を調節する手法としての有用性における，薬物動態学の限界について述べる．薬物反応は血漿薬物濃度に従い，薬物動態の個人差，つまり，吸収，分布，代謝，排泄における個人差を考慮することで，薬物反応の個人差を調節することができるという考え方は，以下の2つの仮定に基づいている．

1. 血漿中における薬物濃度は，受容体や酵素など，薬物の標的周辺の環境下における薬物濃度と強く相関している．
2. 薬物反応は，標的周辺の環境下における薬物濃度にのみ依存する．

　はじめの仮定については，循環血中で働くような薬物（例えば，フィブリノーゲンに対して働く血栓溶解薬など）については自明であり，酵素，イオンチャネル，Gタンパク質共役受容体やキナーゼ型受容体など，細胞膜上に発現する分子を標的とする薬物についても成り立つといえる．一方，核内受容体や血液脳関門によって標的細胞が循環血から隔てられた場合については，仮定が成り立つとは限らない．後者の事例として，抗うつ薬や抗精神病薬が挙げられるが，これらの薬物については血漿濃度測定の有用性に臨床的な意義が示されていない．また，それらの薬物は複雑な代謝経路を有するため，複数の活性代謝物が存在することもその理由となる．どちらかというと，中枢神経系において作用する薬物の一部，特に抗てんかん薬や**リチウム**（lithium）において，血漿濃度測定の有用性が実証されているのは意外である．

　2つ目の仮定は，薬物がその標的と安定的な共有結合を形成し，溶液における消失とは異なった効果を発揮する薬物には成り立たない．この例として，**アスピリン**（aspirin）や**クロピドグレル**（clopidogrel；第24章）の抗血小板作用，モノアミン酸化酵素阻害薬の作用（第47章）が挙げられる．他にも，効果が表れるまでに時間を要する薬物（抗うつ薬など；第47章）や，徐々に耐性（オピオイドなど；第42章）や生理学的適応（副腎皮質ホルモンなど；第33章）を誘導する薬物は，時間経過に伴って濃度と薬物の効果の関係性が変化する．

薬物動態学

- 全身クリアランス(CL_{tot})は，薬物の排泄を記述するうえで，特に重要なパラメーターである．排泄速度は，CL_{tot}に血漿濃度をかけたものに等しい．
- CL_{tot}から，定常状態における血漿薬物濃度(C_{SS})を求めることができる．

$$C_{ss} = 薬物投与速度/CL_{tot}$$

- 多くの薬物については，血漿からの消失は，時間に対しておおむね指数関数的に変化する．このような薬物の体内動態は，V_dの容積を有し，よく撹拌された1つのコンパートメントからなるモデルを用いて表すことができる．V_dは見かけの体積であり，体内に存在する全薬物量を濃度で割ったものである．
- 消失半減期($t_{1/2}$)はV_dに比例し，CL_{tot}に反比例する．
- 反復投与や持続投与を行った際に，血漿薬物濃度が定常状態における値に至るには，半減期の3〜5倍の時間を要する．
- 緊急性の高い状況では，治療濃度域へ早期に到達させるために，初期投与量が必要となることがある．
- 目標となる血漿濃度 C_{target} へ到達させるために必要な初期投与量 L は，V_d を用いて，次の式で求めることができる．

$$L = C_{target} \times V_d$$

- 2-コンパートメントモデルがしばしば必要となる．このモデルでは，薬物の濃度変化が，2つの指数関数の和として表される．2つの関数によって，血漿から組織への薬物の移行過程（α相）と血漿から体外への排泄過程（β相）がおよそ表される．
- 薬物のなかには，指数関数的でない"飽和"速度動態を示すものがある．臨床的に重要なこととしては，このような薬物の1日投与量を増加した際に，定常状態における血漿濃度が急激に上昇することが挙げられる．

引用および参考文献

Atkinson, A.J., Daniels, C.E., Dedrick, R.L., et al. (Eds.), 2001. Principles of Clinical Pharmacology. Academic Press, London.（薬物動態学に関する章では，ラプラス変換の応用，疾患の影響，コンパートメントモデルとノンコンパートメントモデルによる解析の比較，母集団薬物動態学，薬物の代謝と輸送について述べられている．）

Birkett, D.J., 2002. Pharmacokinetics Made Easy (revised), second ed. McGraw-Hill Australia, Sydney.（題目の通り，非常に簡潔にまとめられている．）

Jambhekar, S.S., Breen, P.J., 2009. Basic Pharmacokinetics. Pharmaceutical Press, London.（基礎的な教科書．）

Rowland, M., Tozer, T.N., 2010. Clinical Pharmacokinetics and Pharmacodynamics. Concepts and Applications. Wolters Kluwer/Lippincott Williams & Wilkins, Baltimore. Online simulations by H. Derendorf and G. Hochhaus.（非常に優れた教科書で，臨床応用に関して重点がおかれている．）

母集団薬物動態解析

Sheiner, L.B., Rosenberg, B., Marethe, V.V., 1997. Estimation of population characteristics of pharmacokinetic parameters from routine clinical data. J. Pharmacokinet. Biopharm. 5, 445-479.

第1部 基本原理

11 個体差, 薬理ゲノミクス, 個別化医療

概要

　この章では, 薬物の反応性における個体差(個体間変動)がどのように生じるかを取り上げる. 重要な因子には, 民族, 年齢, 妊娠, 疾患および薬物相互作用(すなわち, ある薬物による別の薬物の作用の修飾)があり, それぞれについて説明する. ゲノム情報を考慮した薬物治療の個別化の概念(個別化医療)は, 急速に発展している臨床薬理学領域であり, ここで紹介する. 関連する遺伝学の基本概念を説明し, 薬物反応に影響する単一遺伝子による薬理遺伝学的疾患についていくつか取り上げる. 次に, 薬理遺伝学的試験のうち, ヒト白血球抗原(human leukocyte antigen：HLA)遺伝子, 薬物代謝に影響を与える遺伝子, および薬物の標的をコードする遺伝子の変異に対する試験について説明する.

はじめに

　同じ用量の薬物によってつねに同じ反応が生じるならば, 薬物治療は非常に容易になるであろう. しかし実際には, 個体間とともに個体内の変動はしばしば大きなものとなる. 医師は, 安全かつ効果的に治療薬を処方するために, このような変動がどのように生じるかを認識しなければならない. 個体差は, 薬物作用部位における異なる濃度, または同じ薬物濃度であっても, 異なる反応によって引き起こされうる. 前者は, 薬物動態学的変動とよばれ, 吸収, 分布, 代謝または排泄(第8, 9章)によって起こる. 後者は, 薬力学的変動とよばれる. ほとんどのワクチンや経口避妊薬(第35章)などのいくつかの治療薬への反応は, 標準的な用量レジメンを選択するだけで十分に予測可能である. しかし, リチウム(lithium；第47章), 抗高血圧薬(第22章), 抗凝固薬(第24章)および他の多くの薬物においては個別化がなされる. 血漿における薬物濃度や血圧変化などの反応が, 有害反応とともにモニタリングされ, これらに基づいて投与量が調節される.

　薬物に対する反応の個体間変動は深刻な問題となることがある. 個体差を考慮せずに投与すれば, 効果が得られなかったり, 予期しない有害反応が生じたりする可能

性がある. 個体差の一部は環境要因によって引き起こされるが, 一卵性と二卵性の双生児における比較研究により, 薬物に対する反応の変動の多くは, 遺伝的に決定されることが示唆される. 例えば, 肝における薬物酸化反応のプローブであるアンチピリン(antipyrine, phenazone)および経口抗凝固剤であるワルファリン(warfarin；第24章)の消失半減期は, 一卵性双生児間の方が二卵性双生児間に比べ, ずっと差が少ない. ワルファリン(第24章参照)などの影響を及ぼす遺伝子が知られている薬物であっても, 薬理遺伝学的情報を, 他の臨床的な変動因子(年齢, 性別など)に基づく投薬アルゴリズムに追加しても, 結果を有意には改善しない. ただし, 標準化された(すなわち, 試行錯誤的な)負荷投与方法と比較した場合には, 遺伝情報に基づいて初期用量を決める方法は, 治療開始数週間の間には, 治療範囲に維持できる時間の割合が高いことが示されている(Zineh et al., 2013；最近の薬理遺伝学やワルファリン投与法の無作為化対照臨床試験に関する考察を参照).

　遺伝子は薬物動態に影響を及ぼすが, これは薬物の吸収, 分布, 代謝または排泄(absorption, distribution, metabolism or excretion：ADME)に関与するタンパク質の発現を変化させることによる. 薬力学的な変動は, 薬物の標的であるGタンパク質や他の下流の経路における差異を反映する. 頻度が低い特徴的な有害反応(第57章)に対する個々の感受性は, 遺伝的に決定された酵素や免疫機構の差異から生じる可能性がある. ヒトゲノムに関するわれわれの理解の向上によって, 遺伝学的な個体差を同定するためのより簡単な方法の導入とともに, 現行の生理的指標に基づく試行錯誤に頼るのではなく, 個々の患者に選択的な遺伝学的情報を利用して有効で毒性のない薬の事前選択を可能にすることが期待される("個別化医療[personalised medicine]"と称される医療への願望である). これまでのところ, このアプローチは, 最初は過剰宣伝され, 臨床上の有益性は乏しかった. しかし, 個別化医療への取り組みは進行中であり, 米国食品医薬品局(FDA)は, 100以上の薬理遺伝学的情報を添付文書に追加することを承認した. この数は, 本書の前版当時の2倍にのぼる. 薬理遺伝学的検査の利用は, 臨床試験によるアウトカムの改善が一貫して評価されているわけではなく(Zineh et al., 2013), そのため, 添付文書への薬理遺伝学的記載に関するFDAの態度が批判

されている(Shah & Shah, 2012). それにもかかわらず，薬理遺伝学的検査は，コストがかかっても，最終的には治療に重要な貢献をもたらすように思われる.

この章では，まず，薬物の反応に対する変異の最も重要な疫学情報を説明する．続いて，薬物に対する異常反応を特徴とする遺伝学的疾患を理解するための基礎として，遺伝学の基本を再び取り上げる．最後に，現在利用可能な薬理ゲノミクス検査の簡単な説明と，どのように薬物治療の個別化(**薬理ゲノミクス**[pharmacogenomics])に適用され始めているかについて述べる．

変動は，薬物が生じる効果の大小や，作用時間の長短という点で定量的に認識されることがあるが，このような場合でも質的には同じ効果をもたらす．しかし重要なことは，感受性の高い患者では薬物の効果は質的にも異なる場合があり，これは多くの場合，遺伝学的または免疫学的な相違に起因することである．例としては，グルコース-6-リン酸デヒドロゲナーゼ欠損者における**プリマキン**(primaquine)誘発性溶血(赤血球が酸化ストレス[第57章]の影響を受けやすい)や，**メチルドパ**(methyldopa)に起因する免疫媒介性溶血性貧血(メチルドパはしばしば抗薬物抗体を生じ，一部の患者ではこの抗薬物抗体によって溶血が生じる[第14章])が挙げられる．

個体差

- 個体差は重要な問題である．それが考慮されていない場合は，次のような事態が起こる．
  - 有効性の欠如
  - 予期せぬ有害な作用
- 個体差の種類は次のように分類できる．
  - 薬物動態学的なもの
  - 薬力学的なもの
- 個体差の主な原因は次の通りである．
  - 年齢
  - 遺伝学的要因
  - 免疫学的因子(第57章)
  - 疾患(特に，薬物の排泄や代謝に影響を及ぼす場合．例として，腎疾患や肝疾患)
  - 薬物相互作用

薬物の反応における個体間変動と疫学的要因

人種

人種とは"民族に属する"を意味し，多くの人類学者はこの概念の価値に関して懐疑的である(例えば，Cooper et al., 2003 参照). 現在では，国勢調査のためのオプションリスト(例えば，英国2011年国勢調査)において，人種または民族を選択するよう求められる場合もある．このように自己定義されたグループ内では，共通の遺伝学的および文化的伝統に基づくいくつかの特徴が共有されるが，それぞれのグループ内においても明らかに大きな多様性が存在する．

民族はこのような大ざっぱな分類によるものであるにもかかわらず，薬物の反応性に関していくつか示唆されることがある(Wood, 2001). 1つの例としては，第22章で説明されたものであるが，次のような事実が挙げられる．心不全のアフリカ系米国人の平均余命は，**ヒドララジン**(hydralazine)と硝酸塩の組み合わせによる治療によって延長するが，白人の米国人ではそうではない可能性がある．

有害反応には，人種に基づいて予測できるものもある．例えば，多くの中国人は，エタノールの代謝経路が欧州人と異なっており，アセトアルデヒドの血漿濃度が高くなり，顔面紅潮や動悸を起こすことがある(第49章). また，中国人は**プロプラノロール**(propranolol；第14章)の心血管作用に対して，白色系欧州人よりもかなり感受性が高い．一方で，アフリカ系カリブ人は感受性が低い．中国人では，βアドレナリン受容体アンタゴニストに対する感受性が高いにもかかわらず，プロプラノロールの代謝は白人よりも速い．そのため，プロプラノロールの感受性における差異はβアドレナリン受容体またはその上位における薬力学的差異に関連することが示唆される．

進行肺がん患者の治療における**ゲフィチニブ**(gefitinib；第56章)の全体的な有効性は期待外れであったが，患者の約10%においては，この薬剤に応答して肺がんが急速に縮小する．日本人患者では，白人と比較して3倍速く反応する．この反応の相違は，ゲフィチニブによく反応する患者では，上皮細胞増殖因子受容体に特異的な変異を有することに起因する(Wadman, 2005参照). このような民族的差異は遺伝的なものに由来すると考えられるが，一方で，特有の食習慣に関するような環境要因もまた寄与する可能性がある．薬理ゲノミクスに基づいた個別化医療という方向での，より洗練された探索を断念しないことが重要である．患者に民族集団を決めてもらうような簡単で安価な方法がうまくいったとしても，疫学的な要因は，むしろ追い風とするべきである．このような粗雑で不完全な方法によってうまくいくのであれば，ゲノム検査を用いればよりよくできるはずである！

年齢

年齢が薬物の作用に影響を与える主な理由は，新生児や高齢者では，薬物の排泄能が不十分なためである．したがって，一般的に，このように両極端な年齢においては，薬物の作用はより大きく，より長時間にわたる．年

表 11.1 各種薬物の血漿消失半減期に及ぼす年齢の影響．

薬物	半減期(h)の平均あるいは範囲		
	満期新生児[a]	成人	高齢者
主に未変化体のまま尿中へ排泄される薬物			
ゲンタマイシン	10	2	4
リチウム	120	24	48
ジゴキシン	200	40	80
主に代謝される薬物			
ジアゼパム	25〜100	15〜25	50〜150
フェニトイン	10〜30	10〜30	10〜30
sulfamethoxy-pyridazine	140	60	100

[a] 低出生体重児では平均成人値に比べ，よりいっそう大きな差異が生じる．（データを Reidenberg MM 1971 Renal Function and Drug Action. Saunders, Philadelphia; and Dollery CT 1991 Therapeutic Drugs. Churchill Livingstone, Edinburgh より．）

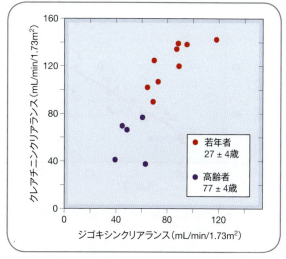

図 11.1 若年者と高齢者における腎機能（クレアチニンクリアランスとして測定）とジゴキシンクリアランスの関係．
（Ewy GA et al. 1969 Circulation 34, 452 より．）

齢に関連した他の因子，薬力学的感受性の変動なども，重要となる例がある．体組成は加齢に伴い変化し，高齢者においては脂肪が体重の大部分を占めるが，このような変化に伴って薬物の分布容積も変化する．高齢者は若年成人よりも多くの薬物を使用するので，薬物相互作用の可能性も高まる．小児および高齢者における薬物治療の詳細については，Atkinson et al.(2006) の腎および肝臓疾患に関する章を参照されたい．

薬物の腎排泄に及ぼす年齢の影響

新生児の糸球体濾過率(glomerular filtration rate：GFR)は，体表面積で補正すると，成人の約 20% にすぎない．したがって，腎臓から排泄される薬物の血漿消失半減期は，成人よりも新生児において，より長い（表 11.1）．正期産で生まれた新生児では，腎機能は 1 週間未満で若年成人と同様の値まで達し，6 ヵ月齢では成人値の約 2 倍の最大値まで増加する．早産児では，腎機能の発達にはより長い時間がかかる．低出生体重児における腎臓の未成熟は，薬物の消失に大きな影響を及ぼしうる．例えば，低出生体重児では，抗生物質ゲンタマイシン(gentamicin；第 51 章参照) の血漿半減期は 18 時間以上であるのに対して，成人では 1〜4 時間であり，正期産で生まれた新生児では約 10 時間である．したがって，低出生体重児における薬物の毒性を避けるためには，用量を減らす，および／または投与間隔をあけることが必要である．

糸球体濾過率(GFR)は 20 歳頃から徐々に低下し，50 歳で約 25%，75 歳で 50% 低下する．図 11.1 は，若年者および高齢者におけるジゴキシン(digoxin)の腎クリアランスが，GFR の指標であるクレアチニンクリアランスとよく相関することを示している．したがって，ジゴキシンを何年にもわたって同一量で投与し続けると，血漿濃度が加齢とともに上昇する．これが高齢者のグリコシド毒性（ジギタリス中毒）に共通する原因である（第 21 章参照）．

> 加齢に伴う GFR の低下は，クレアチニンクリアランスと異なるため，血漿クレアチニン濃度の上昇には反映されない．高齢者の血漿クレアチニンは，GFR が大きく減少している場合でも，正常な成人の濃度範囲内に留まっていることが一般的である．これは，高齢者においては筋肉量が減少し，クレアチニンの合成が減少しているためである．したがって，高齢者における"正常な"血漿クレアチニンは，その患者が正常な GFR を有していることを意味するものではない．これを認識せず，腎排泄型薬物の用量を減らさなければ，薬物の毒性発現につながる．

薬物の代謝に及ぼす年齢の影響

肝ミクロソームオキシダーゼ，グルクロン酸転移酵素，アセチルトランスフェラーゼおよび血漿エステラーゼなどのいくつかの重要な酵素は，新生児において，特に低出生体重児では活性が低い．これらの酵素は，成人レベルの活性に達するまでに 8 週間以上を要する．新生児における抱合能の相対的な欠如は，重大な結果をもたらす．例えば，アルブミン結合サイトに薬物が結合することによるビリルビンの遊離に起因する核黄疸(kernicterus)や（第 8 章），抗生物質であるクロラムフェニコール(chloramphenicol；第 51 章参照) による新生児皮膚の灰白色病変（グレイベビー症候群）がある．この致命的な症状は，当初，未熟な新生児が有する薬物に対する特異的

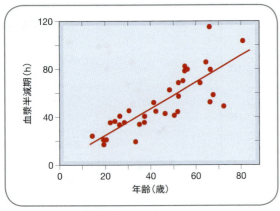

図 11.2 33人の健常人において，ジアゼパムの血漿半減期は年齢とともに増加する．
加齢に伴い，半減期の増加だけでなく変動の増加も起こることに注意されたい．(Klotz U et al. 1975 J Clin Invest 55, 347より．)

薬物への感受性における年齢に関連した変動

薬物の血漿濃度が同じであっても，若年者と高齢者において，効果が異なることがある．ベンゾジアゼピン類（第44章）はこの例の1つであり，若年者に比べ，高齢者で頻繁に錯乱を起こすが，逆に鎮静作用は小さい．同様に，降圧薬（第22章）では，起立性低血圧は，若年成人に比べ高齢者においてより頻繁に認められる．

妊娠

妊娠は，母体と胎児の薬物動態（第8章）に影響する生理的変化を起こす．母体の血漿アルブミン濃度は低下し，薬物のタンパク結合に影響を及ぼす．心拍出量が増加するため，腎血流量およびGFRが増加し，薬物の腎排泄が増加する．脂溶性の薬物は胎盤を容易に通過するが，親水性薬物の移動は遅く，母体への単回投与後における胎児への薬物曝露は免れている．胎盤関門は薬物を排除することがあり（例えば，低分子量ヘパリン [heparin]；第24章)，それらの薬物を母体へ長期投与する際は，胎児に影響を及ぼさず効果を期待できる．しかし，いったん胎児に移行した薬剤の排泄速度は，母体からのそれよりも遅い．胎児の肝臓におけるほとんどの薬物代謝酵素の活性は，成人よりもはるかに小さい．さらに，胎児は羊水中に排泄された薬物を飲み込むので，胎児の腎臓は効率的な排泄経路ではない．詳細については，Atkinson et al.（2006）を参照のこと．

疾患

治療薬は疾患を有する患者に処方されるため，薬物の反応に対する疾患の影響，薬物の代謝および薬物（および薬物代謝産物）の排泄を担う主要な臓器の疾患は，特に重要である．より詳細な内容は本書が取り扱う範囲を超えており，興味があれば，Atkinson et al.（2006）の腎および肝疾患に関する章などの臨床テキストを参照されたい．疾患は，薬物動態学的もしくは薬力学的な変動を引き起こす可能性がある．腎機能や肝機能などの障害は，標準用量であっても，薬物濃度の増加の結果，予期しない強烈な毒性または薬物効果の延長を引き起こす．薬物の吸収は，胃滞留時間を延長するような状態（例えば，**片頭痛**[migraine]，**糖尿病性神経障害**[diabetic neuropathy]）では遅延し，回腸または膵臓疾患や，心不全やネフローゼ症候群に伴う回腸粘膜の浮腫を有する患者では，吸収が不完全となる可能性がある．**ネフローゼ症候群**（nephrotic syndrome）（重度のタンパク尿，浮腫および血漿アルブミン濃度の減少を特徴とする）は，腸粘膜の浮腫のために，薬物吸収を変化させる．また，血漿アルブミンへの結合変化を介して，薬物動態を変化させる．さらに，尿細管上皮細胞の管腔側におけるイオン輸送機構（第29章）に作用する**フロセミド**（furosemide）

な生化学的感受性と考えられていた．しかし実際には，肝臓における抱合反応が弱いために，非常に高い組織濃度のクロラムフェニコールが蓄積することから生じる．クロラムフェニコールは，この毒性を避けるために用量を減らした場合には，成人よりも乳児の方が毒性は高くない．**モルヒネ**（morphine）（グルクロナイド抱合体として主に排泄される；第42章参照）を鎮痛薬として分娩に使用しない理由の1つは，胎盤を介して移行したモルヒネは新生児では半減期が長く，呼吸抑制が持続する可能性があるからである．

肝ミクロソーム酵素の活性は，加齢に伴って徐々に低下する（そして大きな個体差がある）．また，体組成に占める脂肪割合は高齢者で増加するため，脂溶性薬物の分布容積が増加する．例として，加齢に伴って，抗不安薬である**ジアゼパム**（diazepam）の半減期が増加する（図11.2）ことが挙げられる．他のベンゾジアゼピンおよびその活性代謝物のなかには，加齢に関連した半減期の延長がさらに顕著なものもある．半減期は反復投与中における薬物蓄積の時間変化を決定するため（第10章），ベンゾジアゼピンの作用は，高齢者では，日単位あるいは週単位で緩徐に強くなり，薬物の蓄積によるものではなく，加齢に伴う記憶障害と勘違いされるかもしれない．薬物の半減期の平均値では年齢の影響が小さい場合でも，半減期の**個体差**（variability）は年齢とととともに顕著に増大することが多い（図11.2）．このことは重要な意味をもつ．すなわち，高齢者の集団には薬物代謝速度が大幅に低下した患者がある程度存在する一方で，若年成人の集団ではこのような極端な特徴を有する患者はほとんどいない．したがって，医薬品規制当局は通常，高齢者に使用される可能性のある薬物の評価の一環として，高齢者における臨床成績を求めている．

のような利尿薬では，薬物と管腔液中のアルブミンとの結合により，その感受性低下が引き起こされる．**甲状腺機能低下症**(hypothyroidism)は，理由は十分には理解されていないが，いくつかの薬物(例えば，**ペチジン**[pethidine])の感受性の増加と関連している．**低体温**(hypothermia)(特に高齢者が罹患しやすい)は，多くの薬物のクリアランスを著しく減少させる．

他にも疾患は，受容体またはシグナル伝達機構を変化させることによって薬物感受性に影響することがある(第3章参照)．例を下記に示す．

● 受容体に影響を及ぼす疾患
 - **重症筋無力症**(myasthenia gravis)は，ニコチン性アセチルコリン受容体(第13章)に対する自己抗体で特徴づけられる自己免疫疾患であり，神経筋遮断薬(例えば，**ベクロニウム**[vecuronium])や神経筋伝達に影響を与える薬物(例えば，**アミノグリコシド系抗生物質**[aminoglycoside antibiotics]；第51章)への感受性を高める．
 - **先天性腎性尿崩症**(X-linked nephrogenic diabetes insipidus)は，抗利尿ホルモン(antidiuretic hormone：ADH，バソプレシン)受容体(第29章)異常とADHに対する非感受性が特徴である．
 - **家族性高コレステロール血症**(familial hypercholesterolaemia)，低密度リポタンパク質受容体(第23章)の遺伝性疾患．ホモ接合型は，スタチン(statin)(主に低密度リポタンパク質受容体の発現を増加させることによって作用する)による治療に対して比較的抵抗性を示すが，より頻度の高いヘテロ接合型はスタチンに良好に反応する．

● シグナル伝達機構に影響を及ぼす疾患
 - **偽性副甲状腺機能低下症**(pseudohypoparathyroidism)．受容体とアデニル酸シクラーゼとの結合の障害に起因する．
 - **家族性思春期早発症**(familial precocious puberty)と機能性甲状腺腫による**甲状腺機能亢進症**(hyperthyroidism)．これらの疾患は，機能性の甲状腺腫によって引き起こされるが，Gタンパク質共役受容体の変異を原因とする．その結果，内因性のアゴニストであるホルモンがなくても，受容体は"オン"の状態のままになる．

薬物相互作用

多くの患者，特に高齢者は，高血圧，心不全，変形性関節症などの慢性疾患のため，1種類以上の薬物を継続的に服薬している．急性の症状(例えば，感染症，心筋梗塞)があれば，さらなる薬物を使って治療される．したがって，薬物相互作用が起こる可能性は高く，薬物相互作用は薬物有害反応の5～20%を占める．これらはことによると深刻である(致死的な薬物有害反応の約

30%が，薬物相互作用の結果であると推定されている)．薬物は，食物成分(例えば，腸管のCYP3A4の発現を低下させるグレープフルーツジュース)およびハーブ療法(例えば，セント・ジョーンズ・ワート；第47章)に含まれる化学物質とも相互作用を起こす．ある化学物質(A)の投与は，別の化学物質(B)の作用を変化させ，それは以下の2種類の一般的な機序のうちいずれかによって起こる[1]．

1. 組織液中の濃度を変化させずに，薬物Bの薬理学的作用を修飾する(薬力学的相互作用)．
2. 作用部位における薬物Bの濃度を変化させる(薬物動態学的相互作用)．第8，9章に記述．

薬力学的相互作用

薬力学的相互作用は，さまざまな経路で起こりうる(第2章の薬物拮抗作用[drug antagonism]で論じられているものを含む)．多くの機序があり，分類することよりも，臨床上の具体例の方がより有用である．

● βアドレナリン受容体アンタゴニストは，**サルブタモール**(salbutamol；第14章)などのβアドレナリン受容体アゴニストの効果を低下させる．

● 多くの利尿薬は血漿K^+濃度を低下させ(第29章参照)，それによって**ジゴキシン毒性**および**III群抗不整脈薬**(type III antidysrhythmic drug；第21章)による毒性が起こりやすくなる．

● **シルデナフィル**(sildenafil)は，cGMP(第20，35章)を不活化するホスホジエステラーゼアイソフォーム(V型)を阻害する．その結果，グアニル酸シクラーゼを活性化する有機硝酸塩の作用が増強され，これらの薬物を服用している患者では重度の低血圧が惹起される．

● **モノアミンオキシダーゼ阻害薬**(monoamine oxidase inhibitor)は，ノルアドレナリン作動性神経終末に貯蔵されるノルアドレナリン(noradrenaline)(ノルエピネフリン[norepinephrine])の量を増加させ，貯蔵されたノルアドレナリンを放出する**エフェドリン**(ephedrine)または**チラミン**(tyramine)などの薬物と危険な相互作用を引き起こす．この相互作用は，チ

---

1 3つ目の機序として，製剤学的相互作用について言及しておくべきであろう．この機序では，体外での相互作用によって一方または両方が不活化される．薬理学的原理は関与しておらず，化学的な機序のみによる．一例として，**チオペンタール**(thiopental)と**スキサメトニウム**(suxamethonium)との複合体の形成が挙げられ，これらは同じシリンジ内で混合してはならない．**ヘパリン**は高度に荷電されており，多くの塩基性薬物と相互作用する．ヘパリンは静脈ラインまたはカニューレを閉塞させないようにするために用いられることがあるが，ヘパリンを含むラインを生理食塩水でフラッシュすることなく，塩基性薬物が注射された場合，ヘパリンはそれらの薬物を不活化することがある．

ラミンが豊富な食品，特にカマンベールのような発酵チーズでも起こる（第47章参照）．
- ワルファリンはビタミンKと競合し，肝臓におけるさまざまな凝固因子の合成を阻害する（第24章参照）．腸内のビタミンK産生が（例えば，抗生物質によって）阻害されると，ワルファリンの抗凝固作用が増大する．
- 異なった作用機序により出血を誘発する薬物（例えば，血小板トロンボキサンA_2生合成を阻害し，および胃障害を起こすアスピリン［aspirin；第26章］）によって，ワルファリンに起因する出血，特に胃からの出血リスクが高まる．
- スルホンアミド（sulfonamide）は細菌や他の微生物による葉酸の合成を妨げる．トリメトプリム（trimethoprim）は葉酸から活性体であるテトラヒドロ葉酸塩への還元を阻害する．したがって，ニューモシスチス（*Pneumocystis*）感染に対してこれらの薬を用いると，治療に有効な相乗作用を示す（第53，54章）．
- イブプロフェン（ibuprofen）やインドメタシン（indometacin）などの非ステロイド性抗炎症薬（non-steroidal anti-inflammatory drug：NSAID；第26章）は，腎血管拡張／ナトリウム排泄増加の作用を有するプロスタグランジン（プロスタグランジンE_2，プロスタグランジンI_2）の生合成を阻害する．高血圧の治療を受けている患者にNSAIDを投与すると，血圧を上昇させる．慢性心不全のために利尿薬で治療されている患者に投与した場合，NSAIDは塩分および水分貯留を介して，心代償不全を引き起こす[2]．
- プロメタジン（promethazine）などのヒスタミンH_1受容体アンタゴニストは，通常，望ましくない効果として眠気を引き起こす．より厄介なこととして，このような薬物をアルコールと一緒に摂取すると，職場や路上での事故につながりかねない．

薬物動態学的相互作用

薬物動態を決定する4つの主要なプロセス（吸収，分布，代謝および排泄）のすべてが，薬物の影響を受ける可能性がある．このような相互作用については，第8章と9章に記述した．

薬物応答における遺伝子変異

遺伝学に関する基本的事項

遺伝子（gene）は遺伝の基本単位であり，核酸塩基（アデニン［A］，グアニン［G］，チミジン［T］およびシト

薬物相互作用

- これらは多種多様である．疑問があれば，調べること．
- 相互作用は，薬力学的または薬物動態学的に起こる．
- 薬力学的相互作用は，相互作用する薬物の作用から，しばしば予測可能である．
- 薬物動態学的相互作用は，次の過程で起こる．
  - 吸収（第8章）
  - 分布（例えば，タンパク結合における競合；第8章）
  - 肝臓における代謝（誘導または阻害；第9章）
  - 腎排泄（第9章）

シン［C］）配列から構成され，各DNA鎖の決められた位置に特定の塩基配列が配置されている．遺伝子の名前は慣例的に，その遺伝子がコードするタンパク質の名前がつけられ，イタリック体によって表される．例えば，CYP2D6と書けばタンパク質を示すが，*CYP2D6*と書けばそれをコードする遺伝子を示す．細胞内に存在するDNAの大部分は核内の染色体に存在するが，一部はミトコンドリアにも含まれ，ミトコンドリアDNAは母親由来である（卵子から配偶子へ，ミトコンドリアが受け継がれるため）．DNAは相補的な配列をもつメッセンジャーRNA（mRNA）に**転写**（transcribe）された後，粗面小胞体においてアミノ酸鎖へと**翻訳**（translate）される．ここで生成したペプチドは，折りたたまれ，多くの場合，翻訳後修飾を受けて，最終的にタンパク質へと変換される．遺伝子を形成するDNA配列のうち，タンパク質をコードする部分は**エクソン**（exon）とよばれる．一方，**イントロン**（intron）はエクソンとエクソンの間に配置されたDNA配列のことをいう．イントロンはmRNAに転写されるが，その後，mRNAから除かれるため，タンパク質へは翻訳されない．転写の速度はDNAのプロモーター領域において制御されており，RNAポリメラーゼがここに結合することで転写が開始される．

変異（mutation）とは，DNAを構成する塩基配列の変化のうち遺伝するものを指し，遺伝子上における変異は，アミノ酸やタンパク質の配列変化につながることがあるが，つながらないこともある[3]．変異を原因としたタン

---

[2] NSAIDは利尿薬などの弱酸と尿細管分泌において競合するため，利尿薬との相互作用は，ここに記載した薬力学的効果に加えて薬物動態学的相互作用を伴いうる（第9章参照）．

[3] 遺伝コードには"余剰"があり，例えば，複数の塩基トリプレットが同じアミノ酸をコードしている．突然変異が起こっても，元のアミノ酸と同じアミノ酸をコードするトリプレットに変化した場合，タンパク質に変化はなく，結果的に機能の変化はない．すなわち，"静かな"突然変異となる．このような突然変異は有利でも不利でもないので，自然選択によって排除されることもなければ，野生型に取って代わって集団に蓄積されたりすることもない．

パク質配列の変化は多くの場合，機能を失わせるものであり，このような変異をもつ遺伝子は自然選択による淘汰によって，次世代には受け継がれない．しかし，一部の変異は，環境に対して有利な形質を示すものとなることがある．薬理遺伝学に関係する変異の例としては，X連鎖遺伝子のうち，**グルコース-6-リン酸脱水素酵素**（glucose 6-phosphate dehydrogenase：G6PD）が挙げられる．この酵素の欠損によりマラリアへの抵抗性が生じるが（マラリアの蔓延地域では有利に働く），この変異をもつ場合，さまざまな食事成分や医薬品（高マラリア薬である**プリマキン**など；第54章参照）の曝露によって生じた酸化ストレスに反応して溶血しやすくなる，という代償がある．このように変異が多義性を有するために，環境からの選択圧に応じた頻度で，変異が将来の世代へと受け継がれる．したがって，G6PD欠損の分布は，マラリアの地理的分布に類似している．集団内において，ある遺伝子に機能的な差が生じる複数の配列が認められ，それぞれの頻度が少なくない場合，このことを"平衡"多型という（平衡とは，ホモ接合体が不利に，ヘテロ接合体が有利に働く環境下では遺伝子頻度が変動せずに安定することをいう）．

　多型（polymorphism）とは，数世代にわたって集団のなかで保存されたDNA鎖（アレル）上の選択的配列のことを指す．多型は，もともと突然変異の結果として生じ，遺伝子の機能に影響を及ぼさない場合には集団に保存され，機能不全へとつながる場合には次世代へは受け継がれない（多くの場合は後者である）．しかし，環境の選択圧がその多型にとって有利である場合には，選択的優位性を有することにつながり，次世代においてその多型の頻度が上昇することになる．現在，遺伝子配列の解読が簡便化されており，**一塩基多型**（single nucleotide polymorphism：SNP）（遺伝子配列上の1つの塩基の変化によって生じるDNA配列の変化）が数多く存在することが明らかになっている．SNPは一塩基の置換（大部分がCからTへの置換），あるいは，一塩基の欠失や挿入を伴う．挿入や欠失は，翻訳において"フレームシフト"を生じさせる．例えば，挿入によって，遺伝情報の基本単位である塩基にずれが生じ，塩基の順番が1つずつ"右に"移動する．このことは，タンパク質の産生阻害，異常なタンパク質の産生，タンパク質産生速度の異常へとつながる．

　SNPはヒトゲノム30億塩基あたりに100〜300程度認められる．その約2/3が，CからTへの置換である．SNPはゲノムの翻訳領域（遺伝子）にも非翻訳領域にも認められる．1つのSNPがあるだけで疾患の要因となることがある．例えば，SNPに起因する遺伝子変異として広く知られるものに，血液凝固因子の第V因子ライデンが挙げられる．この変異体は，遺伝性の血栓塞栓症において最も高い頻度で認められる（第24章）．

この変異をもつと，長期臥床などの要因によって，静脈内に血栓が形成されるリスクが上昇する．しかし，その家系の祖先にとっては，血栓形成より溶血のリスクが減少するという点で有利に働いていた可能性がある．また，疾患に関する体質は1つの遺伝子内またはその近傍に存在する複数のSNPによって決定される．このような組み合わせは**ハプロタイプ**（haplotype）とよばれ，両親それぞれから異なるハプロタイプが受け継がれる．

単一遺伝子による薬物動態学的疾患

　1つの変異が遺伝子の機能を大きく損なわせる場合に，"単一遺伝子疾患"となることがあり，メンデル則に従って遺伝する．このことは，白皮症（褐色色素メラニンの産生に必要な酵素が欠損した白色種）やいくつかの"先天性代謝異常"において発見された．20世紀前半の英国人医師アーチボルド・ギャロッド（Archibald Garrod）が行った生化学的遺伝学による功績である．希少疾患に関して多くの遺伝学研究が行われ，分子病理学における知見が蓄積されてきた．家族性高コレステロール血症やスタチンの作用機序の解明が，その例といえる（第23章）．

◉ 血漿コリンエステラーゼ欠損

　1950年代，ウォルター・カロー（Walter Kalow）は，**スキサメトニウム**の感受性がこの薬物の代謝速度を決める遺伝子変異と関連し，メンデル則に従った常染色体劣性遺伝の結果であることを見出した．スキサメトニウムは短時間作用型の神経筋遮断薬であり，麻酔の際によく用いられるが，血漿中に存在するコリンエステラーゼによって速やかに加水分解される（第13章）．しかし，3,000人に1人の割合でスキサメトニウムの不活化が遅くなることがあり，このような患者にスキサメトニウムが投与されると，神経筋遮断の作用が延長する．これは，劣性遺伝子によって血漿中のコリンエステラーゼに異常が生じるためである．この異常な酵素では，基質や阻害薬の認識に変化が生じている．この変異は，**ジブカイン**（dibucaine, cinchocaine）（正常なコリンエステラーゼよりも異常型コリンエステラーゼに対して強い阻害作用を示す）の効果を測る血液検査によって検出することができる．ヘテロ接合体においても，多少はスキサメトニウムの加水分解の速度低下が認められるが，血漿中コリンエステラーゼのジブカインに対する感受性は低下しており，正常な場合とホモ接合体の中間的な値を示す．コリンエステラーゼ変異をホモ接合体として有する場合のみ，疾患が表れる．このような患者はスキサメトニウム（または類似した化合物）を投与されない限りは健康であるが，健常人では数分間の神経筋遮断を生じるだけの量でも，スキサメトニウムによる麻痺状

態が延長する[4]. また, スキサメトニウムに対する異常反応が認められる他の例として, **悪性高熱症**(malignant hyperpyrexia)がある(**第13章**). これは, 遺伝的な特異体質と関連した副作用であり, リアノジン受容体の関与が知られている(**第4章**). 家族がこの変異の影響を受けるかどうかを調べる意義はあるが, 疾患の頻度はきわめて小さいため, 現状では, スキサメトニウムの投与にあたって変異の検査を行うことは, 非現実的である.

急性間欠性ポルフィリン症

肝ポルフィリン症(hepatic porphyria)は薬理遺伝学的疾患の典型例であり, 患者に薬物が投与されていなくても症状が生じるが, 多くの薬物によって, この疾患が非常に重篤化する可能性がある. 肝ポルフィリン症は, ポルフィリンやヘムの生合成経路に関連した遺伝性疾患である. **急性間欠性ポルフィリン症**(acute intermittent porphyria)は, そのなかでも最も頻度が低く, 最も重篤な形態である. これは常染色体優性遺伝疾患であり, **ポルフォビリノーゲンデアミナーゼ**(porphobilinogen deaminase:PBGD)の遺伝子に存在するさまざまな変異が関連する. PBGD は赤血球前駆細胞, 肝細胞などの細胞におけるヘム生合成に重要な酵素であり, この遺伝子における変異はすべて PBGD の活性を低下させ, 臨床的特徴はポルフィリンを含むヘム前駆体の蓄積を原因とする. また, 薬物, ホルモンおよび他の化学物質への曝露など, 環境要因の影響も認められる. ポルフィリン症との診断を受ける前に鎮痛薬, 抗痙攣薬や他の医薬品を投与されると, 致死的な作用を生じるが, 適切に対処すればほとんどの場合で回復する[5]. 多くの薬物, 特に, 薬物代謝酵素である CYP を誘導する薬物(例えば, バルビツール酸塩, **グリセオフルビン**[griseofulvin], **カルバマゼピン**[carbamazepine], エストロゲン[estrogen]な

---

4 ある1人の中年男性は, 外見的には健康であったが, 高血圧のために数ヵ月にわたって著者の1人の診察を受けた. 彼はまた, うつ病のために精神科も受診した. うつ病は薬物治療で改善することができず, 電気ショック療法(electroconvulsive therapy:ECT)を受けることとなった. スキサメトニウムは, 痙攣によるケガを防ぐために使用された. この薬剤は通常, 短時間の麻痺を起こすだけだが, この不幸な男性は, スキサメトニウム投与から約2日後に意識を回復し, 集中治療室の人工呼吸器から離脱したことを知った. その後の分析から, 血漿コリンエステラーゼ欠損のホモ接合体であることが判明した.

5 ポルフィリン症と診断された患者の家系をスカンジナビアの教区簿冊からさかのぼり, そこから平均寿命を推定すると, バルビツール酸や他の鎮静薬および抗痙攣薬が使われ普及し始めた20世紀までは, ポルフィリン症患者家系の平均寿命が正常であったことが明らかにされている. 英国国民医薬品集(British National Formulary)では, ポルフィリン症患者において禁忌とされる長くて有用な薬物のリストが示されている. また, リストにない薬物が必ずしも安全とは限らないという警告も記載されている.

ど. **第9章**参照)によって, 感受性の高い患者では急性発作を引き起こすことがある. ポルフィリンは, γ-アミノレブリン酸(δ-amino laevulinic acid:ALA)を基に, 肝臓の ALA 合成酵素を介した反応によって合成される. この酵素は, バルビツール酸などの薬物によって発現が誘導され, ALA 産生とポルフィリン蓄積量の増加につながる. 前述したように, 遺伝形質は優性遺伝であるが, 明らかな症状は, 男性よりも女性の方が, 約5倍高い頻度で認められる. これは, ホルモンの変動が急性発作を誘発するためである.

薬物アセチル化の異常

遺伝がかかわる疾患として以上で取り上げた例は, 頻度の多いものではない. 一方で, 1960年代にプライス-エバンス(Price–Evans)は, 人種が異なると薬物アセチル化の速度が異なること, および, これは平衡多型の結果であることを実証した. **図11.3**は, **サリチル酸塩**(salicylate)投与から3時間後における血漿濃度がガウス分布に近似するのに対し, **イソニアジド**(isoniazid)投与後の血漿濃度は二峰性の分布を示すことを表している. イソニアジド濃度は全体の約半数において 20μmol/L 未満であり, この群の最頻値は約 9μmol/L であった. もう半数を含む集団(血漿濃度 > 20μmol/L)では, 最頻値は約 30μmol/L であった. イソニアジドの消失は, 主にアセチル化に依存し, アセチルトランスフェラーゼによって触媒される(**第9章**). 白人では, "高アセチル化群"と"低アセチル化群"がそれぞれ同じ程度存在する. 患者によって異なるアセチル化の速度は, 肝臓のアセチルトランスフェラーゼ活性低下に関連する, 1つの劣性遺伝子によって制御されている. 他の人種では, 高アセチル化群と低アセチル化群の割合が異なる. イソニアジドは, 機序の異なる2つの毒性を引き起こすことが知られている. 1つは末梢神経障害であり, これはイソニアジド自体によって引き起こされ, 低アセチル化群において起こりやすい. もう1つは, アセチル化された代謝物によって引き起こされる肝毒性であり, 少なくともいくつかの人種では, 高アセチル化群で割合が高い. したがって, この遺伝学的多様性は, 薬物が引き起こす毒性の特徴やその割合が, 人種によって異なる要因となる.

アセチルトランスフェラーゼは, 他にもヒドララジン(**第22章**), **プロカインアミド**(procainamide;**第21章**), **ジアフェニルスルホン**(diaphenylsulfone, dapsone)やその他のスルホンアミド(**第51章**)の代謝に重要な役割をもち, アセチル化の個体差はこれらの薬物による**狼瘡**(lupus)(自己免疫疾患の1つで, 皮膚, 関節および腎臓を含む多くの臓器に及ぶ)に影響を及ぼす. しかし, 表現型解析(薬物の変換速度を測定すること)やアセチルトランスフェラーゼの遺伝子解析はいずれも, 実臨床では行われていない. この理由としては, これらの薬物の使

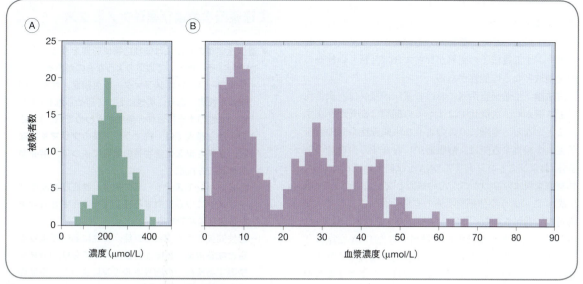

図 11.3 ヒトにおける2つの薬物の血漿濃度分布.
[A]サリチル酸ナトリウム経口投与3時間後の血漿サリチル酸濃度．[B]経口投与6時間後の血漿イソニアジド濃度．サリチル酸の分布は正規性を示すのに対し，イソニアジドの分布は二峰性を示していることに注意されたい．([A]は Evans DA, Clarke CA 1961 Br Med Bull 17, 234-280，[B]は Price-Evans DA 1963 Am J Med 3, 639 より．)

用頻度は比較的少ないことと，推奨される代替薬がいくつか存在することが考えられる.

アミノグリコシドによる耳毒性

上記の例では，染色体上の遺伝子変異が薬物反応における個体差の原因であった．一方，アミノグリコシド系抗生物質（第51章参照）による難聴は，一部の家系に遺伝が認められ，母親を通してのみ，その子に遺伝する．これは，ミトコンドリア遺伝子の遺伝様式と予想され，実際に素因として最も頻度の高い変異は，ミトコンドリアDNA上の $m.1555A>G$ の変異である．アミノグリコシドがよく用いられる中国では，アミノグリコシドによる耳毒性の30～60%がこの変異に起因する．アミノグリコシドの作用機序は，ヒトミトコンドリアのリボソーム（ミトコンドリアは共生細菌から進化したと考えられている）と共通の性質をもつ細菌のリボソーム（第51章）に結合することである．アミノグリコシドは，過量投与すると，全例において耳毒性を引き起こす．$m.1555A>G$ の変異は，ミトコンドリアのリボソームを，細菌のリボソームとの類似性が高まるように変化させる．したがって，この変異をもつ患者ではアミノグリコシドのミトコンドリアへの親和性が高まり，毒性が起こりやすい患者では，単回投与後であっても，投与から数ヵ月間にわたって耳有毛細胞のリボソームにアミノグリコシドが結合したままとなる．この変異のスクリーニングは，アミノグリコシドの投与を必要とするような小児において有用となるかもしれない(Bitner-Glindzicz & Rahman, 2007).

治療薬と臨床上利用可能な薬理ゲノミクス検査

薬物応答性を予測するための臨床検査は，ヒト遺伝子解析の最初の応用例と期待されたが，科学，商業，政治，そして教育的な課題が多く，開発は遅れている(Flockhart et al., 2009)．高価な医薬品に対する自治体や保険制度による償還は，費用対効果のエビデンスによって決定される例が増えている．同様に，新しい検査も，最適な処方を行うための能力や技術を確実に改善する必要があり，さらに，薬剤や投薬計画の変更など，処方の明確な変更に寄与しなければならない．これまで，薬理遺伝学的検査の有用性は，薬理ゲノミクスに基づいた処方と現行の方法の無作為化対照臨床試験によって検証されており，その結果は期待されたほどには至っていない．しかし，下記のようにいくつかの検査は臨床での活用が増えており，その例として，次の3つの遺伝子やその変異に対する検査が挙げられる．(a)ヒト白血球抗原(human leukocyte antigen：HLA)の変異．この遺伝子は，一部の非特異的で重篤な薬物有害反応の感受性に大きく関連している．(b)薬物の代謝を制御する遺伝子．(c)薬物の標的をコードする遺伝子．1例としては，ワルファリンが挙げられる．ワルファリンに関する遺伝子検査は，代謝に関する遺伝情報とワルファリンの標的に関する遺伝情報を組み合わせて行われる．また，第8章で述べた**イベルメクチン**(ivermectin)の神経毒性に対するコリー犬の遺伝的感受性は，獣医学では重要となって

いる．これは，コリー犬の祖先において，血液脳関門の性質を変える P 糖タンパク質の変異が生じたためである．ヒトにおいても，薬物の分布にかかわるタンパク質をコードする遺伝子の変異が存在すれば，新しい検査の開発領域となる可能性がある．

　方法論：生殖細胞系列における遺伝子変異は，次世代に引き継がれ，次世代ではすべての細胞に変異が存在することとなる．実際に，このような生殖細胞系列の遺伝子変異を検査する際は，静脈血中に存在する白血球の染色体，およびミトコンドリア DNA を試料として行われる．体細胞変異はいくつかのがんの病因となることがあり（第 5 章），このような体細胞変異の有無を調べることで，薬物選択に利用される．体細胞変異に関する遺伝子検査は，外科的に切除された腫瘍から抽出された DNA を試料として実施される．検査では，対象配列の増幅や，分子生物学的方法が用いられる．一般的には，さまざまな多型を同定するために，チップ技術を利用することが多い．

HLA 遺伝子検査

● アバカビルと *HLAB*5701*

アバカビル（第 52 章）は逆転写酵素阻害薬であり，HIV 感染の治療薬として高い有効性を示す．しかし，その使用によって重篤な皮疹が生じることがあり，場合によっては使用することができない．アバカビルの副作用への感受性は，ヒト白血球抗原（HLA）の変異体である *HLAB*5701* と強く関連している．この変異に対する検査は広く行われ，その有用性は前向き試験によって示されている．図 11.4 参照 (Lai-Goldman & Faruki, 2008)．

● 抗てんかん薬と *HLAB*1502*

カルバマゼピン（第 45 章）も，重篤な（時には死亡に至る）皮疹を引き起こすことがある．この皮疹は，**スティーブンス–ジョンソン症候群**（Stevens-Johnson syndrome）（症状としては水疱や消化管に至るほどの傷害など，多様な皮疹が認められる）や**中毒性表皮壊死症**（toxic epidermal necrolysis）（火傷したように表皮が真皮から剥がれ落ちる症状がみられる）を含む．これらの副作用は，HLA のアレルの 1 つである *HLAB*1502* と関連しており，ほとんどがアジア系由来の人においてのみ発症する (Man et al., 2007)．FDA は，中国人の患者については治療を開始する前に，このアレルを調べることを推奨している．カルバマゼピンに対して皮疹が生じた患者では，**フェニトイン**（phenytoin）が投与された際に同様の症状が現れることがあり，同じ HLA のアレルがフェニトインに対する過敏反応と関連することが知られている．

● クロザピンと *HLA-DQB1*0201*

クロザピンは，非常に高い効果を示す抗精神病薬（第 46 章）であるが，従来の抗精神病薬とは副作用の特徴が異なる．クロザピン投与患者の約 1%において無顆粒球症が生じることがあり，無顆粒球症によってその使用が制限される．この副作用は *HLA-DQB1*0201* に関連しているが，これまでの研究が少なく，検査の特異性と感度については，さらなる検証を必要とする．

薬物代謝に関連した遺伝子検査

● チオプリンと *TPMT*

チオプリン製剤（tioguanine，メルカプトプリン

薬理遺伝学および薬理ゲノミクス

- 遺伝性疾患のなかには薬物応答に影響を及ぼすものがあり，その例として以下のようなものがある．
  - グルコース-6-ホスファターゼ欠損症．性別と関連した疾患であり，男性において認められる（または，女性のホモ接合体の頻度がきわめて低い）．このような患者では，抗マラリア薬の**プリマキン**など，さまざまな化学物質の曝露によって，溶血が引き起こされる．
  - 血漿コリンエステラーゼ欠損症．神経筋遮断薬スキサメトニウムに対する感受性を変化させる常染色体劣性異常である．
  - 急性間欠性ポルフィリン症．女性においてより重篤となる常染色体優性疾患の 1 つであり，CYP を誘導する薬剤や内因性ホルモンによって，重度の発作が引き起こされる．
  - 薬物アセチル化酵素欠損．平衡多型の例の 1 つ．
  - アミノグリコシドによる耳障害の感受性上昇は，ミトコンドリア DNA の変異に起因する．

- これらの薬理遺伝学的疾患は，薬物の反応が患者ごとの遺伝子によって決定されることを示す．

- 薬物の分布や作用に関連したタンパク質をコードする遺伝子上には，一塩基多型（SNP）および SNP の組み合わせ（ハプロタイプ）がよく認められ，それらから薬物の反応を予測することができる．血液や外科的に切除された組織を用いた薬理ゲノミクス検査から，遺伝子上の変異と個々の薬物反応との間には関連性があることが確認されている．また，そのうちいくつかの検査は臨床応用がなされているが，遺伝子検査が薬物治療の個別化に寄与するかどうかについては，今後の課題である．

- 薬理ゲノミクス検査の対象としては，以下の例がある．
  - **アバカビル**（abacavir），**カルバマゼピン**および**クロザピン**（clozapine）の毒性を予測するための HLA 変異体
  - CYP2D6，CYP2C9 およびチオプリン-S-メチルトランスフェラーゼ（TPMT）など，薬物代謝にかかわる酵素の遺伝子
  - 増殖因子受容体に関する生殖細胞系列および体細胞変異であり，**イマチニブ**（imatinib）および**トラスツズマブ**（trastuzumab）などのがん治療に対する反応性を予測するもの

[mercaptopurine]およびそのプロドラッグである**アザチオプリン**[azathioprine]；第 56 章）は，これまで 50 年間，急性リンパ性白血病（小児がんの約 1/5 を占める）などの白血病治療に用いられてきた．また最近では，潰瘍性大腸炎などにおける免疫抑制を目的として用いられる．これらの薬剤はいずれも，骨髄や肝臓に対する毒性を示すが，キサンチンオキシダーゼや血球に

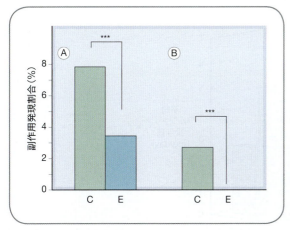

図11.4 薬理遺伝学的スクリーニングを行うことによって，アバカビル過敏症の発生率は減少する．

PREDICT-1試験(Mallal et al., 2008)では，患者を無作為に標準治療(対照群，C)または前向き薬理遺伝学的スクリーニング(試験群，E)に割り付けた．すべての対照群患者にはアバカビルを投与したが，試験群においては *HLA-B*5701* 陰性であった患者のみにアバカビルを投与した．2つのエンドポイントをあらかじめ設定した．臨床的に過敏反応と疑われる反応[A]および臨床的に過敏反応と疑われ，陽性パッチ試験によって免疫学的に確認された反応[B]．両方のエンドポイントにおいて，試験群の過敏症発現率が低かった($P<0.0001$). (データはHughes AR et al. 2008 Pharmaogenet J 8, 365-374より.)

存在するチオプリンメチルトランスフェラーゼ(thiopurine-S-methyltransferase：TPMT)によって解毒化される．TPMT活性には遺伝性の大きな個体差があり，三峰性の分布を示す(Weinshilboum & Sladek, 1980)．血液中のTPMT活性が低いと，チオプリン製剤の活性体である6-チオグアニンヌクレオチド(6-thioguanine nucleotide：TGN)の血液濃度上昇につながり，骨髄毒性を引き起こす．一方，高TPMT活性はTGN濃度を低下させ，有効性の低下と関連する．したがって，治療を開始する前には，表現型解析(TPMT活性を調べる血液検査)や *TPMT* アレルである *TPMT*3A*，*TPMT*3C*，*TPMT*2* の遺伝子解析を行うことが推奨される．このような検査を行った場合でも，環境要因(キサンチンオキシダーゼの阻害を介した**アロプリノール**(allopurinol)との薬物間相互作用など)の存在を考慮しながら，白血球数のモニタリングをする必要がある．

5-フルオロウラシル(5-FU)と *DPYD*

▽ 5-フルオロウラシル(5-fluorouracil：5-FU)(第56章，図56.6)は，固形がんの治療によく用いられるが，有効性の個体差や予測不能な粘膜傷害発現が存在する．5-FUは，ジヒドロピリミジン脱水素酵素(dihydropyrimidine dehydrogenase：DPYD)によって解毒化されるが，DPYDには，臨床的に同定可能で遺伝子の機能に影響を及ぼす多くの変異体がある．現在利用可能な遺伝学的知見では，感度や特異度は必ずしも高くないことがわかっているが，FDAは *DPYD* 欠損患者には5-FUを投与しないことを推奨している．

タモキシフェンと *CYP2D6*

▽ **タモキシフェン**(tamoxifen；第35, 56章)はCYP2D6によってエストロゲンアンタゴニストであるエンドキシフェンに代謝されるが，CYP2D6には多くの遺伝子多型が存在する．小規模な解析から，*CYP2D6* 遺伝子多型とその有効性に関連があることが示唆されている．CYP2D6に関する遺伝子解析は実用化されているが，より大きな規模でタモキシフェンとアロマターゼ阻害薬を比較した試験における遺伝子解析の結果が待たれる．タモキシフェンの他にも，CYP2D6の基質であり，ハンチントン病の治療(第40章)に用いられる**テトラベナジン**(tetrabenazine)についても，*CYP2D6* 遺伝子型が治療効果に影響を及ぼす可能性がある．FDAは，*CYP2D6* が低代謝型である患者に対しては，テトラベナジンによる重篤なうつ病のリスクがあるため，処方量の上限を1日あたり50 mgとしている．

イリノテカンと *UGT1A1*28*

▽ トポイソメラーゼI阻害薬(第56章)である**イリノテカン**(irinotecan)は，一部の患者において，大腸がんおよび肺がんに対して顕著な効果を示すが，毒性(下痢および骨髄抑制)が重篤となりうる．イリノテカンは，その活性代謝物であるSN-38を介して作用を示すが，SN-38はUDP-グルクロン酸転移酵素(UDP-glucuronyltransferase：UGT；第9章，図9.3)によるグルクロン酸抱合によって解毒される．UGTの活性低下は比較的高い頻度で認められ，非結合型ビリルビンが血漿中に蓄積する**ギルバート症候群**(Gilbert's syndrome)の素因にもなる．*UGT1A1* の遺伝子検査は臨床において実用化されており，イリノテカンの薬物動態およびその効果の予測に用いられる．ただし，検査結果の解釈や活用方法には不明瞭な点が残されており，改善の余地がある．

薬物の標的に関する遺伝子検査

トラスツズマブと *HER2*

▽ トラスツズマブ("ハーセプチン"；第56章)はモノクローナル抗体であり，上皮細胞増殖因子(epidermal growth factor：EGF)の受容体(ヒト上皮増殖因子受容体2[human epidermal growth factor receptor：HER2])に結合することによって，その働きに拮抗する．HER2は，体細胞変異によって腫瘍組織中に発現する．トラスツズマブは，腫瘍組織にHER2が過剰発現する乳がん患者に対して使用され，そうでない患者では効果が得られない．

ダサチニブ，イマチニブと *BCR-ABL1*

▽ **ダサチニブ**(dasatinib)はチロシンキナーゼ阻害薬の1つであり，フィラデルフィア染色体が認められることを特徴とする血液腫瘍，すなわち，慢性骨髄性白血病(chronic myeloid leukaemia：CML)および急性リンパ性白血病(acute lymphoblastic leukaemia：ALL)を有する成人患者を対象として用いられる．フィラデルフィア染色体は，2つの染色体(9と22)の一部が互いに入れ替わる転座異常によって形成される．第22番染色体上の"breakpoint cluster region(BCR)"の一部と，第9番染色体上の"Abelson-1"領域が結合する．*BCR-ABL* における変異(T315I)が存在する場合はダサチニブに対して耐性を示すため，この変異を有する患者ではダサチニブの効果が得られない．また，薬理遺伝学的検査はダサチニブと同じチロシンキナーゼ阻害薬である**イマチニブ**(第56章)にも適応される．イマチニブは，CML患者や血小板由来増殖因子受容体または *BCR-ABL* 遺伝子の転位が関連する骨髄異形成患者に使用される．

複合的な(代謝および標的)遺伝子検査

ワルファリンと *CYP2C9* + *VKORC1* 遺伝子多型検査

▽ ワルファリンはきわめて優れた薬剤であるが，投与量は個別に調節しなければならない．ワルファリン投与量の調節は，血

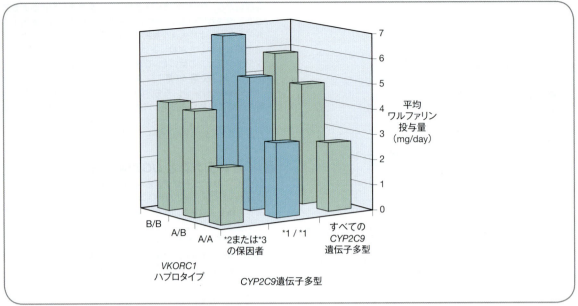

図 11.5　VKOR ハプロタイプおよび CYP2C9 遺伝子多型がワルファリン投与量に及ぼす影響．
CYP2C9 についてすでに調べられていた長期ワルファリン服用患者 186 人を対象として，VKOR の遺伝子変異について，後ろ向きに調査が行われた（Rieder et al., 2005）．CYP2C9 遺伝子多型と同様に VKOR ハプロタイプは，ワルファリンの平均投与量（治療目標 INR を達成するように調節された投与量）に影響を及ぼした．A：ハプロタイプ 1 および 2，B：ハプロタイプ 7，8 および 9．A/A，A/B および B/B はハプロタイプの組み合わせを表す．*1/*1 は CYP2C9 野生型ホモ接合体，*2 または *3 は CYP2C9 変異体を表す．（図は Beitelshees AL, McLeod HL 2006 Applying pharmacogenomics to enhance the use of biomarkers for drug effect and drug safety. TIPS 27, 498-502 より．）

液凝固能（第 24 章）の指標である国際標準比（international normalised ratio：INR）を測定することによって行われるが，治療中に血栓形成（有効性の不足）や重篤な副作用（多くの場合，出血）が認められる頻度は，依然として低くない．ワルファリンは薬理遺伝学的検査の有用性が示唆されている医薬品としては最もよく使われている．ワルファリンに関する薬理遺伝学的検討から，その主標的であるビタミン K エポキシド還元酵素（vitamin K epoxide reductase：VKOR；図 24.5 参照）およびワルファリンの代謝に関与する CYP2C9 の遺伝子多型が効果と関連することが示されている．図 11.5 は，INR が治療域へ到達するために必要なワルファリンの平均投与量を，VKOR ハプロタイプおよび CYP2C9 遺伝子型に基づいて示したものである．ワルファリンの投与アルゴリズムとして，これらの遺伝子多型検査の結果に基づいたものが提案されている（Schwarz et al., 2008）．遺伝子多型検査に基づいて治療を開始する方法の有用性を標準治療と比較して検証する無作為臨床試験が行われたが，遺伝子検査に基づく方法は，他の臨床的因子に基づく個別化アルゴリズムを上回る結果を示さなかった（Zineh et al., 2013）．

おわりに

十分な検証が行われた単一遺伝子疾患（メンデル則に従って染色体上で起こる常染色体劣性，常染色体優性および X 連鎖型のもの，母系遺伝によるミトコンドリア障害）と同様に，遺伝的な素因が同一と考えられる双子を対象とした試験から，薬物の有害作用に対する感受性は遺伝子によって決定されることが示されている．薬理ゲノミクス検査によって，薬物および疾患に対してより正確な"個別化"治療が可能となるかもしれない．この領域では活発に研究が行われ，その成果に高い期待が寄せられている．しかし，このような検査によって，現状の診療や医療のアウトカムが改善することを示すことが，課題として残っている．

引用および参考文献

参考文献

Carmichael, D.J.S., 2005. Handling of drugs in kidney disease. In: Davison, A.M., Cameron, J.S., Grunfeld, J.P., et al. (Eds.), Oxford Textbook of Clinical Nephrology, third ed. Oxford University Press, Oxford, pp. 2599-2618.（腎不全患者への投与量調節に関する原則と実践．）

Davis, J.C., Furstenthal, L., Desai, A.A., et al., 2009. The microeconomics of personalized medicine: today's challenge and tomorrow's promise. Nat. Rev. Drug Discov. 8, 279-286.（遺伝子検査の課題は以前は科学的な問題であったが，現在は経済的なものが増えていると記載されている．）

Flockhart, D.A., Skaar, T., Berlin, D.S., et al., 2009. Clinically available pharmacogenomics tests. Clin. Pharmacol. Ther. 86, 109-113.

Hertz, D.L., McLeod, H.L., Irvin, W.J., 2012. Tamoxifen and CYP2D6:

a contradiction of data. The Oncologist May 1, 620–630.

Pavlos, R., Mallal, S., Phillips, E., 2012. HLA and pharmacogenetics of drug hypersensitivity. Pharmacogenomics 13, 1285–1306.

Phillips, E.J., Mallal, S.A., 2011. HLA-B*1502 Screening and toxic effects of carbamazepine. N. Engl. J. Med. 365, 672.

Wang, L., McLeod, H.L., Weinshilboum, R.M., 2011. Genomics and drug response. N. Engl. J. Med. 364, 1144–1153.

Weng, L.M., Zhang, L., Peng, Y., Huang, R.S., 2013. Pharmacogenetics and pharmacogenomics: a bridge to individualized cancer therapy. Pharmacogenomics 14, 315–324.

Zineh, I., Huang, S.-M., 2011. Biomarkers in drug development and regulation: a paradigm for clinical implementation of personalized medicine. Biomark. Med. 5, 705–713.

引用文献

Atkinson, A.J., Jr., Abernethie, D.R., Daniels, C.E., et al., 2006. Principles of Clinical Pharmacology, second ed. Academic Press, San Diego.（腎疾患や肝疾患が薬物動態に及ぼす影響，年齢の影響，妊婦および授乳婦に対する薬物療法に関して，臨床的側面の詳細な説明を含む．）

Bitner-Glindzicz, M., Rahman, S., 2007. Ototoxicity caused by aminoglycosides is severe and permanent in genetically susceptible people. BMJ 335, 784–785.

Cooper, R.S., Kaufman, J.S., Ward, R., 2003. Race and genomics. N. Engl. J. Med. 348, 1166–1170.（学術的かつ適切な批判的分析．）

Lai-Goldman, M., Faruki, H., 2008. Abacavir hypersensitivity: a model system for pharmacogenetic test adoption. Genet. Med. 10, 874–878.

Maitland, M.L., Vasisht, K., Ratain, M.J., 2006. TPMT, UGT1A1 and DPYD: genotyping to ensure safer cancer therapy? TIPS 27, 432–437.（6-MP，イリノテカン，5-FU の遺伝子／薬物と表現型の関連性に関する総説．）

Mallal, S., Phillips, E., Carosi, G., et al., 2008. HLA-B*5701 screening for hypersensitivity to abacavir. N. Engl. J. Med. 358, 568–579.

Man, C.B., Kwan, P., Baum, L., et al., 2007. Association between HLA-B*1502 allele and anti-epileptic drug-induced cutaneous reactions in Han Chinese. Epilepsia 48, 1015–1018.

Rieder, M.J., Reiner, A.P., Gage, B.F., et al., 2005. Effect of VKORC1 haplotype on transcriptional regulation and warfarin dose. N. Engl. J. Med. 352, 2285–2293.

Schwarz, U.I., Ritchie, M.D., Bradford, Y., et al., 2008. Genetic determinants of response to warfarin during initial anticoagulation. N. Engl. J. Med. 358, 999–1008.

Shah, R.R., Shah, D.R., 2012. Personalized medicine: is it a pharmacogenetic mirage? Br. J. Clin. Pharmacol. 74, SI 698–SI 721.

Teml, A., Schaeffeler, E., Schwab, M., 2009. Pretreatment determination of TPMT – state of the art in clinical practice. Eur. J. Clin. Pharmacol. 65, 219–221. and related articles.（チオプリン製剤の臨床使用に及ぼす TPMT 遺伝子多型の影響について，1 冊が充てられている．）

Wadman, M., 2005. Drug targeting: is race enough? Nature 435, 1008–1009.（No!）

Weinshilboum, R.M., Sladek, S.L., 1980. Mercaptopurine pharmacogenetics: monogenic inheritance of erythrocyte thiopurine methyltransferase activity. Am. J. Hum. Genet. 32, 651–662.

Wood, A.J.J., 2001. Racial differences in response to drugs – pointers to genetic differences. N. Engl. J. Med. 344, 1393–1396.

Zineh, I., Pacanowski, M., Woodcock, J., 2013. Pharmacogenetics and coumarins dosing – recalibrating expectations. N. Engl. J. Med. 369, 2273–2275.（同じ号に掲載された論文のうち，同様の疑問に対して異なる結果を示した 3 つの無作為化対照臨床試験について考察されている．）

第2部 ケミカルメディエーター

12 ケミカルメディエーターと自律神経系

概要

生体の細胞が互いに交信する手段である化学信号と，それにかかわる受容体からなる回路網は，薬物作用の標的を多数含み，これまでもつねに薬理学者にとって注目の的であった．末梢の自律神経系における化学伝達，および伝達過程を薬理学的に遮断しうるさまざまな経路が本章の主なテーマであるが，記述されている機構は，中枢神経系においても作動している．神経伝達に加えて，神経修飾とまとめてよばれる，神経伝達ほどにははっきりと定義されていない過程についても，簡単に言及する．神経修飾という過程によって，多くのメディエーターや薬物が，神経系の機能に対する制御を行っている．末梢神経系は解剖学的にも生理学的にも比較的単純であるため，化学伝達に関する多くの重要な発見の根拠が立証されてきた．そして，同様の一般則が中枢神経系に適用される（**第37章参照**）．本書に記載されるより詳細な点については，Robertson（2004），Burnstock（2009）および Iversen et al.（2009）を参照されたい．

歴史的背景

❯❯ 末梢神経系に関して開始された研究が，薬物作用の主な型の多くについての理解，分類に対する中心的知見となっていることから，歴史について少し詳述することが重要である．Bacq（1975）および Valenstein（2005）に，優れた解説が記載されている．

実験生理学は，生体の臓器の機能を理解しようとする試みとして，19世紀半ばに確立された．末梢神経系，とりわけ自律神経系が多大な注目を集めていた．神経を電気的に刺激することによって，皮膚が蒼白になることから心停止に至るまでのさまざまな生理作用を幅広く誘発可能であるという事実に基づいて，自律神経系についての理解，特に信号が神経から効果組織に伝わる様式を理解することへの真の挑戦が開始された．1877年に，デュ・ボア・レーモン（Du Bois-Reymond）は，"興奮を伝達する自然界の既知の過程のうちで，私の考えでは，収縮装置の近傍に分泌される物質がある…あるいは，その現象は本質的に電気的なものである，という2つの過程のみが論ずるに値する"という二者択一論を明確に提示した．一般に，後者の考え方が支持されていた．これに先立つ1869年にはすでに，**ムスカリン**（muscarine）という外来物質が，迷走神経刺激と同様の効果を示しうること，そして**アトロピン**（atropine）がムスカリンおよび神経刺激の作用をどちらも抑制しうることが示されていた．ラン

グレー（Langley）は1905年に，**ニコチン**（nicotine）と**クラーレ**（curare）が，神経筋接合部に対して同じ作用をもつことを示した．ほとんどの生理学者はこういった現象を，化学伝達の証拠というよりもむしろ，神経末端の刺激，および抑制によるものと解釈した．したがって，**アドレナリン**（adrenaline）（**エピネフリン**[epinephrine]）が，交感神経系の作用を仲介する化学伝達物質である可能性がある，というT.R. エリオット（Elliott）の1904年の主張は，その1年後に，ケンブリッジ大学生理学の教授であり，当時絶大な影響力を有していたラングレーが，骨格筋への伝達には神経終末からのニコチン様物質の分泌が関与することを示唆するまでは，冷ややかに受け止められていた．

エリオットの重要な発見の1つは，交感神経の変性によって，平滑筋標本のアドレナリンに対する感受性が消失せず（電気説が予言したことであるが），実際は逆に増大するという点であった．化学伝達仮説は，1907年にディクソン（Dixon）によって直接検証された．彼は，迷走神経刺激によって，イヌの心臓から，他の心臓を抑制できる物質が血中に遊離されることを示そうと試みた．その実験は失敗に終わり，懐疑的な風潮が優勢となった．

1921年になってようやく，ドイツでレーヴィ（Loewi）が，単離されてカニューレを挿入されたカエルの心臓に接続された頸部交感神経幹と迷走神経が一緒になった神経幹を刺激することによって，ある物質（"**迷走神経物質**[Vagusstoff]"）をカニューレ内に遊離させることができ，カニューレ内の液体を第1の心臓から第2の心臓へ輸送すると，第2の心臓が抑制されることを示した．これは，レーヴィにとってさえも再現がきわめて困難であることが判明した，古典的で，多く引用されている実験である．レーヴィが自伝的なメモに記したところでは，化学伝達の考えは1903年に行った議論のなかから芽生えたが，1920年のある夜に適切な実験方法を夢にみるまでは，実験的に検証する方法は彼にはまったく思い浮かばなかった．彼はこの重要な夢について夜中にいくつか走り書きをしたが，翌朝には解読不能であった．しかし幸運にも彼は翌晩にもその夢をみて，もう機会はないと判断して，午前3時に実験室に出向いて，その実験を無事成功させた．レーヴィの実験は，多くの点で（例えば受け手の心臓に作用したのは神経伝達物質ではなくカリウムだったのではないか，など）批判される可能性があり，また実際批判されたのであるが，それに続く一連の実験によって，彼の考えが正しいことが実証された．彼の発見は以下のように要約できる．

- 迷走神経を刺激すると，ある物質がカエルの心臓の灌流液中に出現し，その物質は，迷走神経刺激と同様の抑制効果を第2の心臓にもたらす．
- 交感神経系を刺激すると，第2の心臓の心拍を促進可能な物質が出現する．蛍光を測定することによって，レーヴィは後に，この物質がアドレナリンであると結論づけた．
- アトロピンは，心臓に対する迷走神経の抑制的作用を妨げるが，迷走神経物質の遊離は妨げない．すなわちアトロピンは，伝達物質の遊離を妨げるのではなく，効果を妨げる．
- 迷走神経物質をすりつぶした心筋と一緒に処理すると，作用が失われた．この効果は，コリンエステラーゼによるアセチルコリンの酵素的分解による，と今日では知られている．

- 迷走神経刺激の作用を増強する**フィゾスチグミン**（physostigmine）は，心筋による迷走神経物質の破壊を妨げた．この結果から，通常なら伝達物質であるアセチルコリンを分解するコリンエステラーゼを抑制することによって，フィゾスチグミンによる増強が起こることの証拠が得られた．

数年後となる1930年代初頭に，アセチルコリンはまた，横紋筋の神経筋接合部および自律神経節の伝達物質であることを，デール（Dale）が確固たる証拠によって示した．デールが成功した主な理由の1つは，アセチルコリン遊離を計測するために，特にヒルの背側筋による高感度の定量法を用いたことである．交感神経終末の化学伝達についても，アセチルコリン性伝達機構と同時期に，きわめて類似した方法で示された．ハーバード大学のキャノン（Cannon）らは，あらかじめ交感神経支配を除去することによりアドレナリンに対する感受性を増強させた組織が，生体の他の部位を支配する交感神経を刺激することにより遊離された伝達物質に，一定の遅れの後に反応することを示した実験によって，交感神経終末における化学伝達現象を最初に明確に示した．伝達物質の化学的実態が，アドレナリンと興味深く類似しているものの，同一ではないということは長年にわたる混乱を招いたが，1946年にフォン・オイラー（von Euler）によって，メチル基のない誘導体である**ノルアドレナリン**（noradrenaline）（**ノルエピネフリン**[norepinephrine]）であることが明らかにされた．

自律神経系

自律神経系は長年にわたって，化学伝達の薬理学における中心的課題であった．

基本的解剖および生理

自律神経系は，**交感神経系**（sympathetic nervous system），**副交感神経系**（parasympathetic nervous system）および**腸神経系**（enteric nervous system）という3つの主な部分から構成される（Robertson, 2004参照）．交感神経系および副交感神経系によって，中枢神経系と末梢臓器がつながっている（図12.1）．腸神経系は消化管の内在神経叢からなり，交感神経系および副交感神経系と相互に密接につながっている．

自律神経系は，骨格筋に対する運動神経支配を除く，中枢神経系から他の生体部位に対するすべての出力を搬送する．腸神経系は中枢神経系とは無関係に機能できる

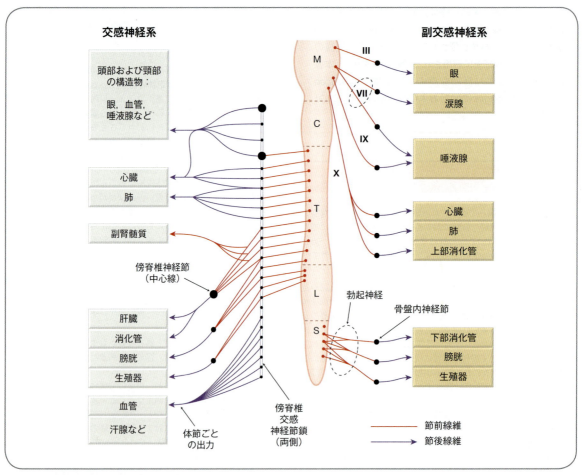

図12.1 哺乳類の自律神経の基本的構成．
C：頸髄（cervical），L：腰髄（lumbar），M：延髄（medullary），S：仙髄（sacral），T：胸髄（thoracic）．

のに十分な統合力を有しているが，交感および副交感神経系は中枢神経系の代理人のようなものであり，中枢神経系なしには機能することはできない．自律神経系はおおむね，随意的な制御の影響からは切り離されている．自律神経系が制御する主な過程は，およそ以下の通りである．

- 血管および内臓平滑筋の収縮，弛緩
- すべての外分泌および一部の内分泌
- 心拍数
- 特に肝臓および骨格筋におけるエネルギー代謝

自律神経は，腎臓，免疫系，体性感覚系などの他の多くの系にも，ある程度の影響を及ぼす．自律神経遠心路は直列につながった2つのニューロンから構成されるのに対して，体性運動系では1つの運動ニューロンが中枢神経系と骨格筋線維を連結する（図12.2）．自律神経遠心路の2つのニューロンはおのおの，**節前**(preganglionic)ニューロンおよび**節後**(postganglionic)ニューロンとして知られている．交感神経系では，介在するシナプスが**自律神経節**(autonomic ganglia)に存在し，その神経節は中枢神経系の外部にあって節前線維の神経終末と節後ニューロンの細胞体を含む．副交感神経路では，節後細胞は主として標的臓器内に存在し，標的臓器とはっきり分離した節（例えば毛様体神経節）は，頭頸部のみに存在する．

交感神経節前ニューロンの細胞体は，脊髄胸部および腰部の灰白質**側角**(lateral horn)に存在し，線維は**胸腰部交感神経出力流**(thoracolumbar sympathetic outflow)として，脊髄神経の形で脊髄から出る．節前線維は，脊柱の片側に存在する**傍脊椎交感神経節鎖**(paravertebral chains of sympathetic ganglia)においてシナプスを形成する．神経節には交感神経節後ニューロンの細胞体が含まれ，その軸索は再び脊髄神経に合流する．交感神経節後線維の多くは，脊髄神経の枝を経て，末梢の標的臓器に到達する．他の線維は，腹部および骨盤内臓器が標的であり，細胞体が腹腔内の対をなしていない**傍脊椎神経節**(prevertebral ganglia)の一群内に存在する．2つのニューロン構成に対する唯一の例外は，副腎髄質への支配である．副腎髄質のカテコールアミン分泌細胞は，実質的には交感神経節後ニューロンの一種であり，腺を支配する神経は節前線維と同等である．

副交感神経は中枢神経系の2つの別個の領域から出てくる．**脳神経出力系**(cranial outflow)は以下の脳神経の節前線維からなる．すなわち，**動眼神経**(oculomotor nerve)（眼を標的とする副交感神経線維を運搬），**顔面神経**(facial nerve)および**舌咽神経**(glossopharyngeal nerve)（唾液腺および鼻咽頭を支配する副交感神経線維を運搬），および**迷走神経**(vagus nerve)（胸腹部臓器への線維を運搬）である．神経節は標的臓器の近くに散在しているため，節後神経は交感神経系の節後神経に比べてきわめて短い．骨盤内および腹部臓器を標的とする副交感神経線維は，**勃起神経**(nervi erigentes)とよばれる神経束の形で（この神経束を刺激すると性器の勃起を生じることからこうよばれる．これは，家畜の人工授精にかかわる人にとって重要な事実である），脊髄から**仙骨神経出力系**(sacral outflow)として出てくる．これらの線維は散在する**骨盤内臓神経節**(pelvic ganglia)の一部においてシナプスを形成し，そこから短い節後線維が膀胱，直腸，および性器といった標的臓器に向かう．骨盤内臓神経節は交感神経および副交感神経両方の線維を運搬し，この部位では交感，副交感の区別は解剖学的には明確ではない．（訳者注：仙骨神経は，発生過程で存在する転写因子などの特性から，むしろ交感神経系に属する，という主旨の論文が最近公表された[Espinosa-Medina et al., Science 354, 893-897, 2016]．今後の研究の進展によっては，教科書が書き換えられる可能性もある．）

腸神経系(Goyal & Hiranoによる1996年の総説参照)は，細胞体が小腸壁の粘膜内叢に存在するニューロンで構成されている．この系には脊髄よりも多くの細胞が存在すると推定されており，機能的には単純に交感／副交感という分類にはあてはまらないと考えられている．交感，副交感両方の系からの入力神経が，平滑筋や腺や血管に直接向かうとともに，腸神経系ニューロンに終止する．腸神経系のニューロンのなかには，機械受容器や化学受容器として機能するものもあり，外からの入力なしに消化管機能を制御できる局所反射系を形成している．腸神経系は薬理学的に交感神経系や副交感神経系よりも複雑であり，多くの神経ペプチドや他の伝達物質（例え

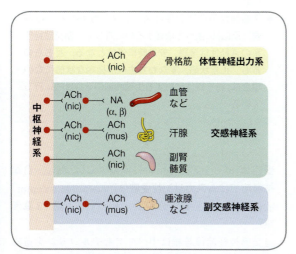

図12.2 末梢神経系における伝達物質としてのアセチルコリンおよびノルアドレナリン．
ニコチン性(nic)，ムスカリン性(mus)という2つの主な型のアセチルコリン(acetylcholine：ACh)受容体（第13章参照），およびα型，β型という2つの型のアドレナリン受容体（第14章参照）を示す．NA：ノルアドレナリン．

ば 5-ヒドロキシトリプタミン［5-hydroxytryptamine］［5-HT, セロトニン［serotonin］］, 一酸化窒素, ATP；第30章参照）が介在する．

腸管や膀胱の内臓平滑筋や心臓といった部位では，交感神経系と副交感神経系は反対の作用を示すが，自律神経系のうちの一方のみしか機能しない部位もある．例えば，**汗腺**（sweat gland）およびほとんどの**血管**（blood vessel）は交感神経系のみの支配を受け，一方眼の**毛様体筋**（ciliary muscle）は副交感神経系のみに支配される．**気管支平滑筋**（bronchial smooth muscle）は副交感神経（収縮）のみの支配を受ける（しかしながら，気管支平滑筋の張力は循環血中のアドレナリンにきわめて感受性が高い．おそらく平滑筋に対して直接作用するより，むしろ収縮筋の神経支配を抑制することで作用すると考えられる）．**抵抗動脈**（resistance artery；第22章参照）は，交感神経系の血管収縮神経の支配を受けているが，副交感神経の支配は受けていない．代わりに，収縮神経の緊張は，内皮細胞（第20章参照）からの定常的一酸化窒素遊離によって拮抗される．他には，**唾液腺**（salivary gland）のように，2つの系が相反するのではなく同方向の作用を示す例もある．

したがって，交感，副交感神経系が単純に生理学的に反対方向に作用すると考えるのは誤りである．2つの神経系はおのおの自身の生理機能を遂行し，各時点での必要に応じて特定の臓器や組織で活動性を増減することが可能である．緊急時に"闘争あるいは逃避"反応を起こす交感神経系の一般的な機能を強調することは間違いではないが，ほとんどの動物では緊急事態はめったに起きない．日々の生活では，自律神経系は，姿勢変化，運動，環境温度に対する調節といった特異的局所機能を持続的に制御するために働いている（Jänig & McLachlan, 1992参照）．"休息と消化"（副交感神経系が活性化して交感神経系が静止）という極端な状態から，闘争あるいは逃避状態という極端な緊急事態（交感神経系が活性化して副交感神経系が静止）までの連続というよく知られた概念は，学生にとっては信頼できる覚書となるが，単純化しすぎである．

表12.1に，ヒトにおける重要な自律神経系の反応例を列挙する．

自律神経系の伝達物質

自律神経系で働く2つの主な伝達物質は**アセチルコリン**（acetylcholine）と**ノルアドレナリン**であり，作用部位を図12.2に模式的に示す．この模式図にはまた，各作用部位で伝達物質と相互作用するシナプス後受容体の型も示されている（詳細は第13，14章で述べる）．一般的に適用される法則は以下の通りである．

- 中枢神経系から出る自律神経線維はすべてアセチルコリンを遊離し，そのアセチルコリンは**ニコチン性受容体**（nicotinic receptor）に作用する（ただし，自律神経節では**ムスカリン性受容体**［muscarinic receptor］活性化による興奮成分が少し混入する；第13章参照）．
- 副交感神経節後線維はすべてアセチルコリンを遊離し，アセチルコリンはムスカリン性受容体に作用する．
- 交感神経節後線維は（1つの重要な例外を除いて）すべてノルアドレナリンを遊離し，ノルアドレナリンはαあるいはβアドレナリン受容体（α or β adrenoceptor；

自律神経系の基本的解剖および生理

解剖
- 自律神経系は，**交感神経系**，**副交感神経系**および**腸神経系**という3つの区分からなる．
- 交感神経系と副交感神経系の基本的な構成（2つのニューロン）は，細胞体が中枢神経系（CNS）に存在する**節前ニューロン**と，細胞体が自律神経節に存在する**節後ニューロン**から構成される．
- 副交感神経系は，次の2つを介してCNSとつながっている．
  - 脳神経出力（第Ⅲ，Ⅶ，Ⅸ，Ⅹ脳神経）
  - 仙骨神経出力
- 副交感神経節は通常，標的臓器の近傍あるいは臓器内に存在する．
- 交感神経出力は，胸髄から腰髄神経根の部位でCNSから離れる．交感神経節は，2つの傍脊椎鎖と中心神経節を形成する．
- 腸神経系は，消化管の壁内神経叢に存在するニューロンからなる．腸神経系は交感および副交感神経系から入力を受けるが，小腸の運動および感覚機能を制御するために，独自に作用することができる．

生理
- 自律神経系は，平滑筋（内臓および血管），外分泌（および内分泌の一部），心拍数および心収縮力，さらに特定の代謝過程（例えば，糖利用）を制御している．
- 交感神経系と副交感神経系は，ある状況（例えば，心拍数や消化管平滑筋の制御）では反対向きの作用を示すが，そうでない場合もある（例えば，唾液腺，毛様体筋）．
- 交感神経系の活動性はストレス（"闘争あるいは逃避"反応）によって増強するのに対して，副交感神経系の活動性は満腹，安息時に優位となる．どちらの系も，正常状態，すなわち生体が極端な状態にない場合は，特定臓器に対する生理的制御を持続的に行っている．

自律神経系　173

表 12.1　自律神経系の主な作用.

臓器	交感神経性作用	アドレナリン受容体の型[a]	副交感神経性作用	アセチルコリン受容体の型[a]
心臓				
洞房結節	心拍数↑	β_1	心拍数↓	M_2
心房筋	収縮力↑	β_1	収縮力↓	M_2
房室結節	自動性↑	β_1	伝導速度↓	M_2
			房室ブロック	M_2
心室筋	自動性↑	β_1	効果なし	M_2
	収縮力↑			
血管				
細動脈				
冠動脈	収縮	α	効果なし	—
筋肉	弛緩	β_2	効果なし	—
内臓，皮膚，脳	収縮	α	効果なし	—
勃起組織	収縮	α	弛緩	M_3[b]
唾液腺	収縮	α	弛緩	M_3[b]
静脈	収縮	α	効果なし	—
	弛緩	β_2	効果なし	—
内臓				
気管支				
平滑筋	交感神経支配の支配はないが，血中のアドレナリン（エピネフリン）により拡張	β_2	収縮	M_3
腺	効果なし	—	分泌	M_3
消化管				
平滑筋	運動性↓	α_1，α_2，β_2	運動性↑	M_3
括約筋	収縮	α_1，α_2，β_2	弛緩	M_3
腺	効果なし	—	分泌	M_3
			胃酸分泌	M_1
膀胱	弛緩	β_2	収縮	M_3
	括約筋収縮	α_1	括約筋弛緩	M_3
子宮				
妊娠時	収縮	α	一定せず	—
非妊娠時	弛緩	β_2		
男性性器	射精	α	勃起	M_3[b]
眼				
瞳孔	散大	α	収縮	M_3
毛様体筋	弛緩（軽度）	β	収縮	M_3
皮膚				
汗腺	分泌（主として M_3 アセチルコリン受容体を介する）	—	効果なし	—
毛髪運動能	立毛	α	効果なし	—
唾液腺	分泌	α，β	分泌	M_3
涙腺	効果なし	—	分泌	M_3
腎臓	レニン分泌	β_1	効果なし	—
肝臓	グリコーゲン分解	α，β_2	効果なし	—
	グリコーゲン新生			
脂肪組織[c]	脂肪分解	β_3	効果なし	—
	熱産生			
膵臓ランゲルハンス島[c]	インスリン分泌↓	α_2	効果なし	—

[a] 上記アドレナリン受容体およびアセチルコリン受容体については，第 13，14 章に詳述されている．これらの反応の多くに対して，アセチルコリンおよびノルアドレナリン以外の伝達物質も寄与している（**表 12.2** 参照）.
[b] M_3 受容体の血管拡張作用は，血管内皮細胞からの一酸化窒素遊離による（第 20 章参照）.
[c] 直接支配はない．副腎髄質から遊離された血中アドレナリンを介する作用.

第14章参照）に作用する．この例外とは，汗腺に対する交感神経支配であり，そこではムスカリン性受容体に作用するアセチルコリンによって伝達が行われる．ヒト以外の種のなかには，骨格筋の血管拡張が，交感神経のアセチルコリン性神経線維によって生じる種もある．

アセチルコリンとノルアドレナリンは自律神経系の伝達物質の主役であり，自律神経系薬理学を理解するための中心課題である．しかしながら，自律神経ニューロンからは，他の多くのケミカルメディエーターも遊離され，そういった物質の機能的意義が，徐々に明らかになりつつある．

自律神経系の伝達物質

- 主な伝達物質は**アセチルコリン(ACh)**と**ノルアドレナリン**である．
- 節前ニューロンはアセチルコリン性であり，神経節での伝達はニコチン性受容体を介して行われる（節後細胞には興奮性のムスカリン性受容体も存在する）．
- 副交感神経節後ニューロンはアセチルコリン性であり，標的臓器のムスカリン性受容体に作用する．
- 交感神経節後ニューロンはノルアドレナリン性である（汗腺などの少数の例外はアセチルコリン性である）．
- 自律神経系にはノルアドレナリン，アセチルコリン以外の伝達物質（NANC伝達物質）も豊富に存在する．主なものは一酸化窒素と血管作動性腸管ペプチド（副交感神経系），さらにATPと神経ペプチドY（交感神経系）である．他にはセロトニン，γアミノ酪酸（γ-aminobutyric acid：GABA），ドパミンなども機能している．
- 複数の伝達物質が同時に遊離されることも，一般的な現象としてみられる．

化学伝達の一般的原則

化学伝達に必須の過程，すなわちメディエーターの遊離，およびその物質が標的臓器の受容体と相互作用をすること，に関しては，おのおの第3，4章に解説されている．ここでは，特に薬理学に関連する化学伝達の一般的特性を検討する．こういった原則の多くは中枢神経系にもあてはまり，第37章で再度取り上げる．

デールの法則

▽ 1934年に提唱されたデールの法則を現代的にいうと，"成熟ニューロンは，自身がシナプスを形成するすべてのシナプスで

同一の伝達物質（複数種であっても）を遊離する"となる．デールは，単一のニューロンが異なる神経終末で異なる伝達物質を貯蔵，遊離可能であるとは考えなかった．そして彼の考えは，生理学的および神経化学的根拠によって支持された．しかしながら，同一のニューロンの異なる終末から異なる伝達物質が遊離される状況があることが，今日では知られている．さらに，ほとんどのニューロンは複数種の伝達物質を遊離し（本章の「同時伝達」の項参照），また，例えば発達過程で，あるいは傷害に反応して伝達物質の顔ぶれを変える可能性がある．その上，図4.12に示すように，1つの神経終末から遊離されるメディエーターの混合物のおのおのの割合は，刺激条件やシナプス前修飾作用に対する反応によって変化しうる．もちろんデールの法則はこういった複雑な現象が明らかになるずっと以前に形づくられたものであり，興味深いことに純粋主義者たちはその法則をあきらめるのを拒んでいるように思われるが，おそらく今日では，その法則の有用性以上に生き延びてしまったということであろう．

脱支配による感受性亢進

主として交感神経系に関するキャノンの研究から，神経が切断されて終末が変性するようになると，その神経によって支配されていた構造の，神経終末が遊離していた伝達物質に対する感受性が亢進する，ということが知られている．したがって，骨格筋は，通常は血液を供給する動脈血中に高用量が直接注入されたときのみアセチルコリンに反応するが，脱支配後は，はるかに少量に対して収縮反応を示すようになる．唾液腺や血管などの他臓器も，節後神経が変性すると，アセチルコリンやノルアドレナリンに対して同様な過感受性を示し，中枢神経系の経路においても同様の現象を示すデータがある．

▽ 脱支配による感受性亢進にはいくつかの機構が関与しており，臓器によってその程度や関与する機構が異なる．報告されている機構には以下のようなものがある（Luis & Noel，2009参照）．

- **受容体の増加**：これは特に骨格筋で顕著であり，脱支配の後にアセチルコリン受容体の数が20倍以上に増加する．すなわち，通常受容体は線維の終板領域に局在しているのに（第13章参照），脱支配後は全表面に広がる．他の部位では受容体数の増加ははるかに小さいか，あるいはまったく増加しない．
- **伝達物質除去機構の欠落**：ノルアドレナリン性シナプスでは，神経によるノルアドレナリンの取り込みが起こらなくなること（第14章参照）が脱支配による感受性亢進に主として関与している．アセチルコリン性シナプスでは，コリンエステラーゼの部分的欠損が起こる（第13章参照）．
- **節後反応性の亢進**：平滑筋細胞は，脱支配後に一部脱分極して興奮性が亢進し（一部はNa^+-K^+-ATPアーゼ活性の低下による；第4章参照），この現象が感受性亢進にかなり関与する．カルシウムシグナリングが増強して，その結果興奮–収縮連関が亢進する，ということも起こりうる．

神経切断以外の過程によって神経伝達が妨害された場合も感受性亢進は起こりうるが，それほど顕著ではない．例えば，神経節における伝達の薬理学的な遮断を，もし数日間持続させれば標的臓器の感受性亢進がある程度生じ，また，シナプス後受容体の長期遮断によっても受容

化学伝達の一般的原則　175

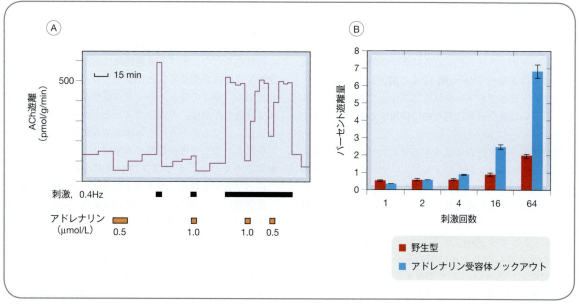

図 12.3 シナプス前抑制の例.

[A]モルモット回腸副交感神経節後線維からのアセチルコリン(ACh)遊離に対するアドレナリンの抑制作用. 図中に示す時点で腸壁内神経に電気刺激を与え, 灌流液中に遊離された ACh 量をバイオアッセイ法により決定した. アドレナリンは, ACh 遊離を強力に抑制している. [B]連続電気刺激に応答した, マウスの海馬切片からのノルアドレナリン遊離. 赤いヒストグラムは正常(野生型)マウス, 青いヒストグラムは α_2 アドレナリン受容体ノックアウトマウスのデータを示す. ノックアウトマウスではシナプス前自己抑制が欠如していることから, 多数回の連続刺激に対しては遊離が大きく増大しているが, 自己抑制が形成されるのには数秒を要するため, 4 回より少ない刺激による遊離には影響していない. この例は脳のノルアドレナリン性神経の研究から採用したが, 交感神経においても同様の発見がなされている. ([A]は Vizi ES 1979 Prog Neurobiol 12, 181 より, [B]のデータは Trendelenburg et al. 2001 Naunyn Schmiedeberg's Arch Pharmacol 364, 117-130 より.)

体の増加を生じる. その後, 遮断薬を除去しても細胞の感受性亢進はそのまま保たれる. このような現象は中枢神経系では重要である. すなわち中枢神経系では, シナプス伝達を阻害する薬物を一定期間投与した後に中断すると, このような感受性亢進によって "リバウンド現象" を起こしうるからである.

シナプス前修飾

　神経線維の電気的活動に反応して伝達物質を生合成し, 遊離するシナプス終末は, 終末自身が伝達物質, および局所組織で産生される他の物質に感受性を示す(総説として Boehm & Kubista, 2002 参照). このようなシナプス前作用では, 伝達物質遊離を阻害する作用が最も頻繁にみられるが, 遊離を増強する場合もありうる. 小腸の副交感神経終末からのアセチルコリン遊離(電気刺激によって誘発された)に対するアドレナリンの抑制作用を, 図 12.3A に示す. 近傍の交感神経終末からのノルアドレナリン遊離もまた, アセチルコリン遊離を抑制可能である. ノルアドレナリン性およびアセチルコリン性神経終末は腸管神経叢で互いに近接して存在していることが多いため, 交感神経と副交感神経の反対向きの作用は, 平滑筋細胞に対する 2 つの伝達物質の反対向きの作用によって起こるだけでなく, 副交感神経終末に作用するノルアドレナリンがもつアセチルコリン遊離抑制作用によっても生じる. 同様の相互シナプス前抑制作用は心臓にも存在し, 腸管神経叢におけるのと同様に, ノルアドレナリンがアセチルコリン遊離を抑制し, アセチルコリンもまたノルアドレナリン遊離を抑制する. これらは, 1 つの神経伝達物質がもう 1 つの伝達物質の遊離に影響を与えるという, **異所性相互作用**(heterotropic interaction)の例である. 伝達物質がシナプス前自己受容体に結合することによって自身が現在遊離されている神経終末に影響を与えるという, **同所性相互作用**(homotropic interaction)も起こりうる. この種の**自己抑制性フィードバック**(autoinhibitory feedback)は, ノルアドレナリン性神経終末では強力に作用する(Starke et al., 1989 参照). 図 12.3B には, 正常のマウスでは, 一連の刺激回数を 1 回から 64 回に増加しても, ノルアドレナリン遊離はほんのわずかに上昇するのみであることを示す. 特定の型のシナプス前 α_2 アドレナリン受容体(第 14 章参照)を欠損する遺伝子改変マウスでは, 単発刺激による遊離量は影響を受けないが, 長い一連の刺激による遊離量は増加する. これは, 単発あるいは少ない回数の刺激では自己抑制性フィードバックが形成される機会がないのに対して, 長い一連の刺激では抑制が強力に働くからである. 同様の自己抑制性フィードバック

は，アセチルコリンやセロトニンといった多くの伝達物質で起こりうる．

ノルアドレナリン系，アセチルコリン系のいずれにおいても，シナプス前自己受容体は薬理学的にシナプス後受容体とは異なっており（図12.4と第13, 14章参照），アゴニストにしてもアンタゴニストにしても，シナプス前，あるいは後受容体に選択的に作用する薬物が存在する．

アセチルコリン性およびノルアドレナリン性神経終末は，アセチルコリンおよびノルアドレナリンに反応するのみではなく，ATPや神経ペプチドY（NPY）といった同時に遊離される伝達物質，あるいは一酸化窒素，プロスタグランジン，アデノシン，ドパミン，セロトニン，GABA，オピオイドペプチド，エンドカンナビノイドや他の多くのもののように別の源から出てくる物質にも反応する．こういったさまざまな相互作用の生理的役割や薬理学的重要性はまだ不明である（Vizi, 2001 の総説参照）が，図12.2 に示されている自律神経系の記載が単純化しすぎであることはまちがいない．図12.4に，自律神経ニューロン間の主なシナプス前相互作用のいくつかを示し，ノルアドレナリン性ニューロンからの伝達物質遊離を制御する多くの化学物質の作用を要約した．

シナプス前受容体は，主として神経終末へのカルシウムイオン流入に影響を与えることによって伝達物質遊離を制御している（第4章参照）が，他の機構による場合もある（Kubista & Boehm, 2006 参照）．シナプス前受容体のほとんどはGタンパク質共役型（第3章参照）であり，チャネルタンパク質のリン酸化状態を制御するセカンドメッセンジャーを介するか，あるいはGタンパク質とチャネルとの直接相互作用によって，カルシウムチャネルやカリウムチャネルの機能を制御する．カルシウムチャネル開口が抑制されるか，カリウムチャネル開口が増強されると伝達物質遊離は抑制されるが（第4章参照），多くの場合，両方の機構が同時に働く．Gタンパク質と共役するのではなく直接イオンチャネルと結合する受容体（イオンチャネル結合型受容体；第3章参照）によるシナプス前制御も起こる（Kubista & Boehm, 2006 参照）．ニコチン性アセチルコリン受容体（nAChR）は，この点で特に重要である．nAChR はグルタミン酸（第38章参照）などの他の伝達物質遊離を促進したり，抑制したりすることが可能であり，中枢神経系に発現しているnAChRのほとんどはシナプス前に局在している．もう1つの例は，伝達物質遊離を抑制するGABA$_A$受容体である（第4, 37章参照）．ATPやセロトニンで活性化される受容体などの他のイオンチャネル結合型受容体（第15, 16, 38章参照）もまた，伝達物質遊離に対して同様の効果を示す可能性がある．

シナプス後修飾

ケミカルメディエーターは，ニューロン，平滑筋細胞，心筋細胞などのシナプス後構造物に対して，興奮性や自発的発火様式を変えることによって作用する場合がしばしばある．多くの場合，シナプス前修飾と同様，シナプス後修飾の作用は，セカンドメッセンジャーを介するカルシウムチャネルやカリウムチャネルの機能変化によって生じる．ここでは少数例のみ挙げる．

● アセチルコリンや**サブスタンスP**（substance P）などのペプチドを含む，さまざまなメディエーター（第17章参照）によって生じうる遅い興奮性作用は，主としてカリウムイオン透過性の減少の結果である．逆に，腸管におけるさまざまなオピオイドの抑制作用は，主にカリウムイオン透過性増加による．

● 神経ペプチドY（neuropeptide Y：NPY）は多くの交感神経終末からノルアドレナリンと一緒に遊離され，平滑筋細胞に作用してノルアドレナリンの血管収縮作用を増強することで，伝達を大きく増強する作用を有する．

上述したシナプス前および後作用は，メディエーターが伝達物質として直接に関与することはせずにシナプス伝達効率を増加させたり減少させたりするように作用することから，しばしば**神経修飾作用**（neuromodulation）とよばれる．例えば多くの神経ペプチドは，膜のイオンチャネルに作用して興奮性を増加させたり，減少させたりすることによって，細胞の発火様式を制御する．神経修飾作用[1]の定義は厳密ではないが，一般に神経伝達（ミリ秒の単位で起こる）よりもむしろ遅い過程（秒から日の単位を要する）が関与し，リガンド開閉イオンチャネル（イオンチャネル結合型受容体）に直接作用するというよりも，細胞内メッセンジャー反応経路を介して働く（第3章参照）．

アセチルコリンとノルアドレナリン以外の伝達物質

上記のように，アセチルコリンやノルアドレナリンだけが自律神経系の伝達物質ではない．これが事実であることは，何年も前に，多くの臓器の自律神経性伝達はこの2つの伝達物質の反応を消失させる薬物によって完全には遮断されない，ということがわかったときに，不本意ながら認識された．**非アドレナリン性非アセチルコリン性**（non-adrenergic non-cholinergic：NANC）伝達という，見栄えはしないが生き延びている用語が造語され

---

1 混乱を招くことであるが，同じ用語が，膀胱機能不全，てんかん，うつといったさまざまな神経性疾患に有効であると主張されてきた，神経刺激法に基づくさまざまな実験的治療アプローチを包括するために使用されてきた．

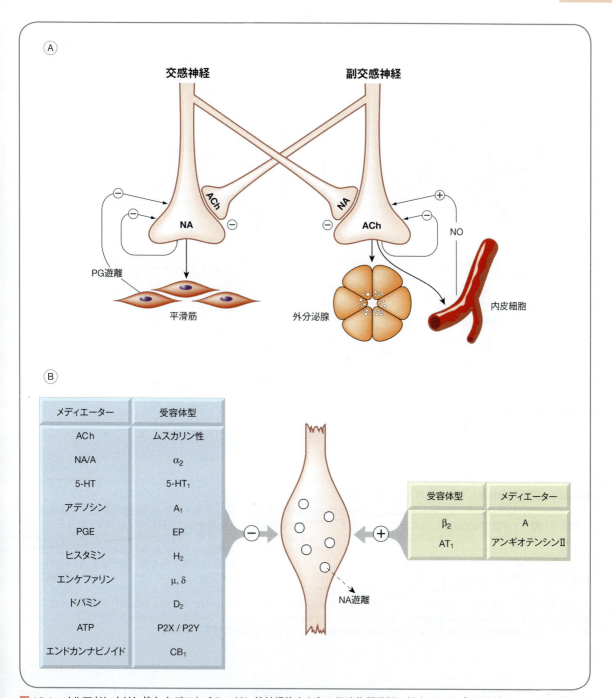

図12.4 ノルアドレナリン性およびアセチルコリン性神経終末からの伝達物質遊離に対するシナプス前制御.
[A]同一の部位および異なる部位における交感神経と副交感神経との相互作用の仮定図. [B]交感神経終末からのノルアドレナリン遊離に対する既知の抑制および促進作用一覧. 5-HT：セロトニン, A：アドレナリン, ACh：アセチルコリン, NA：ノルアドレナリン, NO：一酸化窒素, PG：プロスタグランジン(prostaglandin), PGE：プロスタグランジン E.

た. 後に蛍光法および免疫細胞化学的手法によって, 自律神経系ニューロンを含むニューロンが多くの伝達物質の候補物質を含有し, 同一の細胞に数種含まれることがしばしばある, ということが示された. 現在 NANC 伝達物質として機能することが知られている化合物は, ATP, 血管作動性腸管ペプチド(vasoactive intestinal peptide：VIP), NPY および一酸化窒素であり(**図12.5**, **表12.2**参照), これらは節後神経終末で働く. また, サブスタンス P, セロトニン, GABA およびドパミンも NANC 伝達物質であり, これらは神経節での伝達において役割を果たす(わかりやすい総説として Lundberg, 1996 参照).

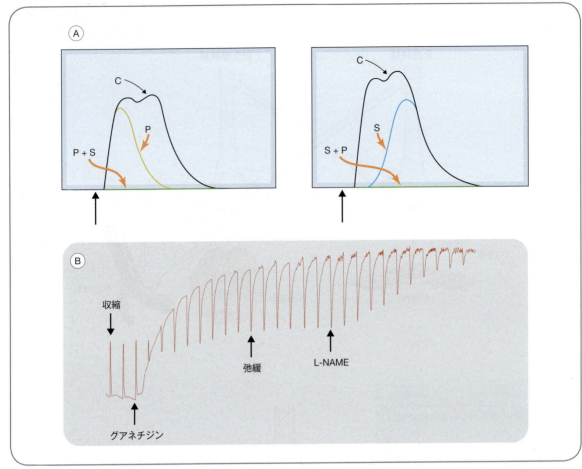

図12.5 神経伝達物質としてのATPおよび一酸化窒素.
[A]ノルアドレナリンとATPは，モルモットの輸精管の同一の神経終末から一緒に遊離される伝達物質である．交感神経終末に興奮をもたらす一度の電気刺激に対する組織の収縮を示す．遮断薬が存在しない場合は，二峰性の反応が得られる(C)．早いピークはATP受容体アンタゴニストであるスラミン(S)によって選択的に消失し，一方，遅いピークはα_1アドレナリン受容体アンタゴニストであるプラゾシン(prazosin；P)によって遮断される．この2つの薬物がどちらも存在すると，この反応は完全に消失する．[B]ノルアドレナリンと一酸化窒素は，ラットの肛門筋における神経伝達物質であるが，おそらく異なる神経から遊離される．肛門括約筋を支配する神経を，短時間の連続パルスで刺激した．刺激開始初期には，ノルアドレナリン遊離によって速い収縮が誘発された．グアネチジン(guanethidine)を投与すると，刺激によって誘発されたノルアドレナリン遊離が遮断されて標本の緊張が上昇する．これによって，一酸化窒素合成酵素阻害薬であるL-NAMEによって遮断される神経誘発性の弛緩が明らかとなる．([A]はvon Kugelglen I, Starke K 1991 Trends Pharmacol Sci 12, 319-324から許可を得て再掲した．[B]のデータは，A Corbett博士のご厚意により，Glasgow Caledonian大学の学生実習の結果を採用した．)

同時伝達

　ニューロンが複数の伝達物質あるいは修飾物質を遊離し(Kupfermann, 1991; Lundberg, 1996参照)，おのおのの物質が特異的受容体と相互作用して効果を発揮し，その効果はしばしばシナプス前，シナプス後の両方で起こるということは，例外的ではなく原則的なものである．交感神経終末におけるノルアドレナリンとATPの同時伝達の例を図12.5に示す．また，最もよく研究されている例とその機構は表12.2，図12.6，12.7にまとめた．
　よくある疑問であるが，単一の伝達物質がさまざまな受容体に作用するのに比べて，同時に伝達されることの有利な点は何であろうか？　考えられる利点は以下の通りである．

- 混合物のうち1つの構成物(例えばペプチド)が他(例えばあるモノアミン)よりもゆっくりと除去あるいは不活化される可能性があり，その結果遊離部位から離れた標的に到達可能で，長時間持続する効果を生じる．この現象は，例えば交感神経節におけるアセチルコリンやゴナドトロピン放出ホルモンにあてはまると考えられる(Jan & Jan, 1983)．
- 遊離される伝達物質の比率は状況によって変動する可能性がある．例えば交感神経終末では，ノルアドレナリンとNPYが別々の小胞に貯蔵されているが，高

表 12.2　末梢神経系における非アドレナリン性非アセチルコリン性伝達物質，および同時に遊離される伝達物質の例．

伝達物質	部位	機能
非ペプチド性		
ATP	交感神経節後ニューロン	平滑筋細胞の速い脱分極／収縮（例，輸精管の血管）
GABA，5-HT	腸神経系ニューロン	蠕動反射
ドパミン	交感神経系ニューロンの一部（例，腎臓）	血管拡張
一酸化窒素	骨盤神経 胃神経	勃起 胃内容排出
ペプチド性		
神経ペプチドY	交感神経節後ニューロン	ノルアドレナリンの収縮作用を促進．ノルアドレナリンの遊離抑制（例，血管）
血管作動性腸管ペプチド(VIP)	唾液腺への副交感神経 気道平滑筋に対する非アドレナリン性非アセチルコリン性神経系(NANC)による支配	血管拡張；アセチルコリンとともに遊離される伝達物質 気管支拡張
ゴナドトロピン放出ホルモン	交感神経節	遅い脱分極．アセチルコリンとともに遊離される伝達物質
サブスタンスP	交感神経節，腸神経系ニューロン	遅い脱分極．アセチルコリンとともに遊離される伝達物質
カルシトニン遺伝子関連ペプチド	無髄感覚ニューロン	血管拡張．血管漏出．神経原性炎症

5-HT：5-ヒドロキシトリプタミン(セロトニン), ATP：アデノシン三リン酸, GABA：γ-アミノ酪酸, NANC：非アドレナリン性非アセチルコリン性．

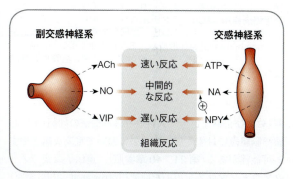

図 12.6　副交感神経および交感神経の節後線維において同時に遊離される主な伝達物質．
一般的に，メディエーターの違いによって，速い反応，中間的な反応あるいは遅い反応が標的臓器に生じる．ACh：アセチルコリン，ATP：アデノシン三リン酸，NA：ノルアドレナリン，NO：一酸化窒素，NPY：神経ペプチドY，VIP：血管作動性腸管ペプチド．

頻度刺激では主に NPY が遊離される．このように，信号の様式が変わることによって各メディエーターが異なる遊離様式を示す可能性がある．シナプス前修飾物質の作用が異なることも考えられる．すなわち，例えばβアドレナリン受容体活性化は，交感神経終末からのノルアドレナリン遊離が増強するのに対して，ATP 遊離を抑制する(Gonçalves et al., 1996)．

伝達物質作用の終了

ペプチド性のシナプス以外の化学伝達シナプス（第17章）はどれも，遊離された伝達物質をすばやく処理する機構を内包しているため，伝達物質の作用は短時間で，局所に限局する．アセチルコリン性シナプス（第13章参照）では，遊離されたアセチルコリンは，シナプス間隙において，**アセチルコリンエステラーゼ**(acetylcholinesterase)によってきわめて迅速に不活化される．他のほとんどの場合は（図12.8参照），シナプス前終末，あるいはグリアなどの支持細胞への能動的再取り込みによって，伝達物質の作用は終了する．このような再取り込みは輸送タンパク質(第4章参照)に依存し，各輸送タンパク質は特定の伝達物質に特異的である．主な型(Na^+/Cl^-共輸送体)は分子構造と機能がよく知られているが(Nelson, 1998; Torres et al., 2003; Gether et al., 2006 参照)，12個の膜貫通ヘリックスを有する一群の膜タンパク質からなる．そのファミリーの異なるメンバーは，主なモノアミン性伝達物質の各種に対する選択性を

神経修飾とシナプス前相互作用

- ケミカルメディエーターは，神経伝達物質として直接機能するとともに，
  - シナプス前からの伝達物質遊離を制御する．
  - ニューロンの活動性を制御する．
- 上記はどちらも**神経修飾作用**の例であり，一般的に，セカンドメッセンジャーによる膜のイオンチャネル制御が関与する．
- シナプス前受容体は伝達物質遊離を抑制，あるいは促進する可能性があるが，前者の方がより重要である．
- **抑制性シナプス前自己受容体**(presynaptic autoreceptor)はノルアドレナリン性およびアセチルコリン性ニューロンに存在し，各伝達物質が自身の遊離を抑制する(**自己抑制性フィードバック**)．
- 多くの内在性メディエーター(例えばGABA，プロスタグランジン，オピオイドおよび他のペプチド)は，伝達物質自身と同様に，自律神経系の伝達物質遊離に対して(主として抑制性の)シナプス前制御作用を示す．

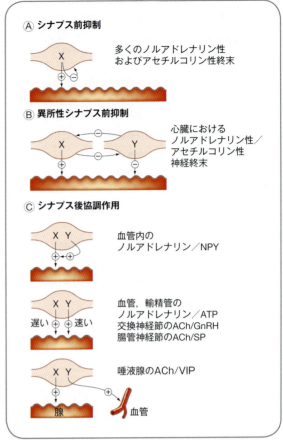

図 12.7 同時に遊離される伝達物質および神経修飾物質の例．
[A]シナプス前抑制．[B]異所性シナプス前抑制．[C]シナプス後協調作用．ACh：アセチルコリン，ATP：アデノシン三リン酸，GnRH：ゴナドトロピン放出ホルモン(gonadotrophin-releasing hormone[黄体形成ホルモン放出ホルモン])，NPY：神経ペプチドY，SP：サブスタンスP，VIP：血管作動性腸管ペプチド．

示す．(例えばノルアドレナリン[ノルエピネフリン]輸送体[NET]，セロトニンを輸送するセロトニン輸送体[SERT]，ドパミン輸送体[DAT])．こういった輸送体は，特に抗うつ薬(第47章)，抗不安薬(第44章)および精神刺激薬(第48章)といった精神賦活薬の重要な標的である．グリシンおよびGABAの輸送体も同じファミリーに属する．

小胞輸送体(第4章参照)は伝達物質分子をシナプス小胞に積載するが，これは膜輸送体と近い関係にある．膜輸送体は通常，ナトリウムイオン，塩素イオンおよび伝達物質との共輸送体として働き，ナトリウムイオンの内向き"下り坂"勾配が，伝達物質が内向きの"上り坂"を移動するエネルギーを供給する．伝達物質とともにイオンを同時輸送するということは，その過程によって膜を通る正味の電流を生じるということであり，その電流を直接計測して輸送過程を観察することが可能となる．グルコースの取り込み(第31章参照)や腎臓におけるアミノ酸の管輸送といった他の生理的輸送過程でも，同様の機構が関与している．伝達物質分子を内向きに輸送する駆動力はナトリウムイオンの電気化学的勾配であるから，この勾配が減少すると，伝達物質の流れが減少し，場合によっては逆転することもありうる．このことは正常な状態ではおそらく重要ではないが，神経終末が脱分極した場合や異常なナトリウムイオン負荷がある場合は(例えば虚血状態)，その結果生じる非小胞性伝達物質遊離(および正常なシナプス再取り込み機構の抑制)が，心臓や脳組織に対する虚血の効果において重要な働きをする可能性がある(第21，40章参照)．遺伝子改変"ノックアウト"マウスを用いた研究(Torres et al., 2003参照)によって，膜輸送体を欠損したマウスでは，遊離可能な伝達物質貯蔵は実質的に枯渇していることが示され，これによって，もし再捕捉機構が機能しなければ，生合成しても貯蔵が維持できないということが示されている．受容体(第3章参照)と同様に，ヒトでは輸送体遺伝子の遺伝的多型性が存在し，このことから，さまざまな神経学的，心血管性および精神科的疾患との関連性が見出される期待が生まれた．しかし，多くの研究にもかかわらず，関連性は明らかにはなっていない(Lin & Madras, 2006参照)．

後続の章で述べるように，膜輸送体および小胞輸送体のいずれもがさまざまな薬物効果の標的であり，これら

の分子の生理機能および薬理学的特性を決定することが，現代の多くの研究のテーマである．

神経化学的伝達の基本的段階：薬物の作用点

図12.8では，古典的化学伝達シナプスで生じる主な過程を要約し，後の章で解説する，神経化学的伝達を促進したり遮断したりすることによって働く，さまざまな種類の薬物の作用を理解するために有用な基本事項を提示する．

図12.8に示されているすべての段階(伝達物質の拡散である第8段階を除いて)が，薬物の影響を受ける可能性がある．例えば，伝達物質の生合成や不活化に関与する酵素は，伝達物質やその前駆体の神経や小胞への再取り込みにかかわる輸送系と同様に，薬物によって抑制することが可能である．末梢神経系(第13, 14章参照)および中枢神経系に作用する大多数の薬物の作用は，ここに示す一般的な機構にあてはまる．

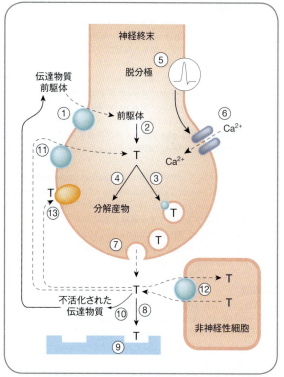

図12.8 アミン性およびアミノ酸性伝達物質の生合成および遊離に関与する主な経路．
①前駆物質の取り込み，②伝達物質の生合成，③小胞内への伝達物質の取り込み／輸送，④余剰伝達物質の分解，⑤活動電位伝播による脱分極，⑥脱分極に反応したカルシウムイオン流入，⑦開口分泌による伝達物質遊離，⑧シナプス後膜への分散，⑨シナプス後受容体との相互作用，⑩伝達物質の不活化，⑪伝達物質あるいは分解物の神経終末からの再取り込み，⑫神経細胞以外の細胞による伝達物質の取り込みと遊離，⑬シナプス前受容体との相互作用．輸送体(⑪および⑫)は，特定の条件下では逆向きに働いて，伝達物質を遊離可能となる．こういった過程は，多くの伝達物質(例えばアセチルコリン，モノアミン，アミノ酸，ATP)についてよく解明されている．ペプチド性メディエーターは，神経終末よりもむしろ細胞体で生合成，貯蔵されることがある点で異なっている(第17章参照)．

引用および参考文献

全般的な文献

Bacq, Z.M., 1975. Chemical Transmission of Nerve Impulses: A Historical Sketch. Pergamon Press, Oxford.（化学伝達発見の歴史に関する生き生きとした解説．）

Burnstock, G., 2009. Autonomic neurotransmission: 60 years since Sir Henry Dale. Ann. Rev. Pharmacol. 49, 1–30.（本章で議論されている多くの話題に関して，十分に説明された格調高い解説．お薦め．）

Goyal, R.K., Hirano, I., 1996. The enteric nervous system. N. Engl. J. Med. 334, 1106–1115.（すばらしい総説．）

Iversen, L.L., Iversen, S.D., Bloom, F.E., Roth, R.H., 2009. Introduction to Neuropsychopharmacology. Oxford University Press, New York.（神経薬理学の多くの側面を包括するすばらしい総説．）

Jänig, W., McLachlan, E.M., 1992. Characteristics of function-specific pathways in the sympathetic nervous system. Trends Neurosci. 15, 475–481.（交感神経系が，全か無の警告系とはまったく異なることを強調する短報．）

Luis, E.M.Q., Noel, F., 2009. Mechanisms of adaptive supersensitivity in vas deferens. Auton. Neurosci. 146, 38–46.（交感神経系に支配される典型的な臓器における，脱支配による過感受性に関与する機構を要約．）

Robertson, D.W. (Ed.), 2004. Primer on the Autonomic Nervous System. Academic Press, New York.（薬理学など，自律神経系のすべての側面を包括的に解説するすばらしい教科書．表題とは異なり，決して初歩的なものではない．）

Valenstein, E.S., 2005. The War of the Soups and the Sparks. Columbia University Press, New York.（化学伝達理論の起源に関する，読みやすく有益な解説．）

第12章　ケミカルメディエーターと自律神経系

シナプス前修飾

Boehm, S., Kubista, H., 2002. Fine tuning of sympathetic transmitter release via ionotropic and metabotropic receptors. Pharm. Rev. 54, 43-99.（シナプス前抑制に関する包括的な総説であり，機構は多岐にわたるが，交感神経系ニューロンに焦点を当てている．）

Gonçalves, J., Bueltmann, R., Driessen, B., 1996. Opposite modulation of cotransmitter release in guinea-pig vas deferens: increase of noradrenaline and decrease of ATP release by activation of prejunctional β-receptors. Naunyn-Schmiedeberg's Arch. Pharmacol 353, 184-192.（シナプス前制御によって，特定の伝達物質が異なる様式で影響を受けることがありうることを示している．）

Kubista, H., Boehm, S., 2006. Molecular mechanisms underlying the modulation of exocytotic noradrenaline release via presynaptic receptors. Pharm. Ther. 112, 213-242.（シナプス前受容体が伝達物質遊離に影響するさまざまな機構を記載．）

Starke, K., Gothert, M., Kilbinger, H., 1989. Modulation of neurotransmitter release by presynaptic autoreceptors. Physiol. Rev. 69, 864-989.（包括的な総説．）

同時伝達

Jan, Y.N., Jan, L.Y., 1983. A LHRH-like peptidergic neurotransmitter capable of 'action at a distance' in autonomic ganglia. Trends Neurosci. 6, 320-325.（共伝達に関する電気生理学的解析．）

Kupfermann, I., 1991. Functional studies of cotransmission. Physiol. Rev. 71, 683-732.（優れた総説．）

Lundberg, J.M., 1996. Pharmacology of co-transmission in the autonomic nervous system: integrative aspects on amines, neuropeptides, adenosine triphosphate, amino acids and nitric oxide. Pharmacol. Rev. 48, 114-192.（詳細かつ有用な総説．）

輸送体

Gether, U., Andersen, P.H., Larsson, O.M., et al., 2006. Neurotransmitter transporters: molecular function of important drug targets. Trends Pharmacol. Sci. 27, 375-383.（有用な短い総説．）

Lin, Z., Madras, B.K., 2006. Human genetics and pharmacology of monoamine transporters. In: Sitte, H.H., Freissmuth, M. (Eds.), Neurotransmitter transporters. Handb. Exp. Pharmacol. 175, 327-371.（輸送体の多形性と，ヒトの疾患とを結びつける論拠を要約．複雑であり，現時点では不明な点が多い．）

Nelson, N., 1998. The family of Na$^+$/Cl$^-$ neurotransmitter transporters. J. Neurochem. 71, 1785-1803.（異なるファミリーの伝達物質輸送体の分子特性を記載した総説．）

Torres, G.E., Gainetdinov, R.R., Caron, M.G., 2003. Plasma membrane monoamine transporters: structure, regulation and function. Nat. Rev. Neurosci. 4, 13-25.（輸送体の分子的，生理的および薬理学的側面を記載．）

Vizi, E.S., 2001. Role of high-affinity receptors and membrane transporters in non-synaptic communication and drug action in the central nervous system. Pharmacol. Rev. 52, 63-89.（シナプス前受容体および輸送体の薬理学的特性について記載した包括的総説であり，参考文献として有用．）

第2部 ケミカルメディエーター

13 アセチルコリン性伝達

概要

　本章では主として，末梢のアセチルコリン性伝達，および伝達に対する薬物の作用様式を扱う．ここでは異なる型のアセチルコリン(acetylcholine：ACh)受容体とその機能，また，AChの生合成および遊離について解説する．ACh受容体に作用する薬物の多くは臨床で使用されているが，それらについても本章で述べられている．中枢神経系(central nervous system：CNS)におけるアセチルコリン性機構および認知症との関連については，**第39, 40章**で解説する．

アセチルコリンのムスカリン性およびニコチン性受容体を介する作用

　ACh の薬理作用は，副腎に関する研究から逆説的に見出された．すなわち，副腎の抽出物が，アドレナリン(adrenaline)(エピネフリン[epinephrine])を含有することから血圧上昇を引き起こすことが知られていたが，1900年にレイド・ハント(Reid Hunt)が，この抽出物からアドレナリンを除去した後では，血圧上昇ではなく降下をもたらすことを発見したのである．彼はこの血圧降下をコリンの存在が原因であると考えたが，後に，より強力なコリンの誘導体が関与しているに相違ないと結論づけた．彼はTaveauとともに，多くのコリン誘導体について検討し，AChが，ウサギの血圧降下作用の点で，コリンのおよそ10万倍の効力があることを見出した．当時はAChの生理的役割は明らかではなく，レーヴィ(Loewi)，デール(Dale)らが1930年代にAChの伝達物質としての役割を発見するまでは，薬理学的興味の域を出なかった．

　デールはAChの薬理作用を解析する過程で，1914年に，2つの型の作用を区別し，**ムスカリン性**(muscarinic)および**ニコチン性**(nicotinic)と命名した．そのように命名したのは，2つの作用がおのおの，毒キノコである*Amanita muscaria*の主な活性成分である**ムスカリン**(muscarine)を注射した場合，および**ニコチン**(nicotine)を注射した場合と同様の効果を示したからである．ムスカリン性作用は，**表12.1**に示すような副交感神経刺激作用によく似ている．ムスカリン性作用を**アトロピン**(atropine)によって遮断した後には，高用量のAChによって，以下のようなニコチン様作用が起こる．

● すべての自律神経節刺激
● 随意筋刺激
● 副腎髄質からのアドレナリン遊離

　AChのムスカリン性およびニコチン性作用を**図13.1**に示す．少用量ないし中等量のAChによって，細動脈拡張による一時的な血圧が降下し，心拍数が減少するが，これはムスカリン性作用であり，アトロピンで消失する．アトロピン投与後に高用量のAChを投与するとニコチン性作用が現れ，はじめは交感神経節刺激，およびそれに続く血管収縮によって血圧が上昇し，次いでアドレナリン遊離によって二次的な血圧上昇が起こる．

　デールの薬理学的分類は，生体におけるAChの主な生理的機能によく対応する．ムスカリン性作用は，副交感神経節後神経終末から遊離されるAChの作用に対応するが，2つの重要な例外がある．

1. アセチルコリンは，たとえばほとんどの血管が副交感神経性支配を受けていないとしても，一般に血管拡張をもたらす．これは間接的作用である．すなわち，ACh は(他の多くのメディエーターと同様に)血管内皮細胞に作用して**一酸化窒素**(nitric oxide)を遊離させ(**第20章**参照)，その一酸化窒素が平滑筋を弛緩させる．ACh は正常な状態では循環血中には存在しないので，この作用の生理機能は不明である．

2. アセチルコリンは汗腺からの分泌を引き起こす．汗腺は交感神経系のアセチルコリン性線維の支配を受けている(**表12.1**参照)．

　ニコチン性作用は交感，副交感神経系の自律神経節，随意筋の運動終板および副腎髄質の分泌細胞に作用するAChの作用に相当する．

アセチルコリン受容体

　デール自身は，受容体の概念を科学的根拠というよりもむしろこじつけとして退けていたが，彼の機能的分類によって2つの主なACh受容体を区別する基礎ができた(**第3章**参照)．

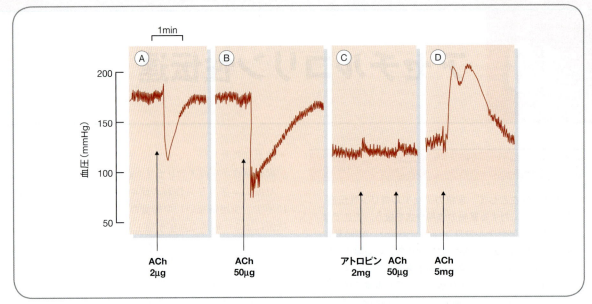

図 13.1 アセチルコリン(ACh)がネコの血圧に対して 2 種類の効果をもつことを示したデールの実験．
脊髄ネコから水銀圧力計を用いて動脈血を計測した．[A]血管拡張により ACh は血圧降下を引き起こす．[B]高用量によって徐脈も生じる．[A]，[B]はいずれもムスカリン性作用である．[C]アトロピン(ムスカリン性受容体アンタゴニスト)投与後は，同じ用量の ACh は効果を示さない．[D]アトロピンの影響下であっても，はるかに高用量の ACh は頻脈を伴う血圧上昇を引き起こし(交感神経節刺激により)，その後に二次的な血圧上昇(副腎からのアドレナリン遊離により)が起こる．これらの効果は，ACh のニコチン性受容体に対する作用の結果生じる．(Burn JH 1963 Autonomic Pharmacology. Blackwell, Oxford より．)

ニコチン性受容体

ニコチン性 ACh 受容体(nicotinic ACh receptor：nAChR)は，筋型，神経節型，中枢神経型という 3 つの型に分類され，おのおののサブユニット構成が**表 13.1**にまとめてある．筋型受容体は骨格筋の神経筋接合部に限局され，神経節型は交感および副交感神経節における伝達に関与する．そして中枢神経型受容体は脳に広く分布し，分子構成および局在の点で多様である(**第 39 章参照**)．中枢神経型 nAChR のほとんどはシナプス前に局在して，グルタミン酸やドパミン(dopamine)といった他のメディエーターの遊離を促進したり抑制したりするように働く．

> nAChR はすべて五量体であり，イオンチャネル型受容体(**第 3 章参照**)として機能する．受容体-チャネル複合体を形作る 5 つのサブユニットは構造的に同質であり，これまでに 17 の異なる構成メンバーが同定，クローニングされ，α(10 の型)，β(5 つの型)，γ，δ および ε(おのおの 1 つの型)と命名されている．5 つのサブユニットはそれぞれ 4 つの膜貫通らせん状領域を有し，各サブユニットの 1 つのらせん状領域(M_2)が中心孔を形成している(**第 3 章参照**)．nAChR サブタイプは一般に，αおよびβの両方のサブユニットを含有し，例外はホモメトリック(α7)5 サブタイプであり，これは主として脳に存在する(**第 39 章参照**)．成人の筋型受容体は(α1)$_2$/β1εδ という構成であり，一方主な神経節サブタイプは(α3)$_2$(β2)$_3$ という構成である．ACh の 2 つの結合部位(チャネルが開口するためには両方に結合することが必要)は，各 α サブユニットの細胞外領域とその近傍との境界面に存在する．1980 年代にクローニング技術によって明らかになった nAChR 群の多様性(詳細は Kalamida et al., 2007 を参照されたい)は，薬理学者たちに少なからぬ驚きを与えた．彼らは，神経筋接合部シナプスと神経節シナプスが異なることは知っていたし，また，中枢神経系のアセチルコリン性シナプスはさらに異なる可能性があると推測していたが，分子的多様性はこの予想をはるかに超え，多様性の機能的意義は今もゆっくりと明らかになりつつあるにすぎない．

神経筋接合部，神経節および脳のシナプスに対するアゴニストおよびアンタゴニストの異なる作用は，実用上重要であり，主として，筋型と神経型 nAChRs の差異を反映している(**表 13.1**)．

ムスカリン性受容体

ムスカリン性 ACh 受容体(muscarinic ACh receptor：mAChR)は典型的な G タンパク質共役受容体(**第 3 章参照**)であり，5 つの分子的サブタイプ($M_1 \sim M_5$)が知られている．奇数番号のグループ構成員(M_1, M_3, M_5)は，G_q タンパク質と共役してイノシトール三リン酸経路を活性化し(**第 3 章**)，一方偶数番号の構成員(M_2, M_4)は，カリウムチャネル(K_{ATP})を開口して膜の過分極を引き起こすか，あるいは G_i タンパク質と共役してアデニル酸シクラーゼを抑制することによって細胞内サイクリック AMP を減少させる．奇数，偶数どちらの構成員もマイトジェン活性化タンパク質(mitogen-activated protein：MAP)キナーゼを活性化する．これらのサブタイプの局在および薬理学的特性を，**表 13.2** にまとめて示す．

アセチルコリン受容体 185

表13.1 ニコチン性受容体サブタイプ[a].

	筋型	神経節型	中枢神経型		注
主な分子型	$(\alpha 1)_2\beta 1\delta\epsilon$（成人型）	$(\alpha 3)_2(\beta 2)_3$	$(\alpha 4)_2(\beta 2)_3$	$(\alpha 7)_5$	–
主なシナプス局在	骨格筋の神経筋接合部：主としてシナプス後部	自律神経節：主としてシナプス後部	多くの脳領域：シナプス前・後部	多くの脳領域：シナプス前・後部	–
膜の反応	興奮性陽イオン透過性亢進（主にナトリウム，カリウム）	興奮性陽イオン透過性亢進（主にナトリウム，カリウム）	シナプス前性および後性興奮陽イオン透過性亢進（主にナトリウム，カリウム）	シナプス前性および後性興奮陽イオン透過性亢進	$(\alpha 7)_5$受容体活性化によって大量のカルシウムイオンが流入し，伝達物質遊離を引き起こす
アゴニスト	アセチルコリンカルバコールサクシニルコリン	アセチルコリンカルバコールニコチンepibatidinedimethylphenyl-piperazinium	ニコチンepibatidineアセチルコリンシトシンバレニクリン[b]	epibatidinedimethylphenyl-piperaziniumバレニクリン[b]	$(\alpha 4)_2(\beta 2)_3$型受容体が主な脳型ニコチン性受容体である（第39章参照）
アンタゴニスト	ツボクラリンパンクロニウムatracuriumベクロニウムα-bungarotoxinα-conotoxin	メカミラミン（mecamylamine）トリメタファン（trimetaphan）ヘキサメトニウムα-conotoxin	メカミラミンmethylaconitine	α-bungarotoxinα-conotoxinmethylaconitine	

[a] この表には，哺乳類の組織に発現する主なサブタイプのみが示されている．他のサブタイプのなかには限られた脳領域，また，末梢神経系や非神経系組織に発現しているものもある．詳細は第39章やKalamida et al.（2007）の総説を参照されたい．
[b] バレニクリンは禁煙のために近年導入された薬物である．バレニクリンは$(\alpha 4)_2(\beta 2)_3$型受容体に対しては部分アゴニストとして，また，$(\alpha 7)_5$型受容体に対しては完全なアゴニストとして作用する（第49章参照）．

M_1受容体（M_1 receptor）（"神経型[neural]"）は主に中枢神経系，末梢ニューロンおよび胃の壁細胞に存在する．このサブタイプは，例えば交感神経節（第12章）や中枢ニューロンにおけるAChによる遅いムスカリン性興奮のような興奮作用を仲介する．この興奮は，カリウム透過性の低下によって膜が脱分極することで生じる．脳でこのようなAChによる作用が起こらないことは，おそらく認知症と関連している（第40章参照）．もっともM_1受容体ノックアウトマウスの認知機能低下はわずかである（Wess et al., 2007参照）．M_1受容体はまた，迷走神経刺激に続く胃酸分泌増加にも関与する（第30章参照）．

M_2受容体（M_2 receptor）（"心臓型[cardiac]"）は心臓に存在するが，また，末梢および中枢ニューロンのシナプス前終末にも存在する．このサブタイプは抑制作用を引き起こす．これは主としてカリウム透過性増大によるか，あるいはカルシウムチャネル抑制による（第4章参照）．M_2受容体活性化は，心臓に対するアセチルコリン性抑制，および中枢，末梢神経系におけるシナプス前抑制に関与する（第12章）．M_2受容体はまた，内臓平滑筋においてM_3受容体とともに発現し，いくつかの臓器におけるムスカリン性受容体アゴニスト平滑筋刺激作用を引き起こす．

M_3受容体（M_3 receptor）（"腺／平滑筋型[glandular/smooth muscle]"）は主として興奮作用，すなわち腺分泌（唾液腺，気管支，汗腺など）刺激作用，および内臓平滑筋収縮作用をもたらす．M_3受容体はまた，平滑筋（主として血管）弛緩作用も仲介し，それは近傍の内皮細胞からの一酸化窒素遊離によるものである（第20章）．M_3受容体は中枢神経系でも，特定の部位に局在する（第39章参照）．

M_4受容体（M_4 receptor）およびM_5受容体（M_5 receptor）はおおむね中枢神経系に限局し，これらのサブタイプを欠損するマウスは行動変化を示す（Wess et al., 2007）が，受容体の機能的役割はよくわかっていない．最近，リンパ球および他の細胞からのサイトカイン分泌がM_1およびM_3受容体によって制御され，一方M_2およびM_4受容体はさまざまな状況で細胞増殖に影響を与えることが見出され，ムスカリン性受容体リガンドの新たな治療薬としての可能性が開かれつつある（Wessler & Kirkpatrick, 2008参照）．

アゴニスト結合領域は異なる受容体サブタイプ間でかなり共通しており，したがって，選択的アゴニストおよびアンタゴニストを開発する試みでは，限られた成果しか得られていない．既知のアゴニストのほとんどは非選

表 13.2　ムスカリン性受容体サブタイプ[a].

	M₁（神経型）	M₂（心臓型）	M₃（腺／平滑筋型）	M₄	M₅
主な局在	自律神経節（胃の粘膜内神経節も含む） 腺：唾液腺，涙腺など 大脳皮質	心臓：心房 中枢神経系：広範囲に分布	外分泌腺：胃（酸分泌壁細胞），唾液腺など 平滑筋：消化管，眼，気道，膀胱 血管内皮	中枢神経系	中枢神経系：黒質に限局的に発現 唾液腺 虹彩／毛様体筋
細胞の反応	IP_3，DAG 増加 脱分極興奮（遅いepsp） カリウムイオン透過性低下	サイクリック AMP 減少抑制 カルシウムイオン透過性減少 カリウムイオン透過性増加	IP_3 増加 刺激性 細胞内カルシウムイオン増加	サイクリックAMP 減少抑制	IP_3 増加 興奮
機能的反応	中枢神経系興奮（認知機能改善?） 胃液分泌	心臓抑制 神経抑制 中枢性ムスカリン性作用（例えば振戦，体温低下）	胃液，唾液分泌 消化管平滑筋収縮 視覚馴化 血管拡張	運動亢進	不明
非選択的アゴニスト（表13.3も参照）	アセチルコリン カルバコール オキソトレモリン ピロカルピン ベタネコール				
選択的アゴニスト	McNA343		セビメリン		
非選択的アンタゴニスト（表13.5も参照）	アトロピン ジサイクロミン トルテロジン オキシブチニン イプラトロピウム				
選択的アンタゴニスト	ピレンゼピン マンバトキシンMT7	gallamine	ダリフェナシン	マンバトキシンMT3	

[a] この表は哺乳類の組織に発現している主なサブタイプのみを示す．詳細については，**第39章**や Kalamida et al.(2007)の総説を参照されたい．DAG：ジアシルグリセロール，epsp：興奮性シナプス後電位，IP_3：イノシトール三リン酸.

択的であるが，2つの実験で使用される化合物であるMcNA343 とオキソトレモリン(oxotremorine)は，カルバコール(carbachol)がどちらかというと親和性が低いM₁受容体に選択的である．選択的 M₃受容体アゴニストであるセビメリン(cevimeline)は，口および眼の乾燥を特徴とする自己免疫疾患であるシェーグレン症候群における唾液および涙分泌の改善目的で使用される．アゴニスト結合領域（**第3章**，**図3.7**参照）の外にある部位を標的とする新たなアロステリック mAChR リガンドによって，この重要な一群の受容体に作用する薬物のサブタイプ選択性が得られる可能性がある(Conn et al., 2009).

アンタゴニストには，アゴニストより強い選択性がある．古典的アンタゴニスト（例えばアトロピンやhyoscine）のほとんどは非選択的であるが，ピレンゼピン(pirenzepine)（以前は消化性潰瘍治療に使用されていた）は M₁受容体選択的であり，ダリフェナシン(darifenacin)（"過活動膀胱" として知られている排尿筋不全をもつ成人の尿失禁治療に使用されている）は，

M₃受容体選択的である．かつて神経筋接合部遮断薬として使用されていた gallamine は，選択性は弱いが，M₂受容体選択的アンタゴニストでもある[1].　グリーンマンバのヘビ毒から抽出された毒素が，選択性の強いmAChR アンタゴニストであることが見出された（**表13.2**参照）.

アセチルコリン性伝達の生理学

アセチルコリン性伝達の生理学については，Nicholls et al.(2012)によって詳しく解説されている．アセチルコリン性伝達に影響を与えうる薬物の主な作用様式を**図13.2**に示す.

---

[1] 他のほとんどのアンタゴニストとは異なり，gallamine はアロステリック(allosteric)（すなわち ACh 結合部位から離れた部位）に作用する.

アセチルコリン受容体

- 主な分類はニコチン性（nAChR）およびムスカリン性（mAChR）サブタイプである．
- nAChRは陽イオンチャネルと直接共役し，神経筋接合部，自律神経節および中枢神経系（CNS）のさまざまな部位における速い興奮性シナプス伝達を仲介する．筋型および神経型nAChRは，分子構造および薬理学的特性が異なる．
- mAChRおよびnAChRは，シナプス後とともにシナプス前にも存在し，伝達物質遊離を制御する機能を有する．
- mAChRはGタンパク質共役受容体であり，以下の3種の反応につながる．
  - ホスホリパーゼCを活性化する（その結果セカンドメッセンジャーとしてイノシトール三リン酸とジアシルグリセロールを生成する）．
  - アデニル酸シクラーゼを抑制する．
  - カリウムチャネルを活性化するか，あるいはカルシウムチャネルを抑制する．
- mAChRは副交感神経節後シナプス（主に心臓，平滑筋および腺）においてアセチルコリンの作用を仲介し，神経節興奮作用をもたらす．mAChRは中枢神経系の多くの部位に存在する．
- 以下の3つの主な型のmAChRが存在する．
  - M_1受容体（"神経型"）：神経節における遅い興奮作用をもたらす．**ピレンゼピン**で選択的に遮断される．
  - M_2受容体（"心臓型"）：心拍数低下および収縮力（主に心房）をもたらす．**gallamine**で選択的に遮断され，また，シナプス前抑制を仲介する．
  - M_3受容体（"腺型"）：分泌，内臓平滑筋収縮，血管平滑筋弛緩をもたらす．**セビメリン**が選択的アゴニストである．
- 分子構造的にはさらに2つのmAChRサブタイプ，M_4およびM_5受容体があり，主に中枢神経系に存在する．
- mAChRはすべてアセチルコリンで活性化され，**アトロピン**で遮断される．サブタイプに選択的なアゴニストおよびアンタゴニストも存在する．

アセチルコリンの生合成と遊離

ACh は，多くの伝達物質の場合に働くのと同様な，特異的輸送体（第12章）によって神経終末に取り込まれたコリンから，神経終末内で生合成される．他の場合との違いは，輸送体がAChではなく前駆物質のコリンを輸送することであり，したがって，輸送体は伝達物質の作用を終止させるには重要でない．血液，体液中のコリン濃度は正常状態でおよそ10μmol/Lであるが，遊離されたAChが加水分解されたときには，アセチルコリン性神経終末のごく近傍ではおそらく約1mmol/Lに上昇すると考えられ，そして50％以上のコリンが神経終末によって再び捕捉される．神経終末内の遊離コリンは，アセチルコエンザイムA（acetyl coenzyme A）からアセチル基を転移させる**コリンアセチルトランスフェラーゼ**（choline acetyltransferase：CAT）という細胞質内の酵素によってアセチル化される．ACh生合成における律速段階はコリン輸送と考えられ，細胞外コリン濃度によって決まるので，ACh遊離速度と関連する（**図13.2**）．シナプス前神経終末には**コリンエステラーゼ**（cholinesterase）が存在し，AChは持続的に加水分解され，再生合成される．神経終末のコリンエステラーゼを抑制すると，細胞質に"余剰"AChが蓄積するが，これは神経の信号による遊離には利用できない（コリン担体を介する漏出は可能であるが）．しかしながら，生合成されたAChのほとんどはシナプス小胞に封入されるが，小胞内のACh濃度はきわめて高く（およそ100 mmol/L），神経終末へのカルシウムイオン流入が引き金となって，開口分泌によりシナプス小胞からの遊離が起こる（第4章参照）．

アセチルコリン性小胞は，第12章に記載されているアミン輸送体ファミリーに属する特異的な輸送体によってAChを蓄積する．AChの蓄積は，酸性の細胞内小器官および細胞質に存在する，水素イオンの大きな電気勾配と共役し，実験用薬物である**ベサミコール**（vesamicol）によって選択的に遮断される．遊離されたAChはシナプス間隙を横切って拡散し，シナプス後細胞の受容体に結合する．一部はその途中，シナプス前，後膜の間に存在する基底膜に結合する酵素である**アセチルコリンエステラーゼ**（acetylcholinesterase：AChE）によって加水分解される．速いアセチルコリン性シナプス（例えば，神経筋接合部や神経節のシナプス）では，遊離されたAChはきわめて迅速に加水分解される（1 ms以内）ため，作用時間は非常に短いが，遅いシナプス（平滑筋，腺細胞，心臓など）ではそうではない．

⋙ 高度に特化したシナプスである神経筋接合部では，単一の神経信号によって約300のシナプス小胞（総計約300万個のACh分子）が単一筋線維を支配する神経終末から開口分泌される．神経終末は総計約300万個のシナプス小胞を含有している．各筋線維にはおよそ3,000万個の受容体が存在するが，200万個のACh分子が受容体に結合し，残りは受容体に到達しないで加水分解される．ACh分子は平均約2ミリ秒間受容体に結合し，解離後迅速に加水分解されるため，第2の受容体に結合することはできない．その結果，伝達物質の作用はきわめて迅速かつ短時間となる．そのことは，シナプスが迅速な筋肉反応を開始させなければならないこと，また，高頻度の信号を確実に伝達しなければならないことにおいて重要な意味をもつ．筋細胞はニューロンよりはるかに大きく，活動電位を発生させるためにははるかに多くのシナプス電流を必要とする．したがって，すべての化学的事象は，

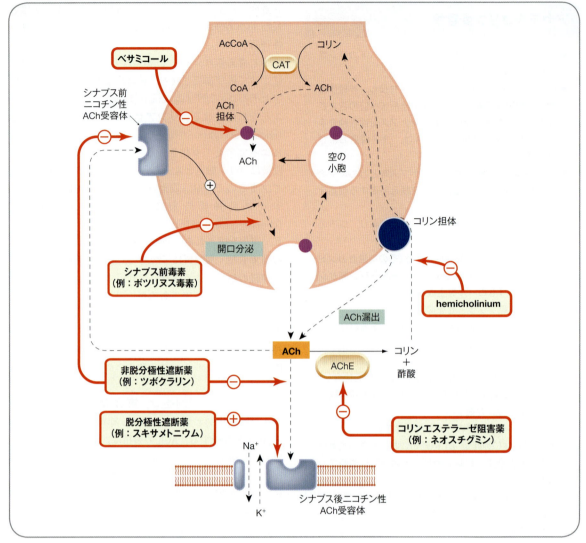

図 13.2　ニコチン性アセチルコリン受容体における薬物作用と作用点.
アセチルコリン（ACh）が，シナプス後ニコチン性受容体に作用して，陽イオンチャネル（例えば，神経筋接合部や神経節シナプス）を制御し，また，シナプス前ニコチン性受容体にも作用して，持続的にシナプスが活性化された状態では ACh 遊離を促進するように作用することが示されている．神経終末にはアセチルコリンエステラーゼも含まれ（図には示されていない），この酵素が抑制されると，遊離 ACh の量およびコリン担体を介する ACh 漏出速度が上昇する．正常な状態では，この ACh 漏出は問題にはならない．ムスカリン性アセチルコリン接合部（例えば心臓，平滑筋および外分泌腺）では，シナプス後，シナプス前（抑制性）受容体のどちらもムスカリン性である．AcCoA：アセチルコエンザイム A，AChE：アセチルコリンエステラーゼ，CAT：コリンアセチルトランスフェラーゼ，CoA：コエンザイム A（coenzyme A）．

神経系シナプスよりも大きな尺度で生じ，素量中の伝達物質分子の数，遊離される素量の数，および各素量によって活性化される受容体の数はいずれも，神経系の 10～100 倍である．もし脳のシナプスが神経筋接合部の工業規格でつくられたら，脳は巨大にはなるが，それほど賢くはならないであろう．

シナプス前修飾

アセチルコリンの遊離は，**第 12 章**で解説されているように，ACh 自身を含むシナプス前受容体に作用するメディエーターによって制御されている．副交感神経節後神経終末では，抑制性 M_2 受容体が ACh 遊離の自己抑制に関与し，ノルアドレナリン（noradrenaline）（ノルエピネフリン［norepinephrine］）などの他のメディエーターもまた ACh 遊離を抑制する（**第 12 章**参照）．一方神経筋接合部では，シナプス前 nAChR が ACh 遊離を促進し，この機構によって，遷延した高頻度活性時にシナプスが確実に機能することが可能となっている可能性がある．それに対して，上述したように，中枢神経系型シナプス前 nAChR は，他のメディエーターの遊離を促進する場合も抑制する場合もある．

速いアセチルコリン性シナプスにおける伝達の電気事象

アセチルコリンは，ニコチン性（神経筋接合部や神経節）シナプスのシナプス後膜に作用して，陽イオンの透過性，特にナトリウムとカリウムイオンの透過性をはなはだしく増大させるが，カルシウムイオンの透過性はそれほど増加させない．その結果生じるナトリウムイオンの流入によって，シナプス後膜は脱分極する．伝達物質によって仲介されるこの脱分極は，骨格筋線維では**終板電位**(endplate potential：epp)とよばれ，神経節シナプスでは**速い興奮性シナプス後電位**(fast excitatory postsynaptic potential：fast epsp)とよばれる．筋線維では，局在する epp が隣接する電気的に興奮性のある筋線維の部分に広がり，もし epp の振幅が興奮の閾値に達すれば，活動電位が発生し，それが筋線維の残りの部分に伝播して収縮が誘導される（第4章）．

神経細胞では，epsp による細胞体あるいは樹状突起の脱分極によって，局所電流の流れを生じる．これによって細胞の軸索起始部が脱分極するが，そこは，epsp が十分に大きければ活動電位を発生する部位である．**図13.3** は，シナプス後 ACh 受容体を遮断する薬物である**ツボクラリン**(tubocurarine)が，電気的に刺激されれば依然として細胞は反応可能ではあるが，もはや活動電位を発生させない程度にまで速い epsp の振幅を減少させることを示している．神経節細胞のほとんどは何本かのシナプス前軸索によって支配され，節後細胞を発火させるためには，複数の軸索が同時に活性化することが必要である（統合作用）．神経筋接合部では，1本の神経線維のみが各筋線維を支配する．すなわち，電話線の中継局のように，細い神経線維と，それよりはるかに太い筋線維との間には電気抵抗の不適合が存在するにもかかわらず，シナプスは忠実な 1 対 1 の伝達を確保する．正常な状態では，epp の振幅は，活動電位を発生させるに足るより大きい．実際 epp が 70～80% 減少してもまだ伝達は起こり，このことは，安全域の余裕が大きく，伝達物質遊離の変動（例えば反復刺激中）が伝達に影響しないことを示している．

- 神経節シナプスにおける伝達は，神経筋接合部における伝達より複雑である．双方における第1の事象は，ACh が nAChR に作用して生じる epp か epsp であるが，神経節でははるかに遅い一連のシナプス後反応がこれに続いて，以下のように起こる．
- 2～5秒持続する**遅い抑制性（過分極性）シナプス後電位**(slow inhibitory[hyperpolarising]postsynaptic potential：slow ipsp)．これは主としてムスカリン性(M_2)受容体を介するカリウムイオン透過性亢進を反映するが，ドパミンやアデノシンといった伝達物質も関与する．
- およそ 10秒持続する**遅い epsp**．これは M_1 受容体に作用する ACh によって発生し，カリウムイオンチャネルを閉じる．
- 1～2分持続する**後期の遅い epsp**．これは同時に遊離されるペプチドによって仲介されると考えられ，神経節によって，

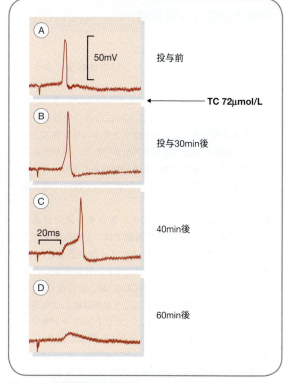

図13.3　自律神経節細胞におけるアセチルコリン性伝達．
モルモットの副交感神経節細胞から，細胞内微小電極を用いて記録された．各トレースの最初のアーチファクトは，節前神経刺激の瞬間を示す．アセチルコリン受容体アンタゴニストであるツボクラリン(TC)によって，興奮性シナプス後電位(epsp)が小さくなる．記録[C]では，epsp によってちょうど活動電位誘発が可能になっているが，[D]では，epsp は閾値に達していない．完全に遮断した後も，逆行性刺激（図には示されていない）によって，依然として活動電位が発生する（図13.4 の脱分極性遮断参照）．(Blackman JG et al. 1969 J Physiol 201, 723 より．)

サブスタンス P であったり，ゴナドトロピン遊離ホルモン様ペプチドであったりする（**第12章**参照）．遅い epsp と同様に，カリウムイオン透過性減少によって生じる．

脱分極性遮断

- 脱分極性遮断は，アセチルコリン性シナプスにおいて，興奮性 nAChR が持続的に活性化され，それがシナプス後細胞の電気的興奮性を減少させる場合に生じる．これを**図13.4**に示す．交感神経節にニコチンを投与すると nAChR が活性化され，細胞の脱分極をもたらし，それによってまず活動電位の発火が誘発される．数秒後に，この発火が止まって伝達が遮断される．この時点における電気的興奮性の喪失は，電気刺激によっても活動電位を発生させることができない，という事実によって示される．持続的脱分極中の電気的興奮性喪失の主な理由は，電位依存性ナトリウムチャネル（**第4章**参照）が不活化（すなわち不応）して，もはや短い脱分極刺激に反応して開口することができない，ということである．

第2の型の効果もまた，**図13.4** に示されている実験にみることができる．ニコチンが数分間作用した後には，細胞は部分的に再分極して電気的興奮性も元に戻るが，それにもかかわらず，

アセチルコリン性伝達

- アセチルコリン（ACh）生合成
  - コリンを必要とし，コリンは担体輸送によってニューロンに入る．
  - コリンは，コリンアセチルトランスフェラーゼによってアセチル化されて ACh になる．コリンアセチルトランスフェラーゼはアセチルコリン性ニューロンのみに存在する細胞質酵素である．アセチルコエンザイム A がアセチル基の供給源である．
- ACh は担体輸送によって，シナプス小胞内に高濃度な状態で封入される．
- ACh 遊離はカルシウムイオンを介する開口分泌によって起こる．神経筋接合部では，1つのシナプス前神経信号によって100〜500の小胞が遊離される．
- 神経筋接合部では，ACh がニコチン性受容体に作用して陽イオンチャネルを開口し，速い脱分極（終板電位）を生じ，正常な状態ではこれが筋線維に活動電位を発生させる．他の"速い"アセチルコリン性シナプス（例えば神経節）における伝達も同様である．
- "速い"アセチルコリン性シナプスでは，ACh はおよそ1ミリ秒以内にアセチルコリンエステラーゼによって加水分解されるため，1つのシナプス前活動電位が発生させるシナプス後の活動電位は1つのみである．
- ムスカリン性受容体を介する伝達は時間経過がはるかに遅く，シナプスの構造は明確に特徴づけられていない．多くの場合，ACh は直接の伝達物質としてよりもむしろ，修飾物質として機能している．
- 薬理学的遮断の主な機構は，コリン取り込み抑制，ACh 遊離抑制，シナプス後受容体あるいはイオンチャネル遮断，持続的シナプス後脱分極，である．

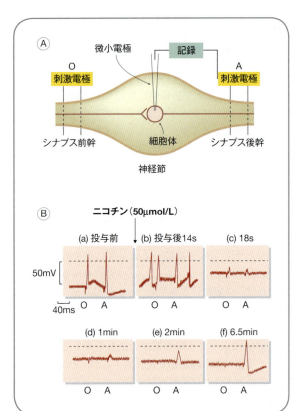

図 13.4 ニコチンによる神経節伝達の脱分極性遮断．
[A]カエルの交感神経節細胞からの細胞内記録に使用されるシステム．順行性（O）および逆行性（A）刺激電極の位置が示されている．O 刺激ではアセチルコリン性シナプスを介して細胞が興奮し，一方，A 刺激では活動電位の電気的伝播によって細胞が興奮する．[B]ニコチンの効果．(a)対照記録．膜電位は−55mV であり（点線が 0mV を示す），細胞は O，A どちらの刺激にも反応する．(b)ニコチンを加えると間もなく，細胞は少し脱分極して自発性に発火するようになるが，依然として O，A どちらの刺激にも反応する(c および d)．その細胞はさらに，−25mV まで脱分極して，痕跡的な活動電位のみを発生する．その細胞が A 刺激には応答しないという事実は，電気的に興奮性がないということである(e および f)．ニコチンが持続的に存在する状態では，細胞は再分極して，A 刺激に対する反応性を再び獲得するが，ACh 受容体がニコチンによって脱感作を起こしているため，依然として O 刺激には反応しない．(Ginsborg BL, Guerrero S 1964 J Physiol 172, 189 より．)

伝達は遮断されたままである．この型の二次的な**非脱分極性遮断**(non-depolarising block)は，脱分極性薬物である**スキサメトニウム**(suxamethonium)[2]（後述）を反復投与することで，神経筋接合部でも生じる．二次的遮断（臨床的には**第2相遮断**[phase II block]として知られる）の主な要因は，受容体の脱感作（第2章参照）であると考えられている．これによって，遮断薬の脱分極作用は低下するものの，受容体が ACh に対して脱感作した状態にあるために，伝達は遮断されたままである．

アセチルコリン性伝達に対する薬物の効果

図 13.2 に示すように，薬物が，シナプス後 ACh 受容体にアゴニストやアンタゴニスト（表 13.1 および 13.2）

として作用するか，あるいは内在性 ACh の遊離や分解に影響することによって，アセチルコリン性伝達に影響を与えることがある．

本章の残りの部分では，作用部位によって細分化した以下の薬物群について記載する．

- ムスカリン性受容体アゴニスト
- ムスカリン性受容体アンタゴニスト
- 神経節刺激薬
- 神経節遮断薬
- 神経筋接合部遮断薬
- コリンエステラーゼ阻害薬およびアセチルコリン性伝達を増強する他の薬物

---

[2] 米国では succinylcholine として知られている．

表13.3 ムスカリン性受容体アゴニスト.

化合物	構造	受容特異性		コリンエステラーゼによる加水分解	臨床用途
		ムスカリン性	ニコチン性		
アセチルコリン		+++	+++	+++	なし
カルバコール		++	+++	−	なし
メタコリン		+++	+	++	なし
ベタネコール		+++	−	−	膀胱および消化管緊張低下の治療[a]
ムスカリン		+++	−	−	なし[b]
ピロカルピン		++	−	−	緑内障
オキソトレモリン		++	−	−	なし
セビメリン		++[c]	−	−	シェーグレン症候群（唾液および涙分泌増加目的）

[a] 膀胱頸部が閉塞していないことを確認することが不可欠である.
[b] ある種のキノコ中毒の原因である.
[c] M_3 受容体選択的.

ムスカリン性受容体に影響を与える薬物

🚫 ムスカリン性受容体アゴニスト

構造-活性連関

　ムスカリン性受容体アゴニストは，動物個体全体に生じる主な作用が，副交感神経刺激作用に類似していることから，一群として**副交感神経作用薬**（parasympathomimetic）とよばれることが多い．アセチルコリンおよび関連するコリンエステルの構造を，**表13.3**に示す．示されている薬物はmAChRおよびnAChR両方に作用するアゴニストであるが，mAChRに，より強力に作用する（**図13.1**参照）．**ベタネコール**（bethanechol），**ピロカルピン**（pilocarpine）および**セビメリン**のみが臨床使用される．

　活性に関して重要な鍵となるACh分子の特性は，プラス電荷をもつ四量体アミノ基と，一部マイナス電荷をもち，コリンエステラーゼによって迅速に加水分解されやすいエステル基である．コリンエステル構造の変化体（**表13.3**）は，化合物がコリンエステラーゼによって加水分解される可能性を減少させ，mAChRおよびnAChRに対する相対的活性を変化させる効果を有する．**カルバコール**および**メタコリン**（methacholine）は実験用に使用される．ベタネコールは，2つの分子の混成物であるが，加水分解に対して安定でmAChR選択的であり，臨床使用されることもある（クリニカルボックス参照）．ピロカルピンは部分アゴニストであり，汗腺，唾液腺，涙腺および気管支の腺からの分泌刺激作用，および虹彩の平滑筋収縮作用（後述）にある程度選択性を示すが，消化管平滑筋および心臓に対する作用は弱い．

ムスカリン性受容体アゴニストの作用

　ムスカリン性受容体アゴニストの主な作用は，副交感神経系の観点から容易に理解できる．

　心血管系に対する作用. 心血管系に対する作用は，心臓の減速および心拍出量低下であり，どちらも心拍数低下と心房の収縮力減少による（心室に対する副交感神経支配はまばらであり，ムスカリン性受容体アゴニストに対する感受性は低い）．全身的な血管拡張も生じ（一酸化窒素[NO]を介する；第20章参照），心拍出量低下と組み合わさって，心房圧の急降下を生じる（**図13.1**）．ムスカリン性受容体アゴニストの心臓に対する作用機序については，第21章で解説する（**図21.7**参照）．

　平滑筋. 一般に平滑筋は，ムスカリン性受容体アゴニストに直接反応して**収縮**するが，これは血管平滑筋に対するNOを介した間接的作用と対照的である．消化管の蠕動活動が亢進し，それによって疝痛が生じる可能性がある．また，膀胱および気管支の平滑筋も収縮する．

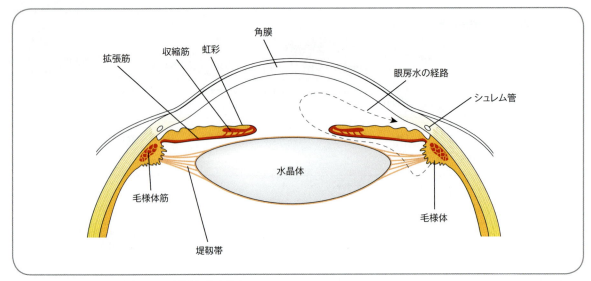

図 13.5　前眼房；房水の分泌および排出経路を示す．

発汗，涙分泌，唾液分泌および気管支の分泌．こういった分泌は外分泌腺刺激によって起こる．気管支からの分泌と収縮が組み合わさった効果として，呼吸が妨げられる可能性がある．

眼に対する作用．眼に対する作用は，臨床的に重要である．眼への副交感神経は瞳孔括約筋を支配するが，その神経は虹彩周囲および毛様体筋を走行し，水晶体の弯曲度を調節する（**図 13.5**）．mAChR 活性化に反応して毛様体筋が収縮すると，毛様体が前内方に引っ張られ，その結果水晶体の提靱帯上の張力が減少して，水晶体がより膨張可能となって焦点距離が減少する．したがって，この副交感神経性反射は，近くのものをみる際に眼を馴化させるために必要である．瞳孔括約筋は，光の強度変化に対して瞳孔を調節するのに重要であるばかりでなく，眼内圧を制御するためにも重要である．眼房水は，毛様体を覆う上皮細胞からゆっくり持続的に分泌され，虹彩の外縁付近の眼周囲を走行する**シュレム管**（canal of Schlemm；**図 13.5**）に排出される．眼内圧は正常な状態では大気圧より 10〜15 mmHg 高く，このため，眼は少し膨張したままになっている．異常な眼内圧の上昇は（**緑内障**［glaucoma］の病的状態につながる），眼を損傷し，最も一般的な，避けることが可能な失明の原因の 1 つである．急性緑内障では，虹彩組織のヒダが排水隅角を閉塞するために，散瞳時に眼房水の排出が阻害され，眼内圧上昇をもたらす．このような状況でムスカリン性受容体アゴニストによって瞳孔括約筋を活性化すると，正常なヒトではほとんど効果がないが，眼内圧が低下する．ムスカリン性受容体アゴニストによって生じた毛様体筋張力の増加もまた，シュレム管が通る結合組織柱帯を再配置することによって，排水を改善する役割を果た

している可能性がある．緑内障治療に使用される薬物を，**表 13.4** にまとめて示す．

こういった末梢作用に加えて，血液脳関門を通過できるムスカリン性受容体アゴニストは，主に脳の M_1 受容体を活性化することで顕著な中枢作用を生じる．中枢作用には，振戦，体温低下，自動運動亢進，また，認知機能改善などがある（**第 40 章参照**）．

臨床用途

現在重用されているムスカリン性受容体アゴニストは少ない（新規のより選択性の強いアゴニストが，さまざまな CNS 疾患に有効であることが明らかになるかもしれないという希望は依然としてあるが）．現在の臨床使用について，クリニカルボックスにまとめて示した．

ムスカリン性受容体アゴニストおよび関連薬物の臨床用途

- ピロカルピン点眼薬により縮瞳が起こり，緑内障（眼内圧上昇）治療に使用されている．
- ピロカルピンあるいは選択的 M_3 受容体アゴニストである**セビメリン**は，ドライアイやドライマウスの患者（例えば，放射線照射後やシェーグレン症候群で唾液腺や涙腺自己免疫的な障害がある患者）の唾液，および涙液分泌を増加させるために使用可能である．
- ベタネコールやジスチグミン（distigmine）（コリンエステラーゼ阻害薬）は，刺激性下剤や，膀胱排出促進のために使用されることは，現在ではほとんどない．

アセチルコリン性伝達に対する薬物の効果　　193

表 13.4　眼圧を下げる薬物.

薬物[a]	作用機序	注	参照
チモロール(timolol) カルテオロール(carteolol)	βアドレナリン受容体アンタゴニスト	点眼するが，徐脈，気管支収縮などの全身性副作用を生じる可能性がある	第14章
アセタゾラミド(acetazolamide) **ドルゾラミド**(dorzolamide)	炭酸脱水素酵素阻害薬	アセタゾラミドは全身性に投与する 副作用には，下痢，食思不振，うずき，好中球減少がある ドルゾラミドは点眼薬として使用される 副作用には，苦味，灼熱感がある	第29章
クロニジン(clonidine) アプラクロニジン(apraclonidine)	α_2アドレナリン受容体アゴニスト	点眼	第14章
ラタノプロスト(latanoprost)	プロスタグランジンアナログ	色素沈着の副作用がある	第17章
ピロカルピン	ムスカリン性受容体アゴニスト	点眼	本章
ecothiophate	コリンエステラーゼ阻害薬	点眼 筋攣縮および全身作用を起こす可能性がある	本章

[a] 最も重要な薬物を太字で示す.

◎ ムスカリン性受容体アンタゴニスト

　ムスカリン性受容体アンタゴニスト(副交感神経抑制薬[parasympatholytic drug]；表13.5)は，化学構造中に通常エステル基および塩基性基がAChと同じ位置に含まれるが，アセチル基の代わりに大きな芳香性基をもつ競合的アンタゴニストである．天然に存在する2つの化合物であるアトロピンと hyoscine(スコポラミン[scopolamine]としても知られる)は，ナス科の植物に存在するアルカロイドである．ベラドンナ(*Atropa belladonna*)は主にアトロピンを含有し，一方サンザシ(*Datura stramonium*)は主に hyoscine を含有する．これらは三級アンモニウム化合物であり，腸管や結膜囊から容易に吸収され，そして，重要な点であるが，血液脳関門を通過できるほど脂溶性が高い．アトロピンとよく類似した末梢作用をもつが，脳に到達しないために中枢作用がない四級アンモニウム化合物として，hyoscine butylbromide とプロパンテリン(propantheline)がある．別の四級アンモニウム化合物であるイプラトロピウム(ipratropium)は，気管支拡張吸入薬として使用される．シクロペントラート(cyclopentolate)とトロピカミド(tropicamide)は，眼科用に開発され，点眼薬として投与される三級アミンである．オキシブチニン(oxybutynin)，トルテロジン(tolterodine)およびダリフェナシン(M_3選択的)は膀胱に作用して排尿を抑制する薬物であり，尿失禁の治療に使用される．これらの薬物によって，口渇，便秘，羞明といったムスカリン性受容体アンタゴニストによくある副作用を生じるが，初期の薬物に比べれば軽度である．

ムスカリン性受容体アンタゴニストの作用

　ムスカリン性受容体アンタゴニストは，mAChR間の差異を反映して，例えば心臓や膀胱にある程度の選択性を示すが，基本的にすべて同様の末梢作用を発揮する．

　アトロピンの主な作用は以下の通りである．

　分泌抑制．唾液腺，涙液腺，気管支分泌腺および汗腺はごく低用量のアトロピンで抑制され，不快な口渇や皮膚の乾燥を生じる．胃の分泌はわずかに減少する．気管支における粘液除去が抑制されるため，残った分泌物が肺に蓄積しやすい．イプラトロピウムにはこの作用がない．

　心拍数に対する作用．アトロピンにより心臓のmAChRが遮断されて頻脈を生じる．頻脈は中等度であり，ヒトでは毎分80～90までである．これは，交感神経に対する効果がなく，副交感神経の緊張を抑制するのみであるからである．頻脈は若年者で最も顕著であるが，これは，安静時の迷走神経緊張度が若年者で最も高いからであり，老人ではしばしばみられない．アトロピンはごく低用量では，逆説的に徐脈を生じるが，これはおそらく中枢作用によると考えられる．動脈血圧および運動に対する心臓の反応には影響がない．

　眼に対する作用．アトロピンによって瞳孔が散大し(散瞳[mydriasis])，光に反応しなくなる．毛様体筋の弛緩によって馴化機能が麻痺し(毛様体筋麻痺[cycloplegia])，近くをみることが障害される．眼内圧が上昇する可能性があり，これは正常なヒトでは重要ではないが，狭隅角緑内障の患者では危険な事態になる可能性がある．

　消化管に対する作用．アトロピンにより消化管の運動性が抑制される．ただしこの作用はここで挙げる他の作用よりも高用量を必要とし，ACh以外の興奮性伝達物質が壁内神経叢の正常な機能に重要であることから，完全とはならない(第12章参照)．アトロピンは，消化管

表13.5 ムスカリン性受容体アンタゴニスト[a].

化合物	薬理学的特性	注
アトロピン	非選択的アンタゴニスト 経口でよく吸収される 中枢興奮薬	ベラドンナアルカロイド 主な副作用は，尿閉，口渇，羞明 ジサイクロミンは同様な薬物であり，主として鎮痙薬として使用される
hyoscine	アトロピンと同様 中枢抑制薬	ベラドンナアルカロイド（スコポラミンとしても知られている） 鎮静作用を示し，他の副作用はアトロピンと同様である
hyoscine butylbromide	アトロピンと同様であるが，吸収が悪く，中枢作用はない 有意な神経節遮断作用がある	四級アンモニウム誘導体 同様な薬物に，硝酸メチルアトロピン（atropine methonitrate），プロパンテリンがある
チオトロピウム	硝酸メチルアトロピンと同様 気管支からの粘液線毛クリアランスを抑制しない	四級アンモニウム化合物 イプラトロピウムと同様
トロピカミド	アトロピンと同様 眼圧上昇の可能性あり	–
シクロペントラート	トロピカミドと同様	–
ダリフェナシン	選択的 M_3 受容体アンタゴニスト　尿失禁	副作用はほとんどなし

同様の作用と副作用をもち，臨床で使用されている他の非選択的ムスカリン性受容体アンタゴニストには，オキシブチニン，トルテロジン，フェソテロジン（fesoterodine），ソリフェナシン（solifenacin），トロスピウム（trospium）などがある．これらは，製薬会社による模倣的な開発の一例である．

[a] 化学構造に関しては，Brunton L et al. 2006, Goodman and Gilman's Pharmacological Basis of Therapeutics, 11th edn. McGraw-Hill, New York を参照．

の運動性が亢進した病的状態に使用される．ピレンゼピンは M_1 受容体選択的であるため，他の系に影響しない用量で胃酸分泌を抑制する．

他の平滑筋に対する作用. 気管支，胆汁系および尿路系の平滑筋はすべて，アトロピンにより弛緩する．反射性の気管支収縮（例えば麻酔中）はアトロピンで妨げられるが，一方ヒスタミン（histamine）やロイコトリエンといった局所メディエーターによって生じた気管支収縮（例えば喘息時；第28章）には影響しない．胆汁系および尿路系平滑筋は，ACh以外の伝達物質（第12章参照）が重要であるため，健常人では，わずかに影響を受けるのみである．それにもかかわらず，アトロピンおよびその類似薬は通常，前立腺肥大のある高齢者の尿閉を悪化させる．過活動膀胱による尿失禁は，ムスカリン性受容体アンタゴニストによって減少する．

CNSに対する作用. アトロピンはCNSに対して，主に興奮作用をもたらす．低用量では，軽度の不穏症状を生じ，高用量になると興奮や見当識消失を生じる．アトロピン中毒は，主として直接ベラドンナの実を食べた子どもに起こるが，顕著な興奮といらだちによって過活動となり，発汗消失のためにかなり体温が上昇する．こういった中枢作用は，脳のmAChR遮断の結果生じるものであり，**フィゾスチグミン**（physostigmine）といったコリンエステラーゼ阻害薬で妨げられるため，アトロピン中毒の治療に使用されてきた．低用量のhyoscineに

よって顕著な鎮静作用を生じるが，高用量でも同様の作用を示す．hyoscineはまた，有効な制吐作用をもち，乗り物酔いを防ぐのに使用されてきた．ムスカリン性受容体アンタゴニストはまた，錐体外路系にも作用し，パーキンソン病（第40章）患者の不随意運動や固縮を減少させ，また，多くの抗精神病薬（第46章）の錐体外路副作用に対抗する．

臨床用途

ムスカリン性受容体アンタゴニストの主な用途をクリニカルボックスにまとめて示す．

自律神経節に作用する薬物

🚫 神経節刺激薬

ほとんどのnAChRアゴニストは神経型（神経節および CNS）nACh受容体または骨格筋の受容体（運動終板）に作用するが，ニコチンとACh以外は，両方には作用しない（**表13.6**）．

ニコチンと**ロベリン**（lobeline）は，おのおのタバコの葉，ロベリア属の植物に含まれる三級アミンである．ニコチンは薬理学的伝説に登場する．というのは，ニコチンは終板領域に投与すると筋線維を刺激した，ラングレー（Langley）の絵筆の先についていた物質であり，そのことから彼が1905年に，筋線維表面に"受容物質"

ムスカリン性受容体に作用する薬物

ムスカリン性受容体アゴニスト
- 重要な化合物に，**アセチルコリン**，**カルバコール**，**メタコリン**，**ムスカリン**(muscarine)および**ピロカルピン**がある．これらの薬物の，ムスカリン性受容体，ニコチン性受容体対する選択性，コリンエステラーゼによる分解されやすさは薬物によって異なる．
- 主な作用は
  1. 徐脈および血管拡張（血管内皮依存的）．血圧低下につながる．
  2. 内臓平滑筋の収縮（消化管，胆嚢，気管支など）．
  3. 外分泌腺からの分泌，縮瞳および毛様体筋収縮．眼内圧低下につながる．
- 主な臨床用途は，緑内障治療である（特に**ピロカルピン**）．
- ほとんどのアゴニストはあまり受容体サブタイプ選択性を示さないが，より選択性の高い薬物が開発中である．

ムスカリン性受容体アンタゴニスト
- 最も重要な化合物は，**アトロピン**，hyoscine，**イプラトロピウム**および**ピレンゼピン**である．
- 主な作用は
  1. 分泌抑制
  2. 頻脈，散瞳および馴化の麻痺
  3. 平滑筋（消化管，気管支，胆道，膀胱）弛緩
  4. 胃酸分泌抑制（特に**ピレンゼピン**）
  5. 制吐作用および抗パーキンソン病作用を含む中枢作用（主として**アトロピン**による興奮作用，hyoscineによる傾眠を含む抑制作用）

ムスカリン性受容体アンタゴニストの臨床用途

心血管系
- 洞性徐脈（例えば心筋梗塞後；第21章参照）：例えば**アトロピン**

眼科的
- 瞳孔散大目的：例えば**トロピカミド**や**シクロペントラート**点眼薬

神経学的
- 乗り物酔い予防：例えばhyoscine（経口あるいは経皮的）
- パーキンソン病（第40章参照），特に抗精神病薬（第46章参照）によって起こる運動失調改善目的：例えば**トリヘキシフェニジル**，**ベンツトロピン**(benztropine)

呼吸器系
- 喘息および慢性閉塞性肺疾患（第28章参照）：**イプラトロピウム**あるいは**チオトロピウム**(tiotropium)吸入

麻酔前投薬
- 分泌物乾燥目的：例えば**アトロピン**，hyoscine（現在の麻酔薬は比較的非刺激性であり［第41章参照］，この用途は現在それほど重要ではない．）

消化管
- 消化管平滑筋を弛緩させることによって，内視鏡および消化管X線検査の効率を上げる目的（鎮痙作用；第30章参照）：例えばhyoscine
- 過敏性大腸症候群や大腸憩室における鎮痙薬として：例えば**ジサイクロミン**(dicyclomine, dicycloverine)

が存在することを推定することにつながったからである（第12章参照）．epibatidineは毒ガエルの皮膚に存在する非常に強力な，神経節およびCNSの受容体に選択的なニコチン性受容体アゴニストである．epibatidineには自律神経系に対する副作用があるために臨床用途からは除外されたが，予期せず，強力な鎮痛薬であることがわかった（第42章参照）．バレニクリン(varenicline)は比較的CNSの受容体に選択性のある合成アゴニストであり，ニコチン依存症（第49章）の治療に（ニコチン自身と同様に）使用される．それ以外では，これらの薬物は実験用に使用されるのみである．

これらの薬物は，全身の自律神経節に対する刺激作用とともに，複雑な末梢反応を引き起こす．消化管および汗腺に対するニコチンの作用は，通常有効な喫煙への抑止力として働くには不十分であるが，喫煙初心者にはお馴染みである（第49章参照）．

神経節遮断薬

神経節遮断薬は自律神経系機能研究のために実験で使用されるが，臨床的にはもはや使用されていない．神経節遮断は以下のようないくつかの機構によって生じる可能性がある．

- 神経筋接合部でみられるようなACh遊離阻害（第12章）．
- 遷延する脱分極．ニコチン（図13.4参照）は，神経節を最初に刺激した後に，この機構により遮断可能である．これは，AChがシナプス後膜に持続的作用を発揮しうる程度にコリンエステラーゼが抑制された場合に，ACh自身によっても可能である．
- AChのシナプス後作用の阻害．実用的に重要性をもつ少数の神経節遮断薬は，神経型nAChRや結合するイオンチャネル遮断によって作用する．

⌄ 65年前，パトン(Paton)とザイミス(Zaimis)は，一連の線状ビス型四級化合物の研究を行った．2つの四級基をつなぐメチ

表 13.6 ニコチン性受容体アゴニストおよびアンタゴニスト.

薬物	主な作用部位	作用	注
アゴニスト			
ニコチン	自律神経節 中枢神経系	刺激後遮断 刺激	第49章参照
ロベリン	自律神経節 感覚神経終末	刺激 刺激	–
epibatidine	自律神経節，中枢神経系	刺激	カエルの皮膚から単離された きわめて強力 臨床用途なし
バレニクリン	中枢神経系，自律神経系	刺激	ニコチン依存症に使用(第49章参照)
スキサメトニウム	神経筋接合部	脱分極性遮断	筋弛緩薬として臨床使用
デカメトニウム	神経筋接合部	脱分極性遮断	臨床用途なし
アンタゴニスト			
ヘキサメトニウム	自律神経節	伝達遮断	臨床用途なし
トリメタファン	自律神経節	伝達遮断	手術時の血圧低下に使用(まれ)
ツボクラリン	神経筋接合部	伝達遮断	現在では使用はまれ
パンクロニウム atracurium ベクロニウム	神経筋接合部	伝達遮断	麻酔時の筋弛緩薬として広く使用されている

レン鎖に5つまたは6つの炭素原子をもつ化合物(**ヘキサメトニウム**[hexamethonium]，もはや臨床的には使用されていないが，最初の有効な降圧薬として有名である)が，神経節遮断作用を示した[3].

神経節遮断薬の作用

神経節遮断薬の作用は，予想される通り，自律神経系の両方の群が無差別に遮断されるため，多様で複雑である．パトンによる "hexamethonium man" の記述(下記)に勝るものはない．

❯❯ 彼は，長時間列に並んで立っていると，青白くなって気絶する可能性があるが，そうでなければ，ピンクの顔色をした人物である．彼の握手は暖かく，乾燥している．彼は物静かでくつろいだ感じの仲間である．例えば，彼は笑うことはあっても，涙が出ないので，泣くことはできない．どんなに無礼な話をしても彼は顔を赤らめることはなく，どんなに不快な状況でも彼が真っ青になることはない．彼の襟と靴下は清潔で芳香を放ったままである．彼はコルセットを身に着け，外で見かけると，むしろそわそわしているかもしれない(コルセットが内臓の血管内貯蔵を圧縮し，そわそわ動くことによって足からの静脈還流が保たれる)．口渇および喉の渇きを湿らせるものの助けがなければ，彼は多くを語るのを好まない．彼は遠視で，強い光で容易に目がみえなくなる．彼の眼球が赤いことから，生活が不規

則であることが示唆されるかもしれないが，実際彼の頭の状態は，どちらかというとよくない．それでも彼はつねに紳士的にふるまい，決してげっぷをしたり，しゃっくりをしたりしない．彼は風邪をひきやすく，いつも着込んでいる．しかしながら，彼の健康状態はよく，しもやけにならず，高血圧，消化性潰瘍といった現代文明の病とは無縁である．彼の食欲はほどほどであるため，やせている．すなわち，彼は空腹時に痛みを感じることも，腹が鳴ることも決してない．彼はどちらかというと便秘傾向にあるため，下剤の流動パラフィン摂取量が多い．老齢になるにしたがって，彼は尿閉と勃起不全に悩まされると思われるが，頻尿，不意の尿意および排尿困難(すなわち尿を排出しなければいけないのに，それができないといった強烈な痛々しい感覚)に悩まされることはないであろう．彼の人生がどのように終焉を迎えるかは確かではないが，おそらく，彼が身体に気をつけなければ，食べる量が徐々に減り，だんだん冷たくなって，無症候性の低血糖性昏睡に陥って死ぬと予想される．宇宙の最終状態として提唱された熱的死のように．

(Paton WDM, The principles of ganglion block. Lectures on the scientific basis of medicine, 第2巻，1954より.)

実際には，主な作用は，交感神経節遮断と，それによって起こる細動脈の拡張と心血管反射の遮断による動脈血圧の著明な低下である．特に，正常な状態では起立時に，中心静脈圧(したがって心拍出力)が急激に低下するのを防ぐために必要な静脈収縮が低下する．したがって，起立時に突然動脈血圧が低下すること(**起立性低血圧**[postural hypotension])によって，失神することがありうる．同様に，運動時に骨格筋における血管の拡張は，通常交感神経活動による他の部位(例えば内臓領域)で血

---

3 これらの化合物は，AChとの類似性により，当初AChと結合部位を競合すると予想された．しかしながら，現在では主に受容体自身というよりもむしろ，イオンチャネルを遮断することによって作用することがわかっている．

管収縮を伴う．この調節が妨げられると，全体として末梢抵抗が低下し，血圧も低下する（**運動後低血圧**［postexercise hypotension］）．

自律神経節に作用する薬物

神経節刺激薬
- 化合物は**ニコチン**，dimethylphenylpiperazinium（DMPP）などである．
- 交感神経節および副交感神経節がどちらも刺激されるため，作用は複雑で，以下のようなさまざまな作用がある．
  1. 頻脈および血圧上昇
  2. 消化管運動性および分泌に対するさまざまな作用
  3. 気管支腺，唾液腺および汗腺の分泌亢進
  それ以外の作用は，感覚神経終末やノルアドレナリン性神経終末といった他の神経構造を刺激する結果生じる．
- 神経節刺激後には，脱分極性遮断が起こる可能性がある．
- **ニコチン**にはまた，重要な中枢神経系に対する作用がある．
- 禁煙補助のために**ニコチン**を使用することを除いて，治療目的で使用することはない．

神経節遮断薬
- 化合物には**ヘキサメトニウム**，**ツボクラリン**（**ニコチン**も）などがある．
- すべての自律神経系，腸神経節を遮断．主な作用は，低血圧および心血管反射消失，分泌抑制，消化管麻痺，排尿障害である．
- 臨床的には，現在は使用されていない．

🚫 神経筋接合部遮断薬

薬物が神経筋接合部伝達を遮断できるのは，シナプス前に作用してAChの生合成あるいは遊離を抑制するか，またはシナプス後に作用するか，いずれかによる．

神経筋接合部遮断は，人工呼吸が使用可能な場合は麻酔の重要な補助となる．神経筋接合部遮断は，この目的で使用される場合はすべてシナプス後に作用し，（a）ACh受容体を遮断（イオンチャネルを遮断する場合もある）するか，あるいは（b）ACh受容体を活性化して運動終板の持続的な脱分極をもたらす．**スキサメトニウム**は別として，他の薬物はすべて臨床的には**非脱分極性薬物**（non-depolarising agent）である．

🚫 非脱分極性遮断薬

1856年に，クロード・ベルナール（Claude Bernard）は有名な実験で，"クラーレ"によって，神経伝導あるいは筋肉収縮の消失というよりもむしろ，神経筋接合部遮断によって麻痺が起こることを示した．クラーレは南米産のさまざまな植物に存在する天然アルカロイドの混合物であり，南米インディアンが矢毒として使用していた．最も重要な構成物は**ツボクラリン**であり，それ自身は現在では臨床でほとんど使用されず，改善された特性を有する合成薬物が取って代わっている．最も重要なものは，**パンクロニウム**（pancuronium），**ベクロニウム**（vecuronium），cisatracurium および mivacurium であり（**表13.7**参照），これらは主に作用持続時間が異なる．これらの物質はすべて四級アンモニウム化合物であるため吸収が悪く（静脈投与される），一般に腎臓で十分に排泄される．これらの薬物は胎盤を通過せず，この点は産科麻酔で使用される場合に重要である．

作用機序

非脱分極性遮断薬は終板のACh受容体に競合的アンタゴニスト（**第2章**参照）として作用する．

> 1つの神経信号によって遊離するAChの量は，通常筋線維に1つの活動電位を誘発するのに必要な量の数倍以上である．したがって，伝達が実際に起こらないようにするには，受容体部位の70～80％を遮断することが必要である．個々のどの筋線維においても，伝達はすべて全か無であるから，段階的に遮断すると，さまざまな割合の筋線維が反応しなくなる．この状況ではすべての線維のeppの振幅が閾値付近であるため（閾値の少し上のものと少し下のものが混在），遊離される伝達物質の量や分解される速度が少し変化しただけで，収縮する線維の割合に対し大きな効果がある．したがって，遮断の程度は，通常では伝達効率に対して比較的作用の少ないさまざまな生理的状況（例えば刺激頻度，温度やコリンエステラーゼ阻害）によって影響を受けやすい．

非脱分極性遮断薬はまた，促進性シナプス前受容体を遮断するために，運動神経を頻回刺激中にACh遊離を抑制し，その結果"テタヌス性減衰"という現象を生じる．これは麻酔医が神経筋接合部伝達の術後回復を監視するために，しばしば用いられる．

非脱分極性遮断薬の作用

非脱分極性神経筋接合部遮断薬の作用は，主として運動麻痺によるが，臨床的に重要な自律神経系に対する作用もあわせもつ薬物がある．

> 最初に影響を受ける筋肉は外眼筋であり（二重視をもたらす），重症筋無力症という疾患を想起させる．この疾患はnAChRに対する自己抗体によって引き起こされる．また，顔面，四肢および喉頭（嚥下困難を起こす）の小筋肉も最初に影響を受ける．呼吸筋は最後に影響を受け，最初に回復する．1947年に行われたある実験では，勇敢な志願者が人工呼吸の下で意識下に完全にクラーレで処置されたことで，この麻痺の進展順番が確立され，麻痺が完全に至っても意識と痛覚がまったく正常であることが示された[4]．

---

[4] 患者が術中に麻痺しながらも覚醒していることは，麻酔医にとって重大な心配事である．

表13.7 神経筋接合部遮断薬の特性 [a].

薬物	効果発現までの速さ	作用持続時間	主な副作用	注
ツボクラリン	遅い（＞5分）	長い（1〜2時間）	低血圧（神経節遮断およびヒスタミン遊離）気管支収縮（ヒスタミン遊離）	植物アルカロイドであり，現在はほとんど使用されていない アルクロニウム（alcuronium）は半合成誘導体で，同様の特性をもつが，副作用はより少ない
パンクロニウム	中間的（2〜3分）	長い（1〜2時間）	軽度頻脈 高血圧	最初のステロイド系化合物 ツボクラリンと比べて副作用が少ない 広く使われている ピペクロニウム（pipecuronium）も同様である
ベクロニウム	中間的	中間的（30〜40分）	副作用はほとんどない	広く使われている 遷延する麻痺を生じることがあるが，これはおそらく活性のある代謝産物によると考えられる ロクロニウムは同様な薬物であるが，効果開始がより速い
atracurium	中間的	中間的（＜30分）	一時的な低血圧（ヒスタミン遊離）	通常とは異なる除去機構（血漿中の自発的非酵素的化学分解）；アシドーシスによって遅延する分解 広く使われている doxacurium は同様な化学構造をもつが，血漿中で安定であり，その結果作用時間が長い cisatracurium は atracurium の純粋な活性異性体成分であり，より効果が大きいが，ヒスタミン遊離作用は小さい
mivacurium	速い（〜2分）	短い（〜15分）	一時的低血圧（ヒスタミン遊離）	化学的には atracurium と同様であるが，血漿中のコリンエステラーゼによって迅速に不活化される（したがって肝疾患や遺伝的コリンエステラーゼ欠損症の患者では作用が遷延する[第11章参照]）
スキサメトニウム	速い	短い（〜10分）	徐脈（ムスカリン性受容体アゴニスト作用）不整脈（血漿中カリウムイオン濃度上昇；火傷や重症外傷の患者では使用を避ける）眼圧上昇（外眼筋に対するニコチン性受容体アゴニスト作用）術後筋肉痛	終板を脱分極することにより作用する（ニコチン性アゴニスト作用）．このタイプで現在も使用される唯一の薬物．一過性筋線維束性攣縮に続いて麻痺が起こる 血漿中のコリンエステラーゼによる加水分解のため，作用時間が短い（肝疾患や遺伝的血漿コリンエステラーゼ欠損症の患者では作用が遷延する）短時間の処置に使用（例えば気管内挿管や電気ショック療法の際）ロクロニウムは同程度の作用開始および回復速度をもち，好ましくない作用はより少ない

[a] 化学構造に関しては，Hardman JG, Limbird LE, Gilman AG, Goodman-Gilman A et al. 2001 Goodman and Gilman's Pharmacological Basis of Therapeutics, tenth ed. McGraw-Hill, New York を参照．

副作用

ツボクラリンの主な副作用は，神経節遮断と肥満細胞（第17章参照）からのヒスタミン遊離による血圧降下であり，過敏症の患者では気管支攣縮も起こりうる．この副作用は nAChR とは関係がなく，atracurium や mivacurium でも起こる（モルヒネなどの無関係な薬物でも起こる；第42章）．他の非脱分極性遮断薬にはこういった副作用がなく，したがって低血圧は起きにくい．パンクロニウムは，特に心臓の mAChR も遮断するため，頻脈を生じる．

薬物動態学的側面

神経筋接合部遮断薬は，主として麻酔で筋弛緩を目的として使用される．神経筋接合部遮断薬は静脈内投与されるが，作用開始および回復の速度は薬物によってさまざまである（図13.6 および表13.7）．

非脱分極性遮断薬のほとんどは，肝臓で代謝されるか，あるいはそのまま尿中に排泄されるが，例外として，atracurium は血漿中で自然に加水分解し，また，mivacurium はスキサメトニウムと同様に（後述），血漿中のコリンエステラーゼによって加水分解される．作用持続時間は15分から1〜2時間の間でさまざまであり（表13.7），患者はその時間の間に，適切に咳嗽や呼吸ができる程度の筋力を回復する．麻酔をかけられる患者の多くは肝機能あるいは腎機能不全を抱えており，そのために使用される薬物によっては麻痺がかなりの程度増強したり遷延したりするため，排泄経路は重要である．

アセチルコリン性伝達に対する薬物の効果 199

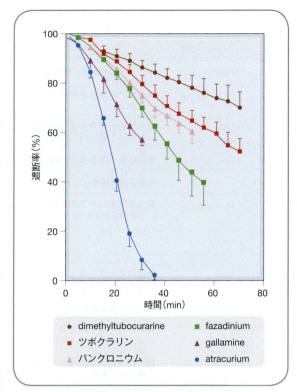

図 13.6 ヒトにおける，さまざまな非脱分極性神経筋接合部遮断薬からの回復速度．
薬物は，手術を受けている患者の静脈内に，間接的に刺激された母指内転筋の強縮的張力をちょうど100％遮断できる用量を投与した．その後の張力の回復を，時間の関数として測定した．（Payne JP, Hughes R 1981 Br J Anaesth 53, 45 より．）

atracurium は，酸性側 pH で保存されると長期間安定であるが，生理的 pH では化学的に不安定になるように（4基の窒素原子のうちの1つの位置で分割され，2つの不活性な断片に分けられる）設計された．atracurium は作用持続時間が短く，腎機能，肝機能の影響を受けない．しかしながら，分解が著明に pH に左右されるため，過呼吸によって生じる呼吸性アルカローシスの間は，作用時間がかなり短くなる．

合併症の危険を減らすには，術後の迅速な筋力回復が必要である．術後，非脱分極性薬物の作用から回復させるために，コリンエステラーゼ阻害薬である**ネオスチグミン**（neostigmine；表13.8参照）がしばしば使用される．有害な副交感神経様作用を避けるために，アトロピンを同時投与することが必要である．別の方法（**ロクロニウム**[rocuronium]あるいはベクロニウムによる神経筋接合部遮断からの回復方法として最近認可された）は，合成サイクロデキストリンであり，ステロイド性神経筋接合部遮断薬に選択的に不活性複合体として血漿中で結合する巨大分子である**スガマデクス**（sugammadex）を使用することである．その複合体はそのまま尿中に排泄される．スガマデクスはネオスチグミンに比べて，副作用が

より少なく，遮断からのより迅速な回復をもたらすといわれている．

脱分極性遮断薬

> この種の神経筋接合部遮断薬は，パトンとザイミスによって，対称性ビス型四級アンモニウム化合物の作用を研究する過程で発見された．このうちの1つであるデカメトニウム（decamethonium）は，明らかな神経節遮断作用なしに麻痺を引き起こすことがわかった．デカメトニウムの作用のいくつかの特性から，競合的阻害薬とは異なることが示された．特に，遮断を起こす前に，一時的に骨格筋のぴくぴくとした動きを生じ，また，ニワトリに注射すると，伸筋に，弛緩性麻痺ではなく強力な攣縮を引き起こすことがわかった[5]．B.D. バーンズ（B.D. Burns）とパトンは1951年に，デカメトニウムがアゴニストとして作用し，筋線維の終板領域に持続的な脱分極を引き起こし，それが電気的興奮性喪失につながることを示し，"脱分極性遮断"という用語をつくった．終板の脱分極の進展当初は，筋線維に活動電位の発火を生じるため，線維束性攣縮が起こる．線維束性攣縮は，線維の終板領域の電気的興奮性が消失するに従って数秒で鎮まる．デカメトニウム自身は臨床で使用されたが，作用時間が長すぎるという欠点がある．

スキサメトニウム（表13.7）は現在使用されている唯一の脱分極遮断性薬物であるが，構造的にデカメトニウムと ACh の両方に密接に関連し（アセチル基で結合した2つの ACh 分子を有する），同様に作用するが，血漿中のコリンエステラーゼにより迅速に加水分解されるため，作用持続時間はほんの数分である．しかしながら，静脈内投与されると，筋線維の終板領域の興奮性がなくなる程度に脱分極作用が持続する．これに対して ACh は，神経から遊離されると，きわめて短時間の噴出で終板に到達してその場で加水分解されるため，遮断を起こすほどに遷延する脱分極（10 〜 100 ミリ秒）を起こすことは決してない．しかしながら，コリンエステラーゼが阻害されると，循環血中の ACh 濃度が脱分極性遮断を起こすレベルに到達する可能性がある．

非脱分極性遮断薬と脱分極性遮断薬の比較

> 脱分極性遮断薬と非脱分極性遮断薬によって生じる神経筋接合部遮断の様式には，いくつかの違いがある．

- 競合的，非脱分極性薬物の遮断効果を克服するには，コリンエステラーゼ阻害薬が非常に有効である．これは，遊離された ACh が加水分解から防御され，シナプス間隙の範囲外まで拡散可能となって，シナプス後膜の広範囲に到達するためである．したがって，ACh 分子が加水分解される前に，占拠されていない受容体と出会う確率が増大する．ACh が存在している短時間にアンタゴニストの解離がかなりの程度起こることは考えにくいので，この拡散効果は真に競合的な相互作用より

---

[5] トリ（およびカエル）は，哺乳類にはめったにない特殊な筋肉をもち，その筋肉は，おのおのの筋線維表面に多くの終板が散布されたようになっている．アゴニストはこういった筋肉に広範に脱分極を生じ，その結果，段階的で持続的な収縮を起こす．通常の骨格筋では，筋線維1本に終板が1つだけであり，終板の脱分極は非常に限局するため，それだけでは収縮を起こすことはない．

表13.8　コリンエステラーゼ阻害薬.

薬物	構造	作用持続時間	主な作用部位	注
エドロホニウム		短い	NMJ	主として重症筋無力症の診断に使われる 治療目的には作用時間が短すぎる
ネオスチグミン		中間的	NMJ	競合的神経筋遮断を回復させる目的で静脈内に投与される 重症筋無力症治療では経口投与される 内臓性副作用あり
フィゾスチグミン		中間的	P	緑内障治療目的で点眼薬として使用されている
ピリドスチグミン		中間的	NMJ	重症筋無力症治療では経口投与される ネオスチグミンより吸収が良好で作用時間が長い
dyflos		長い	P	毒性がとても強い有機リン酸エステルであり，作用が非常に遷延する 緑内障治療用点眼薬として使用されてきた
ecothiophate		長い	P	緑内障治療目的で点眼薬として使用されている 作用持続が長く，このため全身性の効果を示す可能性がある
パラチオン		長い	–	硫黄を酸素に置換することによって活性代謝産物に変換される 殺虫剤として使用されるが，ヒトに対しても毒性をもたらす

認知症治療のために開発された他のコリンエステラーゼ阻害薬については，第40章に記載されている.
NMJ：神経筋接合部，P：副交感神経節後部.

重要であると考えられる．これに対して，脱分極性遮断はコリンエステラーゼ阻害薬の影響を受けないか，あるいは増強されることもある（ACh の脱分極作用を増強することによる）.

- スキサメトニウム（**表13.7**参照）で麻痺の前兆としてみられる線維束攣縮は，競合的薬物では起こらない．線維束攣縮の量と，スキサメトニウム投与後に報告される術後筋肉痛の重症度との間には，相関があると考えられる.
- 非脱分極性遮断薬を使用すると，正常な筋肉に比べ，**テタヌス性減衰**（tetanic fade）（持続した筋収縮を起こすだけの高頻度で短時間神経を刺激している間に，筋肉の張力を維持できなくなることを表すために使う用語）が増強される．これは主として，正常な状態では強縮の際に伝達物質遊離を維持する働きをしている前シナプスの nAChR の遮断によるものであり，この遮断は脱分極性遮断では起こらない.

スキサメトニウムの副作用と危険性

スキサメトニウムにはいくつか副作用があるが（**表13.7**参照），中止すると迅速に回復する（非脱分極性薬物からの回復より有意に速い）ため，使用され続けている.

徐脈．これはムスカリン性受容体に対する直接作用によるため，アトロピンによって防ぐことができる.

カリウム遊離．運動終板の陽イオン透過性亢進により，筋肉からの正味のカリウムイオン喪失が生じ，そのため血漿カリウムイオン濃度が少し上昇する．正常ではこれは重要ではないが，外傷，特に火傷や筋肉の脱神経支配をもたらす傷害の場合，重要な問題となる可能性がある（**図13.7**）．これは，脱支配によって ACh 受容体が筋肉の終板以外の領域に広がり（**第12章**参照），より広い膜の領域がスキサメトニウムに感受性をもつようになるためである．その結果生じる高カリウム血症は，心室性不整脈やあるいは心停止さえも起こしうるほど重篤である.

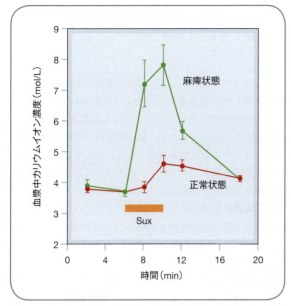

図13.7 ヒトの血漿カリウム濃度に対するスキサメトニウム（Sux）の効果.
外傷を受け，手術中の7人の患者の麻痺した四肢および麻痺していない四肢の静脈血を回収した．外傷によって運動神経の変性が起こり，したがって影響を受けた筋肉の脱支配による感受性亢進を生じた．（Tobey RE et al. 1972 Anaesthesiology 37, 322 より.）

眼内圧上昇． これは，眼球に圧力を供給する外眼筋の収縮の結果生じる．眼球に傷害がある場合は，眼内圧上昇を避けることが特に重要である．

麻痺遷延． 静脈内投与されたスキサメトニウムは血漿中のコリンエステラーゼによって加水分解されるため，作用持続は通常5分以内である．この酵素の活性を下げるさまざまな因子によって，スキサメトニウムの作用は遷延する．

- 活性の低下した血漿中コリンエステラーゼの遺伝的変異（第11章参照）．作用時間を2時間あるいはそれ以上に遷延させるほどの重篤な欠陥が，3,500人に1人の割合で起こる．ごくまれに，この酵素が完全に欠損して，麻痺が何時間も持続する場合がある．この問題を診断するために，血漿中の酵素活性および阻害薬に対する感受性の生化学的検査が使われている．遺伝子型判定は可能ではあるが，この問題を避けるための日常的なふるい分け検査としては，現時点ではまだ実用的ではない．
- コリンエステラーゼ阻害薬．緑内障（**表13.4** 参照）治療に有機リン酸を使用することによって，血漿中のコリンエステラーゼを阻害して，スキサメトニウムの作用を遷延させることが可能である．血漿中のコリンエステラーゼと競合する基質（例えば**プロカイン**［procaine］や**propanidid**）もこの効果をもちうる．

神経筋接合部遮断薬

- コリン取り込みを遮断する物質：例えば hemicholinium（臨床的には使用されていない）
- アセチルコリン遊離を遮断する薬物：**アミノグリコシド系抗生物質**，**ボツリヌス毒素**（botulinum toxin）
- 麻酔中に麻痺を起こすために使用される薬物は以下の通りである．
  - 脱分極性神経筋接合部遮断薬：**スキサメトニウム**；作用時間が短く，麻酔導入および気道挿管時に使用される．
  - 非脱分極性神経筋接合部遮断薬：**ツボクラリン**，**パンクロニウム**, atracurium, **ベクロニウム**, mivacurium．これらはニコチン性アセチルコリン受容体に競合的アンタゴニストとして作用する．主として作用持続時間が異なり，数時間に及ぶ手術中を通して，あるいは集中治療室で意識がない場合に筋弛緩を維持するために使用される．
- 非脱分極性および脱分極性遮断薬の重要な特性は以下の通りである．
  - 非脱分極性遮断はコリンエステラーゼ阻害薬によって可逆的であるが，脱分極性遮断はそうではない．
  - ステロイド性（"クロニウム"）薬物（**ロクロニウム**，**ベクロニウム**）の作用は**スガマデクス**で回復する．
  - 脱分極性遮断では最初に線維束攣縮が起こり，また，術後筋肉痛を生じることが多い．
  - **スキサメトニウム**は血漿中のコリンエステラーゼによって加水分解されるため，通常，作用時間が非常に短いが，先天的にコリンエステラーゼを欠損する少数の患者では，遷延する麻痺を生じる可能性がある．
- 主な副作用：初期のクラーレ誘導体では神経節遮断，ヒスタミン遊離を生じ，その結果低血圧，気管支収縮を起こした．新規の非脱分極性遮断薬は副作用が少ない．**スキサメトニウム**では，カリウムイオン遊離（特に，火傷，外傷患者）による徐脈，不整脈，また，眼内圧上昇，悪性高熱（まれ）を生じる可能性がある．

- 新生児では血漿中のコリンエステラーゼ活性が低い可能性があり，スキサメトニウムによって麻痺が遷延することが考えられる．

悪性高熱症． これは希少な遺伝的病態であり，筋小胞体のカルシウムチャネル（リアノジン受容体：第4章参照）の突然変異によって生じ，その結果ある種の薬物が投与されると，強烈な筋攣縮と劇的な体温上昇が起こる（第11章参照）．この病態は他のさまざまな薬物で悪化するが，スキサメトニウムは現在，最も普遍的な原因薬

物である．この病態は致死率が非常に高く（およそ
65%），筋小胞体からのカルシウムイオン遊離を妨げる
ことによって筋収縮を抑制する薬物である**ダントロレン**
（dantrolene）で治療される．

シナプス前に作用する薬物

◎ アセチルコリン生合成を阻害する薬物

シナプス前神経終末における ACh 生合成の各段階を
図13.2に示す．律速段階はコリンを神経終末に輸送する
段階と考えられる．hemicholinium はこの輸送を遮断す
ることによって，ACh 生合成を抑制する．hemicholinium
は実験用薬物としては有用であるが，臨床には適用され
ない．残存する ACh が枯渇するに従って，hemicholinium
の伝達遮断作用はゆっくりと発現する．**ベサミコール**は
ACh の小胞への輸送を遮断するが，これも同様の効果
を示す．

◎ アセチルコリン遊離を阻害する薬物

神経信号によるアセチルコリン遊離には，神経終末へ
のカルシウムイオン流入が関与する．すなわち，終末内
のカルシウムイオン濃度が上昇すると，開口分泌が賦活
されて，素量放出の速度が高まる（**図13.2**）．カルシウ
ムイオン流入を抑制する薬物には，マグネシウムイオン
や，さまざまなアミノグリコシド系抗生物質（例えば**ス
トレプトマイシン**[streptomycin]や**ネオマイシン**
[neomycin]；**第51章**参照）があり，これらの薬物は，
全身麻酔の際に神経筋接合部遮断薬を投与されている患
者に対して臨床投与された場合，筋肉の麻痺が想定外に
遷延する可能性がある．

2 つの強力な神経毒素である**ボツリヌス毒素**と**β-
bungarotoxin** は，ACh 遊離を特異的に抑制する．ボツ
リヌス毒素は嫌気性菌である *Clostridium botulinum*
が産生するタンパク質である．この菌は保存食料中で繁
殖可能な生物であり，きわめて重症な型の食中毒である
ボツリヌス中毒を引き起こす可能性がある[6]．

※ ボツリヌス毒素の効力は甚大であり，マウスでの最小致
死量は 10^{-12} g 以下，すなわち数百万分子である．ボツリヌス
毒素は，破傷風毒素やジフテリア毒素を含む強力細菌性外毒素
群に属する．これらの毒素は 2 つのサブユニットを有し，1 つ
は膜受容体に結合し細胞特異性に関与する．この機構によって
毒素が細胞内に入り，そこでもう 1 つのサブユニットが毒性作
用を発揮する．ボツリヌス毒素にはいくつかの構成要素がある
（A ～ G；Chen et al., 2012参照）．それらの構成要素は開口分泌
に関与する特異的タンパク質（シナプトブレビン
[synaptobrevin]，シンタキシン[syntaxin]など；**第4章**参照）を
切断するペプチダーゼであり，そのためシナプス機能を長時間

---

6 最も激しいボツリヌス中毒の事故の 1 つが，1922 年にスコット
ランドのロックマリーで起こった．その際，魚釣りのグループ
の 8 人全員が，昼食にアヒルのパテを食べたのちに死亡した．
控えめに食べた案内人は生き延び，宿の主人は自殺した．

にわたって遮断する．毒素の各構成要素は異なる機能タンパク
質を不活化するが，小さな細菌が，哺乳類の生理機能のうちの
生命維持に必要な構成要素に対して，めざましく協調した攻撃
を加えるのである．

ボツリヌス中毒によって，口渇，羞明および嚥下困難を
伴った進行性の副交感神経系および運動神経麻痺を生じ，
その後呼吸麻痺が進行する．いったん毒素が結合すると，
作用は不可逆的であるため，抗毒素療法は徴候が現れる前
に投与された場合にのみ有効である．死亡率が高く，回復
には数週間を要する．コリンエステラーゼ阻害薬や伝達物
質遊離を増強させる薬物は，伝達回復に無効である．**ボツ
リヌス毒素**の局所注射投与には，以下のような多くの臨床
的および美容上の治療用途がある（すべての薬は毒であり，
薬と毒の違いは用量の違いであるというパラケルスス
[Paracelsus]の格言に対する 1 つの証拠）．

- **眼瞼痙攣**（持続的で制御不能な眼瞼の攣縮）および，**捻
  転ジストニア**（torsion dystonia）や**痙性斜頚**（spasmodic
  torticollis）（おのおの四肢および頚部の捻転性運動）と
  いった，他の型の有害運動失調
- **痙縮**（脳の発生上の異常あるいは出生時の傷害と関連
  する伸筋の過剰緊張）
- 過活動膀胱に伴う**尿失禁**（膀胱内投与）
- **斜視**（外眼筋に注射）
- **多汗症**（腋下皮膚に皮内注射）；他の治療に抵抗性の発
  汗過多に対して
- **流涎症**（唾液分泌過多）
- **頭痛予防**（慢性片頭痛や頻繁な頭痛を生じる成人に対
  して）
- **前額部のしわ**（皮内注射をすると，皮膚にしわを寄せ
  る体表面の筋肉を麻痺させることによって，眉をひ
  そめるような線を消し去る）

数ヵ月ごとに注射を繰り返す必要がある．ボツリヌス
毒素は抗原性があり，免疫原性のために有効性を失う可
能性がある．毒素が注射部位を越えて広がると，より全
身的な筋肉麻痺を生じる危険がある．

※ β-bungarotoxin はコブラ属のさまざまなヘビ毒に含有される
タンパク質であり，活性構成要素はペプチダーゼではなくホス
ホリパーゼであるが，ボツリヌス毒素と同様な作用をもつ．同
じヘビ毒には α-bungarotoxin も含まれており（**第3章**），これは
シナプス後 ACh 受容体を遮断する．犠牲者に起こる麻痺に関す
る限り，こういったヘビ毒が不測の事態のすべてに関与してい
ることは明らかである．

アセチルコリン性伝達を増強する薬物

アセチルコリン性伝達を増強する薬物は，コリンエス
テラーゼを阻害する（主な群）か，あるいは ACh 遊離を
増加させることによって作用する．本章では，薬物の末
梢作用に焦点を当てる．老人性認知症治療に使用される
CNS のアセチルコリン性伝達に影響を与える薬物につ
いては，**第40章**で解説する．

コリンエステラーゼの分布と機能

アセチルコリンエステラーゼ(AChE)とブチリルコリンエステラーゼ(butyrylcholinesterase：BuChE，偽コリンエステラーゼとよばれることもある)とよばれている2つの別個のコリンエステラーゼが存在し，分子構造は密接に関連しているが，分布，基質特異性および機能は異なっている．どちらも球状の触媒サブユニットからなり，そのサブユニットが，血漿中(BuChE)および脳脊髄液中(AChE)に存在する可溶型を構成している．他の場所では，触媒性のある構成単位は付属タンパク質と結合し，その付属タンパク質が触媒構成単位を風船の房のように基底膜(神経筋接合部において)やニューロンシナプスにおけるニューロン膜(また，奇異ではあるが，赤血球膜にも．赤血球膜におけるこの酵素の機能は不明であるが)につなぎとめている．

アセチルコリン性シナプスに結合したAChEは，遊離された伝達物質を加水分解して作用を迅速に終了させるように働く．可溶性AChEはまた，アセチルコリン性神経終末にも存在し，そこでは結合していないAChの濃度を制御する役割を果たし，神経終末から分泌される可能性があるが，分泌された酵素の機能は，今のところ不明である．AChEはAChや，メタコリンといった同族のエステルにきわめて特異性が高い．サブスタンスP(第17章)などのある種の神経ペプチドは，AChEによって不活化されるが，このことに生理的意義があるかどうかは不明である．全体として，脳においても末梢においてもアセチルコリン性シナプスの分布とAChEの分布との間にはきれいな対応関係がなく，AChEは，AChを分解する以外に，シナプス機能を有しているというのが最もありうる可能性であるが，詳細は不明である(Silman & Sussman, 2005 と Zimmerman & Soreq, 2006 の総説を参照されたい)．

ブチリルコリンエステラーゼ(BuChE)は広く分布し，血漿中に可溶型として存在するとともに，肝臓，皮膚，脳および消化管平滑筋に存在する．BuChEは特にアセチルコリン性シナプスとの関連はなく，生理機能は不明である．BuChEの基質特異性は，AChEより広範である．BuChEはAChよりも合成基質であるブチリルコリンを，また，プロカイン，スキサメトニウムおよびpropanidid(短時間作用性麻酔薬；第41章参照)といった他のエステルを，より迅速に加水分解する．上述の薬物を不活化することに関連して，血漿中のBuChEは重要である．酵素活性の有意な低下をもたらすBuChEの遺伝子突然変異はめったに起こらないが(第11章参照)，こういった突然変異により，これらの薬物の作用持続時間がさまざまであることを部分的に説明できる．AChを静脈内に投与すると作用持続時間が非常に短いのは(図13.1参照)，AChが血漿中で加水分解される結果である．正常な状態では，AChEとBuChEの作用によって血漿中の

AChは検出不能なくらい低濃度に保たれているため，AChは厳密にはホルモンではなく，神経伝達物質である．

> AChEとBuChEはいずれもセリン加水分解酵素の一群に属し，この群にはトリプシンなどの多くのタンパク質分解酵素が含まれる．AChEの活性部位は，2つの別個な領域で構成される．すなわち，AChの塩基性(コリン)部分に結合する**陰イオン部位**(anionic site)(グルタミン酸残基)と，**エステラティック(触媒性)部位**(esteratic[catalytic]site)(ヒスチジン＋セリン)である．他のセリン加水分解酵素の場合と同様に，基質の酸性(アセチル)基はセリン水酸基に転位され，アセチル化された酵素分子と遊離のコリン分子が(一時的に)生成される．セリンアセチル基の加水分解が自然に迅速に起こるが，全体としてのAChEの代謝回転数はきわめて高い(単一の活性部位で加水分解されるAChは毎秒10,000分子以上である)．

コリンエステラーゼを阻害する薬物

表13.8 にまとめられている末梢で作用するコリンエステラーゼ阻害薬は，作用時間を決定する活性部位との相互作用特性によって，3つの主な型に分けられる．ほとんどの阻害薬は，AChEとBuChEの両方を同等に阻害する．中枢で作用するコリンエステラーゼ阻害薬は認知症治療の目的で開発されたが，これらについては，**第40章**で解説する．

短時間作用型コリンエステラーゼ阻害薬

この型で重要な唯一の薬物は**エドロホニウム**(edrophonium)である．これは四級アンモニウム化合物で，コリンエステラーゼの陰イオン部位のみに結合する．形成された陰イオンとの結合は容易に元に戻るため，この薬物の作用持続時間は非常に短い．コリンエステラーゼ阻害薬で筋力が増強するのは重症筋無力症の特徴であり，他の疾患によって筋肉が弱っている場合には改善しないため，エドロホニウムは主として診断目的で使用される．

中等度作用持続型コリンエステラーゼ阻害薬

この範疇には，臨床的に重要な四級アンモニウム化合物である**ネオスチグミン**と**ピリドスチグミン**(pyridostigmine)，およびカラバルマメに天然に存在する三級アミンである**フィゾスチグミン**(エステリン)が含まれる[7]．

これらの薬物はすべて，アセチルエステルではなくカルバミルエステルであり，どの薬物も陰イオン部位に結合する塩基性基を有する．カルバミル基がエステル部位のセリン水酸基へ転位することはAChと同様に起こるが，カルバミル化された酵素の加水分解はずっと遅く(**図13.8**)，マイクロ秒単位ではなく，分単位の時間を要す

---

[7] Ordeal bean としても知られる．中世には，これらのマメの抽出物が，犯罪や異教徒として告発された者の有罪，無罪の決定に使用され，死ぬと有罪とされた．

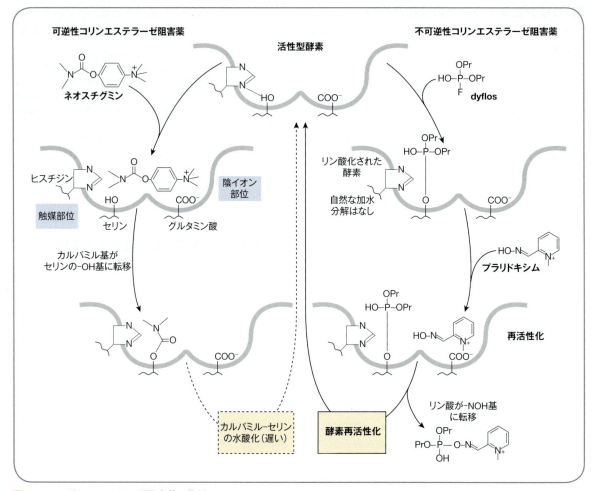

図13.8 コリンエステラーゼ阻害薬の作用.
可逆性コリンエステラーゼ阻害薬（ネオスチグミン）：カルバミル化された酵素を加水分解することによって活性を回復するのには時間がかかる．不可逆型コリンエステラーゼ阻害薬（dyflos）：プラリドキシムによるリン酸化された酵素の再活性化．活性部位の表示は単に模式的なものであり，実際の分子構造を表すものではない．

る．したがって，コリンエステラーゼ阻害薬は加水分解されるが，AChに比べると無視できるくらい遅く，カルバミル化された酵素の回復が遅いということは，これらの薬物の作用が非常に長時間持続するということにつながる．

不可逆型コリンエステラーゼ阻害薬

不可逆型コリンエステラーゼ阻害薬（表13.8）は，フッ化物（dyflosとして）といった不安定基や有機性基（parathionやecothiophateとして）を有する五価のリン化合物である．この基が放出されると，セリン水酸基はリン酸化されたままになる（図13.8）．これらの有機リン酸化合物には多くの化合物があるが，ほとんどは，臨床用途とともに，sarinなどの戦時毒ガスや殺虫剤として開発された．これらは酵素のエステル部位のみと相互作用し，陽イオン基をもたない．ecothiophateは例外的に，陰イオン部位にも結合するように合成された四級窒素基をもつ．

リン酸化された不活性酵素は通常，非常に安定であるdyflosといった薬物では加水分解が起こらず，酵素活性の回復は新たな酵素分子生合成が必要であり，それには数週間かかることもある．ecothiophateなどの他の薬物では，数日の経過でゆっくりと加水分解が起こるため，作用は厳密には不可逆的とはいえない．dyflosとparathionは脂溶性の高い揮発性非極性物質であり，粘膜や，傷害されていない皮膚や昆虫の表皮からでも迅速に吸収される．これらの薬物の戦闘用毒ガスや殺虫剤としての用途は，この特性による．特異性を賦与する四級基を欠くということは，これらの薬物のほとんどが，薬理作用が主としてコリンエステラーゼ阻害の結果生じるものの，他のセリン加水分解酵素（例えばトリプシンやトロンビン）を遮断するということを意味する．

コリンエステラーゼ阻害薬の作用

コリンエステラーゼ阻害薬は中枢および末梢のアセチルコリン性シナプスに影響を与える．

さらに，有機リン酸化合物のなかには，重篤な神経毒性をもたらすものもある．

自律神経系のアセチルコリン性シナプスに対する作用． これらの作用は主に，副交感神経系節後シナプスにおける ACh 活性の増強を反映する（すなわち唾液腺，気管支腺および消化管腺からの分泌亢進，蠕動運動亢進，気管支収縮，徐脈および低血圧，縮瞳，近視馴化不能，眼内圧低下）．高用量では自律神経節を刺激し，後に遮断する可能性があり，その結果複雑な自律神経系作用を生じる．遮断が起こるとすれば，それは血漿中および体液中の ACh 濃度上昇と関連する．ネオスチグミンおよびピリドスチグミンは，自律神経系よりも神経筋接合部伝達に影響を与える傾向があり，一方フィゾスチグミンおよび有機リン酸類は逆の傾向を示す．その理由は不明であるが，臨床での使用において，この部分的な選択性が利用されている．

コリンエステラーゼ阻害薬の急性中毒（例えば殺虫剤や戦闘用毒ガスとの接触により）によって重篤な徐脈，低血圧および呼吸困難が引き起こされる．脱分極性神経筋遮断薬および中枢作用とあわせて，致死的になる可能性がある．

神経筋接合部に対する作用． コリンエステラーゼ阻害薬によって，epp の遷延と連動する筋線維の頻回発火が起こることにより，運動神経刺激による単収縮張力が増強する．正常な状態では，ACh は非常に迅速に加水分解されるため，おのおのの刺激に誘発される活動電位は各筋線維に 1 つだけであるが，AChE が阻害された場合，その筋線維における活動電位は短い時間の連発活動電位に変換するために，張力が増加する．さらに重要なことには，パンクロニウムなどの非脱分極性遮断薬によって伝達が遮断された場合に生じる効果である．この場合，コリンエステラーゼ阻害薬を加えると，伝達が劇的に回復する可能性がある．多くの割合の受容体が遮断された場合，ACh の大部分は通常，占拠されていない受容体に到達する前に AChE 分子と遭遇して分解されることになる．したがって AChE を阻害すると，ACh 分子が分解される前に空いた受容体をみつける可能性が大きくなり，その結果 epp が閾値に達する程度に増大する．重症筋無力症では，ACh 受容体が非常に少ないために伝達が起こらず，コリンエステラーゼ阻害薬が，ちょうどクラーレ処理された筋肉に対するのと同様に，伝達を改善する．

中毒を生じる可能性のあるような高用量のコリンエステラーゼ阻害薬によって，はじめに筋肉がぴくぴく動く．これは，自発性の ACh 遊離によって，発火閾値に達する程度の epp が発生可能となるからである．後には，血漿中および組織液中の ACh 濃度上昇と連関する脱分極性遮断によって麻痺が起こる可能性がある．

CNS に対する作用． フィゾスチグミンのような三級アミン化合物や，非極性有機リン酸塩は血液脳関門を自由に通過し，脳に影響を与える．その結果，はじめに興奮が起こり，そのため痙攣を生じることがある．次いで抑圧が起こり，それによって意識消失および呼吸不全を起こすことがある．こういった中枢作用は主に mAChR 活性化の結果生じ，アトロピンで拮抗される．老人性認知症治療目的でのコリンエステラーゼ阻害薬の用途については，第 40 章で解説する．

> **コリンエステラーゼおよびコリンエステラーゼ阻害薬**
>
> - コリンエステラーゼには 2 つの主な型がある．**アセチルコリンエステラーゼ**（AChE）は主に膜に結合し，アセチルコリンに対して比較的特異性が高く，アセチルコリン性シナプスにおけるアセチルコリンの迅速な加水分解に関与する．**ブチリルコリンエステラーゼ**（BuChE）すなわち偽コリンエステラーゼは比較的選択性がなく，血漿中および多くの組織に存在する．どちらの酵素もセリン加水分解酵素ファミリーに属する．
> - コリンエステラーゼ阻害薬には，短時間作用型（**エドロホニウム**），中等度作用持続型（**ネオスチグミン，フィゾスチグミン**），不可逆型（有機リン酸，dyflos, ecothiophate），という 3 つの主な型がある．これらは，コリンエステラーゼの活性部位との化学的相互作用の特性が異なる．
> - コリンエステラーゼ阻害薬の作用は，主にアセチルコリン性自律神経系シナプスおよび神経筋接合部におけるアセチルコリン性伝達増強による．血液脳関門を通過するコリンエステラーゼ阻害薬（例えば**フィゾスチグミン**，有機リン酸）はまた，中枢神経系に対する顕著な作用を示す．自律神経作用には，徐脈，低血圧，分泌亢進，気管支収縮，蠕動運動亢進および眼内圧低下がある．神経筋接合部に対する作用によって，筋肉の線維束性攣縮および単収縮張力増加を生じ，脱分極性遮断が起こりうる．
> - 殺虫剤や神経ガスに曝露されることによって，コリンエステラーゼ阻害薬中毒が起こる可能性がある．

有機リン酸の神経毒性． 有機リン酸の多くは，重篤な型の遅延性末梢神経変性をもたらす可能性があり，それが進行性の筋力低下および知覚欠損につながる．このことは臨床的に使用されるコリンエステラーゼ阻害薬では問題とならないが，殺虫剤や神経ガス中毒の結果生じる

ことがある．1931年に，有機リン酸殺虫剤が混入した果汁によって，2万人と見積もられる米国人が致命的なケースも含めた中毒を起こしたが，他にも同様の中毒発生が記録に残っている．この反応の機序は部分的にしか理解されていないが，おそらくコリンエステラーゼとは別個の**神経病標的エステラーゼ**（neuropathy target esterase）を抑制した結果，生じたと考えられる．農業や他の業務従事者が慢性的に低用量の有機リン酸系殺虫剤に曝露されることが，神経行動学的疾患に関連づけられている（Jamal et al., 2002）．

コリンエステラーゼ阻害薬の主な用途を，以下のクリニカルボックスにまとめて示す．

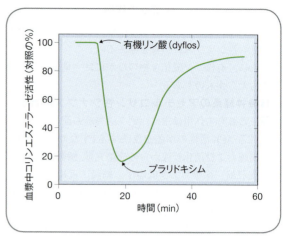

図13.9 プラリドキシムの静脈内投与による有志の被験者における血漿コリンエステラーゼ（ChE）の再活性化．

コリンエステラーゼ阻害薬の臨床用途

- 手術後の非脱分極性神経筋接合部遮断薬の作用からの回復目的（**ネオスチグミン**）．副交感神経作用を制限するためには**アトロピン**を投与しなければならない．
- 重症筋無力症治療目的（**ネオスチグミンあるいはピリドスチグミン**）．
- 重症筋無力症診断目的，およびコリンエステラーゼ阻害薬過量による筋力低下（"アセチルコリン性クライシス"）と，重症筋無力症自体による筋力低下（"筋無力症ククライシス"）との鑑別目的．短時間作用型薬である**エドロホニウム**を静脈内投与．
- アルツハイマー病（例えば**ドネペジル**[donepezil]；第40章参照）．
- 緑内障（ecothiophate点眼薬）．

コリンエステラーゼ再活性化

リン酸化されたコリンエステラーゼの自然な加水分解速度はきわめて遅いため，有機リン酸による中毒では，長時間にわたる救命治療が必要である．**プラリドキシム**（pralidoxime；図13.8）は，オキシム基をリン酸化されたエステル部位のごく近傍に挿入することによって，コリンエステラーゼを再活性化する．この基は求核性が強く，コリンエステラーゼのセリンヒドロキシル基からリン酸基を引き離す．中毒者の血漿中のコリンエステラーゼ再活性化におけるプラリドキシムの有効性を，**図13.9**に示す．有機リン酸中毒の解毒薬としてプラリドキシムを使用することの主な限界は，リン酸化された酵素が数時間以内に化学的変化（"老化"）を起こすことであり，それによってもはや再活性化を起こしにくくなる．したがって，プラリドキシムが作用するためには早期に投与しなければならない．プラリドキシムは脳内に入らないが，有機リン酸中毒の中枢作用を治療する目的で，類縁化合物が開発されてきた．

重症筋無力症

⌄ 神経筋接合部は強固な構造物であり，破綻することはきわめてまれである．重症筋無力症およびランバート−イートン（Lambert-Eaton）型筋無力症候群は，神経筋接合部に特異的に影響を及ぼす少数の疾患のうちの2つである．重症筋無力症は2,000人に1人の割合で発症し，患者は，神経筋接合部伝達不全による筋力低下と易疲労性を示す．頻回活動中に伝達が起こりにくくなる傾向が，**図13.10**からみてとれる．その結果機能的には，筋肉の持続的な収縮が不可能となるが，なかでも，筋無力症患者の特徴的な眼瞼下垂が1つの徴候である．筋無力症における筋力改善にコリンエステラーゼ阻害薬が有効であることは，病因がわかるはるか以前，1931年に見出された．

伝達不全の原因は，神経筋接合部からのmAChR消失をもたらす自己免疫反応であり，筋無力症患者の終板におけるbungarotoxin結合部位数が，正常と比べて70％減少していることを示す研究で，まず明らかとなった．胸腺除去によって治療効果があることが多いことから，筋無力症には免疫学的な根本原因があると推定されていた．精製したACh受容体でウサギを免疫すると，ヒトの重症筋無力症と非常によく似た徴候が遅れて現れる．ACh受容体タンパク質に対する抗体の存在は，筋無力症患者の血清に検出可能であるが，自己免疫反応がヒトで形成される原因は不明である（Vrolix et al., 2010）．

コリンエステラーゼ阻害薬治療による神経筋接合部機能の改善は劇的であるが，もし病態が非常に進展していると，残存している受容体数で十分なeppを発生するためには不十分である可能性がある．その場合，コリンエステラーゼ阻害薬は効果がなくなってしまうと予想される．

筋無力症を治療するもう1つの方法は，血漿交換によって循環血中の抗体を除去することであり，一時的には効果がある．あるいはもっと長く持続する効果のためには，免疫抑制薬（例えば**プレドニゾロン**[prednisolone]，**アザチオプリン**[azathioprine]；第26章参照）によって抗体を抑制するか，胸腺を摘除する．

アセチルコリン性伝達を増強する他の薬物

カリウムチャネル遮断薬で，神経節遮断薬でもある**テトラエチルアンモニウム**（tetraethylammonium）が，神経終末の活動電位の持続を延長し，神経刺激で誘発され

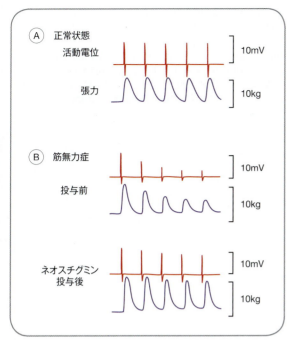

図 13.10　正常状態および筋無力症のヒト検体における神経筋接合部の伝達.
手首における尺骨神経刺激(3Hz)に反応する母指内転筋の電気活動を，針電極を用いて記録した．正常な検体では，電気的および機械的反応がよく維持された．筋無力症患者では，神経を刺激しても，伝達は速やかに起こらなくなってしまう．ネオスチグミンを投与すると，伝達は改善する．(Desmedt JE 1962 Bull Acad R Med Belg VII 2, 213 より.)

る伝達物質遊離を増加させることによって，ツボクラリンによる神経筋接合部遮断作用を回復させることができることが何年も前に観察されていた．その後，amifampridine といったアミノピリジン類が，これもカリウムチャネルを遮断する(第4章参照)が，テトラエチルアンモニウムと同様の作用をもち，しかもテトラエチルアンモニウムの作用に比べてかなり強力で選択性が高い作用を示すことがわかった．こういった薬物はアセチルコリン性神経終末に選択的ではないが，多くの異なる伝達物質の誘発性遊離を増強する．amifampridine(欧州では2010年に認可された)はランバート–イートン型筋無力症候群に伴う筋力低下を治療するために使用される(Maddison & Newson–Davis, 2003)．この疾患は，ある種の腫瘍性疾患の合併症であり，抗腫瘍抗体がシナプス前膜のカルシウムチャネルと交叉反応を起こすために，アセチルコリン遊離が抑制される．

> 類縁薬物である**ファンプリジン**(fampridine)は，脱髄疾患である多発性硬化症によって歩行が障害されている患者の歩行機能を改善する．ファンプリジンは軸索のカリウムチャネルを遮断して，脱髄した軸索の信号伝導を促進することによって作用する．

引用および参考文献

全般的な文献

Nicholls, J.G., Martin, A.R., Fuchs, P.A., Brown, D.A., Diamond, M.E., Weisblat, D., 2012. From neuron to brain, fifth ed. Sinauer, Sunderland. (一般的なすばらしい教科書.)

アセチルコリン受容体

Alexander S.P.H., Benson, H.E., Faccenda, E., et al., 2013. Concise Guide to Pharmacology [Acetylcholine receptors (muscarinic), p. 1474 Nicotininc acetylcholine receptors, p. 1597]. Br. J. Pharmacol. 170, 1449–1896.

Conn, P.J., Jones, C.K., Lindsley, C.W., 2009. Subtype-selective allosteric modulators of muscarinic receptors for the treatment of CNS disorders. Trends Pharmacol. Sci. 30 (3), 148–155. (治療薬としての可能性がある，新たなアロステリックムスカリン性アセチルコリン受容体修飾物質の発展について記載.)

Kalamida, D., Poulas, K., Avramopoulou, V., et al., 2007. Muscle and neuronal nicotinic acetylcholine receptors: structure, function and pathogenicity. FEBS J. 274, 3799–3845. (すばらしい包括的な総説.)

Wess, J., Eglen, R.M., Gautam, D., 2007. Muscarinic acetylcholine receptors: mutant mice provide new insights for drug development. Nat. Rev. Drug Discov. 6, 721–733. (特定の受容体サブタイプを欠損したマウスの微妙な機能的欠陥について記載.)

Wessler, I., Kirkpatrick, C.J., 2008. Acetylcholine beyond neurons: the non-neuronal cholinergic system in humans. Br. J. Pharmacol. 154, 1558–1571. (アセチルコリンの，きわめて広範な機能を明らかにした最近の知見を要約.)

アセチルコリン性伝達

Fagerlund, M.J., Eriksson, L.I., 2009. Current concepts in neuromuscular transmission. Br. J. Anaesth. 103, 108–114. (臨床的意義の可能性に関する最近の知見を強調.)

Vrolix, K., Fraussen, J., Molenaar, P.C., et al., 2010. The auto-antigen repertoire in myasthenia gravis. Autoimmunity 43, 380–400. (自己抗体および重症筋無力症における自己抗体の機能に関する報告を概観.)

神経筋接合部に作用する薬物

Chen, Z.X.P., Morris, J.G., Rodriguez, R.L., Shukla, A.W., Tapia-Nunez, J., Okun, M.S., 2012. Emerging opportunities for serotypes of botulinum neurotoxins. Toxins 4, 1196–1222. (ボツリヌス菌の血清型 A〜G に関する最近の研究を概観.)

Maddison, P., Newsom-Davis, J., 2003. Treatment for Lambert–Eaton myasthenic syndrome. Cochrane Database Syst. Rev. CD003279, doi:10.1002/14651858.CD003279.

Nicholson, W.T., Sprung, J., Jankowski, C.J., 2007. Sugammadex: a novel agent for the reversal of neuromuscular blockade. Pharmacotherapy 27, 1181–1188. (ネオスチグミンの代替物の1つ.)

コリンエステラーゼ

Jamal, G.A., Hansen, S., Julu, P.O., 2002. Low level exposures to organophosphorus esters may cause neurotoxicity. Toxicology 181/182, 23–33.

Silman, I., Sussman, J.L., 2005. Acetylcholinesterase: 'classical' and 'non-classical' functions and pharmacology. Curr. Opin. Pharmacol. 5, 293–302. (コリンエステラーゼの分子構造および機能を網羅した総説.)

Zimmerman, G., Soreq, H., 2006. Termination and beyond: acetylcholinesterase as a modulator of synaptic transmission. Cell Tissue Res. 326, 655–669. (アセチルコリン加水分解以外のアセチルコリンエステラーゼの機能を示唆する論拠について考察する総説.)

第 2 部　ケミカルメディエーター

14 ノルアドレナリン作動性神経伝達

概要

　末梢におけるノルアドレナリン作動性神経細胞とその神経細胞が支配する組織は，薬物作用の重要な標的であり，研究の対象とされるとともに，数多くの臨床的に有用な薬物の標的とされている．本章では，ノルアドレナリン作動性神経細胞の生理や機能，アドレナリン受容体（ノルアドレナリンとアドレナリンが作用する受容体）の性質を述べ，さらに，それらに作用するさまざまな種類の薬物について議論する．便宜上，薬理学的な情報の多くは，本章後半の表中にまとめて掲載する．

カテコールアミン

　カテコールアミンはカテコール基（2つの近接する水酸基をもつベンゼン環）とその側鎖にアミノ基を有する化合物である（図 14.1）．薬理学的に最も重要な化合物は以下の通りである．

● ノルアドレナリン（noradrenaline）（ノルエピネフリン [norepinephrine]）：交感神経系終末から放出される神経伝達物質
● アドレナリン（adrenaline）（エピネフリン [epinephrine]）：副腎髄質から分泌されるホルモン
● ドパミン（dopamine）：ノルアドレナリンとアドレナリンの代謝前駆体であり，中枢神経系の神経伝達物質／神経修飾物質
● イソプレナリン（isoprenaline）（イソプロテレノール [isoproterenol]）：身体にはないノルアドレナリンの合成類縁体

アドレナリン受容体の分類

　1896 年にオリバー（Oliver）とシェーファー（Schafer）は，副腎の抽出物の注入が血圧の上昇をもたらすことを発見した．その活性を有する物質としてアドレナリンが単離された後，1913 年にデール（Dale）によって，アドレナリンは2つの異なる効果をもたらすことが示された．これらの効果とは，特定の血管床における血管収縮

（通常はこの作用が優勢であり，心臓への作用とともに，血圧の上昇をもたらす）とその他の血管床における血管拡張であった．さらにデールは，最初に動物に麦角誘導体を注入しておくと[1]（第 15 章参照），血管収縮の要素が消失し，アドレナリンが血圧の上昇ではなく降下を誘導することを示した．並行してデールは，アセチルコリンの作用はムスカリン作動性の要素とニコチン作動性の要素に分けられることを示した（第 13 章参照）．デールはこれらの異なる薬理作用を，異なる種類の受容体に由来するとは解釈しなかった．しかし，アールキスト（Ahlquist）の研究に端を発する後世の薬理学研究によって，組織分布や薬理作用の異なる，いくつかのサブクラスのアドレナリン受容体の存在が明確に示された（表 14.1）．

　1948 年アールキストは，計測する応答によって，アドレナリン，ノルアドレナリン，イソプレナリンを含む，さまざまなカテコールアミンの効能の順位が2つの異なったパターンを示すことを発見した．この結果をもとに，アールキストはαとβという2種の受容体の存在を提唱した．この2種の受容体は，以下のようなアゴニストの効能により定義される．

α：ノルアドレナリン＞アドレナリン＞イソプレナリン
β：イソプレナリン＞アドレナリン＞ノルアドレナリン

　その後，デールが研究したある種の麦角アルカロイドはα受容体の選択的アンタゴニストとして作用すること，また，デールの実験でのアドレナリンの作用の反転が，α受容体の阻害により検出可能になったアドレナリンのβ作用を反映していることが見出された．1955 年には，選択的β受容体阻害薬がはじめて開発された．これらの阻害薬の効果はアールキストの分類を完全に裏づけるとともに，α受容体とβ受容体のいずれにもさらな

---

[1] デールは Wellcome の製薬研究所に新規に採用され，工場から送られてくるアドレナリン製剤の効能を調べる職を与えられていた．デールは，ある日の実験の最後に，すでに麦角製剤を投与されていたネコを用いて，あるロットのアドレナリン製剤の効能を調べた．その結果，本来血圧を上昇させるはずのアドレナリン製剤が血圧の低下を誘導したことから，デールは受け入れたすべてのアドレナリン製剤を不合格とするように報告した．数日後デールは，彼が知らないように同じアドレナリン製剤を渡されて，その効能を調べたが，それは問題なしと報告した．この結果をデールが Wellcome の上司にどのように説明したかは記録されていない．

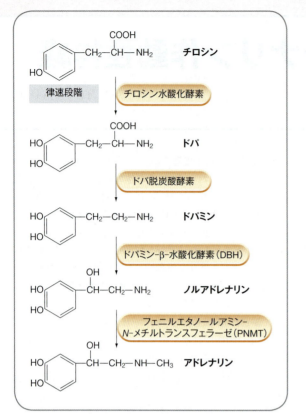

図 14.1 主なカテコールアミン類の構造式．

イプはいずれも，アデニル酸シクラーゼの活性化を介して作用を発揮する．これらの受容体による主な作用と，これらの受容体に作用する主な薬物は，表 14.1 と表 14.2 に示されている．アドレナリン受容体のアゴニストとアンタゴニストのより詳細な要約は，それぞれ表 14.4 と表 14.5 に示されている．

$β_1$ 受容体と $β_2$ 受容体の違いは重要であるが，その理由は以下の通りである．$β_1$ 受容体は主に心臓に発現し，カテコールアミンの陽性変力作用と陽性変時作用を司るのに対し（第 21 章参照），$β_2$ 受容体は多くの臓器における平滑筋の弛緩を司る．後者の作用が有益な治療効果をもたらすことは多いが，前者の作用が有害な効果を及ぼすことは，さらに頻繁に起こる．このことから，心臓に影響せず平滑筋を弛緩させる選択的な $β_2$ アゴニストや，例えば気管支平滑筋の $β_2$ 受容体を遮断せずに心臓に抑制の効果を与える選択的な $β_1$ アンタゴニストの探索に，多大な労力が払われてきた（表 14.1）．しかし，既存の薬物は完全に選択的ではなく，選択的 $β_1$ アンタゴニストとして使われている化合物はいずれも $β_2$ 受容体へも何らかの作用を有していることから，気管支収縮などの副作用をもたらすことがあることを認識しておくことが重要である．

血管調節に関連して重要なのは，α と β の受容体サブタイプはともに平滑筋細胞，神経終末，内皮細胞に発現していることであり，これらの受容体が心血管系の生理的調節や薬理学的応答において果たす役割については，部分的な理解に留まっている（Guimaraes & Moura, 2001 参照）．

ノルアドレナリン作動性神経伝達の生理機能

ノルアドレナリン作動性神経細胞

末梢のノルアドレナリン作動性神経細胞は，交感神経節に細胞体をもつ交感神経系節後神経細胞である．一般に，これらの神経細胞は長い[2]軸索をもち，その末端は枝分かれしたネットワーク上に並んだ結節状構造となる．この軸索結節状構造は多数のシナプス小胞を含み，ノルアドレナリンや，ATP や神経ペプチド Y（第 12 章参照）のような共放出されるメディエーターの産生と放出の場となる．これらの物質はシナプス小胞に貯蔵さ

るサブタイプがあることを示唆した．続いて，α 受容体には 2 つのサブタイプ（$α_1$ と $α_2$）があり，それぞれ 3 つのサブクラス（$α_{1A}$，$α_{1B}$，$α_{1D}$ と $α_{2A}$，$α_{2B}$，$α_{2C}$）からなること，β 受容体には 3 つのサブタイプ（$β_1$，$β_2$，$β_3$）があること，これら 9 つのサブタイプがすべて定型的な G タンパク質共役受容体であることが明らかになった（表 14.2）．特異的なアゴニストやアンタゴニストによる検証や，各受容体の遺伝子欠損マウスに関する研究により（Philipp & Hein, 2004），$α_1$ 受容体は心血管系と下部尿路に特に重要であること，一方，$α_2$ 受容体は主に神経細胞で働き，脳と末梢の自律神経終末の両方で神経伝達物質の放出を抑制することが示されてきた．$α_1$ や $α_2$ のアドレナリン受容体の各サブクラスの機能の違いについては，いまだ不明な点が多い．これらの受容体のサブクラスはしばしば同じ臓器に共発現し，ヘテロ二量体を形成する可能性もあることから，薬理学的な解析が難しい．

これら 3 つの受容体サブタイプはそれぞれ，特異的なセカンドメッセンジャー系に関連する（表 14.2）．すなわち $α_1$ 受容体はホスホリパーゼ C と共役し，主に細胞内の Ca^{2+} の放出により効果を発揮する．$α_2$ 受容体はアデニル酸シクラーゼと負に共役し，cAMP 形成を抑制するとともに，カルシウムチャネルの抑制やカリウムチャネルの活性化を引き起こす．また，β 受容体の 3 つのタ

---

[2] いったいどのくらいの長さかは，神経細胞の細胞体の直径（4〜100μm）をゴルフボールの直径（直径 42,670μm 以上，およそ 400 から 10,000 倍にあたる）に拡大してみることで理解できるかもしれない．比例して拡大すると，軸索（例えば子ウシの体内において，交感神経節から血管までの長さは約 1 m）は約 0.4〜10 km にも達することになる．指令や制御という観点では，なかなかの挑戦といえる！

アドレナリン受容体の分類

- 薬理学的な主分類としてのαとβのサブタイプ：もとはアゴニストの効能の順位づけにより，後には選択的アンタゴニストにより分類
- アドレナリン受容体サブタイプ
  - 2つの主なαアドレナリン受容体サブタイプとしての$α_1$と$α_2$：それぞれさらなる3つのサブタイプに分類（1-/2-A，B，C）
  - 3つのβアドレナリン受容体サブタイプ（$β_1$，$β_2$，$β_3$）
  - いずれもGタンパク質共役受容体スーパーファミリーに属する（第3章参照）
- セカンドメッセンジャー
  - $α_1$受容体はホスホリパーゼCを活性化し，イノシトール三リン酸とジアシルグリセロールをセカンドメッセンジャーとして産生する
  - $α_2$受容体はアデニル酸シクラーゼを抑制し，cAMP産生を減弱させる
  - β受容体はいずれもアデニル酸シクラーゼを活性化する
- 受容体活性化の主な作用は以下の通りである．
  - $α_1$受容体：血管収縮，胃腸の平滑筋の弛緩，唾液分泌，肝臓のグリコーゲン分解
  - $α_2$受容体：神経伝達物質放出（自律神経からのノルアドレナリンやアセチルコリンの放出を含む）の抑制；血小板凝集の抑制；血管平滑筋収縮の抑制；インスリン放出の抑制
  - $β_1$受容体：心拍数や心収縮力の増加
  - $β_2$受容体：気管支拡張；血管拡張；内臓平滑筋弛緩；肝臓のグリコーゲン分解；筋振戦
  - $β_3$受容体：脂肪分解と熱発生；膀胱の排尿筋の弛緩

表14.6にまとめた．ノルアドレナリンの代謝前駆体は芳香族アミノ酸のL-チロシン（L-tyrosine）であり，体液に存在してアドレナリン作動性神経細胞に取り込まれる．チロシン水酸化酵素（tyrosine hydroxylase）は，チロシンからジヒドロキシフェニルアラニン（dihydroxyphenylalanine）（ドパ[dopa]）への変換を触媒する細胞質の酵素であり，カテコールアミン含有細胞にのみ存在する．この酵素はある程度選択的である．すなわち，カテコールアミン代謝にかかわる他の酵素と異なり，チロシン水酸化酵素はインドール誘導体を基質として受け入れず，したがって5-ヒドロキシトリプタミン（5-hydroxytryptamine：5-HT）（セロトニン[serotonin]）の代謝に関与しない．この最初の水酸化のステップは，ノルアドレナリン合成の主たる制御点である．チロシン水酸化酵素は生合成経路の最終産物であるノルアドレナリンで阻害されるが，このため合成速度は刻一刻と調節される．一方で数時間から数日かかる，よりゆっくりした制御は，チロシン水酸化酵素の産生速度の変化により生じる．

チロシンのアナログであるα-メチルチロシン（α-methyltyrosine）は，チロシン水酸化酵素を強力に阻害し，実験的にノルアドレナリン合成を遮断するために使用されている．

次のステップであるドパからドパミンへの変換は，ドパ脱炭酸酵素（dopa decarboxylase）により触媒される．この酵素はカテコールアミンを合成する細胞に限局していない細胞質内の酵素である．比較的非特異的な酵素であり，それぞれヒスタミン（histamine；第17章）や5-HT（第15章）の合成の前駆体となるL-ヒスチジン（L-histidine）やL-トリプトファン（L-tryptophan）など，多様な他のL-芳香族アミノ酸の脱炭酸反応を触媒する．ドパ脱炭酸酵素の活性は，ノルアドレナリン合成の律速とはならない．ある種の薬物を含むさまざまな要因がこの酵素に影響するが，ノルアドレナリン合成を制御する有効な方法ではない．

ドパミンβ-水酸化酵素（dopamine β-hydroxylase：DBH）も比較的非特異的な酵素であるが，カテコールアミンを合成する細胞に限局しており，主にシナプス小胞に膜結合型として局在している．少量の酵素はノルアドレナリンとともにアドレナリン作動性神経終末から放出されており，小胞内に可溶型酵素が少量存在することを示す．ノルアドレナリンとは異なり，放出されたDBHは速やかな分解や取り込みを受けないことから，血漿や体液中のDBHの濃度は，交感神経系の全体的な活動の指標として用いることができる．

銅のキレート剤やジスルフィラム（disulfiram）（主にエタノール代謝への効果のために用いる薬物；第49章参照）を含め，数多くの薬物がDBHを阻害する．これらの薬物はノルアドレナリンの貯蔵の部分的な枯渇と，交感神経系伝達の障害をもたらすことがある．頻度の低い

れ，開口分泌により放出される（第4章参照）．ほとんどの末梢組織では，組織中のノルアドレナリン量は交感神経支配の密度によく相関する．副腎髄質を例外として，交感神経終末は末梢組織のすべてのノルアドレナリン含有量の主要因である．心臓，脾臓，精管などの組織やある種の血管では特にノルアドレナリンが豊富であり（5〜50 nmol/g組織），ノルアドレナリン作動性神経伝達の研究に広く使われてきた．ノルアドレナリン作動性神経細胞に関する詳細な情報については，Robertson（2004）やCooper et al.（2002）を参照されたい．

ノルアドレナリンの合成

ノルアドレナリン合成のための生合成経路は図14.1に示されており，ノルアドレナリン合成に影響する薬物は

表14.1 アドレナリン受容体の分布と作用.

組織と組織への効果	α_1	α_2	β_1	β_2	β_3
平滑筋					
血管	収縮	収縮／拡張	–	拡張	–
気管支	収縮	–	–	拡張	–
消化管	弛緩	弛緩（シナプス前効果）	–	弛緩	–
消化管括約筋	収縮	–	–	–	–
子宮	収縮	–	–	弛緩	–
膀胱排尿筋	–	–	–	弛緩	弛緩
膀胱括約筋	収縮	–	–	–	–
精管	収縮	–	–	弛緩	–
虹彩（放射筋）	収縮	–	–	–	–
毛様体筋	–	–	–	弛緩	–
心臓					
心拍数	–	–	増加	増加[a]	–
収縮力	–	–	増加	増加[a]	–
その他の組織／細胞					
骨格筋	–	–	–	振戦 筋肉量と筋収縮速度の増加 グリコーゲン分解	熱産生
肝臓（肝細胞）	グリコーゲン分解	–	–	グリコーゲン分解	–
脂肪（脂肪細胞）	–	–	–	–	脂肪分解 熱産生
膵臓（β 細胞）	–	インスリン分泌低下	–	–	–
唾液腺	カリウム放出	–	アミラーゼ分泌	–	–
血小板	–	凝集	–	–	–
肥満細胞	–	–	–	ヒスタミン放出阻害	–
脳幹	–	交感神経出力阻害	–	–	–
神経終末					
アドレナリン	–	放出低下	–	放出増加	–
コリン	–	放出低下	–	–	–

[a] 健常時には影響が少ないが，心不全では重大となる可能性がある．

遺伝性疾患である DBH 欠損症は，ノルアドレナリン合成の障害をもたらし，その結果，重度の起立性低血圧をもたらす（第22章参照）．

フェニルエタノールアミン N–メチルトランスフェラーゼ（phenylethanolamine N–methyl transferase：PNMT）は，ノルアドレナリンからアドレナリンへの N–メチル化を触媒する．この酵素は，主に副腎髄質に局在する．副腎髄質には，より数の少ないノルアドレナリン放出細胞（N）とは別に，アドレナリン放出細胞（A）が存在する．A細胞は出生後のみに現れ，副腎皮質に近接して存在し，PNMT の産生は副腎皮質から分泌されるステロイドホルモンの作用により誘導される（第33章参照）．PNMT はアドレナリンが神経伝達物質として働く特定の脳部位にもみられるが，その中枢神経系における役割はほとんどわかっていない．

ノルアドレナリンの代謝回転は，定常状態において，チロシンやドパなど前駆体をラベルしたものを投与したときにラベルされたノルアドレナリンが蓄積する速度を計測して，測ることができる．代謝回転時間は，組織中の総量と同じノルアドレナリンが分解され，再合成されるのにかかる時間によって定義される．末梢組織では，代謝回転時間は通常 5 ～ 15 時間程度かかるが，交感神経活動が高まると大幅に短くなる．正常の条件下では，合成の速度は分泌の速度と釣り合っており，そのため分泌の速さにかかわらず，組織中のノルアドレナリン量は一定である．

◎ ノルアドレナリンの貯蔵

神経終末やクロム親和性細胞にあるノルアドレナリンのほとんどは，小胞に収容されている．細胞質に存在す

表14.2 アドレナリン受容体の特徴.

	α_1	α_2	β_1	β_2	β_3
セカンドメッセンジャーとエフェクター	ホスホリパーゼCの活性化 イノシトール三リン酸の増加 ジアシルグリセロールの増加 Ca^{2+}の増加	cAMPの減少 カルシウムチャネルの抑制 カリウムチャネルの促進	cAMPの増加	cAMPの増加	cAMPの増加
アゴニスト,有効性の高い順	NA > A ≫ ISO	A > NA ≫ ISO	ISO > NA > A	ISO > A > NA	ISO > NA = A
選択的アゴニスト	フェニレフリン メトキサミン(methoxamine)	クロニジン	ドブタミン キサモテロール	サルブタモール テルブタリン サルメテロール ホルモテロール クレンブテロール	ミラベグロン
選択的アンタゴニスト	プラゾシン ドキサゾシン	ヨヒンビン idazoxan	アテノロール メトプロロール (metoprolol)	butoxamine	–

A:アドレナリン, ISO:イソプレナリン, NA:ノルアドレナリン.

表14.3 ノルアドレナリン輸送系の特徴.

	神経性(NET)	神経外性(EMT)	小胞型(VMAT)
ノルアドレナリンの輸送(ラット心臓)最大速度 V_{max} (nmol g^{-1}min^{-1})	1.2	100	–
ミカエリス定数 K_m(μmol/L)	0.3	250	～ 0.2
特異性	NA > A > ISO	A > NA > ISO	NA = A = ISO
局在	神経細胞膜	神経細胞以外の細胞膜 (平滑筋,心筋,血管内皮)	シナプス小胞膜
他の基質	チラミン メチルノルアドレナリン アドレナリン作動性神経遮断薬(例:グアネチジン) アンフェタミン[a]	(+)-ノルアドレナリン ドパミン 5-HT ヒスタミン	ドパミン 5-HT グアネチジン MPP$^+$(第40章参照)
阻害薬	コカイン 三環系抗うつ薬(例:デシプラミン[desipramine]) phenoxybenzamine アンフェタミン[a]	ノルメタネフリン ステロイドホルモン(例:corticosterone) phenoxybenzamine	レセルピン テトラベナジン (tetrabenazine)

[a] アンフェタミンはゆっくり輸送されるので,ノルアドレナリン取り込みの基質となるだけでなく,その阻害作用ももつ.詳細はGainetdinov & Caron, 2003 を参照されたい.
A:アドレナリン, ISO:イソプレナリン, NA:ノルアドレナリン.

るノルアドレナリンは,正常の条件下ではごくわずかである.小胞中の濃度はかなり高く(0.3 ～ 1.0 mol/L),**小胞型モノアミン輸送体**(vesicular monoamine transporter:VMAT)により維持されている.この輸送体は,ノルアドレナリンを神経終末に再取り込みするためのアミン輸送体と似ているが(**第12章**参照),駆動力として,小胞膜を挟んだ水素イオン勾配を用いる.**レセルピン**(reserpine)(**表14.3**)のようなある種の薬物は,この輸送体による取り込みを遮断して,神経終末にある小胞内

のノルアドレナリンの貯蔵を枯渇させる.小胞の主な内容物は,ノルアドレナリン以外に大きく2つある.すなわち,ATP(ノルアドレナリン1分子につき約4分子)と**クロモグラニンA**(chromogranin A)とよばれるタンパク質である.これらの物質は,ノルアドレナリンとともに放出される.一部にはノルアドレナリンとATPは逆の荷電をもつという理由のため,小胞内において,これらの物質とノルアドレナリンは可逆的な複合体を形成していると,一般的には考えられている.この複合体形成は,

小胞内容物の浸透圧を低下させるとともに，神経終末でノルアドレナリンが小胞から漏出するのを軽減する働きをする可能性がある．

ATP 自身は，ノルアドレナリン作動性シナプスにおいて神経伝達物質として働き（図 12.5 参照；第 16 章），多くの平滑筋組織において，交感神経活動による速い興奮性シナプス電位と速い収縮相を生み出す役割を担っている．

◎ ノルアドレナリンの放出

神経終末への活動電位の到達によって，Ca^{2+} の流入と伝達物質の放出が生じる過程については第 4 章で説明した．ノルアドレナリンの放出に影響を及ぼす薬剤については，表 14.6 にまとめられている．

軸索結節状構造での放出メカニズムにおいて，ノルアドレナリン作動性神経が他と異なる点は，神経活動電位が結節状構造に到達した際に，1 個の小胞でさえ，放出が生じる確率がとても低いことである（1/50 以下）．しかし，1 つの神経細胞が何千個もの結節状構造をもつため，1 発の活動電位が数百個の小胞の放出を広い領域にもたらす．これは神経筋接合部（第 13 章）とは，はっきりと対照的である．神経筋接合部では 1 つの神経終末での放出確率が高く，アセチルコリンの放出は極度に限局している．

ノルアドレナリン放出の制御

ノルアドレナリンの放出は，シナプス前部の受容体を介して，さまざまな物質による影響を受ける（第 12 章参照）．多くの神経終末（コリン作動性神経，ノルアドレナリン作動性神経，ドパミン作動性神経，5-HT 作動性神経など）はこの種の制御を受けており，さまざまなメディエーターがシナプス前部の神経終末に作用できる．（アセチルコリンはムスカリン性受容体を，カテコールアミンは α 受容体と β 受容体を介して作用する．他にも，アンギオテンシン II，プロスタグランジン [prostaglandin]，プリンヌクレオチド，神経ペプチドなど．）シナプス前部での調節は，神経系全般において重要な生理的調節メカニズムである．

さらに，ノルアドレナリンはシナプス前部の $β_2$ 受容体に作用することで，ノルアドレナリン自身と，共放出される ATP の放出を制御できる（第 12 章参照）．これは生理的にも起こると考えられており，神経終末から放出されたノルアドレナリンが，同じ神経終末に対して局所的抑制作用を及ぼす，いわゆる**自己抑制性フィードバック**（autoinhibitory feedback）機構が存在する（図 14.2；Gilsbach & Hein, 2012 参照）．これらのシナプス前部の受容体に作用するアゴニストやアンタゴニストは，交感神経系の伝達に大きな影響をもつ．しかし，交感神経系のシナプス前部における自己抑制の生理学的意義については，いまだ異論の残るところである．神経伝達物質の

溢出を生化学的に測定すると影響が大きいようにみえるのだが，実際にはほとんどの組織でそれほど影響がない．つまり，自己受容体を遮断することでノルアドレナリンの**溢出**（overflow），すなわち，交感神経の刺激時に組織液や血流へ放出されるノルアドレナリンの量が大きく変化するにもかかわらず，組織反応における変化は，多くの場合でむしろ小さい．このことは，溢出実験で測定される結果は，神経伝達物質放出にとって生理的に重要な要素ではない可能性があるということを示唆している．

抑制性のフィードバック機構は $α_2$ 受容体を介して働き，これはアデニル酸シクラーゼを阻害し，カルシウムチャネルの開口を妨げる．交感神経の神経終末は $β_2$ 受容体も発現しており，こちらはアデニル酸シクラーゼを活性化し，ノルアドレナリンの**放出をもたらす**．これらが生理的に機能を果たしているかどうかは不明である．

カテコールアミン類の取り込みと分解

放出されたノルアドレナリンの作用は，ノルアドレナリン作動性神経の神経終末に再取り込みされることにより終結する．またいくらかは近傍の細胞にも取り込まれる．循環しているアドレナリンとノルアドレナリンは酵素により分解されるが，その速度はアセチルコリンより

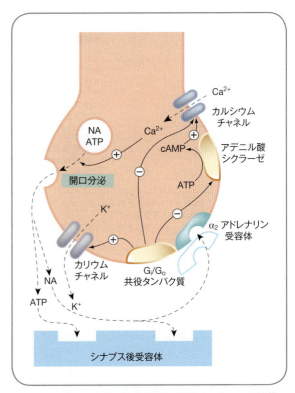

図 14.2 ノルアドレナリン（NA）放出のフィードバック機構．シナプス前部の $α_2$ 受容体は脱分極に応じて，電位依存性カルシウムチャネルに共役する G タンパク質の βγ サブユニットに作用することで，Ca^{2+} の流入を阻害する（第 3 章）．

はるかにゆっくりである（**第13章**参照）．アセチルコリンはシナプスに存在するアセチルコリンエステラーゼにより，数ミリ秒で不活化される．2つの主なカテコールアミン代謝酵素は細胞内に存在するため，アセチルコリンは細胞内に取り込まれなければ分解されない．

カテコールアミン類の取り込み

交感神経細胞により放出されたノルアドレナリンの約75%は再取り込みされ，再び小胞に貯蔵される．これはノルアドレナリンの再利用のみならず，放出されたノルアドレナリンの作用時間を短くすることにも役立っている．残りの25%は近傍の神経細胞以外の細胞に取り込まれ，ノルアドレナリンの拡散を制限している．これら2種の取り込み機構は，それぞれ異なる輸送体分子によるものである．神経細胞による取り込みは細胞膜上の**ノルアドレナリン輸送体**（noradrenaline[norepinephrine]transporter：NET）により行われる．NETは神経伝達物質輸送体タンパク質ファミリー（NET, DAT, SERTなど）に属しているが，**第12章**で述べたように，これらの輸送体は異なるアミン系伝達物質に特異的であり，Na^+とCl^-と該当するアミンの共輸送体として，Na^+の電気化学的勾配により駆動される．小胞への貯蔵は**小胞型モノアミン輸送体**（VMAT）により行われ，細胞質と小胞内の間の水素イオン勾配を動力源とする．神経細胞以外の細胞への取り込みは**神経外モノアミン輸送体**（extraneuronal monoamine transporter：EMT）によって行われ，これは広く分布する**有機カチオン輸送体**（organic cation transporters：OCT；**第8章**参照）の大きなファミリーに属する．NETはノルアドレナリンに対する選択性が比較的高く，高い親和性と遅い取り込み速度をもち，放出に必要なノルアドレナリンの貯蔵量を維持するのに重要である．EMTはNETよりも低い親和性と高い輸送能力を示し，ノルアドレナリンだけでなく，アドレナリンやイソプレナリンも輸送する．ノルアドレナリン作動性神経細胞に作用するいくつかの重要な薬物は，NETを阻害するか，あるいはNETを介して神経終末に取り込まれることにより効果を発揮する．**表14.3**に，神経細胞への取り込みと神経細胞外取り込みについて，その特性をまとめてある．

カテコールアミン類の代謝による分解

外因性，内因性を問わず，カテコールアミン類は主に2つの細胞内酵素により代謝される．**モノアミンオキシダーゼ**（monoamine oxidase：MAO）と**カテコール−O−メチル基転移酵素**（catechol−O−methyl transferase：COMT）である．MAO（これには2つのアイソフォーム，MAO−AとMAO−Bがある；**第39, 47章**参照）は，ミトコンドリアの膜表面に結合する．ノルアドレナリン作動性神経の神経終末に豊富に存在するが，肝臓，腸管上皮やその他の組織にも存在する．MAOはカテコールアミン類を，対応するアルデヒドに変換し[3]，アルデヒドは末梢で**アルデヒド脱水素酵素**（aldehyde dehydrogenase）により，対応するカルボン酸へとすばやく代謝される（ノルアドレナリンは3,4−ジヒドロキシフェニルグリコールへと代謝される；**図14.3**）．MAOはドパミンや5−HTなど，他のモノアミンも酸化することができる．主に中枢神経系への効果を目的として用いられるさまざまな薬物がMAOを阻害するが，MAOの基質であるこれら3つのアミンは，すべて神経伝達物質として機能しているのである（**第39章**参照）．これらの薬物の重大な副作用は，末梢のノルアドレナリンによる神経伝達の阻害と関係している．交感神経細胞内では，MAOはドパミンとノルアドレナリンの貯蔵量を制御しており，この酵素が阻害されると，放出可能なノルアドレナリン貯蔵量が増加する．MAOとその阻害薬については，**第47章**でより詳しく述べる．

カテコールアミン類代謝の第2の重要な経路は，COMTによる，カテコール水酸基の1つをメチル化しメトキシ誘導体にする経路である．COMTはノルアドレナリン作動性神経細胞には存在しないが，副腎髄質やその他多くの細胞や組織に存在している．MAOとCOMTが連続的に作用してつくられる最終産物は**3−メトキシ−4−ヒドロキシフェニルグリコール**（3-methoxy-4-hydroxyphenylglycol：MHPG；**図14.3**）である．このうちの一部は抱合を受けて硫酸塩やグルクロン酸誘導体となり尿中に排泄されるが，大部分は**バニリルマンデル酸**（vanillylmandelic acid：VMA；**図14.3**）に変換され，この形で尿中に排泄される．カテコールアミンを分泌するクロム親和性組織の腫瘍（高血圧のまれな原因の1つ）がある患者では，VMAの尿中排泄が著しく増加しており，診断に用いられる．

末梢においては，MAOもCOMTも神経伝達物質作用の終結には関与しない．放出されたノルアドレナリンのほとんどは，NETによってすばやく再取り込みされる．循環しているカテコールアミンはNET，EMTとCOMTが連携して回収，不活化するが，これらの作用の相対的重要性は物質によってさまざまである．例えばノルアドレナリンは主にNETにより除去されるが，アドレナリンの除去においてはEMTの方がより重要である．一方，イソプレナリンはNETの基質とはならず，EMTとCOMTが連携して除去する．

中枢神経系において（**第39章**参照），神経伝達物質の作用を終結させる手段として，MAOが末梢におけるよりも重要である．MAOノックアウトマウスでは，NETノックアウトマウスよりも，脳内のノルアドレナリンに

---

3 代謝産物であるアルデヒドは神経毒性を有し，中枢神経変性疾患の発症にかかわっていると考えられている（**第40章**参照）．

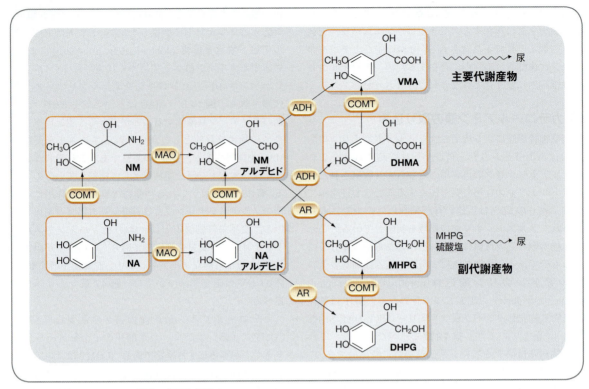

図14.3　ノルアドレナリン代謝の主要な経路.
ADHによる酸化反応経路が優先され，主にVMAに代謝され，尿中に排泄される．ARによる還元反応経路によりMHPGに代謝されるが，これは少数である．MHPGは抱合されてMHPG硫酸塩となり，尿中に排泄される．ADH：アルデヒド脱水素酵素，AR：アルデヒド還元酵素(aldehyde dehydrogenase)，COMT：カテコール-O-メチル基転移酵素，DHMA：3,4-ジヒドロキシマンデル酸(3,4-dihydroxymandelic acid)，DHPG：3,4-ジヒドロキシフェニルグリコール(3,4-dihydroxyphenylglycol)，MAO：モノアミンオキシダーゼ，MHPG：3-メトキシ-4-ヒドロキシフェニルグリコール，NA：ノルアドレナリン，NM：ノルメタネフリン(normetanephrine)，VMA：バニリルマンデル酸(vanillylmandelic acid)．

よる神経伝達が亢進する．その際，NETノックアウトマウスでは，神経細胞内のノルアドレナリンの貯蔵は枯渇する(Gainetdinov& Caron, 2003参照)．脳内に放出されたノルアドレナリンは，主にMHPGとして排泄される．

ノルアドレナリン作動性神経の神経伝達に作用する薬物

　臨床において重要な薬物の多く，特に心血管疾患，呼吸器疾患，精神疾患の治療に用いられるものは(第21章，22章，28章，47章参照)，ノルアドレナリン作動性神経細胞の機能に影響することで作用し，アドレナリン受容体や輸送体，カテコールアミン代謝酵素を作用標的とする．この分類における最も重要な薬物の特性は，表14.4〜14.6にまとめられている．

アドレナリン受容体に作用する薬物

　これらの薬物の活性は，それぞれのアドレナリン受容体に対する親和性，有効性，そして選択性により決定さ

れる．したがって特定の臨床指標に適した特性をもつ薬物を研究開発することに心血が注がれてきた．その結果，薬局方はアドレナリン受容体のリガンドであふれかえっている．体内のさまざまな器官において平滑筋を弛緩させる薬物[4]と，交感神経系の心臓刺激作用を遮断する薬物が開発された結果，多くの臨床における需要は満たされた．一方で，心臓の刺激作用は，慢性疾患においてはたいてい好ましくない．

　おおまかにいうと，βアドレナリン受容体アゴニストは平滑筋弛緩薬(特に気管支拡張薬)として有用であり，βアドレナリン受容体アンタゴニスト(よくβブロッカーとよばれる)は，主に心臓抑制効果を期待して使用される．αアドレナリン受容体アンタゴニストは主に心血管系の症状に対して血管拡張薬として，また，前立腺肥大

---

[4] 反対に，平滑筋収縮作用はたいてい状況を悪化させる．この大胆な表現は妄信されるべきではないが，例外(例えば，抗鼻閉薬や点眼薬)は驚くほど少ない．(心停止時に命を救うこともある)アドレナリンでさえ，いくつかの血管を拡張させ，それ以外の急性期における重要度の低い皮膚などの組織では，血管を収縮させる．

ノルアドレナリン作動性神経の神経伝達に作用する薬物

ノルアドレナリン作動性神経の神経伝達

- 神経伝達物質の合成には、以下の事項が関与する.
  - L-チロシンは、チロシン水酸化酵素によりジヒドロキシフェニルアラニン(ドパ)に変換される(律速段階). チロシン水酸化酵素は、カテコールアミン作動性神経にのみ存在する.
  - ドパは、ドパ脱炭酸酵素によりドパミンに変換される.
  - ドパミンは、シナプス小胞に局在するドパミンβ-水酸化酵素(DBH)によりノルアドレナリンに変換される.
  - 副腎髄質において、ノルアドレナリンは、PNMTによりアドレナリンに変換される.
- 神経伝達物質の貯蔵：ノルアドレナリンは、シナプス小胞に ATP, クロモグラニン, DBH とともに高濃度で貯蔵されており、それらすべてが開口分泌により放出される. ノルアドレナリンはレセルピン感受性の VMAT を介して、小胞内へ輸送される. 細胞質でのノルアドレナリンの量は通常では、神経終末に存在する MAO によって少なく保たれている.
- 神経伝達物質の放出は、通常では Ca^{2+} を介した神経終末ネットワークにおける軸索結節状構造からの開口分泌により起こる. 間接的に作用する交感神経様作用薬(例えば、**アンフェタミン**[amphetamine, amfetamine])への応答では、非開口分泌による放出が起こる. ノルアドレナリンは小胞から遊離し、NET を介してシナプス間隙へと放出される(逆輸送).
- ノルアドレナリン作用の終結は、主に NET による神経終末へのノルアドレナリン再取り込みにより起こる. NET は三環系抗うつ薬や**コカイン**(cocaine)により遮断される.
- ノルアドレナリンの放出は、$α_2$ 受容体を介した自己抑制性フィードバック機構により制御される.
- 多くのノルアドレナリン作動性神経の神経終末では、神経伝達の共放出が生じる. ATP と神経ペプチド Y はしばしば、ノルアドレナリンとともに放出される. ATP は交感神経活性化による平滑筋収縮の早期に働く.

としても知られる)を表 14.2 に示した. また、個々の薬物の特徴は、表 14.4 にまとめられている.

薬理作用

さまざまなアドレナリン受容体を介する主な生理作用は、表 14.1 にまとめられている.

平滑筋

消化管平滑筋を除くすべての平滑筋は、$α_1$ アドレナリン受容体への刺激に応じて収縮する. その過程はシグナル伝達経路の活性化と、それに続く細胞内での Ca^{2+} 放出が担っているが、これについては第 4 章で説明した.

α受容体アゴニストが実験動物やヒトに全身的に投与されたとき、最も重要な作用部位は、とりわけ皮膚や内臓血管床に存在する血管平滑筋であり、これらは強く収縮する. 細動脈と同様に大動脈や大静脈もまた収縮し、結果として血管の伸展性は低下し、中心静脈圧と抹梢抵抗は亢進する. これらはすべて、収縮期血圧と拡張期血圧の上昇をもたらし、心仕事量を増大させる. 大脳動脈、冠動脈、肺動脈などいくつかの血管床では、それに比べると影響はほぼないといってよい.

動物での全身作用では、α受容体アゴニストによる血圧上昇によって圧受容器反射が活性化され、反射性の徐脈や呼吸抑制を引き起こす.

精管や脾臓皮膜、眼瞼挙筋(一部の種では瞬膜も)の平滑筋も α受容体アゴニストにより刺激されるため、これらの臓器は一時、薬理学的研究に広く用いられた.

平滑筋収縮に関与するのは主に $α_1$ 受容体であるが、血管平滑筋は $α_1$ 受容体と $α_2$ 受容体の両方をもち合わせている. $α_1$ 受容体はノルアドレナリンの放出部位の近傍に存在する(したがって神経調節による血管収縮に主に関与する). 一方、$α_2$ 受容体は放出部位以外の筋線維表面に存在し、循環しているカテコールアミンにより活性化される.

β受容体の刺激は、cAMP を増加させることにより、ほとんどの平滑筋を弛緩させる(第 4 章参照). 加えて、β受容体の活性化は、Ca^{2+} の流出や細胞内における結合型 Ca^{2+} の形成を促進し、細胞内 Ca^{2+} 濃度を低下させる.

弛緩作用は通常 $β_2$ 受容体によって生じるが、消化管平滑筋では $β_1$ か $β_2$, どちらの受容体の作用かは明確でない. 血管系では、$β_2$ 受容体による血管拡張作用は(特にヒトでは)主に血管内皮依存的で、一酸化窒素の放出により調節されている(第 20 章参照). この血管拡張作用は多くの血管床で生じるが、特に骨格筋において顕著である.

消化管平滑筋における交感神経の抑制効果は、α受容体と β受容体の両方が担っている. 消化管では他と異なり、α受容体がほとんどの領域で弛緩作用をもたらす. この作用の一因は、シナプス前部 $α_2$ 受容体への刺激(後述も参照)により、筋間神経叢からの興奮性神経伝達物質(例えばアセチルコリン)の放出が阻害されることにあ

の治療薬としても用いられる. アドレナリンは、心臓刺激作用、血管拡張作用、血管収縮作用をあわせもつため、心停止において比類なく重要である(第 21 章). 選択的な α アドレナリン受容体アゴニストは、臨床現場ではほとんど使われていない.

アドレナリン受容体アゴニスト

アドレナリン受容体アゴニストの代表例(**直接作用性交感神経刺激薬**[directly-acting sympathomimetic drug]

表 14.4 混合型（α型とβ型）アドレナリン受容体アゴニスト.

薬物	主作用	臨床用途／機能	副作用	薬物動態	注
ノルアドレナリン	α/β アゴニスト	集中治療中に低血圧の治療薬としてときどき用いられる 交感神経節後線維と中枢神経系で神経伝達物質として働く	高血圧, 血管収縮, 頻脈（あるいは反射性徐脈）, 心室性不整脈	経口の吸収は悪い 組織で速やかに消失 MAO と COMT により代謝される 血漿半減期〜2分	–
アドレナリン	α/β アゴニスト	喘息（緊急治療として）, アナフィラキシーショック, 心停止 局所麻酔の補助薬 副腎髄質の主要なホルモン	ノルアドレナリンと同じ	ノルアドレナリンと同じ 筋肉内あるいは皮下投与（集中治療においては静脈内注射にて投与）	第28章参照
イソプレナリン	β アゴニスト（非選択的）	喘息（現在は使用されていない）	頻脈, 不整脈	いくらか組織に取り込まれてから, COMT で不活化される 血漿半減期〜2時間	喘息の治療薬として用いられていたが, 現在はサルブタモールが用いられる（第28章参照）
ドブタミン	β₁ アゴニスト（非選択的）	心原性ショック	不整脈	血漿半減期〜2分 静脈内投与	第21章参照
サルブタモール	β₂ アゴニスト	喘息, 早産	頻脈, 不整脈, 振戦, 末梢血管拡張	経口あるいは吸入投与 ほとんどは代謝されずに排泄される 血漿半減期〜4時間	第28章参照
サルメテロール	β₂ アゴニスト	喘息	サルブタモールと同じ	吸入投与 長期的作用	ホルモテロールに類似
テルブタリン	β₂ アゴニスト	喘息 遷延分娩	サルブタモールと同じ	経口の吸収は悪い 吸入投与 ほとんどは代謝されずに排泄される 血漿半減期〜4時間	第28章参照
クレンブテロール	β₂ アゴニスト	タンパク質同化作用による筋肉増強作用	サルブタモールと同じ	経口投与 長期的作用	スポーツにおいて非合法的に使用される
ミラベグロン	β₃ アゴニスト	過活動膀胱の症状	頻脈	経口投与, 1日に1回の服用	第29章参照
フェニレフリン	α₁ アゴニスト	鼻閉	高血圧, 反射性徐脈	鼻腔内投与 MAO により代謝される 血漿半減期は短い	–
メトキサミン	α アゴニスト（非選択的）	鼻閉	フェニレフリンと同じ	鼻腔内投与 血漿半減期〜1時間	–
クロニジン	α₂ 部分アゴニスト	高血圧, 片頭痛	傾眠, 起立性低血圧, 浮腫, 体重増加, 反跳性高血圧	経口で吸収がよい 代謝されずにあるいは抱合されて排出 血漿半減期〜12時間	第21章参照

る．一方で，筋細胞にも α 受容体が存在し，この受容体への刺激は細胞の過分極をもたらし（細胞膜の K^+ 透過性を高めることによる），活動電位の発生を阻害する．消化管の括約筋は，α 受容体の活性化に伴い収縮する．

気管支平滑筋は β₂ 受容体の活性化により弛緩するので，選択的 β₂ 受容体アゴニストは喘息の治療薬として重要である（第28章参照）．子宮平滑筋も同様に反応し，これらのアゴニストは早産を防止する目的でも用いられ

る（第35章参照）．膀胱排尿筋は β₃ アドレナリン受容体の活性化により弛緩するので，選択的 β₃ 受容体アゴニストは近年，過活動膀胱の治療薬として導入された（Sacco & Bientinesi, 2012 参照）．

また，α₁ 受容体は持続的な栄養反応を担い，例えば血管や前立腺など，さまざまな組織における平滑筋の増生を刺激する．このことは病理学的に重要である．**良性の前立腺肥大**（benign prostatic hyperplasia；**第35章参**

照)は一般に，αアドレナリン受容体アンタゴニストで治療される．即時的な症状の改善は，おそらく平滑筋の弛緩によってもたらされるだろう．しかしそれだけでなく，α_1アドレナリン受容体と増殖因子のシグナル伝達経路における相互作用も(第3章参照)，おそらく臨床効果に寄与しているのであろう．

神経終末

シナプス前部のアドレナリン受容体はコリン作動性神経細胞とノルアドレナリン作動性神経細胞，両方の神経終末に存在する(第4，12章参照)．主な効果は(α_2受容体を介し)抑制性であるが，β受容体によるノルアドレナリン作動性神経終末に対する弱い促進的作用も報告されてきた．

心臓

カテコールアミン類はβ_1受容体に作用し，強力な心臓刺激作用を発揮する(第21章参照)．心拍数(変時作用[chronotropic effect])と収縮力(変力作用[inotropic effect])がともに増強し，結果として心拍出量と心臓による酸素消費量を著しく増加させる．心効率(第21章参照)は低下する．カテコールアミン類は，最終的には心室細動を起こさせるような，心調律障害を招くこともある(逆説的であるが重要なことに，アドレナリンは他の種類の心停止だけでなく，心室細動による心停止の治療にも用いられる：第21章参照)．図14.4に示されているのは，ヒトにおけるカテコールアミン点滴に対する心血管系の反応パターンであり，心臓と血管系両方へのカテコールアミン点滴の作用を反映している．

β_1受容体とα_1受容体のいずれの活性化に応じても心肥大が生じ，その機序はおそらく，血管や前立腺の平滑筋肥大と似たものである．これは高血圧と心不全(これらは交感神経の過活動に関連する)の病態生理において重要かもしれない(第21章参照)．

代謝

カテコールアミン類は，貯蔵しているエネルギー(グリコーゲンや脂肪)を自由に利用できる燃料(グルコースや遊離脂肪酸)へと変換するのを促進し，グルコースや遊離脂肪酸の血漿濃度を増加させる．詳細な生化学的機序(Nonogaki, 2000の総説を参照)は種によってさまざまである．しかしほとんどの場合，肝臓や筋肉における炭水化物の代謝(図14.5)はβ_1受容体を介して行われ，脂肪分解と熱産生はβ_3受容体を介して行われる(表14.1参照)．α_2受容体の活性化はインスリン分泌を阻害し，さらなる高血糖をもたらす．脂肪組織によるレプチン(leptin)の産生(第32章参照)も阻害される．ヒトでのアドレナリンによる高血糖は，αとβの両方の受容体アンタゴニストの連携により完全に遮断されるが，どちらかだけでは抑制されない．

他の作用

骨格筋はβ_2受容体を介してアドレナリンの作用を受ける．しかし，心臓への作用と比べるとはるかに小さい．

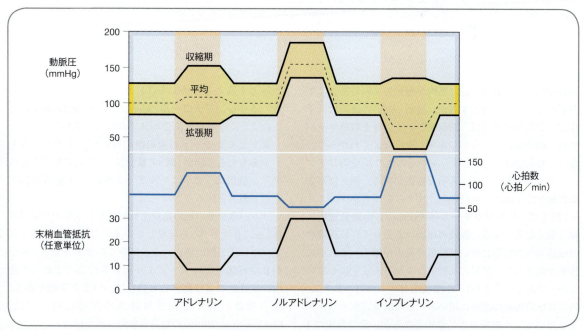

図14.4 ヒトにおいてアドレナリン，ノルアドレナリンおよびイソプレナリンの静脈内投与が心血管系に及ぼす効果の典型的略図．
ノルアドレナリン(α受容体アゴニストとしての作用が強い)は，血管収縮と収縮期および拡張期血圧上昇をもたらし，それに伴い反射性徐脈をもたらす．イソプレナリン(β受容体アゴニストとしての作用が強い)は，血管を拡張するが，心筋収縮力や心拍数を増加させる．平均血圧は低下する．アドレナリンは両方の作用をもたらす．

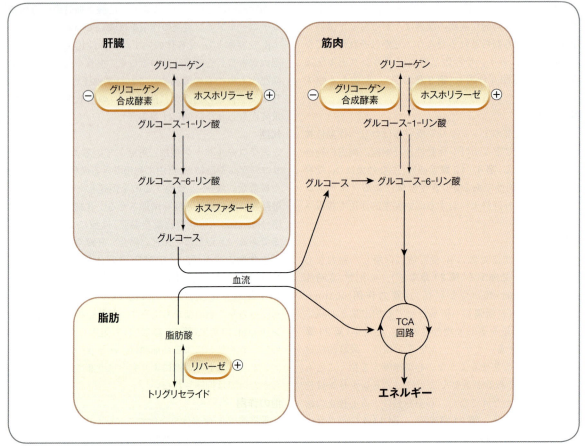

図14.5 カテコールアミン類によるエネルギー代謝の調節.
βアドレナリン受容体の活性化によって主に影響を受ける酵素に印をつけた．＋は促進，－は阻害を示す．全体的な作用としては，貯蔵してあるグリコーゲンや脂肪を，エネルギー供給のために動員することができる．

速筋（白筋）の攣縮は，特に筋肉が疲労しているときにアドレナリンにより増大するが，遅筋（赤筋）の攣縮は低下する．これらの効果は，細胞膜というよりも収縮タンパク質への作用によるものであり，機序はよくわかっていない．ヒトでは，アドレナリンやその他のβ_2受容体アゴニストの副作用として，著明な振戦がある．例えば不安や興奮を伴う震え，喘息治療におけるβ_2受容体アゴニスト（例えば，**サルブタモール**[salbutamol]）の過量使用に伴う震えなどである．振戦の原因はおそらく，筋線維の収縮動力への作用に伴い筋紡錘の発火が増え，これらの作用が複合して，筋長の反射的な調節を不安定にしているからであると考えられる．β受容体アンタゴニストは，時には病的振戦の治療に用いられる．β_2受容体アゴニストを用いると不整脈が生じやすくなるが，その原因の1つは骨格筋のK^+取り込みが亢進することによる低カリウム血症にある．β_2受容体アゴニストはまた，収縮動力を制御する筋小胞体タンパク質の発現を長期的に変化させ，骨格筋の収縮速度や収縮力を増加させる．スポーツ選手

が筋力を高めるために不法に使用する"タンパク質同化"薬**クレンブテロール**（clenbuterol）は（**第58章**参照），このように作用するβ_2受容体アゴニストである．

ヒトとモルモットの肺組織において，アナフィラキシーをもたらす刺激（**第17章**参照）に応じて生じるヒスタミン放出は，カテコールアミン類によりβ_2受容体を介して阻害される．

リンパ球やその他の免疫担当細胞もアドレナリン受容体（主にβ受容体）を発現している．リンパ球増殖，リンパ球による細胞傷害，そして多くのサイトカイン産生がβ受容体アゴニストにより阻害される．これらの作用の生理的および臨床的重要性は，いまだ不明である．免疫機能に対する交感神経系の作用に関しては，Elenkov et al.（2000）の総説を参照されたい．

臨床用途

アドレナリン受容体アゴニストの主な臨床用途は，次のクリニカルボックスと**表14.4**にまとめられている．

アドレナリン受容体アゴニスト

- ノルアドレナリンとアドレナリンは，受容体選択性をほとんど示さない．
- 選択的 $α_1$ 受容体アゴニストとしては，**フェニレフリン**(phenylephrine)と**オキシメタゾリン**(oxymetazoline)がある．
- 選択的 $α_2$ 受容体アゴニストとしては，**クロニジン**(clonidine)と**α-メチルノルアドレナリン**があり，ノルアドレナリンの放出阻害や交感神経系の抑制により血圧を低下させる．メチルノルアドレナリンは，**メチルドパ**(methyldopa)から産生された偽伝達物質であり，降圧薬として開発された(今では，妊娠中を除いては使用されていない)．
- 選択的 $β_1$ 受容体アゴニストとしては，**ドブタミン**(dobutamine)がある．心筋収縮力を増大する作用は臨床的に重要かもしれないが，すべての $β_1$ 受容体アゴニストには不整脈をもたらすおそれがある．
- 選択的 $β_2$ 受容体アゴニストとしては**サルブタモール**，**テルブタリン**(terbutaline)，**サルメテロール**(salmeterol)があり，主に喘息に対する気管支拡張作用を期待して用いられる．
- 選択的 $β_3$ 受容体アゴニスト，**ミラベグロン**(mirabegron)は，過活動膀胱の治療薬として用いられる．$β_3$ 受容体アゴニストは脂肪分解を促進するため，肥満に対する治療薬の候補として期待されている．

アドレナリン受容体アゴニストの臨床用途

- 心血管系疾患
  - 心停止：**アドレナリン**
  - 心原性ショック(第22章参照)：**ドブタミン**($β_1$ 受容体アゴニスト)
- アナフィラキシー(急性過敏症；第17，28章参照)：**アドレナリン**
- 呼吸器系疾患
  - 喘息(第28章)：選択的 $β_2$ 受容体アゴニスト(**サルブタモール**，**テルブタリン**，**サルメテロール**，**ホルモテロール**[formoterol])
  - 抗鼻閉薬：短期的に xylometazoline や**エフェドリン**(ephedrine)を含む点鼻薬を使用
- その他の適用症状
  - **アドレナリン**：局所麻酔の作用を延長させる(第43章参照)
  - 早産(**サルブタモール**；第35章参照)
  - $α_2$ 受容体アゴニスト(例えば，**クロニジン**)：降圧薬(第22章)や眼圧降下薬として用いる．薬物常習者の離脱補助薬として用いる(第49章；表49.3)．閉経期の顔面紅潮を抑える薬として，乳がん患者など**エストロゲン**(estrogen)が禁忌の場合に用いられる．片頭痛発作の頻度を減少させるために用いる(第15章)．チックや汚言症を特徴とする，トゥレット症候群への適用は認可されていない
  - $β_3$ 受容体アゴニスト，**ミラベグロン**：尿意切迫感，排尿頻度の増加や尿失禁(過活動膀胱の症状)に対する治療薬として用いる

最も重要なのは，喘息に対する β アドレナリン受容体アゴニストの適応である(第28章)．

アドレナリン受容体アンタゴニスト

主な薬物を表14.2に示した．より詳細な情報は表14.5に示す．ほとんどのアドレナリン受容体アンタゴニストは α 受容体あるいは β 受容体に対し選択性があり，多くはサブタイプに対しても選択性がある．

α アドレナリン受容体アンタゴニスト

主な α 受容体アンタゴニストは以下のグループに分けられる．

- 非選択的 α 受容体アンタゴニスト(例えば，phenoxybenzamine，フェントラミン[phentolamine])
- 選択的 $α_1$ 受容体アンタゴニスト(例えば，プラゾシン[prazosin]，ドキサゾシン[doxazosin]，テラゾシン[terazosin])
- 選択的 $α_2$ 受容体アンタゴニスト(例えば，ヨヒンビン[yohimbine]，idazoxan)

これに加え，**麦角誘導体**(ergot derivative)(例えば，**エルゴタミン**[ergotamine]，**ジヒドロエルゴタミン**[dihydroergotamine])は，特に 5-HT 受容体への顕著な作用に加え多くの作用をもつが，α アドレナリン受容体も遮断する．詳しくは第15章を参照されたい．この化合物の α 受容体に対する作用は薬理学的には興味深いが，臨床には用いられていない．

非選択的 α アドレナリン受容体アンタゴニスト

phenoxybenzamine は α 受容体に選択的でなく，アセチルコリン，ヒスタミン，5-HT の作用も遮断する．受容体に共有結合するため，長時間作用する．フェントラミンはより選択性が高いが，結合は可逆的であり，作用は短時間しか持続しない．ヒトではこれらの薬物は血圧を急激に低下させ(α 受容体による血管収縮を遮断するため)起立性低血圧を引き起こす．心拍出量と心拍数は増加する．これは，血圧の低下に対する，β 受容体を介した反射反応である．同時に生じる $α_2$ 受容体遮断がノルアドレナリンの放出を促進し，降圧薬投与で生じる

222 第14章　ノルアドレナリン作動性神経伝達

表14.5　アドレナリン受容体アンタゴニスト.

薬物	主作用	臨床用途／機能	副作用	薬物動態	注
αアドレナリン受容体アンタゴニスト					
phenoxybenzamine	αアンタゴニスト（非選択的，可逆性）神経細胞性取り込み阻害薬	褐色細胞腫	起立性低血圧，頻脈，鼻閉，勃起不全	経口で吸収血漿半減期〜12時間	受容体との共有結合ゆえに血中に長く留まり，作用が持続する
フェントラミン	αアンタゴニスト（非選択的），血管拡張薬	使用はまれ	phenoxybenzamineと同じ	通常静脈内投与肝臓で代謝血漿半減期〜2時間	
プラゾシン	α_1アンタゴニスト	高血圧	phenoxybenzamineと同じ	経口で吸収肝臓で代謝血漿半減期〜4時間	ドキサゾシン，テラゾシンは類似薬だが，より長時間作用（第22章参照）
タムスロシン	α_{1A}アンタゴニスト（泌尿器特異的）	前立腺肥大	射精障害	経口で吸収血漿半減期〜5時間	α_{1A}アドレナリン受容体に選択的
ヨヒンビン	α_2アンタゴニスト	臨床には使用されない催淫薬といわれている	興奮症状，血圧上昇	経口で吸収肝臓で代謝血漿半減期〜4時間	
βアドレナリン受容体アンタゴニスト					
プロプラノロール	βアンタゴニスト（非選択的）	狭心症，高血圧，不整脈，不安，振戦，緑内障	気管支収縮，心不全，四肢冷感，倦怠感，抑うつ，低血糖	経口で吸収初回通過代謝が大きい血漿タンパク質に90%程度結合血漿半減期は〜4時間	チモロールは類似薬で，主に緑内障治療に使用（第21章参照）
アルプレノロール	βアンタゴニスト（非選択的）（部分アゴニスト）	プロプラノロールと同じ	プロプラノロールと同じ	経口で吸収肝臓で代謝血漿半減期〜4時間	オクスプレノロールやピンドロール（pindolol）は類似薬（第21章参照）
メトプロロール	β_1アンタゴニスト	狭心症，高血圧，不整脈	プロプラノロールと同じ気管支収縮の危険性は低い	経口で吸収主に肝臓で代謝血漿半減期〜3時間	アテノロールは類似薬であるが，より長い半減期をもつ（第21章参照）
nebivolol	β_1アンタゴニスト一酸化窒素合成を促進	高血圧	倦怠感，頭痛	経口で吸収，血漿半減期〜10時間	–
butoxamine	β_2選択的アンタゴニスト弱いαアゴニスト作用	臨床には使用されない	–	–	–
混合型（α/β）アンタゴニスト					
ラベタロール	α/βアンタゴニスト	妊娠高血圧	起立性低血圧，気管支収縮	経口で吸収肝臓で抱合血漿半減期〜4時間	第21，22章参照
カルベジロール	β/α_1アンタゴニスト	心不全	他のβブロッカーと類似投与初期に心不全の増悪腎不全	経口で吸収血漿半減期〜10時間	付加的作用が臨床的に有益な可能性がある（第21章参照）

反射性頻脈を促進させる．phenoxybenzamine は，**褐色細胞腫**(pheochromocytoma)の患者が手術に備えるために用いる（まれだが，とても重要な適応である：第22章）．腫瘍に対する外科的操作が循環血中に多量の昇圧アミンを放出する可能性があるので，phenoxybenzamine により不可逆的にアドレナリン受容体を遮断し，その結果アゴニストの用量–反応曲線（第2章，図2.4参照）を最大限に押し下げることが望ましい．

ラベタロール(labetalol)と**カルベジロール**(carvedilol)[5] は，臨床的には主に β 受容体に対して作用するが，α_1 と β 受容体遮断作用をあわせもつ薬物である．これらの薬物が，1つの分子で両方の活性を兼ね備えているということについては多くの証拠がある．薬理作用の特異性を美徳とすることに慣れた薬理学者にとっては，この事実は進歩というよりは後退のように思われるかもしれない．カルベジロールは主に高血圧と心不全の治療に用いられ（第21，22章参照），ラベタロールは妊娠高血圧の治療に用いられる．

選択的 α_1 アドレナリン受容体アンタゴニスト

プラゾシンは初の選択的 α_1 受容体アンタゴニストであった．より長い半減期をもつ類似の薬物（例えば，**ドキサゾシン**，**テラゾシン**）は，1日1回服用で済むという利点があり，現在よく使われている．それらの薬物は α_1 アドレナリン受容体に対し高い選択性をもち，血管拡張と血圧低下を引き起こすが，非選択的 α 受容体アンタゴニストよりも頻脈を起こしにくく，これはおそらく，交感神経終末からのノルアドレナリン放出を増加させないためである．起立性低血圧が起こる可能性があるが，作用時間の短いプラゾシンと比べ，あまり問題とならない．

α_1 受容体アンタゴニストは，膀胱頸部と前立腺被膜の平滑筋弛緩を起こし，これらの組織の肥大を抑制するので，**良性の前立腺肥大症**(benign prostatic hypertrophy)に伴う尿閉の治療に有用である．α_{1A} 受容体アンタゴニストである**タムスロシン**(tamsulosin)は膀胱にいくらかの選択性を示すため，血管緊張を制御する α_{1B} に作用するプラゾシンのような薬物と比べ，低血圧を起こしにくい．

α_{1A} 受容体は，前立腺や血管平滑筋の病的肥大にだけでなく，高血圧と心不全で起こる心肥大にも関与していると考えられており，これらの慢性疾患の治療のために，選択的 α_{1A} 受容体アンタゴニストを使用することが検討されている．

選択的 α_2 アドレナリン受容体アンタゴニスト

ヨヒンビンは天然由来のアルカロイドであり，idazoxan のようなさまざまな合成アナログがつくられている．これらの薬物は実験的に α 受容体サブタイプを解析するために使用されており，ヨヒンビンはおそらくその血管拡張作用のために，催淫薬として歴史的に悪名をはせていたが，治療的には使われていない．

> ### α アドレナリン受容体アンタゴニスト
>
> - α_1 と α_2 アドレナリン受容体を遮断する薬物（例えば，**phenoxybenzamine** や**フェントラミン**）は，かつて末梢血管疾患の治療において血管拡張するために使われていたが，現在はほとんど使われない．
> - 選択的 α_1 受容体アンタゴニスト（例えば，**プラゾシン**，**ドキサゾシン**，**テラゾシン**）は高血圧や良性の前立腺肥大の治療に用いられる．副作用として，起立性低血圧，腹圧性尿失禁，勃起不全がある．
> - **タムスロシン**は α_{1A} 受容体選択的で，尿生殖路に主に作用する．良性の前立腺肥大の治療に用いられ，他の α_1 アンタゴニストと比べ，起立性低血圧を起こしにくい可能性がある．
> - **ヨヒンビン**は選択的 α_2 受容体アンタゴニストである．臨床的には使用されていない．

α アドレナリン受容体アンタゴニストの臨床用途と副作用

α アドレナリン受容体アンタゴニストの主要な用途は心血管作用に関係しており，次のクリニカルボックスにまとめられている．α 受容体アンタゴニストは多くの目的に試されてきたが，ごく限られた治療適応に留まっている．高血圧において非選択的 α 遮断薬は，頻脈や不整脈，消化器症状を引き起こす傾向があるため，満足すべき結果は得られなかった．しかしながら，選択的 α_1 受容体アンタゴニスト（特に長時間作用性の化合物である**ドキサゾシン**や**テラゾシン**）は有用である．それらは心機能にほとんど影響を与えず，プラゾシンや非選択的 α 受容体アンタゴニストに比べ，起立性低血圧があまり問題となりにくい．それらは重度の高血圧の治療に適しており，第1選択，第2選択薬による治療に追加して用いられているが，第1選択薬としては用いられていない（第22章参照）．他の降圧薬と異なり，低密度リポタンパク質の中程度の減少，高密度リポタンパク質コレステロールの増加を引き起こす（第23章参照）．とはいえ，この表面上有益な作用の臨床的重要性は，よくわかっていない．また良性の前立腺肥大のある患者における尿閉の調節にも用いられる．

褐色細胞腫はクロム親和性組織のカテコールアミン分泌腫瘍であり，重度で発作性の高血圧を起こす．α と β

---

[5] カルベジロールはバイアス型アゴニストでもあり，アレスチン経路を介して作用する（第3章）．

受容体アンタゴニストを併用するのが，最も効果的な血圧調節の方法である．腫瘍は外科的に除去可能なこともあり，腫瘍の切除時にカテコールアミンが急激に放出されることによる影響を避けるため，手術が始まる前にαとβ受容体を遮断することが不可欠である．phenoxybenzamineとアテノロールの併用が，この目的に効果的である．

αアドレナリン受容体アンタゴニストの臨床用途

- 重度の高血圧（第22章参照）：α_1選択的アンタゴニスト（例えば，**ドキサゾシン**）を他の薬と併用
- 良性の前立腺肥大：（例えば，**タムスロシン**，選択的α_{1A}受容体アンタゴニスト）
- 褐色細胞腫：手術の事前準備としてphenoxybenzamine（不可逆性拮抗薬）

βアドレナリン受容体アンタゴニスト

βアドレナリン受容体アンタゴニストは，重要な薬物群である．アールキストがβアドレナリン受容体の存在を主張した10年後である1958年に，それらははじめて発見された．初の化合物であるdichloroisoprenalineは有効性がかなり低く，部分アゴニストであった．さらなる開発により，より有効性が高く，β_1とβ_2受容体を等しく遮断する純粋なアンタゴニストである，プロプラノロール（propranolol）がつくられた．部分アゴニスト作用および／またはβ_1受容体選択性をもつ薬物は臨床的に有用であると考えられ，そのため，practolol（β_1受容体選択的であるが非特異的毒性により開発中止），**オクスプレノロール**（oxprenolol）や**アルプレノロール**（alprenolol）（かなりの部分アゴニスト作用をもつ非選択的アンタゴニスト），**アテノロール**（atenolol）（アゴニスト作用をもたない選択的β_1アンタゴニスト）が開発された．より新しい薬物として，**カルベジロール**（α_1受容体遮断作用をあわせもった非選択的βアンタゴニスト）やnebivolol（血管内皮一酸化窒素産生誘発により血管拡張も起こす選択的β_1アンタゴニスト；第20章参照）がある．どちらの薬物も，心不全治療において従来のβアドレナリン受容体アンタゴニストよりも効果的であることが証明されている（第21章参照）．最も重要な化合物の特徴は表14.5に記載してある．ほとんどのβ受容体アンタゴニストはβ_3受容体に作用しないため，脂肪分解に影響しない．

薬理作用

β受容体アンタゴニストの薬理作用は，表14.1を参照されたい．ヒトにおける効果は，そのときの交感神経活動の程度に依存し，安静状態の被験者においては控えめとなる．最も重要な作用は，心血管系と気管支平滑筋に対するものである（第21, 22, 28章参照）．

安静時の健康な被験者において，プロプラノロールは心拍数，心拍出量，血圧にはあまり影響しないが，運動や興奮によるこれらの生理的変化を著しく減少させる（図14.6）．オクスプレノロールのような部分アゴニスト作用をもつ薬物は，安静時には心拍数を増加させるが，運動時には低下させる．健常人では最大運動耐容能がかなり低下するが，これは心臓反応に制限がかかることや，骨格筋におけるβ受容体を介した血管拡張が減少することによる．冠血流量も減少するが，心筋酸素消費量よりも比較的減少幅が小さく，ゆえに，心筋の酸素供給が改善するため，狭心症治療に効果的である（第21章参照）．健常人において，心収縮力の低下は重要ではない．しかし心疾患をもつ患者では，重篤な結果になる可能性がある（後述）．

重要であるが予想が難しいβ受容体アンタゴニストの作用に，その降圧作用がある（第22章参照）．高血圧の患者では（正常血圧者ではないにもかかわらず），血圧は徐々に低下し，数日かけて完全に低下する．その機序は複雑であり，以下のことが関与している．

- 心拍出量の低下
- 腎臓傍糸球体細胞からのレニン分泌低下
- 交感神経活性を低下させる中枢作用

カルベジロールとnebivolol（上記参照）は血管拡張作用をあわせもつため，特に血圧降下に効果的である．

ノルアドレナリン放出に対して，シナプス前部のβ受容体がもつ促進的な作用を遮断することが（表14.1参照），降圧作用に寄与している可能性がある．β受容体アンタゴニストの降圧作用は，臨床的にとても有益である．反射性の血管収縮は影響を受けないので，β受容体アンタゴニストの起立性や運動誘導性の低血圧は，他の多くの降圧薬と比べて目立たない．

多くのβ受容体アンタゴニストは，心臓に対して重要な抗不整脈作用をもつ（第21章参照）．

健常人での気道抵抗は，β受容体アンタゴニストによりわずかに増加するだけで，特に何も起こらない．しかし，喘息の患者においては，（例えばプロプラノロールのような）非選択的β受容体アンタゴニストは，重度の気管支収縮を起こす可能性がある．このとき当然のことながら，サルブタモールやアドレナリンなどを通常量投与しても効果がない．この危険性は選択的β_1アンタゴニストでは低いが，無視できるほどの選択性をもつ薬物はない．

アドレナリンの血糖上昇作用におけるβ受容体の関与にもかかわらず，β受容体アンタゴニストは健常人において，ごくわずかな代謝変化しか起こさない．インスリン投与後の低血糖の発症には影響しないが，血糖値の

ノルアドレナリン作動性神経の神経伝達に作用する薬物 | 225

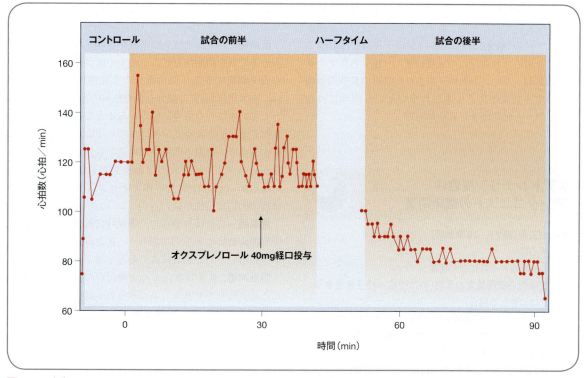

図 14.6 実際のフットボールの試合をみている観客において継続的に記録された心拍数．βアドレナリン受容体アンタゴニストであるオクスプレノロールの効果を示している．(Taylor SH, Meeran MK 1973. In: Burley et al. [Eds] New Perspectives in Beta-Blockade. CIBA Laboratories, Horsham. より．)

回復を多少遅らせる．糖尿病患者では，β受容体アンタゴニストの使用は運動誘導性の低血糖を起こす可能性を増加させるが，これは，通常のアドレナリンによる肝臓からのグルコース放出が減少しているからである．

βアドレナリン受容体アンタゴニスト

- $β_1$ と $β_2$ 受容体の非選択的アンタゴニスト：**プロプラノロール，アルプレノロール，オクスプレノロール**
- $β_1$ 選択的アンタゴニスト：**アテノロール**，nebivolol
- アルプレノロールとオクスプレノロールは部分アゴニスト作用をもつ
- 多くの臨床用途がある(次のクリニカルボックス参照)
- 重要な有害事象は，気管支収縮，徐脈，心不全である(部分アゴニストがあるとおそらく起きにくい)
- 四肢冷感，不眠，うつ，倦怠感を含む副作用がある
- 速い初回通過代謝ゆえに，バイオアベイラビリティ(生物学的利用能)が低い薬物もある
- αとβ受容体両方を遮断する薬剤(例えば，**ラベタロール，カルベジロール**)もある

臨床用途

β受容体アンタゴニストの主な用途は，心血管系への作用に関連しており，第21章と22章で論じる．また，次頁のクリニカルボックスにまとめられている．

　心不全でのβ受容体アンタゴニストの使用に関しては，臨床的見解が180度転換した過去があるため，特に言及する必要がある．心疾患をもつ患者は，適切な心拍出量を維持するために交感神経による心臓駆動に頼っている可能性があり，そのため，β受容体遮断によりこれを取り除くことは，心不全を悪化させうる．したがって心不全の患者にβ受容体アンタゴニストを使うことは，賢明ではないと考えられてきた．理論的には，部分アゴニスト作用をもつ薬物(例えば，オクスプレノロール，アルプレノロール)は有用である．なぜならそれ自身の作用として，上昇した交感神経作用や循環アドレナリンに対する心臓反応を鈍らせると同時に，$β_1$受容体の活性化をある程度維持することができるからである．しかしながら，臨床試験では，心不全の発症率を低下させるなどの明確な有用性はみられず，特に際立ったアゴニスト作用をもつような薬物キサモテロール[xamoterol]はそれ以降使用されない)は明らかに問題を深刻化させた．

　逆説的ではあるが，代償機構がよく働いている心不全に対して，低用量のβ受容体アンタゴニスト投与がますます行われてきている．投薬当初は症状を悪化させる

危険があるものの(Bristow, 2011), 注意深く選択された患者群において生存を向上させるという, 強力な証拠が得られている(第22章). カルベジロールはしばしばこの目的で用いられる. この成功はまた, β受容体アンタゴニストが, よくコントロールされた喘息の長期的治療においても効果があるかもしれないという提案につながったが, それにはまだ異論がある.

> **βアドレナリン受容体
> アンタゴニストの臨床用途**
>
> - 心血管系(第21, 22章参照)
>   - 狭心症
>   - 心筋梗塞とそれに次ぐ梗塞
>   - 反復性心調律異常の予防(特に交感神経活性をきっかけに生じる場合)
>   - 心不全(よく代償機構が働いている患者において)
>   - 高血圧(もはや第1選択ではない；第22章)
> - その他の適応
>   - 緑内障(例えば, **チモロール**[timolol]点眼薬)
>   - 甲状腺中毒症(第34章), 根治的治療の補助として(例えば, 術前に)
>   - 不安症(第44章), 身体的症状への介入(例えば, 動悸, 振戦)
>   - 片頭痛予防(第15章)
>   - 良性本態性振戦(家族性疾患)

副作用

β受容体アンタゴニストの主な副作用は, 受容体遮断作用によるものである.

気管支収縮. 気道疾患がなければほとんど問題にならないが, 喘息患者においては重篤な事態を招きうる. また, 他の閉塞性肺疾患(例えば, 慢性気管支炎, 肺気腫)をもつ患者においても, 臨床的に重要である. とはいえリスクと利益のバランスを鑑み, 個々の患者においては注意深い治療が好まれる場合もあるだろう. 上述した通り, β受容体アンタゴニストは, 安定喘息患者の治療にじつは有益であるという仮説が立てられてきている.

心機能低下. 心機能の低下は特に高齢者で起こり, 心不全の徴候を呈する. 前述した通り, 心不全患者にβ受容体アンタゴニストを投与すると, 有益な効果がみられる前に, 最初の数週間はしばしば症状が悪化することがある.

除脈. 特に心筋伝導を障害する抗不整脈薬で治療されている場合(第21章参照)には, 洞性除脈は生命を脅か

すような心ブロックにつながる. 冠疾患の患者で起こりうる.

低血糖. アドレナリンによるグルコース放出は, 糖尿病患者や低血糖発作を起こしやすい患者にとって, 重要な安全機構である. 低血糖による交感神経系の活性化は, 炭水化物(通常は糖分を含む飲料の形で)を至急必要としていることを患者に警告するような症状(特に頻脈)を起こす. β受容体アンタゴニストはこれらの症状を軽減するので, 初期の低血糖は見過ごされがちになる. 肝臓からのグルコース放出は$β_2$受容体により制御されているため, 選択的$β_1$受容体アンタゴニストを使うことは理論的に有用性が高い.

倦怠感. これはおそらく, 運動時に減少した心拍出量や筋血流量によるものであろう. β受容体アンタゴニストを服用している患者によくある主訴である.

四肢冷感. β受容体による皮膚血管の拡張が消失することによるものであり, よくみられる副作用である. 理論的には, 選択的$β_1$受容体アンタゴニストはこの副作用が少ないと考えられるが, 実際の臨床現場においてそうであるかは明確ではない.

β受容体アンタゴニストに関連する他の副作用は, 明らかにβ受容体遮断の結果とはいえない. その例の1つとして, 悪夢の出現がある. これは, 高い脂溶性のために脳内に容易に移行するプロプラノロールのような薬物によって引き起こされる.

> ▽ βアドレナリン受容体の薬理学を, 見かけよりも複雑にしているのにはいくつか付加的な要因がある. そしてそのことはβアドレナリン受容体アンタゴニストの臨床使用に示唆を与える.
>
> - アドレナリン受容体に作用するいくつかの薬物は部分アゴニスト(第2章参照)の特徴をもつ. すなわち, それらは受容体を阻害するので完全アゴニストの作用に拮抗するが, 一方それ自体が弱いアゴニスト作用ももっている. いくつかのβ受容体遮断薬(例えば, アルプレノロールやオクスプレノロール)は, 安静時においては心拍数を増大させるのに対し, 交感神経活性時には頻脈を抑制する. これは部分アゴニスト作用として解釈されている. とはいえ, β受容体活性化以外の機序が頻脈に寄与しているという証拠もある.
> - 実験動物においていくつかの化合物にみられた高い受容体特異性は, ヒトにおいてはほとんど見出されなかった.
> - 健常な心臓では心刺激は$β_1$受容体を介して行われているが, 心不全(第21章参照)では$β_2$受容体が著明な働きをする.
> - βアドレナリン受容体のアゴニストと部分アゴニストが, cAMP形成を介してだけではなく, 他のシグナル伝達経路(例えば, MAPキナーゼ経路[mitogen-activated proteinkinase pathway]；第3章参照)を介して作用するという証拠がある. そしてそのシグナル伝達の寄与度は, 薬物により異なる. なお, 各シグナル伝達経路の通常の活性は異なっているが, インバースアゴニストとして働くリガンドにより抑制される. 臨床使用におけるβアドレナリン受容体アンタゴニストはこれらの性質において異なり, 部分アゴニストとして分類される薬物は実際, 1つの経路を阻害しながらもう1つの経路を活性化する可能性がある(Baker et al., 2003参照).
> - ヒトの$β_1$と$β_2$受容体には遺伝的多型が存在し, アゴニストとアンタゴニストの作用に影響する(Brodde, 2008参照).

ノルアドレナリン作動性神経に作用する薬物

本章では，末梢の交感神経伝達に重点を置いている．しかし同じ原理は中枢神経系にも適用でき（**第37章**参照），ここで論じる多くの薬物は中枢神経系にも作用する．主な薬物と作用機序は，**表14.6**にまとめられている．

◉ ノルアドレナリン合成に作用する薬物

ノルアドレナリン合成に直接作用する，臨床的に重要な薬物は少ない．例として，チロシン水酸化酵素を抑制する**α-メチルチロシン**，またドパ脱炭酸酵素を阻害し，パーキンソン症候群の治療で用いられるドパのヒドラジン誘導体である**カルビドパ**（carbidopa）がある（**第40章**参照）．

妊娠高血圧の治療にいまだ使われている**メチルドパ**（**第22章**参照）は，ノルアドレナリン作動性神経に取り込まれ，偽伝達物質 α-メチルノルアドレナリンに変換される．この物質は神経細胞内部でMAOにより脱アミノ化されないため，蓄積してシナプス小胞内のノルアドレナリンと置き換わる．α-メチルノルアドレナリンは，ノルアドレナリンと同様に放出されるが，α_1 受容体に対してノルアドレナリンよりも活性が低く，血管収縮作用は弱い．一方，シナプス前部（α_2）受容体に対する活性が高く，自己抑制性フィードバック機構が通常より強く働くので，伝達物質放出を通常のレベルよりも低下させる．これらの作用はどちらも（おそらく同様の細胞内メカニズムによって生じる中枢作用と同様に），血圧低下を導く．中枢に働く抗アドレナリン薬に典型的な副作用（例えば，鎮静）がみられたり，免疫性の溶血反応や肝毒性を起こしたりする危険性があり，現在は後期妊娠高血圧を除いてはほとんど使用されていない．メチルドパは，妊娠期における使用実績が豊かであり，胎児への悪影響がみられないことがわかっている．

6-ヒドロキシドパミン（6-hydroxydopamine）（1つ余分な水酸基を除けばドパミンと同一）は，トロイの木馬のような神経毒である．ノルアドレナリン作動性神経終末に選択的に取り込まれ，反応性のキノンに変換され，神経終末を破壊し，"化学的交感神経切除"を起こす．細胞体は生き残り，最終的には交感神経支配が回復する．実験目的で有用だが，臨床的には使われない．脳内に直接注入されると，取り込まれる神経終末（例えば，ドパミン作動性，ノルアドレナリン作動性，アドレナリン作動性）を選択的に破壊するが，全身性に投与されると脳には到達しない．

メチルフェニルテトラヒドロピリジン（1-methyl-4-phenyl-1,2,3,5-tetrahydropyridine：MPTP；**第40章**参照）は，ドパミン作動性神経細胞に作用する類似の選択的神経毒である．

ジヒドロキシフェニルセリン（dihydroxyphenylserine）（**L-ドプス**[L-DOPS]）は，ノルアドレナリン合成低下に関連した低血圧状態の治療に使えるかどうか，現在検討されている．血液脳関門を通過し，ドパ脱炭酸酵素により直接的にノルアドレナリンに変換されるカテコールアミン前駆薬とみなされている．この反応は，DBHによる水酸化反応を迂回する．L-ドプスはノルアドレナリン放出を増加させることで，血圧を上昇させる．

◉ ノルアドレナリン貯蔵に作用する薬物

レセルピンはインド蛇木 Rauwolfia からとれるアルカロイドの一種で，インドでは何世紀にもわたって気分障害の治療に使われてきた．レセルピンは，非常に低濃度では，小胞型モノアミン輸送体を阻害することで，ノルアドレナリンや他のアミン類の小胞への輸送を遮断する．代わりにノルアドレナリンは細胞質内に蓄積し，MAOにより分解される．組織でのノルアドレナリン含量は低下し，交感神経伝達は遮断される．レセルピンはまた，脳内の神経細胞から5-HTやドパミンを枯渇させる（**第39章**参照）．レセルピンは現在，実験的にのみ用いられているが，かつては降圧薬として使われていた．特に，脳内でのノルアドレナリンや5-HTによる神経伝達が障害されることに由来する抑うつ症状は，重大な副作用である（**第47章**参照）．

◉ ノルアドレナリン放出に作用する薬物

薬物はノルアドレナリンの放出に対し，4つの主な経路で作用する．

- 直接的にノルアドレナリン放出を遮断（ノルアドレナリン作動性神経遮断薬）
- 神経終末を脱分極させずに，ノルアドレナリン放出を誘発（間接的に作用する交感神経様作用薬）
- 脱分極によるノルアドレナリン放出を間接的に阻害もしくは亢進する，シナプス前部の受容体への作用．例えば，α_2 アゴニスト，アンギオテンシンⅡ，ドパミン，プロスタグランジン
- 放出可能なノルアドレナリン貯蔵量の増加もしくは減少（例えば，レセルピン，MAO阻害薬[**第47章**参照]）

◉ ノルアドレナリン作動性神経の遮断薬

ノルアドレナリン作動性神経の遮断薬（例えば，**グアネチジン**[guanethidine]）は，1950年代半ばに最初に発見された．自律神経節遮断薬の代わりとなる高血圧治療薬が探索されていたときである．グアネチジンの主作用は，交感神経終末からのノルアドレナリン放出の遮断である．副腎髄質に対する作用はほとんどなく，ノルアドレナリン以外を神経伝達物質として放出する神経終末には作用しない．きわめて類似する薬物として，**bretylium**，**ベタニジン**（bethanidine），**debrisoquin**（薬物

第14章 ノルアドレナリン作動性神経伝達

表 14.6 ノルアドレナリン合成, 放出, 再取り込みに影響する薬物.

薬物	主作用	臨床用途／機能	副作用	薬物動態	注
NA 合成に影響する薬物					
α-methyl-p-tyrosine	チロシン水酸化酵素を阻害	褐色細胞腫に時に使用	低血圧, 鎮静作用	–	–
カルビドパ	ドパ脱炭酸酵素を阻害	レボドパの末梢神経性作用防止のための補助薬	–	経口で吸収脳に移行しない	第 40 章参照
メチルドパ	偽伝達物質前駆物質	妊娠高血圧	低血圧, 傾眠, 下痢, 勃起障害, 過敏性反応	経口で徐々に吸収代謝を受けないか, もしくは抱合され排泄血漿半減期〜6時間	第 22 章参照
L-ジヒドロキシフェニルセリン (L-ドプス)	ドパ脱炭酸酵素によりNAへ変換, したがってNAの合成と放出を増加	起立性低血圧	不明	経口で吸収作用持続時間は〜6時間	現在臨床試験中
NA を放出する薬物(間接的に作用する交感神経刺激アミン類)					
チラミン	NA 放出	臨床利用なしさまざまな食品内に存在	NA と同様	通常腸管内でMAOにより代謝脳に移行しない	第 47 章参照
アンフェタミン	NA 放出MAO 阻害薬, NET 阻害薬, 中枢神経系刺激薬	ナルコレプシー, また(逆説的に)多動児に中枢神経系刺激薬として使用食欲抑制薬依存性薬物	高血圧, 頻脈, 不眠過剰摂取に伴う急性精神病依存症	経口でよく吸収自由に脳へ浸透未変化で尿中に排泄血漿半減期は〜12時間(尿量とpHによる)	第 48 章参照メチルフェニデートとアトモキセチンが類似している(中枢神経系作用のために使用される；第 49 章参照)
エフェドリン	NA 放出, βアゴニスト, 弱い中枢神経刺激作用	鼻閉	アンフェタミンと同じ, しかしあまり明白でない	アンフェタミンの特徴と類似	MAO 阻害薬と併用禁忌
NA 放出を阻害する薬物					
レセルピン	VMAT 阻害によりNA貯蔵を枯渇	高血圧(現在は使用されない)	メチルドパと同様また, 抑うつ, パーキンソン症候群, 女性化乳房	経口で吸収されにくい徐々に代謝血漿半減期〜100時間乳汁に排出	降圧性の作用は徐々に生じ, 薬物を中止しても持続する
グアネチジン	NA 放出阻害また, NA 枯渇, NA神経を不可逆的に損傷	高血圧(現在は使用されない)	メチルドパと同様初回投与時に高血圧	経口で吸収されにくい主に代謝されず尿中に排泄血漿半減期は〜100時間	NET 阻害薬により作用が阻害される
NA 再取り込みに影響する薬物					
イミプラミン	神経細胞の NET を阻害アトロピン様作用ももつ	抑うつ状態	アトロピン様副作用過剰摂取時に不整脈	経口でよく吸収血漿タンパク質に95%結合活性代謝物(脱メチルイミプラミン)へ変換血漿半減期〜4時間	デシプラミンとアミトリプチリン(amitriptyline)に類似第 47 章参照
コカイン	局所麻酔薬NET を遮断中枢神経刺激薬	めったに使われない局所麻酔薬主要な乱用薬物	高血圧, 興奮, 痙攣, 依存症	経口または鼻腔内でよく吸収	第 43, 49 章参照

COMT：カテコール-O-メチル基転移酵素, MAO：モノアミンオキシダーゼ, NA：ノルアドレナリン, VMAT：小胞型モノアミン輸送体.

代謝研究のための手法として主に注目を集めている；第11章参照）がある．

薬理作用

　この種の薬物は，組織での交感神経刺激に対する反応を低下あるいは消失させる．しかし，循環ノルアドレナリンの作用には影響しない（あるいは強める可能性がある）．

　ノルアドレナリン作動性神経の神経伝達に対するグアネチジンの作用は複雑である．グアネチジンはNETの基質となり，ノルアドレナリン作動性神経終末に選択的に蓄積される（表14.6参照）．その最初の遮断活性は，選択的にグアネチジンを蓄積する神経終末における，興奮伝導の遮断による．その作用は，NETを遮断する**三環系抗うつ薬**（tricyclic antidepressants；第47章参照）のような薬物によって阻止される．

　グアネチジンはまた，小胞型モノアミン輸送体（VMAT）によりシナプス小胞に取り込まれ，シナプス小胞の開口分泌を阻害し，ノルアドレナリンと置き換わる働きがある．これによりレセルピンと同様に，交感神経終末でノルアドレナリンが，長期にわたり徐々に枯渇していく．

　グアネチジンは多量に使うと，おそらくノルアドレナリン作動性神経の神経終末に高濃度に蓄積するため，神経に構造的障害を与える．したがって，特異的な神経毒として実験的に使用されている．

　グアネチジン，ベタニジン，debrisoquinは，現在ではよりよい降圧薬が利用可能なので，臨床ではもう使用されていない．血圧を降下させるのに非常に有効であるが，交感神経反射の消失に関連する重篤な副作用を起こす．最もやっかいなのは，起立性低血圧，下痢，鼻閉，射精障害である．

間接的に交感神経作動性に作用するアミン類

作用機序と構造−活性関連

　間接的に交感神経作動性に作用するアミン類のなかで最も重要な薬物は，**チラミン**（tyramine），**アンフェタミン**，**エフェドリン**であり，ノルアドレナリンと構造的に関連している．これらと同様に作用し，その中枢作用のために使われている薬物（第48章参照）には，**メチルフェニデート**（methylphenidate）や**アトモキセチン**（atomoxetine）がある．

　これらの薬物はアドレナリン受容体に対して弱い作用しかもたないが，NETにより神経終末に輸送されるため，ノルアドレナリンにはよく類似する．いったん神経終末内に入ると，VMATにより小胞内に取り込まれ，代わりにノルアドレナリンが細胞質に放出される．細胞質のノルアドレナリンの一部はMAOにより分解され，残りは細胞外モノアミンとの交換でNETにより放出され，

シナプス後部の受容体に作用する（図14.7）．開口分泌は，この放出過程には関与しておらず，したがってその作用はCa^{2+}の存在を必要としない．間接的に交感神経作動性に作用するアミン類の作用は完全に特異的ではなく，部分的にはアドレナリン受容体への直接的作用や，NETの阻害（したがって，放出されたノルアドレナリンの作用を亢進する），またMAOの阻害作用をあわせもつ．

　予想されるように，間接的に交感神経作動性に作用するアミン類の作用は，ノルアドレナリン作動性神経伝達を調節する他の薬物に強く影響される．したがって，レセルピンや6-ヒドロキシドパミンは，ノルアドレナリンの神経終末を枯渇させることで，それらの作用を消失させる．一方で，MAO阻害薬は，神経終末において，小胞から出される伝達物質の不活化を阻害することにより，これらの薬物の効果を強める．MAO阻害薬は特に，チラミンそれ自身がMAOの基質であるため，チラミンの作用を促進する．通常，食事から摂取するチラミンは，

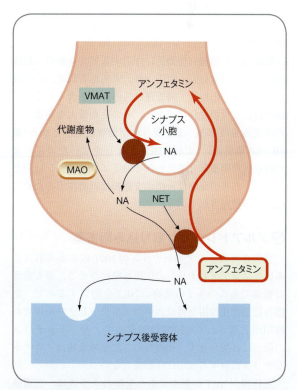

図14.7 間接的に交感神経作動性に作用するアミン類であるアンフェタミンの作用機序．

アンフェタミンは，神経終末へノルアドレナリン輸送体（NET）を介して入り，シナプス小胞へ小胞型モノアミン輸送体（VMAT）を介して入る．アンフェタミンはノルアドレナリン（NA）と交換されるため，NAは細胞質内に蓄積する．一部のNAは神経終末内でモノアミンオキシダーゼ（MAO）により分解され，他の一部のNAは，シナプス後受容体に作用するために，NETを介して，アンフェタミンと交換に細胞外へと逃れ出る．またアンフェタミンは輸送体を介してNA再取り込みを減少させ，それにより，放出されたNAの作用を亢進させる．

全身循環する前に，腸管壁や肝臓にあるMAOにより分解される．MAOが阻害されるとこの反応が抑制され，発酵チーズ（例えば，熟したブリーチーズ）のようなチラミンを多く含んだ食物の摂取は，突然で急激な血圧上昇を起こす．**イミプラミン**(imipramine；表14.6参照)のようなNET阻害薬は，間接的に交感神経作動性に作用するアミン類の神経終末への取り込みを妨げることにより，その効果を阻害する．

これらの薬物，特にアンフェタミンは脳内の神経終末から，ノルアドレナリンだけでなく5-HTやドパミンも放出させる能力をもち，中枢神経系に重要な作用をもたらす（第48章参照）．間接的に交感神経作動性に作用するアミン類の作用の重要な特徴は，著しい耐性が生じることである．例えば，アンフェタミンやチラミンの反復服用は，次第に血圧上昇効果を小さくする．これはおそらく放出可能なノルアドレナリン貯蔵の枯渇によるものであろう．反復投与により，中枢作用に対する耐性も同様に生じ，アンフェタミンや関連薬の依存形成につながる．

薬理作用

間接的に交感神経作動性に作用するアミン類の末梢作用には，気管支拡張，血圧上昇，末梢血管収縮，心拍数や心筋収縮力の増大，腸管運動性の抑制が含まれる．中枢神経にも重要な作用があり，そのため重大な薬物乱用の可能性をはらみ，また限られた治療的適用となる（第48，58章参照）．中枢作用がかなり少ないためにいまだ時に抗鼻閉薬として使われているエフェドリンは別として，これらの薬物は末梢の交感神経刺激作用のためには，もう使用されていない．

ノルアドレナリン取り込み阻害薬

放出されたノルアドレナリンのNETによる再取り込みは，ノルアドレナリンの作用を終結させる，最も重要な機構である．多くの薬物がNETを阻害するので，交感神経活性化作用と循環血中のノルアドレナリン両方の作用が亢進される．NETは循環血中ノルアドレナリンの除去には関与せず，そのためこれらの薬物はノルアドレナリンに対する反応には影響しない．

主作用がNETの阻害である薬物のクラスは，**三環系抗うつ薬**(第47章参照)であり，その例としては**イミプラミン**がある．これらの薬物は中枢神経系に主に作用するが，末梢の交感神経伝達にも影響し，頻脈や心調律異常も起こす．**コカイン**は，主にその乱用傾向（第49章）と局所麻酔作用（第43章）が知られている．コカインは交感神経伝達を促進し，頻脈や血圧上昇を起こす（慢性使用すると，心筋症や心肥大を起こす）．多幸感や興奮症状といった中枢作用（第48章）はおそらく，同様の機序が脳で働いた結果である．コカインは，実験動物や単離した組織において，交感神経終末が損なわれていなければ，ノルアドレナリンの作用を強く促進する．

交感神経の神経伝達において他の経路で働く多くの薬物は，ある程度NETも抑制する．おそらくNETが，受容体や分解酵素がもつノルアドレナリンの認識部位と，共通した構造的特徴をもつからであろう．

ノルアドレナリン作動性神経終末に作用する薬物

- ノルアドレナリン合成を阻害する薬物
  - **α-メチルチロシン**：チロシン水酸化酵素を遮断；臨床的に使用なし
  - **カルビドパ**：ドパ脱炭酸酵素を阻害し，パーキンソン症候群の治療に使用（第40章参照），ノルアドレナリン合成にはそれほど効果なし
- **メチルドパ**は，強力な$α_2$アゴニストである偽伝達物質（メチルノルアドレナリン）を産生し，したがって強力なシナプス前阻害フィードバックを起こす（中枢作用もみられる）．降圧薬としての使用は，現在，妊娠中に限られている．
- **レセルピン**はVMATによる小胞内のノルアドレナリン集積を遮断し，したがってノルアドレナリン貯蓄を枯渇させ，伝達を遮断する．高血圧に効果的であるが重度のうつ症状を起こす可能性がある．臨床的には用いられなくなった．
- ノルアドレナリン作動性神経阻害薬（例えば，**グアネチジン**，**ベタニジン**）はNETにより終末に，そしてVMATにより小胞に選択的に集められ，局所麻酔作用により伝達物質放出が一部遮断される．高血圧に効果的であるが，重度の副作用（起立性低血圧，下痢，鼻閉など）を起こすため，現在はほとんど使われていない．
- **6-ヒドロキシドパミン**は，ノルアドレナリン作動性神経に取り込まれて毒性代謝物に変換されるため，ノルアドレナリン作動性神経に選択的に神経毒性がある．ノルアドレナリン作動性神経を除去するために実験的に使用され，臨床的には使用されない．
- 間接的に交感神経作動性に作用するアミン類（例えば，**アンフェタミン**，**エフェドリン**，**チラミン**）はNETにより蓄積され，ノルアドレナリンを小胞から追い出す．効果はMAO阻害により増強されるため，MAO阻害薬を服用中の患者がチラミンを豊富に含む食物を摂取すると，重篤な高血圧を引き起こしうる．
- 間接的に働く交感神経作用薬は，中枢神経系の刺激薬である．**メチルフェニデート**や**アトモキセチン**は注意欠陥多動障害の治療に使用される．
- NETを阻害する薬物には**コカイン**や**三環系抗うつ薬**がある．交感神経作用はこれらの薬物で増強される．

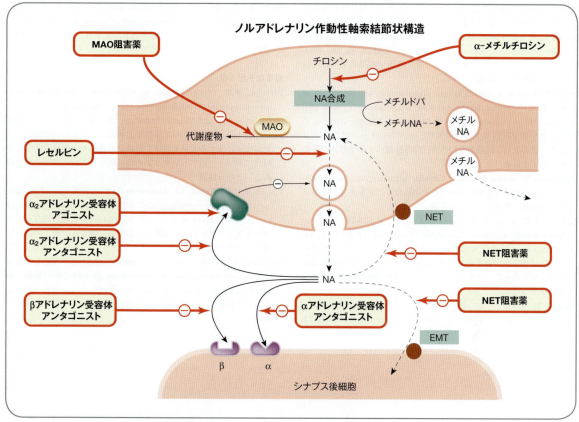

図 14.8 ノルアドレナリン作動性神経終末を一般化した図．薬物作用の部位を示す．
EMT：神経外モノアミン輸送体，MAO：モノアミンオキシダーゼ，NA：ノルアドレナリン，NET：ノルアドレナリン輸送体．

　神経外モノアミン輸送体(EMT)は，血中から循環血中のアドレナリンを除去するのに重要であり，NETを遮断する多くの薬物に影響されない．しかしながら，phenoxybenzamineや種々の**副腎皮質ステロイド**（corticosteroid；**第26章**参照）によって阻害される．副腎皮質ステロイドのこの作用は，喘息のような疾患での治療的効果にいくらか関係があると思われるが，おそらく重要性は低い．

　アドレナリン作動性神経伝達に影響する薬物の主な作用部位は，**図14.8**にまとめられている．

引用および参考文献

全般

Cooper, J.R., Bloom, F.E., Roth, R.H., 2002. The Biochemical Basis of Neuropharmacology, eighth ed. Oxford University Press, New York.（優れた標準的な教科書．）

Robertson, D.W. (Ed.), 2004. Primer on the Autonomic Nervous System. Academic Press, New York.（自律神経系に関する，薬理学を含むあらゆる側面において優れた包括的な教科書．タイトルに反し，決して初歩的ではない．）

アドレナリン受容体

Alexander, S.P.H., et al., 2013. Concise Guide to Pharmacology. Br. J. Pharmacol. 170, 1459–1867.（カテコールアミン代謝にかかわる，アドレナリン受容体，輸送体，酵素を含むすべての主要な薬物標的の概要論文．有益な引用元．軽い読み物ではない．）

Baker, J.G., Hall, I.P., Hill, S.J., 2003. Agonist and inverse agonist actions of β-blockers at the human $β_2$-adrenoceptor provide evidence for agonist-directed signalling. Mol. Pharmacol. 64, 1357–1369.（cAMPやMAPキナーゼ経路の活性化や遮断において，種々のβブロッカーは異なった作用をもつ．このことがおそらく，いくつかのβブロッカーが心臓病治療において他の薬物よりも優れていることを説明する．）

Brodde, O., 2008. $β_1$- and $β_2$-Adrenoceptor polymorphisms and cardiovascular diseases. Fund. Clin. Pharmacol. 22, 107–125.（βアドレナリン受容体に作用する薬物に対するヒトの反応性，その遺伝的影響の可能性についての包括的総説．）

Elenkov, I.J., Wilder, R.L., Chrousos, G.P., et al., 2000. The sympathetic nerve – an integrative interface between two supersystems: the brain and the immune system. Pharmacol. Rev.

52, 595–638.（免疫系におけるカテコールアミン類と交感神経系の作用に関する詳細な目録.）

Gainetdinov, R.R., Caron, M.G., 2003. Monoamine transporters: from genes to behaviour. Annu. Rev. Pharmacol. Toxicol. 43, 261–284.（特異的モノアミン輸送体を欠失させた遺伝子組換えマウスの特徴に焦点をあてた総説.）

Gilsbach, R., Hein, L., 2012. Are the pharmacology and physiology of α_2 adrenoceptors determined by α_2-heteroreceptors and autoreceptors respectively? Br. J. Pharmacol. 165, 90–102.（α_2 アドレナリン受容体の生理的機能や, α_2 アドレナリン受容体アゴニスト薬の薬理学的機能を担う自己受容体対ヘテロ受容体の重要性に関する論議.）

Guimaraes, S., Moura, D., 2001. Vascular adrenoceptors: an update. Pharmacol. Rev. 53, 319–356.（血管の異なるアドレナリン受容体がもつ複雑な役割についての総説.）

Kahsai, A.W., Xiao, K.H., Rajagopal, S., et al., 2011. Multiple ligand-specific conformations of the beta(2)-adrenergic receptor. Nature Chem. Biol. 7, 692–700.（受容体活性についての二状態モデルとは異なり, さまざまなリガンドが受容体の三次元的構造を多様に変化させる. このことは, 新たな治療薬物の設計に重要な意味をもつ.）

Philipp, M., Hein, L., 2004. Adrenergic receptor knockout mice: distinct functions of 9 receptor subtypes. Pharm. Ther. 101, 65–74.

Sacco, E., Bientinesi, R., 2012. Mirabegron: a review of recent data and its prospects in the management of overactive bladder. Ther. Adv. Urol. 4, 315–324.（過活動膀胱を治療するために認可された, 選択的 β_3 アドレナリン受容体アゴニストに関する薬理学.）

雑多なトピック

Bristow, M.R., 2011. Treatment of chronic heart failure with beta-adrenergic receptor antagonists: a convergence of receptor pharmacology and clinical cardiology. Circ. Res. 109, 1176–1194.（"受容体の生物学における微妙な差異および／または細胞内シグナル伝達に関する知見を活用した新奇の戦略や, 薬理遺伝学的な観点に基づき, 抗アドレナリン治療に関して大いに改善の余地がある" という論議.）

Eisenhofer, G., Kopin, I.J., Goldstein, D.S., 2004. Catecholamine metabolism: a contemporary view with implications for physiology and medicine. Pharmacol. Rev. 56, 331–349.（産生源の異なるカテコールアミン類が代謝・排泄される経路に関する, 多くの誤った考えを正す総説.）

Nonogaki, K., 2000. New insights into sympathetic regulation of glucose and fat metabolism. Diabetologia 43, 533–549.（肝臓, 筋肉, 脂肪細胞における代謝に関する, アドレナリン受容体を介した複雑な作用についての総説. 最新ではあるが, 平易な読み物ではない.）

15 5-ヒドロキシトリプタミンおよび片頭痛の薬理学

第2部 ケミカルメディエーター

概要

5-ヒドロキシトリプタミン(5-HT)は，脳および末梢における重要な伝達物質であり，また局所ホルモンでもある．5-HTの生合成，貯蔵および遊離と，3つの疾患(片頭痛，カルチノイド症候群および肺高血圧)の病態における役割について記載する．また，5-HT受容体に作用する多くの薬物の薬理学的特性についても記載する．

5-ヒドロキシトリプタミン

生物学的に活性があり，低分子量で，最初は腸管("エンテラミン")および血清("セロトニン")の抽出物から検出された因子は，最終的には化学的に**5-ヒドロキシトリプタミン**(5-hydroxytryptamine)(5-HT，**セロトニン**[serotonin])と同定された．今日では，"5-HT"と"セロトニン"という用語は互換的に使用される．5-HTはその後中枢神経系(CNS)で見出され，また，末梢血管系で神経伝達物質および局所ホルモンの両方として機能していることが示された．本章では，末梢における5-HTの代謝，分布および薬理学的機能，また異なる型の5-HT受容体，およびそれらの受容体に作用する薬物を扱う．脳における5-HTの役割，精神疾患との関連および向精神薬の作用に関する詳細な情報は，**第39，46，47章**に記されている．腸管の5-HT受容体を修飾する薬物の用途については，**第30章**で扱う．

分布，生合成および分解

5-HT濃度が最も高いのは，以下の3つの臓器である．

- **小腸壁**．生体の総量の90%以上が**腸管クロム親和性細胞**(enterochromaffin cell)(特異な染色特性を有する内分泌細胞)に存在している．この細胞は神経提に由来し，副腎髄質細胞に類似する．この細胞は主として，胃と小腸に存在し，粘液細胞間に散在している．5-HTは，腸管神経叢の神経細胞にも存在し，そこでは興奮性伝達物質として機能する(**第12，30章参照**)．
- **血液中**．血小板は高濃度5-HTを含有する．血小板は能動輸送系によって5-HTを蓄積し，凝集時に細胞質

顆粒から放出する(したがって凝固した血液由来の血清には，高濃度の5-HTが存在する；**第24章参照**)．
- **中枢神経系**．5-HTは中枢神経系の伝達物質であり，中脳の一部に高濃度で存在する．その機能については**第39章**で解説する．

5-HTは食餌中に存在するが，ほとんどは血流に入る前に代謝されてしまう．内在性の5-HTはノルアドレナリン(noradrenaline)(ノルエピネフリン[norepinephrine])の生合成(**第14章参照**)と似た生合成経路でつくられるが，ノルアドレナリンとの違いは前駆アミノ酸がチロシンではなく，**トリプトファン**(tryptophan)という点である(**図15.1**)．トリプトファンは，5-HT産生細胞特有の酵素である**トリプトファン水酸化酵素**(tryptophan hydroxylase)によって，5-HTに変換される(クロム親和性細胞およびニューロンにおいて，血小板ではない)．次いでその5-HTが，カテコールアミン(**第14章**)およびヒスタミン(histamine；**第17章**)の生合成にも関与する遍在性酵素である**アミノ酸脱炭酸酵素**(amino acid decarboxylase)によって脱炭酸され，5-HTになる．血小板(およびニューロン)には高親和性の5-HT取り込み機構が存在する．血小板は，局所濃度が比較的高い腸管系の循環を通過する際に5-HTを蓄積する．5-HTの生合成，貯蔵，遊離および再取り込みの機構はノルアドレナリンと非常によく似ているため，多くの薬物が双方の過程に区別なく影響を与える(**第14章参照**)．しかしながら，**選択的セロトニン再取り込み阻害薬**(selective serotonin reuptake inhibitor：SSRI)が開発され，抗不安薬および抗うつ薬として，治療的に重要となっている(**第44，47章参照**)．5-HTはニューロンやクロム親和性細胞に貯蔵され，しばしばsomatostatin，**サブスタンスP**(substance P)，**血管作動性腸管ポリペプチド**(vasoactive intestinal polypeptide；**第18章**)といったさまざまなペプチドと一緒に遊離される共存伝達物質となる．

5-HTの分解(**図15.1**)は主に，**モノアミン酸化酵素A**(monoamine oxidase A)によって触媒される酸化的脱アミノ化を通じて起こり，その後酸化されて**5-ヒドロキシインドール酢酸**(5-hydroxyindoleacetic acid：5-HIAA)になる．これもまたノルアドレナリンの分解と同じ経路である．5-HIAAは尿中に排泄され，生体における5-HT産生量の指標の役割を果たす．これは例えば，カルチノイド症候群の診断に使用される．

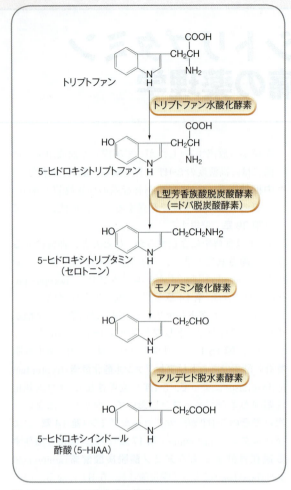

図15.1 5-HTの生合成と代謝.

5-HTの分布，生合成および分解

- 5-HTが豊富に存在する臓器・組織は以下の通りである．
  - 消化管（クロム親和性細胞および腸神経系ニューロン）
  - 血小板
  - 中枢神経系
- 代謝はノルアドレナリンの代謝によく似ている．
- 5-HTは食餌中のトリプトファンから生成される．トリプトファンがトリプトファン水酸化酵素により5-ヒドロキシトリプトファンに変換され，次いで非特異的な脱炭酸酵素によって5-HTになる．
- 5-HTは特異的なセロトニン取り込み輸送体(SERT)によって細胞内に輸送される．
- 分解は主としてモノアミン酸化酵素によって起こり，5-ヒドロキシインドール酢酸(5-HIAA)として尿中に排泄される．

薬理作用

　5-HTの作用は多岐にわたっていて複雑であり，種によってかなりのばらつきがある．この複雑さは，5-HT受容体サブタイプが多数あることを反映する．主な作用部位は以下の通りである．

　消化管． 腸管には，5-HT$_{5/6}$ファミリーを除くほとんどの5-HT受容体サブタイプが存在する．小腸の5-HT受容体の約10％のみがニューロンに存在して神経伝達物質として作用し，一方，残りは腸管クロム親和性細胞に存在して，腸の状態に関する情報を伝達する感知器として働く．5-HTは，腸管クロム親和性細胞から粘膜固有層(lamina propria)へ遊離される．観察される反応は非常に複雑であり，最近の包括的説明として，Beattie & Smith (2008)を参照されたい．おおまかにいうと，5-HT受容体は，腸管神経系のほとんどの神経系とともに平滑筋，分泌細胞や他の細胞にも存在する．それらの主な機能は，蠕動運動，腸管の運動性，分泌および内臓感覚の制御である．

　腸管における5-HTの重要性は，**セロトニン取り込み輸送体**(serotonin uptake transporter：SERT)が広く分布し，それによって細胞外の5-HTが迅速かつ十分に除去されて，その作用が限局することからもはっきりしている．SSRI（第47章）といったこの輸送体の阻害薬は，腸管における5-HTの作用を増強するが，これは下痢などの，これらの薬物に共通の副作用のいくつかを説明できる．興味深いことに，過敏性大腸症候群（第30章）ではこの再取り込み機構が遺伝的に欠損しているという証拠があり，この疾患の，かなり困惑する徴候の説明になるかもしれない．

　平滑筋． 多くの種で（ヒトでは程度は小さいが），消化管以外の平滑筋（例えば子宮や気管支）もまた，5-HTによって収縮する．

　血管． 血管に対する5-HTの作用は，血管の太さ，種および交感神経系の優位性といったさまざまな因子に左右される．大血管は，動脈でも静脈でも，感受性はさまざまであるが，たいてい5-HTによって収縮する．これは，5-HT$_{2A}$受容体を介する血管平滑筋細胞に対する直接作用の結果である．5-HT$_1$受容体活性化によって，頭蓋内の大血管が収縮する．この血管の拡張は，頭痛の原因になる．5-HTはまた，一部は内皮細胞に作用して一酸化窒素（第20章参照）を遊離させることにより，また一部は交感神経終末からのノルアドレナリン遊離を抑制することによって，血管拡張をもたらすこともありうる．5-HTを静脈内に注射すると，最初は大血管収縮によって血圧が上昇し，次いで細動脈の拡張によって血圧が下

降する．5-HT は肺高血圧（pulmonary hypertension；第22章参照）の病態に関与している可能性がある．

血小板． 5-HT は，5-HT$_{2A}$ 受容体に作用することによって血小板を凝集させ（第24章参照），血管内に集まる血小板によってさらに5-HT 遊離が起こる．内皮が正常であれば，付着した血小板からの5-HT 遊離によって血管拡張を生じ，それが血流維持を助長する．内皮が傷害されていると（例えばアテローム性動脈硬化によって），5-HT によって収縮が起こり，さらに血流が阻害される．このような血小板由来の5-HT の作用は，血管病に重要であると考えられている．

神経終末． 5-HT は，主として5-HT$_3$ 受容体を介して侵害受容性（痛みを仲介する）感覚神経終末を刺激する．5-HT を皮膚に注射すると痛みを生じる．全身性に投与すると，心臓や肺の求心性線維の刺激を介してさまざまな自律神経性反射を引き起こし，それによって複雑な心血管系の反応を引き起こす．イラクサの棘には他のメディエーターとともに5-HT が含まれる．5-HT はまた，末梢のアドレナリン性ニューロンからの伝達物質遊離を抑制する．

中枢神経系． 5-HT はニューロンによって，興奮させることも抑制することもある．5-HT はまた，神経終末からの伝達物質遊離を前シナプス性に抑制することもある．異なる受容体サブタイプおよび異なる膜機構によって，これらの作用が仲介される．中枢神経系における5-HT の作用については，第39章で解説する．

5-ヒドロキシトリプタミンの作用と機能

- 重要な作用は以下の通りである．
  - 消化管の運動性亢進（平滑筋に対する直接興奮作用および腸管ニューロンを介する間接作用）
  - 他の平滑筋（気管支，子宮）の収縮
  - 混合性の血管収縮（直接作用および交感神経支配を介するもの），血管拡張作用（内皮依存性）
  - 血小板凝集
  - 末梢侵害受容性神経終末刺激
  - 中枢神経系ニューロンの興奮／抑制
- 想定される生理的および病態生理的機能は以下の通りである．
  - 末梢：蠕動，嘔吐，血小板凝集と止血，炎症，侵害受容器感作および微小循環制御
  - 中枢神経系：食欲調節，睡眠，気分，幻覚，常同運動，痛覚受容，嘔吐など想定されている多くの機能
- 5-HT の異常を伴う臨床病態には，片頭痛，カルチノイド症候群，気分障害および不安がある．

5-HT 受容体の分類

> 5-HT の作用はすべてが同一の受容体を介するものではないことは古くから認識されており，さまざまな薬理学的分類が消長を繰り返してきた．現在の分類を表15.1にまとめて示す．この分類は，遺伝子クローン化から得られた塩基配列のデータ，細胞の情報伝達機構および薬理学的選択性，さらには5-HT 受容体"ノックアウト"マウスの表現型を考慮に入れている．

その多様性は驚くばかりである．現在では，同定された受容体サブタイプは（マウスの余分な遺伝子1つを加え）14にもなる．これらは7つの型（5-HT$_{1-7}$）に分けられ，このうちの1つ（5-HT$_3$）が陽イオンチャネル結合型受容体で，残りはG タンパク質共役受容体（G protein-coupled receptor：GPCR；第3章参照）である．GPCR の6つのファミリーは，さらに塩基配列および薬理学的特性によって，13もの型に細分化される．これまでに検討された限りでは，ほとんどのサブタイプはすべての種に存在するが，いくつかの例外もある（5-HT$_{5B}$ の遺伝子はマウスには存在するが，ヒトには存在しない）．5HT$_1$ および5-HT$_2$ 受容体は種間でかなり保存されているが，5-HT$_{4-7}$ 受容体は保存領域が少なく，大筋としては薬理学的基盤に基づいて分類されている．ほとんどの5-HT 受容体はアデニル酸シクラーゼ／サイクリックAMP（cAMP）系を通じて情報が伝達するが，ホスホリパーゼC を活性化してリン脂質由来のセカンドメッセンジャー（第3章参照）を産生する受容体もある（5-HT$_2$ 受容体）．

これらの主なサブタイプに加えて，多くの遺伝子アイソフォームが発見され，これらの受容体のなかには，4つあるいはそれ以上のバリアントをもつものもある．これらの遺伝子アイソフォームの薬理学的および病態生理学的特性は不明である．

5-HT$_3$ 受容体選択的薬物は例外として，5-HT 受容体アゴニストおよびアンタゴニストは，異なる受容体サブタイプに対して比較的選択性が低い．このため，各サブタイプの薬理学的特性を解釈し，まとめるのは困難である．

この受容体群の機能的な構成メンバーを欠損する多くのトランスジェニックマウスが作製されてきた（例えば Bonasera & Tecott, 2000 参照）．こういった動物の機能的欠損は一般にきわめて微妙であり，このことから，これらの受容体は生理的反応を可能にするというよりもむしろ，調節するような働きをしていることが示唆される．表15.1は，最も重要な受容体群の概観である．重要性の高い薬物標的のいくつかは以下の通りである．

5-HT$_1$ 受容体． この受容体の薬理学的意義は主として脳において発揮される．この受容体のサブタイプは特定の部位への分布，および薬理学的選択性に基づいて識別される．これらは主として，抑制性シナプス前受容体として機能する．5-HT$_{1A}$ サブタイプは気分および行動との関連において特に重要であり（第44, 46章参照），5-HT$_1$ 受容体"ノックアウト"マウスは睡眠調節，学習能力および他の中枢機能に異常を示す．受容体の多形性が薬物乱用の感受性増大と関連している可能性がある．5-HT$_{1B}$ および5-HT$_{1D}$ サブタイプは脳血管に発現しており，片頭痛との関連で重要と考えられ，また，急性発作の治療に使用される重要な薬物群である，スマトリプタンなどの**トリプタン類**（triptans）の標的である（図15.2）．残念ながら，5-HT$_{1B}$ 受容体は心臓および他の部位の血管にも存在し，トリプタン療法に関連する副作用の一部の原因になっていると考えられる．"5-HT$_{1C}$"受容体は実際，最初にクローニングされたのであるが，不運にも公式には存在しないと宣言され，アデニル酸シクラーゼではなくイノシトール三リン酸産生と共役していることがわかった際に，不名誉にも5-HT$_{2C}$ 受容体に再分類されている．

5-HT$_2$ 受容体． これらは中枢神経系に存在するが，末梢でもきわめて重要である．平滑筋および血小板に対する5-HT の作用は長年にわたり認知されているが，例えば**リゼルグ酸ジエチ**

表15.1 主な5-HT受容体サブタイプに作用する重要な薬物.

受容体	存在部位	主な機能	情報伝達系	重要な薬物	
				アゴニスト	アンタゴニスト
5-HT$_{1A}$	中枢神経系	神経抑制 行動学的作用：睡眠、摂食、体温調節、不安	Gタンパク質 (G$_i$/G$_o$) cAMP減少 (カルシウムチャネルを修飾する場合もある)	8-OH-DPAT、トリプタン類、クロザピン(clozapine)、ブスピロン(PA)、カベルゴリン(cabergoline)	methiothepin、pizotifen、ヨヒンビン、ケタンセリン、スピペロン
5-HT$_{1B}$	中枢神経系、血管平滑筋、他の多くの部位	シナプス前抑制作用 行動学的作用 肺血管収縮	Gタンパク質 (G$_i$/G$_o$) cAMP減少 (カルシウムチャネルを修飾する場合もある)	8-OH-DPAT、トリプタン類、クロザピン、カベルゴリン、ジヒドロエルゴタミン	methiothepin、ヨヒンビン、ケタンセリン、スピペロン
5-HT$_{1D}$	中枢神経系、血管	脳血管収縮 行動学的作用：自動運動	Gタンパク質 (G$_i$/G$_o$) cAMP減少 (カルシウムチャネルを修飾する場合もある)	8-OH-DPAT、トリプタン類、クロザピン、カベルゴリン、ジヒドロエルゴタミン／エルゴタミン	methiothepin、ヨヒンビン、ケタンセリン、methysergide、スピペロン
5-HT$_{1E}$	中枢神経系	—	Gタンパク質 (G$_i$/G$_o$) cAMP減少 (カルシウムチャネルを修飾する場合もある)	8-OH-DPAT、トリプタン類、クロザピン、ジヒドロエルゴタミン	methiothepin、ヨヒンビン、methysergide
5-HT$_{1F}$	中枢神経系、子宮、心臓、消化管	—	Gタンパク質 (G$_i$/G$_o$) cAMP減少 (カルシウムチャネルを修飾する場合もある)	8-OH-DPAT、トリプタン類、クロザピン、ジヒドロエルゴタミン／エルゴタミン、lamistidan	methiothepin、ヨヒンビン、methysergide
5-HT$_{2A}$	末梢神経系、平滑筋、血小板	神経興奮 行動学的作用 (腸管、気管支など) 平滑筋収縮、血小板凝集 血管収縮／血管拡張	Gタンパク質 (G$_q$/G$_{11}$) IP$_3$、Ca^{2+}増加	LSD、カベルゴリン、methysergide (PA)、8-OH-DPAT、エルゴタミン (PA)	ケタンセリン、クロザピン、methiothepin、methysergide
5-HT$_{2B}$	胃底部	収縮	Gタンパク質 (G$_q$/G$_{11}$) IP$_3$、Ca^{2+}増加	LSD、カベルゴリン、methysergide(PA)、8-OH-DPAT、エルゴタミン (PA)	ケタンセリン、クロザピン、ヨヒンビン、methiothepin
5-HT$_{2C}$	中枢神経系、リンパ球	—	Gタンパク質 (G$_q$/G$_{11}$) IP$_3$、Ca^{2+}増加	LSD、カベルゴリン、methysergide(PA)、8-OH-DPAT、エルゴタミン (PA)	ケタンセリン、クロザピン、methiothepin、methysergide
5-HT$_3$	末梢神経系、中枢神経系	神経興奮 (自律神経系、侵害受容ニューロン) 嘔吐 行動学的作用：不安	リガンド開口型陽イオンチャネル	2-Me-5-HT、chloromethyl biguanide	dolasetron、グラニセトロン、オンダンセトロン、パロノセトロン、トロピセトロン
5-HT$_4$	末梢神経系 (消化管)、中枢神経系	神経興奮 消化管運動性	Gタンパク質 (G$_s$) cAMP増加	メトクロプラミド、tegaserod、シサプリド	トロピセトロン(tropisetron)
5-HT$_{5A}$	中枢神経系	探索行動修飾 (げっ歯類)？	Gタンパク質 (G$_s$) cAMP増加	トリプタン類、8-OH-DPAT	methiothepin、クロザピン、methysergide、ヨヒンビン、ケタンセリン
5-HT$_6$	中枢神経系、白血球	学習、記憶？	Gタンパク質 (G$_s$) cAMP増加	LSD、エルゴタミン	methiothepin、クロザピン、スピペロン、methysergide、ジヒドロエルゴタミン
5-HT$_7$	中枢神経系、消化管、血管	体温調節？ 概日周期？	Gタンパク質 (G$_s$) cAMP増加	ブスピロン、シサプリド、8-OH-DPAT、LSD	methiothepin、クロザピン、methysergide、ブスピロン、ジヒドロエルゴタミン、ケタンセリン、ヨヒンビン

受容体分類システムは、www.iuphar-db.org の国際薬理学連合会データベースに基づいている。ここに挙げた薬物の多くは臨床では使用されていない。使用を中止したもの(例えば fenfluramine)や現在英国では使用できない(例えば dolasetron。トロピセトロン)が、文献で引用されることが多いためにここに挙げた薬物もある。
2-Me-5-HT：2-メチル-5-ヒドロキシトリプタミン(2-methyl-5-hydroxytryptamine)、8-OH-DPAT：8-ヒドロキシ-2-(ジ-n-プロピルアミノ)-テトラリン、IP$_3$：イノシトール三リン酸(inositol trisphosphate)、LSD：リゼルグ酸ジエチルアミド、PA：部分アゴニスト(partial agonist)。
アゴニストおよびアンタゴニストの一覧は完全なものではない。

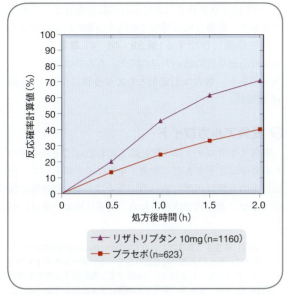

図15.2 トリプタン系薬物であるリザトリプタンは，片頭痛発作に伴う痛みを和らげる．

グラフは，プラセボあるいは10 mgのリザトリプタン（rizatriptan）で治療した後に，発作の痛みが和らぐのを経験する確率を示すカプラン-マイヤー（Kaplan-Meir）プロットである．（Dahlof et al. 1999より．）

ルアミド（lysergic acid diethylamide：LSD；表15.1および第48章参照）のような薬物がもつ行動に対する作用の一部と同様に，5-HT$_{2A}$受容体を介する作用である．5-HT$_2$受容体はホスホリパーゼCと共役するため，イノシトール三リン酸生成を促進する．5-HT$_{2A}$サブタイプは機能的に最も重要であり，他のサブタイプははるかに限られた分布と機能的役割を示すのみである．5-HT$_2$受容体の役割は，正常な生理的状態では目立たないが，喘息や血栓症といった病的状態ではより顕著になってくる（第28，24章参照）．5-HT$_2$受容体を欠くマウスでは，欠損するサブタイプによって，大腸の運動性障害（5-HT$_{2A}$），心機能障害（5-HT$_{2B}$），中枢神経系障害（5-HT$_{2C}$）を呈する．

5-HT$_3$受容体． 5-HT$_3$受容体は膜のイオンチャネル（第3章）である点で例外的であり，セカンドメッセンジャーを介することなく直接興奮作用を示す．受容体自身は異なるサブユニットの五量体からなり，付加される下つき文字によって命名される（例えばヒトでは5-HT$_{3A-E}$）．5-HT$_3$受容体は主として末梢神経系，特に侵害受容性感覚ニューロン（第42章参照），自律神経系および腸管ニューロンに存在し，それらの部位では5-HTによって強い興奮作用が現れる．5-HTを局所に注射すると痛みを誘発し，静脈内に投与すると，見事な自律神経反射を誘発するが，これは多くの型の血管，肺および心臓の感覚神経線維が興奮した結果である．5-HT$_3$受容体は脳にも存在し，特に嘔吐反射に関与する延髄の部位である**最後野**（area postrema）に密に存在するため，選択的5-HT$_3$受容体アンタゴニストが制吐薬として使用される（第30章参照）．サブユニットの多形性と，悪心および嘔吐の起こりやすさの増大が関連づけられている．

5-HT$_4$受容体． この受容体は，消化管，膀胱および心臓といった末梢臓器とともに，脳に存在する．主な生理的役割は消化管における機能と考えられ，神経興奮を生じて蠕動を亢進する5-HTの機能を仲介する．5-HT$_4$受容体を欠損するマウスは，ストレスに反応した異常な摂食行動を含む，複雑な表現型を示す．

5-HT$_5$，5-HT$_6$および5-HT$_7$受容体． これらの受容体に関し

5-ヒドロキシトリプタミン受容体

- 7つのファミリー（5-HT$_{1-7}$）があり，さらに5-HT$_{1(A-F)}$および5-HT$_{2(A-C)}$というサブタイプに分けられる．多くの多形性およびスプライスバリアントが知られている．
- 5-HT$_3$受容体以外はすべてGタンパク質共役受容体であり，5-HT$_3$はリガンド開口型受容体である．
  - 5-HT$_1$受容体は主として中枢神経系（すべてのサブタイプ）および血管の一部（5-HT$_{1B/1D}$サブタイプ）に存在する．作用の一部はアデニル酸シクラーゼの抑制を介した，神経抑制や血管収縮である．特異的アゴニストにはトリプタン類（片頭痛治療に使用される）および**ブスピロン**（buspirone）（抗不安薬として使用される）がある．特異的アンタゴニストにはスピペロン（spiperone）および**methiothepin**がある．
  - 5-HT$_2$受容体は中枢神経系および多くの末梢部位（特に血管，血小板，自律神経系ニューロン）に存在する．神経系および平滑筋に対する作用は興奮性であり，内皮からの一酸化窒素遊離の結果として一部の血管が拡張する．5-HT$_2$受容体はホスホリパーゼC／イノシトール三リン酸系を介して作用する．リガンドには，**LSD**（中枢神経系アゴニスト，末梢ではアンタゴニスト）がある．特異的アンタゴニストとしてケタンセリンがある．
  - 5-HT$_3$受容体は，特に侵害受容性入力ニューロンや腸管ニューロンといった末梢神経系，および中枢神経系に存在する．作用は興奮性であり，受容体と共役したイオンチャネルを直接介する．**2-メチル-5-HT**が特異的アゴニストである．特異的アンタゴニストには**オンダンセトロン**（ondansetron）および**トロピセトロン**（tropisetron）がある．アンタゴニストは主として制吐薬として使用されるが，抗不安薬として使用されることもある．
  - 5-HT$_4$受容体は主として腸管神経系（中枢神経系にも）に存在する．作用は興奮性であり，アデニル酸シクラーゼ活性化を介して腸管運動性亢進をもたらす．特異的アゴニストには**メトクロプラミド**（metoclopramide）（胃内容を空にするために使用される）がある．
  - 5-HT$_5$受容体（ヒトではサブタイプは1つ）は中枢神経系に存在する．ヒトにおける役割についてはほとんどわかっていない．
  - 5-HT$_6$受容体は中枢神経系および白血球に存在する．ヒトにおける役割についてはほとんどわかっていない．
  - 5-HT$_7$受容体は中枢神経系および消化管に存在する．ヒトにおける役割についてはほとんどわかっていないが，最近のデータは，この受容体も片頭痛に重要である可能性を示している．

てわかっていることは少ない．これらはすべて，中枢神経系および他の組織に存在する．5-HT₅受容体アイソフォームには2種の遺伝子があり，げっ歯類ではどちらも機能している可能性があるが，ヒトでは1つのみが機能的受容体をコードしている．5-HT₇受容体に選択的なアンタゴニストが最近報告され，中枢神経系の病態におけるこの受容体の役割を詳細に検討する方法が開かれる可能性がある（Agosti, 2007）．

5-HT受容体に作用する薬物

表15.1に，異なる受容体型に対するいくつかの重要なアゴニストおよびアンタゴニストを挙げた．多くは部分的な選択性を有するのみである．異なる受容体サブタイプの分布と機能に対する理解が深まることによって，より選択性の高い化合物の開発に対する興味が高まっており，近い将来，さらに有用な新しい薬物が現れる可能性がある．

末梢において5-HT受容体に作用する重要な薬物は以下の通りである．

- 臨床的に有用ではないが，8-ヒドロキシ-2-（ジ-*n*-プロピルアミノ）-テトラリン（8-hydroxy-2-[di-*n*-propylamino]tetralin：8-OH-DPAT）といった選択的5-HT₁A受容体アゴニストは強力な降圧薬であり，中枢機構を介して作用する．
- 5-HT₁B/D受容体アゴニスト（例えばトリプタン類）は片頭痛の治療に使用される．
- 5-HT₂受容体アンタゴニスト（例えばmethysergide，ケタンセリン[ketanserin]）は主として5-HT₂A受容体に作用するが，他の5-HT受容体，また，αアドレナリン受容体やヒスタミン受容体（第26章）も遮断する．ジヒドロエルゴタミン（dihydroergotamine）およびmethysergideは麦角類に属し，主に片頭痛予防に使用される．他の5-HT₂受容体アンタゴニストはカルチノイド腫瘍による徴候を制御するために使用される．
- 5-HT₃受容体アンタゴニスト（例えばdolasetron，グラニセトロン[granisetron]，オンダンセトロン，パロノセトロン[palonosetron]，トロピセトロン）は制吐薬（第30，56章参照）として，特に多くの型のがんの化学療法に際して生じる重症悪心，嘔吐を制御するために使用される．
- 共調的蠕動活性（"運動促進作用"として知られる）を刺激する5-HT₄受容体アゴニストは，消化管疾患に対して使用されることがある（第30章参照）．メトクロプラミドはドパミン受容体を遮断するとともに，この機構を介して作用する．シサプリド（cisapride）やtegaserodなど，同様の作用をもつより選択性の強い薬物が，過敏性大腸症候群の治療のために導入されたが，心血管系の副作用のために使用中止となった．

5-HTは中枢神経系における神経伝達物質としても重要であり，重要な抗精神病薬や抗うつ薬のいくつかはこれらの経路に作用する（第39，46，47章参照）．LSDは比較的選択性の低いアゴニスト，あるいは部分アゴニストであり，強力な幻覚剤として中枢性に作用する（第48章参照）．

麦角アルカロイド

麦角アルカロイドは1世紀以上にわたって薬理学者たちを夢中にさせてきた．麦角アルカロイド類として，それ以上の分類は困難であった．多くは5-HT受容体に作用するが，選択的ではないため，効果は複雑で多岐にわたる．

> 穀類に寄生する真菌類である *Claviceps purpurea* の抽出物である麦角は，多くの活性物質を含有している．デールをアセチルコリン，ヒスタミンおよびカテコールアミン類に関する重要な発見に導いたのは，麦角類の薬理学的特性に関する研究であった．これまでに麦角中毒が起きてきたが，汚染された穀類が食物に使用されると，いまでも起こることがある．その徴候は，精神障害および壊疽につながる強い痛みのある末梢血管収縮である．麦角中毒は，中世においては聖アントニー聖堂（たまたま麦角のないフランスの地域にあった）を訪れると治癒すると信じられていたため，"聖アントニーの火"として知られるようになった．

麦角アルカロイド類はリゼルグ酸（天然に存在する四環系化合物）を基本とする，複雑な分子である．この群の重要な物質（表15.2）には，さまざまな天然に存在する物質，および共通の母核の周囲に異なる置換基を配置した合成誘導体がある．これらの化合物は広範な薬理作用を示し，化学構造と薬理学的特性との明確な関係を識別するのは困難である．

麦角アルカロイド

- これらの活性物質は穀類に感染する真菌から産生され，時に生じる中毒事件の原因である．最も重要な化合物は以下の通りである．
  - エルゴタミン（ergotamine）および ジヒドロエルゴタミン：片頭痛予防に使用される．
  - エルゴメトリン（ergometrine）：出産の際に産後出血を防止するために使用される．
  - methysergide：カルチノイド症候群の治療，また時に片頭痛予防のために使用される．
  - ブロモクリプチン（bromocriptine）：パーキンソン病および内分泌疾患に使用される．
- 主な作用部位は5-HT受容体，ドパミン受容体およびアドレナリン受容体である（混合アゴニスト，アンタゴニストおよび部分アゴニスト）．
- 副作用には，悪心・嘔吐，血管収縮（麦角アルカロイド類は末梢血管疾患をもつ患者には禁忌）がある．

表15.2 麦角アルカロイドおよび類縁化合物の特性.

薬物	受容体における作用			子宮	主な用途	副作用など
	5-HT	αアドレナリン受容体	ドパミン			
エルゴタミン	アンタゴニスト／部分アゴニスト(5-HT$_1$)アンタゴニスト(他の作用部位)	部分アゴニスト(血管)	不活性	収縮++	片頭痛(ほとんど使用されていない)	嘔吐,血管攣縮(末梢血管障害および妊婦には使用を避ける)
ジヒドロエルゴタミン	アンタゴニスト／部分アゴニスト(5-HT$_1$)	アンタゴニスト	不活性	収縮+	片頭痛(ほとんど使用されていない)	エルゴタミンほど催吐性なし
エルゴメトリン	弱いアンタゴニスト／部分アゴニスト(5-HT$_1$)	弱いアンタゴニスト／部分アゴニスト	弱い	収縮+++	分娩後出血防止(第35章)	悪心,嘔吐
ブロモクリプチン	不活性	弱いアンタゴニスト	アゴニスト／部分アゴニスト	–	パーキンソン病(第40章)内分泌疾患(第31章)	眠気,嘔吐
methysergide	アンタゴニスト／部分アゴニスト(5-HT$_2$)	–	–	–	カルチノイド症候群片頭痛(予防)	後腹膜および縦隔線維症嘔吐

作用

麦角アルカロイド類の作用は,他の機構を介して生じる可能性のある作用もあるが,ほとんどはアドレナリン受容体,5-HT受容体およびドパミン受容体を介すると考えられる.アルカロイド類はすべて平滑筋を刺激するが,血管平滑筋に選択的なものもあり,また主として子宮に作用するものもある.**エルゴタミンおよびジヒドロエルゴタミン**は,それぞれαアドレナリン受容体の部分アゴニストおよびアンタゴニストである.**ブロモクリプチン**は特に中枢神経系におけるドパミン受容体のアゴニスト(**第39章**)であり,methysergideは5-HT$_{2A}$受容体アンタゴニストである.

主な薬理学的作用とこれらの薬物の用途を,**表15.2**に要約した.きわめて多彩な作用をもつ薬剤に想定されるように,それらの生理学的作用は複雑であり,どちらかというと十分解明されていない.ここではエルゴタミン,ジヒドロエルゴタミンおよびmethysergideについて解説した.エルゴメトリンおよびブロモクリプチンについてのさらなる解説は,**第33,35,40章**に記載されている.

血管系に対する作用. 麻酔下の動物にエルゴタミンを注射すると,αアドレナリン受容体を活性化して,血管収縮および持続的な血圧上昇を生じる.エルゴタミンは同時にアドレナリン(adrenaline)(エピネフリン[epinephrine];**第14章**参照)の昇圧性作用を元に戻す.エルゴタミンの血管収縮作用は"聖アントニーの火"の末梢壊疽の原因であり,またおそらく中枢神経系における麦角の作用の一部にも関与していると考えられる.

methysergide,およびジヒドロエルゴタミンの血管収縮作用は,エルゴタミンの作用よりはるかに小さい.methysergideは強力な5-HT$_{2A}$受容体アンタゴニストであり,一方エルゴタミンおよびジヒドロエルゴタミンは5-HT$_1$受容体に選択的に作用する.これらは一般的にはアンタゴニストに分類されているが,組織によっては部分アゴニスト活性を示すことがある.このことは,片頭痛発作治療における活性の理由である可能性がある.

臨床用途. エルゴタミンの唯一の用途は,単純な鎮痛薬(**第26,42章**参照)に反応しない片頭痛発作の治療である.methysergideは場合によっては片頭痛予防に使用されるが,主な用途はカルチノイド腫瘍の症状の治療である.これらの薬物はすべて,経口あるいは注射投与が可能である.

副作用. エルゴタミンによってしばしば悪心および嘔吐を生じ,また血管収縮作用のため,末梢血管疾患を有する患者では使用を避ける必要がある.methysergideによっても悪心および嘔吐を生じるが,臨床での有用性をかなり制限する最も重篤な副作用は,後腹膜および縦隔線維症であり,これによって消化管,腎臓,心臓および肺の機能が損なわれる.そのメカニズムは不明であるが,同様の線維化反応が,5-HTの循環血中濃度が高いカルチノイド症候群でも起こることは注目に値する.

5-HT が関与する片頭痛および他の臨床病態

本節では，末梢における 5-HT の作用が重要と考えられている 3 つの病態，すなわち**片頭痛**(migraine)，**カルチノイド症候群**(carcinoid syndrome)および**肺高血圧**(pulmonary hypertension)について解説する．薬物誘発性嘔吐の治療における 5-HT$_3$ 受容体アンタゴニスト使用については，**第 30 章**で解説する．中枢神経系における 5-HT を介する伝達の修飾は，抗うつ薬および抗精神病薬の重要な作用機序である(**第 39，44，47 章**参照)．

片頭痛および抗片頭痛薬

片頭痛[1] は人口の 10 ～ 15% が罹患する普遍的で消耗性の疾患である．原因はよくわかっていないが，遺伝および環境因子の両方が重要と考えられる．発作の頻度はさまざまであるが，(いわゆる)**片頭痛患者**(migraineur)の約 3/4 が，月に 1 回以上の発作を起こす．一般的に，発作は思春期に始まり，年齢とともに頻度が少なくなる．女性が男性の 2 倍罹患しやすく，発作は月経周期や他の生殖に関する事象と関連していることが多い．急速にエストロゲン量が減少すると，発作の起こりやすい患者では片頭痛発作を悪化させる可能性があると考えられている．

英国では，就業あるいは就学日数のおよそ 2,500 万日が，この疾患による，何もできなくなってしまうような作用のために無駄になり，その経済損失は 20 億ポンド(約 3,000 億円)以上である．WHO は，片頭痛を，生涯で最も無力な 20 の状態のなかに分類している．

片頭痛は，厳密な診断指針に基づいて他の型の頭痛(例えば群発性頭痛，筋緊張性頭痛)と区別されている．発作の開始前に，悪心，気分の変化および光や音に対する感受性亢進(羞明および音恐怖症)といった徴候を伴う，**前兆期**(premonitory phase)という前触れがある．こういった徴候は次の発作の数時間前に起こることもあり，一般に**オーラ**(aura)とよばれ，その間には羞明や音恐怖症がさらに頻繁に起こり，回転灯と一緒にゆっくり動く暗点，色つきの光の幾何学模様("閃輝暗点")あるいは望遠鏡を逆さまにみたときのような幻影といった，特異的な視覚徴候を伴うこともある．**頭痛期**(headache phase)そのものは中等度ないし重度の頭痛を特徴とし，始まりは片側であるが，通常頭部の両側に広がる．悪心，嘔吐および衰弱を伴い，脈打つあるいは拍動性のものである

---

[1] この言葉(migraine)は一見フランス語由来であり，おそらく，この疾患のラテン語名である *hemicrania* が転訛したものと思われる．

ことがある．この期は，数時間あるいは数日持続することがある．頭痛がおさまった後に続くのが**寛解期**(postdromal phase)である．この期には疲労感，認知機能の変化あるいは気分の変化を生じることがある．これらの異なる期はおそらく別個の生物学的事象を表していると考えられる一方で，実際には各期は重なり合い，並行して進行することもありうる．これらの病相に関する優れた解説は，Charles(2013)に記載されている．

🔍 病態生理

片頭痛の原因は完全にはわかっていない．歴史的には，徴候の原因を説明するために提唱された 3 つの主な仮説がある(Eadie, 2005 参照)．

古典的 "**血管**" 説('vascular' theory)は約 50 年前にウルフ(Wolff)によって提唱されたが，初期の体液によって仲介された脳内血管収縮がオーラの原因であり，その後の脳の外の血管拡張が頭痛を起こすという考えである．

"**脳**" 仮説('brain' hypothesis)(Lauritzen, 1987 参照)は，徴候を**大脳皮質に広がる抑圧**(cortical spreading depression)と結びつけた．これは，よく理解されていないが，劇的な現象であり，実験動物では大脳皮質に K$^+$ を局所投与することによって誘発され，また，ヒトでは(例えば)脳震盪後にも起こると考えられている．甚大な神経抑制の波が，大脳皮質をおよそ 2 mm/min の速度でゆっくりと進行する．罹患した領域ではイオンのバランスが大きく損なわれ，細胞外カリウムイオン濃度が極端に高くなり，血流量が減少する．

"**炎症**" 仮説('inflammation' hypothesis)(Waeber & Moskowitz, 2005 参照)では，髄膜および頭蓋外血管の三叉神経終末の活性化が片頭痛発作の発端となると提唱している．これにより痛みが直接生じ，また，感覚神経終末から神経ペプチドや他の炎症性メディエーターが遊離されることによって，炎症性変化が誘発されるというものである(神経原性炎症；**第 18，42 章**参照)．この説は，片頭痛発作中にこういったペプチドの 1 つ(**カルシトニン遺伝子関連ペプチド**[calcitonin gene–related peptide]；**第 18 章**参照)が髄膜循環血中に遊離されること，および，このペプチド受容体のアンタゴニストである **telcagepant**(肝毒性のため使用中断となっている実験用試薬)が，妊娠中絶発作にきわめて有効である(Farinelli et al., 2008)ことを示した実験によって支持されている．

実際には，こういった現象のすべての要素が片頭痛の病因に関与するようである．最近の考え方(Charles, 2013 にまとめられている)は，前兆期に伴う徴候は多くの場合，ドパミン系が起源であることを示唆している．**ドンペリドン**(domperidone)といったこの伝達物質の受容体のアンタゴニストは，適時に投与されれば片頭痛発

作を和らげる．また，イメージング研究によって，前兆期に視床下部の血流が変化していることが示され，発作の病因における役割を示唆するとともに，薬物治療の新たな標的の可能性を提示している．イメージング技術によって，オーラ期の脳内灌流が広範に変化していることが明らかとなった．いくつかの脳領域における灌流低下とともに他の領域における灌流増加が起きている可能性があり，正常状態では脳活動と血流との関係を制御している生理機構が破綻していることが示唆されている．このような**神経血管解離**（neurovascular uncoupling）が，大脳皮質に広がる抑圧の特徴である．

頭痛期には（例えば）髄膜および中大脳動脈において再び血管性の変化が起こるが，これらの変化は必ず起こるものではなく，どの場合でも，痛みや他の徴候に直接関与するものではない．重要と考えられることは，**中枢感作**（central sensitisation）であり，これによって，音や光や他の，正常な状態では苦痛にならない刺激に対する片頭痛患者の感受性が上昇する．この現象は，カルシトニン遺伝子関連ペプチド（calcitonin gene-related peptide：CGRP），一酸化窒素，プロスタグランジンといった炎症性あるいは侵害受容性のメディエーターの遊離を伴う．観察される血管性や他の変化の多くは，寛解期になっても持続し，数時間から数日続く場合もある．

これらの機序のどれも，何が片頭痛発作を誘発するのか，あるいは，特定の個人がこういった発作に罹患しやすくなる原因となる異常を何が規定するかについて，生化学的に説明することができないという点は注目に値する．希少なタイプの家族性片頭痛のなかには，カルシウムチャネルおよびNa^+-K^+-ATPアーゼに影響を与える遺伝性突然変異が見出されたものもあり，異常な膜機能が関与する可能性が示唆されるが，ほとんどの型の片頭痛では明らかな遺伝的原因はない．

片頭痛が本質的には血管性疾患であるか，自然に起きる脳震盪の一種なのか，炎症性疾患なのか，あるいは単なる重症の頭痛なのか，どの見方に向かうにしても，5-HTが病因に関与することを示す2つの重要な要因がある．

1. 5-HTの主要な代謝産物である5-HIAAの尿中排泄量が，発作中に急峻に増加する．おそらく血小板の5-HTが枯渇するために，血中5-HT濃度が減少する．
2. 片頭痛治療に有効な薬物の多くは，5-HT受容体アゴニストあるいはアンタゴニストである．詳細な情報については，**図15.3**および次のクリニカルボックスを参照されたい．

片頭痛治療薬

現在片頭痛治療に使用されている薬物を**表15.3**にまとめて示し，それらの推定作用部位を**図15.3**に示す．片頭痛の急性発作の**治療目的で**（therapeutically）使用さ

片頭痛治療に使用される薬物

急性発作
- 単純な鎮痛薬（例えばアスピリン[aspirin]，アセトアミノフェン[acetaminophen, paracetamol]；第26章参照）．吸収促進のためにメトクロプラミド（第30章参照）を併用することもある．
- エルゴタミン（5-HT$_{1D}$受容体の部分アゴニスト）
- スマトリプタン（sumatriptan），ゾルミトリプタン（zolmitriptan）（5-HT$_{1D}$アゴニスト）

予防
- βアドレナリン受容体アンタゴニスト（例えば，プロプラノロール[propranolol]，メトプロロール[metoprolol]；第14章参照）
- pizotifen（5-HT$_2$受容体アンタゴニスト）
- 他の5-HT$_2$受容体アンタゴニスト
  - シプロヘプタジン（cyproheptadine）：抗ヒスタミン作用もあり．
  - methysergide：後腹膜線維症の危険があるため，めったに使用されない．
- 三環系抗うつ薬：（例えば，アミトリプチリン[amitriptyline]；第47章参照）
- クロニジン（clonidine）：α$_2$アドレナリン受容体アゴニスト（第14章参照）
- カルシウムチャネルアンタゴニスト（例えば，ジヒドロピリジン系，ベラパミル[verapamil]；第21章参照）：これらの薬物の副作用は頭痛であるが，逆説的に，片頭痛発作の頻度を減少しうる．

れる（発作頻度がかなり低い場合）薬物と，**予防的に**（prophylactically）使用される薬物を区別することが重要である．5-HT$_2$受容体アンタゴニストを除いて，予防的に使用される薬物は寄せ集めであり，作用機序はよくわかっていない．

最も重要な急性発作治療薬は現在のところトリプタンである．これらは5-HT$_1$受容体アゴニストであり，通常5-HT$_{1B/1D}$受容体アゴニストに分類されている．その主な理由は，この2つの受容体サブタイプに対する作用を区別するのは困難であるためである．しかしながら，選択的高親和性5-HT$_{1D}$サブタイプアゴニストは，臨床では効果がないことがわかった．スマトリプタンはまた5-HT$_{1F}$受容体（Agosti, 2007参照）に高親和性をもち，また，選択的5-HT$_{1F}$受容体アゴニストで，非トリプタン類の研究用試薬であるlasmiditanは，妊娠中絶時の片頭痛発作にきわめて有効である（Tfelt-Hansen, 2012）．興味深いことに，この受容体サブタイプは血管系にはまばらにしか存在しないため，本疾患における血管性変化の役割に疑問が投げかけられている．このことが重要であ

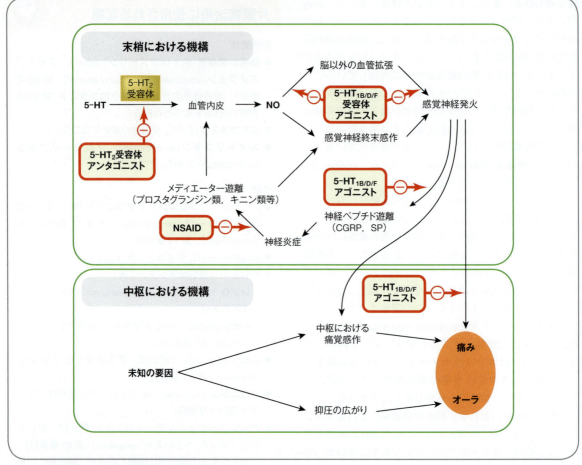

図15.3 片頭痛における薬物の推定作用部位.
誘発要因は不明であるが，感情的，あるいは生化学的に撹乱されることによって，異常な神経発火が起こると考えられる．前駆的な時期に続いて，局所的な"伝播性抑制"，神経血管性灌流の遮断が起こり，そして中枢痛覚回路の感作につながる．髄膜血管における侵害受容性神経終末の興奮（原因不明）が，図の上部に示されている神経原性炎症回路につながる．5-HT：5-ヒドロキシトリプタミン，CGRP：カルシトニン遺伝子関連ペプチド，NO：一酸化窒素，NSAID：非ステロイド性抗炎症薬（non-steroidal anti-inflammatory drug），SP：サブスタンス P．

るのは，トリプタン類による治療の主な欠点が，心臓を含む他の末梢血管床における血管収縮であるためである．lasmiditan であればこういった作用がないことが期待されるが，この薬物によって，重症化する可能性のある他の副作用（例えば，めまいや悪心）が生じる場合が少なくない．

カルチノイド症候群

カルチノイド症候群（Creutzfeld & Stockmann, 1987 参照）は腸クロム親和性細胞の悪性腫瘍を併発する希少疾患であり，小腸に原発して肝臓に転移することが多い．これらの腫瘍はさまざまなケミカルメディエーターを分泌し，5-HT が最も重要であるが，サブスタンス P（第18章）などの神経ペプチドや，プロスタグランジン，ブラジキニンといった他の物質（第17章）も産生される．

これらの物質が血流中に遊離された結果，紅潮，下痢，気管支収縮，めまいや失神に至る可能性のある低血圧といった不快な症状が生じる．心臓弁の線維性狭窄も生じ，その結果心不全が起こりうる．これは，methysergide の副作用である．後腹膜および縦隔の線維症と似ており，5-HT 産生過剰と関連すると考えられる．

この症候群は，5-HT の主な代謝産物である 5-HIAA の尿中排泄を計測することによって容易に診断される．この疾患の活動期には，5-HIAA 排泄量は20倍にも増加する可能性があり，腫瘍が無症状であっても上昇する．**シプロヘプタジン**といった 5-HT₂ 受容体アンタゴニストは，カルチノイド症候群のいくつかの症状を制御するのに有効である．補助的な治療法は**オクトレオチド**（octreotide）（somatostatin 受容体の長時間作用性アゴニ

表 15.3 片頭痛治療薬[a].

用途	薬物	作用様式	副作用	薬物動態学的側面	注
急性	スマトリプタン	$5-HT_{1B/1D/1F}$ 受容体アゴニスト 太い動脈を収縮 三叉神経の伝達を抑制	冠血管収縮, 不整脈,	経口投与では十分に吸収されないため, 反応が遅れる 皮下投与可能 血液脳関門を通過しない 血漿中半減期 1.5 時間	片頭痛発作の 70% くらいに有効 作用持続時間が短いことが欠点 冠動脈疾患には禁忌
急性	almotriptan エレトリプタン （eletriptan） frovatriptan ナラトリプタン （naratriptan） リザトリプタン ゾルミトリプタン	上記と同様 中枢神経系に対する他の作用もあり	副作用はスマトリプタンより少ない	生体利用率および作用持続時間が改善 血液脳関門通過可能	スマトリプタンと同様であるが, 薬物動態は改善され, 心臓の副作用は減少
急性	エルゴタミン	$5-HT_1$ 受容体部分アゴニスト；αアドレナリン受容体にも作用 血管収縮薬 三叉神経の伝達を遮断	冠血管を含む末梢血管収縮 悪心, 嘔吐 子宮収縮によって胎児が傷害される可能性あり	吸収が悪い 座薬, 吸入などで投与可能 作用持続は 12 〜 24 時間	有効であるが, 副作用のために使用は限られる
予防	methysergide	$5-HT_2$ 受容体アンタゴニスト／部分アゴニスト	悪心, 嘔吐, 下痢 後腹膜あるいは縦隔線維症（まれであるが重症）	経口投与	有効であるが, 副作用および潜行性の毒性のため, まれにしか使用されない
予防	pizotifen	$5-HT_2$ 受容体アンタゴニスト ヒスタミン受容体アンタゴニストでもある	体重増加, 抗ムスカリン性副作用	経口投与	—
予防	シプロヘプタジン	$5-HT_2$ 受容体アンタゴニスト ヒスタミン受容体およびカルシウムチャネルも遮断する	鎮静作用, 体重増加	経口投与	めったに使用されない
予防	プロプラノロールおよび同様な薬物	βアドレナリン受容体アンタゴニスト 片頭痛に対する治療効果の機序はわかっていない	倦怠感, 気管支収縮	経口投与	片頭痛治療に有効であり広く使用されている

[a] 急性片頭痛の治療に使用される他の薬物には, 非ステロイド性抗炎症薬（NSAID）や, オピオイド性鎮痛薬がある（第 42 章, 47 章参照）. 片頭痛予防に使用される他の薬物には, カルシウムチャネル遮断薬（例えばニフェジピン[nifedipine]；第 22 章参照）, 抗うつ薬（例えばアミトリプチリン；第 47 章）, トピラマート（topiramate）やバルプロ酸ナトリウム（sodium valproate）などの抗てんかん薬（第 45 章）および降圧薬であるクロニジン（第 14 章）がある. ただし, それらの有効性は限られる. ボトックス（A 型ボツリヌス毒素[botulinum toxin type A]）は難治性重症片頭痛に使用される可能性がある.

スト）を使用することであり, これによって, カルチノイドを含む神経内分泌細胞（第 33 章参照）からのホルモン分泌を抑える.

肺高血圧

肺高血圧（第 22 章参照）は肺の血管樹が進行的に改築されることを特徴とする, きわめて重篤な疾患である. 肺高血圧によっては肺動脈圧の頑固な上昇をきたし, 治療しなければ（治療は困難であるが）, 右心不全につながり死に至ることが不可避である. 一時期 "体重減少" あるいは "やせる" ための補助薬として広く処方されていた食欲抑制薬（例えば, dexfenfluramine や fenfluramine）を使用することによって, 肺高血圧の少なくとも 1 つの

型の病態が悪化したという事実から, この病態における 5-HT の役割が示唆された. こういった薬物は SERT を遮断すると考えられ, また, 5-HT は肺動脈の平滑筋細胞の成長および増殖を促進し, この血管床に最終的に血管収縮作用を生じることから, この仮説は理にかなっていると考えられる.

この仮説は, 重要性についていくつかの重大な変更を経てきたが, 肺高血圧は依然として, 5-HT が重要な役割を果たしている疾患と考えられ, したがって新規薬物開発の標的となる可能性がある. 興味をもつ読者は, 本領域における現在の考え方をわかりやすく説明しているものとして, MacLean & Dempsie（2010）, およびこの話題を扱っている第 22 章を参照されたい.

引用および参考文献

5-ヒドロキシトリプタミン

Agosti, R.M., 2007. 5HT$_{1F}$- and 5HT$_7$-receptor agonists for the treatment of migraines. CNS Neurol. Disord. Drug Targets 6, 235-237.（新たにクローン化された 5-HT 受容体に作用するアゴニストを利用した片頭痛治療分野の研究を記載.）

Barnes, N.M., Sharp, T., 1999. A review of central 5 – HT receptors and their function. Neuropharmacology 38, 1083-1152.（中枢神経系に焦点を当てた有用な一般的総説.）

Beattie, D.T., Smith, J.A., 2008. Serotonin pharmacology in the gastrointestinal tract: a review. Naunyn Schmiedebergs Arch. Pharmacol. 377, 181-203.（複雑な話題を扱ったきわめて包括的な総説. 読みやすい.）

Bonasera, S.J., Tecott, L.H., 2000. Mouse models of serotonin receptor function: towards a genetic dissection of serotonin systems. Pharmacol. Ther. 88, 133-142.（5-HT1 あるいは 5-HT2 受容体を欠損するトランスジェニックマウスに関する研究の総説. こういった実験を解釈することがいかに困難であるかを示している.）

Branchek, T.A., Blackburn, T.P., 2000. 5-HT$_6$ receptors as emerging targets for drug discovery. Annu. Rev. Pharmacol. Toxicol. 40, 319-334.（将来的な治療の可能性を強調.）

Gershon, M.D., 2004. Review article: serotonin receptors and transporters – roles in normal and abnormal gastrointestinal motility. Aliment. Pharmacol. Ther. 20 (Suppl. 7), 3-14.

Kroeze, W.K., Kristiansen, K., Roth, B.L., 2002. Molecular biology of serotonin receptors structure and function at the molecular level. Curr. Top. Med. Chem. 2, 507-528.

Spiller, R., 2008. Serotonergic agents and the irritable bowel syndrome: what goes wrong? Curr. Opin. Pharmacol. 8, 709-714.（過敏性大腸症候群に対する 5-HT3/4 受容体アンタゴニストの開発［および中止］に関する非常に興味深い説明, さらにこの疾患における SERT 多形性の役割の検討. 5-HT 受容体に作用する有用な薬物を開発する際に遭遇する, さまざまな問題を記載.）

片頭痛および他の病態

Charles, A., 2013. The evolution of a migraine attack – a review of recent evidence. Headache 53, 413-419.（片頭痛の原因に関する現代の考え方についての優れた, 読みやすい解説.）

Creutzfeld, W., Stockmann, F., 1987. Carcinoids and carcinoid syndrome. Am. J. Med. 82 (Suppl. 58), 4-16.

Dahlof, C.G., Rapoport, A.M., Sheftell, F.D., Lines, C.R., 1999. Rizatriptan in the treatment of migraine. Clin. Ther. 21, 1823-1836.

Eadie, M.J., 2005. The pathogenesis of migraine – 17 th to early 20 th century understandings. J. Clin. Neurosci. 12, 383-388.（片頭痛の原因についての理論の歴史的展開に関する魅力ある解説. 医学史に関心のある読者には良書.）

Ebersberger, A., Schaible, H.-G., Averbeck, B., et al., 2001. Is there a correlation between spreading depression, neurogenic inflammation, and nociception that might cause migraine headache? Ann. Neurol. 49, 7-13.（関連はないというのが結論である. すなわち, うつ病が広がっても炎症を生じたり, 感覚ニューロンに影響を及ぼしたりすることはない.）

Farinelli, I., Missori, S., Martelletti, P., 2008. Proinflammatory mediators and migraine pathogenesis: moving towards CGRP as a target for a novel therapeutic class. Expert Rev. Neurother. 8, 1347-1354.

Goadsby, P.J., 2005. Can we develop neurally acting drugs for the treatment of migraine? Nat. Rev. Drug Discov. 4, 741-750.（片頭痛の原因および治療に関する有用な総説.）

Lauritzen, M., 1987. Cerebral blood flow in migraine and cortical spreading depression. Acta Neurol. Scand. (Suppl. 113), 1-40.（片頭痛における脳血流の臨床的計測に関する総説. これによって, 初期の仮説が否定された.）

Maclean, M.R., Dempsie, Y., 2010. The serotonin hypothesis of pulmonary hypertension revisited. Adv. Exp. Med. Biol. 661, 309-322.（肺高血圧における 5-HT の役割を支持する論拠に関する. この分野の先駆者による解説.）

Tfelt-Hansen, P., 2012. Clinical pharmacology of current and future drugs for the acute treatment of migraine: a review and an update. Curr. Clin. Pharmacol. 7, 66-72.（片頭痛治療薬に関する, 最新の考え方を含んだ優れた解説. お薦め.）

Thomsen, L.L., 1997. Investigations into the role of nitric oxide and the large intracranial arteries in migraine headache. Cephalalgia 17, 873-895.（近年の一酸化窒素分野の進歩の観点から, 片頭痛の古典的な血管説を再考.）

Villalon, C.M., Centurion, D., Valdivia, L.F., et al., 2003. Migraine: pathophysiology, pharmacology, treatment and future trends. Curr. Vasc. Pharmacol. 1, 71-84.

Waeber, C., Moskowitz, M.A., 2005. Migraine as an inflammatory disorder. Neurology 64, S9-S15.（片頭痛の"炎症仮説"に関する有用な総説.）

書籍

Sjoerdsma, A.G., 2008. Starting with serotonin: how a high-rolling father of drug discovery repeatedly beat the odds. Improbable Books, Silver Spring, MD.（ある優れた薬理学者の, 娘による伝記. 非常によく論評されている.）

第 2 部　ケミカルメディエーター

16　プリン類

概要

　細胞内エネルギーの効率的な利用における役割に加えて，プリンヌクレオシドやヌクレオチドは，広い範囲の細胞機能を助長する細胞外の化学伝達物質としても働いている．この章では，細胞外プリンの生合成や細胞外遊離を担うメカニズム，そしてプリン作動性シグナル伝達経路を介して作用する薬や，これらの効果を伝達する受容体について解説する．

はじめに

　ヌクレオシド(特にアデノシン)やヌクレオチド(特にADP と ATP)は，DNA/RNA の合成やエネルギー代謝におけるその重要な役割から，読者にはすでに馴染みのある物質であろう．しかしそれらが細胞外において，エネルギー代謝とは無関係に，広範な薬理効果を発揮するシグナル伝達物質としても機能することを知れば驚くかもしれない．

　1929 年，麻酔下の動物にアデノシンを注入すると，徐脈，低血圧，血管拡張，および腸管活動の抑制が起こることが発見され，現在のプリン作動性シグナルへの関心につながった．しかし，プリン研究分野の本当の起源は，実際には 1970 年のバーンストック(Burnstock)博士とその同僚によって，ATP が神経伝達物質であるという証拠を強く示した重要な観察にあるといえる(第2 章参照)．この突拍子もない発想は，一時は懐疑的な目で扱われたものの，今では"**プリン作動性(purinergic)**"シグナル伝達系が進化上古くから存在するだけではなく，冠血流や心機能の調節(第 21, 22 章)，血小板凝集や免疫応答(第 17, 24 章)，中枢神経系と末梢神経系の両方における神経伝達(第 12, 39 章)を含む多くの生理的な制御機構にかかわることが明らかになってきた．

　プリン作動性シグナル制御系はその複雑さと，多くの病態生理学的メカニズムにおける重要性が顕在化したばかりであり，さまざまなプリン作動性受容体サブタイプの治療標的としての妥当性はいまだに不明確なままである．結果的にプリン薬理学への興味や，痛みをはじめとするさまざまな機能障害，とりわけ血栓や呼吸障害を起源とする病態の緩和治療を主眼とした"プリン作動性"治療薬の開発展望への関心が高まってきている．プリン創薬が重要になっていることは疑いの余地がないが，全体像はまだ不完全であることも認識しつつ，この章では，いくつかの傑出した領域に解説の焦点を当てる．

　図 16.1 には，プリン類が貯蔵，放出，そして細胞外で変換されるメカニズムと，各プリン類が作用する主な受容体タイプをまとめている．

プリン作動性受容体

　プリン類は，3 つの受容体ファミリーに作用することで生物効果を発揮する．表 16.1 にこれらをリストアップし，現在までに明らかにされている受容体ファミリーのシグナル伝達系，それらの内因性リガンドや薬理学的に興味深いアンタゴニストをまとめている．しかしながら，プリン作動性受容体への薬物やリガンドの作用は混乱を招きやすいことに注意しなくてはならない．1 つには，ヌクレオチド類が細胞外酵素によってすばやく分解されるからであり，リン酸交換反応により相互変換が起こるという事実も存在する．つまり，ATP は，細胞外酵素を介した ADP，AMP やアデノシンへの変換の程度に依存して，3 つの受容体すべてのサブクラスに作用する可能性がある．

　3 つの主なプリン受容体ファミリーは以下の通りである．

- アデノシン受容体(A_1，A_{2A}，A_{2B} と A_3)は，以前は P1 受容体として知られていた．これらは G タンパク質共役受容体であり，第 3 章に記載するように，アデニル酸シクラーゼ／cAMP 産生経路や，カルシウムチャネルやカリウムチャネルに直接作用することでシグナル活性化を引き起こす．
- P2Y 代謝型受容体(P2Y metabotropic receptor)($P2Y_{1 \sim 14}$)は，ホスホリパーゼ C 活性化か cAMP のいずれかをシグナル伝達系に利用する G タンパク質共役受容体である(第 3 章参照)．これらはさまざまなアデニンヌクレオチドに応答し，一般的に ADP や AMP よりも ATP を好んで応答する．いくつかの受容体は UTP などのピリミジン類も認識する．

第16章　プリン類

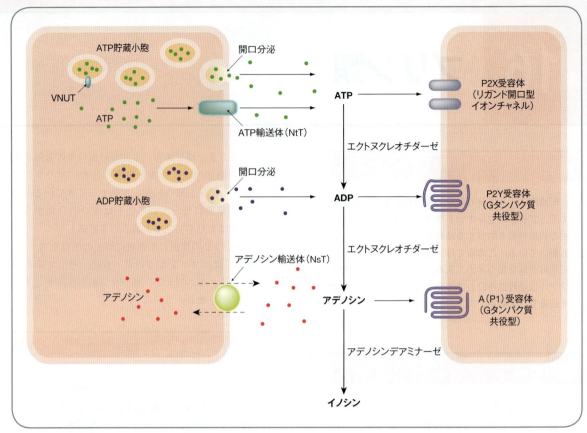

図16.1　メディエーターとしてのプリン類.
ATP（および血小板中のADP）は細胞質中に存在している（そして細胞傷害により細胞外に遊離される）か，あるいは**小胞型ヌクレオチド輸送体**（vesicular nucleotide transporter：VNUT）によって小胞内に濃縮されている．ヌクレオチドは開口分泌（エキソサイトーシス）によって，あるいは細胞膜上のチャネルや輸送体（NtT）を介して細胞外に遊離される．いったん遊離されると，細胞外ヌクレオチド加水分解酵素（**エクトヌクレオチダーゼ**[ectonucleotidase]）の作用によって，ATPはADPやアデノシンに変換される．アデノシンはすべての細胞種の細胞質に存在しており，アデノシン特異的な細胞膜輸送体（NsT）を介して細胞内への取り込み，あるいは細胞外への遊離が行われる．アデノシンそのものは，**アデノシンデアミナーゼ**という酵素によってイノシンに加水分解される．ATPは**P2X受容体**（P2X receptor）（リガンド開口型のイオンチャネル）や，ADPの主な標的である**P2Y受容体**（P2Y receptor）（Gタンパク質共役受容体[G protein–coupled receptor：GPCR]）に作用する．アデノシン自体は別のGPCRであるA受容体（あるいはP1受容体ともいう）に作用する．開口分泌や他の分泌のより詳しい機構については，**第4章**に記載している．

- **P2Xイオンチャネル型受容体**（P2X ionotropic receptor）（P2X$_{1\sim7}$）は，多量体（多くの場合，ヘテロ多量体）のATP開口型陽イオンチャネルである．

各受容体ファミリーにおけるサブタイプは，それらの分子構造とアゴニスト・アンタゴニスト選択性の違いに基づいて分類されている．とりわけP2Yグループは区別が難しい．つまり，いくつかの受容体は他のファミリーメンバーとの相同性に基づいて同定されているものの，それらのリガンドがいまだ同定されていない（つまり，"**オーファン[孤児]受容体**[orphan receptor]"である）．加えて，このグループに含まれるいくつかの受容体メンバーはプリン類と同様にUTPやUDPなどのピリミジン類も認識することから，しばしばピリミジン受容体と分類されることもある．しかし，細胞内シグナル伝達におけるピリミジン類の役割については，現時点ではほとんどわかっていない．

アデノシン受容体に作用するアデノシン，**カフェイン**（caffeine）および**テオフィリン**（theophylline），**クロピドグレル**（clopidogrel）や**プラスグレル**（prasugrel），**チカグレロル**（ticagrelor）などのP2Y$_{12}$受容体に作用するアンタゴニストを除いて，プリン作動性受容体に作用する治療薬は，今までにごくわずかしか存在しない．そのため，ここではプリン作動性薬理学のいくつかの傑出した興味深い特徴の紹介に留める．詳細な情報については，章末の参考文献を参照されたい．

表 16.1 プリン作動性受容体.

受容体とサブタイプ	メカニズム	主な内因性リガンド	注
アデノシン（P1 ともよばれる）			
A_1	G タンパク質共役型（$G_{i/o}$） cAMP 減少	アデノシン（高親和性）	
A_{2A}	G タンパク質共役型（G_s） cAMP 増加		カフェイン，テオフィリン（アンタゴニスト）
A_{2B}	G タンパク質共役型（G_s） cAMP 増加	アデノシン（低親和性）	
A_3	G タンパク質共役型（$G_{i/o}$） cAMP 減少		
P2Y "代謝型" [a]			
$P2Y_1$	G タンパク質共役型（主に $G_{q/11}$） PLCβ 活性化 Ca^{2+} 動員あるいは cAMP 変動	ATP（アンタゴニストまたは部分アゴニスト） ADP（アゴニスト）	suramin（アンタゴニスト）
$P2Y_2$		UTP，ATP	suramin（アンタゴニスト）
$P2Y_4$		ATP，GTP，UTP（部分アゴニスト）	ピリミジン受容体
$P2Y_6$		UDP	ピリミジン受容体
$P2Y_{11}$		ATP > ADP	suramin（アンタゴニスト）
$P2Y_{12}$	G タンパク質共役型（主に $G_{i/o}$） cAMP 減少	ADP > ATP	血小板 ADP 受容体 クロピドグレル，プラスグレル，チカグレロル（強力なアンタゴニスト）
$P2Y_{13}$		ADP	suramin，PPADS
$P2Y_{14}$		UDP–グルコース	UDP
P2X "イオンチャネル型"			
$P2X_1$ $P2X_2$ $P2X_3$ $P2X_4$ $P2X_5$ $P2X_6$ $P2X_7$	受容体開口型陽イオン選択的チャネル	ATP	suramin（アンタゴニスト）

[a] 機能がわかっているヒトの受容体のみ記載している．表に示されていない番号の受容体は，受容体遺伝子は単離されているものの，リガンドが同定されていないことを示す．細胞外の cAMP と結合する遠縁の関連受容体（CAR_{1-4}）については，その生物学的意味がほとんど不明であるため，除外している．PPADS：ピリドキサールリン酸–6–アゾフェニル–2′,4′–ジスルホン酸.

メディエーターとしてのアデノシン

　最もシンプルなプリン類であるアデノシンは，身体中どの体液にも含まれる．アデノシンはすべての細胞の細胞質に遊離型で存在しており，（濃度勾配に逆らった能動輸送によって）細胞の内向きに，または主に細胞膜の輸送体（いくつかのタイプが存在する）によって外向きに輸送される．この輸送が何によって調節されているかはほとんど不明であるが，細胞外のアデノシン濃度は細胞内濃度と比べて，通常，非常に低い．組織中のアデノシンの一部は細胞内由来であり，一部は遊離された ATP

や ADP の細胞外加水分解によって生じたものである（図 16.1）．ジピリダモール（dipyridamole）のような薬剤は輸送体（トランスポーター）を阻害し，間接的に細胞外のアデノシン濃度を増加させる．アデノシンは**アデノシンデアミナーゼ**（adenosine deaminase）によって不活化されうるものの，代謝物として生成される**イノシン**（inosine）がさらに別の生物学的活性物質となり，新しい創薬標的となりうるかどうかは不明である．

　実際，すべての細胞種が 1 つかそれ以上のアデノシン受容体を発現しており，アデノシンは末梢および中枢神経系の両方において，多くの薬理学的効果を引き起こす．細胞が必要とする代謝を最小限にするアデノシンの能力

メディエーターとしてのプリン類

- アデノシン（adenosine）はアデニル酸シクラーゼの阻害または活性化を促すGタンパク質と共役する受容体A_1, A_{2A}, A_{2B}, A_3に作用する。アデノシン受容体は**カフェイン**や**テオフィリン**などのメチルキサンチン類によって阻害される。
  - アデノシンは，平滑筋や神経細胞を含む多くの細胞種や組織に作用する。いわゆる伝達物質としては定義されていないものの，局所的に働くホルモンあるいは"恒常性調節因子（homeostatic modulator）"として重要な役割を担っている。
  - 重要な作用部位は心臓と肺である。**アデノシン**は超短時間作用型であり，しばしば抗不整脈作用のため使われる。
  - ADPは，$P2Y_{1-14}$ "代謝型" Gタンパク質共役受容体ファミリーに作用する。これらの受容体はcAMPもしくはPLCβと共役している。
  - ADPの重要な作用部位は血小板であり，顆粒から遊離されたADPは$P2Y_{12}$受容体に作用して血小板凝集を促す。この作用は，**クロピドグレル**や**プラスグレル**，**チカグレロル**といった薬によって遮断される。
- ATPは細胞内小胞に貯蔵され，開口分泌や膜上のチャネルを介して遊離される。細胞質のATPは細胞が傷害されたときに細胞外へと遊離される。ATPは細胞内メディエーターとしても働き，細胞膜上に存在するカリウムチャネルの開口を阻害する。
  - ATPはP2X受容体に作用する：P2X受容体はリガンド開口型イオンチャネルである。ATPはP2Y受容体にも作用する。
  - suraminは，ほとんどの受容体でATPの作用を遮断する。
  - ATPの重要な作用部位は中枢神経系（CNS）であり，末梢および中枢神経回路や炎症細胞を含む。
  - ATPは，遊離された後すぐにADPやアデノシンに変換され，他のプリン作動性受容体に作用する新たなリガンドを生成する。

に基づいて想定されるアデノシンの機能の1つは，組織の統合性が脅かされたとき（例えば，冠虚血や脳虚血によって；第21, 40章），速やかに遊離される"急性の"保護物質として機能することかもしれない。より軽度な条件下では，アデノシン遊離量の変動は，血流や（頸動脈小体への作用を介して）呼吸を調節し，組織の代謝需要にみあった供給を行っている可能性がある。

アデノシンと心血管系

アデノシンは心臓の電気伝導を抑制する。4つすべてのアデノシン受容体がこの効果に関与すると考えられている。この作用から，アデノシンは**上室性頻拍**（supraventricular tachycardia；第21章）を止めるために静脈内急速投与され，治療に利用されている。その作用時間の短さ（静脈内投与の数分以内に分解されるか取り込まれる）ゆえに，βアドレナリン受容体アンタゴニストや**ベラパミル**（verapamil）のような薬物よりも安全である。より強い受容体選択性をもつ，長時間作用型のアデノシン誘導体もみつかっている。アデノシン取り込みは，血管拡張薬や抗血小板薬として使われるジピリダモール（第24章参照）によって阻害される（それにより，アデノシンの作用は持続する）。

アデノシンと喘息

アデノシン受容体は喘息にかかわるすべての細胞種にみつかっており（第28章），その全体としての薬理学的作用は複雑である。例えば，A_{2A}サブタイプの活性化はおおむね保護的で抗炎症作用を発揮するが，アデノシンはA_1受容体を介した作用により，肥満細胞からのメディエーター遊離を促進し，粘液分泌増強，気管支収縮や白血球の活性化を引き起こす。メチルキサンチン類，とりわけテオフィリン誘導体（第28章）は，アデノシン受容体アンタゴニストである。テオフィリンは喘息治療に使われており，その有益な効果の一部はA_1受容体阻害によるものと考えられる。しかし，メチルキサンチン類はホスホジエステラーゼを阻害することでcAMP量を増加させる作用ももち，アデノシン受容体阻害とは独立したいくつかの薬理的作用を担保している。いくつかのテオフィリン誘導体は，ホスホジエステラーゼよりもアデノシン受容体に対してより高い選択性を示すといわれている。

A_{2B}受容体の活性化もまた肥満細胞からのメディエーター遊離を促進するが，一方でA_3受容体の役割はいまだ十分に明らかにされていない。そのため，最近の考えでは，A_1とA_{2B}受容体のアンタゴニストやA_{2A}受容体のアゴニストが，有意な治療有効性をもたらすことが示唆されている（Brown et al., 2008; Burnstock et al., 2012参照）。

中枢神経系におけるアデノシン

アデノシンは，A_1とA_{2A}受容体に作用することで，多くの中枢神経細胞に対して阻害効果を示す。カフェイ

ンなどのメチルキサンチン類の消費後によく起こる刺激（第48章参照）は，部分的にこの作用を阻害した結果として生じる．

メディエーターとしてのADP

ADPは通常細胞では小胞内に貯蔵されている．ADPは主にP2Y受容体ファミリーを介して直接的に生物学的効果を起こすものの，いったん細胞外に遊離されると，複数の異なるタイプが存在するエクトヌクレオチダーゼによってアデノシンに変換される．

ADPと血小板

血小板の分泌小胞はATPとADPの両方を高濃度に貯蔵しており，血小板が活性化される際にそれらを遊離する（第24章参照）．ADPの多彩な効果の1つに血小板凝集促進作用がある．したがって，このシステムは正のフィードバック経路として働いており，血小板凝集の過程を制御するための重要な機構といえる．関与する受容体はP2Y$_{12}$である．クロピドグレル，プラスグレル，チカグレロルはP2Y$_{12}$のアンタゴニストであり，動脈血栓塞栓症を防ぐための重要な治療薬である（第24章）．

メディエーターとしてのATP

ATPは主にP2X受容体を介して作用を引き起こす．これら多量体型の受容体の細胞外ドメインには3分子のATPが結合しうる．活性化されると，受容体は細胞内シグナル伝達の引き金となる陽イオン選択性イオンチャネルを開口する．哺乳類でのATPの他のいくつかの作用はP2Y受容体を介して起こる．**suramin**（元々はトリパノソーマ感染治療のために開発された薬）や実験的な化合物である**PPADS**（ピリドキサールリン酸-6-アゾフェニル-2′,4′-ジスルホン酸[pyridoxalphosphate-6-azophenyl-2′,4′-disulfonic acid]）はATPと競合し，ほとんどのP2X受容体に対して広い範囲で阻害活性を示す．加えて，suraminはP2Y受容体も拮抗阻害する．

ATPはすべての細胞にmM濃度で存在しており，細胞が傷害を受けると（例えば虚血によって）細胞外に遊離される．ATP遊離のメカニズムはATP含有小胞の開口分泌または細胞膜の**パネキシン**（pannexin）や**コネキシン**（connexin）チャネルを介して起こりうる．加えて，死んでいる細胞はATPを遊離する．放出されたATPは，免疫細胞に組織傷害の警報を送る"**危険シグナル**（danger signal）"として働く（第6章参照）．

細胞から遊離されたATPは組織特異的なヌクレオチダーゼによってすぐに脱リン酸化され，ADPとアデノシンを産生する（図16.1）．ADPとアデノシンの両方がさらに受容体を介した効果を生み出す．血管平滑筋（第22章）やインスリン分泌（第31章）を制御する細胞膜のカリウムチャネルの調節における細胞内ATPの役割は，この細胞外のATPの伝達作用とは大きく異なる．

神経伝達物質としてのATP

ATPのような日常の代謝物が，選ばれた神経伝達物質の仲間に入るという考えは長い間受け入れられなかったが，今ではすっかり定着している．ATPは末梢における伝達物質であり，直接のメディエーターとして，またノルアドレナリン作動性神経終末における共伝達物質として働いている．P2X$_2$，P2X$_4$とP2X$_6$は，神経に主に発現している受容体サブタイプである．P2X$_1$は平滑筋に多い．

ATPはアドレナリン作動性神経とコリン作動性神経の両方のシナプス小胞に含まれており，アセチルコリンまたはノルアドレナリン（noradrenaline）（ノルエピネフリン[norepinephrine]）に起因しない自律神経刺激によって生じる多くの作用を引き起こす（第12章参照）．これには交感神経刺激によって惹起される腸平滑筋弛緩や，副交感神経刺激によって生じる膀胱収縮が含まれる．バーンストックと彼の同僚は，神経刺激によってCa^{2+}依存的にATPが遊離されることや，外因性のATPが，概して，さまざまな実験条件下で神経刺激の効果を模倣することを示した．ATPは中枢神経系や自律神経節において，型にはまった"速い"伝達物質として，あるいは抑制性のシナプス前伝達物質として機能している．

ATPの加水分解で産生されるアデノシンは，中枢神経系と末梢神経系における興奮性伝達物質の遊離に対するシナプス前抑制効果を発揮する．

侵害受容におけるATP

ATPは（例えば）皮下に注入すると，侵害受容にかかわる求心性ニューロンのP2X$_2$および／またはP2X$_3$ヘテロ多量体受容体を活性化し，痛みを起こす（第42章参照）．痛みはアスピリン（aspirin）によって阻害されることから，プロスタグランジン（prostaglandin）の関与が示唆されている（第26章参照）．さまざまな観点での**侵害受容**（nociceptive）の痛み伝達や，特に治療の難しい神経障害性疼痛におけるプリン作動性受容体（主にP2YとP2X受容体）の潜在的な役割に対する興味は，最近高まっている（第42章参照）．興味深いことに，プリン作動性受容体はニューロンだけでなく，グリア細胞にもみつかっており，侵害受容伝達を調節するこれら"支持"細胞での役割が示唆されている．P2YとP2X両方の受容体が，鎮痛薬や抗片頭痛薬の有効な標的となりうることが示唆されている（Tsuda et al., 2012; Magni & Ceruti, 2013）．

奇妙なことに，おそらく，同じ受容体が舌での味覚受容にも関与しているようである．

炎症における ATP

ATP は刺激された細胞や，傷害された細胞あるいは瀕死の細胞から遊離される．P2X 受容体は免疫系の細胞に広く分布しているが，P2Y 受容体は P2X ほどではない．これらの受容体に作用して，ATP は好中球や食細胞の遊走を調節し，マクロファージや肥満細胞からのサイトカイン，および他の炎症応答メディエーターの放出を引き起こしうる．$P2X_7$ 受容体が欠損されたマウスは，慢性炎症を起こす能力が減少している．プリン作動性シグナル伝達は，T 細胞シグナル伝達においても重要な役割を果たしている．

アデノシンは抗炎症効果も発揮するが，有用な抗炎症薬であるメトトレキサート（methotrexate；第 26 章参照）の作用の一部は，そのアデノシンの遊離調整作用によるものかもしれない．免疫系における自己分泌の役割については，Junger（2011）に詳しく説明されている．

将来の展望

現在はプリン作動性受容体に作用する薬はほんの少ししか存在しないが，領域全体としては将来の治療薬開発に期待がもてる．記載しなかった他の疾患領域のうち，とりわけ創薬という点に関して将来有望そうな病気として，消化器疾患（Burnstock, 2008; Antonioli et al., 2013）や骨リモデリングの調節がある（Gartland et al., 2012）．

引用および参考文献

（注意事項：これら受容体の学名は何度か変わっており，いくつかの古い論文を読むときに困難が生じる可能性がある．学名の最新版を確認するためには，www.guidetopharmacology.org/ を参照されたい．）

Antonioli, L., Colucci, R., Pellegrini, C., et al., 2013. The role of purinergic pathways in the pathophysiology of gut diseases: pharmacological modulation and potential therapeutic applications. Pharmacol. Ther. 139, 157–188.（消化管におけるプリン作動性受容体の分布と機能，ならびに通常の生理機能や病気に対するプリン作動性受容体の関連性について，とても包括的に調査された総説である．）

Brown, R.A., Spina, D., Page, C.P., 2008. Adenosine receptors and asthma. Br. J. Pharmacol. 153 (Suppl. 1), S446–S456.（肺でのアデノシン薬理学に関するすばらしい総説．とてもわかりやすい．）

Brundege, J.M., Dunwiddie, T.V., 1997. Role of adenosine as a modulator of synaptic activity in the central nervous system. Adv. Pharmacol. 39, 353–391.（よい総説．）

Burnstock, G., 2006. Purinergic P2 receptors as targets for novel analgesics. Pharmacol. Ther. 110, 433–454.（この論文と，同じ著者によって後で執筆された総説には，プリン作動性シグナル伝達のさまざまな特徴・性質とその医療応用についての情報が幅広く記載されている．）

Burnstock, G., 2008. Purinergic receptors as future targets for treatment of functional GI disorders. Gut 57, 1193–1194.

Burnstock, G., 2012. Purinergic signalling: Its unpopular beginning, its acceptance and its exciting future. Bioessays 34, 218–225.（実際にプリン作動性シグナル伝達の分野を切り拓いてきた研究者によって執筆された興味深い総説．読みやすく情報満載である．）

Burnstock, G., Brouns, I., Adriaensen, D., Timmermans, J.P., 2012. Purinergic signalling in the airways. Pharmacol. Rev. 64, 834–868.

（プリン作動性薬理学の領域に入って探究したいと考えている人にとって本質的であり，権威ある総説．）

Cunha, R.A., 2001. Adenosine as a neuromodulator and as a homeostatic regulator in the nervous system: different roles, different sources and different receptors. Neurochem. Int. 38, 107–125.（神経系におけるアデノシン機能に関する思索的な総説．）

Gartland, A., Orriss, I.R., Rumney, R.M., Bond, A.P., Arnett, T., Gallagher, J.A., 2012. Purinergic signalling in osteoblasts. Front. Biosci. 17, 16–29.

Junger, W.G., 2011. Immune cell regulation by autocrine purinergic signalling. Nat. Rev. Immunol. 11, 201–212.（免疫細胞におけるプリン作動性シグナル系の役割について，上手な図でまとめられた，非常にすばらしい総説である．T 細胞や好中球の自己分泌シグナル伝達に焦点を絞っている．お薦め．）

Khakh, B.S., North, R.A., 2006. P2X receptors as cell-surface ATP sensors in health and disease. Nature 442, 527–532.（P2X 受容体に関する非常に読みやすくまとめられたすばらしい総説．お薦め．）

Magni, G., Ceruti, S., 2013. P2Y purinergic receptors: new targets for analgesic and antimigraine drugs. Biochem. Pharmacol. 85, 466–477.（プリン作動性受容体に作用する新規鎮痛薬の将来展望についての包括的な総説．P2Y アゴニストについての役立つ図や構造情報が記載されている．）

Surprenant, A., North, R.A., 2009. Signaling at purinergic P2X receptors. Annu. Rev. Physiol. 71, 333–359.（P2X 受容体生物学の包括的な総説．最新の先導的な学説の追跡に興味がある人向き．）

Tsuda, M., Tozaki-Saitoh, H., Inoue, K., 2012. Purinergic system, microglia and neuropathic pain. Curr. Opin. Pharmacol. 12, 74–79.（ミクログリアにおけるプリン作動性システムの役割，および神経障害性疼痛の病因と治療への関与についての短い概要．）

第 2 部　ケミカルメディエーター

17 局所ホルモン 1：ヒスタミンと生理活性脂質

概要

　第 6 章では宿主防御を担う細胞の機能について述べ，炎症を制御する液性の化学物質が重要な役割をもつことを示唆した．この章と次章では，この化学物質を詳細に取り扱う．まずいくつかの低分子量のメディエーター（伝達物質）について述べる．これらの物質は生理的な役割をもちつつも，宿主防御機構により必要に応じて機能を発揮し，それゆえ抗炎症薬の作用のための重要な標的となっている．

はじめに

　学問領域としての薬理学の発展は，数多くの生理活性物質の発見を伴ってきた．その多くは，初期には，特定の生理的あるいは病理的現象に伴って血液や組織に出現する，未同定の平滑筋の収縮（あるいは弛緩）因子として注目を集めた．いくつかの物質は比較的速やかに同定されたが，長年解析が難しかった物質もあり，特定の分野の発展はしばしば，解析手法の進歩と密接にかかわってきた．例えば，5-ヒドロキシトリプタミン（5-hydroxytryptamine）（5-HT，セロトニン［serotonin］）（第 15 章）やヒスタミン（histamine）は比較的単純な化合物であり，生物学的性質の発見からまもなく同定された．一方，より複雑なプロスタグランジンの構造決定は，1930 年代に発見されたにもかかわらず，およそ 30 年後の質量分析の発展を待たねばならなかった．ペプチドやタンパク質の構造決定には，より長い時間を要した．サブスタンス P（11 アミノ酸）も 1930 年代に発見されたが，ペプチドシーケンス技術が開発された 1970 年まで同定されなかった．1980 年代までには，分子生物学によりわれわれの解析能力は大いに向上した．例えば，エンドセリン（21 アミノ酸）は，約 1 年のうちに，発見され，完全に解析され，合成され，同定されるに至り，そのすべての情報が 1 つの論文に発表された（Yanagisawa et al., 1988）．

"メディエーター" とは何か？

　チロキシン（第 34 章）やインスリン（第 31 章）のような一般的なホルモンと同様に，局所ホルモン（local hormone）も 1 つの細胞から他の細胞に情報を伝える化学伝達物質にすぎない[1]．チロキシンやインスリンのようなホルモンは単一の内分泌腺から放出され，血中を循環し，このような様式で他の "標的" 組織に影響を与えることができる．一方，局所ホルモンは通常局所の細胞から産生され，近隣の微小環境において作用を発揮する．これらの区別はじつのところ明確ではない．例えば，"古典的な" ホルモンの 1 つであるヒドロコルチゾン（hydrocortisone）は通常は副腎から放出されるが，ある組織では局所的に産生され，作用しうることも次第に明らかにされている．逆に，いくつかのサイトカイン（第 18 章参照）は通常は局所で産生され，すなわち局所ホルモンとして記述されるが，局所のみならず，血中を循環して全身性の効果を生ずることもある．

　何らかの刺激に反応して，局所ホルモンがある特定の生物学的作用（例えば，アレルゲン曝露に反応した平滑筋の収縮のように）を生み出すとき，この反応における局所ホルモンは**メディエーター**（mediator）とよばれる．従来，メディエーター[2]候補が公式に承認されるには，ある基準を満たさなければならなかった．1930 年代に，デール（Dale）はメディエーターとして認定するための 5 つの基準を提唱し，それ以降，これらの指標が基準点として用いられてきた．本来この 5 つの基準は神経伝達物質候補を検定するために考案されたものであり，これらの基準は他の反応におけるメディエーターに対しては容易に適用できず，数回にわたり改変された．

　現在，ある物質をメディエーターとして立証するための実験基準は次の通りである．

---

[1] 用語 "オートクリン（autocrine）" とは，放出された細胞に作用する局所的なメディエーターを意味し，一方で "パラクリン（paracrine）" は，別の隣接した細胞に作用する局所的なメディエーターを意味する．

[2] ホルモンやメディエーターについてはすでに存在する用語上の混乱に加え，"生体制御物質（bioregulator）" という別の言葉が近年使用されつつある．この混成語はあらゆる生理活性物質を含みうるため，本書の目的にはあまり役に立たない．

第17章 局所ホルモン1：ヒスタミンと生理活性脂質

- 適切な時間内に標的細胞で生理活性を生じさせるに十分な量が，局所細胞から遊離されること．
- メディエーターの標準サンプルが，本来の生物学的作用を再現すること．
- 合成，遊離，または作用への干渉（例えば，受容体アンタゴニスト，酵素阻害薬，"ノックダウン"または"ノックアウト"技術の使用）が本来の生物学的反応を遮断，もしくは調節すること．

ヒスタミン

古典的研究で，ヘンリー・デール（Henry Dale）らは，感作組織において局所的なアナフィラキシー反応（事前に感作させた動物でみられる卵白アルブミンへの反応のような，Ⅰ型あるいは"即時型過敏性反応"；第6章参照）が抗原−抗体反応によって引き起こされることを示し，ヒスタミンが生体内・外でもこの効果を再現することを発見した．後の研究で，ヒスタミンは組織にあらかじめ存在し，アナフィラキシーが起こると，（他のメディエーターとともに）遊離されることが確認された．

ヒスタミンの合成と貯蔵

ヒスタミンはヒスチジン脱炭酸酵素によってヒスチジンから合成される，塩基性アミンである．ヒスタミンはほぼどの組織にも存在するが，外界に曝される組織（肺や皮膚，消化管）に高濃度で存在する．細胞レベルでは，ヒスタミンは肥満細胞（細胞あたりおよそ $0.1 \sim 0.2$ pmol）と好塩基球（細胞あたり 0.01 pmol）に多く存在するが，非肥満細胞型ヒスタミンは胃の"ヒスタミノ細胞"や脳のヒスタミン作動性ニューロンに存在する（第39章参照）．肥満細胞と好塩基球では，ヒスタミンは酸性タンパク質やマクロヘパリンとよばれる高分子量ヘパリンと複合体を形成し，細胞内顆粒中に存在する．

ヒスタミンの遊離

ヒスタミンは炎症反応やアレルギー反応の際に，開口分泌によって肥満細胞から遊離される．細胞表面の特異的受容体に反応する C3a と C5a とよばれる補体系成分や（第6章参照），細胞表面の免疫グロブリン（Ig）E 抗体への抗原の結合が，ヒスタミン遊離刺激に含まれる．多くの分泌過程に共通して（第4章），ヒスタミンの遊離は細胞内 Ca^{2+} 濃度の上昇によって惹起される．モルヒネ（morphine）やツボクラリン（tubocurarine）のようなさまざまな塩基性薬物はヒスタミンを遊離し，なかでも，ヒスタミンを遊離する compound 48/80 を用いて，実験的に肥満細胞の生物学が調べられてきた．cAMP の産生を高める薬物（例えば，β アドレナリン受容体アゴニスト：第14章参照）はヒスタミンの分泌を抑制する．

肥満細胞や好塩基球によって分泌されたヒスタミンの補充には時間がかかり，数日から数週間かかるが，胃のヒスタミノ細胞でのヒスタミンの代謝は非常に速い．ヒスタミンはヒスタミナーゼもしくはメチル化酵素であるイミダゾール *N*-メチル転移酵素によって代謝される．

ヒスタミン受容体

ヒスタミン受容体は $H_{1 \sim 4}$ の4種類が同定されている．この4種類はすべて G タンパク質共役受容体であり，下流のシグナル伝達を引き起こす cAMP を調節している．H_3 受容体と H_4 受容体のスプライスバリアントが報告されているが，4つの受容体すべてがいくらかは炎症反応に関係している．炎症におけるヒスタミンの役割は Jutel et al.（2009）によってよく説明されている．

H_1 受容体，H_2 受容体，H_3 受容体の選択的アンタゴニストには，それぞれピリラミン（メピラミン[mepyramine]），シメチジン（cimetidine），thioperamide がある．H_2 受容体と H_3 受容体に対する選択的アゴニストはそれぞれ dimaprit と (R)-メチルヒスタミン（[R]-methylhistamine）がある．ヒスタミン H_1 アンタゴニストは炎症（特に，花粉症のようなアレルギー症状）の治療や予防に使用され る，主要な抗ヒスタミン薬である．臨床的に使用されるサブタイプ特異的なアンタゴニストの他の臨床用途は，第28，39，48章に記載されている．H_4 受容体の薬理作用は，あまりよく知られていない．

ヒスタミンの作用

平滑筋に対する作用．ヒスタミンは H_1 受容体に作用し，回腸，気管支，細気管支，子宮の平滑筋を収縮させる．ヒトでの回腸に対する作用は，モルモット（事実上，この組織はヒスタミンのバイオアッセイの標準系として利用されている）での作用ほど特徴づけられていない．ヒスタミンは気管支喘息の即時相で気流量を低下させる（第28章と図28.3参照）．

心血管系に対する作用．ヒスタミンはヒトの血管を拡張させ，H_1 受容体に作用し，後毛細管の細静脈の透過性を亢進させる．この効果の一部は，血管床の血管内皮依存的である．また，ヒスタミンは心臓の H_2 受容体に作用し，心臓の拍動や拍出量を増加させる．

胃液分泌．ヒスタミンは H_2 受容体に作用し胃酸分泌を刺激する．消化性潰瘍の病理に関与することから，臨床的には，この胃酸分泌がヒスタミンの最も重要な作用である．詳細は，第30章で取り上げる．

皮膚に対する作用．皮内にヒスタミンを注入すると，皮膚の発赤を引き起こし，紅斑の周囲に腫脹を伴う．この反応は，80年以上前にトーマス・ルイス（Thomas Lewis）によって記述された，皮膚の引っかき傷に対する三重反応（triple response）を模倣している．この発赤は細動脈と前毛細血管の括約筋の拡張を反映し，腫脹は後

毛細血管細静脈の透過性の亢進を反映している．これらの反応は，主にH_1受容体の活性化によって生じる．紅斑は軸索反射によるものである．すなわち，感覚神経線維の刺激が同一感覚神経の隣接する分枝を介して逆行性の活動電位を惹起し，カルシトニン遺伝子関連ペプチド（calcitonin gene-related peptide：CGRP；第18，26章参照）のような血管拡張因子を放出する．ヒスタミンはH_1受容体依存性のメカニズムを介して感覚神経終末を刺激するため，皮膚への注入や，水疱の基部への塗布は激しいかゆみを誘導する．H_1アンタゴニストは，アレルギー反応や虫刺されなどによって引き起こされるかゆみを制御するために用いられる．

ヒスタミン遊離が多くの炎症の指標と症状を明らかに再現することができるという事実にもかかわらず，H_1アンタゴニストは急性の炎症反応において臨床的な有用性があまりない．他にもっと重要なメディエーターがあるためである．しかし，ヒスタミンは，アレルギー性鼻炎や蕁麻疹のようなⅠ型過敏症反応において重要である．炎症におけるヒスタミンの重要な作用は他に，獲得免疫反応を調節するB細胞やT細胞への作用がある（Jutel et al., 2009）．

これらの疾患や他の疾患でのH_1アンタゴニストの使用については，**第26章**で取り上げる．

エイコサノイド

概論

必要に応じて脂肪酸前駆体から産生され，細胞内に貯蔵されない一群のメディエーターを**エイコサノイド**（eicosanoid）とよぶ．エイコサノイドは多くの生理学的過程の制御に関与し，炎症反応で最も重要なメディエーターや修飾物質であり（図17.1，図17.2），薬物作用の標的として重要である．

エイコサノイドがはじめて関心を集めたのは，精液に脂質が含まれることが報告された1930年代であった．その脂質は前立腺由来のようであり，子宮平滑筋を収縮させたので，**プロスタグランジン**（prostaglandin）と名づけられた[3]．後に，プロスタグランジンは単一物質ではなく，実質的にあらゆる細胞で，炭素数20の不飽和脂肪酸前駆体から産生されうる一群の化合物であることが明らかになった．

---

[3] プロスタグランジンという名称は解剖学的な誤りによって命名された．ある種の動物では，プロスタグランジンに富んだ精嚢を，実質的には何も含まない前立腺（皮肉にも現在では知られているが）と区別することは困難であった．後に提案された**ベシグランジン**（vesiglandin）という用語はより適切であったにもかかわらず，プロスタグランジンという用語が定着した．

ヒスタミン

- ヒスタミンは塩基性アミンで，肥満細胞や好塩基球の顆粒に貯蔵されており，C3aやC5aと特異的な膜受容体との相互作用や，抗原と細胞表面のIgEとの相互作用により分泌される．
- ヒスタミンは標的細胞のH_1，H_2，H_3，H_4受容体に作用し，効果を生み出す．
- ヒトにおける主な作用は以下の通りである．
  - 胃液分泌の刺激（H_2）
  - 血管を除く，大半の平滑筋の収縮（H_1）
  - 心刺激（H_2）
  - 血管拡張（H_1）
  - 血管透過性の亢進（H_1）
- 皮内に注入されたヒスタミンは"三重反応"を引き起こす．すなわち，**発赤**（reddening）（局所的血管拡張），**腫脹**（wheal）（後毛細血管細静脈の透過性亢進），**紅斑**（flare）（ペプチドメディエーターを放出する感覚神経の"軸索"反射由来）
- ヒスタミンの主な病態生理学的役割は以下の通りである．
  - 胃酸分泌に対する刺激薬（H_2受容体アンタゴニストによる治療）
  - 蕁麻疹や花粉症のようなⅠ型過敏症のメディエーターとしての役割（H_1受容体アンタゴニストによる治療）
  - 中枢神経系機能（第39章参照）

構造と生合成

哺乳類では，主なエイコサノイド前駆体はアラキドン酸（5,8,11,14-エイコサテトラエン酸）であり，4つの不飽和二重結合を含む炭素数20の不飽和脂肪酸である（したがって，接頭辞のエイコサ-[eicosa-]は20個の炭素原子を指し，テトラ[tetra-]エンは4つの二重結合を指す；図17.1参照）．ほとんどの細胞種で，貯蔵リン脂質に含まれるアラキドン酸はエステル化されており，遊離酸の濃度は低い．

主要なエイコサノイドはプロスタグランジン，**トロンボキサン**（thromboxane）と**ロイコトリエン**（leukotriene）であるが，**リポキシン**（lipoxin）や**レゾルビン**（resolvin）のような他のアラキドン酸誘導体に対する関心や重要性が高まっている．（**プロスタノイド**[prostanoid]という用語はここではプロスタグランジンとトロンボキサンの総称として用いる．）

多くの場合，エイコサノイドの合成における初期の律速段階は細胞内のアラキドン酸遊離であり，通常，酵素である**ホスホリパーゼA_2**（phospholipase A_2；PLA_2；図

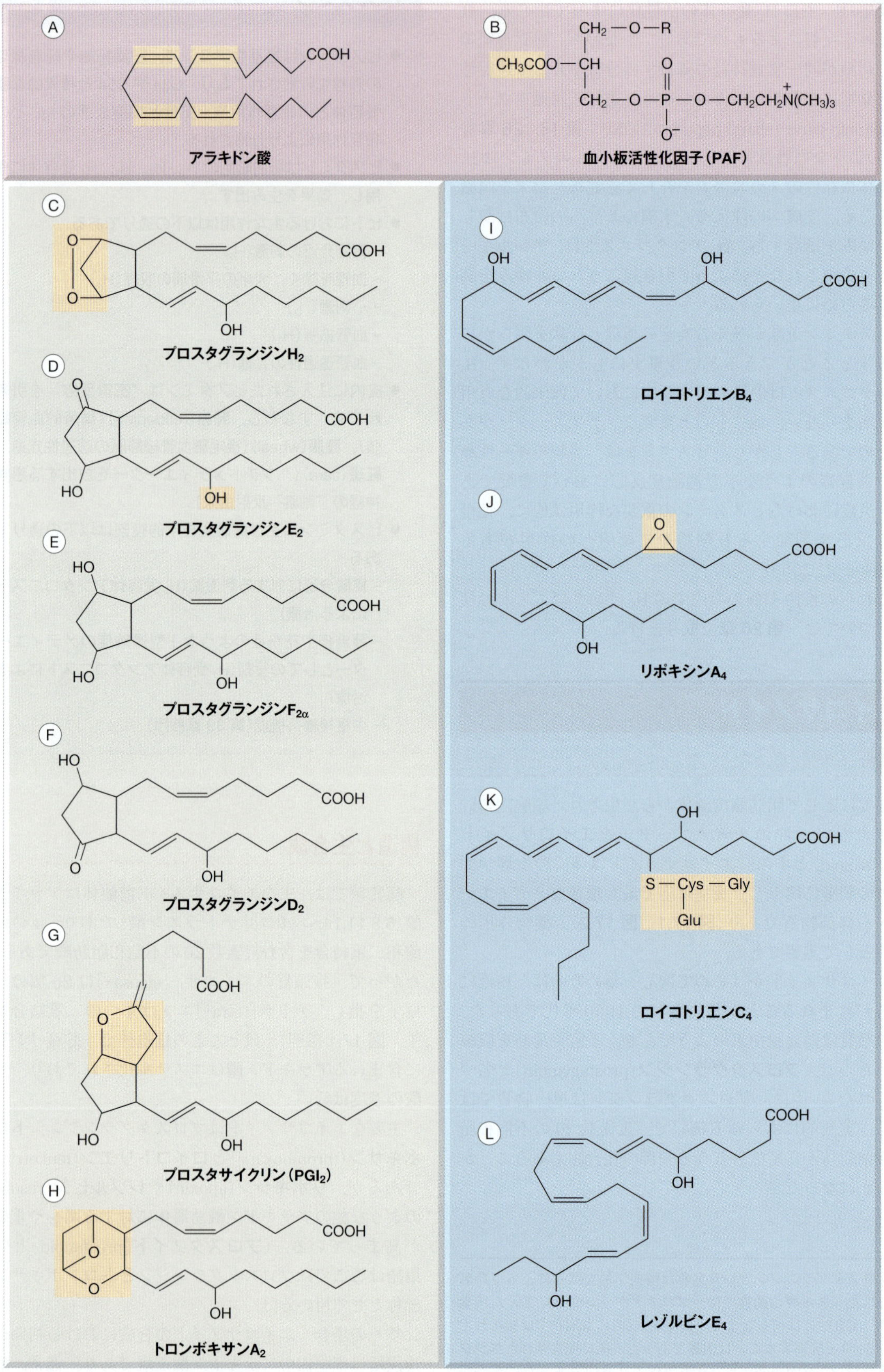

254　第 17 章　局所ホルモン 1：ヒスタミンと生理活性脂質

Ⓐ　アラキドン酸

Ⓑ　血小板活性化因子（PAF）

Ⓒ　プロスタグランジンH₂

Ⓓ　プロスタグランジンE₂

Ⓔ　プロスタグランジンF₂α

Ⓕ　プロスタグランジンD₂

Ⓖ　プロスタサイクリン（PGI₂）

Ⓗ　トロンボキサンA₂

Ⓘ　ロイコトリエンB₄

Ⓙ　リポキシンA₄

Ⓚ　ロイコトリエンC₄

Ⓛ　レゾルビンE₄

図17.1 宿主防御反応に関与する主要な脂質メディエーター．

[A]アラキドン酸は，プロスタノイド，ロイコトリエン，リポキシン，レゾルビンの重要な前駆体である．オレンジのボックス部分は共役二重結合を示す．[B]血小板活性化因子(PAF)：C2位のアセチル基をオレンジのボックスで示す．Rは炭素骨格にエーテル結合した炭素数6または8の飽和脂肪酸である．[C]プロスタグランジン(PG)H$_2$はプロスタグランジンの合成において，不安定な中間体の1つである．オレンジのボックス部分は生体液中で自発的に加水分解を引き起こす不安定な環構造を示す．[D]PGE$_2$．オレンジのボックス部分の15-水酸基がプロスタグランジンの生理活性において重要であり，その除去が不活化における第1段階である．[E]と[F]PGF$_2$とPGD$_2$．[G]プロスタサイクリン(PGI$_2$)．オレンジのボックス部分は不安定な環構造を示す．[H]トロンボキサンA$_2$．オレンジのボックス部分は不安定なオキサン構造を示す．[I]ロイコトリエンB$_4$．[J]リポキシンA$_4$．オレンジのボックス部分は不安定で反応性の高い酸素の架橋構造を示す．[K]ロイコトリエンC$_4$．オレンジのボックス部分は結合したグルタチオンを示す．[L]レゾルビンE$_4$．

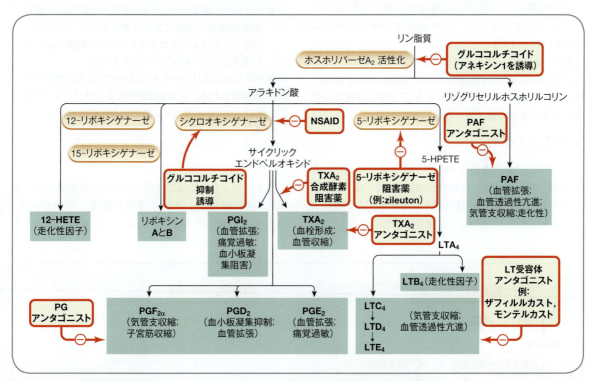

図17.2 リン脂質由来の炎症性メディエーターとその作用，および抗炎症薬の作用部位の概略．

アラキドン酸代謝産物はエイコサノイドである．グルココルチコイドは，炎症性メディエーターによって炎症性細胞で誘導されるシクロオキシゲナーゼ-2の遺伝子の転写を抑制する．プロスタグランジン(PG)E$_2$の作用は，その4つの受容体のうちどの受容体を活性化するかに依存する．HETE：ヒドロキシエイコサテトラエン酸(hydroxyeicosatetraenoic acid)，HPETE：ヒドロペルオキシエイコサテトラエン酸，LT：ロイコトリエン，NSAID：非ステロイド性抗炎症薬，PAF：血小板活性化因子，PGI$_2$：プロスタサイクリン，TX：トロンボキサン．

17.2)により触媒される一段階の反応である．時には，ホスホリパーゼCもしくはDがジアシルグリセロールリパーゼと連動して働く多段階の反応がアラキドン酸遊離に利用されることもある．さまざまなPLA$_2$のアイソフォームが存在するが，最も重要なアイソフォームは，おそらく高度に制御される細胞質型PLA$_2$(cytosolic PLA$_2$：cPLA$_2$)である．この酵素はアラキドン酸（したがって，エイコサノイド）だけでなく，別の炎症性メディエーターである**血小板活性化因子**(platelet-activating factor：PAF)の前駆体であるリゾグリセリルホスホリル

コリン(lysoglyceryl-phosphorylcholine)（リゾ-PAF[lyso-PAF]）も産生する（図17.1，17.2参照）．

細胞質型PLA$_2$はリン酸化によって活性化し，この活性化は，血小板に対するトロンビンの作用，好中球に対するC5aの作用，線維芽細胞に対するブラジキニンの作用，肥満細胞に対する抗原-抗体反応といった多くの刺激によって引き起こされる．通常の細胞傷害はcPLA$_2$の活性化も引き起こす．遊離アラキドン酸は次に示すさまざまな経路によって別々に（もしくはときどき協働して）代謝される．

- 脂肪酸シクロオキシゲナーゼ(fatty acid cyclo-oxygenase：fatty acid COX). 2種類のアイソフォーム COX-1 と COX-2 が存在する. これらは相同性の高い酵素であるが, それぞれ異なった組織特異的な経路で制御される. これらは酵素として働き, アラキドン酸（いくつかの別の不飽和脂肪酸も含む）の基質に分子状酸素を結合させ, 不安定な中間体を形成する. 続いて, 他の酵素により, 異なるプロスタノイドへと転換される.
- リポキシゲナーゼ(lipoxygenase). さまざまなサブタイプが存在し, しばしば連続的に働き, ロイコトリエンやリポキシン, その他の化合物を合成する（図17.1～17.3）.

第26章では, これらの経路の阻害薬（非ステロイド性抗炎症薬[non-steroidal anti-inflammatory drug：NSAID]とグルココルチコイドを含む）が抗炎症作用を引き起こす機序を詳細に取り扱う.

プロスタノイド

COX-1 は恒常的な酵素として, ほとんどの細胞に存在する. COX-1 は主に恒常性制御因子（例えば, 血管反応性の調節, 胃酸分泌の制御）として作用するプロスタノイドを産生する. COX-2 は通常発現しておらず（少なくともほとんどの組織に発現しないが, 腎臓は例外である）, 炎症刺激により強く誘導される. したがって, COX-2 は抗炎症薬の標的として, より適切であると考

リン脂質由来のメディエーター

- 主なリン脂質由来のメディエーターは, エイコサノイド（プロスタノイドとロイコトリエン）と血小板活性化因子(PAF)である.
- エイコサノイドは, ホスホリパーゼ A_2 によってリン脂質から直接遊離されるアラキドン酸, もしくはホスホリパーゼ C とジアシルグリセロールリパーゼを含む2段階反応によって遊離されるアラキドン酸から合成される.
- アラキドン酸はシクロオキシゲナーゼ(COX)-1 もしくは COX-2 によってプロスタノイドに, 5-リポキシゲナーゼによってロイコトリエンに代謝され, その後さらにリポキシンへと転換される.
- PAF はホスホリパーゼ A_2 によってリン脂質前駆体から誘導される. リン脂質前駆体からリゾ-PAF が生じ, リゾ-PAF がさらにアセチル化され PAF を生じる.

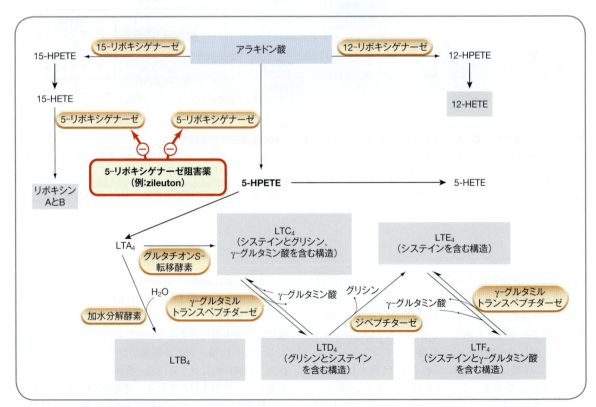

図17.3 アラキドン酸由来ロイコトリエンの生合成.
生理活性をもつ化合物は灰色のボックスで示す. HETE：ヒドロキシエイコサテトラエン酸, HPETE：ヒドロペルオキシエイコサテトラエン酸, LT：ロイコトリエン.

えられている（第26章参照）．両酵素はアラキドン酸分子の2つの不飽和二重結合への2つの分子状酸素の取り込みを触媒し，非常に不安定なエンドペルオキシドプロスタグランジン（PG）G_2とPGH_2を形成する（図17.1）．接尾語の"2"は，生成物が2つの二重結合のみを含むことを示す．PGG_2とPGH_2はエンドペルオキシド**異性化酵素（isomerase）**もしくは**合成酵素（synthase）**によって組織特異的な機序で，この反応の主要な生理活性最終産物であるPGE_2，PGI_2（プロスタサイクリン），PGD_2，$PGF_{2\alpha}$，トロンボキサン（TX）A_2に急速に転換される．このように産生されるエイコサノイドの種類は，細胞に発現する特定のエンドペルオキシド異性化酵素または合成酵素に依存し，細胞種間で異なる．例えば，TXA_2は血小板で多く産生される一方，PGI_2は血管内皮で主に産生される．マクロファージや好中球，肥満細胞は複数のエイコサノイドを産生する．アラキドン酸でなくエイコサトリエン酸（3つの二重結合）が基質の場合，結果的に産生されるプロスタノイドはPGE_1のように二重結合を1つもつ．一方で，5つの二重結合をもつエイコサペンタエン酸が基質の場合，PGE_3が産生される．エイコサペンタエン酸は脂肪分の多い魚を含む食事に大量に存在するため，意義深い基質である．十分量が存在すれば，細胞内の脂肪酸において，かなりの割合を占めるようになる．このような状況であれば，炎症性のPGE_2産生は減少し，TXA_2の産生はより著しく減少する．この種の海産物に富む食事に起因する有益な抗炎症作用と心血管作用には，部分的であるとしても，エイコサペンタエン酸の増加によるPGE_2やTXA_2の減少が関与しうる（後述のレゾルビンを参照）．

エンドカンナビノイドである**アナンダミド（anandamide）**（第19章参照）はアラキドン酸のエタノールアミン誘導体で，驚くべきことに，COX-2によっても酸化され，さまざまな**プロスタミド（prostamide）**を形成する．これらの物質はますます注目を集めている．プロスタミドはプロスタノイド受容体に作用するが，固有の薬理学的作用を示す．

プロスタノイドの異化作用

異化作用は多段階からなる．ほとんどのプロスタグランジンは輸送体により取り込まれた後，**プロスタグランジン脱水素酵素（prostaglandin dehydrogenase）**と**プロスタグランジン還元酵素（prostaglandin reductase）**によって急速に不活化される．これらの酵素は15-水酸基（図17.1参照）と13-14の二重結合に作用する．これらの作用部位はどちらも，生理活性に重要である．不活化産物はさらに一般的な脂肪酸酸化酵素によって分解され，尿中に排泄される．脱水素酵素は肺に高濃度に存在し，浸出するPGE_2またはPGE_1，$PGF_{2\alpha}$の95%は肺を一度通過すると不活化されるため，ほとんどは通常動脈循環に

達しない．血液循環におけるほとんどのプロスタグランジンの半減期は，1分未満である．

TXA_2とPGI_2はわずかに異なっている．どちらも体液中で本質的に不安定で，自発的かつ急速に（それぞれ30秒と5分で）崩壊し，それぞれ不活性体のTXB_2と6-ケト-$PGF_{1\alpha}$になる．さらに代謝されるが，ここでは省略する．

プロスタノイド受容体

プロスタノイドの受容体は主に5種類に分類されるが（Woodward et al., 2011），すべて典型的なGタンパク質共役受容体である（表17.1）．それぞれDP，FP，IP，EP，TP受容体とよばれ，そのリガンドはそれぞれPGD，PGF，PGI，PGE，TXA類である．さらに，いくつかの受容体にはサブタイプが存在する．例えば，EP受容体には4種類のサブタイプが存在する．

プロスタノイドの作用

プロスタノイドはほとんどの組織に影響を及ぼし，驚くほど多種多様な効果を発揮する．

- PGD_2は多くの血管床の血管拡張，血小板凝集の抑制，消化管と子宮の筋肉の弛緩，視床下部／下垂体ホルモンの放出の修飾を引き起こす．PGD_2には，TP受容体への二次的作用を介した気管支収縮作用がある．
- $PGF_{2\alpha}$はヒトの子宮の収縮を引き起こし（第35章参照），いくつかの種（例えば，ウシ）で黄体退縮を，別の種（例えば，ネコやイヌ）では気管支収縮を引き起こす．
- PGI_2は血管拡張や血小板凝集の抑制（第24章参照），レニンの放出，ナトリウムイオンの尿細管再吸収作用に対する効果を介してナトリウム利尿を引き起こす．
- TXA_2は血管収縮や血小板凝集（第24章参照），気管支収縮（ヒトよりもモルモットでより特徴的である）を引き起こす．

PGE_2は主に"炎症性"のプロスタノイドであり，次の作用がある．

- EP_1受容体に作用し，気管支や消化管の平滑筋の収縮を引き起こす．
- EP_2受容体に作用し，気管支の拡張や血管拡張，消化液の分泌の刺激，消化管平滑筋の弛緩を引き起こす．
- EP_3受容体に作用し，腸管平滑筋の収縮，胃酸分泌の抑制（第30章参照），胃粘液分泌の増加，脂肪分解の抑制，自律神経系の神経伝達物質放出の抑制，妊娠中のヒトの子宮収縮の刺激を引き起こす（第35章）．
- EP_4受容体に作用し，EP_2刺激による作用と類似の作用を引き起こす（これらは元来単一の受容体であると考えられた）．血管の弛緩は受容体活性化の結果の1

第 17 章　局所ホルモン 1：ヒスタミンと生理活性脂質

表 17.1　生理学的作用に基づくプロスタノイド受容体の分類.

受容体	生理学的リガンド	分布	一般的な生理学的作用	シグナル伝達系
IP	$I_2 \gg D_2$	心血管系，血小板，神経細胞，その他にも豊富に存在	一般的な抑制作用：例えば，平滑筋の弛緩，抗炎症作用，抗凝集作用	G_s ↑cAMP
DP_1	$D_2 \gg E_2$	少量；血管平滑筋，血小板，中枢神経系，気道，眼		
EP_2	$E_2 > F_{2\alpha}$	広範囲に分布		
EP_4	$E_2 > F_{2\alpha}$	広範囲に分布		
TP	$TXA_2 = H_2 > D_2$	心血管系，血小板，免疫細胞に大量に存在 反対の作用をもつ既知のサブタイプが 2 種類ある	一般的な興奮作用：例えば，平滑筋の収縮，炎症作用，血小板凝集作用	G_q/G_{11} [PLC][a] ↑Ca^{2+}
FP	$F_{2\alpha} > D_2$	女性生殖器で高発現		
EP_1	$E_2 > F_{2\alpha}$	子宮筋，腸，肺		
EP_3	$E_2 > F_{2\alpha}$	体中で広範囲に分布；異なる G タンパク質共役型の多くのアイソフォームが存在	一般的な抑制作用：例えば，平滑筋の弛緩，抗炎症作用，抗凝集作用	G_i/G_o ↓cAMP
DP_2	$D_2 > F_{2\alpha}$	他のプロスタノイド受容体と異なる構造 免疫細胞などに広く分布		

[a]PLC は EP_1 シグナル伝達に関与しない可能性がある.
（データは Woodward et al., 2011 より.）

つであり，子宮頸部"成熟"もまた，受容体活性化によるものである．白血球の活性化に対する PGE_2 の抑制効果は，おそらくこの受容体を介している．

臨床的に有用な薬物の多くは，プロスタノイド受容体に作用する．**ミソプロストール**(misoprostol)は胃酸分泌の抑制に用いられる EP_2/EP_3 アゴニストであり（第 30 章参照），**ビマトプロスト**(bimatoprost)[4]，**ラタノプロスト**(latanoprost)，**タフルプロスト**(tafluprost)，**トラボプロスト**(travoprost)は緑内障の治療に使用される FP アゴニストで（第 13 章参照），**イロプロスト**(iloprost)と**エポプロステノール**(epoprostenol)は肺高血圧の治療に用いられる IP アゴニストである（第 22 章参照）．

炎症におけるプロスタノイドの役割

炎症反応は，必ずプロスタノイドの放出を伴う．PGI_2 もまた重要であるが，PGE_2 のほうがより重要である．急性炎症の場において，PGE_2 と PGI_2 は局所的な組織や血管で産生されるが，肥満細胞は主に PGD_2 を放出する．慢性炎症においては，単球／マクロファージ系の細胞が PGE_2 と TXA_2 を放出する．まとめると，プロスタグランジンは炎症において，ある反応を刺激する一方，他の

反応を減少させるため正反対の効果を発揮する．最も顕著な作用は次の通りである．

PGE_2 と PGI_2，PGD_2 はそれぞれが強力な血管拡張分子で，ヒスタミンやブラジキニンのような他の炎症性血管拡張分子と相乗効果を発揮する．急性炎症の場での発赤や血流量の増加に関与するのは，前毛細血管の細動脈に対するこのような複数の血管拡張分子の作用である．プロスタノイドは後毛細血管の細静脈の透過性を直接的には増加させないが，ヒスタミンやブラジキニンによって引き起こされる作用を増強する．同様に，プロスタノイドはそれら自身が疼痛を生み出すことはないが，ブラジキニンや他の有害刺激による求心性の C 線維（第 42 章参照）に対する作用を過敏にする．アスピリン(aspirin)様薬物（NSAID；第 26 章参照）の抗炎症・鎮痛作用は，これらの作用を阻害することにより生じる．

E 系列のプロスタグランジンは発熱性でもある（つまり，発熱を誘導する）．感染時には，脳脊髄液に PGE_2 が高濃度にみられ，（サイトカインによる）体温の上昇は，事実上最終的には PGE_2 の放出によって調節される．NSAID は視床下部の PGE_2 の合成を抑制することで，解熱作用（第 26 章）を発揮する．

しかし，いくつかのプロスタグランジンは炎症の終息期に重要な抗炎症作用を有する．例えば，PGE_2 はリソソーム酵素の放出と，好中球での有害な酸素代謝物の産生を減少させるとともに，肥満細胞からのヒスタミンの放出を減少させる．

---

4 ビマトプロストが含まれる点眼剤で治療した，数人の緑内障患者の女性は，この薬物の副作用である睫毛の伸長に関与する刺激に大いに喜んだ．ほどなく，美容施設での使用のため"保険適用外"の市場が確立された．最終的に，米国食品医薬品局（Food and Drug Administration：FDA）はこの化粧品としての効能を目的とした製剤を認可した．

プロスタノイド

- プロスタノイドという用語は，プロスタグランジンとトロンボキサンを含む．
- シクロオキシゲナーゼ(COX)はアラキドン酸を酸化し，PGG_2 と PGH_2 といった不安定な中間体を産生する．これらの中間体は酵素によって，異なるプロスタノイドに転換される．
- COX には 2 種類のアイソフォームが存在する．恒常的な酵素である COX-1 と，炎症性刺激によって誘導される COX-2 である．
- 主要なプロスタノイドは以下の通りである．
  - PGI_2(プロスタサイクリン)は主に血管内皮で産生され，IP 受容体に作用して，血管を拡張し，血小板凝集を抑制する．
  - トロンボキサン$(TX)A_2$ は主に血小板で産生され，TP 受容体に作用して，血小板凝集と血管収縮を引き起こす．
  - PGE_2 は炎症反応で顕著にみられ，発熱や疼痛のメディエーターである．他の作用には以下のものが含まれる．
    EP_1 受容体：気管支と消化管の平滑筋の収縮
    EP_2 受容体：気管支と血管，消化管の平滑筋の弛緩
    EP_3 受容体：胃酸分泌の抑制，胃粘液の分泌の増加，妊娠子宮の収縮と消化管の平滑筋の収縮，脂肪分解の抑制と自律神経系神経伝達物質の放出の抑制
- $PGF_{2\alpha}$ は子宮(と他の)平滑筋や黄体に発現する FP 受容体に作用する．黄体に発現する FP 受容体は(いくつかの種で)子宮の収縮と黄体退縮を引き起こす．
- PGD_2 は主に肥満細胞で産生され，DP 受容体に作用し，血管拡張と血小板凝集の抑制を引き起こす．

プロスタノイドの臨床用途

- 婦人科と産科(第 35 章参照)
  - 妊娠中絶：ゲメプロスト(gemeprost)やミソプロストール(代謝的に安定なプロスタグランジン[PG]E 類縁体)
  - 分娩の誘発：ジノプロストン(dinoprostone)やミソプロストール
  - 分娩後出血：carboprost
- 消化器系
  - 非ステロイド性抗炎症薬の使用に伴う潰瘍の抑制：**ミソプロストール**(第 30 章参照)
- 心血管系
  - 明白な先天性心奇形をもつ乳児の外科的手術を行うまでの，動脈管開存の維持：**アルプロスタジル**(alprostadil)(PGE_1)
  - 血小板凝集の抑制(例えば，血液透析)：**エポプロステノール**(PGI_2)，特にヘパリン(heparin)が禁忌とされている場合
  - 原発性肺高血圧：**エポプロステノール**(第 22 章参照)
- 眼科
  - 開放隅角緑内障：**ラタノプロスト点眼薬**

ロイコトリエン

ロイコトリエン(leuko- は白血球によって産生されることから，-triene は二重結合のトリエンを含むことから；図 17.1 参照)はリポキシゲナーゼ触媒経路によって，アラキドン酸から合成される．これらの可溶性細胞質型酵素は主に肺や血小板，肥満細胞，白血球に発現する．このグループの主な酵素は **5-リポキシゲナーゼ**(5-lipoxygenase)である．細胞が活性化されると，この酵素は核膜に移動し，そこで重要な，FLAP(five-lipoxygenase activating protein，5-リポキシゲナーゼ活性化タンパク質)とよばれるアクセサリータンパク質と結合する．5-リポキシゲナーゼは，アラキドン酸の C5 位にヒドロペルオキシ基を取り込ませ，5-ヒドロペルオキシテトラエン酸(5-hydroperoxytetraenoic acid：5-HPETE；図 17.3)を形成する．その結果，不安定なロイコトリエン$(LT)A_4$ を産生する．LTA_4 は酵素によって LTB_4 に変換され，グルタチオンとの結合を含む別の経路を利用して，システイニル基を含むロイコトリエン LTC_4，LTD_4，LTE_4，LTF_4 に変換される(**スルフィドペプチドロイコトリエン**[sulfidopeptide leukotriene]ともよばれている)．これらのシステイニルロイコトリエンは主に，好酸球，肥満細胞，好塩基球，マクロファージによって産生される．これらのロイコトリエンの混合物は，かつて**アナフィラキシー低速反応物質**(slow-reacting substance of anaphylaxis：SRS-A)といわれた生物学的活性を有する物質である．SRS-A は，何年も前にアナフィラキシーの発症時にモルモットの肺で産生されることが示され，そのため喘息に重要であると予測された，未知の気管支収縮因子である．

LTB_4 は主に好中球によって産生される．リポキシンと他の活性産物のうち，いくつかは抗炎症作用をもち，リポキシゲナーゼの経路によってアラキドン酸から産生される(図 17.1 と図 17.3)．

LTB_4 は好中球において独自の膜結合型チトクロム P450 酵素によって代謝され，その後さらに 20-カルボキシ-LTB_4 に酸化される．LTC_4 と LTD_4 は LTE_4 に代謝され，尿中に排泄される．

ロイコトリエン受容体

ロイコトリエン受容体はリガンドがLTB$_4$であればBLT（2つのサブタイプ），リガンドがシステイニルロイコトリエンであればCysLT（2つのサブタイプ）とよばれる．これらのシグナル伝達機構は完全には解明されておらず，強力なメディエーターの作用を伝達する，さらなる受容体が存在する可能性がある．

ロイコトリエンの作用

システイニルロイコトリエンは呼吸器系と心血管系に重要な作用を及ぼし，LTD$_4$に対する特異的な受容体は多数の選択的アンタゴニストに基づいて定義されている．CysLT受容体のアンタゴニストである**ザフィルルカスト**（zafirlukast）と**モンテルカスト**（montelukast）は現在喘息の治療に使用され（第28章参照），しばしば副腎皮質ステロイドと併用される．システイニルロイコトリエンは急性アナフィラキシー発症時の心血管の変化に関与する．したがって，5-リポキシゲナーゼの阻害物質は明らかに抗喘息薬（第28章参照）や抗炎症薬の候補となる．このような薬物の1つである**zileuton**は世界のいくつかの国で使用可能であるが，治療における確固たる地位は得られていない（Larsson et al., 2006 参照）．

呼吸器系に対する作用． システイニルロイコトリエンは強力な収縮因子であり，*in vitro*でヒトの細気管支筋を用量依存的に収縮させる．LTE$_4$はLTC$_4$やLTD$_4$ほど強力でないが，その作用はかなり長く持続する．これらはすべて，粘膜分泌を増加させる．健常人に噴霧剤で投与すると，システイニルロイコトリエンは特異的気道コンダクタンスと最大呼気流量を減少させる．その作用は，ヒスタミンによる作用よりも持続する（図17.4）．

心血管系に対する作用． 少量のLTC$_4$やLTD$_4$を静脈内に投与すると，急激で短い血圧低下や小さな冠抵抗血管の著しい収縮を引き起こす．皮下への投与は，ヒスタミンと同程度の腫脹や紅斑を引き起こす．鼻への局所投与では，LTD$_4$は鼻の血流量を増加させ，局所的な血管透過性を亢進させる．

炎症におけるロイコトリエンの役割． LTB$_4$は好中球とマクロファージに対する強力な走化性物質である（図6.2参照）．好中球表面の膜接着分子の発現を増加させ，有害な酸素産物と顆粒からの酵素の放出を増加させる．LTB$_4$はマクロファージやリンパ球の増殖とサイトカインの放出を促進する．リウマチ性関節炎，乾癬，潰瘍性大腸炎といった炎症疾患では，炎症浸出液や組織においてLTB$_4$が存在する．

慢性的な気管支炎患者の痰には，生理活性を発揮するのに十分な量のシステイニルロイコトリエンが含まれる．システイニルロイコトリエンは抗原曝露により，*in vitro*で喘息患者の肺検体から放出され，また，アレル

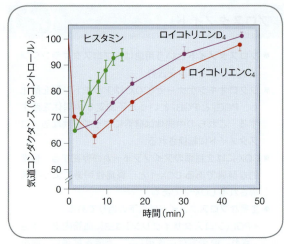

図 17.4 健常人6人での，システイニルロイコトリエンとヒスタミンの特異的気道コンダクタンスに対する作用の時間経過．
特異的気道コンダクタンスは定容積の全身性プレチスモグラフで計測され，薬剤は吸入によって投与された．（Barnes et al., 1984 より．）

ギー性鼻炎の患者の鼻洗浄液中に放出される．システイニルロイコトリエンは喘息の気管支過敏性に関与することが明らかになり，喘息の即時相と遅延相の主なメディエーターであると考えられる（図28.2参照）．

Di Gennaro & Haeggstrom（2012）は，システイニルロイコトリエンの炎症における役割に関する最新の知見を解説している．

ロイコトリエン

- 5-リポキシゲナーゼはアラキドン酸を酸化し，5-ヒドロペルオキシエイコサテトラエン酸（5-HPETE）を産生し，5-HPETEは，さらに，ロイコトリエン（LT）A$_4$に変換される．次に，LTA$_4$はLTB$_4$，もしくは一連のグルタチオン付加体であるシステイニルロイコトリエンLTC$_4$，LTD$_4$，LTE$_4$に変換される．
- LTB$_4$は特異的な受容体に作用し，多形核白血球と単球の接着や走化性，活性化を引き起こし，マクロファージやリンパ球の増殖とサイトカイン産生を促進する．
- システイニルロイコトリエンは以下の作用を引き起こす．
  - 気管支筋の収縮
  - 冠血管の収縮を除き，多くの血管の拡張
- LTB$_4$はあらゆる種類の炎症において重要なメディエーターである．システイニルロイコトリエンは喘息において，特に重要な伝達物質である．

リポキシンとレゾルビン

近年同定された一群のリポキシン(**図17.1**, **17.3**)とよばれるトリヒドロキシアラキドン酸代謝物は,炎症時の5-,12-もしくは15-リポキシゲナーゼ酵素の協調作用によって形成される.リポキシンは,異なるGタンパク質共役受容体(アネキシンA_1のような他の抗炎症性因子も認識する)を介して,多形核白血球に作用し,炎症性刺激の作用に拮抗する.この作用は,炎症の"終息シグナル"とよばれる(Ryan & Godson, 2010による概説).COX-2はプロスタグランジンを合成できないアスピリン(COX阻害薬;**第26章**参照)存在下でさえ,ヒドロキシ脂肪酸を産生できるため,アスピリンは,リポキシンの合成を促進する.アスピリンの抗炎症作用のいくつかは,プロスタグランジンの産生抑制のみでは完全に説明することができないことから,おそらくリポキシンの形成がアスピリンの抗炎症作用に関与すると考えられる(Gilroy & Perretti, 2005; Serhan, 2005参照).

その名前が暗示しているように,レゾルビンは,リポキシンと類似の機能を満たす一連の化合物であるが,リポキシンとは異なり,脂肪酸前駆体がエイコサペンタエン酸である.魚油はこの脂肪酸を多く含み,少なくとも魚油の抗炎症作用のいくつかは,高い活性をもつレゾルビンへの変換を介して発揮されるようである(この興味深い分野の近年の総説であるZhang & Spite, 2012を参照).レゾルビンに対する白血球受容体はChem 23とよばれる.レゾルビンは炎症性疼痛を弱める(Xu et al., 2010).さまざまな炎症状態に対する治療薬として,レゾルビン類縁体の治験が実施されている(Lee & Surh, 2012).

血小板活性化因子

血小板活性化因子はPAFアセテル(PAF–acether)やAGEPC(アセチルグリセリルエーテルホスホリルコリン[acetyl–glyceryl–ether–phosphorylcholine])とさまざまによばれ,Gタンパク質共役受容体(G_q/G_{11};cAMP産生を刺激する)を介して,非常に低濃度(10^{-10} mol/L未満)で作用を発揮する生理活性脂質である.PAFは異なる標的細胞にさまざまに作用するため,名前は少し紛らわしいが,急性または慢性のアレルギー反応や炎症において重要なメディエーターであると考えられている.

生合成

PAF(**図17.1**)はトロンビンに反応した血小板や,活性化した炎症性細胞によって産生される.PAFは特定のリン脂質(アシル–PAF)から合成される.アシル–PAFはC1位の炭素にエーテル結合を介してヘキサデシルもしくはオクタデシル脂肪酸を,C2位の炭素にエステル結合を介してアラキドン酸のような不飽和脂肪酸を,C3位の炭素にホスホリルコリン塩基をもつ.アシル–PAFはPLA$_2$の作用によって,C2位からアラキドン酸が除去され,**リゾ–PAF**(lyso-PAF)になる.さらに,リゾ–PAFは**アセチル基転移酵素**(acetyltransferase)によってアセチル化され,PAFを産生する.次に,PAFは**アセチルヒドロラーゼ**(acetylhydrolase)によってリゾ–PAFへ変換され,不活化される.

炎症における作用と役割

PAFは炎症の徴候や症状の多くを再現する.局所注入すると,血管拡張を引き起こし(紅斑の誘導),血管透過性を亢進し,腫脹形成を増加させる.より高濃度のPAFは痛覚過敏を生じる.好中球と単球の強力な走化性因子であり,喘息の遅延相において,気管支粘膜へ好酸球を遊走させる(**図28.3**参照).PAFは気管支の平滑筋と回腸の平滑筋を収縮させる.

PAFはPLA$_2$を活性化し,多くの細胞でアラキドン酸代謝を促進する.血小板ではTXA$_2$の産生を増加させ,形態を変化させ,顆粒の内容物を放出させる.これは止血と血栓形成において重要である(**第24章**参照).

グルココルチコイドの抗炎症作用には,少なくとも部分的に,PAF合成の抑制が関与する(**図17.2**).PAFの競合的アンタゴニストや**リゾ–PAFアセチル基転移酵素**(lyso–PAF acetyltransferase)の特異的な阻害薬は,抗炎症薬や抗喘息薬に非常に有用である.PAFアンタゴニストである**lexipafant**は,急性膵炎の治療の臨床試験中である(Leveau et al., 2005参照).**ルパタジン**(rupatadine)はアレルギー症状の治療で,世界のいくつかの国で利用可能である.ルパタジンはヒスタミンH_1とPAFの阻害作用をあわせもつが,ヒスタミンH_1アンタゴニストの作用に(もしかしたら何らかの)抗PAF作用が臨床的に付加されているかどうかについては不明である.

おわりに

この章では,ヒスタミンと脂質メディエーターに注目した.いくつかの種(つまり,げっ歯類)では,5-HT(**第15章**)は炎症性の性質をもつ.いくつかのプリン(**第16章**)や一酸化窒素(**第20章**)を含む他の低分子量因子もまた,炎症誘発性の作用をもつ.

血小板活性化因子（PAF）

- PAF 前駆体はホスホリパーゼ A_2 によって活性化した炎症性細胞から放出される．PAF 前駆体がアセチル化された後，産生された PAF は放出され，標的細胞の特異的な受容体に作用する．
- 薬理学的作用には，血管拡張や血管透過性の亢進，走化性，白血球（特に，好酸球）の活性化，血小板の活性化と凝集，平滑筋の収縮が含まれる．
- PAF は，気管支の反応性亢進と喘息の遅延相に関与している．
- PAF アンタゴニストである lexipafant は，膵炎に対する臨床試験実施中である．

引用および参考文献

Ariel, A., Serhan, C.N., 2007. Resolvins and protectins in the termination program of acute inflammation. Trends Immunol. 28, 176-183.（炎症の終息を促進するまれな脂質メディエーターと，魚油との関連性についての理解しやすい総説．）

Barnes, N.C., Piper, P.J., Costello, J.F., 1984. Comparative effects of inhaled leukotriene C_4, leukotriene D_4, and histamine in normal human subjects. Thorax 39, 500-504.

Di Gennaro, A., Haeggstrom, J.Z., 2012. The leukotrienes: immune-modulating lipid mediators of disease. Adv. Immunol. 116, 51-92.（炎症におけるロイコトリエンの作用についての有益な最新情報．お薦め．）

Gilroy, D.W., Perretti, M., 2005. Aspirin and steroids: new mechanistic findings and avenues for drug discovery. Curr. Opin. Pharmacol. 5, 405-411.（炎症反応時に放出され，終息をもたらす抗炎症物質を取り上げた大変興味深い総説．抗炎症性のリポキシン産生を増加するアスピリンの変則的な作用についても言及している．読みやすく，有益である．）

Jutel, M., Akdis, M., Akdis, C.A., 2009. Histamine, histamine receptors and their role in immune pathology. Clin. Exp. Allergy 39, 1786-1800.（優れた総説であり，読みやすい．）

Kim, N., Luster, A.D., 2007. Regulation of immune cells by eicosanoid receptors. ScientificWorld J. 7, 1307-1328.（エイコサノイド，その生物学と受容体ファミリーの有益な概要．）

Larsson, B.M., Kumlin, M., Sundblad, B.M., et al., 2006. Effects of 5-lipoxygenase inhibitor zileuton on airway responses to inhaled swine house dust in healthy subjects. Respir. Med. 100, 226-237.（ヒトのアレルギー反応に対する 5-リポキシゲナーゼ阻害薬である zileuton の作用に関する論文．結果は明白でないが，興味深い研究である．）

Lee, H.N., Surh, Y.J., 2012. Therapeutic potential of resolvins in the prevention and treatment of inflammatory disorders. Biochem. Pharmacol. 84, 1340-1350.（この目まぐるしく変化する分野のよい総説．読みやすい．）

Leveau, P., Wang, X., Sun, Z., et al., 2005. Severity of pancreatitis-associated gut barrier dysfunction is reduced following treatment with the PAF inhibitor lexipafant. Biochem. Pharmacol. 69, 1325-1331.（PAF 阻害薬 lexipafant の膵炎での役割に関する論文．これはラットモデルを使用した実験的研究であるが，アンタゴニストの臨床的使用の可能性を理解するうえでの手がかりとなる．）

Okunishi, K., Peters-Golden, M., 2011. Leukotrienes and airway inflammation. Biochim. Biophys. Acta 1810, 1096-1102.（気道疾患におけるロイコトリエンと，その合成または作用を阻害する薬物の状況に関する論文．）

Ryan, A., Godson, C., 2010. Lipoxins: regulators of resolution. Curr. Opin. Pharmacol. 10, 166-172.

Serhan, C.N., 2005. Lipoxins and aspirin-triggered 15-epi-lipoxins are the first lipid mediators of endogenous anti-inflammation and resolution. Prostaglandins Leukot. Essent. Fatty Acids 73, 141-162.（リポキシン [5-リポキシゲナーゼ酵素によって形成される抗炎症物質] に関する総説．また，リポキシンの合成を促進するアスピリンの作用と，リポキシンが作用する受容体について議論する．多くの研究を要約するよい総説である．）

Woodward, D.F., Jones, R.L., Narumiya, S., 2011. International Union of Basic and Clinical Pharmacology. LXXXIII: classification of prostanoid receptors, updating 15 years of progress. Pharmacol. Rev. 63, 471-538.（この分野の第一人者によって書かれた，最も確実で包括的な総説．）

Xu, Z.Z., Zhang, L., Liu, T., et al., 2010. Resolvins RvE_1 and RvD_1 attenuate inflammatory pain via central and peripheral actions. Nat. Med. 16, 592-597.（疼痛を軽減する抗炎症性脂質の可能性を報告した，興味深い論文．）

Yanagisawa, M., Kurihara, H., Kimura, S., et al., 1988. A novel potent vasoconstrictor peptide produced by vascular endothelial cells. Nature 332, 411-415.（エンドセリンの発見，注目すべき大作である．）

Zhang, M.J., Spite, M., 2012. Resolvins: anti-inflammatory and proresolving mediators derived from omega-3 polyunsaturated fatty acids. Annu. Rev. Nutr. 32, 203-227.（"魚油"と抗炎症性の魚油分解産物との関連性の調査．）

第2部　ケミカルメディエーター

18 局所ホルモン2：ペプチドおよびタンパク質

概要

　前章では低分子局所ホルモンについて解説を行ったので，次にそれよりもはるかに大きいペプチドやタンパク質に焦点を当てる．これは非常に多様なグループを構成し，第17章で述べたものとは違い，もっぱら生体防御に関与すると思われる物質（サイトカイン[cytokine]など）を含む．まずはタンパク質とペプチド合成の基礎について紹介する．次に，ブラジキニン（bradykinin），神経ペプチド（neuropeptide），サイトカイン（インターロイキン[interleukin]，ケモカイン[chemokine]，インターフェロン[interferon]）について，より詳細に解説する．最後に，炎症を抑制する他のタンパク質やペプチドについて少し述べる．

はじめに

　ペプチド性メディエーター（peptide mediator）は，われわれの学問分野の歴史において早期に発見されていたにもかかわらず，その薬理学的解析が進むのは，ペプチドやタンパク質の精製，配列解析，合成技術が最初に開発された1970年代以降であった．例えば，高速液体クロマトグラフィーや固相ペプチド合成技術の進歩は，この分野の発展を大きく加速させたが，50アミノ酸以上のタンパク質を化学合成することは現在でも難しい．これに代わる迅速な手段として分子生物学的な手法が使われるようになった．現に治療薬としての組換えタンパク質の開発が新興のバイオテクノロジー企業を中心に進められ，その利用が急速に広まりつつある（第59章参照）．

　分子生物学の利用は，ペプチドおよびタンパク質の薬理学を理解するうえで，さまざまな場面で役立っている．放射性免疫抗体法や免疫組織化学におけるモノクローナル抗体の利用は，多くの定量性問題を解決している．目的遺伝子を発現抑制するアンチセンスオリゴヌクレオチドやsiRNA技術（第59章参照）に加え，ペプチドや受容体遺伝子を欠失，もしくは過剰発現させた遺伝子改変動物は，改変遺伝子の機能を明らかにするうえでの貴重な

手がかりとなる．前駆体タンパク質の発現は，高感度ならびに高い特異性をもつmRNA測定によって，間接的に評価できる．*in situ* ハイブリダイゼーション技術を使えば，mRNAの局在と発現量を顕微鏡レベルの分解能で評価することができる．

　要約すれば，分子生物学を取り巻く環境は近年大きく変化している．新規の"低分子化合物"の発見が実質的に枯渇している一方で，新規のタンパク質およびペプチド性メディエーターの発見は急速な勢いで続いている．1982年にインターロイキン2（IL-2）が初めて同定されて以来，100以上のサイトカインが，現在までに発見されている．

タンパク質およびペプチドの薬理学の基本原理

構造

　ペプチドおよびタンパク質性メディエーターは一般的に，ペプチド鎖の長さで3〜200アミノ酸残基まで変化する．およそ50アミノ酸残基前後が，ペプチドとタンパク質の分かれ目となる．両者の重要な相違点は，タンパク質が機能をもつために複雑な折りたたみ構造をとるのに対して，短いペプチドは多くの場合，フレキシブルな構造をとることである．タンパク質やペプチドの特定の残基はしばしばアミド化（amidation），グリコシル化（glycosylation），アセチル化（acetylation），カルボキシル化（carboxylation），硫酸化（sulfation），リン酸化（phosphorylation）といった翻訳後修飾（post-translational modification）を受ける．また，これらは分子内（intramolecular）にジスルフィド結合（disulfide bond）をもつことで部分的な環状構造をとったり，分子間（intermolecular）のジスルフィド結合を介して2つあるいはそれ以上のペプチドサブユニット鎖から構成されたりすることもある．

　一般的にいうと，大きなタンパク質は，その分子表面の特定の領域に官能基を露出させた限定された立体構造をとることで，"鍵と鍵穴（lock-and-key）"モデルに従って，受容体と複数の部位で相互作用する．フレキシブルな構造をもったペプチドが"鍵と鍵穴"モデルに従って受容体に組み込まれる様子は，あたかも茹で上がったス

パゲッティで自宅のドアを開錠するようなものである。このような特徴のため，タンパク質やペプチドの受容体への作用を模倣した非ペプチドアナログ(ペプチド模倣薬[peptidomimetics])を理論的に設計することは，非常に困難である。しかし近年では，ランダムスクリーニング法によって(この手法は合理主義者には残念に聞こえるかもしれないが)多くの非ペプチド性アンタゴニスト(antagonist)が発見されている。一方で，発見されたアゴニスト(agonist)は非常に少ない。

タンパク質およびペプチド性メディエーターのタイプ

細胞から分泌されて同一細胞あるいは他の細胞の表面にある受容体に作用するタンパク質およびペプチド性メディエーターは，一般に以下の4つに分類される。

- 神経伝達物質(neurotransmitter)(例：内因性オピオイドペプチド；第42章)および神経内分泌メディエーター(例：バソプレシン，ソマトスタチン，視床下部放出ホルモン，ACTH，LH，FSH，TSH；第33〜35章参照)。
- 非神経組織からのホルモン(hormones from non-neural source)：これらは血漿由来ペプチド，特にアンギオテンシンⅡ(第22章)やブラジキニンに加えインスリン(第31章)，エンドセリン(第22章)，心房性利尿ペプチド(第21章)やレプチン(第32章)などのホルモンから構成される。
- 増殖因子(growth factor)：細胞の増殖や分化(特に成体の造血系；第25章)を制御する多くの細胞や組織から産生される。
- 免疫系のメディエーター(mediator of the immune system)(サイトカイン，後述)。

ペプチドの生合成と調節

当然ながらペプチド構造はゲノムに直接コードされており(例えば，アセチルコリンなどの構造はゲノムにコードされているわけではない)，細胞内では従来のタンパク質合成系で製造される。この系は，まず目的のペプチド配列が埋め込まれた前駆体タンパク質(precursor protein)の合成から始まる。そして特異的なタンパク質分解酵素により，生理活性ペプチド(active peptide)が切り出される。これは合成というより彫刻のような過程である。前駆体タンパク質は合成された部位で小胞内に取り込まれ，その後生理活性ペプチドがその場で形成され放出可能となる(図18.1)。このように特別な生合成経路は不要であり，多くの非ペプチド性メディエーター(例えば5-ヒドロキシトリプタミン[5-hydroxytryptamine][5-HT，セロトニン[serotonin]；第15章)の合成や放出

に重要な取り込み機構や再取り込み機構も必要としない。

ペプチド前駆体

前駆体タンパク質やプレプロホルモン(pre-prohormone)は通常100〜250アミノ酸からなる。この後に続くのは，N末端シグナル配列(ペプチド)(N-terminal signal sequence[peptide])やその後に続く，機能がわかっておらず長さもさまざまな領域，および数個の生理活性ペプチドを含む領域から構成される。1つの前駆体の中に数種の異なるペプチドが含まれる場合もあれば，1種類のペプチドが複数コピー存在する場合もある[1]。高い疎水性をもつシグナル配列(signal sequence)は，タンパク質の小胞体への挿入を促進する。その後シグナル配列自身が早期に取り除かれ，プロホルモン(prohormone)が形成される。

生理活性ペプチドは通常，プロホルモンのアミノ酸配列内にある塩基性アミノ酸ペア(Lys–Lys あるいは Lys–Arg)によって区分されている。このペアは，ペプチドを遊離するトリプシン様プロテアーゼの切断部位になっている。このエンドプロテアーゼによる切断(endoproteolytic cleavage)は，通常ゴルジ体か分泌小胞内で生じる。これにかかわる酵素は，プロホルモン変換酵素(prohormone convertase)として知られている。プロホルモン配列を精密に解析することで，これまで未知であったペプチドを区分する切断配列を明らかにできることがある。この方法を用いて，いくつかの新しいペプチド性メディエーター(例えばCGRP；後述)が発見されてきた一方で，多くの場合はその機能までは明らかになっていない。このようなペプチドは，(葬儀に現れた，見知らぬ人物のように)いずれその目的を明らかにしてくれるのか，あるいは単に機能のない遺物なのか，いまだに謎のままである。生理活性ペプチド断片の間にも，機能のよく分かっていない長大なプロホルモン配列が存在する。

特定のプレプロホルモンをコードするmRNA量は遺伝子発現のレベルを反映しており，生理的条件に敏感に反応する。この種の転写制御(transcriptional control)は，ペプチドの発現と分泌を長期にわたって制御する主要なメカニズムである。例えば，炎症は免疫細胞によるさまざまなサイトカインの発現を上昇させ，これによりサイトカイン放出を促進する(第16章参照)。タキキニン(tachykinin)(サブスタンスPおよびニューロキニンAとB)の発現増加によって，知覚神経は末梢での炎症に応答する。この現象は炎症性疼痛の発生に重要である(第42章参照)。

---

[1] 無脊椎動物のアメフラシ(*Aplysia*)の場合，1つの前駆体に同じ短いペプチドが28コピーも存在している。

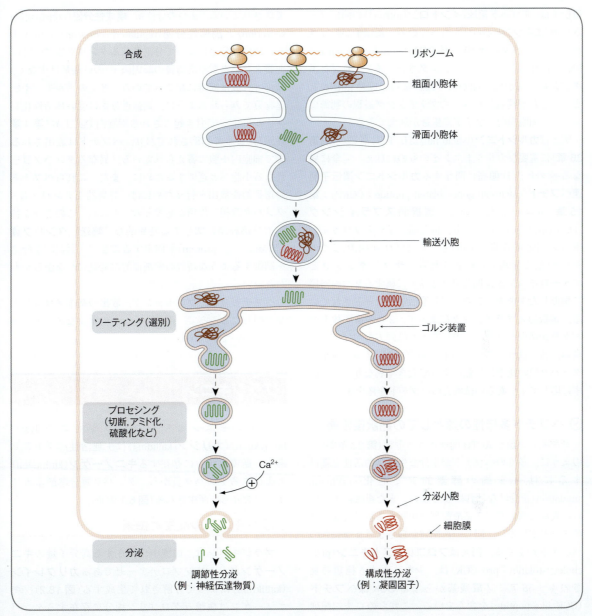

図 18.1 細胞内のペプチド合成と放出のメカニズム．

リボソームにおいて合成されたタンパク質は粗面小胞体膜を通り抜けて輸送小胞に運ばれ，ゴルジ装置に到着する．ここで選別されて分泌小胞に組み込まれる．輸送および分泌小胞内でプロセシング（切断，糖鎖付加，アミド化，硫酸化など）が生じ，産物は開口分泌によって細胞から放出される．構成性分泌（例えば，肝細胞における凝固因子や血清タンパク質）は持続的に生じ，分泌小胞内に物質が貯蔵されることはほとんどない．調節性分泌（例えば，神経ペプチドやサイトカイン）は細胞内 Ca^{2+} 増加あるいは他の細胞内シグナルに応答して現出する．一般的に，これらの物質は放出前の分泌小胞内に大量に貯蔵されている．

ペプチドファミリー内での多様性

ペプチドは通常，類似もしくは相関した配列と作用をもつもので，ファミリーを形成する．例えば，プロオピオメラノコルチン（proopiomelanocortin：POMC）は副腎皮質刺激ホルモン（adrenocorticotrophic hormone：ACTH），メラニン細胞刺激ホルモン（melanocyte-stimulating hormone：MSH）と β エンドルフィン（β-endorphin）の供給源として働く．これらはすべて，炎症応答（ならびに他のプロセス）の制御に関与している．

ペプチド多様性の源としての遺伝子スプライシング

ペプチドファミリーの多様性は，プロホルモンの**遺伝子スプライシング**（gene splicing）や**翻訳後プロセシング**（post-translational processing）によっても生じている．

遺伝子は，非コード領域（イントロン[intron]）の間にコード領域（エキソン[exon]）をもっている．遺伝子が転写されて生じた RNA（不均一核 RNA[heterologous nuclear RNA：hnRNA]）はスプライシングされ，イントロンとエキソンの一部が取り除かれて最終産物の成熟 mRNA となり，これが翻訳される．スプライシング過程の制御によって，細胞内のペプチド産生量が制御できる．

　例えばカルシトニン（calcitonin）遺伝子は，骨の代謝（第36章）に重要なカルシトニンそのものに加え，完全に異なるペプチド（片頭痛に関与するカルシトニン遺伝子関連ペプチド[calcitonin gene-related peptide：CGRP]；第15章）もコードしている．選択的スプライシング（alternative splicing）により，同じ遺伝子からプロカルシトニン（甲状腺細胞で発現）もしくはプロ-CGRP（多くの神経細胞で発現）が産生される．サブスタンス P とニューロキニン A は同じファミリーに属する 2 つの密接に類似したタキキニンで，同じ遺伝子にコードされている．選択的スプライシングによって，2 つの前駆体タンパク質が産生される．このうち 1 つは両方のペプチドを含み，他方はサブスタンス P のみを含む．2 つの前駆体タンパク質の比率は組織によって大きく異なり，その比率に応じて 1 つあるいは両方のペプチドを産生する．

🚫 ペプチド多様性の源としての翻訳後修飾

　タキキニン類や ACTH 関連ペプチド類（第33章参照）のように，多くのペプチドが十分な生物学的活性を獲得するには，C 末端の酵素的アミド化（enzymatic amidation）を受けなければならない．また組織によっては，異なる部位でアミノ酸配列を切断する特異的なペプチダーゼが作用し，同じ一次配列からさまざまな長さのペプチドが生じる．例えばプロコレシストキニン（procholecystokinin：pro-CCK）は，少なくとも 5 種類の長さの 4 ～ 58 アミノ酸残基からなる CCK 様ペプチド（CCK-like peptide）を含んでいる．これらの C 末端配列は同じである．CCK それ自身（33 アミノ酸）は，腸で産生される主要なペプチドである．一方，脳では CCK-8 が主に産生されている．オピオイド前駆体のプロダイノルフィンにおいても同じく，共通の末端配列をもつペプチドがいくつか産生されるが，それらの割合は組織によって異なり，脳内では神経細胞によっても異なる．炎症性メディエーターのブラジキニンのように，遊離後に生じるペプチド切断によって新しい生理活性ペプチド（des-Arg^9-ブラジキニン）を生み出され，それぞれが異なる受容体に作用し，異なる様式で炎症反応に寄与する事例もある．

ペプチドの細胞内輸送と分泌

　ペプチドが合成され，輸送小胞に詰め込まれて，プロセシングされ分泌される基本メカニズムは，図18.1 に要約されている．2 つの分泌系，構成性分泌（constitutive secretion）と調節性分泌（regulated secretion）が存在する．構成性分泌によって分泌されるタンパク質（例えば，血漿タンパク質やある種の凝固因子）の貯蔵量は少なく，分泌と合成は同時に起こっている．多くのホルモンや伝達物質でみられるように，調節性分泌は受容体活性化シグナルによって引き起こされる細胞内 Ca^{2+} 上昇（第4章参照）によって制御されており，ペプチドは放出されるまで細胞内小胞に蓄えられている．異なるタンパク質を異なる小胞へと選別するために，また，これらペプチドの選択的な放出を行うためには，特異的なタンパク質-タンパク質相互作用が必要と考えられる．このような特定の分泌経路に関与する特異的な“輸送”タンパク質（“trafficking” protein）を同定することで，選択的な分泌を制御するような新規の薬剤標的の発見につながるかもしれない．

　ペプチド合成，プロセシング，放出の基本メカニズムを説明したところで，次にいくつかの重要なメディエーターについて解説する．

ブラジキニン

　ブラジキニンとリシンブラジキニン（lysyl-bradykinin）（カリジン[kallidin]）は生理活性ペプチドであり，循環血液中に存在するキニノーゲン（kininogen）とよばれるタンパク質から，タンパク質分解酵素カスケードを介して産生される（図 6.1 参照）．

ブラジキニンの産生と由来

　ブラジキニンは，血漿中に存在する高分子量のキニノーゲンが，セリンプロテアーゼであるカリクレイン（kallikrein）によって分解されて生成する（図18.2）．キニノーゲンは血漿 α グロブリン画分に存在するタンパク質であり，高分子量（M$_r$ 110,000）あるいは低分子量（M$_r$ 70,000）のタイプが存在する．カリクレインは不活性な前駆物質であるプレカリクレイン（prekallikrein）に由来し，ハーゲマン因子（Hageman factor）（血液凝固因子XII[第XII因子]；第24章および図6.1 参照）の働きによって産生される．ハーゲマン因子は，コラーゲン，基底膜，細菌成分リポ多糖類，尿酸結晶などの負電荷をもった表面と接触することによって活性化される．実際の炎症時には，血管透過性の亢進によりハーゲマン因子，プレカリクレイン，キニノーゲンが血管外に漏出し，そこでハーゲマン因子が陰性荷電物質に曝されることで，プレカリクレインとの相互作用が促進される．このようにして活性化された酵素は，キニノーゲン前駆物質からブラジキニンを“切り出し”てくる．また，カリクレインは補体系を活性化させ，プラスミノゲンをプラスミン

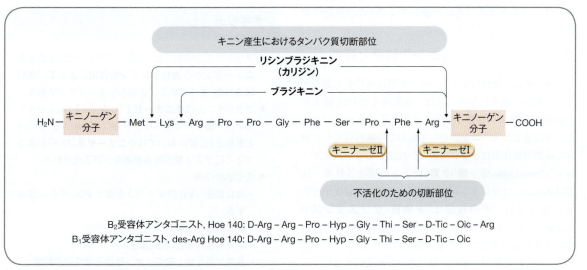

図 18.2 ブラジキニンとブラジキニンアンタゴニストの構造.
ブラジキニンとカリジンの産生にかかわる高分子量キニノーゲンの，カリクレインによるタンパク質切断部位（上段）．ブラジキニンとカリジンの不活化にかかわる切断部位（下段）．B_2受容体アンタゴニストであるイカチバント（Hoe 140）のpA_2値は9であり，B_1受容体アンタゴニストである des-Arg Hoe 140 のpA_2値は8である．Hoe化合物は，非生理的アミノ酸を含んでいる．Thi, δ-Tic, Oic はフェニルアラニンとプロリンアナログ（類似物質）である．

(plasmin) に変換する作用ももつ (図 6.1 および第 24 章参照).

血漿カリクレインに加え，膵臓，唾液腺，大腸，皮膚などでは，キニン産生にかかわる他のアイソエンザイムが存在する．これらの**組織カリクレイン**（tissue kallikrein）は高分子量型・低分子量型の両方のキニノーゲンに作用し，主にカリジンとよばれる，ブラジキニンと似た生理活性をもつペプチドを産生する．

ブラジキニンの代謝と不活化

ブラジキニンや，それに関連したキニン類を不活化する特定の酵素を**キニナーゼ**（kininase）とよぶ（図 18.2）．そのうちの1つである**キニナーゼⅡ**（kininase Ⅱ）はペプチジルジペプチダーゼ（peptidyl dipeptidase）であり，C末端側の2つのアミノ酸を除去してキニン類を不活化する．キニナーゼⅡは血管内皮の管腔側に結合しており，**アンジオテンシン変換酵素**（angiotensin-converting enzyme：ACE；第 22 章参照）と同一の酵素である．ACEは，不活性型ペプチドであるアンジオテンシンⅠからC末端2アミノ酸を除去し，血管収縮作用をもつアンジオテンシンⅡへ変換する．すなわち，キニナーゼⅡ（ACE）は血管拡張因子を不活化し，血管収縮因子を活性化する．ACE阻害薬によってブラジキニン作用が増強されることで，乾性咳嗽（いわゆる空咳）などの副作用が引き起こされることがある．キニンは，さまざまな特異性の低いペプチダーゼによっても代謝される．例えば，血漿中の**カルボキシペプチダーゼ**（carboxypeptidase）は，C末端アルギニンを除去して des-Arg⁹-

ブラジキニン（des-Arg⁹-bradykinin）を生成する．この des-Arg⁹-ブラジキニンは，主に2種類存在するブラジキニン受容体のうち，一方に特異的に作用する．

ブラジキニン受容体

ブラジキニン受容体には，B_1およびB_2受容体の2種類が存在する．どちらも**Gタンパク質共役受容体**（G protein-coupled receptor：GPCR）であり，同様の効果を発揮する．B_1受容体の発現量は通常とても低いが，炎症部位や障害組織では，IL-1 などのサイトカインの働きによって強く発現が誘導される．B_1受容体は des-Arg⁹-ブラジキニンに反応するが，ブラジキニンそのものには反応を示さない．またB_1受容体に対して，ペプチドや非ペプチドを含む，多くの選択的アンタゴニストが知られている．B_1受容体は炎症や痛覚過敏（第 42 章参照）に重要な役割を果たすことが示唆されているため，B_1受容体アンタゴニストは咳や神経疾患の治療に使用されうる（Rodi et al., 2005）．

一方，B_2受容体は多くの正常細胞につねに存在し，ブラジキニンやカリジンにより活性化されるが，des-Arg⁹-ブラジキニンには反応しない．これまでにペプチド性や非ペプチド性のB_2受容体アンタゴニストが開発されてきたが，そのなかで最も知られているブラジキニンアナログが**イカチバント**（icatibant）であり，**遺伝性血管性浮腫**（hereditary angioedema：HAE）（補体の活性化を制限する補体第1成分［C1］阻害因子の遺伝子異常によって起こるまれな疾患で，C1阻害薬の機能異常によ

り，体のさまざまな場所に浮腫が生じる）の急性発作を治療するために使用されている．

炎症におけるブラジキニンの作用と役割

　ブラジキニンは血管を拡張させ，血管透過性を亢進させる．その血管拡張作用の一部は，血管内皮の PGI_2 産生や一酸化窒素（NO）の遊離を刺激して生じる．また，ブラジキニンは感覚ニューロンにおいて強力な発痛物質として働き，その発痛作用はブラジキニンが放出するプロスタグランジン（prostaglandin；第17章）によって増強される．種差はあるが，ブラジキニンは，腸管，子宮，気管支平滑筋を収縮させる．その収縮は，**P物質**（**サブスタンスP**[substance P]）などのタキキニンによって引き起こされる収縮と比べると緩徐で，効果は持続的である（ギリシャ語で *brady-* は「遅い」，*tachy-* は「速い」を意味する）．

　ブラジキニンの投与によって多くの炎症の徴候・症状が再現される．しかしながら，ブラジキニンの炎症やアレルギーにおける役割は明らかではない．というのも，ブラジキニンの作用は，他のメディエーターによって引き起こされる一連の複雑なイベントの一部分にすぎないことが多いからである．しかし，過剰なブラジキニンの産生は胃腸管疾患における下痢の原因となるほか，アレルギー性鼻炎においては鼻咽頭での粘膜分泌を促す．また，ブラジキニンは膵炎（pancreatitis）[2] の病態形成にも関与する．ただ，残念ながら B_2 受容体アンタゴニストは膵炎の病態を改善させるどころか，かえって悪化させてしまうことが明らかになっている．組織カリクレインによって産生されたブラジキニンは，ある特定の外分泌腺において生理的な血流調節を行っており，その分泌機能に影響している．また，ブラジキニンは小腸，気道や胆嚢などの上皮におけるイオン輸送や液分泌を刺激する．

神経ペプチド

　神経ペプチドは低分子から中間程度の分子量を有し，現在までに100種以上が同定されている．多くは中枢神経系および自律神経系，末梢神経系から発見されたが，末梢の組織においても豊富に存在している．また，その多くは**補助伝達物質**（co-transmitter）（第38，39章）として，他の非ペプチド性の神経伝達物質とともに放出される．

　知覚神経から遊離される神経ペプチドは，**神経因性炎症**（neurogenic inflammation；Maggi, 1996）を引き起こす（第42章参照）．神経因性炎症にかかわる主要な神経

ブラジキニン

- ブラジキニン（BK）は，血漿 α-グロブリンである**キニノーゲン**から**カリクレイン**の作用によって"切り取られた"9つのアミノ酸からなるペプチドである．
- ブラジキニンは**キニナーゼⅠ**（kininase Ⅰ）により8つのアミノ酸からなるペプチド $BK_{1～8}$（des-Arg^9-BK）へと転換され，肺においては**キニナーゼⅡ**（ACE）によってさらにアミノ酸の除去が進み，不活化される．
- 薬理学的作用
  - 血管拡張（血管内皮のNO遊離と PGI_2 産生に依存する）
  - 血管透過性亢進
  - 痛覚神経終末の刺激（発痛）
  - 気道や消化管上皮のイオン輸送と液分泌の刺激
  - 小腸や子宮平滑筋の収縮
- 2種類の主要なブラジキニン受容体サブタイプが存在する：炎症時に発現誘導される B_1 受容体，常在型の B_2 受容体
- ブラジキニンのペプチドアナログである**イカチバント**は，B_2 受容体選択的な競合的アンタゴニストであり，遺伝性血管性浮腫の急性発作に用いられる．

ほかにも両受容体に対する非ペプチド性のアンタゴニストが知られており，炎症性疾患の治療に応用されることが期待されている．

ペプチドは**サブスタンスP**，**ニューロキニンA**（neurokinin A）や**CGRP**である．サブスタンスPおよびニューロキニンAは低分子（分子量はおよそ1,100）で，ともに**タキキニン**ファミリーに属しており，部分的に共通した構造を有する．これらは肥満細胞に対しヒスタミン（histamin）やその他のメディエーターの放出を促し，平滑筋に対しては収縮を引き起こす．また，神経の活性化や粘液の分泌，血管拡張などの作用がある．CGRPは**カルシトニンファミリー**に属し（37アミノ酸），これらと類似した作用をもつが，特に血管拡張作用が顕著である．また，タキキニンは侵害受容性神経の中枢終末より放出されると，脊髄後角における神経伝達を調節し，疼痛に対する感受性に影響を及ぼす（第42章参照）．これらの神経ペプチドはすべて，Gタンパク質共役受容体を介して効果を発揮する．

　神経因性炎症は，気管支喘息の遅延相，アレルギー性鼻炎，炎症性腸疾患，ある種の関節炎，片頭痛などの炎症性疾患の病態形成へ関与することが示唆されている（第15章ならびにPisi et al., 2009）．**アプレピタント**（aprepitant）および**ホスアプレピタント**（fosaprepitant）のようなニューロキニン NK_1 受容体のアンタゴニストは，特にがんの化学療法に関連する嘔吐を治療するため

---

[2] 膵炎とは痛みを伴う重い病気であり，ダメージを受けた膵臓の細胞からタンパク質分解酵素が分泌されることにより，ブラジキニンなどの放出を伴う一連のイベントが引き起こされる．

に使用される（第56章参照）．そのほかに重要な神経ペプチドファミリーとして，**エンケファリン**（enkephalin）／**エンドルフィン**（endorphin；第42章）および**オレキシン**（orexin；第39章）が挙げられる．

サイトカイン

"サイトカイン"は万能な用語であり，炎症の過程で免疫系細胞が合成し分泌するタンパク質性およびペプチド性メディエーター全般を指す．サイトカインは炎症反応の全体的な調整に重要な働きをする．局所においては**自己分泌**（autocrine；オートクリン）または**傍分泌**（paracrine；パラクリン）の機構で作用する．インスリンのような従来のホルモンとは異なり，血液および組織中の濃度は通常の状況下ではほとんど検出されないが，炎症時においては顕著に発現が上昇する（100〜1,000倍）．通常，これらのメディエーターはすべて，非常に低い（nmol以下の）濃度で活性を示す．

サイトカインは標的細胞上の特異的な高親和性受容体に結合し活性化する．これらの受容体もまた，炎症に伴いその発現が誘導される場合が多い．また，Gタンパク質共役型である**ケモカイン**受容体を除き，ほとんどのサイトカインはリン酸化酵素共役受容体に働き，**Jak/Stat経路**（Jak/Stat pathway；第3，4章）のような遺伝子発現にかかわるリン酸化カスケードをコントロールする．

細胞に対する直接作用に加え，他の炎症性メディエーターの産生を誘発することにより炎症を増幅するようなサイトカインも存在する．ほかにも，標的細胞上に別のサイトカインに対する受容体を発現誘導するサイトカインや，他のサイトカインとの相乗的あるいは競合的な相互作用に関与するサイトカインもある．したがって，サイトカインは複雑な情報言語に例えられ，ある細胞の最終的な応答は，その細胞表面で同時に受け取ったさまざまな情報の強弱や量によって決定される．

サイトカインが他のサイトカインや標的細胞と相互作用することで複雑なネットワークが形成されるが，これを理解するために文献中にはさまざまなサイトカインの分類様式が存在する．サイトカインの生物学的特性はあまりにも複雑なため，どの分類様式も完全ではない．用語と命名法は数限りなくあり，この領域の包括的議論は本書の扱う範囲を超えている．しかし本章の目的として，比較的重要なサイトカインおよびその生物学的作用のいくつかを表18.1に示す．サイトカイン愛好家になりたい読者は，Murphy et al.（2011）やIUPHAR/BPS Guide to Pharmacologyに詳細な分類表が記載されているので，そちらを参照されたい．

これまでに100を超えるサイトカインが同定されている．これらは，機能的に**インターロイキン**，**ケモカイ**ン，**インターフェロン**および**コロニー刺激因子**（colony-stimulating factor）の4つ（第25章で詳細に記述する）におおまかに分類されるが，実際には多くのサイトカインが複数の役割を果たすため，このような機能別の分類法も万能ではない．

サイトカイン作用を阻害するバイオ医薬品（第59章参照）の使用は，薬剤開発にとって実り多い領域であることが明らかとなっている．サイトカインの直接的な中和抗体や，生物学的に活性なプールを循環から除去する"おとり"受容体タンパク質などの戦略が成功を収めており，取り入れられている．これらについては，第26章および59章で詳細に記述する．

インターロイキンと関連物質

インターロイキン（interleukin）という名前はもともと，白血球（leukocyte）の間（inter–）でシグナル伝達するメディエーターを表現するための造語であるが，今日その作用は本来の語義から離れてきてしまっている（誤解を招くほどでないが）．初期炎症性サイトカインは，**腫瘍壊死因子**（tumour necrosis factor：TNF）αおよび**インターロイキン1**（interleukin 1：IL-1）である．後者のサイトカイングループの主なメンバーは，2つのアゴニストであるIL-1αとIL-1β，そして驚くべきことに内在性IL-1受容体アンタゴニスト（IL-1ra）[3]も含まれる．これらの3つの分子はともに，炎症時にマクロファージおよび他の多くの細胞から放出され，ケモカインを含む一連の二次的なサイトカインの合成および放出を促す．TNFおよびIL-1は，ほとんどすべての炎症反応に関与する重要な調節因子である．これら2つの分子のうち，どちらがはじめに炎症反応を引き起こすか，長らく議論されてきたが，じつは疾患のタイプによって異なることが判明し，決着がついた．**自己免疫疾患**（autoimmune disease）（例えば，適応免疫系が活性化されるリウマチ性関節炎）では，TNFが優勢であり，その作用を阻害することは治療上有効である．IL-1は，**自己炎症性疾患**（autoinflammatory disease）（例えば，自然免疫系のみが関与する痛風）において重要なメディエーターであると思われる（Dinarello et al., 2012）．TNF-αおよびIL-1はいずれも，抗炎症性バイオ医薬品にとって重要な標的である（第26，59章）．

すべてのインターロイキンが炎症性であるわけではない．例えば**トランスフォーミング増殖因子**（transforming growth factor：TGF）-**β**，IL-4，IL-10およびIL-13などは，強力な抗炎症性物質である．これらはケモカイン産

---

[3] 生理的な調節因子として働く内因性の受容体アンタゴニストは，進化の過程でもっと生み出されてもよさそうなものだが，実際にはIL-1ra以外のアンタゴニストは，すべて他の種を攻撃するための毒素として利用されている．

表 18.1 重要なサイトカインとその機能の例.

サイトカイン	主な分泌細胞	標的細胞および生物学的効果	備考
IL-1	単球／マクロファージ，樹状細胞およびその他の細胞	感染部位への細胞浸潤を調節し，炎症，発熱および痛みを生じる	主要な2つのサブタイプである IL-1α および IL-1β と，IL-1ra（受容体アンタゴニスト）．抗炎症療法の標的（第26章）
IL-2	T細胞	T，B および NK 細胞の増殖，成熟ならびに活性化を刺激する	最初に発見されたインターロイキン
IL-4	Th2 細胞	T細胞および B 細胞の増殖，成熟を刺激し，IgG および IgE 合成を促進する．抗炎症表現型を促進する	Th2 応答の調節における重要なサイトカイン（第26章）
IL-5	Th2 細胞，肥満細胞	好酸球活性化に重要．B 細胞の増殖，成熟および IgA 合成を刺激	アレルギー疾患で特に重要
IL-6	単球／マクロファージおよび T 細胞	発熱を含む起炎症作用．破骨細胞活性の刺激	抗炎症薬の標的（第26章）
IL-8	マクロファージ，内皮細胞	好中球走化性，食作用および血管新生	C-X-C ケモカイン（CXCL8）
IL-10	単球および Th2 細胞	サイトカイン産生を阻害し，炎症を抑制する	主に抗炎症性サイトカイン
IL-17	T細胞およびその他の細胞	アレルギー反応および自己免疫に関与する Th17 細胞を刺激する	数種のサブタイプが存在．抗炎症薬の標的（第26章）
GM-CSF	マクロファージ，T細胞，肥満細胞など	白血球前駆細胞の増殖を刺激する．血液由来の白血球の数を増加させる	骨髄細胞の増殖を刺激する治療目的で使用される（例：骨髄移植後）
MIP-1	マクロファージ／リンパ球	好中球および他の細胞の活性化．サイトカイン放出を促進する	C-C ケモカイン（CCL3）．2種類のサブタイプ
TGF-β	T細胞，単球	アポトーシスを誘発する．細胞増殖を調節する	3つのアイソフォーム．主に抗炎症作用
TNF-α	主にマクロファージ．多くの免疫細胞および他の細胞	腫瘍細胞を殺す．マクロファージでのサイトカイン発現を刺激し，免疫応答のさまざまな局面において重要な調節因子である	抗炎症薬の主要な標的（第6章）
TNF-β	Th1 細胞	宿主防御システムにおいてさまざまな免疫刺激性および炎症誘発性作用を開始する	今日ではリンホトキシン α（LTA）ともよばれる
エオタキシン	気道上皮細胞および他の細胞	好酸球の活性化と走化性．アレルギー性炎症	C-C ケモカイン（CCL11）．3種類のサブタイプが存在する
MCP-1	単球，骨芽細胞／破骨細胞，ニューロンおよび他の細胞	炎症部位への単球および T 細胞の動員を促進する	C-C ケモカイン（CC2）
RANTES	T細胞	T細胞の走化性．他の白血球の走化性と活性化	（CCL5）
IFN-α	白血球	NK 細胞およびマクロファージを活性化する．ウイルス複製を阻害し，抗腫瘍作用を有する	複数の分子種
IFN-γ	Th1 細胞，NK 細胞	Th1 細胞を刺激し，Th2 細胞増殖を阻害する．NK 細胞およびマクロファージを活性化する	Th1 応答に重要である（第6章）

GM-CSF：顆粒球マクロファージコロニー刺激因子（granulocyte-macrophage colony-stimulating factor），IFN：インターフェロン，Ig：免疫グロブリン（immunoglobulin），IL：インターロイキン，MCP：単球走化性タンパク質，MIP：マクロファージ炎症性タンパク質（macrophage inflammatory protein），NK：ナチュラルキラー細胞（natural killer [cell]），RANTES：血小板および T 細胞由来の好酸球走化性物質，TGF：トランスフォーミング増殖因子，Th：ヘルパー T 細胞，TNF：腫瘍壊死因子.

生やヘルパー T(Th)1 細胞（T-helper [Th] 1 cell）に先導される反応を抑制する．Th1 細胞の異常な活性化が病理所見として認められる疾患も存在する．

ケモカイン

ケモカインは，免疫および炎症反応において白血球の浸潤を制御し，交通の進行係として働く化学遊走性サイトカイン（*chemoattractant cytokine*）と定義されている．この命名（分類）は多少誤解を生むかもしれない．いくつかの非サイトカイン性メディエーター（non-cytokine mediator）（C5a，LTB4，fMet-Leu-Phe など；図 6.2 参照）も白血球の動きを制御するからである．また，多くのサイトカインには複数のよび名がある．それは，多くのケモカインは化学遊走以外の作用，例えば肥

満細胞の脱顆粒や血管新生の促進などの働きもあるからである．

　現在40以上のケモカインが同定されている．これらはすべて，相同性の高い分子量8〜10kDaのペプチドであり，ポリペプチド鎖のなかで重要なシステイン残基の配置に従ってグループ分けされる．1つのシステインを有するケモカインは**C ケモカイン**（C chemokine）として知られている．2つのシステイン残基が隣り合っている場合，**C-C ケモカイン**（C-C chemokine）とよばれる．ほかにも，システイン残基の間に別の残基が1つ入り込んだもの（**C-X-C ケモカイン**[C-X-C chemokine]）や，3つの別の残基が入り込んだもの（**C-XXX-C ケモカイン**[C-XXX-C chemokine]）も存在する．

　C-X-C ケモカイン（主な例はIL-8；**図6.2**参照）は好中球に作用し，主に急性炎症反応に関与する．C-C ケモカイン（主な例はエオタキシン，MCP-1およびRANTES[4]）は，単球，好酸球および他の細胞に作用し，主として慢性炎症反応に関与する．

> 一般的にケモカインはGタンパク質共役型受容体を介して作用し，その発現の変化や異常は，多発性硬化症，がん，リウマチ性関節炎および心血管疾患に関与することが示唆されている（Gerard & Rollins, 2001）．ウイルスのなかには，ケモカイン系を利用し，宿主の防御を破壊するタイプのものが存在する（ヘルペスウイルス，サイトメガロウイルス，ポックスウイルスおよびレトロウイルスファミリーのメンバーなど）（Murphy, 2001）．あるものは宿主のケモカインあるいはその受容体を模倣したタンパク質を産生し，あるものはケモカイン受容体のアンタゴニストとしてふるまい，また別のものは増殖因子あるいは血管新生因子を装う．後天性免疫不全症候群（acquired immunodeficiency syndrome：AIDS）を発症させる**HIV ウイルス**（HIV virus）は，最も大胆に宿主のケモカイン系を行使する．このウイルスのエンベロープには，T細胞受容体のCD4とケモカイン受容体を同時に認識し結合するタンパク質（gp120）を有しており，これによってT細胞内に入り込むことができる（**第52章**参照）．

インターフェロン

　インターフェロンという名称は，ウイルス複製を妨げる（interfere：英語で「妨げる」の意）ことに由来する．主に3種類のインターフェロンが存在し，IFN-α，IFN-β，IFN-γとよばれる．"IFN-α"は単一の物質ではなく，類似の活性を有する約20のタンパク質のファミリーである．IFN-αおよびIFN-βは抗ウイルス活性を示すが，IFN-αは多少の抗腫瘍作用も有する．両インターフェロンともウイルスに感染した細胞から放出され，隣接する細胞の抗ウイルス機構を活性化する．一方，IFN-γはTh1応答を誘導する（**図6.3**）．

---

4 MCP：単球走化性タンパク質（monocyte chemoattractant protein），RANTES：血小板およびT細胞由来の好酸球走化性物質（**R**egulated on **A**ctivation **N**ormal **T** cell **E**xpressed and **S**ecreted：ランテス）．（このような略称になったのはわれわれの責任ではないので，あしからず．）

インターフェロンの臨床用途

　IFN-αは慢性B型肝炎および慢性C型肝炎の治療に用いられており，帯状疱疹の治療や風邪の予防にも効果を発揮する．また，リンパ腫や固形腫瘍に対するIFN-αの抗腫瘍効果も報告されている．しかし，インフルエンザ様の症状を含む，用量依存的な副作用を生じる恐れがある．一方，IFN-βは多発性硬化症の治療に，IFN-γは抗生物質との併用で慢性肉芽腫症の治療に使用される（詳細については次のクリニカルボックスを参照）．

インターフェロンの臨床用途

- α：慢性B型肝炎および慢性C型肝炎（理想的には**リバビリン**[ribavirin]併用）
- 悪性腫瘍疾患（単独投与あるいは**シタラビン**[cytarabine]などの抗がん剤との併用）：**慢性骨髄性白血病**（chronic myelogenous leukemia：CML），毛状細胞白血病，濾胞性リンパ腫，転移性カルチノイド，多発性骨髄腫，悪性黒色腫（手術補助薬として），骨髄異形成症候群などの悪性疾患
- ポリエチレングリコールとの抱合（"ペグ[PEG，ポリエチレングリコールの略称]化"）によって体外への除去速度が低下する．これを間欠的に皮下投与する
- β：**多発性硬化症**（multiple sclerosis）（特に，この疾患の再発性の寛解型）
- γ：慢性肉芽腫を有する小児の感染症を軽減する目的で使用

サイトカイン

- サイトカインは，炎症時に急速に誘導され放出されるポリペプチドである．これらは炎症および免疫系細胞の作用を調節する．
- サイトカインスーパーファミリーには，**インターフェロン**，**インターロイキン**，**ケモカイン**，および**コロニー刺激因子**が含まれる．
- オートクリンまたはパラクリン機構の両方を利用して，白血球，血管内皮細胞，肥満細胞，線維芽細胞，造血幹細胞および破骨細胞に複雑な作用を及ぼし，増殖，分化や活性化を制御する．
- IL-1およびTNF-αは，重要な一次炎症性サイトカインであり，他のサイトカインの産生を誘導する．
- IL-8などのケモカインは，主に細胞の移動の調節に関与している．
- IFN-αおよびIFN-βなどのインターフェロンは抗ウイルス活性を有し，**IFN-α**はウイルス感染の治療における補助物質として使用される．**IFN-γ**は有意な免疫調節機能を有し，多発性硬化症の治療に使用される．

"サイトカインストーム"

多くのサイトカインは，基本的に正のフィードバックループ機構を介し，さらなるサイトカインを放出する．抗炎症因子とのバランスがとれていないと，このフィードバックシステムが不安定になるときがある．その結果として，感染または他の傷害に応答したサイトカインの大量過剰産生が引き起こされる．これは**サイトカインストーム**(cytokine storm)（**高サイトカイン血症**[hypercytokinemia]ともよばれる）として知られており，特に危険で致命的になりかねない，いわゆる**全身性炎症反応症候群**(systemic inflammatory response syndrome：SIRS；Jaffer et al., 2010)の発症につながる可能性がある．サイトカインストームは，敗血症性ショックおよび一部のパンデミック疾患の死亡原因とされている．新薬の治験を受けた後にサイトカインストームに苦しんでいるボランティアの悲惨な現状は，**第59章**で記述する．

炎症を収束させるタンパク質およびペプチド

炎症反応を制御するのは，それを引き起こし増強する因子だけではない．近年，炎症の各段階には炎症を収束させるメディエーターの一群が存在することが明らかになりつつある．これらのメディエーターは炎症の進行状況を確認し，炎症の継続時間や及ぶ範囲を制限する．炎症性エピソードの発症と収束の制御を担うのは，この相反する2つのシステムのせめぎ合いであり，このバランスが崩れると，炎症性疾患や，最悪の場合はサイトカインストームが引き起こされる可能性もある．これらのうちのいくつかはペプチド型であり，また IL-1ra，TGF-β や IL-10 など炎症の重要な負の制御因子については先に触れた．しかし，じつはこのほかにも2つの重要な負の制御因子が存在することが明らかになっており，一般的な抗炎症薬はそれらの活性を利用している．

アネキシン A1(annexin-A1：Anx-A1)は，多くの細胞によって産生され，特に骨髄系統の細胞に豊富に存在する 37kDa のタンパク質である．放出されると，強力な抗炎症作用を示し，細胞の活性化，細胞遊走およびメディエーター放出を抑制する．これらの作用は，ホルミルペプチド受容体ファミリーのメンバーである ALX/FPR2 とよばれる G タンパク質共役受容体（抗炎症性の**リポキシン**[lipoxin]が結合するのと同じ受容体）を介して引き起こされる（**第17章**参照）．

Anx-A1 システムが重要なのは，それが**抗炎症性グルココルチコイド**(anti-inflammatory glucocorticoid；**第26章**参照)によって活性化されるからである．抗炎症性グルココルチコイドは Anx-A1 遺伝子の転写を増加させ，細胞からの放出を促進することで Anx-A1 系を活性化する．興味深いことに，**抗アレルギー性クロモン**(anti-allergic cromone)（クロモグリク酸塩など；**第28章**参照）も，Anx-A1 の細胞からの放出を促進する．Anx-A1 遺伝子の"ノックアウト"（遺伝子欠損）解析により Anx-A1 が炎症応答を抑制し，炎症の収束に重要であることが明らかになった．抗炎症性グルココルチコイドは，Anx-A1 なしでは完全な炎症抑制作用を発揮することができない．この分野は Perretti & D'Acquisto (2009)によって詳細に明らかにされた．

メラノコルチン(melanocortin)系も，炎症の調節において重要な役割を果たす．G タンパク質共役型の**メラノコルチン受容体**(melanocortin receptor)は5種類(MC$_{1～5}$)存在する．MC 受容体の内因性リガンドとして**メラノサイト刺激ホルモン**(melanocyte-stimulating hormone：MSH；3種類)があるが，これは POMC 遺伝子に由来し，さまざまな MC 受容体の活性化を介して日焼け，陰茎勃起の調節および食欲制御などに働く．

宿主防御の観点から，MC$_3$ 受容体が最も重要である．MC$_3$ 受容体の遺伝子欠損解析により，さまざまな炎症状態においてもこの受容体が重要であることが明らかとなった．興味深いことに，もう1つの POMC 遺伝子産物である ACTH は，以前は抗炎症剤として使用されていたが，その作用は内因性コルチゾールを副腎から放出することによる，二次的なものであると考えられていた（MC$_2$ 作用；**第33章**参照）．ところが近年，ACTH が MC$_3$ 受容体のリガンドであることがわかり，MC$_3$ 受容体活性が ACTH の抗炎症作用の一因と考えられている．

この分野の重要性は，Patel et al.(2011)によりもたらされた．

おわりに

この章，および**第6章**と**17章**でざっと示した内容からおわかりいただけるように，生体防御反応は生理的反応のなかでも，最も複雑で巧妙に作りこまれたものの1つである．生き延びるために必要であることを考えれば，驚くほどのことでもないかもしれない．同様に，これほど多くのメディエーターが生体防御反応のために動員されることにもうなずける．実験モデルにおいて，多くのメディエーターの活性を抑制することはできるものの，炎症反応の開始や結果にはほとんど影響を与えることはできない．このことから，構成される機構の多くが重複していることが示唆されている．実際，炎症に対する特異的な抗体治療法（**第26，59章**参照）が現れるまでは，慢性炎症性疾患に対する治療法は非常に限られていた．

引用および参考文献

Chung, K.F., 2005. Drugs to suppress cough. Expert. Opin. Invest. Drugs 14, 19-27.（ニューロキニンおよびブラジキニン受容体アンタゴニストの役割に関するセクションを含む咳治療の有用な総説.）

Dinarello, C.A., Simon, A., van der Meer, J.W., 2012. Treating inflammation by blocking interleukin-1 in a broad spectrum of diseases. Nat. Rev. Drug Discov. 11, 633-652.（疾患における IL-1 の役割とその作用を阻止することによって得られる治療上の利点についてのきわめて包括的な調査. この分野の先駆者によって書かれている. 図がよい.）

Gerard, C., Rollins, B., 2001. Chemokines and disease. Nat. Immunol. 2, 108-115.（ケモカインネットワークの異常活性化に関連する疾患について議論され，またその治療についても論じられている. ケモカインまたはその受容体の模倣によってウイルスがどのようにして免疫応答を回避するかが書かれている.）

Horuk, R., 2001. Chemokine receptors. Cytokine Growth Factor Rev. 12, 313-335.（ケモカイン受容体研究に焦点を当てた包括的な総説. 各ケモカイン受容体の分子的，生理学的および生化学的特性を記載している.）

IUPHAR/BPS. Guide to Pharmacology. www.guidetopharmacology.org/（薬理学的標的とそれに作用する物質の包括的なガイド.）

Jaffer, U., Wade, R.G., Gourlay, T., 2010. Cytokines in the systemic inflammatory response syndrome: a review. HSR Proc Intensive Care Cardiovasc. Anesth. 2, 161-175.（主に SIRS におけるサイトカインの役割を扱った読みやすい総説であるが，サイトカイン生物学についての一般的な概説としてもよい. よい図表が使われている.）

Luster, A.D., 1998. Mechanisms of disease: chemokines – chemotactic cytokines that mediate inflammation. N. Engl. J. Med. 338, 436-445.（優れた総説，すばらしい図表.）

Mackay, C.R., 2001. Chemokines: immunology's high impact factors. Nat. Immunol. 2, 95-101.（白血球-内皮相互作用，一次免疫応答および T/B 細胞相互作用制御，炎症性疾患における T 細胞および免疫応答のウイルス性転位におけるケモカインの役割について，明確かつエレガントにまとめられている.）

Maggi, C.A., 1996. Pharmacology of the efferent function of primary sensory neurones. In: Geppetti, P., Holzer, P. (Eds.), Neurogenic inflammation. CRC Press, London.（読む価値あり. 神経原性炎症，感覚神経および炎症性メディエーターからの神経ペプチドの放出がまとめられている. 受容体を介した放出に対する薬理学的調節や，放出を阻害する薬剤について議論されている.）

Murphy, P.M., 2001. Viral exploitation and subversion of the immune system through chemokine mimicry. Nat. Immunol. 2, 116-122.（ウイルス-免疫系相互作用についてよく書かれている.）

Patel, H.B., Montero-Melendez, T., Greco, K.V., Perretti, M., 2011. Melanocortin receptors as novel effectors of macrophage responses in inflammation. Front. Immunol. 2, 41-46.（MC$_3$ 受容体の役割に焦点を当てた炎症性分解におけるメラノコルチンの役割についての，簡潔で読みやすい総説. 図も有用.）

Pease, J.E., Williams, T.J., 2006. The attraction of chemokines as a target for specific anti-inflammatory therapy. Br. J. Pharmacol. 147 (Suppl. 1), S212-S221.（ケモカイン研究の歴史についてのよい総説. 薬物標的としてのケモカインの潜在的役割が特に強調されている.）

Perretti, M., D'Acquisto, F., 2009. Annexin A1 and glucocorticoids as effectors of the resolution of inflammation. Nat. Rev. Immunol. 9, 62-70.（グルココルチコイドによって調節されるアネキシン 1 タンパク質の，炎症性制御における役割について書かれている. 読みやすく，図表もよい.）

Pisi, G., Olivieri, D., Chetta, A., 2009. The airway neurogenic inflammation: clinical and pharmacological implications. Inflamm. Allergy Drug Targets 8, 176-181.

Rodi, D., Couture, R., Ongali, B., et al., 2005. Targeting kinin receptors for the treatment of neurological diseases. Curr. Pharm. Des. 11, 1313-1326.（神経系疾患におけるキニン受容体アンタゴニストの潜在的役割の概要. 特に免疫原性のものを扱う.）

Schulze-Topphoff, U., Prat, A., 2008. Roles of the kallikrein/kinin system in the adaptive immune system. Int. Immunopharmacol. 8, 155-160.（特にこの章で扱ったメディエーターの適応応答への関与に関して書かれた，優れた総説.）

書籍

Murphy, K.M., Travers, P., Walport, M., 2011. Janeway's Immunobiology, eighth ed. Taylor & Francis, London.（古典的な教科書だが内容は最新のものに一新されており，電子書籍としても利用可能. 図表も優れている.）

第2部 ケミカルメディエーター

19 カンナビノイド

概要

カンナビノイドに対する現代の薬理学的な興味は，Δ^9-テトラヒドロカンナビノール（Δ^9-tetrahydrocannabinol：THC）が大麻の主な有効成分であるという発見から始まり，カンナビノイドに選択的な受容体（CB受容体）とその内因性リガンド（エンドカンナビノイド）の発見，それらの合成および消失機序に移行している．このエンドカンナビノイド系に作用する薬物は，少なからぬ疾病の治療への適応可能性を有する．ここでは，植物由来カンナビノイド，カンナビノイド受容体，エンドカンナビノイド，生理学的機能，病態メカニズム，合成リガンド，およびそれらの潜在的な臨床応用を考える．より詳細な情報はKano et al.（2009）に示されている．中枢神経系（central nervous system：CNS）におけるカンナビノイド類の薬理は，第38，48章および49章に記載する．

植物由来のカンナビノイドとその薬理学的効果

アサ科の大麻（*Cannabis sativa*）は，何千年もの間，その精神賦活特性のゆえに使用されてきた（第48章）．古代にはすでに医療への応用が提唱されていたが，近年になって，再びその効能について強く認識された．それは，1964年に，Δ^9-テトラヒドロカンナビノール（Δ^9-tetrahydrocannabinol：THC；図19.1を参照）が主な精神賦活成分であることが発見されたことによる．大麻抽出物には，きわめて多くの関連化合物が含まれ，多くは水に不溶性である．これらを総称してカンナビノイドとよぶ．最も豊富なカンナビノイドはTHC，その前駆体である**カンナビジオール**（cannabidiol），およびTHCの自然分解物である**カンナビノール**（cannabinol）である．カンナビジオールおよびカンナビノールは，精神賦活活性は有していないが，抗痙攣作用および肝薬物代謝誘導作用を有する（第9章参照）．

薬理学的効果

THCは主に中枢神経系（CNS）に作用し，さまざまな中枢神経を介した自律神経作用とともに，精神異常発現性および抑制性の混合効果を惹起する．ヒトにおける自覚作用は，次のようなものである．

- リラックスおよび多幸感．アルコールの効果に似ているが，アルコールでみられるような無軌道性および攻撃性は認められない．（リスク感覚の鈍磨はアルコール酩酊の重要な特徴であり，しばしば交通事故の原因となる．毎年，大麻使用によってかなりの数の交通死亡事故が発生し，運転能力の障害はアルコールと同程度ではあるが，大麻使用者の交通事故は一般的に飲酒運転による事故より少ない傾向にある．）
- 音や視覚が，より強烈かつファンタスティックに感じると思えるような知覚認識の先鋭化．
- これらの効果は類似しているが，一般的には，リゼルグ酸ジエチルアミド（lysergic acid diethylamide：LSD）などの精神異常発現薬ほど顕著ではない（LSD；第48章参照）．大麻使用者は，時間経過が非常にゆっくりしていると述べる．LSDによってしばしば生じる強烈な不安感と偏執性妄想は，大麻使用ではまれである．しかし，疫学研究によれば，思春期の大麻の過度の使用は，その後の精神障害の発症と関連する（Rubino et al., 2012）．

ヒトおよび動物において，直接測定できる大麻の中枢作用は以下の通りである．

- 短期記憶および単純な作業学習の障害（大麻使用者は自信と創造性が高められていると感じてはいるが，実際のパフォーマンスとは一致しない）
- 運動協調の障害（例えば，自動車運転技能）
- カタレプシー（固定した不自然な姿勢）
- 低体温
- 無痛覚
- 制吐作用（第30章参照）
- 食欲の増大（第32章参照）

大麻の主な末梢作用は以下の通りである．

- 頻脈，交感神経阻害薬によって抑制できる
- 血管拡張，特に，眼の表在血管（強膜および結膜の血管），大麻喫煙者の特徴である充血の原因となる
- 眼内圧の低下
- 気管支拡張

Δ^9-テトラヒドロカンナビノール(THC)

アナンダミド

2-アラキドノイルグリセロール(2-AG)

図 19.1　Δ^9 −テトラヒドロカンナビノールおよび2つのエンドカンナビノイドの構造.

大麻

- 主な有効成分は Δ^9-テトラヒドロカンナビノール(THC)であり，11位の水酸化代謝物も薬理作用を有する.
- 中枢神経作用は，抑制と精神異常発現作用の両方を有する.
- 先鋭化した知覚認識を伴った多幸感，およびリラックス感覚を経験する.
- 客観的なテストによって，自動車運転能力の低下を含む，学習，記憶および運動能力の障害が確認できる.
- 動物実験では，THCは，鎮痛作用および制吐作用を示すだけでなく，カタレプシーおよび低体温を引き起こす.
- 末梢作用として，血管拡張，眼内圧の低下，および気管支拡張が挙げられる.
- カンナビノイドは，オピエート，**ニコチン**(nicotine)や**アルコール**(alcohol)よりも依存性は低いが，長期間にわたって心理的な影響を及ぼす可能性がある.

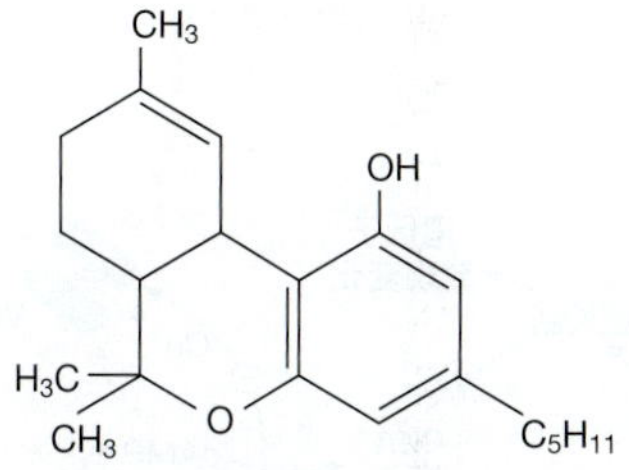

薬物動態学的および分析的側面

吸引による大麻の効果は，完全に効果を発現するのに約1時間かかり，2～3時間持続する．THCの一部は，THCよりも強い活性を有し，おそらく吸引による薬理効果に寄与する11位水酸化THCに変換される．しかし，THCのほとんどは，抱合反応を受けて不活性代謝物に変換され，腸肝循環される．脂溶性がきわめて高いため，THCとその代謝産物は体脂肪に蓄積され，単回使用においても数週間にわたって，検出可能な排泄が持続する．

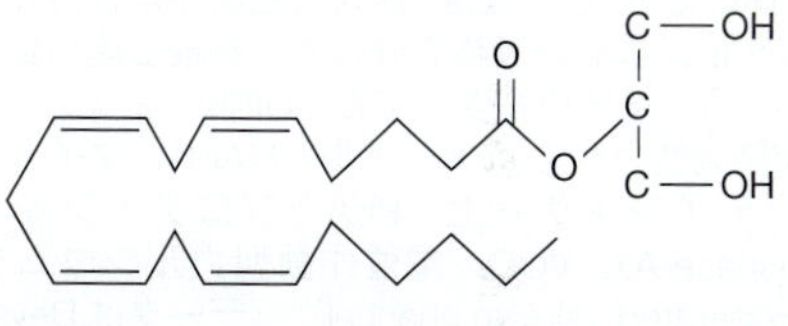

副作用

THCは過量でも比較的安全であり，眠気と錯乱を起こすが，生命を脅かすような呼吸器系や心血管系の抑制は認められない．この点で，ほとんどの濫用薬物，特にオピエートやエタノールより安全である．低用量であっても，THCおよびその合成誘導体，例えばnabilone(化学療法による悪心嘔吐薬として認可されている)は，多幸感と眠気をもたらし，時には感覚的な歪みと幻覚を伴うこともある．近年いくつかの国において，大麻抽出物が多発性硬化症の痙攣の治療における補助薬として適応拡大認可が予告され，そのうちのいくつかは治験中である．しかし，カンナビノイドを治療目的で広範に使用することは，このような副作用と大麻使用に関する法的規制のために制限されている．

げっ歯類において，THCは催奇形性および変異原性作用を有する．また，ヒトの白血球において，染色体切断の発生率の増加が報告されている．しかし，そのような切断は大麻に特有のものではなく，疫学研究によっても，大麻使用者に胎児奇形やがんのリスクが上昇することは示されていない．

耐性と依存

大麻の耐性および身体依存性は，主に過度な使用者に生じるが，軽度である．離脱(禁断)症状はエタノールやオピエートからのそれと似ている．つまり，悪心，不穏，易怒性，錯乱，頻脈および発汗であるが，比較的軽度であり，ただちに薬物を必要とするほどではない．精神依存は実際に大麻で起こるが，他の主要な濫用薬物で認められるほど(**第49章**)の強迫的なものではない．大麻を依存性薬物に分類するのが妥当かどうかの結論は出されていない(Fattore et al., 2008参照)．

カンナビノイド受容体

カンナビノイドは脂溶性が高いため，当初は全身麻酔薬と同様な機序で作用すると考えられていた．しかし，

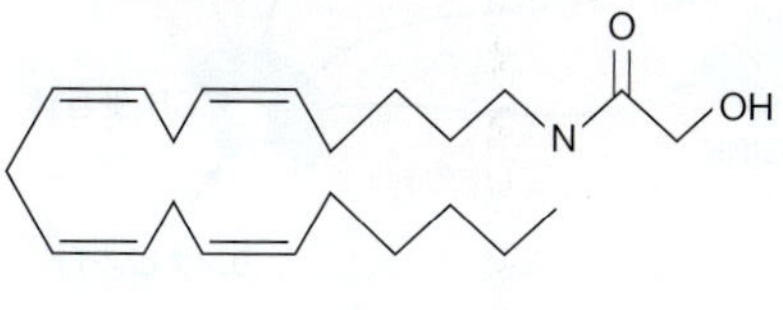

1988年に，トリチウム標識カンナビノイドの飽和性で高親和性の結合がラット脳ホモジネートから調製した膜に確認された．このことが経緯となり，脳におけるカンナビノイド特異的受容体の同定に至った．この受容体は，その後に末梢組織で同定されたCB_2受容体と区別して，CB_1受容体と名づけられている．カンナビノイド受容体は，典型的なGタンパク質共役受容体である(第3章)．CB_1受容体は，$G_{i/o}$を介してアデニル酸シクラーゼと電位依存性カルシウムチャネルの阻害，およびGタンパク質感受性内向き整流性カリウムチャネル(G protein-sensitive inwardly rectifying potassium：GIRK)の活性化によって，膜の過分極を引き起こす(図19.2)．これらの作用は，オピオイド受容体が介在する作用(第42章)に類似している．CB_1受容体は，神経終末の細胞膜に局在し，脱分極およびCa^{2+}流入によって惹起されるシナプス前膜からの神経伝達物質の放出を抑制する(第4章)．また，CB受容体は，マイトジェン活性化プロテイン(mitogen-activated protein：MAP)キナーゼを直接的に活性化することによって，および，アデニル酸シクラーゼ活性を低下させる結果として，プロテインキナーゼAの活性を間接的に低下させることによって，遺伝子発現に影響を及ぼす(第3章参照)．

CB_1受容体は，中枢神経における中心的な興奮性および抑制性神経伝達物質(第38章)の受容体であるグルタミン酸およびγアミノ酪酸(γ-aminobutyric acid：GABA)受容体と同程度に，脳に豊富に存在している．CB_1受容体は，脳全体に均一に分布しておらず，海馬(カンナビノイドの記憶に対する効果と関連する)，小脳(協調運動障害に関連する)，視床下部(食欲および体温の制御において重要：第32章および下記を参照)，黒質，報酬に関与する中脳辺縁系のドパミン経路(第49章)および大脳皮質連合野に集中して局在している．脳幹部には比較的CB_1受容体の発現が低い．このことは，カンナビノイドによって，深刻な呼吸器または心血管の機能低下が起こらないことと一致している．細胞レベルでは，CB_1受容体は主にシナプス前膜に局在化し，図19.2に示すように伝達物質の放出を抑制する．しかし，オピオイドと同様に，カンナビノイドは，海馬および扁桃体におけるGABA作動性介在ニューロンを含む抑制性連結を阻害することによって，一部の神経経路を活性化させる．

中枢神経系での発現はよく知られているが，CB_1受容体は末梢組織，例えば内皮細胞，脂肪細胞および末梢神経においても発現している．カンナビノイドは，CB_1受容体の活性化を介して脂質生成を促進し，これは体重への影響がある作用である(DiPatrizio & Piomele, 2012参照)．

CB_2受容体は，CB_1と約45％のアミノ酸相同性しか有さず，主にリンパ組織(脾臓，扁桃腺および胸腺なら

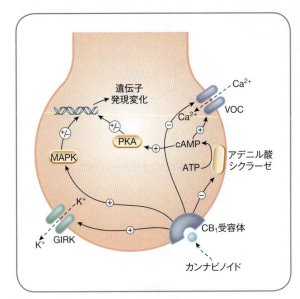

図19.2 カンナビノイドの細胞への作用．
CB_1受容体の活性化は，Ca^{2+}流入の阻害およびカリウムチャネルの活性化による過分極を介して，神経伝達物質の放出を阻害する．遺伝子発現も変化する．GIRK：Gタンパク質感受性内向き整流性カリウムチャネル，MAPK：マイトジェン活性化プロテインキナーゼ，PKA：プロテインキナーゼA (protein kinase A)，VOC：電位作動型カルシウムチャネル (voltage-operated calcium channel)．(データはDevane et al., 1992より．)

表19.1 確定した，あるいは候補としてのエンドカンナビノイド．

エンドカンナビノイド	選択性
確定したエンドカンナビノイド	
アナンダミド	$CB_1 > CB_2$
2-アラキドノイルグリセロール	$CB_1 = CB_2$
エンドカンナビノイドの候補	
ビロダミン	$CB_2 > CB_1$
ノラディン	$CB_1 \gg CB_2$
N-アラキドノイルドパミン	$CB_1 \gg CB_2$

びに循環リンパ球，単球および組織肥満細胞)に局在する．また，CB_2受容体は活性化すると，慢性疼痛に関係する中枢神経系の免疫細胞であるミクログリアにも存在する(第37章)．免疫系細胞上のCB_2受容体の局在は予想外であったが，大麻の免疫機能に対する抑制効果の主な要因かもしれない．それぞれのカンナビノイドリガンドに対する応答性は，CB_2受容体とCB_1受容体とでは異なる(表19.1参照)．CB_2受容体は$G_{i/o}$を介してアデニル酸シクラーゼ，GIRKチャネルおよびMAPキナーゼにCB_1と同様に連動するが，電位依存性カルシウムチャ

ネル（免疫細胞では発現していない）にはリンクしない．これまでのところ，その機能については，一部しか解明されていない．CB_2受容体はアテローム性動脈硬化病変（第22章参照）に存在し，CB_2アゴニストは抗アテローム性動脈硬化作用を有する（Mach & Steffens, 2008）．

いくつかのエンドカンナビノイドは，驚くべきことに[1]，侵害受容性神経終末を刺激するイオンチャネル型受容体であるバニロイド受容体を活性化することが判明した（第42章参照）．カンナビノイドはCB_1受容体がないにもかかわらず，CB_1ノックアウトマウスの脳内で鎮痛作用を示し，Gタンパク質を活性化するので，他のいまだ確認されていないGタンパク質共役受容体も関与することを示す．

エンドカンナビノイド

選択的カンナビノイド受容体の発見は，内在性メディエーターの探索につながった．最初の成功は，ブタ脳の抽出画分と放射標識カンナビノイド受容体リガンドとの競合をスクリーニングしたチームによってもたらされた（Devane et al., 1992）．これによって，エイコサノイドメディエーター（第18章参照）である*N*-アラキドニルエタノールアミド（*N*-arachidonylethanolamide）の精製が行われた．その構造を図19.1に示す．この物質は，アナンダミド（anandamide）[2]と名づけられた．アナンダミドは，結合アッセイにおいてシナプトソーム膜から標識カンナビノイドを置換しただけでなく，向精神作用を有するカンナビノイドのバイオアッセイであるマウス輸精管に電気的に誘発した痙攣を抑制した（図19.3）．数年後，第2のエンドカンナビノイドである2-アラキドノイルグリセロール（2-arachidonoyl glycerol：2-AG；図19.1）が同定され，最近ではCB_1/CB_2（図19.1参照）受容体選択性の異なる3種類のエンドカンナビノイド候補がリストに追加された（表19.1）．エンドカンナビノイドは，前もって合成して蓄えておき必要に応じて放出されるのではなく，エイコサノイド（第18章参照）のように"要求に応じて"生成される．

エンドカンナビノイドの生合成

アナンダミドおよび2-AGの生合成を図19.4に要約する．より詳細な生合成と分解経路は，Di Marzo (2008) に示されている．

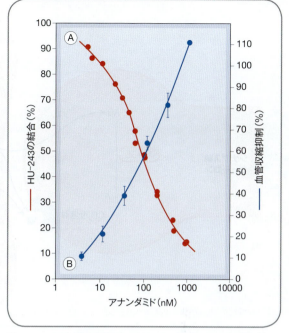

図19.3 エンドカンナビノイドとしてのアナンダミド．アナンダミドはエンドカンナビノイドである．[A]内因性アナンダミド（赤丸，左縦軸）によるトリチウム標識HU-243（カンナビノイド受容体リガンド）のラット脳シナプトソーム膜への結合の競合的阻害．[B]内因性アナンダミド（青丸，右縦軸）による血管収縮（カンナビノイドのバイオアッセイ）の抑制作用．結合活性と生物活性との間の類似性に注目されたい．（データはDevane et al., 1992より．）

▽ アナンダミドは，*N*-アシルホスファチジルエタノールアミン（*N*-acyl-phosphatidylethanolamine：NAPE）に対して選択的であるが，他の膜リン脂質との親和性が低く，NAPE-PLDとして知られるホスホリパーゼD（phospholipase D：PLD）によって合成される．NAPE-PLDは，Ca^{2+}およびポリアミンによって刺激される亜鉛メタロヒドロラーゼである．NAPE-PLDの選択的阻害薬が求められている．阻害薬の前駆体は，まだ性質は不明であるが，Ca^{2+}感受性のアシル基転移酵素（リン脂質のsn-1位からホスファチジルエタノールアミンの窒素原子にアシル基を転移する）によって産生される．

2-AGも，リン脂質代謝に由来する前駆体の加水分解によって生成される．重要な酵素は，セリンリパーゼファミリーに属する2つのsn-1選択的ジアシルグリセロールリパーゼ（diacylglycerol lipase）（DAGL-αおよびDAGL-β）である．これらの2つの酵素の活性は，NAPE-PLDのように，Ca^{2+}感受性であり，エンドカンナビノイド合成に対する生理学的刺激因子として作用する細胞内Ca^{2+}濃度の上昇と一致する．2つのDAGLは，発生時には軸索およびシナプス前軸索終末に局在するが，成熟神経ではシナプス後性に樹状突起および細胞体に存在する．これは，神経突起成長における2-AGの役割と一致し，逆行性メディエーターとしての役割と一致する．

近年発見されたエンドカンナビノイド候補であるノラディン，ビロダミンおよび*N*-アラキドノイルドパミンの生合成については，まだほとんど知られていない．ビロダミンとアナンダミドのpH依存性の非酵素的相互変換は1つの可能性であり，この変換によって，CB_2とCB_1を介した反応を調節しているかもしれない（表19.1参照）．

---

[1] 驚くべきことに，唐辛子の有効成分であるカプサイシンは，激しい灼熱痛を引き起こすが，エンドカンナビノイドのアナンダミドは享楽あるいは至福に関連する．これは結局のところ，そんなにも驚くべきことではないかもしれないが．

[2] サンスクリット語の"bliss（至福）"とamide（アミド）を意味する．

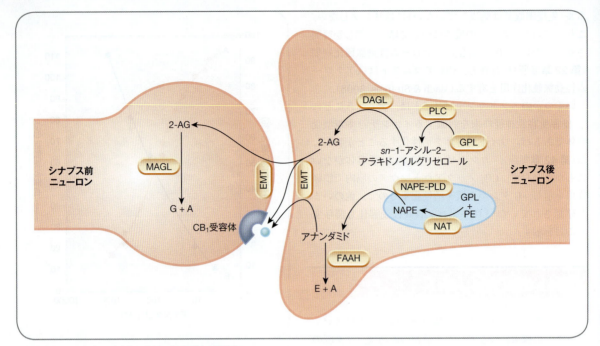

図19.4 エンドカンナビノイドの生合成と不活化.
2-AG：2-アラキドノイルグリセロール，A：アラキドン酸(arachidonic acid)，DAGL：ジアシルグリセロールリパーゼ，E：エタノールアミン，EMT：エンドカンナビノイド膜輸送体(endocannabinoid membrane transporter)，FAAH：脂肪酸アミド加水分解酵素，GPL：グリセロリン脂質(glycerophospholipid)，MAGL：モノアシルグリセロールリパーゼ(monoacyl glycerol lipase)，NAPE：N-アシル-ホスファチジルエタノールアミン，NAPE-PLD：N-アシルホスファチジルエタノールアミン特異的ホスホリパーゼD，NAT：N-アシルトランスフェラーゼ(N-acyltransferase)，PE：ホスファチジルエタノールアミン(phosphatidylethanolamine)，PLC：ホスホリパーゼC(phospholipase C)．

エンドカンナビノイドシグナルの終止

エンドカンナビノイドは，細胞外間隙から急速に取り込まれる．脂溶性であるため，濃度勾配に従って細胞膜を通過する．アナンダミドおよび2-AGに対して，飽和性で，温度依存性の能動輸送機構が存在するという証拠もあり，"エンドカンナビノイド膜輸送体"と称されている．これに対して，選択的取り込み阻害薬(例えばUCM-707)が開発されている．エンドカンナビノイド代謝経路を図19.4に要約する．アナンダミドの重要な代謝酵素は，脂肪酸アミド加水分解酵素(fatty acid amide hydrolase：FAAH)として知られるミクロソームのセリン加水分解酵素である．FAAHは，アナンダミドをアラキドン酸とエタノールアミンに変換し，また2-AGを加水分解して，アラキドン酸とグリセロールを生成する．

FAAH "ノックアウト" マウスの表現型は，エンドカンナビノイドの生理機能に対する手がかりを示す．ノックアウトマウスにおいては，アナンダミドの脳含量が増加し，疼痛閾値が上昇している．FAAH選択的阻害薬は，マウスにおいて鎮痛および抗不安作用を有する(薬物のげっ歯類における抗不安作用の評価方法については，第44章を参照)．アナンダミドとは対照的に，2-AGの脳含量はFAAHノックアウトマウスでは増加せず，2-AGにおいては別の代謝経路が重要である可能性が高いことが示唆される．他に可能な代謝経路としては，エステル化，アシル化，シクロオキシゲナーゼ-2によるプロスタグランジンエタノールアミド("プロスタミド")への酸化，または12-または15-リポキシゲナーゼによる酸化(第17章参照)が含まれる．

生理学的機構

CB_1受容体を活性化し，その後に惹起される行動または心理的効果などを導くエンドカンナビノイドの放出刺激は，完全には解明されていない．すでに述べたように，Ca^{2+}はエンドカンナビノイド生合成に関与するNAPE-PLDやその他の酵素を活性化する．したがって，細胞内Ca^{2+}濃度の上昇は，おそらく重要な細胞内トリガーである．

CB受容体の活性化は，**脱分極誘導性脱抑制**(depolarisation-induced suppression of inhibition：DSI)として知られている現象に関与している．DSIは海馬の錐体細胞で起こる．錐体細胞が興奮性入力によって脱分極されると，錐体細胞へのGABA作動性抑制性入力が抑制される．つまり，脱分極した錐体細胞から抑制性軸索への逆行性の情報の流れが生じる．こ

のようなシナプス後細胞からシナプス前細胞への逆行性の情報の流れは，侵害受容経路における"ワインドアップ（wind-up）現象"（図42.3）および海馬における長期増強（図38.7）のような，神経可塑性における特徴である．DSIは，CB_1アンタゴニストであるリモナバントによって阻害される．シナプス前部のCB_1受容体，およびDAGLとMAGL酵素の細胞内分布（図19.4）は，エンドカンナビノイド2-AGがDSIにおいて"逆行性"の伝達物質であるという考え方にうまく適合する（図39.8参照）．

エンドカンナビノイドの神経調節作用は，侵害受容，心血管，呼吸器および消化管機能を含む広範な生理的活動に影響を及ぼしうる．エンドカンナビノイドと視床下部ホルモンとの相互作用は，食物摂取および生殖機能に影響を及ぼすと考えられている．CB受容体を欠損するマウスモデルの研究は，雄性および雌性の妊孕性におけるエンドカンナビノイドシグナル伝達の重要かつバランスのとれた役割を支持し，エンドカンナビノイドシグナル伝達が精子形成，受精，初期胚の着床前発育，胚の着床および着床後の成長に関与することを示す（Battista et al., 2012参照）．肥満の重要性を考慮すると，エンドカンナビノイドの食物摂取に対する影響は特に興味深い（第32章）．

病態への関与

実験動物およびヒト組織の両方から，エンドカンナビノイドシグナル伝達がさまざまな神経変性疾患において異常であることが示されている（第40章参照）．カンナビノイドシグナル伝達異常がヒト組織および実験モデルで報告されている他の疾患には，低血圧ショック（出血性および敗血症；第22章参照），進行性肝硬変（エンドカンナビノイドが血管のCB_1受容体を介して血管拡張を起こす；Bátkai et al., 2001参照），流産（Battista et al., 2012参照），および悪性疾患などがある．いくつかの疾患においては，エンドカンナビノイド活性は，疾患の進行または症状の発生を制限する代償機構でありそうである．しかし，他の場合には"ありがた迷惑なこと"であり，実際には疾患の進行に寄与する可能性がある．結果的に，ここはカンナビノイド系を増強する薬物も阻害する薬物のどちらも，治療法として可能性があるといえる（Di Marzo & Petrosino, 2007に詳述）．

合成カンナビノイド

カンナビノイド受容体アゴニストは，オピオイド／NSAID系鎮痛薬（オピオイドおよびNSAIDの限界については第26, 42章参照）とは異なる有用な鎮痛薬となることを期待して，1970年代に開発された．しかし，

エンドカンナビノイド系

- カンナビノイド受容体（CB_1，CB_2）はGタンパク質共役型（$G_{i/o}$）である．
- CB_1の活性化は，アデニル酸シクラーゼおよびカルシウムチャネルを阻害し，カリウムチャネルを活性化し，シナプス伝達を阻害する．
- 末梢受容体（CB_2）は，主に免疫系の細胞で発現する．
- 選択的アゴニストおよびアンタゴニストが開発されている．
- CB受容体の内因性リガンドは，エンドカンナビノイドとして知られている．それらはエイコサノイドメディエーターである（第18章参照）．
- 最も確定したエンドカンナビノイドはアナンダミドおよび2-アラキドノイルグリセロール（2-AG）であり，シナプス後神経から情報をシナプス前神経に伝達する"逆行性"メディエーターとしての機能を含む多くの役割を有する．
- アナンダミドを不活化する主な酵素は，脂肪酸アミド加水分解酵素（FAAH）である．
- 想定されている"エンドカンナビノイド膜輸送体"は，合成部位であるシナプス後細胞からカンナビノイドをシナプス間隙（CB_1受容体に結合する）に放出し，2-AGが代謝されるシナプス前細胞に取り込む．
- FAAHの"ノックアウト"マウスでは，アナンダミドの脳含量が増加し，疼痛閾値が上昇している．FAAHの選択的阻害薬は，鎮痛および抗不安活性を有する．これらのことは，エンドカンナビノイドが侵害受容および不安に関与していることを示す．

特に鎮静および記憶障害などの副作用の問題があった．それにもかかわらず，nabiloneのような薬物は，従来の制吐薬（第30章）に反応しない場合，化学療法による悪心および嘔吐に対して臨床的に使用されることがある．さらに，合成カンナビノイドアゴニスト（例えばスパイス）が"リーガル・ハイ"（訳者注：危険ドラッグ）として使用されている．大麻所持に関する法律を回避しようとして，2012〜13年にかけて英国では20種以上の合成カンナビノイドがつくられた．CB_2受容体がクローニングされ，健常な神経細胞にはCB_2受容体は存在しなかったことから，植物カンナビノイドのCNS関連副作用がないことを期待して，選択的CB_2アゴニストの合成が推進された．これらのいくつかの薬物においては，炎症性疼痛および神経因性疼痛治療への治験が進行中である．

最初の選択的CB_1受容体アンタゴニストであるリモナバント（rimonabant）は，いくつかの系においてインバースアゴニスト特性も有する．欧州では肥満治療薬と

して認可されている．禁煙治療薬としても役立つことが期待されていたが，うつ病などの精神的問題を引き起こしたため取りやめとなった．エンドカンナビノイド取り込みあるいは代謝阻害薬は，疼痛，てんかん，多発性硬化症，パーキンソン病，不安および下痢の動物モデルにおいて，潜在的に有用な効果を示している．

臨床用途

カンナビノイド系に作用する薬物の臨床用途は議論の余地がある．しかし英国と米国では，カンナビノイドは，HIV-後天性免疫不全症候群(acquired immunodeficiency syndrome：AIDS)や悪性腫瘍などの慢性疾患患者に対して，制吐薬および体重増加を促進する薬として使用されている．カンナビス抽出物(**sativex**)は，多発性硬化症の患者の痙攣治療に使用される(Borgelt et al., 2013 参照)．有害事象は，使用された用量では概して軽度であった(英国 MS 研究グループ(UK MS Research Group, 2003 を参照)．エンドカンナビノイドは肝疾患におけるショックおよび低血圧に関与しており(Malinowska et al., 2008)，このシステムの調節は治療標的の可能性がある．他の可能性のある臨床用途を，次のクリニカルボックスに示す．

中枢 CB_1 受容体に加えて，肝細胞 CB_1 受容体は肥満および非アルコール性脂肪肝にも関与するので，末梢性の選択的アンタゴニストに関する研究が続けられている(Klumpers et al., 2013)．

カンナビノイドアゴニストおよびアンタゴニストの潜在的および実際の臨床用途

カンナビノイドアゴニストおよびアンタゴニストは，以下のように広範囲にわたり，可能性のある適応症についての評価を受けている．

- アゴニスト
  - 緑内障(眼圧を下げるため)
  - がん化学療法に伴う悪心／嘔吐
  - がんと AIDS (体重減少の防止)
  - 神経因性疼痛
  - 頭部外傷
  - トゥレット症候群(チックを減少させる[この疾患では速い不随意運動が特徴])
  - パーキンソン病(**レボドパ**[levodopa：L-DOPA])の副作用である不随意運動を減少させるため；第40章参照)
- アンタゴニスト
  - 肥満
  - タバコの依存
  - 薬物依存
  - アルコール依存症

引用および参考文献

全般

Freund, T.F., Katona, I., Piomelli, D., 2003. Role of endogenous cannabinoids in synaptic signaling. Physiol. Rev. 83, 1017-1066. (神経のカンナビノイド受容体 CB_1 の解剖学的分布が記載されており，シナプス可塑性およびネットワーク活性パターンに関連して，逆行性シナプスシグナル分子としてのエンドカンナビノイドの機能が記載されている．)

Kano, M., Ohno-Shosaku, T., Hashimotodani, Y., et al., 2009. Endocannabinoid-mediated control of synaptic transmission. Physiol. Rev. 89, 309-380. (解剖学的，電気生理学的，行動知識に基づいた現在の薬理学的統合知見．)

Wilson, R.I., Nicoll, R.A., 2002. Endocannabinoid signaling in the brain. Science 296, 678-682.

特定領域

Battista, N., Meccariello, R., Cobellis, G., 2012. The role of endocannabinoids in gonadal function and fertility along the evolutionary axis. Mol. Cell. Endocrinol. 355, 1-14.

Bátkai, S., Járai, Z., Wagner, J.A., et al., 2001. Endocannabinoids acting at vascular CB_1 receptors mediate the vasodilated state in advanced liver cirrhosis. Nat. Med. 7, 827-832. (肝硬変モデルラットは低血圧であるが，CB_1 受容体アンタゴニストによってその血圧は上昇する．肝硬変性のヒト肝臓において，非肝硬変患者と比較すると，単離された血管内皮細胞の CB_1 受容体の発現量は3倍の増加が認められる．)

Borgelt, L.M., Franson, K.L., Nussbaum, A.M., Wang, G.S., 2013. The pharmacologic and clinical effects of medical cannabis. Pharmacotherapy 33, 195-209.

Devane, W.A., Hanu, L., Breurer, A., et al., 1992. Isolation and structure of a brain constituent that binds to the cannabinoid receptor. Science 258, 1946-1949. (化学的および生物学的評価法によって，カンナビノイド受容体の内因性のリガンドとして，ブタ脳から抽出されたアラキドニルエタノールアミドを同定した．著者らはそれをアナンダミドと命名した．)

Di Marzo, V., 2008. Endocannabinoids: synthesis and degradation. Rev. Physiol. Biochem. Pharmacol. 160, 1-24. (最新の総説．)

Di Marzo, V., Petrosino, S., 2007. Endocannabinoids and the regulation of their levels in health and disease. Curr. Opin. Lipidol. 18, 129-140. (消化管障害，炎症，神経変性疾患．)

DiPatrizio, N.V., Piomele, D., 2012. The thrifty lipids: endocannabinoids and the neural control of energy conservation. Trends Neurosci. 35, 403-411. (エンドカンナビノイドは，エネルギー摂取を増加させるとともに，エネルギー消費を減少させる．その機構は，甘いものおよび脂肪質の食べ物に対する感覚や快楽

の処理，ならびに将来のためのエネルギー貯蔵に関与する末梢お
よび中枢神経経路の働きを制御することによる．）

Fattore, L., Fadda, P., Spano, M.S., et al., 2008. Neurobiological mechanisms of cannabinoid addiction. Mol. Cell. Endocrinol. 286, S97–S107.（依存の機構．）

Karst, M., Salim, K., Burstein, S., et al., 2003. Analgesic effect of the synthetic cannabinoid CT-3 on chronic neuropathic pain. A randomized controlled trial. JAMA 290, 1757–1762.（強力なカンナビノイドである CT-3 は，動物において顕著な抗アロディニア効果および鎮痛効果をもつ．慢性神経因性疼痛を有する 21 人の患者を用いた予備的なランダム化クロスオーバー試験において，CT-3 はプラセボと比較して慢性神経因性疼痛を軽減するのに有効であった．）

Klumpers, L.E., Fridberg, M., de Kam, M.L., et al., 2013. Peripheral selectivity of the novel cannabinoid receptor antagonist TM38837 in healthy subjects. Br. J. Clin. Pharmacol. 76, 846–857.

Mach, F., Steffens, S., 2008. The role of the endocannabinoid system in atherosclerosis. J. Neuroendocrinol. 20, 53–57.（総説．）

Malinowska, B., Lupinski, S., Godlewski, G., et al., 2008. Role of endocannabinoids in cardiovascular shock. J. Physiol. Pharmacol. 59, 91–107.

Rubino, T., Zamberletti, E., Parolaro, D., 2012. Adolescent exposure to cannabis as a risk factor for psychiatric disorders. J. Psychopharm. 26, SI177–SI188.（思春期における大麻の過度の使用が，精神障害を発症するリスクを高めることを示す有効なデータ．）

Steffens, S., 2005. Low dose oral cannabinoid therapy reduces progression of atherosclerosis in mice. Nature 434, 782–786.

（THC［1 mg/kg/day］の経口投与は，CB_2 受容体に対する作用によってマウスモデルにおけるアテローム性動脈硬化を抑制する．同誌の同じ号に掲載の Roth, M.D. によるコメントを参照；News and Views, p. 708.）

Taber, K.H., Hurley, R.A., 2009. Endocannabinoids: stress, anxiety and fear. J. Neuropsychiat. Clin. Neurosci. 21, 108–113.（エンドカンナビノイド系の脳機能および気分障害，神経変性疾患と脳傷害への治療適用の可能性についての簡潔な総説．）

UK MS Research Group, 2003. Cannabinoids for treatment of spasticity and other symptoms related to multiple sclerosis (CAMS study): multicentre randomised placebo-controlled trial. Lancet 362, 1517–1526.（安定期の多発性硬化症および筋痙攣を有する 667 人の患者における無作為化プラセボ対照臨床試験．試験期間は 15 週間であった．THC または大麻抽出物の治療効果は，標準評価尺度で評価した痙攣の主要評価基準では効果が認められなかったが，患者が報告した痙攣および疼痛においては改善が認められた．これは，臨床的に有用であるかもしれない．）

Van Gaal, L.F., Rissanen, A.M., Scheen, A.J., et al.; for the RIO-Europe Study Group, 2005. Effects of the cannabinoid-1 receptor blocker rimonabant on weight reduction and cardiovascular risk factors in overweight patients: 1-year experience from the RIO-Europe study. Lancet 365, 1389–1397.（1,507 人の過体重患者に，食餌療法のアドバイスに加えて，リモナバント 5 mg，20 mg またはプラセボを毎日，1 年間投与した試験．有意で用量依存的な体重減少および心血管危険因子の減少が認められた．副作用は軽度であった．）

第2部　ケミカルメディエーター

20 一酸化窒素と関連するメディエーター

概要

　一酸化窒素(nitric oxide：NO)は，多種の機能を有し，広く分布するメディエーターである．NOは，内皮細胞型，神経細胞型，および誘導型アイソフォームとして存在する酵素，一酸化窒素合成酵素(nitric oxide synthase：NOS)によってL-アルギニンから生成される．この章では，NOの一般的な側面，とりわけNO生合成や分解，影響に焦点を当てる．NOが局所メディエーターとしても，循環するものとしても働くことができる根拠に触れ，L-アルギニン／NO経路で働く薬物の治療可能性を簡潔に考察して締めくくる．他のガスメディエーター(一酸化炭素や硫化水素)[1]については，簡潔に解説する．まだこれらは治療薬になっていないが，これらの経路は魅力的な薬物標的である．

はじめに

　フリーラジカルガスである一酸化窒素は，雷雨の間に，大気中で形成される．また，それほど劇的ではないが，広範囲な生物学的活動の結果として，L-アルギニンと酸素分子間の酵素触媒反応によっても形成される．NOは心血管系や神経システムの重要なシグナル分子であり，生体防御に役割を果たすことが，いくつかの研究の積み重ねから認識されるに至った．

　NOの生理学的機能が判明したのは，このガスの生合成がFurchgott & Zawadzki(1980)によって言及された**内皮由来弛緩因子**(endothelium-derived relaxing factor)の活性を説明するとわかったときである(**図20.1**，**図20.2**)．NOは，可溶性グアニル酸シクラーゼの内因性の活性化物質で，神経細胞や平滑筋，単球，血小板などの多くの細胞における重要な"セカンドメッセンジャー"(**第3章**)であるサイクリックGMP(cyclic GMP：cGMP)の形成を誘導する．窒素と酸素は化学周期表で隣接しており，NOはO_2のさまざまな性質，特にヘムや他の鉄-硫黄グループへの高い親和力をもつ性質を共有する．このことは，内皮細胞から血管平滑筋への(ヘモグロビンα鎖を介した)NOの拡散の調節，ヘモグロビンによるNOの不活化，およびヘムをもつグアニル酸シクラーゼの活性化のために重要である．

　特定の環境におけるNOの役割は，**第22章**の内皮や**第12章**の自律神経系，**第37～39章**の中枢神経系における化学伝達物質と興奮毒性のメディエーター，**第17章**の免疫反応と急性炎症の先天的メディエーター由来の反応など，他の章で解説する．有機硝酸塩とニトロプルシド(NO供給体)の治療的使用は，**第21章**と**22章**で解説する．

一酸化窒素の生合成とその調節

　一酸化窒素合成酵素(NOS)は，NO生合成の調節の中心である．NOSには，**誘導型**(inducible form)(微生物の侵入などの病理的刺激に応答したマクロファージやクッパー細胞，好中球，線維芽細胞，血管平滑筋，内皮細胞のiNOSまたはNOS2)と2つの**構成型**(constitutive)がある．構成型は，生理的条件下で内皮細胞(eNOSまたはNOS3)[2]や神経細胞(nNOSまたはNOS1)[3]に存在する．構成型NOSが産生するNOは少量だが，NOS2は高い活性をもち，豊富であるため，少なくともサイトカイン放出を伴う病的状態では，大量のNOを合成する．

　❯❯ 3つのNOSアイソエンザイムは，どれも二量体である．この二量体は構造的，機能的な複合体であり，薬物代謝に非常に重要なチトクロムP450酵素と相似性をもつ(**第9章**参照)．この二量体はそれぞれ，鉄プロトポルフィリンIX(ヘム)やフラビンアデニンジヌクレオチド(flavin adenine dinucleotide：FAD)，フラビンモノヌクレオチド(flavin mononucleotide：FMN)，補因子として

1　NOやCO，H_2Sの純物質は，室温，常圧において気体(ガス)であり，純粋なNOを治療的に投与する場合は，ガス状である(本章内のクリニカルボックス参照)．内因的に形成されるとき，それらのガスは，もちろん細胞内外の液体に溶け込む．

2　NOS3の局在は，内皮細胞に限定されていない．NOS3は，心筋細胞，腎メサンギウム細胞，骨芽細胞と破骨細胞，および気道上皮に存在し，少量であるが血小板にも存在する．そのためeNOSという言葉は誤解を招くかもしれない．

3　平常時の健康な動物内で合成されるNOの一部は，シクロオキシゲナーゼの誘導型が平常時に活性をもつように(**第18章**)，NOS2の作用に由来する可能性がある．これは，病因がなくてもNOS2の一部が発現しているか，健康な哺乳類に，例えば腸管内微小菌叢のように，NOS2の発現を誘導するのに十分な"病因"があるからなのかは，疑問である．

結合するテトラヒドロビオプテリン(tetrahydrobiopterin：H₄B)を含む．この二量体はまた，L-アルギニン，還元型ニコチンアミドアデニンジヌクレオチドリン酸(nicotinamide adenine dinucleotide phosphate：NADPH)，およびカルシウム-カルモジュリンと結合する．これらの補因子とリガンドは，酵素の活性二量体化を調節する．NOS3 は，N-ミリストイル化とシステイン-パルミトイル化によって二重にアシル化される．これらの翻訳後修飾によって，NOS3 はゴルジ体の膜や，ゴルジ体に由来する細胞膜の特殊なコレステロールが豊富な微小領域である**カベオラ**(caveolae)との結合が誘導される．カベオラにおいて，NOS3 は，カベオラの主要な膜タンパク質である**カベオリン**(caveolin)と不活性複合体を形成して保持されており，カベオリンから解離することで活性化する．

NO の窒素原子は，L-アルギニンの末端グアニジノ基に由来する．NOS 酵素は，酸素添加酵素活性と還元酵素活性をあわせもつ．酸素添加酵素領域はヘムを含み，一方で還元酵素領域はカルシウム-カルモジュリンと結合する．病的な状態では，NOS は基質，酵素補因子，および生成物間の電子伝達を誘導する構造変化を受けて"アンカップリング状態"になり，電子が酸素分子に運ばれることによって，NO よりもむしろスーパーオキシド陰イオン(O_2^-)の合成を誘導する．このことは，スーパーオキシド陰イオンと NO が反応して毒性のある生成物(本章内の過酸化亜硝酸陰イオンに関する記述参照)をつくるため，重要である．

NOS の基質である L-アルギニンは通常，内皮細胞の細胞質に過剰に存在するが，NO の産生速度は，利用可能な基質の量よりもむしろ，酵素の活性によって決定される．それにもかかわらず，内皮の機能が損なわれるいくつかの病的状態(例えば高コレステロール血症)におい

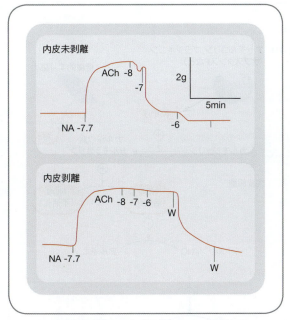

図 20.1 内皮由来弛緩因子．
アセチルコリン(ACh)は，内皮細胞が損なわれていない場合(上図"内皮未剥離")，ノルアドレナリン(noradrenaline：NA)(ノルエピネフリン[norepinephrine])で収縮したウサギ大動脈切片を弛緩させるが，内皮細胞を軽くこすって除去した場合(下図"内皮剥離")，弛緩しない．数字は薬物容量モル濃度の対数を示す．(Furchgott & Zawadzki, 1980 より．)

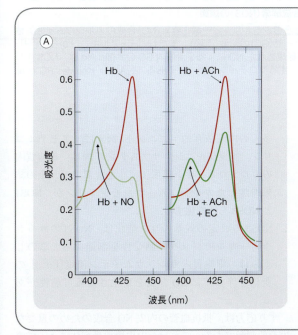
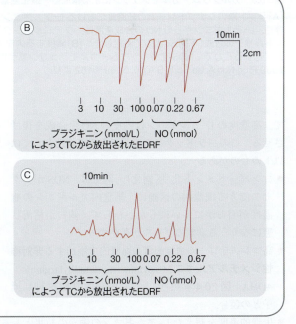

図 20.2 内皮由来弛緩因子(EDRF)は，一酸化窒素(NO)と類似する．
[A]デオキシヘモグロビン(Hb)の吸収スペクトルにおいて，アセチルコリン(ACh)によって大動脈内皮細胞(EC)から放出された EDRF(右図)は，NO(左図)と同じ作用を示す．[B]内皮細胞が入ったカラム(TC)にブラジキニンを 3～100nmol 通して放出された EDRF は，内皮細胞を除去し，あらかじめ収縮させた血管標本を，NO と同様に弛緩する(赤線)．[C]化学発光を基にした NO の化学的分析は，等しい(弛緩)活性をもつ NO 溶液と同様の濃度の NO が，細胞のカラム内から放出された EDRF 内に存在することを示す．(Ignarro LJ, Byrns RE, Buga GM, et al 1987 Circ Res 61, 866-879; Palmer RMJ, Ferrige AG, Moncada S et al 1987 Nature 327, 524-526 より．)

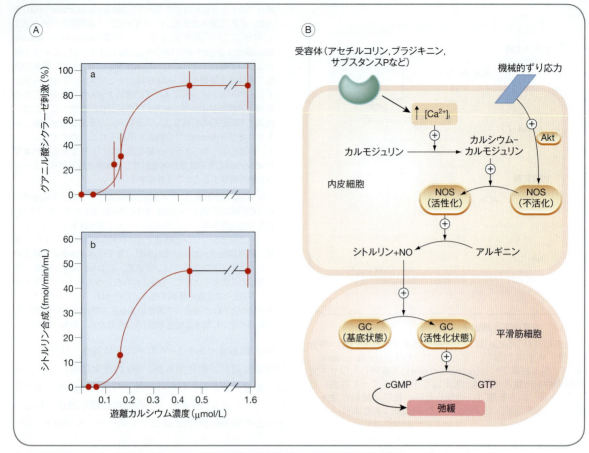

図 20.3　カルシウム-カルモジュリンによる構成型一酸化窒素合成酵素(NOS)の調節.
[A]ラット脳のシナプトソームの細胞質における L-アルギニンからのシトルリンと一酸化窒素(NO)合成のカルシウムイオン依存性．L-アルギニンからの NO の合成速度は，グアニル酸シクラーゼ(GC)の刺激(上図)，また L-[³H]-アルギニンからの[³H]-シトルリンの合成(下図)によって測定した．[B]隣接する内皮で形成された NO による平滑筋内 GC の制御．Akt は，NOS をリン酸化することで，NOS をカルシウム-カルモジュリン感受性にするプロテインキナーゼである．([A]は，Knowles RG et al. 1989 Proc Natl Acad Sci U S A 86, 5159-5162 より.)

て，高濃度の L-アルギニンは内皮の NO 生合成を復活させる．このパラドックスを説明できる可能性としては以下のものがある．

- コンパートメント化(区画化)．例えば，NOS がアクセスできる細胞内の区画に，細胞内アルギニンの総濃度が明らかに多いにもかかわらず，基質が枯渇状態になりうる別個のプールが存在する．
- 高コレステロール血症患者の血漿内で増加する**非対称性ジメチルアルギニン**(asymmetric dimethylarginine：ADMA；図 20.4 参照)のような内在性の NOS 抑制因子との競合．
- 生理的濃度を超えた L-アルギニンの働きの結果として，電子の転移が L-アルギニンからアンカップルした酵素の再構築／再活性化．

NOS の構成型アイソフォームの活性は，細胞内カルシウム-カルモジュリンによって調節される(図 20.3)．その調節は以下の 2 通りで行われる．

1. 多くの内皮依存的アゴニスト(例えば，アセチルコリン，ブラジキニン，サブスタンス P)は，細胞質内のカルシウムイオン濃度[Ca²⁺]ᵢを上昇させ，その結果増加したカルシウム-カルモジュリンが，NOS1 と NOS3 を活性化する．
2. NOS3 の特定の残基のリン酸化は，NOS3 のカルシウム-カルモジュリン感受性を調節する．このしくみは，細胞質内カルシウムイオン濃度[Ca²⁺]ᵢの変化を伴わずに NO 合成を変化させる可能性がある．

ずり応力は，抵抗血管の内皮 NO 合成のための重要な生理的刺激である．これは，内皮機械受容体によって感知され，Akt(またはプロテインキナーゼ B として知られている)とよばれるセリン-トレオニンプロテインキナーゼを介して情報が伝達される．内皮細胞内で cAMP を増加するアゴニスト(例えば β₂ アドレナリン受容体アゴニスト)は，プロテインキナーゼ A を介したリン酸

一酸化窒素の分解と運搬

一酸化窒素：合成，不活化と運搬

- 一酸化窒素（NO）は，一酸化窒素合成酵素（NOS）によって，L-アルギニンと酸素分子から合成される．
- NOSは3つのアイソフォームをもつ．すなわち，誘導型（NOS2），"内皮"構成型（NOS3，内皮以外にも存在する），神経細胞構成型（NOS1）である．NOSは二量体フラボタンパク質で，テトラヒドロビオプテリンを含み，チトクロムP450と相同性をもつ．構成型酵素は，カルシウム-カルモジュリンによって活性化される．カルシウム-カルモジュリン感受性は，酵素上の特定の残基のリン酸化によって調節される．
- NOS2は，インターフェロンγによって，マクロファージや他の細胞内で誘導される．
- NOS1は，中枢神経系（第37～40章参照）や自律神経（第12章参照）に存在する．
- NOS3は，内皮細胞に加えて血小板や他の細胞にも存在する．
- NOは隣接する細胞内の作用部位に拡散する．NOの拡散は，内弾性板にまたがる拡散通路である**筋内皮間ジャンクション**（myoendothelial junction）内のヘモグロビンαのレドックス状態（酸化還元状態）によって調節される．NOの拡散によるシグナルは，ヘムがFe^{3+}状態のとき伝達するが，ヘムがFe^{2+}状態のときは赤信号のようにシグナルが止まる．
- NOは，ヘモグロビンのヘムとの結合や，亜硝酸塩や硝酸塩に酸化され，尿中に排泄されることによって不活化される．NOは呼気中にも存在し，特に気管支炎などの炎症性肺疾患者の呼気中に多い．
- NOは，安定なニトロソチオールを形成するためにシステイン残基（例えば，グロビンやアルブミン内の残基）と可逆的に反応できる．そのため赤血球はO_2で制御されたNOの源として働くことができる．この方法で放出されたNOは，赤血球細胞膜に存在する陰イオン交換タンパク質のシステイン残基を介して運び出されることによって，ヘムによる不活化を回避する．

化[4]によってNOS3活性を上昇するが，プロテインキナーゼCは，カルモジュリン結合領域の残基をリン酸化し，カルモジュリンの結合を**減少**させることによってNOS3の活性を減弱する．インスリンは，チロシンキナーゼを活性化することによってNOS3活性を上昇する（加えて糖尿病疾患モデルマウスにおいてNOS1の発現も上昇する）．

構成型NOSアイソフォームとは違い，NOS2の活性は事実上，細胞質内カルシウムイオン濃度$[Ca^{2+}]_i$非依存的で，休止状態で少ない量の$[Ca^{2+}]_i$でも最大限に活性化される．この酵素は，細菌のリポ多糖類，または炎症性サイトカイン，特にインターフェロンγによって誘導され，この作用によりインターフェロンγの抗ウイルス効果が説明可能である．腫瘍壊死因子α（tumour necrosis factor-α：TNF-α）とインターロイキン1は，単独ではNOS2を誘導しないが，これらはそれぞれにインターフェロンγと相乗作用してNOS2を誘導する（**第17章参照**）．NOS2の誘導は，グルココルチコイドと，トランスフォーミング増殖因子β（transforming growth factor-β：TGF-β）を含む，いくつかのサイトカインによって抑制される．NOS2の誘導能は種によって大きく異なり，マウスの細胞よりも，ヒトにおいて誘導されづらい．

一酸化窒素の分解と運搬

一酸化窒素は酸素と反応してN_2O_4を形成し，N_2O_4は水と結合し，硝酸と亜硝酸の混合物を産出する．亜硝酸イオンは，オキシヘモグロビンによって硝酸へ酸化される．これらの反応を以下にまとめる．

$$2NO + O_2 \rightarrow N_2O_4 \qquad (式20.1)$$

$$N_2O_4 + H_2O \rightarrow NO_3^- + NO_2^- + 2H^+ \qquad (式20.2)$$

$$NO_2^- + HbO \rightarrow NO_3^- + Hb \qquad (式20.3)$$

式20.1の反応速度は，NOの濃度の2乗に比例するため，低濃度のNOは，空気中で比較的安定である．肺でつくられた少量のNOは分解を回避し，呼気中で検出できる．呼気中のNOは，気管支炎などの肺疾患者で上昇し，気道炎症のバイオマーカーとして使われる（**第28章**）．対照的に，NOは低濃度のスーパーオキシド陰イオン（O_2^-）と急速に反応して過酸化亜硝酸陰イオン（$ONOO^-$）を産生する．NOの毒性作用の一部は$ONOO^-$が原因である．

> ヘムは酸素よりもNOに対して10,000倍高い親和性をもつ．酸素非存在下では，ヘムとNOの結合は比較的安定だが，酸素存在下ではNOは硝酸に変換され，ヘム鉄（Fe^{2+}）は酸化されてメトヘモグロビン（Fe^{3+}）になる．
>
> 内皮由来のNOは，内皮直下にある血管平滑筋または接着性単球，血小板に対し局所的に働く．細動脈の内弾性板は，平滑筋と内皮間のしなやかな線維の層であり，NOの拡散に対す

---

[4] 第4章で説明したように$β_2$アゴニストは平滑筋にも直接働き，cAMPによる弛緩を引き起こす．

るバリア（障壁）になる．内弾性板は，内皮と平滑筋が軽く接する筋内皮間ジャンクションによって貫かれ，NO が拡散できる通路を形成する．ヘモグロビン α はこのジャンクションに集積し，酸化還元感受性のストップ／ゴーシグナルとして働くことが，最近の研究からわかっている．ヘム鉄が酸化された Fe^{3+} 状態（メトヘモグロビン）では，NO は通路に沿って拡散でき，平滑筋細胞内で働くことができる．しかしながら，ヘム鉄が Fe^{2+} 状態のときは，NO は急速に硝酸に転換されるため，その拡散経路は事実上，閉ざされる．チトクロム b5 還元酵素 3（メトヘモグロビン還元酵素としても知られる）はメトヘモグロビンをヘモグロビンに変換し，NO がバリアを通り抜けることを防止する．この還元酵素の遺伝学的，または薬理学的抑制は，細動脈内の NO の生物活性を上昇させる（Straub et al., 2012）．

NO とヘム間の不活化反応とは異なり，グロビン内の特異的なシステイン残基は，生理的条件下で NO と可逆的に結合する．S-ニトロシル化されたヘモグロビンが，循環する酸素感受性の NO 輸送体として働き，NO が循環するホルモンのように働くことが可能であると提唱されている．アルブミンもまた，可逆的にニトロシル化されることが可能で，ヘモグロビンと同様に機能しうる．無機亜硝酸イオンも輸送体になりうる．事実，無機硝酸が豊富な食べ物（口内の嫌気的生物によって生体内で亜硝酸に還元される）は，血管疾患を防止する力がある．NO が哺乳類循環器内の離れた部位で働くことを裏づける証拠は，Singel & Stamler（2005）によってレビューされている．懐疑的な見解については，Schechter & Gladwyn（2003）を参照されたい．

一酸化窒素の効果

一酸化窒素はさまざまな金属，チオール，酸素分子種と反応し，タンパク質や DNA，および脂質を修飾する．最も重要な生化学作用の 1 つ（第 3 章を参照）は，2 つの異なるアイソザイムとして血管と神経組織に存在する，ヘテロ二量体の可溶性グアニル酸シクラーゼの活性化である．グアニル酸シクラーゼは，セカンドメッセンジャーである cGMP を合成する．NO は，この酵素のヘムと結合することによって酵素を活性化する．低濃度の NO の生理学的効果の多くは，cGMP に媒介される．これらの効果は，グアニル酸シクラーゼの阻害薬（例えば，"ODQ" としてよく知られる 1H-[1,2,4]-oxadiazole-[4,3-α]-quinoxalin-1-one）で阻害されるので，これら阻害薬は治験の道具として便利である．NO は，（神経細胞や血小板など）正常な細胞内で，きわめて迅速に可溶性グアニル酸シクラーゼを活性化する．活性化後は，定常状態への脱感作が続いて起こる．これは，単離された酵素に対する NO の，遅いが持続する効果と対照的である．グアニル酸シクラーゼは，NO 非依存的な別の調節部位を含む．これは，肺高血圧の治療のために最近認可された**リオシグアト**（riociguat）によって活性化される（第 22 章参照）．

cGMP の作用は，ホスホジエステラーゼ酵素によって停止する．**シルデナフィル**（sildenafil）と**タダラフィル**（tadalafil）は，V 型ホスホジエステラーゼの阻害薬で，その機構を介して陰茎の海綿体内で NO の働きを増強するため，勃起不全の治療に使用される（第 35 章参照）．

NO は生物学的に重要な他のタンパク質のヘムと結合するが，特にチトクロム c オキシゲナーゼでは酸素と競合し，細胞呼吸の調節に寄与する（Erusalimsky & Moncada, 2007 参照）．高濃度の NO の細胞毒性，および細胞保護的な作用は，フリーラジカルとしての NO の化学的性質に関係する（第 40 章参照）．NO の生理学的・病理学的作用のいくつかを，表 20.1 に示す．

生化学的および細胞的側面

NO の薬理学的効果は，脱気した食塩水に溶かした NO ガスで学ぶことができる．**ニトロプルシド**（nitroprusside），**S-ニトロアセチルペニシラミン**（S-nitrosoacetylpenicillamine：SNAP）または**S-ニトロソグルタチオン**（S-nitrosoglutathione：SNOG）などのさまざまな NO 供与体は，直接的に作用しないが簡便に扱えるため，代用品として使われる．ただしこれには落とし穴がある．例えば，アスコルビン酸は SNAP の効果を増強するが，NO への応答は阻害する[5]．

一酸化窒素は，それを産生する細胞自身のグアニル酸シクラーゼを活性化できるので，例えば内皮のバリア機能などに対して自己分泌作用を生じる．また，NO は合成された部位から拡散し，隣接する細胞のグアニル酸シクラーゼも活性化する．増加した cGMP は，プロテインキナーゼ G やサイクリックヌクレオチドホスホジエステラーゼ，イオンチャネル，その他の作用可能なタンパク質に作用する．cGMP は，細胞質内カルシウムイオン濃度 $[Ca^{2+}]_i$ に誘導された平滑筋収縮や，さまざまなアゴニストによって形成された血小板凝集を阻害する．また NO は，カリウムチャネルを活性化し，その結果として血管平滑筋を過分極する．NO は，単球の接着と移動，血小板の接着と凝集，平滑筋および線維芽細胞の増殖を抑制する．これらの細胞への影響が，おそらく NO の抗アテローム性（粥状）動脈硬化作用（第 23 章参照）の原因である．

NOS の誘導，または脳の NMDA（N-メチル-D-アスパラギン酸[N-methyl-D-aspartate]）受容体の過度の刺激によって放出された大量の NO は，（直接的，または過酸化亜硝酸の形成により）細胞毒性作用を引き起こす．これらは生体防御に貢献するが，グルタミン酸による NMDA 受容体の過剰刺激があったとき（第 38 章と 40 章参照），神経破壊の一因となる．逆説的に NO は，いくつかの状況下では細胞保護的でもある（第 40 章参照）．

血管作用（第 22 章も参照）

L-アルギニン／NO 経路は，抵抗血管において持続的に活性化しており，末梢血管抵抗を低下させ，血圧を低

---

[5] この相違は，アスコルビン酸が SNAP から NO を放出させるが，溶液内で NO の分解を促進することで説明できる．

表 20.1 内在性一酸化窒素の想定される役割.

システム	生理学的役割	病理学的役割	
		過剰産生	産生不足または機能不全
心血管			
内皮細胞／血管平滑筋	血圧と局所的血流の調節	低血圧（敗血性ショック）	アテローム形成，血栓症（例えば，高コレステロール血症や糖尿病）
血小板	接着と凝集の制限	–	–
生体防御			
マクロファージ，好中球，白血球	ウイルス，細菌，真菌類，原虫類，寄生虫に対する防御	–	–
神経系			
中枢神経	神経伝達，長期増強，可塑性（記憶，食欲，痛覚）	興奮毒性（第39章）（例えば，虚血性脳卒中，ハンチントン病，後天性免疫不全症候群［acquired immunodeficiency syndrome：AIDS］，認知症）	–
末梢神経	神経伝達（例えば，胃内容排出，陰茎勃起）	–	肥厚性幽門狭窄症，勃起不全

下させる．NOS3 をコードしている遺伝子を欠損したマウスは高血圧を伴うが，それは血圧の生理的調節における NO 生合成の役割と一致する．加えて，NOS1 由来の NO は，ヒト前腕と心筋の血管床における正常な細動脈の抵抗の調節にかかわっている(Seddon et al., 2008, 2009)．NO は，妊娠中に起こる全般的な血管拡張作用に寄与するかもしれない．

神経作用（第12章も参照）

一酸化窒素は，多くの組織における非アドレナリン性非アセチルコリン性(non-noradrenergic non-cholinergic：NANC)神経伝達物質で（図 12.5 参照），上気道や消化管，陰茎勃起の調節に重要である（第 28，30，35 章）．一酸化窒素は，中枢神経系の神経細胞の発達とシナプス可塑性の調節にも関係する（第 37，39 章）．NOS1 をコードした遺伝子を破壊されたマウスは，ヒト肥厚性幽門狭窄症にみられるように，胃が大きく膨張する（この障害は胃流出路閉塞の原因となる幽門の肥大によるもので，男児のおよそ150人に1人に発症し，外科的に治療される）．NOS1 ノックアウトマウスは，中大脳動脈結紮による脳虚血損傷に抵抗性を有するが，性欲過剰で攻撃的になる（この特色は，少なくとも自然選択の面では明らかに不利とはならないかもしれない！）．

生体防御（第6章参照）

NO の細胞毒性，そして細胞増殖抑制の作用は，ウイルス，細菌，真菌，原虫，寄生虫を含む多数の病原体や，がん細胞に対する原始的な非特異的生体防御機構に関係

する．この重要性は，（野生型マウスは高い抵抗性をもつのに対して）NOS2 を欠いたマウスが森林型熱帯リーシュマニア(*Leishmania major*)に感染しやすいことによって裏づけられている．NO が侵略性病原体に損傷を与える機構は，ヘムをもつ酵素（細胞性呼吸に関連するミトコンドリア酵素を含む）との結合や，核酸のニトロシル化を含む．

一酸化窒素の働き

- 一酸化窒素は以下のようにふるまう．
  - グアニル酸シクラーゼのヘムに結合し，酵素を活性化し，cGMP を上昇させ，それにより $[Ca^{2+}]_i$ を低下させる
  - (例えばチトクロム c オキシゲナーゼなどの)他のタンパク質のヘムグループと結合する
  - 細胞毒性のある過酸化亜硝酸陰イオンを産生するために，スーパーオキシド陰イオンと結合する
  - タンパク質，脂質，核酸のニトロソ化
- NO の効果
  - 血管拡張作用，血小板や単球の接着と凝集の抑制，平滑筋増殖の抑制，アテローム（粥腫）の抑制
  - 末梢および中枢神経系におけるシナプス作用
  - 病原体に対する細胞毒性作用と生体防御
  - 細胞保護作用

治療学的側面

一酸化窒素

　（麻酔のための亜酸化窒素 N_2O のシリンダーがふとしたことで汚染されたときに起こるような）高濃度の NO の吸入は，急性肺水腫やメトヘモグロビン血症の原因となるが，50ppm（百万分率）未満の濃度では毒性がない．NO（5～300ppm）は，少なくともモルモットにおいては気管支収縮を抑制するが，ヒトにおいて吸入された低濃度の NO の主な働きは，肺血管の拡張作用である．吸気された NO は肺胞で優先的に働くため，呼吸窮迫症候群の治療で使用される．呼吸窮迫症候群は死亡率が高く，（例えば感染などの）別の傷害によって引き起こされる．この症状は，肺内の"シャント"（例えば，換気する肺胞と接触した毛細血管を介さずに，肺動脈血液が肺静脈へ流入すること）を特徴とし，結果として動脈が低酸素状態になり，急性肺動脈高血圧を引き起こす．吸入された NO は，（吸気ガスに曝される）肺胞で血管を拡張し，そのためシャントが減少する．NO は，肺高血圧の緩和や呼吸窮迫症候群患者の酸素運搬を促進するために集中治療室で使われるが，この症候群の重症患者の長期生存率を向上させるかどうかはわかっていない．

一酸化窒素供与体／前駆体

　ニトロ血管拡張薬は，1世紀以上にわたって治療に使われてきた．これらの薬剤の働きの共通機序は，NO の供給源である（**第 21，22 章**）．ニトロ血管拡張薬の選択性の潜在的能力は興味深い．例えば，**ニトログリセリン**（nitroglycerin）は，血小板よりも血管平滑筋に高い効能があるが，SNOG は血小板凝集を選択的に抑制する．最近（ビートの根のジュースに含まれている）食物中の硝酸塩が，血漿内亜硝酸塩濃度の上昇と平行して動脈圧を下げ，内皮や血小板機能を向上させることが示された．硝酸塩から亜硝酸塩への腸唾液変換（訳者注：摂食で得られた硝酸塩が腸で吸収され，唾液から分泌され，口内で亜硝酸塩に変換されること）の中断は，血漿中亜硝酸塩の上昇を阻害し，血小板凝集における抑制効果の消失や血圧降下を阻害する（Lidder & Webb, 2013 による総説を参照）．

一酸化窒素合成の阻害

　▽　薬物は，NO 合成やさまざまな機構による働きを阻害できる．あるアルギニンアナログは，NOS に対しアルギニンと競合する．それらのアナログのいくつか，例えば N^G-モノメチル-L-アルギニン（N^G-monomethyl-L-arginine：L-NMMA）や N^G-ニトロ-L-アルギニンメチルエステル（N^G-nitro-L-arginine methyl ester：L-NAME）は，実験ツールとして大きな価値があることが証明されている．アナログの1つである ADMA は，L-NMMA とほぼ等しい活性をもつ．ADMA はヒト血漿中に存在し，尿中に排泄される．ADMA の血漿濃度は，慢性腎不全で血液透析を受けている患者

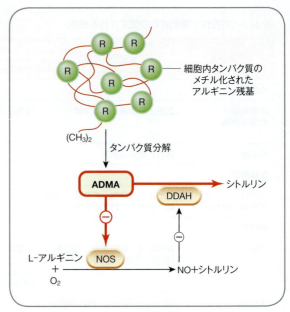

図 20.4　非対称性ジメチルアルギニン（ADMA）による NO 合成の調節．
DDAH：ジメチルアルギニンジメチルアミノヒドロラーゼ，NO：一酸化窒素，NOS：一酸化窒素合成酵素．

の血管に起因する死亡率と相互関係にあり，高コレステロール血症の人々で増加する．尿排泄に加えて，ADMA は**ジメチルアルギニンジメチルアミノヒドロラーゼ**（dimethylarginine dimethylamino hydrolase：DDAH）によってシトルリンとメチルアミンの混合物に代謝されることによっても除去される．DDAH には2つのアイソフォームがあり，それぞれの活性部位の反応性システイン残基が，ニトロシル化されることによって制御される．NO による DDAH の抑制は，ADMA の細胞質での蓄積を可能にし，L-アルギニン／NO 経路のフィードバック抑制を引き起こす．逆にいえば，DDAH の活性化は，**図 20.4** にあるように L-アルギニン／NO 経路を増強できる．

　低濃度の L-NMMA の上腕動脈への注入は，おそらく NOS1 が抑制され（Seddon et al., 2008），注入した腕での NO の基礎産生が抑制されることで，血圧や他の全身作用への影響なしに，局所的な血管収縮作用を引き起こす（**図 20.5**）．一方で，L-NMMA の静脈注射は，腎臓，腸間膜，大脳や横紋筋の抵抗血管で血管収縮作用を誘導し，血圧を上昇させ，加えて反射性徐脈を引き起こす．

　NOS のアイソフォーム別の選択的阻害薬には，治療上の関心がある．2つの構成型アイソフォームに対する NOS2 の選択的阻害薬が知られており（例えば，*N*-イミノエチル-L-リシン［*N*-iminoethyl-l-lysine］），NOS2 が関与する炎症や他の症状（例えば喘息）の治療法となる可能性がある．7-ニトロインダゾール（7-nitroindazole）は，選択性のメカニズムは明らかではないが，選択的に NOS1 を阻害する．*S*-メチル-L-チオシトルリンは，ヒト NOS1 の強力な選択的阻害薬であり（Furfine et al,. 1994），最近，生体内でヒト抵抗血管の抵抗の制御における NOS1 の重要性に，新たな知見が示されている（Seddon et al., 2008, 2009）．

一酸化窒素の置換と増強

　L-アルギニン／NO 経路を増強できる方法は調査中である．その方法のいくつかは，他の環境で実績のある既

一酸化窒素が役割を果たすであろう臨床症状

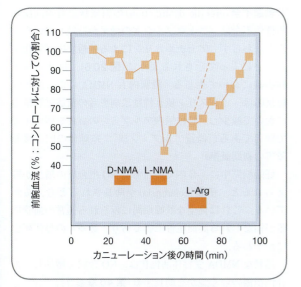

図 20.5 ヒト前腕の基礎血流は，一酸化窒素（NO）生合成に左右される．

前腕血流は，カニューレーションしていない側の腕の血流を対照とした割合を表す．アルギニンアナログのN^G-モノメチル-L-アルギニンの D 異性体（D-NMA）を上腕動脈に注入しても影響はないが，L 異性体（L-NMA）を注入したときは，血管収縮作用を引き起こす．L-アルギニン（L-Arg）は，血管収縮作用からの回復を加速する（破線）．（Vallance P, Bhagat K, MacAllister R et al. 1989 Lancet ii, 997-1000 より．）

L-アルギニン／一酸化窒素経路の抑制

- グルココルチコイドは NOS2 の生合成を抑制する．
- 合成アルギニンおよびシトルリンアナログ（例えば **L-NMMA，L-NAME**，本文参照）は，アルギニンと競合する有用な実験ツールである．アイソフォーム選択的阻害薬には，**S-メチル-L-チオシトルリン**（S-methyl-L-thiocitrulline）（NOS1 選択性）がある．
- ADMA（非対称性ジメチルアルギニン）は，NOS の内因性阻害薬である．

存の薬物に依存する．NO の増量によって，アテローム性動脈硬化や血栓性の合併症を抑制するか，または NO に起因する他の有益な作用を有することが（まだみつかっていないが）期待されている．可能性があるものとしては，

- 「代替療法」としての選択的 NO 供与体（クリニカルボックス参照），または他の薬物の望ましくない作用から保護する（例えば naproxcinod；**第 26 章**）選択的 NO 供与体．
- L-アルギニン，または無機硝酸塩（クリニカルボックス参照）を食品で補充する．

- 抗酸化薬（活性酸素の濃度を減少し，NO を安定化する；**第 22 章**）
- 血管性疾患の代謝にかかわる危険因子をもつ患者の内皮機能を復活する薬物（例えば，アンギオテンシン変換酵素阻害薬，スタチン，インスリン，エストロゲン；**第 22，23，31，35 章**）
- β_2アドレナリン受容体アゴニストとこれに関連する薬剤（例えば nebivolol，β_1アドレナリン受容体アンタゴニストで，L-アルギニン／NO 経路を活性化する活性代謝物に代謝される）
- V 型ホスホジエステラーゼ阻害薬（例えば**シルデナフィル**；クリニカルボックスと**第 35 章**参照）

一酸化窒素が役割を果たすであろう臨床症状

NOS の広い分布と NO の多様な働きは，L-アルギニン／NO 経路における異常が病気において重要であることを示している．NO の産生の増加，あるいは減少のいずれでも病気に関与する可能性があり，仮説がたくさんある．証拠を得るのは難しいが，以下のさまざまな間接的アプローチを使って求められている．

- 尿中の硝酸塩と cGMP の測定：これらの測定は，それぞれ（**第 21 章**に紹介する内在性ナトリウム利尿ペプチドによる刺激を受けた）細胞膜結合型グアニル酸シクラーゼや食物由来の硝酸塩により阻害される．
- [^{15}N]-アルギニンを投与し，尿中に ^{15}N を濃縮して，天然存在比の高い[^{14}N]-硝酸に対する比を質量分析計で測定する方法はかなり精密である．
- 呼気中の NO 測定．
- NOS 阻害薬（例えば L-NMMA）の影響の測定．
- 内皮依存性アゴニスト（例えば**アセチルコリン**[acetylcholine]）と内皮非依存性アゴニスト（例えばニトロプルシド）に対する反応の比較．
- 増加した血流に対する反応（"血流依存性血管拡張"）の測定．この拡張は NO によって大きく左右される．
- 手術（例えば冠動脈外科手術）で得られた組織を用いた生体外での薬理学的反応や組織化学的形態の研究．

これらすべての方法には制限があり，結論がいまだ出ていない．それにもかかわらず，L-アルギニン／NO 経路は，実際にいくつかの重要な病気の原因として働き，新たな治療アプローチへの道を開くことが明らかであるように思われる．NO の過剰産生，または産生不足による病理学的役割のいくつかは，**表 20.1** にまとめてある．本書では，これらの臨床症状について手短にしか触れないが，これらの刺激的な可能性のすべてが長期にわたって評価されるとは限らないことを，読者には注意したい．

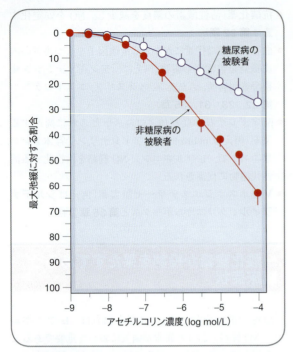

図20.6 勃起不全の糖尿病男性における陰茎平滑筋の内皮を介した弛緩の障害.
16人の糖尿病の被験者と，22人の非糖尿病の被験者の(インポテンツ治療の手術移植を行った際に得た)陰核海綿体組織のアセチルコリンに反応した平均(±標準誤差)弛緩率.
(データは Saenz de Tejada I, Carson MP, de las Morenas A et al. 1989 N Engl J Med 320, 1025-1030 より.)

敗血症(sepsis)は，さまざまな臓器不全から起こる．NOは，侵入する微生物を殺すことによって生体の防御に役立つが，過剰なNOは，有害な低血圧の原因になる．しかしながら，残念なことに，L-NMMAは対照臨床試験において生存率を悪化させた．

低度の慢性内毒素血症は，肝硬変(hepatic cirrhosis)患者に生じる．そのような患者には，全身性血管拡張がみられる．cGMPの尿排泄が増加し，NOSが誘導される結果，NO合成が増加して血管拡張が起こりえる．

ニトロソ化ストレスと気道内皮のタンパク質のニトロ化は，喘息(asthma)のステロイド抵抗性や，慢性閉塞性肺疾患(chronic obstructive pulmonary disease)(第28章参照)におけるグルココルチコイドの無効化に寄与しうる．

一酸化窒素生合成は，高コレステロール血症(hypercholesterolaemia)や，喫煙や糖尿病を含むアテローム性血管床の素因となるいくつかの障害をもつ患者において減少する．このことは，高コレステロール血症患者における前腕と冠血管床でのNO放出の鈍化が，血漿コレステロールを低下させたり(スタチンを使用；第24章参照)，L-アルギニンを食事で補ったりすると矯正できることによって裏づけられている．

勃起不全(erectile dysfunction)の糖尿病患者の内皮細胞機能不全は，ニトロプルシドの効果が持続しているにもかかわらず，アセチルコリンによる弛緩反応が鈍化することによって示されるように(図20.6)，陰茎の海綿体組織において生じる．動脈内L-NMMAによる血管収縮反応は，インスリン依存性糖尿病患者の前腕脈管構造において減少し，特に尿内アルブミンの痕跡を残す患者で顕著である("微量アルブミン尿"；糸球体の内皮機能障害の初期証拠)．

妊娠期間中に，体内での正常なNO生合成の増加が抑えられると，子癇(eclampsia)が助長されると考えられている．これは健全な妊娠期間にみられる通常の血管拡張が損なわれる高血圧性障害であり，数多くの母体死亡にかかわる．

過剰なNMDA受容体活性化は，NO合成を増加し，神経性損傷のいくつかを助長する(第40章参照)．

NOS1は，肥厚性幽門狭窄症の乳児の幽門組織には存在しない．

L-アルギニン／NO経路に影響する薬物のよく知られた臨床用途は，クリニカルボックスにまとめてある．

病態生理学における一酸化窒素

- 一酸化窒素(NO)は，生理学的および病理学的環境下で合成される．
- NO産生の増加，または減少のいずれも，病気に寄与する．
- 肥厚性幽門狭窄症の乳児では，神経性NOの産生不足が報告されている．内皮NO産生は，高コレステロール血症や，アテローム性動脈硬化のいくつかの危険因子を有する患者で減少し，アテローム形成を助長しうる．
- NOの過剰産生は，神経変性疾患(第40章参照)や敗血性ショック(第22章参照)に重要になると考えられる．

関連するメディエーター

汚染物質から"今年の分子"[6]に昇格した一酸化窒素(NO)は，同じように信じがたいが，致死に至る可能性がある排気ガスである一酸化炭素(CO)や硫化水素(H_2S)と関連づけられており，COとH_2Sは哺乳類組織においても形成される．これら3つのガスには，いくつかの差異と同じように，顕著な類似点がある．3つとも拡散性

---

[6] American Association for the Advancement of Science in 1992 より．

関連するメディエーター

治療における一酸化窒素

- 一酸化窒素(NO)供与体(例えば，**ニトロプルシド**や有機ニトロ血管拡張薬)は，よく知られている(第21章と22章参照)．
- V型ホスホジエステラーゼ阻害薬(例えば，**シルデナフィル**，**タダラフィル**)は，NOの作用を増強し，勃起不全を治療するために使用される(第35章)．
- 他の可能な用途(例えば，肺高血圧や胃内容うっ滞)は調査中である．
- NOの吸引は，成人や新生児の呼吸窮迫症候群に使用される．
- NOの過剰産生がある障害(例えば，炎症や神経変性疾患)では，NO生合成の阻害について研究がなされている．残念ながらL-NMMAは，ある病態(敗血症)で死亡率を増加する．

が高く不安定な物質で，体内から急速に排出される．NOは呼気中，および尿中に硝酸と亜硝酸として，COは呼気中に，H_2Sは呼気中に加えて尿中にチオ硫酸，亜硫酸，硫酸塩として排出される(図20.7)．3つともヘモグロビンと反応し，すべてチトクロムcオキシゲナーゼに作用することによって，細胞内エネルギーに影響する．(慢性的にCOに曝されると血管収縮を引き起こすが)どれも血管弛緩作用をもち，高濃度では細胞損傷を引き起こすのに対し，低濃度ではすべて抗炎症作用と細胞防御作用をもつ．

一酸化炭素

▽ COは，ビリベルジンとともに，誘導型および構成型ヘム酸素添加酵素によって合成され，心血管と中枢神経系(とりわけ嗅覚経路)，呼吸，胃腸，内分泌，および性機能の調節におけるシグナル分子としてかかわる(Wu & Wang, 2005 参照)．COはプロスタノイド誘発大脳血管拡張を媒介し，また脳血管抵抗の調節においてNOと相互作用する(Leffler et al., 2011)という証拠がある．この経路を介して働く治療薬はいまだないが，注目に値する．

硫化水素(H_2S)

▽ H_2Sは腐った卵のにおいの源として学生に知られているが，H_2Sもガス状メディエーターであるとの提案は，いくらか懐疑

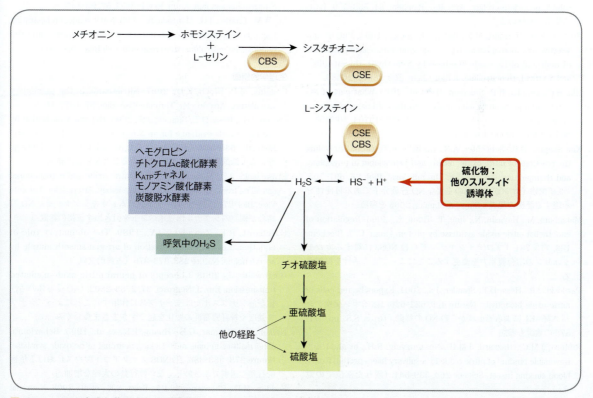

図20.7 H_2Sの合成と作用点および排泄．
制御された酵素メチオニンシスタチオニンγリアーゼ(CSE)とシスタチオニンβ合成酵素(CBS)の働きによる，硫黄を含んだアミノ酸(メチオニン，システイン)からのH_2Sの内因性生合成を示す．薬理学的H_2S供与体(赤枠)は，外から投与することもある．H_2Sのほとんどは，おそらく硫酸塩として尿排泄される(黄色のボックス)．呼気中に排出されるものもある(緑色のボックス)．H_2Sのいくつかの標的分子を，青色のボックスに示す．(Ritter JM 2010 Human pharmacology of hydrogen sulfide: putative gaseous mediator. Br J Clin Pharmacol 69, 573-575 から許可を得て改変．)

的に受け止められている．H_2S の毒物学的特性は，モノアミン酸化酵素や炭酸脱水酵素などの酵素に対する作用であるが，最近の研究では，生理学的条件下でシグナル分子としての機能と一致する多様な薬理作用が論証されている．

内因性 H_2S は，L-システインから（シスタチオナーゼまたは CSE として知られる）シスタチオニン γ-リアーゼ（cystathionine γ-lyase）とシスタチオニン β 合成酵素（cystathionine β-synthase：CBS）によって生成される．CBS は哺乳類の脳（特に海馬や小脳プルキンエ細胞）に多量に存在するが，CSE 活性は肝臓や腎臓，血管の中膜に多く存在する．これらの酵素は（例えば，リポ多糖類や TNF-α による）制御調節下にあり，これらの発現は（膵炎や糖尿病を含む）病態モデルで異なる．H_2S 合成の薬理学的阻害薬は，これまでに控えめな効力と選択性のものしかなく，その生理学的役割を解明するうえで使用が制限されていた．生物の体液中の H_2S の定量法のいくつかでは，H_2S の真の濃度が大幅に過大評価される．チオ硫酸排泄（**図 20.7**）は，H_2S 全体の代謝回転を見積もるために，血漿硫化物よりも優れた分析アプローチとなるかもしれない．（チオ硫酸が変換した）亜硫酸や硫酸は，他の硫黄源からの産生量が H_2S からの産生量を上回るため，指標として適切ではない．

薬理学的効果と治療可能性　H_2S は，血管平滑筋 K_{ATP} チャネルの活性化に付随する血管弛緩（**第4章**参照）を含んだ心血管系システム，炎症のモデル，および中枢神経系において強力な薬理学的効果をもつ．内分泌作用は，グルコース刺激によるインスリン放出の抑制にもかかわり，K_{ATP} チャネルへの働きはここでも重要になるかもしれない（**第31章**参照）．H_2S の最も印象的な作用の1つは仮死状態を誘導するものであるが，はじめは線虫で見出され，最近ではげっ歯類でも低体温症とともに起こることがわかっている．さらに，H_2S と H_2S 供与体のあらゆる種類の細胞毒性（高濃度）と細胞保護的な作用（低濃度）は，多様な組織の広範な細胞種において明らかにされている（Szabo, 2007 による総説）．これらの発見は，肺血管収縮，虚血性心疾患，肺線維症，および脳卒中などの多様な病気の動物モデルにおける H_2S 供与体の作用の研究に理論的根拠をもたらした．この結果は，ヒトでの H_2S 供与体研究に正当性を与える十分な励みになっている．無機硫化ナトリウムと同様に，**ジクロフェナク**（diclofenac：**第26章**）や**メサラジン**（mesalazine：**第30章**）を基盤とした硫化物を放出するいくつかの誘導体は，潜在的な治療薬として研究中である．これも"続報が楽しみ"なものの1つである．

引用および参考文献

生化学的側面

Derbyshire, E.R., Marletta, M.A., 2012. Structure and regulation of soluble guanylate cyclase. Ann. Rev. Biochem. 81, 533–559.（sGC の構造と制御のまとめ．）

Furfine, E.S., Harmon, M.F., Paith, J.E., et al., 1994. Potent and selective inhibition of human nitric oxide synthases: selective inhibition of neuronal nitric oxide synthase by S-methyl-L-thiocitrulline and S-ethyl-L-thiocitrulline. J. Biol. Chem. 269, 26677–26683.

Hill, B.G., Dranka, B.P., Shannon, M., et al., 2010. What part of NO don't you understand? Some answers to the cardinal questions in nitric oxide biology. J. Biol. Chem. 285, 19699–19704.（生物的環境下における NO の生化学．）

Kim-Shapiro, D.B., Schechter, A.N., Gladwin, M.T., 2006. Unraveling the reactions of nitric oxide, nitrite, and hemoglobin in physiology and therapeutics. Arterioscler. Thromb. Vasc. Biol. 26, 697–705.（亜硝酸陰イオンが血管内の主要な NO 貯蔵分子である可能性を示唆する証拠の総説；Singel & Stamler, 2005 を参照．）

Matsubara, M., Hayashi, N., Jing, T., Titani, K., 2003. Regulation of endothelial nitric oxide synthase by protein kinase C. J. Biochem. 133, 773–781.（プロテインキナーゼ C は NOS3 に対するカルモジュリンの結合親和力を変更することによってその活性を抑制する．）

Pawloski, J.R., Hess, D.T., Stamler, J.S., 2001. Export by red cells of nitric oxide bioactivity. Nature 409, 622–626.（陰イオン交換タンパク質 AE1 による赤血球からの NO の移動；Gross, S.S., pp. 577–578 の論説も参照．）

Ribiero, J.M.C., Hazzard, J.M.H., Nussenzveig, R.H., et al., 1993. Reversible binding of nitric oxide by a salivary haem protein from a blood sucking insect. Science 260, 539–541.（離れた部位での働き．）

Schechter, A.N., Gladwyn, M.T., 2003. Hemoglobin and the paracrine and endocrine functions of nitric oxide. N. Engl. J. Med. 348, 1483–1485.（N. Engl. J. Med. 349, 402–406 の correspondence 欄における異議も参照．）

Shaul, P.W., 2002. Regulation of endothelial nitric oxide synthase: location, location, location. Annu. Rev. Physiol. 64, 749–774.

Singel, D.J., Stamler, J.S., 2005. Chemical physiology of blood flow regulation by red blood cells: the role of nitric oxide and S-nitrosohemoglobin. Annu. Rev. Physiol. 67, 99–145.

Xu, W.M., Charles, I.G., Moncada, S., 2005. Nitric oxide: orchestrating hypoxia regulation through mitochondrial respiration and the endoplasmic reticulum stress response. Cell Res. 15, 63–65.

生理学的側面

Coggins, M.P., Bloch, K.D., 2007. Nitric oxide in the pulmonary vasculature. Arterioscler. Thromb. Vasc. Biol. 27, 1877–1885.

Diesen, D.L., Hess, D.T., Stamler, J.S., 2008. Hypoxic vasodilation by red blood cells evidence for an S-nitrosothiol-based signal. Circ. Res. 103, 545–553.（赤血球に生じた S-ニトロソチオールが赤血球による低酸素性血管拡張に関係することを示した結果．）

Erusalimsky, J.D., Moncada, S., 2007. Nitric oxide and mitochondrial signalling from physiology to pathophysiology. Arterioscler. Thromb. Vasc. Biol. 27, 2524–2531.（チトクロム c オキシゲナーゼと NO の結合が細胞内シグナル伝達イベントを引き出す証拠の総説．）

Furchgott, R.F., Zawadzki, J.V., 1980. The obligatory role of endothelial cells in the relaxation of arterial smooth muscle by acetylcholine. Nature 288, 373–376.（古典的文献．）

Garthwaite, J., 2008. Concepts of neural nitric oxide-mediated transmission. Eur. J. Neurosci. 27, 2783–2802.（NO 受容体の活性化が前シナプスまたは後シナプスに作用することによってシナプス強度や神経興奮性の変化を起こすさまざまなしくみ．）

Nelson, R.J., Demas, G.E., Huang, P.L., et al., 1995. Behavioural abnormalities in male mice lacking neuronal nitric oxide synthase. Nature 378, 383–386.（「nNOS ノックアウトマウスにおける積極的行動や過剰でふさわしくない性行動の大幅な増加．」）

Seddon, M.D., Chowienczyk, P.J., Brett, S.E., et al., 2008. Neuronal nitric oxide synthase regulates basal microvascular tone in humans in vivo. Circulation 117, 1991–1996.（パラダイムシフト？の可能性大；次の参考文献も参照．）

Seddon, M., Melikian, N., Dworakowski, R., et al., 2009. Effects of neuronal nitric oxide synthase on human coronary artery diameter and blood flow in vivo. Circulation 119, 2656–2662.（局所の nNOS

から生じた NO はヒト冠動脈床における基礎血流を制御するが，サブスタンス P に誘導された血管拡張は NOS3 が媒介する.）

Straub, A.C., Lohman, A.W., Billaud, M., et al., 2012. Endothelial cell expression of haemoglobin α regulates nitric oxide signalling. Nature 491, 473–477.（Gladwyn, M.T., Kim-Shapiro, D.B., 2012. Nitric oxide caught in traffic. Nature 491, 344–345 もあわせて参照.）

Toda, N., Okamura, T., 2003. The pharmacology of nitric oxide in the peripheral nervous system of blood vessels. Pharmacol. Rev. 55, 271–324.

Vallance, P., Leiper, J., 2004. Cardiovascular biology of the asymmetric dimethylarginine:dimethylarginine dimethylaminohydrolase pathway. Arterioscler. Thromb. Vasc. Biol. 24, 1023–1030.

Victor, V.M., Núñez, C., D'Ocón, P., et al., 2009. Regulation of oxygen distribution in tissues by endothelial nitric oxide. Circ. Res. 104, 1178–1183.（内部に放出された内皮 NO はチトクロム c 酸化酵素を抑制し，組織の O_2 消費を調節でき，周囲の組織への O_2 分布を制御する.）

病態的側面

Ricciardolo, F.L.M., Sterk, P.J., Gaston, B., et al., 2004. Nitric oxide in health and disease of the respiratory system. Physiol. Rev. 84, 731–765.

臨床的，治療的側面

Griffiths, M.J.D., Evans, T.W., 2005. Drug therapy: inhaled nitric oxide therapy in adults. N. Engl. J. Med. 353, 2683–2695.（入手可能な証拠に基づき，吸入された NO は急性肺損傷の患者に有効ではないが，急性低酸素±肺高血圧の短期の対応としては有効な可能性があると結論.）

Lidder, S., Webb, A.J., 2013. Vascular effects of dietary nitrate (as found in green leafy vegetables and beetroot) via the nitrate–nitrite–nitric oxide pathway. Br. J. Clin. Pharmacol. 75, 677–696.

Malmström, R.E., Törnberg, D.C., Settergren, G., et al., 2003. Endogenous nitric oxide release by vasoactive drugs monitored in exhaled air. Am. J. Respir. Crit. Care Med. 168, 114–120.（ヒトにおいて，アセチルコリンは用量に依存して呼気中の NO の増加を惹起する．ブタとヒトの呼気中における血管作動薬による NO 放出をオンラインで測定することができる.）

Miller, M.R., Megson, I.L., 2007. Review – Recent developments in nitric oxide donor drugs. Br. J. Pharmacol. 151, 305–321.（より有望な NO 供与体薬剤開発における最近の進捗の一部と治療薬としての NO に関係する挑戦の検討.）

Pawloski, J.R., Hess, D.T., Stamler, J.S., 2005. Impaired vasodilation by red blood cells in sickle cell disease. Proc. Natl Acad. Sci. U.S.A. 102, 2531–2536.（鎌状赤血球は膜タンパク質のチオール基が S–ニトロソ化されておらず，低酸素性血管拡張にかかわる能力が損なわれている．それらの機能障害の規模は疾患の臨床での重症度と相互に関係する.）

一酸化炭素のメディエーターとしての可能性

Leffler, C.W., Parfenova, H., Jaggar, J.H., 2011. Carbon monoxide as an endogenous vascular modulator. Am. J. Physiol. 301, H1–H11.

Wu, L., Wang, R., 2005. Carbon monoxide: endogenous production, physiological functions and pharmacological applications. Pharmacol. Rev. 57, 585–630.

硫化水素のメディエーターとしての可能性

Li, L., Moore, P.K., 2008. Putative biological roles of hydrogen sulfide in health and disease: a breath of not so fresh air? Trends Pharmacol. Sci. 29, 84–90.

Reiffenstein, R.J., Hulbert, W.C., Roth, S.H., 1992. Toxicology of hydrogen sulfide. Annu. Rev. Pharmacol. Toxicol. 32, 109–134.

Szabo, C., 2007. Hydrogen sulphide and its therapeutic potential. Nat. Rev. Drug Discov. 6, 917–935.

第3部　主要臓器系に影響を及ぼす薬物

21 心臓

概要

　本章では心臓の生理学について，電気生理学，収縮，酸素消費・冠血流，自律神経による調節，およびナトリウム利尿ペプチドといった観点から概説する．これらは心臓に対する薬物の作用，ならびに心疾患治療におけるその役割を理解するための基礎となるであろう．心臓に直接作用する薬物，すなわち，抗不整脈薬，心臓の収縮力を増強する薬物（特にジゴキシン），および抗狭心症薬については，特に集中的に取り上げる．心疾患では，冠動脈のアテローム（粥腫）や破綻したアテローム性プラークに形成された血栓を原因とするものが最も多い．それらを治療し予防する薬物は，第23章，24章で記載する．心不全は主として，血管平滑筋に作用する薬物（第22章），利尿薬（第29章）およびβアドレナリン受容体アンタゴニスト（第14章）といった，間接的に心臓に作用する薬物によって治療する．

はじめに

　この章では，心臓に対する薬物の作用を以下の3つに分けて考える．
1. 心拍数と心調律
2. 心筋収縮
3. 代謝と血流

　これらの心機能に対する薬物の作用は，もちろんそれぞれ独立して起こるわけではない．例えば，ある薬物が心筋細胞膜の電気特性に作用すれば，心調律と心筋収縮の両者に影響するであろう．同様に収縮に作用する薬物は，必ず代謝と血流にも作用する．とはいえ治療の観点からは，これらの3種類の作用はそれぞれ，不整脈，心不全および冠不全（狭心症または心筋梗塞の際に発生）の治療という異なる臨床目的をもつ．

心機能の生理学

心拍数と調律

　心臓の各腔（左右の心房・心室）は通常，協調的に収縮することで，心臓弁によって定められた順路へ血液を効率的に送り出す．この順序立った協調的な収縮が起こるのは，特殊な刺激伝導系が存在するためである．生理的な洞調律（sinus rhythm）では，洞房結節で発生したペースメーカー刺激が心房，房室結節，ヒス束，プルキンエ線維，そして心室へと順に伝導する．心筋細胞の電気的興奮性は，Na^+，K^+，Ca^{2+}などのさまざまなイオンに対する選択的な電位感受性イオンチャネルによって決まるが，それらの構造や機能については，第4章で記述した．他の興奮性組織とは異なる，心筋固有の電気生理学的特徴としては以下が挙げられる．

- ペースメーカー活性（自動能）
- 洞房結節と房室結節における速いNa^+電流の欠如．そこでは，遅い内向きCa^{2+}電流が活動電位を発生させる
- 長い活動電位（"プラトー"）と不応期
- プラトーにおけるCa^{2+}流入

　このように，心調律の特殊性の一部はCa^{2+}電流に関連している．心臓には細胞内カルシウムチャネル（intracellular calcium channel）（心筋収縮に働きかけるリアノジン受容体とイノシトール三リン酸活性化カルシウムチャネル［第4章］），および心拍数と調律の調節に不可欠な細胞膜上の電位依存性カルシウムチャネルが存在する．成人の固有心筋における主要な電位依存性カルシウムチャネルはL型チャネルで，これは血管平滑筋においてもまた必要な役割を担っている．L型チャネルは固有心筋と同様に，特殊伝導系でも重要な役割を果たしている．

　理論上の心筋活動電位を図21.1Aに示す．活動電位は次の5つの相に分けられる．すなわち第0相（速い脱分極），第1相（部分的な再分極），第2相（プラトー），第3相（再分極）および第4相（ペースメーカー電位）である．

　以下に各相のイオン機序をまとめる．

　　第0相（phase 0）すなわち**速い脱分極**（rapid depolarisation）は，

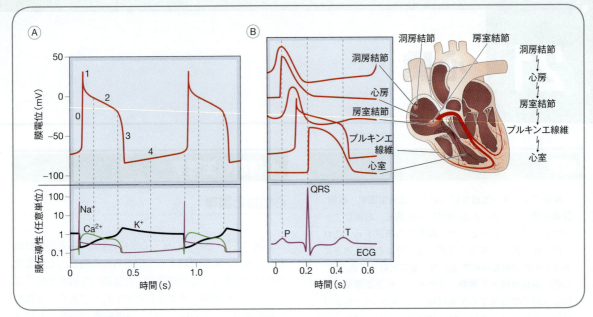

図 21.1　心臓の活動電位.
[A]活動電位の時相. 第 0 相：速い脱分極, 第 1 相：部分的な再分極, 第 2 相：プラトー, 第 3 相：再分極, 第 4 相：ペースメーカー脱分極. 下段は Na^+, K^+, Ca^{2+} に対する膜コンダクタンスの変化を示す. [B]心臓内の興奮伝播および対応する心電図(electrocardiogram：ECG). 活動電位が特徴的な遅い波形を示す房室結節において, 最も大きな伝導遅延が発生している.

膜電位が発火閾値(約 −60 mV)に達したときに発生する. このとき, 電位依存性ナトリウムチャネルを通る内向きの Na^+ 電流が大きくなって, 自己再生的な("全か無か"の法則に従う)脱分極を引き起こす. この機序は, 神経で起こる活動電位発生におけるものと同じである(第 4 章参照). 膜の脱分極によるナトリウムチャネルの活性化は一過性であり, 膜電位が数ミリ秒以上脱分極を持続するとチャネルは再び閉じる(不活化). したがってナトリウムチャネルは活動電位のプラトーの間は閉じており, 膜電位が再分極するまでは新たな活動電位発生を引き起こすことはない.

第 1 相(phase 1), すなわち**部分的な再分極**(partial repolarisation)は, Na^+ 電流が不活化されることで発生する. 一過性の電位依存性外向き電流も関与している.

第 2 相(phase 2)すなわち**プラトー**(plateau)は, 内向き Ca^{2+} 電流により形成される. カルシウムチャネルは, 性質上はナトリウムチャネルと同様に電位依存性の活性化と不活化を示すが, ナトリウムチャネルよりもはるかに遅い時間経過を示す. このプラトーは, **内向き整流特性**(inward-going rectification)として知られる心筋細胞膜の特殊な性質, すなわち, 膜が脱分極していると K^+ 伝導透過性が低下するという性質に支えられている. このおかげで, プラトーの間は外向き K^+ 電流には静止膜電位に戻す作用がほとんどなく, 比較的小さな内向き Ca^{2+} 電流でも十分プラトーを維持できる. 持続性ナトリウム電流(I_{Nap})もプラトーの形成に寄与している. I_{Nap} は虚血性不整脈に大きく寄与しており, 創薬標的とされている.

第 3 相(phase 3)すなわち**再分極**(repolarisation)は, Ca^{2+} 電流が不活化され, 遅延整流性外向き K^+ 電流(神経線維の再分極を起こす K^+ 電流に類似するが, はるかに遅い；第 4 章)が活性化して, 外向き K^+ 電流が発生することで起こる. この外向き K^+ 電流は, プラトーの間の高い細胞内カルシウム濃度($[Ca^{2+}]_i$)によって活性化される別の K^+ 電流によって増強される. また, さらに別の K^+ 電流(アセチルコリンにより活性化されるチャネルを介した K^+ 電流や, 心筋梗塞などの病的状況で遊離されたアラキドン酸により活性化されるチャネルを介した K^+ 電流)によって増強されることもある.

第 4 相(phase 4)すなわち**ペースメーカー電位**(pacemaker potential)は, 拡張期における緩やかな脱分極である. 自動能(ペースメーカー活性)は通常, 結節組織と刺激伝導系組織においてのみ観察される. 自動能電位は, 拡張期に増強する内向き電流と, 減少する外向き電流の組み合わせによって発生する. 自動能電位は普通は洞房結節の細胞で最も速く, したがって心臓全体のペースメーカーの役割をする. 洞房結節の細胞は, Na^+ に対する透過性がもともと心房や心室の筋細胞よりも高いため, より大きな内向き電流をベースにもっている. 加えて, 電位依存性カルシウムチャネルの不活化が拡張期に徐々に弱まり, 拡張後期には内向き Ca^{2+} 電流が増加する. 洞房結節では, 拡張後期の T 型カルシウムチャネルの活性化も自動能発生に影響している. 拡張期初期の負の膜電位は, Na^+ と K^+ に透過性のある陽イオンチャネルを活性化し, I_f[1] とよばれる別の内向き電流を発生させる. この電流の阻害薬である**イバブラジン**(ivabradine)は心拍数を低下させるため, 治療に使用される(後述).

いくつかの電位および時間依存性の外向き電流も自動能に関与している. 遅延整流性 K^+ 電流(I_K)は活動電位の発生中に活性化され, 拡張期初期に負の膜電位により停止する. 電位発生性の Na^+/K^+ ポンプによる電流も, 自動能電位発生中(第 4 相)の外向き電流の発生に寄与する.

図 21.1B に心臓の各部位における活動電位の波形を示す. 結節部位では第 0 相が欠如している. このため, この部位では伝導速度が遅い(～5 cm/s). これと比較し

---

[1] f は "funny(奇妙な)" に由来するが, これは陽イオンチャネルが過分極で活性化されるのは普通でないことから命名された. 心臓電気生理学者は, このように特有なユーモアのセンスをもっている.

て，例えば心室へ活動電位を速やかに伝幡させるプルキンエ線維では，伝導速度は〜200cm/sである．速い内向き電流を欠如する部位では，速く伝導する部位よりもはるかに長い不応期を有する．その理由は，遅い内向き電流は，活動電位の間に不活化された後の回復にかなりの時間（数百ミリ秒）を要するためであり，不応期が活動電位持続時間終了を超えてしまう．速く伝導する線維ではNa^+電流の不活化から速やかに回復するため，再分極した直後にすぐ再興奮することができる．

洞調律の順序立った様式は，心疾患あるいは薬物や循環ホルモンの作用によって破綻する場合がある．薬物治療は，そのような場合に破綻箇所で正常な心調律を回復するために使用される．不整脈の最も一般的な原因は虚血性心疾患であり，心筋梗塞後の死亡は直接的な収縮不全によるものよりも，**心室細動**（ventricular fibrillation）によるものが多い．細動とは，心調律が無秩序な電気的興奮に取って代わられたために，心臓の部屋が秩序だった収縮ができなくなった状態であり，非協調的な速い収縮のために細動となった心室あるいは心房からは有効な拍出ができない．

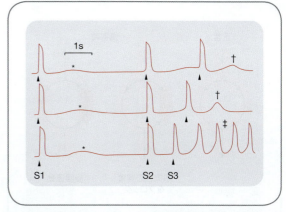

図21.2 ノルアドレナリン（noradrenaline）（ノルエピネフリン[norepinephrine]）存在下のイヌ冠静脈洞で記録された心筋の後脱分極.
S1刺激は活動電位を発生させ，引き続いて小さな後脱分極が起こる．S2とS3の間隔が短くなるにつれて後脱分極の高さが増し（†），ついには大きな後脱分極（訳者注：S3の直後にみられる波）によって一連の活動電位（‡）が引き起こされる．（Wit AL, Cranefield PF 1977 Circ Res 41, 435 より改変.）

🚫 心調律の破綻

不整脈は，臨床的に次のように分類される．
- 異常調律の発生部位による分類（心房性，接合部性，心室性）
- 心拍数の増加（**頻脈**[tachycardia]），または減少（**徐脈**[bradycardia]）による分類

不整脈は動悸（心臓の拍動の自覚）や脳虚血の症状（失神や意識消失）を起こすことがある．その診断は体表心電図で行うが，その詳細は本書の範囲を超えるので，Opie & Gersh（2013）などの他の書物を参照されたい．最も一般的な頻脈性不整脈は**心房細動**（atrial fibrillation）と**上室性頻拍**（supraventricular tachycardia：SVT）であり，前者の場合には心拍動は完全に不揃いであるが，後者の場合には心拍動は速いが規則正しい．期外収縮（上室性でも心室性でも）が散発することはよくある．持続性の心室性頻脈性不整脈はまれであるが，はるかに重篤である．**心室頻拍**（ventricular tachycardia）と**心室細動**（ventricular fibrillation）の場合があるが，後者では心室の電気活動は完全に無秩序となり，心臓からの拍出が止まる．徐脈性不整脈には各種の**心ブロック**（heart block）（例えば，房室結節性や洞房結節性）や電気活動の完全な休止（"**心停止**"[asystolic arrest]）がある．個々の不整脈では，以下で説明するさまざまな発生機序のどれによるかは不明なことが多い．それにもかかわらず，今から説明する細胞レベルの機序は，抗不整脈薬がどのように作用するかを理解するための有用な出発点となるだろう．心調律の破綻の根底には，次の4つの基本的な現象がある．

1. 遅延後脱分極
2. リエントリー
3. 異所性自動能
4. 心ブロック

遅延後脱分極の主な原因は，細胞内Ca^{2+}濃度の異常な上昇であり，それが内向き電流を誘発して一連の異常な活動電位を発生する（**図21.2**）．後脱分極は，一過性内向き電流として知られる正味の内向き電流の結果として発生する．細胞内Ca^{2+}濃度の上昇はNa^+/Ca^{2+}交換を活性化する．この交換はNa^+イオン3分子の流入と交換にCa^{2+}イオン1分子を細胞外に排出するので，結果として正味1価の陽イオンが流入したことになり，膜が脱分極する．上昇した細胞内Ca^{2+}イオン濃度はまた，細胞膜に存在する非選択性陽イオンチャネルを開口させることでも脱分極を発生させる．その結果，Ca^{2+}イオンの流入が増える高カルシウム血症では，後脱分極が誘発される．低カリウム血症もまた，心臓の遅延整流性カリウムチャネルの開口に対する効果により，再分極に影響する．多くの薬物（主な作用点が心臓以外のものも含まれる）は，カリウムチャネルや他の心臓イオンチャネルに結合するか，あるいは電解質濃度を変化させて心臓の再分極を遅延させる（Roden, 2004参照）．再分極の遅延は，心電図上ではQT間隔の延長として認められる．この遅延により，延長した活動電位持続中の細胞内へのCa^{2+}流入が増加し，後脱分極が誘発される．これは，危険な心室性不整脈を引き起こすリスクをはらむ．QT延長は，薬物開発における重要な懸念事項である（本章のⅢ群薬の項および**第57章参照**）．

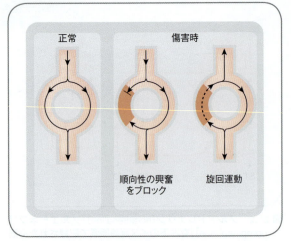

図 21.3 心筋の傷害部位を原因として発生するリエントリー調律.
傷害部位（濃色部分）では一方向性の伝導が起こる．これにより正常の興奮伝播がブロックされ，興奮波が持続的に旋回し続ける．

発作性心房細動）は交感神経活動の亢進に伴って発生する．痛み（例えば心筋梗塞に伴うもの）は交感神経活動を亢進させ，副腎からアドレナリン（エピネフリン）を放出させる．虚血傷害による不完全な脱分極もまた，異常な自動能発生を引き起こすことがある．

　心ブロックは，刺激伝導系（しばしば房室結節）の線維化または虚血傷害で発生する．完全心ブロックの場合，心房と心室は互いに独立して拍動し，心室の拍動は遅くなるが，その程度は，ブロックの末梢側のどの部位が自動能を発生するかで決まる．散発性の房室伝導の完全ブロックは突然の意識喪失（アダムス・ストークス［Adams-Stokes］発作）を起こすので，人工ペースメーカー埋め込み治療を行う．

不整脈

- 不整脈は以下の原因で発生する．
  - 遅延後脱分極による期外収縮の誘発
  - 不完全な伝導ブロックによるリエントリー
  - 異所性自動能
  - 心ブロック
- 遅延後脱分極は，異常に上昇した細胞内 Ca^{2+} 濃度に伴って発生する内向き電流によって発生する．
- リエントリーは，障害によって心筋が部分的に脱分極すると促進される．
- 異所性自動能は交感神経活動によって促進される．
- 心ブロックは刺激伝導系，特に房室結節の障害により発生する．
- 臨床的には不整脈は以下のように分類される．
  - 発生する部位（上室性と心室性）
  - 心拍数の増減（頻脈性か徐脈性不整脈）

　通常，心臓の活動電位は，心室を興奮させた後は消失する．その理由は，興奮したばかりの不応性の心筋組織によって，活動電位が囲まれてしまうからである．**リエントリー**（re-entry）（図 21.3）とは，不応期が終了した心筋領域を興奮波が再び興奮させ，活動電位が周回し続ける現象をいう．これは解剖学的な異常によって起こるが，もっと一般的には，心筋傷害によっても起こる．リエントリーは多くの種類の不整脈の原因になっており，発生様式はリエントリー回路の場所，すなわち心房内，心室内，結節内のそれぞれの場合で変わってくる．ある単純なリング状組織に一過性または一方向性の伝導ブロックが起これば，リエントリー調律が発生しうる．正常では，興奮波がこのリング内のどこで発生しても両方向に伝導し，両方の興奮波が出会うと消失する．しかし，傷害部位で一過性のブロック（すなわち1つ目の興奮波はブロックされるが，2つ目の興奮波は伝導するような状況；図 21.3），または一方向性のブロックが起こると興奮波の持続的な旋回が起こる．これは**旋回運動**（circus movement）として知られており，クラゲ組織のリングを用いた実験によって何年も前に証明されている．

　生理的な自動能発生部位は洞房結節に存在するが，他の組織も自動能を発生させることができる．これは洞房結節が機能しなくなったときの安全装置となりうるが，不整脈も誘発しうる．異所性の自動能発生は交感神経活動によって，また虚血時に起こるような不完全な脱分極により増強される．カテコールアミン類は $β_1$ アドレナリン受容体に作用し，第4相の脱分極速度を増加させ，正常では自動能をもたない心臓部位でも，自発的に調律を発生させることがある．一部の頻脈性不整脈（例えば

心収縮

　心拍出量とは，心拍数と左心室の平均1回拍出量（すなわち心室が拍動ごとに駆出する血液量）の積をいう．心拍数は自律神経系により調節している（第13，14章参照）．1回拍出量は，心臓自身の内因性因子や心臓以外の血行動態因子などの組み合わせで決まる．内因性因子は細胞内カルシウムとATPを介して心筋収縮を調節しており，さまざまな薬物や病的状況で変化する．外因性の循環因子としては，動脈および静脈系の弾性と収縮状態，血液の容量と粘稠度などがあり，これらが複合して心臓の負荷（前負荷と後負荷，後述）を決定する．これらの循環因子に影響する薬物は，心不全患者の治療において，非常に重要である．これらの薬物については，第22章で述べる．

心筋収縮力と心筋生存能

心筋横紋筋の収縮装置は，基本的に随意横紋筋（第4章）のものと同じである．収縮にはCa²⁺イオンのトロポニンCへの結合が必要であり，これによりトロポニン複合体の構造変化を起こし，ミオシンとアクチンにクロスブリッジを形成させ，収縮を開始させる．**levosimendan**（急性の非代償性心不全の治療薬；第22章）（訳者注：日本では未承認，同種薬としてピモベンダン[pimobendan]）はトロポニンCに結合して，Ca²⁺イオンに対する感受性を増加させることで収縮力を増強する．

> 心筋収縮性に対する薬物作用の多くは，細胞内カルシウム濃度に対する作用の点から考えると理解しやすい．すなわち，細胞膜や筋小胞体に存在するカルシウムチャネルに対する作用，または間接的にNa⁺/Ca²⁺ポンプに影響を及ぼすNa⁺/K⁺ポンプに対する効果など（後述）．心筋の収縮力に影響する他の因子として，酸素および代謝エネルギー源（遊離脂肪酸など）の利用能がある．**気絶心筋**（myocardial stunning）とは，虚血後の再灌流時に，血流が再開して心筋壊死がないにもかかわらず，収縮不全が長びく現象である．その病態は十分には解明されていないが，臨床上は由々しき問題となる．これとは反対に，**虚血プレコンディショニング**（ischemic preconditioning）として知られる現象は，前もって心筋虚血に曝されていると，虚血に対する抵抗性が上昇する現象である．場合によっては有益となりうるこの現象もまた，臨床的には重要である．この現象には，ATPが枯渇した際に蓄積する**アデノシン**（adenosine）が関与しているとの証拠がある（第16章）．外因性にアデノシンを投与すると，虚血プレコンディショニングと類似した心筋保護作用があり，アデノシン受容体の遮断はプレコンディショニングの保護作用を消失させる（Gross & Auchampach, 2007参照）．虚血の有害作用を最小化し，プレコンディショニング効果を最大化させるような治療戦略の開発は，大いに注目されている．

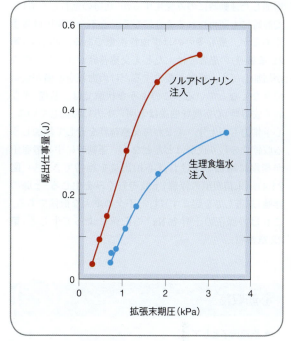

図21.4　イヌの心室機能曲線．
生理食塩水を注入すると，血液量が増加して拡張末期圧が上昇する．これが心臓の収縮力を増強させて駆出仕事量を増加させる（"外因性"調節）．この関係をスターリング（Starling）曲線とよぶ．ノルアドレナリンは直接心筋に作用するため，スターリング曲線の勾配を増加させる（"内因性"調節）．
（データはSarnoff SJ et al. 1960 Circ Res 8, 1108より．）

心室機能曲線と心不全

心臓の収縮力は，一部は内因性の収縮性（上述のように，細胞内Ca²⁺濃度とATPの利用能に依存する）によって，また一部は拡張末期容量，すなわち筋線維の静止長に影響するような外因性の血行動態因子により決定される．拡張末期容量は拡張末期圧で決まるが，それが駆出仕事量に及ぼす影響は，心臓が収縮装置としてもつ固有の特性を表した，心臓のフランク-スターリング（Frank-Starling）の法則によって示される．フランク-スターリングの法則は心室機能曲線として示すことができる（図21.4）．心臓周期を通じて圧-容量曲線で囲まれる面積は，心室の駆出仕事量の大きさを表す．これはだいたい1回拍出量と平均心房圧の積に等しい．スターリングが証明した通り，心臓以外の外因性の因子は心機能に多様な面で影響を与えており，その中でも増加した負荷への2つの反応は特に重要である．

1. 血液量の増加，あるいは静脈の収縮によって心臓への充満圧（**前負荷**[preload]）が上昇すると，心室の拡張末期容量が増加する．これが1回拍出量を増加させる結果，心拍出量と平均血圧を上昇させる．心仕事量と心筋酸素消費量はともに増加する．

2. 抵抗血管（細動脈）の収縮は**後負荷**（afterload）を増加させる．拡張末期容量とそれにより決定される駆出仕事量は初期には不変であるが，増加した血管抵抗の下で駆出仕事量が一定であれば，1回拍出量が減少し，拡張末期容量は増加する．その結果，今度は駆出仕事量が増加し，増加した拡張末期容量の下でも，以前と同じ心拍出量を維持できる新しい平衡状態に達する．前負荷増加の場合と同様に，心仕事量と心筋酸素消費はともに増加する．

正常の心室充満圧はわずか数cm水柱圧しかないが，心機能曲線の急峻な部分なので，わずかな心室充満圧の増加で大きく駆出仕事を増加させることができる．このスターリング機序は，健常人での心拍出量の調節（例えば運動時）にはほとんど寄与しない．その理由は，収縮力の変化は主として交感神経活動の変化で起こっており，心室充満圧を上昇させなくても，必要な調節を達成しうるからである（図21.4）．これと比べて，心移植を受けた患者の除神経された心臓では，運動時の心拍出量の増加はこのスターリング機序が働くこととなる．

心不全では心拍出量が不十分となり，全身からの需要を満たすことができなくなる．心不全の初期には需要が

増加した運動時にのみ発生するが、病勢の進行とともに、安静時にも認められるようになる。心不全の原因は数多くあるが、最も多いのは虚血性疾患である。心不全(第22章参照)の患者では、たとえ交感神経が亢進し収縮性が増加しても、組織が要求するだけの血液を心臓が供給できなくなっている。このような状態では、基礎(すなわち安静時)心室機能曲線は著明に下方に移動している。心予備力も不十分、すなわち交感神経を介して増加しうる収縮性の残り代がほとんどなく、運動時に中心静脈圧が極端に増加しなければ心拍出量を維持できない(図21.4)。末梢組織の浮腫(下肢のむくみを生じる)と肺の浮腫(息苦しさを起こす)は、心不全の重大な徴候である。これは静脈圧の上昇とNa^+の貯留によって生じる(第22章参照)。

心筋収縮

- 調節因子としては、
  - 内因性の心筋収縮性
  - 外因性の循環因子
- 心筋収縮性は以下のような細胞内Ca^{2+}濃度に大きく依存する。
  - 細胞膜を介したCa^{2+}流入
  - 筋小胞体における貯蔵Ca^{2+}量
- Ca^{2+}流入を調節する主な因子は以下の通りである。
  - 電位依存性カルシウムチャネルの活性
  - 細胞内Na^+濃度(Na^+/Ca^{2+}交換に影響するため)
- カテコールアミン、強心配糖体および他のメディエーターや薬物は上記因子に影響を与える。
- 外因性の心筋収縮の調節は、フランク-スターリングの法則で示される、駆出仕事量の拡張末期容量への依存性を介して起こる。
- 心仕事量は後負荷(すなわち末梢抵抗と動脈系のコンプライアンス)と前負荷(すなわち中心静脈圧)の双方から、それぞれ独立して影響を受ける。

心筋酸素消費量と冠血流

心臓は、代謝の需要が大きい割には、体の中で最も灌流の悪い組織の1つである。冠血流量は通常は心筋酸素消費量と密接に相関しており、どちらも安静時と最大運動時の間で、ほぼ10倍の範囲で変化する。心臓の代謝に影響するとされる多くの薬物は、冠血流に影響することで間接的に代謝に影響している(例外として、欧州諸国で(訳者注:日本でも)使用されている**トリメタジジン**(trimetazidine)は、脂肪酸代謝を阻害して心筋でのグルコース利用を改善するといわれている)。

生理学的因子

冠血流量を調節する主な生理学的因子は、以下の通りである。

- 物理的因子
- 代謝物による血管調節
- 神経性および体液性調節

物理的因子

収縮期に心筋が発生する圧力は、心筋の中を貫通する冠血管に対しても、灌流圧と同じかあるいはそれ以上にかかるので、冠血流は拡張期のみにしか起こらない。頻脈の場合、拡張期は収縮期よりも短縮するため、心筋に灌流する時間が減少する。拡張期における大動脈圧と心室内圧の圧差が、有効な灌流圧となる(図21.5)。もし大動脈の拡張期圧が減少するか心室拡張期内圧が増加すれば、灌流圧は低下するため、(他の調節機構が代償できなければ)冠血流量は減少する。大動脈弁が狭窄すると大動脈圧を低下させるが、狭窄した弁の上流の左心室内圧は上昇させるので、冠動脈疾患がなくても虚血性胸痛(**狭心痛**[angina])が起こることがある。

代謝物・メディエーターによる血管調節

代謝物による血管調節は、冠血流量を調整する最も重視すべき機序である。動脈血酸素分圧(P_{O_2})の減少は生体位の心臓では冠血管の著しい拡張を起こすが、摘出冠動脈条片ではほとんど作用を示さない。このことで、冠動脈の緊張度を調節するのはP_{O_2}そのものの変化ではなく、心筋細胞が生成する代謝物の変化であることを示している。冠拡張性の代謝物の有力候補は、**アデノシン**である(第16章参照)。

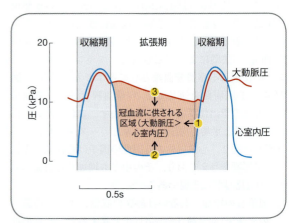

図21.5 冠血流量に影響する機械的因子.
冠血流に供される区域は、以下の場合に縮小する。(1)心拍数の上昇による拡張期の短縮、(2)心室拡張末期内圧の上昇、(3)大動脈の拡張期圧の減少。

神経性および体液性調節

冠血管系には交感神経が密に分布しているが，交感神経は（循環中のカテコールアミン類と同様に）冠循環に対してはわずかな直接作用しか表さない．太い冠動脈は血管収縮を引き起こす α アドレナリン受容体を有しているのに対して，細い冠動脈は拡張作用をもつ β_2 アドレナリン受容体を有している．冠血管はまた，プリン作動性，ペプチド作動性，NO 作動性神経の支配も受けており，NOS1 の選択的阻害によって，冠動脈造影で正常な患者の基礎冠血流量が約 1/3 まで減少する（Seddon et al., 2009）．神経性および内分泌性の冠血管作用は，運動や病的現象による機械的および代謝状態の変化に対する冠血管反応と比べると，ずいぶん弱い．

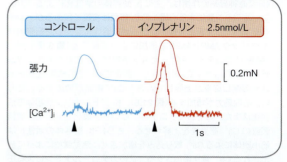

図 21.6 カエル心筋におけるカルシウムトランジェント（カルシウムの一過性の濃度変化）．

蛍光 Ca^{2+} 指示薬であるエクオリン（aequorin）を細胞に注入し，細胞内 Ca^{2+} 濃度を光学的に測定した．イソプレナリン（isoprenaline）は電気刺激（▲）で発生させた張力と細胞内カルシウムトランジェントを大きく増大させた．（Allen DG, Blinks JR 1978 Nature 273, 509 より．）

冠血流，冠虚血，心筋梗塞

- 心臓は他の臓器と比べ，酸素消費に関する血液供給量が少ない．
- 冠血流量は主として以下の調節を受けている．
  - 物理的因子（拡張期の経壁性圧力を含む）
  - **血管拡張性代謝物**（vasodilator metabolite）
- 自律神経調節はさほど重要ではない．
- 冠虚血は通常動脈硬化が基礎にあり，狭心症を発症する．急性虚血は通常冠動脈内血栓が原因で，心筋梗塞となる場合がある．
- 冠動脈痙攣は狭心症を引き起こす（異型狭心症）．
- 虚血によって細胞内 Ca^{2+} の過負荷が起こり，これが下記の現象の原因となる場合がある．
  - 細胞死
  - **不整脈**（dysrhythmias）

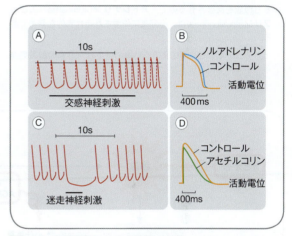

図 21.7 自律神経による心拍数の調節．

[A]と[B]交感神経刺激およびノルアドレナリンの効果．[C]と[D]副交感刺激およびアセチルコリンの効果．交感神経刺激（[A]）はペースメーカー電位の勾配を増加させ，心拍数を上昇させる．副交感神経刺激（[C]）はペースメーカー電位を消失させ，膜を過分極させて，一時的な心停止をもたらす（カエル静脈洞を用いた実験）．ノルアドレナリン（[B]）は活動電位を延長させるが，アセチルコリン（[D]）は短縮させる（カエル心房を用いた実験）．（[A]と[C]は Hutter OF, Trautwein W 1956 J Gen Physiol 39: 715，[B]は Reuter H 1974 J Physiol 242: 429，[D] は Giles WR, Noble SJ 1976 J Physiol 261, 103 より．）

心臓の自律神経調節

交感神経系と副交感神経系（第 12 〜 14 章参照）のそれぞれが，安静時の心臓の緊張性に作用しており，これまでに述べた心機能の各局面，すなわち心拍数と調律，心筋収縮，心筋代謝および心筋血流に影響を与える．

交感神経系

交感神経系が心臓に及ぼす主な作用は，以下の通りである．

- 心収縮力の増強（**陽性変力作用**[positive inotropic effect]；図 21.6）
- 心拍数の増加（**陽性変時作用**[positive chronotropic effect]；図 21.7）
- 自動能（automaticity）の亢進
- 再分極，および心臓全体の脱分極からの**機能回復**（restoration of function）
- 心効率（cardiac efficiency）の減少（すなわち酸素消費量が心仕事よりも増加する）
- 心肥大（血行動態の変化よりもむしろ心筋の α，β アドレナリン受容体への刺激によって直接起こるようである）

- 交感神経系の作用は，主にβ₁受容体の活性化による．カテコールアミン類による心臓へのβ₁作用は複雑ではあるが，おそらくすべて，アデニル酸シクラーゼの活性化を介した細胞内サイクリックAMP(cAMP)の増加によって起こる(第3章参照)．cAMPはプロテインキナーゼAを活性化し，これがカルシウムチャネルのα₁サブユニットをリン酸化する．その結果，このチャネルの開口確率が上昇して内向きCa²⁺電流が増加するとともに，心収縮力が増加する(図21.6)．β₁アドレナリン受容体の活性化はまた，おそらくトロポニンCのリン酸化を介して，収縮装置のCa²⁺感受性を上昇させる．さらにβ₁受容体の活性化は筋小胞体によるCa²⁺取り込みを増加させ，活動電位によって放出されるCa²⁺量を増加させる．このカテコールアミンによる正味の作用として，心室機能曲線を上方へ押し上げ，急峻化させる(図21.4)．心拍数の増加は，自動能電位の勾配の増加による(図21.1，図21.7A)．Ca²⁺流入の増加はまた，細胞内カルシウムの一過性内向き電流に対する作用によって自動能を亢進させるが，これにより，単一刺激から連続的な活動電位の発生が起こることがある(図21.2参照)．

β₁受容体の活性化は，Na⁺/K⁺ポンプを活性化させることによって，細胞傷害を受けた心筋，あるいは低酸素状態の心筋を再分極させる．このため，心筋梗塞後に拍動停止が起こっていても機能を回復させるので，**アドレナリン**(adrenaline)(**エピネフリン**[epinephrine])は，心停止に使用される代表的な薬物である．

カテコールアミン類による心効率の低下は，心筋の酸素需要が増加することを意味しているので注意が必要である．このため，**β**アゴニスト(例えば，アドレナリンや**ドブタミン**[dobutamine])の使用は，循環虚脱に制限される(第22章)．心筋梗塞は交感神経を活性化するが(図21.8)，これは障害を受けた心筋の酸素需要を増加させるという，よくない作用となる．

副交感神経系

副交感神経は一般に，交感神経とは反対の作用を起こす．しかし交感神経系と異なるのは，副交感神経系は心収縮力にはほとんど作用をもたず，主に心拍数と調律に対する作用をもつことである．すなわち，

- 心臓の徐拍化と自動能の抑制
- 房室伝導の抑制

である．

- これらの作用はムスカリン性アセチルコリン受容体(M₂)が活性化されて起こる．この受容体は結節と心房組織には豊富であるが，心室にはほとんど存在しない．この受容体はアデニル酸シクラーゼとは負の共役をしているために，cAMP産生を減少させ，L型カルシウムチャネルの開口を阻害し，β₁受容体とは反対に遅いCa²⁺電流を抑制する．M₂受容体はまた，GIRK(Gタンパク質依存性内向き整流性カリウムチャネル[G protein-activated inward rectifying K⁺ channel])として知られるある種のカリウムチャネルを開口させる．これによるK⁺透過性の亢進

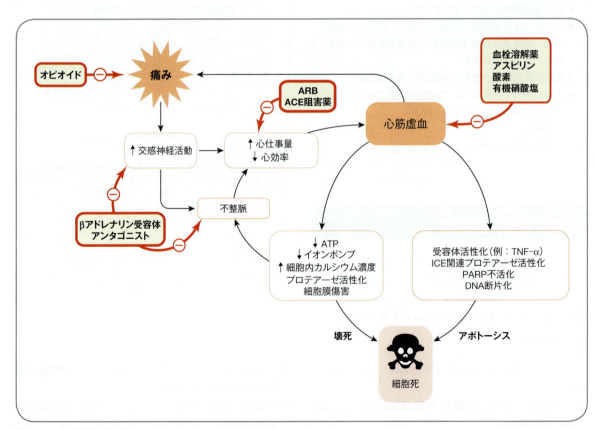

図21.8 心筋虚血の作用．
心筋虚血は，壊死あるいはアポトーシスという2つの経路で細胞死を引き起こす．ACE：アンギオテンシン変換酵素，ARB：AT₁受容体アンタゴニスト，ICE：インターロイキン1変換酵素(interleukin-1-converting enzyme)，PARP：ポリADPリボースポリメラーゼ(poly-[ADP-ribose]-polymerase)，TNF-α：腫瘍壊死因子α(tumour necrosis factor-α)．

は，内向き自動能電流に拮抗する過分極電流を発生させ，心臓を徐拍化して自動能を抑制する（図 21.7C 参照）．心筋梗塞時には，迷走神経の求心性刺激，あるいは痛みのために使用するオピオイド類の副作用により，迷走神経がしばしば亢進する．この副交感神経の亢進作用は，急性の不整脈を起こしやすくするので注意が必要である．

迷走神経刺激は，活動電位の著明な短縮を伴って，心房の収縮力を減少させる（図 21.7D）．K^+透過性の増加とCa^{2+}電流の減少の両方が，Ca^{2+}電流に依存して伝播する房室結節での伝導ブロックに寄与する．心房の活動電位の短縮は不応期を減少させ，リエントリー性不整脈を発生させることがある．冠血管には副交感神経支配はない．したがって，副交感神経系は，冠動脈の緊張度はほとんど関与しない（第 13 章参照）．

心臓の自律神経調節

- 交感神経活動は$β_1$アドレナリン受容体を通じて心拍数，収縮性，自動能を増加させるが，心効率（心筋酸素消費に関して）は低下させる．
- $β_1$アドレナリン受容体は cAMP の産生を増加させ，Ca^{2+}電流を増加させる．
- 副交感神経活動はムスカリン性 M_2 受容体を通じて，心臓の徐拍化，収縮力減少（心房のみ）および房室伝導の抑制を起こす．
- M_2 受容体は cAMP の産生を抑制し，またカリウムチャネルを開口させて過分極を起こす．

心臓ナトリウム利尿ペプチド

心臓ナトリウム利尿ペプチドは，メディエーターとして重要なファミリーの 1 つである（Potter et al., 2009 の総説を参照）．心房筋細胞には分泌顆粒があり，**心房性ナトリウム利尿ペプチド**（atrial natriuretic peptide：ANP）を貯蔵し，放出する．この物質は，腎臓と血管系に強力な作用を有する．ANP の放出は容量負荷によって心房が伸展されることで起こり，生理食塩水の静脈内投与だけで ANP 放出が起こる．**B 型ナトリウム利尿ペプチド**（B-natriuretic peptide：BNP）は心室筋から放出され，心室の線維化に対抗する．その血漿濃度は心不全の患者で上昇しており，診断の補助として使われる．**C 型ナトリウム利尿ペプチド**（C-natriuretic peptide：CNP）は血管内皮細胞に貯蔵されているが，血管作用に加えて，長管骨の成長に影響する．

ナトリウム利尿ペプチドの主な作用は，腎臓によるNa^+と水の排泄の増加，血管平滑筋の弛緩（腎糸球体の輸出細動脈は例外；後述），血管透過性の亢進，血管収縮物質あるいは塩保持性ホルモンやメディエーター（例えば，アルドステロン，アンギオテンシンⅡ，エンドセ

リン，抗利尿ホルモン）の放出抑制や作用の抑制である．ナトリウム利尿ペプチド類は，膜に存在する受容体に結合することにより作用が現れる（**ナトリウム利尿ペプチド受容体**[natriuretic peptide receptor：NPR]には，少なくとも A および B と命名されている 2 つのサブタイプが存在する）[2]．

> NPR-A と NPR-B の両者には，グアニル酸シクラーゼの触媒部位が組み込まれている（第 3 章参照）．このため，活性化されると細胞内の cGMP が増加する．有機硝酸塩（後述）と内因性の NO（第 20 章）もまた cGMP を増加させるが，これらは膜結合型ではなく，可溶型のグアニル酸シクラーゼと相互作用する．腎糸球体輸入細動脈は ANP により拡張するが，輸出細動脈は収縮するため，濾過圧は上昇して糸球体濾過を増加させ，Na^+排泄を増加させる．他の脈管系では，ナトリウム利尿ホルモンは血管弛緩を起こし，血圧を低下させる．これらの臨床適用の可能性については，まだ論争中である（Richards, 2009）が，第 22 章で議論する．

虚血性心疾患

アテローム性沈着物は，先進国で生活する成人の冠動脈では広く認められる．この疾患の自然歴のほとんどにおいて，プラーク（粥腫）は無症候性である（第 23 章参照）が，知らない間に成長し，ついには急性心筋梗塞やそれによる合併症である不整脈や心不全を起こす．虚血性心疾患の詳細は本書の範囲を超えるので，病理学的および臨床的情報については優れた文献（例えば Mann et al., 2014）を参照されたい．ここでは，この最も多い心疾患を治療するうえでの，心機能に影響する薬物の役割を理解するのに必要な事項のみ述べる．

冠動脈のアテローム性（粥状）硬化がもたらす重要な疾患は次の通りである．
- 狭心症（心臓の虚血によって起こる胸痛）
- 心筋梗塞

狭心症

狭心症は，心筋への酸素供給がその需要を満たさない場合に発生する．その痛みは胸部から腕や頸部へと特徴的に放散し，労作，寒冷または興奮によって誘発される．同様の痛みは，骨格筋でも血液の供給を断った条件下で収縮させると起こる．これらの痛みが虚血下の筋肉から

---

[2] ナトリウム利尿ペプチドとその受容体の命名は，奇妙でわかりにくい．"A" は atrial（心房性）から，"B" は実際には主として心室筋に存在するにもかかわらず brain（脳）から，そして "C" は ABC 順で命名された．ナトリウム利尿ペプチド受容体（NPR）は，主に ANP と結合するものが NPR-A，主に CNP と結合するものが NPR-B で，NPR-C は "clearance"（クリアランス）受容体から命名されている．その理由は，ごく最近まで NPR-C の機能として，細胞へのペプチド取り込みとリソソーム酵素による分解しか知られていなかったからである．

放出される化学物質によって起こることを，ルイス（Lewis）はずいぶん昔に証明した．この候補物質としては K^+，H^+，そしてアデノシンが考えられるが（**第16章**），これらはすべて侵害受容器を刺激する（**第42章参照**）．冠動脈の拡張を起こす物質と同じものが，高濃度では痛みも起こすことがある．

狭心症は臨床的には，安定狭心症，不安定狭心症，異型狭心症の3つに分けられる．

安定狭心症． これは，労作による予測可能な胸痛である．安定狭心症は心臓に対する需要の増加で発生するが，普通，アテロームによる冠動脈の恒常的狭窄によって起こる．上述した通り，大動脈弁狭窄では冠動脈の狭窄がなくても狭心症を起こしうる．対症療法として，有機硝酸塩，βアドレナリン受容体アンタゴニスト，およびカルシウム拮抗薬の，単独ないし併用で心仕事量を減らすことをめざす．同時に，原因となるアテローム性動脈硬化病変に対する治療にスタチン系薬（**第20章**）を用いる．さらに血栓予防に抗血小板薬（通常，**アスピリン**[aspirin]**[第24章]**）を使用する．

不安定狭心症． 不安定狭心症では，次第に軽い労作でも胸痛が起こり，ついには安静時にも起こるようになる．病理像は心筋梗塞の場合と似ていて，プラークの破綻に伴う血小板-フィブリン血栓が形成されるが，完全な血管閉塞には至っていない．治療は心筋梗塞と同様である．抗血小板薬（アスピリンとADPアンタゴニスト[**クロピドグレル**[clopidogrel]や**プラスグレル**[prasugrel]など]の併用，あるいは単独使用）は，不安定狭心症からの心筋梗塞発症のリスクを下げる．抗血栓薬の併用は，出血のリスク上昇という犠牲はあっても，心筋梗塞発症のリスクをさらに減らす（**第24章**）．有機硝酸塩は，狭心痛をやわらげる．

異型狭心症． これは比較的まれな狭心症である（訳者注：日本では欧米よりも多い）．安静時に冠動脈の攣縮によって起こるが，アテローム性疾患に伴うことが多い．治療には冠動脈拡張薬（例えば，有機硝酸塩やカルシウム拮抗薬）を使用する．

心筋梗塞

心筋梗塞は冠動脈が血栓によって閉塞すると発生する．致死性となることも多く，よくある死因の1つであるが，通常は心室の力学的不全または不整脈によって死に至る．心筋細胞は，好気的な代謝に依存している．もし酸素供給が限界値より低くなったままであると，細胞死に至る一連の現象が起こる．臨床の現場では，これを血中**トロポニン**（troponin）の上昇（心筋傷害の代表的な生化学マーカー）として検出する．壊死またはアポトーシス（**第5章参照**）を介した血管閉塞から細胞死への経路を図21.8に示す．心筋の細胞死に至るこれら2つの経路の相対的な重要性はわかっていないが，アポ

トーシスは瀕死の心筋細胞を犠牲にしてでも壊死による膜機能の障害と不整脈のリスクを避けるという，低灌流部位における適応現象なのかもしれない．したがって現時点では，この経路を促進，または抑制するような薬理学的手段が臨床的に有用であるかどうかはわかっていない．

冠動脈血栓症の発症に続く不可逆性の虚血障害を防ぐことは，治療の重要な目的の1つである．閉塞した血管を再疎通できるかどうかが鍵であり，その手段にかかわらず，いかに迅速に達成するかが重要である．もし可能であれば，**血管形成術**（angioplasty）（先端に膨張式のバルーンが取りつけられたカテーテルを用いて施術し，再閉塞を防ぐために糖タンパク質IIb/IIIaアンタゴニスト[**第24章参照**]を併用する）は，血栓溶解薬よりもいくぶん効果的である．主な治療薬（図21.8参照）としては，酸素供給を維持したり心仕事量を減らしたりして心機能を改善するものや，痛みをとったり，さらなる血栓症を防ぐものなどがある．これらの薬は組み合わせて使用される．

- 血栓溶解性の抗血小板薬（アスピリンとクロピドグレル）と抗血栓薬（ヘパリン製剤）を組み合わせて使用し，閉塞した血管を再疎通させ再閉塞を予防する（**第24章参照**）
- 酸素（動脈血が低酸素であれば）
- 鎮痛と過剰な交感神経活動を抑えるオピオイド鎮痛薬（制吐薬と併用される）
- 有機硝酸塩
- βアドレナリン受容体アンタゴニスト
- **アンギオテンシン変換酵素阻害薬**（angiotensin-converting enzyme inhibitor：ACEI），あるいはアンギオテンシン AT_1 受容体アンタゴニスト（angiotensin AT_1 receptor antagonist：ARB；**第22章参照**）

βアドレナリン受容体アンタゴニストは心仕事量を減少させて心臓の代謝需要を減少させるため，患者が安定し次第，すぐに使われる．ACE阻害薬とARBもまた心仕事量を減少させ，冠動脈の開存（血管形成術や血栓溶解薬による）や，抗血小板療法と同様に生存率を改善する．

心機能に影響を与える薬物

心臓に対して主要な作用をもつ薬物は，以下の3つに分けられる．

1. **心筋細胞に直接作用する薬物．** これらには以下のものがある．
   a. 自律神経伝達物質とそれに関連した薬物
   b. 抗不整脈薬
   c. 強心配糖体およびその他の強心薬

表21.1 ヴォーン・ウィリアムズ分類に含まれない抗不整脈薬.

薬物	適用
アトロピン	洞性徐脈
アドレナリン(エピネフリン)	心停止
イソプレナリン	心ブロック
ジゴキシン	頻脈性心房細動
アデノシン	上室性頻拍
塩化カルシウム	高カリウム血症による心室頻拍
塩化マグネシウム	心室細動, ジゴキシン中毒

表21.2 主な抗不整脈薬(ヴォーン・ウィリアムズ分類).

群	例	作用機序
Ia	ジソピラミド	ナトリウムチャネルブロック(解離は中程度)
Ib	リドカイン	ナトリウムチャネルブロック(解離が速い)
Ic	フレカイニド	ナトリウムチャネルブロック(解離が遅い)
II	プロプラノロール	βアドレナリン受容体アンタゴニスト
III	アミオダロン, ソタロール	カリウムチャネルブロック
IV	ベラパミル	カルシウムチャネルブロック

d. その他の薬物およびホルモン:これらは他章で取り扱う(例えば, ドキソルビシン[doxorubicin];第56章, チロキシン;第34章, グルカゴン;第31章).
2. **心機能に対して間接的に影響する薬物**. これらは心臓以外の血管系に作用する. 抗狭心症薬の一部(例えば有機硝酸塩)はこの群に入る. また, ほとんどの心不全治療薬(例えば利尿薬, ACE阻害薬)も同様である.
3. **カルシウム拮抗薬**. この薬物は心筋細胞へ直接作用するとともに, 血管平滑筋を弛緩させて, 間接的にも心機能に影響を与える.

抗不整脈薬

ヴォーン・ウィリアムズ(Vaughan Williams)は, 電気生理学的な作用に基づいた抗不整脈薬の分類を1970年に提唱した. この分類は作用機序を議論するにはよい出発点となるが, 多くの有用な薬物が, この分類上では適切にはあてはまらない(表21.1). さらに, 重篤な不整脈に対する緊急治療としては通常, 薬物よりもむしろ物理的な方法(例えば, 胸部への直接的あるいは埋め込み型機器からのペーシングや電気的除細動)で行われる.

抗不整脈薬は以下の4つに分類される(表21.2).
- I群:電位依存性ナトリウムチャネルブロッカー. これらはさらにIa, Ib, Icに細分類される.
- II群:βアドレナリン受容体アンタゴニスト
- III群:心筋活動電位を著明に延長させる薬物
- IV群:カルシウム拮抗薬

各群の薬が主に作用する活動電位の相を, 図21.9に示す.

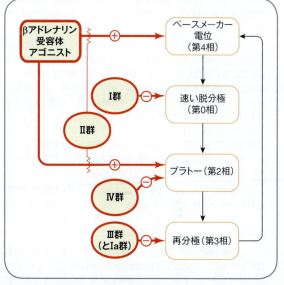

図21.9 心臓の活動電位の各時相(図21.1で定義)における抗不整脈薬の作用.

作用機序
I群薬

I群薬は局所麻酔薬と同様に, ナトリウムチャネルのαサブユニットに結合することで, ナトリウムチャネルをブロックする(第4, 43章参照). これによって活動電位の伝播が多くの興奮性細胞で抑制されるので, "膜安定化作用"をもつといわれてきたが, イオン機序が明らかになった今日では, この言葉は使うべきではない. I群薬の活動電位に対する特徴的な作用は, 第0相での最大立ち上がり速度を減少させることである.

≫ I群薬をさらにIa, Ib, Icと3つに細分類する理由は, 最も古典的な代表薬である**キニジン**(quinidine)と**プロカインアミド**(procainamide)(Ia群)が, 最近になって導入された薬物の

多くとは異なる作用をもつからである．とはいえ，Ⅰ群薬はすべて共通の作用機序を有する．異なるⅠ群薬によってナトリウムチャネルのブロック様式に差があることが電気生理学的研究によって判明したことから，Ⅰ群薬のなかでも機能的な差異があると考えられるようになった．

この中心となる概念は，**使用頻度依存性チャネルブロック**（use-dependent channel block）というものである．この性質のおかげですべてのⅠ群薬は，正常調律での心臓の拍動を妨げずに，頻脈性不整脈を起こす心筋の高頻度興奮を抑えることができる．ナトリウムチャネルは３つの異なった機能的状態をとりえる．すなわち静止状態，開口状態そして不活化状態である（**第４章**参照）．チャネルは脱分極に応じて静止状態から開口状態へ急速に移行する．これを**活性化**（activation）とよぶ．例えば虚血心筋でみられるような脱分極が持続した場合には，チャネルが開口状態から不活化状態へ移行するのが遅延する．細胞膜はそのとき不応状態となっており，再び活性化される前にチャネルを静止状態へ回復させておくために，しばらくの間再分極されていなければならない．Ⅰ群薬はチャネルが開口状態または不活化状態のときに最も強く結合するが，静止状態ではそれほどではない．このためⅠ群薬の作用は，"使用頻度依存性"という性質を示す（すなわち，チャネルがより高い頻度で活性化されているほど，薬物によるブロックの程度が強くなる）．

Ⅰb群薬（例えば**リドカイン**［lidocaine］）は，正常の心拍の時間枠内で速やかに結合・解離する．この薬物は，活動電位の第０相の間に開口状態のチャネルへ結合する（第０相の立ち上がりにはほとんど影響を与えないが，多くのチャネルを，活動電位がピークに達する時点までブロックさせ続ける）．心調律が正常であれば，次の活動電位に間に合うように解離が起こる．しかし早期の期外収縮では，チャネルがまだブロックされたままなので興奮が頓挫してしまう．さらにⅠb群薬は不活化状態のチャネルに選択的に結合するので，例えば虚血状態などで細胞が脱分極している場合に，優先的にブロックする．

フレカイニド（flecainide）や**encainide**などのⅠc群薬は，結合と解離の速度がはるかに遅いため，ブロックは心周期の間にほとんど変化しない定常状態に達する．これらの薬物はヒス−プルキンエ（His-Purkinje）系の伝導を著明に抑制する．

Ⅰa群薬は最も古くからある薬物群（例えば，**キニジン**，**プロカインアミド**，**ジソピラミド**［disopyramide］）で，ⅠbとⅠcの中間の性質をもつ．そのうえ，Ⅲ群薬と比較するとかなり劣りはするものの，再分極を遅延させる特徴をもっている（後述）．

Ⅱ群薬

Ⅱ群薬はβアドレナリン受容体アンタゴニストである（例えば**メトプロロール**［metoprolol］）．

アドレナリンはペースメーカー電位への作用，および遅い内向き Ca^{2+} 電流への作用のために，不整脈を引き起こすことがある．心筋梗塞に伴う心室性不整脈は，一部は交感神経活動の亢進のために起こるので（**図21.8**参照），そういった状況下でβアドレナリン受容体アンタゴニストを使うのは理にかなっている．房室伝導は交感神経活動に強く依存しており，βアドレナリン受容体アンタゴニストは房室結節の不応期を延長させるため，**上室性頻拍**（SVT）の反復性発作を予防できる．βアドレナリン受容体アンタゴニストは，交感神経が亢進した状況下で誘発される発作性心房細動の予防にも用いられる．

Ⅲ群薬

Ⅲ群はもともと，**アミオダロン**（amiodarone）のユニークな特徴に基づいて分類されたが，その後同様の特性をもつ薬物（例えば**ソタロール**［sotalol］）が加わった．アミオダロンもソタロールも，複数の抗不整脈作用機序をもつ．Ⅲ群薬に固有の特徴は，心筋の活動電位を著しく延長させることである．この作用機序は完全には解明されていないが，心筋再分極に関する外向き（遅延）整流性チャネルを含む，いくつかのカリウムチャネルをブロックすることに関与している．活動電位の延長は不応期も延長させ，それが強力かつ多様な抗不整脈作用をもたらす（例えばリエントリー性頻拍を遮断したり，異所性興奮発生を抑制したり，など）．しかし，心筋活動電位を延長する薬物（臨床的には心電図のQT間隔延長で検出可能；前述）は逆説的に**催不整脈**（proarrhythmic）作用をもち，特に**トルサード・ド・ポアント**（torsade de pointes）とよばれる多形性の心室頻拍（多少風変わりな名前だが，心電図の波形が同名のバレエの連続技を彷彿とさせることに由来している）を起こすことがある．この不整脈は，QT延長を起こしうる他の薬（いくつかの抗精神病薬も含まれる）を服用している患者や，再分極過程に関与する電解質異常（例えば，低カリウム血症，高カルシウム血症）がある患者，そして先天性QT延長症候群（例えば，ロマノ・ワード［Romano-Ward］症候群）[3] の患者に特に起こりやすい．このトルサード・ド・ポアントの発生機序は完全にはわかっていないが，可能性としては，再分極のばらつきの増加（つまり空間的均一性の欠如）や，延長した活動電位の間の Ca^{2+} の流入増加による後脱分極の亢進などによると思われる．

Ⅳ群薬

Ⅳ群薬は，電位依存性カルシウムチャネルをブロックすることで作用する．抗不整脈薬として用いられるⅣ群薬（例えば**ベラパミル**［verapamil］）は，L型チャネルに作用する．Ⅳ群薬は，活動電位の伝播が遅い内向き Ca^{2+} 電流に依存している洞房および房室結節での伝導を遅延させることで，心臓を徐拍化させたり，不完全房室ブロックを起こして上室性頻拍を停止させたりする．活動電位のプラトーを短縮し，収縮力を減ずる．減少した Ca^{2+}

---

3 女児は３歳から失神を起こすようになったが，その頻度は年齢とともに減少していた．彼女の心電図はQT間隔の延長を示していた．18歳のときにバスに乗ろうと走って失神した．19歳のときにテレビの生番組の聴衆として参加し，感情的に強く興奮したときに突然死した．このまれな先天的疾患の分子機序は，現在では解明されている．*HERG* とよばれる特殊なカリウムチャネルをコードする遺伝子，あるいは *SCN5A* とよばれる遺伝子（これはナトリウムチャネルをコードし，その異常は Na^+ 電流の不活化を阻害する）のいずれかの変異によって発症する（Welsh & Hoshi, 1995の論評を参照）．

電流が後脱分極を減弱する結果，異所性期外収縮を抑制する．心臓と血管平滑筋には機能的に異なるクラスのL型電位依存性カルシウムチャネルが発現しており，主に血管平滑筋に作用するL型カルシウムチャネルブロッカー（例えばニフェジピン[nifedipine]）は，降圧効果によって間接的に交感神経の緊張を増し，反射性の頻脈を引き起こす．

個々の薬物の詳細
キニジン，プロカインアミド，ジソピラミド（Ⅰa群）

キニジンとプロカインアミドは，薬理学的には類似しているが，現在では両薬とも，歴史的な意味合いで重要なだけである．ジソピラミドはキニジンに似ていて，Ⅰa群の作用とは異なる強いアトロピン（atropine）様作用をもっており，霧視，口渇，便秘，尿閉などの症状が出る．ジソピラミドはキニジンより強い陰性変力作用をもつが，過敏性反応は発現しにくい．

リドカイン（Ⅰb群）

リドカインは局所麻酔薬としてもよく知られており（第43章参照），心筋梗塞直後の心室性不整脈の治療および予防に静脈内持続注入で使用される．肝臓による初回通過代謝（第9章）でほぼ完全に門脈から消失してしまうため，経口投与は不可能である（もしも局所麻酔のために口腔内に投与された場合には，吸収されて全身循環に直接移行して，全身性に効果をもたらす）．血漿中半減期は通常では約2時間である．しかし，心筋梗塞後で心拍出量が減少していたり，心収縮力を低下させる薬物（例えばβアドレナリン受容体アンタゴニスト）を使うなどして肝血流が減少していたりすると，消失過程は遅延する．したがってこのような場合には，蓄積および中毒を予防するために投与量を減らさなければならない．実際に，パラアミノ馬尿酸（para-aminohippurate）のクリアランス値を腎血流量の測定に使うのと同様に，リドカインのクリアランス値は肝血流量の評価に使える．

リドカインの副作用は主に中枢神経系への作用によるもので，めまい，見当識障害および痙攣などがある．半減期が比較的短いことから，血漿濃度は注入速度を変えることで迅速に調整できる．

フレカイニドおよびencainide（Ⅰc群）

フレカイニドとencainideは心室性期外収縮を抑制する．両者とも長時間作用性であり，経口投与で心室性期外収縮の頻度を減少させる．しかし臨床試験において，両者とも心筋梗塞に伴う心室細動による突然死の発生を増加させたので，もはやこの状況では使用されない．この予想に反した治験結果は，臨床試験における有効性のエビデンスとして一見正当と思われる中間エンドポイント（この場合には心室性期外収縮の頻度の減少）を使用することについて，医師や薬事行政関係者たちの考え方に多大な影響を与えることとなった．現在のフレカイニドは，発作性心房細動の予防が主な適応となっている．

Ⅰ群抗不整脈薬の臨床用途

- Ⅰa群（例：ジソピラミド）
  - 心室性不整脈
  - 迷走神経の過剰亢進による再発性の発作性心房細動の予防
- Ⅰb群（例：リドカイン静注）
  - 心筋梗塞の発症時，または発症直後の心室頻拍または心室細動の治療および予防
- Ⅰc群
  - 発作性心房細動の予防（フレカイニド）
  - 異常伝導路を伴う再発性の頻拍性不整脈（例：ウォルフ-パーキンソン-ホワイト[Wolff-Parkinson-White：WPW]症候群）

βアドレナリン受容体アンタゴニスト（Ⅱ群）

βアドレナリン受容体アンタゴニストについては第14章で記述した．不整脈治療におけるβアドレナリン受容体アンタゴニストの臨床用途は，クリニカルボックスに示した．プロプラノロール（propranolol）は，他のいくつかのⅡ群薬と同様に，β遮断作用に加えてⅠ群の作用ももつ．これも抗不整脈作用に寄与している可能性はあるが，おそらくさほどではないと思われる．なぜなら，β遮断作用のない異性体は，Ⅰ群の作用をもつにもかかわらず抗不整脈作用がほとんどないためである．

副作用としては，喘息患者における気管支痙攣の増悪，陰性変力作用，徐脈と易疲労性がある．β_1選択性の薬物（例えば，メトプロロール，アテノロール[atenolol]）を使えば気管支痙攣のリスクは減らせると期待されたが，臨床診療で実際に差が出るほどには，これらの薬物の選択性はなかった．しかし，これらの薬物は1日1回投与という便利さのおかげで，肺疾患のない患者には広く使われるようになっている．

Ⅱ群抗不整脈薬（例えば，プロプラノール，チモロール[timolol]）の臨床用途

- 心筋梗塞後の死亡率の減少目的
- 交感神経活動の亢進により誘発される頻拍性不整脈（例えば発作性心房細動）の再発防止

Ⅲ群

アミオダロンは，不整脈の抑制にきわめて有効である（右のクリニカルボックスを参照）．心筋の再分極を抑制する他の薬と同様に，血漿中の電解質濃度(特にK^+)をモニターすることが重要である．残念ながら，アミオダロンの臨床使用は，いくつかの特性のために非常に難しい．アミオダロンは組織への結合性が非常に高く，長い消失半減期(10〜100日)を有し，反復投与で体内に蓄積する．このため，生命を脅かすような不整脈に対して，初期負荷用量を中心静脈から経静脈的に投与する（もしも末梢静脈から投与すると静脈炎を起こす）．副作用は多様かつ重篤であり，以下のようなものがある．光線過敏性の皮膚発疹や皮膚変色（暗灰色〜青色），甲状腺機能異常（機能低下または亢進；分子内にヨウ素を含有するため），遅発性の非可逆性肺線維症，角膜沈着物，神経障害や消化管障害（肝炎など）．驚いたことに（アミオダロンは再分極の遅延とQT間隔の延長をもたらすにもかかわらず），トルサード・ド・ポアントや心室頻拍の報告はきわめてまれである．**dronedarone**はベンゾフラン(benzofuran)誘導体であり，個々のイオンチャネルに対して，多少異なった作用をもつ．dronedaroneはヨウ素を含まない．また，甲状腺や肺に対する毒性を軽減するために，アミオダロンよりも脂溶性が低くなるよう設計された．その消失半減期はアミオダロンよりも短い．dronedaroneは重症心不全患者の死亡率を上げた(Køber et al., 2008)が，心房細動をもつハイリスク患者の生存率を改善(Hohnloser et al., 2009)したため，この適用で承認された．

ソタロールは非選択的βアドレナリン受容体アンタゴニストであり，L型異性体だけがこの活性をもっている．他のβアドレナリン受容体アンタゴニストとは異なり，ソタロールは遅延外向きK^+電流を遅くすることで，心筋活動電位およびQT間隔を延長させる．このⅢ群作用はL型およびD型異性体の双方がもっている．ラセミ体のソタロール（実際の処方はこの形でされる）は，慢性の重篤な心室頻拍の予防においてはアミオダロンよりも有効性はいくらか低いと思われる．ソタロールはトルサード・ド・ポアントを起こしうるが，βアドレナリン受容体アンタゴニストが禁忌でない患者には有用である．血漿K^+濃度を注意深く監視しなければならない．

ベラパミルとジルチアゼム（Ⅳ群）

ベラパミルは経口投与される（静注用製剤もあるが危険であるため，ほとんど使用されない）．血漿中半減期は6〜8時間で多大な初回通過代謝を受け，これは心臓作用をもつ異性体で特に顕著である．徐放剤もあり1日1回投与が可能であるが，通常製剤に比べて不整脈の予防効果が低い．これは，肝臓の薬物代謝酵素によって低

Ⅲ群抗不整脈薬の臨床用途

- **アミオダロン**：WPW症候群に伴う頻脈．その他の多くの上室性および心室性頻脈性不整脈にも有効であるが，重篤な副作用がある．
- （ラセミ体の）**ソタロール**はⅢ群とⅡ群の作用をあわせもつ．発作性上室性不整脈に使用され，心室性期外収縮や短い連発性の（ショートラン）心室頻拍をも抑制する．

い濃度に保たれてしまうために，心臓作用型の異性体のバイオアベイラビリティが低下するからである．ジゴキシン(digoxin)の投与である治療抵抗性の心房細動患者にベラパミルを追加する場合，ジゴキシンの投与量を減らし，併用開始後数日してジゴキシンの血漿濃度を監視する必要がある．これはベラパミルがジゴキシンをその組織結合部位から解離させ，なおかつ腎臓からの排泄を減少させるために，ジゴキシンの蓄積と中毒作用の発現を促進してしまうからである．

> ベラパミルはウォルフ-パーキンソン-ホワイト(WPW)症候群（心房と心室の間に存在する，生理的な伝導路とは解剖学的に異なる速い副伝導路によって引き起こされる早期興奮症候群であり，リエントリー性の頻拍を起こしやすい）の患者には禁忌であり，無効であるばかりか心室性不整脈の危険がある．ベラパミルとジルチアゼムの副作用は，カルシウム拮抗薬の項で後述する．

ジルチアゼム(diltiazem)はベラパミルと類似しているが，平滑筋に対して強く作用するが，徐脈作用は弱い（"rate neutral"といわれる）．

アデノシン（ヴォーン・ウィリアムズ分類にはない）

アデノシン（訳者注：日本ではATP製剤で代用）は生体内で生成される重要なケミカルメディエーターであり（第16章），不整脈の治療として使用される心臓の刺激伝導系に対する作用のほかに，呼吸，心筋と平滑筋，求心性迷走神経，そして血小板に対して作用する．アデノシンの房室結節に対する作用は，A_1受容体が伝達する．この受容体は，アセチルコリンで活性化される心筋カリウムチャネルとリンクしており，アデノシンは心臓の刺激伝導系を過分極させて，自動能電位の立ち上がり速度を低下させる．上室性頻拍で，迷走神経を亢進させる頸動脈マッサージなどの手技が無効な場合に，これを停止させるために静脈内投与で使用する．アデノシンは，短時間作用型のためにより安全なので，従来この目的で使われていたベラパミルにほぼ取って代わっている．作用時間の短さはアデノシンの薬物動態のせいである．すなわち，アデノシンは特定のヌクレオシド輸送体により赤血球に吸収されるとともに，血管内皮の管腔表面に存在する酵素でも代謝されるからである．アデノシンの急速

静注1回の作用時間は，わずか20〜30秒で済む．上室性頻拍がいったん停止すると，アデノシンが血中から消失しても，患者は通常，洞調律を維持する．一時的な副作用として，胸痛，息苦しさ，めまいおよび嘔気がある．**テオフィリン**(theophylline)および他のキサンチン誘導体(第28，48章)はアデノシン受容体をブロックして，静脈内のアデノシンの作用を抑制する．一方，**ジピリダモール**(dipyridamole)(第24章参照)はヌクレオシド取り込み機構をブロックしてアデノシンの作用を増強させ，副作用を遷延させる．これらの薬物相互作用はいずれも，臨床的に注意が必要である．

IV群抗不整脈薬の臨床用途

- **ベラパミル**が主要な薬物．適応は以下の通りである．
  - 発作性上室性頻拍(SVT)の再発予防
  - WPW症候群または類似疾患を有しない心房細動患者の心室拍動数の減少
- **ベラパミル**はかつて静注でSVT停止に用いられたが，**アデノシン**のほうが安全なので，現在その用途ではほとんど使用されない．

心筋収縮を増強する薬物

強心配糖体

強心配糖体は"キツネノテブクロ(foxgloves)"(ゴマノハグサ科の英語の俗名)(ジギタリス属植物[*Digitalis* spp.])およびその類縁の植物から得られる．ウィザリング(Withering)はこのキツネノテブクロの効用について，「心臓に対して，他のいかなる薬よりも強い作用をもっている……」と1775年に記述している．キツネノテブクロは同様の作用をもつ複数の強心配糖体を含んでいる．それらの基本的な化学構造は，糖，ステロイド，ラクトン環の3つの部分からなる．ラクトン環は活性に必須であり，他の部分は主に効力と薬物動態学的特性にかかわる．治療的に最も重要な強心配糖体は，**ジゴキシン**である．

ジギタリス様因子ともよばれる内因性の**強心ステロイド**(cardiotonic steroid：CTS)が，半世紀近く議論されてきた．短時間作用性の強心配糖体である**G-ストロファンチン**(G-strophanthin；別名**ウワバイン**[ouabain])によく類似した内因性のジギタリス様因子の存在が，哺乳類では確かめられている(Schoner & Scheiner-Bobis, 2007)．CTSは当初は腎臓でのナトリウム輸送や動脈圧の制御に重要と考えられたが，現在では細胞の増殖，分化，アポトーシス，線維化，免疫の制御，炭水化物の代謝，そしてさまざまな中枢神経機能の制御にかかわると考えられている(Bagrov et al., 2009)．

薬理作用および副作用

強心配糖体の主な作用は心臓に対するものであるが，副作用のいくつかは心臓以外のものであり，悪心，嘔吐，下痢および錯乱などがある．以下に心臓への作用を記す．

- 迷走神経の亢進による徐脈と房室結節での伝導速度の低下
- 収縮力の増加
- 調律異常，特に
  - 房室伝導のブロック
  - 異所性興奮の増加

副作用にはよく遭遇するが，重篤になる場合もある．臨床使用における強心配糖体の主な欠点の1つに，有効性と毒性の間の差が狭いことがある．

作用機序

強心配糖体が心臓の収縮力を亢進(正の陽性変力作用)させる作用機序は，心筋細胞におけるNa^+/K^+ポンプの抑制である．強心配糖体はNa^+/K^+ ATPアーゼのαサブユニットの細胞外ドメインと結合するので，この重要な輸送システムの研究には有用な実験ツールとなっている．迷走神経の亢進(陰性変時作用)を引き起こす分子機構はわかっていないが，やはりNa^+/K^+ポンプの阻害によるのかもしれない．

心拍数と調律

強心配糖体は迷走神経の出力を亢進させて，房室伝導を遅くする．慢性化した頻拍性心房細動に対する強心配糖体の有用性の一部はこの作用のためである．心室拍動数が極端に多いと拡張期の充満に使われる時間が不十分となるため，心拍数を低下させることで，心房細動が遷延しても拍出量および心効率を増大させることができる．ジゴキシンは房室伝導に対する作用によって発作性心房性頻脈を停止させることができるが，通常アデノシンのほうが，この適応としては好まれる．

中毒量の強心配糖体は洞調律を妨げる．この作用はジゴキシンの血漿濃度が治療域内，またはわずかに超えただけでも起こりうる．房室伝導の遅延は房室ブロックに移行することもある．強心配糖体は期外収縮を起こすことがある．Na^+/K^+交換は電位発生を伴うので，強心配糖体によるポンプ阻害は脱分極を起こし，心調律の異常を起こしやすくする．さらに細胞内カルシウム濃度の増加は後脱分極を増大させ，二段脈(bigeminy)(正常な1回の拍動に引き続き期外収縮が1回起こる)から，心室頻拍，そして最終的には心室細動に至る．

収縮力

強心配糖体は，単離心筋標本において単収縮力を大きく増加させる．カテコールアミン類とは異なり，弛緩過程を速めることはない(図21.6を図21.10と比較されたい)．収縮力の増加は，カルシウムトランジェント(訳者注：細胞内カルシウムの一過性上昇)の増大による(図

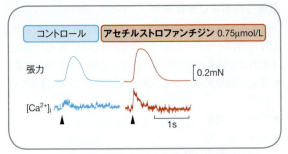

図 21.10 強心配糖体(アセチルストロファンチジン)のカエル心筋カルシウムトランジェントと張力に対する作用.
図 21.6 と同じ方法で作用を記録.（Allen DG, Blinks JR 1978 Nature 273, 509 より.）

21.10). 活動電位はさほど変化せず, 遅い内向き電流もほとんど変化しないので, カルシウムトランジェントの増加はおそらく, 細胞内貯蔵部位からの Ca^{2+} 放出の増加を反映している. 最も考えられている作用機序は, 以下の通りである（第 4 章も参照）.

1. 強心配糖体が Na^+/K^+ ポンプを阻害する.
2. 増加した細胞内ナトリウムが Na^+/Ca^{2+} 交換体を介する Ca^{2+} 排出を遅延させる. 細胞内ナトリウム濃度の上昇により細胞内への Na^+ 濃度勾配が減少し, この濃度勾配が小さくなればなるほど, Na^+/Ca^{2+} 交換による Ca^{2+} 排出が遅くなる.
3. 増加した細胞内カルシウムは筋小胞体に蓄えられることから, 活動電位ごとに放出される Ca^{2+} 量が増加する.

細胞外カリウムの作用

強心配糖体の作用は血漿 K^+ 濃度が低下すると増強されるが, その理由は Na^+/K^+ ATP アーゼ上の K^+ 結合部位における K^+ と強心配糖体との競合が減少するからである. この現象は臨床的に重要である. なぜなら, 心不全の治療に使用される利尿薬（第 29 章）の多くが血漿 K^+ 濃度を減少させる結果, 強心配糖体による不整脈の危険を増すからである.

薬物動態

ジゴキシンは経口投与するが, 緊急時には静脈内投与も行われる. ジゴキシンは極性分子であるため, 消失過程は主として腎排泄であり, P糖タンパク質（第 8 章）が関与する. このため, 臨床上問題となるような相互作用を, 他の心不全治療薬（例えば, **スピロノラクトン** [spironolactone]）や抗不整脈薬（例えば, **ベラパミル**, **アミオダロン**）と起こす. 消失半減期は腎機能が正常な患者では約 36 時間であるが, 高齢患者や顕性の腎不全患者では非常に長引いてしまうので, 投与量を減らす必要がある. 緊急の場合には, 初期負荷用量を投与する.

血漿濃度の治療域（それ以下ではジゴキシンの効果がなく, それ以上では中毒作用の危険が著明に増加する範囲）はかなり狭い（1～2.6 nmol/L）. 血漿ジゴキシン濃度の測定は, 効力がない場合や中毒が疑われる場合に有用である.

> **強心配糖体（例えばジゴキシン）の臨床用途**
> - 頻脈性の持続性心房細動における心室拍動数の減少
> - 利尿薬とアンギオテンシン変換酵素阻害薬の至適使用にもかかわらず症状のある心不全患者の治療（第 22 章）

その他の心筋収縮力増強薬

β_1 アドレナリン受容体アゴニストのうちのあるもの, 例えば**ドブタミン**は, 急性かつ可逆性の心不全（例えば, 心臓手術後や心原性または敗血症性ショックの一部）の治療に, その陽性変力作用を期待して使用される. ドブタミンは, 他の β_1 アゴニストより頻拍を起こしにくいが, その理由はよくわかっていない. ドブタミンは静注で投与する. **グルカゴン**（glucagon）も cAMP の合成を増加させて心筋収縮力を増加させるので, β アドレナリン受容体アンタゴニストの過量投与で起こった急性心不全状態の患者に使われてきた.

細胞内 cAMP の分解を行うホスホジエステラーゼの心筋特異的なサブタイプ（III型）に対する阻害薬は, 心筋収縮力を増加させる. したがって, β アドレナリン受容体アゴニストと同様に細胞内 cAMP を増加させるが, 同じ理由で不整脈も誘発する. この薬物群には**アムリノン**（amrinone）と**ミルリノン**（milrinone）がある. これらは心不全患者の血行動態指数を改善するが, おそらく不整脈のために, 予後を逆説的に悪化させた. この矛盾した結果は encainide・フレカイニドの例とあわせて, 医師と薬事行政関係者に慎重な対応をとらせることになった.

抗狭心症薬

狭心痛の発症機序は上述した. 狭心症は, 心筋の灌流を改善させる薬物と心筋の代謝需要を減少させる薬物のいずれか, または両者を併用して治療する. 主要な薬物群は, 有機硝酸塩とカルシウム拮抗薬の2つであり, 両者とも血管拡張薬であり, 上述の両方の作用をもつ. 第3のグループは β アドレナリン受容体アンタゴニストで, 心拍数を下げることで代謝需要を減少させる. 有機硝酸塩とカルシウム拮抗薬については, 以下で述べる. β アドレナリン受容体アンタゴニストについては第 14 章で記述しており, その抗不整脈作用に関しては本章で上述した. **イバブラジン**は洞房結節の I_f 電流を抑制して心拍

数を減少させるので，βアドレナリン受容体アンタゴニストに不耐容あるいは禁忌である患者に対して，βアドレナリン受容体アンタゴニストの代替薬となる．ranolazine は，他の抗狭心症薬の補助薬として最近導入された(訳者注：日本では未承認)．ranolazine は遅延ナトリウム電流を抑制し，間接的に細胞内カルシウムと収縮力を減少させるが，心拍数には影響しない．この持続性ナトリウム電流を，より強力で選択的に阻害する抗狭心症薬が開発中である．より新しい抗狭心症薬についての解説は，Jones et al.(2013)を参照されたい．

⊘ 有機硝酸塩

有機硝酸塩(第20，22章も参照)が狭心痛を寛解させる作用は，英国の有名な内科医であったローダー・ブラントン(Lauder Brunton)が1867年に発見した．彼は当時すでに，狭心痛が瀉血により一部寛解することを発見していた．またその10年前に合成されていた**亜硝酸アミル**(amyl nitrite)を気体として吸入すると，血圧が低下して顔面紅潮と頻脈を起こすことも知っていた．彼は瀉血の効果は血圧低下によるものだと考え，亜硝酸アミル吸入がより有用であることを突き止めた．現在では亜硝酸アミルの代わりに，**ニトログリセリン**(nitroglycerin：NTG)(訳者注：三硝酸グリセリル[glyceryl trinitrate：GTN]，トリニトログリセリン[trinitroglyserin：TNG]ともいう)が使用される[4]．いくつかの類縁有機硝酸塩はより長い作用時間をもつが，なかでも最も重要なのが**一硝酸イソソルビド**(isosorbide mononitrate)である．**ニコランジル**(nicorandil)はニトロ血管拡張作用をもつカリウムチャネル活性化薬であり，治療抵抗性の症例でしばしば，他の抗狭心症治療と併用される．

薬理作用

有機硝酸塩は平滑筋(特に血管平滑筋であるが，食道や胆管の平滑筋も)を弛緩させる．静脈を弛緩させる結果，中心静脈圧が低下する(前負荷の軽減)．健常人では，これらの薬で1回拍出量が減少する．立位では静脈系の血液が貯留し，起立性低血圧とめまいを起こす場合がある．治療用量では，静脈と比較して細い抵抗動脈に対する作用は弱いが，より大きな筋性動脈には強く作用する．これにより動脈分枝からの脈波反射(19世紀にムレル[Murrell]が指摘していたが，その後長年にわたり無視されていた)を減弱させ，中心(大動脈)血圧と心臓に対する後負荷を減少させる(心仕事量を規定する因子の役割については第22章参照)．冠動脈に対する直接的

---

4 ノーベル(Nobel)は珪藻土を用いてニトログリセリンを安定化する方法を発見し，ダイナマイトの爆発性を活用する道をひらいた．ダイナマイト製造により彼は財産を築き，彼の名を冠した賞を授与する基金として寄付した．

な拡張作用は，異型狭心症の冠攣縮に拮抗する．大量投与では，抵抗血管と細動脈も拡張し，動脈圧が低下する．にもかかわらず，冠血流量は冠動脈拡張のため増加する．心筋酸素需要は前負荷と後負荷の軽減のため低下する．この現象と冠血流量の増加があいまって，冠静脈洞血の酸素濃度は非常に高まる．動物実験により，ニトログリセリンが正常心筋から虚血部位へ，血液を再分布させることが裏付けられた．この機序には，狭窄した冠動脈をバイパスする側副血管の拡張が作用している(図21.11)．

> ⊗⊗ この作用を，他の血管拡張薬，特に細動脈は拡張させるが側副血管は拡張させない**ジピリダモール**と比較すると面白い．ジピリダモールは少なくとも健常人では，硝酸塩と同様に冠血流量を増加させるが，狭心症は**悪化**させてしまう．その理由はおそらく，虚血部位の細動脈が虚血のために完全に拡張しているところに，薬物によって正常部位の細動脈が拡張してしまうことで，血液が虚血部位から正常部位へと再分布してしまう(いわゆる盗血現象)(図21.11)ためだと考えられる．この作用は，冠動脈疾患に対する薬理学的"ストレス試験"として利用されている．具体的には，冠動脈疾患が疑われるが運動負荷ができない患者に対して，ジピリダモールを静脈内投与しながら，心筋の灌流状態および心電図をモニターするというものである．

要約すると，硝酸塩の抗狭心症作用には以下のものがある．

- 心臓に対する前負荷の減少(静脈拡張)と後負荷の減少(動脈波反射の減少)による心仕事量の低減，ならびにそれによる心筋酸素需要の減少
- 側副血行路を介した虚血部位への血流再分布
- 冠動脈攣縮の寛解

> ⊗⊗ **一酸化窒素**(nitric oxide：NO)は平滑筋に対する作用に加えて，心筋の弛緩速度を増加させる("変弛緩"[lusiotropic]作用と称される)．おそらく有機硝酸塩にもこれと似たような作用があり，拡張能障害(高血圧や心不全では伴うことがよくある)がある患者には有用である．

作用機序

有機硝酸塩は，代謝されると NO を放出する．治療用量で到達する血漿濃度においては，硝酸塩の代謝は酵素反応依存的であり，おそらく組織中のスルフヒドリル基(–SH)と反応している．NO は可溶性のグアニル酸シクラーゼを活性化して(第20章参照)cGMP 生成を増加し，これがプロテインキナーゼ G(第4章)を活性化することで，ミオシン軽鎖の脱リン酸化と細胞内 Ca^{2+} の取り込みに至る一連の作用(カスケード)を平滑筋において引き起こす結果，弛緩が起こる．

耐性と副作用

摘出した平滑筋標本に硝酸塩を繰り返し投与すると弛緩反応が減弱するが，その理由の一部はおそらく，反応可能な–SH基が枯渇することによると思われる．しかし，組織中の –SH 基を回復させる薬物を用いて耐性を防ごうとする試みは，臨床的には成功していない．硝酸塩の抗

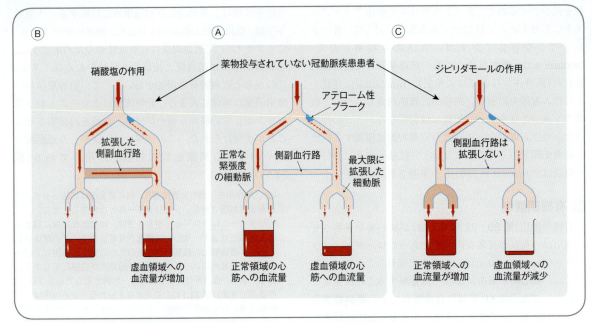

図 21.11 有機硝酸塩と細動脈拡張薬(ジピリダモール)の冠循環に対する作用の比較.
[A]薬物を使用していない場合. [B]硝酸塩は側副血管を拡張させて，低灌流領域へより多くの血液を送り込む(ほとんどは十分に灌流されている領域からの流用). [C]ジピリダモールは細動脈を拡張し，虚血領域(ここでは細動脈はすでに十分拡張しているのであるが)を犠牲にして，正常領域の血流を増やす.

狭心症作用における耐性は，短時間作用薬(例えばニトログリセリン)の通常処方では臨床上問題にはならないが，長時間作用薬(例えば一硝酸イソソルビド)の場合や，ニトログリセリンの長時間持続静脈内投与時，あるいは徐放性貼布剤(後述)の頻回使用では問題となりうる.

硝酸塩の主な有害作用は，薬理学的主作用の結果として起こるものであり，起立性低血圧や頭痛が挙げられる. これが爆薬工場の作業員にみられた"月曜病(Monday morning sickness)"の原因である. これらの作用に対する耐性はきわめて速やかに発生するが，短期間でも硝酸塩から離れると消失する(このため症状が月曜日に現れるが，それ以降には発生しない). ヘモグロビンの酸化物で酸素運搬能がないメトヘモグロビン(methaemoglobin)の産生は，硝酸塩の臨床使用においてはほとんど起こらない. しかしシアン化合物中毒(cyanide poisoning)の治療の際には，メトヘモグロビンがシアン化合物イオンと結合して不活化するので，メトヘモグロビンを産生させるため亜硝酸アミルを用いる.

薬物動態と剤形

ニトログリセリンは，肝臓での代謝で速やかに不活化される. 経口吸収は良好で，錠剤を舌下に含むか舌下スプレーとして摂取すると，数分以内に作用が現れる. しかし，飲み込んでしまうと初回通過代謝により無効となる. 舌下投与するとニトログリセリンは二硝酸化合物と一硝酸化合物となる. 有効作用時間はおよそ30分である. また皮膚からもよく吸収され，経皮剤として投与すると，より持続的な作用が得られる. 錠剤は容器を開封すると揮発性有効成分が蒸発してしまうため，有効期間はきわめて短い. スプレー剤にはこの問題は生じない.

一硝酸イソソルビドは，ニトログリセリンより作用が長い. その理由は，吸収と代謝がより遅いためであるが，薬理学的作用は同様である. 一硝酸イソソルビドは舌下ではなく経口で用い，予防目的で1日2回服用する(通常は朝と昼食時に服用し，労作のない夜間に硝酸塩のない時間をつくって耐性発現を防ぐ). 朝だけの1日1回投与用の徐放剤もある.

🔘 カリウムチャネル活性化薬

ニコランジルはK_{ATP}チャネルの開口作用(第4章参照)と，ニトロ系血管拡張薬(一酸化窒素供与薬)の作用をあわせもつ. 動脈および静脈に対する拡張薬で，頭痛，顔面紅潮，めまいなどの副作用が予期される. 他の薬物を用いた適切な治療によっても症状がとれない患者に使用される. 多くの場合，これらの患者は外科手術か血管形成術の待機中である.

🔘 βアドレナリン受容体アンタゴニスト

βアドレナリン受容体アンタゴニスト(第14章参照)は，安定狭心症の発作予防と不安定狭心症患者の治療に不可欠な薬物である. この薬物は心筋酸素消費を減らすことでこの作用をもたらす. 加えてβアドレナリン受

有機硝酸塩

- 重要なものは，**ニトログリセリン**と長時間作用型の**一硝酸イソソルビド**である．
- これらの薬物は強力な血管拡張薬であり，静脈に作用して心臓前負荷と動脈波反射を減少させ，後負荷を低下させる．
- 代謝されてできる一酸化窒素を介して作用する．一酸化窒素は cGMP 産生を刺激してプロテインキナーゼ G を活性化し，収縮タンパク質（ミオシン軽鎖）とカルシウム調節に影響する．
- 耐性は実験的にも生じるが，臨床的には長時間作用薬または徐放剤の頻回使用の場合に問題になる．
- 狭心症に対する有効性の一部は，心臓負荷の軽減，また一部は，冠血流量の効果的再分布をもたらす冠血管の側副血行路の拡張による．異型狭心症の場合には，攣縮冠血管の拡張が特に有効である．
- 重篤な副作用はまれである．治療開始時に頭痛と起立性低血圧が起こりやすい．過量投与で，まれにメトヘモグロビン血症を起こすことがある．

有機硝酸塩の臨床用途

- 安定狭心症：
  - 発作の予防（例えば，**一硝酸イソソルビド**の連日服用，または**ニトログリセリン**を労作直前に舌下投与）
  - 発作の治療（ニトログリセリン舌下）
- 不安定狭心症：**ニトログリセリン**静注
- 急性心不全：**ニトログリセリン**静注
- 慢性心不全：**一硝酸イソソルビド**．アフリカ系アメリカ人では**ヒドララジン**（hydralazine）を併用（第22章）
- 他の平滑筋の弛緩作用に関連する適応（例えば，子宮や胆管への適応）も検討されている．

容体アンタゴニストは，心筋梗塞後の死亡リスクを減少させる．これはおそらく抗不整脈作用によるものである．冠動脈の内径に対する作用はそう問題とならないが，異型狭心症では理論的には冠攣縮を誘発する恐れがあるため，使用を避けるべきである．βアドレナリン受容体アンタゴニストのきわめて広範囲にわたる臨床用途については，クリニカルボックス（p307「Ⅱ群抗不整脈薬［例えば，プロプラノール，チモロール］の臨床用途」）および第14章にまとめた．

カルシウム拮抗薬

"カルシウム拮抗薬"という用語は，細胞内 Ca^{2+} に対する拮抗作用ではなく，カルシウムチャネルを介した細胞内への Ca^{2+} 流入を抑制する薬物に対して使われる（第4章）．この区別を明確にするため，"Ca^{2+} 流入ブロッカー"という用語を使用する人もいる．治療上重要なカルシウム拮抗薬は，L型チャネルに作用する．L型カルシウム拮抗薬は化学的に次の3種類が挙げられる．**フェニルアルキルアミン系**（phenylalkylamines）（例えばベラパミル），**ジヒドロピリジン系**（dihydropyridines）（例えばニフェジピン，**アムロジピン**［amlodipine］），および**ベンゾチアゼピン系**（benzothiazepines）（例えばジルチアゼム）である．

作用機序とカルシウムチャネルの種類

電位依存性カルシウムチャネルの性質は，電位クランプ法とパッチクランプ法（第3章参照）で研究されてきた．上述した3種類のカルシウム拮抗薬はすべて，心筋のL型カルシウムチャネルの $α_1$ サブユニットに，それぞれ異なった部位で結合する．3種類のカルシウム拮抗薬は互いにアロステリックに作用するとともに，チャネルのゲート機構に作用して開口を抑制し（以下と図21.12 参照），Ca^{2+} 流入を減少させる．多くのカルシウム拮抗薬は，使用頻度依存性の性質を有する（すなわち，カルシウムチャネルが最もよく使用されている細胞でより効果的に作用する；前述したⅠ群薬での議論を参照）．これと同じ理由で，カルシウム拮抗薬はまた，電位依存性のブロック作用を示す．これは膜が脱分極していてカルシウムチャネルが開口し不活化状態であるほど，より強くブロックするということを示す．

> ジヒドロピリジン系は，単純に物理的に孔を塞ぐわけではなく，複雑な方法でカルシウムチャネルの機能に作用する．このことは，あるジヒドロピリジン系の薬物（例えば BAY K 8644 など）が同じ部位に結合するにもかかわらず正反対の作用をもつこと，すなわち電位依存性カルシウムチャネルの開口を促進することから明らかとなった．このように BAY K 8644 は心臓収縮力を**増強**し，血管を**収縮**させるが，この作用はニフェジピンで競合的に拮抗される．カルシウムチャネルは，"モード"とよばれる3つの異なる状態をとりえる（**図21.12**）．モード0では，カルシウムチャネルは脱分極によっても開口しない．モード1では，脱分極によって開口はするがその確率は低く，1回の開口時間も短い．モード2では，脱分極によって非常に高い確率で開口し，1回の開口時間も長い．通常の状態では，どの瞬間においてもチャネルの約70％がモード1であり，モード0はわずか1％かそれ以下である．各チャネルは，ランダムにきわめてゆっくりと3つのモード間を移行する．ジヒドロピリジン系アンタゴニストはモード0のカルシウムチャネルに選択的に結合する．すなわちこの閉口状態を好むが，ジヒドロピリジン系アゴニストはモード2のチャネルに選択的に結合する（**図21.12**）．このような2方向性調節はγアミノ酪酸（γ-aminobutyric acid：GABA）とベンゾジアゼピン（benzodiazepine）の相互作用（**第44章**）でみられる現象に似ており，ジヒドロピリジン様のメディエーターが内因性に存在していて，Ca^{2+} 流入の調節をしている可能性を示している．
>
> **mibefradil** は治療域濃度において，L型チャネルとともにT型チャネルもブロックする．しかし，薬物代謝を阻害する有害な薬物相互作用のために，臨床使用からは撤退した．**エトスクシ**

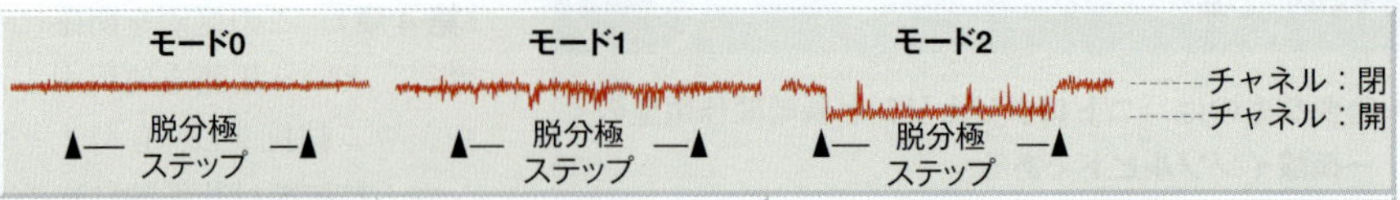

モード	モード0	モード1	モード2	
	▲ 脱分極 ▲ ステップ	▲ 脱分極 ▲ ステップ	▲ 脱分極 ▲ ステップ	------ チャネル：閉 ------ チャネル：開
開口確率	ゼロ	低	高	
結合しやすい薬物	DHPアンタゴニスト		DHPアゴニスト	
各モードに留まる時間の割合	<1%	〜70%	〜30%	

図 21.12　カルシウムチャネルのモード.
心筋細胞の膜パッチ内の単一のカルシウムチャネルの開口（下向きの振れ）をパッチクランプ法（第3章参照）により記録している．各トレースの開始直後に脱分極ステップを課して，チャネルの開口確率を上昇させる．チャネルがモード1（中央）だと，短い開口が何度か起こり，モード2（右）では脱分極ステップの間，ほぼ開口し続ける．モード0（左）ではまったく開口しない．薬物のない正常状態では，チャネルはほとんどモード1と2に留まり，めったにモード0にならない．DHP：ジヒドロピリジン．（データは Hess et al. 1984 Nature 311, 538-544 より.）

ミド（ethosuximide）（欠神発作の治療に使用される炭酸脱水素酵素阻害薬；第45章）は，視床網様核神経のT型チャネルをブロックする.

薬理作用

カルシウム拮抗薬は臨床治療上主に，心筋と平滑筋に対して作用する．ベラパミルは心臓に対する作用が強いが，ジヒドロピリジン系のほとんど（例えばニフェジピン）は，心臓よりも平滑筋に強く働く．ジルチアゼムは中間の作用をもつ.

心臓作用

ベラパミルとジルチアゼムの抗不整脈作用は前述のとおりである．カルシウム拮抗薬は刺激伝導系に対する作用により房室ブロックと徐脈を起こす可能性があるが，これは血管拡張作用がもたらす反射性の交感神経緊張によって相殺されてしまう．例えばニフェジピンは，典型的に反射性の頻脈を起こす．ジルチアゼムは心拍数にはほとんどあるいはまったく作用を示さないが，ベラパミルは心拍数を減少させる．カルシウム拮抗薬は陰性変力作用ももっているが，これは活動電位プラトーでの Ca^{2+} 流入を阻害するためである．ベラパミルは最も強い陰性変力作用を示すので，心不全には禁忌となる．一方でアムロジピンは，重篤でも安定している慢性心不全患者であれば，心血管系の死亡率を上昇させることはない.

血管平滑筋

カルシウム拮抗薬は動脈および細動脈を全般的に拡張させて血圧を下げるが，静脈系には強い作用はない．また，あらゆる血管床に作用するが，部位選択性は各薬物によって異なる．冠動脈の拡張を起こすので，冠動脈攣縮（異型狭心症）の患者に使われる．他の平滑筋（例えば，胆管，尿管および子宮）もカルシウム拮抗薬で弛緩するが，これらの作用は，臨床的には血管平滑筋に対する作用より重要度が低い.

虚血組織の保護作用

カルシウム拮抗薬は虚血組織に対して細胞保護的に作用すると考えられる理論的根拠があるため（図21.8参照），心臓発作や脳卒中に有用とされる（第40章参照）．しかし，無作為臨床試験では，心血管系の罹患率または死亡率において，高血圧以外の患者に対して有用性（または有害性）を示す証拠がほとんどあるいはまったくない，という失望させる結果が出た．一方で，高血圧患者に対しては，カルシウム拮抗薬は他の同レベルの降圧薬と同等の有用性を示した（第22章参照）．ニモジピン（nimodipine）は脳血管に対する選択性がある程度認められており，くも膜下出血後の脳血管攣縮を抑えるという証拠が報告されている.

薬物動態

臨床で使用されるカルシウム拮抗薬はすべて胃腸管からよく吸収されるので，経口投与されるが，くも膜下出血後のような場合には，静注用製剤とする．どのカルシウム拮抗薬も広範に代謝される．各薬物間および各剤形間の薬物動態の差は，臨床的には重要である．なぜなら，それによって投与間隔が決まるし，頭痛や顔面紅潮のような一部の副作用の程度にもそれが影響するからである．アムロジピンの消失半減期は長いため，1日1回投与である．ニフェジピン，ジルチアゼム，ベラパミルの半減期はより短いため，より頻回に投与するか，あるいは各種の徐放剤を処方して，1日1回投与とすることもできる.

副作用

カルシウム拮抗薬の副作用はほとんどが，主要な薬理作用の延長線上にある．短時間作用型のジヒドロピリジン系は血管拡張作用による顔面紅潮や頭痛を起こし，慢性使用時にはしばしば，細動脈拡張と毛細管後細静脈の

カルシウム拮抗薬

- 電位依存性 L 型カルシウムチャネルの開口を抑制して，Ca^{2+} 流入をブロックする．
- 3 つの主要な L 型チャネルアンタゴニストがある．**ベラパミル**，**ジルチアゼム**とジヒドロピロリジン系（例えば**ニフェジピン**）が代表的である．
- 主として心臓と平滑筋に作用し，それらの組織で脱分極によって起こる Ca^{2+} 流入を抑制する．
- 心臓と血管への選択性は薬物で異なる．**ベラパミル**は比較的心臓特異的であり，**ニフェジピン**は比較的平滑筋選択的，ジルチアゼムは中間である．
- 血管拡張作用（主としてジヒドロピリジン系）は主に抵抗血管に対してであり，後負荷を低下させる．カルシウム拮抗薬は冠血管を拡張させ，この作用は異型狭心症では重要である．
- 心臓に対する作用（ベラパミル，ジルチアゼム）：抗不整脈作用（主として心房性頻拍）は房室伝導抑制のためである．収縮力を下げる作用がある．
- 臨床用途
  - 不整脈（主としてベラパミル）
  - 狭心症（例えば**ジルチアゼム**）
  - 高血圧（主としてジヒドロピリジン系）
- 副作用としては，頭痛，便秘（ベラパミル）と下肢の浮腫（ジヒドロピリジン類）などがある．特にベラパミルでは，心不全または心ブロックを起こす危険性がある．

透過性亢進による下肢浮腫を起こす．ベラパミルは，おそらく腸管神経または平滑筋のカルシウムチャネルに対して作用するせいで，便秘を起こす場合がある．心調律に対する作用（例えば心ブロック）および収縮力への作用（例えば心不全の悪化）は前述した．

これらの予期される副作用以外は，カルシウム拮抗薬は全般的に，過敏性反応による副作用がほとんどない．

カルシウム拮抗薬の臨床用途

- 不整脈（ベラパミル）
  - 頻脈性の心房細動で心室拍動数を減らす
  - 上室性頻拍（SVT）の再発を予防する（SVT 発作の停止を目的としたベラパミルの静注は，アデノシンに取って代わられた）
- 高血圧：通常はジヒドロピリジン系（例えば，**アムロジピンまたはニフェジピン徐放剤**：第 22 章）
- 狭心症の予防（例えば，**ジヒドロピリジン系またはジルチアゼム**）

引用および参考文献

参考文献

Fink, M., Noble, D., 2010. Pharmacodynamic effects in the cardiovascular system: the modeller's view. Basic Clin. Pharmacol. Toxicol. 106, 243–249.

Jones, D.A., Timmis, A., Wragg, A., 2013. Novel drugs for treating angina. BMJ 347, 34–37.（最近導入された薬物を含む，現在使用可能な薬物の有用なまとめ．）

Mann, D.L., Zipes, D.P., Libby, P., Bonow, R.O., 2014. Braunwald's Heart Disease: A Textbook of Cardiovascular Medicine, tenth ed. Saunders/Elsevier, Philadelphia.

Opie, L.H., Gersh, B.J., 2013. Drugs for the Heart, eighth ed. Saunders/Elsevier, Philadelphia.

特定領域
生理学的，病態的側面

Bagrov, A.Y., Shapiro, J.I., Fedorova, O.V., 2009. Endogenous cardiotonic steroids: physiology, pharmacology, and novel therapeutic targets. Pharmacol. Rev. 61, 9–38.（本態性高血圧，妊娠中毒症，末期腎臓病，うっ血性心不全ならびに糖尿病などの病態生理における，強心ステロイドと他の制御機構との生理学的相互作用に関する総説．）

Gross, G.J., Auchampach, J.A., 2007. Reperfusion injury: does it exist? J. Mol. Cell. Cardiol. 42, 12–18.（再灌流障害という概念に関して，アデノシンとオピオイド受容体リガンドを用いて行われた研究に基づいて積み上げられた，これを支持する証拠．また，"ポストコンディショニング" [postconditioning：POC] の発見，ならびに再灌流障害サルベージキナーゼ [reperfusion injury salvage kinase：RISK] の発見．）

Noble, D., 2008. Computational models of the heart and their use in assessing the actions of drugs. J. Pharmacol. Sci. 107, 107–117.（心筋細胞の計算モデルはとても進化しており，最近導入された持続性ナトリウム電流ブロッカーである ranolazine などの薬物が再分極や不整脈の惹起にどのような作用を果たすかという疑問に答えることができる．）

Potter, L.R., Yoder, A.R., Flora, D.R., et al., 2009. Natriuretic peptides: their structures, receptors, physiologic functions and therapeutic applications. Handb. Exp. Pharmacol. 191, 341–366.（ナトリウム利尿ペプチドとその受容体の歴史，構造，機能と臨床適用に関する総説．）

Richards, A.M., 2009. Therapeutic potential of infused cardiac natriuretic peptides in myocardial infarction. Heart 95, 1299–1300.（心筋梗塞に対するナトリウム利尿ペプチドの有用性という論争中の課題に関する論説．）

Rockman, H.A., Koch, W.J., Lefkowitz, R.J., 2002. Seven-transmembrane-spanning receptors and heart function. Nature 415, 206–212.

Schoner, W., Scheiner-Bobis, G., 2007. Endogenous and exogenous cardiac glycosides: their roles in hypertension, salt metabolism, and cell growth. Am. J. Physiol. Cell Physiol. 293, C509–C536. （強心ステロイドに関する総説：抗がん剤としての可能性にも言及．）

Seddon, M., Melikian, N., Dworakowski, R., et al., 2009. Effects of neuronal nitric oxide synthase on human coronary artery diameter and blood flow in vivo. Circulation 119, 2656–2662. （nNOS 由来の局所 NO がヒト冠動脈床の定常血流を制御する一方，サブスタンス P による血管拡張は eNOS を介している．）

Welsh, M.J., Hoshi, T., 1995. Molecular cardiology – ion channels lose the rhythm. Nature 376, 640–641. （ロマノ・ワード症候群に関する解説．）

治療学的側面

COMMIT Collaborative Group, 2005. Early intravenous then oral metoprolol in 45 852 patients with acute myocardial infarction: randomised placebo-controlled trial. Lancet 366, 1622–1632. （発症初期からの β 交感神経ブロッカー使用は心室細動と再梗塞の発生を低下させたが，心不全徴候のある患者では，心原性ショックの発生増加によりその有用性が相殺されてしまった．同じ号の Sabatine, M.S., pp. 1587–1589 の解説も参照．）

Fox, K., Ford, I., Steg, P.G., et al., 2008. Ivabradine for patients with stable coronary artery disease and left-ventricular systolic dysfunction (BEAUTIFUL): a randomised, double-blind, placebo-controlled trial. Lancet 372, 807–816. （イバブラジンは，安定狭心症や左室収縮能低下の患者全体の心臓アウトカムを改善しないが，心拍数が毎分 70 以上の患者に限れば，アウトカムは改善した．連報 Fox, K., et al., 2008. Heart rate as a prognostic risk factor in patients with coronary artery disease and left-ventricular systolic dysfunction (BEAUTIFUL): a subgroup analysis of a randomised controlled trial. Lancet 372, 817–821 も参照．）

Hohnloser, S.H., Crijns, H.J., van Eickels, M., et al., 2009. Effect of dronedarone on cardiovascular events in atrial fibrillation. N. Engl. J. Med. 360, 668–678. （致死性の危険因子をもった心房細動患者 4,628 症例：dronedarone の無作為使用により心血管イベントによる入院が減り，生存期間が延長した．）

ISIS-4 Collaborative Group, 1995. ISIS-4: a randomised factorial trial assessing early oral captopril, oral mononitrate, and intravenous magnesium sulphate in 58 050 patients with suspected acute myocardial infarction. Lancet 345, 669–685. （強烈な印象を与えた臨床試験．残念ながら，マグネシウムは無効であること，経口硝酸塩は 1 ヵ月以内の死亡率を低下させないことが示された．）

Køber, L., Torp-Pedersen, C., McMurray, J.J.V., et al., 2008. Increased mortality after dronedarone therapy for severe heart failure. N. Engl. J. Med. 358, 2678–2687.

Rahimtoola, S.H., 2004. Digitalis therapy for patients in clinical heart failure. Circulation 109, 2942–2946. （総説．）

Roden, D.M., 2004. Drug therapy: drug-induced prolongation of the QT interval. N. Engl. J. Med. 350, 1013–1022. （薬物開発において懸念される副作用について．）

Ruskin, J.N., 1989. The cardiac arrhythmia suppression trial (CAST). N. Engl. J. Med. 321, 386–388. （I 群薬による積極的な治療は，不整脈は抑制したにもかかわらず死亡率を増加させたことを示した，きわめて影響の大きい臨床試験．）

第3部　主要臓器系に影響を及ぼす薬物

22 血管系

概要

この章では血管の薬理学を扱う．動脈，細動脈，細静脈そして静脈には平滑筋があり，その収縮状態は循環するホルモン，さらに交感神経終末（第13章）や内皮細胞から局所的に放出されるメディエーターによって制御されている．第4章で述べたように，これらは主に血管平滑筋細胞内の Ca^{2+} を調節することによって行われる．本章では，まず内皮とレニン-アンギオテンシン系による血管平滑筋の制御について，次に血管収縮薬と血管拡張薬の作用について考察する．最後に，いくつかの重要な疾患，すなわち高血圧（肺高血圧と体高血圧），心不全，ショック，末梢血管疾患とレイノー病（Raynaud's disease）への，血管作動薬の臨床用途について簡潔に述べる．狭心症に用いる血管作動薬については，第21章で扱う．

はじめに

血管系に作用する薬の作用点は，以下のように分けられる．

- 全身の（末梢）血管抵抗．血圧の決定因子の1つである．
- 各臓器の血管床の抵抗．さまざまな臓器へ流入・灌流する血流の局所分布を決定する要因であり，狭心症（第21章），レイノー現象，肺高血圧，循環不全によるショックの治療薬に関連する．
- 大動脈のコンプライアンスと脈波の反射．高血圧，心不全，狭心症の治療に関連する．
- 静脈の緊張度と循環血液量（循環器系がどれだけ血液で満たされているか）．これらはあわせて中心静脈圧を決定し，心不全と狭心症の治療に関連する．利尿薬（循環血液量を減らす）は第29章で論じる．
- アテローム（粥腫）（第23章）と血栓（第24章）．
- 新しい血管の形成（血管新生）．例えば，糖尿病性網膜症（第31章）や悪性腫瘍（第56章）の治療で重要になる．

この章で扱う薬の効果は，血管平滑筋への作用に基づくものである．他の筋と同様，血管平滑筋は細胞質 Ca^{2+}

濃度（$[Ca^{2+}]_i$）が上昇すると収縮する．しかし $[Ca^{2+}]_i$ と収縮の連関は，骨格筋や心筋（第4章）ほど密接ではない．血管収縮薬や血管拡張薬は，$[Ca^{2+}]_i$ を上げたり下げたりすることによって，または $[Ca^{2+}]_i$ に対する収縮機構の感度を変えることによって，作用する．図4.10（第4章参照）は平滑筋の収縮と弛緩を制御する細胞メカニズムを要約したものである．さまざまなメディエーターによる平滑筋細胞の張力の制御については，他の章で述べる（ノルアドレナリン[noradrenaline][ノルエピネフリン[norepinephrine]]は第14章，5-ヒドロキシトリプタミン[5-hydroxytryptamine][5-HT, セロトニン[serotonin]]）は第15章，プロスタノイドは第17章，一酸化窒素（NO）は第20章，心臓のナトリウム利尿ペプチドは第21章，抗利尿ホルモンは第33章）．ここでは血管内皮由来メディエーターとレニン-アンギオテンシン-アルドステロン系に重点を置いて論じ，その後で血管に作用する薬と重要な疾患（高血圧，心不全，ショック，末梢血管疾患とレイノー病）におけるその適用を述べる．

血管の構造と機能

血液は1心拍ごとに左心室から大動脈へ送り込まれ，太い導血管を介して各臓器へとすばやく流入する．血管は次第に枝分かれしていき，筋性動脈から細動脈（内皮が1層だけの平滑筋細胞に覆われている），さらに毛細血管（内皮だけからできている導管）となって，そこでガスと栄養分の交換が行われる．毛細血管は融合して後毛細血管細静脈となり，細静脈から次第に太い静脈となって，大静脈を介して右心房につながる．脱酸素化された血液は右心室より駆出され，肺動脈，肺毛細血管，肺静脈を通り，左心房へ帰ってくる[1]．細い筋性動脈と細動脈は主な抵抗血管であり，静脈は全血液量の多くの割合

1　ウィリアム・ハーヴェイ（William Harvey）（チャールズ1世[King Charles I]の侍医）は，血液が循環していることを美しくエレガントな一連の実験によって推定したが，それは彼が存在を予想した小さな血管が，顕微鏡の発明によって確認されるはるか以前のことであった．この知性の勝利は彼の医学上の立場をよくするどころか，伝記作家オーブリー（Aubrey）によれば，「開業成績を著しく落ち込ませ，俗人たちからは頭がおかしくなったと思われた」．いつの世も，常識を変えるのは難しい．

が含まれる容量血管である．したがって，心機能の観点からすると，動脈と細動脈は心室の**後負荷**(afterload)を調節し，静脈と肺血管は**前負荷**(preload)を調節することになる(**第21章**参照)．

太い動脈の粘弾性は，動脈のコンプライアンス(内圧の増加に伴って動脈系の容積が増加する度合い)を規定する．このことは，心臓のような，間欠吐出型ポンプによって駆動する循環系において重要である．左心室より駆出された血液は，大動脈が広がることでいったんそこに蓄えられ，脈波を吸収するとともに，比較的定常的な血流を組織に送ることを可能にしている．大動脈のコンプライアンスが大きいほど圧変動が減衰し[2]，1心拍ごとにみられる動脈圧の周期的変動("脈圧"として知られる，収縮期圧と拡張期圧の差)が小さくなる．木のように枝分かれしていく動脈の分枝点からの脈波の反射[3]もまた，拡張期において動脈圧を維持するように働く．若い人ではこの作用が，腎臓などの重要な臓器を拡張期に安定して灌流することに寄与している．

しかしながら，脈波の反射が過剰になると，大動脈収縮期圧を病的に高めてしまう．なぜなら，大動脈のコンプライアンスが小さくなるほど脈波伝播速度が速くなり，その結果，反射してくる脈波が次の心拍による順向きの脈波と，心周期の早期にぶつかってしまうからである．これは加齢に伴うエラスチンの喪失による大動脈の硬化が原因で起こる現象であり，特に高血圧患者で顕著である．エラスチンは伸縮性のないコラーゲンに置き換わる．心臓の仕事量(**第21章**参照)は，たとえ心拍出量と平均血圧が同じであっても，動脈コンプライアンスを大きくするか，脈波の反射を下げること(いずれも脈圧を小さくする)によって軽減することができる．55歳以上になると，脈圧の大きさと動脈の硬さは，心疾患の重要な危険因子となる．

血管平滑筋緊張の制御

血管緊張を制御する2つの重要な生理的システム，すなわち血管内皮とレニン–アンギオテンシン系は，特に注目に値する．

血管内皮

血管内皮が単に血漿と細胞外液を隔てる受動的なバリアというだけでなく，数多くの強力なメディエーターの

---

[2] このクッション的な働きを"ふいご効果"という．旧式の消防ポンプでも，間欠的ではない定常的な水流を送るために同じ原理が用いられている．

[3] 風呂の中で立ったり座ったりしたときにできる波を考えるとよい．いくらかは縁を越えてあふれ出たとしても，ほとんどの波は足のほうから反射して戻ってきて，順方向の波と干渉する．

産生源でもあるという発見は，血管制御の理解において新たな章の幕開けをもたらした．これらメディエーターは，隣接する平滑筋を積極的に制御すると同時に，血小板と単核球の機能に影響を与えている(止血と血栓形成における内皮の役割は**第24章**で論じる)．いくつかの異なるクラスのメディエーターがかかわっている(**図22.1**)．

- **プロスタノイド**(prostanoid；**第17章**参照)．バンティング(Bunting)，グリグレスキー(Gryglewski)，モンカダ(Moncada)とベイン(Vane)(1976)によるプロスタグランジン(prostaglandin)PGI_2(プロスタサイクリン)の発見は，新たな時代を開いた．このメディエーターはIP受容体に作用し(**第17章**)，アデニル酸シクラーゼを活性化させることにより平滑筋を弛緩させ，血小板の凝集を抑制する．微小血管の内皮はまたPGE_2も産生するが，これは直接的に血管拡張をもたらし，交感神経末端からのノルアドレナリン放出を阻害する一方，血小板に対するPGI_2のような作用はもたない．プロスタグランジンのエンドペルオキシド構造をもつ中間体(PGG_2，PGH_2)が内皮より放出されると，トロンボキサン(thromboxane：TX)TP受容体を介して血管収縮を起こす．

- **一酸化窒素**(nitric oxide：NO；**第20章**参照)．**内皮由来弛緩因子**(endothelium-derived relaxing factor：EDRF)の存在は，はじめファーチゴット(Furchgott)とザヴァツキー(Zawadzki)によって1980年に記述され，その実体がNOであることが，モンカダ(Moncada)らのグループとイグナロ(Ignarro)らのグループによって突き止められた(**図20.2**参照)．これらの発見により，内皮の役割についての理解はめざましく進展した．NOはグアニル酸シクラーゼを活性化する．抵抗血管では定常的にNOが放出されており，血管を拡張させて血圧の生理的な制御に寄与している．血管の弛緩を起こすだけでなく，NOは血管平滑筋細胞の増殖を抑制し，血小板の接着と凝集を抑制し，単球の接着と遊走を阻害する．その結果，NOは血管をアテローム性(粥状)動脈硬化と血栓から守っているとも考えられる(**第23，24章**参照)．

- **ペプチド**(peptide)．内皮はいくつかの血管作動性ペプチドを分泌する(ペプチド分泌の一般的な機構については，**第18章**参照)．C型ナトリウム利尿ペプチド(C-natriuretic peptide；**第21章**)と**アドレノメデュリン**(adrenomedullin)(副腎腫瘍[褐色細胞腫]からみつかった血管拡張性ペプチドであるが，血管内皮を含む多くの組織で発現している)はそれぞれ，cGMPとcAMPを介して血管拡張性に働く．**アンギオテンシンⅡ**(angiotensin Ⅱ)は内皮細胞表面の**アンギオテンシン変換酵素**(angiotensin-converting enzyme：ACE)によって形成され，**エンドセリン**(endothelin)

血管平滑筋緊張の制御 | 319

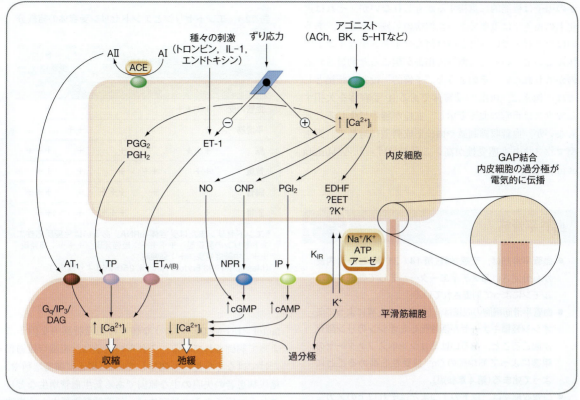

図 22.1 内皮由来メディエーター.
特に重要な内皮由来血管収縮因子と弛緩因子を示す．血管収縮因子の多く（すべてではないが）は平滑筋の増殖を刺激し，拡張因子は通常増殖を抑制する．5-HT：5-ヒドロキシトリプタミン，A：アンギオテンシン，ACE：アンギオテンシン変換酵素，ACh：アセチルコリン，AT_1：アンギオテンシン AT_1 受容体，BK：ブラジキニン，CNP：C 型ナトリウム利尿ペプチド，DAG：ジアシルグリセロール，EDHF：内皮由来過分極因子，EET：エポキシエイコサテトラエン酸，ET-1：エンドセリン 1，$ET_{A/(B)}$：エンドセリン受容体 A（と B），G_q：G タンパク質，IL-1：インターロイキン 1，IP：プロスタノイド IP 受容体，IP_3：イノシトール 1,4,5- 三リン酸，K_{IR}：内向き整流性カリウムチャネル，Na^+/K^+ ATP アーゼ：起電性イオンポンプ，NPR：ナトリウム利尿ペプチド受容体，PG：プロスタグランジン，TP：プロスタノイド TP 受容体．

とともに，強力な内皮由来血管収縮ペプチドとして働く．
- **内皮由来過分極因子**（endothelium-derived hyperpolarisation factor：EDHF）．PGI_2 と NO はそれぞれ血管平滑筋を過分極させ，それが血管弛緩作用の一部となっている．いくつかのメディエーター（アセチルコリンやブラジキニンを含む）によって起こる内皮依存性の血管拡張と過分極は，血管によってはプロスタグランジンと NO がなくても起こる．いくつもの内皮由来メディエーター（**エポキシエイコサトリエン酸**［epoxyeicosatrienoic acid：EET，内皮チトクロム P450 酵素よりつくられる］，多くの**リポキシゲナーゼ**［lipoxygenase：LOX］産物，**過酸化水素**［H_2O_2］，**硫化水素**［H_2S］，**C 型ナトリウム利尿ペプチド**［CNP］）の関与があるといわれている（Félétou & Vanhoutte［2009］を参照）．しかしこの論文の著者らはいずれとも異なる，内皮の**カルシウム活性化カリウムチャネル**（calcium-activated potassium channel：K_{Ca}）依存性

の"内皮由来過分極因子"を定義している．名前が示すように，これらのチャネルは内皮細胞の $[Ca^{2+}]_i$ が増加すると活性化する．

分泌型血管作動性メディエーターに加え，内皮は循環するホルモンに作用する酵素や運搬機構を発現しており，これらは重要な薬の作用の標的となる．アンギオテンシン変換酵素（ACE）はとりわけ重要な例である（図 22.4，22.5 参照）．

多くの内皮由来メディエーターは互いに相反する作用をもっており，相対するラグビー選手たちがスクラムを組んで前に後ろに押し合っている様を思わせる．いったいこれは意味があることなのか，創造主が単に優柔不断だったのではないか，と時にいぶかしく思うかもしれない．ここでは，定常状態の抵抗血管の緊張を決めているメカニズム，例えばノルアドレナリン神経系（第 14 章），NO（第 20 章）やエンドセリンと，主に傷害や炎症時に反応して働くメカニズム（例えば PGI_2）とは，区別して考えるのが大切である．後者のグループに属するいくつ

かの因子は機能的に重複するかもしれないが，それは進化上の祖先では重要であった機構の名残であるか，あるいはラグビーでいうと普段は何もせずタッチライン上で休んでいて，いったん血管の損傷が起こると動員されるのかもしれない．そのような"予備的"役割の証拠としては，例えば，PGI_2の受容体であるIP受容体を欠損するマウスは正常の血圧を示し，血栓が勝手に生じることもないが，血管収縮刺激や血栓形成刺激に対して，野生型マウスよりも感受性が高いことが挙げられる(Murata et al., 1997).

表22.1 エンドセリンとエンドセリン受容体の組織分布[a]

組織	エンドセリン 1	エンドセリン 2	エンドセリン 3	エンドセリン受容体 ET_A	エンドセリン受容体 ET_B
血管内皮	++++				+
平滑筋	+			++	
脳	+++		+	+	+++
腎臓	++	++	+	+	++
腸管	+	+	+++		+++
副腎	+		+++		++

[a] エンドセリンまたは受容体 mRNA，あるいは免疫反応性エンドセリンの発現量．++++：最強発現，+++：強発現，++：中等度発現，+：弱発現．
(Masaki T 1993 Endocr Rev 14, 256-268 より改変.)

血管平滑筋

- 血管平滑筋は，交感神経(第14, 21章)と血管内皮から分泌されるメディエーター，そして循環するホルモンによって制御されている．
- 血管平滑筋細胞の収縮は，$[Ca^{2+}]_i$の上昇によってミオシン軽鎖キナーゼが活性化しミオシンのリン酸化が起こること，あるいはミオシンホスファターゼの阻害によって筋線維のCa^{2+}感受性を高めることによって始まる(第4章参照)．
- 血管収縮薬は，以下の1つまたはそれ以上のメカニズムによって収縮を起こす．
  - イノシトール三リン酸を介して小胞体からCa^{2+}を放出する．
  - 細胞膜を脱分極させ，電位依存性カルシウムチャネルの開口により細胞外からCa^{2+}を流入させる．
  - ミオシン軽鎖キナーゼおよび／またはミオシンホスファターゼへの作用によりCa^{2+}感受性を高める(第4章，図4.9)．
- 血管拡張薬は以下のメカニズムによって拡張を起こす．
  - 電位依存性カルシウムチャネルを直接阻害するか(例えばニフェジピン[nifedipine])，細胞膜を過分極させることで間接的に(例えばミノキシジル[minoxidil]の活性代謝物のようなカリウムチャネル活性化薬)，Ca^{2+}の細胞内流入を阻害する．
  - 細胞内cAMPまたはcGMPを増加させる．cAMPはミオシン軽鎖キナーゼを不活化し，Ca^{2+}排出を促進する．cGMPは，アゴニストによって起こる$[Ca^{2+}]_i$増加に拮抗的に働く．

血管新生における内皮

第8章で触れたように，血管内皮のバリア機能は臓器によって大きく異なり，血管新生における内皮の形成は血管内皮細胞増殖因子(vascular endothelial growth factor：VEGF)および内分泌腺由来血管内皮細胞増殖因子(endocrine gland-derived vascular endothelial growth factor：EG-VEGF)のような種々の組織特異的な因子によって制御されている．これらの因子は，組織修復過程だけではなく疾患にも関与している(例えば腫瘍増殖や，糖尿病患者の失明の主な原因である新生血管増生など)．これらの因子やその受容体は，新薬開発や新たな治療法の格好の標的である(遺伝子治療を含む；第59章).

エンドセリン
発見，生合成と分泌

1985年，ヒッキー(Hickey)らは，培養血管内皮細胞からつくられる血管収縮因子があることを報告した．柳沢ら(Yanagisawa et al., 1988)はその単離，分析，遺伝子クローニングを並外れて短期間にやってのけ，当時知られているなかで最も強力な血管収縮因子[4]である21残基のペプチド，**エンドセリン**を同定した．

3つの遺伝子が別々の配列をコードしており(ET-1，ET-2，ET-3)，いずれも2つのジスルフィド結合によって"J字形"に屈曲した構造をしている．これらのアイソフォームは脳や副腎のような臓器において異なる発現パターンを示しており(表22.1)，エンドセリンの機能が心血管系に限らないことを示唆している．このことはET-1をコードする遺伝子を欠損させたマウスの観察からも支持される(後述)．ET-1は内皮細胞にある唯一のエンドセリンであり，また他の多くの組織においても発現している．ET-1の発現と作用について，図22.2に模式的に示す．ET-2の発現分布はずっと限られており，腎臓と腸にみられるのみである．ET-3は脳，肺，腸，副腎に分布している．ET-1の生合成過程では，212残基の前駆体分子(prepro-ET)から"big ET-1"が切り出され，最終的にエンドセリン変換酵素による切

---

[4] その後，硬骨魚類の脳から単離された11アミノ酸のペプチド(ウロテンシン[urotensin])は，血管によってはエンドセリンよりも50〜100倍強い作用があることがわかった(訳者注：ウロテンシンⅡのこと)．ウロテンシンとその受容体はヒトの組織でも発現しているが，その機能については不明のままである．

血管平滑筋緊張の制御

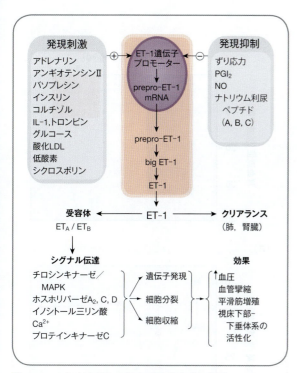

図 22.2　エンドセリン 1（ET-1）の生合成と作用．
上模式図はいくつかの重要な作用のみを示す．IL-1：インターロイキン 1，LDL：低密度リポタンパク質（low-density lipoprotein），MAPK：マイトジェン活性化タンパク質キナーゼ（mitogen-activated protein kinase），NO：一酸化窒素，PGI$_2$：プロスタグランジン I$_2$．

表 22.2　エンドセリン受容体．

受容体	リガンド親和性	薬理学的反応
ET$_A$	ET-1 = ET-2 > ET-3	血管収縮，気管支収縮，アルドステロン分泌刺激
ET$_B$	ET-1 = ET-2 = ET-3	血管拡張，生体外で血小板凝集の阻害

Masaki T 1993 Endocr Rev 14, 256-268 より．

断を受けて ET-1 ペプチドができる．切断は通常の Lys-Arg や Arg-Arg ではなく（第 18 章参照）Trp-Val の間で起こり，このエンドペプチダーゼがとても非典型的なものであることがわかる．この変換酵素はメタロプロテアーゼであり，**ホスホラミドン**（phosphoramidon）（薬理学実験では用いられるが臨床では用いられない）によって阻害される．big ET-1 から ET-1 への切断は細胞内で起こるほか，内皮細胞や平滑筋細胞の細胞表面でも起こる．

エンドセリン生合成の刺激因子には外傷や炎症で放出される血管収縮メディエーターが多く含まれ，そのなかには活性化血小板，エンドトキシン，トロンビン，さまざまなサイトカインと増殖因子，アンギオテンシン II，抗利尿ホルモン（antidiuretic hormone：ADH），アドレナリン（エピネフリン），インスリン，低酸素と低い**ずり応力**（shear stress）などがある．エンドセリン生合成阻害因子には NO，ナトリウム利尿ペプチド，PGE$_2$，PGI$_2$，ヘパリン，高いずり応力などがある．

ET-1 の放出についてはよくわかっていない．形成された ET-1 は内皮細胞内に貯蔵されうるが，おそらく顆粒の中ではない．血漿 ET-1 濃度は低すぎて（＜5 pmol/L）エンドセリン受容体を活性化できないが，内皮と平滑筋の間の細胞外空間ではおそらくずっと高濃度になっていると思われる．なぜならエンドセリン受容体アンタゴニスト（後述）を上腕動脈に直接注入すると血管拡張が起こ

り，このことは ET-1 を介した血管収縮活性が抵抗血管に張力を与えていることを示しているからである．ET-1 の血中半減期は 5 分以下であり（その活性ははるかに長く続くが），血中からの除去は主に肺と腎臓で起こる．

エンドセリン受容体と応答

2 種類のエンドセリン受容体，ET$_A$ と ET$_B$ が存在し（表 22.2），どちらも G タンパク質共役型である（第 3 章）．主要な反応は血管収縮である．

▽ ET$_A$ 受容体は，ET-1 によって優先的に活性化される．ET$_A$ 受容体の mRNA は血管平滑筋，心臓，肺，腎臓など多くのヒト組織に発現している．内皮には発現していない．ET$_A$ を介する反応には，血管収縮，気管支収縮，アルドステロン分泌などがある．ET$_A$ 受容体はホスホリパーゼ C と共役しており，その結果，Na$^+$/H$^+$ 交換，プロテインキナーゼ C，細胞増殖が刺激され，同時にイノシトール三リン酸を介した小胞体 Ca^{2+} の放出が起こる（第 3 章）．部分選択的な ET$_A$ 受容体アンタゴニストがいくつか存在し，そのなかには BQ-123（環状ペンタペプチド）や経口の非ペプチド薬（例えば**ボセンタン**[bosentan]は ET$_A$/ET$_B$ 両方へのアンタゴニストで，肺高血圧の治療に用いられる）が含まれる．ET$_B$ 受容体は 3 つのエンドセリンによって同程度に活性化するが，**sarafotoxin S6c**（burrowing asp というヘビの毒から単離された 21 残基のペプチドで，エンドセリンと同様の J 字形構造をもつ）は選択的な ET$_B$ 受容体アゴニストであり，ET$_B$ 受容体の研究の薬理学的ツールとして有用である．ET$_B$ 受容体 mRNA は主に脳（特に大脳皮質と小脳）で発現しており，いくらかは大動脈，心臓，肺，腎臓，副腎でも発現している．ET$_A$ 受容体とは対照的に，ET$_B$ 受容体は内皮に強く発現しており，NO と PGI$_2$ の産生を刺激することにより**血管拡張**（vasodilatation）に働く．しかし ET$_B$ 受容体は血管平滑筋にも発現しており，そこでは ET$_A$ 受容体と同じく血管収縮に働く．ET$_B$ 受容体は ET-1 を循環血液中から取り除く働きをしており，そのため ET$_B$ 受容体に結合できる ET アンタゴニストは血中 ET-1 濃度を上げることになり，これらの薬物を用いた実験結果の解釈を複雑にしている．

エンドセリンの機能

ET-1 はいくつかのホルモンの分泌を刺激するが，それ自体は循環するホルモンではなく局所メディエーターである（表 22.1 参照）．ET$_A$ 受容体アンタゴニストまたはホスホラミドンを上腕動脈に投与すると，前腕の血流が増加し，ET$_A$ 受容体アンタゴニストが血圧を下げることから，ET-1 は血管の緊張を高めてヒトの末梢血管抵抗を制御していると考えられる．エンドセリンは他にも，以下の機能をもつ可能性がある．

- 心房ナトリウム利尿ペプチド，アルドステロン，アドレナリン，視床下部ホルモン，下垂体ホルモンなど多くのホルモンの放出
- 集合管由来 ET-1 が尿細管上皮の ET_B 受容体に作用することによるナトリウム利尿とその他の利尿
- サイログロブリンの合成（甲状腺濾胞中の ET-1 濃度はきわめて高い）
- 子宮と胎盤の血流制御（ET-1 は羊水中に非常に高濃度で存在している）
- 腎臓と大脳の血管攣縮（図 22.3）
- 心肺の発生（ET-1 を欠損するマウスは鰓弓の発生が異常になり，ホモ欠損体は生下時に呼吸不全で死ぬ．また ET 受容体アンタゴニストは催奇形性があり，心肺の発生異常を起こす）

血管平滑筋制御における内皮の役割

- 内皮細胞はプロスタサイクリン（PGI_2），一酸化窒素（NO），これらとは異なる未同定の過分極因子"EDHF"（以上血管拡張因子），そしてエンドセリン，トロンボキサン受容体アゴニストであるエンドペルオキシド（以上血管収縮因子）といった血管作動性メディエーターを放出する．
- 多くの血管拡張因子（例えばアセチルコリンやブラジキニン）は内皮 NO 生成を介して作用する．NO はアルギニンからつくられ，内皮細胞の $[Ca^{2+}]_i$ が増えるか，内皮 NO 合成酵素の Ca^{2+} 感受性が高まったときに産生される（図 20.3 参照）．
- NO は平滑筋の cGMP 産生を増やすことにより弛緩をもたらす．
- エンドセリンは，多くの化合物や生理的因子によって内皮細胞から放出される，強力かつ長時間作用型の血管収縮ペプチドである．発現は血管に限局するものではなく，他にいくつもの機能をもっている．

レニン−アンギオテンシン系

　レニン−アンギオテンシン系は交感神経系と協同しており，例えば交感神経末端からのノルアドレナリン放出を増加させる．またアルドステロン分泌を刺激し，Na^+ 分泌と体液量調節，さらに血管緊張に中心的な役割を果たしている．

　レニン分泌の制御（図 22.4）は，部分的にしかわかっていない．レニンは**傍糸球体装置**（juxtaglomerular apparatus）から分泌されるタンパク質分解酵素であり（第 29 章，図 29.2 参照），その分泌は腎臓の灌流圧の低下や**緻密斑**（macula densa）（傍糸球体装置に近接する

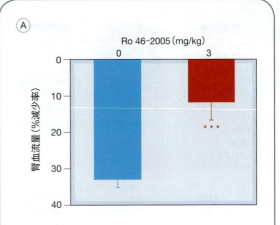

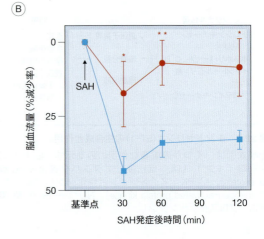

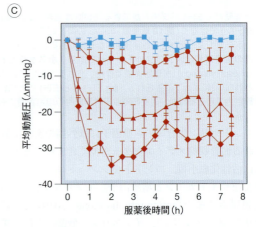

図 22.3 3 種類の動物モデルにおける非ペプチド性エンドセリン 1 受容体 $ET_{A,B}$ アンタゴニスト Ro 46-2005 の効果．

[A] Ro 46-2005 によるラット虚血後腎動脈収縮の予防効果．[B] Ro 46-2005 によるラットくも膜下出血（subarachnoid haemorrhage：SAH）後の脳血流減少予防効果．プラセボ投与（青），Ro 46-2005 投与（赤）．[C] ナトリウム制限したリスザルへの Ro 46-2005 経口投与が平均血圧に与える影響．プラセボ投与（青），Ro 46-2005 投与（赤，投与量●＜▲＜◆）．(Clozel M et al. 1993 Nature 365, 759-761 より．)

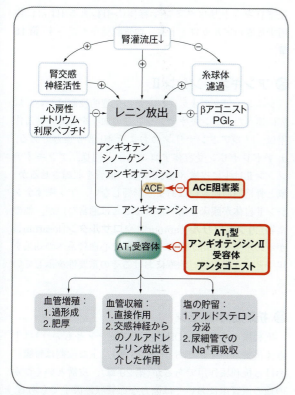

図 22.4 レニンの放出，アンギオテンシン II の産生と作用の制御機構．
一連の反応を阻害する薬の作用点を示す．ACE：アンギオテンシン変換酵素，AT₁：アンギオテンシン II 受容体サブタイプ 1．

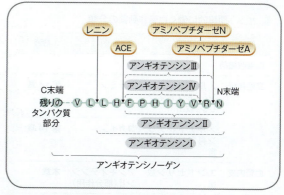

図 22.5 前駆体タンパク質アンギオテンシノーゲンのアミノ末端側からのアンギオテンシン I〜IV の形成．

遠位尿細管の特殊な部位)で感知される遠位尿細管中 Na^+ 濃度の低下といった，多くの生理的刺激への応答として起こる．腎臓の交感神経活性，βアドレナリン受容体アゴニスト，PGI_2 などはいずれもレニン分泌を直接刺激するのに対して，アンギオテンシン II はフィードバック抑制をもたらす．心房性ナトリウム利尿ペプチド(第 21 章)もまた，レニン分泌を阻害する．レニンは血漿中から速やかに除去される．レニンはアンギオテンシノーゲン(angiotensinogen)(肝臓でつくられる血漿グロブリンの 1 つ)に作用し，10 アミノ酸残基のペプチドであるアンギオテンシン I (angiotensin I)を切り出す．

アンギオテンシン I は不活性であるが，アンギオテンシン変換酵素(ACE)によって，8 アミノ酸よりなる強力な血管収縮因子，アンギオテンシン II に変換される．アンギオテンシン II は，1 アミノ酸を削る酵素(アミノペプチダーゼ A と N)の基質であり，それぞれの働きの結果，アンギオテンシン III とアンギオテンシン IV となる(図 22.5)．アンギオテンシン III はアルドステロン分泌を刺激し，口渇にかかわっている．アンギオテンシン IV も独自の作用をもっており(第 24 章)，おそらく独自の受容体を介して，内皮からのプラスミノゲン活性化抑制因子

1(plasminogen activator inhibitor-1)の放出といった応答を引き起こす．アンギオテンシン IV の受容体は，視床下部を含む特徴的な発現分布を示す．

アンギオテンシン変換酵素(ACE)は内皮細胞表面にある膜局在酵素で，特に広大な血管内皮表面をもつ肺に多い[5]．ACE の共通アイソフォームはまた心臓，脳，横紋筋，腎臓など他の血管系組織にも発現しており，内皮細胞に限局しているわけでもない[6]．したがって，さまざまな血管床において局所的なアンギオテンシン II が形成されるので，血流に乗ってくるアンギオテンシン II とは別の局所的な制御が起こりうる．ACE はブラジキニン(第 18 章参照)といくつかの他のペプチドを不活化する．後で論じるように，このことは ACE 阻害薬の薬理作用に寄与している．アンギオテンシン II の主な作用は，G タンパク質共役受容体ファミリーに属する AT_1 受容体または AT_2 受容体を介している．AT_1 受容体を介して起こる効果は以下のようなものである．

- 全般的な血管収縮，特に腎糸球体の輸出細動脈の収縮
- ノルアドレナリン放出の増加とそれによる交感神経活性の増強
- 近位尿細管での Na^+ 再吸収
- 副腎皮質からのアルドステロン分泌(第 33 章参照)
- 心筋肥大と血管細胞の増殖[7]

AT_2 受容体は胎児期，もしくは成人で特定の脳領域において発現している．この受容体は成長，発生，そして探索行動にかかわっている．心血管系における AT_2 受容体の作用(細胞増殖抑制と血圧低下)は比較的軽微なものであるが，AT_1 受容体の作用と拮抗している．

---

[5] およそサッカー競技場ぐらいの面積がある．
[6] 睾丸にはまた別の ACE アイソフォームが存在しており，この ACE を欠損するマウスは著しく生殖能が低下する．
[7] これらの効果は G タンパク質共役 AT_1 受容体がサイトカインシグナル伝達と同じチロシンリン酸化経路，例えば Jak/Stat 経路(第 3 章)を活性化することによる．

表 22.3　間接的に働く血管作動薬の分類.

部位	機序	例	参照
血管収縮薬			
交感神経	ノルアドレナリン（ノルエピネフリン）放出	チラミン	第 14 章
	ノルアドレナリン再取り込み阻害	コカイン	第 14 章
血管内皮	エンドセリン放出	アンギオテンシン II（部分作用）	本章
血管拡張薬			
交感神経	ノルアドレナリン放出阻害	プロスタグランジン E_2，グアネチジン	第 12 章，14 章
血管内皮	一酸化窒素放出	アセチルコリン，サブスタンス P	第 20 章
中枢神経系	血管運動性神経阻害	麻酔薬	第 40 章
酵素	アンギオテンシン変換酵素阻害	カプトプリル	本章

レニン–アンギオテンシン–アルドステロン系は心不全の病態形成に関与しており，いくつもの重要な治療薬がこの経路のそれぞれ異なる分子を標的としている（図22.4 参照）.

血管作動薬

血管平滑筋に効果を及ぼす薬は，血管平滑筋細胞に直接働くものもあれば，間接的に，例えば内皮，交感神経末端，中枢神経（CNS）に働くものもある（**表 22.3**）. 直接的な血管収縮薬と血管拡張薬は，**図 4.10**（**第 4 章**）に要約されている. 多くの間接的に働く薬については別の章（**表 22.3** 参照）で論じる. ここでは他で触れていない薬に焦点を当てる.

血管収縮薬

α_1 アドレナリン受容体アゴニストと，交感神経末端からのノルアドレナリン放出を促進するか，その再取り込みを阻害する薬（交感神経刺激アミン）については，**第14 章**で議論する. ある種のエイコサノイド（例えば**トロンボキサン A_2**[thromboxane A_2]；**第 17 章，第 24 章参照**）といくつかのペプチド，特に**エンドセリン，アンギオテンシン**（angiotensin），**ADH** も主に血管収縮因子として働く. **スマトリプタン**（sumatriptan）と特定の 5–ヒドロキシトリプタミン受容体（$5\text{–}HT_2$ と $5\text{–}HT_{1D}$）に作用する麦角アルカロイドも，血管収縮をもたらす（**第 15章**）.

アンギオテンシン II

レニン–アンギオテンシン系の生理的役割については先に述べた. アンギオテンシン II の血圧を上昇させる作用は，ノルアドレナリンのおよそ 40 倍も強力である. α_1 アドレナリン受容体アゴニストと同様，アンギオテンシン II は主に皮膚，内臓と腎臓の血管を収縮させるが，脳と骨格筋の血流にはあまり影響しない. アンギオテンシン II 自体が臨床で用いられることは通常ないが，他の薬物（**カプトプリル**[captopril]や**ロサルタン**[losartan]）がその産生や作用を阻害することで心血管系への効果を現すという事実は，治療におけるその重要性を示している.

抗利尿ホルモン

抗利尿ホルモン（ADH，バソプレシンともいう）は下垂体後葉ホルモンである（**第 33 章**）. 主な役割は腎臓における抗利尿作用であるが（**第 29 章**），皮膚といくつかの他の血管床においては強力な血管収縮因子でもある. その効果は 2 つの別々の受容体（V_1 と V_2）によってもたらされる. 水分保持は V_2 受容体を介して，低い ADH 血漿濃度で起こる. この作用には腎集合管におけるアデニル酸シクラーゼの活性化がかかわっている. 血管収縮は V_1 受容体（2 つのサブタイプがある：**第 33 章参照**）を介して起こり，高い ADH 濃度を必要とする. この作用にはホスホリパーゼ C の活性化がかかわる（**第 3 章参照**）. ADH は腹腔動脈，腸間膜動脈，冠動脈を含む全身の血管収縮を起こす. ADH はまた他の平滑筋（例えば消化管や子宮）にも作用し，このため腹部の痙攣を起こす. 門脈圧亢進とそれによる食道静脈瘤からの出血に対して，より根治的な治療を行う前に ADH が用いられることがある. もっとも，多くの消化器科の医師は同じ目的で**オクトレオチド**（octreotide）をより好んで用いる（適応外処方；**第 33 章参照**）. また ADH は低血圧性ショックの治療にも用いられることがある.

エンドセリン

エンドセリンについてはすでに，その生理的役割の面から論じた. 既述したように，エンドセリンには血管拡張作用と血管収縮作用があるが，血管収縮作用のほうが優位である. 静脈内投与すると，一過性の血管拡張の後，強力で長く続く血管収縮が起こる. エンドセリンは，アンギオテンシン II よりもさらに強力な血管収縮因子である. 今のところエンドセリン自体に臨床用途はないが，ET アンタゴニストは，希少疾患である原発性肺高血圧に限って使用が承認されている.

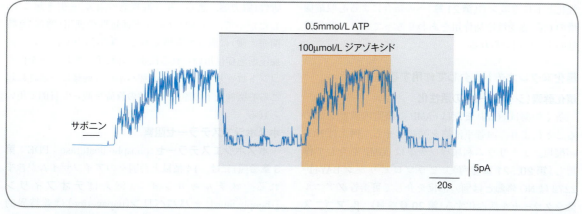

図22.6　ATP感受性カリウムチャネル.
インスリンを分泌する膵B細胞（β細胞）のパッチクランプ（第3章参照）記録．サポニンで細胞を透過性にして細胞内ATPを喪失させるとチャネルが開き（上向きの振れ），ATP添加によって閉じる．血管拡張薬ジアゾキシド（インスリン分泌を抑制する作用もある；本文参照）はチャネルを再度開く．平滑筋では，このことは過分極と弛緩をもたらす．（データは Dunne et al. 1990 Br J Pharmacol 99, 169 より．）

血管収縮物質

- 主要なグループは交感神経刺激アミン（直接的および間接的作用；第14章），いくつかのエイコサノイド（特にトロンボキサンA_2；第17章），ペプチド（アンギオテンシンⅡ，抗利尿ホルモン[ADH]，エンドセリン；第19章），その他の薬物（例えば麦角アルカロイド）である．
- 臨床用途には局所的投与が含まれる（例えば鼻粘膜充血の改善，局所麻酔薬への併用など）．交感神経刺激アミンとADHは，循環性ショックに用いられる．**アドレナリン**は，アナフィラキシーショックと心停止の際の救命のために使われる．ADHと**テルリプレシン**（terlipressin）は，肝疾患による門脈圧亢進患者の食道静脈瘤からの出血を止めるために，手術に先立って静脈内投与されている．

血管拡張薬

血管拡張薬は，高血圧，心不全，狭心症などの一般的な疾患とともに，より頻度は低いものの重症の疾患，例えば肺高血圧やレイノー病などの治療においても主要な役割をもっている．

直接作用型血管拡張薬

血管平滑筋を弛緩させるための薬物標的には，細胞膜の電位依存型カルシウムチャネル，筋小胞体のチャネル（Ca^{2+}放出または再取り込み），収縮タンパク質のCa^{2+}感受性を決める酵素などがある（図4.10参照）[8]．

---
[8] ピリジン薬物 Y27632 は **Rho キナーゼ**（Rho-associated protein kinase：ROCK）を阻害することによりCa^{2+}感受性増加を阻害し，それによって選択的に平滑筋収縮を阻害する．

カルシウム拮抗薬

L型カルシウム拮抗薬については，第21章で論じた．これらは心臓への作用と同様，全身の動脈拡張をもたらす．もっとも，個々の薬物はそれぞれ，局所における作用の強弱が異なる．ジヒドロピリジン（例えばニフェジピン）は血管平滑筋に優先的に作用するが，**ベラパミル**（verapamil）は血管拡張に加えて直接心臓に作用する（陰性変時作用，陰性変力作用）．**ジルチアゼム**（diltiazem）はその中間的な選択性をもつ．このため，即効型ジヒドロピリジンは通常，反射性頻脈を引き起こすが，ベラパミルとジルチアゼムは起こさない．

カリウムチャネル活性化薬

いくつかの薬（例えばミノキシジルやジアゾキシド[diazoxide]）は，K_{ATP}チャネルを開口させることにより平滑筋を弛緩させる（図22.6）．カリウムチャネル開口は細胞を過分極させ，電位依存的カルシウムチャネルを不活化する．カリウムチャネル活性化薬は，細胞内ATPがカリウムチャネルに作用するのを阻害する．

ミノキシジル（硫酸化された活性代謝物が作用する）は特に強力で長時間作用する血管拡張薬であり，他の薬に反応しない重度の高血圧を治療するための最後の手段として用いられる（訳者注：日本では，ミノキシジルは高血圧治療薬としては承認されていない）．男性型多毛症をもたらす（活性代謝物は実際に脱毛症治療のために塗布剤として用いられる；第27章参照）．著明な塩分と水分の貯留を引き起こすため，通常はループ利尿薬とともに処方される．反射性頻脈も起こすので，βアドレナリン受容体アンタゴニストがその予防に併用される．**ニコランジル**（nicorandil；第21章）はK_{ATP}チャネル活性化とNO供与体としての活性をあわせもち，難治性の狭心症に用いられる．**levosimendan**は，K_{ATP}チャネル活

性化とトロポニン C（第 21 章）への結合による心収縮機構の Ca^{2+} 感受性増加作用をあわせもっており，非代償性心不全に用いられる．

環化ヌクレオチドを介して作用する薬
環化酵素（シクラーゼ）の活性化

多くの薬は cGMP または cAMP の細胞内濃度を高めることにより，血管平滑筋を弛緩させる．例えば NO，硝酸塩，ナトリウム利尿ペプチドは cGMP を介して作用し（第 20，21 章参照），ピラゾロピリジン BAY41-2272 は NO 修飾とは別の部位を介して可溶性グアニル酸シクラーゼを活性化する（第 20 章参照）．β_2 アゴニスト（β_2 agonist），アデノシン（adenosine），PGI_2 は細胞内 cAMP を増加させる（第 14 章参照）．ドパミン（dopamine）は血管拡張作用と血管収縮作用の両方をもつ．アデニル酸シクラーゼを活性化して cAMP が上昇する腎血管では，選択的に血管拡張が起こる．ドパミンを静脈内投与すると，ドパミン受容体と同じくアドレナリン α 受容体と β 受容体に対するアゴニスト作用をもつために，それらを混合した心血管系への効果がみられる．血圧はわずかに上昇するが，主な効果は腎血管拡張と心拍出量増加である．集中治療室において，ドパミンは，腎灌流圧低下に伴って腎不全を起こしている患者に，以前は広く用いられていた．しかし腎臓の血行動態への好ましい効果があるにもかかわらず，臨床試験ではそのような患者へのドパミン投与は生存率を改善しなかったため，今ではドパミンは使用されなくなっている．B 型ナトリウム利尿ペプチド（B-type natriuretic peptide：BNP；第 21 章参照）の組換え体である nesiritide は，米国では非代償性急性心不全に対して広く使われてきたが，大規模臨床試験の結果ではその有効性はほとんど認められなかった（O'Connor et al., 2011）（訳者注：日本では nesiritide は承認されておらず，A 型ナトリウム利尿ペプチド[ANP]の組換え体であるカルペリチド[carperitide]が，心不全治療薬として承認されて用いられている）．

ニトロプルシド（nitroprusside，別名 nitroferricyanide）は血管外作用がほとんどない強力な血管拡張薬であり，NO を遊離することにより作用する（第 20 章）．有機硝酸塩が容量血管と筋性動脈を優先的に拡張するのに対して，ニトロプルシドは動脈と静脈に均等に作用する．静脈内投与しなければならないため，その臨床上の有用性は限られている．溶液中で，特に光を当てたときに，ニトロプルシドは加水分解してシアン化合物を生成する．したがって静注液は粉から用時調製し，遮光しておく必要がある．ニトロプルシドは体内で急速にチオシアン酸に変換されるため，血漿半減期はわずか数分であり，低血圧にならないよう注意深くモニターしながら持続静注せねばならない．長期使用はチオシアン酸の蓄積とその毒性（脱力感，悪心，甲状腺機能の阻害）を引き起こす．したがって，ニトロプルシドは短期の使用（通常 72 時間が上限）に限って有用である．集中治療室において高血圧緊急症に用いられるほか，外科手術中に血圧を低くコントロールする目的，心肺バイパス術後に一過性に起こる心機能低下の際に，心臓の負荷を減らす目的で用いられる．

ホスホジエステラーゼ阻害

ホスホジエステラーゼ（phosphodiesterase：PDE；第 3 章参照）には，14 種以上の別々のアイソザイムが含まれる．メチルキサンチン（例えばテオフィリン[theophylline]）とパパベリン（papaverine）は非特異的 PDE 阻害薬である（そしてそれ以外の作用ももつ）．メチルキサンチンは気管支平滑筋と中枢神経に主に作用するが，これらについては第 28，48 章で論じる．いくつかのメチルキサンチンは PDE を阻害するだけではなく，プリン受容体のアンタゴニストでもある（第 16 章）．パパベリンはケシ（opium poppy；第 42 章参照）により産生され，モルヒネ（morphine）と化学的関連がある．しかし，薬理学的にはモルヒネとはまったく異なり，主な作用は平滑筋弛緩作用である．パパベリンの作用機序はよくわかっていないが，PDE 阻害とカルシウムチャネル遮断をあわせもつ作用があるようである．選択的 PDE III 阻害薬（ミルリノン[milrinone]など）は，心筋において cAMP を上昇させる．これらは陽性変力作用をもつが，短期的な血行動態改善にもかかわらず，おそらく催不整脈作用によって，心不全患者の生命予後を悪化させる．ジピリダモール（dipyridamole）はアデノシンの作用を増強すると同時に（第 16 章参照），ホスホジエステラーゼの阻害により血管拡張をもたらす．脳梗塞の再発予防薬として用いられるが，狭心症を誘発しうる．選択的 PDE V（PDE type V）阻害薬（シルデナフィル[sildenafil]など）は，cGMP の分解を阻害する．ペニス勃起は骨盤の一酸化窒素含有神経により起こる．これらは NO を放出し（第 20 章），NO が陰核海綿体の平滑筋におけるグアニル酸シクラーゼを活性化する．性的刺激の 1 時間前にシルデナフィルを服用すると，この経路を増強することによりペニスの勃起が強まる．これは勃起不全の治療に革命をもたらした（第 35 章参照）が，肺高血圧といった別の局面においても，NO 増強による治療効果が期待できる（「肺高血圧で用いられる薬」のクリニカルボックス参照）．

⊙ 作用機序の不明な血管拡張薬
ヒドララジン

ヒドララジン（hydralazine）は主に動脈と細動脈に作用し，血圧の低下とともに反射性頻脈と心拍出量増大を起こす．イノシトール三リン酸が筋小胞体から Ca^{2+} を放出させるのを妨害する．もともとの臨床的用途は高血圧

血管拡張薬

- 血管拡張薬の作用
  - 局所血流量を増加する
  - 血圧を下げる
  - 中心静脈圧を下げる
- その結果として，心臓の前負荷を減らして（充満圧を下げて）後負荷も減らす（血管抵抗を下げる）ことにより，心臓の仕事量を減少させる効果がある．
- 主な用途
  - 降圧治療（例えば，AT_1 アンタゴニスト，カルシウム拮抗薬，$α_1$ アドレナリン受容体アンタゴニスト）
  - 狭心症の予防と治療（例えば，カルシウム拮抗薬，硝酸塩）
  - 心不全の治療（例えば，アンギオテンシン変換酵素阻害薬，AT_1 アンタゴニスト）
  - 勃起不全の治療

であって，今も妊娠時の重度高血圧の治療に短期的に用いられる．しかし全身性エリテマトーデス[9]に似た自己免疫疾患が惹起されうるため，通常，長期の高血圧治療には他の薬が選択される．アフリカ系の患者の心不全治療に長時間作用型有機硝酸塩と併用する，という使用法が残されている（「慢性心不全で用いられる薬」のクリニカルボックスを参照）．

エタノール

エタノール（第49章参照）は皮膚の血管を拡張させ，よくみかける酒飲みの顔面紅潮をもたらす．いくつかの全身麻酔薬（例えばプロポフォール [propofol]）は，好ましくない副作用としての血管拡張を起こす（第41章）．

間接作用型血管拡張薬

間接作用型血管拡張薬の主な2つのグループは，主要な血管収縮機構，すなわち交感神経系（交感神経伝達を阻害する薬物については第14章で論じた）とレニン-アンギオテンシン-アルドステロン系の阻害薬である．

交感神経を介した血管収縮を中枢で制御しているのは，延髄吻側腹外側部にある $α_2$ アドレナリン受容体ともう1つの受容体，すなわちイミダゾリン I_1 受容体（imidazoline I_1 receptor）であると考えられている．クロニジン（clonidine）（$α_2$ アドレナリン受容体アゴニストであり，今ではあまり使われなくなった降圧薬）と I_1 受容体アゴニストである moxonidine は，中枢の交感神経活

性を抑制することで血圧を下げる．加えて，多くの血管拡張因子（例えばアセチルコリン，ブラジキニン，サブスタンスPなど）の効果の一部あるいはすべては，血管内皮からの血管拡張性プロスタグランジンまたは NO（あるいはその両方）の生合成を刺激することによる（上記または第20章参照）．これらは交感神経やアンギオテンシンⅡによる血管緊張に対して，機能的な拮抗作用をもたらす．

多くの有用な薬はレニン-アンギオテンシン-アルドステロン系（renin-angiotensin-aldosterone system：RAAS）（選択的阻害薬の要覧を表22.4に示す）を遮断することにより働く．阻害薬の作用点はいくつかある．

- レニン放出：β アドレナリン受容体アンタゴニストは，レニン放出を阻害する（別の作用によって末梢血管抵抗がわずかに上昇するが）．
- レニン活性：レニン阻害薬はアンギオテンシノーゲンからアンギオテンシンⅠへの変換を阻害する．
- ACE（アンギオテンシン変換酵素）：ACE 阻害薬（下記）は，アンギオテンシンⅠからアンギオテンシンⅡへの変換を阻害する．
- アンギオテンシンⅡ受容体：AT_1 受容体アンタゴニスト（ARB，下記）
- アルドステロン受容体：アルドステロン受容体アンタゴニスト（下記）

レニン阻害薬

アリスキレン（aliskiren）は非ペプチド性，活性型の経口投与型レニン阻害薬であり，高血圧治療薬として開発され，承認された．それはドラッグデザインの勝利であり，実際に血圧を下げる．しかし下痢（好発），急性腎不全，そしてまれに起こる血管浮腫と重度のアレルギー反応といった副作用のため，臨床的に成功したとはいいがたい．

アンギオテンシン変換酵素阻害薬

最初に市販された ACE 阻害薬は**カプトプリル**であり（図22.7），標的分子の化学的知識に基づいたドラッグデザインの初期の成功例となった．それ以前にも，さまざまな短いペプチドが ACE に対して弱い阻害作用をもつことがわかっていた[10]．カプトプリルはそれらペプチド性アンタゴニストの立体的特徴を組み合わせてデザインされた非ペプチド性分子であり，経口投与しても活性をもつ．カプトプリルは血中半減期が短く（約2時間），日に2，3回投与する必要がある．後に多くの ACE 阻害

---

[9] 1つまたはそれ以上の組織（関節，血小板，皮膚，胸膜など）に症状が及ぶ自己免疫疾患．抗 DNA 抗体のような自己抗体ができるのが特徴である．

[10] リード化合物は南米のヘビ *Bothrops jacaraca* の毒に含まれる9アミノ酸のペプチドであった．もともとこのペプチドは，ブラジキニン増強ペプチドとして特徴づけられていた（ACE はブラジキニンを不活化する；第17章）．

表 22.4　レニン-アンギオテンシン-アルドステロン系を阻害する薬の概要.

分類	薬[a]	薬物動態	副作用[b]	適用	注
ACE阻害薬	カプトプリル	短時間作用 半減期約2時間 1日2～3回服用	空咳 低血圧 タンパク尿 味覚異常	高血圧 MI後心不全	ACE阻害薬は主に腎排泄
	エナラプリル	プロドラッグ．活性体はenalaprilat 半減期約11時間 1日1～2回服用	空咳 低血圧 可逆的腎障害（腎動脈狭窄患者）	カプトプリルに同じ	リシノプリル(lisinopril)，ペリンドプリル(perindopril)，ラミプリル，trandalopril は類似薬いくつかは別の適応をとっている（例：脳卒中，左心肥大）
アンギオテンシン受容体ブロッカー(ARB)	バルサルタン	半減期約6時間	低血圧 可逆的腎障害（腎動脈狭窄患者）	高血圧 心不全	ARBは肝臓で代謝される
	ロサルタン	活性代謝物が長時間作用 半減期約8時間	バルサルタンに同じ	バルサルタンに同じ 糖尿病性腎症	イルベサルタンは類似薬で半減期は10～15時間
	カンデサルタン	半減期5～10時間 受容体との複合体が安定なため長時間作用	バルサルタンに同じ	バルサルタンに同じ	プロドラッグであるカンデサルタンシレキセチル(candesartan cilexetil)として投与
レニン阻害薬	アリスキレン	経口ではバイオアベイラビリティが低い 半減期24時間	バルサルタンに同じ，加えて下痢	本態性高血圧	腎疾患と糖尿病患者には禁忌
アルドステロンアンタゴニスト	エプレレノン	半減期3～5時間	バルサルタン同様，特に高カリウム血症，悪心，下痢	MI後心不全	
	スピロノラクトン	プロドラッグ 活性代謝物 canrenoneの半減期約24時間	エプレレノンに同じ加えてエストロゲン様作用（女性化乳房，月経不順，勃起不全）	原発性アルドステロン症 心不全 浮腫と腹水（例：肝硬変）	

[a] 上記の薬はいずれも経口薬である．
[b] 上記の薬に共通する副作用に，高カリウム血症（特に腎機能低下患者で）と催奇形性がある．
ACE：アンギオテンシン変換酵素，MI：心筋梗塞(myocardial infarction)．

薬が開発されて広く臨床で用いられているが（**表 22.4**），これらはより長い作用時間をもち，1日1回の投与で済む．

薬理学的効果

ACE 阻害薬は，通常の西洋食に含まれる程度の塩分を摂取している健常人にはごくわずかの血圧降下作用しか示さないが，高血圧患者，特にレニン分泌が増加している患者（利尿薬服用中の患者など）には，はるかに大きな血圧降下作用を示す．ACE 阻害薬は容量血管と抵抗血管に作用し，血圧を下げるだけでなく心臓の負荷も軽減する．これらの薬は腎臓，心臓，脳などにあるアンギオテンシン感受性の血管床に優先的に作用する．この選択性は，灌流圧が下がった局面においても，これらの重要臓器への血液還流量を維持するために重要であろう．重症の腎動脈狭窄症[11]は例外であり，ACE を阻害すると糸球体濾過量が減少する（下記）．

[11] 例えばアテロームなどにより起こる腎動脈の高度狭窄（第 23 章）．

ACE 阻害薬の臨床的な利用について，クリニカルボックスに要約した．

アンギオテンシン変換酵素阻害薬の臨床用途

- 高血圧
- 心不全
- 心筋梗塞後（特に心室機能不全がみられるとき）
- 虚血性心疾患のリスクが高い患者
- 糖尿病性腎疾患
- 慢性腎不全の進行予防目的

副作用

ACE を阻害することに直接関係する副作用（**表 22.4**）は，このカテゴリーの薬に共通している．このなかに含まれる低血圧は，特に初回投与時やループ利尿薬を投与

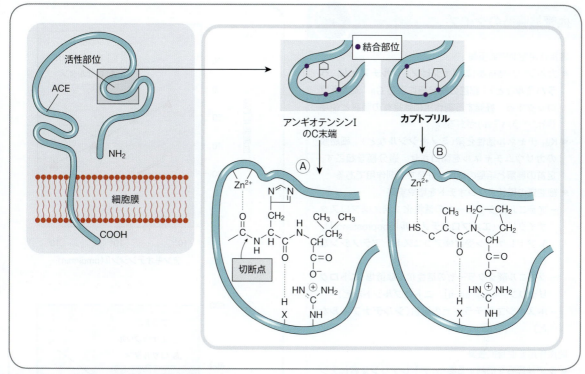

図 22.7 アンギオテンシン変換酵素の活性部位.
[A]アンギオテンシン I の結合．[B]アンギオテンシン I の末端ジペプチド類似体である阻害薬カプトプリルの結合．

されてきた心不全患者，レニン-アンギオテンシン系が高度に活性化されている患者で起こりやすい．空咳は最も好発する持続的な副作用であるが，おそらくブラジキニンの蓄積によって起こる（第17章）．キニンの蓄積は**血管浮腫**(angioedema)（痛みを伴う組織の浮腫で，気道で起こると致命的になりうる）を引き起こすこともある．両側腎動脈狭窄の患者に ACE 阻害薬を投与すると，腎不全を引き起こすことが予想される．このような患者では，低い輸入細動脈圧に対応して，アンギオテンシン II が輸出細動脈を選択的に収縮させているからである．また，アルドステロンが減少することによる重度の高カリウム血症をも引き起こしうる．このような腎不全は，すぐに気づいて ACE 阻害薬投与を中止すれば可逆的である．

アンギオテンシン II 受容体アンタゴニスト

ロサルタン，カンデサルタン(candesartan)，バルサルタン(valsartan)，イルベサルタン(irbesartan)（サルタン類）は非ペプチド性の経口投与型の AT_1 受容体アンタゴニスト(ARB)である．ARB は薬理学的には ACE 阻害薬（図22.8）とは別物であるが，ACE 阻害薬にみられる咳を除けば，表面的には同様の作用にみえる．この差は上記の"ブラジキニン蓄積"の有無で説明できる．しかしながら，ACE 阻害薬はプラセボを対照とした臨床研究において，高血圧患者の心血管疾患罹患率や死亡率(脳卒中を含む)を下げるという証拠が，ARB と比較してより強力である．ARB が登場したのは他のクラスの薬による効果が確立した後であったという歴史的理由により，倫理的に，プラセボを対照とした ARB のデータを得ることはできていない．いくつかのバルサルタンの臨床研究に研究不正があったという証拠がみつかってさらに事情が複雑になってしまい，結論はまだ出ていない．

ACE はアンギオテンシン II をつくる唯一の酵素ではなく，**キマーゼ**(chymase)(ACE 阻害薬によって阻害されない)も同様の活性をもつ．生体内においてこの別経路によるアンギオテンシン II 形成が重要であるかどうかはわかっていないが，もしそうであるなら，ARB は ACE 阻害薬よりも，キマーゼに由来するアンギオテンシン II の作用も阻害できるため，より有効であるということになる．ACE 阻害薬の有益な効果の一部がブラジキニン／NO を介しているかどうかはわかっていないため，ARB が ACE 阻害薬の治療効果をすべて兼ね備えていると決めつけるのは賢明ではないが，ARB と ACE 阻害薬の臨床適応はだいたい重なっている（表22.4）．

血管拡張薬のタイプ

直接作用型血管拡張薬
- カルシウム拮抗薬(**ニフェジピン，ジルチアゼム，ベラパミル**など)：細胞の脱分極によるCa^{2+}流入をブロックする．好発する副作用には足首の腫脹と便秘(特にベラパミル)がある．
- K$_{ATP}$チャネル活性化薬(**ミノキシジル**など)：細胞膜のカリウムチャネルを開口させ，過分極を起こす．足首の腫脹と毛髪の増加が好発する副作用である．
- 細胞質の環状ヌクレオチドを増やす薬
  - アデニル酸シクラーゼの活性化：例えばプロスタサイクリン(**エポプロステノール**[epoprostenol])，β$_2$アドレナリン受容体アゴニスト，**アデノシン**など
  - グアニル酸シクラーゼの活性化：硝酸塩(**ニトログリセリン**[nitroglycerin]，**ニトロプルシド**など)
  - ホスホジエステラーゼの阻害(**シルデナフィル**など)

間接作用型血管拡張薬
- 交感神経系を抑制する薬(α$_1$アドレナリン受容体アンタゴニストなど)．起立性低血圧が副作用として好発する．
- レニン-アンギオテンシン系をブロックする薬
  - レニン阻害薬(**アリスキレン**など)
  - アンギオテンシン変換酵素阻害薬(**ラミプリル**[ramipril；日本未発売]など)：空咳が問題となる
  - AT$_1$受容体アンタゴニスト(**ロサルタン**など)
- 内皮からのNO放出を刺激する薬と因子(アセチルコリン，ブラジキニンなど)
- エンドセリン系をブロックする薬
  - エンドセリン産生阻害(**ホスホラミドン**など)
  - エンドセリン受容体アンタゴニスト(**ボセンタン**など)

作用機序が不明な血管拡張薬
- その他の薬物，例えばアルコール，**プロポフォール**(第41章)，**ヒドララジン**

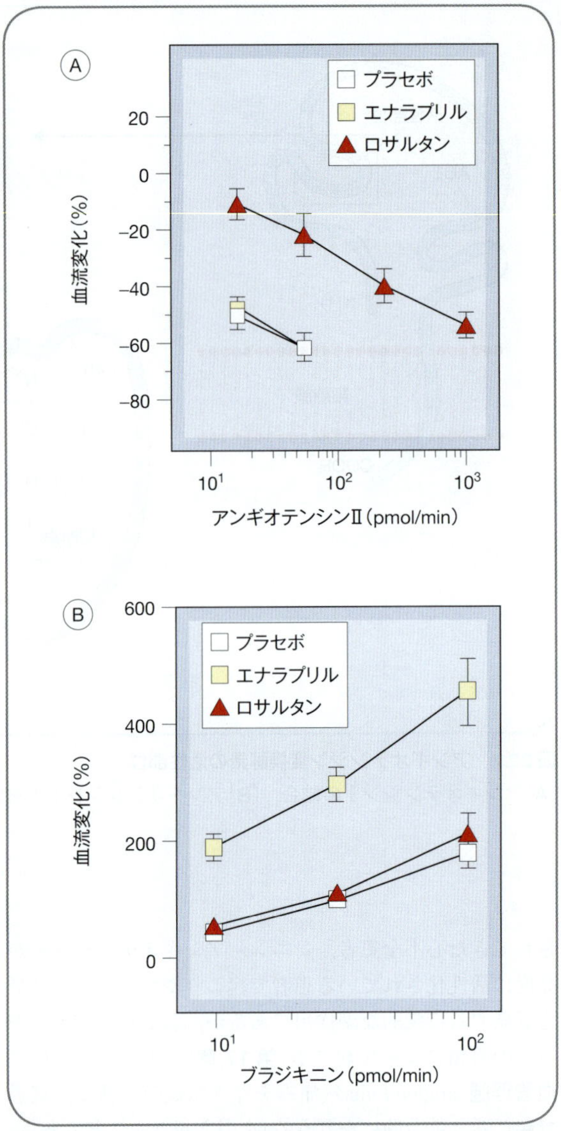

図22.8 ヒト前腕血管におけるアンギオテンシン変換酵素阻害とアンギオテンシンⅡ受容体遮断の効果の比較．
[A]エナラプリル(enalapril)(10mg)またはロサルタン(100mg)経口投与の後に，上腕動脈にアンギオテンシンⅡを投与したときの前腕血流量への効果．[B]同様に上腕動脈にブラジキニンを投与したときの効果．(Cockcroft JR et al. 1993 J Cardiovasc Pharmacol 22, 579-584 より．)

血管作動薬の臨床用途

本書では血管拡張薬の臨床用途について詳しく述べることはしないが，それでも以下のような重要疾患の治療について，簡潔にまとめておくのは有用である．
- 高血圧
- 心不全
- ショック
- 末梢血管疾患
- レイノー病
- 肺高血圧

高血圧

高血圧はありふれた疾患であるが，適切に治療されなければ，冠動脈血栓症，脳卒中，腎不全などのリスクを高める．1950年頃までは効果的な治療法がなく，降圧薬の開発は大きな治療上のサクセスストーリーであった．血圧は心血管病リスクのとてもよい"代替マーカー

アンギオテンシンⅡ受容体サブタイプ1アンタゴニスト（ARB，サルタン類）の臨床用途

アンギオテンシンⅡ受容体サブタイプ1（AT_1）アンタゴニストの耐容性（安全性）は非常に高いが，催奇形性がある．その臨床用途は以下の通りである．

- 高血圧，特に
  - 若い患者（老齢患者よりもレニンが高い）
  - 糖尿病患者
  - 左室肥大を合併した高血圧
- 心不全
- 糖尿病性腎症

(surrogate marker)"であり，無作為化臨床対照研究によって，主要な降圧薬（利尿薬，ACE 阻害薬，カルシウム拮抗薬）と生活習慣改善が，血圧を下げるのみならず，高血圧に伴う心臓発作と脳卒中のリスクを下げることが，疑問の余地なく示されている．

高血圧をもたらす治療可能な原因疾患として褐色細胞腫[12]，副腎皮質のステロイド産生腫瘍，そして大動脈の狭窄があるが，ほとんどの場合は明らかな原因疾患がなく，**本態性高血圧**（essential hypertension）と分類される（これらの患者では，高い血圧が適切な組織灌流のために "essential" であると誤って理解されたために，この名称がある）．その病態の初期には心拍出量の上昇を認めることもあるが，本態性高血圧が確立される時期（多くは中年期）までには通常末梢血管抵抗の上昇がみられ，心拍出量は正常となる．血圧の調節が腎臓に密接に関連していることは，腎移植が必要になった患者をみればわかる．高血圧のドナーから腎臓を移植されると高血圧となり，正常血圧のドナーから腎臓を移植することにより高血圧だったレシピエントの血圧は正常化する（第29章も参照）．動脈圧の高い状態が続くと，左心室肥大と抵抗血管の血管腔の狭小化を伴うリモデリングが起こり，大きな導血管のアテローム性動脈硬化が起こりやすくなる．

図22.9 に動脈圧調節の生理的メカニズムを要約し，降圧薬の作用点，特に交感神経系，レニン－アンギオテンシン－アルドステロン系，そして内皮由来メディエーターを示す．血圧の上昇に反応して抵抗血管のリモデリングが起こると血管内腔径と血管壁厚の比が減少し，末梢血管抵抗が上昇する．このような構造変化における細胞増殖因子（アンギオテンシンⅡなど）と増殖阻害因子（NO など）の役割は，血管生物学者の大きな興味の対象

であり，もしかすると ACE 阻害薬と ARB の作用を考えるうえで重要なのかもしれない．

動脈圧を下げれば，高血圧患者の予後は著しく改善される．したがって，高血圧（無症状であるもの）を大きな副作用を生じないでコントロールすることは臨床において重要であり，現代の薬はおおむねこれを達成している．高血圧の治療は，まず非薬物的方法（例えば運動を増やし，食べ物の塩分と飽和脂肪酸を減らして果物と繊維性食物を増やし，体重とアルコール摂取を減らす）を行い，その後で，効果が確かで副作用が最も少ない薬から段階的に薬物投与を開始する．初期の降圧薬治療で血圧を下げるために用いられた薬，例えば**神経節ブロッカー**（ganglion blocker），**交感神経ブロッカー**（adrenergic neuron blocker），そして**レセルピン**（reserpine；第14章参照）には重大な副作用があり，今では使われていない．より耐容性のよい薬が利用できるようになるにつれ，好まれる処方も変わってきた．英国高血圧学会が推奨する治療戦略は，血漿レニン濃度が正常または上昇している患者（例えば若年の白人）では ACE 阻害薬か ARB で，老齢患者やアフリカ系患者（血漿レニン濃度がより低いと想定される）ではサイアザイド系利尿薬かカルシウム拮抗薬で治療を開始することである．もし目標血圧が達成できず薬の耐容性が保たれているなら，別グループの薬を追加する．同じ薬を過剰に増量するのは避けるべきである．副作用がしばしば起こるし，恒常性維持機構（例えば利尿薬によるレニン放出）によって，薬の効果が減弱するからである．

β アドレナリン受容体アンタゴニストは ACE 阻害薬や ARB ほど耐容性は高くなく，また常用することを支持するエビデンスは他のクラスの降圧薬よりも弱い．β ブロッカーが適応となる他の疾患，例えば狭心症や心不全を合併する高血圧患者には有用である．

3つ目あるいは4つ目の降圧薬（例えば ARB／利尿薬あるいは ARB／カルシウム拮抗薬の組み合わせへの追加）がしばしば必要となるが，このような場合に**ドキサゾシン**（doxazosin）のような長時間作用型 $α_1$ アドレナリン受容体アンタゴニスト（第14章）が選択肢の1つとなる．$α_1$ アンタゴニストはさらに老齢男性で好発する前立腺過形成（良性前立腺肥大症ともいう；第14, 29章）の症状を改善するが，主要な副作用として起立性低血圧をきたすことがある．ドキサゾシンは1日1回の服用で，血漿脂質に対して弱くはあるが理論上望ましい効果をもたらす（LDL/HDL 比を下げる；第23章）．**スピロノラクトン**（spironolactone）（アルドステロンの競合的アンタゴニスト；第32章）は，高度の高血圧を治療する際にその価値が見直されている．スピロノラクトンはエストロゲン関連の副作用だけではなく尿中への K^+ 分泌を阻害するため，血漿 K^+ を慎重にモニターする必要があるが，低用量で用いる分には十分耐容性がある．**メチル**

---

[12] クロム親和性組織，通常は副腎髄質にできるカテコールアミン産生腫瘍（第13章）．

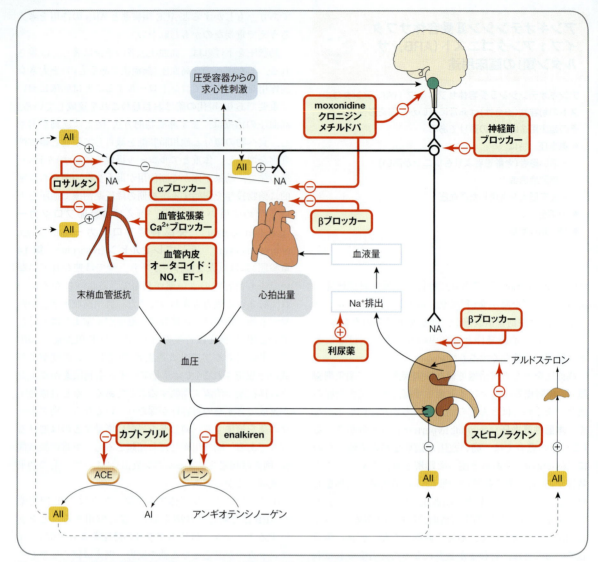

図 22.9 血圧の調節にかかわる主要なメカニズム（黒線）と降圧薬の作用点（赤線で囲んだボックス）．
ACE：アンギオテンシン変換酵素，AI：アンギオテンシンI，AII：アンギオテンシンII，ET-1：エンドセリン1，NA：ノルアドレナリン，NO：一酸化窒素．

ドパ（methyldopa）は今では主に妊娠時の高血圧に用いられるが，それは胎児への影響があるという報告がないからである（これに対して ACE 阻害薬，ARB，標準的なβ受容体アンタゴニストの妊娠中の使用は禁忌である）．**クロニジン**（中枢作用型 α_2 アゴニスト）は今ではあまり使われない．moxonidine は中枢作用型イミダゾリン I_1 受容体アゴニストであり，α_2 アゴニストよりも眠気を催すことが少なく，軽度から中程度の高血圧での使用が承認されているが，エンドポイントを定めた臨床研究でのエビデンスが不足している．**ミノキシジル**は利尿薬またはβアドレナリン受容体アンタゴニストと併用され，他薬での治療に抵抗性の高度高血圧に効果を示すことがある（訳者注：日本では高血圧への使用は承認されていない）．fenoldopam は選択的ドパミン D_1 受容体アゴニ

ストであり，重症の高血圧に対して入院中での短期間使用が米国で承認されている．その作用の強さはニトロプルシド静注と近いが，チオシアネート関連の毒性がなく，効果の発現と消失がより遅い．

よく使われる降圧薬とその主要な副作用を，**表 22.5** に要約する．

心不全

心不全は息切れや倦怠感といった症状が特徴の症候群で，通常は体液過剰の徴候を伴う（浮腫，胸部の聴診での湿性ラ音）．その生理学的異常（**第 21 章**も参照）は全身の代謝需要を満たすのに不十分な心拍出量であり，はじめは労作時に，進行すると安静時にも症状がみられる．その原因は心筋そのものの疾患（最も多いのは冠動脈疾患

血管作動薬の臨床用途 **333**

表 22.5 一般的な降圧薬とその副作用.

薬	副作用[a]		
	起立性低血圧	勃起不全	その他
サイアザイド（例：ベンドロフ±ルメチアジド[bendroflumethiazide]）と関連利尿薬（例：クロルタリドン[chlortalidone]）	±	＋＋	頻尿，痛風，耐糖能異常，低カリウム血症，低ナトリウム血症
ACE 阻害薬（例：エナラプリル）	±	－	空咳，初回投与時の低血圧，催奇形性，可逆性腎障害（腎動脈狭窄のあるとき）
AT₁ アンタゴニスト（例：ロサルタン）	－	－	催奇形性，可逆性腎障害（腎動脈狭窄のあるとき）
Ca²⁺ アンタゴニスト（例：ニフェジピン）	－	±	下肢浮腫
β アドレナリン受容体アンタゴニスト（例：メトプロロール）	－	＋	気管支痙攣，倦怠，手足の冷感，徐脈
α₁ アドレナリン受容体アンタゴニスト（例：ドキサゾシン）	＋＋	－	初回投与時の低血圧

[a] ±特定の状況でのみ起こる副作用（例えば，サイアザイド系利尿薬での起立性低血圧は，患者が他の理由で脱水になっていたり，別の薬を服用していたり，他の疾患に罹患しているときに起こる）.

に続発するものであるが，**ドキソルビシン**[doxorubicin；**第 56 章**]や**トラスツズマブ**[trastuzumab；**第 59 章**]のような心毒性のある薬によるものもある），容量負荷（弁の漏れ，先天性の動静脈シャントなど）や圧負荷（弁の狭窄，高血圧と肺高血圧）といった血液循環の問題がある．これらのなかには手術的に修正可能なもの，基礎疾患（甲状腺機能亢進症など；**第 34 章**）あるいは貧血（**第 25 章**）や心房細動（**第 21 章**）のような増悪因子が薬で治療可能なものもある．ここでは，基礎疾患とは関係なく，心不全そのものの治療薬に焦点を当てる．

心拍出量が全身の代謝需要を満たせなくなると体液量の増加が起こるが，これは 1 つには静脈圧の上昇が組織液を増加させるためであり，もう 1 つには腎血流量の減少がレニン－アンギオテンシン－アルドステロン系を活性化して，Na⁺と水の貯留をもたらすからである．その原因を問わず，成人の心不全の予後は厳しい．最も重いグレードでは 6 ヵ月以内に 50％が死亡し，軽度／中程度であっても 5 年間以内に 50％が死亡する．症状の軽い患者への塩分制限や運動などの非薬物的療法は重要であるが[13]，浮腫，疲労感や息切れといった症状を軽減して予後を改善するためには，薬物治療が必要である．

病態を単純化した図式を**図 22.10** に示す．共通した主題は，多くのフィードバック機構が活性化されるもののそれらは“反調節的”，すなわち状態をよくするのではなく悪くしている，ということである．こうしたことが起こるのは，体が心不全と出血の血行動態を区別する

ことができないからである．出血ならばアンギオテンシン II や ADH のような血管収縮因子の放出は適切な反応である[14]．ACE 阻害薬と ARB，β アドレナリン受容体やアルドステロンのアンタゴニストはこれら反調節的な神経内分泌機構を妨げ，心不全患者の寿命を延伸することが示されている．もっとも，最善の治療を行ってもなお，心不全の予後はいまだに悪い．

心不全治療薬は以下のような働きをしており，それぞれが相補的に働く．

ナトリウム利尿の増加．利尿薬，特にループ利尿薬（**第 29 章**）は塩分と水の排出を増加させるのに重要であり，特に肺水腫を起こしている患者で有用である．慢性心不全において予後を改善することが示された薬は，いずれもすでに利尿薬で治療している患者で試験されたものである．

レニン－アンギオテンシン－アルドステロン系の阻害．レニン－アンギオテンシン－アルドステロン系は心不全患者で不適切に活性化されており，特に利尿薬で治療されている患者においては顕著である．β アドレナリン受容体アンタゴニストはレニン分泌を阻害し，症状の安定した慢性心不全患者に用いられる（「慢性心不全で用いられる薬」のクリニカルボックス参照）．ACE 阻害薬と ARB はそれぞれアンギオテンシン II の形成とその作用を阻害することによって，血管抵抗を減らし，組織灌流を改善し，心臓の後負荷を減少する．これらはまたアル

---

13 かつては床上安静が推奨されていたが，かえって病状を悪化させる結果となった．習慣的な運動は，それに耐えられる患者には有益であることが示されている．

14 自然選択は，狩猟採集社会においては出血のリスクがある若い狩猟者の利益になるメカニズムをより好むものと考えられる．心不全のリスクが高い中年や老年の人々は，すでに生殖年齢を過ぎているからである．

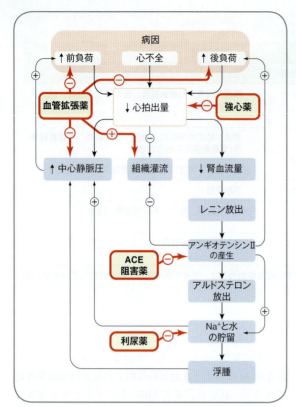

図 22.10 心不全の病態形成の概略図と心不全治療薬の作用点.
心不全の症状は組織灌流の減少，浮腫，そして中心静脈圧の上昇により生じる．ACE：アンギオテンシン変換酵素.

ドステロン分泌を阻害することによって，あるいはアンギオテンシン II が近位尿細管で直接 Na^+ と HCO_3^- の再吸収を刺激するのを阻害することによって，ナトリウム利尿を起こす．最も重要なことは，これらの薬は寿命を延長するということである．

> ACE 阻害薬と ARB は薬理学的に異なるものであるため，これらを併用する（"二重ブロック[dual blockade]"）ことで，それぞれ単独の薬を増量するよりもよい結果が得られるのではないかという仮説が導かれる．しかし，ACE 阻害薬あるいは ARB の単独治療と併用治療を比較した 2 つの無作為化対照臨床試験では，いずれも併用群で低血圧を生じる一方，併用群が単独群よりも生存率がよくなるということはなかった（Pfeffer et al., 2003）．

アンギオテンシン II が唯一のアルドステロン分泌刺激というわけではないこともあって，ACE 阻害薬によって長く治療を続けると，血中アルドステロン濃度は治療前の値に戻っていく（この現象は "アルドステロン・エスケープ" という名で知られる）．このことは ACE 阻害薬治療に加えて**スピロノラクトン**（アルドステロンアンタゴニスト；第 33 章）を併用することの理論的根拠となる．実際にこの併用は生存率をさらに上昇させる．**エプレレノン**（eplerenone）もアルドステロンアンタゴニス

トであるが，スピロノラクトンよりもエストロゲン様の副作用が少ない．スピロノラクトン同様，通常の治療に併用すると心不全患者の予後を改善することが示されている．もっとも，これらの臨床試験からは，腎機能不全の患者は除外されていることに留意するべきである．また ACE 阻害薬や ARB とアルドステロンアンタゴニストを併用する場合は，血漿 K^+ 濃度を注意深くモニターすることが大切である．

β アドレナリン受容体の遮断． 心不全ではレニン-アンギオテンシン系だけではなく交感神経系の活性化を伴っており，それが有害である可能性があるというのが，β アドレナリン受容体アンタゴニストを使用することの理論的根拠になっている．これらの薬には陰性変力作用があるため，ほとんどの医師はこの方法に対して非常に慎重である．しかし低用量から始めて漸増していけば，**メトプロロール**（metoprolol），**カルベジロール**（carvedilol），**ビソプロロール**（bisoprolol）はいずれも，他の治療で症状の安定した慢性心不全に対して追加投与することで予後を改善する．

抗利尿ホルモン（ADH）の拮抗阻害． ADH（上記，および第 33 章）は心不全のときに放出され，望ましくない血管収縮（V_{1A} 受容体を介する）と低ナトリウム血症（V_2 受容体を介する）を引き起こす可能性がある[15]．2 つの非ペプチド性バソプレシン受容体アンタゴニスト（"バプタン類[vaptans]"）が使用可能であり，さらに開発中のものもある（Finley et al., 2008）．**コニバプタン**（conivaptan）（日本未発売）は非選択性 V_{1A}/V_2 受容体アンタゴニストであり，ADH 分泌過剰症（syndrome of inappropriate ADH secretion：SIADH）および体液貯留性（または正常体液量の）心不全への静脈内投与による短期間治療が承認されている．**トルバプタン**（tolvaptan）は選択的 V_2 受容体アンタゴニストであり，臨床的に顕著な体液貯留性（または正常体液量の）低ナトリウム血症への経口投与が承認されている．いずれの薬も心不全の長期予後を改善するかどうかは示されておらず，心不全治療のなかでの位置づけは，現在も精力的に研究されている（Jessup et al., 2009）．

血管平滑筋の弛緩．ニトログリセリン（第 21 章）は急性心不全の際に静脈内投与される．その静脈拡張効果により静脈圧は下がり，動脈コンプライアンスを上げて脈波の反射を下げる効果により，心臓の仕事量が軽減される．**ヒドラジン**（後負荷を下げる）と長期間作用型有機硝酸塩（前負荷を下げる）の併用は，北米で行われた無作為化臨床対照試験において，慢性心不全患者の予後を改

---

15 ADH 分泌過剰症が低ナトリウム血症を起こすのは，腎臓が水分を貯留する一方でナトリウムイオンを排泄し，さらに飲水は口渇がなくても習慣によって続くためである．これらによって血漿ナトリウムは希釈され，濃度が下がる．

善することが示された．しかしその結果を解析すると，有効であるのはアフリカ系米国人に限られていた．この民族グループは遺伝的に非常に異質であり，他のグループにこの治療が有効であるかどうかはわかっていない．

心収縮力の増大．強心配糖体（第 21 章）は，心不全に心房細動を合併する患者（陽性変力作用に加えて，心拍数を下げることで心室に充満する血液が増えて心拍出量が増える），あるいは利尿薬と ACE 阻害薬で治療してもなおかつ症状の残る患者に用いられる．ジゴキシン(digoxin)は，洞調律の保たれた心不全患者が他薬で適切に治療されていれば，その死亡率を下げることはできないが，症状を改善して入院を減らす効果はある．これに対して，PDE 阻害薬（第 21 章参照）は心拍出量を増やすものの，おそらく催不整脈作用により死亡率を上げてしまう．ドブタミン(dobutamine)（β_1 選択的アドレナリン受容体アゴニスト；第 21 章参照）は，例えば心臓手術後のように急速な反応が必要なときに，短期間だけ静脈内投与される．

慢性心不全で用いられる薬

- ループ利尿薬，例えば**フロセミド**(furosemide)（第 29 章）
- アンギオテンシン変換阻害薬（例えば**ラミプリル**）
- アンギオテンシン II サブタイプ 1 受容体アンタゴニスト（例えば**バルサルタン**，**カンデサルタン**）
- β アドレナリン受容体アンタゴニスト（例えば**メトプロロール**，**ビソプロロール**，**カルベジロール**）．安定した患者に低用量から投与開始する．
- アルドステロン受容体アンタゴニスト（例えば**スピロノラクトン**［第 29 章］，**エプレレノン**）
- ジゴキシン（第 21 章参照）．特に心拍数上昇を伴う心不全に用いる．他薬で適切に治療していてもなお症状が残る患者にも適応あり．
- 有機硝酸塩（例えば**一硝酸イソソルビド**［isosorbide mononitrate］）は前負荷を軽減し，**ヒドララジン**は後負荷を軽減する．これらの併用はアフリカ系米国人において予後を改善する．

ショックと低血圧状態

ショックは医学的緊急事態であり，重要臓器の灌流不全(通常は低すぎる動脈圧による)を特徴とする．このために嫌気性代謝が起こり，乳酸の産生が増える．たとえ集中治療室で適切な治療を行っても，致死率は非常に高い．ショックは，出血，熱傷，細菌感染，アナフィラキシー（第 17 章），心筋梗塞といったさまざまな侵襲により起こりうる（図 22.11）．共通するのは**循環血液量の減**少(hypovolaemia)であり，その原因は出血による直接的なものもあれば，血漿から腸管内や細胞外液への水分の移動によることもある．生理的な（恒常性維持のための）反応は複雑で，生命維持に必須の重要臓器（脳，心臓，腎臓など）での血管拡張はそれら臓器の灌流を増やすが，さらなる血圧低下を招き，他の臓器の灌流をさらに下げることになる．生存できるかどうかは，生命維持に重要でない箇所の血管床での血管収縮と，重要箇所の血管床での血管拡張のバランスがとれるかどうかにかかっている．血液量の減少に対する正常の生理的反応と臨床的ショックの違いは，後者では組織の低酸素が二次的な反応を起こして当初の問題を修正するどころか反対に拡大する方向に働いている，ということである．したがって，ショックになった患者では非重要臓器で不適切な血管拡張が起こり，これを血管収縮薬で治すことは困難である．メディエーター（例えばヒスタミン［histamine］，セロトニン，ブラジキニン，プロスタグランジン，インターロイキンや腫瘍壊死因子［tumour necrosis factor：TNF］などのサイトカイン，NO，そしてまだまだあると想定される未同定の因子）の放出は毛細血管の拡大と漏出を起こすが，これは状況を改善させるには正反対の働きであ

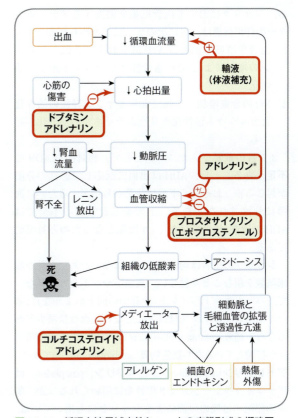

図 22.11 循環血液量減少性ショックの病態形成の概略図．
＊アドレナリンはある血管では拡張性，他の血管では収縮性に働く．

る．ショックにおいて血管拡張を促進するメディエーターの作用機構は，主に次の2つにまとめられる．

1. 血管平滑筋の細胞質 ATP 減少および乳酸とプロトンの増加による ATP 感受性カリウムチャネルの活性化．
2. NO の合成増加．これによりミオシン軽鎖の活性化とカルシウム活性化カリウムチャネルの活性化が起こる．

3つ目の重要なメカニズムとして，相対的な ADH の**不足**があるらしい．ADH は出血に反応して急性の分泌が起こるが，おそらく下垂体後葉から枯渇するために次第に分泌されなくなる．上で論じた**慢性**心不全では ADH の**過剰**（枯渇ではなく）が問題となったのと対照的である．

ショックの患者は均一な集団ではないため，有効な臨床試験を組むことが難しい．高血圧や心不全とは異なって，ハードエンドポイント（生存率の向上のような）に基づく治療のエビデンスはほとんどない．血液量減少があるなら，**補液**（volume replacement）が有用である．細菌感染が持続しているなら**抗生物質**（antibiotics）が必須である．**アドレナリン**（adrenaline）（**エピネフリン**[epinephrine]）はアナフィラキシーショックの救命に用いられるほか，集中治療医らは他の原因によるショックにも用いている．灌流不全は多臓器不全（腎不全を含む）を引き起こすので，集中治療医は重要臓器への血流を最適化する目的で，血管作動性薬のカクテルを用いて患者の循環を保とうと努力する．エンドトキシン，インターロイキン，腫瘍壊死因子（TNF），誘導型 NO 合成酵素などをブロックしたり中和したりするアンタゴニストや，組換え型ヒトプロテイン C（**drotrecogin**；**第24章**）はいずれも，臨床試験によって効果がないかむしろ有害であることが示された．**バソプレシン**（= ADH）はアドレナリン抵抗性の低血圧に対しても，血圧を上げる効果があるかもしれない．**コルチコステロイド**（corticosteroid）は NO とプロスタグランジンの産生を抑制するが，ショックの病態ができあがってからの有効性は証明されていない．**エポプロステノール**（PGI$_2$）は，血小板が過剰に活性化されている患者には有用である可能性がある（例えば**髄膜炎菌性敗血症**[meningococcal sepsis]）．陽性変力作用のある薬，例えばアドレナリンや**ドブタミン**は患者によっては有用であろう．**levosimendan** も同様である（Mebazaa et al., 2007）．

末梢血管疾患

アテロームが末梢動脈に生じると，はじめの症状は歩行時のふくらはぎの痛み（跛行）であり，次に安静時の痛みが生じ，重症例では足部または脚部の壊疽を生じる．末梢血管疾患の患者では，他の血管床（例えば冠動脈，脳動脈，腎動脈など）でもしばしばアテローム性動脈硬化が起こっている．治療は主に外科的に行われるが，虚血性心疾患と脳卒中のリスクを減少させる薬物療法が併用される．薬物治療に用いられるのは抗血小板薬（例えば**アスピリン**[aspirin]，**クロピドグレル**[clopidogrel]；**第24章**参照），スタチン（例えば**シンバスタチン**[simvastatin]；**第23章**参照），そして ACE 阻害薬（例えば**ラミプリル**）などである．

レイノー病

小動脈や細動脈の不適切な血管収縮はレイノー現象（血管収縮している間の指の白色化，引き続いて起こる滞留血液の脱酸素化による青色化，そして血流が戻った後の反応性充血による赤色化）を引き起こす．これは軽度なこともあるが，もし重度であれば指の潰瘍と壊疽を起こす．単独で起こる場合もあれば（レイノー病），さまざまな他の疾患，例えばいろいろな結合組織疾患（全身性強皮症，全身性エリテマトーデスなど）などに合併することもある．レイノー現象の治療には禁煙（特に重要）と寒冷を避けることが前提となる．βアドレナリン受容体アンタゴニストは禁忌である．血管拡張薬（例えばニフェジピン；**第21章**参照）は，重症例ではいくらか有効である．小規模な試験によるエビデンスではあるが，他の血管拡張薬（例えば PGI$_2$ や CGRP[カルシトニン遺伝子関連ペプチド[calcitonin gene−related peptide]]）には驚くほど長く続く効果がある可能性がある．しかしこれらは，投与法が煩雑であるという欠点をもつ．

肺高血圧

生後，肺血管抵抗は全身血管よりもはるかに低くなり，成人の肺動脈収縮期圧は通常 20 mmHg ほどである[16]．

肺動脈圧は体動脈圧と比較してはるかに測定が難しく，しばしば心臓カテーテル検査を必要とするため，通常，重症または症状のある肺高血圧だけが診断に至る．肺高血圧は通常右心室から右心房への逆流の原因となる．この三尖弁逆流は，心臓超音波検査で肺動脈圧を間接的に推定するのに用いられる．肺高血圧は**特発性**（idiopathic）（すなわち原因が不明であるということであり，体循環の本態性高血圧と似ている）のこともあるし，他の疾患に随伴して起こることもある．肺動脈圧の上昇は，心拍出量の上昇に起因することもある（例えば肝硬変においては，断続的かつ無症候的な細菌エンドトキシンへの曝露が血管拡張を伴うことがあるし，先天的な体循環と肺循環の短絡の場合もある）．たとえ心拍出量が正常でも，肺の抵抗血管の血管収縮または構造的狭小化

---

16 胎生期には肺血管抵抗は高い．生下時に正しく適応できないのは，早産，肺サーファクタント欠損，そして低酸素血症などの場合である．その結果起こる肺高血圧は，小児集中治療医によってサーファクタントの補充，人工呼吸，時には NO の吸入を含む方法で治療される（**第20章**参照）．

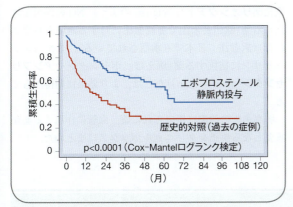

図 22.12　原発性肺高血圧における生存曲線.
エポプロステノールを静脈内投与した178名の患者群と，重症度を合わせた歴史的対照（過去の症例）群の生存曲線の比較．（Sitbon O et al. 2002 Prog Cardiovasc Dis 45, 115 より改変．）

は，肺動脈圧の上昇をもたらす．場合によっては，心拍出量の増大と肺血管抵抗の上昇の両方を認める．

体高血圧とは異なって，特発性肺高血圧よりも他の疾患に随伴する二次性の肺高血圧のほうがずっと多い．特発性肺高血圧はまれであり，重篤かつ進行性の疾患である．内皮機能障害（第23，24章も参照）がその病因に関係しているとされる．薬物（すでに市販中止された dexfenfluramine を含む食欲減退薬など）や毒物（例えば monocrotaline など）は，肺高血圧を引き起こしうる．肺動脈の閉塞，例えば繰り返す**肺動脈塞栓**（recurrent pulmonary emboli；第24章）も原因となるが，そのときには**抗凝固薬**（anticoagulation；第24章参照）が治療上重要である．**鎌状赤血球貧血**（sickle cell anaemia；第25章）の患者でみられる変形赤血球の凝集塊もまた，小さな肺動脈を閉塞させることがある．

肺高血圧で用いられる薬

原因疾患の治療をまず行う．そのうえで，以下を考慮する．
- 経口抗凝固薬（第24章）
- 利尿薬（第29章）
- 酸素（oxygen）
- ジゴキシン（第21章）
- カルシウムチャネルブロッカー
- 経口のエンドセリン受容体アンタゴニスト（**ボセンタン**，**アンブリセンタン**，sitaxentan など）は疾患が軽度な段階で用いる．
- プロスタノイドアナログ（**イロプロスト**[iloprost]，**トレプロスチニル**[treprostinil]，**ベラプロスト**[beraprost]）の非経口的投与（例えば皮下注や吸入）は，疾患がより進行した段階で用いる．
- **エポプロステノール**（第17章）．長期にわたって静脈内投与することで，生存率を高める（図22.12）．
- NO の吸入は集中治療の際，例えば新生児の肺高血圧発作において用いられる．
- V型ホスホジエステラーゼ阻害薬：**シルデナフィル**が肺高血圧治療に承認された．

血管に作用する薬が重要となる疾患

- 体高血圧
  - 基礎疾患による二次性高血圧（例えば腎性，内分泌性など）
  - "本態性" 高血圧．これは重要なアテローム性動脈硬化危険因子である（第23章）．治療は脳卒中と心筋梗塞のリスクを下げる．主な薬のクラスは(a)アンギオテンシン変換酵素(ACE)阻害薬とAT₁受容体アンタゴニスト，(b)βアドレナリン受容体アンタゴニスト，(c)カルシウム拮抗薬，(d)利尿薬である．
- 心不全．いくつかの疾患（最も多いのが虚血性心疾患）により心臓のポンプ機能が損なわれ，全身の代謝需要を満たす心拍出量が得られなくなる．心不全の症状としての浮腫は利尿薬で改善する．心不全の予後はよくないが，血行動態が安定している患者には以下の薬により予後を改善することができる．
  - ACE 阻害薬またはAT₁受容体アンタゴニスト
  - βアドレナリン受容体アンタゴニスト（例えば**カルベジロール**，**ビソプロロール**）
  - アルドステロンアンタゴニスト（例えば**スピロノラクトン**）
- ショック．いくつかの疾患（例えば激しい細菌感染；第51章，アナフィラキシー反応；第28章）は不適切な血管拡張，低血圧，そして組織の灌流障害を起こし，血中乳酸濃度が上昇する．昇圧薬（例えば**アドレナリン**）が用いられる．
- 末梢血管疾患．脚の動脈のアテローム性プラークはしばしば，他の箇所の動脈のアテロームを合併している．スタチン（第23章）と抗血小板薬（第24章）が重要である．
- レイノー病．手の小動脈が過剰に収縮することにより，指の白色化とそれに引き続く青色化と痛みを引き起こす．**ニフェジピン**あるいは他の血管拡張薬が用いられる．
- 肺高血圧
  - 特発性（希少疾患）：**エポプロステノール**，**イロプロスト**，**ボセンタン**，**シルデナフィル**は一部の患者で効果を示す．
  - 低酸素性肺疾患に合併するもの

あるいは，肺血管抵抗の上昇は，血管収縮または肺抵抗血管壁の構造変化によっても起こりうる．前節で述べたレイノー現象を伴う多くの疾患(全身性強皮症など)は，肺高血圧も合併する．まず血管収縮が先行し，その後細胞増殖と中膜肥大が起こり，肺血管壁の肥厚が起こるのであろう．この場合は血管拡張薬(ニフェジピンなど)を用いて治療される．抗増殖作用をもつ血管拡張薬(エポプロステノールなど；図22.12参照)，可溶性グアニル酸シクラーゼ(第20章参照)のアロステリック活性化薬リオシグアト(riociguat)のようにNOの作用を増強する薬(欧州と米国で肺高血圧に対する適応が承認された)(訳者注：日本でも承認されている)，またはエンドセリンに拮抗する薬(例えば，ボセンタンやアンブリセンタン[ambrisentan])などは，より効果に期待がもてる．

肺高血圧の治療に用いられる薬，血管に作用する薬が重要となる疾患をクリニカルボックスにまとめた．

引用および参考文献

血管内皮(NOについてより詳しく知るには，第20章を参照)
プロスタサイクリン
Bunting, S., Gryglewski, R., Moncada, S., Vane, J.R., 1976. Arterial walls generate from prostaglandin endoperoxides a substance (*prostaglandin X*) which relaxes strips of mesenteric and celiac arteries and inhibits platelet aggregation. Prostaglandins 12, 897–913. (古典的文献.)

Murata, T., Ushikubi, F., Matsuoka, T., et al., 1997. Altered pain perception and inflammatory response in mice lacking prostacyclin receptor. Nature 388, 678–682. (プロスタノイドIP受容体欠損マウスは生存し，生殖能があり，正常血圧であった．しかしこれらのマウスは血栓症罹患率が上昇していた．これらの結果は，プロスタサイクリンが生体内で抗凝固作用をもっていることを示している.)

内皮由来過分極因子
Félétou, M., Vanhoutte, P.M., 2009. EDHF: an update. Clin. Sci. 117, 139–155. (過分極と血管平滑筋弛緩を起こしうる多くの内皮由来メディエーターについての総説.)

血管新生
Carmeliet, P., Jain, R.K., 2000. Angiogenesis in cancer and other diseases. Nature 407, 249–257. (がんと他の疾患について，種々の血管新生促進分子または阻害分子を介した新たな治療戦略について述べている．同じ号のYancopoulos, G.D., et al., 2000. Vascular specific growth factors and blood vessel formation, pp. 242–248も参照.)

エンドセリン
Hickey, K.A., Rubanyi, G., Paul, R.J., Highsmith, R.F., 1985. Characterization of a coronary vasoconstrictor produced by cultured endothelial cells. Am. J. Physiol. 248 (Pt 1), C550–C556. (鍵となる発見.)

Kirchengast, M., Luz, M., 2005. Endothelin receptor antagonists – clinical realities and future directions. J. Cardiovasc. Pharmacol. 5, 182–191. (心血管疾患に対するエンドセリン受容体アンタゴニストの臨床データを，前臨床研究と比較して批判的にレビューしている.)

Yanagisawa, M., Kurihara, H., Kimura, S., et al., 1988. A novel potent vasoconstrictor peptide produced by vascular endothelial cells. Nature 332, 411–415. (力作.)

レニン-アンギオテンシン系
Heart Outcomes Prevention Evaluation Study Investigators, 2000. Effects of an angiotensin-converting enzyme inhibitor, ramipril, on cardiovascular events in high-risk patients. N. Engl. J. Med. 342, 145–153. (ラミプリルが幅広い高リスク患者において死亡率，心筋梗塞，脳卒中の罹患率を有意に下げることを示した.)

Lang, C.C., Struthers, A.D., 2013. Targeting the renin-angiotensin-aldosterone system in heart failure. Nat. Rev. Cardiol. 10, 125–134.

ONTARGET Investigators, 2008. Telmisartan, ramipril or both in patients at high risk for vascular events. N. Engl. J. Med. 358, 1547–1559.

Pfeffer, M.A., McMurray, J.J.V., Velasquez, E.J., et al., 2003. The Valsartan in Acute Myocardial Infarction Yrial I. Valsartan, captopril or both in myocardial infarction complicated by heart failure, left ventricular dysfunction, or both. N. Engl. J. Med. 349, 1839–1906.

抗利尿ホルモン
Holmes, C.L., Russell, J.A., 2004. Vasopressin. Semin. Respir. Crit. Care Med. 25, 705–711. (「いくつかのショックの病態ではバソプレシンが不足しており，生理的レベルまでバソプレシンを補充することで血管緊張を取り戻すことができる．したがってバソプレシンは血管拡張を伴うショックに対する新しい合理的な治療といえる．」この文献ではショックに対してバソプレシンを用いることについての理論的根拠，証拠および不確実性についてレビューしている.)

血管拡張薬(カルシウム拮抗薬についてより詳しく知るには，第21章を参照)
Chan, C.K.S., Burke, S.L., Zhu, H., et al., 2005. Imidazoline receptors associated with noradrenergic terminals in the rostral ventrolateral medulla mediate the hypotensive responses of moxonidine but not clonidine. Neuroscience 132, 991–1007. (クロニジンではなくmoxonidineで起こる血圧降下と心拍数低下作用はイミダゾリン受容体を介しており，中枢ノルアドレナリン経路に依存している．ノルアドレナリン神経はイミダゾリン受容体をもつのかもしれない.)

心不全
Finley, J.J., Konstam, M.A., Udelson, J.E., 2008. Arginine vasopressin antagonists for the treatment of heart failure and hyponatraemia. Circulation 118, 410–421.

Gheorghiade, M., Pang, P.S., 2009. Acute heart failure syndromes. JACC. 53, 557–573.

Jessup, M., Abraham, W.T., Casey, D.E., et al., 2009. 2009 Focused Update: ACCF/AHA Guidelines for the diagnosis and management of heart failure in adults: a report of the American College of Cardiology Foundation/American Heart Association Task Force on Practice Guidelines: developed in collaboration with the International Society for Heart and Lung Transplantation. Circulation 119, 1977–2016.

Taylor, A.L., Ziesche, S., Yancy, C., et al., 2004. Combination of isosorbide dinitrate and hydralazine in blacks with heart failure. N. Engl. J. Med. 351, 2049–2057.（重症心不全の治療として，神経内分泌系ブロッカーを含む標準治療に一硝酸イソソルビドとヒドララジンを追加することで，黒人では生存率が改善した.）

ショック

Landry, D.W., Oliver, J.A., 2001. Mechanisms of disease: the pathogenesis of vasodilatory shock. N. Engl. J. Med. 345, 588–595.（ショックにおける過剰な血管拡張をもたらすメカニズム，例えば ATP 感受性カリウムチャネルの活性化，NO の合成増加，ADH の枯渇などについて概説している.）

引用文献

Mebazaa, A., Nieminen, M.S., Packer, M., et al., for the SURVIVE investigators, 2007. Levosimendan vs dobutamine for patients with acute decompensated heart failure. JAMA 297, 1883–1891.（1,327 名の急性非代償性心不全の入院患者について，levosimendan 静注とドブタミン静注の有効性・安全性を比較した無作為化二重盲検試験．ドブタミンで治療されている患者に levosimendan を追加しても，生存率は改善しなかった.）

O'Connor, C.M., Starling, R.C., Hernandez, A.F., et al., 2011. Effect of nesiritide in patients with acute decompensated heart failure. N. Engl. J. Med. 365, 32–43.（Topol, E.T., 2011. The lost decade of nesiritide. N. Engl. J. Med. 365, 81–82 も参照.）

参考文献

Badesch, D.B., Abman, S.H., Ahearn, G.S., et al., 2004. Medical therapy for pulmonary arterial hypertension – ACCP evidence-based clinical practice guidelines. Chest 126 (Suppl.), 35S–62S.（肺高血圧の治療に携わる医療者への，証拠に基づくガイドライン.）

Beppu, H., Ichinose, F., Kawai, N., et al., 2004. BMPR-II heterozygous mice have mild pulmonary hypertension and an impaired pulmonary vascular remodeling response to prolonged hypoxia. Am. J. Physiol. Lung Cell. Mol. Physiol. 287, L1241–L1247.（「骨形成タンパク質［BMP］のⅡ型受容体 BMPR－Ⅱ遺伝子のヘテロ変異体が原発性肺高血圧患者のなかにみつかった．……マウスでは BMPR－Ⅱ遺伝子のヘテロ欠損は肺高血圧をもたらすだけでなく，長期の低酸素環境への反応としての肺血管リモデリングが起こらなくなっていた.」）

Higenbottam, T., Laude, L., Emery, C., Essener, M., 2004. Pulmonary hypertension as a result of drug therapy. Clin. Chest Med. 25, 123–131.（食欲抑制薬によって惹起される肺高血圧について概説し，そのメカニズムを考察している.）

Humbert, M., Sitbon, O., Simonneau, G., 2004. Drug therapy: treatment of pulmonary arterial hypertension. N. Engl. J. Med. 351, 1425–1436.

Lee, A.J., Chiao, T.B., Tsang, M.P., 2005. Sildenafil for pulmonary hypertension. Ann. Pharmacother. 39, 869–884.（シルデナフィルは肺高血圧の治療薬として有望であり耐容性もよい．しっかりデザインされた臨床試験が必要である.）

Liang, K.V., Williams, A.W., Greene, E.L., Redfield, M.M., 2008. Acute decompensated heart failure and the cardiorenal syndrome. Crit. Care Med. 36 (Suppl. 1), S75–S88.（Mayo Clinic からの総説.）

McLaughlin, V.V., Sitbon, O., Badesch, D.B., et al., 2005. Survival with first-line bosentan in patients with primary pulmonary hypertension. Eur. Respir. J. 25, 244–249.（ボセンタンは進行した肺高血圧患者の生存率を改善した.）

Napoli, C., Loscalzo, J., 2004. Nitric oxide and other novel therapies for pulmonary hypertension. J. Cardiovasc. Pharmacol. Ther. 9, 1–8.（内皮の NO，NO 補充療法と，関連する治療法について焦点を当てている.）

Rich, S., McLaughlin, V.V., 2005. Chapter 67. In: Zipes, D.P., Libby, P., Bonow, R.O., Braunwald, E. (Eds.), Braunwald's Heart Disease, seventh ed. Elsevier, Philadelphia, pp. 1807–1842.

Ritter, J.M., 2011. Angiotensin converting enzyme inhibitors and angiotensin receptor blockers in hypertension. Br. Med. J. 342, 868–873.（ACE 阻害薬と ARB の臨床用途を比較している.）

Task-force on Diagnosis and Treatment of Pulmonary Arterial Hypertension of the European Society of Cardiology, 2004. Guidelines on diagnosis and treatment of pulmonary arterial hypertension. Eur. Heart J. 25, 2243–2278.

第 3 部　主要臓器系に影響を及ぼす薬物

23 アテローム性動脈硬化とリポタンパク質代謝

概要

アテローム性(粥状)動脈硬化性疾患は全身いたるところに生じ，工業化社会における死亡(冠動脈のアテローム[粥腫]性プラークの破綻および血栓形成[第24章]によって生じる心筋梗塞)，あるいは障害(脳卒中，心不全)の最多の原因となっている．高血圧はアテローム性動脈硬化の最も重要な危険因子の1つであり，第22章で議論されている．ここでは，高血圧と同様，薬物療法でコントロール可能な他の危険因子，特に脂質異常症[1]について検討する．脂質低下薬の作用を理解するための基礎として，まずアテローム性動脈硬化形成および脂質輸送のプロセスを簡単に説明する．重要な薬剤(スタチン，フィブラート系，コレステロール吸収阻害薬，ニコチン酸誘導体，魚油誘導体)について，なかでも動脈性疾患の発生率を低下させ，寿命延長効果のあるスタチンに重点を置いて記載する．

はじめに

本章では，アテローム性動脈硬化の形成過程について，そしてアテローム性動脈硬化性疾患の予防戦略について述べたい．脂質異常症治療薬の作用機序を理解するためには，リポタンパク質代謝を理解することが重要である．スタチン(statin)は，血漿コレステロール値を低下させるだけではなく，心血管イベントの発症を25～50%低下させて患者の寿命を延ばすことに成功した．ここではその重要性を強調したい．もちろん患者のなかには，スタチンに不耐性の患者や効果が乏しい患者もいる．脂質異常症に影響を及ぼす他の薬物が，臨床的なアウトカムの改善につながるという証拠は，スタチンほど確実なものではなく，以下に述べる2つの最近の後退は，薬物による血中脂質濃度の変化が，臨床的改善を予測するという仮説の信頼性に疑問を投げかけた．臨床的改善の確固たる証拠がないまま，スタチン以外のクラスの脂質低下

薬がスタチンの次の選択肢として残っているため，この章では"小さな活字による記載"がかなり多くなっている．

アテローム性動脈硬化形成

アテローム性動脈硬化は，大型あるいは中型血管(動脈)の内膜に局所的に生じる．その病変は何十年もかけて進展していくが，大半の期間は無症状で，病変が進行してはじめて症状が出現する．体表面からアクセス可能な動脈(頸動脈など)については超音波検査による評価が有用であり，さらに動脈硬化に付随して生じる動脈伸展性の低下や動脈の石灰化は，脈波伝播速度や冠動脈石灰化レベルをチェックすることで検出できるものの，症状出現前に非侵襲的に動脈硬化病変を検出することは困難なことが多い．従来アテローム性動脈硬化のよい動物モデルは存在しなかったが，リポタンパク質代謝に重要なアポリポタンパク質やその受容体の遺伝子欠損マウス(第7章参照)が登場したことで，状況は大きく変化した．しかしながら，われわれがアテローム性動脈硬化形成について現段階で理解していることの大半は，ヒトの疫学，病理，そして臨床研究の積み重ねから得られたものである．

疫学研究は，アテローム性動脈硬化性疾患の数多くの危険因子を明らかにした．危険因子のうちのいくつか(例えば虚血性心疾患の家族歴など)には介入できないが，他の多くの因子には介入可能であり，治療薬の標的となるものもある(表23.1参照)．臨床試験の結果は，危険因子に介入して改善することで，アテローム性動脈硬化性疾患発症を減らすことができることを示した．多くの危険因子(例えば2型糖尿病，脂質異常症，喫煙)は内皮機能障害の原因となる(第22章参照)．内皮機能障害は，アセチルコリンあるいは血流増加に対する血管拡張反応，すなわち一酸化窒素(NO)産生阻害薬によって抑制される"血流依存性血管拡張"(第20章)が低下していることで確認できる．健康な内皮細胞は，NOなどのアテローム性動脈硬化防御因子を産生していることから，代謝性心血管疾患危険因子群が内皮機能障害を介して，アテローム性動脈硬化の原因となっている可能性が高い．

---

[1] 疾患の呼称としては，"脂質異常症"のほうが"高脂血症"よりも好ましい．なぜなら低 HDL 血症は動脈硬化の進行に寄与し，潜在的な治療標的と考えられているからである．

表 23.1 アテローム性動脈硬化性疾患の介入可能な危険因子.

LDL コレステロールの上昇
HDL コレステロールの低下
高血圧(第 22 章)
糖尿病(第 31 章)
喫煙(第 49 章)
肥満(第 32 章)
運動不足
C 反応性タンパク質の上昇 [a]
凝固因子の上昇(例:Ⅶ因子,フィブリノゲン)
ホモシステインの上昇
リポタンパク質(a)の上昇 [b]

[a] 動脈硬化性疾患と強く相関しているが,これが原因となっているかどうかは不明.

[b] 介入可能だが,遺伝的素因が強い.ニコチン酸はリポタンパク質(a)を低下させる.

アテローム性動脈硬化形成のプロセスは以下を含む.

1. **内皮機能障害**(endothelial dysfunction).NO 産生低下を伴い(第 20 章),アテローム性動脈硬化に先立って生じる.

2. **内皮傷害**(injury).機能低下した内皮細胞が傷害されることが,接着分子の発現を誘導する.これが単球の内皮細胞への接着,そして内皮下への遊走を促進する.動脈分岐起始部など,乱流が生じる部位が病変となることが多い.

3. **低密度リポタンパク質(LDL)コレステロール**(low-density lipoprotein [LDL] cholesterol)の血管壁への移動.血管内皮細胞および単球/マクロファージがフリーラジカルを産生し,フリーラジカルによって LDL が酸化され(酸化 LDL の産生),脂質過酸化が生じる.

4. マクロファージによるスカベンジャー受容体を介する**酸化 LDL**(oxLDL)の取り込み.酸化 LDL を取り込んだマクロファージは,細胞質に蓄積された脂質が泡のようにみえることから**泡沫細胞**(foam cell)とよばれ,アテロームの特徴となっている.マクロファージは酸化 LDL を取り込むことで活性化され,炎症性サイトカインを分泌する.

5. 泡沫細胞と T リンパ球の内皮下への集積.**脂肪線条**(fatty streak)の形成.

6. 防御機構.例えば**血管壁から血漿へ**高密度リポタンパク質(high-density lipoprotein:HDL)コレステロールとしてコレステロールを**輸送**."コレステロール逆輸送系"とよばれる.

7. 活性化された血小板,マクロファージ,内皮細胞によるサイトカイン,増殖因子の分泌.血管平滑筋細胞の増殖や結合組織蓄積の原因となる.この**炎症性線維増殖性反応**(inflammatory fibroproliferative response)が,脂質コアを覆う厚い線維性被膜形成につながる.ちなみにアテローム性プラークは,脂質コアと線維性被膜で構成されている.

8. プラーク**破裂**(rupture).プラークの破裂により基質が供給され,**血栓形成**(thrombosis)が生じる(第 24 章,図 24.1,24.10 参照).マクロファージが多数存在することは,破裂しやすいプラークの特徴である.一方,血管平滑筋細胞と細胞外マトリックスは,プラークの安定化に寄与する.

薬物がいかにしてアテローム性動脈硬化性疾患を防ぐかを理解するためには,リポタンパク質輸送について簡単に確認しておくことが必要である.

リポタンパク質輸送

コレステロールなどの脂質は,**リポタンパク質**(lipoprotein)という脂質・タンパク質複合体として血液中に存在し,輸送される.リポタンパク質は疎水性脂質(トリグリセリドとコレステロールエステル)からなる中心コア部分が,極性リン脂質,遊離コレステロール,**アポタンパク質**(apoprotein)からなる親水性被覆に包まれた構造を有する.リポタンパク質は,コア脂質の組成と含有アポタンパク質(さまざまな種類のアポ A,アポ B)によって,4 つの主要なクラスに分類できる.リポタンパク質は,アポタンパク質の特異的受容体への結合を介して,肝臓,血球細胞,その他の組織に取り込まれる.リポタンパク質は大きさと密度で分類される.密度の測定は,従来超遠心分離を用いて行われてきたが,現在一般的には,より簡単な方法で行われており,以下の 4 つのリポタンパク質の分類の基本となっている.

- HDL 粒子(アポ A1,アポ A2 を含む),直径 7 ～ 20 nm
- LDL 粒子(アポ B100 を含む),直径 20 ～ 30 nm
- VLDL(超低密度リポタンパク質[very-low-density lipoprotein])粒子(アポ B100 を含む),直径 30 ～ 80 nm
- カイロミクロン(アポ B48 を含む),直径 100 ～ 1,000 nm

各クラスのリポタンパク質は脂質輸送において,それぞれ特異的な役割を果たしている.また外因性,内因性,コレステロール逆輸送系に,それぞれ異なった脂質輸送経路が存在する(**図 23.1**).**外因性経路**(exogenous pathway)においては,回腸から吸収されたコレステロールとトリグリセリドは,カイロミクロン粒子を形成し

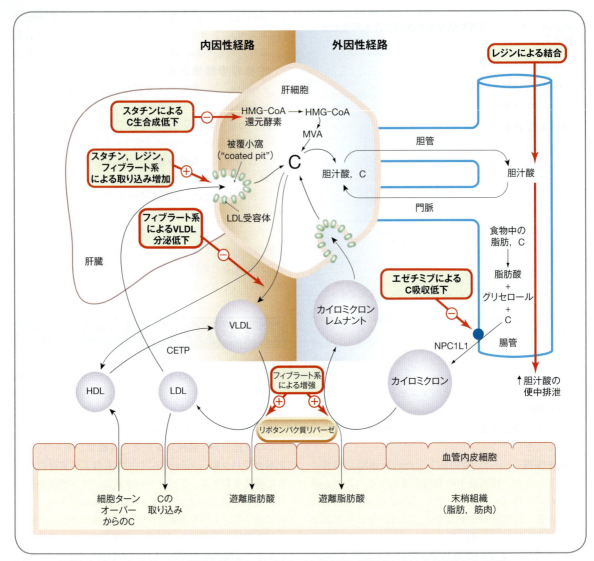

図 23.1 組織におけるコレステロール輸送の概略図：リポタンパク質代謝に影響を与える主な薬物の作用部位.
C：コレステロール，CETP：コレステロールエステル転送タンパク質，HDL：高密度リポタンパク質，HMG-CoA 還元酵素：3-ヒドロキシ-3-メチルグルタリル CoA 還元酵素，LDL：低密度リポタンパク質，MVA：メバロン酸（mevalonate），NPC1L1：腸細胞の刷子縁にあるコレステロール輸送体，VLDL：超低密度リポタンパク質.

てリンパ液から血液に移行し，骨格筋や脂肪組織の毛細血管まで運搬される．そこでトリグリセライドはリポタンパク質リパーゼで加水分解され，形成された遊離脂肪酸とグリセロールは組織に取り込まれる．トリグリセライドの一部を失ったものの，コレステロールエステルはすべて保持したままのカイロミクロンレムナントは，肝臓に移行し，肝細胞上の受容体を介して，エンドサイトーシスで細胞内に取り込まれる．取り込まれたコレステロールは，細胞内に貯蔵されるもの，酸化され胆汁酸となるもの，そのまま胆汁内に分泌されるもの，内因性経路に移行するものに分かれる．

内因性経路（endogenous pathway）においては，コレステロールと新たに合成されたトリグリセライドが肝臓でVLDL粒子に再構成され，骨格筋や脂肪組織に運搬される．上で述べたように，トリグリセライドは脂肪酸とグリセロールに加水分解され，これらの組織に吸収される．その過程でリポタンパク質粒子のサイズは小さくなっていき，コレステロールエステル含量はそのまま保持したまま，LDL粒子となる．LDL粒子は，細胞膜の構成成分，あるいはステロイドの原料としてのコレステロールを供給する（第33，35章参照）一方，アテローム性動脈硬化形成に主要な役割を果たす．細胞は，アポB100を認識する**LDL受容体**（LDL receptor）を介して，エンドサイトーシスによってLDLを取り込む．一方HDL粒子は，末梢組織からコレステロールを引き抜いて血漿へと戻すことができる（コレステロール逆輸送

表 23.2 高リポタンパク質血症のフレデリクソン／世界保健機関(WHO)分類.

タイプ	リポタンパク質の上昇	コレステロール	中性脂肪	アテローム性動脈硬化のリスク	投薬治療
I型	カイロミクロン	＋	＋＋＋	NE	なし
IIa型	LDL	＋＋	NE	高	スタチン±エゼチミブ
IIb型	LDL＋VLDL	＋＋	＋＋	高	フィブラート系，スタチン，ニコチン酸
III型	βVLDL	＋＋	＋＋	中	フィブラート系
IV型	VLDL	＋	＋＋	中	フィブラート系
V型	カイロミクロン＋VLDL	＋	＋＋	NE	フィブラート系，ニコチン，魚油，スタチンの組み合わせ

＋：濃度上昇，LDL：低密度リポタンパク質，NE：上昇なし，VLDL：超低密度リポタンパク質，βVLDL：電気泳動パターンで同定される質的異常のある超低密度リポタンパク質.

系). コレステロールは HDL 粒子内で長鎖脂肪酸とエステル化され，コレステロールエステルとなる. そしてコレステロールエステルは，血漿中に存在する**コレステロールエステル転送タンパク質**(cholesteryl ester transfer protein：CETP)の働きによって，VLDL や LDL へと輸送される. リポタンパク質(a)，略称 Lp(a)は LDL に近いリポタンパク質でアテロームに存在し，その進行に関与している. Lp(a)は，プラスミノゲン(第24章)と構造的類似性をもつ独自のアポタンパク質 apo(a)を含有している. そのため Lp(a)は，内皮細胞に発現するプラスミノゲンの受容体をプラスミノゲンと競合する. この受容体はプラスミノゲンアクチベーターであり，内皮細胞から分泌され，同細胞表面に結合している. プラスミノゲンアクチベーターはプラスミノゲンを基質として，線維素溶解酵素である**プラスミン**(plasmin)を産生する(図24.10参照). Lp(a)がプラスミノゲンと競合することで，プラスミンの産生が減少し，線維素溶解が抑制され血栓形成が促進される.

⧩ アテローム性動脈硬化への関連が示唆されている脂質輸送タンパク質に，注目が集まっている(Stein & Stein, 2005). 2つのアイソフォームをもつ**アシルコエンザイム A：コレステロールアシルトランスフェラーゼ**(acyl coenzyme A: cholesterol acyltransferase：ACAT)は，マクロファージ，副腎皮質，消化管，肝臓における細胞内コレステロールエステル合成を触媒する. 乳がんの治療，予防に使われる**タモキシフェン**(tamoxifen；第35，56章参照)は，ACAT の強力な阻害薬である(de Medina et al., 2004). コレステロールエステル転送タンパク質(**CETP**)は，血漿中の異なるクラスのリポタンパク質間のコレステロール輸送を司っている. ミクロソームトリグリセライド輸送タンパク質(microsomal triglyceride transport protein：MTP)は小胞体膜に存在し，膜間の脂質の結合と輸送を担っている. MTP の阻害は，アポ B 分泌と LDL 合成を抑制する.

脂質異常症

脂質異常症は，原発性と続発性に分類できる. **原発性脂質異常症**(primary dyslipidaemia)は食事と遺伝的素因

(すべてではないが，多くは多因子遺伝)が原因となり，6つの表現型に分類される(フレデリクソン[Frederickson]の分類：**表23.2**). なかでも虚血性心疾患の傑出した危険因子となるのは，LDL 受容体の単遺伝子欠損が原因で生じる原発性 IIa 型高リポタンパク質血症であり，**家族性高コレステロール血症**(familial hypercholesterolaemia：FH)として知られている. 成人FH 患者の血漿コレステロール濃度は，ヘテロ接合体患者で 8 mmol/L 以上，ホモ接合体患者では 12～25 mmol/L まで上昇する. FH 患者の研究により，Brown & Goldstein はコレステロール代謝における LDL 受容体経路を明らかにした(この功績により彼らは1985年にノーベル賞を受賞した). 原発性脂質異常症の治療薬については下記で述べる.

続発性脂質異常症(secondary forms of dyslipidaemia)は，糖尿病，アルコール依存症，ネフローゼ症候群，慢性腎不全，甲状腺機能低下症，肝臓病などの疾患，あるいは isotretinoin(ビタミン A の異性体で難治性尋常性痤瘡の経口および局所塗布薬；第27章参照)，**タモキシフェン**，**シクロスポリン**(ciclosporin；第26章参照)，ヒト免疫不全ウイルス感染の治療薬として用いる**タンパク質分解酵素阻害薬**(protease inhibitor；第52章参照)などの薬剤投与の結果生じる. 続発性脂質異常症の場合，可能な限りその原因の修正を試みる.

アテローム性動脈硬化性疾患の予防

投薬治療は，しばしば健康的な習慣を補うものとして正当化される. 高血圧の治療(**第22章**)と，やや効果は少なくなるが糖尿病の治療(**第31章**)は，症候性のアテローム性動脈硬化性疾患の発症を抑制し，抗血栓薬(**第24章**)は動脈血栓性疾患の発症を抑制する. LDL 低下療法もそれらの疾患治療に有効であり，それが本章の主題

リポタンパク質代謝と脂質異常症

コレステロール，トリグリセライドなどの脂質は，血漿中をリポタンパク質として運搬される．リポタンパク質はカイロミクロン，VLDL，LDL，HDL の 4 クラスに分類される．

- カイロミクロンはトリグリセライドとコレステロールを消化管から末梢組織へ運搬する．その過程でトリグリセライドは，リポタンパク質リパーゼによって遊離脂肪酸とグリセロールに分解され，骨格筋や脂肪組織に取り込まれる．カイロミクロンレムナントは肝臓に取り込まれ，そこでコレステロールは，そのまま貯蔵されるもの，胆汁内に分泌されるもの，酸化され胆汁酸となるもの，あるいは以下のリポタンパク質に転換されるものに分かれる．
  - VLDL はコレステロールと新たに合成されたトリグリセライドを末梢組織に運搬する．そこでトリグリセライドは上述したように分解，吸収され，VLDL は IDL(intermediate-density lipoprotein)，あるいは LDL に異化される．
  - IDL，LDL 粒子はコレステロール含有量が多く，LDL コレステロールの一部は末梢組織に，残りは肝臓に，特異的 LDL 受容体を介したエンドサイトーシスによって取り込まれる．
- HDL 粒子は，末梢組織（動脈を含む）の壊れた細胞からコレステロールを引き抜き，CETP の作用を介してそれを VLDL や LDL に引き渡す．
- 脂質異常症は原発性，および他の疾患（甲状腺機能低下症など）が原因で生じる続発性に分けられる．脂質異常症は，どのリポタンパク質粒子に異常を呈するかによって，6 つの表現型に分類することができる（フレデリクソンの分類）．LDL コレステロールが高ければ高いほど，また HDL コレステロールが低ければ低いほど，虚血性心疾患のリスクは高くなる．

かではあるが HDL を増やし，LDL とトリグリセライドを減少させる．低 HDL 患者における，torcetrapib によるコレステロールエステル転送タンパク質（CETP）の阻害は，HDL を著しく増加させたが，血圧も上昇し，全原因死亡率が 60％増加した（その結果，同薬開発は中止となった）．これがクラス効果であるかどうかは不明だが，アナセトラピブ(anacetrapib)は血圧を上げることなく HDL を著明に増加した．本薬が死亡率を減少させるかどうかは，1 つの大規模臨床試験が終了する 2017 年にわかるだろう．（訳者注：動脈硬化性疾患の既往があり，スタチンによる強力な LDL 低下療法を受けている患者に対して，アナセトラピブ投与は有意に心血管イベント発症を抑制した［N ENGL J MED 2017;377:1217-27］．）ApoA-Ⅰ ミラノ（ApoA-Ⅰ Milano）はイタリアの片田舎の患者で発見されたアポリポタンパク質 A-Ⅰ の変異体だが，HDL が非常に低いにもかかわらず，心血管疾患はほとんどないことが知られている．組換え ApoA-Ⅰ ミラノーリン脂質複合体の注射は，動物モデルにおける動脈硬化巣を急速に退縮させ，ヒトでも急性冠症候群患者への静脈内投与で，動脈硬化巣が退縮した．その産生には大変コストがかかり，静脈内投与が必要であるという問題もあるが，同治療戦略は引き続き強い関心を集めている（Duffy & Rader, 2009 による総説参照）．

抗酸化薬（例えば，ビタミンＣおよびビタミンＥ）は，高度の酸化ストレスに曝された患者の内皮機能を改善したという証拠のため，また抗酸化物質が豊富な食事が冠動脈疾患のリスクを減じるという疫学的証拠のため，興味をもたれている．しかし，臨床試験の結果は否定的であり，いくつかの抗酸化物質は HDL を低下させる．エストロゲン(estrogen)は，更年期障害（第 35 章）を予防し，閉経後の骨粗鬆症を予防するために使用されるが，その抗酸化力が血管への作用を介して有益な効果をもたらしている可能性がある．疫学的研究により，このようなホルモン補充療法を行った女性は，動脈硬化性疾患のリスクが低下する可能性が示唆された．しかし，比較臨床試験においては，補充療法が心血管病による死亡率に有意な悪影響を及ぼすことが示された（第 35 章）．

抗炎症アプローチ：Ｃ反応性タンパク質（C-reactive protein：CRP）を低下させる薬物治療に関する議論があるが，CRP が疾患の進行に主体的にかかわっているというよりは，CRP の上昇が血管炎症のマーカーになっている可能性がある．アシルコエンザイム A：コレステロールアシルトランスフェラーゼ(ACAT)阻害薬(acyl coenzyme A: cholesterol acyltransferase [ACAT] inhibitor)など，他の抗炎症治療についても研究されている．

となる．もちろん動脈硬化形成における他のステップも，薬物療法の潜在的な標的となりうる．

- ACE(angiotensin-converting enzyme)阻害薬（第 22 章）は内皮機能を改善し，アテローム性動脈硬化性疾患患者の寿命を延ばす．NO の産生やアベイラビリティを高める他の薬剤も研究されている．
- HDL を増やすための方策：適度な飲酒は HDL を増加させる．疫学的データは，高齢者の適度な飲酒に，より効果があることを示している[2]．定期的な運動もまた，循環 HDL 量を増加する．一方 HDL を増やすための薬物療法の有用性は明らかになっていない．フィブラート系とニコチン酸誘導体（下記参照）はわず

脂質低下薬

いくつかの薬物が血漿 LDL 低下作用を有する．薬物療法は，食餌療法および他の介入可能な心血管病危険因子の改善に加えて行う．

臨床上用いられている主な薬物は以下の通りである．
- スタチン：3-ヒドロキシ-3-メチルグルタリルコエンザイム A(3-hydroxy-3-methylglutaryl-coenzyme A：HMG-CoA)還元酵素阻害薬
- フィブラート系
- コレステロール吸収阻害薬
- ニコチン酸(nicotinic acid)およびその誘導体
- 魚油誘導体

---

[2]「罪深い，ジンにまみれラム酒に浸かった人間は 70 年も生き残る．」あるいはそれよりもまだ長い人生を望んでいるが…．

アテローム性動脈硬化性疾患

- アテローム性動脈硬化は大型あるいは中型動脈に生じる局所的な疾病である．アテローム性プラークはほとんどの人に生じ，何十年にもわたり潜行的に進展していき，工業先進国における死亡（心筋梗塞）や障害（脳卒中など）の最大の原因となっている．
- 脂肪線条は，最も早期に認められる構造学的に明らかな病変であり，線維性および脂肪プラークへと進展する．動脈硬化の症状は，血管を通る血流が障害物の下流の組織の代謝要求を満たすのに必要なレベルよりも低下した場合にのみ生じる．
- 重要な変更可能な危険因子には，高血圧（第22章），脂質異常症（本章）および喫煙（第49章）が含まれる．
- 病態生理は，傷害に応答した慢性の炎症である．内皮機能不全は，防御機構の損失，単球／マクロファージおよびT細胞移動，低密度リポタンパク質（LDL）コレステロールの取り込みおよびその酸化，マクロファージによる酸化LDLの取り込み，平滑筋細胞の移動および増殖，ならびにコラーゲンの沈着につながる．
- プラーク破裂は，血小板活性化および血栓症を導く（第24章）．

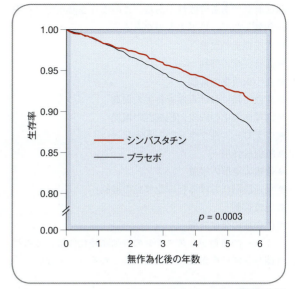

図23.2 プラセボまたはシンバスタチンで治療した血清コレステロール5.5～8.0mmol/Lの冠動脈疾患患者の生存率．シンバスタチン群の相対的死亡リスクは0.70（95％信頼区間0.58～0.85）．（4S Study 1994 Lancet 344, 1383-1389 に基づく．）

スタチン：HMG-CoA還元酵素阻害薬

　コレステロール生合成における律速酵素は，HMG-CoAのメバロン酸への変換を触媒するHMG-CoA還元酵素である（図23.1参照）．**シンバスタチン**（simvastatin），**lovastatin**，**プラバスタチン**（pravastatin）は特異的，可逆的かつ競合的なHMG-CoA還元酵素阻害薬で，およそ1 nmol/LのK_i値を有する．**アトロバスタチン**（atorvastatin）と**ロスバスタチン**（rosuvastatin）は長時間作用型の阻害薬である．肝細胞におけるコレステロール生合成を抑制することで，LDL受容体の発現が亢進し，血漿中から肝細胞へのLDL取り込みが増加する．スタチンの主な生化学的効果は，したがって，血漿中のLDLを減少させることにあるが，血漿中のトリグリセリドを減少させ，HDLを増加させる効果も有することが知られている．いくつかの大規模無作為化プラセボ対照臨床試験では，HMG-CoA還元酵素阻害薬が，罹病率や死亡率の低下に有効であったことが示されている．

　The Scandinavian Simvastatin Survival Study（4S）では，虚血性心疾患患者で血漿コレステロールが5.5～8.0 mmol/Lの患者を対象にし，シンバスタチンが血清LDLを35％，全死亡を30％低下させたことを示した（図23.2）．冠動脈疾患による死亡については，42％減少した．異なるスタチンを用いた他の大規模研究では，虚血性心疾患患者あるいは健常人のいずれにおいても，血漿コレステロール値の高低および他の冠動脈疾患危険因子の有無によらず，死亡率が低下することが示された．高用量（80 mg）アトロバスタチンによるLDLの強力な低下療法は，低用量（10 mg）による治療と比較して，疾患イベント発症率を有意に低下させたが，血漿トランスアミナーゼの異常な上昇（肝障害の証左）の頻度は有意に高くなった．スタチンによる二次予防効果検証のための試験において，心血管イベント発症率と，治療後の血漿LDL濃度（1.8～4.9 mmol/Lの範囲）は正に相関し，おおむね直線上に乗った．イベント発症率は，プラセボ群，スタチン治療群を問わずこの直線上にあったことから，血漿LDLが心血管イベント発症リスクの有効なサロゲート（代用）マーカーであることが示唆された．

スタチンのその他の作用

　メバロン酸経路の産物はタンパク質と反応する（"脂質化"：タンパク質にプレニル基やファルネシル基を付加すること）．いくつかの重要な膜結合性酵素（例えば，血管内皮型一酸化窒素合成酵素［eNOS］；第20章参照）は脂質化を受ける．これら脂質基は，アンカー（錨）としてタンパク質分子をカベオラやゴルジ装置などの細胞内器官に留める役割を果たす．このような，血漿LDLに対する効果とは関係のない，あるいは間接的にのみ関連するスタチンの役割に大きな注目が集まっている（しばしば**多面的［プレイオトロピック］効果**［pleiotropic effect］と称される．多面的効果のうちいくつかは望ましくない効果（例えば，HMG-CoA還元酵素は始原生殖細胞の移動をガイドする役割をもっているので，妊婦にスタチンは禁忌）であるが，いくつかは疾患治療に役立つ見込みを有する．例えば，スタチンの効果はまだ確立していないものの，アルツハイマー病の治療や前立腺がんの予

防に有効である可能性がある．このような潜在的に有用な薬効として，以下のものがある．
- 内皮機能の改善
- 血管炎症の抑制
- 血小板凝集の抑制
- 虚血組織における血管新生の促進
- 循環血液中の内皮前駆細胞の増加
- アテローム性プラークの安定化
- 抗血栓作用
- 線維素溶解の増強
- 発達段階における胚細胞移動の抑制
- 免疫抑制
- 敗血症の発症防御

これらの薬効が，スタチンの抗動脈硬化作用にどの程度関与しているかについては，よくわかっていない．

薬物動態

コレステロール合成のピークは早朝にあるので，短時間作用型のスタチンは経口で夜に投与される．スタチンは薬効発揮の場，肝臓に良好に吸収され，チトクロムP450およびグルクロン酸抱合経路によって，循環血流に取り込まれる前に大半が代謝される．シンバスタチンは活性のないラクトン構造をもつプロドラッグで，肝臓で活性化型であるβ-ヒドロキシ脂肪酸体に代謝される．

副作用

スタチンは耐容性が高い薬物である．軽度の副作用としては，筋肉痛，消化管障害，血漿中の肝酵素上昇，不眠症，発疹などがある．より高度な副作用としては，まれではあるが，骨格筋障害(筋炎，高度障害の場合は横紋筋融解症)と血管性浮腫がある．筋炎はスタチンに共通した副作用(クラスエフェクト)であり，他の脂質低下薬(特にフィブラート系)との併用によって，また用量依存性に出現する[3]．さらにやせた患者，コントロール不良の甲状腺機能低下症患者で，より頻度が高い．

フィブラート系

複数のフィブラート系薬物，**ベザフィブラート**(bezafibrate)，**ciprofibrate**，**ゲムフィブロジル**(gemfibrozil)，**フェノフィブラート**(fenofibrate)，**クロフィブラート**(clofibrate)などが承認されている．これらは循環血液中のVLDLを著明に下げることにより，トリグリセライドを低下させる．また，弱いLDL低下作用(約10%)および約10%のHDL上昇作用を有する．

---

[3] セリバスタチン(cerivastatin)は比較的高濃度で用いる効果の高いスタチンであったが，特にゲムフィブロジルと併用した患者で生じた横紋筋融解症が原因で，発売中止となった．さらに本章で後述する．

HMG-CoA還元酵素阻害薬の臨床用途(スタチン，例えばシンバスタチン，アトロバスタチン)

- 症候性アテローム性動脈硬化性疾患患者(例えば，狭心症，一過性脳虚血発作，心筋梗塞，脳卒中の既往)における心筋梗塞，脳卒中の二次予防．
- 高コレステロール血症患者，特に糖尿病(第31章)や腎不全(第29章)など他の危険因子をあわせもつハイリスク患者におけるアテローム性動脈硬化性疾患の一次予防．例えば英国国民医薬品集に記載されているような表を用いて，ハイリスク患者に対する治療の適応を検討する．
- **アトロバスタチン**は家族性高コレステロール血症ホモ接合体患者の血清コレステロール値を下げる．
- 高度に薬剤抵抗性の脂質異常症患者(例えば家族性高コレステロール血症ヘテロ接合体など)においては，**エゼチミブ**(ezetimibe)をスタチンと併用する．
- 妊婦には禁忌である．

本薬物の作用機序は複雑である(図23.1参照)．フィブラート系薬物は核内受容体PPARαのアゴニストで[4](第3章参照)，ヒトにおいては，リポタンパク質リパーゼ，アポA1，アポA5が主な標的遺伝子であり，それらの転写を増強する．フィブラート系薬物は肝臓のLDL取り込みも増強するが，リポタンパク質に対する効果に加えて，血漿中のCRPやフィブリノゲンの低下作用，耐糖能の改善作用，転写因子NF-κB(nuclear factor κB；第3章参照)の発現抑制を介する血管平滑筋細胞における炎症抑制作用なども有することが知られている．臨床上の重要性はよくわかっていないものの，フィブラート系薬剤のこれらの多様な作用にも，スタチンの多面的作用と同様，注目が集まっている．

▽ 1つの臨床研究において，ゲムフィブロジルは，原発性高リポタンパク質血症患者の中年男性における冠動脈疾患発症を，プラセボ群と比較して約1/3低下させた．しかしながら，これまでフィブラート系薬物が生存率を改善したという報告はない．HDL低値でかつLDL低値の冠動脈疾患患者男性約2,500人において，ゲムフィブロジルはHDLを上昇させ，冠動脈疾患と脳卒中の発症を減少させた．本研究におけるイベント発症率は，HDLの変化と相関したが，トリグリセライドおよびLDLとは相関しなかった．この結果は，フィブラート系薬物によるHDLの上昇が血管リスクを減少させる可能性を示唆した．

---

[4] PPARはperoxisome proliferator-activated receptorの略称．この点は質問しないように！(ペルオキシソームはヒトの細胞には存在しない細胞内小器官であり，ある意味不適切な名称といえよう！)糖尿病の治療に用いられるチアゾリジン薬は類縁分子であるPPARγ受容体に作用する．

副作用

　横紋筋融解症の頻度はまれであるが，主にミオグロビンなど壊れた筋由来のタンパク質の腎臓からの漏出を伴い，急性腎不全の原因となる．同症は，特に腎障害を有する患者に生じやすい．なぜなら，薬物が結合する輸送体タンパク質が減少していたり，薬物排泄能が低下していたりするからである．したがって腎障害のある患者，あるいは高トリグリセライド血症はあるが高度の筋炎および筋障害のリスクの高いアルコール依存症患者[5]では，フィブラート系の使用は避けるべきである．横紋筋融解症はまれではあるがスタチンによっても生じることがあり，したがってフィブラート系とスタチンの併用は一般的には避けるべきである（専門医は時に併用を試みるが）．消化管障害，そう痒症，発疹はスタチンよりも頻度が高い．クロフィブラートは胆石の原因になることがあるため，その使用は胆嚢切除を施行した患者に限られている．

フィブラート系の臨床用途（例えばゲムフィブロジル，フェノフィブラート）

- 混合型脂質異常症（血清トリグリセライド，コレステロール両者の上昇）．ただし過度のアルコール消費が原因ではない場合．**フェノフィブラート**は尿酸排泄を促進するため，混合性脂質異常症に高尿酸血症が合併する症例では有効であろう．
- 低HDL血症を有するアテローム性動脈硬化性疾患のハイリスク患者（しばしば2型糖尿病患者；第31章参照）．
- 高度に治療抵抗性である脂質異常症患者に対する，他の脂質低下薬との併用療法．横紋筋融解症のリスクを上昇させる可能性に注意．

コレステロール吸収阻害薬

　歴史的には，胆汁酸結合レジン（resin）（陰イオン交換樹脂：例えば**コレスチラミン**[colestyramine]，colestipol）がコレステロール吸収を抑制する唯一の薬剤であり，それが血漿コレステロールを下げるための数少ない方法の1つであった．レジンは経口投与され，腸管内で胆汁酸を吸着することで，その再吸収と腸肝循環を阻害する（図23.1）．HDL濃度には影響しないが，トリグリセライド上昇の原因になる．

　原発性高コレステロール血症を有する中年男性を対象にした米国脂質研究所（American Lipid Research Clinics）の臨床試験では，食餌療法にレジンを添加することで血漿コレステロールが低下し，7年間で冠動脈疾患が20～25％低下することが示されたが，一方，これまでに生存率の改善を示した臨床研究はない．外因性コレステロールの吸収の減少および，内因性コレステロールの肝臓における胆汁酸への代謝の増加は，肝細胞上のLDL受容体発現の増加をもたらし，ひいては血中からのLDLクリアランスの増加，および血漿LDL濃度の低下をもたらす．レジンはかさばり，まずく不快で，しばしば下痢を引き起こす．それらは脂溶性ビタミン，**サイアザイド系利尿薬**（thiazide diuretic；第22，29，58章参照），ジゴキシン（digoxin；第21章参照），ワルファリン（warfarin；第24章参照）の吸収を妨げるため，レジン内服の少なくとも1時間前あるいは4～6時間後に内服すべきである．スタチンの登場により，脂質異常症の治療におけるレジンの使用は，家族性高コレステロール血症などの重症例における補助療法，あるいは脂質異常症の治療とは関係ない胆汁酸塩関連症状のそう痒症（かゆみ）や下痢の治療などへの使用に限定されることになった（下記クリニカルボックス参照）．colesevelamは，かさばらないが（1日用量はコレスチラミン36gまでと比較して4gまで），より高価である．その後引き続き，植物ステロールおよびスタノールが承認された．これらは木材パルプから分離され，マーガリンやヨーグルトをつくるために使われている．血漿コレステロール低下作用は少ないが，レジンと比較して美味しく飲みやすい[6]．フィトステロールとフィトスタノールエステルは，ステロールがミセルとして腸管細胞表面へ提示されることを妨げ，腸管におけるコレステロール吸収を減少させ，したがって外因性経路を抑制する．

エゼチミブ

　エゼチミブ（ezetimibe）は，アゼチジノンコレステロール吸収阻害薬の1つであり，高コレステロール血症の食餌療法および，スタチンによる治療をさらに補填する薬物として用いられる．エゼチミブは，脂溶性ビタミン，トリグリセライドまたは胆汁酸の吸収に影響を与えることなく，腸細胞の刷子縁にある輸送タンパク質（NPC1 L1）をブロックすることによって，十二指腸からコレステロール（および植物スタノール）の吸収を阻害する．レジンと比較して効力が高い（1日用量10 mg）ので，重篤な脂質異常症患者におけるスタチンとの併用療法は，今後レジンの代替として有用性を示すはずである．心血管イベント転帰におけるエゼチミブの効果を評価する臨床試験は進行中であり，結果が待望されている．

　エゼチミブは経口投与後腸上皮細胞に吸収され，細胞内では，推定される作用部位である刷子縁に局在する．エゼチミブは効率よく（＞80％）活性代謝物に代謝される．腸肝循環の結果，その排泄には時間を要し，最終的な半減期は約22時間である．エゼチミブは母乳に入るため（少なくとも動物実験では），授乳中の女性には禁忌である．一般的に耐容性は良好だが，下痢，腹痛または頭痛を引き起こす可能性があり，発疹および血管浮腫の報告もある．

---

[5] 長期にわたる臥床傾向と，引き続き生じる全身性の痙攣，いわゆるラム痙攣（rum fits）や譫妄による震えなど，いくつかの理由による．

[6] しかし，これにあまり意味はない．

コレステロール吸収阻害薬の臨床用途：エゼチミブまたは胆汁酸結合レジン(陰イオン交換樹脂：例えばコレスチラミン)

- スタチンの効果が不十分なときに，その併用薬として(エゼチミブ)
- 高コレステロール血症で，スタチンが禁忌である症例
- アテローム性動脈硬化症と無関係な用途
  - 部分胆道閉塞患者のかゆみ(胆汁酸結合レジン)
  - 例えば糖尿病性神経障害によって引き起こされる胆汁酸性下痢(胆汁酸結合レジン)

ニコチン酸

✓ ニコチン酸はビタミンであり，多くの重要な代謝過程に必須である．これとは別に，脂質低下薬としてグラム単位で使用されている．ニコチンアミドに変換されて肝臓のVLDL分泌を阻害し(図23.1参照)，結果として循環トリグリセライドおよびLp(a)を含むLDLの減少，およびHDLの増加が生じる．作用機序はよくわかっていないが，脂肪細胞膜に存在するGタンパク質共役オーファン受容体HM74Aを介した，脂肪分解への作用によって開始されると考えられている．副作用には紅潮，動悸および胃腸障害が含まれる．残念ながら，スタチンにニコチン酸を追加しても心血管イベントの転帰は改善されず，重篤な副作用は増加した(HSP2-THRIVE試験)．

魚油誘導体

✓ ω-3海洋トリグリセライド(訳者注：ω-3多価不飽和脂肪酸を含む魚油)は血漿トリグリセライド濃度を低下させるが，コレステロールは増加させる．血漿トリグリセライド濃度はコレステロールほど冠動脈疾患と強く関連しているわけではないが，魚を定期的に食べると虚血性心疾患が減少し，ω-3多価不飽和脂肪酸(ω-3 polyunsaturated fatty acid：PUFA)を食事に加えることで，心筋梗塞を最近発症した既往のある患者の生存率が上昇した(GISSI-Prevenzione Investigators, 1999)という疫学的証拠がある．この効果が得られた原因は，PUFAの有する強力な抗不整脈作用にあるかもしれない．血漿トリグリセライド濃度に対する魚油の作用機序は不明である．魚油はこのほかに，エイコサペンタエン酸およびドコサヘキサエン酸を含むPUFAに富み，血小板機能の阻害，出血時間の延長，抗炎症効果および血漿フィブリノゲンの低下作用といった，潜在的に重要な作用を有する．エイコサペンタエン酸は，細胞膜中のアラキドン酸の代用として，3-系列のプロスタグランジン(prostaglandin)，トロンボキサンおよび5-系列のロイコトリエンの前駆体となる(第17章参照)．このことで，おそらくエイコサペンタエン酸の止血に対する作用が説明できると考えられる．なぜならトロンボキサンA_3はトロンボキサンA_2より血小板凝集活性がはるかに低いのに対し，PGI_3は血小板機能阻害薬としてのPGI_2と同等の効力を有するからである．ロイコトリエン生合成の変化によって，おそらく魚油の抗炎症作用の一部は説明可能であろう．エイコサペンタエン酸からのレゾルビンの産生(第17章)も重要である．魚油はLDLを増加させるため，Ⅱa型高リポタンパク質血症患者には禁忌となる．英国でのω-3酸エチルエステル製剤は，高トリグリセライド血症の治療に加えて，心筋梗塞後の再発予防の適応

でも認可されている．旧来の魚油調製物よりも投与によるLDLの増加が少なく，魚臭，体重増加，消化不良の問題が少ない．

開発中の他の新規治療法には，スクアレン合成を阻害する薬物，ミクロソームトリグリセライド輸送タンパク質(MTP)阻害薬，およびアポBを変化させる薬物がある．アポBを変化させる薬物のうちmipomersenは，家族性高コレステロール血症(FH)ホモ接合性にのみ適応があり，米国では承認されているが欧州では承認されていない．この薬はapoB100のメッセンジャーRNAのコード領域に相補的なアンチセンスオリゴヌクレオチドであり，アポB100の抑制を介してLDL合成を阻害する．mipomersenは化学修飾(第59章参照)によってヌクレアーゼによる分解に対して抵抗性となり，FHホモ接合体患者の他の治療を補うものとして，週1回投与が可能となった．mipomersenは，意図された作用部位である肝臓に蓄積するが，毒性も発揮してしまう．肝毒性は規制当局の懸念材料の1つである．

脂質異常症の薬

脂質異常症の患者に使用される主要な薬物は，以下の通りである．

- HMG-CoA還元酵素阻害薬(スタチン，例えば**シンバスタチン**)：コレステロール生合成を阻害し，肝細胞上の低密度リポタンパク質(LDL)受容体の発現を増加させ，肝臓によるLDLコレステロール(LDL-C)の取り込みを増加させる．スタチンは，心血管イベントを減少させ，同疾患リスクのある人の寿命を延ばし，臨床的には脂質異常症治療薬のなかで最も重要な薬物である．副作用には，筋肉痛(重度の筋障害はまれ)および肝機能障害などがある．
- フィブラート系(例えば**ゲムフィブロジル**)：PPARα受容体を活性化し，リポタンパク質リパーゼの活性を高め，肝臓の超低密度リポタンパク質産生を減少させ，肝臓によるLDLのクリアランスを高める．フィブラート系は血清トリグリセライドを著明に低下させ，高密度リポタンパク質コレステロールを軽度増加させる．副作用には筋障害が含まれる．
- コレステロール吸収を阻害する薬物(通常は食餌療法，スタチンとあわせて使用)
  - エゼチミブ
  - スタノール含有食品
  - 胆汁酸結合レジン(陰イオン交換樹脂，例えば，コレスチラミン，コレセベラム)
- 魚油誘導体(ω-3酸エチルエステル)
- mipomersenとロミタピドは，家族性高コレステロール血症ホモ接合体患者に用いる併用薬として，最近導入された．

ロミタピド(lomitapide)もまた，FHホモ接合体患者の併用療法薬として，最近承認された．これはミクロソームトリグリセライド輸送タンパク質(MTP)の小分子化合物阻害薬である．MTPは，アポB含有リポタンパク質の合成および循環血流への放出において重要な役割を果たし，このタンパク質の阻害が，血漿脂質レベルを有意に低下させる．この作用は他の脂質低下薬とは対照的である．なぜなら他の脂質低下薬は，主に肝臓へのLDLの取り込みを増加させることで効いており，肝臓からのリポタンパク質分泌を減少させるのではないからである．ロミタピドは，1日1回経口投与され，耐容量に応じて個別に用量が決定される．

引用および参考文献

アテローム性動脈硬化と脂質異常症

Brown, M.S., Goldstein, J.L., 1986. A receptor-mediated pathway for cholesterol homeostasis. Science 232, 34–47. (これらのノーベル賞受賞者のクラシック論文. Goldstein, J.L., Brown, M.S., 1990. Regulation of the mevalonate pathway. Nature 343, 425-430 も参照されたい.)

Durrington, P.N., 2005. Hyperlipidaemia: Diagnosis and Management, third ed. Hodder Arnold, London. (きわめて読みやすく，権威ある本.)

Ross, R., 1999. Atherosclerosis – an inflammatory disease. N. Engl. J. Med. 340, 115–126.

Stein, O., Stein, Y., 2005. Lipid transfer proteins (LTP) and atherosclerosis. Atherosclerosis 178, 217–230. (脂質輸送タンパク質[ACAT, CETP, LCAT, PLTP]とその治療標的としての可能性.)

スタチン

Hague, W., Emberson, J., Ridker, P.M., 2001. For the Air Force/Texas Coronary Atherosclerosis Prevention Study Investigators. Measurement of C-reactive protein for the targeting of statin therapy in the primary prevention of acute events. N. Engl. J. Med. 344, 1959–1965. (スタチンは，血清脂質濃度はそれほど高くないが，炎症マーカーで冠動脈疾患の危険因子であるC反応性タンパク質が高値である人々における冠動脈イベント予防に有効かもしれない.)

Liao, J.K., Laufs, U., 2005. Pleiotropic effects of statins. Annu. Rev. Pharmacol. Toxicol. 45, 89–118. (スタチンの有する多彩な多面的効果は，細胞内シグナル伝達分子の脂質付着部位として機能するイソプレノイドの阻害によってもたらされる. 特に，適切な膜局在および機能がイソプレニル化に依存するスモールGTP結合タンパク質Rho, RasおよびRacの阻害は，スタチンの多面的効果発現上重要な役割を果たすと考えられる.)

Merx, M.W., Liehn, E.A., Graf, J., et al., 2005. Statin treatment after onset of sepsis in a murine model improves survival. Circulation 112, 117–124. (スタチンは敗血症治療に有用な可能性がある.)

Van Doren, M., Broihier, H.T., Moore, L.A., et al., 1998. HMG-CoA reductase guides migrating primordial germ cells. Nature 396, 466–469. (HMG－CoA還元酵素の発現調節は，始原生殖細胞の空間的移動をガイドする.)

Vasa, M., Fichtlscherer, S., Adler, K., et al., 2001. Increase in circulating endothelial progenitor cells by statin therapy in patients with stable coronary artery disease. Circulation 103, 2885–2890. (虚血傷害後の修復に寄与している可能性.)

他の治療薬
ニコチン酸

Canner, P.L., Furberg, C.D., Terrin, M.L., et al., 2005. Benefits of niacin by glycemic status in patients with healed myocardial infarction (from the Coronary Drug Project). Am. J. Cardiol. 95, 254–257. (1966年から1974年にかけて実施された冠疾患薬プロジェクトは，以前の心筋梗塞の既往のある8,341人の男性を対象とする，無作為化二重盲検プラセボ対照臨床試験であり，ニコチン酸は，6.2年間の治療期間および試験後9年間の追跡期間における総死亡率を有意に減少させた.)

HPS2-THRIVE Collaborative Group, 2013. HPS2-THRIVE randomized placebo-controlled trial in 25673 high-risk patients of ER niacin/laropiprant: trial design, pre-specified muscle and liver outcomes, and reasons for stopping study treatment. Eur. Heart J. 34, 1279–1291.

フィブラート系

Bloomfield Rubins, H., Davenport, J., Babikian, V., et al., 2001. Reduction in stroke with gemfibrozil in men with coronary heart disease and low HDL cholesterol. The Veterans Affairs HDL Intervention Trial (VA-HIT). Circulation 103, 2828–2833. (HDLの増加が脳卒中を減少させる証拠となった研究.)

Gervois, P., Torra, I.P., Fruchart, J.C., et al., 2000. Regulation of lipid and lipoprotein metabolism by PPAR activators. Clin. Chem. Lab. Med. 38, 3–11. (総説.)

魚油

GISSI-Prevenzione Investigators (Gruppo Italiano per lo Studio della Sopravvivenza nell'Infarto Miocardico), 1999. Dietary supplementation with n-3 polyunsaturated fatty acids and vitamin E after myocardial infarction: results of the GISSI-Prevenzione trial. Lancet 354, 447–455. (心筋梗塞の既往のある11,324例の患者を，n–3PUFA (1 g/day)，ビタミンE，それら両方投与あるいは投与なし群に無作為に割り付け，3.5年間投与した. 主要エンドポイントは，死亡，非致死的心筋梗塞および脳卒中を合わせたものであった. n–3PUFA投与は，臨床的に重要で統計学的有意な利益をもたらしたが，ビタミンEの有効性は認めなかった.)

エゼチミブ

Kosoglou, T., Statkevich, P., Johnson-Levonas, A.O., et al., 2005. Ezetimibe – a review of its metabolism, pharmacokinetics and drug interactions. Clin. Pharmacokinetics 44, 467–494.

ロミタピド

Cuchel, M., Meagher, E.A., du Toit Theron, H., et al., 2013. Efficacy and safety of a microsomal triglyceride transfer protein inhibitor in patients with homozygous familial hypercholesterolaemia: a single-arm, open-label, phase 3 study. Lancet 381, 40–46. (付随する論説も参照されたい；Raal, F.J., pp. 7–8.)

mipomersen

Merki, E., Graham, M.J., Mullick, A.E., 2008. Antisense oligonucleotide directed to human apolipoprotein B-100 reduces lipoprotein(a) levels and oxidized phospholipids on human apolipoprotein B-100 particles in lipoprotein(a) transgenic mice. Circulation 118, 743–753.

開発中の薬物

Duffy, D., Rader, D.J., 2009. Update on strategies to increase HDL quantity and function. Nature. Rev. Cardiol. 6, 455–463.

de Medina, P., Payrá, B.L., Bernad, J., et al., 2004. Tamoxifen is a potent inhibitor of cholesterol esterification and prevents the formation of foam cells. J. Pharmacol. Exp. Ther. 308, 1542–1548. (分子モデリングにより，タモキシフェンと ACAT 阻害薬との間の類似性が明らかになった.)

Wierzbicki, A.S., 2004. Lipid lowering therapies in development. Expert Opin. Invest. Drugs 13, 1405–1408.

第3部　主要臓器系に影響を及ぼす薬物

24 止血と血栓症

概要

　この章では，血液凝固，血小板機能および線維素溶解の主な特徴を要約する．これらの現象は，止血および血栓症の根底にあり，出血性疾患（例えば血友病），および，動脈（例えば，血栓性脳梗塞，心筋梗塞）と静脈（例えば，深部静脈血栓症，肺塞栓症）の両方の血栓性疾患の理解への基礎となる．血栓性疾患は患者数が多いため，抗凝固薬，抗血小板薬および線維素溶解薬は，特に重要である．

はじめに

　止血は，血管の損傷による血液の漏出の阻止であり，生存に必須である．創傷は血管収縮を引き起こすとともに，以下の現象が起こる．
- 血小板の接着と活性化
- フィブリンの形成

　血小板の活性化は，出血を止める止血栓の形成を引き起こし，続いてフィブリンによって補強される．どちらのプロセスがより重要であるかは，損傷を受けた血管（動脈，静脈または毛細血管）によって異なる．

　血栓症では，出血がないにもかかわらず，血管内で血栓が異常に形成される（"間違った場所での止血"）．1世紀以上前，ルドルフ・ウィルヒョウ（Rudolph Virchow）は，血栓症の素因となる3つの因子，"ウィルヒョウの三徴"（Virchow's triad）を定義した．第1に，**血管壁の損傷**．例えば，アテローム性プラークが破裂や，びらんした場合がこれにあたる．第2に，**血流の変化**．この例としては，心房細動が起こると，心臓の左心耳での血流が変化することや，長旅で窮屈に座っている間に，脚の静脈の血流が変化することが挙げられる．第3は，**血液凝固系の異常**．例えば妊娠の後期や，ある種の経口避妊薬（第35章参照）を用いた治療で起こる．血液の凝固系が過剰に亢進することは遺伝性である場合があり，**血栓形成傾向**（thrombophilia）とよばれる．**血栓**（thrombus）は *in vivo* で生じるものであり，*in vitro* で血液の塊として生じる**血餅**（clot）とは異なる．血餅は無定形であり，フィブリンの細かい網目に，赤血球や白血球が無差別にからまってできる．一方，動脈内または静脈内に生じる血栓は，それぞれ異なる構造をもつ．

　動脈血栓（arterial thrombus；図24.1参照）は，網目状のフィブリンに，主に血小板がからみついて生じる，いわゆる"白色血栓"からなる．通常，アテローム性動脈硬化に関連し，血流を妨げる場合があり，それにより，虚血または下流の組織の死（梗塞）を引き起こす．静脈血栓は"赤色血栓"からなり，血流中の凝血塊と同様の組成で，小さな白い頭部と大きなゼリー状の赤い尾部をもつ．血栓は血管壁からはがれ，血流に乗って移動することがあり，それによって塞栓を形成する．静脈塞栓は一般的に肺静脈に留まって"肺塞栓"を引き起こし，左心室または頸動脈に由来する塞栓は，脳や他の器官の動脈に留まり，壊死や脳卒中，その他の大病を引き起こす．

　止血を促進する薬物療法（例えば，本章「抗線維素溶解薬および止血薬」の項参照）は，この重要なシステムに欠陥がある場合（例えば，血友病における凝固因子の不足や，過度の抗凝固療法），または，手術後や過多月経のため出血を止めることが困難である場合に必要である．血栓症や血栓塞栓症は，一般的かつ深刻な病気であるため，これらを治療または予防するための薬物療法が広く行われている．薬物は，以下の3つの異なる機構に影響を与えることで，止血および血栓症に作用する．
- 血液凝固（フィブリン形成）
- 血小板機能
- フィブリンの除去（線維素溶解）

血液凝固

凝固カスケード

　血液凝固とは，液体である血液が凝血塊に転換することである．主な現象は，トロンビンによる可溶性**フィブリノゲン**（fibrinogen）の不溶性**フィブリン**（fibrin）鎖への変換であり，これは，複雑な酵素カスケードの最後のステップである．酵素カスケードの成分（因子とよばれる）は，血液中に，タンパク質分解酵素および補助因子の不活性前駆体（チモーゲン）として存在する．不活性前駆体はタンパク質分解によって活性化され，活性体は接尾辞"a"で示される．因子XIIa，XIa，Xa，IXaおよびトロンビン（IIa）はすべてセリンプロテアーゼである．ある

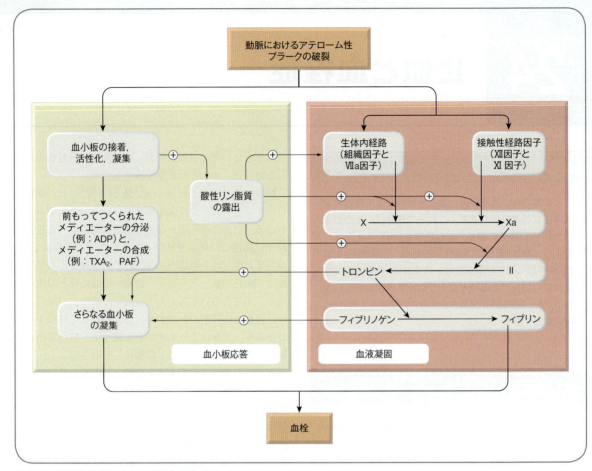

図 24.1　動脈血栓の形成における主要なイベント.
血小板活性化に伴う酸性リン脂質の露出は，IXa 因子および VIIa 因子が，X 因子と相互作用する表層の場をもたらす．Xa 因子はそこで，II 因子と相互作用する（詳細は図 24.4 に示す）．XII 因子の活性化はまた，線維素溶解経路を開始させる（図 24.10 参照）．（血管に損傷があるときに同様の一連のイベントが起こり，止血を引き起こす．）PAF：血小板活性化因子（platelet-activating factor），TXA$_2$：トロンボキサン A$_2$．

因子が少量活性化すると，触媒作用によって次の因子をより大量に活性化し，これがその次の因子をさらに大量に活性化するという反応（カスケード）が繰り返される．つまり，このカスケードは増幅機構である[1]．予想されるように，この加速度的な酵素カスケードは，阻害因子による制御が必要である．そうでなければ，体内のすべての血液が，止血の開始から数分以内に凝固するからである．最も重要な阻害因子の1つは**アンチトロンビン III**（antithrombin III）であり，これはカスケードにおけるすべてのセリンプロテアーゼを中和する．血管内皮もまた，血栓の拡大を能動的に制限する．

フィブリン形成は，慣例的に2つの経路で記述される（"内因性"〔血液中にすべての成分が存在するため〕，および"外因性"〔血液外に由来する成分があるため〕とよばれる）．内因性または"接触"経路は，流れている血液がガラスのような人工物の表面と接触することで活性化されるが，生理学的には単一の**生体内経路**（in vivo pathway）として機能する（図 24.2）．組織の傷害は，血液を**組織因子**（tissue factor）に曝すことで，外因性経路の開始と，少量のトロンビン産生を引き起こす．これは，より多くのトロンビン産生を伴う過程を増幅・伝播する，いくつかの正のフィードバック（Va，VIIIa 因子の産生および血小板活性化）を介して作動する．

▽ "**組織因子**"は，VII 因子の細胞受容体であり，Ca^{2+} 存在下で活性部位が変化する．これによって，VII 因子から VIIa 因子へのすばやい自己触媒活性化が起こる．組織因子と VIIa 因子の複合体は，IX および X 因子を活性化する．酸性リン脂質は**表面触媒**（surface catalyst）として機能する．酸性リン脂質（特にホスファチジルセリン）は，血小板活性化の間に露出して供給され，さまざまな凝固因子を近接して配置させることで機能的複合体を形成し，凝固因子を活性化する．血小板はまた，Va 因子およ

---

[1] 血液 100 mL の凝固には，VIII 因子 0.2 mg，X 因子 2 mg，プロトロンビン 15 mg およびフィブリノゲン 250 mg が必要である．

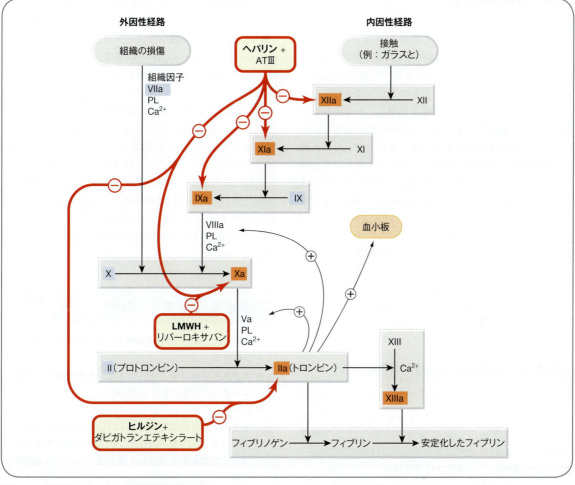

図 24.2　凝固カスケード：抗凝固薬の作用点．

経口抗凝固薬は，Ⅱ，Ⅶ，ⅨおよびⅩ因子（青のボックスで示す）の翻訳後のγ-カルボキシル化を妨げる；図 24.4 を参照．ヘパリンはアンチトロンビンⅢを活性化する．ATⅢ：アンチトロンビンⅢ，LMWH：低分子量ヘパリン，PL：活性化血小板によって供給される負に荷電したリン脂質．

びフィブリノゲンを含む凝固因子を分泌することによってもこの反応に寄与する．凝固は，さらなる Ⅸa-Ⅷa-Ca^{2+}-リン脂質複合体による Ⅹa 因子の生成により持続される．組織因子-Ⅶa 複合体は，組織因子経路阻害因子およびアンチトロンビンⅢによって血漿中で速やかに不活化されるため，この機構が必要である．Ⅹa 因子は，Ca^{2+}，リン脂質および Va 因子の存在下で，プロトロンビンを活性化してカスケードの主要な酵素であるトロンビンを生成する．**接触（内因性）経路**（contact pathway）は，Ⅻ因子（ハーゲマン[Hageman]因子）が負に荷電した表面に付着することで始まり，生体内経路のⅩ因子活性化の段階で合流する（図 24.2 参照）．この経路の始まりの部分は，in vivo での血液凝固には重要ではない[2]．2 つの経路は合流する前でも完全には分かれておらず，さまざまな正のフィードバックが凝固を促進する．

止血および血栓症

- 止血は，損傷した血管からの失血を止めることで，生存に必須である．主要な現象は以下の通りである．
  - 血小板の接着と活性化
  - 血液凝固（フィブリン形成）
- 血栓症は，止血機構の不適切な活性化から生じる病的状態である．
  - 静脈血栓症は，通常，血行の停滞と関連する．静脈血栓の一部は血小板成分，大部分はフィブリンからなる．
  - 動脈血栓症は，通常，アテローム性動脈硬化症に関連し，血栓の大部分は血小板成分である．
- 血栓の一部が崩壊し，塞栓として移動し，下流に留まり，虚血および／または梗塞を引き起こすことがある．

---

[2] ハーゲマン氏（Ⅻ因子が欠損している患者で，Ⅻ因子は彼の名に由来する）は，過度の出血ではなく肺塞栓症で亡くなった．つまり，Ⅻ因子欠損は出血性疾患を引き起こさない．

トロンビンの役割

トロンビン（Ⅱa因子）はフィブリノゲンを切断し，重合してフィブリンを形成する断片を生成する．また，フィブリン–フィブリン間の連結を強化することで，凝固体を安定化するⅩⅢ因子（**フィブリノリガーゼ[fibrinoligase]**）も活性化する．凝固に加えて，トロンビンはまた，血小板凝集を引き起こし，細胞増殖を刺激し，平滑筋収縮を調節する．逆説的に，トロンビンは凝固を促進するばかりでなく，阻害することもできる．トロンビンの血小板および平滑筋に対する作用は，Gタンパク質共役受容体スーパーファミリーに属する特異的なプロテアーゼ活性化型受容体（[protease-activated receptor：PAR；第3章参照]）との相互作用によって開始される．PARは，止血および血栓症に働く細胞応答だけではなく，炎症と，おそらく血管新生に寄与する細胞応答も開始する．そのシグナル伝達機構は独特である．受容体の活性化には，トロンビンによる受容体の細胞外N末端ドメインのタンパク質分解が必要であり，新たに生成されたN末端配列は，"つながれたアゴニスト"として作用する（図3.7参照）．

止血および血栓症における血管内皮

循環血液の入れ物である血管内皮は，異なる要求に応じて，非血栓形成性から血栓形成性構造に，局所的に変化しうる．血管内皮の表層は通常，膜**ヘパラン硫酸**（heparan sulfate）の効力によって，非血栓形成性である．膜ヘパラン硫酸は，ヘパリン様グリコサミノグリカンで，ヘパリンと同様に，アンチトロンビンⅢの補助因子となる．内皮はそのため，血管内における血小板の活性化と凝固を防ぐ必須の役割を果たす．しかし，血管内皮はまた，止血と，いくつかの重要な止血成分の合成および貯蔵において，能動的な役割を果たす．**フォン・ヴィレブランド因子**（von Willebrand factor）[3]，組織因子および**プラスミノゲン活性化抑制因子**（plasminogen activator inhibitor：PAI）-1は，特に重要である．PAI-1は，内皮細胞上に存在する受容体である**アンギオテンシンⅣ**（angiotensin Ⅳ）に応答して分泌され，レニン–アンギオテンシン系（第22章参照）と血栓症の間をリンクする．これらの血栓形成促進性の因子は，それぞれ，血小板の接着，凝固および凝血塊（クロット）安定化に関与する．しかしながら，内皮は血栓の制限にも関係している．その機序として内皮は，プロスタグランジン（prostaglandin：PG）I$_2$（プロスタサイクリン；第17章）と一酸化窒素（NO；第20章）の生成，ADP（血小板凝集を引き起こす）からアデノシン（血小板凝集を阻害する）への変換（第16章参照），**組織プラスミノゲン活性化因子**（tissue plasminogen activator：tPA）の合成，トロンビンの受容体である**トロンボモジュリン**（thrombomodulin）の発現を行う．トロンボモジュリンと結合すると，トロンビンは抗凝固因子である**プロテインC**（protein C）を活性化する．活性化したプロテインCは，その補酵素であるプロテインSの補助を受け，Ⅴa因子およびⅧa因子を不活化する．このことは生理学的に重要であることが知られており，その理由としては，先天的に起こるⅤ因子遺伝子の変異（Ⅴ因子ライデン[Leiden]）が，活性化プロテインCに対する耐性を生じさせることで，最も一般的にみられる遺伝性の血栓症をもたらすためである．

血液凝固（フィブリン形成）

凝固系は，タンパク質分解酵素と補助因子のカスケードからなる．

- 不活性前駆体は順次活性化され，それぞれが，次により多くの活性体を生じさせる．
- 最終的に生成される酵素はプロトロンビン（Ⅱ）に由来するトロンビンである．トロンビンは可溶性フィブリノゲン（Ⅰ）を不溶性のフィブリン網目構造に変換し，血球細胞を捕捉して凝血塊（クロット）を形成する．
- カスケードには2つの経路がある．
  - 生体内（外因性）経路
  - 接触（内因性）経路
- 両方の経路が，Ⅹ因子を活性化してⅩa因子をもたらすことで，プロトロンビンをトロンビンに変換する．
- カルシウムイオンと負に荷電したリン脂質は，3つのステップ，すなわち以下の因子の作用に必要である．
  - Ⅸa因子のⅩ因子に対する作用
  - Ⅶa因子のⅩ因子に対する作用
  - Ⅹa因子のⅡ因子に対する作用
- リン脂質は，損傷した血管に接着した活性化血小板から供給される．
- いくつかの因子は，リン脂質とセリンプロテアーゼ因子に結合することによって凝固を促進する．例えばⅩa因子によるⅡ因子の活性化におけるⅤa因子，またはⅨa因子によるⅩ因子の活性化におけるⅧa因子である．
- 血液凝固は，以下によって制御される．
  - 酵素阻害因子（例えば，アンチトロンビンⅢ）
  - 線維素溶解

---

[3] フォン・ヴィレブランド（von Willebrand）因子は糖タンパク質で，フォン・ヴィレブランド病とよばれる非常にまれな遺伝性出血性疾患では欠損している．血管内皮細胞によって合成され（免疫反応性フォン・ヴィレブランド因子の存在は，培養下でこれらの細胞を識別する特徴である），また，血小板にも存在する．

エンドトキシンと腫瘍壊死因子（tumour necrosis factor：TNF）を含むいくつかのサイトカインは，ヘパランの減少（上記参照）と組織因子の発現の増加を引き起こすことで，内皮のもつ，血栓形成促進性と抗血栓性作用のバランスを，血栓症の方向へ傾ける．また，内皮のNO機能を減じる．凝固を制限する他の機構もまた不完全であるか，あるいは使いつくされると，**播種性血管内凝固症候群**（disseminated intravascular coagulation）を引き起こすことがある．これは，敗血症と，ある種の悪性腫瘍の重篤な合併症であり，主な治療は根底にある病気を治すことである．

凝固カスケードに作用する薬物

凝固に欠陥がある場合，または望ましくない凝固がある場合のいずれかで，薬物は，カスケードを改変するために使用される．

凝固異常

遺伝が要因となる凝固因子の欠損は，一般的ではない．例としては，Ⅷ因子の欠損によって引き起こされる古典的血友病（classic hemophilia）が挙げられ，この血友病は，Ⅸ因子（クリスマス[Christmas]因子ともよばれる）の欠損による血友病（血友病Bまたはクリスマス病）よりも，希少な病態である．このような患者の出血を予防または制限するために，専門医による静脈内因子補充が行われる．一部の患者は凝固因子に対する阻害因子を産生するため，管理には特に注意が必要である（例えば，免疫寛容の誘導：第6章参照）．血漿由来の濃縮物は，純度の高い組換え型タンパク質（例えば，Ⅷ因子とⅨ因子．さらに，組換え型Ⅱ因子が開発中である）に取って代わられつつあり，急速に進んでいる分野である．ヒトの組換え型Ⅶa因子もまた，重度の出血性疾患をもつ患者の出血に用いられるが，血管内凝固を引き起こす可能性がある．

後天的な凝固障害は，遺伝性のものよりも一般的である．原因には，肝臓病，ビタミンK欠乏症（新生児に普遍的に起こりうる），過剰な経口抗凝固治療があり，それぞれについてビタミンKによる治療が必要な場合がある．

◉ ビタミンK

ビタミンK（ドイツ語のKoagulationに由来する）は脂溶性ビタミン（図24.3）で，植物（ビタミンK_1）および腸内でつくられる一連の細菌性メナキノン（ビタミンK_2）として天然に存在する（Shearer & Newman, 2008の総説を参照）．ビタミンKは，凝固因子Ⅱ，Ⅶ，ⅨおよびⅩの形成にとって必須であり，これらの因子はγ-カルボキシグルタミン酸（Gla）残基をもつ糖タンパク質である．Ⅹa因子とプロトロンビン（Ⅱ因子）の，Ca^{2+}およびリン脂質

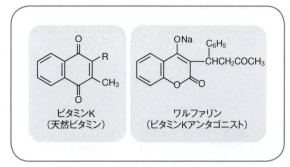

図24.3 ビタミンKとワルファリン．
ワルファリンは，ビタミンKアンタゴニストで経口抗凝固薬である．ビタミンKを活性化するレダクターゼ酵素（VKORC1）が作用点であり，この酵素に対してビタミンKと競合する（これらの構造の類似性に注意）（図24.5参照）．

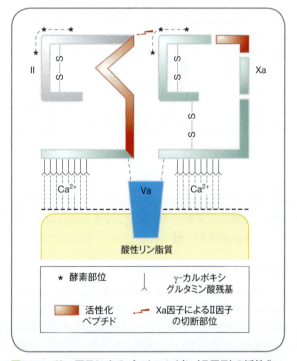

図24.4 Ⅹa因子によるプロトロンビン（Ⅱ因子）の活性化．
Ⅴa因子と負に荷電したリン脂質表面（凝集した血小板によって供給される）との複合体は，Ⅹa因子およびプロトロンビン（Ⅱ因子）の結合部位を形成する．Ⅹa因子とⅡ因子は互いに類似するペプチド鎖（模式的に示す）をもつ．血小板はこのように，局在化の焦点として働く．カルシウムイオンは結合に必要である．Ⅹa因子はⅡ因子を活性化し，トロンビン（灰色で示す）を遊離させる．（Jackson CM 1978 Br J Haematol 39, 1より改変．）

との相互作用を図24.4に示す．γ-カルボキシル化は，アミノ酸鎖の合成後に起こり，カルボキシラーゼ酵素は補助因子として，還元型のビタミンKを必要とする（図24.5）．結合は，γ-カルボキシル化がない場合は起こらない．同様の考察が，Ⅸa因子とⅦa因子によるⅩ因子のタンパク質分解活性化にも適用される（図24.2参照）．

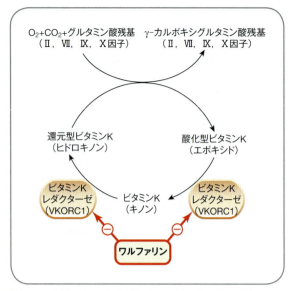

図 24.5 ビタミン K およびワルファリンのメカニズム. 凝固因子Ⅱ，Ⅶ，ⅨおよびⅩのペプチド鎖が合成された後，還元型ビタミンK（ヒドロキノン）は，グルタミン酸をγ-カルボキシグルタミン酸へ変換する反応の補助因子として作用する．この反応の間，還元型ビタミンKはエポキシドに変換され，エポキシドはキノンに還元され，次いでビタミンKエポキシドレダクターゼコンポーネント1（VKORC1）によってヒドロキノンに還元される．VKORC1は，ワルファリンの作用部位である．

ビタミン K の臨床用途

- 出血の治療や予防
  - 過度の経口抗凝固薬（例えば，**ワルファリン**[warfarin]による）を抑える．
  - 乳児において，**新生児の出血性疾患**（haemorrhagic disease of the newborn）を予防する．
- 成人のビタミン K 欠乏症の場合
  - **熱帯性下痢**（sprue），**セリアック病**（coeliac disease），**脂肪便**（steatorrhoea）
  - 胆汁の欠乏（例えば，**閉塞性黄疸**[obstructive jaundice]）

ビタミンK依存性Glaタンパク質はそのほかにもいくつか存在し，プロテインCおよびSと，骨のオステオカルシンが含まれる．

投与および薬物動態学的側面

天然ビタミンK₁（**フィトナジオン**[phytonadione, phytomenadione]）は，経口または注射によって投与される．経口の場合，吸収のために胆汁酸塩が必要であり，吸収は近位小腸において，飽和されうるエネルギー要求型プロセスによって起こる．合成製剤である menadiol sodium phosphate も利用可能である．これは水溶性であり，吸収のために胆汁酸塩を必要としない．この合成化合物は，フィトナジオンよりも作用するのに時間がかかる．体内にビタミンKの蓄積はほとんどない．ビタミンKは，より極性の高い物質に代謝され，尿および胆汁中に排泄される．

ビタミンKの臨床用途は，クリニカルボックスに要約した．

血栓症

血栓性および血栓塞栓性疾患は一般的であり，心筋梗塞，脳卒中，深部静脈血栓症および肺塞栓を含む重篤な結果をもたらす．血小板を多く含む"白色"動脈血栓に使用される主要な薬物は，抗血小板薬と線維素溶解薬で

あり，これらは後で論じる．"赤色"の静脈血栓を予防または治療するために使用される主要な薬物は以下のものである．

- 注射可能な抗凝固薬（**ヘパリン**[heparin]と，より新型のトロンビン阻害薬）
- 経口抗凝固薬（**ワルファリン**および関連化合物．経口で作用するトロンビン阻害薬）．

ヘパリンとトロンビン阻害薬は速やかに作用するが，ワルファリンとその他のビタミンKアンタゴニストは効果を発揮するのに数日かかる．したがって，ワルファリンが静脈血栓症の患者の治療に使用される場合，ワルファリンの効果が確立されるまでの間，すぐに作用する薬物も投与される．

ヘパリン（低分子量ヘパリンを含む）

ヘパリンは1916年，Johns Hopkins病院の2年目の医学生によって発見された．彼は，バケーションプロジェクト中にさまざまな組織からトロンボプラスチンのような物質（すなわち凝固因子）を抽出しようとしたが，代わりに強力な抗凝固活性を見出した[4]．これは肝臓から最初に抽出されたため，ヘパリンと名づけられた．

ヘパリンは単一の物質ではなく，硫酸グリコサミノグリカン（ムコ多糖類）に属する．これは，肥満細胞の顆粒中にヒスタミン（histamine）とともに存在する．市販の調剤薬は，ウシの肺またはブタの腸から抽出されたものであり，調剤薬の効能が異なるため，国際基準に照らして生物学的分析がなされる．用量は，質量ではなく活性の単位で明示される．

---

[4] このような幸運は，ベーン（Vane）らがPGI₂（**17**）を発見したときにももたらされた．彼らはある種の生物活性を探索している状況で，別のものを見つけたのである．当初の目的とは異なっていても，新たに見出された物質に対するさらに詳しい化学的解析（**7**）を通して，このような予期せぬ発見を捨ててはいけない．

凝固カスケードに作用する薬物

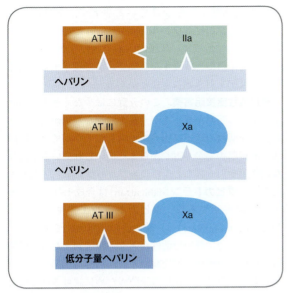

図 24.6 ヘパリンの作用.
模式図は，ヘパリン，アンチトロンビンⅢ(ATⅢ)および凝固因子の相互作用を示す．ATⅢによるトロンビン(Ⅱa因子)の不活化を亢進するために，ヘパリンは両者と相互作用(上図)する必要があるが，Xa因子への影響を速めるためには，ATⅢと相互作用(中図)するだけでよい．低分子量ヘパリンは，ATⅢのXa因子(下図)に対する作用を促進するが，同時に結合することができないので，ATⅢのトロンビンに対する作用を増加することはできない．

ヘパリン断片(例えば，**エノキサパリン**[enoxaparin]，**ダルテパリン**[dalteparin])または，合成ペンタサッカライド(synthetic pentasaccharide)(**フォンダパリヌクス**[fondaparinux])は，**低分子量ヘパリン**(low-molecular-weight heparins：LMWH)とよばれ，未分画ヘパリンよりも長時間作用するので，通常は優先的に使用される．未分画生成物は，LMWHが禁忌である腎不全患者といった特別な状況のために備えられている．

作用機序

ヘパリンは，アンチトロンビンⅢを活性化することによって，*in vivo* と *in vitro* の両方で凝固を阻害する．アンチトロンビンⅢは，活性部位への結合により，トロンビンおよび他のセリンプロテアーゼを阻害する．ヘパリンはこの相互作用を改変するが，そのしくみは，ヘパリンが特有のペンタサッカライド配列を介してアンチトロンビンⅢに結合し，アンチトロンビンⅢの立体構造を変化させ，セリンプロテアーゼに対する親和性を増加させることによる．

トロンビンを阻害するためには，ヘパリンが酵素とアンチトロンビンⅢのどちらにも結合することが必要である．一方，Xa因子を阻害するためには，ヘパリンがアンチトロンビンⅢのみに結合すればよい(図24.6)．アンチトロンビンⅢの欠損症は非常にまれだが，血友病

やヘパリン療法に対する耐性を引き起こす可能性がある．

LMWHは，Xa因子に対するアンチトロンビンⅢの作用を促進するが，トロンビンに対する作用を促進しない．これは，LMWHの分子が小さすぎて酵素と阻害因子の両方には結合できず(両方への結合はトロンビン阻害には必須だが)，Xa因子の阻害には必要がないためである(図24.6)．

投与および薬物動態学的側面

ヘパリンは，その電荷と高い分子量により消化管から吸収されない．そのため，静脈内または皮下に投与される(筋肉内注射は，血腫を引き起こす場合がある)．

▽ 急速投与量を静脈内注射した後，急速に排泄される段階があり，その後ゆっくりと消失していく．これは，飽和されうるプロセス(内皮細胞とマクロファージ上の結合部位への結合を含む)と，それより遅い飽和しないプロセス(腎排泄を含む)の両方があるためである．結果として，投与量が飽和濃度を超えると，より大きな割合が遅いほうのプロセスによって処理され，見かけの半減期は投与量の増加とともに増加する(飽和速度論；第10章参照)．

ヘパリンは静脈内投与後，ただちに作用するが，皮下に投与された場合には，効果発現開始が60分以内で遅延する．消失半減期は約40～90分である．したがって，緊急の状況では，通常は静脈内への急速投与から処置を開始し，その後，一定の間隔で投与する．**活性化部分トロンボプラスチン時間**(activated partial thromboplastin time：APTT)の測定，または，いくつかの他の *in vitro* 凝固検査で測定し，目標範囲内の値(例えば，基準の1.5～2.5倍)に到達するようにヘパリンの用量を調節する．

LMWHは，皮下投与する．これは，未分画ヘパリンよりも長い消失半減期を有し，このことは投与量に依存しない(一次速度)ため，効果はより予測可能であり，投薬頻度が少ない(1日に1～2回)．LMWHはAPTTを延長しない．未分画ヘパリンとは異なり，標準用量の効果は，ルーチンのモニタリングを必要としなくても，十分に予測可能である．LMWHは主に腎排泄によって排除され，腎不全の場合は未分画ヘパリンが優先的に使用されるが，この例外を除いては，LMWHは未分画ヘパリンと同等に安全で効果的であり，患者は指導のもとに自宅で注射することができ，一般的に血液検査と用量調整の必要がないことから，より簡便に用いられる．

副作用

出血(haemorrhage)．主な危険要因は出血であり，その場合は治療を中止し，必要に応じて**プロタミン硫酸塩**(protamine sulfate)を投与する．このヘパリンアンタゴニストは，ヘパリンと不活性複合体を形成する強塩基性タンパク質であり，静脈内に投与される．投与量は，そ

の前に投与したヘパリンの用量から推定され，プロタミン硫酸塩そのものが出血を引き起こす可能性があるため，投与しすぎないことが重要である．必要であれば，患者からの血液試料について *in vitro* 中和試験を実施し，より正確な必要投与量を測定する．

血栓症（thrombosis）．血栓症は，ヘパリンの一般的ではないが深刻な副作用であり，ワルファリン壊死の場合と同様に，ヘパリンが処方された疾患の治癒への経過と見誤られる可能性がある．

❯❯ 逆説的に，これは**ヘパリン起因性血小板減少症**（heparin-induced thrombocytopenia：HIT）と関連している．血小板数の一過性の早期減少は，ヘパリン治療開始後にまれではなく，臨床的に重要ではない．治療の開始から 2 〜 14 日後に起こるより深刻な血小板減少症は一般的ではなく，II 型 HIT とよばれる．これは，ヘパリンと血小板由来ケモカインである血小板第 4 因子との複合体に対する，IgM または IgG 抗体が原因となる．免疫複合体は血中を循環しながら，同様に循環する血小板に結合し，血小板減少を引き起こす．抗体はまた，内皮細胞表面に結合した血小板第4因子に結合し，血管壁の免疫障害，血栓症および播種性血管内凝固を引き起こす．LMWH は，未分画ヘパリンよりも，このメカニズムによって血小板減少症および血栓症を引き起こす可能性が低い．HIT は通常，問題となったヘパリン製剤の代わりに，**ダナパロイド**（danaparoid）または直接的トロンビン阻害薬（lepirudin など）を用いることで治療される．ダナパロイドは，ヘパラン，デルマタンおよびコンドロイチン硫酸の混合物からなり，十分に確立した抗血栓活性を有する LMWH 類似物質である．

偶発的な骨折を伴う**骨粗鬆症**（osteoporosis）が，ヘパリンの長期（6 ヵ月以上）の治療（通常は妊娠中で，ワルファリンが禁忌か，または問題がある場合）で報告されている．その理由は不明である．

低アルドステロン症（hypoaldosteronism）（結果的に高カリウム血症を伴う）はまれであるが，長期の治療で増加する．治療を 7 日以上継続する場合は，血漿 K$^+$ 濃度を検査することが推奨されている．

過敏症反応（hypersensitivity reaction）はヘパリンではまれであるが，プロタミンではより一般的である．（第31 章で述べるように，プロタミン過敏はプロタミン亜鉛インスリンで治療された患者でも起こる．プロアミンは魚卵から抽出され，プロタミン過敏は，魚に対するアレルギーのある人に起こる場合がある）．

◎ 直接的トロンビン阻害薬と関連薬

ヒルジン（hirudin）は，直接的トロンビン阻害薬として作用するポリペプチドである．ヒルジンは医療用ヒルの唾液中に存在する抗凝固物質に由来する．ヘパリンとは異なり，アンチトロンビンの活性化に依存しない．lepirudin は，組換え型ヒルジンで，不可逆的にトロンビンのフィブリン結合部位と触媒部位の両方に結合し，II 型 HIT 患者の血栓塞栓症に使用される．これは静脈内投与され，投与量は APTT に応じて調整される．出血または過敏反応（発疹または発熱）を引き起こす可能性がある．bivalirudin は，また別のヒルジンアナログであり，

経皮の冠動脈手術を受けている患者で，**アスピリン**（aspirin）と**クロピドグレル**（clopidogrel）と組み合わせて使用される．治療は，静脈内への急速投与から開始し，その後，手術中と術後 4 時間まで点滴で投与する．出血や過敏反応を引き起こすことがある．

経口活性直接阻害薬．この分野には少なくとも 1 回のまやかしの黎明があったが，最近急速な進歩があり，このような薬物の適応は相当に拡大した．やがては，経口活性直接阻害薬が，古くからよく用いられているが深刻な副作用を引き起こしうるワルファリンに取って代わるだろう．**ダビガトラン**（dabigatran）は合成セリンプロテアーゼ阻害薬である．**ダビガトランエテキシラート**（dabigatran etexilate）は，疎水性の尾部（tail）を有するプロドラッグで，経口で活性があり，股関節または膝関節置換術後の静脈血栓塞栓症の予防と，心房細動による脳梗塞および全身性塞栓症の予防のために認可されている（第 21 章）．ダビガトランエテキシラートは速やかに効果を現し，手術の 1 〜 4 時間後に処方され，その後は 1日 1 回，1 ヵ月まで（手術のタイプに応じて），あるいは，脳梗塞の予防のために無期限で 1 日 2 回投与される．投与量は，75 歳以上の患者，あるいは，ベラパミル（verapamil）またはアミオダロンを併用する患者では，低減する．**リバーロキサバン**（rivaroxaban）は，トロンビンよりもむしろ Xa 因子の経口活性直接阻害薬であるが，その他の点ではダビガトランと類似しており，同じ適応症に加えて，深部静脈血栓症の治療（ならびに予防）に認可されている．**アピキサバン**（apixaban）も類似している．これらの薬剤は，検査による抗凝固作用効果のモニタリングなしに標準用量で投与される．これらによる最も一般的な副作用は予測できる（出血，貧血）．リバーロキサバンは，一般に悪心も引き起こす．他の適応症を調べられており，経口活性直接阻害薬がある範囲の適応症において安全で効果的であると判明した場合，現在ワルファリンが処方されている多くの患者の臨床管理が変わる可能性がある（「抗凝固薬の臨床使用」のクリニカルボックスを参照）．

❯❯ さまざまな他のアプローチが探索されている．これらには，複数の天然に存在する抗凝固因子（組織因子経路阻害因子，トロンボモジュリンおよびプロテイン C）が含まれており，遺伝子組換え技術によって合成される．特に巧妙なアプローチは，トロンビンアゴニストの開発で，これは，トロンビンのもつ抗凝固の性質に対して選択的である．このような改変トロンビンのあるものは，単一のアミノ酸置換による変異をもち，プロテインC に対する基質特異性を示す．その改変トロンビンは，サルにおいて出血時間を延長することなく抗凝固作用を生じることから，標準的な抗凝固薬よりも出血を引き起こす可能性が低いことが示唆される（Bah et al., 2009）．

◎ ワルファリン

❯❯ 経口抗凝固薬は，1920 年代の北米の農業政策の変化の，間接的な結果として発見された．ウシの飼料としてスウィートク

ローバーをトウモロコシの代替品にしたところ，出血によるウシの死亡が流行した．これは腐ったスウィートクローバーに含まれるビスヒドロキシクマリン(bishydroxycoumarin)が原因であることが判明し，ワルファリン(Wisconsin Alumni Research Foundation にちなんで名づけられた)の発見につながった．最初の使用例の1つは殺鼠剤であったが，50年以上前から標準的な抗凝固薬として，血栓塞栓症の治療と予防に用いられている．

ワルファリン(図24.3)は，最も重要な経口抗凝固薬である．類似の作用機序で働く代替薬物，例えば phenindione は，ワルファリンに対する特異な副作用が発生するまれな患者にのみ使用されている．ワルファリンと，他のビタミンKアンタゴニストは，1人ひとりの用量を知るために頻繁な血液検査を必要とし，その結果，安全域が狭いだけでなく不便である．

作用機序

ビタミンKアンタゴニストは in vivo でのみ作用し，in vitro で血液に添加しても凝固に影響を及ぼさない．ビタミンKアンタゴニストは，凝固因子Ⅱ，Ⅶ，Ⅸ，Xのグルタミン酸残基の翻訳後γ-カルボキシル化を阻害する．これは，薬剤が**ビタミンKエポキシドレダクターゼコンポーネント1**(vitamin K epoxide reductase component 1：VKORC1)を阻害することによって起こり，これによりビタミンKエポキシドの，活性型のヒドロキノンへの還元を阻害する(図24.5)．阻害は競合的である(ワルファリンとビタミンKの構造的類似性を反映する；図24.3)．VKORC1 遺伝子は多型であり(第11章参照)，異なるハプロタイプはワルファリンに対して異なる親和性を示す．ハプロタイプを決定するための遺伝子型判定は，CYP2C9(下記参照)の遺伝子型判定とあわせて，まだルーチンではないが，ワルファリンに対する応答の変動性を約1/3に低減することができる．ワルファリンは，効果の発現に数日かかるが，これは，すでに存在するカルボキシル化された凝固因子の分解に時間がかかるためである．したがって，作用の開始は，関連因子の消失半減時間に依存する．6時間の半減期を有するⅦ因子が最初に影響を受け，次にⅨ，XおよびⅡ因子がそれぞれ24時間，40時間および60時間の半減期で影響を受ける．

投与および薬物動態学的側面

ワルファリンは経口投与後，腸から迅速かつ完全に吸収される．血漿アルブミンと強く結合し，分布容積は小さい(第8章参照)．血漿濃度のピークは摂取1時間以内に起こるが，作用機序により，これは約48時間後に起こる薬理効果のピークとは一致しない．単回投与のプロトロンビン時間(prothrombin time：PT；下記参照)への影響は，約12～16時間後に始まり，4～5日間持続する．ワルファリンは遺伝子多型である CYP2C9 によって代謝される(第11章参照)．この結果が部分的な原因

となって，ワルファリンの半減期は非常にばらつきがあり，多くの患者では40時間台である．

ワルファリンは胎盤を通過し，催奇形性があるため，妊娠の最初の月には投与されない(表57.2，第57章参照)．また，分娩中に新生児に頭蓋内出血を起こす可能性があるため，妊娠後期にも投与されない．授乳期では，ワルファリンは母乳に現れる．新生児は生まれつきビタミンKが欠乏しているため，これは理論的に重要である．しかしながら，乳児は出血性疾患を予防するために日常的にビタミンKを処方されているため，母親のワルファリン治療は一般的に母乳育児にはリスクをもたらさない．

ワルファリンの治療上の使用には注意深い調整が必要である．投与が過少だと抑制されずに凝固がそのままになり，投与が過剰だと出血を引き起こす．治療は複雑である．その理由は，各投与の効果が最大となるのに投与後約2日かかるだけでなく，他の薬剤との相互作用を含む多数の医療および環境の状況が，ワルファリンに対する感受性を変化させるからである(第9章参照)．ワルファリンの効果は，**国際標準比**(international normalised ratio：INR)で表されるプロトロンビン時間(PT)を測定することでモニターする．

> ⚡ PTは，クエン酸を加えた血漿に Ca^{2+} と標準参照トロンボプラスチンを添加してから凝固するまでに要した時間である．薬剤投与していない健常人の正常対照血漿の PT に対する，患者の PT の比(PT比)として表される．トロンボプラスチンにばらつきがあるため，検査室によって異なる結果が得られる．PT測定値を国際的に標準化するため，各トロンボプラスチンに国際感度指数(international sensitivity index：ISI)が表示されており，患者の PT は INR として表され，INR＝(PT比)^{ISI} である．この種の検査室間の補正は純粋主義者にショックを与えるが，患者が例えばバーミンガムからボルチモアに移動する場合でも，同じような結果をもたらす．実践主義的な血液学者は，「プリンの味は食べてみなければわからない(論より証拠)」(訳者注：英語のことわざ，"The proof is in the pudding")と主張する．

ワルファリンの用量は，通常，INR が2～4となるように調整され，正確な目標値は臨床的状況によって異なる．治療期間もまたさまざまであるが，いくつかの適応症(例えば，慢性心房細動における血栓塞栓症の予防)では，治療は長期間にわたる．これは，抗凝固治療を行う診療施設を結ぶ世界的ネットワークの構築という物流上の課題と，繰り返しの通院と血液検査が必要である患者の負担を伴う．

🔵 ワルファリンを増強する要因

さまざまな疾患や薬物がワルファリンを増強し，出血のリスクを高める．

疾患

肝臓の疾患は，凝固因子の合成を妨げる．発熱や甲状腺機能亢進症のような代謝速度が増加している状態で

は，凝固因子の分解が促進することで，抗凝固薬の効果が増大する．

薬剤（第9章も参照）

多くの薬剤はワルファリンを増強する．

肝臓の薬剤代謝を阻害する薬剤． 例として，コトリモキサゾール（co-trimoxazole；ST合剤），シプロフロキサシン（ciprofloxacin），メトロニダゾール（metronidazole），アミオダロン（amiodarone）および多くのアゾール系抗真菌薬が挙げられる．立体選択性の効果（ワルファリンはラセミ体であり，その異性体は互いに違う代謝を受ける）は第9章に記載されている．

血小板機能を阻害する薬剤． ワルファリン療法中にアスピリンを投与すると出血の危険が高くなるが，注意深く監視すれば，この組み合わせは安全に使用することができる．他の**非ステロイド性抗炎症薬**（non-steroidal anti-inflammatory drugs：NSAID）もまた，出血の危険性を高める．これは，NSAIDの血小板トロンボキサン合成に対する影響（第26章）と，いくつかのNSAIDでは上記のようなワルファリン代謝を阻害することが，部分的な原因となる．moxalactamと**カルベニシリン**（carbenicillin）を含むいくつかの抗生物質は，血小板機能を阻害する．

ワルファリンを血漿アルブミンの結合部位から置換する薬剤． いくつかのNSAIDと**抱水クロラール**（chloral hydrate）は，血漿アルブミンとの結合に対してワルファリンと競合することで，血漿中の遊離ワルファリン濃度の一時的な増加を引き起こす．このメカニズムは，**フェニルブタゾン**（phenylbutazone；第9章）と同様に，ワルファリン代謝の阻害を伴わない限り，臨床的に重要な影響をほとんど引き起こさない．

ビタミンKの還元を阻害する薬剤． このような薬剤には，セファロスポリン（cephalosporin）が含まれる．

ビタミンKのアベイラビリティを低下させる薬剤． 広域抗生物質といくつかの**サルファ剤**（sulfonamide，スルホンアミド；第50章参照）は，普段はビタミンK_2を合成する腸内細菌叢を抑制する．これは，食事の不足が同時に起きている場合を除き，ほとんど影響はない．

⊘ ワルファリンの効果を軽減する要因

生理的な状態／疾患

凝固因子合成が増加している状態（例えば，妊娠）では，ワルファリンに対する応答が減少する．同様に，経口抗凝固薬の効果は，甲状腺機能低下症において下がり，これは凝固因子の分解の低下と関連する．

薬剤（第9章も参照）

いくつかの薬剤はワルファリンの効果を低下させる．この場合は，目標INRに達するように用量を増加する．

さらに，相互作用する薬物が中断された場合は，出血を避けるために，ワルファリンの用量を減らさなければならない．

ビタミンK． このビタミンは，いくつかの非経口栄養とビタミン製剤の成分である．

肝臓のP450酵素を誘導する薬剤． 酵素誘導（例えば，リファンピシン[rifampicin]，カルバマゼピン[carbamazepine]による）は，ワルファリンの分解速度を増加する．誘導する薬剤を中止すると，誘導はゆっくりと弱まることがあるが，ワルファリンの用量を適切に調整することが困難になる．

吸収を減少させる薬剤． ワルファリンと腸内で結合する薬剤，例えば**コレスチラミン**[colestyramine]は，その吸収を減少させる．

⊘ ワルファリンの副作用

出血（haemorrhage）（特に腸内または脳内への）が主要な危険要因である．状況の緊急性に応じて，ワルファリンの投与を控える（軽度の問題の場合），または，ビタミンK，新鮮血漿，凝固因子濃縮製剤のいずれかを投与する（重篤な出血の場合）．

経口抗凝固薬は**催奇形性**（teratogenic）であり，骨形成の障害を引き起こす．これはビタミンK依存性タンパク質であるオステオカルシンとの結合が関係していると考えられている．

肝毒性（hepatotoxicity）は起こるが，一般的ではない．

細静脈内の血栓による軟組織（例えば，乳房または臀部）の壊死は，まれではあるが深刻な影響がある．これは，処置開始後すぐに起こり，ビタミンK依存的な抗凝固因子より短い消失半減期をもつ，プロテインCの生合成阻害によるものであると考えられている．このため，治療開始のすぐ後に凝血促進状態になる．この問題を回避するため，通常はヘパリンによる治療をワルファリンと同時に開始するが，ヘパリンの副作用としてHITを起こす患者は除く．

抗凝固薬の臨床用途を，クリニカルボックスに要約する．

血小板の接着と活性化

血小板は循環を健常に保つ．血小板数が低いと，**血小板減少性紫斑病**（thrombocytopenic purpura）を生じる[5]．

血小板が活性化されると，止血に欠かせない一連の反応が起こる．これらの反応は損傷した血管の治癒に重要

---

5 紫斑は，皮膚に自然に起こる多数の出血点による紫色の発疹を意味する．これが循環血小板の減少によるものである場合，腸および脳を含む他の器官内での出血が起こりうる．

血液凝固に影響を与える薬剤

凝固促進薬：ビタミン K
- 還元型ビタミン K は、Ⅱ、Ⅶ、Ⅸ および Ⅹ 因子のグルタミン酸（Glu）残基の翻訳後 γ-カルボキシル化における補助因子である。γ-カルボキシグルタミン酸（Gla）残基は、これらの因子と、Ca^{2+} および負に荷電したリン脂質との相互作用に必須である。

注射可能な抗凝固薬（例えば、ヘパリン、低分子量ヘパリン）
- アンチトロンビン Ⅲ を増強する。アンチトロンビン Ⅲ は、Ⅹa 因子とトロンビンを不活化する天然の阻害因子である。
- in vivo と in vitro の両方で作用する。
- 抗凝固活性は、アンチトロンビン Ⅲ に対する高い親和性をもつ、特有の五糖配列によって生じる。
- ヘパリン療法は、活性化部分トロンボプラスチン時間（APTT）によってモニタリングし、投与量は個別化される。未分画ヘパリン（unfractionated heparin：UFH）は、腎機能が低下している患者に使用される。
- **低分子量ヘパリン**（LMWH）は、Ⅹ 因子に対してヘパリンと同様の効果を示すが、トロンビンに対する影響は少ない。治療効果は**ヘパリン**と同様であるが、モニタリングおよび投与量の個別化は必要ない。患者は自宅で皮下投与することができる。腎機能障害をもつ患者を除き、UFH より優先的に使用される。

経口抗凝固薬（例えば、ワルファリン、直接的トロンビン阻害薬および Ⅹa 阻害薬）
- **ワルファリン**は、ビタミン K の主要なアンタゴニスト（拮抗薬）である。
- ビタミン K アンタゴニストはビタミン K エポキシドレダクターゼコンポーネント 1（VKORC1）に作用してビタミン K エポキシドの還元を阻害し、Ⅱ、Ⅶ、Ⅸ および Ⅹ 因子における Glu の γ-カルボキシル化を阻害する。
- ビタミン K アンタゴニストは in vivo でのみ作用し、その効果はすでに存在する凝固因子が消失するまで遅延する。
- 多くの要因がビタミン K アンタゴニストの作用を変化させる。遺伝的要因（CYP2C6 および VKORC1 の遺伝子多型）と薬物相互作用は特に重要である。
- ビタミン K アンタゴニストの応答には幅広いばらつきがある。その効果は国際標準比（INR）の測定によりモニタリングし、それに応じて投与量を個別化する。
- 経口で活性をもつ直接的トロンビン阻害薬（例えば、**ダビガトランエテキシラート**）または Ⅹa 因子阻害薬（例えば、**リバーロキサバン**、**アピキサバン**）は、使用が拡大しつつあり、また、検査によるモニタリング／用量滴定を必要としない。これらは心房細動患者の脳梗塞予防と整形外科手術後の深部静脈血栓症の予防のために認可されている。

抗凝固薬の臨床用途

ヘパリン（しばしば**低分子量ヘパリン**）はすばやく効果を得るために使用される。**ワルファリン**、あるいは、直接的トロンビン阻害薬または Ⅹa 阻害薬は、より長期の治療に使用される。抗凝固薬は、以下の予防に使用される。
- 深部静脈血栓症（例えば手術中）
- すでに生じた深部静脈血栓の拡大
- 肺塞栓症
- 心房細動患者の血栓症および塞栓症（第 21 章）
- 人工心臓弁における血栓症
- 体外循環における凝固（例えば、血液透析中）
- 不安定狭心症の患者、および ST 上昇型心筋梗塞の治療中の患者の心筋損傷の進行

であり、炎症においても部分的な役割を果たす（第 17 章参照）。これらの反応のうちいくつかは重複しており（もしある活性化経路が遮断された場合、別の経路が利用可能であるという意味で）、いくつかは自己触媒性の反応である。活性化血小板で起こる反応には、以下のようなものがある。

- 血管損傷後の**接着**（フォン・ヴィレブランド [von Willebrand] 因子による内皮細胞下の巨大分子と血小板表面の糖タンパク質 [glycoprotein：GP] Ⅰb 受容体との間の架橋を介する）[6]
- **形態の変化**（滑らかな円板形から突起状の仮足が出た球形）
- 顆粒内容物の**分泌**（ADP、5-ヒドロキシトリプタミン [5-hydroxytryptamine] [5-HT、セロトニン [serotonin]]）などの血小板アゴニスト、凝固因子、および、血小板由来増殖因子などの増殖因子を含む）
- 血小板活性化因子および**トロンボキサン**（thromboxane：TX）A_2 のような**不安定なメディエーターの生合成**（第 17 章および図 24.7 参照）
- **凝集**。これは、コラーゲン、トロンビン、ADP、5-ヒドロキシトリプタミンおよび TXA_2 を含むさまざま

---

[6] さまざまな血小板膜糖タンパク質は、フォン・ヴィレブランド因子やフィブリノゲンのような接着タンパク質の受容体、または結合部位として作用する。

なアゴニストによって促進され，血小板表面の特異的受容体に作用する．アゴニストによる活性化は GP Ⅱb/Ⅲa 受容体の発現を引き起こし，GP Ⅱb/Ⅲa が受容体フィブリノゲンに結合して，隣接する血小板を架橋し凝集体を形成する．

- 血小板表面上の**酸性リン脂質を露出**し，トロンビン形成を促進する（それにより，トロンビン受容体を介したさらなる血小板活性化と，フィブリノゲンの切断によるフィブリン形成が起こる；上記参照）．

これらのプロセスは止血には必須であるが，動脈壁に病態がある場合，最も一般的にはアテローム性動脈硬化症の場合には，不適切に開始され，血栓症を引き起こす可能性がある（図 24.7）．

抗血小板薬

血小板は血栓塞栓性疾患において重要な役割を担うため，抗血小板薬が大きな治療効果をもつことは当然である．アスピリンの治験は臨床診療を根本的に変え，より

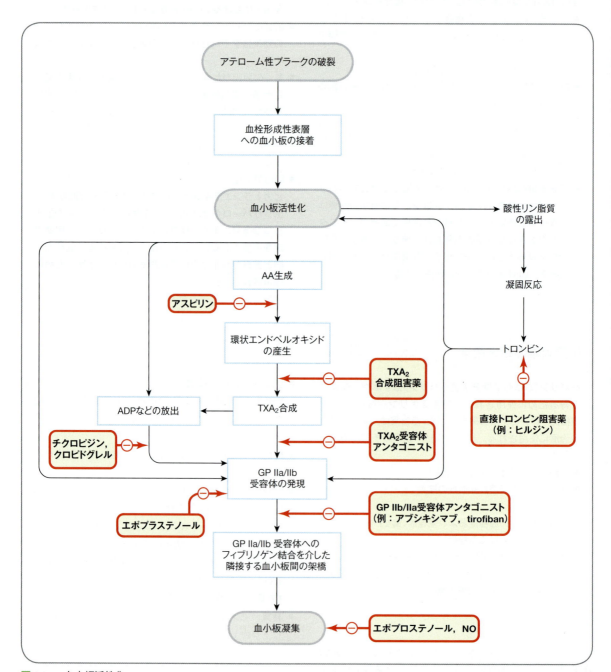

図 24.7 血小板活性化．
血小板接着と凝集に関与するイベントを，薬物および内因性メディエーターの作用部位とともに示す．AA：アラキドン酸，ADP：アデノシン二リン酸，GP：糖タンパク質，NO：一酸化窒素，TXA_2：トロンボキサン A_2．

血小板機能

- 健康な血管内皮は血小板の接着を防ぐ.
- 血小板は, 病態があるか, または損傷した領域に接着して活性化し, 形態の変化, 負に荷電したリン脂質および糖タンパク質(GP)Ⅱb/Ⅲa受容体の露出, 血小板を活性化するさまざまなメディエーター(例えばトロンボキサンA_2およびADP)の合成および／または放出を行い, 凝集を引き起こす.
- 凝集は, 隣接する血小板上のGPⅡb/Ⅲa受容体とフィブリノゲンが結合し架橋することが必要である.
- 活性化血小板は, フィブリン形成の場を構成する.
- 修復に必要な化学走化性因子および増殖因子は, 血小板活性化の間に放出されるが, これらはまた, アテローム形成にも関与する.

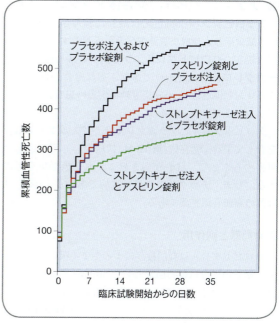

図 24.8　心筋梗塞に対するアスピリンおよびストレプトキナーゼの効果.
グラフの曲線は, プラセボ, アスピリン単独, ストレプトキナーゼ単独またはアスピリン–ストレプトキナーゼ併用治療を施した患者の累積血管性死亡数を示す. (ISIS-2 Trial 1988 Lancet ii, 350-360.)

最近のADP受容体およびGPⅡb/Ⅲa受容体を遮断する薬剤も治療上有用であることが判明してきている. 抗血小板薬の作用部位を図24.7に示す.

アスピリン

低用量アスピリン(第26章参照)は長期使用において, シクロオキシゲナーゼ1(cyclooxygenase 1：COX-1)の活性部位におけるセリン残基の不可逆的アセチル化により, 強力に(＞95％)血小板TXA_2合成を阻害する. 経口投与は, 全身循環以前の薬物排除(presystemic drug elimination；第9章)があるため, 血小板に対して比較的選択的である. 核をもつ細胞とは異なり, 血小板はタンパク質を合成できないため, アスピリンの投与後, 影響を受けた血小板の集団が7〜10日で置き換わるまで, TXA_2合成は完全には回復しない. 臨床試験により, いくつかの臨床応用(例えば, 図24.8)におけるアスピリンの有効性が実証されている. 急性の適応症(進行性血栓性脳卒中, 急性心筋梗塞)に対しては, 血小板トロンボキサン合成の急速で強力(＞95％)な阻害を達成するために, 約300 mgの単回投与で開始し, 続いて定期的に75 mg/dayを投与する. しかし, アスピリンの副作用は, 主に胃腸管で起こり, 明らかに用量に関連しているため, 低用量(通常, 1日1回75 mg)が血栓予防に推奨される. 血栓予防は, 心血管リスクが高い患者(例えば, 心筋梗塞から助かった患者)に有効であり, これらの患者では通常, アスピリンの心血管効果が胃腸出血のリスクを上回る.

> 治療の不成功はアスピリンを摂取していても起こることがあり, 一部の患者が"アスピリン抵抗性(aspirin resistance)"症候群を呈する可能性に近年関心がもたれているが, そのメカニズム, および, 予想される重要性は依然として議論の余地がある (Goodman et al., 2008参照). 血小板TXA_2合成を95％以上阻

害する他の非ステロイド系薬物(例えば, 臨床試験においても裏づけとなるエビデンスが示されている**スルフィンピラゾン**[sulfinpyrazone]や, **ナプロキセン**[naproxen]；第26章参照)は, 抗血栓作用があるかもしれないが, 血小板TXA_2合成の阻害がこの閾値に達しない段階では, このような薬物が**凝固促進性**(proaggregatory)を示すエビデンスがある. この凝固促進性はCOX-2の阻害に関連し, 血管における抗凝集性PGI_2の阻害による可能性がある.

ジピリダモール

ジピリダモール(dipyridamole)は, 複数のメカニズムで血小板凝集を阻害する. そのメカニズムには, ホスホジエステラーゼの阻害, 赤血球へのアデノシン取り込みの遮断(第16章参照), および, TXA_2合成の阻害(第26章参照)が含まれる. 臨床での有効性ははっきりしないが, ある研究では, 放出制御型のジピリダモールが, 一過性脳虚血性発作の患者の脳卒中と死亡リスクを, アスピリン(25 mg, 1日2回)[7]と同様に約15％まで減少させることが示された. アスピリンとジピリダモールの有益な効果は相加的であった. ジピリダモールの主な副作用は, めまい, 頭痛, 胃腸障害である. アスピリンとは異なり, 出血リスクは増加しない.

---
[7] アスピリンのこの投薬療法は標準的ではなく, 血栓予防に一般的に使用される1日1回, 75 mgよりいくぶん低い.

アデノシン(P2Y$_{12}$)受容体アンタゴニスト

チクロピジン(ticlopidine)は最初に導入されたが，好中球減少症および血小板減少症を引き起こす．主要な薬剤は現在，**クロピドグレル**，**プラスグレル**(prasugrel)，**チカグレロル**(ticagrelor)であり，それぞれが低用量アスピリンと併用して，不安定冠動脈疾患の患者に対して，通常1年まで用いられる．

クロピドグレルとプラスグレルは，ジスルフィド結合を介してP2Y$_{12}$受容体(第16章)に結合し，不可逆的に阻害することで，ADPが引き起こす血小板凝集を阻害する．一方，チカグレロルは可逆的であるが，P2Y$_{12}$受容体の非競合阻害薬である．

薬物動態と副作用

クロピドグレルは経口投与によってよく吸収されるので，緊急の場合には初回量として300mgが経口投与され，続いて1日1回75mgの維持用量が処方される．クロピドグレルはプロドラッグであり，CYP2C19を含む肝臓中のCYP酵素によって活性型のスルフヒドリル代謝物に変換される．*CYP2C19*の変異型対立遺伝子(低代謝)を保持する患者では，治療効果が得られないリスクが高い．クロピドグレルは，CYP2C19によって代謝される**オメプラゾール**(omeprazole；第30章)のような他の薬物と相互作用する可能性があり，この理由から，現在の添付文書ではプロトンポンプ阻害薬との併用を避けるように勧告している．プラスグレルは初回量を投与した後に，1日1回の投与法で，高齢および低体重の患者では用量を調整する．チカグレロルは初回量を投与後，1日2回の投与法で維持が行われる．

これらの薬物は，予想されるように出血のリスクを増大させる．クロピドグレルは，消化不良，発疹または下痢を引き起こす可能性がある．チクロピジンの副作用である重篤な血液疾患は，クロピドグレルでは非常にまれである．プラスグレルは，発疹または，まれに過敏反応および血管浮腫を引き起こすことがある．チカグレロルは呼吸困難を引き起こす(おそらく頸動脈小体でのアデノシンシグナル伝達の役割と関連する；第28章)場合や，それほど一般的ではないが，胃腸症状を引き起こす可能性がある．

臨床用途

クロピドグレルは，ある大規模臨床試験において，単独で処方した場合，虚血性脳卒中，心筋梗塞または血管死の複合アウトカムを減少させるのに，アスピリンよりもわずかに有効であった．クロピドグレルは，アテローム性疾患の症状を示す患者ではアスピリンの代わりに用いることができるが，通常はアスピリンが使用できない患者のための予備である．クロピドグレルをアスピリンに追加した臨床試験では，急性冠動脈症候群の患者(図

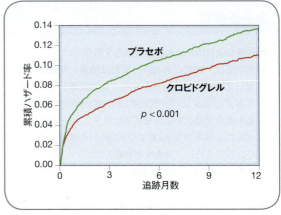

図24.9 アスピリンにクロピドグレルを追加した場合の効果．
グラフの曲線は，プラセボ+アスピリンまたはクロピドグレル+アスピリンのいずれかで治療された急性冠動脈症候群の患者における，主要な血管イベントの累積ハザード率を示す．(CURE Investigators 2001 N Engl J Med 345, 494–502 より改変．)

24.9参照)と，(患者数45,000以上の大規模臨床試験において)急性心筋梗塞患者(COMMIT Collaborative Group, 2005)において，併用療法は死亡率を低下させることが示された．この適応症に対するクロピドグレルの治療は4週間行われる．プラスグレルは，急性冠動脈症候群においてクロピドグレルより有効であるが，より重度の出血を引き起こす頻度が高い．経皮的冠動脈インターベンションを受ける虚血性心疾患の患者に対しては，インターベンション後の長期治療を行う前にクロピドグレルとアスピリンで処置するのも有効である．急性冠動脈症候群に対してチカグレロルを用いて治療した場合，クロピドグレルと比較して死亡率を顕著に低下させるが，その理由はわかっていない．

糖タンパク質Ⅱb/Ⅲa受容体アンタゴニスト

GPⅡb/Ⅲa受容体のアンタゴニストは，血小板活性化のすべての経路を阻害する(どの経路もGPⅡb/Ⅲa受容体の活性化に収束するため)ことから，学理的な注目を集めている．GPⅡb/Ⅲa受容体に対するマウス/ヒトハイブリッドモノクローナル抗体Fabフラグメントは，**アブシキシマブ**(abciximab)[8]という覚えやすい名前がつけられ，ヘパリンおよびアスピリンの補助薬として，冠

---

[8] モノクローナル抗体薬の命名法は以下の通りである：–momab = –**mo**use **m**onoclonal **a**nti**b**ody(マウスモノクローナル抗体)，–umab = ヒト，–zumab = ヒト化，–ximab = キメラ(一種古来の，ネズミとヒトが合体した悪夢のような出来事)(訳注：キメラ抗体とは，可変領域はマウス由来であるが，その他の定常領域はヒト由来の免疫グロブリンに置換したものである)．

抗血小板薬

- **アスピリン**はシクロオキシゲナーゼを不可逆的に阻害する．低用量の長期の使用は，非常に有効に（＞95％），血小板**トロンボキサン**（TX）A_2合成を阻害し，血栓症のリスクを低下させる．血小板トロンボキサン合成を迅速に阻害するため，救急治療では高用量（300 mg）で治療を開始する．
- ADPアンタゴニストは，低用量アスピリンと併用して不安定冠動脈疾患の患者の治療に用いられる．**クロピドグレル**はプロドラッグである．経口で投与され，$P2Y_{12}$受容体を不可逆的に阻害し，それによってADPに対する血小板応答を阻害する．その臨床的効果は**アスピリン**と相加的である．**プラスグレル**は同様のメカニズムで作用する．**チカグレロル**は可逆的であるが非競合性である．**プラスグレルとチカグレロル**は，認可用量の**クロピドグレル**より有効である．
- GP Ⅱb/Ⅲa受容体のアンタゴニストは，モノクローナル抗体（**アブシキシマブ**）と，いくつかの合成分子（例えばtirofiban）を含む．GP Ⅱb/Ⅲa受容体には異なる活性化経路が収束するため，これらの薬剤は多様なアゴニスト，例えばADPやTXA₂を阻害する．これらは，短期間の治療のために静脈内投与される．
- **ジピリダモール**は，ホスホジエステラーゼとアデノシンの取り込みを阻害する．脳卒中または一過性の虚血性発作を呈する一部の患者では，アスピリンに加えて使用される．
- **エポプロステノール**（合成PGI_2）は化学的に不安定である．静脈内注入として投与すると，血管平滑筋および血小板上のIプロスタノイド（IP）受容体に作用し（第17章），アデニル酸シクラーゼを刺激し，それによって血管拡張を引き起こす．さらに，どのような経路（例えば，ADPやTXA₂）で引き起こされた凝集であっても阻害する．

抗血小板薬の臨床用途

主要な薬は**アスピリン**である．異なる作用をもつ他の薬剤（例えば，**ジピリダモール**，**クロピドグレル**，**チカグレロル**）は相加的な効果を示す場合がある．また，**アスピリン**の使用できない患者に用いることがある．抗血小板薬の使用は主に動脈血栓症に関連し，以下を含む．
- 急性心筋梗塞
- 心筋梗塞，狭心症または間欠性跛行の病歴を含むハイリスク患者における心筋梗塞の予防（第22章参照）
- 冠動脈バイパス移植後
- 不安定冠動脈症候群（**クロピドグレル**，**プラスグレル**または**チカグレロル**のような$P2Y_{12}$アンタゴニストは，**アスピリン**に追加される）
- 冠動脈血管形成術および／またはステント挿入の後（糖タンパク質Ⅱb/Ⅲaアンタゴニスト，例えば**アブシキシマブ**の静脈投与は，一部の患者に**アスピリン**に追加して使用される）
- 一過性脳虚血発作（"ministroke"）または**血栓性脳卒中**において，再発を防ぐため（**ジピリダモールはアスピリン**に追加することができる）
- 心房細動（経口抗凝固薬が禁忌である場合）．または，専門医によって，抗凝固薬と組み合わせて高リスクの現場で用いられる．

エポプロステノール（PGI_2；第17章参照）のような他の抗血小板薬は，特殊な臨床用途がある（例えば，血液透析または血液濾過において；第29章．あるいは，肺高血圧において；第22章）．

動脈血管形成術中の高リスク患者での使用が認可されている．これは，出血リスクを増加させる犠牲は払うが，再狭窄の危険性を減少させる．免疫原性により，その使用は1回のみの投与に制限される．

tirofibanは合成非ペプチドであり，eptifibatideは，GP Ⅱb/Ⅲa受容体のリガンドに共通するArg–Gly–Asp（"RGD"）配列に基づく環状ペプチドである．どちらも経口投与では吸収されない．アスピリンとヘパリン製剤の補助薬として静脈内投与した場合，急性冠動脈症候群の早期イベントを減少するが，GP Ⅱb/Ⅲa受容体アンタゴニストの長期経口療法は効果がなく，有害である可能性がある．予想通りに，出血のリスクを高める．

◎ 他の抗血小板薬

エポプロステノール（epoprostenol）（PGI_2）は，プロスタノイドIP受容体（第17章参照）のアゴニストであり，血小板凝集を抑制するとともに血管拡張を引き起こす．血液透析中，特にヘパリンが禁忌である患者において，血栓症を防止するために透析回路に入る血液に添加される．重度の肺高血圧（第22章）および髄膜炎菌性敗血症に伴う循環性ショックにも使用される．エポプロステノールは生理的条件下では不安定であり，半減期は約3分なので，静脈内注入で投与する．血管拡張作用に関連する副作用には，紅潮，頭痛および低血圧が含まれる．

抗血小板薬の臨床用途は，クリニカルボックスに要約されている．

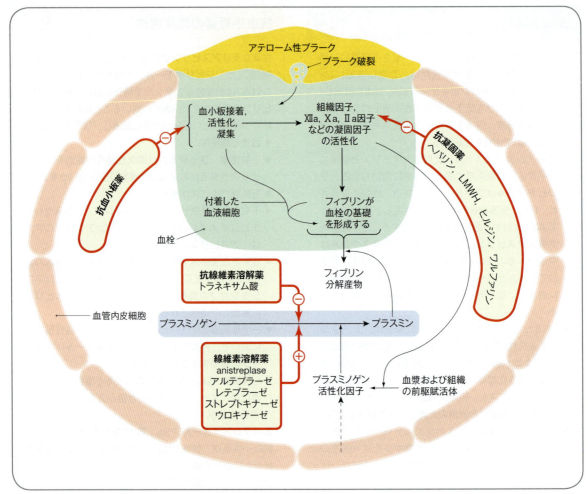

図24.10 線維素溶解系.
凝固および血小板経路の相互作用と，これらの系を改変する薬物の作用点を模式図で示す．LMWH：低分子量ヘパリン．血小板活性化および凝固カスケードの詳細については，図24.1，24.2，24.7参照．

線維素溶解（血栓溶解）

凝固系が活性化されると，いくつかの内在性**プラスミノゲン活性化因子**（plasminogen activator）を介して，線維素溶解系もまた発動する．これらの因子には，**組織プラスミノゲン活性化因子**（tPA），ウロキナーゼ型プラスミノゲン活性化因子，カリクレインおよび好中球エラスターゼが含まれる．tPAは，構造的に関連したリポタンパク質である**リポタンパク質(a)**（lipoprotein[a]）によって阻害される．リポタンパク質(a)濃度の増加は，心筋梗塞の危険因子として独立した指標である（第23章）．プラスミノゲンは，血栓内のフィブリン鎖上に沈着する．プラスミノゲン活性化因子はセリンプロテアーゼであり，循環血液中では不安定である．これらは血栓の中で拡散して，血漿中に存在するチモーゲンであるプラスミノゲンを切断し，プラスミンを局所的に放出する（図

24.10参照）．プラスミンはトリプシン様プロテアーゼで，フィブリンならびにフィブリノゲン，II，V，VIII因子，および他の多くのタンパク質を分解する．循環血液中に拡散した場合は，PAI-1（第22章参照）を含むプラスミン阻害因子によって不活化され，われわれの体そのものが内部から消化されるのを防ぐ．

薬剤は，線維素溶解を増加または阻害する（それぞれ，**線維素溶解性薬**［fibrinolytic drug］および**抗線維素溶解性薬**［antifibrinolytic drug］によって）ことで，この系に影響を与える．

線維素溶解薬

図24.10は，線維素溶解系と凝固カスケードおよび血小板活性化との相互作用，およびこれを改変する薬物の作用をまとめたものである．いくつかの線維素溶解性（血栓溶解性）薬が臨床的に使用されており，主に，急性心筋梗塞[9]または脳卒中の患者で閉塞した動脈を再開す

るために用いられている．また，あまり一般的ではないが，重篤な静脈血栓症や肺塞栓症の患者にも使用される．

ストレプトキナーゼ（streptokinase）は，培養連鎖球菌から抽出されたプラスミノゲン活性化タンパク質である．静脈内注入により急性心筋梗塞の死亡率を低下し，その有益な効果はアスピリンと相加的である（図24.8）．ストレプトキナーゼの作用は抗体によって阻害される．抗体による阻害は，最初の投与から4日以上後に現れるので，この期間が経過した後には使用を繰り返すべきではない．

アルテプラーゼ（alteplase）と**デュテプラーゼ**（duteplase）はそれぞれ，一本鎖および二重鎖組換え体tPAである．これらは，血漿プラスミノゲンよりもフィブリンに結合したプラスミノゲンに対して活性が高く，したがって"凝固選択性（clot selective）"であるといわれている．組換え体tPAは抗原性ではなく，ストレプトキナーゼに対する抗体をもつ可能性のある患者に用いることができる．半減期が短いため，静脈内注入が必要である．reteplaseも類似しているが，より長い消失半減期を有し，急速投与および簡便な投与が可能である．これは，心筋梗塞における臨床的使用が可能である．

副作用と禁忌

すべての線維素溶解薬の主な副作用は出血であり，胃腸出血および出血性脳卒中を含む．重度の場合，これは**トラネキサム酸**（tranexamic acid），新鮮血漿または凝固因子で治療することができる．ストレプトキナーゼは，アレルギー反応および微熱を引き起こす場合がある．ストレプトキナーゼは爆発的なプラスミン形成を引き起こし，キニン（第17章参照）が生成される．この機構によって，低血圧を引き起こす場合がある．

これらの薬剤の使用に対する禁忌は，活動性内出血，出血性脳血管疾患，出血傾向，妊娠，未治療の高血圧，止血が重要な侵襲性の処置，および最近の外傷（心肺蘇生を含む）である．

臨床用途

いくつかの大規模なプラセボ対照研究によると，心筋梗塞の患者に対して，線維素溶解薬は，症状発現から12時間以内に投与された場合は死亡率を低下させることが，説得力をもって示されており，早く投与するほど結果は良好である．血栓性脳卒中における線維素溶解薬の使用にも，同様のことが考えられている．使用には出血性脳卒中を排除するための画像診断が推奨されるが，緊急事態においては必ずしも実行可能ではない．適応可能な線維素溶解薬は，アスピリンと併用すると，同様のレベルで有益であるが，機械的な拡張処置（主に血管形成術）よりは一般的に効果が低い．線維素溶解薬の他の用途は，クリニカルボックスに記載されている．

線維素溶解と線維素溶解を改変する薬剤

- 線維素溶解カスケードが凝固カスケードに付随して始まり，凝固物内におけるプラスミンの局在をもたらし，フィブリンを消化する．
- さまざまな薬剤は，前駆体プラスミノゲンからのプラスミンの生成を促進する．例えば，**ストレプトキナーゼ**，および**アルテプラーゼ**，**デュテプラーゼ**，reteplaseなどの組織プラスミノゲン活性化因子（tPA）がある．ほとんどが非経口で注入される．reteplaseは急速投与注射が可能である．
- いくつかの薬剤（例えば，**トラネキサム酸**）は線維素溶解を阻害する．

線維素溶解薬の臨床用途

主要な薬剤は，**ストレプトキナーゼ**および組織プラスミノゲン活性化因子（tPA），例えば**アルテプラーゼ**である．

- 主な用途は急性心筋梗塞であり，発症の12時間以内（早ければ早いほどよい！）．
- その他の用途
  - 発症3時間以内の**急性血栓性脳卒中**（acute thrombotic stroke）（tPA）で，選択された患者において
  - 血栓ができたシャントおよびカニューレの清浄化
  - 急性動脈血栓症
  - 重篤な深部静脈血栓症および肺塞栓症（ストレプトキナーゼが速やかに投与される）

抗線維素溶解薬および止血薬

トラネキサム酸は，プラスミノゲン活性化を阻害し，それにより線維素溶解を防ぐ．経口または静脈内注射によって投与できる．出血や出血の危険性があるさまざまな状態を治療するために使用され，前立腺切除術や抜歯後の出血，月経過多，血栓溶解薬投与後の重篤な出血などが含まれる．まれな疾患である遺伝性血管浮腫の患者にも使用される．

---

[9] 線維素溶解薬は現在，急性心筋梗塞ではあまり広く使用されていない．その理由は，世界中の多くの医療機関で，緊急の血管形成術（閉鎖動脈を血管造影で同定し，バルーンカテーテルで広げ，必要に応じてステントで拡張する；21）が行われるためである．重要なことは，できるだけ迅速に血栓動脈を開くことである．もしこれを機械的に処置できる設備が利用可能であるならば，少なくとも線維素溶解薬の使用と同様に有益である．

引用および参考文献

血液凝固および抗凝固薬

Bah, A., Carrell, C.J., Chen, Z.W., et al., 2009. Stabilization of the E* form turns thrombin into an anticoagulant. J. Biol. Chem. 284, 20034–20040.（トロンビン遺伝子の変異に起因する抗凝固的性質は、トロンボモジュリンとプロテインC結合において選択的に活性化E型へシフトするトロンビン不活性E*型の安定化による。）

Hirsh, J., O'Donnell, M., Weitz, J.I., 2005. New anticoagulants. Blood 105, 453–463.（既存の抗凝固薬、ビタミンKアンタゴニストとヘパリンの限界と、そのため行われている新しい抗凝固治療の開発についての総説.）

Shearer, M.J., Newman, P., 2008. Metabolism and cell biology of vitamin K. Thromb. Haemost. 100, 530–547.（総説.）

内皮，血小板と抗血小板薬

Chew, D.P., Bhatt, D., Sapp, S., et al., 2001. Increased mortality with oral platelet glycoprotein IIb/IIIa antagonists: a meta-analysis of phase III multicenter trials. Circulation 103, 201–206.

COMMIT Collaborative Group, 2005. Addition of clopidogrel to aspirin in 45 852 patients with acute myocardial infarction: randomised placebo-controlled trial. Lancet 366, 1607–1621.（クロピドグレルが、死亡、心筋梗塞または脳卒中をあわせたリスク、および死亡率のみのリスクを低下させた. 同じ号の1587〜1589頁のSabatine M.S. によるコメントも参照.）

Goodman, T., Ferro, A., Sharma, P., 2008. Pharmacogenetics of aspirin resistance: a comprehensive systematic review. Br. J. Clin. Pharmacol. 66, 222–232.（健康な被験者におけるPIA1/A2分子変異体とアスピリン耐性との間の遺伝的関連を支持. 心血管疾患の存在下で効果が減少する.）

Patrono, C., Coller, B., FitzGerald, G.A., et al., 2004. Platelet-active drugs: the relationships among dose, effectiveness, and side effects. Chest 126, 234S–264S.

Wallentin, L., Becker, R.C., Budaj, A., et al., 2009. Ticagrelor versus clopidogrel in patients with acute coronary syndromes. N. Engl. J. Med. 361, 1045–1057.

Wiviott, S.D., Braunwald, E., McCabe, C.H., et al., 2007. For the TRITON-TIMI 38 Investigators. Prasugrel versus clopidogrel in patients with acute coronary syndromes. N. Engl. J. Med. 357, 2001–2015.（プラスグレルは、ステント血栓症を含む虚血性イベントを減少させたが、致命的な出血を含む重大な出血の危険性が高かった. 全体的な死亡率は、治療群間で有意な差がなかった.）

臨床と総論

Aster, R.H., 1995. Heparin-induced thrombocytopenia and thrombosis. N. Engl. J. Med. 332, 1374–1376.（簡潔かつ明快な解説. 1330〜1335頁の付随する論文も参照.）

Diener, H., Cunha, L., Forbes, C., et al., 1996. European Stroke Prevention Study 2. Dipyridamole and acetylsalicylic acid in the secondary prevention of stroke. J. Neurol. Sci. 143, 1–14.（徐放性ジピリダモール200 mgの1日2回投与は、アスピリン25 mgを1日2回投与するのと同様に有効であり、アスピリンおよびジピリダモールの効果は相加的であった.）

Goldhaber, S.Z., 2004. Pulmonary embolism. Lancet 363, 1295–1305.

Kyrle, P.A., Eichinger, S., 2005. Deep vein thrombosis. Lancet 365, 1163–1174.

Levine, M., 1995. A comparison of low-molecular-weight heparin administered primarily at home with unfractionated heparin administered in the hospital for proximal deep vein thrombosis. N. Engl. J. Med. 334, 677–681.（LMWHは自宅で安全かつ効果的に使用できると結論づけている. これは、患者のケアにとって潜在的に非常に重要な意味をもつ.）

Markus, H.S., 2005. Current treatments in neurology: stroke. J. Neurol. 252, 260–267.

第 **3** 部 主要臓器系に影響を及ぼす薬物

25 造血機構と貧血の治療

概要

本章では，栄養不良，骨髄機能低下，赤血球破壊によって生じるさまざまな種類の貧血を要約し，それらに対して使用される主な造血剤について述べる．また，赤血球，白血球に対する造血成長因子について解説し，鎌状赤血球貧血に対するヒドロキシカルバミド，夜間発作性血色素尿症に対するエクリズマブについても触れながら締めくくる．

はじめに

本章では，造血機構，および失血，栄養不良，骨髄機能低下，赤血球破壊（溶血）によるさまざまな種類の貧血について，簡単に総括する．**鉄**(iron)，**ビタミン B$_{12}$** (vitamin B$_{12}$)，**葉酸**(folic acid)の栄養欠乏は一般的かつ重要であり，本章では多くの部分を割いて，これらの造血剤（正常造血に必要な栄養素であり，治療薬でもある）について解説する．骨髄抑制に対しては支持療法が主体である．しかし，**造血成長因子**(haemopoietic growth factor)（特に**エポエチン**[epoetin]，天然ホルモンであるエリスロポエチンの製剤）は，特に慢性腎不全患者に使用され，同様に，**コロニー刺激因子**(colony–stimulating factor：CSF)は白血球数を回復させるために使用されている．これらについても簡単に解説する．溶血性貧血も支持療法が主体であるが，溶血性貧血に対して臨床的効果が高く，作用機構についての知見をもたらした 2 つの薬剤（**ヒドロキシカルバミド**[hydroxycarbamide]，**エクリズマブ**[eculizumab]）を紹介する．

造血機構

造血機構の主要な構成要素は，血液，骨髄，リンパ節，胸腺，その他造血支持器官として重要な脾臓，肝臓，腎臓である．血液は血球成分（赤血球，白血球，血小板）と血漿からなる．本章では，主に赤血球について扱う．赤血球の主な機能は酸素を運搬することである．赤血球の酸素運搬力は，赤血球内のヘモグロビン量に依存してい

る．成人における赤血球産生の主な場所は，骨髄である．一方で，脾臓は赤血球破壊の場として機能する．成人における赤血球消失は，新たな赤血球産生によって適切に補われる．肝臓はビタミン B$_{12}$ を貯蔵し，赤血球が破壊されたときに遊離したヘモグロビンの分解過程に関与する．腎臓は**エリスロポエチン**(erythropoietin)を産生する．エリスロポエチンは赤血球産生を刺激するホルモンであり，慢性腎疾患の貧血（第29章）ならびに（悪名高いことに）自転車競技（第58章）にも使用される．CSF 製剤は白血球産生を調節し，また，治療に使用される（例えば，化学療法を受ける造血器腫瘍患者の支持療法；第56章）．**トロンボポエチン**(thrombopoietin)は血小板形成を刺激する．治療的使用のためのトロンボポエチン開発の試みは 1 つの教訓となったが，これについては簡単に後述する．白血病を治療するために使用される薬物については，第56章で述べる．

貧血の種類

貧血は，血液中のヘモグロビン量の低下を特徴とする．症状として易疲労感が生じうるが，特に慢性の場合，しばしば驚くほど無症候性である．最も一般的な原因は月経，薬剤（**アスピリン**[aspirin]や他の非ステロイド性抗炎症薬；第26章）によって生じる失血，大腸がんなどの病気の過程，（特に発展途上国における）寄生虫感染症（第55章）である．このほかに重要な原因として，妊娠や出産による鉄分の生理的喪失がある．また，赤血球サイズおよびヘモグロビン含量，染色された血液スメアの検鏡に基づく，いくつかの異なる種類の貧血が存在する．

- **低色素性小球性貧血**(hypochromic, microcytic anaemia)（ヘモグロビン量の低下を伴う小さい赤血球を特徴とし，鉄不足を引き起こす慢性的な失血が原因となる）
- **大球性貧血**(macrocytic anaemia)（大きな赤血球を特徴とし，頻度は低い）
- **正球性正色素性貧血**(normochromic normocytic anaemia)（赤血球は正常大だが数が少なく，各血球内のヘモグロビン含有量は正常）
- 混合型

次に詳細な検査として，血清中のフェリチン，鉄，ビタミン B_{12}，葉酸の濃度測定や，骨髄スメアの検鏡がある．これらによって，下記に示すより正確な貧血の診断分類がなされる．

- 造血に必要な栄養素の欠乏．最も重要なものとしては以下のものがある．
  - 鉄
  - 葉酸やビタミン B_{12}
  - ピリドキシンやビタミン C
- 骨髄機能低下．一般的な原因としては以下のものがある．
  - 薬の毒性（例えば，抗がん剤，**クロザピン**[clozapine]）
  - 放射線治療を含めた放射線曝露
  - 骨髄疾患（例えば，再生不良性貧血，白血病）
  - エリスロポエチンの産生低下もしくは反応性低下（例えば，慢性腎不全，リウマチ性関節炎，後天性免疫不全症候群[acquired immunodeficiency syndrome：AIDS]）
- 赤血球の破壊亢進（例えば，溶血性貧血）．**ヘモグロビン異常症**（haemoglobinopathy）（鎌状赤血球貧血など），薬剤の副作用，免疫応答異常など多くの原因がある．

造血剤

造血剤は，しばしば貧血の原因の治療，例えば大腸がん（鉄欠乏の一般的な原因である）に対する外科治療や鉤虫症に対する駆虫薬（アフリカやアジアの一部では貧血の原因として頻度が高い：第 55 章）に対する補助治療にすぎないことに注意することが重要である．時に，副作用をもつ薬剤を止めることが治療になる．例えば，消化管からの失血を引き起こしている非ステロイド性抗炎症薬を中止することなどである（第 26 章）．

鉄

鉄は，その生物学的役割に関連した 2 つの重要な特性をもつ遷移金属である．つまり，複数の酸化状態で存在し，安定した配位化合物を形成することができる．

70 kg の男性は，体内に約 4 g の鉄を含み，その 65 % はヘモグロビンとして血液中を循環している．残りの約半分は肝臓，脾臓，骨髄に**フェリチン**（ferritin），もしくは**ヘモジデリン**（haemosiderin）として貯蔵されている．これらの分子に存在する鉄は，ヘモグロビン合成に利用される．残りの鉄は，ミオグロビン，チトクロムなどさまざまな酵素内に存在し，ヘモグロビン合成には利用されない．

平均的な成人男性における鉄分布，鉄代謝を**表 25.1**，**図 25.1** に示す．女性の場合，各値が約 45 % 少なくなる．

表 25.1　70 kg の健康男性における鉄の分布．

タンパク質	組織	鉄含有量(mg)
ヘモグロビン	赤血球	2,600
ミオグロビン	筋肉	400
酵素(チトクロム，カタラーゼ，グアニル酸シクラーゼなど)	肝臓と他組織	25
トランスフェリン	血漿と細胞外液	8
フェリチンとヘモジデリン	肝臓	410
	脾臓	48
	骨髄	300

データは Jacobs A, Worwood M 1982 Chapter 5. In: Hardisty RM, Weatherall DJ (Eds) Blood and Its Disorders. Blackwell Scientific, Oxford より．

体内の鉄の大部分はヘモグロビンに利用されているか，または利用される予定であるため，鉄欠乏症の最も顕著な臨床症状は貧血であり，鉄療法の唯一の適応は，鉄欠乏性貧血の治療，または予防である．

ヘモグロビンは，4 つのポリペプチドサブユニット（グロビン）からなり，各グロビンは 1 つのヘム部分を含む．ヘムは，中央に二価鉄イオン（Fe^{2+}）を配位したテトラピロールポルフィリン環からなる．各ヘム基は 1 つの酸素分子を運搬し，酸素分子はその Fe^{2+} とグロビン鎖のヒスチジン残基に可逆的に結合する．この可逆的な結合は，酸素運搬の基礎である．

🚫 鉄の代謝回転とバランス

通常 1 日に必要な鉄の量は，男性は約 5 mg，成長期の子どもおよび月経中の女性は約 15 mg である．妊娠中の女性は胎児の需要や，母体の必要量が増えるため，通常の 2 倍から 10 倍必要になる[1]．西欧の平均的な食事によって 1 日に 15 ～ 20 mg の鉄が得られるが，ほとんどが肉に含まれるものである．肉に含まれる鉄は通常，ヘムとして存在し，約 20 ～ 40 % のヘム鉄が吸収される．

✔ ヒトは，ヘム鉄の吸収に適応している．現代人が鉄バランスを維持するうえで問題（世界には 5 億人の鉄欠乏性貧血患者がいると見積もられている）が生じる理由の 1 つは，1 万年前に狩猟から農耕への変化によって，主食が穀物となったことである．食事の中心が肉から穀物に置き換わったが，穀物は利用可能な鉄をほとんど含んでいない．非ヘム鉄は主に三価鉄であり，吸収されるために二価鉄に変換される必要がある．鉄塩は，小腸の中性環境下ではほとんど溶けない．しかし，胃で溶解し，ムコタンパク質輸送体に結合する．アスコルビン酸，フルクトース，その他さまざまなアミノ酸の存在下で，鉄は輸送タンパク

1　1 回の妊娠は，胎児の需要に加えて，母体の必要血液量の増加や出産時の失血のため，約 1,300 mL の血液に相当する 680 mg の鉄を要する．

質から解離し，可溶性の低分子複合体を形成し，腸管での可溶性構造を維持することが可能になる．アスコルビン酸は可溶性の鉄-アスコルビン酸キレートを形成したり，三価鉄をより可溶性の二価鉄に還元したりすることによって，鉄吸収を促す．**テトラサイクリン**(tetracycline)は不溶性鉄キレートを形成し，両者の吸収を阻害する．

　食事に含まれる鉄量と鉄利用に影響するさまざまな因子が，鉄吸収を決定する重要な因子である．しかし，鉄吸収の調節は，腸粘膜がもつ機能であり，それは体内の鉄貯蔵量によって影響を受ける．鉄排泄を調節するメカニズムはないため，鉄を吸収するメカニズムが体内の鉄をコントロールする唯一のメカニズムであり，鉄バランスを維持するうえで中心的役割を担う．

　鉄吸収は，十二指腸と空腸上部で起こる．鉄吸収には2つの過程があり，まず腸粘膜の刷子縁を通過し粘膜細胞へ取り込まれ，次に血漿へ移行する．2つ目の過程が律速段階であり，エネルギー依存的である．食物中のヘム鉄は，無傷のヘムのまま吸収され，その鉄は，粘膜細胞中でヘム酸化酵素の作用によって放出される．非ヘム鉄は，二価鉄の形で吸収される．細胞内で二価鉄は三価鉄に酸化され，トランスフェリン様の輸送タンパク質に結合する．その後，粘膜細胞内に**フェリチン**(体内鉄貯蔵量が多い場合)として貯蔵されるか，血漿中に移行する(鉄貯蔵量が少ない場合)．

▽ 鉄は血漿中で**トランスフェリン**(transferrin)と結合し，輸送される．トランスフェリンは，二価鉄に対して2つの結合部位を有するβ-グロブリンである．この結合部位は，通常，約30%だけが飽和されている．血漿中には常時，4 mgの鉄が含まれるが，1日で代謝回転するのは約30 mgである(**図25.1**)．血漿中に入る鉄の大部分は，古くなった赤血球の分解を行う単核貪食細胞に由来している．小腸での鉄の吸収や貯蔵鉄からの動員は少量にすぎない．毎日血漿中から消失する鉄の多くは，赤血球前駆細胞(赤芽球)によるヘモグロビン合成に利用される．赤芽球はトランスフェリン結合受容体をもち，この受容体によってトランスフェリンに結合し，鉄を取り込んだ後，再びトランスフェリンを放出する．

　鉄は2つの型，可溶性フェリチン，もしくは不溶性ヘモジデリンのどちらかの型で貯蔵される．フェリチンはすべての細胞に存在し，肝臓・脾臓・骨髄の単核貪食細胞に特に豊富に含まれる．フェリチンは，血漿中にも存在する．フェリチンの前駆タンパク質は分子量450,000の**アポフェリチン**(apoferritin)であり，24個の同一のポリペプチドサブユニットから構成され，それらが囲む空洞内に4,500個の鉄原子を貯蔵することができる．アポフェリチンは，二価鉄を取り込み，酸化した後，三価鉄としてコア構造内に保持する．この型をフェリチンという．フェリチンは鉄の主要な貯蔵庫であり，ここから鉄を最も容易に利用できる．この鉄を含んだタンパク質の寿命は，わずか数日間である．ヘモジデリンは，フェリチンのタンパク質の外殻が部分的に離脱し，複数のフェリチン分子のコア部分が凝集した，フェリチンの変性型である．

　血漿中のフェリチンはほとんど鉄を含まない．しかし，細胞内の貯蔵フェリチンと平衡状態にあり，血漿中のフェリチン濃度(正常範囲40～100 ng/mL)は，臨床的に役立つ体内の鉄貯蔵量の指標である．ヘモグロビン，赤血球形態，血清鉄濃度，トランスフェリン飽和度が正常であっても，血漿フェリチン値が40 ng/mL以下は軽度，20 ng/mL以下は中等度，10 ng/mL以下は高度の鉄欠乏を示す．

　体は積極的に鉄を排出する機構をもたない．鉄は，少量がフェリチンを含む粘膜細胞の脱落によって，極少量が胆汁，汗，尿

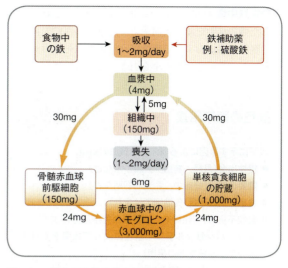

図25.1　体内での鉄の分布と代謝回転．
矢印上の数量は，1日に移動する一般的な鉄量を示す．赤血球前駆細胞から貪食細胞への6 mgの移動は，機能的赤血球に成長できなかった細胞分の量を表す．

から排出される．毎日あわせて約1 mgの鉄が失われる．そのため，鉄バランスは，腸粘膜の吸収機構にきわめて依存する．腸粘膜での吸収は，体内の貯蔵鉄の影響を受けるが，その制御の正確なメカニズムはわかっていない．鉄バランスに関して，図25.1に要約する．赤血球には血液1 mLあたり約0.6 mgの鉄が含まれているため，1日に数mLの血液を失うだけで，食物からの鉄の必要量が大幅に増加する．

鉄の投与

　鉄は通常，例えば**硫酸鉄**(ferrous sulfate)として内服剤で投与される．経口剤としての他の塩は，**コハク酸鉄**(ferrous succinate)，**グルコン酸鉄**(ferrous gluconate)，**フマル酸鉄**(ferrous fumarate)である．

　吸収不良症候群や手術後，炎症性胃腸疾患によって経口鉄剤を吸収できない患者には，非経口鉄剤(例えば，**鉄デキストラン**[iron-dextran]，**鉄スクロース**[iron-sucrose])が必要な場合もある．経口剤に耐えられない場合や，エリスロポエチン投与を受けている慢性腎不全患者や化学療法に伴う貧血患者の場合にも，非経口鉄剤が使用される．鉄デキストランは，深部筋肉内注射や緩徐な静脈内注射によって投与される．鉄スクロースは，緩徐な静脈内注射によって投与される．アナフィラキシー反応を避けるため，初期は少量で投与される．

副作用

　経口鉄剤の副作用は，用量依存性で，悪心，腹痛，下痢などがある．非経口鉄剤は，アナフィラキシー反応を起こすことがある(**第57章**)．鉄はいくつかの病原体にとって重要な栄養素であり，過剰な鉄投与は感染の臨床経過を悪化させる不安がある．そのため，通常，感染症時の鉄治療は避けられる．

急性鉄中毒(acute iron toxicity)は，通常，きれいな色をした鉄の錠剤を菓子と間違えて飲み込んだ幼児にみられ，嘔吐，出血および下痢を伴う重篤な壊死性胃炎を引き起こし，次いで循環不全を引き起こす可能性がある．

鉄塩の臨床用途

以下に示す原因による鉄欠乏性貧血の治療．
- 慢性出血（月経，鉤虫，大腸がんなど）
- 需要の増加（妊娠中，乳児期初期など）
- 食事の摂取不足（先進国ではまれ）
- 吸収不良（胃切除後や，腸粘膜が免疫反応によるコムギタンパク質グルテン不耐性によって損傷を受けるセリアック病などの疾患）

鉄過剰

慢性鉄中毒や鉄過剰は，**サラセミア**(thalassaemia)（グロビン鎖合成に遺伝的異常をもつ大きな疾患群）のように頻回の輸血を必要とする慢性的な溶血性貧血や，**ヘモクロマトーシス**(haemochromatosis)（鉄吸収増加を伴う遺伝性鉄蓄積症で，肝臓，ランゲルハンス[Langerhans]島，関節，皮膚に障害をきたす）で生じる[2]．

急性，および慢性鉄中毒の治療として，**デフェロキサミン**(deferoxamine)のような鉄キレート剤が使用される．これらの薬剤は二価鉄と複合体を形成することで，非結合鉄とは異なり，尿中に排泄される．デフェロキサミンは腸管から吸収されない．慢性鉄過剰症（例えば，サラセミア）の治療では，週に複数回，緩徐に皮下投与される必要がある．急性鉄過剰に対しては，筋肉内投与，もしくは静脈内投与される（非吸収鉄を除去するために，胃チューブからも投与される）．**デフェリプロン**(deferiprone)は経口鉄キレート剤であり，デフェロキサミンを服用できない，重症型サラセミア患者の鉄過剰症に対する代替治療薬として使用される．顆粒球増加症やその他血液疾患が，重大な副作用として起こりうる．**デフェラシロクス**(deferasirox)も類似のキレート剤であるが，消化管出血を起こす可能性がある．

葉酸とビタミン B_{12}

ビタミン B_{12} および葉酸は，ヒトの食事の必須成分であり，DNA合成と細胞増殖に必須である．それらの生

鉄

- 鉄はヘモグロビン，ミオグロビン，チトクロムや他の酵素の合成に重要である．
- 三価鉄は，胃腸管の吸収のため二価鉄に還元される必要がある．
- 鉄吸収は，十二指腸や空腸（上部小腸）の粘膜細胞による能動輸送によって起こり，フェリチンとして血漿に輸送されるか，もしくは細胞内に貯蔵される．
- 体内の鉄の総量は，もっぱら吸収により制御される．鉄欠乏状態では，フェリチンとして空腸粘膜に貯蔵されるよりも多くの鉄が，血漿に輸送される．
- 鉄の喪失は，主にフェリチンを含む粘膜細胞の脱落によって起こる．
- 血漿中の鉄は，トランスフェリンと結合し，大半は赤血球合成に利用される．一部は，他組織にフェリチンとして貯蔵される．寿命を終えた赤血球の鉄は，再利用のため血漿中に入る．
- 主な治療剤は**硫酸鉄**である．**鉄スクロース**は静脈内投与される．
- 副作用として，胃腸障害がある．大量に摂取すると重篤な毒性作用がある．急性鉄中毒は，鉄キレート剤である**デフェロキサミン**で治療可能である．サラセミアなどの慢性鉄過剰状態に対しても，同様に治療可能である．

化学的作用は相互依存的であり（「葉酸とビタミン B_{12}」のキーポイントボックス参照），葉酸による治療はビタミン B_{12} 欠乏症の特徴を，すべてではないが一部改善する．ビタミン B_{12} または葉酸の欠乏は，急速な細胞増殖回転をもつ組織，特に骨髄に影響を及ぼす．またビタミン B_{12} 欠乏症は重大な神経障害も引き起こし，この障害は葉酸による治療によって改善されない（もしくは，さらに悪化する可能性さえある）．どちらのビタミンの欠乏も，骨髄における赤芽球分化障害，および赤血球造血不全が生じる**巨赤芽球性造血**(megaloblastic haemopoiesis)を引き起こす．大きな異常赤血球前駆細胞が骨髄に現れ，それぞれの細胞はDNA合成減少の結果として高いRNA：DNA比を示す．循環する異常な赤血球（"マクロ細胞[macrocyte]"，大型の赤血球を指す）は，壊れやすい大きな細胞であり，しばしば形状が歪んでいる．一般に軽度の白血球減少症，および血小板減少症（すなわち，白血球数低下と血小板数低下）が貧血に伴い，多形核(polymorphonuclear：PMN)白血球の核が構造的に異常になる（過分葉を示す．すなわち幼若なPMNは成熟するにつれて，その核が膨らんでくびれた形態の"分葉"を獲得するが，成熟後の細胞が過分葉に至る．B_{12} や葉酸欠乏症患者のマクロ細胞の前駆細胞

---

[2] "青銅糖尿病"ともよばれ，慢性的な鉄過剰症に対して瀉血を繰り返すことで治療される．この古くは広く行われていた"治療法"が，現代も使用される数少ない疾患の1つである．真性多血症（赤芽球前駆細胞を異常増加させる変異によって生じる）は，この治療法が用いられるもう1つの疾患である．

である巨大赤芽球の核は，その細胞の低いヘモグロビン含量と比較して，未分化な段階にある）．ビタミンB_{12}欠乏によって生じる神経障害には，末梢神経障害，認知症，および**亜急性連合性脊髄変性症**（subacute combined degeneration）[3]がある．葉酸欠乏症は，食事摂取の不足，特に需要が増加する期間に発生する（例えば，妊娠中［葉酸欠乏と神経管欠損との関連が指摘されており，特に重要である；第57章参照］や，**鎌状赤血球貧血**［sickle cell anaemia］のような異常ヘモグロビン症患者の慢性的な溶血の結果として）．しかし，ビタミンB_{12}欠乏は通常，吸収の低下によって生じる．

葉酸

葉酸の構造および代謝の一部については，第50，56章で扱う．というのは，いくつかの重要な抗菌薬，および抗がん剤は，微生物や腫瘍細胞の葉酸合成を妨げる代謝拮抗薬であるからである．レバーや緑色野菜は，豊富な葉酸の供給源である．健康な非妊娠成人では，毎日の必要量は約 0.2 mg であるが，妊娠中は必要量が増加する．

作用機序

ジヒドロ葉酸還元酵素（dihydrofolate reductase）によって2段階において触媒される葉酸の還元反応は，**ジヒドロ葉酸**（dihydrofolate：FH_2），および**テトラヒドロ葉酸**（tetrahydrofolate：FH_4）を生成する．これらは，いくつかの重要な代謝経路においてメチル基を転移する（1炭素単位転移）補酵素である．FH_4 は，プリン，およびピリミジン合成における補酵素として働き，DNA合成に必須である．FH_4 は，アミノ酸代謝に関与する反応にも必要である．

FH_4 は，デオキシウリジン一リン酸（deoxyuridine monophosphate：DUMP）からデオキシチミジン一リン酸（deoxythymidine monophosphate：DTMP）への変換に重要である．この反応は，哺乳類のDNA合成における律速段階であり，チミジル酸合成酵素によって触媒され，FH_4 はメチル供与体として作用する．

薬物動態学的側面

治療では，葉酸は経口投与され，回腸で吸収される．葉酸は通常，メチルテトラヒドロ葉酸の形で血液中に運ばれ，細胞に入る．そのためビタミンB_{12}依存性反応において脱メチル化されるまで，機能的に不活性である．葉酸は，能動輸送によって，肝細胞，および骨髄細胞に取り込まれる．細胞内では，葉酸は，活性型であるポリグルタミン酸型に変換される前に還元され，ホルミル化される．合成FH_4である**フォリン酸**（folinic acid）は，ポリグルタミン酸型に，より迅速に変換される．

副作用

葉酸は大量投与した場合でも，ビタミンB_{12}欠乏を伴っていなければ副作用が起きない．ビタミンB_{12}欠乏時の葉酸投与は貧血を改善するかもしれないが，一方で，神経障害を悪化させる可能性がある．したがって，巨赤芽球性貧血が葉酸か，ビタミンB_{12}のいずれの欠乏に起因するかを決定し，それに応じて治療することが重要である．

葉酸，ビタミンB_{12}（ヒドロキシコバラミン）の臨床用途

葉酸
- 以下の原因で起こる葉酸欠乏による巨赤芽球性貧血に対する治療
  - 食事摂取不良（アルコール依存症患者に多い）
  - 吸収不良症候群
  - 薬（例えば**フェニトイン**［phenytoin］）
- 葉酸アンタゴニストである**メトトレキサート**（methotrexate）による治療，もしくはその毒性抑制のため（第26，56章参照）
- 葉酸欠乏のリスクがある患者に対する予防
  - 妊娠中の女性，および受胎前（特に先天異常のリスクがある場合）
  - 未熟児
  - ヘモグロビン異常症などの重篤な慢性溶血性貧血を有する患者（例えば，鎌状赤血球貧血）

ビタミンB_{12}（ヒドロキシコバラミン）
- 悪性貧血や他の原因によるビタミンB_{12}欠乏に対する治療
- 内因子の産生部位（胃）やビタミンB_{12}の吸収部位（回腸末端）の外科的除去手術後の予防

ビタミンB_{12}

ビタミンB_{12}はコバラミンともよばれ，悪性貧血を改善する．治療に使用されるビタミンB_{12}製剤は，**ヒドロキシコバラミン**（hydroxocobalamin）である．食物の主要なビタミンB_{12}供給源は，肉（特に肝臓にビタミンB_{12}が貯蔵されている），卵，および乳製品である．活性化のためには，コバラミンは，**メチルコバラミン**（methylcobalamin，メチル–B_{12}），または**5′-デオキシアデノシルコバラミン**（5′-deoxyadenosylcobalamin, ado-B_{12}）に変換されなければならない．欧州の平均的な食事には，1日分にビタミンB_{12} が 5～25μg 含まれ，

---

[3] 脊髄側柱とともに後柱が変性し，運動および感覚神経症状が出現するため，"連合性"とよばれる．

毎日の必要量は2～3μgである．吸収には，**内因子**（intrinsic factor）（胃壁細胞によって分泌される糖タンパク質）が必要である．内因子と複合体化したビタミンB_{12}は，回腸末端において能動輸送によって吸収される．健常な胃は，内因性因子を過剰に分泌するが，悪性貧血（胃の内面が萎縮する自己免疫性障害），または胃全摘後の患者では，内因子の供給は，長期的なビタミンB_{12}の吸収を維持するには不十分である．例えば，クローン（Crohn）病（第30章参照）の治療のための回腸末端の外科的除去は，B_{12}吸収を損なう可能性がある．

ビタミンB_{12}は，血漿中で**トランスコバラミン**（transcobalamin）とよばれる結合タンパク質によって運ばれる．ビタミンB_{12}は，肝臓に貯蔵され，体内の総量は約4mgである．ビタミンB_{12}の貯蔵量は，毎日の必要量と比較すると非常に大きいため，吸収が突然停止した場合（例えば胃全摘後），不足の症状が顕在化するまでに2～4年かかる．

作用機序

▽ ビタミンB_{12}は，ヒトでは2つの主要な生化学反応に必要である．

メチルテトラヒドロ葉酸（メチル−FH_4）のテトラヒドロ葉酸（FH_4）への変換．ビタミンB_{12}と葉酸の代謝活性は，DNAの合成に関連している．葉酸とビタミンB_{12}による治療が血漿ホモシステイン濃度を低下させる作用も，この経路を通じて起きる．ホモシステイン濃度の上昇は，血管に対して障害（第23章，表23.1）を及ぼすことがあるため，この作用は，潜在的に治療および公衆衛生上の意味をもつ．ビタミンB_{12}が関与する反応では，メチル−FH_4からFH_4への変換と，ホモシステインからメチオニンへの変換の両方が起こる．これを達成する酵素（**ホモシステイン−メチオニンメチル基転移酵素**[homocysteine–methionine methyltransferase]）は，補酵素としてビタミンB_{12}を，メチル基のドナーとしてメチル−FH_4を必要とする．メチル−FH_4からのメチル基が，まずB_{12}に移され，次にホモシステインに移されメチオニンが産生される．したがって，ビタミンB_{12}欠乏は，不活性型であるメチル−FH_4の状態に葉酸を留め，そのためDNA合成に必要なポリグルタミン酸型葉酸補酵素が枯渇する．ビタミンB_{12}依存性であるメチオニン合成もまた，別の機構としてポリグルタミン酸型葉酸補酵素の合成に影響を及ぼす．ポリグルタミン酸合成のために適した基質は，ホルミル化FH_4であるが，FH_4のホルミル化FH_4への変換は，メチオニンのようなホルミル基供与体を必要とする．

メチルマロニル−コエンザイムA（methylmalonyl–CoA）の**スクシニルCoAへの異性化**．この異性化反応は，プロピオン酸をコハク酸に変換する経路の一部である．この経路を通して，コレステロール，奇数鎖脂肪酸，一部のアミノ酸，チミンは，糖新生，またはトリカルボン酸回路によるエネルギー産生のために利用可能となる．コエンザイムB_{12}（ado-B_{12}）は必須の補酵素であるため，メチルマロニルCoAがビタミンB_{12}欠乏時に蓄積する．このしくみが，神経組織における脂肪酸合成パターンを歪め，ビタミンB_{12}欠乏症における神経障害の原因となる．

ビタミンB_{12}の投与

上述したように，ビタミンB_{12}欠乏症は，一般に吸収不良によって生じるため，ビタミンB_{12}が治療に使用（ヒドロキソコバラミンとして）されるときは，通常注射によって[4]投与される．悪性貧血の患者は初回投与後，3ヵ月ごとの維持注射を行い，生涯にわたる治療が必要である．ヒドロキソコバラミンは，副作用を起こさない．

> #### 葉酸とビタミンB_{12}
>
> 葉酸とビタミンB_{12}はDNA合成に必要である．欠損は特に赤血球産生に影響し，巨赤芽球性貧血を引き起こす．
>
> **葉酸**
> - 葉酸は細胞に能動的に取り込まれ，ジヒドロ葉酸還元酵素によってテトラヒドロ葉酸（FH_4）に還元され，その後，余分なグルタミン酸が加えられる．
> - ポリグルタミン酸型葉酸は，プリンとピリミジン（特にチミジル酸）の合成における補酵素（1炭素単位の担体）である．
>
> **ビタミンB_{12}（ヒドロキソコバラミン）**
> - ビタミンB_{12}が回腸末端で吸収されるためには，胃壁細胞によって分泌される内因子（糖タンパク質）を必要とする．
> - 肝臓に貯蔵される．
> - ビタミンB_{12}が必要な経路は，以下の2つである．
>   - メチル−FH_4（不活性型のFH_4）から活性型ホルミル化FH_4への変換．ホルミル化FH_4は，ポリグルタミン酸付加後，プリンおよびピリミジンの合成における補酵素として働く．
>   - メチルマロニルCoAのスクシニルCoAへの異性化．
> - 欠乏は，悪性貧血で最も高頻度に起こる．悪性貧血は，胃の内因子欠乏による吸収不良の結果生じる．貧血および神経障害を引き起こす．
> - ビタミンB_{12}は，悪性貧血の治療のため，注射によって投与される．

造血成長因子

60秒ごとに，ヒトは，約1億2,000万個の顆粒球，1億5,000万個の赤血球，ならびに大多数の単核細胞や血小板を生成しなければならない．この顕著な産生能を担

---

[4] 少なくともアングロサクソン諸国ではそうである．フランスでは，内因子欠乏に対処すべく，十分な治療効果をもつ吸収量を達成するために，非常に大量のビタミンB_{12}が経口投与される．いずれの治療法も，1925年のミノー（Minot）とマーフィ（Murphy）の著書『肝臓食』に必要と書かれた，莫大な量の生の肝臓を食べていた頃からすれば大きな進歩である．

う細胞は，胚発生の間に植えつけられた，比較的少数の自己再生能をもつ多能性幹細胞に由来する．造血の維持は，一方の幹細胞の自己再生と，他方におけるさまざまなタイプの血液細胞への分化との間のバランスを必要とする．このバランスの制御にかかわる因子が**造血成長因子**であり，これらの子孫の細胞の分化および成熟を制御し8つの可能な発生系統に導く（図25.2）．これらのサイトカイン成長因子は，$10^{-12} \sim 10^{-10}$ mol/Lの濃度で作用する，非常に活性の強い糖タンパク質である．それらは，基礎条件下では非常に低い濃度で血漿中に存在し，刺激が入ると，数時間以内に濃度が1,000倍以上に増加する．**エリスロポエチン**は，赤血球系を制御し，その産生を促すシグナルは，失血，または低組織酸素分圧である．**コロニー刺激因子**（CSF）は，白血球の骨髄分化を調節し，その産生の主な刺激は感染である（第6章参照）．

組換え型エリスロポエチン（**エポエチン**）[5]や組換え型顆粒球CSF（**フィルグラスチム**[filgrastim]，レノグラスチム[lenograstim]，ペグフィルグラスチム[pegfilgrastim]）は臨床で使用される（下記参照）．トロンボポエチンは，組換え体として製造されたが，腫瘍の進展作用（がん遺伝子産物である細胞表面タンパク質を活性化する）についての懸念がもたれ，重篤な免疫系を介する副作用との関連が指摘されている．一部のその他の造血成長因子（例えば，インターロイキン3，インターロイキン5，および他の種々のサイトカイン）については，第6章で説明する．

エリスロポエチン

エリスロポエチンは，腎臓の傍尿細管細胞，およびマクロファージでも産生される糖タンパク質であり，運命の定まった赤血球前駆細胞を増殖させ，赤血球産生を促進する（図25.2）．組換え型ヒトエリスロポエチンは，培養哺乳類細胞を用いて作製され（その薬物動態学的特性は，糖鎖修飾に大きく依存する．糖鎖修飾は，哺乳類では起こるが，細菌細胞では予想できるようには起きない翻訳後修飾である），慢性腎不全，AIDS，またはがんなどの患者のエリスロポエチン欠乏による貧血を治療するために使用される．エポエチン（組換え型ヒトエリスロポエチン）は複数の型（α, β, θ, ζ）が存在する．高度に

[5] 最初の治療薬剤は，1989年Amgen社により組換え技術によって製造された．当初は危惧されることもあったが，それは商業的に大成功を収め，バイオテクノロジー産業の台頭を告げるものとなった（図25.3参照）．

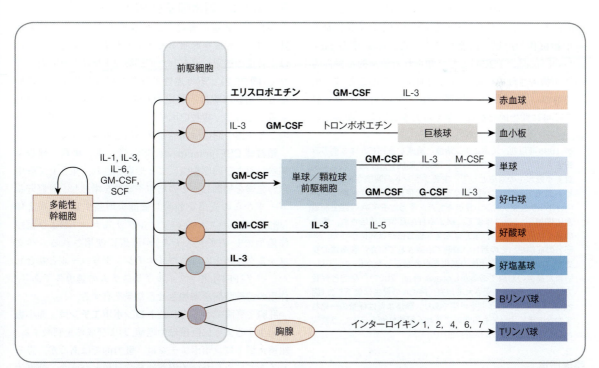

図25.2　血液細胞分化における造血成長因子．
太字で示すさまざまな製剤因子が臨床で使用されている（本文参照）．胸腺で生成されたほとんどのT細胞はアポトーシス死に至り，胸腺外に出現するものは，CD4またはCD8T細胞のいずれかである．成熟血液細胞に使用されている色は，それらの一般的な染色法による色を反映する（染色によって名前がつけられているものもある）．CSF：コロニー刺激因子，G-CSF：顆粒球刺激因子（granulocyte CSF），GM-CSF：顆粒球-マクロファージ刺激因子（granulocyte-macrophage CSF），IL-1：インターロイキン（interleukin）1，IL-3：インターロイキン3（すなわち多能性コロニー刺激因子），M-CSF：マクロファージ刺激因子（macrophage CSF），SCF：幹細胞因子（stem cell factor）．（第6章も参照．）

グリコシル化された型の**ダルベポエチン**（darbopoietin）は，半減期がより長く，より低頻度で投与することができる．**メトキシポリエチレングリコール−エポエチンベータ**（methoxy polyethylene glycol-epoetin beta）は，長い半減期を有するもう1つの製剤である．エポエチン，およびダルベポエチンは，静脈内，または皮下投与されるが，効果は皮下注射のほうが大きく，静脈内注射のほうが速い．

エポエチンは特許保護が終わりつつあり，最初の"バイオシミラー"製品が認可されている．生物学的同等性の基準について比較的議論の余地のない低分子化学物質の状況（第8章）とは異なり，生物学的に産生される巨大分子は，製造上のわずかな変化で著しく性質が変化し，細胞培養中に免疫原性の異なる生成物を含むことにつながる機会が多く存在する．

副作用

一過性のインフルエンザ様症状がよくみられる．高血圧も一般的であり，頭痛，失見当識，時には痙攣を伴う脳症を起こすことがある．赤血球造血の促進のため，より多くの鉄が必要とされることにより，鉄欠乏が生じることがある．ヘマトクリット（赤血球によって占められる血液の画分）の上昇に伴って血液粘度が増加し，特に透析中の血栓症のリスクを増大する．組換え体とともに内因性ホルモンも不活化するエリスロポエチンに対する中和抗体の出現に関連づけられた，**赤芽球癆**（pure red cell aplasia：PRCA）として知られる壊滅的な慢性的病態が報告されている（Berns, 2013）．このことは，生物製剤のバッチ間の品質管理，およびバイオシミラー製品の認可に間接的な影響を与える大きな懸念となっている．

> 1998年以前，エポエチン治療と関連するPRCAは3例のみ報告されていた．その年，ウシ海綿状脳症（"狂牛病"）の伝染に対する懸念への対応として，主要ブランドの製法が変更され，ヒト血清アルブミン（製剤の安定化に使用された）がポリソルベート80とグリシンに変更された．するとPRCAの発生が急激に増加し，2002年までに約250件の症例が報告され，患者の多くは死亡したか，または完全な輸血依存状態に陥った．大部分の症例が，その新しい製剤で治療されていた．製造法の変更がいかにして免疫原性の変化を引き起こしたかについては，いまだ議論の対象であるが（Locatelli et al., 2007），梱包と保管方法が2003年に変更されて以来，PRCAの発生は低下した（図25.3）．免疫原性は予測不可能であり，製造または保管の一見わずかな変更によっても引き起こされる可能性があるという教訓となった（Kuhlmann & Marre, 2010）．

臨床用途

鉄や葉酸欠乏は，治療開始前に是正する必要がある．非経口鉄剤がしばしば必要となる．上記の副作用を避けるために，ヘモグロビンは10～12 g/dLの範囲内に監視され，維持されなければならない．エポエチンの臨床用途を次頁のクリニカルボックスに示す．

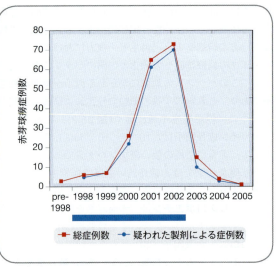

図 25.3 1998年のエポエチン主要ブランドの変更製剤の導入に関連した赤芽球癆（PRCA）の発生．
発生数が顕著に増加し，抗エリスロポエチン抗体陽性例（赤色）のほとんどすべての症例に，疑われた製剤が用いられていた（青色）．その製剤の内容と投与指示および保管に関する手引きは，2003年に再度変更され，その後PRCAは急激に減少した．疑われた製剤が使用された期間を青のバーで示す．（データはKuhlmann & Marre 2010より．）

コロニー刺激因子（CSF）

CSFは，組織培養において観察できる，白血球の成熟コロニー形成を刺激するサイトカインである．それらは，特定の運命づけられた前駆細胞を増殖させるだけでなく（図25.2），不可逆性の分化を引き起こす．応答性をもつ前駆細胞は，特定のCSFに対する膜受容体を有するとともに，複数の因子に対する受容体を発現し，そのことが因子間の協調的相互作用を可能にする．

顆粒球CSF（granulocyte CSF）は，主に単球，線維芽細胞，および内皮細胞によって産生され，主として好中球の発達を制御し，その増殖や成熟を増強し，骨髄貯蔵プールからの放出を刺激し機能を増強する．組換え体（糖鎖修飾されていないフィルグラスチム，および糖鎖修飾型のレノグラスチム）が治療に使用される．ペグフィルグラスチムは，ポリエチレングリコールと結合した（"ペグ［PEG］化"）フィルグラスチムの誘導体であり，作用の持続時間を増加させる効果を有する．

肝臓や腎臓でつくられた**トロンボポエチン**は，血小板を産生するように巨核球の増殖，および成熟を刺激する．組換え型トロンボポエチンは，魅力的ではあるが，恐らくあてにならない治療薬開発の目標となった．腫瘍治療における多くの化学療法レジメンにおいて，血小板減少症は，予測可能であるが治療の制限となる毒性であり（第56章），これを軽減する手段は，おおいに価値があると考えられる．この必要性に対する一見論理的な答えと思われる組換え型トロンボポエチンが製造され，健常

人，および軽度の化学療法誘発性の血小板減少症患者において，血小板数の増加が確認された．しかし，健常人における初期の試験で，ペグ化製剤の頻回の投与によって中和抗体が出現し，その結果，血小板減少が遷延した (Li et al., 2001). このことは，生物学的製剤と天然メディエーターの微妙な違いが重大な免疫学的副作用をもたらす可能性があるという，エリスロポエチン (図25.3参照) の経験で得られたメッセージを思い起こさせる．エルトロンボパグ (eltrombopag) (経口)，およびロミプロスチム (romiplostim) (注射可能) は，最近承認されたトロンボポエチンアゴニストである．

投与法と副作用

フィルグラスチム，およびレノグラスチムは，皮下または静脈内注射のいずれかにより投与される．ペグフィルグラスチムは，皮下投与される．消化管症状，発熱，骨痛，筋肉痛，および発疹が副作用として認められる．まれな副作用として，肺浸潤，肝臓や脾臓の腫大がある．

溶血性貧血

赤血球破壊の増加に関連する貧血は，遺伝的原因（例えば，鎌状赤血球症，サラセミア，発作性夜間血色素尿

エポエチンの臨床用途

- 慢性腎不全による貧血
- がん化学療法中の貧血
- 早産児に生じる貧血の予防 (保存料として使用されるベンジルアルコールが新生児の致命的な毒性症候群と関連づけられるため，非保存剤が使用される)
- 献血前に自己血の収量を増やすため
- AIDSの貧血 (ジドブジン [zidovudine] により悪化する)
- リウマチ性関節炎などの慢性炎症状態の貧血 (治験段階)

コロニー刺激因子の臨床用途
コロニー刺激因子は専門施設で使用される．
- 下記の期間中の細胞傷害性薬剤による好中球減少の重症度や期間を減少する．
  - 自家骨髄移植を必要とする集学的化学療法
  - 骨髄移植後
- 前駆細胞の収集
- 輸注前に収集した前駆細胞数の増加
- ヒト免疫不全ウイルス (human immunodeficiency virus：HIV) 感染進行期の遷延する好中球減少に対して
- 再生不良性貧血において

造血成長因子

エリスロポエチン
- 赤血球産生を制御
- 静脈内，皮下，腹腔内投与される
- 一過性のインフルエンザ様症状，高血圧，鉄欠乏，血液過粘稠を引き起こすことがある
- 慢性腎不全による貧血患者の治療にエポエチンが使用可能

顆粒球コロニー刺激因子
- 好中球前駆細胞を刺激
- フィルグラスチム，ペグフィルグラスチム，レノグラスチムが非経口的に使用可能

症)，または自己免疫，感染，および有害な薬物反応などのさまざまな非遺伝的原因によって起こりうる．

> 鎌状赤血球貧血は，単一のアミノ酸置換を起こす，ヘモグロビンのβグロビン鎖をコードする遺伝子の変異によって起こる．異常ヘモグロビン (ヘモグロビンS) は，脱酸素したときに重合し，赤血球の物理的性質を変化させ (鎌状に変形するため，そのように命名されている)，細胞膜を損傷する可能性がある．これは，微小循環を阻害し，有痛性のクリーゼを引き起こし，溶血によって一酸化窒素の利用度を低下させる可能性がある (第20章)．重合と疾患の重篤さは，他の型のヘモグロビン (AおよびF) が存在する場合，著しく低下する．
> 発作性夜間血色素尿症 (paroxysmal nocturnal haemoglobinuria：PNH) は，体細胞変異を有する造血幹細胞のクローン性増殖により引き起こされる，まれで，かつ以前は治療できなかった溶血性貧血である．その変異は，多くのタンパク質を細胞表面に固定するグリコシルホスファチジルイノシトール (glycosylphosphatidylinositol：GPI) の形成を阻止し，補体媒介性溶血に陥りやすくする．貧血に加えて，PNH患者は，血栓症，腹痛発作，および肺高血圧の発作 (第22章) などの他の症状に苦しむ．

溶血性貧血の治療薬

ヒドロキシカルバミド (別名ヒドロキシウレア [hydroxyurea]) は，真性多血症 (polycythaemia rubra vera) (特に赤血球系統に影響を及ぼす骨髄増殖性疾患) 患者の赤血球および血小板数を減少させるため，また，慢性骨髄性白血病に対する治療薬として，数十年にわたって使用されてきた細胞傷害性薬剤である．鎌状赤血球症の治療にも使用されている．

作用機序

ヒドロキシカルバミドは，リボヌクレオチド還元酵素 (ribonucleotide reductase) を阻害することでDNA合成を阻害し，S期特異的である (第5章)．その結果，急速に分裂する赤血球前駆体の集団 (ヘモグロビンFを産生する) に対して比較的選択的であり，一方で，ヘモグロビン

Sを産生する集団を減少させる．ヒドロキシカルバミドの代謝によって生じる一酸化窒素は，鎌状赤血球症に有益な効果をもたらしうる．有痛性クリーゼを軽減する効果の一部は，ヒドロキシカルバミドの細胞傷害作用に二次的に生じる抗炎症作用に関連している可能性がある．

投与法と副作用

ヒドロキシカルバミドは，悪性疾患に対する治療用量よりもやや少ない開始用量で，1日1回経口投与される．腎機能障害を有する患者には減量して投与される．血球数，およびヘモグロビンFを監視し，それに応じて用量を調節する．効果が安定したら，治療は無期限に続けられるかもしれない．

骨髄抑制，悪心，および発疹が最も一般的な副作用である．動物を用いた研究では，催奇形性，および精子形成に対する潜在的な有害作用が示されている．

現在，PNHの治療のために新たに認可された**エクリズマブ**は，最終補体タンパク質C5を阻害するヒト化モノクローナル抗体である（第17章）．87人の患者の二重盲検無作為化対照試験において，エクリズマブ治療は，6ヵ月間の治療中における溶血，および輸血の必要性を劇的に減少させた（図25.4）．患者は，治療前に髄膜炎菌ワクチンを接種しなければならない．毎週1回を4週間，その後約2週間ごとに静脈内投与される．重篤な副作用には，感染，特に髄膜炎菌感染があるが，まれである．最も一般的な副作用は，頭痛と背部痛である．

ほとんどの型の溶血性貧血において，治療は症候に対処するものか（例えば，鎌状赤血球症患者の有痛性クリーゼに対する鎮痛），支持的なものである（体液バランス，酸素療法，必要時の輸血，鉄過剰の治療，赤血球代謝回転亢進を支持する適切な葉酸の投与，場合によっては抗生物質投与や予防接種などを考慮）．自己抗体に伴う急性溶血性貧血は，グルココルチコイドによる治療に応答する可能性がある（第33章）．

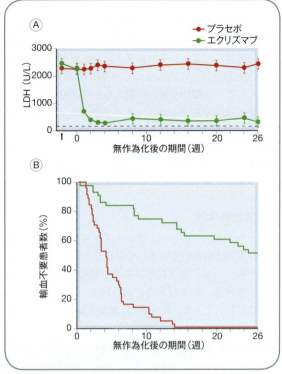

図25.4　発作性夜間血色素尿症(PNH)患者におけるエクリズマブの効果．
[A]溶血の程度の測定のための血漿乳酸脱水素酵素(plasma lactate dehydrogenase：LDH)活性．水平の点線は正常上限，矢印はスクリーニング時の基準値を示す（プラセボ群：n＝44，エクリズマブ群：n＝43，P＜0.001）．[B]カプランーマイヤー(Kaplan-Meier)曲線は，[A]に示した同じ患者における，治療中の最初の輸血までの時間である(P＜0.001)．(データはHillmen et al. 2006より．)

引用および参考文献

全般

Fishbane, S., 2009. Erythropoiesis-stimulating agent treatment with full anemia correction: a new perspective. Kidney Int. 75, 358–365.

Fishman, S.M., Christian, P., West, K.P., 2000. The role of vitamins in the prevention and control of anaemia. Public Health Nutr. 3, 125–150.

Kurzrock, R., 2005. Thrombopoietic factors in chronic bone marrow failure states: the platelet problem revisited. Clin. Cancer Res. 11, 1361–1367.（緩慢な進展．次頁のLi et al. を参照．）

鉄と鉄欠乏

Andrews, N.C., 1999. Disorders of iron metabolism. N. Engl. J. Med. 341, 1986–1995.

Provan, D., Weatherall, D., 2000. Red cells, II: acquired anaemias and polycythaemia. Lancet 355, 1260–1268.

Toh, B.-H., van Driel, I.R., Gleeson, P.A., 1997. Pernicious anaemia. N. Engl. J. Med. 337, 1441–1448.（悪性貧血の免疫病理．優れた図．）

エリスロポエチンと赤芽球癆

Berns, J.S., 2013. http://www.uptodate.com/contents/pure-red-cell-aplasia-due-to-anti-erythropoietin-antibodies

Kuhlmann, M., Marre, M., 2010. Lessons learned from biosimilar epoietins and insulins. Br. J. Diab. Vasc. Dis. 10, 90–97.

Locatelli, F., Del Vecchio, L., Pozzoni, P., 2007. Pure red-cell aplasia "epidemic" – mystery completely revealed? Perit. Dial. Int. 27 (Suppl. 2), S303–S307.

コロニー刺激因子

Lieschke, G.J., Burges, A.W., 1992. Granulocyte colony-stimulating factor and granulocyte–macrophage colony-stimulating factor. N.

Engl. J. Med. 327, 1–35, 99–106.（一読の価値あり．包括的総説.）

Mohle, R., Kanz, L., 2007. Hematopoietic growth factors for hematopoietic stem cell mobilization and expansion. Semin. Hematol. 44, 193–202.

溶血性貧血

Charache, S., Terrin, M.L., Moore, R.D., et al., 1995. Effect of hydroxyurea on the frequency of painful crises in sickle-cell-anemia. N. Engl. J. Med. 332, 1317–1322.（平均21ヵ月のフォローアップ期間における有効性と安全性に関する貴重な無作為化対照試験の結果.）

Hillmen, P., Young, N.S., Schubert, J., et al., 2006. The complement inhibitor eculizumab in paroxysmal nocturnal hemoglobinuria. N. Engl. J. Med. 355, 1233–1243.（エクリズマブはPNHの有効な治療薬である.）

Platt, O.S., 2008. Hydroxyurea for the treatment of sickle cell anaemia. N. Engl. J. Med. 358, 1362–1369.（この治療法の臨床における簡単な記述と解説.）

トロンボポエチンと遷延する血小板減少症

Li, J., Yang, C., Xia, Y., et al., 2001. Thrombocytopenia caused by the development of antibodies to thrombopoietin. Blood 98, 3241–3248.

第**3**部　　主要臓器系に影響を及ぼす薬物

26　抗炎症薬および免疫抑制薬

概要

　本章は炎症および免疫疾患に使われる薬物を扱う．炎症はリウマチ性関節炎に伴うことが多いが，それに限らず，臨床でみられるほとんどの疾患に伴って起こるため，抗炎症薬はほぼすべての疾患に使われる．

　主な抗炎症薬は5つのグループに分類することができる．

- シクロオキシゲナーゼ(cyclooxygenase：COX)阻害薬：非ステロイド性抗炎症薬(non-steroidal anti-inflammatory drug：NSAID)およびコキシブ
- 抗リウマチ薬：疾患修飾性抗リウマチ薬(disease-modifying antirheumatic drug：DMARD)，一部の免疫抑制剤
- グルコ(糖質)コルチコイド
- 抗サイトカイン薬およびその他の生物学的製剤
- 上記に属しないその他の薬剤．抗ヒスタミン薬および痛風薬

　まずは NSAID の治療効果，作用機序および副作用について述べ，それからアスピリン，アセトアミノフェンや COX-2 の選択的阻害薬などについて概説する．抗リウマチ抗体はかなり多様で，その他の自己免疫疾患の治療，または臓器移植に伴う拒絶反応の予防に使われる免疫抑制薬も含まれる．グルココルチコイドについては**第33章**で扱うが，ここでは簡潔に議論する．次に，さまざまな重篤な疾患の治療概念を変えた"革命的"な生物学的製剤について述べる．そして，最後に，アレルギーなどの治療に使われるヒスタミン H₁ 受容体アンタゴニストや痛風薬など，上記に分類されない薬物について考える．

シクロオキシゲナーゼ阻害薬

　この分類には，従来の古典的な NSAID[1] や COX-2 選択的阻害薬のコキシブなどが含まれている．NSAID はときどき，アスピリン様薬物あるいは解熱鎮痛薬ともよばれ，薬剤のなかでも最もよく使われている．グ

ローバル市場においては 50 種類以上の NSAID が販売されており，その一部は**表26.1**に列挙した．また，一部の NSAID の化学構造については，**図26.1**に示した．

　これらの薬物は変形性関節症やリウマチ性関節炎などの慢性関節疾患，あるいは骨折，捻挫や軟部組織損傷などの急性炎症に伴う発熱，痛み，および腫脹を和らげる作用をもつ．また，術後，抜歯および生理に伴う痛みや頭痛，片頭痛などにも有効である．一部の NSAID は市販されており，軽度のケガや痛みなど，さまざまな疾患に広く使われている．これら NSAID は錠剤，注射剤やジェルなど，さまざまな形状で市販されている．従来の NSAID は，特に高齢者が服用する場合に，好ましくないさまざまな副作用が発現する場合がある．一般的に，新しい薬剤ほど副作用が少ない．

　個々の NSAID の分子作用メカニズムの詳細は若干異なっているものの，その薬理学的作用の基本は脂肪酸代謝酵素 COX を阻害するところに由来し，共通している．その結果，プロスタグランジン(prostaglandin)やトロンボキサンの合成が阻害される．**第17章**で述べたように，少なくとも 2 つの COX アイソフォーム，COX-1 とCOX-2 が存在するが，未同定のアイソフォームが存在する可能性も否定はできない．留意すべきは，COX-1とCOX-2 が非常に類似していて(アミノ酸配列の相同性は 60％以上)，同じ生化学反応を触媒するものの，アイソフォームそれぞれの発現および機能はかなり異なることである．COX-1 は，血小板を含むほとんどの組織で恒常的に発現する酵素である．このことから，COX-1は体内で"ハウスキーピング酵素"の役割を果たし，主に組織の恒常性維持にかかわる．例えば，胃細胞保護(**第30章**)，血小板凝集(**第24章**)，腎血流の自動調節(**第29章**)や陣痛誘発(**第35章**)などにおけるプロスタグランジンの産生には，COX-1 が働いている．

　一方，COX-2 の発現は，主に IL-1 や TNF-α(**第18章**参照)などの炎症性サイトカインによって活性化された炎症細胞で誘導される．そのため，COX-2 の主な役割は炎症時のプロスタグランジン産生であると考えられている(Vane & Botting, 2001)．しかし，重要な例外もある．COX-2 は腎臓において恒常的に発現しており，炎症性メディエーターであるプロスタサイクリンの産生を行い，腎機能保護に働くことが知られている．

1　ここでは，NSAID の分類の中にコキシブが含まれているが，文献などでは必ずしも一般的ではない．

表 26.1 よく使われる抗炎症 COX 阻害薬の比較.

薬剤	タイプ	適応疾患	COX に対する選択性	備考
アセクロフェナク（aceclofenac）	酢酸フェニル	RA，OA，AS	–	–
アセメタシン	インドールエステル	RA，OA，MS，PO	–	エステル化されたインドメタシン
アスピリン	サリチル酸	主に CV	COX-1 選択的（ただし，選択性は低い）	さまざまな一般用医薬品の成分に含まれる
セレコキシブ	コキシブ	RA，OA，AS	COX-2 選択的（選択性は中程度）	消化管に対する副作用が少ない
dexibruprofen	プロピオン酸	OA，MS，D，H&M	–	イブプロフェンの鏡像異性体（活性型）
dexketoprofen	プロピオン酸	PO，D，H&M	–	ケトプロフェンの異性体
ジクロフェナク	酢酸フェニル	RA，OA，G，MS，PO，H&M	COX-2 選択的（ただし，選択性は低い）	中等度の効果，さまざまな塩がある
エトドラク（etodolac）	ピラノカルボン酸	RA，OA	COX-2 選択的（選択性は中程度）	消化管に対する副作用がおそらく少ない
etoricoxib	コキシブ	RA，OA，G，AS	COX-2 選択的（選択性は非常に高い）	–
フェノプロフェン（fenoprofen）	プロピオン酸	RA，OA，MS，PO	非選択的	プロドラッグ，肝臓で活性化される
フルルビプロフェン	プロピオン酸	RA，OA，MS，PO，D，H&M	COX-1 選択的（選択性は非常に高い）	–
イブプロフェン	プロピオン酸	RA，OA，MS，PO，D，H&M	COX-1 選択的（ただし，選択性は低い）	小児用薬品
インドメタシン	インドール	RA，OA，G，MS，PO，D	COX-1 選択的（ただし，選択性は低い）	中等度から重い症状に適応
ケトプロフェン（ketoprofen）	プロピオン酸	RA，OA，G，MS，PO，D	COX-1 選択的（ただし，選択性は低い）	軽い症状に適応
ケトロラク（ketorolac）	ピロリジジン	PO	COX-1 選択的（選択性は高い）	–
メフェナム酸	フェナム酸	RA，OA，PO，D	–	活性は中程度
メロキシカム	オキシカム	RA，OA，AS	COX-2 選択的（選択性は中程度）	消化管に対する副作用がおそらく少ない
ナブメトン（nabumetone）	ナフチルアルケノン	RA，OA	–	プロドラッグ，肝臓で活性化される
ナプロキセン	プロピオン酸	RA，OA，G，MS，PO，D	COX-1 選択的（ただし，選択性は低い）	CV に対する副作用は少なく，安全？
parecoxib	コキシブ	PO	–	プロドラッグ，肝臓で活性化される
ピロキシカム	オキシカム	RA，OA，AS	COX-2 選択的（ただし，選択性は低い）	–
スリンダク	インデン	RA，OA，G，MS	COX-2 選択的（ただし，選択性は低い）	プロドラッグ
テノキシカム（tenoxicam）	オキシカム	RA，OA，MS	–	–
チアプロフェン酸（tiaprofenic acid）	プロピオン酸	RA，OA，MS	–	–
トルフェナム酸（tolfenamic acid）	フェナム酸	H&M	–	–

AS：強直性脊椎炎（ankylosing spondylitis），CV：心血管系疾患（cardiovascular），D：月経困難症（dysmenorrhoea），G：急性痛風（acute gout），H&M：頭痛（headache）と片頭痛（migraine），MS：筋骨格の損傷および痛み（musculoskeletal injuries and pain），OA：変形性関節症（osteoarthritis），PO：術後疼痛（postoperative pain），RA：リウマチ性関節炎（rheumatoid arthritis．（データは British National Formulary 2013 and COX selectivity data, where tested, from Warner & Mitchell, 2004 and 2008 より．）

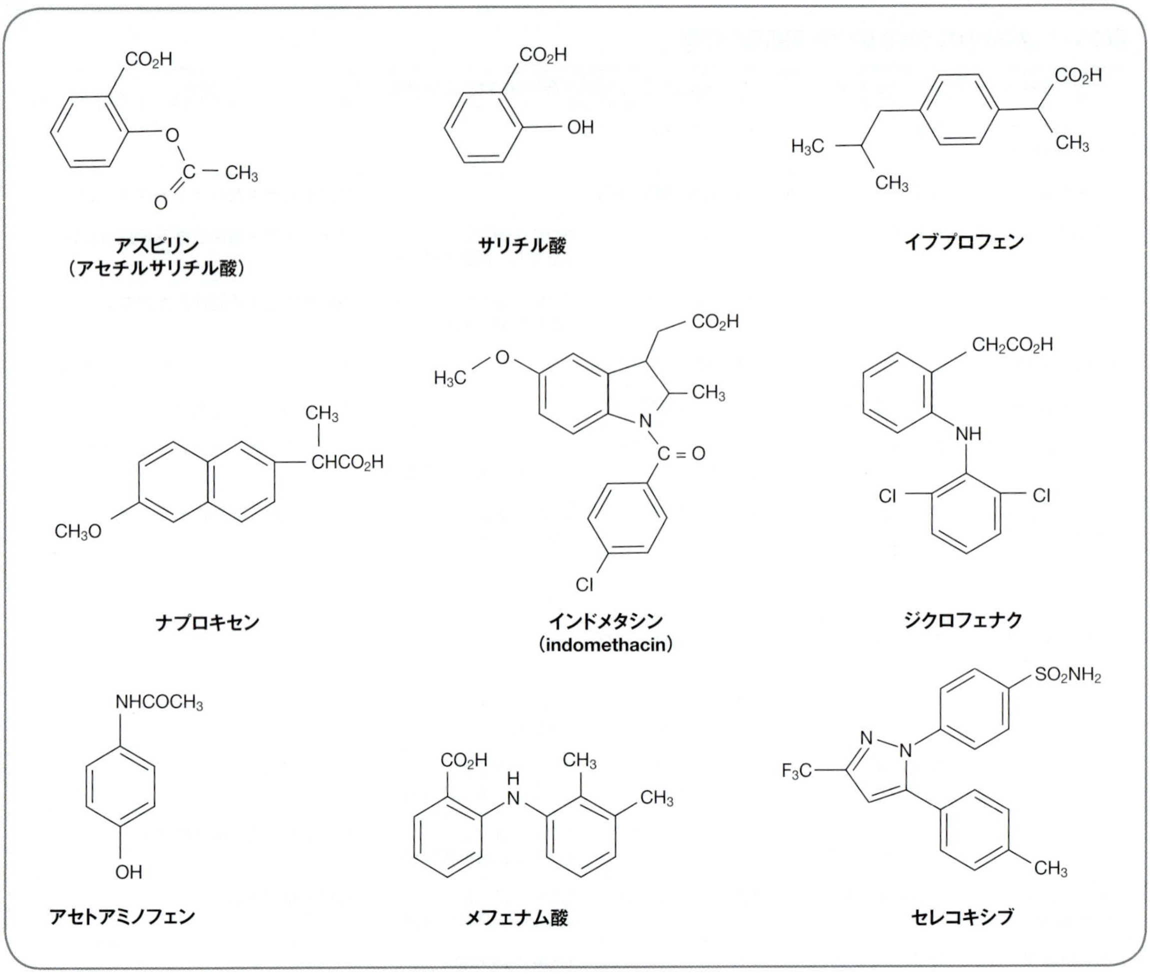

382 第26章 抗炎症薬および免疫抑制薬

図 26.1　非ステロイド性抗炎症薬（NSAID）およびコキシブの構造式.
アスピリンは，COX 酵素を不活化するアセチル基をもつ. サリチル酸は，アスピリンが脱アセチル化されるときの最終産物である. 奇妙なことに，サリチル酸も抗炎症作用をもつ. アセトアミノフェンは構造が単純で，鎮痛薬として広く使われている. "古典的" な NSAID のほとんどはカルボン酸である. しかし，多くのコキシブ（ここでは例としてセレコキシブを示している）はスルホンアミドまたはスルホン酸基をもつ. これが COX-1 の疎水性チャネルへのアクセスを妨げているため，コキシブの特異性に重要であると考えられている（図 26.2 参照）.

また中枢神経系にも発現を認めるが，その機能は不明である.

　大半の従来の NSAID は，COX-1 および COX-2 に対する阻害活性は異なるが，両アイソフォームを阻害する. これまで，NSAID の抗炎症作用（とおそらく鎮痛解熱作用の多く）は COX-2 の阻害活性によるものである一方，副作用（特に消化管系の副作用）は主に COX-1 の阻害活性によるものであると信じられている. 最近では COX-2 選択的阻害薬が開発され，臨床で広く使われるようになったが，消化管副作用の減少が認められたものの，期待するほど耐容性はよくなかったことが明らかとなった. その原因として，多くの患者は COX-2 選択的阻害薬を使用する以前に非選択的 COX 阻害薬を服用し，すでに消化管系の副作用が起こっているからではないかと考えられている. また，COX-2 は炎症の消退および治

癒に重要な役割を担っているため，COX-2 を特異的に阻害してしまうと，かえって症状が悪化することも考えられる. さらに，NSAID の慢性的な服用は心血管系に影響を及ぼすことが知られており，慎重に使うべきである. 一部の NSAID およびコキシブの相対的な選択性については，**表 26.1** に示す.

　❯ 各 NSAID は毒性や摂取許容量が異なるものの，薬理学的作用機序は非常に似ている. ただ，いくつかの例外もある. アスピリンは独特な薬理学的作用をもつことが知られており（下記を参照）. 一方，**アセトアミノフェン**（acetaminophen, paracetamol）の薬理学的作用は従来の典型的な NSAID 比較すると，かなり例外である. アスピリンは非常に優れた鎮痛（**第42章**参照）・解熱薬であるが，アスピリンの抗炎症作用は弱く，特別な場合にしか効果を認めない（例えば，抜歯後に伴う炎症，Skjelbred et al., 1984 を参照）. 一方，アセトアミノフェンは特定の実験条件下（例えば，発熱時の中枢神経系）においてはプロスタグランジン生合成の阻害効果を認めたものの，その他の条件下ではそのような効果を認めない（**第42章**も参照）.

シクロオキシゲナーゼ阻害薬

これらの薬物の薬理学的作用は主に COX-2 阻害による炎症性細胞のプロスタグランジン合成の抑制に由来し、次の3つの主要な治療効果を有する。

- **抗炎症作用**：プロスタグランジン E_2 およびプロスタサイクリンの減少は、血管拡張を抑えることで、間接的に浮腫を抑制する。
- **鎮痛作用**：プロスタグランジン産生の減少は、ブラジキニンや 5-ヒドロキシトリプタミン(5-hydroxytryptamine)(5-HT、セロトニン[serotonin])などの炎症性メディエーターによる侵害受容性神経終末の感作を減弱させる。頭痛に対する効果は、プロスタグランジンによる血管拡張作用の減弱によるものではないかと考えられている。
- **解熱作用**：インターロイキン1は中枢神経系において、プロスタグランジンの遊離を促進する。プロスタグランジンは視床下部の体温調節中枢に作用し体温の設定温度を高めることによって、発熱を惹起する。NSAID はこの過程を阻害する。

重要な NSAID の例として、**アスピリン**(aspirin)、**イブプロフェン**(ibuprofen)、**ナプロキセン**(naproxen)、**インドメタシン**(indometacin)、**ピロキシカム**(piroxicam) および**アセトアミノフェン**が挙げられる。さらには、COX-2 を特異的に阻害する(そのため、消化管系の副作用がより少ない)新しい薬物として、**セレコキシブ**(celecoxib) および etoricoxib が挙げられる。

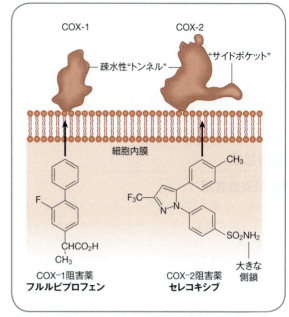

図 26.2 COX-1 と COX-2 の結合部位の比較図。
この図は2つの COX アイソフォームの NSAID 結合部位の違いを示す。ここで留意すべきは、COX-2 の結合部位はセレコキシブのスルホンアミド基のようなかさばった基を受け入れることができる "サイドポケット" をもつことである。このかさばった基が、COX-1 への結合を妨げると考えられている。フルルビプロフェン(flurbiprofen；ここに示している)などその他の NSAID は、両酵素の活性部位に結合することができる。(Luong et al. 1996 より。)(訳者注：フルルビプロフェンは COX-1 と COX-2 両酵素の活性部位に結合でき、COX アイソフォームの選択性はない。)

作用機序

1971 年に、ベーン(Vane)らは、NSAID が COX 酵素に直接作用することにより、プロスタグランジンの生合成を阻害することを示し、この作用機序で治療効果および副作用のほとんどを説明できるという仮説を発表した(図 26.2 参照)。この仮説は、のちの数々の研究により証明された。

- COX は2つの異なる酵素活性をもつ、いわゆる二機能性酵素である。その第1ステップでは、ジオキシゲナーゼとして2つの酸素分子をアラキドン酸鎖(または他の脂肪酸基質)のC11とC15に組み入れ、C15にヒドロペルオキシ基をもつきわめて不安定な**エンドペルオキシド中間体**(endoperoxide intermediate)である PGG_2 を生じさせる。第2ステップでは、ペルオキシダーゼとしてこれを C15 に水酸基をもつ PGH_2 (第17章参照)に変換する。PGH_2 はその後に細胞特異的な方法で、個々の**異性化酵素**(isomerase)、**還元酵素**(reductase) あるいは、**合成酵素**(synthase) によって、さまざまなプロスタノイドに変換される。COX-1 も COX-2 も細胞内膜にホモ二量体として存在するヘム含有酵素である。特記すべきことに、酵素活性をもつのはホモ二量体のうち、片方の単量体だけである。COX-1 と COX-2 は構造的に類似しており、アラキドン酸あるいは他の基質脂肪酸がドッキングする疎水性チャネルをもつため、酸化反応を行うことができる。
- 大半の NSAID は最初の二酸素添加反応のみを阻害する。

NSAID は通常、COX-1 の "競合的可逆的" 阻害薬であるが、その反応速度は異なる。一方、NASID の COX-2 の阻害はより時間依存的であり、その阻害は多くの場合不可逆的である。NSAID は酵素をブロックするために、COX の疎水性チャネルに入り込み、120 番目のアルギニン残基と水素結合を形成し、基質脂肪酸が触媒ドメインに入っていくのを防止する。しかし、COX-2 ではこのチャネルの入り口にある 523 番目のアミノ酸がイソロイシンからバリンになっているため、COX-1 ではみられない、かさばったスペースが存在する。このことは、一部の薬剤、特に大きな含硫黄官能基を有するものがなぜ COX-2 に高い選択性を示すのかを理解するのに、非常に重要である(図 26.2)。しかし、アスピリンは例外的である。アスピリンは酵素活性部位に入り、530 番目のセリンをアセチル化して、COX を不可逆的に不活化する。これがアスピリンの血小板に対する効果が持続する理由である。留意すべきは、アスピリンによって不活化された COX は PGG_2 産生能を完全に失うが、多少はヒドロキシ酸を産生できることである。また、COX 単量体への NSAID の結合は、二量体の酵素活性を阻害できる。

NSAID の抗炎症作用には、COX 阻害活性以外の機序が寄与している可能性がある。好中球やマクロファージによって産生される活性酸素ラジカルは組織傷害にかかわることが知られている。一部の NSAID (例えば**スリンダク**[sulindac])は COX 阻害活性に加えて、酸素ラジカル除去能をもつので、これが組織傷害の抑制に寄与していると考えられている。また、アスピリンは、炎症性メ

ディエーター遺伝子群の発現に重要な役割を担う転写因子 NF-κB の発現を阻害することも知られている.

薬理学的作用

すべての NSAID の薬理学的作用は，1890 年に臨床に導入された原型的な NSAID であるアスピリンに非常に類似している．一部の NSAID の薬理学的作用については，クリニカルボックスに記載している.

治療効果

抗炎症作用

第 17，18 章に述べたように，多くのメディエーターが炎症，およびアレルギーの制御にかかわっている．NSAID は，主に COX-2 によって合成されるプロスタグランジンが重要な役割を担っているさまざまな反応を減弱させる．この反応には，血管拡張（血管拡張作用をもつプロスタグランジン合成の阻害による）に加えて，炎症に伴う腫脹も含まれる．なぜなら，血管拡張は後毛細血管細静脈の透過性を亢進させるヒスタミン（histamine；第 17 章参照）などのメディエーターの作用を促進，および増強するからである.

> NSAID は炎症に伴うさまざまな症状を抑制するが，その根底にある慢性疾患に対してはほとんど作用がないか，あるいはまったく作用しない．NSAID に分類される薬物は，リウマチ性関節炎，血管炎や腎炎などの慢性炎症疾患に伴う組織傷害に関与するサイトカイン／ケモカイン産生，白血球遊走，リソソーム酵素放出や有害な酸素ラジカル産生などの炎症反応には，ほとんどの場合直接に作用しない.

解熱作用

視床下部に存在する体温調節中枢は，熱産生と熱損失のバランスを制御することによって，正常体温を調節する．発熱はこの視床下部の"サーモスタット"が撹乱されたときに起こり，体温の設定温度の上昇を引き起こす．NSAID はこのサーモスタットを"リセット"する．いったん正常体温の設定に戻れば，体温調節機構（例えば，表在性血管の拡張，発汗など）がその後の体温を下げるために作動する．健常人における正常体温は，NSAID によって影響を受けない[2].

> NSAID の解熱作用は主に，視床下部内のプロスタグランジン産生の抑制を通して発揮される．感染時に，細菌内毒素はマクロファージから，発熱物質である IL-1（第 17 章参照）の放出を起こす．IL-1 は，視床下部において，体温の設定温度を上昇させる E 型プロスタグランジンの産生を刺激する．IL-1 によって，COX-2 は視床下部において血管内皮で発現が誘導されるため，視床下部で COX-2 が何らかの役割を担っている可能性がある．プロスタグランジンが発熱の唯一のメディエーターではないとする根拠もあり，したがって NSAID のさらなる未知の解熱作用機序が存在する可能性がある.

---

[2] アセトアミノフェンは例外的で，かつては術中の体温を下げるために臨床で用いられた.

鎮痛作用

NSAID は，軽度から中等度の痛み，特に炎症や組織傷害による痛みに対しては有効である．これまで，2 つの作用点が同定されている.

末梢において，ブラジキニンなどの炎症性メディエーターは侵害受容器を感作するが，NSAID は感作を増強させるプロスタグランジンの産生を減少させる（第 18，42 章参照）．そのため，NSAID は関節炎，滑液包炎，筋肉や血管に由来する痛み，歯痛，月経困難症，産後の疼痛，がんの骨転移などに伴う痛みに有効である．これらの状態は，COX-2 の発現誘導による局所のプロスタグランジン合成を伴う可能性がある．NSAID は単独またはオピオイド鎮痛薬との併用で術後疼痛を減弱させ，オピオイド鎮痛薬の必要量を 1/3 くらいまでに減らすことができる場合もある．NSAID の頭痛に対する緩和作用は，脳血管系におけるプロスタグランジンの血管拡張作用の軽減が関係しているかもしれない.

これらの末梢に対する作用に加え，まだ十分に解明されていない中枢に対する別の作用，例えば脊髄に対する作用が存在する．末梢の炎症性病変は脊髄内において COX-2 の発現誘導およびプロスタグランジンの放出を増強し，求心性痛覚線維から後角内の中継ニューロンへの神経伝達を促進する（第 42 章参照）.

副作用

概して，NSAID の好ましくない副作用は大きな問題になっている．これはおそらく，NSAID が，身体が弱くなっている高齢者に広く，しかも多くの場合，長期間にわたり使用されていることに起因している．関節疾患に使用した場合，通常はかなり大量の NSAID を長期にわたり必要とするため，消化管だけではなく，肝臓，腎臓，脾臓，血液および骨髄などに高頻度で副作用が起こる.

プロスタグランジンは，胃細胞保護，血小板凝集，腎血管自動調節および陣痛誘発に関与しているため，すべての NSAID がこれらの過程に対して共通の副作用をもつことは当然予想される．それに加えて，個々の NSAID には特有の副作用が，他にも存在する可能性がある．COX-2 選択的阻害薬の消化管に対する副作用はその他の NSAID と比較するとかなり弱いが，決して無視することはできない.

胃腸障害

胃腸に対する副作用は，NSAID の最もよくみられる副作用である．この副作用は主に胃の COX-1 阻害に起因していると考えられており，COX-1 は胃酸分泌の抑制および胃粘膜の保護に働くプロスタグランジンの合成に関与していることが知られている（第 30 章，図 30.2 参照）.

よくみられる胃腸の副作用は，胃の不快感（消化不良），便秘，悪心や嘔吐，そして場合によっては，胃出血や胃潰瘍などがある．NSAID 服用者の 34～46％で，無症候性を含め，深刻な出血および／または穿孔の原因となる何らかの胃腸障害を抱えていることが推定されている．米国において，これら重篤な胃腸の副作用は年間 10 万人の入院患者を生み，そのうち約 15％がこの医原性の副作用により死亡している（Fries, 1998）．これらの障害は経口投与あるいは全身投与に関係なく，どちらでもみられる．場合によっては（適例はアスピリン），薬物は直接に胃粘膜に障害をきたし，症状をさらに悪化させることもある．**ミソプロストール**（misoprostol；第 30 章参照）のようなプロスタグランジン製剤の経口投与は，これらの薬剤による胃の障害を軽減する．多くの場合，これは同時に，あるいは合剤として処方される．

過去の実験的根拠に基づき，COX-2 阻害薬は胃に対する副作用が少なく，良好な抗炎症作用および鎮痛作用が予測されていた．また，副作用が少なく古くから臨床でよく用いられた一部の NSAID（例えば**メロキシカム**[meloxicam]）は，調べてみると COX-2 に対する選択性が高いことがわかった．2 つの大規模な前向き研究において，COX-2 に対して非常に高い選択性をもつ**セレコキシブ**と**ロフェコキシブ**（rofecoxib）を服用した関節炎の患者群と，標準的な NSAID を服用した関節炎の患者群でみられる胃腸副作用の頻度が比較検討された．その結果，コキシブは多少の利点が認められたものの，期待したほどではないことが明らかとなった．COX アイソフォーム阻害の選択性は，薬物そのものの活性だけでなく，反応速度や薬物動態などにも依存しているため，服用後の患者の体内で起こる薬物反応はきわめて複雑である．Warner & Mitchell（2008）は，ある NSAID の選択性は，COX-2 阻害活性が 80％のときの COX-1 の阻害活性が最もよい指標であると提唱している．

NSAID の服用は小腸障害をきたすことがある．現在のところ，COX 依存的な機序が関与しているかどうかについては，まだ明らかになっていない．

皮膚反応

発疹は，NSAID 服用でよくみられる特有の副作用であり，特に**メフェナム酸**（mefenamic acid）では 10～15％，**スリンダク**では 5～10％程度の頻度でみられる．発疹は，紅斑，蕁麻疹，光過敏症など軽度な反応から，もっと深刻で致命的な**スティーブンス-ジョンソン症候群**（Stevens–Johnson syndrome）（消化管に及ぶ水疱性発疹；第 57 章参照）や**中毒性表皮壊死症**（toxic epidermal necrolysis）[3]（幸いにもまれである）のような疾患まで，さまざまである．その機序は不明である．

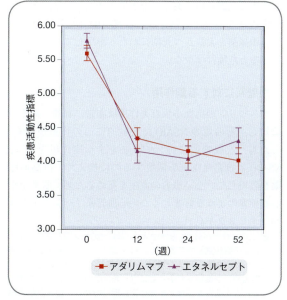

図 26.3 リウマチ性関節炎に対する抗サイトカイン生物学的製剤の効果．
この図は，活動期リウマチ性関節炎の患者におけるアダリムマブ（TNF を中和するヒト型モノクローナル抗体）およびエタネルセプト（TNF に結合するおとり受容体[デコイ受容体]の融合タンパク質）の有効性を示している．縦軸は 28 ヵ所の関節の臨床的評価（DAS28：低いスコアほど，腫脹および疼痛の程度が軽い）による疾患活動性指標を示している．（Jobanputra et al. 2012 より．）

腎臓に対する副作用

健常人での NSAID の治療用量は腎機能にとって有害になることはほとんどないが，感受性のある患者では，急性腎不全を起こすことがある．これは薬物の投与を中断することによって回復し，可逆的である（第 57 章，表 57.1 参照）．原因は腎血流の維持に関与するプロスタノイドである PGE_2 や PGI_2（プロスタサイクリン）の生合成の抑制である．特に PGE_2 の作用は，ノルアドレナリン（noradrenaline）（ノルエピネフリン[norepinephrine]）やアンギオテンシン II の作用に反応して起こる代償性血管拡張を介している（第 29 章を参照）．新生児や高齢者では特にリスクが高く，心，肝あるいは腎疾患の患者，あるいは循環血液量の減じた患者も同様である．

NSAID の慢性服用，特に NSAID の"乱用"[4]では，慢性腎炎と腎乳頭壊死を特徴とする鎮痛薬性腎症を起こすことがある（第 29 章）．現在販売中止されている**フェナセチン**（phenacetin）がその主な原因である．フェナセチ

---

[3] 皮膚が層ごとにはがれる，非常に重篤な状態である．

[4] そのようによばれるようになった理由は，市販の NSAID は簡単に手に入りやすく（多くの場合，カフェインなどの化学物質とともに），人によっては NSAID を途方もない量で，ありとあらゆる病気に服用したためである．かつて，スイスの時計職人は，お菓子やたばこと同じように鎮痛薬を分け合ったりするのがあたりまえの光景であった．

ンの主な代謝産物であるアセトアミノフェンは，それほど毒性はない．通常処方される NSAID の服用量は，市販の鎮痛薬を大量かつ長期にわたり服用している場合と比べると危険性は少ない．

心血管系に対する副作用

アスピリンの抗血小板凝集作用は非常に有効であるのに対し，その他の NSAID は一般的にこの作用がなく，しかも，心血管系に対してさまざまな副作用をもつ．NSAID は抗高血圧薬を阻害するのに加えて，抗高血圧薬を服用していない患者の血圧を高めるため，脳卒中や心筋梗塞のような好ましくない心血管系イベントを引き起こすリスクが高い．

▽▽ この副作用が最初に認知されたのは，COX-2 阻害薬ロフェコキシブの臨床試験中であった．ロフェコキシブの臨床試験の経過中に，心血管系のリスクについて不安が生じたため，2002 年に警告表示が追記されることになった．しかも，ロフェコキシブの抗がん活性を評価するために長期に行われた臨床試験の結果では，18 ヵ月間服用した後に心血管系イベントのリスクが有意に増加することが明らかになった．この結果を受けて，ロフェコキシブは 2004 年に自主的に市場撤退を余儀なくされた．

低用量のアスピリンの場合を除き，心血管系の副作用は，すべての NSAID に共通してみられる副作用である．特に長期（月～年単位）にわたる服用や，もともと心血管系のリスクをもつ患者

シクロオキシゲナーゼ阻害薬においてみられる副作用

副作用の多くは，恒常的に発現するハウスキーピング酵素である COX-1 アイソフォームの抑制によるもので，特に高齢者ではよくみられる．主に次のような副作用がみられる．

- 消化不良，悪心，嘔吐およびその他の消化管症状．胃および小腸の障害は常習的使用者において起こる可能性があり，生命にかかわる出血，潰瘍や穿孔のリスクを伴う．原因は胃粘膜の保護に働くプロスタグランジンの抑制である．
- 皮膚反応．機序は不明である．
- 可逆性腎不全．プロスタグランジン I_2/E_2 を介した代償性血管拡張が抑制されたときに，腎機能障害がみられることがある．
- 心血管系に対する副作用．これはさまざまな NSAID やコキシブによって引き起こされる．高血圧を引き起こす腎臓の緻密斑（macula densa），あるいはその他の場所での COX-2 阻害が原因であると考えられている．
- 鎮痛薬性腎症．これは NSAID の高用量を長期にわたり服用し続けた後に起こり，不可逆的であることが多い．
- 肝疾患，骨髄抑制．比較的まれである．
- 気管支痙攣．"アスピリン喘息"でみられる．コキシブではみられない．

によくみられる．一部の NSAID（例えば，**ナプロキセン**）はその他の NSAID よりも，心血管系の副作用が少ない（Ray et al., 2009 参照）．

心血管系に対する副作用の理由は不明であり，論争の的であるが，プロスタグランジンが腎臓機能（緻密斑細胞の制御を含む）に重要であるため，レニン分泌および血圧調節にかかわっている腎臓での COX-2 の阻害が副作用の原因かもしれない．高血圧は投与量および投与期間に依存しており，短期間の投与（日単位）ではまれにしか起こらない．

その他の副作用

NSAID を服用している患者の約 5% はアスピリン感受性喘息を発症する可能性がある．正確な機序はまだ不明であるが，COX 阻害の関与が知られており（**第 28 章**参照），またウイルス感染による感作も原因の 1 つかもしれない．アスピリンは元凶であるが，COX-2 選択的阻害薬（**第 28 章**参照）を除き，その他の NSAID も原因となりうる．NSAID の他の副作用（それほど多くはない）には，中枢神経系に対する作用，骨髄障害および肝機能障害などがある．特に肝機能障害は，腎障害[5] をすでにもっている場合に特によくみられる．アセトアミノフェンの過量服用は肝不全を起こすことがある．すべての NSAID（COX-2 選択的阻害薬を除く）は血小板凝集を防げるため，出血が遷延することがある．この場合も，特にアスピリンが問題となる．

重要な NSAID およびコキシブ

表 26.1 に，よく用いられる NSAID を挙げた．NSAID の臨床用途については，クリニカルボックスにまとめた．ここでは，いくつか重要な薬物について，さらに詳しく述べる．

🚫 アスピリン

アスピリン（アセチルサリチル酸）は，最も早期に合成された薬物の 1 つであり，いまだに世界中で最も消費される薬の 1 つである[6]．また，アスピリンは多くの市販の薬に成分として含まれている．アスピリンは比較的不溶性であるが，ナトリウム塩およびカルシウム塩は容易に水溶液に溶ける．

アスピリンは以前，抗炎症薬の主力であったが，現在では抗炎症薬としてほとんど使われておらず，より副作

---

5 NSAID であるジクロフェナク（diclofenac）のちょっと変わった副作用は，科学者研究チームがインド亜大陸で起こったハゲワシの集団の著しい減少の原因を研究したときに明らかにされた．死んだウシはこれらの鳥の重要な食餌であるが，一部のウシは獣医によってジクロフェナクを投与されていた．その死体に残るわずかな残留量が，明らかにその鳥種に独特な毒性を発現していることが証明された．

6 多くの人はアスピリンを"薬"とは考えていないようである．かつて，ボランティアがアスピリンの服用を申告しなかったため，多くの血小板凝集の研究が失敗に終わった．

NSAID の臨床用途

NSAID は広く使われているが，重篤な副作用の原因となることがある（特に，消化管系，腎臓，肺および心血管系に対する薬理学的作用，および薬物特異体質効果）．高齢の患者および基礎疾患をもつ者は特にそのリスクが高い．NSAID の主な用途は次の通りである．

- 抗血栓性：例えば，動脈血栓のリスクが高い患者（例えば心筋梗塞直後）に使われる**アスピリン**（第 24 章）．（注意しなければならないのは，その他の NSAID の血小板トロンボキサン合成阻害作用はアスピリンよりも弱いため，逆に血栓形成のリスクを高めてしまう．可能な限りハイリスクの患者への投与は避けるべきである．）
- 鎮痛（例えば，頭痛，月経困難症，腰痛，骨転移，術後疼痛）
  - 短期間使用：**アスピリン**，**アセトアミノフェン**もしくは**イブプロフェン**
  - 慢性疼痛：もっと強力で，持続性の薬物（例えば，**ナプロキセン**，**ピロキシカム**）．多くの場合は弱オピオイド（例えば，**コデイン**[codeine]；第 42 章）と併用する．
  - 麻薬性鎮痛薬の必要性を減らすため（例えば，術後に NSAID の**ケトロラク**が使われることがある）．
- 抗炎症作用：例えば，**イブプロフェン**，**ナプロキセン**によるリウマチ性関節炎，痛風，軟部組織障害に伴う症状の緩和
- 解熱作用：**アセトアミノフェン**

用の少ない NSAID に取って代わられた．今日では，市販薬としての普及に加えて，アスピリンは血小板 COX-1 を持続的に阻害する活性をもつため，臨床では主に心血管系の薬として使われている（第 24 章参照）．

> 抗血小板作用は NSAID の共通の性質であるが，アスピリンの作用は長く持続する．COX 酵素を不可逆的にアセチル化することがその理由である．ほとんどの細胞において COX タンパク質が合成され続けるのに対し，血小板は核をもっていないため，新たなタンパク質を合成できず，アスピリンによる不活化は血小板の寿命がつきるまで持続する（およそ 10 日間）．一部の血小板は毎日骨髄で産生されるため，体内における阻害効果は時間とともに減弱するが，少量のアスピリン（例えば，75 mg/day）を服用するだけで，持続的に血小板機能を阻害できる．これは心筋梗塞やその他の心血管系障害のリスクをもつ患者にとって，非常に有用である（第 24 章）．リスクのない患者の予防的な服用（一次予防）による有効性という考え方は，最近のメタ解析によって否定された（Baigent et al., 2009）．この研究では，健常人の集団において，消化管出血のリスクが循環器系の予防効果よりも高いということが明らかになった．しかしながら，心血管系イベントの履歴があれば，アスピリン服用の予防的な効果（二次予防）は疑う余地がない．

アスピリンはその他の症状についても使用が検討されてきた．例えば，以下のようなものがある．

- 結腸がんや直腸がん：アスピリン（および一部の COX-2 阻害薬）は結腸直腸がんを軽減する可能性を有するが，消化管に対するリスクには必ず注意する必要がある（Schror, 2011）．
- アルツハイマー病（第 40 章）：疫学的な根拠がアスピリンの有効性を示唆しているが，臨床試験の結果は期待はずれとなっている（Heneka et al., 2011 参照）．
- 放射線誘発下痢

薬物動態学的側面

アスピリンは弱酸であり，胃の中の酸性環境ではプロトン化されるため，粘膜の通過が促進される．しかし，回腸の微絨毛の総表面積は胃の表面積と比較すると非常に大きいため，大部分は回腸で吸収される．

> アスピリンは，血漿や組織（特に肝臓）でエステラーゼにより急速に（30 分以内に）加水分解され，**サリチル酸塩**（salicylate）になる．アスピリンの抗炎症作用はサリチル酸塩によるものである．この物質自身は抗炎症作用をもっており，NF-κB システムの阻害に依存していて（第 3 章），COX 阻害への関与は二次的であると考えられているが，その機序の詳細はほとんど不明である．経口サリチル酸塩は現在，炎症の治療にはもう使われていないが，一部の局所用製剤の一成分として含まれていることがある．サリチル酸塩の約 25％が酸化され，また一部は排泄される前に硫酸あるいはグルクロン酸抱合され，そして約 25％は未変化体で排泄されるが，その排泄率はアルカリ尿ほど高い（第 8 章参照）．

アスピリン

アスピリン（アセチルサリチル酸）は最も古い非ステロイド性抗炎症薬である．アスピリンは COX-1 と COX-2 の両者を不可逆的に不活化することにより作用する．

- **アスピリン**は抗炎症作用に加えて，血小板凝集を阻害する．現在の主な臨床用途は心血管系疾患である．
- アスピリンは経口的に投与され，急速に吸収される．その 75％は肝臓で代謝される．
- 低用量の場合，代謝産物であるサリチル酸塩は反応速度論の一次反応速度に従って排泄される（半減期 4 時間）が，高用量の場合には飽和速度で排泄される（半減期 15 時間以上）．
- 副作用
  - 治療に用いる投与量では，胃出血（ほとんどの場合，軽症または無症状）がよく起こる．
  - 大量に服用する場合，めまい，難聴および耳鳴（"サリチリズム"），代償性呼吸性アルカローシスが起こることがある．
  - 中毒量（例えば，自分で服毒）の場合，特に子どもでは非代償性代謝性アシドーシスが起こることがある．
  - アスピリンは子どもではウイルス感染後脳炎（ライ [Reye] 症候群）との関連性が指摘されている．
  - ワルファリンとの併用は出血のリスクを著しく高め，危険である．

アスピリンの血漿半減期は用量に依存するが，作用の持続時間は，アスピリンがCOX活性を阻害するアセチル化反応が不可逆性のため，血漿半減期には直接関係しない．

副作用

サリチル酸塩（アスピリン，**ジフルニサル**[diflunisal]，**サラゾスルファピリジン**[salazosulfapyridine, sulfasalazine]）は，局所性および全身性の毒性効果を引き起こすことがある．アスピリンは上述したようなNSAID服用でみられる副作用の多くを共通してもつ．それに加えて，アスピリンや他のサリチル酸塩で起こる特有の副作用も存在する．ライ症候群は，急性ウイルス性感染に続く肝性脳症を特徴とする子どもの希少疾患で，死亡率は20〜40%である．小児へのアスピリン投与が中止になって以来，ライ症候群の頻度は激減した．**サリチリズム**（salicylism）は，耳鳴，めまい，難聴，場合によっては悪心や嘔吐を特徴とし，どんなサリチル酸塩でも過量投与の場合に起こる．

> 急性サリチル中毒は，（子どもや自殺未遂者など，救急医療現場でよくみられる）酸塩基と電解質平衡のバランスに障害をきたす．サリチル酸塩は，主に骨格筋で酸化的リン酸化の脱共役を引き起こし，酸素消費量を増大させ，最終的には二酸化炭素の産生を増大させる．さらにサリチル酸塩は直接作用によって呼吸中枢を刺激し，呼吸を促進する．結果として過呼吸が生じ呼吸性アルカローシスをきたすが，通常では腎臓による重炭酸排泄の増大により代償される．より大量を服用した場合，呼吸中枢が抑制され，二酸化炭素の滞留が起こり，したがって血中二酸化炭素濃度が増大する．これは血漿重炭酸塩の減少と重なり合うので，非代償性呼吸性アシドーシスをきたす．この状態は代謝性アシドーシスによって，さらに悪化することがある．この代謝性アシドーシスは，ピルビン酸，乳酸およびアセト酢酸の蓄積（これらは酸化的リン酸化の脱共役の間接的な結果である）に起因している．代謝速度が増大することによって高熱症が続発しやすくなり，さらに嘔吐を繰り返すと脱水症が現れる．中枢神経系は，初期は興奮しやすくなるが（次第に機能が抑制され），最終的には昏睡および呼吸抑制が続いて起こる．また，血小板凝集能が抑制されるため，出血も起こりやすくなる．

薬物相互作用

アスピリンとワルファリンの併用は非常に危険である．その理由として，1つはアスピリン存在下では，ワルファリンと血漿タンパク質との結合がアスピリンによって置き換えられ（第56章参照），ワルファリンの血中の有効濃度が増大するためである．そして，もう1つはアスピリンの血小板に対する作用が止血機構に干渉するためである（第24章参照）．また，アスピリンはプロベネシドやスルフィンピラゾンなどの尿酸排泄促進型抗高血圧薬の効果に拮抗することがある．低用量のアスピリンは尿酸排泄を減じること（第29章参照）があるので，痛風においては使用すべきではない．

アセトアミノフェン

アセトアミノフェン（米国での一般名および国際一般名［INN］ではパラセタモール［paracetamol］ともよばれる）は，最もよく使われている非麻薬性鎮痛解熱薬の1つで，多くの市販薬の成分でもある．この薬物はある意味では例外的な薬物である．アセトアミノフェンは中枢神経系のプロスタグランジン合成の抑制に端を発する優れた鎮痛解熱活性をもつ一方，抗炎症作用は非常に弱く，他のNSAIDでみられる胃や血小板の副作用もほとんどみられない．このため，アセトアミノフェンはNSAIDとして分類されないこともある．

> このアセトアミノフェンの独特な作用の謎を解く鍵は，特定の種属の中枢神経に発現する新しいCOXアイソフォーム，COX-3（COX-1の選択的スプライシング産物）の発見にあった．アセトアミノフェンおよび同様の性質をもつ薬物（例えば，**アンチピリン**[antipyrine, phenazone]や**スルピリン**[sulpyrine]）はこの酵素の選択的阻害薬である（Chandrasekharan et al., 2002）．しかしながら，中枢神経系の局所的還元環境による影響やアセトアミノフェン代謝産物のTrpチャネルへの作用など，いくつか他の学説も提唱されている（章末の参考文献および第42章参照）．

アセトアミノフェン

アセトアミノフェンは最もよく使われる市販薬の1つである．アセトアミノフェンは強力な鎮痛解熱作用を有する一方，他のNSAIDと比較して，抗炎症作用はかなり弱い．COXの阻害活性は中枢神経系に特異的であると考えられている．

- アセトアミノフェンは経口で投与され，肝臓で代謝される（半減期2〜4時間）．
- 中毒量では悪心および嘔吐を起こす．さらに，24〜48時間後には抱合酵素が飽和し，アセトアミノフェンは混合機能オキシダーゼの働きによってN-アセチル-p-ベンゾキノンイミンに変換され，致命的な肝障害をきたす．N-アセチル-p-ベンゾキノンイミンはグルタチオンによる抱合を受けて不活化されなければ，細胞タンパク質と反応し，細胞を死滅させる．
- グルタチオンを増加させる薬剤投与（**アセチルシステイン**[acetylcysteine]静注や**メチオニン**[methionine]の経口投与）を早期に行えば，肝機能障害を防ぐことは可能である．

薬物動態学的側面

アセトアミノフェンは経口で投与した場合，容易に吸収され，血漿濃度は30〜60分後に最大に達する．治療に用いる投与量の半減期はおよそ2〜4時間であるが，中毒量の場合は4〜8時間に延長することがある．アセトアミノフェンは肝臓で硫酸あるいはグルクロン酸に抱合され，不活化される．

副作用

治療に用いる投与量では副作用はまれで少なく，時にアレルギー性皮膚反応が起こる程度である．長期間にわたる大量の服用は腎障害をきたすことがある．

中毒量（10〜15g）は致命的な肝毒性を起こす可能性がある．これは通常の抱合反応が飽和に達し，薬物が混合機能オキシダーゼによって代謝されるようになったときに起こる．結果として，生じる毒性代謝物である*N*-アセチル–*p*–ベンゾキノンイミンはグルタチオンとの抱合によって不活化されるが，グルタチオンが枯渇したときに，その毒性中間体が肝臓や腎尿細管に蓄積し，壊死を起こす．

> ✅ 急性アセトアミノフェン中毒の初期の症状は悪心と嘔吐であり，肝毒性は遅れて現れ，24〜48時間後に起こる（アセトアミノフェンの毒性発現の詳細については，**第57章**を参照）．薬物服用後に迅速に治療できる場合は，**アセチルシステイン**静注または**メチオニン**経口など，肝でのグルタチオン形成を増加させる薬剤を投与することにより，肝障害を防ぐことができる．大量摂取後12時間以上が経過した場合，悪心やアレルギー反応といった副作用を伴う解毒薬が有用である可能性はほとんどない．残念なことに，アセトアミノフェンの大量服用は，最もよくみられる自殺方法の1つである．

🚫 コキシブ

英国では3つのコキシブが認可され，臨床で使われている．一方，（英国で認可された3つ以外の）他のコキシブは他国で使われているかもしれない．心血管系に対する毒性およびその他の毒性のため，これまで数多くのコキシブは市場撤退を余儀なくされた．コキシブの使用は一般的には，従来のNSAIDの服用による深刻な胃腸への副作用の可能性が高い患者に限定されている．しかし，コキシブを用いても胃腸の副作用は起こる可能性がある．これはCOX-2が潰瘍の治癒に関与しており，COX-2の阻害は以前の病変の回復を遅延させるためと考えられている．また，すべてのNSAIDと同様に，コキシブの長期投与は，必ず心血管系のリスクを評価してから行うべきである．

セレコキシブと etoricoxib

英国ではセレコキシブとetoricoxibはリウマチ性関節炎，変形性関節症やその他の症状の治療薬として認可されている．

> ✅ 両薬は経口投与薬で，同様の薬物動態をもっており，よく吸収され，1〜3時間以内に血漿濃度が最大に達する．肝臓でほとんど（> 99%）は代謝され，血漿タンパク質への結合率は高い（> 90%）．
>
> よくみられる副作用として，頭痛，めまい，皮膚発疹や体液貯留による末梢浮腫が挙げられる．また，COX-2は潰瘍の治癒にかかわっている可能性があるので，胃腸潰瘍をもつ患者の服用は可能な場合，避けるべきである．

parecoxib

parecoxibはvaldecoxibのプロドラッグである．valdecoxibは現在販売中止となったが，parecoxibは術後疼痛の短期治療に認可されている．parecoxibは静脈注射もしくは筋肉注射により投与され，肝臓での加水分解酵素反応により急速かつ完全（> 95%）に活性型のvaldecoxibに変換される．

> ✅ 投与経路によるが，血漿濃度は約30〜60分以内に最大に達する．血漿タンパク質の結合率は高い．活性型代謝物であるvaldecoxibは肝臓で活性のないさまざまな代謝産物に変換され，血漿半減期は約8時間である．valdecoxibの副作用として皮膚反応が報告されており，一部は重篤であるため，注意深く患者のモニタリングを行う必要がある．また，この薬物は腎機能が低下した患者に用いた場合，細心の注意を払って投与を行う必要がある．この薬物の投与が腎不全をきたすことが報告されている．さらに，この薬物は術後貧血を起こすことがある．

抗リウマチ薬

リウマチ性関節炎は，先進国で最もよくみられる慢性炎症疾患の1つであり，身体障害の原因として頻度が高い．影響を受けている関節は腫脹，疼痛，変形や不動などの変化を伴う．リウマチ性関節炎患者の3人に1人は，やがて重度の身体障害をもつようになる．また，リウマチ性関節炎では心血管系やその他の全身症状を併発し，死亡率も高い．自己免疫反応によって引き起こされた関節の変形や変性は，炎症，滑膜の増殖，軟骨および骨の侵食などの特徴をもつ．主要な炎症性サイトカインである，IL-1およびTNF-αは，その発症に大きな役割を果たしている（**第17章**）．リウマチ性関節炎の発症メカニズムおよび主要な治療薬の作用点については，**図26.4**に簡潔に示す．

初期の治療に最もよく使われている薬物は"疾患修飾性抗リウマチ薬"（DMARD，特に**メトトレキサート** [methotrexate]）およびNSAIDである．症状を和らげるNSAIDとは異なり，DMARDは病気の進行を遅らせる，あるいは改善させる．このような主張はときどき楽観的すぎると批判されるが，一部の患者の治療には明らかに有用である．Rau（2005）では，新しく登場した抗サイトカイン製剤（下記を参照）の存在にかかわらず，今後もDMARDの使用を続けるべきであるという主張がされている．また，いくつかの免疫抑制薬（例えば，**アザチオプリン**[azathioprine]，**シクロスポリン**[ciclosporin]）やグルココルチコイドも治療に使われている（**第3，33章**参照）．

Davis & Matteson（2012）は，本疾患の分類および治療法についての疑問を総説としてまとめている．

疾患修飾性抗リウマチ薬

"DMARD"という用語は，化学構造に類似性がなく，作用機序も異なる異種の薬物群を1つにまとめた概念である．メトトレキサート，**サラゾスルファピリジン**，**金製剤**（gold compound），**ペニシラミン**（penicillamine），

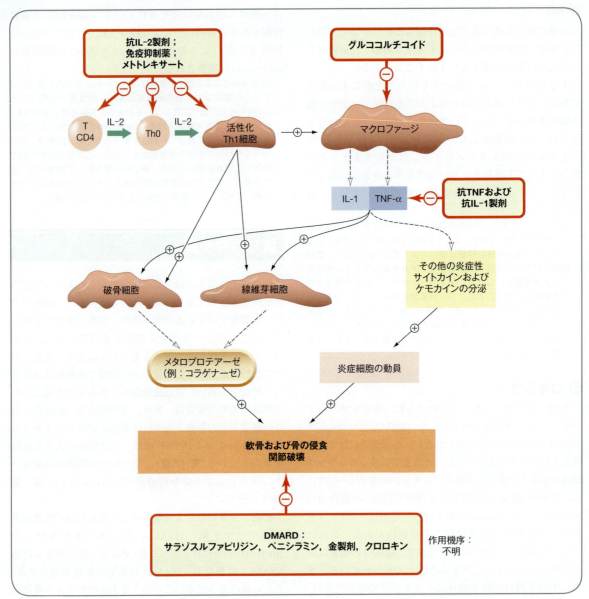

図26.4 リウマチ性関節炎における関節破壊にかかわる細胞，メディエーターと，抗リウマチ薬の作用点を示す模式図．DMARD：疾患修飾性抗リウマチ薬．抗TNF，IL-1およびIL-2受容体に対する薬物については，第6章および表26.3を参照されたい．

クロロキン(chloroquine)やその他の抗マラリア薬(表26.2参照)など，およびいくつかの免疫抑制薬がこの分類に含まれている．

> これらの薬物の抗リウマチ作用の多くは，幸運と臨床的な直感によって発見されてきた．これらの薬物が導入されたとき，その作用機序についてはほとんど不明であった．また，数十年間に及ぶ多くの in vitro の実験の結果は，むしろ混乱をもたらした．DMARDはリウマチ性関節炎の症状を改善し，病的な活動性を軽減させることができる．リウマチ性関節炎の活動性は腫脹した圧痛のある関節の数，疼痛スコア，身体障害スコア，X線レントゲン上の関節の状態，血清中の急性期タンパク質濃度および**リウマチ因子**(rheumatoid factor)(免疫グロブリンIgGに対する免疫グロブリンIgM)の存在により評価することができる．

DMARDは多くの場合**第2選択薬**(second-line drug)とされ，NSAIDなどその他の治療の効果が認められないときに使うが，確定診断が決まった場合すぐにDMARD治療を開始することがある．その治療効果が現れるのは通常遅く(数ヵ月)，誘導相においてNSAIDの"援護"目的で用いられることが多い．もし治療が成功すれば(成功率は一定しない)，併用したNSAID(またはグルココルチコイド)を減量することは可能である．一部のDMARD(例えばメトトレキサート)は他の慢性炎症疾患にも使われているのに対し，その他(例えばペニシラミン)は抗炎症作用を認めない．DMARDの推定作用

抗リウマチ薬 **391**

表 26.2　関節炎の治療でよく使われる "疾患修飾" 薬および免疫抑制薬の比較.

タイプ	薬物名	適応	強さ	備考
金製剤	金チオリンゴ酸ナトリウム	RA	–	さまざまな副作用. 長潜時薬物作用
抗マラリア薬	クロロキン	RA, SLE	中等度	その他の治療薬が無効の場合に用いられる
	ヒドロキシクロロキン硫酸塩 (hydroxychloroquine sulfate)	RA, SLE	中等度	特定の皮膚疾患にも有用
免疫調節薬	メトトレキサート	RA, PS, JRA	中等度から強い	第1選択薬. クローン病やがんの治療にも使われる. 他の薬と組み合わせて用いられる
	アザチオプリン	RA, IBS	–	その他の治療薬が無効の場合に用いられる. 移植拒絶反応, IBS や湿疹の治療にも用いられる
	シクロスポリン	RA, AD, PA	非常に強い	その他の治療薬が無効の場合に用いられる. 特定の皮膚疾患や移植拒絶反応の治療にも用いられる
	シクロホスファミド	RA	非常に強い	その他の治療薬が無効の場合に用いられる
	レフルノミド	RA, PA	中等度から非常に強い	乾癬性関節炎にも用いられる
NSAID	サラゾスルファピリジン	RA, PA, JRA	–	第1選択薬. 潰瘍性大腸炎にも用いられる
ペニシリン代謝物	ペニシラミン	RA	非常に強い	さまざまな副作用. 長潜時薬物作用

AD：アトピー性皮膚炎(atopic dermatitis), IBS：炎症性腸疾患(inflammatory bowel disease), JRA：若年性リウマチ性関節炎(juvenile rheumatoid arthritis), NSAID：非ステロイド性抗炎症薬, PA：乾癬性関節炎(psoriatic arthritis), PS：乾癬(psoriasis), RA：リウマチ性関節炎(rheumatoid arthritis), SLE：全身性エリテマトーデス(systemic lupus erythematosus).（データは British National Formulary, 2013 など各種文献より.）

機序については, Bodenson (1997) および Cutolo (2002) によって概説されている.

メトトレキサート

メトトレキサートは, 細胞毒性および免疫抑制活性（第56章参照）をもつ葉酸アンタゴニストである. メトトレキサートは強力な抗リウマチ作用をもっており, 多くの場合第1選択薬である. 他の DMARD よりも作用が速く, 造血障害（致死となる場合がある）や肝硬変を起こすことがあるため, 投与は注意深くモニタリングする必要がある. しかしながら, メトトレキサートは, 効果と患者の耐容性という側面から他の DMARD と比較すると最も優れており, 多くの場合抗サイトカイン製剤と併用される.

メトトレキサートの抗リウマチ作用機序は葉酸拮抗作用とはまったく無関係であり（そもそも造血障害を防ぐために葉酸と併用することが多い）, どちらかといえばアデノシン取り込みの阻害活性が関係しているかもしれない（第16章および Chan & Cronstein, 2010 を参照）.

サラゾスルファピリジン

サラゾスルファピリジンは英国ではもう1つの第1選択 DMARD としてよく用いられている. サラゾスルファピリジンは活動性のリウマチ性関節炎の寛解をもたらし, また慢性炎症性腸疾患にもよく使われている（第30章参照）. サラゾスルファピリジンは, 好中球が産生する毒性酸素代謝物を除去することにより作用すると考えられている. サラゾスルファピリジンはサリチル酸とスルホンアミド(sulfonamide)（スルファピリジン [sulfapyridine]）の複合体である. 腸内細菌によって, その構成成分に分割され, ラジカルスカベンジャー作用をもつとされている 5-アミノサリチル酸を遊離する. 経口投与ではほとんど吸収されない.

▽ サラゾスルファピリジンの副作用はそれほど強くないが, 一般的な副作用として胃腸障害, 倦怠感や頭痛などがある. また, 皮膚反応や白血球減少症を起こすこともあるが, 服用を中止すれば可逆的である. 葉酸の吸収を阻害することもあるが, 葉酸の補充を行えば問題になることはない. 精子数の可逆的な減少も報告されている. 頻度は少ないが, 他のサルファ剤と同様, 骨髄抑制やアナフィラキシー型反応が起こることがある. 血液のモニタリングが必要な場合がある.

ペニシラミン

ペニシラミンはジメチルシステイン(dimethylcysteine)であり，ペニシリン(penicillin)の加水分解によってできる産物の1つで，ペニシリン服用後に尿中に出現する．リウマチ性関節炎の治療にはそのD異性体が使われている．リウマチ性関節炎患者の約75%はペニシラミンに反応を示す．反応がみられた患者では，治療効果は数週間以内に現れるが，数ヵ月が経ってもプラトーに達しない．ペニシラミンの作用は部分的には，IL-1産生や免疫反応を減弱させることによって，および／または，新しく合成されたコラーゲンの成熟を阻害することによって，リウマチ性関節炎を修飾すると考えられている．しかし，その正確な作用機序についてはまだ推測の域を越えていない．ペニシラミンはきわめて反応性が高いチオール基を有し，また金属をキレートする特性をもつので，**ウィルソン病**(Wilson's disease)(神経変性と肝疾患をきたす病的銅沈着)や重金属中毒の治療においても非常に有用である．

> ペニシラミンは経口投与で用いられているが，投与された用量の半分しか吸収されない．最大血漿濃度には1～2時間で達し，尿中に排泄される．投与は低用量で開始し，副作用をできるだけ少なくするために徐々に増量していく．約40%の患者は副作用が出現し，投与を中断せざるをえない場合がある．発疹および胃炎が最も多い副作用であるが，減量することによって寛解することがある．食思不振，発熱，悪心と嘔吐，味覚障害(亜鉛のキレート化に関係している)はよくみられるが，多くの場合，治療を続けているうちに寛解する．タンパク尿は20%の患者でみられ，モニタリングが必要である．治療の開始とともに，血液所見のモニタリングも必要である．血小板減少症は減量が必要な場合がある．白血球減少，再生不良性貧血や自己免疫疾患(例えば，甲状腺炎，重症筋無力症)は治療中止の絶対適応である．ペニシラミンは金属キレート剤であるため，金製剤との併用は行うべきではない．

金製剤

金製剤は有機錯体，**金チオリンゴ酸ナトリウム**(sodium aurothiomalate)として投与される．金製剤の抗炎症作用はゆっくりで，3～4ヵ月かけて効果が現れる．疼痛や関節腫脹および，骨や関節障害の進行が減退する．作用機序は不明である．金チオリンゴ酸ナトリウムは，筋肉内の深くに注射することにより投与される．金製剤は関節の滑膜細胞，肝細胞，尿細管，副腎皮質やマクロファージに徐々に蓄積し，投与を中止した後でも，しばらくの間は組織内に残存する．薬物の排泄はほとんど腎臓で行われるが，一部は消化管で排泄される．半減期は，最初は7日間であるが，投与とともに長くなるので，通常では初期は1週間間隔で投与され，その後は1ヵ月おきに投与される．

> 金チオリンゴ酸の副作用は治療を受けた患者の約1/3でみられ，深刻な毒性発現は患者の約10人に1人でみられる．重要な副作用には皮膚発疹(ときどき重症化する)，口内潰瘍，非特異的インフルエンザ様症状，タンパク尿，血小板減少および造血機能障害などが含まれている．また，アナフィラキシー反応を

起こすこともある．副作用が現れ始めたときに投薬を中断すれば，深刻な毒性発現が起こる可能性は比較的低くなる．

抗マラリア薬

ヒドロキシクロロキン(hydroxychloroquine)とクロロキンは，主にマラリアの予防と治療に用いられる4-アミノキノリンであるが(第54章参照)，DMARDとしても使われる．クロロキンの使用は通常，その他の治療の効果が認められない場合に限られる．これらの薬物は全身性エリテマトーデスなどの自己免疫疾患の治療にも使われるが，乾癬性関節症では皮膚の病変を悪化させるので，禁忌である．関連する抗マラリア薬であるmepacrineもときどき，円盤性エリテマトーデスに使われる．抗リウマチ効果は投与開始後1ヵ月以上経たないと現れず，また治療を受けた患者の約半分しか反応を示さない．クロロキンの投与法，薬物動態および副作用については第54章で取り扱うが，特に重要なのは眼毒性である．

免疫抑制薬

> 免疫抑制薬は自己免疫疾患の治療に用いられているだけでなく，臓器移植に伴う拒絶反応の予防および／または治療にも用いられている．免疫抑制薬は免疫反応を抑制するので，感染に対する反応を減弱させたり，悪性細胞の発生を促進させたりする危険性がある．しかしながら，これらの副作用と拒絶反応に対する効力のバランス関係は，薬物によって違いがある．免疫抑制薬の臨床用途については，クリニカルボックスにまとめた．

これらの薬物の大半は免疫反応の誘導期に作用することにより，リンパ球の増殖を抑制する(第6章参照)が，エフェクター期においてもさまざまな抑制を行う．免疫抑制薬は主に以下の3つのグループに分類することができる．

- IL-2の産生あるいは作用を阻害する薬物(例えば，シクロスポリン，**タクロリムス**[tacrolimus])
- サイトカイン遺伝子の発現を阻害する薬物(例えば，コルチコステロイド)
- プリンやピリミジン合成を阻害する薬物(例えば，アザチオプリン，**ミコフェノール酸モフェチル**[mycophenolate mofetil])

シクロスポリン

シクロスポリンは真菌で発見された天然化合物である．動物には存在しないアミノ酸を含む11個のアミノ酸残基の環状ペプチドからなり，強力な免疫抑制活性をもつが，急性炎症反応に対する効果はない．この珍しい活性は細胞毒性とはまったく関係がなく(これは初期の免疫抑制薬と異なる点である)，1972年に発見され，今日に至るまで臓器移植に必要不可欠である(詳細はBorel et al., 1996の総説を参照)．シクロスポリンはさまざまな作用を有するが，免疫抑制に関連する作用は次の通りである．

抗リウマチ薬　393

免疫抑制薬の臨床用途

- 免疫抑制薬は専門医によって使われ，グルココルチコイドおよび／または細胞毒性薬と併用することが多い．
- 乾癬性関節炎，強直性脊椎炎，若年性関節炎などの関節疾患やリウマチの進行を遅らせるために**疾患修飾性抗リウマチ薬**(disease-modifying antirheumatic drugs：DMARD)（例えば，**メトトレキサート**，**シクロスポリン**，**レフルノミド**[leflunomide]）が用いられる．メトトレキサートやその他の DMARD の効果が不十分な場合，さらに**サイトカイン修飾薬**(cytokine modulator)（例えば，**アダリムマブ**[adalimumab]，**エタネルセプト**[etanercept]，**インフリキシマブ**[infliximab]）が使われる．
- 臓器移植による拒絶反応の抑制に用いられる（例えば，**シクロスポリン**，**タクロリムス**，**シロリムス**[sirolimus]）．
- 骨髄移植に伴う移植片対宿主病の抑制に使われる（例えば，**シクロスポリン**）．
- 免疫抑制薬は特発性血小板減少性紫斑病，一部の溶血性貧血，一部の糸球体腎炎や重症筋無力症などの自己免疫疾患に用いられる．
- 免疫抑制薬は重症の炎症性腸疾患に使われる（例えば，潰瘍性大腸炎には**シクロスポリン**，クローン[Crohn]病には**インフリキシマブ**）．
- 免疫抑制薬は一部の重症の皮膚疾患にも使われる（例えば，最大用量の局所グルココルチコイドによって治療を行っても効果が認められないアトピー性湿疹には，**ピメクロリムス**[pimecrolimus]，**タクロリムス**を用いる．メトトレキサートやシクロスポリンに反応しない非常に重症の尋常性乾癬の場合には，**エタネルセプト**や**インフリキシマブ**を使用する）．

免疫抑制薬

- ヘルパー T 細胞のクローン増殖は，IL-2 の転写を阻害することにより抑制することができる．これは**シクロスポリン**，**タクロリムス**，**シロリムス**，**ピメクロリムス**およびグルココルチコイドの作用機序である．
- **シクロスポリン**および**タクロリムス**は細胞質タンパク質（イムノフィリン）に結合し，カルシニューリンの阻害またはタンパク質キナーゼの活性化を介して遺伝子転写に影響を及ぼし，作用を発揮する．
- **シクロスポリン**および**タクロリムス**は経口または静脈注射によって投与される．共通している副作用は腎毒性である．
- DNA の合成は次の薬物によって阻害される．
  - **アザチオプリン**．作用は活性型代謝産物であるメルカプトプリン(mercaptopurine)を介している．
  - **ミコフェノール酸モフェチル**．de novo プリン合成阻害を介して作用を発揮する．
- T 細胞シグナル伝達によって引き起こされる反応は，IL-2 受容体 α 鎖に対するモノクローナル抗体である**バシリキシマブ**(basiliximab)および daclizumab によって遮断される．

- 一次的には IL-2 の合成を阻害することによって，T 細胞のクローン増殖を減少させる．ただ，IL-2 受容体の発現を減少させる作用ももっており，これが関与する可能性もある．
- CD8 陽性前駆 T 細胞の細胞傷害性 T 細胞への分化，およびクローン増殖を抑制する．
- 細胞性免疫反応（例えば遅延型過敏症）に関するエフェクター T 細胞の機能を低減させる．
- T 細胞依存性 B 細胞反応をある程度抑制する．

主な作用は IL-2 遺伝子転写に対する比較的選択的な阻害作用であるが，IFN-γ や IL-3 に対する同様の阻害作用も報告されている．一般的に，抗原とヘルパー T 細胞の受容体の相互作用は細胞内カルシウム濃度の上昇を引き起こし（第 2，6 章），これが脱リン酸化酵素，カルシニューリンを刺激する．これは IL-2 の発現を誘導するさまざまな転写因子を活性化する．シクロスポリンはイムノフィリンファミリー（免疫抑制薬に対して細胞内受容体として働くタンパク質群）に属する細胞質タンパク質であるシクロフィリンに結合する．薬物-イムノフィリン複合体は次にシグナル伝達（第 3 章参照）にかかわるさまざまなキナーゼの機能を抑制するカルシニューリンに結合し，阻害する．これは最終的にはヘルパー T 細胞の活性化，および IL-2 の産生を阻害する（第 6 章）．

シクロスポリンは経口投与ではほとんど吸収されないため，より吸収されやすい剤形で経口投与するか，静脈内注射により投与を行う．経口投与の場合，血漿濃度は投与後 3〜4 時間で最大に達する．血漿中の半減期は約

24 時間である．肝臓で代謝され，代謝産物の大半は胆汁に排泄される．シクロスポリンは，血漿でみられる濃度より，3〜4 倍高い濃度で各組織に蓄積される．一部のシクロスポリンは投与を中止した後でも，しばらくはリンパ性骨髄内や脂肪組織内に残存する．

シクロスポリンの最も多く，かつ重大な副作用は腎毒性である．これはカルシニューリン阻害活性とは無関係に起こると考えられている．腎毒性は一部の患者での使用制限の原因となる（第 57 章も参照）．肝毒性および高血圧もときどき引き起こされる．それほど重要ではない副作用として，食思不振，無気力，多毛症，振戦，知覚障害（チクチクする感覚），歯肉肥厚（特に高血圧治療薬であるカルシウム拮抗薬と併用の場合：第 22 章）や胃腸障害などが挙げられる．シクロスポリンには，骨髄抑制作用はない．

タクロリムス

タクロリムスは真菌由来のマクロライド系抗生物質で，作用機序はシクロスポリンとよく似ているが，さらに強力である．主な違いはこの薬物の内在性受容体がシクロフィリンではなく，FKBP という別のイムノフィリンであることである（FKBP は FK 結合タンパク質 [FK–binding protein] の略で，その理由は，タクロリムスが初期には FK506 と命名されたためである）．タクロリムス –FKBP 複合体は上記の作用機序によりカルシニューリンを阻害する．関節炎にはあまり使われておらず，臓器移植と重症なアトピー性湿疹によく用いられている．ピメクロリムス（アトピー性湿疹に用いられる）の作用機序はタクロリムスと同様である．シロリムス（臓器移植後に伴う拒絶反応の予防や，心臓のステントの表面のコーティングに用いて再狭窄を予防する：第 22 章）はイムノフィリンにも結合するが，その免疫抑制作用はタンパク質キナーゼの活性化を介している．

> タクロリムスは皮膚の炎症性疾患に対して，経口投与，静脈内注射あるいは軟膏の局所塗布で用いられる．99％は肝臓で代謝され，半減期は約 7 時間．タクロリムスの副作用はシクロスポリンと同様であるが，より重大である．腎毒性と神経毒性の頻度はより高いが，多毛症の頻度は低い．消化管障害や高血糖などの代謝障害も起こることがある．血小板減少症および高脂血症が報告されているが，投与量を減らせば頻度は低くなる．

アザチオプリン

アザチオプリンはプリン合成に干渉し，細胞傷害性である．アザチオプリンはリウマチ性関節炎などの自己免疫疾患の治療や臓器移植に伴う拒絶反応の予防など，免疫抑制薬として広く使われている．この薬物は，DNA 合成を阻害するプリン類似体であるメルカプトプリンに代謝される（第 56 章参照）．メルカプトプリンは分裂期の細胞に対して毒性作用を発揮し，それによって免疫反応の誘導期においてクローン増殖を阻害するため（第 6

章参照），細胞性免疫と体液性免疫反応の両方がアザチオプリンによって抑制される．メルカプトプリンと同様，主な副作用は骨髄抑制である．その他に，悪心と嘔吐，皮膚発疹や軽度な肝毒性などの副作用がある．

シクロホスファミド

シクロホスファミド（cyclophosphamide）は主にがんの治療で使われているが，強力な免疫抑制薬でもある．作用機序については第 56 章で説明する．この薬物は毒性がかなり強いので，その他の治療では効果がないリウマチ性関節炎の重症例にしか用いられていない．

ミコフェノール酸モフェチル

ミコフェノール酸モフェチルは抗真菌抗生物質の半合成誘導体であり，臓器移植に伴う拒絶反応の予防に用いられている．体内において，ミコフェノール酸モフェチルはミコフェノール酸（mycophenolic acid）に変換され，これが T 細胞と B 細胞の両方の増殖を抑制するとともに，イノシン一リン酸脱水素酵素の阻害を介して，細胞傷害性 T 細胞の産生を低減させる．イノシン一リン酸脱水素酵素は T 細胞と B 細胞の両方の de novo プリン合成に不可欠であるため（その他の細胞は別の経路によってプリンを産生できる），この薬物はかなり選択性がある．

> ミコフェノール酸モフェチルは経口投与で用いられ，よく吸収される．水酸化マグネシウムや水酸化アルミニウムは吸収を妨げ，またコレスチラミン（colestyramine）は血漿濃度を減少させる．代謝産物であるミコフェノール酸は腸肝循環を受け，不活性グルクロニドとして腎臓により排泄される．消化管に対する副作用はよくみられる．

レフルノミド

レフルノミドは，活性化 T 細胞に対して比較的特異的な抑制作用を有し，主にリウマチ性関節炎の治療に用いられ，そしてときどき臓器移植に伴う拒絶反応の予防にも用いられる．レフルノミドの代謝物は，ジヒドロオロト酸脱水素酵素を抑制することによって，ピリミジンの de novo 合成系を阻害する．この薬物は経口投与で有効であり，消化管から十分に吸収される．長い血漿半減期をもち，その活性代謝物は腸肝循環を受ける．副作用としては，下痢，脱毛症，肝臓酵素の上昇などがあり，また肝不全のリスクがある．この薬物は半減期が長いため，毒性が蓄積しやすい．

グルココルチコイド

グルココルチコイドによる治療効果は，免疫反応の阻害および抗炎症作用の両方がかかわる．詳細は第 33 章に述べるが，グルココルチコイドの細胞性免疫反応における作用点を図 26.4 に示す．グルココルチコイドは，シクロスポリンのように IL-2 遺伝子の転写抑制を介し

てヘルパー T 細胞のクローン増殖を阻害することから，主として免疫抑制薬として働く．また，グルココルチコイドは，免疫反応の誘導期とエフェクター期の両方において，多くのサイトカイン（TNF-α，IFN-γ，IL-1，その他多くのインターロイキンを含む）遺伝子の発現を抑制する．さらには，抗炎症タンパク質（例えば，アネキシン 1［annexin 1］，プロテアーゼ阻害薬）などの合成および放出を促進させる．これらの効果はアクチベータータンパク質 1（activator protein-1：AP-1）や NF-κB などの転写因子の阻害を介している（第 3 章）．

抗サイトカイン製剤およびその他の生物学的製剤

この分類に属する薬物はおそらく，この数十年間の重症慢性炎症の治療学における最大の技術的，概念的革新といっても過言ではない（Maini, 2005 参照）．これらの薬物を用いることによって，疾患に特有である過程を標的にした治療がはじめて可能になった．この分類の薬物は生物学的製剤であり，すなわち，遺伝子改変による組換え型抗体やタンパク質である（第 59 章参照）．そのため，これらの薬物の生産は困難かつ費用がかかる．その結果，これらの薬物の使用はまだ限定的である．英国（国民健康保険［National Health Service］の場合）では，その他の DMARD 治療が十分な効果を示さない患者に限り，専門医の管理の下に投与される．これらの薬物の一部はメトトレキサートと併用することにより，抗炎症作用に対する相乗効果がみられる．

現在使用が可能な生物学的製剤については，表 26.3 に示す．そのうちの 2 つのリウマチ性関節炎に対する効果については，図 26.3 に示す．TNF-α を標的とするアダリムマブ，セルトリズマブペゴル（certolizumab pegol），ゴリムマブ（golimumab），エタネルセプトおよびインフリキシマブ，IL-1 を標的とする anakinra や IL-6 を標的とするトシリズマブ（tocilizumab）など，多くは可溶性中和抗体である．アバタセプト（abatacept）およびナタリズマブ（natalizumab）は T 細胞を標的とし，

表 26.3 炎症疾患に用いられる生物学的製剤.

標的	薬物名	タイプ	作用機序	適応
可溶性 TNF	アダリムマブ	ヒト型モノクローナル抗体	免疫反応の中和	RA（中等度～重症），PA，AS，PP，CD
	セルトリズマブペゴル	ペグ（PEG）化した抗体の断片		RA[a]（中等度～重症）
	ゴリムマブ	ヒト型モノクローナル抗体		RA（中等度～重症），PA，PS
	インフリキシマブ	キメラ中和抗体		RA[a]（中等度～重症），PA，AS，PP
	エタネルセプト	おとり受容体（デコイ受容体）の融合タンパク質	中和	RA[a]（中等度～重症），PA，AS，PP
可溶性 IL-1	anakinra	IL-1 受容体アンタゴニストの組換え体	中和	RA[a]（中等度～重症）
可溶性 IL-6	トシリズマブ	ヒト型モノクローナル抗体	中和	RA[a]（中等度～重症）
T 細胞	アバタセプト	融合タンパク質	T 細胞に対する副刺激の阻害	RA[a]（中等度～重症）
	バシリキシマブ	キメラモノクローナル抗体	IL-2 受容体アンタゴニスト	移植治療に用いられる免疫抑制薬
	belatacept	融合タンパク質	T 細胞活性化の抑制	
	daclizumab	ヒト型モノクローナル抗体	IL-2 受容体アンタゴニスト	
	ナタリズマブ	ヒト型モノクローナル抗体	リンパ球表面上 VLA-4（中和抗体）	重症型多発性硬化症
B 細胞	ベリムマブ	ヒト型モノクローナル抗体	B 細胞活性化因子の中和抗体	全身性エリテマトーデス
	リツキシマブ	キメラモノクローナル抗体	B 細胞の溶解	RA[a]（中等度～重症），一部の悪性腫瘍

[a] メトトレキサートと併用．AS：強直性脊椎炎（ankylosing spondylitis），CD：クローン病（Crohn's disease），PA：乾癬性関節炎（psoriatic arthritis），PP：尋常性乾癬（plaque psoriasis）（例えば，皮膚），PS：乾癬（psoriasis），RA：リウマチ性関節炎（rheumatoid arthritis）．

T細胞の活性化，増殖あるいは遊走のいずれかを阻害する．**リツキシマブ**（rituximab）および**ベリムマブ**（belimumab）は，B細胞を標的とする．**バシリキシマブ**，**belatacept**および**daclizumab**は関節炎には使われていないが，T細胞増殖の抑制を介して臓器移植に伴う拒絶反応の予防に使われるため，表に含めた．

抗TNF抗体の正確な標的分子については，さまざまな議論がある．一部の抗TNF抗体は可溶性TNFと細胞膜結合型TNFの両方を標的としているが，その他の抗TNF抗体はもっと選択性がある．細胞膜結合型TNFを標的とする抗TNF抗体（例えば，インフリキシマブおよびアダリムマブ）は補体系を活性化させ，細胞を溶解させることにより，細胞を殺すと考えられている．これは可溶性TNFに対する中和抗体（例えば，エタネルセプト）と比較すると，効果発現が質的に異なる．このことは，これらの薬物が見かけ上，同様の作用機序をもつにもかかわらず，薬物動態が若干異なる理由かもしれない（詳細はArora et al., 2009参照）．

> ⯈ これらの生物学的製剤はタンパク質であるため，経口投与は無効である．投与は通常皮下注射あるいは静脈内注射で行われ，それぞれの製剤の薬物動態は大きく異なる．またそれぞれの製剤の投与計画は異なる．anakinraは毎日1回，efalizumabおよびエタネルセプトは週に1回あるいは2回，アダリムマブ，セルトリズマブペゴル，インフリキシマブおよびリツキシマブは隔週に1回，そして，アバタセプト，ベリムマブ，ゴリムマブ，ナタリズマブおよびトシリズマブは月に1回で投与を行う．場合によっては通常の投与の前段階として，初期用量の投与を行うことがある．

一部の患者（約30%）は，理由がまったく不明であるが，これら抗サイトカイン製剤に反応しないことが知られている．2〜4週間以内に治療効果を示さない場合は，通常投与を中断する．

サイトカインは宿主防御機構（第18章参照）の調節において不可欠であり，また白血球は宿主防御の機能発現と実行に重要な役割を担っている．そのため，抗サイトカイン療法あるいは抗白血球療法はその他の免疫機能抑制治療と同様に，日和見感染や潜伏感染（例えば，結核やB型肝炎）を助長することがある．アダリムマブ，エタネルセプト，インフリキシマブ，ナタリズマブやリツキシマブの場合，問題であるという報告がある．このことについてはBongartz et al.（2006）によって概説されている．その他にもこれらの製剤は，非常にまれであるが乾癬様症状をきたすことがある（Fiorino et al., 2009）．また，これらの製剤は過敏症，注射した箇所の局所反応や，軽度の消化管症状などを生じることがある．

痛風に対する薬物

痛風は，血漿尿酸濃度の上昇に伴う尿酸結晶が組織に蓄積することによって起こる代謝性疾患である．ビールなどのアルコール飲料または内臓などのプリン体に富む食物の大量摂取との関連性が指摘されている（尿酸はプリン体の代謝物である）．また，血液悪性疾患（特に細胞毒性薬の投与後）における細胞の代謝回転の増加（第56章参照），あるいは尿酸の排泄障害も原因となりうる．痛風は，関節の滑膜組織（例えば足の親指）や他の場所（例えば外耳）に（これら身体の部位は比較的冷たく，結晶が沈殿しやすい），プリン体代謝物の尿酸結晶が沈着することによって起こり，非常に強い痛みを伴う間欠的発作を特徴とする．炎症反応が惹起され，キニン，補体，プラスミン系の活性化（第18，6章，図6.1を参照）が関与し，またプロスタグランジン，ロイコトリエンB4（第17章，図17.1）のようなリポキシゲナーゼによって代謝される産物，好中性顆粒球の局所的蓄積が関与する．これらは食作用によって結晶を取り込み，組織障害性毒性酸素代謝物を放出し，続いてタンパク質分解酵素の分泌とともに細胞溶解を起こす．尿酸結晶は主にIL-1の産生を誘導するが，その他のサイトカインの産生も誘導する可能性がある．

痛風の治療に用いられる薬物は，次のような機序で作用する．

- 尿酸合成を抑制する（**アロプリノール**[allopurinol]，主な予防薬である）
- 尿酸の排泄を促進する（**尿酸排泄促進薬**[uricosuric agent]，すなわち**プロベネシド**[probenecid]，**スルフィンピラゾン**[sulfinpyrazone]；第29章参照）
- 関節内への白血球遊走を抑制する（**コルヒチン**[colchicine]）
- 一般的な抗炎症および鎮痛作用（NSAID，場合によってグルココルチコイド）

臨床用途についてはクリニカルボックスにまとめた．

⊙ アロプリノール

アロプリノールはヒポキサンチンのアナログであり，キサンチンオキシダーゼの競合的阻害により，尿酸の合成を抑制する（図26.5）．アロプリノールはまず，キサンチンオキシダーゼによってアロキサンチンに代謝される．この代謝物は，かなり長い時間にわたって組織内に残存するが，キサンチンオキシダーゼの有効な非競合的阻害活性をもつ．または，プリンの*de novo*合成を阻害する場合もある．

アロプリノールは組織，血漿，尿中で，比較的不溶性物質である尿酸塩や尿酸の濃度を減少させる一方，それらのより可溶性の前駆物質であるキサンチンやヒポキサンチンの濃度を増加させる．尿酸結晶の組織内の沈着（**痛風結節**[tophi]）は改善し，腎結石の形成は抑制される．アロプリノールは痛風の長期治療の第1選択薬であるが，急性発作には炎症および痛みを悪化させる（下記

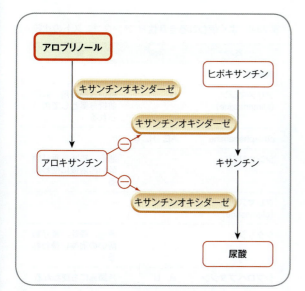

図 26.5 アロプリノールによる尿酸の合成阻害．詳細については本文を参照．

> **痛風および高尿酸血症に用いる薬物**
>
> - 痛風の急性発作の治療に用いられる．
>   - NSAID，例えば**イブプロフェン**，**ナプロキセン**
>   - NSAID が禁忌の場合，**コルヒチン**は有効である．
>   - グルココルチコイド，例えば**ヒドロコルチゾン**（hydrocortisone）（経口，筋肉内または関節内）は，NSAID に加えて，もう1つの選択肢である．
> - 予防のために用いられる（痛風の症状がなくなるまで開始してはならない）．
>   - **アロプリノール**
>   - **アロプリノール**アレルギーをもつ患者には尿酸排泄促進薬（例えば，**プロベネシド**，**スルフィンピラゾン**）
>   - 速い細胞溶解のリスクをもつ血液悪性疾患患者の高尿酸血症には，**ラスブリカーゼ**(rasburicase)の静脈内注射が，予防および治療に用いられる．

参照）．**フェブキソスタット**（febuxostat）は同様の薬理学的作用をもつ．

アロプリノールは経口投与で用いられ，よく吸収される．アロプリノールの半減期は約2～3時間で，その活性型代謝物であるアロキサンチン（図 26.5）の半減期は18～30時間である．腎排泄は，糸球体濾過とプロベネシド感受性尿細管再吸収の間でバランスが調節されている．

副作用はそれほど多くはない．消化管障害やアレルギー反応（主に発疹）および血液学的な問題は起こりうる

が，服用の中断により寛解することが多い．中毒性表皮壊死症やスティーブンス-ジョンソン症候群などの致命的な皮膚疾患はまれであるが，重篤である．これらの状況下での再投与は，決して行うべきではない．痛風の急性発作は治療の初期段階でよく起こるため（おそらく尿酸結晶が再度溶け始めるときに，結晶表面に物理化学的な変化が起こるため），急性発作の間は決してアロプリノール投与を開始すべきではなく，通常は NSAID と併用しながら，初期の治療を行う．

> アロプリノールはがん化学療法（第 56 章）で用いられる代謝拮抗薬であるメルカプトプリン，およびメルカプトプリンに代謝されるアザチオプリン（表 26.2）の効果を増強する．また，アロプリノールは他の抗がん剤であるシクロホスファミド（第 56 章）の効果も増強する．一方，**ワルファリン**（warfarin）の効果が増強されるのは，その代謝が阻害されるためである．

尿酸排泄促進薬

尿酸排泄促進薬は，腎尿細管への直接作用により尿酸排泄を増加する（第 29 章参照）．これらの薬物は，アロプリノールを服用した重度の再発性痛風の患者に深刻な副作用が生じるときに非常に有用である．代表的薬物として**プロベネシド**と**スルフィンピラゾン**（NSAID の活性をあわせもつ）が挙げられる．**ベンズブロマロン**（benzbromarone）は，腎障害をもつ患者に適応がある．尿酸排泄促進薬はアロプリノールと同様，NSAID とともに治療の開始時に用いられる．アスピリンおよびサリチル塩は尿酸排泄促進薬の作用を拮抗するため，併用は避けるべきである．

尿酸オキシダーゼ酵素を含む**ラスブリカーゼ**は厳密にはこの分類に属しないが，ときどき痛風に対する積極的治療に用いられる．この薬物は血中の尿酸を酸化し，より水溶性が高く，排泄されやすいアラントインを産生する．

コルヒチン

コルヒチンはイヌサフラン（autumn crocus）から抽出されたアルカロイドである．コルヒチンは痛風性関節炎において有効であり，急性発作の予防および緩和の両方に用いられている．コルヒチンはチュブリンに結合した結果，微小管の脱重合と細胞運動減少を起こし，好中球の関節内への移動を抑制する．コルヒチン処理した好中球は"千鳥足歩行"をきたす．また，コルヒチンは，尿酸結晶を貪食した好中球による炎症性糖タンパク質の産生を抑制する可能性もある．その他の作用機序も，コルヒチンの効果発現に重要である可能性がある．痛風の治療に用いられる用量よりも多い場合には，コルヒチンは細胞分裂を阻害するため，重度の骨髄抑制のリスクが高い．

コルヒチンは経口で投与され，一部は消化管で排泄され，また残りの一部は尿で排泄される．

398　第 26 章　抗炎症薬および免疫抑制薬

コルヒチンの急性の副作用は，主に悪心，嘔吐，腹痛などの消化器症状がある．重度の下痢[7]は問題になることもある．さらに高用量あるいは長期服用では抗有糸分裂活性によって，消化管出血，腎障害，骨髄抑制や末梢神経障害など，重篤な副作用を起こす可能性がある．

ヒスタミンアンタゴニスト

抗ヒスタミン薬は，第 17 章で概説した 4 種類のヒスタミン受容体が発見される前の 1930 年代に，ボベット（Bovet）らにより報告された．"抗ヒスタミン薬"とは，通常さまざまな炎症およびアレルギーの治療に用いられるヒスタミン H_1 受容体のアンタゴニストを指しており，ここでさらに詳しく解説する．

代表的な全身性 H_1 受容体アンタゴニストの詳細については，表 26.4 に示す．これらの薬物に加えて，花粉症やその他のアレルギー症状の治療に局所（例えば，経鼻スプレーまたは点眼薬）で使われる薬物などがある．これらには antazoline，アゼラスチン（azelastine），エピナスチン（epinastine），olapatadine，emadastine が含まれている．さらに，H_1 受容体拮抗作用に加え，一部の抗ヒスタミン薬（例えばケトチフェン[ketotifen]）は，ヒスタミン拮抗とはまったく無関係である"肥満細胞の安定化"やその他の抗炎症作用をもつ可能性がある．

薬理学的作用

従来，抗ヒスタミン薬は，鎮静作用をもつ脳血管関門を越える"第 1 世代"と，そのような作用をもたない"第 2 世代"がある．いくつかの第 2 世代の抗ヒスタミン薬（例えば，テルフェナジン[terfenadine]）は，心毒性（トルサード・ド・ポアント；第 21 章参照）をもつ．通常このリスクはとても低いが，肝臓のチトクロム P450（第 9，57 章参照）を阻害する製剤，あるいはグレープフルーツジュースと一緒に摂取することにより，リスクは高くなる．そのため，これらの薬物は市場から撤退を余儀なくされ，心毒性がない"第 3 世代"の抗ヒスタミン薬（元の薬の活性型代謝産物が多く，例えばフェキソフェナジン[fexofenadine]［訳者注：テルフェナジンの活性型代謝産物］など）が，その代わりに用いられるようになった．

▽ H_1 受容体アンタゴニストの薬理学的作用の多くは，第 17 章に概説されているヒスタミンの作用に依存している．例えば，*in vitro* において，H_1 受容体アンタゴニストは，ヒスタミン依存的な気管支，腸管および子宮の平滑筋収縮を抑制する．さらに H_1 受容体アンタゴニストは，モルモットによる *in vivo* の実験において，ヒスタミン依存的な血管透過性の亢進や気管支攣縮を抑制するが，残念ながら，ヒトのアレルギー性気管支攣縮に対してはほとんど効果がない．H_1 受容体アンタゴニストの臨床用途については，クリニカルボックスにまとめた．

一部の古い H_1 受容体アンタゴニストの中枢神経に対する"副作用"は，末梢に対する H_1 受容体アンタゴニストの効果よりも臨床的に有用な場合がある．一部の H_1 受容体アンタゴニストは強い鎮静作用をもっており，この作用のために使われることがある（例えば，chlorphenamine；表 26.4 参照）．また，制吐薬として使われるものもあり，一部は乗り物酔いの予防薬とし

---

[7] コルヒチンの治療域の幅はとても小さいので，以前リウマチ専門医は「患者は歩けるようになる前に，副作用で走らねばならない」といったものだ．

表26.4　よく使われる全身性 H_1 アンタゴニストの比較.

薬物	用途	備考
鎮静型		
アリメマジン（alimemazine）	U	強い鎮静作用．麻酔前投与薬として用いられる
chlorphenamine	AE, H, U	–
シンナリジン	–	悪心，嘔吐，乗り物酔いの治療に使われる
クレマスチン（clemastine）	H, U	–
シクリジン	–	悪心，嘔吐，乗り物酔いの治療に使われる
シプロヘプタジン	H, U	片頭痛にも使われる
ヒドロキシジン（hydroxyzine）	U	QT 延長をきたす可能性がある
ケトチフェン	H	–
プロメタジン	H, U, AE	強い鎮静作用．悪心および嘔吐の緩和にも使われる
非鎮静型		
acrivastine	H, U	–
ビラスチン（bilastine）	H, U	–
セチリジン	H, U	–
デスロラタジン（desloratadine）	H, U	ロラタジンの代謝物．長時間型
フェキソフェナジン	H, U	循環器系の副作用は少ない．テルフェナジンの代謝産物
レボセチリジン（levocetirizine）	H, U	セチリジンの異性体
ロラタジン	H, U	–
ミゾラスチン（mizolastine）	H, U	QT 延長をきたす可能性がある
ルパタジン	H, U	PAF にも拮抗する（第 17 章参照）

AE：アレルギーの緊急反応）例えば，アナフィラキシーショック），H：花粉症，U：蕁麻疹および／またはそう痒.

ても使われる（例えば，**プロメタジン**[promethazine]；第30章参照）．

いくつかのH₁受容体アンタゴニストは，α₁アドレナリン受容体に対しても弱い阻害活性をもつことが示された（例えばプロメタジン）．また，**シプロヘプタジン**（cyproheptadine）はH₁受容体拮抗作用に加えて，5-HT受容体の拮抗作用ももっている．同様に**ルパタジン**（rupatadine）は，PAF拮抗作用もあわせもつ．

H₁受容体アンタゴニストの臨床用途

- アレルギー反応（第16章参照）
  - 鎮静作用をもたない薬物（例えば，**フェキソフェナジン**，**セチリジン**[cetirizine]）は，アレルギー性鼻炎（花粉症）および蕁麻疹に用いられる．
  - 局所用製剤は虫刺されに有用な場合がある．
  - 注射製剤は，重度の薬剤過敏症やアナフィラキシーの応急処置のために，**アドレナリン**（adrenaline）（**エピネフリン**[epinephrine]）の補助薬として有用である．
- 制吐薬として（第30章参照）
  - 乗り物酔いの防止（例えば，**シクリジン**[cyclizine]，**シンナリジン**[cinnarizine]）
  - 他の悪心の原因，特に内耳迷路障害
- 鎮静薬として（第44章参照，例えば，**プロメタジン**）

薬物動態学的側面

経口用のH₁受容体アンタゴニストのほとんどはよく吸収され，一部の例外（例えば**ロラタジン**[loratadine]，これは体内で長期作用型代謝産物に変換される）を除き，3～6時間の効力をもつ．ほとんどは全身に広く分配されるが，一部は脳血管関門を通過できない（例：鎮静作用をもたないH₁受容体アンタゴニスト；表26.4参照）．これらの薬物は主に肝臓で代謝され，腎臓で排泄される．

抗ヒスタミン薬をアレルギーの治療に使う場合，中枢神経系に対する鎮静効果は一般的に好ましくないが，鎮静効果が望ましい場合もときどきある（例えば，小さい子どもが就寝する直前など）．しかしながら，このような状況下でも，めまいや倦怠感などの中枢神経系に対する作用は，やはり望ましくない．

また，多くの抗ヒスタミン薬は，末梢において抗ムスカリン性受容体副作用をもつ．これらのうち一番多いのは口渇であるが，霧視，便秘，そして尿の貯留も起こりうる．さらには，作用機序に基づいていない副作用もみ

られる．消化管障害はかなりよくみられる．一方，アトピー性皮膚炎は局所使用後に起こることがある．

今後の発展の可能性

現時点において，"生物学的製剤"（第59章参照）の発展が最も著しい分野であることは疑いの余地がない．抗TNF製剤の成功はとても満足のいく結果であるので，遺伝子組換え技術およびタンパク質工学の技術を駆使して，炎症の起因因子の中和抗体や，白血球受容体あるいは接着分子の阻害抗体の開発はこれからも続くであろう．この分野の問題は薬効ではなく（一部の患者は原因不明で反応を示さないものの），高額なコストと経口用にすることができないというところにある．そのため，これらの薬物は予算的に厳しく制限され，第1選択治療薬としての地位が得られない．将来的には生産コストの削減が実現され，この重要な技術がもっと大きく発展することを期待したい．

抗TNF抗体に取って代わる低コストの代替薬の開発は，明らかに歓迎されるであろう．**TNF変換酵素**（TNF converting enzyme：TACE，少なくとも2つのアイソフォームが存在）は膜結合型TNFを切断することにより，可溶性型TNFを遊離させるので，魅力的な標的の1つかもしれない．動物モデルにおいてこの酵素に対する多くの低分子量阻害薬（推定上）の効果が確かめられたが，臨床での可能性はまだ十分に確かめられていない（Moss et al., 2008，Sharma et al., 2013の総説を参照）．

これまで蓄積したNSAID（およびコキシブ）の心血管系に対する副作用のエビデンスは，既存の治療薬物に対して大きな疑問を投げかけるきっかけとなった[8]．窮地に立たされたNSAID分野の数少ない革新的な開発の1つとして，一酸化窒素（NO）-NSAIDの設計および合成という研究がある．NO-NSAIDとは従来型のNSAIDにNO供与基を結合したものである．これらの薬物は血漿や組織液中で加水分解を受けた後，NOを遊離し，おそらく低濃度のNOの効力（第20章参照）により，潰瘍のリスクを低減させ，抗炎症活性を高めると考えられている．これらの薬物の一部（例えば，ナプロキセンの誘導体である naproxcinod）は，ヒトでの臨床試験は行われたが，まだ認可されていない．Yedgar et al.(2007)では，炎症性メディエーターエイコサノイドの活性を修飾するその他の方法について議論している．

---

[8] 低用量のアスピリンの場合はこれにはあてはまらない．

引用および参考文献

NSAID およびコキシブ

Baigent, C.L., Blackwell, L., Collins, R., et al., 2009. Aspirin in the primary and secondary prevention of vascular disease: collaborative meta-analysis of individual participant data from randomised trials. Lancet 373, 1849–1860.（アスピリンの心血管系疾患の予防効果についての重要な研究結果.）

Boutaud, O., Aronoff, D.M., Richardson, J.H., et al., 2002. Determinants of the cellular specificity of acetaminophen as an inhibitor of prostaglandin H_2 synthases. Proc. Natl Acad. Sci. U.S.A. 99, 7130–7135.（アセトアミノフェンの謎についての解答を提唱している. 下記の Ouellet et al., 2001 の文献と一緒に読むことを推奨する.）

Chandrasekharan, N.V., Dai, H., Roos, K.L., et al., 2002. COX-3, a cyclooxygenase-1 variant inhibited by acetaminophen and other analgesic/antipyretic drugs: cloning, structure, and expression. Proc. Natl Acad. Sci. U.S.A. 99, 13926–13931.（新しい COX アイソザイムである COX-3 について記載している. ヒトにおいて, COX-3 mRNA は大脳皮質や心臓に最も多く発現している. COX-3 はアセトアミノフェンのような鎮痛解熱薬によって選択的に抑制され, ある種の他の NSAID によっても抑制される.）

Conaghan, P.G., 2012. A turbulent decade for NSAIDs: update on current concepts of classification, epidemiology, comparative efficacy, and toxicity. Rheumatol. Int. 32, 1491–1502.（NSAID, コキシブおよびこれらの薬物に伴う毒性についての優れたアップデートである.）

FitzGerald, G.A., Patrono, C., 2001. The coxibs, selective inhibitors of cyclooxygenase-2. N. Engl. J. Med. 345, 433–442.（選択的 COX-2 阻害薬についての優れた報告.）

Flower, R.J., 2003. The development of COX-2 inhibitors. Nat. Rev. Drug Discov. 2, 179–191.（COX-2 阻害薬の開発の糸口になった仕事を論評する. いくつかの有用な図表が掲載されている.）

Fries, J.F., 1998. Quality-of-life considerations with respect to arthritis and nonsteroidal anti-inflammatory drugs. Am. J. Med. 104, 14S–20S, discussion 21S–22S.

Heneka, M.T., Kummer, M.P., Weggen, S., et al., 2011. Molecular mechanisms and therapeutic application of NSAIDs and derived compounds in Alzheimer's disease. Curr. Alzheimer Res. 8, 115–131.

Henry, D., Lim, L.L., Garcia Rodriguez, L.A., et al., 1996. Variability in risk of gastrointestinal complications with individual non-steroidal anti-inflammatory drugs: results of a collaborative meta-analysis. BMJ 312, 1563–1566.（非選択的 NSAID の, 消化管に対する影響に関する重要な解析.）

Luong, C., Miller, A., Barnett, J., et al., 1996. Flexibility of the NSAID binding site in the structure of human cyclooxygenase-2. Nat. Struct. Biol. 3, 927–933.（COX-2 の結晶構造, およびそれに関連する NSAID およびコキシブの作用機序に関する重要な研究報告である. この分野に強い関心をもつなら, 必読である.）

Ouellet, M., Percival, M.D., 2001. Mechanism of acetaminophen inhibition of cyclooxygenase isoforms. Arch. Biochem. Biophys. 387, 273–280.（アセトアミノフェンの謎についての解答を提唱している. 上記の Boutaud et al., 2002 の文献と一緒に読むことを推奨する.）

Ray, W.A., Varas-Lorenzo, C., Chung, C.P., et al., 2009. Cardiovascular risks of non-steroidal anti-inflammatory drugs in patients after hospitalization for serious coronary heart disease. Circ. Cardiovasc. Qual. Outcomes 2, 155–163.（この文献および同号の 146 ～ 147 頁の論説は, コキシブおよび NSAID の服用による心血管系疾患発症のリスクに関する観察研究の結果を示して論じている.）

Schror, K., 2011. Pharmacology and cellular/molecular mechanisms of action of aspirin and non-aspirin NSAIDs in colorectal cancer. Best Pract. Res. Clin. Gastroenterol. 25, 473–484.

Skjelbred, P., Løkken, P., Skoglund, L.A., 1984. Post-operative administration of acetaminophen to reduce swelling and other inflammatory events. Curr. Ther. Res. 35, 377–385.（アセトアミノフェンが特定の条件下において抗炎症作用を有することを示した研究報告.）

Vane, J.R., 1971. Inhibition of prostaglandin synthesis as a mechanism of action for aspirin-like drugs. Nat. New Biol. 231, 232–239.（決定的で, 影響力の大きい論文. アスピリン様薬物の作用機序として COX 阻害を提唱している.）

Vane, J.R., Botting, R.M. (Eds.), 2001. Therapeutic roles of selective COX-2 inhibitors. William Harvey Press, London, p. 584.（さまざまな組織での COX-2 阻害薬の作用機序, 作用, 有害作用, 臨床的役割などあらゆる面を取り上げた, 複数の著者による傑出した本. 少し古いが, 卓越した報告である.）

Wallace, J.L., 2000. How do NSAIDs cause ulcer disease? Baillière's Best Pract. Res. Clin. Gastroenterol. 14, 147–159.（消化管の恒常性における 2 つの COX アイソフォームの役割に関する考え方を提唱している文献.）

Warner, T.D., Mitchell, J.A., 2004. Cyclooxygenases: new forms, new inhibitors, and lessons from the clinic. FASEB J. 18, 790–804.（COX-1/-2 阻害薬, コキシブの有用な作用および COX-2 の生理的機能に関する優れた総説.）

Warner, T.D., Mitchell, J.A., 2008. COX-2 selectivity alone does not define the cardiovascular risks associated with non-steroidal anti-inflammatory drugs. Lancet 371, 270–273.（NSAID 服用による心血管系疾患発症のリスクに関する考え深い論文.）

Yedgar, S., Krimsky, M., Cohen, Y., Flower, R.J., 2007. Treatment of inflammatory diseases by selective eicosanoid inhibition: a double-edged sword? Trends Pharmacol. Sci. 28, 459–464.（非常に読みやすい. 現在の NSAID を用いた治療の欠点および可能な解決法に関する論文である.）

抗リウマチ薬

Alldred, A., Emery, P., 2001. Leflunomide: a novel DMARD for the treatment of rheumatoid arthritis. Expert Opin. Pharmacother. 2, 125–137.（この比較的新しい DMARD の最新情報と有益な総説.）

Bondeson, J., 1997. The mechanisms of action of disease-modifying antirheumatic drugs: a review with emphasis on macrophage signal transduction and the induction of proinflammatory cytokines. Gen. Pharmacol. 29, 127–150.（これらの薬物の作用機序についての詳細な総説.）

Borel, J.F., Baumann, G., Chapman, I., et al., 1996. *In vivo* pharmacological effects of ciclosporin and some analogues. Adv. Pharmacol. 35, 115–246.（Borel はシクロスポリンの開発にかかわっていた.）

Chan, E.S., Cronstein, B.N., 2010. Methotrexate – how does it really work? Nat. Rev. Rheumatol. 6, 175–178.（最も広く使われている DMARD である, メトトレキサートの作用機序に関する詳細な研究報告. 図表がよい.）

Cutolo, M., 2002. Effects of DMARDs on IL-1Ra levels in rheumatoid arthritis: is there any evidence? Clin. Exp. Rheumatol. 20 (5 Suppl. 27), S26–S31.（内在性 IL-1 アンタゴニストの産生および遊離における, DMARD の作用機序に関する総説.）

Rau, R., 2005. Have traditional DMARDs had their day? Effectiveness of parenteral gold compared to biologic agents. Clin. Rheumatol. 24, 189–202.（生物学的製剤の臨床導入に対して，DMARD を使い続けるべきという異論を唱えている.）

Smolen, J.S., Kalden, J.R., Scott, D.L., et al., 1999. Efficacy and safety of leflunomide compared with placebo and sulphasalazine in active rheumatoid arthritis: a double-blind, randomised, multicentre trial. Lancet 353, 259–260.（レフルノミドの有効性を示す臨床試験の結果の詳細を解説.）

Snyder, S.H., Sabatini, D.M., 1995. Immunophilins and the nervous system. Nat. Med. 1, 32–37.（シクロスポリンとその関連薬物の作用機序をカバーした総説.）

抗サイトカイン薬およびその他の生物学的製剤

Arora, T., Padaki, R., Liu, L., et al., 2009. Differences in binding and effector functions between classes of TNF antagonists. Cytokine 45, 124–131.（膜結合型 TNF の中和製剤対可溶型 TNF の中和製剤の意義に関する研究報告.）

Bongartz, T., Sutton, A.J., Sweeting, M.J., et al., 2006. Anti-TNF antibody therapy in rheumatoid arthritis and the risk of serious infections and malignancies: systematic review and meta-analysis of rare harmful effects in randomized controlled trials. JAMA 295, 2275–2285.（文献のタイトルの通り.）

Breedeveld, F.C., 2000. Therapeutic monoclonal antibodies. Lancet 355, 735–740.（モノクローナル抗体の臨床での可能性についての優れた総説.）

Carterton, N.L., 2000. Cytokines in rheumatoid arthritis: trials and tribulations. Mol. Med. Today 6, 315–323.（TNF-α と IL-1 の作用を調節する薬剤についての優れた総説. これらのサイトカインの細胞作用についての簡潔かつ明快な図と，各薬剤の臨床試験を要約した表が含まれている.）

Choy, E.H.S., Panayi, G.S., 2001. Cytokine pathways and joint inflammation in rheumatoid arthritis. N. Engl. J. Med. 344, 907–916.（関節損傷に関与する細胞とメディエーターに重点を置いた，リウマチ性関節炎の発症機序についての明快な説明. 炎症細胞の相互作用と抗サイトカイン剤の作用機序についての優れた図表が含まれている.）

Feldmann, M., 2002. Development of anti-TNF therapy for rheumatoid arthritis. Nat. Rev. Immunol. 2, 364–371.（リウマチ性関節炎におけるサイトカインの役割と抗 TNF 治療の効果を取り上げた，優れた総説.）

Fiorino, G., Allez, M., Malesci, A., Danese, E., 2009. Review article: anti TNF-alpha induced psoriasis in patients with inflammatory bowel disease. Aliment. Pharmacol. Ther. 29, 921–927.（抗 TNF 治療のまれであり，かつ予期せぬ副作用について取り扱う.）

Jobanputra, P., Maggs, F., Deeming, A., et al., 2012. A randomised efficacy and discontinuation study of etanercept versus adalimumab (RED SEA) for rheumatoid arthritis: a pragmatic, unblinded, non-inferiority study of first TNF inhibitor use: outcomes over 2 years. BMJ Open 2, 1–9.

Maini, R.N., 2005. The 2005 International Symposium on Advances in Targeted Therapies: what have we learned in the 2000s and where are we going? Ann. Rheum. Dis. 64 (Suppl. 4), 106–108.（リウマチ性関節炎の発症機序におけるサイトカインの役割と，抗 TNF および抗 IL-1 治療での臨床試験結果について記載した最新の総説.）

O'Dell, J.R., 1999. Anticytokine therapy – a new era in the treatment of rheumatoid arthritis. N. Engl. J. Med. 340, 310–312.（リウマチ性関節炎における TNF-α の役割について広くカバーした優れた論説. インフリキシマブとエタネルセプトとの違いについての要約がある.）

抗ヒスタミン薬

Assanasen, P., Naclerio, R.M., 2002. Antiallergic anti-inflammatory effects of H_1-antihistamines in humans. Clin. Allergy Immunol. 17, 101–139.（抗ヒスタミン薬が炎症を調節する作用機序のいくつかの可能性について概説する，興味深い文献.）

Leurs, R., Blandina, P., Tedford, C., Timmerm, N.H., 1998. Therapeutic potential of histamine H_3 receptor agonists and antagonists. Trends Pharmacol. Sci. 19, 177–183.（存在している H_3 受容体アゴニストおよびアンタゴニスト，およびさまざまな薬理学的モデルにおけるこれらの薬物の効果，そして臨床応用の可能性についての考察を論説する.）

Simons, F.E.R., Simons, K.J., 1994. Drug therapy: the pharmacology and use of H_1-receptor-antagonist drugs. N. Engl. J. Med. 23, 1663–1670.（少し古いが，臨床の観点からこのトピックをカバーしている.）

新しい方向性

Davis, J.M. 3rd, Matteson, E.L., 2012. My treatment approach to rheumatoid arthritis. Mayo Clin. Proc. 87, 659–673.（臨床医の観点から書かれている. この総説は，リウマチ性関節炎の最新の分類法の指針，および患者に対する最適の治療法について概説している.）

Moss, M.L., Sklair-Tavron, L., Nudelman, R., 2008. Drug insight: tumor necrosis factor-converting enzyme as a pharmaceutical target for rheumatoid arthritis. Nat. Clin. Pract. Rheumatol. 4, 300–309.（重要な新しい概念を扱っている，読みやすい総説. いくつかのよい図表が含まれている.）

Sharma, M., Mohapatra, J., Acharya, A., Deshpande, S.S., Chatterjee, A., Jain, M.R., 2013. Blockade of tumor necrosis factor-alpha converting enzyme (TACE) enhances IL-1-beta and IFN-gamma via caspase-1 activation: a probable cause for loss of efficacy of TACE inhibitors in humans? Eur. J. Pharmacol. 701, 106–113.（低分子量 TNF 阻害薬の展望と落とし穴について議論している文献.）

第 3 部　主要臓器系に影響を及ぼす薬物

27 皮膚

概要

　平均的な成人において約 1.6 ～ 1.8 m² の表面積で約 4.5 kg の重さを有する皮膚(skin)は，体内で最大かつ最も重い臓器である．皮膚はまた，薬物療法，化粧品，他の薬剤のための重要な標的器官である．ここでは，ヒトの皮膚の構造について触れ，いくつかの一般的な皮膚疾患について簡単に解説する．次に，この器官に作用する，もしくは，この器官を介して作用する種類の薬物について解説していく．

はじめに

　皮膚は多くの役割をもつ複雑な器官の 1 つである[1]．まず，バリアとしての働きがある．水を通過させず，体内の水分の損失を防ぎ，水分や他の物質の体内への侵入を妨げている．また，皮下の組織を熱損傷や機械的損傷から保護するとともに，紫外線および感染からも保護する．微生物は皮膚の表面の弱酸性環境で増殖しても，皮膚のバリアを通過することは容易ではない．通過できたとしても，皮膚には，樹状細胞である**ランゲルハンス細胞**(Langerhans cell)，肥満細胞や他の免疫担当細胞が存在しており，十分な免疫監視システムが機能している．

　皮膚の 2 つ目の機能は，体温調節である．総血液量の約 10% が皮膚の密集した毛細血管網に含まれている．交感神経系によって制御されている皮膚細動脈は，皮膚からの血流および熱損失を調節している．皮膚の汗腺(**エクリン腺**[eccrine gland])は，コリン作動性神経の制御下で水性の液体(汗)を分泌し，それが蒸発することで，熱損失が増加する．

　日光の下で，**ビタミン D₃**(vitamin D_3)(コレカルシフェロール)は，皮膚の**基底層**(stratum basale)および**有棘層**(stratum spinosum)で合成される．そのため，日光の紫外線(UV B)に曝されないと，ビタミン欠乏が生じる(第

36 章参照)．皮膚真皮層のメラノサイトによって産生されるメラニンにより，肌の色が決まる．メラニン顆粒は，日光の刺激により生成される．

　皮膚は感覚器官としての機能も有している．皮膚には触感にかかわる受容器(**マイスナー小体**[Meissner's corpuscle]，触覚小体)や圧変化の検出にかかわる受容器(**パチニ小体**[Pacinian corpuscle])だけでなく，かゆみ(薬理学上，興味深い皮膚に特有の感覚)，痛み，温覚，冷覚にかかわる感覚神経終末を含めて，さまざまな感覚ニューロンが密集している．それらの皮膚神経の細胞体は，後根神経節に存在する．

　皮膚やその付属器である爪，毛などは，外見上非常に目立つので，社会的にも性的にも重要な部位となる．したがって，皮膚は，化粧品，日焼けローション，老化防止薬などの重要な標的となる．皮膚に関する問題は，社会適応または精神的な問題を引き起こしかねないため，治療薬と化粧品との区別があいまいになる．実際，"薬用化粧品"とよばれる市場は巨大であり，これらの化合物(多くは有効性の証明がない)に，2012 年には米国だけで 80 億ドル以上が費やされた(Nolan et al., 2012)．

　ここでは，皮膚に影響を及ぼす一般的な疾患や，それを治療するために使用される薬物について簡単に触れていく(表 27.1 参照)．ほとんどの場合，紹介する薬物は皮膚疾患以外の用途にも用いられており，その作用機序が本書の各所で記載されているので，相互に参照していただきたい(表 27.1 の右カラム参照)．炎症は皮膚疾患の共通の特徴であり，用いられる抗炎症薬は第 26 章で解説している．それ以外は，薬物自体または薬物の効用が皮膚薬理学に特有なものであるため，本章でもう少し詳細に解説する．皮膚感染症およびがんの治療に用いる薬物は，第 51，56 章で解説する．

　皮膚への局所投与は，局部への効果だけでなく，全身投与の経路として用いることが可能である(第 8 章参照)．例えば，経皮投与された NSAID は，全身投与後よりも副作用が少なく，関節および結合組織の炎症を軽減することができる(Klinge & Sawyer, 2013)．ただし，ここでは，このトピックについて詳しく触れることはしない．

1　アメリカのユーモアのあるソングライター，アラン・シャーマン(Alan Sherman)が "Skin's the thing that if you've got it outside/It keeps your insides in" と書いている．

表 27.1 一般的な皮膚疾患の薬物治療.

疾患	種類	例	備考	参照
痤瘡（にきび）	抗菌薬	エリスロマイシン（erythromycin），クリンダマイシン（clindamycin）	軽度～中程度の痤瘡．時には全身治療にも使用される	第50,51章
	レチノイド	retinoin（訳者注：日本では未承認），isotretinoin（訳者注：日本では未承認），アダパレン	より重症時．時には全身治療にも使用される	–
脱毛症	アンドロゲンアンタゴニスト	フィナステリド，ミノキシジル（訳者注：少なくとも抗アンドロゲン薬ではないと思われる．また，ミノキシジルは血管拡張薬）	一般的に男性のみ	第35章
多毛症	ホルモンアンタゴニスト	eflornithine，co-cypyrindiol（訳者注：日本では未承認）	通常，女性のみ	第35章
感染症	抗菌薬	ムピロシン（mupirocin），フラジオマイシン硫酸塩（fradiomycin sulfate，neomycin sulfate），ポリミキシン（polymixin），retapamulin（訳者注：日本では未承認），スルファジアジン（sulfadiazine），フシジン酸（fusidic acid），メトロニダゾール（metronidazole）	通常は局所投与，一部の薬物は経口投与	第50,51章
	抗ウイルス薬	アシクロビル，penciclovir（訳者注：日本では，penciclovir のプロドラッグであるファムシクロビルは承認されている）		第52章
	抗真菌薬	アモロルフィン（amorolfine），クロトリマゾール（clotrimazole），エコナゾール（econazole），グリセオフルビン（griseofulvin）（訳者注：日本では生産中止），ケトコナゾール，ミコナゾール（miconazole），ナイスタチン（nystatin），テルビナフィン（terbinafine），チコナゾール（tioconazole）	–	第53章
	抗寄生虫薬	局所殺虫薬（ペルメトリン[permethrin]）（訳者注：日本では人体に使用する医薬品としては未承認）	–	第54章
そう痒	抗ヒスタミン薬，局所麻酔薬および関連する薬物	クロタミトン，ジフェンヒドラミン（diphenhydramine），ドキセピン（doxepin）（訳者注：日本では未承認）	抗ヒスタミン薬は，局所または経口的に投与．時には鎮静作用のある抗ヒスタミン薬が有用な場合もある	第26,33章
湿疹	グルココルチコイド	軽度（ヒドロコルチゾン，ベタメタゾンエステル）	感染があれば抗菌薬または抗真菌薬と組み合わせてもよい	第26,33章
	レチノイド	alitretinoin（訳者注：日本では未承認）	経口．グルココルチコイド療法が失敗した場合のみ使用	–
乾癬	ビタミンDアナログ	カルシポトリオール，カルシトリオール，タカルシトール	重篤な症例に使用されるDMARD および抗サイトカイン薬	第26,36章
	レチノイド	タザロテン（訳者注：日本では未承認），acitretin（訳者注：日本では未承認）	経口レチノイドがときどき使用される	–
	グルココルチコイド	中程度（ヒドロコルチゾン酪酸エステル[hydrocortisone butyrate]，クロベタゾールプロピオン酸エステル）	感染があれば抗菌薬または抗真菌薬と組み合わせてもよい	第26,33章
酒さ	抗菌薬	テトラサイクリン（tetracycline），エリスロマイシン，ドキシサイクリン（doxycycline），メトロニダゾール	グルココルチコイドは禁忌	第50,51章
蕁麻疹	抗ヒスタミン薬	ジフェンヒドラミン，ドキセピン（訳者注：日本では未承認）	通常は経口投与される．時には鎮静作用のある抗ヒスタミン薬が有用な場合もある	第26章
疣贅	角質溶解薬など	サリチル酸，podophyllotoxin，イミキモド	–	–

DMARD：疾患修飾性抗リウマチ薬（disease-modifying antirheumatic drug）.

皮膚

皮膚は体内で最も大きく，重い臓器であり，以下の主要な3つの層で構成されている．

- **表皮**．最外層であり，散在したメラノサイトを伴う4層のケラチノサイトからなる．ケラチノサイトは基底層で分裂し，皮膚表面上方に移動し，角質層を形成する．細胞外空間の脂質は，皮膚の撥水性に寄与する．
- **真皮**．この中間層の厚さはさまざまである．この層は，コラーゲンおよびエラスチンといった構造成分を産生する線維芽細胞ならびに免疫担当細胞などからなる．毛包および汗腺もこの層にあり，神経，血管およびリンパ管が張り巡らされている．
- **皮下組織**．この層は結合組織およびさまざまな量の脂肪組織を含む．

皮膚は，以下の4つの機能を有する．

- **バリア機能**．皮膚は，水，他の化学物質，および微生物の出入りを防ぐ．また，機械的バリアおよび熱的バリア，ショックアブソーバー（緩衝装置）としても機能する．
- **温度調節機能**．皮膚に密集した毛細血管網の血管拡張は，発汗とあわせて熱喪失を増加させ，血管収縮は逆の効果を有する．
- **ビタミンD合成**．太陽光の下で，ビタミンD_3は表皮層の細胞により合成される．
- **感覚器官としての機能**．皮膚には，触覚，熱，寒さ，痛みおよびかゆみを感知するためのさまざまな感覚受容器がある．真皮受容器から生じる情報は，外界と相互作用する主要な方法の1つとなる．

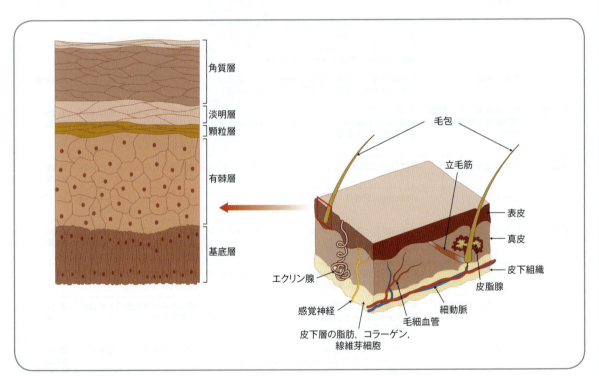

図27.1　皮膚構造を示す簡略図．
皮膚は，右側の図で異なる色で示されている3つの主要な層から構成されている：表皮（暗赤色／褐色），真皮（ピンク），皮下組織（黄色）．左側は詳細な表皮層の拡大図．毛包内のアポクリン腺は示していない．

皮膚の構造

皮膚は，3つの主要な層（最外層の**表皮**[epidermis]，中間層の**真皮**[dermis]，最深部の層の**皮下組織**[subdermis または subcutis]）からなる（図27.1 参照）．

表皮は主にケラチノサイト（角化細胞）で構成されている．ケラチノサイトには4つの細胞層がある．**基底層**（stratum basale）は最内層であり，**真皮表皮接合部**（dermoepidermal junction）に隣接する．また，表皮は主に，分裂するケラチノサイトと散在するメラノサイト（メラニン細胞）から構成される．メラノサイトは，内部の

メラノソーム（melanosome）においてメラニン顆粒を生成し，メラニン顆粒はケラチノサイトに輸送される．ケラチノサイトは分裂して成熟し，皮膚表面に向かって進展していく．次の層は，**有棘層**（棘層）で，その層では**デスモソーム**（desmosome）（細胞間タンパク質結合）が細胞上に出現し始める．これらの細胞は徐々に，**扁平**（squamous）（鱗片状）の形態をとって平坦化する．細胞は核を失い，細胞質では粒状の顆粒がみえるようになる．この層のすぐ上には，**淡明層**（stratum lucidum）とよばれる半透明な層がある．皮膚の最外層は，**角質層**（stratum corneum）である．ここでは，すでにケラチノサイトは生存しておらず，融合（角化）し，ほとんどの皮膚組織では硬化した 10 ～ 30 層の組織シートとなる．この細胞は**角質細胞**（corneocyte）とよばれ，水和したタンパク質性エンベロープで囲まれている．脂質二重層は，細胞外空間を占め，親水性防水層を供する．その機能には，皮膚の水分含有量および脂質含有量が重要となる．水和層の水分含有量が低下すると，皮膚は柔軟な性質を失い，ヒビが入る．ケラチノサイトは通常約 45 日で代謝回転する（Bergstresser & Taylor, 1977）．このため，健康な肌ではつねに，角化した細胞の外層が脱落していく．これが起こらなければ，乾燥した肌の斑点が現れ始める．

表皮の下には**真皮**がある．この層の厚さはさまざまであり，体の部分によって，非常に厚い（例えば，掌や足裏）箇所と，非常に薄い（例えば，眼瞼）箇所がある．組織学的には，真皮は**乳頭層**（papillary layer）およびより深い**網状層**（reticular layer）からなる．主要な構成細胞は線維芽細胞である．これらは，組織の水和に寄与する糖タンパク質や，強度および弾性を供するコラーゲンおよびエラスチンといった，皮膚に重要な構造要素の産生および分泌を行う．また，免疫系に関与する細胞も存在する（第 6 章参照）．真皮には血管とリンパ管が集まっており，密に神経支配されている．

毛包（hair follicle），**皮脂腺**（sebaceous gland），**汗腺**（sweat gland）は真皮内に存在している．毛包は，ケラチンを産生する機能的に特徴的な細胞に裏打ちされ，成長する毛幹の色素を産生するメラノサイトが存在している．各毛包は，毛幹を起立させる**立毛筋**（erector pili muscle）とつながっており，寒さ，恐れ，他の強い感情的刺激により誘発され，"鳥肌が立つ"という感覚を与える．毛包につながっている皮脂腺は，脂肪性の物質で毛髪を覆う．毛の成長およびこれらの腺の活動は，**アンドロゲン**（androgen）によって制御される．

汗腺には 2 つのタイプがある．**アポクリン**（apocrine）腺は，特に脇下と会陰において，毛包につながっており，毛包にタンパク質性物質などを分泌する．一方，**エクリン**（eccrine）腺は，皮膚表面に広く分布している．

皮膚の最内層は，**皮下組織**である．これは，結合組織および脂肪組織を含み，体の部分では（例えば，腹部）に特に厚い箇所がある．

一般的な皮膚疾患

⌄ ここでは，薬物で治療可能な皮膚疾患に焦点を当てて，簡単に総括する．

痤瘡（にきび）

⌄ 最も一般的である**痤瘡**（acne）（にきび）は，思春期に，主に男子で起こる．アンドロゲンの変化により，毛包につながっている皮脂腺が刺激されることで拡大し，皮脂および細胞残屑で塞がれる．塞栓物質に感染が起こり，それが，問題を悪化させる炎症反応の原因となる．通常，痤瘡は思春期後に消失するが，後々，何らかの形で出現したりするので，長期間の治療が必要である．重度の場合，痤瘡は不可逆的な瘢痕を残したり，心理的苦痛の原因となることもある．

酒さ

⌄ **酒さ**（rosacea）の診断的特徴は，顔面皮膚の慢性的な充血である．鼻，頬，額に紅斑が広がることもしばしばある．紅斑は血管拡張が原因であり，拡張された血管は皮膚表面に近く，目にみえてしまうために起こる．罹患した皮膚は乾燥し，はがれやすくなる．ずきずきしたような痛みや肌の灼熱感があり，激しい運動，感情的ストレス，熱，日光，辛い食べ物などのさまざまな刺激に応答して，紅潮する傾向がある．

この疾患には遺伝的素因がある．発症頻度は男性よりも女性のほうが高く，閉経後に悪化する場合がある．この疾患は治癒させることができず，症状は非常に長く継続し，制御が難しく，治療は薬物と他の治療法の両方で実施される．酒さの原因に関してはいまだ議論があるが，酒さが自然免疫系に関する疾患であり，皮膚の抗菌ペプチドが間接的に症状にかかわっているという仮説が有力になりつつある（Antal et al., 2011; Yamasaki & Gallo, 2011）．抗生物質による治療が，通常の薬物療法では第 1 選択となる．

脱毛症と多毛症

⌄ **脱毛症**（baldness）には，**男性型脱毛症**（male pattern baldness）（**アンドロゲン性脱毛症**［androgenic alopecia］）と**円形脱毛症**（alopecia areata）の 2 種類がある．アンドロゲン性脱毛症は，特に思春期後の男性で，アンドロゲンの上昇によって起こり，生え際の後退が始まり，進行する．アンドロゲンは頭皮の毛の成長を抑制するが，他の場所（例えば，顔，胸，背中など）では逆に促進する．円形脱毛症は，斑点状に脱毛する．最終的には，これらの斑点が合体し，全体の脱毛を引き起こすことがある．この疾患は自己免疫に起因すると考えられている．

多毛症（hirsutism）は，男性では一般的であるが（一部では異論があるが），女性にとっては社会的に受け入れにくい疾患である．これも，アンドロゲンの上昇が原因であり，女性では，通常，産毛などしか生えない部分（顔など）で毛の成長が促進される．多毛症は一部の民族集団では一般的であり，病的なものはまれであるが，アンドロゲン産生が亢進した内分泌腫瘍（まれな機能性卵巣腫瘍である**セルトリ・ライディッヒ細胞腫**［Sertoli–Leydig cell tumour］など）の症状として認められる．

湿疹

湿疹(eczema)は，皮膚が乾燥し，かゆみがあり，はがれやすくなり，炎症を起こす一般的な状態を指す(子どもでは約5〜20%)．湿疹が生じる部位は特徴的で，屈曲表面(例えば，乾癬とは対照的に，手足，肘，膝の後ろ)である．これには複数の潜在的な原因がある．湿疹は主として免疫障害であるという長年の考え方は支持を失いつつあるが，**アトピー性湿疹**(atopic eczema)は，喘息または季節性鼻炎(花粉症[枯草熱])に罹患している患者でよくみられる．家族内で罹患する傾向が高く，このことは，遺伝的感受性があることを示している．**接触皮膚炎**(contact dermatitis)は，皮膚が特定の抗原に対して"感作する"ときに生じる．ニッケル感受性は，その典型的な例である．金属との接触により，抗体の産生が誘導されたり，表皮の構造要素が修飾されたりする結果，自己抗体が産生されるようになる．ニッケルは(より安価な)宝飾品[2]に一般的に使われる金属であるため，女性の発症が多い．病態生理学的には，表皮の水分喪失につながるバリア機能の障害と，炎症性メディエーターの放出に伴うかゆみ，さらにそれを掻くことによる悪循環に起因すると考えられている．アレルゲンが浸透し，IgEを有するランゲルハンス細胞と相互作用することが，Th2型免疫応答につながる．**乾性湿疹**(xerotic eczema)は，皮膚が乾燥すると発生する湿疹を指し，冬の間，特に高齢者で生じやすくなる．

そう痒

そう痒(pruritus)(かゆみ)は皮膚疾患の一般的症状であるが，黄疸などの全身性障害，帯状疱疹(帯状ヘルペス)などの神経障害でも起こりうる．薬物(例えばオピオイド)のなかにも，かゆみを生じるものがある．痛みとかゆみを検出し，伝達する神経系は非常に複雑である(Greaves & Khalifa, 2004；Ikoma et al., 2006 参照)．"かゆみのトランスデューサー"として機能する侵害受容器が存在すると考えられている．

一般にかゆみを引き起こす皮膚疾患には，湿疹，蕁麻疹，乾癬がある．これらは主として，肥満細胞由来の炎症メディエーター(例えば，ヒスタミン[histamine]，ロイコトリエン，プロテアーゼ，サイトカイン)の放出によって引き起こされる．

蕁麻疹

蕁麻疹(urticaria)は，隆起した膨疹または隆起の存在を特徴とする，皮膚における炎症性変化を指す．それらは，通常，境界がはっきりした赤い腫れで，激しいかゆみを伴う．日光(**日光蕁麻疹**[solar urticaria])[3]，寒暖，虫刺されや刺し傷，食料や感染症，薬物曝露など，多くの原因が知られている．多くの症例はアレルギー性であり，原因が特定されていない症例もある．一部の人々にみられる蕁麻疹の奇妙な症状は，文字通り"皮膚に書いた"というような，**皮膚描記症**(dermographia)である．これは，ヒスタミンを皮膚に注入することによって引き起こされる"三重反応"の誇張された形態であり(**第17章**参照)，擦り傷，または，場合によっては単に皮膚をこすったり，なでたりすることで誘発される．

蕁麻疹は，真皮における，肥満細胞の脱顆粒およびそれに伴う炎症メディエーターの放出を含む炎症性変化に関連する．皮下層の血管に影響が出ることで生じる**血管性浮腫**(angioedema)

---

[2] ボディピアスの人気のために，この状態に苦しむ男性の数が増加している．ボディアートを希望するのであれば，高品質のニッケルフリーの宝飾品にこだわるべきである．

[3] 汗腺の閉塞による汗疹と混同しないように．

と同時に現れることがある．蕁麻疹は比較的早急に治まるが，**慢性蕁麻疹**(chronic urticaria)では，その症状が数週間持続することがある．この疾患の管理は難しく，通常，多くの炎症反応を抑制するグルココルチコイドは有効ではない．

乾癬

乾癬(psoriasis)は，欧州人の約2〜3%が罹患している自己免疫疾患である．遺伝的要素が存在し，複数の感受性遺伝子座が同定されており，その多くは免疫系の作用と関連している．TNF，IL-17，IL-23などの**サイトカイン**(cytokine)は炎症メカニズムに関与しており，抗サイトカイン生物学的製剤はこの重症疾患の治療に用いられている(**第6章**参照)．組織学的には，ケラチノサイトの過形成を伴う炎症として現れる．これは，病変部に，鱗状の死んだ皮膚の堆積をもたらす．**プラーク乾癬**(plaque psoriasis)は最も患者が多い．プラーク乾癬は隆起した紅斑部を生じ，その部分の皮膚は銀白色の鱗屑が付着している．発生部は，通常，非常に特徴的であり，局面(プラーク)は最初に膝および肘に現れる．病変部は，時にはかゆみを生じ(実際，乾癬という言葉はギリシャ語に由来し，文字通り"かゆみのある皮膚"を意味する．湿疹とは対照的に，かゆみは決して顕著な症状ではない)，痛みを伴う場合もある．

乾癬は爪にも発症し，爪の外観が"あばた"になる．また，関節(典型的には遠位指節間関節)，他の結合組織(**乾癬性関節炎**[psoriatic arthritis])にも発症する場合がある．

乾癬は，一般的に生涯を通じたものとなるが，明らかな理由がなく，出現したり，消失したりすることがある．ストレスは，乾燥肌の場合と同様に直接原因であるといわれている．複数の薬物(例えば，βアドレナリン受容体アンタゴニスト，非ステロイド性抗炎症薬[NSAID]，リチウム)は，起因となる場合があるといわれている(Basavaraj et al., 2010)．

疣贅(イボ)

疣贅(wart)(**イボ**)は，多くの種類の**ヒトパピローマウイルス**(human papilloma virus：HPV)のなかの1種類の感染によって引き起こされる．それらは，不規則な形状の小さな隆起病変が特徴的である．また，疣贅はウイルス感染により表皮の**過角化**(hyperkeratinisation)が引き起こされるため，"かさかさした"感触となる．

HPVの多くは，通常，特定の組織に特異的であり，さまざまな系統が，さまざまな解剖学的位置で，異なるタイプの疣贅を生じさせる．最も一般的なものは，通常，手と足にイボができる(例えば尋常性疣贅[verrucas])．他のタイプのHPVは，肛門性器領域に特異的に感染し，**肛門性器疣贅**(anogenital wart)ができる．

ほとんどの疣贅は本質的に良性で，一定期間(通常は数週間〜数ヵ月)後に自然に消える．しかし，ある種のHPVは，子宮頚がんなどのがんとの関連が示されている．HPVに対する予防接種により，発生率が低下していくことが期待されている．

他の感染症

座瘡や酒さに加えて，適切な抗生物質を局所的または全身的に用いて治療することができる多くの細菌性皮膚感染症がある．これらには，**丹毒**(erysipelas)および**伝染性膿痂疹**(impetigo)(とびひ)などの表在性皮膚感染症や，主に真皮および皮下での深在性感染症である**蜂窩織炎**(cellulitis)がある．

皮膚の真菌感染は一般的な問題である．**白癬**(tinea)，**カンジダ**(candida)および他の感染症(**第53章**参照)は，複数の部位(例

えば，足白癬[tinea pedis]，いわゆる"アスリートフット")の皮膚で生じる．これらの感染症は容易に感染するが，完全に根絶することは難しい．

皮膚に影響を及ぼす最も一般的なウイルス感染は，**単純ヘルペス**(herpes simplex)(口唇ヘルペス)および**帯状疱疹**(herpes zoster)であり，抗ウイルス薬で治療される(第52章参照)．皮膚の最も一般的な寄生虫感染は，アタマジラミ(*Pediculus humanis capitus*)，ケジラミ(*Pthirus pubis*)および疥癬(ヒゼンダニ[*Sarcoptes scabiei*])である．

皮膚に作用する薬物

剤形化

皮膚を標的とした薬物を用いることは，容易であり，困難でもある．多くの治療とは異なり，薬剤を病変組織に直接投与することができる．しかし，これには注意が必要となる．皮膚はきわめて効果的なバリアであるため，多くの薬物の浸透を妨げ，このことが問題を生じさせる場合がある．薬物を作用させたい部位(しばしば表皮または真皮の下層が標的部位となる)に到達させるためには，脂質に富み，水性環境の表皮層を通過しなければならない．そのため，薬物の経皮送達は特殊な課題となる(第8章参照)．一般に，分子がより疎水性である場合，吸収が促進される．例えば，グルココルチコイドは，吸収されやすくするためにしばしば脂肪酸エステルで誘導体化される．薬物を投与後，皮膚を防水性**密封包帯**(occlusion dressing)で覆うことにより，表皮の水和状態が維持され，吸収が改善される．

薬物を溶解させる溶媒も重要である．クリームおよび軟膏は安定な油/水エマルジョンなので，薬物に応じて調整することができる．例えば，油中水滴型エマルジョンは，**シクロスポリン**(ciclosporin)のような疎水性薬物には好ましく，水中油型エマルジョンは，NSAIDなどの水溶性薬物に適している．また，**剤形化**(formulation)された薬物の外観および匂いも重要である．大部分の患者は，脂ぎって，匂いがし，見た目の悪い皮膚クリームを使用するよりも，錠剤服用を希望するであろう(Tan et al., 2012参照)．

皮膚本来の状態を保つにはバリア機能維持が重要なので，皮膚を保護し，修復を促進するためにさまざまな薬物を用いる．これらには，皮膚を再水和する**皮膚軟化薬**(emollient)や，刺激物による損傷を防ぐのに役立つ**バリアクリーム**(barrier cream)が含まれる．使用にあたっては，処方箋にあわせて記載されていることが多い．

"ナノキャリア"やその他の化学的手段を用いることで，皮膚を通過させるための剤形化についての多くの新しいアイデアが検討されている(Schroeter et al., 2010参照)．

薬物と皮膚

剤形．皮膚は疎水性/親水性構造の独特の組み合わせで構成されており，多くの薬物は吸収されず，浸透を促進するために特別な剤形化が必要となる．

皮膚に用いられる多くの薬物は，他の器官の治療にも用いられる．その主なものとしては，以下のようなものがある．

- **グルココルチコイド**(glucocorticoid)．抗炎症作用により，乾癬，湿疹，そう痒の治療に広く使用されている．それらは，通常，局所浸透を増強するために特別な剤形化がなされる．
- **抗菌薬**(antimicrobial agent)．皮膚感染症(例えば，痤瘡，伝染性膿痂疹[とびひ]，蜂窩織炎，酒さ)の治療のために，局所的にまたは全身的に使用される．
- **ホルモンアンタゴニスト**(hormone antagonist)．アンドロゲンアンタゴニストは，女性の男性型脱毛症または多毛症を治療するために，局所的または全身的に使用される．

以下の薬物は，ほぼ皮膚疾患に使用される．

- **レチノイド**(retinoid)．ビタミンAの誘導体であり，**トレチノイン**，isotretinoin，alitretinoin，**タザロテン**(tazarotene)および**アダパレン**(adapalene)がそれにあたる．これらは，痤瘡，湿疹，乾癬の治療に使用される．通常，局所的に投与するが，全身投与も可能である．
- **ビタミンD誘導体**(vitamin D derivative)．**カルシトリオール**(calcitriol)，**カルシポトリオール**(calcipotriol)，**タカルシトール**(tacalcitol)などの薬物は，乾癬の治療に使用される．

皮膚疾患に対する主要薬物

皮膚疾患治療に用いられる多くの薬物は，他の疾患の治療にも使用され，その作用機序は同様である．特定の皮膚疾患の治療に用いる薬物を**表27.1**に示す．本書の他の章でも，これらの薬物に関する情報が解説されている(表27.1を参照)．ビタミンAおよびDのアナログなどの他の薬物は，皮膚薬理学において特異的なものである．

抗菌薬

第50～55章では，抗菌薬の作用機序を詳細に解説する．抗生物質は，伝染性膿痂疹(とびひ)や痤瘡などの病気には局所的に塗布し，蜂窩織炎や酒さでは全身に投与する．皮膚の真菌感染症は一般に局所的に抗真菌薬で

治療するが，経口薬として**ケトコナゾール**（ketoconazole）（訳者注：日本では経口ケトコナゾールは未承認）が用いられる場合がある．単純ヘルペス感染は，局所的または全身的に**アシクロビル**（aciclovir）または penciclovir（訳者注：日本では未承認．ファムシクロビル［famciclovir］は体内吸収後に活性化されるプロドラッグ製剤であり，活性化すると penciclovir となる）で治療する（**第52章**参照）．

グルココルチコイドおよびその他の抗炎症薬

予想されるように，抗ヒスタミン薬は，湿疹，虫刺され，軽度炎症などで，軽度のそう痒を管理する場合に有用である．そう痒治療には他にも，**クロタミトン**（crotamiton）が有用である．これは急速に作用し，長時間持続する鎮痒作用を有する．しかしその作用機序は不明である．

グルココルチコイドは皮膚の炎症治療に使われる主な薬物である．これらの薬物は，乾癬，湿疹およびそう痒の治療に広く使用されている．それらの一般的な作用機序は，**第3，33章**で解説されている．皮膚科で実践的に使用される製剤は，しばしば，活性薬物の脂肪酸エステルとして剤形化されている．これは，皮膚の疎水性の層を通過させ，吸収を促進し，またその効能を変える．例えば，皮膚での**ヒドロコルチゾン**（hydrocortisone）の効力は，酪酸エステルとして製剤化されることで大きく増強される．

> ⌄⌄ 世界中で，分類方法はさまざまであるが，学会ではこれらを薬効の強弱によって分類している．例えば，
>
> - **低**：ヒドロコルチゾン
> - **中**：アルクロメタゾンプロピオン酸エステル（alclometasone dipropionate），クロベタゾン酪酸エステル（clobetasone butyrate），フルドロキシコルチド（fludroxycortide），fluocortolone
> - **強**：ベクロメタゾンプロピオン酸エステル（beclometasone dipropionate），ベタメタゾン（betamethasone）（種々のエステル），フルオシノロンアセトニド（fluocinolone acetonide），フルオシノニド（fluocinonide），フルチカゾンプロピオン酸エステル（fluticasone propionate），モメタゾンフランカルボン酸エステル（mometasone furoate），トリアムシノロンアセトニド（triamcinolone acetonide）
> - **とても強い**：クロベタゾールプロピオン酸エステル（clobetasol propionate），ジフルコルトロン吉草酸エステル（diflucortolone valerate）

グルココルチコイドの選択は，疾患の重篤度に依存するとともに，皮膚の厚みは場所により変化するので，解剖学的部位に依存する．感染部位に使用される場合には，抗菌薬や抗真菌薬と併用されることがある．

グルココルチコイドの皮膚での作用は，他の部位での作用と機序は同一である．グルココルチコイドは，肥満細胞からの炎症性メディエーターの放出，好中球活性化および遊走，免疫細胞活性化を強力に阻害する（**第26，33章**参照）．局所投与により，皮膚の血管収縮を生じさ

せ，特徴的な"蒼白化"反応を引き起こす[4]．その機序は不明である．

副作用．一般に，低効力ステロイド製剤による短期間の治療は安全である．ヒドロコルチゾン製剤は，処方箋なしに薬局から入手可能である

しかし，長期間の使用または効力のより強い薬物には，潜在的に深刻な副作用がある．これらには，以下のものがある．

- **ステロイド"リバウンド"**．局所ステロイド療法が突然中止された場合，基礎疾患はしばしばより増悪した形で再燃する．この根拠は，おそらく，グルココルチコイド受容体が局所治療の間にダウンレギュレーションされ，もはや正常なグルココルチコイド量では応答しないことであると考えられている．したがって，徐々に減薬していくことで，この問題を回避する．
- **皮膚萎縮**．グルココルチコイドの異化作用（**第33章**）は，治療の中止時に部分的に可逆性の皮膚の萎縮を引き起こす．
- **全身作用**．ステロイドの全身吸収により，**第33章**に記載されているように，視床下部－下垂体－副腎系の抑制を引き起こす場合がある．これは，投薬計画が管理されていれば回避することができる（Castela et al., 2012）．
- **感染拡大**．グルココルチコイドは免疫系を抑制するので，感染を増悪させる危険性がある．このため，痤瘡のある患者（同時に感染症に罹患している）には禁忌になる．
- **ステロイド酒さ**（皮膚発赤および吹き出物）は，顔面皮膚をグルココルチコイドで治療する際の問題となる．
- **ストレッチマークの産生**（線状皮膚萎縮症）および**毛細血管拡張症**（皮膚表面に浮き出た毛細血管の拡張）．

深刻な湿疹または乾癬の症例，またはグルココルチコイドが効果的でない場合，**シクロスポリン，ピメクロリムス**（pimecrolimus）（訳者注：日本では未承認）または**タクロリムス**（tacrolimus）などの免疫抑制薬の局所，または全身投与が行われる場合がある（**第26章**）．**アダリムマブ**（adalimumab）や**インフリキシマブ**（infliximab）などのバイオ医薬品も重度の症例で使用されており，これらの"サイトカインモジュレーター"の使用頻度が増えてきている（Pastore et al., 2008；Williams, 2012 参照）．

毛の成長の制御に用いる薬物

男性型脱毛症と同様に，男女両性で，発毛はアンドロゲンによって引き起こされる．このため，アンドロゲンアンタゴニスト，またはアンドロゲン代謝を調節する化

---

[4] この反応は，1985年にコーネル（Cornell）とストートン（Stoughton）によって観察され，ヒトにおけるグルココルチコイド効力の最初の定量アッセイとして用いられた．

合物は，女性の多毛症および男性のアンドロゲン性脱毛症の両方を治療するために使用される．

co–cyprindiol は，抗アンドロゲン作用を有する**酢酸シプロテロン**（cyproterone acetate）と女性ホルモンの**エチニルエストラジオール**（ethinylestradiol）との混合物である．アンドロゲンとの拮抗作用は，皮脂腺による皮脂産生を減少させ，体毛の成長（アンドロゲン依存性）を抑制する．したがって，女性の多毛症および痤瘡の治療に使用される．副作用としては静脈血栓塞栓症で，心血管疾患の家族歴を有する女性には禁忌である．

フィナステリド（finasteride）は，テストステロンを，より強力なアンドロゲンであるジヒドロテストステロンに変換する酵素（5α–レダクターゼ）を阻害する（第35章参照）．フィナステリドは，アンドロゲン性脱毛症および前立腺肥大の治療に使用される．局所的に投与されるが，実際の変化が出るまでには数ヵ月かかる．アンドロゲン代謝にかかわる作用から生じる副作用は，性欲低下，インポテンツ，乳房の圧痛である．

eflornithine（訳者注：日本では未承認）はもともと抗原虫薬として開発された（第54章参照）．これは，毛包の**オルニチンデカルボキシラーゼ**（ornithine decarboxylase）を不可逆的に阻害するので，多毛症の治療に局所的に使用する．eflornithine は，細胞複製および新しい毛包の成長を妨げる．副作用には，さまざまな皮膚反応（痛み，炎症など）および痤瘡がある．

ミノキシジル（minoxidil）は，もともと高血圧を治療するために開発された血管拡張薬である（第22章参照）．局所的に投与すると，毛包で，強力な代謝物のミノキシジル硫酸塩（minoxidil sulfate）に変換される（一部の製剤にはこの塩が含まれている）．ミノキシジルの血管拡張作用により毛包への血液供給が高まることで，細胞周期の進行が促され（第9章），新しい毛の成長および毛包の活性化が促進されるものと考えられている．すでに毛の生えている毛包では，休止期のものは，新しく急速に毛包を成長させるために，最初に毛が抜ける．これが，最初の脱毛である（副作用の1つ）．他の副作用は少ないが，局所的な刺激性が生じることがある．

レチノイド

ビタミンA代謝障害は，皮膚病変をもたらすことが知られている．ビタミンは，通常，食物からエステル化された形で得られ，腸内で**レチノール**（retinol）に変換される．これはビタミンの貯蔵形態と考えられている．

ビタミンAは多くの生物学的役割を有している．**レチナール**（retinal）は，ロドプシンの必須成分であり，したがって正常視力にとって重要である．しかし，ビタミンAは**レチノイン酸**（retinoic acid）への不可逆的な酸化を受ける．レチノイン酸は視覚系には影響を及ぼさないが，皮膚恒常性に影響を及ぼす．

レチノイド薬はレチノイン酸の誘導体であり（図27.2参照），主要な例としては，**トレチノイン**，**isotretinoin**，**alitretinoin**，**タザロテン**，**アダパレン**がある（訳者注：アダパレン，トレチノイン以外は日本では未承認）．これらは，痤瘡，湿疹および乾癬の治療に広く使用されている．局所投与で通常使用されるが，重篤な症例では経口で使用されることもある．

レチノイドは，ケラチノサイトや皮脂腺細胞などの標的細胞の RXR および RAR 核内受容体（第3章および図27.2参照）との結合により作用すると考えられているが，この作用機序に疑問をもっている者もいる（Arechalde & Saurat, 2000）．レチノイドの皮膚での主な作用は，表皮細胞増殖の調節，皮脂腺活性低下，皮脂産生減少である．それらはまた，抗炎症効果にかかわる獲得免疫および自然免疫系で，多面的に作用する（Fisher & Voorhees, 1996；Orfanos et al., 1997）．

副作用．レチノイドは，乾燥，鱗状の皮膚，刺すような感覚，灼熱感，関節痛（経口投与後）を引き起こすことがある．ほとんどに催奇形性があり，女性には適切な避妊をしているときにのみ使用する．

ビタミンDアナログ

ビタミンDは実際には複数の関連物質の混合物である．これは“ビタミン”として分類されているため，不可欠な食物要素に含まれるが，ビタミン D_3（コレカルシフェロール）は，十分な日光で皮膚によって合成される（実際，**光線療法**[phototherapy]は，いくつかの皮膚疾患において重要な治療様式である）．他のもの（例えば D_2）は食物から得ることができる．ビタミンは，カルシウム代謝やリン酸代謝および骨形成において重要な役割を果たす（第36章参照）．ビタミンはまた，免疫系における複雑な調節作用を有し，獲得免疫系を低下させるが，自然免疫系を活性化する．

カルシトリオール（第36章参照）は，肝臓および腎臓での代謝を必要とする多段階プロセスによって，体内で合成される活性代謝産物である．分子レベルでは，ビタミンDおよびそのアナログは，ケラチノサイト，線維芽細胞，ランゲルハンス細胞および皮脂腺細胞において，核内受容体のVDR（ビタミンD受容体）を介して遺伝子転写を調節する．治療後にみられる効果のなかには，ケラチノサイトに対する細胞増殖抑制作用および分化促進作用，プラークのケラチノサイトのアポトーシス増加（Tiberio et al., 2009）およびT細胞活性化の阻害（Tremezaygues & Reichrath, 2011）がある．

使用される主なアナログは，**カルシトリオール**それ自体，**カルシポトリオール**および**タカルシトール**である．それらの主要な臨床用途は，乾癬の治療である．経口投与は可能であるが，一般的には局所的に投与される．時には，グルココルチコイドとあわせて投与される．

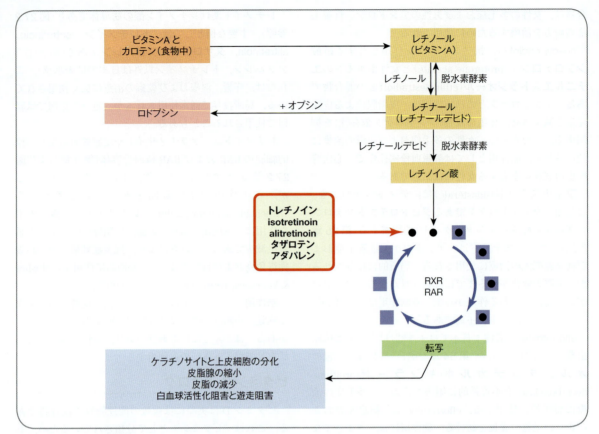

図 27.2　レチノイド経路.
ビタミン A（レチノール）は，主に食物から摂取され，可逆的にレチナール（レチナールデヒド）に変換される．レチナールはオプシンに結合して視色素ロドプシンとなるか，もしくは酸化により不可逆的にレチノイン酸になる．レチノイン酸は，核内受容体（RXR および RAR；第 3 章参照）と結合し，遺伝子の発現制御を行う．制御される遺伝子としては，ケラチノサイトの分化調節に関与するもの，皮脂腺の大きさと分泌の減少に関与するもの，一般的な抗炎症作用に関与するものなどが挙げられる．合成同族体トレチノイン，isotretinoin，alitretinoin，タザロテンおよびアダパレンは，RXR や RAR に作用して，痤瘡（にきび）や乾癬のような皮膚疾患で強い治療効果を示す．

副作用．骨に及ぼす薬の影響についてつねに懸念があり，カルシウムや骨の代謝に関連する問題を有する患者では使用を避けるべきである．局所適用は，皮膚刺激を起こす場合がある．

他の機序を有する薬物

局所的な消毒薬，皮膚軟化薬，鎮静ローションおよび他の物質を含む，多くの補助薬が皮膚科では使用されている．このグループのなかには，石炭をコークスまたはガスへ転化する際に発生する数千種類の芳香族炭化水素を含む混合物の "コールタール（coal tar）" がある．コールタールは何十年にもわたり，皮膚科領域で実践的に用いられてきた．作用機序は不明であるが，湿疹，乾癬，他の皮膚疾患で有益な治療効果をもたらし，しばしば治療の最初に試される薬剤でもある．その起源を考えると，コールタールは発がん性であると考えられるかもしれないが，実際これは事実ではないようである（Roelofzen et al., 2010）．コールタールを含む調製剤は局所投与される．

皮膚薬理学に特有な他の薬物には，**サリチル酸**（salicylic acid）および **podophyllotoxin** がある．局所投与によるサリチル酸は，過剰な皮膚が産生されている場合（例えば疣贅）に**角質溶解**（keratolytic）効果を有し，表皮層を脱落させる．これは，数多くの疣贅除去薬の共通した成分の 1 つである．podophyllotoxin は，ポドフィルム属（*Podophyllum*）の植物から抽出された毒素である．これは，通常，肛門性器疣贅の治療に用いられている．podophyllotoxin は局所投与され，おそらく微小管重合阻害を介し，正常な細胞周期を停止させることで，皮膚の過剰な成長を妨げると考えられている．

イミキモド（imiquimod）もまた肛門性器疣贅に使用される．これは，免疫調節薬であり，いくつかのタイプの

皮膚がん（例えば基底細胞がん）の局所治療にも使用される．その作用機序は不明であるが，免疫監視機構を増強させる可能性が考えられている．副作用には局所皮膚反応がある．

おわりに

皮膚疾患の治療に用いられる薬物は多いが，一部の疾患では（例えば酒さ），十分な治療ができないものもある．また，既存の薬物（例えばグルココルチコイド）でも，その副作用を軽減すれば，臨床的有用性の向上におおいに役立つものになる．

"かゆみ"が依然として問題になるということは，驚くべきことであるが，そのような慢性疾患を治療するためのさまざまな新薬の標的（例えば，NK_1受容体アンタゴニスト：**第18章参照**）が同定されている（Benecke et al., 2013 に概説）．

乾癬の治療薬に関しては，新規低分子薬ではなく，バイオ医薬品が精力的に探索されている（Gniadecki & Calverley, 2002；Pastore et al., 2008 参照）．

既存の薬剤の副作用を改善するという点から考えると，最も興味深いアイデアは，グルココルチコイド，ビタミンDアナログ，レチノイドのデザインを再考するということである．これらの薬物はすべて核内受容体を介して作用するが，最近の考えでは，これらの薬物による遺伝子の転写抑制，転写亢進の機序の差別化が到達可能な目標となるかもしれないことが示唆されている．明らかに，ビタミンDアナログの抗炎症効果からカルシウム血症の発現を切り離すことができれば，非常に有効となる（Tremezaygues & Reichrath, 2011）．同様に，レチノイドの選択性の改善も，非常に歓迎されることであろう（Orfanos et al., 1997）．グルココルチコイドの副作用から治療効果を切り離すことに関しては，すでに成果が出つつある（この議論については**第28章参照**）．

引用および参考文献

Antal, A.S., Dombrowski, Y., Koglin, S., Ruzicka, T., Schauber, J., 2011. Impact of vitamin D3 on cutaneous immunity and antimicrobial peptide expression. Dermatoendocrinol. 3, 18-22. （この論文では，皮膚の抗菌ペプチド［カテリシジン］が，保護作用に加えて実際に酒さなどの皮膚疾患を引き起こすかもしれないという点について議論している．この論文では，カテリシジン産生に関するビタミンDアナログの阻害作用が，これらの薬物の作用機序であることも示唆している．）

Arechalde, A., Saurat, J.H., 2000. Management of psoriasis: the position of retinoid drugs. Biodrugs 13, 327-333. （レチノイド，特にタザロテンの治療作用について議論し，その作用機序のすべてがRXR受容体およびRAR受容体との結合を介したものではないと結論づけている．）

Basavaraj, K.H., Ashok, N.M., Rashmi, R., Praveen, T.K., 2010. The role of drugs in the induction and/or exacerbation of psoriasis. Int. J. Dermatol. 49, 1351-1361. （タイトル通り．また，薬物が疾患を惹起する機序についても触れられている．）

Benecke, H., Lotts, T., Stander, S., 2013. Investigational drugs for pruritus. Expert. Opin. Investig. Drugs 22, 1167-1179. （後出のIkoma et al. の論文とあわせて読むことを薦める．）

Bergstresser, P.R., Taylor, J.R., 1977. Epidermal 'turnover time' – a new examination. Br. J. Dermatol. 96, 503-509.

Castela, E., Archier, E., Devaux, S., et al., 2012. Topical corticosteroids in plaque psoriasis: a systematic review of risk of adrenal axis suppression and skin atrophy. J. Eur. Acad. Dermatol. Venereol. 26 (Suppl. 3), 47-51. （多くの研究［文献］からのデータの分析に関する体系的な総説．）

Dunn, L.K., Gaar, L.R., Yentzer, B.A., O'Neill, J.L., Feldman, S.R., 2011. Acitretin in dermatology: a review. J. Drugs Dermatol. 10, 772-782.

Fisher, G.J., Voorhees, J.J., 1996. Molecular mechanisms of retinoid actions in skin. FASEB J. 10, 1002-1013. （皮膚におけるレチノイド作用の簡単な総説と，レチノイド作用の *in vitro* および *in vivo* モデルに関する考察．）

Garnock-Jones, K.P., Perry, C.M., 2009. Alitretinoin: in severe chronic hand eczema. Drugs 69, 1625-1634.

Gniadecki, R., Calverley, M.J., 2002. Emerging drugs in psoriasis. Expert Opin. Emerg. Drugs 7, 69-90. （新しい治療法として，主に生物学的製剤および抗サイトカイン薬について解説している．）

Greaves, M.W., Khalifa, N., 2004. Itch: more than skin deep. Int. Arch. Allergy Immunol. 135, 166-172.

Ikoma, A., Steinhoff, M., Stander, S., Yosipovitch, G., Schmelz, M., 2006. The neurobiology of itch. Nat. Rev. Neurosci. 7, 535-547. （神経経路およびそう痒の局所的メディエーターに関する包括的総説．一押し．）

James, K.A., Burkhart, C.N., Morrell, D.S., 2009. Emerging drugs for acne. Expert Opin. Emerg. Drugs 14, 649-659.

Klinge, S.A., Sawyer, G.A., 2013. Effectiveness and safety of topical versus oral nonsteroidal anti-inflammatory drugs: a comprehensive review. Phys. Sportsmed. 41, 64-74.

Naldi, L., Raho, G., 2009. Emerging drugs for psoriasis. Expert Opin. Emerg. Drugs 14, 145-163.

Nolan, K.A., Marmur, E.S., 2012. Over-the-counter topical skincare products: a review of the literature. J. Drugs Dermatol. 11, 220-224.

Orfanos, C.E., Zouboulis, C.C., Almond-Roesler, B., Geilen, C.C., 1997. Current use and future potential role of retinoids in dermatology. Drugs 53, 358-388.

Pastore, S., Gubinelli, E., Leoni, L., Raskovic, D., Korkina, L., 2008. Biological drugs targeting the immune response in the therapy of psoriasis. Biologics 2, 687-697.

Raut, A.S., Prabhu, R.H., Patravale, V.B., 2013. Psoriasis clinical implications and treatment: a review. Crit. Rev. Ther. Drug Carrier Syst. 30, 183-216.

Ritter, J.M., 2012. Drugs and the skin: psoriasis. Br. J. Clin. Pharmacol. 74, 393-395. （疾患メカニズムにおけるサイトカインの役割，および新規生物学的製剤に焦点を当て，乾癬治療を簡潔に，かつ読みやすく説明した導入書．一押し．）

Roelofzen, J.H., Aben, K.K., Oldenhof, U.T., et al., 2010. No increased risk of cancer after coal tar treatment in patients with psoriasis or eczema. J. Invest. Dermatol. 130, 953–961.

Ryan, C., Abramson, A., Patel, M., Menter, A., 2012. Current investigational drugs in psoriasis. Expert Opin. Investig. Drugs 21, 473–487.

Schoepe, S., Schacke, H., May, E., Asadullah, K., 2006. Glucocorticoid therapy-induced skin atrophy. Exp. Dermatol. 15, 406–420.（皮膚疾患に対するグルココルチコイド療法の主な副作用に関する総説であり，あわせて，副作用をいかに最小限に食い止めるかについても考察されている.）

Schroeter, A., Engelbrecht, T., Neubert, R.H., Goebel, A.S., 2010. New nanosized technologies for dermal and transdermal drug delivery. A review. J. Biomed. Nanotechnol. 6, 511–528.

Tan, X., Feldman, S.R., Chang, J., Balkrishnan, R., 2012. Topical drug delivery systems in dermatology: a review of patient adherence issues. Expert Opin. Drug Deliv. 9, 1263–1271.

Tiberio, R., Bozzo, C., Pertusi, G., et al., 2009. Calcipotriol induces apoptosis in psoriatic keratinocytes. Clin. Exp. Dermatol. 34, 972–974.

Tremezaygues, L., Reichrath, J., 2011. Vitamin D analogs in the treatment of psoriasis: Where are we standing and where will we be going? Dermatoendocrinol. 3, 180–186.（ビタミン D の生合成と役割，皮膚炎症の調節におけるそのアナログの作用に関する非常に有用な報告．お薦め.）

Williams, S.C., 2012. New biologic drugs get under the skin of psoriasis. Nat. Med. 18, 638.（1 ページ．乾癬治療に用いる最新の生物学的候補製剤の説明.）

Yamasaki, K., Gallo, R.L., 2011. Rosacea as a disease of cathelicidins and skin innate immunity. J. Investig. Dermatol. Symp. Proc. 15, 12–15.（上記の Antal et al. の論文とあわせて読むことを薦める.）

第3部 主要臓器系に影響を及ぼす薬物

28 呼吸器系

概要

　肺疾患およびその治療について学習する基礎として，まず呼吸器生理の基本的な側面（気道平滑筋の制御，肺の脈管構造と分泌腺）を解説する．本章の多くを喘息に費やすが，まずその病因を論じ，それから治療や予防に使用される主な喘息治療薬（吸入気管支拡張薬および抗炎症薬）を紹介する．慢性閉塞性肺疾患（COPD）についても述べる．アレルギー性緊急状態，サーファクタント，および咳嗽治療についても短い項を割く．他の重要な肺疾患のうち，細菌感染（例えば，結核や肺炎）および悪性腫瘍はそれぞれ第51章と第56章で取り扱うが，いまだに適した薬物治療がない疾患もある（例えば，職業性肺疾患や間質性肺疾患）．花粉症（枯草熱）の治療に重要な抗ヒスタミン薬は第26章で，肺高血圧は第22章で取り扱った．

呼吸の生理学

呼吸の調節

　呼吸は，延髄にある呼吸中枢の周期的な自発発火により制御される．この発火は，橋や高次の中枢神経系（central nervous system：CNS）からの入力，および肺からの迷走神経性求心線維によって調節されている．種々の化学的因子が呼吸中枢に影響する．例えば，動脈血中の二酸化炭素分圧（P_ACO_2）による延髄化学受容器の刺激，酸素分圧（P_AO_2）による頸動脈小体の化学受容器の刺激などである．

　呼吸には，自動調節に加えて，随意的な制御も加わる．これは，呼吸筋に投射する運動神経と大脳皮質の間に連関があることを意味する．球型ポリオ（延髄灰白髄炎）や脳幹部の損傷は，呼吸の随意調節に影響することなく，自動調節だけを損なう場合がある[1]．

---

[1] "オンディーヌ（Ondine）の呪い"ともよばれている．オンディーヌは人に恋をした水の精霊である．恋人がオンディーヌを裏切ったときに，水の精霊の王がその恋人に"ずっと起きていないと呼吸ができなくなる呪い"をかけた．恋人はついには力つきて眠りに落ち，死んでしまった．

気道における筋肉系，血管，および分泌腺の調節

　刺激受容器と無髄求心性神経線維は，化学刺激物質や冷気，炎症性メディエーターに反応する．気道を調節する遠心性経路には，コリン作動性副交感神経と抑制性非ノルアドレナリン性非コリン性（non-noradrenergic non-cholinergic：NANC）神経（第12章参照）がある．炎症性メディエーター（第17章参照）や他の気管支収縮メディエーターも，病的状態の気道に作用する．

　気道抵抗には，気管支筋の緊張が影響するが，喘息や気管支炎患者においては，粘膜の状態や粘膜下の粘液分泌腺の活性によっても影響される．気道抵抗は，努力呼気肺活量，あるいは流量を記録できる機器によって間接的に測定できる．FEV_1とは，努力呼気1秒量（forced expiratory volume in 1 second）をいい，最大呼気流量率（peak expiratory flow rate：PEFR）は，息を思い切り吸った後で一気に吐き出した際の最大流速（L/min で表す）である．これはベッドサイドではFEV_1より簡単に測定でき，両者はよく相関する．

◉ 遠心性経路
自律神経による支配

　ヒト気道の自律神経系による支配については，van der Velden & Hulsmann（1999）の総説を参照されたい．

　副交感神経による支配．気管支平滑筋では，副交感神経による支配が優位である．副交感神経節が気管支および細気管支の壁に存在し，その節後線維が気道平滑筋，血管平滑筋，および分泌腺へ投射している．3種類のムスカリン性（M）受容体がある（第13章，表13.2 参照）．薬理学的には，M_3受容体が最も重要である．M_3受容体は気管支平滑筋や分泌腺に存在し，気管収縮や粘液分泌を仲介する．M_1受容体は神経節のシナプス後細胞に発現し，ニコチン性神経伝達を促進する．一方，M_2受容体は抑制性自己受容体（autoreceptor）であり，節後コリン作動性線維からのアセチルコリン遊離に負のフィードバックをかける．迷走神経刺激は，主に大きな気道で気管支収縮を引き起こす．気道に発現するムスカリン性受容体の多様性がもつ臨床的意義については，後述する．

　NANC神経（第12章参照）も気道の制御にかかわる．

この神経は気管支拡張因子として，**血管作動性腸管ペプチド**(vasoactive intestinal peptide；表 12.2)や**一酸化窒素**(nitric oxide；NO；第20章)を放出する．

交感神経による支配．交感神経は気管気管支の血管と分泌腺に投射するが，ヒトでは気道平滑筋を支配していない．しかしながら，ヒト気道平滑筋には(肥満細胞や上皮，分泌腺，肺胞と同様に)βアドレナリン受容体が豊富に発現し，βアゴニストは気管支平滑筋の弛緩，肥満細胞からのケミカルメディエーター遊離の抑制，粘膜クリアランスの促進をもたらす．ヒトでは，気道のβアドレナリン受容体はすべて β_2 型である．

自律神経支配に加えて，肺の刺激受容器と接続した無髄知覚線維がタキキニン類(**サブスタンスP**[substance P]や**ニューロキニンA**[neurokinin A]，**ニューロキニンB**[neurokinin B]など)を放出し，**神経因性炎症**(neurogenic inflammation)を起こす．

知覚受容器および求心性経路

遅順応性の**伸展受容器**(stretch receptor)は，呼吸中枢を通じて呼吸をコントロールする．無髄知覚神経**C線維**(C fiber)，ならびに有髄迷走神経に存在する速順応性の**刺激受容器**(irritant receptor)もまた重要である．

物理的あるいは化学的な刺激は，上部気道に存在する有髄線維の刺激受容器および/または下部気道のC線維受容器に作用し，咳嗽，気管支収縮や粘液分泌が発現する．このような刺激としては，内因性の炎症メディエーター以外にも，冷気やいわゆる刺激物(アンモニア，二酸化硫黄，タバコの煙あるいは実験用ツールとして用いられる**カプサイシン**[capsaicin；第42章])などがある．

肺疾患およびその治療

肺疾患に共通する症状としては，息切れ，喘鳴，胸痛，および咳嗽(痰や喀血[血痰]を伴う，または伴わない)がある．理想的には，原因となる疾患に対して治療を行うが，咳嗽の場合のように対症療法しかできないこともある．肺は，本書の他の章で取り上げている感染症(第51～55章)，悪性腫瘍(第56章)，職業性疾患やリウマチ性疾患などの多くの疾患の重要な標的臓器である．また，ある種の薬物(例えば，**アミオダロン**[amiodarone]や**メトトレキサート**[methotrexate])は，肺組織に傷害を与えて肺線維症を引き起こす．心不全では肺浮腫(第22章)が生じる．血栓症(第24章)や肺高血圧(第22章)は，肺循環に影響を及ぼす．本章では，重要な2つの気道疾患，**喘息**(asthma)と**慢性閉塞性肺疾患**(chronic obstructive pulmonary disease：COPD)を中心に述べる．

気管支喘息

喘息は経済先進国の小児に最もよくみられる慢性疾患であるが，成人にも多い．喘息の罹患率と重症度は増え続けている[2]．喘息とは，非喘息患者にとっては影響のないような弱い刺激に反応して，再発性の可逆的な気道閉塞を引き起こす炎症状態のことである．気道閉塞は喘鳴を引き起こし，自発的に寛解することもあるが，通常は薬物治療を必要とする．気道閉塞の可逆性は喘息とCOPDでは大きく異なり，COPDでは気管支拡張薬を適用しても，不可逆的あるいはせいぜい不完全にしか戻らない．

喘息の特徴

喘息患者は断続的な喘鳴発作，息切れ(特に呼気が困難になる)や咳嗽に苦しむ．先述した通り，急性発作は可逆的であるが，その原因となる病理学的障害は罹患年数とともに進行し，みかけ上COPDに類似した慢性状態に至る．

気道筋，血管，および分泌腺の調節

求心性経路
- 刺激受容器およびC線維が，外来性の化学物質，炎症性メディエーターや物理的刺激(例えば冷気)に反応する．

遠心性経路
- 副交感神経が M_3 受容体を介して，気管支収縮と粘液分泌を引き起こす．
- 交感神経は血管および分泌腺を支配するが，気道平滑筋は支配されない．
- β_2 アドレナリン受容体アゴニストは，気道平滑筋を弛緩させる．これは薬理学的に重要である．
- 抑制性非ノルアドレナリン性非コリン性(NANC)神経は，一酸化窒素や血管作動性腸管ペプチドを遊離して，気道平滑筋を弛緩させる．
- 知覚神経の興奮は，タキキニン類(サブスタンスPやニューロキニンA)の遊離を介して神経因性炎症を惹起する．

---

[2] 19世紀の米英医師界の権威であったウィリアム・オスラー(William Osler)は，「喘息患者は高齢になっても息切れする」と記述している．当時，最も有効な治療はチョウセンアサガオ(stramonium)の喫煙という薬草療法であったが，その抗ムスカリン作用は，煙を直接吸うという行為で相殺されてしまう．この療法は英国の私立学校では1950年代まで続いていた．本書の一著者の証言によれば，(この療法を受ける者は)まさに同級生の羨望の的であったという．

重症の急性喘息(になると**喘息発作重積状態**[status asthmaticus]として知られる)は容易には改善せず，低酸素症となる．そのような状態は致命的であり，入院し迅速かつ集中的な治療を要する．

喘息には以下の特徴がある．
- 気道の炎症
- 気管支の過剰反応性
- 可逆的な気道閉塞

気管支の過剰反応性(bronchial hyper-reactivity)(あるいは**気管支の過剰応答性**[bronchial hyper-responsiveness])とは，刺激物質や冷気，興奮剤などのあらゆる気管支収縮刺激に対する異常な感受性であり，これらすべての刺激が気管支収縮を起こしうる．アレルギー性喘息では，過剰反応性はアレルゲンに対する感作によって始まるが，いったん感作されるとウイルス感染や運動(この場合は冷気や気道乾燥が刺激となる)，二酸化硫黄などの大気汚染物質によっても喘息発作が起こる．花粉やイエダニなどのアレルゲンに対する免疫脱感作療法は一部の国で普及しているが，従来の吸引薬物療法に勝るものではない．

喘息の病因

喘息の発症には，遺伝的および環境的因子の両者が関与している．喘息発作自体は，多くの患者で即時相と遅延相の2相に分けることができる(図28.1参照)．

数多くの細胞とメディエーターが喘息にかかわるが，この複雑な現象の詳細については，今もなお論議の的である(Walter & Holtzman, 2005)．以下の説明は，読者に喘息治療薬の合理的な使用法を理解してもらうための基礎を提供することを意図して，簡略化している．

喘息患者の気管支粘膜には，ヘルパーT(T-helper：Th)2型サイトカインを産生する活性化T細胞がみられる(第18章と表6.2参照)．それらの細胞がどのように活性化するのかは十分には明らかになっていないが，アレルゲンはその機序の1つである(図28.2)．遊離したTh2サイトカインは次の作用を示す．

- 他の炎症性顆粒球，特に好酸球を粘膜表面に誘引する．インターロイキン(IL)-5や顆粒球マクロファージコロニー刺激因子は好酸球を刺激して，**システイニルロイコトリエン**(cysteinyl leukotriene)の産生(第17

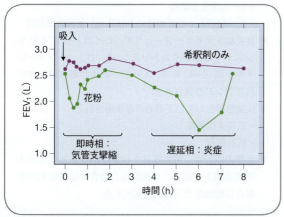

図 28.1 花粉を吸入したアレルギー患者の努力呼気1秒量(FEV1)の変化で明らかな喘息の2つの相．
(Cockcroft DW 1983 Lancet ii, 253 より．)

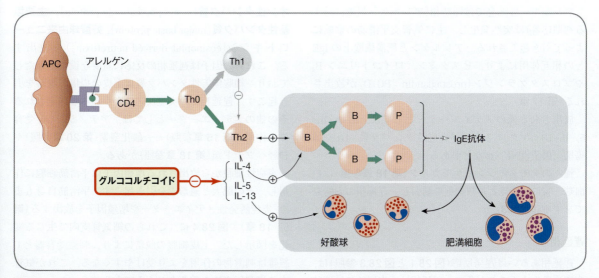

図 28.2 アレルギー性喘息におけるTリンパ球の役割．
遺伝的にアレルギーを起こしやすい人では，アレルゲン(緑色丸)は，樹状細胞およびCD4$^+$ T細胞と相互に作用してTh0リンパ球を発達させ，これがTh2リンパ球クローンに分化する．Th2リンパ球はその後，(1)B細胞／形質細胞をIgEの産生・放出へと導くサイトカイン類，(2)インターロイキン(IL)-5などの好酸球の分化と活性化を促進するサイトカイン類，(3)IgE受容体の発現を誘導するサイトカイン類(例えば，IL-4やIL-13)を産生する．グルココルチコイドは，ここに挙げたサイトカイン類の作用を抑制する．APC：抗原提示樹状細胞(antigen-presenting dendritic cell)，B：B細胞，P：形質細胞，Th：ヘルパーT細胞．

章参照）や，上皮に傷害を与える顆粒タンパク質の分泌を起こさせる．この上皮の傷害が気管支の過剰反応性の一因となる．
- 免疫グロブリン（immunoglobulin：Ig）E 合成と IgE に対する反応性を促進させる場合がある（IL-4 および IL-13 は，B 細胞を IgE 産生細胞へと"スイッチ"させ，肥満細胞や好酸球に IgE 受容体を発現させる．これらのサイトカインは，好酸球の内皮への接着も増やす）．

これらの機序に加えて，喘息患者が**アトピー性素因**（atopic）をもっている場合もある．アトピー性素因では，アレルゲン特異的 IgE が産生され，それが気道の肥満細胞に結合する．吸入したアレルゲンが肥満細胞上の IgE 分子を架橋し，脱顆粒させてヒスタミン（histamine）やロイコトリエン B$_4$ を遊離させる．この両者は強力な気管支収縮物質であり，喘息患者では気道の過剰応答性のために，特にこれらに対する感受性が高い．このせいで，アトピー性素因をもつ患者がアレルゲンに曝されると急激に悪化する．**オマリズマブ**（omalizumab）（抗 IgE 抗体）の有効性は，他のアレルギー疾患と同様に喘息の病態形成においても IgE が重要であることをよく示している．有毒ガス（例えば，二酸化硫黄，オゾン）や気道の乾燥もまた，肥満細胞の脱顆粒を引き起こす．

臨床医がよく，アトピー性または"**外因性**（extrinsic）"喘息，および，非アトピー性または"**内因性**（intrinsic）"喘息というよび方をするが，本書ではアレルギー性（allergic）および非アレルギー性（non-allergic）とする．

喘息発作の即時相

アレルギー性喘息では即時相（アレルゲン刺激に対する初期応答）は突然発生し，主に気管支平滑筋の攣縮によって引き起こされる．アレルゲンと肥満細胞上の IgE との相互作用により，ヒスタミン，ロイコトリエン B$_4$ やプロスタグランジン（prostaglandin：PG）D$_2$ が放出される（第 17 章）．

放出される他のメディエーターとしては，IL-4，IL-5，IL-13，マクロファージ炎症性タンパク質 -1α や腫瘍壊死因子（TNF）-α などがある．

種々のケモタキシンやケモカイン（第 18 章参照）は白血球，特に好酸球と単核細胞を誘引し，遅延相のお膳立てをする（図 28.3）．

遅延相

遅延相あるいは遅発反応（図 28.1 と図 28.3 参照）は，夜間に発生することが多い．遅延相は，本質的には即時相で始まった炎症反応が進行したものであり，Th2 リンパ球の浸潤が特に重要である．関与する炎症性細胞には，活性化した好酸球も含まれる．これらの細胞は，システイニルロイコトリエン，インターロイキン（IL-3，

喘息

- 喘息とは，再発性の可逆的気道閉塞であり，喘鳴発作や息切れ，しばしば夜間の咳嗽を伴う．重症の発作は低酸素状態を起こし，生命を脅かす．
- 基本的な症状として，以下のものがある．
  - 気道の炎症，これにより
  - 気管支の過剰応答性，がもたらされる結果，
  - 再発性の可逆的な気道閉塞，をきたす．
- 病態形成機序としては，遺伝的素因のある人がアレルゲンに曝されると，Th2 リンパ球の活性化とサイトカイン産生が惹起され，以下を促進する．
  - 好酸球の分化および活性化
  - IgE の産生と遊離
  - 肥満細胞および好酸球における IgE 受容体の発現
- 重要なメディエーターとして，ロイコトリエン B$_4$ やシステイニルロイコトリエン（C$_4$，D$_4$），インターロイキン類（IL-4，IL-5，IL-13），および組織傷害性好酸球タンパク質がある．
- 抗喘息薬として以下のものが使用される．
  - 気管支拡張薬
  - 抗炎症薬
- 治療の際には，努力呼気 1 秒量（FEV$_1$）あるいは最大呼気流量を，重症の急性喘息の場合には酸素飽和度および動脈血ガス分圧も測定する．

IL-5，IL-8），および細胞傷害性タンパク質（**好酸球カチオン性タンパク質**［eosinophil cationic protein］，**主要塩基性タンパク質**［major basic protein］，**好酸球由来ニューロトキシン**［eosinophil-derived neurotoxin］）を放出する．これらの因子は遅延相の反応に重要な役割を果たしており，細胞傷害性タンパク質は上皮の損傷と脱落を引き起こす．遅延相での炎症反応にかかわると想定されるその他のメディエーターとしては，アデノシン（A$_1$ 受容体に作用；第 16 章参照），一酸化窒素（第 20 章参照）や神経ペプチド類（第 18 章参照）がある．

炎症性細胞から放出される増殖因子は平滑筋細胞に作用し，その肥大と過形成を引き起こす．平滑筋自身もまた，炎症誘発性メディエーターや増殖因子を放出する（第 5，18 章）．図 28.4 に，これらの細気管支内で生じる変化を図示した．上皮細胞の脱落により，刺激受容器と C 線維は刺激物の作用をより受けやすくなる．これが気管支の過剰反応性の重要なしくみである．

"アスピリン感受性"喘息

非ステロイド性抗炎症薬（non-steroidal anti-inflammatory drug：NSAID），特に**アスピリン**（aspirin）は，感受性の高い人に

肺疾患およびその治療 | 417

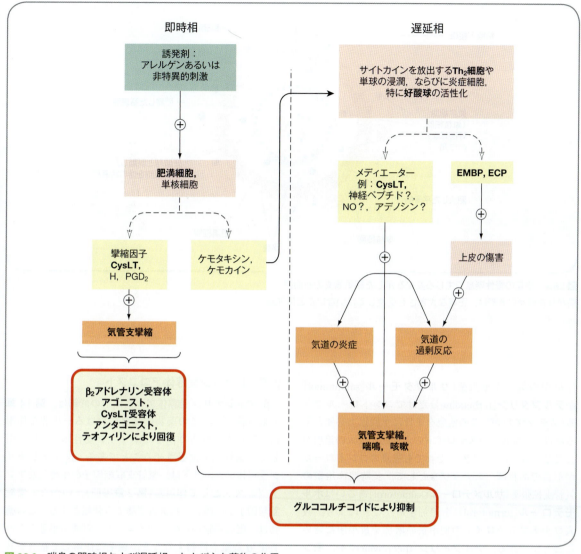

図 28.3 喘息の即時相および遅延相，および主な薬物の作用．

CysLT：システイニルロイコトリエン（ロイコトリエン C_4 および D_4），ECP：好酸球カチオン性タンパク質，EMBP：好酸球主要塩基性タンパク質，H：ヒスタミン，NO：一酸化窒素．（Th2 由来のサイトカインやケモカインの詳細は，第 17 章および第 6 章の図 6.4 参照．）

喘息を誘発することがある．このような**アスピリン感受性喘息**（aspirin-sensitive asthma；第 26 章）は比較的まれ（喘息患者の 10% 未満）で，しばしば鼻ポリープの併発がみられる．1 つの NSAID に対して感受性をもつ人は通常，**アセトアミノフェン**（acetaminophen，paracetamol；第 26 章）のような，化学構造の類似しない他のシクロオキシゲナーゼ（COX）阻害薬にも感受性を示す．ロイコトリエンの産生異常とその感受性異常も関連しているとされる．アスピリン感受性喘息患者ではアスピリン耐性の喘息患者に比べて，より多くのシステイニルロイコトリエンが産生されるうえに，吸入したシステイニルロイコトリエンに対する気道の過剰反応性がより大きい．このような気道の過剰応答性は，炎症性細胞におけるロイコトリエン受容体の発現亢進を反映しており，この発現増加はアスピリンに対する脱感作で抑制される．加えて，アスピリンや同様の薬物は IgE 非依存的な機構を介して，これらの患者の好酸球や肥満細胞を直接活性化する．

喘息の治療と予防に用いる薬物

喘息治療薬は，**気管支拡張薬**（bronchodilator）と**抗炎症薬**（anti-inflammatory agent）の 2 つに分類される．気管支拡張薬は，即時相での気管支攣縮を抑制する．抗炎症薬は，両相における炎症性要因を抑制または予防する（図 28.3）．この 2 つの薬物カテゴリーは互いに相容れないものではなく，気管支拡張薬に分類されるいくつかの薬物には，抗炎症作用をもつものもある．

喘息の治療において，これらの薬物を適切に使用することは，かなり複雑である．喘息治療のガイドライン（BTS/SIGN，2012）では，成人および小児慢性喘息患者の治療を 5 つの段階に分けている．軽症のものは短時間

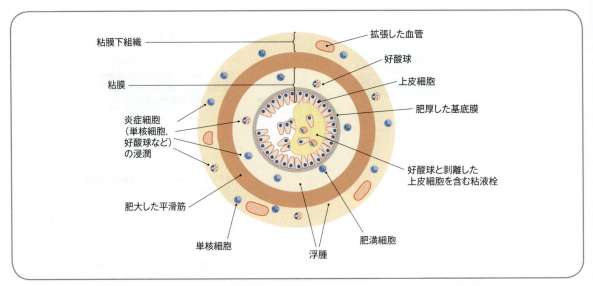

図 28.4 重症の慢性喘息で生じる変化を示した細気管支の断面図.
描かれた個々の要素は，正確な大きさを反映してはいないことに注意.

作用型の気管支拡張薬(**サルブタモール**[salbutamol]か**テルブタリン**[terbutaline])だけでコントロールできる(ステップ1)が，この治療を1日に1回以上必要とする場合は，コルチコステロイドの定期的な吸入の追加が必要となる(ステップ2)．それでも喘息のコントロールが不良であれば，ステップ3として，長時間作用型の気管支拡張薬**サルメテロール**[salmeterol]あるいは**ホルモテロール**[formoterol])を追加する．これにより，吸入コルチコステロイドの使用量の増加を最小限に留めることができる．**テオフィリン**(theophylline)や，**モンテルカスト**(montelukast)などのロイコトリエンアンタゴニストもコルチコステロイド使用量を減らす効果があるが，確実性は乏しい．症状が改善されない場合や，吸入コルチコステロイド量が推奨量の最大まで増加した重症の喘息患者には，このいずれかを追加する(ステップ4)．ステップ5では，コルチコステロイド薬(例えば，**プレドニゾロン**[prednisolone])の定期的な経口投与を追加する．コルチコステロイドは，喘息治療薬のなかで唯一，気道内でのT細胞活性化と炎症反応を強く抑制するので，薬物治療の柱となっている．**クロモグリク酸**(cromoglycate)は効果が弱く，現在ではほぼ使用されない．

🟢 気管支拡張薬

気管支拡張薬として用いられる代表的な薬物は，$β_2$アドレナリン受容体アゴニストである．その他には，**テオフィリン**，システイニルロイコトリエン受容体アンタゴニスト，ムスカリン性受容体アンタゴニストがある．

βアドレナリン受容体アゴニスト

$β_2$アドレナリン受容体アゴニストの詳細は，第14章で取り扱った．この薬物の喘息における一次的な作用は，気管支平滑筋の$β_2$アドレナリン受容体に直接作用して，気管支を拡張させることである．$β_2$アドレナリン受容体アゴニストは，気管支収縮因子の生理的なアンタゴニストとして作用し(第2章参照)，いかなる攣縮惹起因子が収縮させた気管支筋でも弛緩させる．この薬物は，肥満細胞からのメディエーター遊離や単球からのTNF-α遊離も抑制するうえ，繊毛に作用して粘液クリアランスを促す．

$β_2$アドレナリン受容体アゴニストは，一般的にはエアロゾル，粉末あるいは噴霧液(すなわち，微細な液滴のミストになった溶液)の吸入によって投与するが，経口あるいは注射によって投与するものもある．エアロゾルの調製には，定量噴霧式吸入器が用いられる．

喘息には，以下の2つのカテゴリーの$β_2$アドレナリン受容体アゴニストが用いられる．

- 短時間作用型薬物：**サルブタモールとテルブタリン**．吸入で投与する．30分以内に最大作用が発現し，3～5時間は作用が持続する．これらの薬物は通常，症状をコントロールするために"必要に応じて"使用する．

- 長時間作用型薬物(例えば，**サルメテロールやホルモテロール**)．吸入により投与し，作用時間は8～12時間である．これらは"必要に応じて"用いられるのではなく，グルココルチコイドでのコントロールが不十分な喘息患者への補助療法として，1日に2回定期的に投与される．

肺疾患およびその治療

副作用

β₂アドレナリン受容体アゴニストの副作用は，薬物の全身性の吸収によるものであり，第14章で説明した．喘息の治療時において最もよくみられる副作用は**振戦**（tremor）である．他にも**頻脈**（tachycardia）や**不整脈**（cardiac dysrhythmia）がみられる．

> ### β₂アドレナリン受容体アゴニストの気管支拡張薬としての臨床用途
>
> - 短時間作用型（**サルブタモール**や**テルブタリン**；通常，吸入投与）は，可逆的な気道閉塞を示す患者の喘鳴の予防や治療に使用する．
> - 長時間作用型（**サルメテロール**，**ホモテロール**）は，長期にわたる気管支拡張薬治療が必要な患者の気管支攣縮（例えば，夜間あるいは運動時）の予防に使用する．

抗喘息薬：気管支拡張薬

- β₂アドレナリン受容体アゴニスト（例えば，**サルブタモール**）が第1選択薬である（詳しくは第14章参照）．
  - これらは，攣縮惹起メディエーターに対して生理的なアンタゴニストとして作用するが，気管支の過剰反応性に対する作用は，ほとんど，あるいはまったくない．
  - サルブタモールは吸入で投与する．その作用はただちに現れ，3〜5時間持続する．また，喘息発作重積状態では経静脈的投与もできる．
  - **サルメテロール**や**ホルモテロール**は定期的な吸入で投与する．これらの作用時間は8〜12時間である．
- **テオフィリン**（しばしば**アミノフィリン**[aminophylline]として処方される）は，
  - メチルキサンチンである．
  - ホスホジエステラーゼを阻害する．また，アデノシン受容体を拮抗する．
  - 治療濃度域が狭い．副作用として，不整脈，痙攣や消化器障害がある．
  - 喘息発作重積状態では，静脈内投与（緩徐注入）する．吸引コルチコステロイドや長時間作用型β₂アゴニストに追加して使用する場合には，経口投与（徐放製剤化して）する（ステップ4）．
  - 肝臓で P450 により代謝される．肝機能異常やウイルス感染では，血漿濃度と半減期（通常約12時間）が増加する．
  - 他の薬物と重大な相互作用を示す．**テオフィリン**の半減期を増加させる薬物（例えば，ある種の抗生物質）もあれば，減少させる薬物（例えば，ある種の抗痙攣薬）もある．
- システイニルロイコトリエン受容体アンタゴニスト（例えば**モンテルカスト**）は第3選択の喘息治療薬である．
  - CysLT₁ 受容体上で，システイニルロイコトリエンと競合する．
  - 主に，吸引コルチコステロイドや長時間作用型のβ₂アゴニストとの併用薬として使用する（ステップ4）．

メチルキサンチン類（第16, 48章を参照）

テオフィリン（1,3-ジメチルキサンチン）は，テオフィリンエチレンジアミン（アミノフィリンとして知られる）としても用いられ，このクラスの主要な治療薬であり，従来から気管支拡張薬として長く用いられてきた[3]．ここでは呼吸器疾患，特に現在の治療的使用に関してのみ取り扱う．

作用機序

テオフィリンの作用機序はいまだ明確ではない．平滑筋の拡張作用は，ホスホジエステラーゼ（phosphodiesterase：PDE）分子種を阻害し，その結果，cAMP および／または cGMP の増加が生じる（第4章，図4.10 参照）ためとされてきた．しかし，単離された PDE 酵素の阻害に必要な濃度は，治療時の血漿濃度よりも高い．

アデノシン A_1 および A_2 受容体（第16章）上での**アデノシン**（adenosine）との競合的拮抗が関与するとも想定されているが，PDE 阻害薬の **enprofylline** は強い気管支拡張作用を示すものの，アデノシン拮抗作用はない．

IV型 PDE は炎症性細胞に関係しているとされ，メチルキサンチン類が何らかの抗炎症作用をもつことも考えられる（IV型 PDE 阻害薬の**ロフルミラスト**[roflumilast]については，後述の COPD の項で述べる）．

テオフィリンは**ヒストンデアセチラーゼ**（histone deacetylase：HDAC）を活性化することで，コルチコステロイドの抗炎症作用に対する耐性獲得を元に戻すとも想定されている（Barnes, 2006）．

メチルキサンチン類は CNS を刺激する（第48章）．呼吸への刺激は COPD 患者や CO_2 が蓄積した呼吸抑制患者に有効であると考えられる．**カフェイン**（caffeine）

---

[3] 200年以上も前に，ウィリアム・ウィザリング（William Withering）は "濃く抽出したコーヒー" を喘息の治療薬として薦めている．コーヒーにはメチルキサンチン関連のカフェインが含まれている．

は，未熟児無呼吸発作の治療というすきま的分野（ニッチ）に活路を見出している（第48章参照）.

副作用

テオフィリンを喘息の治療に用いた際には，他の作用（CNS，心血管系，消化管への作用および利尿作用）により不眠，神経過敏などの副作用が生じる．治療血漿濃度は30〜100μmol/Lであり，副作用は普通，110μmol/L以上の濃度で生じる．つまり，治療域が比較的狭い．重篤な心血管作用や中枢神経作用は，血漿濃度が200μmol/Lを超えると生じるおそれがある．最も深刻な心血管系への作用は**不整脈**（dysrhythmia）（特にアミノフィリンの静脈内投与中）であり，致命的なこともある．**痙攣**（seizure）は，テオフィリン濃度が治療域の上限ぎりぎりか，少し超えた場合に起こりうるので，重症喘息によって呼吸が障害された患者にとっては致命的となる場合がある．テオフィリン血漿濃度の測定は，適切な使用量を決めるために有効である．

テオフィリンの臨床用途

- $β_2$アドレナリン受容体アゴニストでは喘息が改善しない患者に対して，ステロイド薬に加えて使用する．
- COPD患者にも，ステロイド薬に加えて使用する．
- 重症の急性喘息には，経静脈的に投与する（**テオフィリンにエチレンジアミン**[ethylenediamine]を配合して水溶性を高めた**アミノフィリン**の形で）．

薬物動態学的側面

テオフィリンは，徐放性製剤化したものを経口的に投与する．アミノフィリンは，はじめに初期負荷量を緩徐に静脈注射し，その後は経静脈的に持続注入する．

テオフィリンは，消化管からよく吸収され，肝臓でP450酵素により代謝される．成人での消失半減期は約8時間といわれるが，個人差がある．テオフィリンの半減期は，肝疾患や心不全，ウイルス感染により延長し，多量喫煙者では（酵素が誘導されるため）短縮する．また，以下のような好ましくない薬物相互作用は臨床上重要である．P450を誘導する薬物（**リファンピシン**[rifampicin]，**フェニトイン**[phenytoin]，**カルバマゼピン**[carbamazepine]）によってテオフィリン血漿濃度は低下する．P450を阻害する薬物（**エリスロマイシン**[erythromycin]，**クラリスロマイシン**[clarithromycin]，**シプロフロキサシン**[ciprofloxacin]，**ジルチアゼム**[diltiazem]，**フルコナゾール**[fluconazole]）は，テオフィリン血漿濃度を増加させる．薬物相互作用は，テオフィリンの治療域が狭いゆえに注意が必要である．クラリスロマイシンなどの抗生物質は，喘息患者が呼吸器感

染によって誘発された重症発作で入院した場合などにしばしば投与されるが，その際はテオフィリンの用量を減らさなければ，強い毒性が出てしまう．

ムスカリン性受容体アンタゴニスト

ムスカリン性受容体アンタゴニストは第13章で取り上げた．気管支拡張薬として主に用いられる薬物は**イプラトロピウム**（ipratropium）である．イプラトロピウムは喘息の定期治療薬として使われることはほとんどないが，喘息患者でみられる刺激物による咳嗽には有用である．

イプラトロピウムはアトロピン（atropine）の第四級アンモニウム誘導体である．この薬物は，ムスカリン性受容体のサブタイプに区別なく，非選択的に作用する（第13章参照）．そのためコリン作動性神経のM_2自己受容体の遮断によるアセチルコリンの放出促進が生じ，平滑筋のM_3受容体に対する拮抗作用を弱めることがある．イプラトロピウムのアレルゲン曝露に対する効果はそれほど高くないが，喘息で増加する粘液分泌を低下させ，気道分泌物の粘液線毛クリアランスを増加させることもある．また，この薬物は喘息の遅延炎症相では効果が期待できない．

イプラトロピウムはエアロゾル吸入で投与する．第四級窒素化合物であるので，極性が高く，循環血中へあまり取り込まれないため（第8章），気管支以外の全身性作用は強くない．吸入のおよそ30分後に作用は最大となり，3〜5時間持続する．副作用はほとんどなく，一般に安全で多くの人に耐容性がある．$β_2$アドレナリン受容体アゴニストと併用される．臨床用途については，以下のクリニカルボックスを参照されたい．**チオトロピウム**（tiotropium）も同様であるが，より長時間作用性であり，COPDの維持療法に使用される．

システイニルロイコトリエン受容体アンタゴニスト

システイニルロイコトリエン（LTC_4，LTD_4，LTE_4）は，$CysLT_1$および$CysLT_2$受容体に作用する（第17章参照）．

吸入ムスカリン性受容体アンタゴニスト（例えば，イプラトロピウム）の臨床用途

- 喘息治療において，$β_2$アドレナリン受容体アゴニストおよびステロイド薬の補助薬として用いる．
- 一部のCOPD患者に対しては，長時間作用性薬物（例えば**チオトロピウム**）を用いる．
- $β_2$アドレナリン受容体アンタゴニストにより誘発された気管支攣縮に対して用いる．

両受容体とも呼吸器粘膜および浸潤した炎症細胞に発現するが，それぞれの機能的意義はよくわかっていない．"ルカスト"薬(lukast drug)(モンテルカストおよびザフィルルカスト[zafirlukast])は，CysLT₁受容体だけに拮抗する．

ルカスト薬はアスピリンに感受性のある患者の即時反応を抑制するが，臨床現場においてアスピリン感受性喘息に特に効果的であるとはいえない．ルカスト薬は，運動誘発性喘息を抑制し，アレルゲン吸入への即時性および遅延性反応の両者を減弱させる．軽症喘息ではルカスト薬により気道の拡張が生じるが，その効果はサルブタモールよりも弱い．ルカスト薬の作用はサルブタモールの作用に相加的に効く．喀痰中の好酸球を減少させるが，慢性喘息の根底にある炎症過程を修飾するという明確な証拠は示されていない．

ルカスト薬は経口投与され，吸入コルチコステロイドと組み合わせて使用される．ルカスト薬は一般的に耐容性が高く，頭痛や消化器障害といった副作用がみられる程度である．

ヒスタミン H₁ 受容体アンタゴニスト

肥満細胞由来のメディエーターは，アレルギー性喘息の即時相(図28.3)およびあるタイプの運動誘発性喘息に関与するが，ヒスタミン H₁ 受容体アンタゴニストの喘息治療上での位置づけは明確ではない．軽症のアトピー性喘息，特に花粉症などのアレルギーを同時にもつ患者で，急激なヒスタミン遊離によって誘発された場合には，ある程度の効果がある．

⊘ 抗炎症薬
グルココルチコイド

グルココルチコイド(第33章参照)は，喘息において抗炎症薬として使われる主要薬物である．グルココルチコイドは気管支拡張作用をもたないが，慢性喘息の進行を防ぎ，また重症の急性喘息にも有効である[4]（「喘息におけるグルココルチコイドの臨床用途」のクリニカルボックス参照）．

作用と機序

グルココルチコイドの抗炎症作用の基本については，第33章で述べる．喘息に関連した重要な作用は，IL-2遺伝子の転写を減少させて Th 細胞のクローン増殖を抑制し，サイトカインの産生を抑制することである．特に，

好酸球をよび寄せて活性化し，IgE 産生と IgE 受容体発現を促進する Th2 サイトカインが重要である．グルココルチコイドはまた，COX-2 の発現誘導を抑制することで，血管拡張因子として作用する PGE_2 と PGI_2 の産生を阻害する(第17章，図17.1)．グルココルチコイドはアネキシン1(annexin-1)遺伝子[5]の発現を誘導することで，ロイコトリエンや血小板活性化因子(platelet-activating factor：PAF)の産生を阻害するようである．しかし現時点では，アネキシン1がヒト喘息におけるグルココルチコイドの治療的作用に関与しているという直接的証拠は示されていない．

コルチコステロイドは，アレルゲン誘発性の肺への好酸球浸潤を阻害する．グルココルチコイドは，β_2 アドレナリン受容体の発現の増加や微小血管の透過性減少を起こす．また，好酸球を活性化するサイトカイン(例えば，IL-5 や顆粒球コロニー刺激因子)の産生を阻害して，間接的に好酸球からのメディエーター放出を減少させる．IL-3(肥満細胞の産生を調節するサイトカイン)の産生低下は，長期のステロイド治療が呼吸器粘膜における肥満細胞の数を減少させ，その結果アレルゲンや運動による即時相反応を抑制するという機序をうまく説明できている．

グルココルチコイドは時に，高用量で使用しても効果がないことがあるが，その理由は十分には明らかになっていない．個々の多くの機構がこのグルココルチコイド耐性にかかわるようである．この現象はグルココルチコイド受容体の数に関係するとされてきたが，ある状況下では明らかに他の機構が関与している．例えば，喫煙者ではヒストンデアセチラーゼ(HDAC)の活性低下が重要となる．

主に使用される化合物としては，ベクロメタゾン(beclometasone)，ブデソニド(budesonide)，フルチカゾン(fluticasone)，モメタゾン(mometasone)，シクレソニド(ciclesonide)がある．これらは定量噴霧式吸入器や粉末吸入器を用いた吸入で投与される．気管支の過剰反応性に対する十分な効果が認められるには，数週間から数ヵ月の治療を要する．経口グルココルチコイド(第33章)は，最も重症の喘息患者にのみ使用する．

副作用

吸入ステロイドには重篤な副作用は少ない．のどの痛みや嗄声を伴う口腔咽頭部のカンジダ症(鵞口瘡；第53章)を発症することがある(真菌感染に対する防御には T リンパ球が重要なため)．しかし，口腔咽頭部への薬物の付着を減らして気道到達率を上げる"スペーサー"(吸入補助器具)を用いれば，この問題は解消される．吸入

---

[4] 1900年にソリス-コーエン(Solis-Cohen)は，乾燥ウシ副腎標品が抗喘息活性をもつことを報告した．彼はその抽出物は発作をただちに止めはしないが，発作の再発を防ぐのに有効であると記した．この報告は喘息に対するアドレナリン(エピネフリン)の効果に関するはじめての報告と誤解されているが，彼の鋭い観察はおそらく，ステロイドの効果に関する最初の報告であろう．

[5] かつてはリポコルチン-1とよばれていたが，最新のゲノム情報に応じて命名法が変わった．そのゲノム情報によって，同じファミリーに約30個ものメンバーが存在することがわかっている．

グルココルチコイドでも高用量の定期的な使用により，特に小児の場合には副腎抑制をもたらすことがあるので，"ステロイド治療カード"の携帯が必要である（第33章）．フルチカゾン，モメタゾン，シクレソニドは消化管から吸収されにくく体循環に入るまでにほぼ代謝されるので，副腎抑制が起こりにくい．経口グルココルチコイドの副作用は，第33章および図33.7で説明する．

喘息におけるグルココルチコイドの臨床用途

- 気管支拡張薬による治療を定期的に必要とする患者には，グルココルチドの投与（例えば吸入ベクロメタゾン）も考慮するべきである．
- より重症の患者には，強力な吸入薬（例えばブデソニド）を投与する．
- 喘息の急性増悪を起こした患者には，**ヒドロコルチゾン**（hydrocortisone）の経静脈投与および**プレドニゾロン**の経口投与を行う．
- どの病勢段階でも症状が急激に増悪した場合には，経口プレドニゾロンによる救急処置が必要となる．
- 重症の喘息患者では，気管支拡張薬とステロイドの吸入に加えて，経口プレドニゾロンによる長期間の治療が必要となる．

クロモグリク酸とネドクロミル

化学構造も特性も似通ったこれら2つの薬，クロモグリク酸とネドクロミル（nedocromil）は現在，喘息治療にはほとんど使われない．安全性は高いが，弱い抗炎症作用しかなく，作用時間も短い．これらの薬はエアロゾルか粉末の吸入で投与される．またアレルギー性の結膜炎や鼻炎にも局所使用される．気管支拡張作用はなく，平滑筋への直接作用もないうえに，既知の平滑筋刺激因子への阻害作用もない．予防的に投与すると，喘息の即時および遅延反応の両方に効果があり，気管支の過剰反応性を減少させる．

これらの薬物の作用機序は十分には明らかにされていない．クロモグリク酸は"肥満細胞の安定化薬"であり，肥満細胞からのヒスタミン遊離を阻害する．しかしながら，この作用は喘息に対する作用の基盤ではない．なぜなら，肥満細胞のヒスタミン遊離をクロモグリク酸よりも強く抑える化合物が，喘息に対しては効果がないからである．

クロモグリク酸は，"刺激受容器"の刺激によって引き起こされる過剰な神経反射を抑制する．クロモグリク酸は，カプサイシンに対する知覚神経C線維の反応を

抑え，T細胞サイトカインの遊離を阻害する．重要性は不明であるがその他にも，喘息に関連する炎症細胞やメディエーターに対して，多様な作用をもつことが報告されている．

抗IgE抗体

オマリズマブはヒト化したモノクローナル抗IgE抗体である．これはアレルギー性喘息やアレルギー性鼻炎の患者に有効である．オマリズマブは理論的にはかなり興味深いが（Holgate et al., 2005の総説を参照），非常に高価であり，喘息治療における位置づけも明確ではない．

抗喘息薬：抗炎症薬

グルココルチコイド（詳細は第32章参照）

- グルココルチコイドは，慢性喘息における炎症成分の働きを抑え，喘息発作重積状態（重症の急性喘息）での救命効果がある．
- アレルゲンあるいは他の刺激物に対する即時反応は防げない．
- 作用機序としては，サイトカイン（特にTh2リンパ球が産生するサイトカイン）の減少や，好酸球および他の炎症性細胞の活性化抑制が挙げられる．
- 吸入により投与される（例えばベクロタメゾン）．中等量の使用では全身性の副作用はまれであるが，鵞口瘡や嗄声が起こりうる．高用量では全身作用が生じうるが，全身循環に入るまでに代謝される**モメタゾン**を使用した場合には起こりにくい．増悪しつつある喘息には，経口グルココルチコイド剤（例えば**プレドニゾロン**）あるいは**ヒドロコルチゾン**の経静脈投与も使用される．

重症の急性喘息（喘息発作重積状態）

重症の急性喘息は，救急状態であり入院加療を必要とする．治療には，酸素吸入（通常60％以上の高濃度）とネブライザー（噴霧器）によるサルブタモールの吸入を行う．さらにヒドロコルチゾンを経静脈投与し，後に経口プレドニゾロンの投与へ移行する．場合によっては，イプラトロピウムの噴霧，サルブタモールあるいはアミノフィリンの経静脈投与，および抗生物質（細菌感染を伴う場合）を追加する．PEFRあるいはFEV_1，ならびに動脈血中のガスおよび酸素飽和度をモニターする．

アレルギー性救急状態

アナフィラキシー（anaphylaxis；第6章）および血管性浮腫（angiooedema）は，急性の気道閉塞を起こす救急

状態である．**アドレナリン**（adrenaline）（**エピネフリン**［epinephrine］）が救命効果をもつ．アドレナリンは筋肉内に投与（全身麻酔に伴うアナフィラキシーの場合などには静脈内に投与）する．例えば食物や虫刺されによるアレルギーなどで急性アナフィラキシーを起こす危険性のある患者は，ばね付き注射筒を用いてアドレナリンを筋肉内に自己注射できる．酸素，chlorphenamine などの抗ヒスタミン薬，およびヒドロコルチゾンも使用される．

血管性浮腫とは，毛細血管から血漿が漏れ出すことで，皮膚あるいは内臓の局所的な膨潤が間欠的に生じる状態のことである．たいていの場合，軽度で"特発性"であるが，肥満細胞から放出されたヒスタミンによって起こる"蕁麻疹"として全身性に発症する場合には，急性のアレルギー反応の一部である．もし咽頭で起こると生命を脅かすことになる．腹腔内での腫脹は強い痛みを伴い，外科的な救急状態になりかねない．薬物，特に**アンギオテンシン変換酵素阻害薬**（angiotensin-converting enzyme［ACE］inhibitor）が血管性浮腫を惹起することもある．これはおそらく，ブラジキニンなどのペプチド（第18章）の不活化を阻害するためである．アスピリン感受性の患者では，アスピリンや関連薬によっても起こりうる（第26章参照）．遺伝性の血管性浮腫には，C1 エステラーゼ抑制因子の欠損に関連するものがある．C1 エステラーゼは，補体成分である C1 を分解して活性化する酵素である（第6章参照）．**トラネキサム酸**（tranexamic acid；第24章）あるいは**ダナゾール**（danazol；第35章）は，この遺伝性血管神経性浮腫発作の予防に使用される．C1 エステラーゼ抑制因子の部分精製品あるいは新鮮血漿の投与は，抗ヒスタミン薬やグルココルチコイドと併用して急性発作を止める．ブラジキニン B$_2$ 受容体の拮抗ペプチドである**イカチバント**（icatibant；第18章）は，遺伝性血管性浮腫の急性発作に有効である．この薬は皮下投与する．悪心，腹痛，鼻閉を起こしうる．

慢性閉塞性肺疾患（COPD）

慢性閉塞性肺疾患（COPD）は世界的にも重大な健康問題であり，2012 年までに死亡原因の第3位になると予想されている．喫煙がその主原因であり，喫煙は開発途上地域でも増えている．大気汚染も COPD の病因として重要で，患者もまた増加しており，有効な治療薬がおおいに期待されている．にもかかわらず，COPD は喘息に比べ，あまり関心が寄せられてこなかった．しかし新しい治療手段（Barnes, 2008 参照）への関心が復活していて，まだ実を結んでいないものの，かなり有望視されている．

臨床所見. 冬季の朝の咳嗽発作で始まり，上気道感染を契機として断続的に悪化する慢性的な咳嗽へ進行する．その頃には痰は膿性となる．息切れも徐々に進行する．気流閉塞に可逆的な部分が残っている患者もいて，その場合は気管支拡張薬の使用後に FEV$_1$ が改善することで確認できる．末期には肺高血圧（第22章）が生じ，心不全症状をきたす（**肺性心**［cor pulmonale］）．病状の悪化により，入院して集中治療を必要とする呼吸不全（すなわち，$P_{A}O_2$ 減少）を併発する．気管切開術や人工呼吸により延命は可能だが，患者は不幸な人生に舞い戻るだけかもしれない．

病因. 小気道で線維化が起こり，これが小気道の閉塞に至る．さらに，肺胞の破壊や肺実質のエラスチン線維の破壊をもたらす．後者は肺気腫[6]の特徴であり，炎症反応の過程で放出されたエラスターゼなどのプロテアーゼ類によって引き起こされると考えられている．肺気腫は，肺胞を破壊してガス交換を妨げる結果，呼吸不全を生じる．マクロファージ，好中球，および T リンパ球の増加を特徴とする慢性炎症（気管支炎）が，主に小気道と肺実質でみられる．関与する炎症性メディエーターは，喘息の場合ほど明確に特定されていない．脂質メディエーター，炎症性ペプチド，活性酸素種や活性窒素種，ケモカイン，サイトカインや増殖因子のすべてがかかわると考えられている（Barnes, 2004）．

治療の原理. 禁煙（第46章）により，COPD の進行を遅らせることができる．インフルエンザや肺炎球菌（*Pneumococcus*）感染症の併発は致命的になりえるため，COPD 患者はこれらの予防接種を受けることが望ましい．喘息とは異なり，グルココルチコイドは通常効果がないが，COPD の症状に隠れて見落とされた喘息があるかもしれないので，グルココルチコイドでの治療を試みる価値はある．グルココルチコイドで抑制される複数の炎症性遺伝子は両疾患でともに活性化されていることを考慮すると，グルココルチコイド感受性において喘息と差がみられるのは不可解である．炎症性遺伝子の活性化は，DNA が巻きついた核ヒストンのアセチル化で生じる．アセチル化によりクロマチン構造が解けると遺伝子が転写され，炎症性タンパク質の合成が促進される．ヒストンデアチラーゼ（HDAC）は，ヒストンを脱アセチル化して炎症性サイトカインの産生を抑制する．コルチコステロイドは HDAC を活性化した遺伝子へとよび寄せ，炎症性遺伝子の転写をオフにする（Barnes et al., 2004）．COPD（喘息ではなく）の重症度と肺組織での HDAC 活性減少との間には相関がある（Ito et al., 2005）．さらに HDAC 活性は，喫煙により生じる酸化的ストレスによって阻害される．これが，グルココルチコイドが COPD には効かない理由かもしれない．

---

[6] 肺気腫は，COPD に伴ってしばしば生じる病態である．肺気腫では肺実質が壊れ，癒着して肺嚢胞（ブラ［bullae］，肺組織内の水疱様気腔）を形成し，含気空間に置き換わる．

長時間作用型の気管支拡張薬は，ある程度の効果があるが，病因となる炎症自体を抑えるわけではない．COPDの進行を遅らせたり，小気道や肺実質での炎症を抑制したりする治療薬で，現在承認されているものはない．炎症過程を標的とした新しい治療法の臨床開発が進められている（Barnes, 2013）．ケモカインアンタゴニストなどは，気道や肺実質への炎症性細胞の浸潤を標的としている．一方で，TNF-αなどの炎症性サイトカインを標的としたものもある．PDE IV阻害薬も有望視されている．**ロフルミラスト**は，頻回の増悪を認める重症のCOPD患者に対して，気管支拡張薬の補助薬としての使用が承認された．その他，細胞内シグナルを阻害する治療薬（第3，5章参照）として，p38マイトジェン活性化プロテインキナーゼ，転写因子NF-κB（nuclear factor κB）やホスホイノシチド3-キナーゼγに対する阻害薬などがある．より特異的なアプローチとしては，抗酸化薬，誘導型NO合成酵素阻害薬やロイコトリエンB$_4$アンタゴニストなどがある．他の治療法として，粘液の過分泌を止めるものも有望である．また，肺組織の破壊や気腫の進行を防ぐことを目的に，セリンプロテアーゼやマトリックスメタロプロテアーゼ阻害薬の探索が進められている．

治療における特徴. 短時間および長時間作用型の気管支拡張薬の吸入は，気管支閉塞に可逆的な余地が残っている患者には，症状の緩和をもたらして有効である．主な短時間作用型の薬物としてはイプラトロピウムやサルブタモール，長時間作用型としては**チオトロピウム**，**サルメテロール**または**ホルモテロール**（第13，14章）がある．テオフィリン（第16章）も経口投与されるが，その有効性は明確でない．テオフィリンの呼吸刺激作用は，CO$_2$の蓄積傾向がある患者には有効だと思われる．他の呼吸刺激薬（例えば**ドキサプラム**[doxapram]）が急性呼吸不全の際（例えば手術後）に一時的に用いられることがあるが，現在では機械的な呼吸補助（間欠的陽圧呼吸法）が使われることが多い．

在宅での長期の酸素療法は，重症患者や低酸素症患者を延命することができる（酸素による火災を防ぐためにも，患者の禁煙は必須である）．

急性悪化. COPDが急性増悪した際には，酸素分圧が（少なくとも最初は）24%，すなわち空気中の酸素分圧（約20%）よりもわずかに高い程度のO$_2$ガスの吸入により治療する．この際，低酸素による呼吸刺激が停止することでCO$_2$蓄積が引き起こされる危険性に留意しなければならない．血液ガス分圧と組織酸素飽和度をモニターし，それに応じて吸入O$_2$濃度を調節する．感染症が認められる場合には，インフルエンザ菌（*Haemophilus influenzae*）に抗菌作用をもつ広域スペクトル抗生物質（例えば**セフロキシム**[cefuroxime]；第51章）を使用する．気管支拡張薬の吸入も，症状をいくらか改善する．

効果はあまり大きくはないが，グルココルチコイドの全身性投与（ヒドロコルチゾンの静注やプレドニゾロン経口剤）も行われる．吸入ステロイドは，COPD患者の肺機能低下の進行を防ぐことはできないが，入院回数を減らせるなど，患者の生活の質を向上できる．

サーファクタント

肺サーファクタントは特異的な標的に結合するのではなく，肺胞を覆う液体の表面張力を下げることで，空気を入りやすくさせる．内因性の肺サーファクタント産生が不十分な新生児，特に早産児での**呼吸促迫症候群**（respiratory distress syndrome）の予防と管理に効果がある．例として，生理的な肺サーファクタントタンパク質の誘導体である beractant や poractant alpha がある．これらは気管内チューブを通じて直接，気管気管支内に投与する．（早産のおそれがある母親には，胎児肺の成熟を促進し本疾患の発生率を最小限にするために，出産前にグルココルチコイドを処方することがある．）

咳嗽

咳嗽は，気管支や細気管支から異物や分泌物を取り除くための防御反射である．また，ACE阻害薬で非常によくみられる副作用であり，そのような場合には通常，副作用がより少ない代替薬（アンギオテンシン受容体アンタゴニストなど）に変える（第22章）．咳は気道の炎症によっても起こる．例えば，診断のついていない喘息や誤嚥による慢性的な逆流，あるいは腫瘍などによっても引き起こされる．咳止め薬（**鎮咳薬**[antitussive]）は，例えば気管支悪性腫瘍による痛みを伴う乾いた咳には有効である．しかしながら，慢性肺感染症の患者では，痰の増加や貯留などの副作用が生じ，喘息患者でも呼吸抑制のリスクがあるため，鎮咳薬は避けるべきである．

🔍 咳嗽に対する薬物

オピオイド鎮痛薬は，臨床上最も有効な鎮咳薬である（第42章）．オピオイド鎮痛薬は脳幹において，まだよくわかっていない作用によって"咳中枢"（この実体はもっとわかっていないのだが）を抑制して，鎮痛に必要な用量よりも少ない用量で咳を抑える．鎮咳薬として使用されるものは，鎮痛作用や依存性発現が比較的少ない．気管支の知覚神経に発現するμ受容体（表42.2参照）に作用して興奮性神経ペプチドの放出を阻害することで咳を抑える新しいオピオイド類似体が，現在評価されている．

コデイン（codeine）（メチルモルヒネ）は，弱いオピオイド（第42章）であり，強いオピオイドに比べて依存傾向がかなり少なく，効き目の穏やかな咳止め薬である．コデインは，喀痰を増やす原因である細気管支での分泌

を減らし，線毛活性を阻害する．副作用として便秘がよく生じる．**デキストロメトルファン**(dextromethorphan)（非選択的セロトニン取り込み阻害薬かつ σ1 受容体アゴニスト）および pholcodine は，コデインより副作用が少ない．呼吸抑制は，中枢作用性鎮咳薬すべてにみられる可能性がある．**モルヒネ**(morphine)は，咳に苦しむ肺がん患者の対症療法として使用される．

引用および参考文献

全般

Barnes, P.J., 2011. Pathophysiology of allergic inflammation. Immunol. Rev. 242, SI31–SI50.

Bezemer, G.F.G., Sagar, S., van Bergenhenegouwen, J., et al., 2012. Dual role of toll-like receptors in asthma and chronic obstructive pulmonary disease. Pharmacol. Rev. 64, 337–358. （喘息と COPD における TLR［トール様受容体；Toll-like receptor］の役割に関する最新情報であり，TLR を標的とした気道疾患治療について述べられている．TLR アゴニスト，補助薬，アンタゴニストを用いた治療はすべて有効だと論じている．気道疾患において TLR は，症状や危険因子が同じでも免疫学的機構が異なる二重の役割をもつので，肺 TLR 療法の計画には注意が必要である．）

Korkmaz, B., Horwitz, M.S., Jenne, D.E., Gauthier, F., 2010. Neutrophil elastase, proteinase 3, and cathepsin G as therapeutic targets in human diseases. Pharmacol. Rev. 62, 726–759. （題名に挙げられたプロテアーゼの機能やヒトの疾患における役割が述べられ，新しい治療法の開発について論じている．また霊長類実験モデルの有用性の記述もある．）

Melo, R.C.N., Liu, L., Xenakis, J.J., 2013. Eosinophil-derived cytokines in health and disease: unraveling novel mechanisms of selective secretion. Allergy 68, 274–284.

van der Velden, V.H.J., Hulsmann, A.R., 1999. Autonomic innervation of human airways: structure, function, and pathophysiology in asthma. Neuroimmunomodulation 6, 145–159. （総説．）

Velasquez, R., Teran, L.M., 2011. Chemokines and their receptors in the allergic airway inflammatory process. Clin. Rev. Allerg. Immunol. 41, 76–88.

喘息

Berry, M., Hargadon, B., Morgan, A., et al., 2005. Alveolar nitric oxide in adults with asthma: evidence of distal lung inflammation in refractory asthma. Eur. Respir. J. 25, 986–991. （気道末端での炎症尺度としての肺胞 NO．）

BTS/SIGN (British Thoracic Society/Scottish Intercollegiate Guideline Network), 2012. British Guideline on Management of Asthma. www.brit-thoracic.org.uk (accessed April 2013).

Pelaia, G., Cuda, G., Vatrella, A., et al., 2005. Mitogen-activated protein kinases and asthma. J. Cell. Physiol. 202, 642–653. （喘息の病態生理におけるマイトジェン活性化プロテインキナーゼの関与を概説し，喘息治療薬の分子標的としての可能性を論じている．）

Wadsworth, S.J., Sandford, A.J., 2013. Personalised medicine and asthma diagnostics/management. Curr. Allergy Asthma Rep. 13, 118–129.

Walter, M.J., Holtzman, M.J., 2005. A centennial history of research on asthma pathogenesis. Am. J. Respir. Cell Mol. Biol. 32, 483–489.

慢性閉塞性肺疾患

Barnes, P.J., 2004. Mediators of chronic obstructive pulmonary disease. Pharmacol. Rev. 56, 515–548. （「この疾患に対する抗炎症治療の開発では，炎症性メディエーターの同定とその相互作用の理解が重要である」と述べられている．）

Barnes, P.J., 2008. Frontrunners in novel pharmacotherapy of COPD. Curr. Opin. Pharmacol. 8, 300–307. （炎症を抑制し COPD の進行を抑える候補薬に関して論じている．テオフィリン類似薬［！］，抗酸化薬，非抗菌性マクロライド薬が最も有望．）

Barnes, P.J., 2013. New anti-inflammatory targets for chronic obstructive pulmonary disease. Nat. Rev. Drug Discov. 12, 543–559.

Barnes, P.J., Ito, K., Adcock, I.M., 2004. Corticosteroid resistance in chronic obstructive pulmonary disease: inactivation of histone deacetylase. Lancet 363, 731–733. （COPD 患者では喫煙や酸化ストレスによって HDAC が障害され，コルチコステロイドに対する反応性低下をもたらしているという仮説．後述の Ito et al., 2005 も参照．）

Ito, K., Ito, M., Elliott, W.M., et al., 2005. Decreased histone deacetylase activity in chronic obstructive pulmonary disease. N. Engl. J. Med. 352, 1967–1976. （COPD の重症度と末梢肺組織における HDAC 活性の低下に相関があり，HDAC は，肺胞マクロファージにおける炎症性サイトカインの産生を抑制するうえで鍵となる分子である．）

咳嗽

Morice, A.H., Kastelik, J.A., Thompson, R., 2001. Cough challenge in the assessment of cough reflex. Br. J. Clin. Pharmacol. 52, 365–375.

Reynolds, S.M., Mackenzie, A.J., Spina, D., Page, C.P., 2004. The pharmacology of cough. Trends Pharmacol. Sci. 25, 569–576. （咳嗽の病態生理メカニズムおよび，新しい鎮咳薬開発の意義について論じている．）

薬物と治擦学的側面

Barnes, P.J., 2006. How corticosteroids control inflammation. Br. J. Pharmacol. 148, 245–254.

Ben-Noun, L., 2000. Drug-induced respiratory disorders: incidence, prevention and management. Drug Safety 23, 143–164. （薬物が肺で起こす多様な副作用．）

Cazzola, M., Page, C.P., Calzetta, L., Matera, M.G., 2012. Pharmacology and therapeutics of bronchodilators. Pharmacol. Rev. 64, 450–504.

Conti, M., Beavo, J., 2007. Biochemistry and physiology of cyclic nucleotide phosphodiesterases: essential components in cyclic nucleotide signaling. Ann. Rev. Biochem. 76, 481–511.

Giri, S.N., 2003. Novel pharmacological approaches to manage interstitial lung fibrosis in the twenty first century. Annu. Rev. Pharmacol. Toxicol. 43, 73–95. （細胞内ニコチンアミドアデニンジヌクレオチド［NAD$^+$］および ATP の維持，TNF-β やインテグリンの阻害，血小板活性化因子受容体アンタゴニストおよび NO 合成酵素阻害薬といったアプローチについての総説．）

Holgate, S.T., Djukanovic, R., Casale, T., Bousquet, J., 2005. Anti-immunoglobulin E treatment with omalizumab in allergic diseases: an update on anti-inflammatory activity and clinical efficacy. Clin. Exp. Allergy 35, 408–416. (抗 IgE 抗体の作用機序と臨床試験についての総説.)

Lewis, J.F., Veldhuizen, R., 2003. The role of exogenous surfactant in the treatment of acute lung injury. Annu. Rev. Physiol. 65, 613–642.

第 **3** 部 主要臓器系に影響を及ぼす薬物

29 腎尿路系

概要

本章では，腎機能に影響する薬物について述べる前に，腎の機能単位であるネフロンに基づいて，腎生理の簡単な概要について触れる．その後で，Na$^+$や水の排泄を増加させ，血圧を低下させる薬物である利尿薬について，主に解説する．また，腎不全や，尿路障害を有する患者を治療するために使用される他の薬物に関しても，簡潔に考察する．

はじめに

腎臓の機能を変化させることによって機能する主要な薬物(利尿薬)は腎疾患患者と同様，心血管系疾患の管理において重要である(第 21，22 章)．腎臓は，薬物とその代謝産物を体から除去する主要臓器であり(第 9 章)，腎機能障害を有する患者において，多くの薬剤の投薬レジメンを調整しなければならない．さらに，腎臓は，腎組織の一部で薬物や薬物代謝産物の濃度が非常に高くなることもあるため，多様な薬物毒性の標的である(第 57 章)．降圧薬(一般的に腎疾患を示唆する)は第 22 章，免疫抑制薬(腎不全の原因となるいくつかの疾患に有効であり，腎移植後の管理に重要)は第 26 章，抗菌薬(腎尿路感染症で使用)は第 51 章で扱われている．一般的に尿閉や尿失禁をきたす下部尿路障害を治療するために，外科的処置と同様，薬剤も使用される．慢性腎不全による貧血患者には，**エポエチン**(epoetin)が有効である(第 25 章)．

腎機能の概要

腎臓の主な機能は，多様な食事摂取内容や環境要因(例えば，気候)に適応するために，老廃物を除去し，細胞外液量や細胞外液の電解質・pH を調整することにより，"内部環境"の恒常性を維持することである．

心拍出量の約 1/4 が腎臓へ灌流する．腎へ灌流される数百 L/day の血漿のうち，70 kg の成人ではおよそ 120 L/day が濾過される．これは総細胞外液量の 11 倍に相当する．この濾過液は，タンパク質が含まれていないこと以外は，血漿成分と組成が似ている．濾過液は腎尿細管を通過する際に，濾過液の約 99 %，そして濾過された Na$^+$の多くが再吸収され，いくつかの物質は血液から尿細管内へ分泌される．そして，健常な状態では，24 時間でおよそ 1.5 L が尿として排泄される(**表 29.1**)．

左右の腎臓はそれぞれ，外側皮質，内側髄質と陥凹した腎盂で構成され，尿管へ移行する．機能単位はネフロンであり，個人差や，加齢に伴う減少など多様性はあるが，それぞれの腎臓におよそ 1.4×10^6 個含まれる(高血圧患者ではおよそ半分の数になる)．

ネフロンの構造と機能

おのおののネフロンは**糸球体**(glomerulus)，**近位尿細管**(proximal tubule)，**ヘンレループ**(loop of Henle)，**遠位曲尿細管**(distal convoluted tubule)，**集合管**(collecting duct)で構成される(**図 29.1**)．糸球体は束状の毛細血管で構成され，尿細管の拡張した末端につながる．多くのネフロンは，その大部分もしくは全体が皮質内に存在する．残り 12 % は**傍髄質ネフロン**(juxtamedullary nephron)とよばれ，皮髄境界に隣接する糸球体と曲尿細管を有し，ヘンレループは髄質深くを通過する．

⊘ ネフロンへの血液供給

ネフロンは，互いに直列の 2 つの毛細血管床を有するという特殊な特徴をもつ(**図 29.1** 参照)．おのおのの皮質ネフロンの輸入細動脈は分岐して，糸球体を形成する．糸球体毛細血管は融合して，輸出細動脈となる．さらに，小静脈や腎静脈へ合束する前に，輸出細動脈は分岐し，曲尿細管やヘンレループの周囲で皮質内に第 2 の毛細血管ネットワークを形成する．これとは対照的に，傍髄質ネフロンの輸出細動脈は，静脈ループ(**直血管**[vasa recta])となり，細いヘンレループとともに髄質深くを通過し，対向流交換において，重要な役割を果たす(以下参照)．

⊘ 傍糸球体装置

輸入細動脈，輸出細動脈，糸球体近くの遠位曲尿細管の共同体が，傍糸球体装置を形成する(**図 29.2**)．この

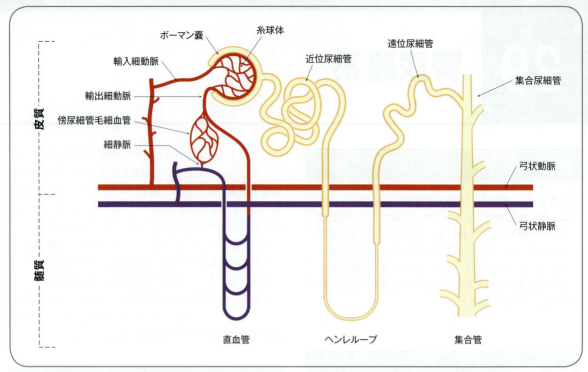

図 29.1 傍髄質ネフロンと血液供給路の簡略図.
わかりやすくするため，尿細管と血管を分けて示した．腎臓では，傍尿細管毛細血管は曲尿細管の周囲に存在し，遠位曲尿細管は輸入細動脈と輸出細動脈の間で糸球体に近接する．（最後の部分は図 29.2 に，より詳細に示す．）

表 29.1 腎における溶液と溶質の再吸収[a].

	濾過量/day	排泄量/day[b]	再吸収される割合
Na$^+$(mmol)	25,000	150	99＋
K$^+$(mmol)	600	90	93＋
Cl$^-$(mmol)	18,000	150	99＋
HCO$_3^-$(mmol)	4,900	0	100
全溶質(mosmol)	54,000	700	87
H$_2$O(L)	180	〜1.5	99＋

[a] 健康な若年成人の典型的な値：腎血流量 1,200 mL/min（心拍出量の 20 〜 25％）；腎漿流量 660 mL/min；糸球体濾過量 125 mL/min.
[b] これらは西洋食を摂取した際の典型的な数値である．腎臓は体内環境の恒常性を保つために，おのおのの物質を調節して排泄する．低塩食では（例えば，アマゾン上域のヤノマミ族），NaCl 排泄は 10 mmol/day 以下まで低下するとされる．一方，日本で漁業に携わるような人々は，数百 mmol/day を摂取（したがって排泄）する．

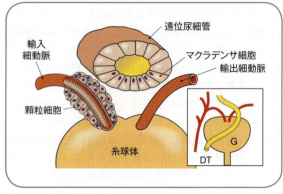

図 29.2 傍糸球体装置.
断面図で輸入細動脈周囲の顆粒状レニン含有細胞，遠位曲尿細管のマクラデンサ細胞を示す．挿入図で，構造間の一般的な位置関係を示す．DT：遠位尿細管（distal tubule），G：糸球体（glomerulus）．

部位で，輸入細動脈と尿細管に特殊な細胞が存在する．後者は**マクラデンサ細胞**（macula densa cell）と名づけられ，尿細管液（原尿）の流速や組成の変化に反応し，輸入細動脈に存在する顆粒状レニン含有細胞からのレニン放出を制御する（第 22 章）．β$_2$ アゴニスト，血管拡張薬のプロスタグランジン（prostaglandin），AT$_1$ 受容体に作用するアンギオテンシン II からのフィードバック阻害など，さまざまなケミカルメディエーターも**レニン**（renin）分泌に影響を及ぼす（図 22.4 参照）．Na$^+$ バランスの制御における傍糸球体装置の役割は，以下で扱う．

糸球体濾過

水分は，糸球体毛細血管からボーマン嚢へ，血漿タンパク質の膠質浸透圧と拮抗する静水圧によって汲み出される．一方，糸球体毛細血管は，血漿タンパク質を透過しない．血漿のすべての低分子量成分は濾過液中に含まれる一方で，アルブミンや分子量のより大きいタンパク質は血管内に保持される．

尿細管機能

おのおのの尿細管細胞の頂端(管腔表面)はすべての上皮と同様，タイトジャンクションによって囲まれている．これは，管腔から細胞間空間を分け隔てる，特殊な細胞膜の領域である．上皮を通過するイオンや水の移動は，細胞(経細胞経路)を通じて，または細胞間のタイトジャンクション(傍細胞経路)を介して行われる．共通しているのは，側底膜に位置するNa^+-K^+-ATPアーゼによって細胞外へNa^+を汲み出すためにエネルギーが消費され，Na^+濃度勾配を形成する結果，さまざまな輸送体を介した管腔内からのNa^+流入の駆動力となることである．また輸送体は，他のイオンの移動とともにNa^+流入を促進させるが，イオンがNa^+とともに同方向へ輸送されるものを**共輸送体**(symporter または co-transporter)，Naと逆方向に輸送されるものを**交換輸送体**(antiporter)とよぶ．このような輸送体は，以下に述べるように，ネフロンの異なる部位に，さまざまな種類が存在する．

近位曲尿細管

近位曲尿細管の上皮は"漏れやすい"．つまり，近位尿細管のタイトジャンクションは実際のところ，あまり"タイト"ではなく，イオンや水を透過させ，どちらかの方向への受動的な流入を生じさせる．このことにより，濃度勾配が大きくなることを防いでいる．したがって，近位尿細管でNa^+のおよそ60〜70％が再吸収されるが，水の受動的な吸収も伴うため，近位尿細管出口の溶液は，糸球体濾過液とおよそ浸透圧が等しい．

近位尿細管におけるいくつかの輸送過程を図29.3〜29.5に示す．糸球体濾過液から近位尿細管細胞内へのNa^+流入の最も重要なメカニズムは，Na^+/H^+交換によって生じる(図29.5)．細胞内炭酸脱水素酵素は，尿細管腔内へ分泌するH^+の産生に必須である．Na^+は，細胞質のH^+との交換によって，尿細管液から近位尿細管細胞の細胞質内へ再吸収される．その際，側底膜のNa^+-K^+-ATPアーゼ(Naポンプ)によって，細胞から間質へNa^+が輸送される．これがエネルギー消費の観点からみたネフロンの主要な能動輸送機構である．再吸収されたNa^+は，血管内へ拡散する．

炭酸水素イオンは通常，近位尿細管ですべて再吸収される．この再吸収は，炭酸水素イオンと水素イオンとの結合により炭酸が生じ，それが近位尿細管細胞の管腔刷子縁に存在する炭酸

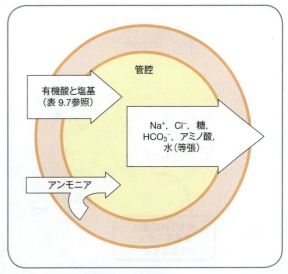

図29.3 近位曲尿細管での輸送過程．
管腔からの溶質と水の吸収において，主な駆動力は尿細管細胞の側底膜に存在するNa^+-K^+-ATPアーゼである．多くの薬剤は，近位尿細管内腔へ分泌される(第9章参照)．(データは Burg 1985, pp145-175 in The Kidney, third ed., Brenner BM, Rector FC [eds], WB Saunders, Philadelphia より．)

脱水酵素に触媒された反応によって分離され，二酸化炭素と水が形成され(図29.5A)，続いて溶解した二酸化炭素が受動的に再吸収されることによってなされる[1]．初期の近位尿細管における水の再吸収を伴う炭酸水素ナトリウムの選択的な除去は，Cl^-イオン濃度の二次的な上昇を引き起こす．傍細胞シャントを介したCl^-の濃度勾配に従った拡散は，Na再吸収に有利な管腔内の正の電位を生じさせる．傍細胞経路を介した移動に含まれるその他のメカニズムには，Na^+-K^+-ATPアーゼによって，Na^+が側方の細胞間空間へ分泌されることがある．この機構は$3Na^+$：$2K^+$輸送体の化学量論より，わずかに浸透圧を上昇させる．これにより，水が浸透圧によってタイトジャンクションを越えて輸送され，その結果，対流によってNa再吸収(いわゆる溶媒牽引)が起こる．

多くの有機酸と塩基が特異的な輸送体により，血液から尿細管内へ能動的に分泌される(以下参照；図29.3，および第9章)．

近位尿細管を通過した後，尿細管液(糸球体濾過液量の30〜40％)はヘンレループを通過する．

ヘンレループ，髄質の対向流増幅系および交換体

ヘンレループは，下行脚と上行脚で構成され(図29.1, 29.4)，上行脚は太いセグメントと細いセグメン

---

[1] 反応は可逆性であり，酵素は(いずれの触媒もそうであるが)平衡状態を変化させず，平衡状態に達するまでの反応速度を速めるだけである．細胞内の濃度においては，二酸化炭素は水と結合し，炭酸が生成される．同じく炭酸脱水素酵素がこの反応を触媒する(図29.5A)．

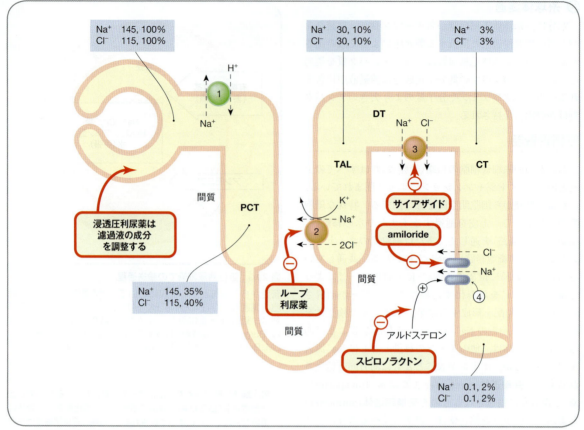

図 29.4 ネフロンにおける Na と Cl の吸収，薬物の主な作用部位を示す概略図．
尿細管内腔（黄色）周囲の境界線（ピンク）として，細胞が描出されている．尿細管細胞の頂端側でのイオン吸収メカニズム：(1) Na^+/H^+ 交換；(2) $Na^+/K^+/2Cl^-$ 共輸送；(3) Na^+/Cl^- 共輸送；(4) ナトリウムチャネルを介した Na^+ 流入．Na は尿細管細胞の側底膜に存在する Na^+-K^+-ATPアーゼによって，細胞から間質へ汲み出される（図示せず）．ボックス内の数字は，左側：濾過液のイオン濃度（mmol/L），右側：濾過されたイオンのうち，特定の部位で尿細管液（原尿）に残存している割合（%）を示している．CT：集合尿細管（collecting tubule），DT：遠位尿細管，PCT：近位曲尿細管（proximal convoluted tubule），TAL：ヘンレループの太い上行脚（thick ascending loop）．（データは Greger 2000 より．）

トを有する．ネフロンのこの部位は，体全体の浸透圧バランスを調整するために，血漿より濃縮，もしくは希釈した状態で，腎臓から尿を排泄させる機能を有する．傍髄質ネフロンのヘンレループは対向流増幅，直血管は対向流交換の機能を有する．NaCl は太い上行脚で能動的に再吸収され，間質を高張化する．下行脚では，水は尿細管腔外へ移動するため，弯曲部へ近づくにつれて，尿細管液は徐々に濃縮される．

⌄ **下行脚**は水に対して透過性であり，髄質の間質溶液が対向流濃縮系によって高張性に保たれているので，水は受動的に間質へ移動する．長いループを有する傍髄質ネフロンでは，尿細管外へ水が過度に移動するので，溶液がループ先端に達するときに，血漿や細胞外液（およそ 300 mosmol/kg）[2]と比較して，高浸透圧（通常およそ 1,200 mosmol/kg）となるが，脱水時には 1,500 mosmol/kg まで上昇する．すべてのネフロンの集合管が腎盂に至る区間に

おいて，髄質の高張環境に曝されることは，尿の浸透圧を制御するメカニズムを形成するうえで重要である．

上行脚は水に対する透過性が非常に低く，タイトジャンクションは実際に "タイト" であり，尿細管壁をまたいだ大きな濃度勾配の構築を可能にする．ヘンレループの太い上行脚では，濾過された Na^+ の 20～30% が再吸収される．水を伴わない NaCl の能動的な再吸収により，尿細管液の浸透圧が減少し，髄質の間質液は高張となる．髄質間質の浸透圧勾配は，対向流増幅がもたらす重要な効果であり，その主な原理としては，小さな水平方向の浸透圧勾配が積み重なることで，大きな垂直方向の勾配が形成されるというものである．尿素はその勾配形成に寄与する．というのは，尿素は水よりゆっくりと再吸収され，下行脚では尿細管液に加えられると考えられている．したがって，尿素濃度は，集合尿細管に到達するまでネフロンに沿って上昇し，集合尿細管に至ると間質へと拡散する．このようにして，尿素は腎髄質内層に "捕捉される" のである．

イオンは，側底膜の Na^+-K^+-ATPアーゼによって形成される Na^+ 勾配で駆動される頂端膜の $Na^+/K^+/2Cl^-$ 共輸送体を介して，ヘンレループの太い上行脚の細胞内へ移動する（図 29.5B）．$Na^+/K^+/2Cl^-$ 共輸送体により細胞

---

[2] これらは人間における数値である．生物の他の種，特に砂漠のラットは尿の浸透圧を 5,000 mosmol/kg まで上昇させることができる．

ネフロンの構造と機能　431

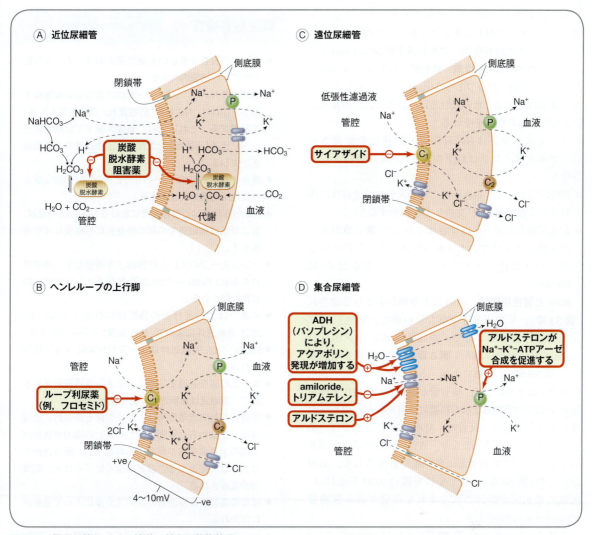

図 29.5 腎尿細管のイオン輸送に対する薬物効果．
[A]近位曲尿細管での重炭酸イオンの再吸収，炭酸脱水酵素阻害薬の作用を示す．[B]ヘンレループの太い上行脚でのイオン輸送，ループ利尿薬の作用部位を示す．[C]遠位曲尿細管でのNa/Cl輸送，サイアザイド系利尿薬の作用部位を示す．[D]集合尿細管で作用するホルモン・薬剤．細胞は抗利尿ホルモン（ADH）の非存在下では，水を透過させず，アルドステロンの非存在下では，Na^+を透過させない．アルドステロンは尿細管細胞内の核受容体と細胞膜受容体に作用する．（Greger 2000 より改変．）

内へ取り込まれた大部分のK^+は，頂端側のカリウムチャネルを介して管腔内へ戻るが，K^+の一部は，Mg^{2+}やCa^{2+}とともに再吸収される．

　太い上行脚でのNaClの再吸収は，水の再吸収によってバランスされないので，尿細管液は遠位曲尿細管へ流入するときに，血漿に対して低張である（図29.4）．それゆえ，太い上行脚は"希釈セグメント"とよばれることがある．

遠位尿細管

　初期遠位尿細管では，**閉鎖帯**（zonula occludens）による水の不透過性とともに，NaCl再吸収により，さらに尿細管液が希釈される．輸送は，側底膜のNa^+-K^+-ATPアーゼによって駆動される．これにより，細胞質

のNa^+濃度が低下し，結果として，Na^+/Cl^-共輸送体を介して，管腔内から細胞へNa^+がCl^-とともに流入し，濃度勾配が減少する（図29.5C）．

　Ca^{2+}の排泄はネフロンのこの部位で調整され，**副甲状腺ホルモン**（parathormone）や**カルシトリオール**（calcitriol）は，ともにCa^{2+}再吸収を増加させる（第36章参照）．

集合尿細管と集合管

　遠位曲尿細管は集合尿細管へ移行し，集まって集合管を形成する（図29.1）．集合尿細管を構成する細胞には，Na再吸収とK分泌を行う**主細胞**（図29.5D）と，酸と塩基をそれぞれ分泌するαとβという2種類の**介在細胞**がある．

ネフロンのこの部位におけるタイトジャンクションは，水とイオンに対して不透過である．このセグメントでのイオンと水の移動は，**アルドステロン**(aldosterone)によるNaClの吸収（第22章），**抗利尿ホルモン**(antidiuretic hormone：ADH)（**バソプレシン**[vasopressin]ともよばれる；第33章）による水の吸収といったように，ホルモンによる独立した制御を受ける．

アルドステロンはNa^+再吸収・K^+排泄を促進させる．アルドステロンは以下のようにNa再吸収を促進させる．

- 即時反応として，細胞膜のアルドステロン受容体に作用することでNa^+/H^+交換反応を刺激する[3]．
- 遅延反応として，核内受容体を介して（第3章参照），頂端膜のナトリウムチャネルを活性化する特異的なタンパク質性のメディエーターの合成を促す（図29.5D）．

ADHと腎性尿崩症． ADHは下垂体後葉より分泌され（第33章），集合尿細管や集合管の細胞の側底膜のV_2受容体に作用することで，頂端膜での**アクアポリン**(aquaporin)（水チャネル；第8章参照）の発現を増加させる（図29.5D）．これにより，ネフロンのこの部位が水を透過するようになり，集合管が髄質の高浸透圧領域を通過する際の受動的な水の再吸収を可能にし，濃縮尿の排泄が可能となる．反対に，ADHの非存在下では，集合管上皮は水に不透過となり，遠位尿細管以降も低張液のまま，集合管を通過し，希釈尿が排泄される．ADH分泌欠損（第33章），もしくは腎臓のADH不応性は，大量の希釈尿が排泄されるまれな疾患である**尿崩症**(diabetes insipidus)をきたす．

エタノール(ethanol；第49章)はADH分泌を阻害し，ある種の一過性の尿崩症様症状として，水利尿（おそらく読者にはなじみのある人がいるだろう）をきたす．**ニコチン**(nicotine)はADH分泌を促進する（食後にタバコが欲しくなる理由の一部かも？）．

いくつかの薬剤はADHの作用を阻害する．**リチウム**(lithium)（精神科疾患で使用；第46章参照），**デメチルクロルテトラサイクリン**(demethylchlortetracycline)（抗生物質として使用されないテトラサイクリン[tetracycline]であり，腫瘍や他の病態による不適切なADH分泌を治療するために使用），**コルヒチン**(colchicine；第26章)，**ビンカアルカロイド**(vinca alkaloid；第56章)である．最近では，より特異的なADHアンタゴニスト（**コニバプタン**[conivaptan]，**トルバプタン**[tolvaptan]）が低ナトリウム血症の治療薬として導入されている（第22章参照）．これらすべての薬物

腎尿細管機能

- タンパク質を含まない糸球体濾過液は，ボーマン嚢を経て，尿細管内へ入る．
- 側底膜のNa^+-K^+-ATPアーゼは主要な能動輸送体である．これは，Na^+勾配（細胞質Na^+濃度を低くする）を形成する．これにより，濃度勾配下で尿細管液からNa^+流入（再吸収）を促進させる頂端膜での受動輸送が生じる．
- 濾過されたNa^+の60〜70%とHCO_3^-の90%以上が近位尿細管で吸収される．
- 炭酸脱水素酵素は近位尿細管における$NaHCO_3$再吸収，および遠位尿細管での尿の酸性化にも重要な役割を果たす．
- ヘンレループの太い上行脚は水を透過せず，濾過されたNaClの20〜30%がこのセグメントで能動的に再吸収される．
- イオンは太い上行脚の頂端膜に存在する$Na^+/K^+/2Cl^-$共輸送体によって，尿細管液から再吸収される．
- $Na^+/K^+/2Cl^-$共輸送体はループ利尿薬によって阻害される．
- 太い上行脚を通過する際に，イオンが再吸収されるので，濾過液は希釈され，低張性となる．
- 尿細管の対向流増幅系は，濃度勾配を能動的に形成する．すなわち，尿細管液と間質との間の小さな水平間の溶質濃度差が何重にも増幅され，垂直方向では大きな勾配となる．髄質の深くに行くほど，間質液が濃縮される．
- 髄質の高張性は直血管の対向流交換によって受動的に保たれる．
- Na^+/Cl^-共輸送体（サイアザイド系利尿薬により阻害される）は遠位尿細管で濾過されたNa^+の5〜10%を再吸収する．
- K^+は遠位尿細管，集合尿細管，集合管で尿細管内に分泌される．
- ADH非存在下では，集合尿細管と集合管において，塩と水の透過性が低下する．ADHは水の透過性を増加させる．
- Na^+は上皮性ナトリウムチャネルを介して，集合管から再吸収される．
- 上皮性ナトリウムチャネルはアルドステロンにより活性化され，amilorideやトリアムテレン(triamterene)により阻害される．K^+やH^+は，この遠位領域でNa^+との交換により，尿細管内へ分泌される．

は，腎集合管のADHに対する反応を阻害することにより，**後天性**の腎性尿崩症を生じる可能性がある．腎性尿崩症は，V_2受容体，もしくはアクアポリンに影響を及ぼす2つの遺伝的異常によっても引き起こされる．

---

[3] ステロイドホルモンによる通常のシグナル伝達機構である，遺伝子転写制御とは異なったメカニズム（第3章）である．

酸塩基平衡

腎臓は(肺とともに;第28章参照)体液のH+濃度を調整する.酸性尿,もしくはアルカリ尿が必要に応じて排泄されるが,核酸の代謝や,食事に含まれる含硫アミノ酸の代謝で産生されるリン酸や硫酸を除去するために,通常は酸性尿を産生する必要がある.結果として,腎不全では,通常代謝性アシドーシスが随伴する.薬物排泄を促進するために,尿のpHを調整することについては,後述する.

カリウムバランス

細胞外K+濃度は,興奮性細胞の機能に非常に重要であり(第4章参照),腎臓によるK+排泄調整を介して,厳密に制御されている.尿のK+排泄は食事摂取量に一致し,一般的に西洋諸国では24時間でおよそ50〜100 mmolである.多くの利尿薬はK+喪失を引き起こす(以下参照).このことから,血漿K+の低下によって薬物毒性が上昇する強心配糖体やⅢ群の抗不整脈薬を利尿薬と併用した場合には,問題を生じうる(第21章).これは,臨床的に重要な薬物相互作用である.

カリウムイオンは,側底膜のNa+-K+-ATPアーゼにより,間質液から集合管や集合尿細管の細胞内へ輸送され,K+選択性イオンチャネルを介して,尿細管腔内へ漏出する.Na+は,Na+-K+-ATPアーゼにより形成された電気化学勾配により,頂端膜のナトリウムチャネルを介して尿細管液から細胞内へ移行する.管腔内側が陰性となる細胞をまたいだ電位差が,管腔内へのK+分泌の駆動力を増加させる.このようにK+分泌は,Na+再吸収と連動して行われる.

結果として,K+は以下のときに喪失する.

- より多くのNa+が集合管へ到達する場合.集合管よりも近位で作用する,どの利尿薬においても生じる.
- 集合管におけるNa+再吸収が直接増加する場合(例えば,高アルドステロン血症).

一方,K+は以下のときに保持される.

- 集合管におけるNa+再吸収が減少する場合.例えば,ネフロンのこの部位でナトリウムチャネルを遮断する.amilorideやトリアムテレン,アルドステロンに拮抗するスピロノラクトン(spironolactone)やエプレレノン(eplerenone)により(以下参照).

有機分子の排泄

近位尿細管の管腔内へ有機陰イオンや陽イオンを分泌するための明確なメカニズムが存在する(第9章,図9.7参照).分泌される陰イオンには,サイアザイド(thiazides),フロセミド(furosemide),サリチル酸(salicylate;第26章),多くのペニシリン(penicillin)やセファロスポリン(cephalosporin;第51章)など,いく

つかの重要な薬剤が含まれる.同様に,分泌される有機陽イオンには,トリアムテレン,amiloride,アトロピン(atropine;第13章),モルヒネ(morphine;第42章),キニーネ(quinine;第54章)など重要な薬剤が含まれる.陰イオンと陽イオンの輸送メカニズムは,腎における他のイオン輸送過程と似ており,Na+/K+の能動輸送,すなわち側底膜のNa+-K+-ATPアーゼに由来するエネルギーにより間接的に駆動される.

間質液中の有機陰イオンは,側底膜にある交換輸送体(すなわちα-ケトグルタル酸の取り込み/放出と連動して,逆方向に別の有機陰イオンの取り込み/放出を起こす交換体)によって細胞質内のα-ケトグルタル酸と交換され,その後受動的に尿細管内腔へ拡散する(図29.3).

有機陽イオンは間質から細胞内へ拡散し,H+との交換によって尿細管内腔へ能動輸送される.

ナトリウム利尿ペプチド

内因性のA,B,Cナトリウム利尿ペプチド(ANP,BNP,CNP;第21,22章参照)は,Na+排泄を調整する.これらは伸展刺激に反応して心臓(AとB)から放出され,内皮(C)や脳(B)からも放出されるそれらはグアニル酸シクラーゼ(第3章)を活性化し,腎への血行力学的作用(輸入細動脈の拡張と輸出細動脈の収縮による糸球体毛細血管圧の上昇)や,直接的な尿細管への作用を介して,ナトリウム利尿を引き起こす.尿細管への作用として,近位曲尿細管におけるアンギオテンシンⅡ刺激によるNa+/水再吸収の阻害や,集合尿細管での水再吸収を促進させるADH作用の阻害が生じる.

腎臓内では,ANPプロホルモンの翻訳後プロセッシングが他の組織とは異なっており,ANPのアミノ酸末端に4つのアミノ酸が添加され,関連ペプチドであるウロジラチン(urodilatin)が産生される.ウロジラチンは,集合管細胞の管腔側にある受容体に作用し,Na+排泄を促進する.

プロスタグランジンと腎機能

腎臓で産生されるプロスタグランジン(PG;第17章参照)は,血行動態,および排泄機能に影響を及ぼす.ヒトにおける主要な腎プロスタグランジンは,血管拡張やナトリウム利尿作用がある髄質でのPGE_2および糸球体でのPGI_2(プロスタサイクリン)である.それらの合成を刺激する因子には,虚血,アンギオテンシンⅡ,ADH,ブラジキニンが含まれる.

プロスタグランジンの生合成は基底状態では低い.しかし,血管収縮因子(例えば,アンギオテンシンⅡやノルアドレナリン[noradrenaline](ノルエピネフリン[norepinephrine]))が放出された際には,局所的なPGE_2やPGI_2の放出による代償機構が働き,それらの血管拡張作用によって腎血流が保持される.

塩分バランスや血行動態への腎プロスタグランジンの影響は，非ステロイド性抗炎症薬（NSAID，シクロオキシゲナーゼ阻害によりプロスタグランジン産生を阻害する；第26章参照）の効果から推察することができる．NSAIDは健常人には腎機能への影響は，ほとんど，もしくはまったくないが，腎への血液灌流を血管拡張性のプロスタグランジンの生合成に依存している臨床的状況では，予想通りに急性腎不全を引き起こす．このような状況としては，肝硬変，心不全，ネフローゼ症候群，糸球体腎炎，細胞外液量減少が挙げられる（第57章，表57.1参照）．NSAIDはPGが調節する血管拡張や塩分排泄を障害することによって，高血圧治療中の患者の血圧を上昇させる．部分的にこれと同じ直接的なメカニズムによって，NSAIDは心不全（第22章参照）患者における塩分／水貯留を増悪させる[4]．

腎臓への薬物作用

利尿薬

利尿薬はNa^+と水の排泄を増加させる．濾過液からのNa^+，それに付随する陰イオン（通常Cl^-）の再吸収を減少させ，NaCl排泄（ナトリウム利尿）増加に続いて，水喪失が増加する．これは以下のようなしくみで起こる．
- ネフロンの細胞に対する直接的な作用
- 濾過液成分の調節による間接的な作用

糸球体濾過後に尿細管を通過するNaClと水の大部分は再吸収されるので（表29.1），再吸収が少しでも減少すると，Na^+排泄が著明に増加する．さまざまな利尿薬のメカニズムと作用点の要約図を図29.4，薬剤のクラスごとのより詳細な情報を図29.5に示す．

ネフロンに対する直接的な作用を有する多くの利尿薬は，尿細管腔内側から作用することで働き，近位尿細管の中へ分泌されることで作用部位まで到達する（スピロノラクトンは例外である）．

ネフロンの細胞に直接作用する利尿薬

治療上有用な主な利尿薬は以下の部位に作用する．
- ヘンレループの太い上行脚
- 遠位尿細管の前半部分
- 集合尿細管および集合管

---

[4] これに加えて，NSAIDは，上で述べた有機アニオントランスポーター（OAT）機構と拮抗することにより，心不全治療のために使用される多くの利尿薬の効果を減弱させる．この章の後半に記載されているように，ループ利尿薬とサイアザイドは，管腔内側から交換機構を阻害することによって作用するので，管腔内への分泌阻害により，薬物作用部位での濃度が低下し，効能も低下する．

利尿薬の作用や臨床用途のより詳細なレビューに関しては，Greger et al. (2005) を参照されたい．

ループ利尿薬

ループ利尿薬（図29.5B）は最も効力の強い利尿薬（サイアザイドとの比較は図29.6参照）であり，濾過されたNa^+の15〜25％を排泄することができる．この作用は，しばしば激しい尿流を引き起こすものとして，（むしろ不快な構図を思い起こさせる表現で）記述される．主な例としては，フロセミドがあり，代替薬はブメタニド (bumetanide) である．これらの薬剤は太い上行脚に作用し，Cl^-結合部位に結合することによって，管腔側細胞膜の$Na^+/K^+/2Cl^-$共輸送体を阻害する．

ループ利尿薬は，完全には解明されていない血管作用も有する．急性心不全（第22章参照）による肺水腫を発症した患者に対するフロセミド静脈内投与は，利尿の開始とは無関係に，治療上効果的な血管拡張作用を引き起こす．可能性のあるメカニズムとしては，アンギオテンシンⅡおよびノルアドレナリンなどの血管収縮因子に対する血管反応の低下；血管拡張性プロスタグランジンの産生の増加（上記参照）；血管収縮物質作用を有する内因性ウアバイン様ナトリウム利尿ホルモン（Na^+-K^+-ATPアーゼ阻害薬；第21章参照）の産生減少；抵抗動脈に

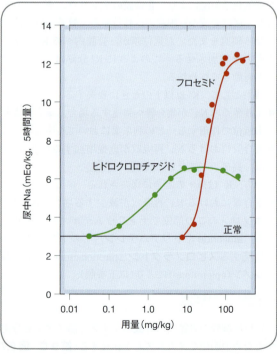

図29.6 フロセミドやヒドロクロロチアジドの用量－反応曲線．効力，および最大効果（天井効果）の違いを示す．このような用量は臨床的には使用されないことに注意されたい．（Timmerman RJ et al 1964 Curr Ther Res 6, 88 より改変．）

おけるカリウムチャネル開口効果などが挙げられる（Greger et al., 2005 参照）．

ループ利尿薬は遠位ネフロンに到達するNa$^+$を増加させ，H$^+$とK$^+$の喪失を引き起こす．尿では，HCO$_3^-$ではなくCl$^-$が失われるので，血漿量が減少するにつれて，HCO$_3^-$の血漿濃度が増加する．この形態の代謝性アルカローシスは，それゆえ"収縮性アルカローシス"とよばれる．

ループ利尿薬は，Ca^{2+}とMg^{2+}の排泄を増加させ，尿酸の排泄を減少させる．

薬物動態学的側面

ループ利尿薬は消化管から吸収され，通常経口で投与される．急性肺水腫などの緊急を要する状況や，腸管吸収が障害されている場合には，静脈内投与によっても投与される．例えば，重度の慢性うっ血性心不全患者では，腸管灌流減少の結果として，経口投与された利尿薬の作用に抵抗性が生じる可能性がある．経口投与では，1時間以内に作用し，静脈内投与では，30分以内に最も効果が現れる．ループ利尿薬は，血漿タンパク質に強く結合し，糸球体では直接濾過されない．近位曲尿細管において有機酸輸送機構によって分泌され，薬剤作用部位である太い上行脚の細胞の管腔側細胞膜に到達する．このようにして分泌された画分は，尿中に排泄される．

ネフローゼ症候群[5]では，ループ利尿薬は，尿細管液でアルブミンと結合するようになるため，結果として，Na$^+$/K$^+$/2Cl$^-$共輸送体に作用できなくなり，利尿薬抵抗性のもう1つの原因となる．Na$^+$/K$^+$/2Cl$^-$共輸送体中の分子変異もまた，利尿薬抵抗性の一部の症例において，重要であるかもしれない（Shankar & Brater, 2003）．

尿中に分泌されない利尿薬画分は，主に肝臓で代謝される．**ブメタニド**はチトクロムP450経路で代謝され，**フロセミド**はグルクロン酸抱合を受ける．両薬剤の血漿半減期はおよそ90分であり（腎不全ではさらに長い），作用時間は3～6時間である．ループ利尿薬の臨床用途に関しては，クリニカルボックスに記載する．

副作用

ループ利尿薬の腎への作用に直接関連した副作用は，よくみられる[6]．特に高齢患者においては，過度のNa$^+$や水の喪失が一般的であり，循環血液量低下や低血圧を引き起こしうる．K喪失により低カリウム血症となり，代謝性アルカローシスもよく生じる．低カリウム血症はいくつかの薬物の作用と毒性を増加させるので（例えば，**ジゴキシン**[digoxin]やⅢ群の抗不整脈薬；第21章），潜在的に臨床上，重要な薬剤相互作用の原因となる．必

ループ利尿薬の臨床用途（例えば，フロセミド）

- ループ利尿薬は，食事の塩分制限やしばしば他の種類の利尿薬と併用されて使用され（慎重に！），塩分および水分の過剰負荷をきたす以下の疾患の治療に用いられる．
  – 急性肺水腫
  – 慢性心不全
  – 腹水を伴う肝硬変
  – ネフローゼ症候群
  – 腎不全
- 腎不全に合併した高血圧の治療（サイアザイド系の使用は，腎機能が保持されている場合には望ましい）
- 高カルシウム血症の治療（生理食塩水の点滴による血漿量補充後）

要に応じて，K$^+$保持性利尿薬（下記参照）を併用し，時には補助的なカリウム補充を行うことで，低カリウム血症を回避，もしくは治療することができる．低マグネシウム血症はあまり気づかれないが，臨床上，重要となることがある．高尿酸血症はよくみられ，急性痛風を惹起しうる（第26章参照）．過度な利尿は腎への血液灌流を減少させ，腎前性腎不全の原因となる（血清尿酸値の上昇がこの症状の早期の警告である）．

薬剤の腎への作用に関連しない副作用はまれである．用量依存性の難聴（アミノグリコシド系抗生物質のような耳毒性を有する他の薬剤併用により増長する）は，内耳血管条の側底膜によるイオン輸送の障害の結果，生じうる．これは利尿のために通常必要な量よりも，はるかに高い用量を使用するときにのみ生じる．主な薬理学的作用と関連しない副作用（例えば，発疹，骨髄抑制）が生じることがある．

遠位尿細管に作用する利尿薬

遠位尿細管に作用する利尿薬としては，サイアザイド（例えば，**ベンドロフルメチアジド**[bendroflumethiazide]，**ヒドロクロロチアジド**[hydrochlorothiazide]）や関連薬剤（例えば，**クロルタリドン**[chlortalidone]，**インダパミド**[indapamide]，**メトラゾン**[metolazone]；図29.5C参照）が挙げられる．

---

[5] 腎糸球体に障害を与えるいくつかの疾患では，血漿アルブミンを保持できなくなり，大量のアルブミンが尿中へ失われ，血漿アルブミン濃度の低下が起き，末梢浮腫が引き起こされることがある．この病態をネフローゼ症候群とよぶ．

[6] このような副作用は，Na$^+$/K$^+$/2Cl$^-$共輸送体のまれな常染色体劣性単遺伝子変異で発症するバーター（Bartter）症候群1型において，極端な形で出現する．その特徴は，胎児性多尿症に起因する羊水過多症，および出生後の腎性塩喪失，低血圧，低カリウムによる代謝性アルカローシス，および高カルシウム尿症である．

サイアザイドは，少なくとも尿形成速度のピーク値の増大という観点からは，ループ利尿薬より効能が弱く，合併症のない高血圧治療に好まれる(第22章)．ループ利尿薬より耐容性があり，臨床試験において，高血圧に関連した脳卒中や心臓発作のリスクを減らすことが示されている．最も大きい臨床試験では(ALLHAT, 2002)，クロルタリドンはより新しい降圧薬であるアンギオテンシン変換酵素(angiotensin-converting enzyme：ACE)阻害薬やカルシウム拮抗薬と同様の効能を示した．サイアザイドは遠位尿細管のNa^+/Cl^-共輸送体のCl^-部位に結合し，作用を阻害することで，尿中へのNa^+/Cl^-の喪失を伴ったナトリウム利尿を引き起こす．血液量減少の結果，レニン分泌が刺激され，アンギオテンシン形成とアルドステロン分泌をもたらす(第22章，図22.4, 22.9参照)．この恒常性機構により，血圧に対する利尿効果が制限されるので，慢性投与において，*in vivo* での用量-降圧反応関係は緩やかにしか下がらない．

Na^+，K^+，H^+，Mg^{2+}バランスに対するサイアザイドの効果は，ループ利尿薬のものと質的には類似しているが，程度はより小さい．しかし，ループ利尿薬とは対照的に，サイアザイドはCa^{2+}排泄を減少させるので，骨粗鬆症のリスクを有する高齢患者に有益であるかもしれない．この点は，骨代謝の面では，ループ利尿薬よりもサイアザイドが好まれる理由となりうる(Aung & Htay 2011)．

サイアザイドを単独で使用する際には，ループ利尿薬よりも作用がマイルドであるが，ループ利尿薬と併用すると，シナジー効果をもつ．なぜなら，ループ利尿薬は，より大量の濾過されたNa^+を，遠位尿細管のサイアザイド作用部位まで到達させるためである．

サイアザイド系利尿薬は，血管拡張作用を有する(第4，22章参照)．高血圧治療で使用される際に(第22章)，初期の血圧低下は利尿による血液量低下に起因するが，血管拡張は後期における血圧低下に寄与する．

サイアザイド系利尿薬は尿崩症に対して，逆説的な効果をもつ．遠位尿細管で低張液の産生を阻害することにより，尿量が減少するので，腎臓の低張尿排泄能が低下する(すなわち自由水のクリアランスを減少させる)．

薬物動態学的側面

サイアザイドとサイアザイド関連薬剤は経口投与が有効である．すべてが，主に尿細管への分泌により，尿中へ排泄されるが，有機アニオントランスポーター(OAT；第9章参照)における尿酸輸送と競合する．ベンドロフルメチアジドは，約4～6時間で最も高い効力を示し，作用時間は8～12時間である．クロルタリドンはより長い作用時間を有する．

サイアザイド系利尿薬の臨床用途は，クリニカルボックスに記載する．

サイアザイド系利尿薬の臨床用途(例えば，ベンドロフルメチアジド)

- 高血圧
- 軽度の心不全(通常はループ利尿薬が望ましい)
- 重度の抵抗性浮腫(特にメトラゾンがループ利尿薬とともに使用される)
- 特発性高カルシウム尿症による再発性の結石形成予防
- 腎性尿崩症

副作用

排尿回数(urinary frequency)の増加を除き，腎への主要な作用と明らかに関連しないサイアザイドの最も一般的な副作用は，**勃起不全**(erectile dysfunction)である．これは，医学研究評議会の軽度高血圧治験において盲検化された治療から患者が撤退した理由の分析からわかったものであり，(研究者が驚いたことに)勃起不全はβアドレナリン受容体アンタゴニストやプラセボに割り当てられた男性に比べて，明らかにより一般的にみられた．サイアザイドによる勃起不全は可逆性である．現在の慣行で使用されている低用量ではあまりみられないが，いまだに問題である．**カリウム喪失**(potassium loss)はMg^{2+}喪失と同様に，重要である．尿酸排泄は減少し，低Cl性アルカローシスが生じる．

耐糖能異常(impaired glucose tolerance：第31章)はインスリン分泌阻害により生じ，膵島細胞におけるK_{ATP}チャネルの活性化が原因と考えられている[7]．非利尿薬のサイアザイドである**ジアゾキシド**(diazoxide)もまたK_{ATP}チャネルを活性化し，血管拡張や，インスリン分泌障害の原因となる．**インダパミド**は関連する薬剤のなかでは，代謝障害が少なく，血圧をより低下させるといわれている．おそらくより少ない等価用量で市販されているためであろう．

低ナトリウム血症は，特に高齢者において，重篤になる可能性がある．低カリウム血症は，有害な薬物相互作用(ループ利尿薬の項参照)の原因となったり，重篤な肝疾患を有する患者において，脳症を誘発したりすることがある．

主要な薬理作用と関連のない副作用(例えば，発疹，血液疾患など)は一般的ではないが，重症となる可能性はある．

---

[7] 糖尿病治療で使用される，化学的に関連があるスルホニル尿素群の薬剤(第31章)は，K_{ATP}チャネルを閉じ，インスリン分泌を増強することによって，正反対に作用する．

アルドステロン拮抗薬

スピロノラクトンとエプレレノン（Weinberger, 2004）は，単独で使用した場合，利尿作用は非常に限定される．なぜなら，遠位でのNa^+/K^+交換（これらの薬物の作用部位；図29.5D参照）は，濾過されたNa^+のわずか2%の再吸収に関与するものにすぎないからである．しかし，それらは著明な降圧効果を有し（第22章），心不全を有する一部の患者の生存率を延長させ（第22章），ループ利尿薬またはサイアザイド使用時に併用すると低カリウム血症を予防することができる．また細胞内受容体に対して，アルドステロンと競合することで（第33章参照），遠位でのNa^+貯留とK^+分泌を阻害する（図29.5D参照）．

薬物動態学的側面

スピロノラクトンは消化管からよく吸収される．血漿半減期はわずか10分であるが，その活性代謝物であるcanrenoneの血漿半減期は16時間である．スピロノラクトンの作用は，主にcanrenoneに起因する．このことと一致して，作用発現は遅く，薬効が安定するまで数日かかる．エプレレノンは，canrenoneよりも消失までの半減期が短く，活性代謝産物を有さない．1日1回経口投与される．

副作用

アルドステロン拮抗薬は，致命的になりうる高カリウム血症の素因となる．例外的な状況を除き，精密なモニタリングができないときには，カリウム補充剤を併用すべきではない．腎機能障害を有する患者にこれらの薬物を使用する場合には，血漿クレアチニンや電解質の精密なモニタリングも必要である．特に血漿カリウムを増加させうる他の薬物，すなわち，心不全患者にしばしば使用されるACE阻害薬（ACE inhibitor），アンギオテンシン受容体アンタゴニスト（angiotensin receptor antagonist）（サルタン；第22章），βアドレナリン受容体アンタゴニスト（β–adrenoceptor antagonist；第14章）などをアルドステロン拮抗薬とともに腎機能低下患者に処方する場合には，モニタリングが必要となる．胃腸障害はごく一般的にみられる．腎以外の組織におけるプロゲステロンおよびアンドロゲン受容体へのスピロノラクトン／canrenoneの作用により，女性化乳房，月経異常および精巣萎縮をきたしうる．エプレレノンはこれらの受容体に対する親和性がより低いため，認可された用量では，これらのエストロゲン様副作用はあまりみられない．

カリウム保持性利尿薬の臨床用途はクリニカルボックスに記載する．

トリアムテレンとamiloride

アルドステロン拮抗薬のように，トリアムテレンやamilorideは，わずかにNa^+が再吸収される遠位ネフロンの領域へ作用するので，利尿効果は限られている．そ

腎臓への薬物作用　437

> **カリウム保持性利尿薬の臨床用途（例えば，amiloride，スピロノラクトン）**
>
> - K^+喪失性利尿薬（ループ利尿薬やサイアザイド）によるK^+喪失を予防．低カリウム血症が特に危険な状況（例えば，ジゴキシンやアミオダロン[amiodarone]を必要とする患者；第21章参照）において．
> - スピロノラクトンやエプレレノンは以下で使用される．
>   - 心不全，生存率を改善する（第21章参照）
>   - 原発性アルドステロン症（コン[Conn]症候群）
>   - 抵抗性の本態性高血圧（特に低レニン性高血圧）
>   - 腹水を有する肝硬変による二次性高アルドステロン血症

れらは集合尿細管，集合管へ作用し，管腔側のナトリウムチャネルを阻害することにより（第4章参照），Na^+再吸収を阻害し，K^+排泄を減少させる（図29.5D参照）．

カリウムバランスを維持するために，ループ利尿薬やサイアザイドと一緒に投薬することができる．

薬物動態学的側面

トリアムテレンは消化管でよく吸収される．作用開始は2時間以内で，作用時間は12～16時間である．一部は肝で代謝され，一部は尿中へ未変化体として排泄される．amilorideはあまり吸収されず，作用開始もより遅く，作用のピークは6時間，作用時間は約24時間である．薬剤のほとんどが，未変化体として尿中へ排泄される．

副作用

主な副作用である高カリウム血症は薬物の薬理学的作用に関連しており，腎障害を有する患者や血漿K^+を増加させうる他の薬物（上記参照）を服用している患者では特に危険である．胃腸障害が報告されているが，まれである．トリアムテレンは腎結石の原因として同定されているが，その病因は不明である．例えば，発疹などの特異な反応もまれである．

炭酸脱水酵素阻害薬

炭酸脱水酵素阻害薬（carbonic anhydrase inhibitor）（図29.5A）（例えばアセタゾラミド[acetazolamide]）は，Na^+，K^+，水を付随して，重炭酸塩の排泄を増加させるので，アルカリ尿が増え，代謝性アシドーシスをもたらす．これらの薬物は，現時点では利尿薬として使用されていないが，眼房水産生減少による緑内障の治療（第13章）や，ある種の幼児てんかん（第45章），高所への順応を促すために使用されている．

重炭酸塩の尿への喪失は，細胞外の重炭酸塩を枯渇させるので，結果的に炭酸脱水酵素阻害薬の利尿効果は自己限定的である．アセタゾラミドはスルホンアミド構造をもち，発疹，血液疾患および間質性腎炎など，他のスルホンアミド化合物(サルファ剤)で生じる副作用が起こりうる．

濾過液成分を調整することによって間接的に作用する利尿薬

浸透圧利尿薬

浸透圧利尿薬は，糸球体で濾過されるが，ネフロンで再吸収されない薬理学的に不活性な物質(例えばマンニトール[mannitol])である(図29.4参照)[8]．利尿を引き起こすためには，それらが尿細管液のモル浸透圧濃度のかなりの部分を占めなければならない．ネフロンの中で，その主な効果は，自由に水が透過できるネフロンの部位，すなわち近位尿細管，ヘンレループの下行脚，(ADH存在下では；上記参照)集合管で発揮される．受動的な水の再吸収は，尿細管内の非再吸収性溶質の存在によって減少する．結果として，近位尿細管内に大量の溶液が残り，二次的にNa^+再吸収を減少させる．

したがって，浸透圧利尿薬の主な効果は，水の排泄量を増加させることであり，より効果は少ないがNa^+排泄量も増加させる．浸透圧利尿薬は，出血，外傷，全身感染症の結果生じる可能性のある急性腎不全に対して，時に使用される．急性腎不全では，糸球体濾過率が低下し，$NaCl$や水の吸収が近位尿細管でほとんど終わるため，より遠位のネフロンが実質的に"乾燥"し，尿の流れが止まる．タンパク質が尿細管内に沈着し，溶液の流れを妨げる可能性がある．浸透圧利尿薬(例えば12～15gの用量で静脈内に投与された**マンニトール**)は，血管内容量を増加させ，左室不全の危険が生じるものの，少なくとも初期段階で投与された場合，上記の尿細管障害を軽減しうる．

浸透圧利尿薬は，急性の頭蓋内圧亢進や眼圧上昇などの緊急治療にも使用されている．このような治療は腎臓とは無関係であるが，脳や眼に浸透しない溶質による血漿浸透圧の上昇により，これらの区画から水が排出されるのである．

副作用としては，細胞外液量の一過性上昇(左室不全を惹起するリスクを伴う)や，低ナトリウム血症が挙げられる．頭痛，悪心，嘔吐を生じることがある．

---
[8] 高血糖では，血漿グルコース濃度が腎での再吸収能(通常約12 mmol/L)を超えると，グルコースは浸透圧利尿作用を呈する．これにより糖尿病の主要症候である多尿症が説明される(第31章参照)．

利尿薬

- 通常，濾過されたNa^+の1%未満が排泄される．
- 利尿薬は塩($NaCl$，$NaHCO_3$)や水の排泄を増加させる．
- ループ利尿薬，サイアザイド，K^+保持性利尿薬が主要な治療薬である．
- ループ利尿薬(例えば，**フロセミド**)は，大量の尿排泄を引き起こす．ヘンレループの太い上行脚の$Na^+/K^+/2Cl^-$共輸送体を阻害する．心不全や，塩分・水の貯留を伴う他疾患の治療に使用される．循環血液量減少や低カリウム血症は，副作用として重要である．
- サイアザイド(例えば，**ベンドロフルメチアジド**)はループ利尿薬よりも，効力は弱い．遠位曲尿細管のNa^+/Cl^-共輸送体を阻害する．高血圧治療に使用される．勃起不全が，重要な副作用である．低カリウム血症や，他の代謝障害が生じうる．
- カリウム保持性利尿薬
  - 遠位ネフロンや集合尿細管に作用し，利尿作用はとても弱いが，ある種の高血圧や心不全に有効であり，ループ利尿薬やサイアザイドによる低カリウム血症を予防することができる．
  - スピロノラクトンやエプレレノンは，アルドステロンと受容体の結合に競合する．
  - amilorideと**トリアムテレン**は，アルドステロン下流のタンパク質メディエーターに制御されるナトリウムチャネルを遮断することにより作用する．

尿pHを調整する薬物

薬理学的作用物質の使用により，およそ5から8.5までの範囲で尿pH値を調整することが可能である．

炭酸脱水酵素阻害薬は，重炭酸塩の再吸収を阻害することによって，尿pHを上昇させる(上記参照)．**クエン酸塩**(citrate)(ナトリウム塩とカリウム塩の混合物として経口投与される)は，重炭酸塩の生成とともにクレブス回路(クエン酸回路)を介して代謝され，尿をアルカリ化し，排泄される．これには何らかの抗菌作用を有する可能性があり，また排尿障害(膀胱炎の典型的な症状であり，排尿時の灼熱感を有する)を改善することがある．さらに，一部のクエン酸塩は尿中に排泄され，尿路の結石形成を阻害する．尿のアルカリ化は，**サルファ剤**(第51章参照)のような，水溶性が限られた特定の弱酸性薬物が尿で結晶化することを防ぐために重要である．また，より水溶性が強い，荷電した陰イオンが形成されることにより，尿酸やシスチン結石の形成を減少させる(第8章)．

尿をアルカリ化することは，弱酸性薬物(例えば，サリチル酸塩や一部のバルビツール酸塩)の排泄を増加させる．重炭酸ナトリウムは，サリチル酸を過剰投与した患者に使用されることがある(第9章)．

尿pHは**塩化アンモニウム**(ammonium chloride)で低下しうるが，腎尿細管性アシドーシスの型を判別するための特殊試験で使用されることを除き，臨床で使用されることは現在ではほとんどない．

有機分子の排泄を調整する薬物

尿酸の代謝と排泄は，痛風の治療と予防に重要であり(第26章)，排泄におけるいくつかのポイントをここで述べる．

尿酸はプリン体の異化反応に由来し，主にイオン化された尿酸塩として血漿中に存在する．ヒトにおいては，糸球体で自由に濾過され，大部分は近位尿細管で再吸収される一方で，陰イオン分泌機構により，少量が尿細管内へ分泌される．最終的に，濾過された尿酸塩の約8〜12%が排泄される．分泌機構は，一般的に尿酸輸送に影響を及ぼす低用量の薬物(下記参照)によって阻害されるが，再吸収を阻害するためには高用量が必要である．したがって，このような薬物は，低用量で尿酸を保持する一方，高用量では排泄を促進する傾向がある．正常血漿尿酸塩濃度はおよそ0.24 mmol/Lである．個人によっては，血漿濃度が高く，痛風の素因となる(第26章参照)．尿酸の排泄を増加させる薬物(**尿酸排泄促進薬**[uricosuric agent]；例えば，**プロベネシド**[probenecid]や**スルフィンピラゾン**[sulfinpyrazone])はそのような患者に有用かもしれないが，尿酸合成を阻害する**アロプリノール**(allopurinol)に取って代わられている(第26章)．

プロベネシドは，近位尿細管での尿酸の再吸収を阻害し，排泄を増加させる．それは，尿細管内への分泌を阻害し，血漿濃度を上昇させるペニシリンとは正反対の作用を有する．経口投与の場合，プロベネシドは消化管でよく吸収され，約3時間で血漿濃度が最大となる．およそ90%が血漿アルブミンと結合している．遊離薬物は糸球体で濾過されるが，より多くが近位尿細管内へ能動的に分泌され，脂質への溶解度が高いためにそこから拡散によって再吸収されうる(第9章も参照)．スルフィンピラゾンも同様に作用する．

尿酸排泄促進薬の主な効果は，尿酸再吸収を阻害し，血漿尿酸濃度を低下させることである．プロベネシドとスルフィンピラゾンはともに，尿酸の再吸収と同様に分泌も阻害するので，もし治療量以下で投薬した場合には，実際には血漿尿酸濃度を上昇させることがある．

腎不全に使用される薬物

腎不全に使用される多くの薬物(例えば，降圧薬，ビタミンD製剤および**エポエチン**)については，他の章で述べられている．電解質異常は，腎不全において特に重要であり，そのなかでも，**高リン血症**(hyperphosphataemia)や**高カリウム血症**(hyperkalaemia)は状況次第で薬物治療を必要とする．

高リン血症

リン酸代謝はカルシウムの代謝と密接に関連しており，第36章に述べられている．

制酸**アルミニウム水酸化物**(aluminium hydroxide：第30章)は，消化管内のリン酸塩と結合し，その吸収を減少させるが，透析患者において血漿アルミニウムを増加させることがある[9]．カルシウムベースのリン酸塩結合剤(例えば，炭酸カルシウム)は広く使用されている．それらは高カルシウム血症や高カルシウム尿症では禁忌であるが，最近までは他の点では安全であると考えられていた．しかし，カルシウム塩は組織石灰化(動脈壁を含む)をきたしやすく，カルシウム含有リン酸塩結合剤は，実際に透析患者の非常に高い心血管疾患による死亡率の原因となっている可能性がある(Goldsmith et al., 2004)．

陰イオン交換樹脂である**セベラマー**(sevelamer)は，血漿リン酸濃度を低下させ，炭酸カルシウムよりも動脈石灰化を起こす可能性が低い(Tonelli et al., 2010)．セベラマーは消化管から吸収されず，さらにLDLコレステロールを低下させる作用を有する．これは1日3回，食直前にグラム用量で経口投与される．副作用は胃腸障害であり，腸閉塞には禁忌である．

高カリウム血症

重度の高カリウム血症は生命を脅かす．心毒性は，グルコン酸カルシウムの静脈内投与(表21.1)や，例えばグルコース＋インスリンといった，K^+を細胞内分画へシフトさせる治療(第31章)によって，直接的に中和される．静注や吸入によって投与される**サルブタモール**(salbutamol)(**アルブテロール**[albuterol])も，細胞のK^+取り込みを引き起こし，高カリウム血症に適応がある(例えば，Murdoch et al., 1991)が，これはインスリン療法と相乗効果がある．静脈内への重炭酸ナトリウム投与もしばしば推奨され，細胞外液を緩衝するために外に出る

---

9 カー(Kerr)がニューカッスルで原因を特定する以前，市の水道水を浄化するために使用されたミョウバンによって，"透析性認知症"として知られる，恐ろしい治療不能な神経変性疾患が引き起こされた．また，非常に強い痛みを伴った，治療抵抗性の骨疾患の原因となった．

細胞内水素イオンとの交換によって，カリウムイオンを細胞内へ移動させる．**ポリスチレンスルホン酸ナトリウム**（sodium polystyrene sulfonate）や**ポリスチレンスルホン酸カルシウム**（calcium polystyrene sulfonate）といった陽イオン交換樹脂の経口投与（便秘予防のために**ソルビトール**[sorbitol]と併用）や注腸投与によって，体内から過剰なカリウムが除去される．透析がしばしば必要となる．

尿路障害に使用される薬物

尿漏れ（遺尿症）は，幼い子どもでは正常であり，10歳の子どもの約5%で持続する．排尿障害は，成人でも非常に一般的である．しかし，尿閉を引き起こさずに尿失禁を予防することは容易ではない．

10歳以上の小児における夜尿症には，液体摂取制限と組み合わせた**デスモプレシン**（desmopressin）（抗利尿ホルモンアナログ，経口・経鼻スプレーによって投与される；第33章）が効果的とされている．

良性前立腺肥大症による症状は，**ドキサゾシン**（doxazosin）や**タムスロシン**（tamsulosin）といったα_1アドレナリン受容体アンタゴニスト（第14章）や，**フィナステリド**（finasteride；第35章）といったアンドロゲン合成阻害薬により，改善しうる．

オキシブチニン（oxybutynin）のようなムスカリン性受容体アンタゴニスト（第13章）は，神経原性の排尿筋調節障害に対して使用されるが，その副作用によって投与量が制限される．選択的β_3アドレナリン受容体アゴニスト（ミラベグロン[mirabegron]）は，過活動性膀胱に対して最近認可がおりた（第14章）．

引用および参考文献

生理学的側面

Agre, P., 2004. Aquaporin water channels (Nobel lecture). Angew. Chem. Int. Ed. 43, 4278–4290.

Gamba, G., 2005. Molecular physiology and pathophysiology of electroneutral cation–chloride cotransporters. Physiol. Rev. 85, 423–493.（各共輸送体の分子生物学，構造－機能関連，生理学的および病態生理学的機能に関する包括的総説．）

Greger, R., 2000. Physiology of sodium transport. Am. J. Med. Sci. 319, 51–62.（傑出した総説．ネフロンの各部位におけるNa^+輸送のみならず，K^+，H^+，Cl^-，HCO_3^-，Ca^{2+}，Mg^{2+}および有機物の一部の輸送についても簡単にカバーする．調節因子，病態生理学的側面および薬理学的原理を解説．）

Lee, W., Kim, R.B., 2003. Transporters and renal drug elimination. Annu. Rev. Pharmacol. Toxicol. 44, 137–166.（総説．）

薬剤治療学的側面
利尿薬

Aung, K., Htay, T., 2011. Thiazide diuretics and the risk of hip fracture. Cochrane Database Syst. Rev. 10, Article Number: CD005185, doi:10.1002/14651858.CD005185.pub2.

Greger, R., Lang, F., Sebekova, K., Heidland, A., 2005. Action and clinical use of diuretics. In: Davison, A.M., Cameron, J.S., Grunfeld, J.P., et al. (Eds.), Oxford Textbook of Clinical Nephrology, third ed. Oxford University Press, Oxford, pp. 2619–2648.（細胞機構についての簡潔で権威ある解説．臨床用途に優れる．）

Shankar, S.S., Brater, D.C., 2003. Loop diuretics: from the Na–K–2Cl transporter to clinical use. Am. J. Physiol. Renal Physiol. 284, F11–F21.（健常時および浮腫性疾患におけるループ利尿薬の薬物動態学と薬物作用学の総説．著者は$Na^+/K^+/2Cl^-$共輸送体の発現や活性の変化が，おそらく利尿薬への応答低下の理由であるという仮説を唱えている．）

Weinberger, M.H., 2004. Eplerenone – a new selective aldosterone receptor antagonist. Drugs Today 40, 481–485.（総説．）

Ca^{2+}/PO_4^-（上記，利尿薬セクションも参照）

Cozzolino, M., Brancaccio, D., Gallieni, M., Slatopolsky, E., 2005.

Pathogenesis of vascular calcification in chronic kidney disease. Kidney Int. 68, 429–436.（慢性腎不全患者における高頻度の心血管イベントのリスク要因としての高リン酸血症と高カルシウム血症をレビュー．「高リン酸血症は，並行する骨消失を伴った二次性副甲状腺機能亢進を増長し，おそらくリン酸カルシウムの血管沈着に関連する」．）

Goldsmith, D., Ritz, E., Covic, A., 2004. Vascular calcification: a stiff challenge for the nephrologist – does preventing bone disease cause arterial disease? Kidney Int. 66, 1315–1333.（慢性腎不全患者にリン酸塩結合剤としてカルシウム塩を用いることの潜在的危険性．）

Tonelli, M., Pannu, N., Manns, B., 2010. Drug therapy: oral phosphate binders in patients with kidney failure. N. Engl. J. Med. 362, 1312–1324.

降圧剤と腎保護

ALLHAT Officers and Coordinators for the ALLHAT Collaborative Research Group, 2002. Major outcomes in high-risk hypertensive patients randomized to angiotensin-converting enzyme inhibitor or calcium channel blocker vs diuretic: the Antihypertensive and Lipid-Lowering Treatment to Prevent Heart Attack Trial (ALLHAT). JAMA. 288, 2981–2997.（大規模な試験；編集者からのコメントについては Appel, L.J. の The verdict from ALLHAT - thiazide diuretics are the preferred initial therapy for hypertension. JAMA 288, 3039-3042 を参照されたい．）

Nijenhuis, T., Vallon, V., van der Kemp, A.W., et al., 2005. Enhanced passive Ca^{2+} reabsorption and reduced Mg^{2+} channel abundance explains thiazide-induced hypocalciuria and hypomagnesemia. J. Clin. Invest. 115, 1651–1658.（サイアザイドによる低カルシウム血症が，遠位集合管における能動的Ca^{2+}輸送よりも近位尿細管における受動的Ca^{2+}輸送の亢進に由来することを示した．ノックアウトマウスにおける微小穿刺法を用いた研究．）

Na^+/K^+イオン異常

Coca, S.G., Perazella, M.A., Buller, G.K., 2005. The cardiovascular implications of hypokalemia. Am. J. Kidney Dis. 45, 233–247.（ア

ルドステロン拮抗薬が心筋や血管内皮の病的傷害を軽減するという最近の知見によって，そのメカニズムに注目が集まっている．この総説は，アルドステロン阻害がもたらすカリウムバランスの修飾と腎外作用の相対的な有用性を解説する．）

Murdoch, I.A., Dos Anjos, R., Haycock, G.B., 1991. Treatment of hyperkalaemia with intravenous salbutamol. Arch. Dis. Child. 66, 527–528.（小児におけるこの治療法の最初の記述．）

腎疾患への薬剤使用

Carmichael, D.J.S., 2005. Handling of drugs in kidney disease. In: Davison, A.M., Cameron, J.S., Grunfeld, J.P., et al. (Eds.), Oxford Textbook of Clinical Nephrology, third ed. Oxford University Press, Oxford, pp. 2599–2618.（腎不全患者における薬物用量調節の原理と実践．）

第 3 部　主要臓器系に影響を及ぼす薬物

30 消化管

概要

主な機能である食物の消化と吸収に加え，消化管は，身体の主要な内分泌器官の1つである．消化管はまた，脊髄とほぼ同じ数の神経を有する独自の統合神経ネットワーク，腸神経系をもつ（**第12章**参照）．単純な消化不良からクローン病のような複雑な自己免疫疾患にわたる，多くのよくある病因を生む場所であり，消化管の異常を治療する薬は，処方薬の約8%を占める．本章では，消化管機能の生理的制御を簡単に解説したのち，胃の分泌や蠕動に作用する薬物と，炎症性腸疾患の治療薬について解説する．

消化管の神経支配とホルモン

消化管の血管と分泌腺（外分泌，内分泌および傍分泌）は，神経とホルモンの両方で調節される．

神経調節

消化管には，2つの主要な壁内神経叢がある．**筋層間神経叢**(myenteric plexus)（**アウエルバッハ神経叢**[Auerbach's plexus]）は，外の縦走筋層と中間の輪走筋層との間に存在し，**粘膜下神経叢**(submucous plexus)（**マイスナー神経叢**[Meissner's plexus]）は，輪走筋層の管腔側に存在する．これらの神経叢は互いに連絡し，その神経節細胞は，迷走神経の節前副交感神経線維から入力を受ける．これらは，ほとんどがコリン作動性，興奮性であるが，少数は抑制性である．入力する交感神経は，ほとんどが節後線維である．一部の交感神経線維は，血管，平滑筋，一部の腺細胞を直接神経支配することに加え，これらの神経叢に終結し，アセチルコリン(acetylcholine)の分泌を抑制する（**第12章**参照）．

神経叢の中のニューロンは，**腸神経系**(enteric nervous system)を構成し，アセチルコリンやノルアドレナリン(noradrenaline)（ノルエピネフリン[norepinephrine]）のみならず，5-ヒドロキシトリプタミン(5-hydroxytryptamine：5-HT)（セロトニン[serotonin]），プリン，一酸化窒素および薬理学的に活性をもつさまざまなペプチドを分泌する（**第12〜20章**参照）．腸神経叢はまた，機械刺激や化学刺激に応答する感覚神経も含む．

ホルモン調節

消化管ホルモンは，内分泌性と傍分泌性の両方を含んでいる．内分泌性物質（すなわち血流に放出される物質）には，主に粘膜内の分泌細胞が産生するペプチドが含まれる．重要な例として，**ガストリン**(gastrin)や**コレシストキニン**(cholecystokinin：CCK)がある．傍分泌には，消化管壁全体にみられる特殊な細胞から放出される多くの調節ペプチドがある．これらのホルモンは，近傍の細胞に作用するが，胃で最も重要なものは**ヒスタミン**(histamine)である．これらの傍分泌因子の一部は，神経伝達物質としても機能する．

経口投与される薬物は，もちろん消化管を通過する間に吸収される（**第8章**参照）．薬理学的介入の観点から重要なその他の消化管の機能としては，以下のようなものがある．

- 胃酸分泌
- 嘔吐と悪心
- 腸運動と排便
- 胆汁の産生と分泌

胃の分泌

胃は，1日に2.5 Lの胃液を分泌する．主な外分泌物には，**主細胞**(chief cell)，すなわち**消化細胞**(peptic cell)が産生する**プロレニン**(prorennin)や**ペプシノーゲン**(pepsinogen)，および**壁細胞**(parietal cell)，すなわち**酸分泌細胞**(oxyntic cell)が産生する**塩酸**(hydrochloric acid)や**内因子**(intrinsic factor；**第25章**参照)が含まれる．酸産生は，食物のタンパク質分解による消化，鉄の吸収，病原体の殺作用を促進するうえで重要である．粘液分泌細胞も，胃粘膜に豊富にある．重炭酸イオンが分泌されて粘膜に捕捉され，管腔内の非常に酸性の環境(pH1〜2)に接する粘膜表面をpH6〜7に保つ，ゲル状の保護バリアを形成する．アルコールや胆汁は，この保護層を破壊しうる．局所で産生された細胞保護性のプロスタグランジン(prostaglandin)は，粘液と重炭酸両方の分泌を刺激する．

胃の分泌　443

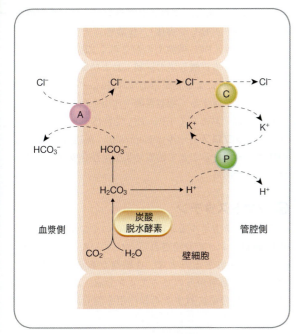

図30.1　胃壁細胞による塩酸分泌の概略図.
分泌には，H^+-K^+-ATPアーゼであるプロトンポンプ（P），K^+/Cl^-共輸送体（C），およびCl^-とHCO_3^-を交換する対向輸送（A）がかかわる．加えて血漿との界面に位置するNa^+/H^+対向輸送も働いている（図示せず）．

これらの分泌と保護メカニズムの障害は，**消化性潰瘍**（peptic ulcer）の病因，および実際に**胃食道逆流症**（gastro-esophageal reflux disease：GERD）[1]や非ステロイド性抗炎症薬（non-steroidal anti-inflammatory drug：NSAID）が引き起こす傷害のような，他のタイプの胃の損傷に関与すると考えられている．

壁細胞による酸分泌の調節

酸分泌の障害は，消化性潰瘍の病因として重要であり，薬物作用の特別な標的となる．壁細胞の分泌物は，pHが1未満となるHCl（150 mmol/L）の等張液で，水素イオン濃度は，血漿中の100万倍も高い．これを実現するために，Cl^-が胃腺の管腔側，つまり胃内部と交通している**細管小胞**（canaliculi）に能動的に輸送される．これは，K^+の分泌を伴い，次いでそれがK^+-H^+-ATPアーゼによって細胞内のH^+と交換される（"プロトンポンプ"：図30.1）．細胞内では，炭酸脱水酵素が二酸化炭素と水の結合を触媒し，H^+と重炭酸イオンに解離する炭酸を産生する．後者は，壁細胞の基底膜を介してCl^-と交換される．直接もしくは間接的に壁細胞の酸分泌を調節する主なメディエーターには，以下のものがある．

- ヒスタミン（促進性局所ホルモン）
- ガストリン（促進性ペプチドホルモン）
- アセチルコリン（促進性神経伝達物質）
- プロスタグランジンE_2およびI_2（酸分泌を抑制する局所ホルモン）
- ソマトスタチン（抑制性ペプチドホルモン）

ヒスタミン

ヒスタミンは第26章で解説されているので，ここではヒスタミンの胃分泌に関係する薬理学的側面のみを扱う．神経内分泌細胞は胃に大量に存在し，その主要なタイプは，**ECL細胞**（腸クロム親和性細胞様細胞[enterochromaffin-like cell]）である．これは，肥満細胞に似たヒスタミン含有細胞で，壁細胞近傍に位置している．それらから，基礎分泌量のヒスタミンが定常的に放出され，ガストリンやアセチルコリンの刺激により，さらに分泌量が増加する．ヒスタミンは，壁細胞のH_1受容体に傍分泌的に作用し，細胞内cAMPを増加させる．壁細胞は，血管にあるH_2受容体の活性化に必要な閾値以下のヒスタミン濃度にも反応する．

ガストリン

ガストリンは，34残基からなるポリペプチドであるが，より短いものも存在する．胃噴門のG細胞（G cell）で合成され，門脈に分泌される（つまり内分泌的に作用する）．その主な作用は，細胞内Ca^{2+}濃度を上昇させるガストリン受容体とコレシストキニン（CCK）[2]受容体[2]への作用を介した，ECL細胞による酸分泌の刺激である．ガストリン受容体は，壁細胞にもあるが，壁細胞の生理的分泌の調節における意義については，一致した見解が得られていない．CCK_2受容体は，実験薬である**プログルミド**（proglumide）に遮断される（図30.2）．プログルミドは，ガストリンの作用を弱く阻害する．

ガストリンはまた，ECL細胞によるヒスタミン合成を刺激し，間接的にペプシノゲンの分泌を増やし，血流を増加し，胃の運動を亢進する．このホルモンの分泌は，神経伝達物質と血中のメディエーターの両方で調節され，加えて胃の内容物の化学的性質によっても調節される．アミノ酸や短いペプチドは，牛乳やカルシウム塩溶液と同様に，直接ガストリン分泌細胞を刺激する．制酸薬にカルシウム含有塩を用いることが不適切であるのは，こういった理由からである．

アセチルコリン

節後コリン性神経から（一連の他の神経伝達物質やペプチドとともに）放出されたアセチルコリンは，壁細胞表面の特異的なムスカリン性M_3受容体を刺激し（第13

---

[1] 米国での名称．（訳者注：英国では，oesophagealの綴りを反映して，GORDと記される.）

[2] これらの2つのポリペプチドは，生物学的活性をもつ，同じC末端の5アミノ酸配列を共有する．

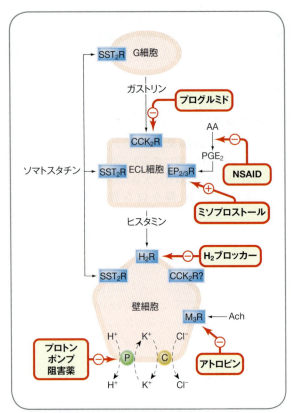

図 30.2 酸分泌する胃壁細胞の制御を示す概略図．酸分泌に影響する薬物の作用部位を示す．

生理的な分泌を制御する最初の段階は，G 細胞からのガストリン放出である．これが ECL 細胞上の CCK₂ 受容体を介して，ヒスタミン分泌を促進する．それとともに胃壁細胞自体にも二次的な直接作用をもつ可能性があるが，その点は完全には明らかにされていない．ヒスタミンは，壁細胞の H₂ 受容体に作用し，cAMP レベルを上昇させ，プロトンポンプによる酸分泌を活性化する．直接の迷走神経刺激も酸分泌を促進し，放出されたアセチルコリンは，壁細胞上の M₃ 受容体を直接刺激する．ソマトスタチンは，おそらく G 細胞，ECL 細胞および壁細胞に持続的抑制作用を生じる．一方，局所の（もしくは治療で投与された）プロスタグランジンは，主に ECL 細胞機能を抑制する．　　AA：アラキドン酸（arachidonic acid），ACh：アセチルコリン，C：K⁺/Cl⁻共輸送体，CCK₂R：ガストリン／コレシストキニン受容体，ECL 細胞：肥満細胞様ヒスタミン分泌腸クロム親和性細胞（mast cell-like histamine-secreting enterochromaffin cell）（腸クロム親和性細胞様細胞），NSAID：非ステロイド性抗炎症薬，P：プロトンポンプ（H⁺−K⁺-ATP アーゼ），PGE₂：プロスタグランジン E₂．

章参照），細胞内 Ca²⁺ を上昇させ，水素イオンの分泌を刺激する．アセチルコリンは，D 細胞（D cell）からのソマトスタチンの分泌を阻害することで，壁細胞の酸分泌を増強するといった，他タイプの細胞への複雑な作用もあわせもつ．

🟢 プロスタグランジン

消化管のほとんどの細胞はプロスタグランジン（PG；第 6，17 章参照）を産生する．最も重要なものは，PGE₂ および PGI₂ である．プロスタグランジンは，重炭酸の分泌亢進（EP₁，EP₂ 受容体），保護性ムチンの分泌亢進（EP₄ 受容体），ECL 細胞上のおそらく EP₂，EP₃ 受容体への作用による胃酸分泌の抑制，および胃傷害に続く血管収縮（とそれによる粘膜損傷）の抑制などの，胃機能の多くの側面に対する"細胞保護"作用を発揮する．血管収縮抑制は，おそらく EP₂，EP₄ 受容体を介する作用である．ミソプロストール（misoprostol；後述）は，これらの作用を発揮することで治療効果を生む合成プロスタグランジンである．

🟢 ソマトスタチン

このペプチドホルモンは，胃内のいくつかの部位にある D 細胞によって分泌される．ソマトスタチン（SST）₂ 受容体に作用することで，G 細胞からのガストリン分泌，ECL 細胞からのヒスタミン分泌，および直接壁細胞の胃酸分泌に対する抑制作用を傍分泌的に発揮する．

酸分泌を調整する因子間の調節

壁細胞の調節は複雑であり，おそらく多くの局所ホルモンが，分泌応答の微調整にかかわっている．今日一般的に受け入れられているモデルは，**ガストリン−ECL−壁細胞軸**（gastrin–ECL–parietal cell axis）が酸分泌の主要なメカニズムであるというものである．多数のノックアウトマウスを用いた研究によって支持されているこの考え方（図 30.2 参照）によれば，生理的な分泌を調節する最初の段階は，G 細胞からのガストリンの放出である．これが，ECL 細胞の CCK₂ 受容体を介してヒスタミンを放出させるとともに，壁細胞自体にも直接二次的な作用を及ぼしている可能性がある．しかし，この説は依然として議論の的となっている．ヒスタミンは，壁細胞の H₂ 受容体に作用し，上述したように cAMP を増加させ，水素イオンの分泌を活性化する．

直接的な迷走神経刺激もまた，壁細胞の M₃ 受容体を直接刺激するアセチルコリンを放出させることで，酸分泌を亢進する（"ストレス潰瘍"の原因）．ソマトスタチンは，おそらく G 細胞，ECL 細胞および壁細胞を持続的に抑制し，局所の（もしくは治療投与された）プロスタグランジンは，EP₂，EP₃ 受容体を介して作用することで，主に ECL 細胞の機能を抑制する．

この調節系は，明らかに複雑であるが，過剰な酸に組織を長期間曝露することは危険であり，厳密に制御されなければならない（Schubert & Peura，2008 参照）．

胃酸分泌を阻害，もしくは中和するために使用される薬物

酸分泌抑制の基本的な臨床適応は，**消化性潰瘍**（胃および十二指腸両方），GERD（胃分泌物が食道を傷害す

胃酸，粘液，重炭酸の分泌

消化管の調節には，神経性と体液性のメカニズムがある．
- 酸は，胃壁細胞からプロトンポンプ（K^+-H^+-ATPアーゼ）によって分泌される．
- 内因性酸分泌促進物質の3つは，ヒスタミン，アセチルコリン，およびガストリンである．
- プロスタグランジン E_2 および I_2 は，酸分泌を抑制し，粘液と重炭酸の分泌を促進し，粘膜内血管を拡張する．
- ソマトスタチンは，壁細胞のすべての活性を抑制する．

消化性潰瘍の原因には，以下のものがある．
- 胃粘膜への**ヘリコバクター・ピロリ菌**（*Helicobacter pylori*）の感染
- 粘膜傷害物質（酸，ペプシン）と粘膜保護物質（粘液，重炭酸，プロスタグランジン E_2 および I_2，一酸化窒素）の不均衡

胃酸に影響する薬剤の臨床用途

- ヒスタミン H_2 受容体アンタゴニスト（例えば，**ラニチジン**）
  - 消化性潰瘍
  - 逆流性食道炎（reflux esophagitis）
- プロトンポンプ阻害薬（例えば，**オメプラゾール** [omeprazole]，**ランソプラゾール** [lansoprazole]）
  - 消化性潰瘍
  - 逆流性食道炎
  - ヘリコバクター・ピロリ菌感染症の治療の一部として
  - ゾリンジャー・エリソン症候群（ガストリン産生腫瘍が起こすまれな疾患）
- 制酸薬（例えば，magnesium trisilicate，**水酸化アルミニウム** [aluminium hydroxide]，**アルギン酸塩** [alginate]）
  - 消化不良（dyspepsia）
  - 消化性潰瘍もしくは**食道逆流**（**アルギン酸塩**）の症状緩和
- ビスマス錯体（bismuth chelate）
  - ヘリコバクター・ピロリ菌感染症の治療の一部として

る），ゾリンジャー・エリソン症候群（Zollinger–Ellison syndrome）（ガストリン産生腫瘍が引き起こすまれな過分泌疾患）である．治療しない場合，GERDは，**バレット食道**（Barrett's esophagus）とよばれる，潜在的に危険な前がん状態に進む可能性のある食道上皮の異形成を引き起こすことがある．

消化性潰瘍が発生する理由は完全にはわかっていないが，慢性胃炎を引き起こすグラム陰性桿菌，**ヘリコバクター・ピロリ**[3]の胃粘膜への感染が（特に十二指腸潰瘍での）主な原因であると，現在，一般に考えられている．この考え方には，いくつかの問題があるものの（Axon, 2007参照），治療の一般的な根拠となっている．ピロリ菌感染の治療については，後述する．

多くの非特異的NSAID（第26章参照）は，保護性のプロスタグランジンの合成に必要な酵素，シクロオキシゲナーゼ–1を阻害することで，胃の出血とびらんを引き起こす．**セレコキシブ**（celecoxib）のような，より選択性の高いシクロオキシゲナーゼ–2阻害薬は，胃傷害の頻度が低いようである（この問題についての解説は，第26章参照）．

消化性潰瘍と逆流性食道炎の治療は，H_2 受容体アンタゴニスト，もしくはプロトンポンプ阻害薬による胃酸分泌の抑制，および／または制酸薬による分泌された酸の中和を目標とする（Huang & Hunt, 2001参照）．これらの治療は，ピロリ菌を除菌する手段としばしば組み合わせられる（Blaser, 1998; Horn, 2000参照）．

ヒスタミン H_2 受容体アンタゴニスト

1972年のブラック（Black）らによるヒスタミン H_2 ブロッカーの発見と開発は，それまで外科的に（かなり英雄的に）しか治療できなかった病気である胃潰瘍の治療における大きなブレークスルーであった[4]．実際，薬理学的な化合物を用いることで，ヒスタミン受容体のサブタイプを区別できたことは，それ自体，大きな学術的成功であった．H_2 受容体アンタゴニストは，すべての H_2 受容体におけるヒスタミン作用を競合的に阻害するが，その主要な臨床用途は，胃酸分泌の阻害薬としてである．それらは，ヒスタミン誘発性，およびガストリン誘発性の酸分泌を阻害することができる．ペプシンの分泌も，胃液量の減少に伴って減少する．これらの薬剤は，基礎分泌および食餌刺激性の酸分泌を90％かそれ以上抑制するのみならず，多くの臨床試験で示されているように，胃および十二指腸潰瘍の治療も促進する．しかしながら，治療を中断すると再発しがちである．

---

[3] 胃のピロリ菌感染は，胃がんのクラス1（確実な）発がん因子としても分類されている．

[4] この時代については，消化器病学の "BC (before cimetidine)"（"紀元前"，すなわち "シメチジン以前"）とよばれる（Schubert & Peura, 2008）．この薬物の開発の臨床的重要性を示している．

使用される主要な薬物には，**シメチジン**（cimetidine），**ラニチジン**（ranitidine）（時に**ビスマス**[bismuth]と併用），**ニザチジン**（nizatidine），および**ファモチジン**（famotidine）がある．それらの間の違いは少ない．ヒト治験者における胃分泌に対するシメチジンの作用を図30.3に示す．H_2受容体アンタゴニストの臨床用途については，前頁のクリニカルボックスで解説している．

薬物動態学的側面と副作用

これらの薬物は，一般に経口投与され，吸収は良好であるが，（ファモチジンを除いて）筋肉内注射および静脈注射用製剤も利用可能である．投与量は，治療する病状によって異なる．シメチジン，ラニチジンおよびファモチジンの低用量の市販薬が，短期間使用の目的で処方なしに薬局で購入できる．

副作用はまれである．下痢，めまい，筋肉痛，脱毛，一過性の発疹，老人の意識障害，および高ガストリン血症の報告がある．シメチジンは，時に男性の女性化乳房を引き起こすが，性機能減退はまれである．これは，おそらくアンドロゲン受容体に対する中等度の親和性によって起きるのであろう．シメチジンはまた（他のH_2受容体アンタゴニストではこの作用はないが），チトクロムP450を阻害し，経口抗凝固薬，三環系抗うつ薬を含む薬物の代謝を遅延（したがってその作用を増強）することがある．

プロトンポンプ阻害薬

最初のプロトンポンプ阻害薬は，酸分泌の最終段階（図30.1および図30.2参照）であるH^+-K^+-ATPアーゼ（プロトンポンプ）を不可逆的に阻害する**オメプラゾール**であった．基礎および刺激された胃酸分泌の両方（図30.4）が低下する．この薬物は，2つの光学異性体のラセミ体混合物である．弱塩基であるので，刺激された壁細胞の酸性の細管小胞内に蓄積し，そこでアキラル型に変換されたのち，ATPアーゼと反応し不活化できるようになる．この特定部位への蓄積によって，壁細胞に特異的な作用をもつ．他のプロトンポンプ阻害薬（それらすべてが類似の活性化機構と薬理学性質をもつ）には，**エソメプラゾール**（esomeprazole）（オメプラゾールのS体），**ランソプラゾール**，**パントプラゾール**（pantoprazole）および**ラベプラゾール**（rabeprazole）がある．これらの薬物の臨床用途は，前頁のクリニカルボックスに示す．

薬物動態学的側面と副作用

これらの薬物は，経口が最もよく用いられる投与経路であるが，いくつかの注射製剤も利用可能である．オメ

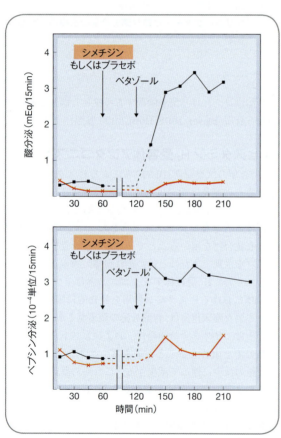

図30.3 ベタゾール（betazole）に刺激されたヒトの胃酸とペプシン分泌に対するシメチジンの効果．
シメチジン，あるいはプラセボが，胃酸分泌を刺激する比較的特異的なヒスタミンH_2受容体アゴニストであるベタゾール（1.5mg/kg）の皮下注射60分前に経口投与された．（Binder & Donaldson, 1978 より改変．）

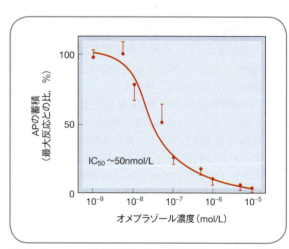

図30.4 50μmol/Lのヒスタミンで刺激された単離ヒト胃腺からの胃酸分泌に対するオメプラゾールの抑制作用．
酸分泌は，放射標識された弱塩基であるアミノピリン（aminopyrine：AP）の分泌チャネルでの蓄積によって測定された．データは，8名の患者の測定値の平均と標準誤差を示す．（Lindberg P et al. 1987 Trends Pharmacol Sci 8, 399-402 より改変．）

プラゾールは，経口投与されるが，低い pH では急速に分解されるため，腸溶剤のカプセルとして投与される．小腸から吸収された後，血中から壁細胞に移行し，作用を発揮する細管小胞に取り込まれる．投与量の増量は，血漿濃度を，用量に比例するよりも高く上昇させる（おそらくこれは，酸分泌の抑制効果により，それ自身のバイオアベイラビリティが改善するためであろう）．半減期は約 1 時間であるが，1 日量の一度の投与によって，2〜3 日の間酸分泌に作用を及ぼす．その理由は，一部は薬物が細管小胞に蓄積するためであるのと，H^+-K^+-ATP アーゼを不可逆的に阻害するためである．連日投与によって，分泌抑制作用は最大 5 日間増強した後，プラトーに達する．

このクラスの薬物の副作用は，あまりない．副作用には，頭痛，下痢（両者とも時に激しい）および発疹が含まれる．めまい，嗜眠，精神錯乱，陰萎，女性化乳房，筋や関節の疼痛の報告がある．プロトンポンプ阻害薬は，肝疾患をもつ患者，妊娠中や授乳中の女性に対しては注意して使用すべきである．これらの薬物の使用は，胃がんの症状を"マスク"する可能性がある．

⊘ 制酸薬

制酸薬は，胃酸分泌過多の症状を治療する最も簡単な方法である．制酸薬は，直接酸を中和するとともに，pH5 になると働きを失う消化性酵素の活性を抑制する作用をもつ．十分な期間，十分量を投与された場合，十二指腸潰瘍を治癒しうるが，胃潰瘍に対しては効果がより少ない．

一般に使用される多くの制酸薬は，マグネシウム塩やアルミニウム塩である．マグネシウム塩は下痢を，アルミニウム塩は便秘を引き起こす．したがって，これら 2 つの混合物は，うまく正常の腸の機能を保ったまま使用できる．高用量のナトリウムを含むこれらの物質（例えば，magnesium trisilicate の混合物や，いくつか市販されるアルミニウム塩の製剤）は，食塩制限されている患者には投与してはいけない．多くの制酸薬が利用可能であるが，重要性の高い少数の例について後述する．

水酸化マグネシウム（magnesium hydroxide）は，胃内で塩化マグネシウムを形成する不溶性の粉末である．Mg^{2+} は胃からはほとんど吸収されないため，全身性アルカローシスをきたすことはない．別の塩である magnesium trisilicate は，不溶性の粉末であり，胃液と徐々に反応し，塩化マグネシウムとコロイド状のケイ酸を形成する．この薬剤は，遅延した制酸作用をもち，ペプシンの吸着も起こす．炭酸マグネシウム（magnesium carbonate）も用いられる．

水酸化アルミニウムゲル（aluminium hydroxide gel）は，胃内で塩化アルミニウムを形成する．小腸に到達すると塩化イオンが放出され再吸収される．水酸化アルミ

ニウムは，胃液の pH を約 4 に上昇させ，ペプシンを吸着する．作用は緩徐で，数時間持続する[5]．コロイド状の水酸化アルミニウムは，消化管内のリン酸と結合するため，糞便中のリン酸排泄の増加の結果，腎からのリン酸排泄が減少する．この作用は，慢性腎不全の患者の治療に用いられてきた（第 29 章参照）．ヒドロタルサイト（hydrotalcite）のような他の製剤は，アルミニウム塩とマグネシウム塩の混合物を含む．

アルギン酸塩や simethicone は，時に制酸薬と併用される．アルギン酸塩は，食道粘膜への粘液の粘性と付着を促進し，保護バリアを形成すると考えられている．一方，simethicone は，消泡剤であり，膨満や鼓脹を軽減するために用いる．

ヘリコバクター・ピロリ菌感染症の治療

ピロリ菌感染は，胃潰瘍や特に十二指腸潰瘍の原因，さらに胃がんの危険因子と考えられている．実際には，感染性の胃十二指腸炎が潰瘍に随伴した主な臨床病態であり，胃がんはその極端な続発症であると主張する人がいる．確かに，ピロリ菌の除菌は急速かつ長期の潰瘍治癒を促進し，疑いのある症状をもつ患者では，ピロリ菌感染の検査が日常的に実施されている．検査が陽性の場合，ピロリ菌は，通常 1〜2 週間の三剤併用療法で除菌可能である．三剤併用療法とは，プロトンポンプ阻害薬と，抗菌薬であるアモキシシリン（amoxicillin）にメトロニダゾール（metronidazole）か，もしくはクラリスロマイシン（clarithromycin；第 51 章参照）を組み合わせたものである．その他の併用療法も用いられる．ビスマス含有製剤（後述）も時に加えられる．除菌は，長期の潰瘍治癒をもたらしうるが，菌の再感染が起きる可能性がある．

粘膜を保護する薬物

細胞保護性（cytoprotective）とよばれるいくつかの製剤は，内因性の粘膜保護機構を促進し，および／または潰瘍表面に物理的バリアをつくるといわれている．

ビスマス錯体

ビスマス錯体（bismuth chelate, tripotassium dicitrato-bismuthate）は，時にピロリ菌を治療するために併用療法に組み込まれて用いられる．ピロリ菌に毒性を有し，その粘膜への接着を阻害し，あるいは菌のタンパク質分解酵素を阻害する．ビスマス錯体はまた，あまりわかっていない機構を介する別の粘膜保護作用をもつと考えら

---

5 アルミニウムがアルツハイマー病を引き起こしうるといった，もはや広くは信じられていない仮説があった．実際，アルミニウムが混入した溶液で腹透析するような他の経路から投与されると非常に毒性が高いが，水酸化アルミニウムの経口投与後は，意味のある量のアルミニウムが吸収されることはない．

れており，軽度の胃腸症状に対する市販薬として広く利用されている．ほとんど吸収されないが，腎排泄が障害されている場合は，ビスマスの血漿濃度上昇によって脳症が引き起こされる可能性がある．

副作用としては，悪心，嘔吐，および舌や糞便の黒化が起こる．

スクラルファート

スクラルファート(sucralfate)は，水酸化アルミニウムとショ糖硫酸との複合体であり，酸存在下でアルミニウムを放出する．残存する複合体は，強い負の電荷をもち，タンパク質や糖タンパク質などのカチオン基に結合する．スクラルファートは，粘液とゲル状複合体を形成し，その作用によってペプシンによる粘液の分解を抑制し，H^+イオンの拡散を制限すると考えられている．スクラルファートはまた，ペプシンの作用を抑制し，胃粘膜からの粘液，重炭酸，プロスタグランジンの分泌を促進することができる．これらすべての作用が，粘膜保護作用に寄与する．

スクラルファートは，経口で投与され，投与後3時間でも胃内に約30%が残存する．酸性環境下では，重合物が粘り気の強いペーストを形成し，時に胃に停留した閉塞性のかたまり(胃石：ベゾアール[bezoar][6]として知られる)をつくる．スクラルファートは，フルオロキノロン系抗生物質，テオフィリン(theophylline)，テトラサイクリン(tetracycline)，ジゴキシン(digoxin)，アミトリプチリン(amitriptyline)を含む多くの他の薬物の吸収を妨げる．スクラルファートは，活性化のために酸性環境が必要であるため，同時もしくは前に投与された制酸薬によって，効果が減弱する．

副作用はまれであり，最もよくみられるのは，便秘である．胃石の形成以外のよりまれな作用には，口渇，悪心，嘔吐，頭痛および発疹がある．

ミソプロストール

プロスタグランジンEとIの系列は，一般的に消化器に恒常性維持的な保護作用があり，内因性の物質の不足(例えば，NSAID服用後など)は，潰瘍形成に寄与する可能性がある．ミソプロストールは，プロスタグランジンE_1の安定なアナログである．経口で投与され，潰瘍治癒を促進し，NSAIDの慢性投与による胃障害を予防するために用いられる．ミソプロストールは，ECL細胞(そしておそらく壁細胞にも：図30.2参照)に直接作用し，胃酸の基礎分泌とともに，食餌，ペンタガストリンおよびカフェインに応答した胃酸産生刺激を抑制す

る．それはまた，粘膜の血流を増加し，粘液と重炭酸の分泌を亢進する．

副作用には，下痢と腹部痙攣がある．子宮収縮も起こる可能性があるので，妊娠中は投与してはならない(治療的中絶を人工的に誘発する場合を除く；第35章参照)．プロスタグランジンとNSAIDについては，第6，26章で詳述する．

嘔吐

悪心，嘔吐は多くの臨床で使用される薬物，特にがん化学療法薬やオピオイド，全身麻酔薬，ジゴキシンなどの作用である．これらは，乗り物酔い[7]，妊娠初期，多くの病気(例えば，片頭痛)，および細菌感染，ウイルス感染においても起こる．

嘔吐反射のメカニズム

嘔吐は，毒性もしくは刺激性の物質を体内から排泄するための防御応答である．毒物，細菌毒素，多くの細胞傷害性薬物(および機械的膨満)は，消化管に並ぶ腸クロム親和性細胞から，5-HTなどのメディエーターの放出を惹起する．これらの伝達物質は，求心性迷走神経の信号を生成する．嘔吐の動作は，延髄の嘔吐中枢(vomiting center[emetic center])によって，中枢的に協調調節される(図30.5参照)．実際は，これは解剖学的に特定の部位でなく，他の部位から生じる信号を統合する神経経路のネットワークである．最後野(area postrema)にあるそのうちの1つが，化学受容器引金帯(chemoreceptor trigger zone：CTZ)として知られている．CTZは，前庭神経核(vestibular nuclei)を介して内耳の迷宮からの入力(乗り物酔いのメカニズムを説明)と消化管からの求心性迷走神経の入力を受ける．血中の毒性化合物は，血液脳関門がこの脳領域では比較的透過性が高いので，CTZによって直接検出することも可能である．そのためCTZは，多くの嘔吐誘引薬物，制吐薬の主な作用点である(表30.1参照)．

嘔吐中枢は，CTZを介するものに加え，求心性迷走神経からも直接信号を受ける．さらに，高次皮質中枢からも入力を受ける．これが，嫌な不快な光景や臭い，強い感情刺激が時に，悪心や嘔吐を誘発することがある理由である．

この神経回路の主要な神経伝達物質は，アセチルコリン，ヒスタミン，5-HT，ドパミン(dopamine)およびサ

---

6 "解毒"を意味するペルシャ語に由来する．ヤギの胃から採れた屑のかたまりからつくられた調合物が，敵に盛られた毒から身を守るという迷信を指す．

7 実際，悪心(nausea)という言葉は，乗り物酔いの意味を込めて，"ボート"を意味するギリシャ語に由来する．嘔吐(vomiting)は，ラテン語に由来し，vomitoriumとは，古代の劇場の"非常出口"の通路のことであった．読者も共感するであろう．

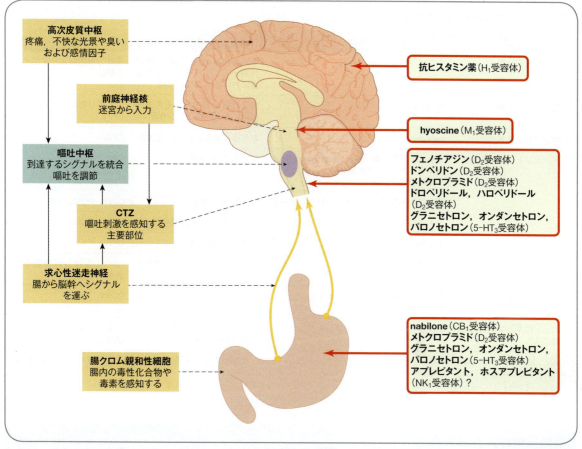

図 30.5 嘔吐の制御に関与する因子と制吐薬の想定される作用部位の概略図.
延髄には3つの重要な中枢が存在する.化学受容器引金帯（CTZ）と嘔吐中枢,および前庭神経核である.嘔吐中枢は,CTZ,消化管（求心性迷走神経を介して）,および高次皮質中枢から入力を受け,嘔吐の身体行為を調節する.消化管から出る求心性迷走神経は,CTZ にも直接投射する.前庭神経核も CTZ に投射するが,迷宮（内耳）から入力を受ける.（Rojas & Slusher, 2012 の図より一部改変.）

ブスタンスPであり,これらの受容体が関係する部位にあることが示されている（第12〜16,38章参照）.エンケファリン（第42章参照）も,おそらくδ（CTZ）もしくはμ（嘔吐中枢）オピオイド受容体に作用することで,嘔吐の作用を仲介するのではないかという説がある.CTZのニューロキニン-1受容体に作用するサブスタンス P（第18章参照）,およびエンドカンナビノイド（第19章）も関与しているかもしれない.

悪心の神経生物学は,それよりわかっていない.悪心と嘔吐は,同時にも別々にも起こることがあり,異なった生理学的機能を果たしているのかもしれない（Andrews & Horn, 2006 参照）.薬理学者の視点からは,悪心より嘔吐を制御するほうが簡単であり,多くの制吐薬（例えば,5-HT$_3$アンタゴニスト）は,悪心に対しては有効性がずっと低い.

制吐薬

いくつかの制吐薬が利用可能であり,一般に特定の病態に対して用いられるが,いくらかオーバーラップがある.これらの薬物は,多くの細胞傷害性薬物（第56章参照）がもたらす悪心,嘔吐がほとんど耐え難いものになる可能性がある.がん化学療法の補助薬として特に重要である[8].妊娠時のつわりを治療するために薬物を用いる際には,胎児への障害の可能性をつねに注意しなければならない.一般に,妊娠初期3ヵ月は,どのような薬物も,可能であれば避けるべきである.制吐薬の主要な分類は後述する.また,その主な臨床用途は,ボックスに要約する.次のクリニカルボックスと表30.1に,それらの考えられる作用部位と臨床用途の概要を記す.

---

[8] 医療上適切に診断された若い患者が,肉腫に対する併用化学療法の治療を受けた際に,「繰り返す嘔吐のつらさのため,死が望ましい救済に思えた」と述べたと報告されている.

表 30.1 一般的な制吐薬の作用部位．

種類	薬物	作用部位	備考
抗ヒスタミン薬	シンナリジン，シクリジン，プロマタジン	中枢神経系の H_1 受容体（鎮静作用あり）とおそらく前庭器官における抗コリン作用	嘔吐の原因によらず広く効果的
抗ムスカリン薬	hyoscine	前庭器官とおそらくその他の部位における抗コリン作用	主に乗り物酔い
カンナビノイド	nabilone	おそらく消化管の CB_1 受容体	CINV
ドパミンアンタゴニスト	フェノチアジン類：prochlorphenazine, ペルフェナジン, trifluorphenazine, クロルプロマジン	CTZ の D_2 受容体	CINV, PONV, RS
	関連薬：ドロペリドール，ハロペリドール	消化管の D_2 受容体	CINV, PONV, RS
	メトクロプラミド	CTZ と消化管の D_2 受容体	PONV, CINV
	ドンペリドン	CTZ の D_2 受容体	CINV
グルココルチコイド	デキサメタゾン	おそらく消化管を含む複数の作用部位	CINV；しばしば他剤と併用して使用
5-HT_3 アンタゴニスト	グラニセトロン，オンダンセトロン，パロノセトロン	CTZ と消化管の 5-HT_3 受容体	PONV, CINV
ニューロキニン-1 アンタゴニスト	アプレピタント，ホスアプレピタント	CTZ，嘔吐中枢とおそらく消化管の NK_1 受容体	CINV；しばしば他剤と併用して使用

CINV：細胞傷害性薬物誘発性嘔吐（cytotoxic drug-induced vomiting），CTZ：化学受容器引金帯，PONV：術後悪心嘔吐（postoperative nausea and vomiting），RS：放射線酔い（radiation sickness）．

嘔吐反射のメカニズム

嘔吐刺激
- 血中や腸内の化合物や薬物
- 消化管，内耳迷宮および中枢神経系（central nervous system：CNS）からの神経入力

経路とメディエーター
- 嘔吐中枢に中継する化学受容器引金帯，および他のさまざまな中枢神経からの神経パルス
- ヒスタミン，アセチルコリン，ドパミン，5-HT，およびサブスタンス P などの化学伝達物質．それぞれ，H_1，ムスカリン性，D_2，5-HT_3，NK_1 受容体に作用する．

制吐薬
- H_1 受容体アンタゴニスト（例えば，**シンナリジン** [cinnarizine]）
- ムスカリン性受容体アンタゴニスト（例えば，hyoscine）
- 5-HT_3 受容体アンタゴニスト（例えば，**オンダンセトロン** [ondansetron]）
- D_2 受容体アンタゴニスト（例えば，**メトクロプラミド** [metoclopramide]）
- カンナビノイド（例えば，nabilone）
- ニューロキニン-1 アンタゴニスト（例えば，**アプレピタント** [aprepitant]，**ホスアプレピタント** [fosaprepitant]）

主要な制吐薬の主な副作用
- 眠気と抗副交感神経作用（hyoscine, nabilone ＞ シンナリジン）
- ジストニア様症状（**メトクロプラミド**）
- 中枢神経障害全般（nabilone）
- 頭痛，消化管障害（**オンダンセトロン**）

受容体アンタゴニスト

多くの H_1（第26章参照），ムスカリン性（第13章参照），5-HT_3（第15章参照），ドパミン（第46章参照），および NK_1（第15章参照）受容体アンタゴニストが，臨床的に有用な制吐作用を有する．

H_1 受容体アンタゴニスト

シンナリジン，シクリジンおよびプロマタジンが最もよく用いられる．それらは，乗り物酔い，胃の不快感を含む多くの原因に起因する悪心，嘔吐に有効である．いずれも CTZ に直接作用する物質に対しては，あまり効果がない．プロマタジンは，妊娠時の重度のつわりに（非常に症状が強く，薬物治療が正当化されるまれな場合に）

制吐薬の臨床用途

- ヒスタミンH_1受容体アンタゴニスト(第26章のクリニカルボックスも参照)
  - シクリジン(cyclizine)：乗り物酔い
  - シンナリジン：乗り物酔い，前庭障害(例えば，メニエール病)
  - プロメタジン(promethazine)：妊娠時の重度のつわり
- ムスカリン性受容体アンタゴニスト
  - hyoscine：乗り物酔い
- ドパミンD_2受容体アンタゴニスト
  - フェノチアジン類(例えば，**プロクロルペラジン**[prochlorperazine])：尿毒症，放射線治療，ウイルス性胃腸炎，妊娠時の重度のつわりによる嘔吐
  - **メトクロプラミド**：尿毒症，放射線治療，胃腸障害，細胞傷害性薬物による嘔吐
  - **ドンペリドン**(domperidone)は，血液脳関門を通過しにくいため，中枢性副作用がより少ない
- セロトニン5-HT_3受容体アンタゴニスト(例えば，**オンダンセトロン**)：細胞傷害性薬物や放射線治療，術後嘔吐
- カンナビノイド(例えば，nabilone：細胞傷害性薬物(第19章参照)

用いられる．また，宇宙酔いの治療に，NASAによって使われてきた．おそらく臨床効果に役立つものであるが，眠気と鎮静作用が主な副作用である．

ベタヒスチン(betahistine)は，ヒスタミン作用に対して複雑な効果を有しており，H_3受容体に拮抗するが，H_1受容体に対しては弱いアゴニスト作用を有する．メニエール病(Menière's disease)[9]に伴う悪心，嘔吐の制御に用いられる．

ムスカリン性受容体アンタゴニスト

hyoscine(スコポラミン[scopolamine])は，主に乗り物酔いの予防と治療に使用され，経口もしくは経皮吸収パッチで投与される．口渇と眼のかすみが最も頻度の高い副作用である．眠気も起こるが，この薬は中枢移行が少ないため，抗ヒスタミン薬に比べ，鎮静作用は少ない．

5-HT_3受容体アンタゴニスト

グラニセトロン(granisetron)，オンダンセトロンおよびパロノセトロン(palonosetron；第15章参照)は，術

後，あるいは放射線治療やシスプラチン(cisplatin)のような細胞傷害性薬物によって引き起こされる嘔吐と，より効果が小さいものの悪心の予防と治療に特に重要である．これらの薬物は，主にCTZに作用する．経口もしくは注射(すでに嘔吐している場合には有用)によって投与される．頭痛および胃腸障害といった副作用は，比較的まれである．

ドパミンアンタゴニスト

クロルプロマジン(chlorpromazine)，ペルフェナジン(perphenazine)，プロクロルペラジンおよびトリフロペラジン(trifluoperazine)などの抗精神病フェノチアジン類(第45章参照)は，がん，放射線治療，細胞傷害性薬物，オピオイド，麻酔薬やその他の薬物によるより重度の悪心，嘔吐の治療に一般に用いられる，有効な制吐薬である．経口，静脈注射もしくは坐剤として投与される．それらは，主にCTZのドパミンD_2受容体(図30.5参照)のアンタゴニストとして作用するが，ヒスタミンおよびムスカリン性受容体も遮断する．

副作用はよくみられ，鎮静(特にクロルプロマジン)，低血圧，およびジストニアや遅発性ジスキネジアを含む錐体外路症状が起きる(第46章参照)．

ハロペリドール(haloperidol)や類縁のドロペリドール(droperidol)，レボメプロマジン(levomepromazine)(第46章)などの他の抗精神病薬もまた，CTZにおいてD_2アンタゴニストとして作用し，急性の化学療法による嘔吐に対して用いることができる．

メトクロプラミドとドンペリドン

メトクロプラミドは，フェノチアジン類によく似たD_2受容体アンタゴニスト(図30.5)であり，中枢ではCTZに作用するとともに，それ自身，消化管に対する末梢作用(食道，胃，腸の運動を亢進する)も有する．この作用は，制吐作用を補強するだけでなく，胃食道逆流や肝胆管の障害に対する治療に使える理由となる．メトクロプラミドは，中枢神経系以外のドパミン受容体(第44章参照)も遮断するので，運動障害(小児や若年者に多い)，疲労，運動不穏，痙性斜頸(頸部の不随意なねじれ)，注視発作(眼球の不随意な上方運動)を含む多くの副作用を呈する．また，プロラクチン分泌(第33，35章参照)を刺激し，乳汁漏出および月経不全を引き起こす．

ドンペリドンは，消化器症状と同様に，細胞傷害性治療による嘔吐の治療にしばしば用いられる．メトクロプラミドとは違い，血液脳関門をほとんど通過せず，そのため中枢性の副作用は起きにくい．どちらの薬物も，経口投与され，4〜5時間の血漿半減期で尿中に排泄される．

NK_1受容体アンタゴニスト

サブスタンスPは，静脈注射されると嘔吐を誘発する．消化管求心性迷走神経および嘔吐中枢自体から分泌され

---

[9] 本症を特徴づける悪心，めまいが内耳の障害を伴っていることを発見したフランス人医師にちなんで名づけられた重度の病気．

る．**アプレピタント**は，CTZ と嘔吐中枢のサブスタンス P（NK₁）受容体（第 18 章参照）を遮断する．アプレピタントは経口投与され，細胞傷害性薬物による嘔吐の後期を制御するのに有効であり，重大な副作用はほとんどない．**ホスアプレピタント**は，アプレピタントのプロドラッグであり，静脈注射で投与される．

その他の制吐薬

もともと，経験例から制吐薬としてのカンナビノイド（第 19 章参照）の可能性（Pertwee, 2001 参照）が示唆された．合成カンナビノイドである **nabilone** は，CTZ を刺激する薬剤が引き起こす嘔吐を軽減することが見出され，しばしば，他の薬物が無効な場合にも有効である．その制吐作用は，**ナロキソン**（naloxone）によって拮抗されるため，オピオイド受容体が薬物作用機序において重要である可能性がある．nabilone は経口投与され，消化管よりよく吸収され，多くの組織で代謝される．血漿半減期は約 120 分であり，代謝物は尿および糞便中に排泄される．

副作用はよくみられ，特に眠気，めまい，口渇が起こる．気分変動や起立性低血圧もかなり頻度が高い．一部の患者は，他のカンナビノイド類の作用に似た幻覚や精神症状（第 19 章参照）を経験する．

高用量のグルココルチコイド（特に**デキサメタゾン** [dexamethasone]；第 26, 33 章参照）は，特に細胞傷害性薬物が引き起こす嘔吐の制御に用いることができる．その作用機序は明らかではない．デキサメタゾンは，単独，もしくは，しばしばフェノチアジン類，オンダンセトロンもしくはアプレピタントとの併用で用いられる．

消化管の運動

消化管の運動に影響する薬物は，以下の通りである．
- 下剤．腸の食物の通過を速める
- 下痢を引き起こすことなしに，消化管平滑筋の運動を亢進する薬剤
- 止瀉薬．運動を抑制する
- 鎮痙薬．平滑筋緊張を抑制する

消化管の運動に影響する薬物の臨床用途は，次のクリニカルボックスに要約した．

下剤

食物の腸の通過は，緩下剤，軟便化薬および刺激性下剤を含む，いくつかのタイプの薬物によって加速される．刺激性下剤は，便秘の緩和や，外科手術や検査の前に腸内を空にするために用いることができる．

消化管の運動と薬物

- 下剤
  - 膨張性下剤（ispaghula husk．緩徐な効果のための第 1 選択薬）
  - 浸透圧下剤（例えば，**ラクツロース**[lactulose]）
  - 軟便化薬（例えば，**ジオクチルソジウムスルホサクシネート**[dioctyl sodium sulfosuccinate, sodium dioctyl sulfosuccinate；**ドクサート**]）
  - 刺激性下剤（例えば，**センナ**[senna]）
- 下痢を誘発しない蠕動亢進作用をもつ薬物
  - **ドンペリドン**．胃内容排出障害に使用
- 下痢治療薬
  - NaCl とブドウ糖の等張液，デンプン含有シリアル（小児に重要）による経口補水
  - 腸運動抑制薬（例えば，**ロペラミド**[loperamide]．（副作用：眠気，悪心）

膨張性および浸透圧下剤

膨張性下剤（bulk laxative）には，**メチルセルロース**（methylcellulose）と，**ステルクリア**（sterculia），**カンテン**（agar），**ぬか**（bran），ispaghula husk などのある種の植物抽出物が含まれる．これらの薬剤は，上部消化管で消化されない多糖高分子ポリマーである．それらは，消化管内で多量の水分を含むかたまりを形成し，蠕動を亢進し排便を促す．効果が現れるまで数日を要することがあり，重大な副作用はない．

浸透圧下剤（osmotic laxative）には，ほとんど吸収されない塩類下剤とラクツロースがある．主に使用される塩は，硫酸マグネシウムと水酸化マグネシウムである．浸透圧負荷を生じることで，腸管内の水の容積を増し，小腸内の内容物の通過を加速する．これにより，大腸に異常に多量の流入が起き，膨満と下痢を約 1 時間以内に誘発する．腹部疝痛を伴うことがある．経口投与後吸収されるマグネシウム量は，通常，副作用を生じるより少ないが，小児や腎機能が悪い患者には，心伝導ブロック，神経筋ブロック，中枢神経性うつを生じる可能性があり，避けるべきである．等張もしくは低張の塩類下剤は，下痢を引き起こすが，高張溶液は嘔吐を誘発する．時に他のリン酸およびクエン酸ナトリウムが，便秘を軽減するために坐剤として，経直腸的に投与される．

ラクツロースは，フルクトースとガラクトースからなる半合成の二糖類である．吸収が悪く，他の浸透圧性下剤と似た効果を生じる．作用が現れるまで，2 〜 3 日を要する．大量投与でみられる副作用には，鼓腸，痙攣，下痢および電解質異常がある．耐性が生じうる．もう 1

つの薬剤**マクロゴール**（macrogol）は，不活性なエチレングリコールポリマーからなり，同様に作用する．

軟便化薬

ジオクチルソジウムスルホサクシネートは，消化管において界面活性剤と同様に作用し，軟便化する界面活性作用をもつ化合物である．弱い刺激性下剤としても働く．同じ効果をもつ他の薬剤には，浣腸で投与される**落花生油**（arachis oil），および現在ではめったに使用されない**流動パラフィン**（liquid paraffin）が含まれる．

刺激性下剤

刺激性下剤は，主に電解質を増やし，それによって粘膜からの水の分泌を増やすことで作用する．それらはまた，おそらく腸神経を刺激することで蠕動を亢進する．腹部痙攣が，これらのほとんどの薬物で副作用となりうる．

ビサコジル（bisacodyl）は経口投与されるが，しばしば坐剤でも投与される．坐剤の場合，直腸の粘膜を刺激し，15〜30分で排便を促す．グリセロール坐剤も同様に作用する．**ピコスルファートナトリウム**（sodium picosulfate）とジオクチルソジウムスルホサクシネートも同様の作用を有する．ピコスルファートナトリウムは経口投与され，しばしば腸の手術や大腸ファイバーの準備として用いられる．

センナと **dantron** は，**アントラキノン**（anthroquinone）系下剤である．活性の機序（植物抽出物であるセンナの場合には，グリコシド結合の加水分解の後）は，腸筋層間神経叢を直接刺激し，蠕動と排便を促進することである．dantron も同様である．この薬物は，皮膚刺激性があり，発がん性をもつ可能性があるため，一般に末期医療にのみ用いられる．

どのタイプの下剤も，腸閉塞がある場合には用いてはならない．過量投与は，自然の推進活動を失った低緊張性の大腸をきたす可能性がある．このような場合，排便を促す唯一の方法は，さらに多くの下剤を服用することであり，そのために依存性が生じる．

消化管運動を亢進する薬物

ドンペリドンは，主に制吐薬として用いられる（上述）が，（メカニズムは不明であるが）消化管運動を促進する作用もある．臨床的には，下部食道の括約筋圧を上昇し（それにより胃食道逆流を抑制する），胃内容排出を促し，十二指腸の蠕動を亢進する．胃内容排出障害や慢性の胃逆流に対して有用である．

メトクロプラミド（これも制吐薬である）は，胃の運動を刺激し，胃内容排出を顕著に加速する．胃食道逆流や胃内容排出障害に対して有用であるが，麻痺性イレウスには効果を有しない．

prucalopride は，腸管に顕著な運動促進作用をもつ選択的 5-HT$_4$ 受容体アゴニストである．通常，他の下剤による治療が無効な場合にのみ使用される．

止瀉薬

原因疾患，感染症，毒素，心配事までを含む，多くの下痢の原因が存在する．下痢は，薬物や放射線治療の副作用としても生じうる．その結果，中等度の不快感や不便さから，入院，補液および電解質補充治療を要する医療上の緊急事態まで生じることがある．世界的には，急性の下痢性疾患は栄養不良の乳児の主要な死因の1つであり，特に発展途上国では医療を受けにくく，毎年100万から200万人の子どもが，簡単な処置を受けられずに亡くなっている．

下痢になると，消化管の運動が亢進し，水分の分泌の増加が吸収の減少を伴って生じる．これにより，電解質（特に Na$^+$）と水の消失をきたす．コレラ毒素やいくつかの他の細菌毒素は，粘膜細胞の表面受容体とアデニル酸シクラーゼを連結する G タンパク質（**第3章**参照）を不可逆的に活性化することによって，電解質と水分の分泌の顕著な増大を引き起こす．

重症の急性下痢の治療には，3つのアプローチがある．
- 水分と電解質バランスの維持
- 感染症治療薬の使用
- 鎮痙剤，もしくは他の止瀉薬の使用

経口水分補給による水分および電解質バランスの維持は，第1の重要性をもつ．この安価で簡単な治療がより広く普及すれば，発展途上国の多くの乳児の命を救うことができる．実際，多くの患者にとって，他の治療は必要とならない．

ネフロンと同様に，回腸には上皮細胞をまたぐ Na$^+$ とグルコースの共輸送が存在する．よって，グルコース（および一部のアミノ酸）の存在は，Na$^+$ の吸収とそれによる水の取り込みを亢進させる．経口水分補充のための塩化ナトリウムとグルコースの製剤は，使用時に水で溶解する粉末として利用可能である．

多くの消化管感染症は，ウイルスに由来する．細菌性のものは，かなり迅速に回復するため，感染症治療薬の使用は通常必要なく，有用でない．しかし，一部の例では，より積極的な治療が必要となる．キャンピロバクター（*Campylobacter*）類は，英国の細菌性胃腸炎の最もありふれた原因であり，重症感染では，**シプロフロキサシン**（ciprofloxacin）の投与が必要となりうる．旅行者が感染する最もよくある細菌には，大腸菌（*Escherichia coli*），サルモネラ菌（*Salmonella*），赤痢菌（*Shigella*）に加え，ジアルジア（*Giardia*），クリプトスポリジウム（*Cryptosporidium*）などの原虫がある．これらや他のより重症の感染症では，薬物治療（**第51，54章**）が必要となるかもしれない．

454　第 30 章　消化管

旅行者下痢

　何百万人もの人が，毎年国境を越え移動する．多くの人が希望を抱き旅行するが，多くが腸毒素産生大腸菌（最もありふれた原因）や他の病原体に感染し，下痢などの消化器症状を抱えて帰国する．多くの感染症は，軽度で自然に治癒するものであり，上述したように水分と塩の経口補充しか必要としない．旅行者下痢の薬物治療の基本原則は，Gorbach（1987）[10] に詳述されている．世界の感染性病原体の流行や推奨される治療ガイドラインを含む最新の情報が，英国において National Travel Health Network and Centre から発行されている（文献リスト中のウェブリンク参照）．

腸運動抑制薬と鎮痙薬

　運動を抑制する主な薬理学的製剤は，オピオイド（第42章）とムスカリン性受容体アンタゴニスト（第13章）である．後者のグループの薬剤は，他への作用のために下痢治療にはめったに用いられないが，少量のアトロピン（atropine）は，時に diphenoxylate と併用して用いられる．原型的なアヘン剤であるモルヒネ（morphine）の消化管への作用は複雑である．それは，腸の緊張や調律的な収縮を亢進するが，推進作用は減弱する．幽門，回結腸，肛門の括約筋は収縮し，大腸の緊張は顕著に増大する．総合した作用として，便秘に傾く．

　下痢の症状緩和に対して用いられる主なオピオイドには，コデイン（codeine）（モルヒネの同属種），diphenoxylate とロペラミド（両者とも血液脳関門を容易には通過せず，腸管作用のためだけに用いられる．ペチジン［pethidine］の同属種）がある．これらはすべて，便秘，腹部痙攣，眠気，めまいなどの副作用を有する．腸運動の完全消失（麻痺性イレウス）も起こりうる．これらは，幼少（4 歳以下）の小児に使用してはならない．

　ロペラミドは，旅行者下痢の薬物治療の第 1 選択薬であり，一部の市販止瀉薬の成分である．消化管に比較的選択的に作用し，かなりの部分が腸肝循環に入る．これは，腹部痙攣の頻度を軽減し，便の通過を減らし，病気の期間を短縮する．

　diphenoxylate も中枢神経系におけるモルヒネ様作用を欠くが，大量投与（25 倍量）では，典型的なオピオイド作用が生じる．diphenoxylate 製剤は，通常アトロピンも含有する．コデインとロペラミドは，腸運動への作用に加え，分泌抑制作用も有する．

　"内因性オピオイド"であるエンケファリン（第42章）も腸分泌の調節に作用を有する．racecadotril は，エンケファリン分解酵素の阻害薬である thiorphan のプロドラッグである．エンケファリンの分解を抑制することで，この薬物は下痢に伴う腸分泌の亢進を軽減する．これは，水分補充療法と併用されて用いられる．

　カンナビノイド受容体アゴニストも，おそらく腸神経からのアセチルコリンの分泌を減少させることで，動物モデルにおける腸運動を抑制する．赤痢やコレラに対するカンナビス（大麻）の有益な効果についての逸話が残されている．

　胃腸の運動を抑制する薬物はまた，過敏性腸炎や憩室性疾患に対して有効である．この目的で使用されるムスカリン性受容体アンタゴニスト（第13章）には，アトロピン，hyoscine，プロパンテリン（propantheline），ジサイクロミン（dicyclomine, dicycloverine）がある．ジサイクロミンは，平滑筋に対する直接的な弛緩作用もあわせもつと考えられている．すべてが口渇，眼のかすみ，尿閉などの抗ムスカリン性の副作用を生じる．レセルピン誘導体である mebeverine は，胃腸の平滑筋に対する直接弛緩作用を有する．副作用はまれである．

吸着薬

　吸着薬は，ある種の下痢の症状緩和に用いられるが，有効性を証明する，適切な対照臨床試験は施行されていない．主に用いられる製剤には，カオリン（kaolin），ペクチン，石灰，活性炭，メチルセルロース，活性型アタパルガイト（ケイ酸アルミニウムマグネシウム）を含む．これらの薬剤は，微生物もしくは毒素を吸着し，腸内細菌叢を変化させるか，腸粘膜を被覆し保護することにより作用すると示唆されてきたが，その確実な証拠はない．カオリンは，時にモルヒネとの複合薬（例えば，カオリン・モルヒネ複合 BP 剤）として投与される．

慢性腸疾患に対する薬物

　この分類には，過敏性腸炎（irritable bowel syndrome：IBS）と炎症性腸疾患（inflammatory bowel disease：IBD）が含まれる．IBS の特徴は，下痢の発作や便秘，腹痛である．この疾患の原因は不明であるが，心理的要因が関与する．治療は，対症的であり，高残渣性の食事に必要に応じてロペラミド，もしくは下剤を加える．

　潰瘍性大腸炎（ulcerative colitis）とクローン病（Crohn's disease）は，大腸と回腸に影響を及ぼす IBD の病型である．それらは，自己免疫性炎症疾患であり，重篤で進行性になることがあり，長期にわたる抗炎症薬，免疫抑制薬（第26章参照）による薬物療法や，時に外科切除が必要となる．下記の薬剤が一般に用いられる．

グルココルチコイド

　グルココルチコイドは強力な抗炎症薬であり，第26，33章で解説する．選択される薬物は，一般に（他も使う

10　著者は，"旅行は心を広げ，お腹をゆるくする"ことを軽妙に（しかし正確に）観察している．

ことができるが）プレドニゾロン（prednisolone）もしくはブデソニド（budesonide）である．これらは，経口投与されるか，坐剤や浣腸によって腸局所に投与される．

アミノサリチル酸

グルココルチコイドは，炎症性腸疾患の急性発作には有用であるが，副作用が強く，長期治療には理想的でない．潰瘍性大腸炎およびクローン病両方の寛解維持は，通常アミノサリチル酸によって達成される．しかし，クローン病に対しては有効性が低い．

サラゾスルファピリジン（salazosulfapyridine, sulfasalazine）は，5-アミノサリチル酸（5-aminosalicylic acid：5-ASA）に結合したスルホンアミドである sulfapyridine からなる．5-ASA が，大腸で遊離し活性基を形成する．その作用機序はよくわかっていない．それは，フリーラジカルを除去し，プロスタグランジンやロイコトリエンの合成を阻害し，および／または好中球の走化性と活性酸素の産生を抑制することで炎症を抑える可能性がある．副作用には，下痢，サリチル酸過敏症，間質性腎炎などがある．5-ASA は吸収されないが，この場合は治療に影響しないと考えられる sulfapyridine 基は吸収される．副作用は，スルホンアミドに伴うもの（第 51 章参照）がある．

このクラスの新しい化合物には，おそらく同じ作用機序を有するものとして，メサラジン（mesalazine）（5-ASA そのもの），olsalazine（大腸内細菌で加水分解される結合で連結された 5-ASA 二量体），および balsalazide（5-ASA がジアゾ結合の加水分解の後に放出されるプロドラッグ）がある．

その他の薬物

メトトレキサート（methotrexate）や免疫抑制薬であるシクロスポリン（ciclosporin），アザチオプリン（azathioprine）および 6-メルカプトプリン（6-mercaptopurine）（第 26 章参照）も，時に重症の炎症性腸疾患をもつ患者に対して使われる．腫瘍壊死因子（tumour necrosis factor：TNF）-α に対するモノクローナル抗体である生物学的製剤，インフリキシマブ（infliximab）やアダリムマブ（adalimumab）（第 26 章参照）も良好な治療成績とともに用いられてきた．これらの薬物は高価であり，英国においては，グルココルチコイドや他の免疫修飾薬が無効である，中等度および重症のクローン病にのみ使用が制限されている．

抗アレルギー薬であるクロモグリク酸ナトリウム（sodium cromoglicate；第 28 章参照）が，時に食物アレルギーに伴う胃腸症状の治療に用いられる．

胆道系に作用する薬物

胆道系の最もありふれた疾患は，コレステロール高含有の胆石を形成するコレステロール胆石症（cholesterol cholelithiasis）である．外科手術が一般に好まれる治療であるが，石灰化を伴わないレントゲンで無影のコレステロール胆石を融解する経口薬が存在する．基本薬剤は，ヒトの胆汁の微量の成分であるウルソデオキシコール酸（ursodeoxycholic acid）（クマでは主要な胆汁酸なので urso-［＝ラテン語のクマ］とよばれる）である．下痢が主な副作用である．

胆道を胆石が通過するときに生じる痛み，胆道疝痛は，非常に強烈となり，即時の緩和が必要となる場合がある．モルヒネは，その疼痛をよく緩和するが，オディ括約筋を収縮させ胆道内圧を上昇させるため，局所における望まれない作用が生じることがある．ブプレノルフィン（buprenorphine）が適切かもしれない．ペチジンも似た作用をもつが，他の平滑筋，例えば尿管平滑筋を弛緩する．アトロピンは抗痙攣作用を有し，モルヒネと併用できるため，通常，胆道痙攣の緩和のために用いられる．ニトログリセリン（nitroglycerin；第 21 章参照）は，胆道内圧の顕著な低下をもたらし，胆道痙攣の緩和に使用される．

将来の方向性

いくつかの異なるタイプの安全な分泌阻害薬が広く普及したことによって，消化性潰瘍治療の現在の医療上の必要性は満たされたと考えることもできるが，そうではない．それらの薬物の使用によって消化性潰瘍の頻度は減少したものの，酸産生過多に伴う他の病気（GERD，NSAID による障害）は，少なくとも先進国では増加中である．また，既存薬が一部の患者で適切な効果を発揮しなかったり，長期投与によって効果的でなくなったりする原因が多数存在する．

よって，新規の分泌阻害薬の探索は，進行中の課題である．盛んに研究されている新たな薬剤には，H₃ アンタゴニスト，ガストリン受容体アンタゴニスト，カリウム競合型アシッドブロッカーが含まれる．カリウム競合型アシッドブロッカーは，カリウムイオンがプロトンポンプによって水素イオンと交換される機構（図 30.1 参照）を介して作用をもち，その結果，カリウム拮抗薬は，酸分泌抑制のための別の種類の薬となるであろう．残念ながら，これまでにつくられた薬剤は，臨床試験において満足する結果が得られていない．この分野における未解決の課題に関する解説は，Krznaric et al. (2011)に記載されている．

引用および参考文献

消化管の神経支配とホルモン

Hansen, M.B., 2003. The enteric nervous system II: gastrointestinal functions. Pharmacol. Toxicol. 92, 249–257.（消化管の運動，分泌活動，血流，免疫状態の調節における腸神経系の役割に関する小総説．読みやすい.）

Sanger, G.J., 2004. Neurokinin NK_1 and NK_3 receptors as targets for drugs to treat gastrointestinal motility disorders and pain. Br. J. Pharmacol. 141, 1303–1312.（消化管生理と病理におけるニューロキニンアンタゴニストの現在および潜在的な用途を扱った有用な総説.）

Spiller, R., 2002. Serotonergic modulating drugs for functional gastointestinal diseases. Br. J. Clin. Pharmacol. 54, 11–20.（消化管機能における 5-HT アゴニストとアンタゴニストの用途に関する最新の考察を記述した優れた"消化しやすい"論文．有用な図表あり.）

胃酸分泌

Binder, H.J., Donaldson, R.M. Jr., 1978. Effect of cimetidine on intrinsic factor and pepsin secretion in man. Gastroenterology 74, 371–375.

Chen, D., Friis-Hansen, L., Håkanson, R., Zhao, C.-M., 2005. Genetic dissection of the signaling pathways that control gastric acid secretion. Inflammopharmacology 13, 201–207.（胃酸産生調節機構の解析のための受容体ノックアウトを用いた実験を記述.）

Cui, G., Waldum, H.L., 2007. Physiological and clinical significance of enterochromaffin-like cell activation in the regulation of gastric acid secretion. World J. Gastroenterol. 13, 493–496.（胃酸分泌調節における ECL 細胞の中心的役割についての短い総説．読みやすい.）

Horn, J., 2000. The proton-pump inhibitors: similarities and differences. Clin. Ther. 22, 266–280, discussion 265.（優れた概要.）

Huang, J.Q., Hunt, R.H., 2001. Pharmacological and pharmacodynamic essentials of H(2)-receptor antagonists and proton pump inhibitors for the practising physician. Best Pract. Res. Clin. Gastroenterol. 15, 355–370.

Krznaric, Z., Ljubas Kelecic, D., Rustemovic, N., et al., 2011. Pharmaceutical principles of acid inhibitors: unmet needs. Dig. Dis. 29, 469–475.（現在の分泌阻害薬の弱点とこの分野における発明の必要性についての良好な解説.）

Lindberg, P., Brandstrom, A., Wallmark, B., 1987. Structure-activity relationships of omeprazole analogues and their mechanism of action. Trends Pharmacol. Sci. 8, 399–402.

Schubert, M.L., Peura, D.A., 2008. Control of gastric acid secretion in health and disease. Gastroenterology 134, 1842–1860.（胃酸分泌の生理学と薬理学に関する優れた総説．権威があり，よく説明されている.）

消化管異常における薬物

Axon, A.T., 2007. Relationship between *Helicobacter pylori* gastritis, gastric cancer and gastric acid secretion. Adv. Med. Sci. 52, 55–60.（ピロリ菌感染症と胃がんの関連に対する疫学的証拠を厳密に検証.）

Black, J.W., Duncan, W.A.M., Durant, C.J., et al., 1972. Definition and antagonism of histamine H_2-receptors. Nature 236, 385–390.（別タイプのヒスタミン受容体に対する阻害作用を介した酸分泌抑制への薬理学的アプローチを概説した，後世に影響を残す論文.）

Blaser, M.J., 1998. *Helicobacter pylori* and gastric diseases. BMJ 316, 1507–1510.（将来の開発に重点を置いた簡潔な総説.）

Klotz, U., 2000. The role of aminosalicylates at the beginning of the new millennium in the treatment of chronic inflammatory bowel disease. Eur. J. Clin. Pharmacol. 56, 353–362.

Mossner, J., Caca, K., 2005. Developments in the inhibition of gastric acid secretion. Eur. J. Clin. Invest. 35, 469–475.（消化管治療薬の開発におけるいくつかの新しい方向性に関する有用な総説.）

Pertwee, R.G., 2001. Cannabinoids and the gastrointestinal tract. Gut 48, 859–867.

悪心と嘔吐

Andrews, P.L., Horn, C.C., 2006. Signals for nausea and emesis: implications for models of upper gastrointestinal diseases. Auton. Neurosci. 125, 100–115.

Hesketh, P.J., 2001. Potential role of the NK_1 receptor antagonists in chemotherapy-induced nausea and vomiting. Support. Care Cancer 9, 350–354.

Hornby, P.J., 2001. Central neurocircuitry associated with emesis. Am. J. Med. 111, 106S–112S.（嘔吐の中枢調節に関する包括的総説.）

Rojas, C., Slusher, B.S., 2012. Pharmacological mechanisms of 5-HT(3) and tachykinin NK(1) receptor antagonism to prevent chemotherapy-induced nausea and vomiting. Eur. J. Pharmacol. 684, 1–7.

Tramèr, M.R., Moore, R., Reynolds, D.J., McQuay, H.J., 1997. A quantitative systematic review of ondansetron in treatment of established postoperative nausea and vomiting. Br. Med. J. 314, 1088–1092.

Yates, B.J., Miller, A.D., Lucot, J.B., 1998. Physiological basis and pharmacology of motion sickness: an update. Brain Res. Bull. 5, 395–406.（乗り物酔いの原因となるメカニズムとその治療に関する良好な解説.）

消化管の蠕動

De Las Casas, C., Adachi, J., Dupont, H., 1999. Travellers' diarrhoea. Aliment. Pharmacol. Ther. 13, 1373–1378.（総説.）

Gorbach, S.L., 1987. Bacterial diarrhoea and its treatment. Lancet ii, 1378–1382.

胆道系

Bateson, M.C., 1997. Bile acid research and applications. Lancet 349, 5–6.

有用なウェブリソース

www.nathnac.org.（これは，英国健康保護局の National Travel Health Network and Centre のサイトである．一般人向けと医療関係者向けの 2 つの内容がある．後者をクリックし，"Travellers' diarrhoea" を検索用語として入力し，現在の情報や推奨を収集するように.）

第3部　主要臓器系に影響を及ぼす薬物

31 血糖の制御と糖尿病治療

概要

この章では，インスリン(insulin)やグルカゴン(glucagon)，ソマトスタチン(somatostatin)など膵臓から分泌されるホルモンと，グルカゴン様ペプチド-1(glucagon-like peptide-1：GLP-1)やグルコース依存性インスリン分泌刺激ポリペプチド(glucose-dependent insulinotropic peptide または gastric inhibitory polypeptide：GIP)など，腸から分泌されるホルモン(インクレチン[incretin])が，血液中のグルコース濃度(血糖値)を制御するしくみについて述べる．このしくみの理解は，糖尿病の発症やその治療の基盤となる．治療薬には，インスリン製剤(インスリンアナログを含む)に加えて，血糖降下薬であるメトホルミンやスルホニルウレア，α-グルコシダーゼ阻害薬，チアゾリジン薬，長時間作用型インクレチン製剤であるエキセナチド，インクレチンの分解を抑制するDPP-4阻害薬などが挙げられる．

はじめに

インスリンは，代謝を制御する主要なホルモンである．その最も顕著な効果は，血糖値を下げることである．インスリン分泌量の減弱(または欠乏)は，**糖尿病**(diabetes mellitus)を発症する．糖尿病では，しばしば"インスリン抵抗性"とよばれるインスリンへの感受性低下もみられ，これは肥満と密接に関係がある．糖尿病は古くから知られている疾患で，おびただしい量の糖尿を排泄することから名づけられた(尿中に含まれる高濃度のグルコースによる浸透圧利尿の結果である)．糖尿病は，肥満(第32章)とともに爆発的に広がっており，その症状は楽観視できるものではない．特に，アテローム性動脈硬化(心筋梗塞や脳梗塞，壊疽や四肢切断)や腎不全，神経障害，失明を助長する．

この章では，まず血糖の制御について述べる．次に，糖尿病の種類，さらに糖尿病治療薬の役割を扱う．糖尿病は，肥満(第32章)や高血圧(第22章)，脂質代謝異常(第23章)とともに"メタボリックシンドローム"を構成する．これは病理学上の分類で，多くの生死にかかわる異常が関係している．最近は，新しいタイプの治療薬が開発されており，そのなかには血糖値を制御する薬も含まれている．これらの薬は，メタボリックシンドロームを撹乱するメカニズムに対して働く．一方，製薬企業の多大な開発努力にもかかわらず，現時点では新しい治療薬の臨床的な効果はそれほど大きくない．

血糖の制御

グルコースは，成人の脳にとって必須のエネルギー源である．そして，血糖の制御は，断続的な食事や時により変化する代謝要求に対して，適切なエネルギーを補給し続けるために必要な過程である．必要以上のエネルギーや過剰なカロリーは，グリコーゲンや脂肪として蓄えられる．空腹時には，これらの貯蔵されたエネルギーが適切に使用される必要がある．これらの過程を制御する最も重要なホルモンが**インスリン**である．血糖値の上昇はインスリン分泌を惹起し(**図31.1**)，血糖値の下降は逆にインスリン分泌を抑制する．また，インスリン分泌は，グルコースの投与方法によっても影響を受ける．グルコースを静脈に投与する場合に比べて，口から投与したほうが分泌されるインスリン量は多い．これは，インスリン分泌を促進するインクレチンとよばれるホルモンが，腸から放出されるためである(**図31.1**)．糖尿病患者では，グルコースによるインスリン分泌が減弱している(**図31.2**)．一方，インスリンの過剰投与による**低血糖**(hypoglycaemia)は，膵臓から分泌されるインスリンの量を減らすだけでなく，**グルカゴンやアドレナリン**(adrenaline)(**エピネフリン[epinephrine]**)(第14章)，**グルココルチコイド**(glucocorticoid；第33章)，**成長ホルモン**(growth hormone；第33章)といった，血糖を上昇させるホルモンの分泌を促す．これらのホルモンがグルコースの取り込みや炭水化物の代謝で果たす役割については，**表31.1**にインスリンの効果と対照させてまとめた．

膵島からのホルモン

ランゲルハンス島(islets of Langerhans，膵島)は，膵臓内で内分泌作用を受けもつ細胞群である．膵島はB

表 31.1　ホルモンが血糖値に及ぼす効果.

ホルモン	主な作用	主な分泌刺激	主な効果
血糖値を下げるホルモン			
インスリン	↑グルコースの取り込み ↑グリコーゲン合成 ↓グリコーゲン分解 ↓糖新生	血糖値の上昇やインクレチン（GIP と GLP-1）	↓血糖値
血糖値を上げるホルモン			
グルカゴン	↑グリコーゲン分解 ↑糖新生		
アドレナリン（エピネフリン）	↑グリコーゲン分解	低血糖（血糖値が 3mmol/L 未満）（例：運動，ストレス，高タンパク質食）など	↑血糖値
グルココルチコイド	↓グルコースの取り込み ↑糖新生		
	↓グルコースの取り込みと消費		
成長ホルモン	↓グルコースの取り込み		

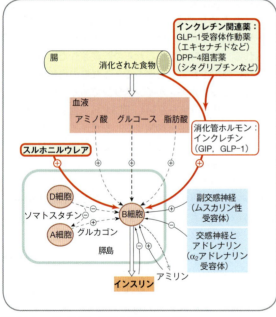

図 31.1　インスリン分泌を制御する因子.
血中のグルコース（血糖）は，最も重要な因子である．インスリン分泌を惹起するために使用される薬は，赤枠で示す．グルカゴンは，インスリン分泌を促進するが，末梢への作用により血糖値を上昇させる．DPP-4：ジペプチジルペプチダーゼ-4，GIP：グルコース依存性インスリン分泌刺激ポリペプチド，GLP-1：グルカゴン様ペプチド-1．

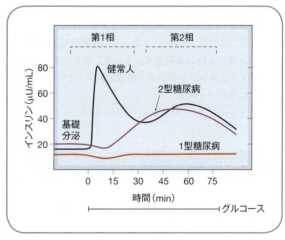

図 31.2　グルコース刺激によるインスリンの 2 相性分泌.
2 型（インスリン非依存性）糖尿病では第 1 相が，1 型糖尿病では第 1 相と第 2 相が消失する．第 1 相は，アミノ酸やスルホニルウレア，グルカゴン，消化管ホルモンによっても再現される．（データは Pfeifer MA, Halter JB, Porte D Jr 1981 Am J Med 70, 579-588 より．）

▽ PP は，**神経ペプチド Y**（neuropeptide Y；第 14 章）や**ペプチド YY**（peptide YY；第 32 章）と似ている 36 アミノ酸からなるペプチドである．摂食により分泌され，食物摂取量の制御に関与する（第 32 章）．PP は，**G タンパク質共役受容体**（G protein-coupled receptor）に働き，膵外分泌抑制作用に加えて，腸や胆嚢の平滑筋収縮抑制作用を示す．

膵島の大部分は B 細胞で，その周辺部を A 細胞が取り囲み，D 細胞や PP 細胞は散在している（訳者注：げっ歯類ではここに示された構造をとるが，ヒトでは A 細胞に局所的特徴は顕著ではない）（図 31.1 参照）．B 細胞

（β）細胞に加えて，A（α）細胞や D（δ）細胞，PP 細胞とよばれる主に 4 種類の細胞から構成されており，それぞれ**インスリン，グルカゴン，ソマトスタチン，膵ポリペプチド**（pancreatic polypeptide：PP）を分泌する．

は，インスリンに加えて**膵島アミロイドポリペプチド**（islet amyloid polypeptide）または，**アミリン**（amylin）とよばれるペプチドも分泌する．このペプチドは，胃排泄能を抑制し，骨格筋におけるグリコーゲン分解を促進して，インスリン作用に拮抗する．また，B細胞は，**C-ペプチド**（C-peptide）も分泌する．グルカゴンは，インスリン作用に拮抗する．つまり，血糖値の上昇や，骨格筋でのグリコーゲンの分解を促進する．ソマトスタチンは，インスリンとグルカゴン両方の分泌を抑制する．ソマトスタチンは，膵臓以外のさまざまな部位でも産生される．例えば，視床下部から分泌されたソマトスタチンは，脳下垂体からの成長ホルモンの分泌を抑制する（第33章）．

インスリン

インスリンは，アミノ酸配列が決定された最初のタンパク質である．1955年にケンブリッジのサンガー（Sanger）らのグループによって決定された．インスリンは，2つのペプチド（21アミノ酸と30アミノ酸）が2つのジスルフィド結合で連結した構造をとっている．

合成と分泌

他のペプチドホルモンと同様に（第19章参照），インスリンは，B細胞で前駆体（プレプロインスリン）として合成され，粗面小胞体からゴルジ体，分泌顆粒に輸送される過程でプロインスリン，さらにインスリンとC-ペプチドへ変換される[1]．C-ペプチドの機能に関しては，あまりよくわかっていない．分泌顆粒内に蓄えられたインスリンとC-ペプチドは，プロセッシング前のプロインスリンとともに，開口分泌によってB細胞から放出される．インスリンとともに分泌されるプロインスリンの量は各分泌顆粒によって異なるが，それほど多くはない．

インスリンの生合成と分泌は，主に血液中のグルコース濃度によって制御されている（図31.1）．B細胞は，血中のグルコース濃度だけでなく，濃度変化も認識する．インスリン分泌を生理的に促進する刺激には他にも，アミノ酸（特に，アルギニンとロイシン），脂肪酸，副交換神経系，**インクレチン**（GLP-1とGIP）が挙げられる．スルホニルウレアの薬理学的作用点は，インスリン分泌である．

インスリンはつねに一定量が分泌されているが（基礎分泌），血中のグルコース濃度の上昇はさらなるインスリンの分泌を促進する．このグルコースによって促進されたインスリン分泌は，そのパターンから，2つの相に分けられる．刺激直後の急激な分泌である第1相と，その後の緩慢な第2相である（図31.2）．第1相では，細胞内に蓄えられたインスリン顆粒からインスリンが放出される．一方，第2相は第1相とは異なるインスリン顆粒からの放出も加わっている．後述するが，糖尿病ではこれらの分泌過程に異常が生じている．

ATP感受性カリウムチャネル（ATP-sensitive potassium channel：K_{ATP}；第4章）は，B細胞で静止膜電位を制御している．グルコースは，Glut-2とよばれる輸送体によってB細胞内に取り込まれた後，**グルコキナーゼ**（glucokinase）によって代謝される．このグルコースの代謝が，細胞外のグルコースから細胞内で起こるインスリン分泌へとシグナルを伝達している．また，グルコキナーゼは，この代謝過程で律速となる酵素である．代謝産物であるATPは，K_{ATP}に結合し，このチャネルを閉鎖することで細胞膜を脱分極する．この脱分極により，**電位依存性カルシウムチャネル**（voltage-dependent calcium channel）が開き，Ca^{2+}が細胞内に流入する．Ca^{2+}の流入は，ジアシルグリセロールや遊離アラキドン酸，アラキドン酸が12-リポキシゲナーゼで代謝された産物（主に，**12-S-ヒドロキシエイコサテトラエン酸**［12-S-hydroxyeicosatetraenoic acid：12-S-HETE］；第17章参照）などのメッセンジャーの増幅を介して，インスリン分泌を引き起こす．このうち，遊離アラキドン酸はCa^{2+}の流入をさらに促進する働きが知られている．ホスホリパーゼは通常，Ca^{2+}によって活性化される．しかしながら，B細胞のアラキドン酸は，**ATP感受性カルシウム非感受性ホスホリパーゼA_2**（ATP-sensitive Ca^{2+}-insensitive［ASCI］phospholipase A_2）によって遊離する．したがって，B細胞におけるCa^{2+}の流入とアラキドン酸経路は，ATPによって制御されている．つまり，ATPは，細胞のエネルギー状態とインスリン分泌をつなぐセカンドメッセンジャーとして機能している．

インスリン分泌は，交感神経系によって抑制される（図31.1）．アドレナリンは，血中のグルコース濃度を上昇させる．これは，α_2アドレナリン受容体を介したインスリン分泌の抑制に加えて，骨格筋や肝臓のβ_2アドレナリン受容体を介したグリコーゲン分解の促進による作用である．ソマトスタチンやガラニン（K_{ATP}を開放させる作用をもつ），アミリンなどのペプチドもまた，インスリン分泌を抑制する．

ヒト成人の膵臓に蓄えられているインスリンの約20%が1日で分泌される．1晩絶食後の血漿インスリン濃度は，20〜50 pmol/Lである．1型（インスリン依存性）糖尿病患者では，血漿インスリン濃度が低下している．一方，**インスリノーマ**（insulinoma）とよばれるまれなB細胞のホルモン産生腫瘍の患者では，C-ペプチドに加えて，血漿インスリン濃度の顕著な増加がみられる．

---

[1] C-ペプチドは，C反応性タンパク質（C-reactive protein）と混同しないように気をつけるべきである．C反応性タンパク質は，急性期タンパク質で，臨床では炎症のマーカーとして使われている（第6章）．

表31.2 インスリンが炭水化物や脂肪，タンパク質の代謝へ及ぼす効果.

代謝の種類	肝細胞	脂肪細胞	骨格筋
炭水化物の代謝	↓糖新生 ↓グリコーゲン分解 ↑解糖 ↑グリコーゲン合成	↑グルコースの取り込み ↑グリセロール合成	↑グルコースの取り込み ↑解糖 ↑グリコーゲン合成
脂肪の代謝	↑脂質生成 ↓脂肪分解	↑中性脂肪の合成 ↑脂肪酸合成 ↓脂肪分解	
タンパク質の代謝	↓タンパク質分解	—	↑アミノ酸の取り込み ↑タンパク質合成

C-ペプチドは，インスリンとともに分泌されるペプチドである[2]．肥満や正常血糖のインスリン抵抗性状態の患者でも，やはり血漿インスリン濃度が上昇している．

🛇 作用

インスリンは，中間代謝を制御する主要なホルモンで，主に肝臓や脂肪，筋肉に働きかける（**表31.2**）．インスリンは**タンパク質同化ホルモン**（anabolic hormone）である．タンパク質同化ホルモンは，食後にグルコースやアミノ酸，脂肪を取り込み保存することで，エネルギーを蓄える作用をもつ．インスリンは，血中のグルコース濃度を急激に降下させる作用をもつ．したがって，血漿インスリン濃度の降下は，血中のグルコース濃度を増やす．インスリンが作用するシグナル伝達経路を**図31.3**に概説する．各分子の分子メカニズムは後述する．

インスリンは，多くの組織でグルコース代謝を制御する．特に，肝臓ではグリコーゲン分解と糖新生を抑制し，グリコーゲンの合成を促進する．糖新生とは，糖質以外の物質からグルコースを合成する経路である．インスリンは，解糖によるグルコースの消費も促進する．しかしながら，全体的にみると，インスリンの主な作用は，肝グリコーゲンの貯蔵である．

肝臓と異なり，筋肉ではグルコースの細胞内への取り込みは遅く，炭水化物代謝のなかで律速段階に相当する．インスリンは，小胞中に隔離された Glut-4 とよ

ばれるグルコース輸送体を，作用後数分内に細胞膜上に提示する働きがある．その結果，グルコースが細胞内へ取り込まれ，グリコーゲン合成と解糖が促進される．

筋肉と同様に，脂肪組織でも，インスリンは Glut-4 によるグルコースの取り込みを促進させる．脂肪組織では，グルコース代謝によって主にグリセロールが合成される．1分子のグリセロールに3分子の脂肪酸がエステル結合し，トリグリセライドが合成され，脂肪代謝に影響を及ぼす（**表31.2** 参照）．

インスリンは，脂肪組織と肝臓に働きかけ，脂肪酸やトリグリセライドの合成を促す．また，インスリンは，リパーゼを脱リン酸化することで不活化し，脂肪分解を抑制する（**表31.2**）．さらに，インスリンは，アドレナリンや成長ホルモン，グルカゴンによる脂肪分解を抑制する．この抑制は，アデニル酸シクラーゼへの相反する作用によるものである．

インスリンは，アミノ酸を筋肉に取り込み，タンパク質合成を促進する．さらに，インスリンは，肝臓においてタンパク質の異化作用を抑制し，アミノ酸の酸化を抑制する．

インスリンが代謝に及ぼす効果のなかには，K^+ や Ca^{2+}，ヌクレオシド，無機リン酸を細胞内に取り込む作用も含まれている[3]．

インスリンの長期的な効果

インスリンは，代謝に対する短期的な効果に加えて長期的な効果も有している．短期的な効果とは，前述した酵素や輸送体の活性を変える作用である．一方，長期的な効果とは，酵素の生合成を介した作用である．インスリンは，胎児の発育過程で重要なタンパク質同化ホルモンである．インスリンは，細胞増殖を促進するとともに，体細胞や臓器の発育や発生にも関与している．

---

2 体外から投与したインスリンはC-ペプチドを含んでいない．それゆえ，B細胞で合成されたインスリンと，体外から投与されたインスリンは区別することが可能である．この方法は，インスリノーマ（インスリンを分泌する腫瘍で，高濃度のインスリンとC-ペプチドが体内を循環する）と意図的なインスリン注射（体内を循環するC-ペプチドがインスリンと比べて少量である）を区別するために使用される．インスリンを自身で注射し意図的に低血糖を引き起こすことは，精神疾患の徴候として，医療従事者の間では認識されている．また，インスリン注射は，犯罪の手段としても用いられてきた．

3 K^+に対する作用は，高カリウム血症の救急処置としてグルコースとインスリンを同時に静脈注射する際に利用される（**第29章** 参照）．

膵島からのホルモン

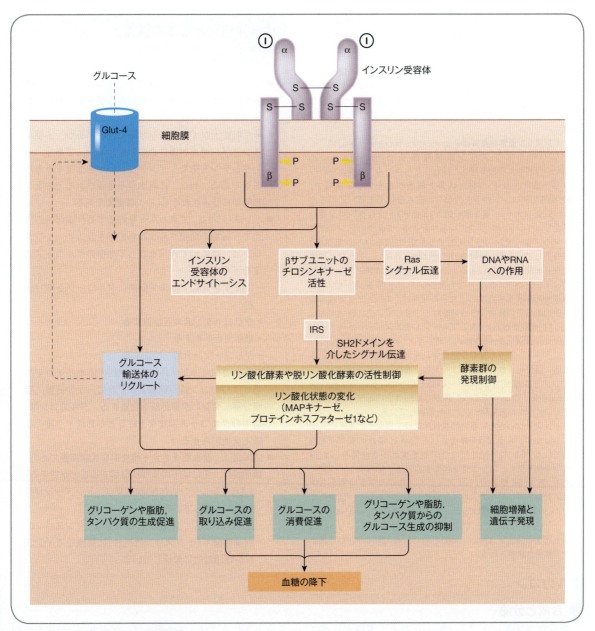

図31.3　インスリンシグナル伝達経路.
I：インスリン，Glut-4：筋や脂肪細胞に発現するインスリン感受性グルコース輸送体，IRS：インスリン受容体基質.

インスリンの細胞分裂促進作用は，インスリンアナログ開発にとって大きな関心事である．**インスリングラルギン**(insulin glargine)は，広く使われているインスリンアナログである．インスリングラルギンは，ヒトインスリンに比べて，細胞分裂を6〜8倍促進する．また，実験室レベルでは，治療で使用する濃度のインスリングラルギンが，培養乳がん細胞を増殖させることが報告されている．しかしながら，この結果に臨床的な意義があるのかどうかは，まだわからない．ラットからの乳腺腫瘍は，インスリンアナログの長期的な効果の1つを示している．

作用機序

インスリンは，標的細胞の細胞膜上に発現した特定の受容体に結合する．この受容体は，**クラスⅡチロシンキナーゼ型受容体**(tyrosine kinase-linked type Ⅱ receptor superfamily；第3章)スーパーファミリーに属し，膜貫通型の糖タンパク質複合体である．インスリン受容体は，2つのαサブユニットと2つのβサブユニットから構成される(図31.3)．インスリンと結合したインスリン受容体は，エンドサイトーシスによって細胞内に取り込まれる．これは，インスリンがこの受容体の活性を負に制御していることを示している．細胞内に取り込まれ

たインスリンはリソソームで分解されるが，受容体はリサイクルされ，細胞膜に再提示される．糖尿病治療へのインスリンの適用については，後述する．

▽ インスリンが受容体に結合してから，生理的な作用を示すまでのシグナル伝達機構は複雑である．インスリンが結合すると受容体は二量体を形成する．その後，近接した受容体のβサブユニットは互いをリン酸化し合う（自己リン酸化；第3章）．

インスリン受容体基質(insulin receptor substrate：IRS)は，インスリンやインスリン様増殖因子-1(insulin-like growth factor-1)がそれらの受容体と結合したときのみ，迅速にチロシンリン酸化される．IRS-1は最も解析が進んでいる基質で，22残基のチロシンが潜在的なリン酸化部位である．この部位は，SH2ドメイン（第3章の図3.15参照）を含むタンパク質と結合し，インスリンシグナルを仲介する．IRS-1のノックアウトマウスは，インスリンに対する反応性(インスリン抵抗性)が低下しているが，糖尿病の症状はきたさない．これは，代償的なB細胞量の増加によるインスリン分泌の増強による．対照的に，IRS-2のノックアウトマウスでは代償機構が働かず，糖尿病の症状をきたす．これらの結果は，IRS-2が2型糖尿病の原因遺伝子の候補である可能性を示唆している(Lee & White，2004の総説を参照)．ホスファチジルイノシトール3-キナーゼ(phosphatidylinositol 3-kinase，PI3-キナーゼ[PI3-kinase])は，SH2ドメインを介してリン酸化されたIRSと結合し，活性化される．活性化されたPI3-キナーゼは，筋肉や脂肪細胞においてインスリン感受性グルコース輸送体(insulin-sensitive glucose transporter，Glut-4)をゴルジ体から細胞膜上に輸送する過程を含むいくつかの重要なシグナルを制御している．

インスリンのさらに長期的な作用には，少なくともその一部にRasシグナル伝達複合体を介したDNAとRNAの制御が関与している．Rasは，活性型のGTP結合型と不活性型のGDP結合型を切り替え，細胞増殖を制御する低分子量Gタンパク質である（第3，56章参照）．インスリンはRasの平衡状態をGTP型に傾け，リン酸化カスケードを介してマイトジェン活性化タンパク質キナーゼ(mitogen-activated protein kinase)(MAPキナーゼ[MAP kinase])を活性化する．このシグナルにより，核内転写因子の活性が上昇し，細胞増殖や中間代謝にかかわる遺伝子の発現が誘導される．

グルカゴン

合成と分泌

グルカゴンは，21アミノ酸からなる1本鎖ポリペプチドである．グルカゴンが生合成される場所は，主に膵島のA細胞であるが，上部消化管でも生合成されている．グルカゴンは，セクレチンや**血管作動性腸管ペプチド**(vasoactive intestinal peptide)，GIPなどの消化管ホルモンと相同性がある(第30章参照)．

アミノ酸(特にL-アルギニン)はグルカゴン分泌を促進し，高タンパク質食の摂取はグルカゴン分泌を増やす．一方で，血漿グルカゴン濃度の日内変動は，インスリンに比べて乏しい．グルカゴンの分泌量は，血漿中のグルコースや脂肪酸の濃度が低いときに増加し，高いときに減少する．交感神経の興奮により分泌されるアドレナリンは，**βアドレナリン受容体**(β adrenoceptor)を介してグルカゴン分泌を促進する．副交感神経の興奮もまた，グルカゴン分泌を増加させる．一方，膵島のD細胞か

内分泌組織としての膵臓と血糖値

- ランゲルハンス島はB細胞からインスリンを，A細胞からグルカゴンを，D細胞からソマトスタチンを分泌する．
- 多くの要因がインスリン分泌を促進するが，主要なインスリン分泌刺激は血中のグルコースである．インクレチンもまた，インスリン分泌を促進するホルモンである．特に，K細胞から分泌されるGIPとL細胞から分泌されるGLP-1は重要である．
- インスリンは，エネルギーを貯蔵する代謝作用に加えて，細胞の増殖や分化にも影響を及ぼす．インスリンは，次に示す作用を介して血中のグルコース濃度を下げる．
  - Glut-4を介して筋肉や脂肪にグルコースを取り込む
  - グリコーゲン合成を促進する
  - 糖新生を抑制する
  - グリコーゲン分解を抑制する
- グルカゴンは，エネルギーを供給するホルモンである．グルカゴンは，糖新生やグリコーゲン分解，脂肪分解，タンパク質分解を促進する．グルカゴンは，血中のグルコース濃度を上げるとともに，心臓の収縮力を増加させる．
- 糖尿病は，高血糖をきたす慢性的な代謝疾患である．糖尿病は，主に以下の2つに分類することができる．
  - 1型(インスリン依存性)糖尿病は，インスリンが絶対的に欠乏している
  - 2型(インスリン非依存性)糖尿病は，インスリンの感受性低下(インスリン抵抗性)に関連してインスリンが相対的に欠乏している

ら分泌されるソマトスタチンは，グルカゴン分泌を抑制する．

作用

グルカゴンは，血中のグルコース濃度を上げるとともに，脂肪やタンパク質の分解を促進する．グルカゴンは，特異的なGタンパク質共役受容体に結合することで，アデニル酸シクラーゼを活性化する．この作用は，アドレナリンがβアドレナリン受容体を介する作用と似ているようにみえる．しかしながら，アドレナリンとは異なり，心血管作用に比べて代謝に及ぼす効果が顕著である．アドレナリンの主要な標的が筋肉や脂肪であることに対して，グルカゴンの標的は肝臓である．グルカゴンは，グリコーゲン分解や糖新生を促進するとともに，グリコーゲン合成とグルコース酸化を抑制する．つまり，

グルカゴンが標的組織の代謝に及ぼす作用は，インスリンのそれとは逆である．グルカゴンは，心臓の収縮力や収縮率を増やすが，アドレナリンの作用には及ばない．

グルカゴンの臨床利用は，クリニカルボックスにまとめた．

> ### グルカゴンの臨床用途
>
> - グルカゴンは，静脈だけでなく筋肉や皮下にも投与できる．
> - グルコースの静注とは異なり，グルカゴンは意識のない**低血糖**の患者に対して非医療従事者（配偶者や救急隊員など）が投与できる．静脈へのアクセスが困難な際には，有効な治療である．
> - グルカゴンは，βアドレナリン受容体アンタゴニストによって引き起こされた**急性心不全**（acute cardiac failure）の治療に用いられる．

ソマトスタチン

ソマトスタチンは，膵島のD細胞から分泌される．ソマトスタチンは視床下部でも分泌され，成長ホルモンの分泌を抑制する（第32章参照）．膵島で分泌されたソマトスタチンは，インスリンやグルカゴンの分泌を抑制する．**オクトレオチド**（octretide）はソマトスタチンの長時間作用型アナログである．オクトレオチドは多くのホルモンの分泌を抑制することで，稀少な**胃腸膵管系内分泌腫瘍**（gastroenteropancreatic endocrine tumour）の症状を緩和する目的以外に，**先端巨大症**（acromegaly）の治療にも使用される[4]．先端巨大症とは，下垂体前葉で成長ホルモンを分泌する細胞が機能を保ったまま腫瘍化した内分泌疾患である（第33章参照）．

アミリン（膵島アミロイドポリペプチド）

> **アミロイド**（amyloid）という言葉は，**アモルファスタンパク質**（amorphous protein）を意味している．アモルファスタンパク質は，さまざまな組織に沈着し，神経変性状態などの症状を引き起こす（第40章参照）．アミロイド沈着は糖尿病患者の膵臓でみられるが，この沈着が機能的に重要であるのかどうかはわからない．膵臓に沈着するアミロイドの主要な構成成分は，**アミリン**（amylin）または**膵島アミロイドポリペプチド**（islet amyloid polypeptide）とよばれる37アミノ酸からなるペプチドである．アミリンは，B細胞においてインスリンと同じ分泌顆粒に蓄えられており，インスリンと同時に分泌される．アミリンは，胃排出を遅らせる．過剰な濃度のアミリンは，骨格筋でグリコーゲンから乳酸を生成する過程を促進する．また，アミリンは，

インスリン分泌を抑制する（図31.1）．アミリンは，**カルシトニン**（calcitonin；第36章参照）と構造が似ており，カルシトニンがもつカルシウム代謝や破骨細胞活性にも弱い効果を示す．アミリンは，**カルシトニン遺伝子関連ペプチド**（calcitonin gene-related peptide：CGRP；第18章参照）とも約50％の相同性を示し，静脈への大量投与は血管拡張を引き起こす．これは，CGRP受容体を介した作用であると考えられている．

pramlintideはアミリンアナログである．ヒトアミリンに含まれる3つのアミノ酸をプロリンで置換することで，フィブリル化による凝集を抑制している．2005年にFDAは，インスリンで治療を行う1型と2型糖尿病患者に対してpramlintideを認可した．pramlintideは，インスリンの補助として食前に皮下注射することで，必要なインスリン量を減らすことができる．副作用には低血糖や悪心があり，糖尿病性自律神経障害で併発する，胃運動性が低い（胃不全麻痺）患者には禁忌である（Younk et al., 2011）．

インクレチン

1930年代にラ・バール（La Barre）は，粗製セクレチンが2つの生理活性物質を含んでいるという説を提唱した．膵臓の外分泌細胞に働く"エクスクレチン（excretin）"と，インスリンを分泌させる"インクレチン（incretin）"である．彼は，インクレチンが糖尿病治療薬としての可能性を秘めていることも提案していた．"エクスクレチン"という言葉は広まらなかったが（アングロサクソン人の耳には，エクスクレチンの発音が別の生体機能を連想させるためと考えられる），"インクレチン"の概念は広がりをみせ，80年後にはインクレチンを基盤とした治療薬が複数認可されるまでに至っている（詳しくは後述）．インクレチンの作用は，腸から分泌されるペプチドホルモンによる．主要なホルモンは，**グルコース依存性インスリン分泌刺激ポリペプチド**（GIP）と**グルカゴン様ペプチド-1**（GLP-1）である．2つのホルモンは，グルカゴンペプチドスーパーファミリーに属する（第18章）．GIPは42アミノ酸からなるペプチドで，十二指腸と近位空腸の腸内分泌細胞であるK細胞に蓄えられ分泌される．GLP-1はL細胞から分泌されるが，この細胞は腸の中でより広く分布している．具体的には，近位空腸に加えて回腸や結腸にも分布している．食後には，2種類のGLP-1が分泌される．GLP-1（7-37）とアミド化されたGLP-1（7-36）アミドで，2つとも活性を有している．血中には後者のほうが多く存在し，活性も高い．摂取された食物によって分泌されたGIPとGLP-1は，吸収されたグルコースや別の消化産物が門脈血から膵島に達する前にインスリン分泌を促進する（図31.1）．インスリン分泌だけではなく，GIPとGLP-1には膵臓からのグルカゴン分泌を抑制する効果や，胃排出を減らすことで消化された食物の吸収を遅らせる働きもある．GIPとGLP-1は，食欲や満腹感を介して，

---

[4] オクトレオチドは，下垂体腫瘍の外科手術前の短期間や，効果を上げるために放射線治療を待つ間，また他の治療法で効果が出なかった場合に使われる．

摂食制御にも関与する（第32章参照）．GIPとGLP-1の効果は，ジペプチジルペプチダーゼ-4（dipeptidyl peptidase-4：DPP-4）によるペプチドの分解により，迅速に終結する．DPP-4とよばれる酵素は，膜糖タンパク質で，基質の特異性はそれほど高くない．そのため，インクレチンへの作用だけではなく，悪性腫瘍を抑制する効果も報告されている（例えばYu et al., 2010）．

糖尿病

糖尿病は，高血糖（空腹時血糖が7.0 mmol/L以上，食後2時間血糖値が11.1 mmol/L以上［訳者注：日本では通常mg/dLを単位に用いる．その場合，空腹時血糖が126 mg/dL以上，75 g経口糖負荷試験の2時間血糖値が200 mg/dL以上となる］）を特徴とする，慢性的な代謝疾患である．糖尿病は，インスリンの欠乏に加えて，しばしばインスリン抵抗性（insulin resistance）が組み合わさることで発症する．高血糖は，肝臓からグルコースが制御なしに産出されることや，グリコーゲン合成が減弱することにより，骨格筋へのグルコースの取り込みが抑制されることで起こる．腎臓でグルコースを再吸収する閾値を超えてしまうと，グルコースは尿中にあふれ（糖尿），浸透圧利尿（多尿）を引き起こす．すると，次に脱水やのどの渇き，過剰な飲水（多飲）を示す．インスリンの欠乏は，タンパク質の分解を促進したり，合成を抑制したりすることで筋肉の萎縮を引き起こす．糖尿病性ケトアシドーシス（diabetic ketoacidosis）は，緊急性を要する事態である．これは，インスリンの欠乏によって起こる．なぜならば，脂肪酸のアセチルコエンザイムA（coenzyme A：CoA）への分解が促進され，さらにTCA回路で処理できないために，アセチルCoAからアセト酢酸（acetoacetate）やβ-ヒドロキシ酪酸（β-hydroxybutyrate），アセトン（acetone）（ケトン体の1つ）が生成されるからである．このうち，アセト酢酸とβ-ヒドロキシ酪酸が血中に多くなると，血液や体液のpHが酸性（アシドーシス）になる．

さまざまな合併症は，数年にわたる糖尿病の代謝異常の結果として起こる．合併症の多くは，大血管症（macrovascular disease）や細小血管症（microangiopathy）など，血管にかかわる疾患が起因する．血管内皮（第22章参照）の障害は，血管合併症の初期にして決定的な事態である．酸素フリーラジカルやプロテインキナーゼC（protein kinase C：PKC），終末糖化産物（advanced glycation end product：AGE）とよばれるグルコースやアルブミンの非酵素的な産物が関与している．大血管症は，加速性アテローム性動脈硬化（accelerated atheroma；第23章）やその血栓性合併症（thrombotic complication；第24章）からなり，これらは糖尿病患者

で好発するとともに重篤である．細小血管症は糖尿病に特徴的で，網膜や腎臓，末梢神経に特に影響を及ぼす．糖尿病はまた，慢性腎不全の最大の原因でもある．慢性腎不全は深刻な問題で，これは個々の患者だけでなく，社会にとっても大きな負担である．糖尿病と高血圧が重なった際には腎障害が悪化するが，高血圧の治療は糖尿病性腎症の進行を遅らせ，心筋梗塞のリスクを減らす．降圧薬に比べると，アンギオテンシン変換酵素阻害薬（angiotensin-converting enzyme inhibitor）やアンギオテンシン受容体アンタゴニスト（angiotensin receptor antagonist；第22章）は，糖尿病性腎症の予防により効果的である．これは，阻害薬やアンタゴニストがアンギオテンシンII（angiotensin II）やアルドステロン（aldosterone）が引き起こす血管内皮細胞，および線維芽細胞の増殖を抑制するためである．

アルドース還元酵素（aldose reductase）の作用により，グルコースから浸透圧の上昇にかかわる代謝物が合成される．これらの代謝物の蓄積は糖尿病性腎症[5]と関係がある．しかしながら，アルドース還元酵素阻害薬（aldose reductase inhibitor）は治療薬としては期待はずれであった（Farmer et al., 2012の総説を参照）．

糖尿病には主に，以下の2つのタイプがある．

1. **1型糖尿病**（type 1 diabetes）．以前は，インスリン依存性糖尿病（insulin-dependent diabetes mellitus：IDDM）や若年発症性糖尿病（juvenile-onset diabetes）とよばれていた．

2. **2型糖尿病**（type 2 diabetes）．以前は，インスリン非依存性糖尿病（non-insulin-dependent diabetes mellitus：NIDDM）や成人発症型糖尿病（maturity-onset diabetes）とよばれていた．（訳者注：現在，1型糖尿病と2型糖尿病は成因を示す用語として，IDDMとNIDDMは耐糖能障害の程度を示す用語として用いられる．）

1型糖尿病では，膵B細胞が自己免疫によって破壊された結果，インスリンが絶対的に欠乏している．インスリンの投与がないと，患者は糖尿病性ケトアシドーシスによりいずれ死亡する．

≫ 1型糖尿病はどの年齢でも発症しうるが，症状が最初にみつかる年齢は若い傾向（小児期から青年期）にあり，肥満を伴わない．1型糖尿病は，遺伝因子によっても発症する．例えば，1型糖尿病の発症は，発端者の第1度近親者で10〜15倍増加するし，ヒト白血球抗原（human leukocyte antigen：HLA型）の遺伝子とも深くかかわっている．一卵性双生児でも1型糖尿病の発症に差があることから，遺伝的に発症しやすいヒトが1型糖尿病を発症するためには，ウイルス感染（コクサッキーウイルス［coxsackievirus］やエコーウイルス［echovirus］）などの環境因子

---

5 神経障害（神経疾患）は，運動神経や感覚神経，自律神経など，末梢神経線維の機能障害によって起こる．糖尿病性神経障害は，知覚神経の障害による足（特に，靴下が覆う領域）のしびれや起立性低血圧，自律神経障害による勃起不全を引き起こす．

も必要であると考えられている．ウイルス感染は膵B細胞を障害し，抗原を提示し自己免疫過程を開始させる．そして，90%のB細胞が破壊されてはじめて，患者は明白な糖尿病になる．この前糖尿病状態から糖尿病状態への移行に対して，さまざまな治療戦略が試みられてきた．そのなかには，免疫抑制や早期インスリン療法，抗酸化物質，ニコチンアミドなどが含まれる．現在，これらの治療戦略は期待通りの成果を上げていないが，この領域は精力的に研究されている．

2型糖尿病は，インスリン分泌不全とインスリン抵抗性の両方が関与している疾患である．欧米の2型糖尿病患者は肥満を伴うことが多く，発症はおおむね成人期である（訳者注：日本の2型糖尿病患者は必ずしも肥満を伴わず，やせ型が多い特徴がある）．また，発症率は，年齢とともに増加する．これは，B細胞の機能が徐々に衰えるためである．治療の初期では食餌療法に加えて血糖降下薬を経口投与するが，最終的にはインスリン注射の恩恵を受けることも多い．糖尿病の制御を数年かけて行っていくなかで，症状の悪化が起こることを，前向き研究が実証している[6]．

1型糖尿病と2型糖尿病患者，健常人のインスリン分泌（基礎分泌と食後の分泌）の比較を，**図31.2**にまとめた．

1型糖尿病や2型糖尿病に加えて，まれではあるが異なるタイプの糖尿病もある．例として，インスリン受容体に対する自己抗体に関連した疾患で顕著なインスリン抵抗性を示すものや，A細胞のホルモン産生腫瘍である**グルカゴノーマ**（glucagonoma）などがある．高血糖は，臨床で用いられる薬剤の副作用としても起こりうる．例として，グルココルチコイド（glucocorticoid；**第33章**）や高濃度のサイアザイド系利尿薬（thiazid diuretic；**第29章**），HIV感染の治療に用いられるプロテアーゼ阻害薬（protease inhibitor；**第52章**）などが挙げられる．

糖尿病の治療

インスリンは，1型糖尿病の治療に必須である．インスリンは，多くの2型糖尿病患者の治療にとっても有効な治療戦略の1つである．

　長い間，血糖値の正常化によって，糖尿病の合併症を予防できると考えられていた．1993年に米国糖尿病学会（American Diabetes Association）から発表された大規模臨床試験（The Diabetes Control and Complications Trial：DCCT[1993]）の結果は，この考えが信頼できることを示した．1型糖尿病患者を強化インスリン療法群と従来療法群に無作為に割りつけた．強化インスリン療法群では，空腹時血糖の平均値は2.8 mmol/L以下

で，4～9年における網膜症や腎症，神経症の発症や進展が大幅に抑制されていた．また，細小血管障害やアテローム性疾患の減少などの恩恵は長期間持続した．さらに，低血糖発作（3倍）や体重増加などの副作用はあったが，それ以上の恩恵が得られていた．

英国から発表された大規模臨床試験（The UK Prospective Diabetes Study）は，**血圧を厳格に下げること**が2型糖尿病の予後を大幅に改善することを示した．一方，厳格血圧制御群でも，血糖値を正常化することはできなかった．厳格血糖制御群は，厳格血圧制御群とは対照的に目標とする治療結果を示したが，治験がもたらした結果としては期待はずれで，微小血管合併症にのみ有意差が認められた．一方，臨床試験終了後の追跡調査では，臨床試験で厳格血糖制御群に割り当てられていた患者は，食餌療法のみであった患者に比べて，細小血管リスクの低下が10年後も持続していた．この2つの群が臨床試験終了後には血糖制御を同じように進めていたにもかかわらずである．これは，糖尿病発症初期（診断から12年以内）の治療が重要であることを示している（Holman et al., 2008）．これとは対照的に，2型糖尿病と診断されてから時間をおいて厳格に血糖を制御した研究では，高血糖から生じる障害に対して期待はずれの結果が得られている．

2型糖尿病患者の現実的な目標は，1型糖尿病の若い患者に比べるとあまり野心的とはいえないことが多い．太りすぎや肥満の患者が体重を減少させるために行う食事制限は，運動とともに治療の基本となる．たとえこの制限により患者がぼろぼろになる傾向があろうとも，糖尿病治療にとって食事制限は基本となる．経口剤は，高血糖の症状を制御するために使われる．もちろん，微小血管合併症を制限するためでもあり，早期に導入する．アテローム性疾患を防ぐための栄養対策とスタチンも重要である（**第24章**）．食餌療法の詳細や糖尿病合併症の治療は，本章の趣旨からはずれるため割愛する．新しいタイプの治療薬（チアゾリジン系糖尿病薬やGLP-1受容体アゴニストまたはDPP-4阻害薬）は，糖化ヘモグロビンを0.5～1%減少させることが示された．しかしながら，これらの治療薬が，臨床の場で糖尿病合併症などに及ぼす効果は証明されていない．

◯ インスリン療法（insulin treatment）

インスリンの効果と作用機序は，前述の通りである．ここではインスリンの薬物動態学的側面と副作用を扱う．薬物動態と副作用は，インスリンを治療的に使用する際に重要である．かつて，インスリンはブタやウシから精製されていたが，現在では組換えDNA技術を用いて製造されたヒトインスリンが用いられている．動物由来のインスリンは，免疫応答を活性化する傾向があるからである．一方，組換え型ヒトインスリンでは，免疫応答はほとんど問題にならない．遺伝子組換え型ヒトインスリンは，動物の膵臓から抽出したインスリンに比べて，純度が高い．そのため，実際の投与量はインスリンの量ではなく，医師や患者になじみのある活性単位（ユニット）（**第7章**）で決定される．

薬物動態学的側面とインスリン調剤

インスリンは消化管で分解されるため，投与は注射によって行う．通常は皮下であるが，緊急の際には静脈や，場合によっては筋肉内に注射される．腹腔内のインスリ

---

[6] 糖尿病は血糖測定によって評価するが，その制御は容易ではない．なぜならば，血糖値は変動するからである．そのため，糖化ヘモグロビンである**ヘモグロビンA1c**（haemoglobin A1c）を測定する．この測定を用いることで，赤血球の寿命である約120日間に，糖尿病が制御できていたのかどうかがわかる．健常人では，ヘモグロビンの4～6%が糖化されている．この値が7%近くまで上昇すると，糖尿病であることが示唆される．

ンは，腹膜透析外来に通う**末期腎不全**(end-stage renal failure)糖尿病患者に使われることがある．インスリンは肺からも吸収されるが，エアロゾル製剤は治療の用途には用いられない．他には，生分解されるポリマーのマイクロ粒子にインスリンを充填し徐放させる方法や，グルコースを透過する膜の中に**レクチン**(lectin)でカプセル化したインスリンを埋め込む方法などが使われることもある[7]．吸収されたインスリンの半減期は，約10分である．インスリンは，肝臓と腎臓の酵素によって不活化され，10％が尿中に排泄される．一方，腎機能障害の患者では，インスリンの必要量を減らす必要がある．

インスリンを使用するうえで大きな問題の1つは，血漿インスリン濃度の変動と，それに呼応した血糖値の変動である．製剤はそれぞれ，作用のピークや持続時間が異なる．**速効型インスリン**(soluble insulin)は，迅速に働くが持続性はない．中間型インスリンは，プロタミンや亜鉛を用いてインスリンを非晶質や比較的不溶性の結晶にしたもので，インスリンが徐々に放出される懸濁液の形で注射される．中間型インスリン製剤には，**イソフェンインスリン**(isophane insulin)や非晶質や結晶の**亜鉛懸濁インスリン**(insulin zinc suspension)などがある．混合型インスリンは，異なった型のインスリン製剤を混合した製剤である．**インスリンリスプロ**(insulin lispro)はインスリンアナログで，プロリンとリシンが置換されている（訳者注：超速効型インスリンに分類される）．インスリンリスプロはインスリンよりも迅速に，かつ短時間に作用する．そのため，患者自身による食事前の注射が可能となる．**インスリングラルギン**もまた，インスリンアナログである．インスリングラルギンはインスリンリスプロとは異なり，安定した効果が長時間持続する（訳者注：持効型溶解インスリンに分類される）．インスリングラルギンは水溶液であるが，皮下の生理的なpHで微小沈殿物を形成し，その後に皮下で徐々に溶解しながら吸収される．インスリングラルギンは，速効型インスリンとあわせて使用し，血糖値を下げる．

インスリン療法では，さまざまな投薬方法が用いられる．1型糖尿病患者は，速効型や中間型インスリンを1日2回，朝食前と夕食前に注射する．血糖制御の改善は，**インスリン頻回注射**(multiple daily injection)により実現させる．これは，食事時に投与する超速効型インスリンに加えて，1日1回（しばしば夜に）持効型溶解インスリンを投与する方法である．インスリンポンプは，入院時や外来時において，専門医が血糖を厳格に制御するために使われる．最も洗練されたインスリンポンプは，間質液中のグルコース濃度（血糖に近い動きをする）をつねに測定するセンサーを用いるもので，インスリンの投与量を制御できる．しかしながら，日常的に使うことができないという問題がある．さらに，インスリンポンプは一見論理的にみえる方法ではあるが，感染の危険性がある．また，中間代謝に対するインスリンの効果は複雑であり（**表31.2**，**図31.3**参照），その効果を血糖ではなく間質液中のグルコース濃度によって捉えようとしている点にも問題がある．

副作用

インスリンの望ましくない効果は，低血糖である．低血糖は頻繁に起こり，深刻な場合は脳の障害や心臓突然死を引き起こす．前述の大規模臨床試験でも，強化インスリン療法群で，深刻な低血糖発作が3倍増加したことが報告されている．低血糖の処置は，甘い飲み物や軽食をとることである．患者が意識を失っている場合は，グルコースの静脈注射やグルカゴンの筋肉注射を行う（クリニカルボックス参照）．インスリンによる低血糖に引き続いて起こる高血糖は，"**ソモギー効果**(Smogyi effect)"とよばれている．これは，抗インスリン作用をもつアドレナリンやグルカゴン，グルココルチコイドの放出が原因である．例えば，早朝の就寝時に無自覚の低血糖発作を起こすと，その後の朝食前に高血糖を引き起こすことが知られている．この状況に陥った際に，夜の

インスリンと注射で投与する血糖降下薬の臨床用途

- **1型糖尿病**患者は，長期間効果が続く**インスリン**が必要である．
  - 中間型インスリン（**イソフェンインスリン**）または持効型溶解インスリン（**インスリングラルギン**）は，速効型インスリンや超速効型インスリン（**インスリンリスプロ**）とあわせて食事前に用いる．
- **速効型インスリン**は，**糖尿病性ケトアシドーシス**などの高血糖に救急治療を行う際に静脈注射する．
- **2型糖尿病**患者の約1/3が，最終的には**インスリン**の恩恵を受けている．
- **2型糖尿病**患者，または**手術**や**感染**，**心筋梗塞**によって耐糖能異常をきたした際の短期投与．
- **食餌療法**だけでは制御できない**妊娠糖尿病**（gestational diabetes）．
- **高カリウム血症**(hyperkalaemia)の救急処置：インスリンによって細胞内に取り込まれるグルコースの働きで，細胞外 K^+ が低下する．
- **エキセナチド**(exenatide)は経口血糖降下薬と併用することで，2型糖尿病の血糖を制御し体重を減らす．

---

[7] 理論的には，生理的なグルコース濃度の変動に対して，適切なインスリンを分泌させることが可能である．これは，グルコースと糖化インスリンがレクチンの結合部位上で競合するためである．

インスリン投与量を増やすような過ちを避けるために，ソモギー効果の可能性を認識することが重要である．

ヒトインスリンに対するアレルギーはまれではあるが，起こりうる．これは，局所または全身反応の形をとる．一方，抗インスリン抗体によってインスリン抵抗性が引き起こされることはまれである．インスリンアナログによる細胞分裂促進作用にかかわる理論的な懸念は，前述の通りである．

他の血糖降下薬

ビグアナイド薬

メトホルミン（metformin）は，何世紀にもわたって糖尿病の民間治療に使われていたガレガソウ（French lilac または，*Galega officinalis*）に含まれる成分の誘導体である．メトホルミンは2型糖尿病の治療に使用できる唯一のビグアナイド（biguanide）薬であり，欧米では肥満2型糖尿病の第1選択薬である[8]．

作用機序

ビグアナイド薬の標的分子やシグナル伝達機構については，不明な点が多い．一方，生化学的な作用に関しては，よく理解されている．

- 肝臓の糖新生を抑制する．糖新生は，2型糖尿病で亢進することがわかっている．
- 骨格筋でグルコースの取り込みと代謝を促進し，インスリン抵抗性を改善する．
- 腸からの炭水化物の吸収を抑制する．
- 脂肪酸の酸化を増加させる．
- 低密度リポタンパク質（low-density lipoprotein：LDL）や超低密度リポタンパク質（very-low-density lipoprotein：VLDL）の血漿濃度を下げる（LDL，VLDLについては第23章参照）．

肝臓における糖新生の抑制は，特に重要である．メトホルミンの主要な効果は，ミトコンドリア呼吸鎖複合体Iを阻害することによって，肝臓における糖新生を抑制することである（Viollet et al., 2012 の総説を参照）．結果として起こる肝臓でのエネルギーバランスの変化が，AMP活性化プロテインキナーゼ（AMP-activated protein kinase：AMPK）を活性化する（Towler & Hardie, 2007）．

AMPKは，代謝制御に重要な酵素である．AMPKの活性化は，核内受容体の発現を亢進する．その結果，肝臓で核内受容体によって制御されていた，糖新生に重要な遺伝子の発現が上昇する（Kim et al., 2008 参照）．

メトホルミンは，半減期が約3時間である．また，メトホルミンは，尿中にそのままの形で排泄される．

副作用

メトホルミンは高血糖を抑制できるが，低血糖を引き起こすことはない．メトホルミンの主要な副作用は，高投与量による消化管障害（食思不振，下痢，悪心など）である．これらは頻繁に起こり，必ずしも一過性ではない．乳酸アシドーシスはまれであるが，致死的な有害事象である．そのため，メトホルミンは，肝機能・腎機能の悪い患者や重篤な肺疾患やショックなどの患者に対して，日常的に投与してはならない．これらの患者は，薬の排泄がうまく行われていなかったり，組織が低酸素状態になることで乳酸産生が増加していたりするため，乳酸アシドーシスになりやすい．代償性心不全は禁忌ではない．実際，メトホルミンは，糖尿病と心疾患をあわせもつ患者の治療成績の向上にかかわっている．メトホルミンは，他にも乳酸アシドーシスになりやすい状況では避けるべきである．例えば，糖尿病とかかわりのあるミトコンドリア筋症（mitochondrial myopathy）などが挙げられる．また，メトホルミンの長期投与は，ビタミン B_{12} の吸収を妨げる．

臨床用途

メトホルミンは，2型糖尿病患者の治療に用いられる．メトホルミンは食欲を刺激せず（むしろ，逆に食思不振を引き起こす），欧米では肥満を伴った2型糖尿病患者のうちで腎機能や肝機能が損なわれていない場合の第1選択薬である．メトホルミンはスルホニルウレアやチアゾリジン薬（グリタゾン），インスリンと組み合わせて使用できる．2型糖尿病以外に，インスリン抵抗性を伴った疾患に使用できる可能も秘めている．多嚢胞性卵巣症候群や非アルコール性脂肪性肝疾患，妊娠糖尿病，ある種の思春期早発症などが挙げられる．

スルホニルウレア

スルホニルウレア（sulfonylurea）は，腸チフスの治療に用いられていたサルファ剤（スルホンアミド誘導体）が低血糖を引き起こす発見を契機に開発された糖尿病治療薬である．多数のスルホニルウレア薬が用いられている．治療目的で最初に用いられたスルホニルウレアは，トルブタミド（tolbutamide）とクロルプロパミド（chlorpropamide）である．クロルプロパミドは作用の持続時間が長く，その後は大部分が尿中に排泄される．したがって，クロルプロパミドは重度の低血糖を引き起こす．特に，高齢により腎機能が低下した患者には，注意が必要である（第29章）．クロルプロパミドは，アルコール摂取後に紅潮（フラッシング反応）を引き起こす．これ

---

8 ビグアナイド薬は，薬理学的な作用を複数もつがゆえに，臨床には適さないことが証明されていた．メトホルミンは，1922年にはじめて合成されたビグアナイド薬の1つである．メトホルミンのもつ血糖降下作用は早い段階から指摘されていたが，インスリンの発見により一時は関心が薄らいだという歴史がある．そのため，FDAによる認可は1955年まで待たなくてはならなかった．ビグアナイド薬の糖尿病治療薬以外の用途は抗マラリア薬あるいは葉酸拮抗薬であり，ピリメタミン（pyrimethamine）やプログアニル（proguanil）が挙げられる（第54章）．

表 31.3 スルホニルウレア系経口血糖降下薬.

薬物	相対的な薬効[a]	効果持続時間（半減期）	薬物動態[b]	備考
トルブタミド	1	6〜12(4)時間	一部は肝臓において，活性が低いヒドロキシトルブタミドに変換される また，一部はカルボキシル化されて不活性な化合物に変換される 腎臓で排泄される	安全な薬剤である（わずかであるが，低血糖を引き起こすおそれがある） 甲状腺によるヨウ素の取り込みを減らす可能性がある 肝不全には禁忌である
グリベンクラミド[c]	150	18〜24(10)時間	一部は，肝臓で酸化されて適切な活性をもつ化合物になり，尿中に排泄される 50%は修飾されないまま，糞便中に排泄される	低血糖を引き起こす可能性がある 腎不全では，活性のある代謝産物が蓄積する
グリピジド	100	16〜24(7)時間	血漿中では，1時間でピークに達する 大部分は，肝臓で不活性な化合物に代謝され，尿中に排泄される 12%は，糞便中に排泄される	低血糖を引き起こす可能性がある 利尿作用がある 腎不全では，不活性な代謝産物が蓄積する

[a] トルブタミドとの相対値.
[b] すべてタンパク質と結合している（90〜95%）.
[c] 米国ではグリブリド（glyburide）とよばれる.

は，ジスルフィラム（disulfiram）に似た効果によるものである（第49章）．クロルプロパミドは，遠位ネフロンで抗利尿ホルモンに似た効果も示し，低ナトリウム血症や水中毒を引き起こす．クロルプロパミドは古くから使われているが，他のスルホニルウレアとは異なる点が多く，今となっては使うべきではないといわれている（Williams 1994）．一方，トルブタミドは現在でも有用である．第2世代のスルホニルウレア（表31.3参照）は，さらに有用である．**グリベンクラミド**（glibenclamide）や**グリピジド**（glipizide）などが挙げられる．これらの治療薬は，最大量投与した場合の血糖降下作用がトルブタミドよりも強く，血糖の制御もよい．すべてのスルホニルウレアは，スルホニルウレア構造をもち，同じ機序で作用する．しかし，それぞれの薬剤がもつ特異的な置換基が，薬物動態や作用持続時間の違いを生み出す（表31.3参照）．

作用機序

スルホニルウレアの主要な作用は，B細胞からのインスリン分泌を促進し，血糖値を下げることである（図31.1）．スルホニルウレアの結合部位は，B細胞表面に発現するK_{ATP}チャネル（第4章）である．また，各スルホニルウレアの結合の強さと，インスリン分泌能の間には相関関係がある．スルホニルウレアは，K_{ATP}チャネルの活性を抑制することで，脱分極を引き起こす．この脱分極によりCa^{2+}が細胞内に流入し，結果としてインスリン分泌が促進される（生理的なインスリン分泌と比較されたい；図31.1参照）．

薬物動態学的側面

スルホニルウレアは経口投与後に効率よく吸収され，2〜4時間以内に最大血漿濃度を示す．作用の持続時間は，各スルホニルウレアによって異なる（表31.3）．すべてのスルホニルウレアは，血漿中のアルブミンと強く結合する．そのため，血漿中のアルブミンと結合する薬剤は，スルホニルウレアとアルブミンの結合を抑制し（第8章参照），スルホニルウレアがもつ血糖降下作用を増強する．このような薬剤には，サリチル酸製剤やサルファ剤などが挙げられる．スルホニルウレアやその活性代謝物の大部分は，尿中に排泄される．そのため，高齢者や腎障害をもつ患者では，スルホニルウレアの効果が長時間持続する．

スルホニルウレアは，胎盤を通過し母乳に入る．そのため，妊娠中や授乳中の患者への投与は，禁忌である．

副作用

スルホニルウレアは通常，耐容性がよい．副作用は，表31.3にまとめた．最も一般的な副作用は，低血糖である．この低血糖は深刻で，長期にわたる．長時間効果を発揮するクロルプロパミドやグリベンクラミドではその発生率が高く，逆に効果が短いトルブタミドでは発生率が低い．効果持続時間が長いスルホニルウレアは，高齢者やたとえ軽度であっても腎障害をもつ患者には使用するべきではない．これは，低血糖の危険があるためである．スルホニルウレアは食欲を促進し，しばしば体重の増加を引き起こす．これは，肥満を伴った糖尿病患者にとって，重大な懸念事項である．約3%の患者は，胃腸障害を経験する．アレルギー性の皮膚発疹も起こりうるし，まれではあるが骨髄毒性（第57章）も深刻な副作用である．

急性心筋梗塞の発症した，または処置後数日の糖尿病患者では，インスリンをスルホニルウレアの代用として用いる．この処置は，短期的ではあるが実際に死亡率を

減少させることが知られている．死亡率の減少がインスリンの薬効か，スルホニルウレアの副作用か，またはその両方の効果なのかはわかっていない．その他にも，経口血糖降下薬の長期服用が心血管系に副作用を及ぼす可能性が疑われている．心血管組織に発現するK_{ATP}チャネルの活性阻害は，理論的に副作用だと考えられる．2型糖尿病と診断されてから8年間を追跡した観察研究では，メトホルミンに比べてスルホニルウレアで治療した患者のほうが，死亡や心血管疾患のリスクが高まる結果が報告されている（Evans et al., 2006）．

薬物相互作用

いくつかの薬剤は，スルホニルウレアの血糖降下作用を増強する．**非ステロイド性抗炎症薬**（non-steroidal anti-inflammatory drugs：NSAID）や**ワルファリン**（warfarin），尿酸排泄促進薬の一部（**スルフィンピラゾン**[sulfinpyrazone]など），アルコール，モノアミン酸化酵素阻害薬，抗菌薬の一部（サルファ剤や**トリメトプリム**[trimethoprim]，**クロラムフェニコール**[chloramphenicol]など），イミダゾール系抗真菌薬は，スルホニルウレアとの併用で深刻な低血糖を引き起こすことが知られている．これらの薬物相互作用は，2つの薬剤が代謝酵素に対して競合することで起こると考えられているが，血漿タンパク質との結合阻害や，排泄を担う輸送システムの阻害も原因になりうる．

スルホニルウレアの血糖降下作用を**減弱させる**薬剤には，高用量のサイアザイド系利尿薬（**第22, 29章**参照）やグルココルチコイドなどが挙げられる（薬動力学的相互作用）．

臨床用途

スルホニルウレアは，2型糖尿病の初期の段階に使用される．一方，1型糖尿病や2型糖尿病の後期には使用しない．これは，スルホニルウレアが機能的なB細胞を必要とするからである．スルホニルウレアは，メトホルミンまたはチアゾリジン薬と併用することができる．

⊘ インスリン分泌を惹起する他の治療薬

最近では，スルホニルウレア構造をもたないにもかかわらず，スルホニルウレアと同様にATP感受性カリウムチャネルのスルホニルウレア受容体に結合し，B細胞からのインスリン分泌を惹起する薬剤が開発されている．**レパグリニド**（repaglinide）や**ナテグリニド**（nateglinide）が挙げられる（訳者注：あわせて**グリニド製剤**とよばれる）．これらの治療薬は，スルホニルウレアと比較して速効・短時間型であり，低血糖のリスクが低い[9]．グリニド製剤は食前に投与し，食事と運動だけ

---

[9] グリニド製剤は積極的に販売されているが，安価で古くから使われているスルホニルウレアであるトルブタミドと多くの似た性質をもっていることは，皮肉なことである．

では適切に制御できない2型糖尿病患者の食後の血糖上昇を抑制する．グリニド製剤は，スルホニルウレアと比べて体重の増加が少ないという特徴ももつ．また，糖尿病の後期にメトホルミンまたは，チアゾリジン薬と併用することができる．グリニド製剤はグリベンクラミドと異なり，血管平滑筋のK_{ATP}よりもB細胞のK_{ATP}に選択的に結合する．

チアゾリジン薬（thiazolidinediones）（グリタゾン）：ピオグリタゾン

ciglitazoneは，脂質への作用を指標にスクリーニングを行って発見された**クロフィブラート**（clofibrate）誘導体である．思いがけないことに，ciglitazoneは血糖降下作用をもつことが明らかになった．チアゾリジン（グリタゾン[glitazone]ともよばれる）は，このciglitazoneをもとに開発された薬剤である．ciglitazoneは，肝毒性を示す．そのため，チアゾリジン薬は商業的に成功しているにもかかわらず，副作用（特に心血管）や規制撤回の問題，論争につねにさらされてきた．チアゾリジン薬が，死亡率を下げることを実証した臨床試験はない．チアゾリジン薬は，ヘモグロビンA1cの値を統計的に有意に改善したことから認可された．ヘモグロビンA1cは，血糖制御のマーカーとして使えるが，臨床的な意義は不確かである．**ピオグリタゾン**（pioglitazone）は，臨床で使われている数少ないチアゾリジン薬である．ピオグリタゾンよりも前に開発されたロシグリタゾン（rosiglitazone）やトログリタゾン（troglitazone）は，市場から撤退した．これは，それぞれの薬剤が心臓発作と肝障害のリスクを高めるためである．当時は大々的に報じられ，開発会社に莫大な費用負担が課せられたことも，撤退理由の1つである．

効果

チアゾリジン薬の血糖への効果は遅く，作用の発現には治療後1～2ヵ月がかかる．チアゾリジン薬は，インスリンの効き目を高める．結果として，チアゾリジン薬は肝臓からのグルコース放出を抑え，骨格筋へのグルコースの取り込みを促進する．

チアゾリジン薬は，適正な血糖値を維持するために必要なインスリン量を約30%減らす．この薬剤による血糖降下には，インスリンの減少とともに遊離脂肪酸の分泌抑制が関与している．チアゾリジン薬により，中性脂肪は減少するが，LDLと**高密度リポタンパク質**（high-density lipoprotein：HDL）は変化しないか，わずかに増加する．また，アテローム性動脈硬化にかかわるスモールデンスLDL（small dense LDL）の割合は低くなる．1～4 kgの体重増加は日常的で，通常は6～12週間で体重変化は落ち着く．体重増加の一因は，体液貯留である．血漿量が500 mLまで増加し，ヘモグロビン濃度は相対的に減少する．また，血管外液も増加し，内臓脂肪とは対照的に，皮下脂肪の沈着が増える．

作用機序

チアゾリジン薬は，**ペルオキシソーム増殖因子活性化受容体γ**（peroxisome proliferator–activated receptor–γ：PPARγ）と結合する．PPARγは，**レチノイドＸ受容体**（retinoid X receptor：RXR）（第3章参照）とヘテロ二量体を形成することで，特定の遺伝子の発現を制御する核内受容体である[10]．PPARγは，脂肪組織に加えて骨格筋や肝臓にも作用する．PPARγは脂肪細胞の分化を引き起こすが，これは副作用である体重増加の一因でもある．つまり，脂質生成を増加させ，脂肪酸やグルコースの取り込みを促進する．PPARγはさらに，腎集合管でナトリウムイオンの再吸収を促進する（Guan et al., 2005）．この過程は，アミロイド感受性であることがわかっている．PPARγの生理的なアゴニストには，不飽和脂肪酸やその誘導体（プロスタグランジン［prostaglandin］J$_2$）などが挙げられる．チアゾリジン薬はPPARγのアゴニストとして働き，PPARγとRXRの複合体形成を促進する．この複合体は，DNAと結合することで，インスリンシグナル伝達に重要な遺伝子群の発現を促進する．そのなかには，リポタンパク質リパーゼや脂肪酸の輸送体，**脂肪細胞脂質結合タンパク質**（adipocyte fatty acid–binding protein），Glut-4，ホスホエノールピルビン酸カルボキシキナーゼ，リンゴ酸酵素などが含まれる．一方，チアゾリジン薬が主に脂肪細胞の受容体に結合することから，血糖値の維持に対して非常に敏感でなくてはならないという，ちょっとした謎も残されている．これは，血中遊離脂肪酸の減少によるグルコース脂肪酸回路（ランドル［Randle］回路）の初期化によって説明されている．

薬物動態学的側面

ピオグリタゾンは迅速に吸収され，血漿濃度は投与後2時間以内にピークを示す．99％以上のピオグリタゾンは，血漿タンパク質と結合後に肝で代謝される．薬物の半減期は7時間以内であるが，その代謝物の半減期は24時間まで続く．ピオグリタゾンは主にCYP2CとCYP3A4によって代謝され，活性のある代謝物に変換される．代謝物は，主に胆汁中に排泄される．

副作用

ピオグリタゾンによる肝機能不全の報告は，まれである．しかしながら，投薬前や投薬後は定期的に肝機能を確認することが推奨されている．尿の色が濃い（暗色尿）など肝障害の可能性がある場合には，特に注意が必要である．ピオグリタゾンの副作用は，体重増加と体液貯留である．体液貯留は重大な懸念事項である．その理由は，心不全を早めたり増悪させたりするためである．ピオグリタゾンは，心不全の患者には禁忌である．心血管へのリスク増大に加えて，観察研究と無作為化対照臨床

試験のメタ解析（Loke et al., 2009）の結果は，ピオグリタゾンを慢性的に使用すると骨折のリスクが約2倍増大することを示した．また，ピオグリタゾンの使用と膀胱がんのわずかなリスク上昇の間にも，相関が認められている．頭痛や疲労，消化管障害などの非特異的な症状も報告されている．ピオグリタゾンは，妊娠中や授乳中の女性，子どもには禁忌である．インスリン抵抗性のために無排卵である女性（多囊胞性卵巣症候群など）にピオグリタゾンを投与することで，排卵を起こさせることは，理論的には可能である．

臨床用途

血糖への効果の観点から，ピオグリタゾンは他の経口血糖降下薬と併用して用いられる．メトホルミンとの配合薬は，実際に市販されている．ピオグリタゾンは耐糖能異常の進行を抑制することで，2型糖尿病患者がインスリン製剤に移行することを遅らせることができる．一方，インスリン製剤との併用は，心疾患のリスクを増やす．

α−グルコシダーゼ阻害薬

α−グルコシダーゼ阻害薬（α–glucosidase inhibitor）である**アカルボース**（acarbose）は，食事や薬によって適切に制御されていない2型糖尿病に使われる．アカルボースは，炭水化物の吸収を遅らせることで，食後の急激な血糖上昇を和らげる．一般的な副作用は，この薬剤の薬効に関係している．例えば，胃腸内にガスがたまる，軟便，下痢，腹痛，腹部膨満などが挙げられる．メトホルミンと同様に，とりわけ肥満を伴った2型糖尿病に有効で，メトホルミンと併用することも可能である．

インクレチン関連薬

エキセンディン-4（exendin–4）は，アメリカドクトカゲの唾液中でみつかったペプチドである．おそらく，このトカゲは獲物の血糖を下げることで動きを止める方向に進化したのであろう．**エキセナチド**は，エキセンディン-4を人為的に合成したペプチドである．

エキセナチドは，GLP-1（上述）の生理作用を模倣し，かつその効果は長時間にわたる．**リラグルチド**（liraglutide）は，エキセナチドとは別のGLP-1アナログである．これらの**GLP-1受容体アゴニスト**（GLP-1 receptor agonist）は，食後の血糖上昇を抑える．その機序は，インスリン分泌の増強に加えて，グルカゴン分泌の抑制や胃排出能抑制である（上記参照）．GLP-1受容体アゴニストは満腹感を助長することで食物摂取量を減らすが（第32章参照），これはこの薬剤によるわずかな体重減少と関係がある．また，GLP-1受容体アゴニストは，肝臓の脂肪蓄積を減らす．

エキセナチドは腸で吸収されないので，皮下注射によって投与する．エキセナチドはGLP-1に比べて安定

---

10 チアゾリジン薬と構造の似通ったフィブラート系薬剤は，PPARαと結合する（第23章参照）．

で，1日2回を朝食前と夕食前に投与する．放出制御製剤を用いると，1週間に1回の投与も可能である．また，血糖制御がうまくいかない肥満患者には，この製剤とメトホルミンやスルホニルウレアを併用することもできる．GLP-1 受容体アゴニストは，血糖の低下に加えて，胃腸に影響を及ぼす．膵炎は一般的な副作用ではないが，深刻である．

エキセナチドやリラグルチドは，他の治療薬とともに2型糖尿病の患者に使われる．メトホルミンに加えて，スルホニルウレアやピオグリタゾン，インスリンなどと併用される．スルホニルウレアやピオグリタゾン，インスリンは，肥満を伴った患者のうちで GLP-1 受容体アゴニストとメトホルミンの2剤併用療法がうまくいかなかった場合に適用することが推奨されている．この多剤の併用は，6ヵ月後に少なくとも3%の体重減少に加えて，ヘモグロビン A1c が1%以上降下した場合には，使用を続けることが望ましい．チアゾリジン薬と同様に，GLP-1 受容体アゴニストが心血管に対して有効である証拠や，死亡率に及ぼす影響を示す証拠はみつかっていない．そのため，GLP-1 受容体アゴニストが引き起こす便益が，リスクを上回っているかどうかについては，議論の余地がある（一般的な説明は Cohen, 2013 を参照）．

DPP-4 阻害薬

DPP-4 阻害薬には，**シタグリプチン**(sitagliptin)，**ビルダグリプチン**(vildagliptin)，**サキサグリプチン**(saxagliptin)，**リナグリプチン**(linagliptin)が含まれる．

糖尿病に用いる薬物

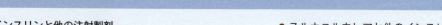

インスリンと他の注射製剤
- ヒト**インスリン**は，組換え DNA 技術によって合成される．日常的には，皮下注射である．緊急時は，静注を行う．
- **インスリン**製剤は，種類によって異なる作用持続時間を示す．
  - **速効型インスリン**：皮下注射後 2〜4 時間で作用がピークに達し，持続時間は 6〜8 時間である．このインスリンは，静注できる唯一の製剤である．
  - 中間型インスリン(**イソフェンインスリン**など)
  - 持続型インスリン(**亜鉛懸濁インスリン**)
- 主要な副作用は，低血糖である．
- アミノ酸の置換(**リスプロ**や**グラルギン**などのインスリンアナログ)は，**インスリン**の薬物動態を変化させる．
- インスリンは，すべての1型糖尿病患者と，約 1/3 の2型糖尿病患者に使われている．
- **エキセナチド**と**リラグルチド**は，GLP-1 受容体アゴニストである．これらの GLP-1 受容体アゴニストは，血糖制御がうまくいっていない2型糖尿病患者に対して，他の治療薬と併用して投与できる注射剤である．**インスリン**とは異なり，GLP-1 受容体アゴニストは体重の減少を引き起こす．

経口血糖降下薬
- 経口血糖降下薬は2型糖尿病に使用される．
- ビグアナイド薬(**メトホルミン**など)
  - インスリン存在下，各組織で複雑な作用を示す．骨格筋ではグルコースの取り込みを促進し，肝臓ではグルコースの放出を抑制し，腸ではグルコースの吸収を阻害する．
  - 食思不振を引き起こし，体重が減少する．
  - スルホニルウレアと併用可能である．
- スルホニルウレアと他のインスリン分泌を刺激する治療薬(**トルブタミド**，**グリベンクラミド**，**ナテグリニド**など)
  - 低血糖を引き起こしうる．また，それにより食欲を刺激し体重増加を引き起こす．
  - B 細胞の機能が保たれているときのみ効果がある．
  - B 細胞の ATP 感受性カリウムチャネルの活性を阻害する．
  - 耐容性が高い(よい)薬物であるが，体重増加がある．また，**メトホルミン**と比べると，心血管疾患との相関が高い．
- チアゾリジン薬は，深刻な肝毒性や心毒性と相関が認められる．**ピオグリタゾン**は，臨床で使われている数少ないチアゾリジン薬である．
  - 2型糖尿病でインスリン感受性を上げ，血糖値を下げる．
  - 体重の増加と浮腫を引き起こす．
  - 骨粗鬆症性骨折を増やす．
  - 核内受容体である PPARγ のアゴニストである．
- DPP-4 阻害薬(**シタグリプチン**など)
  - DPP-4 を阻害することで，インクレチンの活性を高める．
  - 他の経口血糖降下薬と併用し，2型糖尿病患者の血糖制御を改善する．
  - 体重の増減はない．耐容性が高い(よい)薬物であるが，膵炎には配慮する必要がある．
- α-グルコシダーゼ阻害薬(**アカルボース**)
  - 炭水化物の吸収を遅らせる．
  - 胃腸内にガスがたまったり，下痢を引き起こしたりする．

経口血糖降下薬の臨床用途

- 「2型糖尿病の治療としては，高血糖からくる症状（のどの渇き，過剰な排尿など）を減らすこと」．このような考えでは，厳格な血糖制御を行っても，血管合併症に対して大きな効果を望めない．
- メトホルミンは，乳酸アシドーシスになりやすい因子をもつ禁忌（腎障害や肝障害，代償性心不全，低酸素血症）を除いて，肥満を伴った患者に好んで使用される．
- α-グルコシダーゼ阻害薬（アカルボース）は，炭水化物の吸収を遅らせる．α-グルコシダーゼ阻害薬は，胃腸内にガスがたまったり下痢を引き起こしたりする．
- スルホニルウレア受容体に働く治療薬（トルブタミドやグリベンクラミドなど）は，耐容性が高い（よい）薬物であるが，体重増加がある．メトホルミンと比べると，心血管リスクの上昇と相関がある．
- ピオグリタゾンはヘモグロビンA1cを減少させるが，体重を増加させたり体液貯留を引き起こしたり，骨折のリスクを高めたりする．
- GLP-1受容体アゴニスト（エキセナチドとリラグルチド）は，血糖降下薬の2剤併用で制御がうまくいかない，肥満を伴った患者に対して投与できる注射剤である．通常は1日1回投与を行うが，エキセナチド徐放性製剤では1週間に1回の投与でも効果を発揮する．
- DPP-4阻害薬（シタグリプチンなど）は血糖値を改善し，耐容性が高く（よく）体重変化も起こさないが，長期投与が患者に及ぼす影響に関しては今後の課題である．膵炎は，懸念事項である．

DPP-4阻害薬は，ジペプチジルペプチダーゼ-4（dipeptidyl peptidase-4：DPP-4）を競合阻害し，インクレチン（GLP-1とGIP）のもつインスリン分泌増強作用を促進する合成薬品である．結果として，血糖値を下げる働きがある．DPP-4阻害薬は体重の増減を引き起こさない．

DPP-4阻害薬は1日1回（ビルダグリプチンは1日2回）経口投与し，腸で吸収される．DPP-4阻害薬は腎排泄によってある程度は除去され，肝臓のCYP酵素によっても代謝される．DPP-4阻害薬の胃腸への副作用は，普通は十分耐えられる程度である．発生頻度の低い肝障害や心不全の悪化，膵炎（発生率は0.1～1%）は，まれではあるが深刻である．DPP-4阻害薬には，腫瘍を増大させる懸念もある（第57章参照）．DPP-4阻害薬は，他の経口血糖降下薬とともに，2型糖尿病に用いられる．経口血糖降下薬の臨床用途については，クリニカルボックスにまとめた．

新しいタイプの糖尿病治療薬

新しい糖尿病治療薬として，α_2アドレナリン受容体アンタゴニスト（α_2-adrenoceptor antagonist）や脂肪酸酸化の阻害薬，グルコキナーゼの活性化薬が検討されている．脂肪細胞内における脂肪分解は，アドレナリンβ_3受容体によって制御されている（第14章参照）．そこで，2型糖尿病を患う肥満患者に対して，特異性の高いβ_3アゴニスト処置の有効性が研究されている（第32章参照）．

引用および参考文献

引用文献

American Diabetes Association, 1993. Implications of the diabetes control and controlations trial. Diabetes 42, 1555–1558.（画期的な臨床試験．）

Cohen, D., 2013. Has pancreatic damage from GLP-1 based diabetes drugs been underplayed? Br. Med. J. 346, 16–21.（安全性に対する懸念を示した記事．）

Evans, J.M.M., Ogston, S.A., Emslie-Smith, A., Morris, A.D., 2006. Risk of mortality and adverse cardiovascular outcomes in type 2 diabetes: a comparison of patients treated with sulfonylureas and metformin. Diabetologia 49, 930–936.（5,700人の2型糖尿病患者を8年間追跡した観察研究である．スルホニルウレアの使用は，死亡率や心血管障害の上昇と相関があることを示した．証明にはならないが，示唆に富む内容である．）

Holman, R.R., Sanjoy, K.P., Bethel, M.A., et al., 2008. 10-year follow-up of intensive glucose control in tcontroliabetes. N. Engl. J. Med. 359, 1577–1589.

Kim, Y.D., Park, K.G., Lee, Y.S., et al., 2008. Metformin inhibits hepatic gluconeogenesis through AMP-activated protein kinase-dependent regulation of the orphan nuclear receptor SHP. Diabetes 57, 306–314.

Loke, Y.K., Singh, S., Furberg, C.D., et al., 2009. Long-term use of thiazolidinediones and fractures in type 2 diabetes: a meta-analysis. CMAJ 180, 32–39.（チアゾリジン薬の長期投与は，2型糖尿病患者の骨折に対するリスクを2倍にする．このリスクの上昇は女性に特有であり，男性にはみられない．）

Towler, M.C., Hardie, D.G., 2007. AMP-activated protein kinase in metabolic control and control signaling. Circ. Res. 100, 328–341.

Viollet, B., Guigas, B., Garcia, N.S., Leclerc, J., Foretz, M., Andreelli, F., 2012. Cellular and molecular mechanisms of metformin: : an overview. Clin. Sci. 122, 253–270.（メトホルミンを新しい治療用途に用いた際の分子機構をまとめた文献である．例えば，非アルコール性脂肪性肝疾患などが含まれる．）

Williams, G., 1994. Management of non-insulin dependent diabetes mellitus. Lancet 343, 95–100.

Yu, D.M.T., Yao, T.-W., Chowdhary, S., 2010. The dipeptidyl peptidase IV family in cancer and cell biology. FEBS J. 277, 1126–1144.（DPP-4 に関して，現在わかっている知見を論じている．）

参考文献
生理学的，病態生理学的側面

Lee, Y.H., White, M.F., 2004. Insulin receptor subreceptorroteins and diabetes. Arch. Pharm. Res. 27, 361–370.（IRS タンパク質の発見と，IRS が細胞表面受容体と細胞内シグナル伝達カスケードの結びつきに果たす役割を概説.「IRS1 と IRS2 がかかわる細胞増殖シグナルの理解は，糖尿病や他の代謝疾患の予防や治療の新しい戦略をたてるうえで重要である.」）

Withers, D.J., Gutierrez, J.S., Towery, H., et al., 1998. Disruption of IRS-2 causes type 2 diabetes in mice. Nature 391, 900–904.（IRS-2 の機能欠損は,「ヒト 2 型糖尿病の病態生理にかかわっている」と考えられる.付随する以下の論評も参考になる.Avruch, J., A signal for β-cell failure, pp. 846–847）

Zimmet, P., Alberti, K.G.M.M., Shaw, J., 2001. Global and societal implications of the diabetes epidemic. Nature 414, 782–787.（人間の営みの変化が，2 型糖尿病の劇的な増加につながる.）

インスリン

Owens, D.R., Zinman, B., Bolli, G.B., 2001. Insulins today and beyond. Lancet 358, 739–746.（生理的な血糖制御や遺伝子組換え型インスリン，インスリンのデリバリー，グルコース感受性に関する総説.）

経口血糖降下薬

Gale, E.A.M., 2001. Lessons from the glitazones: a story of drug development. Lancet 357, 1870–1875.（戦い：「トログリタゾンは欧州から撤退した．一方，米国では同時期に 90 症例の肝障害を引き起こしたにもかかわらず販売が継続され，20 億ドル以上の売り上げを生み続けた．米国では，ロシグリタゾンとピオグリタゾンは単独で用いられるか，または他の治療薬と併用されている．一方，欧州では，これらの薬は第 2 選択薬として限定された認可の形で申請された．では，われわれはこれらの治療薬をどのように使っていくべきなのか？ これらの薬剤は，他の治療法よりも有効である明らかな証拠がないにもかかわらず，なぜ大ヒット商品になったのか？」）

Guan, Y., Hao, C., Cha, D.R., et al., 2005. Thiazolidinediones expand body fluid volume through PPARγ stimulation of ENaC-mediated renal salt absorption. Nat. Med. 11, 861–865.（チアゾリジン薬による体液貯留の分子機構と，アミロイドがその治療に使える可能性を示した．今後，ヒトを対象とした研究がなされることは，疑いようがない．同号の News and Views 欄も参考になる．TZDs and diabetes: testing the waters, by A.F. Semenkovich, pp. 822–824.）

他の糖尿病治療薬や治療学的側面

Brenner, B.M., Cooper, M.E., de Zeeuw, D., et al., 2001. Effects of losartan on renal and cardiovascular outcomes in patients with type 2 diabetes and nephropathy. N. Engl. J. Med. 345, 861–869.（AT$_1$ アンタゴニストから腎臓が受ける恩恵を扱っている．以下の記事も参考になる．Lewis, E.J., et al., pp. 851–860, and Parving, H.-H., et al., pp. 870–878, and an editorial on prevention of renal disease caused by type 2 diabetes by Hostetter, T.H., pp. 910–911.）

Farmer, K.L., Li, C.-Y., Dobrowsky, R.T., 2012. Diabetic neuropathy: should a chaperone accompany our therapeutic approach? Pharmacol. Rev. 64, 880–900.（現時点では良好とはいえない治療.）

Younk, L.M., Mikeladze, M., Davis, S.N., 2011. Pramlintide and the treatment of diabetes: a review of the data since its introduction. Expert Opin. Pharmacother. 12, 1439–1451.（「pramlintide は，1 型と 2 型糖尿病患者のヘモグロビン A1c 低下に加えて，体重を減少させた．最近は，pramlintide が示す体重減少が注目されている．さらに，糖尿病を発症していない肥満に対する pramlintide とメトレレプチンの効果に関しても関心が集まっている.」）

第3部　主要臓器系に影響を及ぼす薬物

32　肥満

概要

　肥満は世界中で増え続けている健康問題であり，一部の国では爆発的に増加している．この問題は，豊かな国の住人，成人，あるいは特定の社会経済的階級に限定されるものではない．体脂肪は体に蓄えられた残余エネルギーであり，肥満はエネルギーバランスを制御する恒常性機構が乱れたり，大きく崩れたりすると生じる．この章ではまず，食欲と体脂肪の内因性調節機構について概説し，次に肥満とその病態生理が健康に及ぼす影響について考えてみたい．最後に，現在認可されている肥満の治療薬について議論し，さらに肥満の薬物治療の将来展望にも目を向けたい．

はじめに

　生存するためには，食物が断続的にしか得られない場合でも，恒常性を維持するためのエネルギーが持続的に供給されることが必要である．進化の過程は，エネルギー密度の高いトリグリセライドとして余剰エネルギーを脂肪組織に貯蔵する機構をヒトに備え，食物が乏しいときに容易に脂肪組織からエネルギーを動員できるようにした．このメカニズムは，いわゆる倹約遺伝子によって制御され，狩猟採集者の先祖にとっては明らかに大切な資産であった．しかし現代社会では多くの場合，座りがちな生活様式，遺伝的感受性，文化的影響，豊富な高カロリー食品が無制限に手に入ることなどが相まって，地球規模での肥満の流行，時に "globesity"（訳者注：globe［地球］と obesity［肥満］を合わせた造語）とよばれるような状況が生じている．肥満は，他の章に記載されている生活習慣病クラスターの1つの要素であり，これらは同一個人にしばしば共存する．この状態は現在 "メタボリックシンドローム" と表現され，急速に拡大する公衆衛生上の問題である．

肥満の定義

　"肥満" とは，過剰な体脂肪が健康（すなわち平均余命）を害する疾患であると定義できるであろう[1]．しか

し，どこからが "肥満" なのか？　一般的に受け入れられている基準は体格指数（body mass index：BMI）である．BMI は W/h^2（W = 体重［kg］，h = 身長［m］）として表される．BMI は完全な指標ではないが（例えば，脂肪量と除脂肪量を区別しない），他の体脂肪測定値とよく相関しており，便利な指標として広く利用されている．特定範囲の体重をもって "健康な" 体重と定義することに問題はあるが，世界保健機関（World Health Organization：WHO）は，BMI が 25 以上の成人を過体重，BMI が 30 以上の成人を肥満と分類している．小児期の肥満を評価することはより困難である．

　BMI が全身のエネルギーバランスに依存することは明らかなので，もう1つの使用可能な肥満の定義は，"カロリー摂取量がエネルギー消費量を上回る状態が長期間持続するエネルギーバランスの多因子性障害" となるだろう．

健康問題としての肥満

　肥満はますます増え続け，コストのかかる世界的な健康問題である．WHO は 2008 年に，すでに 14 億人以上の成人が過体重であり，上記定義にあてはめると，その半分（世界人口の 10% 以上に相当）が肥満であると推定した．国別の肥満度は著しく異なっており，中国，日本，アフリカの一部では人口の 5% 未満だが，サモアの一部では 75% 前後に達している．米国，欧州，英国の成人の肥満度は 1980 年以来 3 倍に増えており，米国では 35.9%（2010 年の数値；Xia & Grant, 2013），その他多くの先進工業国では約 25% に達している（Padwal et al., 2003）．この疾患は成人特有のものではなく，5 歳未満の小児のうち約 4,000 万人が過体重であると推定されている（2011 年の数値）．米国では 1980 年当時と比較して，過体重の小児の数が倍増し，過体重の青年の数は 3 倍になっている．皮肉なことに，多くの発展途上国において，肥満はしばしば栄養不良と共存している．またすべての社会経済階級に属する人々が影響を受ける．最貧国においては，肥満は最上位の階級で蔓延しているが，西側諸国においては通常その逆である．

　世界全体で考えれば，より多くの人が過小体重よりも過体重や肥満によって死亡している．医療保険制度の財政負担はきわめて大きい．2010 年に肥満の治療にかかっ

---

[1] 「とても太っている人は，やせている人よりも早死にする傾向がある」とヒポクラテス（Hippocrates）はいった．

た費用は，米国だけで 1,980 億ドルに達した(Xia & Grant, 2013)．

❯❯ 肥満自体で死に至ることはまれだが，しばしば代謝および他の異常(特に高血圧，高コレステロール血症，2 型糖尿病)を併発し，それらとともに**メタボリックシンドローム**(metabolic syndrome)を構成する．メタボリックシンドロームは，心血管疾患，脳卒中，がん(特にホルモン依存性)，呼吸器疾患(特に睡眠時無呼吸症候群)および消化器系疾患ならびに変形性関節症の重要な危険因子となる．ある論説(Kopelman, 2000)では，「健康を害する最も重要な原因が，栄養不足と感染症から肥満へと移り変わり始めている」と述べられている．肥満は恥ずべきことであるという社会的認識はますます広まっており，肥満者の心理的孤立感につながっている．

　2 型糖尿病発症リスク(全糖尿病の 85%を占める)は，BMI の増加に伴って急激に上昇する．WHO は，2 型糖尿病と診断された人々の 90%が肥満であると報告している．女性の糖尿病に関する研究においても，糖尿病発症リスクは BMI と密に関係しており，BMI が 25 kg/m^2 で 5 倍，35 kg/m^2 以上では 93 倍も糖尿病発症が増加した(Colditz et al., 1995)．肥満者においては心血管疾患も増加し，胸部および腹部の脂肪組織の増加は肺容積を減少させ，呼吸を困難にする．肥満患者は大腸がん，乳がん，前立腺がん，胆嚢がん，卵巣がんおよび子宮がんの発症リスクも高くなる．変形性関節症，高尿酸血症および男性生腺機能低下症を含む多くの他の疾患も，やはり体重過多と相関する．25 ～ 35 歳の集団において，"超"肥満者(BMI ≧ 40 kg/m^2)の死亡率は，BMI が 20 ～ 25 kg/m^2 の人たちと比較して，12 倍も増加していた．

エネルギーバランスを制御する 恒常性維持機構

　一般的な見解，無数の書籍の著者や非常にもうかるダイエット産業が暗にほのめかしているのは，肥満は単に悪い食事や故意の過食(過食症)の結果にすぎないということである．しかし，本当のところはより複雑である．食餌療法は，それだけで長続きする解決策になることはほとんどない．失敗率は高く(おそらく 90%)，ダイエットをする人のほとんどは最終的に元の体重に戻る．これは，特定の設定体重を維持するために，いくつかの内因性の恒常性機構が働いていることを示唆している．このメカニズムは通常きわめて正確であり，10 年単位でみたエネルギーバランスを 0.17%の誤差に留めることができる(Weigle, 1994)．日々の食物摂取量の変動を考えると，これはまさに驚くべき芸当だといえよう．

　まったく同じ食事を食べていても，肥満になるのは一部の人だけである．一卵性，二卵性双生児の研究により，肥満への感受性は強い遺伝的影響を受けることが明らかになった．また，マウス(そして最近はヒト)のまれな遺伝子変異の研究によって，食物摂取量とエネルギー消費を一致させるための神経内分泌経路がみつかり，解明されるに至った．この発見と解明はさらに，肥満の発症やその持続の原因になっているのは，多くの場合この神経内分泌系路の障害であるという概念につながった．

体重調節における消化管および他のホルモンの役割

　20 世紀のはじめに，視床下部に損傷のある患者の体重が増える傾向があることが報告された．1940 年代には，げっ歯類において視床下部の異なる部位の病変が，肥満の原因になったり，異常な摂食行動の原因になったりすることも示された．ラットの実験に基づき，ケネディ(Kennedy)は 1953 年に，脂肪組織から放出されたホルモンが視床下部に作用して，体脂肪および食物摂取を調節する可能性を提唱した．この独創的な発見は，この分野における将来の発見の礎となった．

　また，マウスにおいて特定の遺伝子変異が肥満の原因になることが観察された．これまでに *Ob* (obesity)，*Tub* (tubby)，*Fat* および *Db* (diabetes)遺伝子を含む，少なくとも 5 つの遺伝子変異が明らかになっている．これらの変異型遺伝子のホモ接合型マウス，*Ob/Ob* マウスおよび *Db/Db* マウスは，食事摂取が過剰で，エネルギー消費量が少なく，ひどい肥満を呈し，多くの代謝性その他の異常を呈する．*Ob/Ob* マウスの体重増加は，その血液循環を正常マウスに連結すると抑制された．このことから，*Ob/Ob* マウスの肥満が，ある血液由来因子の欠損を原因とすることが示唆された．

　重要な概念的革新は，1994 年に訪れた．フリードマン(Friedman)ら(Zhang et al., 1994 参照)は，*Ob* 遺伝子をクローニングし，そのタンパク質産物をレプチンと命名した[2]．組換え型レプチンタンパク質を *Ob/Ob* マウスに全身投与すると，食物摂取量および体重が著しく減少した．側脳室または第三脳室に直接注射した場合にも同様の効果があり，食事摂取およびエネルギーバランスを制御する脳の領域に作用することが示唆された．組換え型レプチンタンパク質は，ヒトにおいても同様の効果を有する(**図 32.1** 参照)．

　レプチン mRNA は脂肪細胞に発現している．その合成は，グルココルチコイド，インスリンおよびエストロゲンによって増加し，β アドレナリン受容体アゴニストによって減少する．健常なヒトにおいて，レプチンの放出は拍動性であり，脂肪貯蔵および BMI の状態に応じて変化する．インスリン(**第 31 章**参照)も同様に機能しうる．

　今日では，レプチンおよびインスリンに加えて，主に消化管(gastrointestinal：GI)および視床下部由来のいくつかのメディエーターが，食物摂取，食事量，および飽食感[3]を決定する際に重要な役割を果たすことが知られ

---

2 この名前は，薄いことを意味するギリシャ語のレプトス(leptos)に由来する．

3 紛らわしい用語である．"飢え(hunger)"は明らかに食べたいという欲求を意味する．"満腹感(satiation)"とは，食事中にたらふく食べたという感覚である．"飽食(satiety)"とは，食後にもう他のものは食べたくないという感覚を指す．

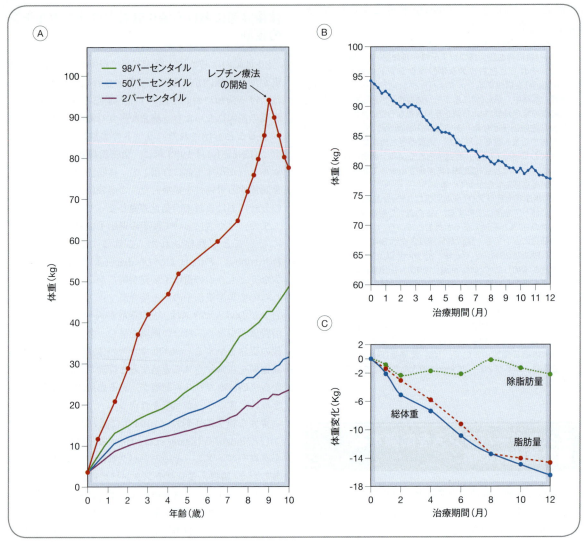

図 32.1 内因性レプチン欠損症（原因：レプチン遺伝子のフレームシフト突然変異）の高度肥満小児（9歳）への組換え型レプチン投与の効果.
出生時体重は正常であったにもかかわらず，生後4ヵ月で体重が増え始め，絶えず食べ物を求めていた．治療前体重は94.4kgであった．体重減少は投与開始2週間後から始まり，彼女の摂食行動は正常に戻った．彼女は治療開始後1年間で15.6kgの体脂肪を失った．（データおよび図はFarooqi et al. 1999より．）

ている．食物の到達に応答して小腸壁の細胞から分泌されるペプチドホルモン（第30章参照）は，この連関において重要である．表32.1と図32.2に，これらのメディエーターの主な特徴をまとめた．

これらの因子の大部分は，食べている間，または食べようとしているときに放出され，ほとんどが本質的に抑制性であり，飽食感または満腹感のいずれかを生じる．2つの例外は，胃から分泌され飢餓感を促進するホルモンであるグレリン，および脂肪組織量によって制御され，したがって，より個体の長期的エネルギー状態に関与するレプチン自体である．これらの摂食調節ホルモンの主な標的は，迷走神経求心性線維または視床下部内（または中枢神経系[central nervous system：CNS]の他の場所）に発現する受容体である．摂食調節ホルモンはここで受容体に結合し，摂食行動，エネルギー消費および体重の微調整を行う他の神経伝達物質の放出を調節する．これらのペプチドホルモンの他の作用としては，グルカゴン様ペプチド-1（glucagonlike peptide-1：GLP-1）およびグルコース依存性インスリン分泌刺激ポリペプチド（glucose-dependent insulinotropic polypeptide：GIP）を含むインクレチン（incretin；第31章参照）によるインスリンの放出が挙げられる．

表 32.1 摂食を制御する末梢ホルモン.

ホルモン	産生される場所	分泌刺激	標的	効果
CCK	消化管	摂食中あるいはその直前	迷走神経求心路	食事量の制限
アミリン, インスリン, グルカゴン	膵臓	摂食中あるいはその直前	迷走神経求心路	食事量の制限
PYY_{3-36}	回腸, 大腸	食後	脳幹, 視床下部	次の食事までの時間を延ばす
GLP-1	胃	食後	脳幹, 視床下部	次の食事までの時間を延ばす
オキシントモジュリン	胃	食後	脳幹, 視床下部	次の食事までの時間を延ばす
レプチン	脂肪組織	肥満状態	脳幹, 弓状核	食物摂取の長期的調節
グレリン	胃	飢餓, 摂食	迷走神経, 視床下部	食事の量, 回数を増やすことによる食物摂取の増加

CCK：コレシストキニン, GLP-1：グルカゴン様ペプチド-1, PYY_{3-36}：ペプチド YY.

体重と食習慣を制御する神経回路

食物摂取の制御

これらのホルモンシグナルが処理され, 他の内臓感覚, 味覚または嗅覚情報と, 中枢神経内で統合される方法は複雑である. 多くの部位がこのプロセスのさまざまな側面に関与しており, 約50のホルモンおよび神経伝達物質が関与していることが示唆されている. ここでの説明は, したがって, どうしても過度に単純化されたものとなる. より完全な理解のためには, 章末の文献リストを参照されたい.

初期の責任部位同定の研究で予測されたように, 視床下部は食欲, 摂食行動およびエネルギー状態の主な制御中枢である. もちろん, **側坐核**(nucleus accumbens：NAc), 扁桃体, そして特に**延髄孤束核**(nucleus tractus solitarius：NTS)など脳の他の部位もきわめて重要な役割を果たしているが. 視床下部内では, 第三脳室の底の部分に位置する**弓状核**(arcuate nucleus：ARC)が重要な部位である. ARCは消化管由来の求心性神経シグナルを受け取り, レプチンおよび他の重要なホルモンの受容体を発現している. ARCはまた, エネルギー状態のモニタリングにかかわる視床下部の他の部分, 特に**室傍核**(paraventricular nuclei)や視床下部腹内側野との広範な相互接続を有する. **図32.2**は, ARCで生じる相互作用の一部を簡略化してまとめたものである.

ARC内には, 食欲に対して逆方向に働く, 機能的に異なる2つのグループに属するニューロンがある. 1つのグループは**食欲抑制**(anorexigenic)ニューロンで, プロオピオメラノコルチン(proopiomelanocortin：POMC)由来ペプチド(例えば α メラニン細胞刺激ホルモン[α-melanocyte-stimulating hormone：α-MSH])またはコカインおよびアンフェタミン調節転写産物(cocaine- and amphetamine[amfetamine]-regulated transcript：CART)[4]由来ペプチドを分泌する. もう1つのグループは, **食欲促進**(orexigenic)ニューロンとよばれ, 神経ペプチド Y(neuropeptide Y：NPY)またはアグーチ関連ペプチド(agouti-related peptide：AgRP)を分泌する. これらのグループに属するニューロンは反対の作用を有するので, エネルギー恒常性はまず両者の作用バランスに依存し, 最終的に脳幹部運動ニューロンによって伝達され, 摂食行動の変化につながる.

ノルアドレナリン(noradrenaline)(ノルエピネフリン[norepinephrine]), 5-ヒドロキシトリプタミン(5-hydroxytryptamine)(5-HT, セロトニン[serotonin])およびドパミンのようなモノアミンもまた, 飽食シグナルの調節に働く. ノルアドレナリンは, 特定のニューロンにおいて NPY と共局在し, その過食作用を大きく増強する. ドパミンの欠乏は, 5-HT_{2C} 受容体アゴニストと同様, 摂食行動を損なう. 5-HT_{2C} 受容体アンタゴニストは逆の効果を有する.

消化管からの多くの神経シグナルが統合され, 延髄孤束核(NTS)を通って視床下部に伝達される. 味覚, 嗅覚, 機械的および内臓感覚信号を含むこれらのシグナルのいくつかは, 消化管または肝臓由来の迷走神経および他の脊髄求心性神経に端を発する. 内分泌シグナルは, より複雑なシグナル伝達経路を有する. 例えば, コレシストキニン(cholecystokinin：CCK)は, 食物(特に脂肪)の摂食および消化のプロセスに応答して, 十二指腸から分泌される. CCK は迷走神経求心路を刺激するため, 消化管に発現する CCK_A 受容体に局所的に作用し, また飽食

---

[4] コカインまたはアンフェタミンの投与がこの遺伝子の転写を刺激するので, そうよばれる. 視床下部における発現は, 栄養状態と関連しており, 食欲の調節に関与していると考えられている. その受容体は不明だが, おそらく NPY およびレプチンの作用を調節する.

第32章 肥満

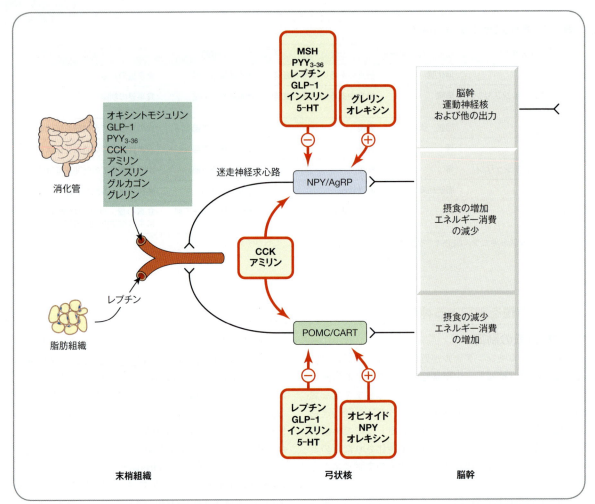

図32.2 エネルギーバランスと脂肪貯蔵の制御における，末梢ホルモンおよび他のメディエーターの役割の簡単なまとめ．
視床下部による一次制御は，相反する作用を有する弓状核(ARC)の2つのニューロン群が司る．1つのニューロン群には，ペプチドである神経ペプチドY(NPY)およびアグーチ関連タンパク質(AgRP)が共存在している．もう1つのニューロン群は，ポリペプチドであるプロオピオメラノコルチン(POMC)，コカインおよびアンフェタミン調節転写産物(CART)を含有し，αメラニン細胞刺激ホルモン(MSH)を放出する．消化管または脂肪組織から分泌される血中ホルモンは，迷走神経および他の求心性神経の受容体によって感知され，延髄孤束核を介して伝達され，これら2群のニューロンの神経活動を制御する．図中に各ニューロン群に対するホルモンの影響が示されている．あるもの(例えば，レプチン)は，末梢血から直接，または神経伝達を介して間接的にARCニューロンに影響を与える．他のもの(例えば，5-ヒドロキシトリプタミン[5-HT]，オレキシン)は，中枢神経系自体で産生される．例えば，レプチンの低下またはグレリンの上昇によるNPY/AgRPニューロン群の活性化は，食物摂取量の増加およびエネルギー消費の減少をもたらす．POMC/CARTニューロン群では，過剰な食事摂取によって誘導されるレプチンまたは他のホルモンレベルの上昇が，摂食行動に対して主として阻害効果を生じる．コレシストキニン(CCK)およびアミリンなど他の多くのホルモンも，作用機序は明らかではないものの，ARCニューロンの特性を変化させる．GLP-1：グルカゴン様ペプチド-1，PYY_{3-36}：ペプチドYY．(Adan et al. 2008 より改変．)

因子として機能するため，脳のCCK_B受容体に作用すると考えられている．グレリンは成長ホルモンの放出を刺激し(第33章)，摂食行動を調節するため，ARCのニューロンに直接作用する．血中グレリン濃度は通常食後に低下するが，肥満者では減少しない(English et al., 2002)．興味深いことに，グレリン遺伝子の多型は，生命を脅かすほどの肥満の原因となるまれな遺伝的小児疾患**プラダー－ウィリー症候群**(Prader-Willi syndrome)の病因において重要である可能性がある．

レプチンもまた，ARCのニューロンを標的とする．レプチンの低下により食欲促進ニューロンが活性化され，結果として食物摂取量増加，脂肪の合成および貯蔵(同化)，ならびにエネルギー消費の減少が生じる．逆に，レプチンレベルの上昇は，第2群食欲抑制ニューロンを活性化し，反対に食欲抑制および異化作用を生じる．

CNSの他の部分からの入力もまた，摂食行動に影響する．側坐核(NAc)からの入力は特に重要である．この部分は，喜びや報酬によって駆り立てられる摂食行動の

一面（いわゆる"快楽的"側面）を制御しているようである（第49章も参照）．エンドカンナビノイド系は，この応答において重要である．視床下部には，大量の2-アラキドニルグリセロールおよびアナンダミド，ならびにCB₁受容体が含まれている（第19章参照）．内因性または外因性の（例えば，Δ9-THC）カンナビノイドを投与すると，強力な摂食反応を引き起こす[5]．この系は一方で，"ストレス"や他の環境因子によっても調節されうる．

エネルギー消費の調節

食物摂取とバランスをとるのは，代謝，身体活動および熱産生（thermogenesis）を維持するために必要なエネルギー消費である．代謝の側面には，とりわけ，心肺循環呼吸活動，および多くの酵素が必要とするエネルギーが含まれる．身体活動はこれらすべてを増加させるだけでなく，骨格筋によるエネルギー消費を増加させる．寒さへの曝露もまた熱産生を亢進し，その逆もまた真実である．摂食自体の熱産生効果はしばしば劇的（20～40％の増加）であり，肥満発症に対する部分的な防御機構となりうる．

交感神経系は（時に甲状腺ホルモンと協調して），運動中の心血管および骨格筋機能における，そして脂肪組織の熱産生反応および寒さに対する応答におけるエネルギー調節に重要な役割を果たす．"白色"および（特に）"褐色"の脂肪細胞（褐色はミトコンドリアが高密度に存在することが原因）は，熱産生において主要な役割を果たす．豊富な交感神経系支配を受ける褐色脂肪は，げっ歯類およびヒトの乳児には多く存在するが，ヒト成人では一般的に白色脂肪細胞の間にまばらに散在している程度である．その豊富なミトコンドリアゆえ，褐色脂肪細胞は優れた熱産生器である．その基本メカニズムは，マウスで明らかにされたミトコンドリア脱共役タンパク質（mitochondrial uncoupling protein：UCP）の存在にある．3つのアイソフォーム，UCP-1，-2，-3が知られており，すべて褐色脂肪に発現しているものの，異なる分布パターンを有する．これらのタンパク質は，酸化的リン酸化を"脱共役"するので，ミトコンドリアはATPを産生するのではなく，ほとんどのエネルギーを熱として消費してしまう．予想されるように，寒冷曝露またはレプチン投与により，褐色脂肪中のUCP-1活性および（長時間刺激後の）UCP-1発現量はともに増加する．ノルアドレナリンは，褐色脂肪中のβアドレナリン受容体（主にβ₃）に作用し，ペルオキシソーム増殖因子活性化受容体γ（peroxisome proliferator-activated receptor-γ：PPARγ）転写因子の活性を増加し，UCP-1遺伝子の転写を活性化する．β₃アドレナリン受容体の発現は，遺伝的肥満マウスにおいて減少している．

エネルギーバランス

エネルギーバランスは，食物摂取，脂肪組織におけるエネルギー貯蔵，およびエネルギー消費に依存する．たいていの個人においては，このバランスは多数の内部センサーおよび外部要因からの入力を統合する恒常性維持機構によって，厳重に制御されている．このシステムの重要な構成要素は以下の通りである．

- 脂肪貯蔵の状況を伝達するホルモン（例えば，レプチン）．脂肪貯蔵の増加は，脂肪細胞からのレプチン放出を促進する．
- 摂食中に消化管から放出され，空腹感（例えばグレリン），満腹感（例えばCCK）または飽食感（例えばPYY₃₋₃₆）を伝達するホルモン．
- これらのホルモンの情報は，神経，味覚，嗅覚，および内臓感覚入力とともに視床下部で統合される．弓状核（ARC）は重要部位である．
- 弓状核にある2つの相反する作用をもつニューロン群は，ホルモンおよびその他のシグナルを感知する．POMC/CARTを分泌するニューロンは摂食を促進し，NPY/AgRPを分泌するニューロンは摂食を抑制する．他の多くのCNS神経伝達物質（例えばエンドカンナビノイド）も関与している．

このプロセスで差し引きされた正味の出力は，摂食行動を制御する脳幹運動神経核の他部位へと伝達される．

ヒト肥満の病態生理学

年間約100万カロリーにも達する食事摂取量およびエネルギー消費量の非常に大きな変動にもかかわらず，ほとんどの成人で体脂肪および体重は，長年，さらに数十年にわたって，おおむね一定に保たれる．個人の体重およびBMI定常状態は，先に説明したように，複数の相互作用する調節経路が統合されることで維持される．ではいかにして肥満は起こるのか？ 肥満者が減量して低体重を維持することは，なぜそれほど難しいのか？

主な決定要因は明らかにエネルギーバランスを制御する恒常性機構の障害であり，遺伝的基盤がこの障害の根底にある．食糧の入手しやすさ，また身体活動の欠如など他の要因もこの障害に影響する．さらに，もちろん，社会的，文化的，心理的側面がそこに重なってくる．ここでは，生理学的および遺伝的メカニズムについてのみ議論する．社会的，文化的，心理的側面の役割について

---

[5] この効果は大麻吸引の一般的副作用である"空腹感"の原因となる．

は，心理社会学者に任せたい（深い安堵のため息とともに）！

食物摂取と肥満

Spiegelman & Flier（1996）が指摘しているように，「食物摂取の増加が肥満と関連するであろうことに気づくには，ロケット科学者である必要はない」．典型的な肥満者は，通常10年ほどで20kgの体重増加を経験する．これは当初，毎日のエネルギー必要量を30〜40kcal超えるエネルギー摂取を続け，さらに徐々に増やして，増加した体重を維持していくことを意味する．

食べ物の種類と量は，エネルギー恒常性を乱すことがある．食欲調節を司る飽食感を感じるメカニズムは，炭水化物やタンパク質には即座に反応するが，脂肪には，そのエネルギー密度が高いためか，ゆっくりとしか反応することができず，個人が脂肪を過剰消費するのを止めることができない．

しかし，肥満者が食餌療法の一環としてカロリー摂取量を減らすと，負のエネルギーバランスへと移行する．彼らが体重を減らすと，安静時の代謝率は低下し，同時にエネルギー消費も減少する．したがって，以前は肥満であったが現在は正常体重である人は，これまで肥満になったことがない人よりも，一般的にその体重を維持するために必要なカロリーが少なくなる．エネルギー消費が減少する主な原因は，骨格筋において化学エネルギーが機械的収縮弛緩に変換される効率が低下することにあると思われる．カロリー減少に対するこの適応は，食餌療法で体重を維持することが困難な理由となっている．

運動と肥満

かつて，肥満に有効な唯一の運動は，自分の椅子を引いてテーブルから離れることだといわれていた．現在，運動（すなわちエネルギー消費の増加）は，特に食餌療法と併用する場合には，肥満者の脂肪蓄積を減らし，エネルギーバランスを調整するうえでより重要な役割を果たすことが認識されている．意図せずに行われた人口調査がよい例を提供することになった．何年も前，ピマ・インディアンの部族は2つのグループに分かれた．メキシコに住むグループは，自給自足レベルのシンプルな生活を続け，倹約的に食べ，週のほとんどをきつい肉体労働に費やした．彼らは概して痩せ型であり，2型糖尿病の発症率は低かった．もう1つのグループは米国に定住した．そこではカロリー豊富な食料が簡単に手に入り，きつい肉体労働が必要になることは少なかった．彼らは平均すると，メキシコ在住のグループより57ポンド（26kg）体重が重く，2型糖尿病の早期発症率が高かった．

エネルギーバランスの恒常性調節障害としての肥満

エネルギーバランスの恒常性調節は複雑であるため，何が悪くて肥満になったのかを正確に判断することは容易ではない[6]．レプチンの役割が明らかになり始めた頃，レプチン動態の変化で，肥満の原因がシンプルに説明できるのではないかと考えられた．レプチンに対する感受性にはかなりの個人差があり，人によっては，このホルモン産生が不十分のようである．一方逆説的に，血漿レプチンは非肥満者と比較して肥満者でしばしば高く，予想されたようには肥満者で低くないことが多い．この理由は，レプチン不足というよりも，むしろレプチンに対する抵抗性が肥満者においてより広くみられるためである．レプチン抵抗性は，循環血液中のレプチン輸送の障害，CNSへの輸送障害，視床下部のレプチン受容体の欠陥（肥満 Db/Db マウスで生じているような），あるいは受容体以下のシグナル伝達における欠陥などによって引き起こされる可能性がある．

レプチン以外のメディエーターも示唆されている．例えば，脂肪組織から脳へ情報を伝達することができるサイトカインである腫瘍壊死因子（tumour necrosis factor：TNF）-αは，インスリン抵抗性が亢進した肥満者の脂肪組織において増加する．筋肉および脂肪のインスリン感受性の低下ならびに褐色脂肪組織における β_3 アドレナリン受容体機能の低下も生じるし，あるいは，脂肪細胞中の脱共役タンパク質 UCP-2 の機能が障害されているかもしれない．

さらに示唆されることとしては，PPARα，β，およびγ など，特定の核内受容体の機能変化が肥満につながっている可能性である．これらの受容体は，脂質およびグルコース恒常性に関連する酵素の遺伝子発現を調節し，脂肪組織の形成を促進する．PPARγ は，主に脂肪細胞に発現し，別の転写因子 C/EBPα との相乗作用を介して，前駆細胞を脂肪細胞に分化変換する（Spiegelman & Flier, 1996 を参照）．白色脂肪細胞における UCP の遺伝子は また，PPARα および C/EBPα に応答する調節領域を有する．ピオグリタゾン（pioglitazone）は2型糖尿病の治療薬であるが（第31章参照），PPARγ を活性化し，体重増加を引き起こす．肥満の病態生理は，エネルギーバランスにかかわるその他多数の要因の乱れに起因する可能性がある．

---

6 腸内細菌叢のタイプさえも，肥満の潜在的な決定要因として精査されてきた．これを，肥満のリスクを減らすために“プロバイオティクス”によって補うことができるという考え方が注目されている．「聖なるくそ！」は，このテーマに関する1つの雑誌記事のタイトルであった（The Economist, 2009年11月1日号）．

遺伝的要因と肥満

ヒト一卵性および二卵性双生児の大規模研究（100,000人以上）の分析によって，BMIの変動の50〜90%が遺伝的要因に起因しており，環境因子の役割は比較的小さい可能性が示唆された（Barsh et al., 2000）．肥満になりやすいかどうかは遺伝的に決まっており，環境的要因は肥満の発現レベルを調節するというのが，現在支配的な見解である．

マウスにおいて単一遺伝子（例えば，*Ob/Ob*遺伝子型）に生じる突然変異が肥満表現型の原因になるという発見は，ヒトにおける肥満遺伝子の探索につながった．文献レビュー（Pérusse et al., 2005）により，10種類の遺伝子の単一遺伝子変異が原因と考えられる，ヒト肥満の170症例が特定された．レプチン受容体やPOMCの変異がみつかることもあるが，メラノコルチンMC_4受容体の突然変異は，肥満患者の3〜5%に認められた（例えば，Barsh et al., 2000参照）ので，MC_4アゴニストは可能性のある食欲抑制薬として研究されている（MC_4が関与するもう1つの視床下部機能である勃起不全の治療薬としても研究されている）．

他に関与しうる遺伝子として，食欲／エネルギー消費の中枢管理を司っている神経伝達物質受容体（例えば，CB_1, D_2, $5-HT_{2C}$受容体），$β_3$アドレナリン受容体およびグルココルチコイド受容体などが含まれる．$β_3$アドレナリン受容体遺伝子の機能低下は，白色脂肪における脂肪分解，または褐色脂肪における熱産生の障害と関連しうる．この遺伝子の突然変異は，ある患者群では内臓肥満，インスリン抵抗性および2型糖尿病の早期発症に関連し，他の病的肥満の患者群では体重増加傾向が顕著になることが示された．グルココルチコイド受容体機能の変化は，脂肪代謝およびエネルギーバランスに対するグルココルチコイドの幅広い効果を介して，肥満と関係する可能性がある．グレリンの遺伝子多型の重要性についてはすでに述べた．

全体として，約600もの遺伝子，マーカーおよび染色体領域のヒト肥満との関連が研究されており（Pérusse et al., 2005），おそらく肥満は，単一では小さい効果しかない多くの遺伝子が関与する多遺伝子疾患である可能性が高い（Xia & Grant, 2013参照）．さらにいえば，この見解にエピジェネティックな変化や，肥満を制御する遺伝子のコピー数変化の影響は考慮されていないこともつけ加えておく．これらすべての問題を明確に理解するまでに，まだまだ時間がかかることは明らかである．

肥満問題への薬理学的アプローチ

肥満との戦いで最初に使う武器は，食餌療法と運動療法である．しかし残念ながら，これらは失敗に終わるか，短期的な効果を得るのみに終わることが多く，実行可能な代替法として外科手術（胃ステープル術またはバイパス術）または薬物療法が残ることになる．**肥満手術**（bariatric surgery）（減量手術）は，現在認可されている薬よりはるかに効果的である．手術が有効なのは，単なる胃の容量制限によるのではなく，例えばより早く飽食感を生じさせるといった，すでに実証された消化管ホルモンへの作用によるものであると考えられている．この手術の有効性は，潜在的には消化管ホルモンというメッセンジャーを阻害するという薬理学的手法の"概念の実証"と考えられる．

薬物で体重をコントロールしようとする試みには，長く，後悔に満ちた，そしてほとんど知られていない歴史がある[7]．多くのタイプの"食欲抑制薬"，例えば脱共

肥満

- 肥満は，長期的にカロリー摂取がエネルギー消費を上回る，エネルギーバランスの多因子障害である．
- BMIが20〜25 kg/m²は健康な体重，25〜30 kg/m²は過体重，30 kg/m²以上は肥満であると考えられている．
- 肥満は，ほとんどの先進国で大きな問題となっている．現時点での肥満者率は，米国で約30%以上，欧州で15〜20%となっており，さらに増加中である．
- BMI 30 kg/m²以上は，2型糖尿病，高コレステロール血症，高血圧，虚血性心疾患，胆石，およびいくつかのがんのリスクを有意に増加させる．
- 肥満の原因は以下の通りである．
  - 食事，運動，社会，経済，文化的要因
  - 遺伝的要因
  - レプチンまたは他の消化管ホルモンシグナルの合成または作用の欠損
  - これらのシグナルのいずれかに応答する視床下部ニューロン系の欠損
  - エネルギー消費を制御するシステムの欠陥（例えば交感神経活動の低下），代謝におけるエネルギー消費の低下，または$β_3$アドレナリン受容体シグナルの低下および／または酸化的リン酸化を脱共役するタンパク質の機能障害に起因する熱産生の低下

---

[7] 興行師のバーナム（Bynum）は，「だまされやすい人は1分おきに生まれ，その地位を奪うため，また誰かが生まれる」と述べた…チロキシン（代謝率の上昇；第34章），寄生虫（摂取した食品を腸内寄生虫と競合する），アンフェタミン（第58章），吸収不良を引き起こす薬（したがって直腸から脂肪が漏れる）（この章の後半を参照）…本当にそうだ！

役薬ジニトロフェノール（dinitrophenol：DNP），アンフェタミン，**dexfenfluramine**，および **fenfluramine** などが過去に試験されている。しかし重大な副作用のため，それらすべての臨床使用が取り消された。工業用化学物質である DNP は，体重減少や"脂肪燃焼薬"として，減量に取り組んでいる人やボディビルダーのためにオンラインで広告されており，この薬を使用した人たちの死亡原因となった。この薬はミトコンドリアの ATP 産生を阻害し，エネルギー代謝を ATP 産生から熱産生に転換させ，全体的な代謝率を上昇させたが，それによって生命を脅かす高体温症を引き起こす可能性があった[8]。

中枢神経に作用する食欲抑制薬

食欲を制御するため，中枢に作用する薬物を使用する試みが数多くなされてきた。その例には，**シブトラミン**（sibutramine）と**リモナバント**（rimonabant）（両者ともほとんどの国で承認取り消しとなった），そして最近食欲抑制薬として認可された 5-HT_{2C} 受容体アゴニストである **lorcaserin**（第 39 章参照）が含まれる。臨床試験では，本薬によって食餌療法による体重減少が促進されたが，薬物中止後に体重のリバウンドを認めた。

▽ シブトラミンは，食物摂取量を調節する視床下部領域での 5-HT およびノルアドレナリンの再取り込みを阻害する[9]。主な効果は，食物摂取量を減らし，用量依存性に体重を減少させることである（図 32.3 参照）。これは肥満に関連する危険因子の減少を伴った。シブトラミンは飽食感を増強し，腹囲の減少（すなわち，内臓脂肪の減少），血漿トリグリセライドおよび超低比重リポタンパク質（very-low-density lipoprotein：VLDL）の減少，そして高比重リポタンパク質（high-density lipoprotein：HDL）の増加をもたらすことが報告されている。さらに，高インスリン血症およびグルコース代謝に対する有益な効果が報告されている。おそらく交感神経系を介する熱産生の増加を通して，体重減少がより高いエネルギー消費と関連しているという証拠がいくつかある。多くの同様の薬物使用と同じく，シブトラミンは，生活習慣の改善と組み合わせた場合に，はるかに効果的であった（Wadden et al., 2005）。

シブトラミンは，その心血管病を増やすリスクがそのベネフィットを上回るという懸念のため，欧州で承認取り消しとなった。

中枢作用性の食欲抑制薬への新規アプローチは，カンナビノイドの分野における研究から生まれた（第 19 章参照）。上記のように，エンドカンナビノイド系は摂食行動の調節に関与しており，この観察から，この系が有用な薬理学的介入点である可能性があるという考えが生じた。そのような薬物が，もともと禁煙のために開発された CB_1 受容体アンタゴニスト，リモナバン

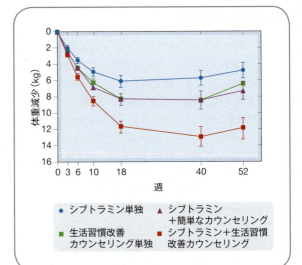

図 32.3 シブトラミン単独または生活習慣の改善と併用した治療の効果。
この研究では，224 人の肥満患者を，シブトラミン単独群，生活習慣改善を促すカウンセリング単独群，シブトラミンと"簡単な"カウンセリングの併用群，またはシブトラミンとより広範なカウンセリングの併用群に分けて検討した。縦軸は体重減少(kg)（± SE），横軸は時間(週)で，経時的な体重減少を示す。シブトラミンの減量効果は，生活習慣の改善と組み合わせると，はるかに増加することは明らかである。これは，肥満治療における共通の経験と考えられる。（Wadden et al. 2005 より改変.）

トであった。リモナバントは，いくつかの有望な結果が得られた臨床試験の後，食欲抑制薬として導入されたが，一部の患者に認められた情動への副作用のため，最終的に 2008 年に承認取り消しになった。同様の運命が，別の有望な CB_1 アンタゴニスト，**taranabant** にも訪れた。

オルリスタット

英国で肥満治療のために現在（2013 年）認可されている唯一の薬剤は，リパーゼ阻害薬の**オルリスタット**（orlistat）であり，食餌療法およびその他の療法（例えば運動）とあわせて使用される。

腸管においてオルリスタットは，胃および膵臓リパーゼの活性部位でセリン残基と反応し，これらの酵素を不可逆的に阻害し，食物中の脂肪が脂肪酸およびグリセロールへと分解されることを防ぐ。それゆえ，オルリスタットは，食事脂肪の吸収を約 30% 減少させる（それに伴い糞便への脂肪排泄を引き起こす）。低カロリー食摂取とあわせて投与された場合，プラセボで治療した対照被験者と比較して，控えめだが継続的な体重減少をもたらす。オルリスタットは，合計 6,000 人を超える患者を対象とした 11 の長期プラセボ対照臨床試験のメタ解析で，対照群に比べて 2.9% 多い体重減少をもたらし，対照群と比較して 12% 多い患者が，10% 以上の体重減少に成功した（Padwal et al., 2003）。

---

8 DNP は，第二次世界大戦でロシアの兵士に，体温を保持するために投与されたと報告されている。

9 多くの抗うつ薬は同じメカニズム（第 47 章参照）によって作用し，また食欲を減らすことによって体重減少を引き起こす。しかし，シブトラミンは抗うつ薬としての効能を有していない。さらに，うつ病患者はしばしば肥満であり，抗うつ薬が両方の状態を治療するために使用される（Appolinario et al., 2004 参照）。

オルリスタットは，2型糖尿病や他の肥満の合併症に罹患している患者にも有効であると報告されている．同薬はレプチンのレベルや血圧を低下させ，体重減少が原因で生じる胆汁分泌の変化を防ぎ，胃内容排出や胃液分泌を遅延させ，いくつかの重要な代謝パラメーターを改善する（Curran & Scott, 2004）．その一方で，甲状腺ホルモンや他の重要なホルモンの放出や作用を妨げず，エネルギー消費の変化を誘導しない．

薬物動態学的側面と副作用

実質的にすべてのオルリスタット（97%）は糞便中に排泄され（83%はそのまま未変化体），吸収される薬物，またはその代謝産物の量はごくわずかである．

下痢や便失禁を伴って，突然腹痛や腸内ガスが生じ，お腹がグルグル鳴ったり，下着に油性のシミがついたりする．驚くべきことに，これらの人前では恥ずかしい副作用が生じる可能性を考慮しても，この薬は十分に耐容性がある．脂溶性ビタミンの補充が必要な場合がある．同薬との併用で，避妊薬と**シクロスポリン**（ciclosporin；第26章参照）の吸収が減少することがあり，前者はおそらく臨床的に重要ではないが，後者はより深刻な状況を引き起こす可能性がある．その高い安全性から，最近オルリスタットは，薬局で購入可能ないくつかのやせ薬に含まれるようになった．

抗肥満薬の臨床用途

- 肥満の主な治療は，適切な食餌療法と，運動量を増やすことである．
- 脂肪の吸収不全を引き起こす**オルリスタット**は，他の心血管病危険因子（糖尿病，高血圧など）を有する高度肥満患者に適用される．
- 中枢性の食欲抑制薬の多くは，その中毒性，肺高血圧その他重大な副作用のために承認取り消しとなった．

肥満治療への新たな試み

想像されるように，さらに有効な抗肥満薬を開発しようと，製薬産業は莫大な努力をしている．

レプチン欠乏症例のなかには，まれにレプチンの長期投与による治療が成功する症例があるが，これは一般的な治療とはいえず，将来的にも限定された症例に使用されるに留まる可能性が高い．現在他の多くの治療法が試されている（Kang & Park, 2012を参照）．これらのうちのいくつかは，CCKのような神経内分泌学的飽食シグナルの作用または産生を利用して，食欲を抑制することをめざしている．これらの消化管飽食ホルモンの多くは，ヒトまたはげっ歯類に全身投与された場合その効果を生じるが，これらは必ずしも有用ではない．例えば，CCKは食事の量は減少させるが，食事の頻度を増加させるのである（West et al., 1984）．2型糖尿病の治療に使用される**リラグルチド**（liraglutide）などのグルカゴン様ペプチド（第31章）も食欲抑制作用を有し，いくつかの臨床試験で有望な活性を示した（Astrup et al., 2009）．ペプチドYY（PYY；図32.2）は，ヒトへの応用のために研究中であるが，飽食感を高めて食物摂取量を減らす．亜鉛結合体（亜鉛懸濁インスリンと比較；第31章）は皮下投与することができ，徐放性製剤として作用する．

他の戦略は，これらのホルモンシグナルの変化を伝達する，NPYやメラノコルチンなど神経伝達物質の中枢神経レベルを変化させることをめざしている（Halford, 2006）．肥満患者の多くでMC_4シグナル伝達に欠陥を認めるという観察と相まって，薬物標的としてのMC_4受容体自体の扱いやすさは，製薬産業から大きな関心を集めている．

エネルギー調節制御における交感神経系の重要性を考えると，β_3アドレナリン受容体アゴニストが有用な治療薬となることが予測される．この分野は広範に研究されているが（Arch, 2008参照），残念ながら今のところ，使用可能な薬はできていない．

Kang & Park（2012）は，食欲調節にかかわる複雑な経路を標的とするためには，いくつかの治療法を併用することが重要であろうと強調している．ほとんどの薬物療法は，生活習慣および他の行動改善とあわせて行うことで，はるかに効果的となる．この併用アプローチの重要性は，Vetter et al.（2010）によってレビューされている．

引用および参考文献

体重調節

Adan, R.A., Vanderschuren, L.J., la Fleur, S.E., 2008. Anti-obesity drugs and neural circuits of feeding. Trends Pharmacol. Sci. 29, 208–217.（この分野の大変わかりやすいまとめ．お薦め．）

Ahima, R.S., Flier, J.S., 2000. Leptin. Annu. Rev. Physiol. 62, 413–437.（レプチンの包括的な総説：視床下部における発現，役割，エネルギー恒常性などにおける役割．）

Ahima, R.S., Osei, S., 2001. Molecular regulation of eating behaviour:

new insights and prospects for future strategies. Trends Mol. Med. 7, 205–213. (すばらしいショートレビュー．わかりやすい図と，摂食行動の刺激，抑制に携わるメディエーターをまとめた便利な表を含む．)

English, P.J., Ghatei, M.A., Malik, I.A., et al., 2002. Food fails to suppress ghrelin levels in obese humans. J. Clin. Endocrinol. Metab. 87, 2984–2987.

Farooqi, I.S., Jebb, S.A., Langmack, G., et al., 1999. Effects of recombinant/ leptin therapy in a child with congenital leptin deficiency. N. Engl. J. Med. 341, 879–884. (摂食行動と体重の制御におけるレプチンの役割に関する古典的臨床論文．)

Frühbeck, G., Gómez-Ambrosi, J., Muruzábal, F.J., Burrell, M.A., 2001. The adipocyte: a model for integration of endocrine and metabolic signalling in energy metabolism regulation. Am. J. Physiol. Endocrinol. Metab. 280, E827–E847. (脂肪細胞に発現する受容体および分泌因子の，エネルギー恒常性における役割に関する詳細な総説．)

Kennedy, G.C., 1953. The role of depot fat in the hypothalamic control of food intake in the rat. Proc. R. Soc. Lond. B. Biol Sci 140, 578–592. (視床下部を基盤とする体脂肪恒常性維持機構が存在することを，ラットでの実験を基に提唱した論文．)

Schwartz, M.W., Woods, S.C., Porte, D.J., et al., 2000. Central nervous control of food intake. Nature 404, 661–671. (食物摂取制御におけるホルモンと神経ペプチドの役割を描いたモデルの概説．すばらしい図．この肥満に関する *Nature Insight* のサプリメントには，他にもいくつかの優れた論文あり．)

Weigle, D.S., 1994. Appetite and the regulation of body composition. FASEB J. 8, 302–310.

肥満

Barsh, G.S., Farooqi, I.S., O'Rahilly, S., 2000. Genetics of body-weight regulation. Nature 404, 644–651.

Colditz, G.A., Willett, W.C., Rotnitzky, A., Manson, J.E., 1995. Weight gain as a risk factor for clinical diabetes mellitus in women. Ann. Intern. Med. 122, 481–486.

Kopelman, P.G., 2000. Obesity as a medical problem. Nature 404, 635–643.

Pérusse, C., Rankinen, T., Zuberi, A., et al., 2005. The human obesity gene map: the 2004 update. Obes. Res. 13, 381–490. (ヒトの肥満に関連することが示されている遺伝子，マーカーおよび染色体領域に関する詳細な総説．)

Spiegelman, B.M., Flier, J.S., 1996. Adipogenesis and obesity: rounding out the big picture. Cell 87, 377–389.

Spiegelman, B.M., Flier, J.S., 2001. Obesity regulation and energy balance. Cell 104, 531–543. (エネルギー摂取量／体重，単一遺伝子変異による肥満，レプチン生理学，中枢神経回路，メラノコルチン経路，インスリンおよび適応熱発生の役割の中枢神経制御に関する優れた総説．)

Xia, Q., Grant, S.F., 2013. The genetics of human obesity. Ann. N. Y. Acad. Sci. 1281, 178–190. (ヒト肥満の遺伝学という複雑な領域に関する，短くわかりやすい総説．)

Zhang, Y., Proenca, R., Maffei, M., et al., 1994. Positional cloning of the mouse obese gene and its human homologue. Nature 372, 425–432.

抗肥満薬

Appolinario, J.C., Bueno, J.R., Coutinho, W., 2004. Psychotropic drugs in the treatment of obesity: what promise? CNS Drugs 18, 629–651.

Chiesi, M., Huppertz, C., Hofbauer, K.G., 2001. Pharmacotherapy of obesity: targets and perspectives. Trends Pharmacol. Sci. 22,

247–254. (わかりやすく簡潔な総説．潜在的な治療標的をまとめた表，エネルギー代謝と熱産生を調節する中枢および末梢経路に関する，有用で簡単な図を含む．)

Clapham, J.C., Arch, J.R.S., Tadayyon, M., 2001. Anti-obesity drugs: a critical review of current therapies and future opportunities. Pharmacol. Ther. 89, 81–121. (肥満治療薬に関する包括的総説で，エネルギー摂取調節に関しては生体アミン，カンナビノイド，神経ペプチド，レプチン，消化管ペプチドおよび脂肪吸収阻害薬をカバーし，エネルギー消費調節に関して β₃ アドレナリン受容体アゴニストおよび脱共役タンパク質をカバーする．)

Collins, P., Williams, G., 2001. Drug treatment of obesity: from past failures to future successes? Br. J. Clin. Pharmacol. 51, 13–25. (現在使用されている，あるいは将来使用される可能性のある抗肥満薬に関する臨床的視点からみたまとめ．よく書けている．)

Crowley, V.E.F., Yeo, G.S.H., O'Rahilly, S., 2002. Obesity therapy: altering the energy intake-and-expenditure balance sheet. Nat. Rev. Drug Discov. 1, 276–286. (肥満治療への薬理学的アプローチが，エネルギー摂取量と消費量のバランスを変えること，そして除脂肪組織と脂肪への栄養の分配を変えることを必要とすることを強調した総説．)

Curran, M.P., Scott, L.J., 2004. Orlistat: a review of its use in the management of patients with obesity. Drugs 64, 2845–2864.

Kang, J.G., Park, C.Y., 2012. Anti-obesity drugs: a review about their effects and safety. Diabetes Metab. J 36, 13–25. (将来の肥満治療薬に関する簡潔で読みやすい総説．)

Padwal, R., Li, S.K., Lau, D.C., 2003. Long-term pharmacotherapy for overweight and obesity: a systematic review and meta-analysis of randomized controlled trials. Int. J. Obes. Relat. Metab. Disord. 27, 1437–1446.

Wadden, T.A., Berkowitz, R.I., Womble, G., et al., 2005. Randomized trial of lifestyle modification and pharmacotherapy for obesity. N. Engl. J. Med. 353, 2111–2120.

将来の肥満薬物治療

Arch, J.R., 2008. The discovery of drugs for obesity, the metabolic effects of leptin and variable receptor pharmacology: perspectives from beta₃-adrenoceptor agonists. Naunyn Schmiedebergs Arch. Pharmacol. 378, 225–240. (β₃ アドレナリン受容体を介して作用する抗肥満薬の探求に焦点を絞った包括的な総説．この分野全体への有用なコメントと洞察を含む．)

Astrup, A., Rossner, S., Van Gaal, L., et al.; NN8022-1807 Study Group, 2009. Effects of liraglutide in the treatment of obesity: a randomised, double-blind, placebo-controlled study. Lancet 374, 1606–1616.

Di Marzo, V., Matias, I., 2005. Endocannabinoid control of food intake and energy balance. Nat. Neurosci. 8, 585–589. (エネルギー代謝という複雑な生理機構におけるエンドカンナビノイドの予測される役割についての議論．この領域から生まれる治療適用も考慮．)

Fong, T.M., 2008. Development of anti-obesity agents: drugs that target neuropeptide and neurotransmitter systems. Expert Opin. Investig. Drugs 17, 321–325. (本章で扱った調節性神経ペプチド経路を標的とする，開発後期段階に入った薬剤を扱う．)

Halford, J.C., 2006. Obesity drugs in clinical development. Curr. Opin. Invest. Drugs 7, 312–318.

Kaplan, L.M., 2005. Pharmacological therapies for obesity. Gastroenterol. Clin. North Am. 34, 91–104.

Vetter, M.L., Faulconbridge, L.F., Webb, V.L., Wadden, T.A., 2010. Behavioral and pharmacologic therapies for obesity. Nat. Rev. Endocrinol. 6, 578–588. (本総説では，肥満と闘うためには，薬物治療を生活習慣改善と組み合わせることが重要であると強調している．)

West, D.B., Fey, D., Woods, S.C., 1984. Cholecystokinin persistently suppresses meal size but not food intake in free-feeding rats. Am. J. Physiol. 246, R776–R787.

書籍

Wilding, J.P.H. (Ed.), 2008. Pharmacotherapy of obesity. In: Parnham, M.J., Bruinvels, J. (Eds.), Milestones in drug therapy. Birkhäuser, Basle.（この本は，肥満とその治療に関する幅広い話題を扱っている．著者は当分野の専門家．）

有用なウェブリソース

<www.who.int>（世界保健機構のウェブページで，地球規模の肥満流行と，世界におけるその分布に関するデータを閲覧できる．詳しくは "Health Topics" のリンクをクリックし，アルファベット順のリストから "Obesity" を選択すること．）

第 **3** 部　　主要臓器系に影響を及ぼす薬物

33　下垂体と副腎皮質

概要

下垂体と副腎皮質は，塩分と水分のバランス，エネルギー消費，成長，性行動，免疫機能，その他多くの重要な機構を調節するホルモンを放出する．この見事な物流訓練の最高指揮官は視床下部であり，機能ユニットは**視床下部 - 下垂体 - 副腎軸**（hypothalamo–pituitary–adrenal[HPA]axis）として知られている．この章の最初の部分では，視床下部ホルモンによる脳下垂体機能の制御を検討し，脳下垂体前葉ホルモン，脳下垂体後葉ホルモン両方の生理的役割，および臨床用途を概説する．この章の後半節では，副腎ホルモン，特にグルココルチコイドの抗炎症作用に焦点を当てる．これは，**第 3 章**と**第 26 章**の関連する箇所とあわせて読まれたい．

下垂体

下垂体腺は，発生学上異なる 2 つの前駆体から生じる，3 つの異なる構造からなる（図 33.1 参照）．**脳下垂体前葉**（anterior pituitary）および**中葉**（intermediate lobe）は，頬側口腔の内胚葉に由来し，**脳下垂体後葉**（posterior pituitary）は神経外胚葉に由来する．前葉および後葉は，視床下部からの独立した神経入力を受け取るが，そのことによって機能的に密接な関係をもつ．

下垂体前葉

下垂体前葉（adenohypophysis）は，正常な生理機能のために重要な多数のホルモンを分泌する．この組織内には，身体のさまざまな内分泌器官を調節するホルモンを分泌する**副腎皮質刺激ホルモン分泌細胞**（corticotroph），**乳腺刺激ホルモン分泌細胞**（lactotroph または mammotroph），**成長ホルモン分泌細胞**（somatotroph），**甲状腺刺激ホルモン分泌細胞**（thyrotrophs），および**性腺刺激ホルモン分泌細胞**（gonadotroph）などの特化された細胞がある（表 33.1）．これらの細胞の間には，ホルモンを分泌する内分泌細胞に栄養を与え，調節作用を及ぼす**濾胞星状細胞**（folliculostellate cell）を含む，他のタイプの細胞が散在する．

下垂体前葉からの分泌は，視床下部から放出される"因子"によって大部分制御される[1]．この因子は実際には局所ホルモンであり，血流を介して下垂体に到達する．視床下部への血液供給は，網状の毛細血管である**一次血管叢**（primary plexus）に分かれたのち，**下垂体門脈**（hypophyseal portal vessel）に流入する．これらは，下垂体茎を通過し，下垂体前葉の**二次血管叢**（secondary plexus）に供給される．視床下部のペプチド作動性ニューロンは，一次毛細血管叢の毛細血管にさまざまな放出ホルモン，または抑制ホルモンを直接分泌する（表 33.1 および図 33.1）．これらのほとんどは，前葉からのホルモンの分泌を調節するが，**メラノサイト刺激ホルモン**（melanocyte–stimulating hormone：MSH）は主に中葉から分泌される．

刺激性ホルモンの放出は，視床下部，下垂体前葉，および末梢の内分泌腺のホルモンの間の負のフィードバック経路によって調節されている．**長い負のフィードバック**（long negative feedback）経路では，末梢の内分泌腺から分泌されるホルモンは，視床下部と下垂体前葉の両方に対して調節作用を発揮する．視床下部に直接作用する下垂体前葉ホルモンは，**短い負のフィードバック**（short negative feedback）経路を構成する．

視床下部のペプチド作動性ニューロンは，ドパミン，ノルアドレナリン（noradrenaline）（ノルエピネフリン[norepinephrine]），5-ヒドロキシトリプタミン（5-hydroxytryptamine）（5-HT，セロトニン[serotonin]），およびオピオイドペプチド（これらは，視床下部に特に豊富である；**第 15 章**参照）を放出する神経経路を介して中枢神経系（central nervous system：CNS）内の他の場所からの影響を受ける．下垂体前葉の視床下部による制御は，一次毛細血管叢に近く並置するニューロンが存在する**隆起核下垂体ドパミン作動性経路**（tuberohypophyseal dopaminergic pathway；**第 39 章**参照）によっても行われる．下垂体門脈の血流に直接分泌されるドパミンは，血液に乗って下垂体前葉に達する．

---

[1] "因子"という言葉は，もともと，その構造や機能がわからないときに造語されたものである．これらは，血液由来のメッセンジャーであり，それゆえ明らかにホルモンである．にもかかわらず，非合理的ではあるが，この命名法が残っている．

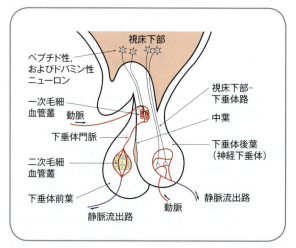

図 33.1 視床下部，下垂体後葉，下垂体前葉の間の血管と神経の関係の概略図．

下垂体前葉への主要門脈は下垂体茎にあり，視床下部の一次血管叢から生じるが，いくつか（短い門脈血管）は下垂体後葉の血管床から生じる（図示されていない）．

視床下部ホルモン

下垂体前葉ホルモンの分泌は，視床下部に由来する"放出因子"により主に調節される．最も重要な点については，後で詳しく説明する．ソマトスタチンおよび性腺刺激ホルモン放出ホルモンは，治療用に使用され，その他は主に診断試験，または研究ツールとして使用される．これらの因子のいくつかはまた，CNS の他の場所において神経伝達物質または神経調節物質として機能する（第 39 章）．

ソマトスタチン

ソマトスタチンは，14 アミノ酸残基のペプチドである．これは，下垂体前葉からの成長ホルモン，甲状腺刺激ホルモン（thyroid-stimulating hormone：TSH, thyrotrophin）の放出と，膵臓からのインスリン，グルカゴンの放出を抑制する（図 33.2）．また，ほとんどの消化管ホルモンの放出を減弱させ，胃酸分泌と膵分泌を減少させる．

オクトレオチド（octretide）は，ソマトスタチンの持続型アナログである．オクトレオチドは，**カルチノイド**（carcinoid）やその他のホルモン分泌腫瘍（第 15 章）の治

表 33.1 視床下部と下垂体から分泌されるホルモン，および関連する薬．

視床下部の因子，ホルモン[a]	下垂体前葉への作用	下垂体前葉ホルモンの主な作用
副腎皮質刺激ホルモン（コルチコトロピン）放出因子（CRF）	副腎皮質刺激ホルモン（ACTH，コルチコトロピン）を放出 **アナログ**：テトラコサクチド	副腎皮質ホルモン（主にグルココルチコイド）の分泌を刺激．副腎皮質の機能を維持
甲状腺刺激ホルモン放出ホルモン（TRH） **アナログ**：プロチレリン	甲状腺刺激ホルモン（TSH；thyrotrophin）	甲状腺ホルモンの合成と分泌を刺激．甲状腺の機能を維持
成長ホルモン放出因子（GHRF，ソマトレリン） **アナログ**：sermorelin	成長ホルモン（GH；somatotrophin） **アナログ**：ソマトロピン	一部は直接，一部は肝臓他からソマトメジンを放出することにより成長を調節．タンパク質合成を増加，血糖を上昇，脂肪分解を刺激
成長ホルモン放出阻害因子（ソマトスタチン） **アナログ**：オクトレオチド，ランレオチド	成長ホルモンの放出を阻害	上記の効果と TSH の分泌を抑制
ゴナドトロピン（または黄体形成ホルモン）放出ホルモン（GnRH） **アナログ**："ゴナドレリンアナログ"（ブセレリン，ゴセレリン，リュープロレリン，ナファレリン，triptorelin）	卵胞刺激ホルモン（FSH；第 35 章参照）を放出	卵子とグラーフ（Graaf）卵胞の増殖（女性），および配偶子形成（男性）を刺激．LH とともに，月経周期全般でエストロゲンの分泌を，後半でプロゲステロンの分泌を刺激
	黄体形成ホルモン（LH），または間質細胞刺激ホルモン（第 35 章参照）を放出	排卵と黄体の発達を刺激．FSH とともに，月経周期におけるエストロゲンとプロゲステロンの分泌を刺激；男性では，テストステロン分泌を調節
プロラクチン放出因子（PRF）	プロラクチンを放出	プロラクチンは，他のホルモンとともに，妊娠中の乳腺組織の発達を促進．産後の乳汁産生を刺激
プロラクチン放出抑制因子（おそらくドパミン）	プロラクチン放出を抑制	上記の効果を抑制
メラノサイト刺激ホルモン（MSH）放出因子	α-，β-，γ-MSH を放出	皮膚の着色を起こすメラニン形成を促進．MSH は抗炎症性であり，食欲・摂食の調節に役立つ
MSH 放出阻害因子	α-，β-，γ-MSH の放出を阻害	上記の効果を抑制

[a] これらのホルモンは，現代文ではしばしば "h" なしで綴られる（例えば，corticotropin, thyrotropin など）．

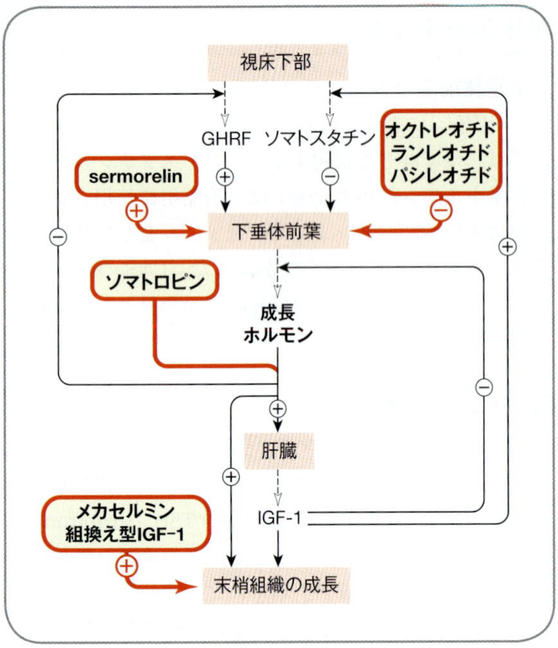

488 第33章 下垂体と副腎皮質

図 33.2 成長ホルモンの分泌制御とその作用.
薬は, 赤で囲んだボックスで示す. GHRF：成長ホルモン放出因子, IGF-1：インスリン様成長因子 -1.

療に使用される. また, **先端巨大症**(acromegaly)（成人において成長ホルモンの過剰分泌がある状態）の治療にも使用される. 内臓の血管を収縮させるので, 出血性の**食道静脈瘤**(oesophageal varices)の治療にも使用される. オクトレオチドは, 一般に皮下投与される. 作用のピークは 2 時間後であり, 抑制作用は 8 時間後まで持続する.

副作用としては, 注射部位の疼痛, ならびに胃腸障害が含まれる. 胆石や食後高血糖も報告されており, まれな症例で, 急性肝炎, もしくは膵炎が発生している.

ランレオチド(lanreotide) および **パシレオチド**(pasireotide)も同様の効果をもつ. ランレオチドは甲状腺腫瘍の治療にも使用されるが, 特に力価の高いアナログであるパシレオチドは, 手術が適さないか, 無効であった**クッシング症候群**(Cushing's syndrome)の治療に使用される.

● ゴナドトロピン(性腺刺激ホルモン)放出ホルモン

ゴナドトロピン(または黄体形成ホルモン)放出ホルモンは, 性腺刺激ホルモン分泌細胞から, **卵胞刺激ホルモン**(follicle-stimulating hormone) と **黄体形成ホルモン**(luteinising hormone)の両方を放出させるデカペプチドである. **ゴナドレリン**(gonadorelin)[2], およびそのアナログ

---

2 これと関連した, 接尾辞 "-relin" は, ホルモン放出を刺激するペプチドを意味する.

（ブセレリン[buserelin], ゴセレリン[goserelin], リュープロレリン[leuprorelin], ナファレリン[nafarelin], および triptorelin）は, 不妊症やいくつかのホルモン依存性腫瘍の治療に主に用いられる(第 35 章参照).

● 成長ホルモン放出因子(ソマトレリン [somatorelin])

成長ホルモン放出因子(growth hormone-releasing factor：GHRF)は, 44 個のアミノ酸残基を有するペプチドである. GHRF の主な作用を, **図** 33.2 に要約する. アナログの 1 つ, sermorelin は, 成長ホルモン分泌の診断試薬として使用することがある. 静脈内, 皮下, もしくは鼻腔内に投与すると, 成長ホルモンの分泌が数分以内に起こり, ピーク濃度には 1 時間以内に達する. 作用は, 下垂体前葉内の成長ホルモン分泌細胞に選択的であり, 他の下垂体ホルモンには影響を与えない. 副作用はまれである.

● 甲状腺刺激ホルモン放出ホルモン

視床下部からの甲状腺刺激ホルモン放出ホルモン(thyrotrophin-releasing hormone：TRH)は, 甲状腺刺激ホルモン分泌細胞から TSH を放出させる.

≫ **プロチレリン**(protirelin)は, 甲状腺疾患の診断に使用される合成 TRH である(第 34 章参照). 正常な被験者が静脈内投与された場合, 血漿 TSH 濃度が上昇するが, 甲状腺機能亢進症の患者では, 上昇した血中チロキシン濃度が下垂体前葉に対して負のフィードバック効果を有するため, 反応が鈍くなる. 逆に, 甲状腺自体に固有の障害がある甲状腺機能低下症の場合は, 反対の現象が起こる. プロチレリンの使用は, 最近英国において中止された.

● 副腎皮質刺激ホルモン(コルチコトロピン) 放出因子

コルチコトロピン放出因子(corticotrophin-releasing factor：CRF)は, 下垂体前葉の副腎皮質刺激ホルモン分泌細胞から **副腎皮質刺激ホルモン**(adrenocorticotrophic hormone：ACTH, コルチコトロピン)と β-エンドルフィンを放出させるペプチドである. CRF は, **抗利尿ホルモン**(antidiuretic hormone：ADH；アルギニンバソプレシン)と相乗的に作用し, その作用および放出の両方が, **グルココルチコイド**(glucocorticoid)によって阻害される(図 33.4 参照). CRF の合成製剤は, 下垂体の ACTH 分泌能を試験し, ACTH 欠損が脳下垂体, あるいは視床下部のいずれの欠陥によるのかを評価するために使用される. また, クッシング症候群の治療後に, 視床下部下垂体系の機能を評価するためにも使用される(図 33.7 参照).

下垂体前葉ホルモン

下垂体前葉の主なホルモンを**表** 33.1 に示す. 性腺刺激ホルモンは**第 35 章**で, TSH は**第 34 章**で扱う. その他のものの作用については, 以下に要約した.

成長ホルモン（ソマトトロピン）

成長ホルモンは，成長ホルモン分泌細胞によって分泌され，最も豊富な下垂体ホルモンである．分泌は，新生児で高く，4歳で中間レベルに低下した後，思春期まで維持され，その後さらに減少する．組換え型ヒト成長ホルモンである**ソマトロピン**（somatropin）が成長不全，および他の発達上の問題の治療のために利用可能である．

分泌調節

成長ホルモンの分泌は，視床下部の GHRF の作用によって調節され，上での解説や**図33.2**で要約したように，ソマトスタチンによって調節される．それとは異なるペプチド性の成長ホルモン放出因子（"グレリン"）が胃，および膵臓から放出され，食欲や体重の制御に関与する（**第32章**）．成長ホルモン作用のメディエーターの1つであり，肝臓から放出される**インスリン様成長因子-1**（insulin-like growth factor-1：IGF-1）は，視床下部からのソマトスタチン放出を刺激することによって，成長ホルモン分泌に対する抑制作用をもつ．

成長ホルモンの放出は，他の下垂体前葉における分泌と同様に拍動的であり，その血漿濃度は，10～100倍変動しうる．これらのサージは，昼夜に繰り返し起こり，視床下部制御のダイナミクスを反映する．深い睡眠は，特に子どもにおいて，成長ホルモン分泌の強力な刺激となる．

作用

成長ホルモン（およびそのアナログ）の主な作用は，正常な成長を刺激することである．そのために，成長ホルモンは，甲状腺，生殖腺，および副腎皮質から分泌される他のホルモンとともに作用する．成長ホルモンは，その同化作用の大部分を媒介する IGF（**ソマトメジン**[somatomedin]ともよばれる）の肝臓での産生を刺激する．IGF-1（主要なメディエーター）は，これらの同化作用の多くを媒介し，骨格筋，および長骨の骨端の軟骨によるアミノ酸の取り込みとタンパク質合成を促進し，骨成長に影響を及ぼす．IGF-1 に対する受容体は，肝細胞，脂肪細胞を含む他の多くの細胞種にも存在する．

産生障害と臨床用途

成長ホルモンの欠乏（または，その作用不全）は，**下垂体性小人症**（pituitary dwarfism）をもたらす．この疾患は，GHRF の欠乏，または IGF の産生や作用の欠如に起因することがあるが，身体のプロポーションは正常に維持される．成長ホルモンは，これらの患者（しばしば小児），ならびに**ターナー症候群**（Turner's syndrome）として知られる染色体異常に起因する低身長に苦しむ患者に対し，治療として使用される．小児の慢性腎不全に起因する低身長を改善するためにも使用可能である．

ヒトは，他の生物種の成長ホルモンに対して感受性がないため，臨床ではヒト成長ホルモン（human growth hormone：hGH）を使用しなければならない．ヒト成長ホルモンは，以前はヒトの死体から得られていたが，プリオンが媒介する神経変性疾患である**クロイツフェルト-ヤコブ病**（Creutzfeldt-Jakob disease；**第40章**）の蔓延につながった．hGH は，現在，このリスクを回避する組換え型 DNA 技術によって調製される（ソマトロピン）．ソマトロピンを週に6～7回皮下投与することにより，良好に一定の成長を達成することができ，治療は早期に開始すると最も成功する．

hGH は，アスリートによっても筋肉量を増加させるために不正に使用される（**第58章参照**）．大用量が使用されるが，それにより異常な骨の成長や心臓肥大の誘発といった深刻な副作用を起こす．hGH はまた，老化における身体的変化への対抗手段として試験されてきた．臨床試験では，体重の増加が示されたが，機能的改善は認められなかった．

ヒト組換え型 IGF-1（**メカセルミン**[mecasermin]）も，このホルモン量が不足している小児の成長不全の治療に利用可能である．

小児における成長ホルモンの過剰産生は，**巨人症**（gigantism）を引き起こす．成人における過剰産生は通常，良性の下垂体腫瘍によって引き起こされ，主に顎，および手足の巨大化を伴う先端巨大症をもたらす．ドパミンアゴニストである**ブロモクリプチン**（bromocriptine），およびオクトレオチドは，その症状を緩和しうる．別の有用な薬剤には，成長ホルモン作用に高い選択性をもつアンタゴニストで，組換え技術により製造される成長ホルモンの改変アナログ，**ペグビソマント**（pegvisomant）がある．

プロラクチン（乳腺刺激ホルモン）

プロラクチンは，乳腺刺激ホルモン分泌細胞によって下垂体前葉から分泌される．これらは，下垂体前葉に豊富に存在し，妊娠中におそらくエストロゲンの影響下で数が増加する．

分泌調節

プロラクチン分泌は，視床下部から放出されるドパミン（乳腺刺激ホルモン分泌細胞上の D_2 受容体に作用する）による緊張性抑制的制御の下にある（**図33.3**および**表33.1**）．分泌の主な刺激は，授乳である．ラットでは，飢えた子のにおいや音も効果的な引き金になる．乳房からの神経反射は，プロラクチン放出因子（prolactin-releasing factor：PRF）の視床下部からの分泌を刺激することができるが，その放出因子の候補としては，TRH，および**オキシトシン**（oxytocin）が含まれる．エストロゲンは，乳腺刺激ホルモン分泌細胞のサブセットから放出

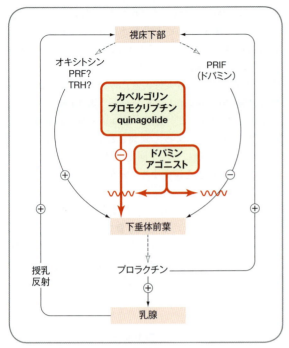

図 33.3 プロラクチンの分泌制御.
薬は，赤で囲んだボックスで示す．PRF：プロラクチン放出因子，PRIF：プロラクチン放出阻害因子，TRH：甲状腺刺激ホルモン放出ホルモン.

される神経ペプチドであるガラニン(galanin)を介して，プロラクチンの分泌，および乳腺刺激ホルモン分泌細胞の増殖の両方を促進する．ドパミンアンタゴニスト(主に抗精神病薬として使用；第 46 章参照)は，プロラクチン放出の強力な刺激となるが，ブロモクリプチン(第39, 46 章)などのアゴニストは，プロラクチン放出を抑制する．ブロモクリプチンは，パーキンソン(Parkinson)病にも使用される(第 40 章).

作用

プロラクチン受容体は，サイトカイン受容体に関連する 1 回膜貫通ドメイン受容体である．いくつかの異なるアイソフォーム，および選択的スプライス体が知られている．これらは乳腺だけでなく，脳，卵巣，心臓，肺，免疫系など，体全体に広く分布する．女性におけるプロラクチンの主な機能は，乳産生の制御である．分娩時にはプロラクチン濃度が上昇し，乳の分泌が開始される．乳産生の維持は，授乳刺激に依存し(上記参照)，30 分以内に血中ホルモン濃度が 10〜100 倍上昇する．

他のホルモンとともに，プロラクチンは，妊娠中の乳腺組織の増殖と分化の誘因となる．プロラクチンはまた，ゴナドトロピンの放出や，これらの刺激ホルモンに対する卵巣の応答を阻害する．これは，排卵が母乳育児の間には通常起こらない理由の 1 つであり，自然の避妊メカニズムであると考えられている．

▽ ある魅力的な仮説によると，プロラクチンの産後の高い濃度は，その"親"ホルモンとしての生物学的機能を表している．確かに，プロラクチンの注射によって，トリやマウス，ウサギにおいて，繁殖や巣作りを誘発することができる．プロラクチンはまた，リンパ球の分裂刺激を含む，明らかに無関係な他の作用も発揮する．プロラクチンが免疫応答の調節に関与しているという証拠がいくつかある．

プロラクチン分泌の調整

プロラクチン自体は，臨床では使用されない．ドパミン受容体アゴニストであるブロモクリプチンは，過剰なプロラクチン分泌(高プロラクチン血症[hyperprolactinaemia])を減少させるために使用される．経口で吸収がよく，濃度は 2 時間後にピークに達する．副作用には，悪心や嘔吐が含まれる．めまい，便秘，起立性低血圧も起きる可能性がある．カベゴリン(cabergoline)，および quinagolide も同様である．

ブロモクリプチンの臨床用途

- 乳汁分泌を防ぐため
- プロラクチン過剰分泌に起因する乳汁漏出(すなわち，いずれの性別でも起きる非産褥性の乳汁分泌)の治療のため
- プロラクチン分泌下垂体腫瘍(プロラクチノーマ)の治療のため
- パーキンソン病(第 40 章)および先端巨大症の治療において

副腎皮質刺激ホルモン

副腎皮質刺激ホルモン(ACTH，コルチコトロピン)は，副腎皮質のグルココルチコイドの合成および放出を調節する下垂体前葉の分泌物である(表 33.1 参照)．ACTH は，連続的なタンパク質分解プロセシングによって前駆体プロオピオメラノコルチン(proopiomelanocortin：POMC)から生成される，39 残基からなるペプチドである．その受容体または細胞内シグナル伝達経路の欠損に起因する ACTH 作用の消失は，重篤なグルココルチコイド欠乏症を引き起こしうる(Chan et al., 2008)．ACTH 分泌調節の詳細を図 33.4 に示す．

▽ このホルモンは，(コルチゾンとともに)炎症治療の歴史における重要な位置を占めている．それは，1940 年代に，ACTH とコルチゾンがリウマチ性疾患の患者に抗炎症作用を有することを最初に観察したヘンチ(Hench)らの研究に由来する．ACTH の作用は，副腎皮質刺激の二次的なものであると考えられたが，興味深いことに，マクロファージの(メラノコルチン)MC₃ 受容体の活性化を介して，ACTH 自体も抗炎症作用を発揮する(Getting et al., 2002)．

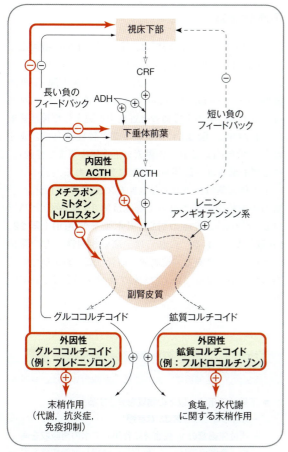

図 33.4 コルチコステロイドの合成と分泌の調節．
長い負のフィードバックループは短いループ（破線）より重要である．副腎皮質刺激ホルモン（ACTH, コルチコトロピン）は，鉱質コルチコイド産生にわずかな影響しか及ぼさない．薬は，赤で囲んだボックスで示す．ADH：抗利尿ホルモン（バソプレシン），CRF：コルチコトロピン放出因子．

副腎皮質刺激ホルモン自体は，コルチコステロイドよりも，作用があまり予測できず，抗体の形成を引き起こす可能性があるため，今日の治療ではあまり使用されない．ヒト ACTH の最初の 24 個の N 末端残基からなる合成ポリペプチドである**テトラコサクチド**（tetracosactide）（tetracosactrin）は同じ欠点をもつが，現在は副腎皮質の能力を評価するために広く使用されている．

ACTH の血中濃度は，グルココルチコイドによって減少する．これは，**デキサメタゾン抑制試験**（dexamethasone suppression test）の原理である．

作用

MC_2 受容体を介して作用することで，テトラコサクチドおよび ACTH は，副腎皮質に対して以下の 2 つの作用を有する．

- グルココルチコイドの合成，および放出の刺激．この作用は，注射から数分以内に起こり，結果として起こる生物学的作用は，放出されたステロイドの作用である．

- 副腎皮質細胞に対する刺激作用，および鍵となるミトコンドリアのステロイド合成酵素量の調節．この効果の消失は，ACTH 分泌を抑制する長期のグルココルチコイド投与時に起きる副腎萎縮症の原因である．

テトラコサクチドは主に，副腎皮質機能不全の診断において用いられる．薬を筋肉内または静脈内に投与し，血漿中のヒドロコルチゾンの濃度をラジオイムノアッセイによって測定する．

メラノサイト刺激ホルモン（MSH）

α-, β- および γ-MSH は，ACTH と構造的類似性を有するペプチドホルモンであり，同じ前駆体に由来する．これらのペプチドは，あわせて**メラノコルチン**（melanocortin）とよばれる．というのは，最初に認識された作用が，**メラノサイト**（melanocyte）とよばれる特殊な皮膚細胞によるメラニン産生を刺激することであったからである．そのため，これらは，髪の色，肌の色，および紫外線に対する反応を決定するうえで重要な役割を果たす．

メラノサイト刺激ホルモンは，メラノコルチン受容体に作用する．メラノコルチン受容体は5つ（$MC_{1~5}$）がクローニングされており，これらは，cAMP 合成を活性化する G タンパク質共役受容体（G protein-coupled receptor：GPCR）である．メラニン合成は，MC_1 受容体によって制御される．過度の α-MSH 産生は，メラノサイトの異常な増殖を引き起こし，黒色腫の誘因となる可能性がある．

> メラノコルチンは，他の多くの生物学的効果を示す．例えば，α-MSH は，インターロイキン（IL）-1β, および腫瘍壊死因子（TNF）-α の放出を阻害し，好中球の浸潤を減少させ，抗炎症作用，および解熱作用を示す．リウマチ性関節炎の患者の滑液においては，α-MSH レベルが上昇する．MC_1, および MC_3 受容体が MSH の免疫調節効果を媒介する．抗炎症活性を有する可能性がある，これらの受容体アゴニストが探索中である．α-MSH の中枢への投与は，グルーミングや性的活動の増加，MC_4 受容体に対する作用を介する摂食の減少など動物行動の変化を起こすため，MC_4 アゴニストは，肥満および勃起不全の潜在的治療薬として探索されている．
>
> γ-MSH の脳室内，もしくは静脈内注射は，血圧，心拍数，および脳血流を増加させる．これらの作用も，おそらく MC_4 受容体によって媒介されている．
>
> メラノコルチン受容体に対する2つの天然リガンド（**アグーチシグナリングタンパク質**[agouti-signalling protein]，および**アグーチ関連タンパク質**[agouti-related peptide]，あわせて**アグーチ**[agouti]とよばれる）が，ヒト組織において発見されている．これらは，メラノコルチン受容体における MSH の作用に競合的に拮抗するタンパク質である．

下垂体前葉および視床下部

- 下垂体前葉は，以下を調節するホルモンを分泌する．
  - 副腎皮質からの**グルココルチコイド**の放出
  - **甲状腺ホルモン**(thyroid hormone)の放出
  - 性ホルモンの放出：女性の**排卵**(ovulation)と男性の**精子形成**(spermatogenesis)
  - **成長**(growth)
  - **乳腺**(mammary gland)の構造と機能
- おのおのの下垂体前葉ホルモンは，特定の視床下部からの放出因子によって調節される．フィードバックメカニズムによって，これらの因子の放出が制御される．臨床で使用可能な物質は以下の通りである．
  - **成長ホルモン放出因子**(growth hormone–releasing factor)(**sermorelin**)，および成長ホルモンのアナログ(**ソマトロピン**)
  - **甲状腺刺激ホルモン放出因子**(thyrotrophin–releasing factor)(**プロチレリン**)，および甲状腺刺激ホルモン(甲状腺機能試験に使用される)
  - 成長ホルモンの放出を抑制する**ソマトスタチン**(somatostatin)類似体アナログの**オクトレオチド**，および**ランレオチド**(lanreotide)
  - **コルチコトロピン放出因子**(corticotrophin–releasing factor)，診断に使用される．
  - **ゴナドトロピン放出因子**(gonadotropin–releasing factor)，**ゴナドレリン**とアナログ．不妊症や一部のがんの治療に使用される．

下垂体後葉

下垂体後葉(神経下垂体)は，主に視床下部の**視索上部**(supraoptic)と**傍室核**(paraventricular nuclei)の神経細胞の末端からなる．それらの軸索は，**視床下部–下垂体経路**(hypothalamic–hypophyseal tract)を形成し，線維は，下垂体後葉の毛細血管と近接する肥大した神経終末部で終結する(図33.1)．視床下部の神経核内で合成されたペプチドは，これらの軸索を下垂体後葉まで移動し，そこで貯蔵され，最終的に血流に分泌される．

下垂体後葉の2つの主なホルモンは，**オキシトシン**(子宮の平滑筋を収縮させる；詳細は第35章参照)と**バソプレシン**(vasopressin)(抗利尿ホルモンADH；第22, 29章参照)である．これらは，高い相同性をもつ環状ノナペプチドである．抗利尿，血管収縮，および分娩誘発の特性が異なる，いくつかのアナログが合成されている．

下垂体後葉

- 下垂体後葉は，以下の物質を分泌する．
  - オキシトシン(第35章参照)
  - 遠位尿細管のV_2受容体に作用して水の再吸収を高め，高濃度では，V_{1A}受容体に作用し血管収縮を引き起こす抗利尿ホルモン(**バソプレシン**)．副腎皮質刺激ホルモンの分泌を刺激する．
- 臨床で使用可能な物質は，**バソプレシン**，およびアナログの**デスモプレシン**(desmopressin), felypressin, **テルリプレシン**(terlipressin)である．

副腎皮質刺激ホルモンと副腎ステロイド

- 副腎皮質刺激ホルモン(ACTH；tetracosactrin，**テトラコサクチド**)は，副腎皮質におけるグルココルチコイド(例えば，**ヒドロコルチゾン**)，およびいくつかのアンドロゲンの合成と放出を刺激する．
- 視床下部からのコルチコトロピン放出因子(CRF)は，ACTH放出を調節する一方，神経性の因子によって，および血漿グルココルチコイドによる負のフィードバック効果によって調節される．
- 副腎皮質からの鉱質コルチコイド(例えばアルドステロン)の放出は，レニン–アンギオテンシン系によって制御される．

抗利尿ホルモン(バソプレシン)とアナログの臨床用途

- 尿崩症：felypressin, **デスモプレシン**
- 食道静脈瘤出血の初期治療：**バソプレシン**，**テルリプレシン**, felypressin(ソマトスタチンアナログである**オクトレオチド**も使用されるが，内視鏡による硬化剤の直接注入が主な治療法である)
- 血友病における出血に対する予防(例えば，抜歯前)：**バソプレシン**，**デスモプレシン**(第VIII因子の濃度を増加させることにより)
- felypressinは，局所麻酔薬との併用で血管収縮薬として使用される(第43章参照)
- **デスモプレシン**は，年長の子どもや成人の持続性の夜尿症に使用される

バソプレシン

分泌制御と生理学的役割

下垂体後葉から放出されるバソプレシンは，腎臓のネフロン遠位部と集合管の細胞に作用することで，体の含水量を制御するのに重要な役割を果たす（第29章参照）．水分バランスを調節する視床下部の神経核は，バソプレシンを合成し，分泌する神経核の近傍にある．

バソプレシン放出の主な刺激の1つは，血漿浸透圧の上昇（渇きの感覚を生じる）である．循環血液量の減少（低酸素血症[hypovolaemia]）もその1つであり，ここでの刺激は，心血管系の伸張受容器，もしくはアンギオテンシンの放出によって生じる．尿崩症（diabetes insipidus）は，バソプレシンの分泌が減少，または欠如するか，もしくは腎臓のホルモンに対する感受性が低下するために，大量の希釈尿が出る病態である．

バソプレシン受容体

受容体には，V_{1A}，V_{1B} および V_2 の3つのクラスがある．すべて GPCR である．V_2 受容体は，アデニル酸シクラーゼを刺激し，腎臓におけるバソプレシンの主な生理作用を媒介するが，V_{1A} および V_{1B} 受容体は，ホスホリパーゼC／イノシトール三リン酸経路に連結する．

オキシトシン受容体（OT）も，GPCR であり，主にホスホリパーゼC刺激を介してシグナルを伝達するが，アデニル酸シクラーゼに対する二次作用を有する．バソプレシンは，OT の部分アゴニストであるが，その効果は受容体の分布によって制限される．受容体分布は，妊娠子宮に対するその古典的作用から推定されるように，子宮筋層，子宮内膜，乳腺，および卵巣に多い．オキシトシン（およびバソプレシン）の中心的な作用は，"つがいの結びつき"や他の心理社会的関係性に明らかに関与している点でも，注目を集めてきた[3]．

作用

腎臓作用

バソプレシンは，ネフロンの遠位尿細管，および集合管の細胞の側底膜の V_2 受容体に結合する．集合管におけるその主な作用は，水チャネル（アクアポリン[aquaporin]）の管腔側膜への挿入速度を増加させ，細胞膜の水に対する透過性を増加させることである（第29章参照）．また，特に遠位尿細管において，尿素輸送体を活性化し，Na^+ の吸収を一過性に増加させる．

---

[3] オキシトシンは，出産，泌乳，およびオルガスムで放出され，信頼感やその他の向社会的行動を増進することが示されている．オキシトシンには，これらの発見が呼び起こした大衆報道や無数のインターネット上のディスカッショングループを通じて，"愛のホルモン"，さらにはぞっとする"抱擁ホルモン"といった愛称がつけられている．

いくつかの薬物が，バソプレシンの作用に影響を及ぼす．非ステロイド性抗炎症薬，およびカルバマゼピン（carbamazepine）は，バソプレシンの作用を増加させ，リチウム（lithium），コルヒチン（colchicine），ビンカアルカロイド（vinca alkaloid）は減少させる．最後の2つの薬の作用は，水チャネルの転位に必要な微小管に対する作用の二次的な効果である．アンタゴニストであるデメチルクロルテトラサイクリン（demethylchlortetracycline），およびトルバプタン（tolvaptan）は，腎尿細管の V_2 受容体に対するバソプレシンの作用を打ち消すので，ホルモンの過剰分泌が原因の尿への塩分損失（低ナトリウム血症[hyponatraemia]に帰結する）を伴った水貯留患者の治療に使用することができる．ADH分泌異常症症候群（syndrome of inappropriate ADH secretion："SIADH"）は，肺やその他の悪性腫瘍，もしくは頭部外傷に伴って起きる．特異的 V_2 受容体アンタゴニストは，心不全の治療においても研究されている（第22章）．

他の非腎臓作用

バソプレシンは，V_{1A} 受容体に作用することにより，特に心血管系において平滑筋収縮を引き起こす（第22章参照）．これらの受容体に対するバソプレシンの親和性は，V_2 受容体に対する親和性よりも低く，平滑筋での効果は，腎臓に影響するものよりも大きな用量でのみみられる．バソプレシンはまた血小板凝集，および凝固因子の動員を刺激する．下垂体門脈循環中に放出されると，V_{1B} 受容体に対する作用により，下垂体前葉からの ACTH の放出を促進する（図33.4）．CNS において，バソプレシンは，オキシトシンと同様に感情的，および社会的行動における役割があると考えられている．

薬物動態学的側面

バソプレシンは，種々のペプチドアナログとともに，尿崩症の治療のために，あるいは血管収縮薬として臨床で使用される．(a)作用の持続時間を増加させ，(b)V_1 受容体と V_2 受容体との間の相対的な有効性を変化させるために，いくつかのアナログが開発されている．

使用される主な物質には，以下のものがある．

- バソプレシンそのもの；短期間作用性，V_2 受容体に弱い選択性をもつ．皮下，または筋肉内注射，もしくは静脈内点滴により投与される．
- デスモプレシン：V_2 選択的であり，したがってより少ない血圧上昇効果をもつ．鼻腔内スプレーを含むいくつかの経路により投与可能．
- テルリプレシン；作用持続性が向上．弱いが持続する昇圧作用と最低限の抗利尿作用がある．
- felypressin；局所麻酔薬の作用を持続させるためにプロピトカイン（propitocaine, prilocaine）など麻酔薬に併用して注射する短時間作動性血管収縮薬（第43章参照）．

バソプレシン自体は，10分未満の血漿半減期で急速に排除され，作用持続時間は短い．代謝は，組織ペプチダーゼによるものであり，33%は腎臓によって除去される．デスモプレシンは，ペプチダーゼによる分解の影響を受けにくく，その血漿半減期は75分である．

副作用

副作用は少なく，主に心血管系のものである．静脈内に投与されたバソプレシンは，狭心症の原因となる冠動脈の攣縮を引き起こすことがあるが，抗利尿ペプチドを鼻腔内に投与すれば，この危険性を最小限に抑えることができる．

副腎皮質

副腎は，カテコールアミン（**第14章**参照）を分泌する内側の**髄質**（medulla）と，副腎ステロイドを分泌する外側の**皮質**（cortex）の2つの部位からなる．皮質は，3つの同心円的なゾーン：鉱質コルチコイドを産生する**球状帯**（zona glomerulosa）（最も外側の層），グルココルチコイドを産生する**束状帯**（zona fasciculate），およびアンドロゲン前駆体を産生する，最も内側の**網状帯**（zona reticularis）からなる．主な副腎ステロイドは，グルココルチコイド，および鉱質コルチコイド[4]の活性を有するものである．皮質からのアンドロゲン分泌（**第35章**参照）については，本章ではこれ以上考慮しない．

鉱質コルチコイドは，水と電解質バランスを調節し，主たる内在性ホルモンは，**アルドステロン**（aldosterone）である．グルココルチコイドは，中間代謝に幅広く作用し，炭水化物やタンパク質代謝に影響を与えるとともに，宿主防御機構に対する強力な調節作用をもつ（**第6，26章**）．副腎は，グルココルチコイドの混合物を分泌する．ヒトでの主なホルモンは，**ヒドロコルチゾン**（hydrocortisone）（ややこしいが，**コルチゾール**[cortisol]としても知られる）であり，げっ歯類では，**コルチコステロン**（corticosterone）である．鉱質コルチコイドの作用とグルココルチコイドの作用は，天然ステロイドにおいては完全に分離されず，いくつかのグルココルチコイドは，水および電解質バランスにかなり大きい影響を及ぼす．実際，ヒドロコルチゾンとアルドステロンは，鉱質コルチコイド受容体に等力価であるが，腎臓など鉱質コルチコイド感受性の組織においては，**11β–ヒドロキシステロイドデヒドロゲナーゼ**（11β–hydroxysteroid dehydrogenase）の作用によって，ヒドロコルチゾンは不

活性な代謝物コルチゾンに変換され[5]，組織がヒドロコルチゾンに応答するのを防いでいる．

補充療法（replacement therapy）を除いて，グルココルチコイドは，抗炎症性と免疫抑制性の性質のために，最も一般的に用いられる（**第26章**参照）．そのような使用状況においては，それらの代謝や他に対する作用は望ましくない副作用とみなされる．鉱質コルチコイド作用から，グルココルチコイド作用をある程度分離できる合成ステロイド（**表33.2**参照）が開発されてきたが，抗炎症作用を他のグルココルチコイド作用から完全に分離することはできていない．

≫ 副腎は生命にとって不可欠であり，これらの分泌腺を失った動物は，厳密に制御された条件下でしか生存できない．ヒトでは，**アジソン病**（Addison's disease）とよばれるコルチコステロイド産生の欠損症は，筋力低下，低血圧，うつ，食思不振，体重減少，および低血糖が特徴である．アジソン病は，自己免疫性の病因によるか，結核などによる慢性炎症によって副腎が破壊されて生じることがある．
コルチコステロイドが過剰に産生された場合，臨床像は，どの種のステロイドが優位であるかによって決まる．過剰なグルココルチコイド活性は，**クッシング症候群**を引き起こす（その症状は**図33.7**に要約する）．クッシング症候群は，副腎からの分泌過多，またはグルココルチコイドの長期間の治療投与によって引き起こされる．**鉱質コルチコイド**（mineralocorticoid）の過剰産生は，Na^+の保持とK^+の喪失をもたらす．過剰産生は，副腎の活動亢進または腫瘍によるもの（**原発性アルドステロン症**[primary hyperaldosteronism] すなわち**コーン症候群**[Conn's syndrome]，まれであるが重要な高血圧の原因；**第22章**参照），もしくはレニン–アンギオテンシン系の過度の活性化（いくつかの腎疾患で起こる）や肝硬変，うっ血性心不全によるもの（**二次性高アルドステロン症**[secondary hyperaldosteronism]）がある．

グルココルチコイド

合成および分泌

グルココルチコイドは，副腎に貯蔵されないが，下垂体前葉から分泌される循環血液中のACTHの影響によって合成され（**図33.4**），血液中に拍動性に放出される．グルココルチコイドはつねに存在するものの，健康なヒトの分泌には明確な概日リズムが存在し，血液濃度は早朝に最高となり，日中は徐々に減少し，夕方や夜には低値に達する．ACTHの分泌そのもの（これも拍動性である）は，視床下部から放出されるCRFと下垂体後葉から放出されるバソプレシンによって調節される．ACTHとCRFの放出によって血中グルココルチコイド濃度が上昇すると，今度は逆に，両者の放出が反射的に抑制される．

---

[4] これらの名前は，初期の研究で，副腎抽出物の別々の画分が血中グルコースの変化，塩および水分の貯留のいずれかを引き起こすことが判明したことに由来する．

[5] 奇妙なことに，1949年のヘンチらの古典的研究において，強力なグルココルチコイドの抗炎症作用をもつことが当初示されたのは，コルチゾンであった．この明らかな異常事態の理由は，いくつかの組織に存在する11β–ヒドロキシステロイドデヒドロゲナーゼのアイソフォームが，コルチゾンからコルチゾール（すなわち，ヒドロコルチゾン）へ逆に変換し，その生物活性を回復できるためである．

副腎皮質 **495**

表 33.2　全身投与される主なコルチコステロイド薬の比較(ヒドロコルチゾンを標準として使用).

薬剤	受容体への相対的親和性[a]	臨床用途におけるおよその相対効果		経口投与後の作用時間[b]	備考
		抗炎症	ナトリウム保持		
ヒドロコルチゾン	1	1	1	短い	補充療法における選択薬(コルチゾール)
コルチゾン	プロドラッグ	0.8	0.8	短い	安価;ヒドロコルチゾンに変換されるまで不活性;鉱質コルチコイド効果のため抗炎症薬として使用されない
deflazacort	プロドラッグ	3	?	短い	血漿エステラーゼによって活性代謝物に変換.プレドニゾロン同様に有用
プレドニゾロン	2.2	4	0.8	中間	全身性の抗炎症,免疫抑制作用のための選択薬
prednisone	プロドラッグ	4	0.8	中間	プレドニゾロンに変換されるまで不活性
メチルプレドニゾロン	11.9	5	最小	中間	抗炎症,免疫抑制
トリアムシノロン(triamcinolone)	1.9	5	なし	中間	他よりも比較的高い毒性
デキサメタゾン	7.1	27	最小	長い	抗炎症,免疫抑制,特に水分貯留が望ましくない場合(例えば,脳浮腫)に使用;ACTH産生抑制の選択薬
ベタメタゾン(betamethasone)	5.4	27	ごくわずか	長い	抗炎症,免疫抑制,特に水分保持が望ましくない場合に使用
フルドロコルチゾン	3.5	15	150	短い	鉱質コルチコイド効果のための選択薬
アルドステロン	0.38	なし	500	–	内因性鉱質コルチコイド

[a] ヒト胎児肺細胞から得たデータ.
[b] 作用時間(半減期):短い(8〜12時間),中間(12〜36時間),長い(36〜72時間).いくつかの薬は生体内で活性化合物に変換されるまで不活性であり,グルココルチコイド受容体に対する親和性はごくわずかである.
(相対的親和性のデータは Baxter & Rousseau 1979 より.)

オピオイドペプチドもまた,CRF の分泌に対する緊張性の抑制的制御を行っており,心理的要因,過剰な暑さや寒冷,傷害や感染は,バソプレシン,CRF の両者の放出に影響を及ぼすことがある.これは,HPA 軸が,外部環境で感知された脅威に対して反応し活性化する主要な機構である.

グルココルチコイドの前駆体は,コレステロールである(図 33.5).コレステロールの**プレグネノロン**(pregnenolone)への最初の変換が律速段階であり,ACTH によって調節される.いくつかの生合成反応は,薬によって阻害できるので,これらは,クッシング病や副腎皮質がんの治療に有用である.**メチラポン**(metyrapone)は,C11 における β-ヒドロキシル化を阻害するので,ヒドロコルチゾンとコルチコステロンの生成を阻害する.合成が 11-デオキシコルチコステロイドの段階で遮断されると,視床下部,および下垂体に影響しない中間体ができるため,血液中の ACTH が著しく増加する.そのため,メチラポンは,ACTH 産生能の試験に使用でき,クッシング症候群の患者の治療にも使用することができる.**トリロスタン**(trilostane)(クッシング症候群や原発性アルドステロン症においても使用される)は,合成経路のより初期の酵素,**3β-デヒドロゲナーゼ**(3β-dehydrogenase)を阻害する.aminoglutethimide は,生合成経路の初期段階を阻害し,メチラポンと全般的に同じ効果を発揮する.

トリロスタンと aminoglutethimide は,現在英国では使用されないが,抗真菌薬である**ケトコナゾール**(ketoconazole;第 53 章)もステロイド生成を抑制し,クッシング症候群の特殊な治療薬として有用かもしれない.**ミトタン**(mitotane)は,副腎に対する直接の(そして未知の)機構によってグルココルチコイドの合成を抑制する.ミトタンは,主に副腎皮質がんの治療に使用される.

グルココルチコイドの作用機序

ここで論じるグルココルチコイド作用は,薬が核内受容体スーパーファミリーに属する特異的細胞内グルココ

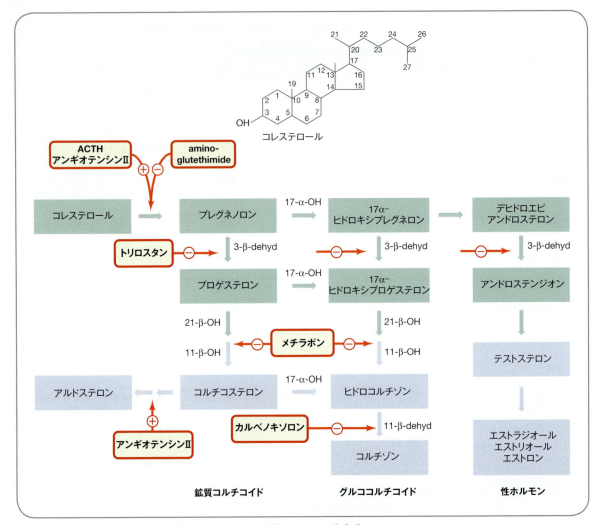

図33.5 コルチコステロイド，鉱質コルチコイドおよび性ホルモンの生合成．

すべてのステロイドホルモンは，コレステロールから合成される．水酸化，および脱水素化の連続過程は，生合成経路において重要であり，薬の標的となる．中間体は，緑のボックスで示す．これらは経路間において相互変換が起こる．青のボックスは，循環ホルモンを示す．薬は，その作用部位に隣接した，赤で囲んだボックスで示す．グルココルチコイドは束状帯の細胞によって産生され，その合成は副腎皮質刺激ホルモン(ACTH)によって刺激される．アルドステロンは球状帯の細胞によって産生され，その合成はアンギオテンシンⅡによって刺激される．メチラポンはグルココルチコイド合成，aminoglutethimide およびトリロスタンは3種類すべての副腎ステロイドの合成を阻害する(詳細は本文を参照)．カルベノキソロンは，腎臓におけるヒドロコルチゾンとコルチゾンの相互変換を阻害する．ミトタンは示されていないが，これは未知の機構によって副腎ホルモンの合成を抑制する．酵素の略称は以下の通り．17-α-OH：17-α-ヒドロキシラーゼ，3-β-dehyd：3-β-デヒドロゲナーゼ，21-β-OH：21-β-ヒドロキシラーゼ，11-β-OH：11-β-ヒドロキシラーゼ，11-β-dehyd：11-β-ヒドロキシステロイドデヒドロゲナーゼ．

ルチコイド受容体(ただし他の結合タンパク質，または結合部位も存在する；Norman et al., 2004 参照)と相互作用することによって開始される．このスーパーファミリー(第3章参照)には，鉱質コルチコイド，性ステロイド，甲状腺ホルモン，ビタミンD_3，レチノイン酸の受容体も含まれる．転写制御の実際の機構は複雑であり，少なくとも4つの機構が核内で働いている．これらについては，図33.6に模式的に要約した．

グルココルチコイド受容体の核内作用が発見された当初は，このメカニズムによってホルモンのすべての作用が説明できると考えられたが，驚くべき発見がこの考え方を覆した．Reichardt et al.(1998)は，グルココルチコイド受容体が二量体化することができないトランスジェニックマウスにおいて，グルココルチコイドが依然として非常に多くの生物学的作用を発揮できることを見出した．このことは，リガンドに結合した受容体は核内における遺伝子発現の制御に加えて，受容体自体が単量体，あるいは二量体のいずれかの型で，細胞質中にある間も重要なシグナル伝達応答を引き起こしうることを示唆した(細胞質に永遠に留まる受容体の亜集団が

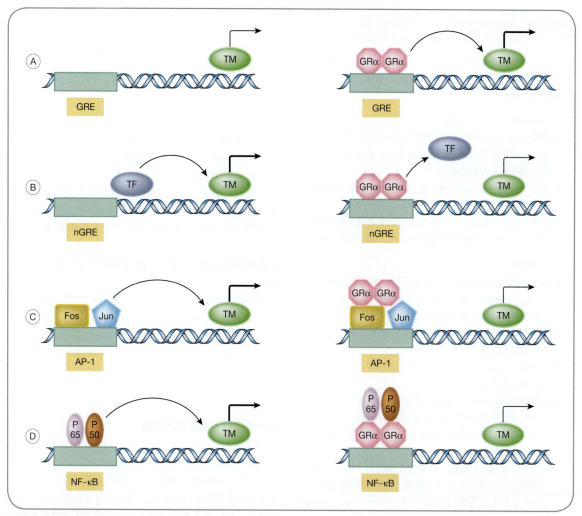

図 33.6 グルココルチコイドの分子作用機序.
リガンドが結合したグルココルチコイド受容体が核への移行後,遺伝子発現を制御することができる 4 つの可能な様式を示す概略図.[A]基本的なトランスアクティベーション機構.この場合,転写装置(TM)は低いレベルで作動していると考えられる.リガンドと結合したグルココルチコイド受容体(GR)の二量体は,プロモーター配列(緑色のボックス)内の 1 つ以上の"促進性"グルココルチコイド応答エレメント(glucocorticoid response elements:GRE)に結合し,転写を亢進する.[B]基本的なトランス抑制機構.転写装置は,転写因子(TF)によって恒常的に駆動されている.受容体複合体が"抑制性"GRE(nGRE)へ結合すると,これらの因子と置き換わり,遺伝子の発現が低下する.[C]Fos/Jun 機構.転写は,AP-1 調節部位に結合する Fos/Jun 転写因子によって高いレベルで駆動されている.GR の存在下では,この効果が減少する.[D]核内因子(NF)κB 機構.転写因子 P65 および P50 は,NF-κB 部位に結合し,遺伝子発現を促進する.これは,転写因子に結合し,その作用を妨げる GR の存在によって阻害される(この結合は,細胞質においても起こりうる).(グルココルチコイド受容体の構造のさらなる詳細については,第 3 章参照.)(Oakley & Cidlowski 2001 より改変.)

あるのかもしれない).そのような効果の 1 つは,受容体と調節複合体である NF-κB との相互作用であると思われる(**第 3 章**).他の重要な相互作用には,グルココルチコイド受容体の挙動や核内に留まる時間を調節するプロテインキナーゼ/ホスファターゼの関与があるかもしれない.これらの細胞質内作用のいくつかは非常に迅速である.例えば,プロテインキナーゼ C によるグルココルチコイド誘発性のリン酸化や,その後の白血球の動員や他の抗炎症作用に対して強力な阻害効果を示すタンパク質**アネキシン 1**(annexin-1)の放出は数分で起こ

るが,これはタンパク質合成の変化によっては説明できない.

作用

一般的な代謝および全身作用

　主な代謝への影響は,炭水化物,およびタンパク質の代謝に対するものである.グルココルチコイドは,グルコースの取り込みと利用の減少と,糖新生の増加の両方を引き起こし,高血糖の傾向をもたらす(**第 31 章**参照).血糖の上昇に反応したインスリン分泌の結果と考えられ

グルココルチコイド

全身性に投与される一般的な薬には，**ヒドロコルチゾン**，**プレドニゾロン**(prednisolone)，および**デキサメタゾン**がある．

代謝作用
- **炭水化物**(carbohydrate)：糖新生の増加を伴ったグルコースの取り込みと利用の減少．これは高血糖になる傾向を引き起こす．
- **タンパク質**(protein)：異化作用の増加，同化作用の減少．
- **脂質**(lipid)：脂肪分解ホルモンに対する許容的な効果と，クッシング症候群で観察される脂肪の再分布．

制御機構
- **視床下部**(hypothalamus)，および**下垂体前葉**(anterior pituitary gland)：負のフィードバック作用により，内因性グルココルチコイドの放出が減少する．
- **心血管系**(cardiovascular system)：血管拡張の減少，体液排出の減少．
- **筋骨格**(musculoskeletal)：骨芽細胞の減少および破骨細胞活性の増加．
- **炎症**(inflammation)，および**免疫**(immunity)：
  - 急性炎症：白血球の流入および活性の減少．
  - 慢性炎症：単核細胞の活性低下，血管新生の減少，線維化の減少．
  - リンパ組織：T細胞，およびB細胞のクローン増殖の減少，サイトカイン分泌T細胞の活性低下．Th1からTh2応答へのスイッチ．
- メディエーター
  - インターロイキン，腫瘍壊死因子αおよび顆粒球マクロファージコロニー刺激因子を含む多くのサイトカインの産生と作用の減少
  - エイコサノイド産生の減少
  - IgG産生の減少
  - 血液中の補体成分の減少
  - インターロイキン(IL)-10，IL-1ra，およびアネキシン1などの抗炎症因子の放出の増加
- 全体的な影響：自然免疫系，および獲得免疫系の活動の低下に加え，炎症反応の保護的な側面の減弱，および時に創傷治癒の減弱

るグリコーゲンの貯蔵の付随的な増加も起こる．全体として，特に筋肉においてタンパク質合成の減少，およびタンパク質分解の増加があり，組織の萎縮を招く可能性がある．グルココルチコイドはまた，カテコールアミンや他のホルモンに応答したcAMP依存的な脂肪分解反応に対して"許容的"な効果を有する．このようなホルモンは，cAMP依存性キナーゼを介してリパーゼの活性化を引き起こすが，このキナーゼの合成にはグルココルチコイドの存在が必要である．長期間投与された大量のグルココルチコイドは，クッシング症候群に特徴的な体脂肪の再分布をもたらす(図33.7)．

グルココルチコイドは，消化管におけるCa^{2+}吸収を減少させ，腎臓による排泄を増加させることにより，負のカルシウム収支を生じる傾向がある．骨基質タンパク質の崩壊亢進とあわせて，これは骨粗鬆症の誘因となりうる．非生理的な高濃度では，グルココルチコイドは，おそらく保護作用のある11β-ヒドロキシステロイドデヒドロゲナーゼを妨害し，鉱質コルチコイド受容体に作用することによって，いくらかのNa^+保持およびK^+喪失を引き起こす鉱質コルチコイド作用をもたらす．

下垂体前葉と視床下部に対する負のフィードバック作用

内因性，および外因性グルココルチコイドの両方が，CRFおよびACTHの分泌に対する負のフィードバック効果をもつため(図33.4参照)，内因性グルココルチコイドの分泌を阻害し，副腎皮質萎縮を引き起こす可能性がある．グルココルチコイドによる治療が長引くと，薬物中止後に正常な機能に戻るまでに数ヵ月を要することがある．

抗炎症作用と免疫抑制作用

内因性グルココルチコイドは，低レベルの抗炎症性の緊張性を保持し，炎症性刺激に応答して分泌される．したがって，副腎摘出動物では，軽度の炎症性刺激に対しても過剰な反応がみられる．このような観察から，傷害や感染に反応する適切なグルココルチコイドの分泌の欠落が，ある種のヒトにおける慢性炎症性疾患の原因である可能性が示唆されている．

外因性グルココルチコイドは，一段と優れた抗炎症薬であり，治療投与の場合，自然免疫系，および獲得免疫系の両方の働きを阻害する．グルココルチコイドは，侵襲的病原体，化学的，あるいは物理的刺激，過敏症や自己免疫疾患にみられる不適切に攻撃する免疫応答のいずれが原因であっても，ほとんどすべてのタイプの炎症反応を逆転させる．移植片拒絶を抑制するために予防的に使用される場合，グルココルチコイドは，リンパ球のクローン性増殖がすでに起こったのちの定着した免疫応答の働きを妨げるよりも，免疫反応の発動や発生を抑制する段階で効果を発揮する．

グルココルチコイドが非常に多くの遺伝子の発現を変え，その調節の程度や方向性が組織間で，あるいは疾患の時期によってさえ異なることを考慮すると，グルココルチコイドの抗炎症作用が複雑であることは驚きではない．

炎症(inflammatory)細胞に対する作用は以下の通りである．

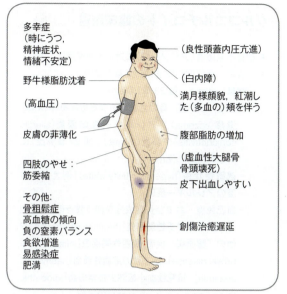

図 33.7　クッシング症候群.
これは，グルココルチコイドへの過剰な曝露や，疾患（例えば，副腎皮質刺激ホルモン分泌腫瘍），グルココルチコイド薬の長期投与（医原性クッシング症）により引き起こされる．下線つきで示した作用は，特に一般的なものである．治療の用量と期間に関連する，より頻度の少ない作用は，括弧内に示す．（Baxter & Rousseau 1979 より改変.）

- 血管からの好中球の漏出の減少，および細胞接着因子，サイトカイン遺伝子の転写抑制の結果による好中球，マクロファージ，肥満細胞活性化の抑制
- ヘルパー T（Th）細胞の全体的な活性化の抑制，T 細胞のクローン増殖の減少，Th1 から Th2 への免疫応答の"スイッチ"（第 6 章参照）
- 線維芽細胞機能の抑制，コラーゲンやグリコサミノグリカンの産生減少，および場合によっては治癒，修復能の低下

炎症反応や免疫応答のメディエーターに対する作用（第 17，18 章）には，以下が含まれる．

- シクロオキシゲナーゼ 2 の発現低下を介するプロスタノイドの産生低下
- IL-1，IL-2，IL-3，IL-4，IL-5，IL-6，IL-8，TNF-α，細胞接着因子，および顆粒球マクロファージコロニー刺激因子を含む多くのサイトカインの産生低下．これらは，主に遺伝子転写の阻害の結果によって起こる．
- 血漿中の補体成分の濃度低下
- 一酸化窒素合成酵素 2（NOS2）による誘導的一酸化窒素生成の減少
- 好塩基球や肥満細胞からのヒスタミン（histamine）遊離の減少
- 免疫グロブリン G（IgG）の産生低下
- IL-10，可溶性 IL-1 受容体，アネキシン 1 などの抗炎症因子の合成亢進

強力な抗炎症性をもつグルココルチコイドは，血液中を絶えず循環し，炎症の間に増加する．内因性グルココルチコイドの抗炎症，および免疫抑制作用は，監視されていない場合に，それら自体がホメオスタシスを脅かしうる，炎症の過度の活性化やその他の強力な防御反応を防止することで，重要な補正的調節の役割を果たすことが示唆されている（Munck et al., 1984 参照）．この考え方は，実験的研究によって間違いなく裏づけられている．これらのグルココルチコイド薬は，過敏症や望ましくない炎症に特徴とされる症状の治療に非常に有用であるが，感染やその他の侵襲から保護するための，同じ作用に基づく防御反応を抑制してしまう危険性をもつ．

副作用

低用量のグルココルチコイド補充療法は，通常問題ないが，グルココルチコイドの大量投与，または長期投与では，重大な副作用が生じる．主な作用は，以下の通りである．

- **感染症，または傷害への反応の抑制**：日和見感染症は，ステロイド投与量の増加に伴い抗菌薬で迅速に治療しない限り，潜在的に非常に深刻になる可能性がある．鵞口瘡（真菌感染症であるカンジダ症；第 53 章参照）は，グルココルチコイドの吸入時に，局所の抗感染機構の抑制のため頻繁に生じる．創傷治癒が遅れ，消化性潰瘍も起こりうる．
- **クッシング症候群**（図 33.7 参照）
- **骨粗鬆症**（osteoporosis）は，骨折の危険性を伴い，長期グルココルチコイド治療を制限する主な理由の 1 つである．これらの薬物は，カルシウムとリン酸代謝の調節，およびコラーゲンの代謝回転の両方を通じて骨密度に影響する．それらは，（骨基質を沈着させる）骨芽細胞機能を抑制し，（骨基質を消化する）破骨細胞の活性を亢進する．骨への血液供給への影響は，虚血性の大腿骨頭壊死を生じうる（第 36 章参照）．
- 外因性グルココルチコイドによって引き起こされる**高血糖**（hyperglycaemia）は，実質的な糖尿病に発展する可能性がある．
- **筋萎縮**（muscle wasting），および近位筋の筋力低下
- 小児では，治療が 6 ヵ月以上継続する場合，**成長障害**（inhibition of growth）[6]
- **中枢神経系の作用**：多幸症，うつ病，精神病
- **その他の効果**：緑内障（遺伝的に素因がある人），頭蓋内圧の上昇，および白内障の発生率の上昇

---

[6] しかしながら，グルココルチコイドが適応とされる疾患のいくつかは，それ自体が成長障害を引き起こす．古い臨床試験において，炎症性腸疾患を有する青年に対するグルココルチコイド治療は，疾患の寛解に伴って，成長を**増加**させることが示されている（Whittington et al., 1977）．

グルココルチコイドの作用機序

- グルココルチコイドは，細胞内受容体に結合し，次にそれらが二量体化し，核に移動し，DNAと相互作用して遺伝子転写を変化させ，いくつかのタンパク質の合成を誘導し他のものの合成を阻害する．
- グルココルチコイド作用のかなりの部分は，細胞質において受容体と調節因子が相互作用することによって媒介される．それらのいくつかの応答は，非常に迅速である．
- 代謝作用：ほとんどのメディエータータンパク質は酵素，例えばcAMP依存性キナーゼであるが，遺伝子レベルでの作用については，すべてが知られているわけではない．
- 抗炎症，および免疫抑制作用．知られている作用は，以下の通りである．
  - 誘導型シクロオキシゲナーゼ2，誘導型一酸化窒素合成酵素，サイトカイン，インターロイキン，細胞接着分子の遺伝子の転写抑制
  - 骨芽細胞におけるビタミンD_3を介するオステオカルシン遺伝子誘導の阻害，およびコラゲナーゼ遺伝子の転写修飾
  - 自然免疫系の細胞におけるアネキシン1を含む抗炎症因子の合成と放出の亢進．これは，細胞，およびメディエーター放出に対する強力な抗炎症効果を有するとともに，視床下部と下垂体前葉レベルにおける負のフィードバック作用を媒介しうる．

グルココルチコイドの臨床用途

- 副腎不全患者（アジソン病）に対する補充療法
- 抗炎症／免疫抑制療法（第26章も参照）
  - 喘息（asthma；第28章）の治療
  - 皮膚，眼，耳，鼻のさまざまな炎症疾患（例えば，**湿疹**（eczema），**アレルギー性結膜炎**（allergic conjunctivitis）や**鼻炎**（rhinitis）；第27章参照）に対し局所的に使用
  - 過敏症状態（hypersensitivity state）（例えば，重度のアレルギー反応）
  - 自己免疫，および炎症成分を伴う種々の疾患（例えば，**リウマチ性関節炎**[rheumatoid arthritis]や他の"膠原病"疾患，**炎症性腸疾患**[inflammatory bowel disease]，ある種の**溶血性貧血**[haemolytic anaemia]，**特発性血小板減少性紫斑病**[idiopathic thrombocytopenic purpura]）の治療
  - 臓器移植，骨髄移植後の移植片対宿主病の予防
- 腫瘍性疾患（第56章）
  - 特定の悪性腫瘍（例えば，**ホジキン病**[Hodgkin's disease]，**急性リンパ性白血病**[acute lymphocytic leukaemia]）の治療において細胞傷害性薬物と併用
  - 転移性，または原発性**脳腫瘍**（brain tumour）患者の脳浮腫の軽減のため（**デキサメタゾン**）

長期投与の後のグルココルチコイド薬の突然の中止は，患者のコルチコステロイド合成能力の低下のために，急性副腎不全を引き起こす可能性がある[7]．注意深い段階的な減量の手順をとるべきである．完全な副腎機能の回復には通常，およそ8週間かかるが，長期間の高用量治療後には，18ヵ月以上かかることがある．

薬物動態学的側面

治療に用いられるグルココルチコイド薬は，多数存在する．内因性ホルモンである**コルチゾール（ヒドロコルチゾン）**がしばしば使用されるが，合成誘導体はより頻用される．これらは，異なる物理化学的特性，ならびに異なる力価をもち，異なる経路（経口，全身，あるいは関節内）による投与のために最適化されている．例えば，エアロゾルによって気道に，滴下によって眼に，噴霧によって鼻に，クリームまたは軟膏として皮膚に（第27章参照），浣腸フォームとして消化管へ投与される（第30章）．局所投与は，大量に使用しない限り，全身毒性の可能性を軽減する．全身性グルココルチコイドの長期使用が必要な場合，隔日投与が，HPA軸の抑制や他の副作用を軽減しうる．

親油性小分子であるグルココルチコイドは，おそらく単純拡散によって標的細胞内に入る．ヒドロコルチゾンの血漿半減期は90分であるが，その主だった生物学的作用の発現には，2〜8時間の潜伏期がある．肝細胞や他の場所で起こる生物学的不活化は，C4–C5二重結合の還元によって開始される．コルチゾンと**prednisone**は，生体内でヒドロコルチゾン，およびプレドニゾロンにそれぞれ変換されるまで不活性である．

内因性グルココルチコイドは，血漿中では，**コルチコステロイド結合グロブリン**（corticosteroid-binding globulin：CBG）やアルブミンに結合して輸送される．血漿ヒドロコルチゾンの約77％がCBGに結合するが，多くの合成グルココルチコイドは，まったく結合しない．アルブミンは，ヒドロコルチゾンに対してより低い親和性をもつが，天然ステロイド，および合成ステロイドの両方に結合する．CBG結合ステロイドもアルブミン結合ステロイドも，生物学的に不活性である．

---

[7] 長期的なグルココルチコイド治療を受けている患者は，「私は，突然中止してはならないステロイド治療中の患者です」と記載されたカードを携帯することが推奨される．

副腎皮質 501

全身性のグルココルチコイドの臨床用途は，上記のクリニカルボックスに示されている．デキサメタゾンには，特別な用途として HPA 軸機能試験がある．**デキサメタゾン抑制試験**では，通常夜間に投与される比較的低用量のデキサメタゾンが，視床下部および下垂体を抑制し，約 9 時間後に血漿中で測定される ACTH 分泌，およびヒドロコルチゾン産出を減少させることが想定されている．この抑制の欠損は，ACTH またはグルココルチコイドの過剰分泌を意味する（クッシング症候群）．

鉱質コルチコイド

フルドロコルチゾン（fludrocortisone）は，鉱質コルチコイド効果を生む目的で経口投与される．この薬は，以下の作用をもつ．
- 遠位尿細管における Na^+ 再吸収を増加させ，尿細管への K^+ と H^+ 流出を増加させる
- DNA の転写を調節する細胞内受容体に作用し，タンパク質メディエーターの合成を誘導する
- 補充療法においてグルココルチコイドとともに使用される

グルココルチコイドの薬物動態学および副作用

- 投与は，経口，局所，または非経口がある．ほとんどの天然に存在するグルココルチコイドは，コルチコステロイド結合グロブリン，あるいはアルブミンによって血液中を輸送され，拡散によって細胞に入る．それらは，肝臓で代謝される．
- 副作用は，主に抗炎症薬，免疫抑制薬としての長期全身投与後にみられるが，補充療法後には通常みられない．最も重要なものは，以下の通りである．
  - 感染に対する反応の抑制
  - 内在性グルココルチコイド合成の抑制
  - 代謝作用（上記参照）
  - 骨粗鬆症
  - 医原性クッシング症候群（図 33.7 参照）

鉱質コルチコイド

主な内因性鉱質コルチコイドは，アルドステロンである．その主な作用は，腎臓の遠位尿細管による Na^+ の再吸収を増加させることであり，同時に K^+ および H^+ の排泄が増加する（第 29 章参照）．**コーン症候群**にみられる鉱質コルチコイドの過剰分泌は，著しい細胞外液量の増加，時に低カリウム血症，アルカローシス，および高血圧を伴う著しい Na^+ と水分保持を引き起こす．その分泌の減少は，アジソン病患者の場合のように，Na^+ 損失（脱塩）と細胞外液量の顕著な減少を引き起こす．付随して K^+ の排泄が低下し，高カリウム血症をもたらす．

アルドステロン合成および放出の調節

アルドステロンの合成および放出の調節は，主に，血漿の電解質組成，およびアンギオテンシン II 系に依存する（図 33.4；第 22，29 章）．血漿 Na^+ 濃度の低下，または血漿 K^+ 濃度の上昇は，副腎の球状帯細胞に直接影響し，アルドステロンの放出を刺激する．体内の Na^+ の枯渇はまた，レニン-アンギオテンシン系を活性化する（第 22 章，図 22.4 参照）．アンギオテンシン II の作用の 1 つは，アルドステロンの合成および放出を増加させることである（第 29 章，図 29.5 参照）．

作用機序

他のステロイドホルモンと同様に，アルドステロンは，核内受容体ファミリーのなかで特異的な細胞内受容体を介して作用する．ほとんどの細胞に存在するグルココルチコイド受容体とは異なり，**鉱質コルチコイド受容体**（mineralocorticoid receptor）は，腎臓，結腸および膀胱の輸送上皮など少数の組織に限定して分布する．鉱質コルチコイド受容体をもつ細胞は，11β-ヒドロキシステロイドデヒドロゲナーゼ 2 型酵素も保有する．この酵素は，ヒドロコルチゾン（コルチゾール）を不活性なコルチゾンに変換するが，アルドステロンを不活化しない．このことによって，細胞が鉱質コルチコイド自体にのみ，適切な制御を受けることが保証される．興味深いことに，この酵素は，カンゾウから抽出された化合物である**カルベノキソロン**（carbenoxolone）（以前は，胃潰瘍の治療に使用されていた；第 30 章参照）によって阻害される．この阻害が顕著である場合，コルチゾールが蓄積して鉱質コルチコイド受容体に作用することになり，循環アルドステロン濃度が上昇しないことを除く，コーン症候群（**原発性アルドステロン症**）と同様の効果を引き起こす．

グルココルチコイドの場合と同様に，アルドステロンとその受容体との相互作用は，特定のタンパク質の転写と翻訳を開始させる．その結果，細胞の頂端膜におけるナトリウムチャネルの数を増加させ，続いて側底膜の Na^+-K^+ ATP アーゼ分子（図 29.5 参照）を増加させ，K^+ の排泄増加を引き起こす（第 29 章参照）．ゲノムを介する作用に加え，頂端膜における Na^+-H^+ 交換体に作用することで，Na^+ 流入に対する迅速なゲノムを介さないアルドステロン作用がある証拠が存在する．

鉱質コルチコイドとアンタゴニストの臨床用途

鉱質コルチコイドの主な臨床用途は，アジソン病患者の補充療法である．最も一般的に使用される薬物は，**フルドロコルチゾン**であり（**表33.2** および **図33.4**），必要なグルココルチコイド補填分を補うために経口投与することができる．**スピロノラクトン**は，アルドステロンの競合的アンタゴニストであり，腎尿細管上の他の副腎ステロイドの鉱質コルチコイド作用も阻害する（**第29章**）．スピロノラクトンには，アンドロゲン受容体とプロゲステロン受容体に対するいくらかの遮断作用もあるため，その副作用には，女性化乳房と勃起不全が含まれる．スピロノラクトンは，一次性，または二次性の高アルドステロン症の治療，他の薬物と併用して難治性の高血圧の治療，心不全（**第22章**）と浮腫（**第29章**）の治療に使用される．**エプレレノン**（eplerenone）は，同様の適応症および作用機序をもつが，性ホルモン受容体（**第22章**）に対する親和性が低いため，副作用が少ない．

グルココルチコイド療法における新しい方向性

グルココルチコイドは，炎症を抑制するのに非常に有効であるが，その副作用によって使用が厳しく制限される．理想的な解決策は，抗炎症性を有するが望ましくない代謝作用や他の作用をもたないグルココルチコイドであろう．

コルチゾールの発見に続いて，製薬業界は，コルチゾールの直接的な構造上のアナログを試験することによって，この野心的な目標を追求した．これにより，新しい活性をもつ興味深い化合物が数多く得られたが（そのうちのいくつかは，現在臨床で使用されている），いずれにおいても，グルココルチコイド作用の本当の意味での"分離"は達成されなかった．多くの人々は，このアプローチによって生み出される可能性は尽きたと考えたが，最近これを達成する新しい試みがなされた．ステロイド骨格上の新しい部位を改変した構造アナログの開発（例えば，Uings et al., 2013）によって，より多くの成功が得られ，さらにX線結晶構造解析の利用によって，通常と異なる受容体結合部位を標的とする非ステロイド性リガンドの設計さえ可能となった（Biggadike et al., 2009）．

もう1つの考え方は，ステロイド分子に他の機能をもつ化学基を付加することであった．Fiorucci et al.（2002）は，プレドニゾロンに一酸化窒素供与基を結合させることで，有効性の増強と副作用の軽減を見出した．この化合物は，炎症性腸疾患の治療に有用であることが報告されている（Schacke et al., 2007 参照）．

この分野の多くの研究者は，"トランス抑制仮説"に影響されてきた．これは，グルココルチコイドの治療効果が，一般的に，例えばサイトカインをコードする遺伝子などの**ダウンレギュレーション**（**トランス抑制**［transrepression］）によって引き起こされ，逆に副作用は，通常，代謝その他に関係する遺伝子（例えば，チロシンアミノトランスフェラーゼ，ホスホエノールピルビン酸カルボキシキナーゼ）などの**アップレギュレーション**（**トランス活性化**［transactivation］）によって引き起こされるという，いくらかの実験事実に基づいた概念である．このことによって，中間代謝が変化し，例えば糖尿病につながる可能性がある．トランス活性化とトランス抑制は，異なった分子経路を利用するため，研究者は，一部の作用を促進させ，その他のものを促進しない選択的なグルココルチコイド受容体アゴニスト（**se**lective **g**lucocorticoid **r**eceptor **a**gonists：SEGRA）を探索してきた．このアイデアの応用については，Schacke et al.（2007）によってレビューされ，そのような化合物の1つにおける臨床試験段階までの開発が報告されている（Schacke et al., 2009）．Clark & Belvisi（2012）は，このアイデアの証拠についてレビューし，特にその短所に光を当てている．

関連するアイデアとして，応答エレメントへの核内受容体結合に続く遺伝子転写調節の促進に関与する，ヒストンデアセチラーゼ酵素に焦点が当てられている（Hayashi et al., 2004）．現在の考え方の1つは，この酵素には，遺伝子アップレギュレーションにかかわる特定のアイソフォームが存在し，それを阻害できれば，副作用が生じる可能性を軽減できるというものである．Barnes（2011）は，特に喘息の治療に関連して，このアプローチについて検討している．全領域を含むより全般的な総説としては，リウマチ性疾患治療に重点を置いたものが，Strehl et al.（2011年）によって出版されている．

"魔法の弾丸"グルココルチコイドの探求は継続している．

引用および参考文献

視床下部および脳下垂体

Chan, L.F., Clark, A.J., Metherell, L.A., 2008. Familial glucocorticoid deficiency: advances in the molecular understanding of ACTH action. Horm. Res. 69, 75–82.（この論文と下の同グループによる研究[Clark et al.]は，家族性グルココルチコイド欠損症におけるACTHシグナル系の役割の研究について解説する．科学探偵の仕事を紹介する玄人向けの論文．2番目の論文がより読みやすい．）

Chini, B., Manning, M., Guillon, G., 2008. Affinity and efficacy of selective agonists and antagonists for vasopressin and oxytocin receptors: an 'easy guide' to receptor pharmacology. Prog. Brain Res. 170, 513–517.（タイトルからして自明．この分野における新薬の見通しも扱う．）

Clark, A.J., Metherell, L.A., Cheetham, M.E., Huebner, A., 2005. Inherited ACTH insensitivity illuminates the mechanisms of ACTH action. Trends Endocrinol. Metab. 16, 451–457.

Drolet, G., Rivest, S., 2001. Corticotropin-releasing hormone and its receptors; an evaluation at the transcription level *in vivo*. Peptides 22, 761–767.

Freeman, M.E., Kanyicska, B., Lerant, A., Nagy, G., 2000. Prolactin: structure, function and regulation of secretion. Physiol. Res. 80, 1524–1585.（プロラクチンとその受容体の包括的総説．）

Getting, S.J., Christian, H.C., Flower, R.J., Perretti, M., 2002. Activation of melanocortin type 3 receptor as a molecular mechanism for adrenocorticotropic hormone efficacy in gouty arthritis. Arthritis Rheum. 46, 2765–2775.（ACTHが副腎とは独立した固有の抗炎症作用を有することを証明する原著論文．）

Guillemin, R., 2005. Hypothalamic hormones a.k.a. hypothalamic releasing factors. J. Endocrinol. 184, 11–28.（この短い総説は，この分野の研究の歴史に焦点を当て，主要な放出因子の発見と解明をカバーする．この分野に引き込まれたなら読むべきもの．）

Lamberts, S.W.J., van der Lely, A.-J., de Herder, W.W., Hofland, L.J., 1996. Octreotide. N. Engl. J. Med. 334, 246–254.（ソマトスタチン受容体，ソマトスタチンアナログ，およびソマトスタチン受容体を発現する腫瘍のオクトレオチドによる治療をカバーする総説．）

Maybauer, M.O., Maybauer, D.M., Enkhbaatar, P., Traber, D.L., 2008. Physiology of the vasopressin receptors. Best Pract. Res. Clin. Anaesthesiol. 22, 253–263.（主に臨床的観点から書かれた短い総説．将来の受容体アゴニストの治療的使用について議論する．）

Okada, S., Kopchick, J.J., 2001. Biological effects of growth hormone and its antagonist. Trends Mol. Med. 7, 126–132.

Prakash, A., Goa, K.L., 1999. Sermorelin: a review of its use in the diagnosis and treatment of children with idiopathic growth hormone deficiency. Biodrugs 12, 139–157.（主に，成長ホルモン自体を対照とした，成長不全の治療におけるsermorelinの有用性についての臨床的評価．）

Schneider, F., Tomek, W., Grundker, C., 2006. Gonadotropin-releasing hormone (GnRH) and its natural analogues: a review. Theriogenology 66, 691–709.（獣医学におけるこの種の薬剤の使用に主に焦点を当てる．）

Thibonnier, M., Coles, P., Thibonnier, A., et al., 2001. The basic and clinical pharmacology of nonpeptide vasopressin receptor antagonists. Annu. Rev. Pharmacol. 41, 175–202.（ADH受容体と新しいアンタゴニスト探索についての権威ある解説．）

Vance, M.L., 1994. Hypopituitarism. N. Engl. J. Med. 330, 1651–1662.（下垂体機能低下症の原因，臨床的特徴，ホルモン補充療法についての総説．）

Wikberg, J.E.S., Muceniece, R., Mandrika, I., et al., 2000. New aspects on the melanocortins and their receptors. Pharmacol. Res. 42, 393–420.（メラノコルチンとその受容体の多様な生物学的役割についての詳細な総説．）

グルココルチコイド

Adcock, I.M., 2003. Glucocorticoids: new mechanisms and future agents. Curr. Allergy Asthma Rep. 3, 249–257.（グルココルチコイド薬理学の進歩に関する優れた総説．）

Barnes, P.J., 2011. Glucocorticosteroids: current and future directions. Br. J. Pharmacol. 163 (1), 29–43.（喘息に特に言及した一般的なメカニズムに焦点を当てた，有用かつ読みやすい総説．）

Baxter, J.D., Rousseau, G.G. (Eds.), 1979. Glucocorticoid hormone action. Monographs on Endocrinology. Springer-Verlag, Berlin, p. 12.（やや時代遅れであるが，もう1つの非常に有用な情報源．）

Biggadike, K., Bledsoe, R.K., Coe, D.M., et al., 2009. Design and x-ray crystal structures of high-potency nonsteroidal glucocorticoid agonists exploiting a novel binding site on the receptor. Proc. Natl Acad. Sci. U.S.A. 106, 18114–18119.（グルココルチコイド受容体に結合する非ステロイド薬の設計を模索．）

Borski, R.J., 2000. Nongenomic membrane actions of glucocorticoids in vertebrates. Trends Endocrinol. Metab. 11, 427–436.（グルココルチコイドの非ゲノム効果に関する示唆に富んだ解説．）

Buckingham, J.C., 1998. Stress and the hypothalamo–pituitary–immune axis. Int. J. Tissue React. 20, 23–34.（HPA軸機能に対するストレスの影響の複雑さについての優れた総説．）

Clark, A.R., Belvisi, M.G., 2012. Maps and legends: the quest for dissociated ligands of the glucocorticoid receptor. Pharmacol. Ther. 134, 54–67.（"トランス抑制"仮説とその欠点に関する，非常に読みやすい解説．）

D'Acquisto, F., Perretti, M., Flower, R.J., 2008. Annexin-A1: a pivotal regulator of the innate and adaptive immune systems. Br. J. Pharmacol. 155, 152–169.（グルココルチコイド薬の抗炎症作用の介在におけるグルココルチコイド調節タンパク質アネキシンA1の役割を概説．）

Falkenstein, E., Tillmann, H.C., Christ, M., et al., 2000. Multiple actions of steroid hormones – a focus on rapid, nongenomic effects. Pharmacol. Rev. 52, 513–556.

Fiorucci, S., Antonelli, E., Distrutti, E., et al., 2002. NCX-1015, a nitric-oxide derivative of prednisolone, enhances regulatory T cells in the lamina propria and protects against 2,4,6-trinitrobenzene sulfonic acid-induced colitis in mice. Proc. Natl Acad. Sci. U.S.A. 99, 15770–15775.

Hayashi, R., Wada, H., Ito, K., Adcock, I.M., 2004. Effects of glucocorticoids on gene transcription. Eur. J. Pharmacol. 500, 51–62.（グルココルチコイド作用に関する良質な基本的総説．読みやすい．）

Kirwan, J., Power, L., 2007. Glucocorticoids: action and new therapeutic insights in rheumatoid arthritis. Curr. Opin. Rheumatol. 19, 233–237.（主にリウマチ性関節炎の診療者の視点から書かれた総説で，重度の慢性関節炎を治療するための，これらの薬の使用に関する興味深い知見を提供する．）

Munck, A., Guyre, P.M., Holbrook, N.J., 1984. Physiological functions of glucocorticoids in stress and their relation to pharmacological actions. Endocr. Rev. 5, 25–44.（グルココルチコイドの抗炎症・免疫抑制作用が生理学的機能をもつことを示す先導的総説．グルココルチコイドの生理学と薬理学を理解したいのであれば必読．）

Norman, A.W., Mizwicki, M.T., Norman, D.P., 2004. Steroid-hormone rapid actions, membrane receptors and a conformational ensemble model. Nat. Rev. Drug Discov. 3, 27–41.（かなり先進的な読み物だ

が，多くの有用な表と優れた図が含まれる．この主題に興味を引かれたなら，読む努力をする価値がある．）

Oakley, R.H., Cidlowski, J.A., 2001. The glucocorticoid receptor: expression, function and regulation of glucocorticoid responsiveness. In: Goulding, N.J., Flower, R.J. (Eds.), Milestones in Drug Therapy: Glucocorticoids. Birkhäuser Verlag, Basle, pp. 55-80.（この本は，グルココルチコイドの生物学，および薬理学のすべての側面に関する有用な情報源であり，同分野の先駆者の一部が執筆した章を含む．）

Reichardt, H.M., Kaestner, K.H., Tuckermann, J., et al., 1998. DNA binding of the glucocorticoid receptor is not essential for survival. Cell. 93, 531-541.（グルココルチコイド受容体の作用についての考え方を変えた研究を解説．同様のアプローチが次の論文で採用され，さらなる発見が示される．）

Reichardt, H.M., Tronche, F., Bauer, A., Schutz, G., 2000. Molecular genetic analysis of glucocorticoid signaling using the Cre/loxP system. Biol. Chem. 381, 961-964.

Schacke, H., Berger, M., Rehwinkel, H., Asadullah, K., 2007. Selective glucocorticoid receptor agonists (SEGRAs): novel ligands with an improved therapeutic index. Mol. Cell. Endocrinol. 275, 109-117.（この論文と次のものは"SEGRA"コンセプトの背景となるアイデアと，結果として生み出された薬について解説する．）

Schacke, H., Zollner, T.M., Docke, W.D., et al., 2009. Characterization of ZK 245186, a novel, selective glucocorticoid receptor agonist for the topical treatment of inflammatory skin diseases. Br. J. Pharmacol. 158, 1088-1103.

Song, I.H., Gold, R., Straub, R.H., et al., 2005. New glucocorticoids on the horizon: repress, don't activate! J. Rheumatol. 32, 1199-1207.（グルココルチコイドの副作用を回避するためのさまざまなアプローチについての良質な要約．）

Strehl, C., Spies, C.M., Buttgereit, F., 2011. Pharmacodynamics of glucocorticoids. Clin. Exp. Rheumatol. 29, S13-S18.（リウマチ性疾患の治療に特に言及した，グルココルチコイド機構の全般的総説．）

Tak, P.P., Firestein, G.S., 2001. NF-kappaB: a key role in inflammatory diseases. J. Clin. Invest. 107, 7-11.（炎症における[NF]κB の役割についての，簡明で非常に読みやすい解説．）

Uings, I.J., Needham, D., Matthews, J., et al., 2013. Discovery of GW870086: a potent anti-inflammatory steroid with a unique pharmacological profile. Br. J. Pharmacol. 169, 1389-1403.

Whittington, P.F., Barnes, H.V., Bayless, T.M., 1977. Medical management of Crohn's disease in adolescence. Gastroenterology 72, 1338-1344.

鉱質コルチコイド

Bastl, C., Hayslett, J.P., 1992. The cellular action of aldosterone in target epithelia. Kidney Int. 42, 250-264.（アルドステロン受容体と遺伝子発現調節，起電性および電気的中性の Na^+ 輸送，ならびに K^+ および H^+ 分泌に対するアルドステロンの作用をカバーする詳細な総説．）

第 3 部　主要臓器系に影響を及ぼす薬物

34 甲状腺

概要

甲状腺疾患はありふれた病気であり，本章では本疾患を和らげる薬物治療について論じる．まず甲状腺の構造，調節，生理を概説したのち，最もありふれた機能異常について詳しく説明する．それから，甲状腺ホルモンが欠乏したり，十分な機能を果たせなくなったりした際に甲状腺ホルモンの代わりとなる薬物，甲状腺機能が過剰になった際にそれを抑制する薬物について論じる．

甲状腺ホルモンの合成，貯蔵，分泌

甲状腺は，**チロキシン**(thyroxine：T_4)，**トリヨードチロニン**(tri-iodothyronine：T_3)と**カルシトニン**(calcitonin)の3つの主要なホルモンを分泌している．T_4 と T_3 は正常な成長と発達，およびエネルギー代謝の制御に必須である．カルシトニンは血漿 Ca^{2+} 濃度の制御に関与しており，骨粗鬆症やその他の代謝性骨疾患で使用される．これは**第36章**で取り上げる．"**甲状腺ホルモン**(thyroid hormone)"という用語は，ここでは T_4 と T_3 の2つをいう．

甲状腺の機能的単位は濾胞，あるいは**細葉**(acinus)である．各濾胞は**濾胞腔**(follicle lumen)を取り囲む1層の上皮細胞からなり，**チログロブリン**(thyroglobulin)を含む濃厚なコロイドで満たされている．チログロブリンは，1分子あたり約115個のチロシン残基をもつ大きな糖タンパク質である．チログロブリンは合成，糖付加の後に濾胞腔に分泌され，そこでチロシン残基のヨウ素化が起こる．毛細血管の密集したネットワークが濾胞を取り囲んでおり，甲状腺を通る血流量は，他の臓器に比べてかなり多い．甲状腺ホルモンの合成，貯蔵，分泌の主要な段階(**図34.1**)は次の通りである．

- 濾胞細胞による血漿ヨウ素イオンの取り込み
- ヨウ素イオンの酸化，およびチログロブリン中のチロシン残基のヨウ素化
- 甲状腺ホルモンの分泌

濾胞細胞による血漿ヨウ素イオンの取り込み

ヨウ素イオンの取り込みは濃度勾配(正常時は約25：1)に逆らって起こるので，エネルギー依存性のプロセスである．ヨウ素イオンは血液から取り込まれて，2つの輸送体によって濾胞腔に移動する．1つは甲状腺細胞の基底外側面に存在する Na^+/I^- 共輸送体(Na^+/I^- symporter：NIS)であり(エネルギーは Na^+/K^+ ATP アーゼによって供給される)，もう1つは濾胞腔側の頂端膜にある I^-/Cl^- 輸送体である**ペンドリン**(pendrin)[1](PDS)である(Nilsson, 2001)．取り込みは非常に速く，標識したヨウ素(^{125}I)は静脈注射後40秒で濾胞内に到達する．NIS と PDS 遺伝子には多くの変異が発見され，一部の患者では，これらの変異が甲状腺疾患に関係する．

ヨウ素イオンの酸化とチロシン残基のヨウ素化

ヨウ素イオンの酸化とチログロブリンへの取り込み(ヨウ素イオンの**有機化**[organification]とよばれる)は，**甲状腺ペルオキシダーゼ**(thyroperoxidase)が触媒する．この酵素はコロイドと接している濾胞細胞の内表面に位置している．反応には，酸化物質として過酸化水素(H_2O_2)を必要とする．チロシンがチログロブリンに取り込まれた後にヨウ素化が生じる．この反応過程を**図34.2**に示す．

チロシン残基のフェノール環の3位が最初にヨウ素化され，**モノヨードチロシン**(monoiodotyrosine：MIT)が形成される．その後さらに5位がヨウ素化された場合は，**ジヨードチロシン**(di-iodotyrosine：DIT)となる．チログロブリンの分子内で，MIT と DIT が結合して T_3 を，あるいは2つの DIT が結合して T_4 を形成する．この結合には，ヨウ素化にかかわる系と類似した過酸化酵素系が関与していると考えられている．チログロブリン中のチロシン残基の約1/5が，こうしてヨウ素化される．

甲状腺のヨウ素化チログロブリンは甲状腺における甲状腺ホルモンの大きな貯蔵庫となり，比較的ゆっくりと

---

1 ペンドレッド症候群(Pendred's syndrome)の病態生理にかかわっているのでこうよばれている．この病名は，この常染色体劣性の感音性難聴を伴う家族性甲状腺腫を最初に報告した，英国の内科医の名前にちなんでつけられた．

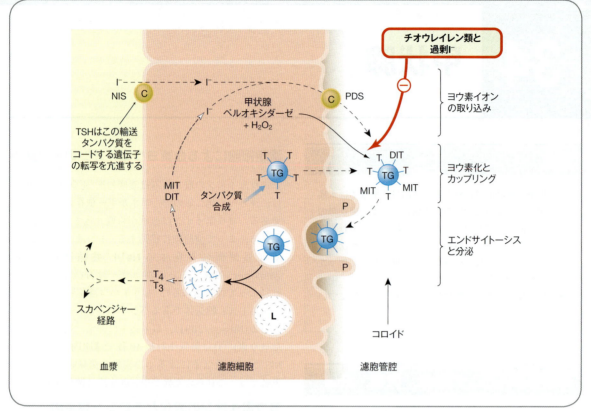

図 34.1 甲状腺ホルモンの合成と分泌，および甲状腺疾患の治療に使用される薬物の作用部位．
血中のヨウ素イオンは，輸送タンパク質の NIS とペンドリン(PDS)によって濾胞細胞を通過して，コロイドに富む管腔に輸送され，そこで甲状腺ペルオキシダーゼ酵素の作用によりチログロブリンに取り込まれる(詳細は本文参照)．甲状腺ホルモンは，エンドサイトーシスで取り込まれたチログロブリンから切り出されてつくられ，血中に分泌される．C：輸送タンパク質，DIT：ジヨードチロシン，L：リソソーム，MIT：モノヨードチロシン，P：偽足(pseudopod)，T：チロシン，T_3：トリヨードチロニン，T_4：チロキシン，TG：チログロブリン，TSH：甲状腺刺激ホルモン(チロトロピン)．

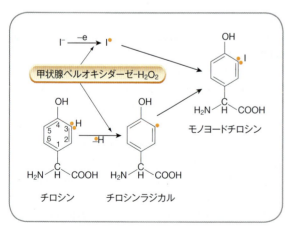

図 34.2 甲状腺ペルオキシダーゼ-H_2O_2 複合体によるチロシン残基のヨウ素化．
この反応にはおそらく酵素の2つの部位が関係している．1つは，ヨウ素イオンから電子を1つ奪って，フリーラジカル I• を生成する．もう1つはチロシンから電子を1つ奪って，チロシンラジカルを生成する(オレンジ色の点で示す)．この2つのラジカルの付加により，モノヨードチロシンが生じる．

代謝回転する．これは，貯蔵されずに，必要に応じて合成され放出される他の内分泌ホルモンの分泌(例えば，副腎皮質ホルモン)とは対照的である．

甲状腺ホルモンの分泌

チログロブリン分子はエンドサイトーシス(食作用)によって濾胞細胞に取り込まれる(図 34.1)．取り込まれた小胞はリソソームと融合し，タンパク質分解酵素がチログロブリンに作用して T_4 と T_3 を遊離し，血漿中に分泌する．余った MIT と DIT も同時に放出されるが，濾胞細胞によって捕捉され，そこで酵素反応によりヨウ素イオンが取り外され，再利用される．

甲状腺機能の調節

甲状腺刺激ホルモン放出ホルモン(thyrotrophin-releasing hormone：TRH)はさまざまな刺激に応じて視床下部から分泌され，脳下垂体前葉から**甲状腺刺激ホル**

甲状腺ホルモンの作用　507

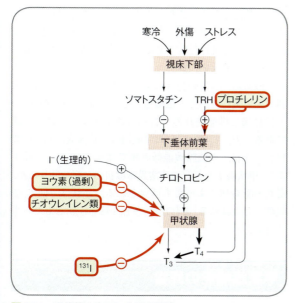

図 34.3 甲状腺ホルモン分泌の調節.
ヨウ素イオン(I⁻)は甲状腺ホルモンの合成に必須であるが，甲状腺中毒症患者には，過剰の内因性あるいは外因性ヨウ素イオン(1日あたりの必要量の30倍)を，甲状腺ホルモンの産生増加を抑制するために使用することがある. プロチレリンは組換え型甲状腺刺激ホルモン放出ホルモン(TRH)と同様に，診断目的でこの系を刺激するのに使用される. より多量の放射性同位元素は，甲状腺組織の破壊のために使用される(詳細は本文を参照). T_3：トリヨードチロニン，T_4：チロキシン.

モン(thyroid-stimulating hormone：TSH；チロトロピン [thyrotropin])を放出させる(図34.3). 合成トリペプチドである**プロチレリン**(protirelin)(ピログルタミル・ヒスチジル・プロリンアミド)はTRHと同様の作用があり，診断目的で使用される. TSHは甲状腺濾胞細胞膜上の受容体に作用して，cAMPとホスファチジルイノシトール3-キナーゼを介して作用を発揮する. TSHは甲状腺細胞に対して増殖促進(trophic)作用を有し，ヨウ素イオン輸送体遺伝子の転写促進によって濾胞細胞へのヨウ素イオン取り込みを促進する. これが甲状腺機能調節の主要メカニズムであり，下記に示す甲状腺ホルモン合成のすべての段階を制御する.

- チログロブリンの合成と分泌
- H_2O_2 の生成とチロシンのヨウ素化
- チログロブリンのエンドサイトーシスと分解
- T_4 と T_3 の分泌
- 甲状腺の血流

TSHの産生は，脳下垂体前葉に対する甲状腺ホルモンの負のフィードバック作用によっても調節される. この作用は，T_3 のほうが T_4 よりも強い. ペプチドである**ソマトスタチン**(somatostatin)もまた，TSHの基礎分泌量を抑制する. このようにTSHの分泌制御は，下垂体

に対する T_3/T_4 の作用と TRH(おそらくはソマトスタチンも)の作用のバランスのうえに成立する[2].

甲状腺機能に影響する他の主要な因子として，血漿ヨウ素イオン濃度がある. 毎日約100 nmol の T_4 が合成されるが，そのためには毎日約500 nmol(約70μg 相当)のヨウ素が甲状腺に取り込まれる必要がある. ヨウ素摂取量が減少して血漿中のヨウ素イオン濃度が低下すると，ホルモン産生が減少し，TSH分泌が増加する. 血漿ヨウ素イオン濃度の上昇は反対の作用をもたらすが，これは他の要因によっても影響を受ける. 全体のフィードバック機構は，ヨウ素イオンの変化に対して数日から数週間という，かなり長い期間をかけてゆっくりと反応する. なぜならば，甲状腺のヨウ素の取り込みには大きな予備能力があるからである. 甲状腺の大きさと血管分布は，血漿ヨウ素イオン濃度の上昇により減少する. この現象は，甲状腺機能亢進症の患者の術前準備として，治療上活用される. ヨウ素欠乏食は，代償性に TSH の慢性的な過剰分泌をもたらし，最終的には甲状腺の血管床の増加と(時として全体的な)分泌腺を肥大させる[3].

甲状腺ホルモンの作用

甲状腺ホルモンの生理作用は，代謝にかかわる作用と成長・発達にかかわる作用の2つに分けられる.

代謝に対する作用

甲状腺ホルモンは炭水化物，脂肪，タンパク質の代謝をすべて亢進する. この調節機構はほとんどの組織で認められ，その作用は T_3 のほうが T_4 より3〜5倍強い(図34.4). 甲状腺ホルモンは，炭水化物の代謝にかかわるいくつかの酵素の活性を直接制御するが，ほとんどの作用はインスリン，グルカゴン，グルココルチコイド類やカテコールアミン類のような他のホルモンとの協同によりもたらされる. 甲状腺ホルモンは酸素消費と熱産生を上昇させる作用があるが，これは基礎代謝率の増加として表れる. この基礎代謝率の増加は，心臓，腎臓，肝臓，筋肉といった組織に対する上述のホルモン類の作用を反映している. しかし，性腺，脳や脾臓などの組織には作用しない. 熱産生作用も，寒冷環境に対する応答の1つとして重要な働きである. 甲状腺ホルモンを投与すると心拍数と心拍出量が増加して，心房細動などの不整脈が起こりやすくなる.

---

[2] ある状況下では他の制御機構も関与している. T_3/T_4 が視床下部に作用して TSH を抑制するという "長いフィードバック" ループが動物実験では証明されている.

[3] "ダービーシャーの首(Derbyshire neck)" とは，かつて，食事中のヨウ素源が欠乏していた英国のある地域でみられた甲状腺肥大に対してつけられた名前である.

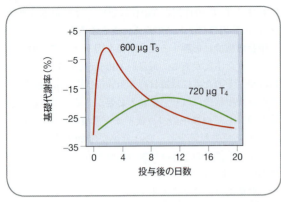

図 34.4 甲状腺機能低下症患者の基礎代謝率に対する等モル量のトリヨードチロニン(T_3)とチロキシン(T_4)の作用.
本図は作用の全体的な違いを描くことだけを意図している.臨床的にチロキシンは,ここで示すように1回だけの単回投与でははなく,毎日定期的に投与して,作用が定常状態を示すようにする.効力の見かけ上の差は動態学的な違いを示しており,T_4のプロホルモンとしての役割を反映している.(Blackburn et al., 1954 より改変.)

成長・発達への影響

甲状腺ホルモンは,細胞に対する直接の作用により,あるいは成長ホルモンの産生を促進したり,その標的組織への作用を増強したりすることで,間接的に,成長に対して重大な影響を示す.甲状腺ホルモンは,骨格の発達だけでなく,パラトルモン(**第36章**)やカルシトニンに対する正常な反応性にも重要である.また,中枢神経系の正常な成長と成熟にも不可欠である.

作用機序

遺伝子発現を介さない作用も報告されてはいるが(Bassett et al., 2003),甲状腺ホルモンの作用は主に,核内受容体である甲状腺ホルモン受容体(thyroid hormone receptor:TR;**第3章**)を介している.TRαとTRβの2つの異なる遺伝子はおのおの,異なる機能をもったいくつかの受容体アイソフォームをコードしている.T_4は細胞に入ってからT_3に変換されて,TRに強い親和性で結合するので,プロホルモンとみなすことができる.この相互作用は核内で起こるが,そこではTRは通常,標的遺伝子の恒常的なリプレッサーとして働いている.T_3が結合すると受容体の立体構造が変化し,コリプレッサー複合体が外れて,コアクチベーター複合体がよび寄せられて転写を活性化し,mRNAの転写とタンパク質の合成を引き起こす.

甲状腺ホルモンの輸送と代謝

2つの甲状腺ホルモンは血液中では主に,**チロキシン結合グロブリン**(thyroxine-binding globulin:TBG)と結合して輸送される.これらのホルモンの血漿濃度はラジオイムノアッセイで測定でき,T_4は1×10^{-7} mol/L,T_3は2×10^{-9} mol/L 程度である.どちらも標的組織で最終的に脱ヨウ素反応,脱アミノ化,脱炭酸,そしてグルクロン酸あるいは硫酸抱合によって代謝される.肝臓が代謝の主要臓器である.遊離型と抱合型は,一部は胆汁に,一部は尿に排泄される.T_3の代謝消失半減期は数時間である一方,T_4(約6日)の半減期は甲状腺機能亢進症では3〜4日,甲状腺機能低下症では9〜10日と変動する[4].甲状腺ホルモンの代謝異常は自然に起こりうるが,薬物や重金属によっても誘導される.これは"低T_3症候群"とよばれる(まれだが)多様な臨床症状をもたらすこともある.

甲状腺機能の異常

甲状腺疾患はありふれた内分泌疾患であり,不顕性の甲状腺疾患が,中年や高齢者に特によくみられる.甲状腺疾患は甲状腺以外にも多くの症状を伴うが,特に心臓や皮膚に多い.臓器機能異常の原因の1つとして甲状腺がんがあるが,まれである.他の甲状腺異常の多くは自己免疫に基づいている.その原因は明らかでないが,PDS,腫瘍壊死因子(tumour necrosis factor:TNF)-α あるいはその他の遺伝子の遺伝子多型が関係しているのかもしれない.原因にかかわらず,甲状腺の機能低下は**甲状腺腫**(goitre)として知られる分泌腺の増大をしばしば伴う.他の自己免疫疾患と同様に,甲状腺疾患は男性よりも女性に多く,妊娠中には頻度が増す(Cignini et al., 2012).

甲状腺機能亢進症(甲状腺中毒症)

甲状腺中毒症では,甲状腺ホルモンの過剰な分泌と活性によって,高い代謝率,皮膚温上昇と発汗,熱不耐性(暑がり)をもたらす.神経過敏,振戦,頻脈そして体重減少を伴った食欲増進が生じる.甲状腺機能亢進症にはいくつかのタイプがあるが,よくみられるのは2つである.びまん性中毒性甲状腺腫(**グレーヴス病**[Graves' disease][5][訳者注:日本ではバセドウ病]もしくは**眼球突出性甲状腺腫**[exophthalmic goitre]ともよばれる),および**中毒性結節性甲状腺腫**(toxic nodular goitre)である.

びまん性中毒性甲状腺腫は,TSH受容体に対する自己抗体(これが受容体を活性化し,チロキシンの分泌を

---

[4] このため,T_4を甲状腺機能低下症に投与しても,平衡に達するのに2〜3週間かかる.

[5] "女性にみられる激しく長く続く動悸"と甲状腺の腫大との関連を見出したダブリンの内科医にちなんでこうよばれる.心臓の動悸と喉のしこりという主訴は,それまではヒステリーのせいだとされていた.

増加させる）によって引き起こされる，臓器特異的な自己免疫疾患である．TRH 受容体の恒常的活性化型の変異もまた関与する．病名からわかるように，眼球突出性甲状腺腫の患者は，眼球が突出している．この病態の原因はよくわかっていないが，眼窩組織における TSH 受容体様タンパク質の存在によって起こると考えられている．カテコールアミンに対する感受性亢進もみられる．中毒性結節性甲状腺腫は，良性腫瘍あるいは腺腫によって生じ，単純性甲状腺腫を長年患っている患者に起こる．眼球突出をつねに伴うわけではない．抗不整脈薬の**アミオダロン**（amiodarone；第 21 章）はヨウ素を多く含有するので，甲状腺機能亢進症と甲状腺機能低下症のどちらも起こしうる．他のヨウ素を含む造影剤，例えば**イオパノ酸**（iopanoic acid）とその類縁物は膀胱造影の際に造影剤として使用されるが，甲状腺機能にも影響しうる．向精神薬の慢性投与でも，さまざまな甲状腺機能異常が誘発されることがある（Bou Khalil & Richa, 2011）．

単純性，非中毒性甲状腺腫

ヨウ素摂取不足が長く続けば，血漿 TRH が上昇し，ついには甲状腺自体が大きくなる．この状態は単純性，あるいは非中毒性甲状腺腫として知られている．もう 1 つの原因として，**甲状腺腫誘導物質**（goitrogen）（例えば，キャッサバの根由来）の摂取がある．大きくなった甲状腺は，正常量の甲状腺ホルモンを産生するように適応するのが通常であるが，もしヨウ素欠乏が顕著であれば，甲状腺機能低下症を併発することになる．

甲状腺機能低下症

甲状腺の活性低下は甲状腺機能低下症を起こし，重症例では**粘液水腫**（myxoedema）となる．この疾患もまた，免疫学的原因で起こる．徴候としては，低代謝率，ゆっくりした会話，ひどい嗄声，無気力，徐脈，寒さに対する弱さ，精神的機能障害がある．また，患者は特徴的な皮膚の肥厚（グリコサミノグリカンの皮下沈着による）を呈し，これが粘液水腫という名の由来である．**橋本甲状腺炎**（Hashimoto's thyroiditis）は，チログロブリンやその他の甲状腺組織成分に対する免疫反応に基づく慢性の自己免疫疾患であり，甲状腺機能低下症と粘液水腫の両方をきたす．遺伝的要因が重要な役割を果たす．**放射性ヨウ素**（radioiodine）を用いた甲状腺腫の治療は，甲状腺機能低下症の一因になる．

甲状腺の先天性欠損症は，新生児で最もよくみられる内分泌疾患（3,000 〜 4,000 出生に 1 例）であり，全般的な発達遅延と精神遅滞を特徴とする，先天的な甲状腺機能低下症[6]を起こす．

---

[6] この病態を指す古い用語である"**クレチン症**（cretinism）"は，用いられなくなった．

甲状腺

- 甲状腺ホルモン，すなわちトリヨードチロニン（T_3）とチロキシン（T_4）は，甲状腺濾胞の中でチログロブリンのチロシン残基のヨウ素化によって合成される．
- ホルモン合成と分泌は甲状腺刺激ホルモン（チロトロピン）により調節され，血漿ヨウ素イオンにより影響を受ける．
- 体内には大きな T_4 の蓄えがある．代謝回転速度は遅く，主に循環血液中に存在する．
- 体内の T_3 の蓄えは小さい．代謝回転速度は速く，主に細胞内に存在する．
- 標的細胞内で，T_4 は T_3 に変換され，T_3 が核内受容体と結合して，遺伝子の転写を調節する．
- T_3 と T_4 の作用には，以下のものがある．
  - 代謝の促進により，酸素消費量の増大と代謝率の上昇を生じる．
  - 成長と発達の調節
- 甲状腺機能の異常としては，以下のものがある．
  - 甲状腺機能亢進症（甲状腺中毒症）：びまん性中毒性甲状腺腫もしくは中毒性結節性甲状腺腫．
  - 甲状腺機能低下症：成人では粘液水腫を起こし，乳幼児では全般的な発達遅延と精神遅滞を引き起こす．
  - 単純性非中毒性甲状腺腫：食事性のヨウ素欠乏により生じ，通常，甲状腺機能は正常である．

甲状腺疾患に用いる薬物

甲状腺機能亢進症

甲状腺機能亢進症には，薬理学的あるいは外科的な治療が施される．現在では一般的に，甲状腺による気管の圧迫という物理的問題がある場合にだけ，外科手術が行われる．そのような場合には通常，器官の一部だけを切除する．甲状腺機能亢進症の症状は抗甲状腺薬でコントロールできるが，これらの薬は根底にある自己免疫機序は改善しないし，グレーヴス病に伴う眼球突出にも効果がない．

放射性ヨウ素

放射性ヨウ素は甲状腺機能亢進症に対する第 1 選択治療である（特に米国では）．使用される同位元素は ^{131}I（通常はナトリウム塩）で，投与量は一般的に 5 〜 15 mCi である．経口投与された ^{131}I は安定同位体のヨウ素と同様に，甲状腺に取り込まれて処理され，最終的にチログロブリンに取り込まれる．^{131}I はβ線とγ線の両方を出す．γ線は組織を損傷することなく通過するが，β粒子の飛

程は非常に短く，組織に吸収され，甲状腺濾胞細胞に限局された強力な細胞傷害性作用を発揮して，組織を破壊する．^{131}Iの半減期は8日間であり，その放射活性は2ヵ月までにほぼ消失してしまう．一度きりの単回投与で用いられるが，甲状腺への細胞傷害性作用は1〜2ヵ月後に現れ，さらにその2ヵ月後でもピークには到達しない．

放射性ヨウ素治療後に，グレーヴス病患者では特に，甲状腺機能低下症が生じるが，T_4補充療法によって容易に管理できる．放射性ヨウ素は，子どもと妊婦（胎児に重い障害が出る）には避けるのが最善である．理論上は治療の後に甲状腺がんが発生する危険性があるが，実際の報告はない．

^{131}Iや他のヨウ素同位元素の取り込みは，甲状腺機能試験として診断にも使用される．トレーサー量の同位元素を経口あるいは静脈内投与し，甲状腺に集積した量をγ-シンチレーションカウンターで測定する．また，^{131}Iは甲状腺がんの治療にも使用される．

⬯ チオウレイレン類

チオウレイレン類の薬物には，carbimazole，チアマゾール（thiamazole），プロピルチオウラシル（propylthiouracil）がある．これらは，化学的にはチオウレアと同族であり，チオカルバミド基（S−C−N）が抗甲状腺活性には必要である．

作用機序

チオウレイレン類は甲状腺からの甲状腺ホルモン分泌を抑制し，甲状腺中毒症の徴候や症状である基礎代謝率や脈拍を，3〜4週間かけて正常値に近づける．作用様式は完全には理解されていないが，チログロブリンのチロシン残基のヨウ素化を阻害することがわかっている（図34.1と図34.2参照）．チオウレイレン類は，ペルオキシダーゼ−ヨウ素イオン複合体の基質として作用して，甲状腺ペルオキシダーゼが触媒する酸化反応を阻害することで，チロシンとの相互作用を競合的に阻害すると考えられている．プロピルチオウラシルは，末梢組織においてT_4からT_3への脱ヨウ素反応を抑制する活性ももっている．

薬物動態学的側面

チオウレイレン類は経口投与される．carbimazoleはすぐさま活性型代謝物であるチアマゾールに変換され，体液コンパートメントに分布する．その血漿半減期は6〜15時間である．carbimazoleは平均投与量で12時間以内に，ヨウ素イオンの甲状腺への取り込みを90%以上阻害する．しかし，carbimazoleや他の抗甲状腺薬の臨床効果が出るまでには，数週間かかる（図34.5）．これはT_4の半減期が長いことに加え，甲状腺がホルモンを大量に貯蔵していることから，薬物の効果をきちんと

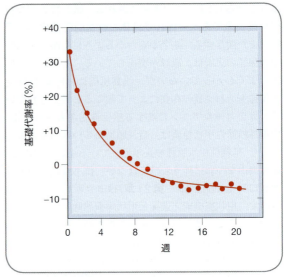

図34.5 抗甲状腺薬carbimazoleによる治療中の基礎代謝率低下の時間経過．
指数関数的な曲線を示し，毎日3.4%ずつ基礎代謝率が減少している．（Furth et al., 1963より改変．）

と現わすためには，貯蔵されていたホルモンが枯渇しなければならないからである．プロピルチオウラシルは末梢でT_4からT_3への変換を阻害する作用ももつため，多少早く効果が現れると考えられている．

チアマゾールとプロピルチオウラシルはともに胎盤を通過し，乳汁にも移行する．しかし，プロピルチオウラシルは血漿タンパク質との結合が強いために，その影響はそれほどでもない．分解後，代謝物は尿中に排泄される．プロピルチオウラシルはチアマゾールより速やかに排泄される．チオウレイレン類は甲状腺に蓄積する．

副作用

チオウレイレン類の副作用のなかで最も重篤なものは，好中球減少症と顆粒球減少症である（第24章参照）．その発症率は0.1〜1.2%と比較的まれであり，投与を中止すれば回復する．患者には，咽頭痛などの症状があればすぐに報告するよう警告しておかなければならないし，そうなれば血算を行う．発疹（2〜25%）のほかにも，頭痛，悪心，黄疸，関節痛などの症状が起こりうる．

⬯ ヨウ素／ヨウ素イオン

ヨウ素は体内でヨウ素イオン（I$^-$）に変換され，甲状腺ホルモンの分泌を一時的に抑制する．甲状腺中毒症患者にヨウ素を高用量投与すると，1〜2日のうちに症状が鎮静化する．甲状腺ホルモンの分泌が阻害され，10〜14日かけて甲状腺の血管床に著しい縮小が起こり，甲状腺は硬く小さくなる．ヨウ素はしばしばヨウ化カリウム溶液（ルゴールヨウ素[Lugol's iodine]）として経口投与

される．連用すると，10〜15日で効果が最大に達し，その後は低下する．作用機序は完全には解明されていない．おそらく，チログロブリンのヨウ素化を，この反応に必要なH_2O_2の生成を抑制することで阻害するようである．

ヨウ素／ヨウ素イオンの主な使用は，甲状腺機能亢進症患者の甲状腺外科的切除の前処置，ならびに重篤な**甲状腺中毒急性クリーゼ**(thyroid storm)の治療の1つである．ヨウ素／ヨウ素イオンは，原子炉からの放射性ヨウ素の漏出事故に曝露された際に，甲状腺への放射性同位元素の取り込みを減少させるためにも使用される．血管浮腫，発疹，薬物による発熱といったアレルギー反応が起こることがある．流涙，結膜炎，唾液腺の痛み，風邪様症状は用量依存的な副作用であり，涙や唾液への輸送機構によるヨウ素イオンの濃縮が関係している．

他の薬物

プロプラノロール(propranolol)や**ナドロール**(nadolol)などのβアドレナリン受容体アンタゴニスト(第14章)は，いわゆる抗甲状腺薬ではないが，頻脈，不整脈，振戦や精神的動揺などの甲状腺機能亢進による多くの徴候の軽減に有効である．甲状腺中毒患者の外科手術の術前や，甲状腺機能亢進症患者でチオウレイレン類や放射性ヨウ素の効果が現れるまでの初期治療期間，あるいは甲状腺中毒急性クリーゼの治療の補助に使用される．ノルアドレナリン受容体遮断薬(第14章)である

グアネチジン(guanethidine)の点眼薬は，甲状腺機能亢進症による眼球突出(抗甲状腺薬では治らない)を軽減するために使用される．その作用は，眼瞼後退を引き起こす交感神経支配の平滑筋を弛緩させることによる．グレーヴス病の重篤な眼球突出の軽減には，グルココルチコイド(例えば，**プレドニゾロン**[prednisolone]や**ヒドロコルチゾン**[hydrocortisone])や外科的な眼窩除圧術が必要となる．その他の薬物(例えば，胆嚢造影剤や抗てんかん薬)や環境性の"内分泌撹乱物質"[7]は，甲状腺ホルモンの正常な産生を妨害する．

甲状腺機能低下症

甲状腺ホルモンの産生や分泌を特異的に増強させる治療薬はない．甲状腺機能低下症に対する有効な唯一の治療法は，ヨウ素欠乏(この場合はヨウ素イオンで治療する)が原因でなければ，補充療法として甲状腺ホルモンそのものを投与することである．天然ホル

甲状腺に作用する薬物の臨床用途

放射性ヨウ素
- 甲状腺機能亢進症(グレーヴス病，多結節性中毒性甲状腺腫)
- 内科的治療や外科的治療が不成功に終わった後の再発性の甲状腺機能亢進症

carbimazole またはプロピルチオウラシル
- 甲状腺機能亢進症(びまん性中毒性甲状腺腫)．最低1年の治療が必要
- 中毒性甲状腺腫の手術前処置
- 甲状腺中毒急性クリーゼ(非常に重篤な甲状腺機能亢進症)治療の補助．**プロピルチオウラシル**が優先．βアドレナリン受容体アンタゴニスト(例えば，**プロプラノロール**)も用いられる．

甲状腺ホルモンとヨウ素
- **レボチロキシン**(T_4)は甲状腺機能低下症の標準的補充療法である．
- **リオチロニン**(T_3)は粘液水腫昏睡の治療上の選択肢となる．
- ヨウ化カリウム水溶液中のヨウ素(**ルゴールヨウ素**)は，甲状腺中毒症の手術前コントロールに短期間使用される．甲状腺の血管床を減少させる．

甲状腺疾患に用いる薬物

甲状腺機能亢進症の治療薬
- **放射性ヨウ素**(^{131}I)は経口投与されると，選択的に甲状腺に取り込まれて細胞を破壊する．短飛程のβ線を放射し，甲状腺濾胞細胞のみに作用する．その結果，甲状腺機能低下を起こす．
- チオウレイレン類(例えば，carbimazole，**プロピルチオウラシル**など)は甲状腺ホルモンの合成を抑制する．機序としては，甲状腺ペルオキシダーゼの阻害により，チログロブリンのヨウ素化を抑制する．経口投与される．
- **ヨウ素**(iodine)は高用量で経口投与され，一過性に甲状腺ホルモン分泌を低下させ，甲状腺の血管床を減少させる．

甲状腺機能低下症の治療薬
- **レボチロキシン**は，内因性チロキシンがもつすべての作用を示す．経口投与される．
- **リオチロニン**は，内因性トリヨードチロニンがもつすべての作用を示す．静脈内投与される．

---

[7] 内分泌撹乱物質とは，農薬や除草剤(例えば，ポリ塩化ビフェニル)などの人工の化学物質を指し，環境中に残留して食糧として摂取される．これらの物質に対して内分泌システムは特に感受性が高く，なかでも発達期にはなおさらである．

モンと同一物である合成 T_4(正式名称：**レボチロキシン** [levothyroxine])と合成 T_3(正式名称：**リオチロニン** [liothyronine])を経口投与する。レボチロキシン(ナトリウム塩として 50 ～ 100μg/day)が通常，第 1 選択薬である。リオチロニンは，作用発現は速いが作用時間が短いため，一般的には粘液水腫による昏睡のような，まれにしか起こらない緊急時のために備えて保管されている。そのような場合にはリオチロニンの特性は利点となる。

副作用は過剰投与時に起こる。過剰投与では甲状腺機能亢進症の徴候と症状に加えて，狭心症，不整脈，さらには心不全の危険性がある。軽度の過剰投与による副作用はもっと潜在的である。患者の調子はよいが，骨吸収が増加する結果，骨粗鬆症を引き起こす(**第36章**)。

甲状腺がんの治療薬の使用(Kojic et al., 2012)は専門性が高く，ここでは取り扱わない。

甲状腺に作用する薬物の臨床適用をクリニカルボックスにまとめた。

引用および参考文献

Bassett, J.H.D., Harvey, C.B., Williams, G.R., 2003. Mechanisms of thyroid hormone receptor-specific nuclear and extranuclear actions. Mol. Cell. Endocrinol. 213, 1–11. (甲状腺ホルモンの作用，特に核内受容体を介した作用や G タンパク質共役受容体，およびその他の経路を介した作用についての優れた包括的な総説.)

Blackburn, C.M., McConahey, W.M., Keating, F.R. Jr., Albert, A., 1954. Calorigenic effects of single intravenous doses of L-triiodothyronine and L-thyroxine in myxedematous persons. J. Clin. Invest. 33, 819–824.

Bou Khalil, R., Richa, S., 2011. Thyroid adverse effects of psychotropic drugs: a review. Clin. Neuropharmacol. 34, 248–255. (向精神薬を服用する患者の多くが甲状腺異常を示す。本総説は，この現象における統合失調症治療薬の果たす役割を取り扱っている.)

Braga, M., Cooper, D.S., 2001. Clinical review 129. Oral cholecystographic agents and the thyroid. J. Clin. Endocrinol. Metab. 86, 1853–1860. (造影剤が甲状腺機能に及ぼす有害作用について，議論されている.)

Cignini, P., Cafa, E.V., Giorlandino, C., Capriglione, S., Spata, A., Dugo, N., 2012. Thyroid physiology and common diseases in pregnancy: review of literature. J. Prenat. Med. 6, 64–71. (妊娠時には甲状腺異常が増加するが，その多くは診断未確定であるという主張。これらのケースの臨床的対応についても取り扱われている.)

Furth, E.D., Becker, D.V., Schwartz, M.S., 1963. Significance of rate of response of basal metabolic rate and serum cholesterol in hyperthyroid patients receiving neomercazole and other antithyroid agents. J. Clin. Endocrinol. Metab. 23, 1130–1140.

Hadj Kacem, H., Rebai, A., Kaffel, N., et al., 2003. PDS is a new susceptibility gene to autoimmune thyroid diseases: association and linkage study. J. Clin. Endocrinol. Metab. 88, 2274–2280. (PDS 輸送タンパク質，およびその自己免疫疾患への寄与についての興味深い総説.)

Kahaly, G.J., Dillmann, W.H., 2005. Thyroid hormone action in the heart. Endocr. Rev. 26, 704–728. (甲状腺ホルモンの心臓に対する作用に焦点を当てた，非常に興味深い総説。歴史に詳しい.)

Kelly, G.S., 2000. Peripheral metabolism of thyroid hormones: a review. Altern. Med. Rev. 5, 306–333. (この総説は，甲状腺ホルモン作用が末梢での代謝に果たす役割に焦点を当てている.)

Kojic, K.L., Kojic, S.L., Wiseman, S.M., 2012. Differentiated thyroid cancers: a comprehensive review of novel targeted therapies. Exp. Rev. Anticancer Ther. 12, 345–357. (最も頻度の高い甲状腺がんである分化型甲状腺がんの，薬物治療に関する総説.)

Lazarus, J.H., 1997. Hyperthyroidism. Lancet 349, 339–343. (甲状腺機能亢進症の病因論，臨床像，病態生理，診断と治療に関する "セミナー".)

Lindsay, R.S., 1997. Hypothyroidism. Lancet 349, 413–417. (甲状腺機能低下症の治療に関する "セミナー".)

Mastorakos, G., Karoutsou, E.I., Mizamtsidi, M., Creatsas, G., 2007. The menace of endocrine disruptors on thyroid hormone physiology and their impact on intrauterine development. Endocrine 3, 219–237. (内分泌攪乱物質，ならびにその甲状腺への作用に関する総説。主流的な内容ではないが興味深いトピック.)

Nilsson, M., 2001. Iodide handling by the thyroid epithelial cell. Exp. Clin. Endocrinol. Diabetes 109, 13–17. (甲状腺によるヨウ素利用に関する，読みやすく有益な総説.)

Paschke, R., Ludgate, M., 1997. The thyrotropin receptor and its diseases. N. Engl. J. Med. 337, 1675–1679. (TSH の生物学的側面と疾患的側面からの総説.)

Roberts, C.G., Ladenson, P.W., 2004. Hypothyroidism. Lancet 363, 793–803. (甲状腺機能低下症の病理学に関する，読みやすくて権威のある総説.)

Schmutzler, C., Kohrle, J., 1998. Implications of the molecular characterization of the sodium–iodide symporter (NIS). Exp. Clin. Endocrinol. Diabetes 106, S1–S10. (NIS クローニングによって得られた知見の診断的・治療的意義について論じている.)

Surks, M.I., Ortiz, E., Daniels, G.H., et al., 2004. Subclinical thyroid disease: scientific review and guidelines for diagnosis and management. JAMA 291, 228–238. (無症候性甲状腺疾患の治療に関する詳しい考察と総説。特に臨床にかかわる学生にとって興味深いであろう.)

Yen, P.M., 2001. Physiological and molecular basis of thyroid hormone action. Physiol. Rev. 81, 1097–1142. (甲状腺ホルモンと受容体の相互作用，ならびに標的組織に対する甲状腺ホルモンの作用に関する包括的な総説.)

Zhang, J., Lazar, M., 2000. The mechanism of action of thyroid hormones. Annu. Rev. Physiol. 62, 439–466. (甲状腺ホルモンと受容体の相互作用の分子的側面に関する詳しい総説.)

第3部　主要臓器系に影響を及ぼす薬物

35　生殖系

概要

本章では，性ホルモンの補充，避妊，不妊治療，出産管理および勃起不全治療における薬物作用を理解するための基礎として，女性，および男性の生殖器系の内分泌による調節を説明する．

はじめに

生殖に影響を与える薬物は（避妊，および最近は不妊治療により），前世紀後半の社会を変革した．この章では，男性と女性の生殖器系に作用する数多くの重要な薬物を理解するための基礎として，生殖内分泌学における重要な点について簡潔に要約する．このような薬物は，避妊，不妊治療，性ホルモン補充，出産時の産科的処置に使用される．そこには負のフィードバックの原則が強くかかわっており，ホルモンがどのように作用し生殖を制御するかを理解する際の中心事項となる[1]．妊娠を妨げたり，支えたりするために用いられるものを含む多くの薬物が，負のフィードバック機構に影響することで作用する．本章の最後は，勃起不全に関する短いセクションで締めくくる．

生殖の内分泌制御

男性，および女性における生殖器系のホルモン制御には，生殖腺からの性ステロイド，視床下部のペプチド，および下垂体前葉から分泌される糖タンパク質であるゴナドトロピンが関与する．

---

[1] 負のフィードバックが内分泌制御の中心であることが認識されたのは，1930年，ラットのテストステロンの作用を実験したシカゴ大学の実験助手であった，ドロシー・プライス（Dorothy Price）の深い洞察からであった．彼女は，それを"相互影響"とよんだ．それは，生殖ホルモンの多くが異なる用量や時間経過で与えられた場合，時に作用を，時にその逆の作用をというような両方の効果を生じる，紛らわしい現象を理解するうえで役立つ．

女性生殖器系の神経ホルモンによる調節

思春期の女性では，視床下部および下垂体前葉ホルモンの分泌が増加し，卵巣からのエストロゲン分泌が刺激される．これにより，生殖器の成熟，および二次性徴の発達が促される．また，成長が加速したのち，長骨の骨端が閉鎖される．性ステロイドである，**エストロゲン**（estrogen）と**プロゲステロン**（progesterone）は，その後，月経周期，および妊娠に関与する．簡略化した概要を図35.1と図35.2に示す．

月経周期は，3～6日間続く月経から始まり，その間に子宮内膜の表層が脱落する．子宮内膜は，月経による出血が止まった後，月経周期の卵胞期の間に再生する．放出因子である**ゴナドトロピン放出ホルモン**（gonadotrophin-releasing hormone：GnRH）が，約1時間に1回の拍動性放出により，視床下部のペプチド作動性ニューロンから分泌される．GnRHは，下垂体前葉を刺激し**卵胞刺激ホルモン**（follicle-stimulating hormone：FSH），および**黄体形成ホルモン**（luteinising hormone：LH）の放出を促す（図35.1）．これらは，卵巣に作用し，それぞれが卵子をもつ少数の卵胞の成長を促進する．そのうち1個の卵胞が他の卵胞よりも速く成長し，エストロゲンを分泌するグラーフ卵胞（図35.1，および図35.2E）を形成し，残りの卵胞は退縮する．成熟したグラーフ卵胞は，流体が満たされた中心を取り囲む包膜細胞，および顆粒膜細胞からなり，その中に卵子がある．エストロゲンは，5日目または6日目から中周期まで起こる，子宮内膜再生の増殖期に関与する（図35.2B，F）．この段階において，子宮内膜の厚さと血管が増し，エストロゲン分泌のピーク時には，タンパク質と炭水化物が豊富なpH8～9の粘液が子宮頸管に分泌され，精子の侵入を助ける．エストロゲンは，下垂体前葉に対して負のフィードバック効果を有する．この作用は，経口避妊薬としてエストロゲンを慢性投与した際，ゴナドトロピン放出を減少させる．対照的に，中周期直前の内因性エストロゲン分泌のスパイクは，下垂体のLH放出細胞をGnRHの作用に対して感作させ，LH分泌の中周期サージを引き起こす（図35.2C）．これにより，グラーフ卵胞の急速な腫脹と破裂が起こり，排卵が起こる．受精が起こった場合，受精卵は卵管から子宮へと移動し，その間に分裂を開始する．

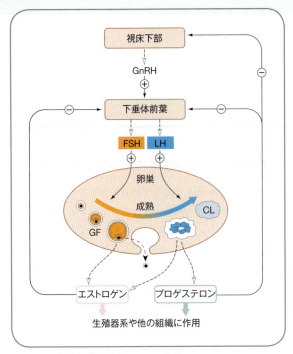

図 35.1 女性生殖器系のホルモン制御.
グラーフ卵胞（Graafian follicle：GF）は，図の左側で発達し，卵子（●）が放出された後，右側に示すように退行し，黄体（CL）を形成する．FSH：卵胞刺激ホルモン，GnRH：ゴナドトロピン放出ホルモン，LH：黄体形成ホルモン．

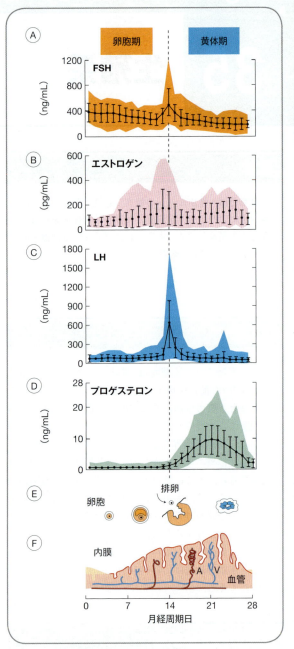

図 35.2 正常な月経周期中の女性の卵巣ホルモンとゴナドトロピンの血漿濃度.
値は40人の女性の平均±標準偏差である．陰影のついた領域は，全データの範囲を示す．1日目は，月経の始まりである．[E]と[F]は，サイクル中の卵胞，および子宮内膜の変化を図式的に示す．月経周期14日目の排卵は，縦の破線で示す黄体形成ホルモン（LH）の中周期ピーク時に起きる．A：細動脈，FSH：卵胞刺激ホルモン，V：静脈．（van de Wiele, R. L., Dyrenfurth, I., 1974. Pharmacol. Rev. 25, 189-217 より．）

　LHによって刺激され，破裂した卵胞の細胞は，増殖し，**黄体**（corpus luteum）に成長し，これがプロゲステロンを分泌する．プロゲステロンは，次に，エストロゲンで刺激を受けた子宮内膜に作用し，子宮内膜を受精卵の着床に適した状態にする．月経周期の分泌期を促進する．この時期には，子宮頸管粘液は，粘性が増し，アルカリ性が弱まり，内容物が豊富でなくなり，一般的に精子には歓迎されなくなる．プロゲステロンは，視床下部と下垂体に負のフィードバック効果を及ぼし，LH放出を減少させる．それはまた，発熱効果を有し，排卵時に体温を約0.5℃上昇させる．この体温上昇は，月経周期終わりまで維持される．

　受精卵の着床が起こらなければ，プロゲステロン分泌は停止し，月経が誘発される．着床が起きると，黄体はプロゲステロンを分泌し続け，その視床下部と下垂体前葉への影響により，次の排卵が抑制される．絨毛膜（胎盤の前身）は，妊娠中に子宮内膜を維持するヒト絨毛性ゴナドトロピン（human chorionic gonadotrophin：HCG）を分泌する．生理学的な意義は明らかでないが，HCGは，付加的に排卵を刺激する薬理作用を有しており，不妊症の治療に使用される．妊娠が進むにつれて，胎盤はさらにホルモン機能を発達させ，ゴナドトロピン，プロゲステロン，およびエストロゲンを含むさまざまなホルモンを分泌する．妊娠中に分泌されたプロゲステロンは乳腺の分泌胞の発達を制御し，一方，エストロゲンは乳腺管を刺激する．出産後，エストロゲンはプロラクチン（第33章参照）とともに，乳汁分泌を刺激し維持する役割を担うが，生理学的な用量を超えたエストロゲンは，乳汁分泌を抑制する．

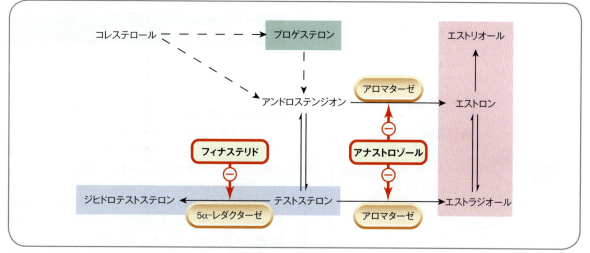

図 35.3 アンドロゲン，およびエストロゲンの生合成経路と薬物の作用部位．
フィナステリドは，良性前立腺肥大症の治療，アナストロゾール（anastrozole）は，閉経後女性の乳がん治療に使用される．（図 33.5 も参照．）

女性生殖器系のホルモン制御

- 月経周期は月経から始まる．
- 視床下部から放出されるゴナドトロピン放出ホルモンは，下垂体前葉に作用して，卵胞刺激ホルモン（FSH），および黄体形成ホルモン（LH）を放出する．
- FSH と LH は，卵巣で卵胞の発育を刺激する．FSH は，エストロゲン放出を刺激する主なホルモンである．LH は，中周期における排卵を刺激し，続いて起こる黄体からのプロゲステロン分泌を制御する主要なホルモンである．
- エストロゲンは，子宮内膜の増殖期を制御し，下垂体前葉に負のフィードバック効果をもつ．プロゲステロンは，後の分泌期を制御し，視床下部と下垂体前葉両方に負のフィードバック効果をもつ．
- 受精卵が着床すると，黄体はプロゲステロンを分泌し続ける．
- 着床後，絨毛膜からのヒト絨毛性ゴナドトロピン（HCG）が重要になり，その後の妊娠中は，プロゲステロン，HCG，および他のホルモンが胎盤によって分泌される．

エストロゲン，プロゲストゲン（プロゲステロン様薬物），アンドロゲン，およびゴナドトロピンについては後述する．生合成経路については，図 35.3 を参照されたい．

男性生殖器系の神経ホルモンによる調節

女性と同様に，視床下部，下垂体前葉，性腺ホルモンが，男性の生殖器を制御する．簡略化した概要を図 35.4 に示す．GnRH は，下垂体前葉による性腺刺激ホルモン分泌を制御する．その分泌は，月経のある女性のように周期性はないが，他の下垂体前葉ホルモン（第 33 章参照）と同様に，雌雄ともに拍動性である．FSH は，精細管の形成に必要であり，思春期以降は，成長する精子に栄養を与え，支持するセルトリ細胞に対する作用によって配偶子形成に重要な役割を果たす．LH は，男性の場合，**間質細胞刺激ホルモン**（interstitial cell-stimulating hormone：ICSH）ともよばれ，間質細胞（ライディッヒ細胞）を刺激してアンドロゲン，特に**テストステロン**（testosterone）を分泌させる．LH/ICSH の分泌は思春期に始まり，その結果起こるテストステロンの分泌は，生殖器官の成熟，および二次性徴の発達を引き起こす．その後，テストステロンの主な機能は，精子形成の維持となり，したがってセルトリ細胞に媒介される作用である，繁殖力の維持に働く．テストステロンは，精巣上体，および輸精管を通過する際の精子の成熟においても重要である．さらなる作用として，フィードバック効果によって，GnRH に対する下垂体前葉の感受性を調節し，その結果，LH/ICSH の分泌に影響を与える．テストステロンは，筋肉組織の発達や骨の成長を引き起こす強力な同化作用をもち，思春期の発育を急激に促し，その後に長骨の骨端の閉鎖が起きる．

テストステロンの分泌は，主に LH/ICSH によって制御されるが，FSH もまた，おそらくその主要な標的であるセルトリ細胞から GnRH に類似した因子を放出させることによって，部分的に寄与する．テストステロンを合成する間質細胞は，プロラクチンに対する受容体も有する．プロラクチンは，LH/ICSH の受容体数を増加させることによって，テストステロン産生に影響を及ぼしうる．

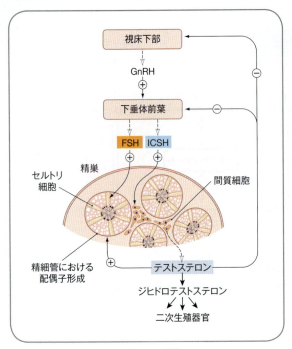

図35.4　男性生殖器系のホルモン制御.
FSH：卵胞刺激ホルモン，GnRH：ゴナドトロピン放出ホルモン，ICSH：間質細胞刺激ホルモン.

性ホルモンの行動への効果

　月経周期を制御するとともに，性ステロイドは，性行動に影響する．2つのタイプの制御が知られている．**組織化制御**(organisational control)と**活性化制御**(activational control)である．

　組織化制御とは，成長の鍵となる段階において，性ステロイドの有無により脳の性分化が永続的に変わるという事実を指す．ラットでは，生後数日以内にメスにアンドロゲンを投与すると，長期的な行動の男性化が生じる．逆に，オスのラットの新生時の去勢は，行動的にはメスとして成長させる．性ステロイドが存在せずに脳が発達した場合は，メスの特徴をもつに至るが，成長の鍵となる段階で視床下部をアンドロゲンに曝露すると，オス型に切り替わる．それと似るが，それほど完全ではないメスの子どもの行動的男性化が，非ヒト霊長類でもアンドロゲンを投与後に起きることが示されている．また，おそらくヒトにおいても，妊娠中の女性が過剰なアンドロゲンに曝された場合には，おそらく行動的男性化が起こる．

　性ステロイドの**活性化制御**の作用は，脳の発達が完了した後に性行動を変化させる能力を指す．一般に，エストロゲンとアンドロゲンは，対応する性別で性的活動を増加させる．分娩において重要な**オキシトシン**(oxytocin)は，交尾，および育児行動にも寄与し，その中枢神経系の作用は，エストロゲンによって制御されている（第33章参照）．

生殖機能に影響する薬物

エストロゲン

　エストロゲンは，卵巣および胎盤により合成され，少量は精巣や副腎皮質でも合成される．エストロゲン（および他のステロイド）合成の出発物質は，コレステロールである．エストロゲンの直前の前駆体は，アンドロゲン類，つまりアンドロステンジオン，あるいはテストステロンである（図35.3）．ヒトには，**エストラジオール**(estradiol)，**エストロン**(estrone)，および**エストリオール**(estriol)の3つの主要な内因性エストロゲンがある（図35.3）．エストラジオールは最も強力であり，卵巣によって分泌される主なエストロゲンである．月経周期の開始時の血漿濃度は，0.2 nmol/Lであり，中周期に～2.2 nmol/Lまで上昇する．

作用

　エストロゲンは，プロゲステロンと協同して作用し，子宮，膣，下垂体前葉，および視床下部におけるプロゲステロン受容体の合成を誘導する．逆に，プロゲステロンは生殖系におけるエストロゲン受容体の発現を減少させる．**プロラクチン**(prolactin；第33章参照)もまた，乳腺におけるエストロゲン受容体数を増加させることで，エストロゲンの作用に影響を及ぼすが，子宮のエストロゲン受容体の発現には影響しない．

　外因性のエストロゲンの影響は，エストロゲン投与時の性成熟状態に，以下のように依存する．

- 原発性性腺機能低下症：エストロゲンは，二次性徴の発達を促し，成長を加速させる．
- 原発性無月経症の成人：エストロゲンは，プロゲストゲンとともに周期的に投与され，人工的な月経周期を誘発する．
- 性的に成熟した女性：エストロゲンは（プロゲストゲンと併用で）避妊薬となる．
- 閉経時または閉経後：エストロゲン補充は，更年期症状や骨量減少を予防する．

　エストロゲンには，鉱質コルチコイド様作用（塩分および水分の貯留），および弱い同化作用を含むいくつかの代謝作用がある．それらは，高比重リポタンパク質の血漿濃度を上昇させる．これは，同じ年齢の男性と比較して閉経前の女性には，アテローム性疾患のリスクが比較的低いことに寄与するといった，潜在的に有益な効果をもたらす（第23章）．しかし，エストロゲンはまた，血液の凝固性を高め，血栓塞栓症のリスクを高める．

作用機序

エストロゲンは，他のステロイドホルモン同様に核内レセプターに結合する（第3章）．ERα，およびERβとよばれる，少なくとも2タイプのエストロゲン受容体が存在する．結合後，形成された複合体が核内の結合部位と相互作用し，ゲノムへの効果が発揮される．これらの"古典的な"細胞内受容体に加え，エストロゲンの作用の一部，特にその急速な血管作用は，Gタンパク質共役エストロゲン受容体（G protein-coupled estrogen receptor：GPER；Nilsson et al., 2011の総説を参照されたい）を含む膜受容体との相互作用により引き起こされる．17-β-エストラジオールによって引き起こされる急性血管拡張は，一酸化窒素によって媒介される．また，**genistein**とよばれる植物由来（植物性）エストロゲン（ERβに選択的であり，タンパク質キナーゼCの阻害といった，まったく異なる作用を有する）が，この点に関して17-β-エストラジオールと同等に強力である（Walker et al., 2001）．エストロゲン受容体モジュレーター（受容体選択性エストロゲンアゴニスト，もしくはアンタゴニスト）については，後述する．

調剤

エストロゲンの多くの製剤（経口，経皮，筋肉内，埋込式，および局所用）は，広い適応症に対して利用可能である．これらには，天然のもの（例えば，**エストラジオール**，**エストリオール**），および合成（例えば，**メストラノール**[mestranol]，**エチニルエストラジオール**[ethinylestradiol]，**ホスフェストロール**[fosfestrol, diethylstilbestrol]）エストロゲンが含まれる．エストロゲンは，単剤として，あるいはプロゲストゲンとの合剤として提供される．

薬物動態学的側面

天然および合成エストロゲンは，消化管でよく吸収されるが，天然エストロゲンは，吸収後，肝臓で急速に代謝される．一方，合成エストロゲンは，それほど急速に分解されない．腸肝循環の程度はまちまちである．ほとんどのエストロゲンは，皮膚および粘膜から容易に吸収される．それらは，局所効果のために膣内クリーム，またはペッサリーとして投与されることもある．天然エストロゲンは，血漿においてアルブミン，および性ステロイド結合グロブリンに結合する．天然エストロゲンは，グルクロン酸抱合型，もしくは硫酸塩として尿中に排泄される．

副作用

エストロゲンの副作用は，一般的で面倒な程度のものから，生命を脅かすがまれなものまである．乳房の圧痛，悪心，嘔吐，食思不振，浮腫を伴う塩および水の貯留，および血栓塞栓症のリスクの増加などである．経口避妊薬の副作用の詳細については，後述する．

閉経後補充療法のために間欠的に使用された場合，エストロゲンは月経様の出血を引き起こす．エストロゲンは，プロゲストゲンとともに周期的に投与しない限り，子宮内膜過形成を引き起こす．エストロゲンは男性に投与すると，女性化をもたらす．

妊娠中の女性へのエストロゲン投与は，胎児の性器異常を引き起こす可能性がある．母親が妊娠初期に流産を防ぐための間違った投薬であるホスフェストロールを投与された既往のある若い女性においては，膣がんの頻度が上昇する（第57章参照）．

エストロゲンと抗エストロゲン薬の臨床用途について，次のクリニカルボックスに要約する．さらに，閉経後ホルモン補充療法（hormone replacement therapy：HRT）については，以下のセクションを参照されたい．

⊘ エストロゲン受容体モジュレーター

ラロキシフェン（raloxifene）は，選択的エストロゲン受容体モジュレーター（selective estrogen receptor modulator：SERM）であり，乳房および子宮に対する抗エストロゲン作用を有するが，骨，脂質代謝，血液凝固に対するエストロゲン作用を有する．閉経後骨粗鬆症（第36章）の予防と治療に使用され，**タモキシフェン**（tamoxifen）と同様にエストロゲン受容体陽性乳がんの発生率は低下するが，有害事象はより少ない（Barret-Connor et al., 2006; Vogel et al., 2006）．米国食品医薬品局（Food and Drug Administration：FDA）は，骨粗鬆症を有する閉経後女性，および浸潤性乳がんに高いリスクをもつ閉経後女性における，浸潤性乳がんのリスクを低減する目的での使用を支持している．エストロゲンとは異なり，更年期の紅潮は防がない．

タモキシフェンは，乳房組織に対する抗エストロゲン作用を有するが，血漿脂質，子宮内膜，および骨に対するエストロゲン作用を有する．その部分アゴニスト活性と一致して，軽度のエストロゲン様の副作用を生じる．タモキシフェンとエストロゲン受容体の複合体は，迅速に解離しないため，受容体のリサイクリングへの抑制が起きる．

タモキシフェンは，悪性腫瘍の進行を遅らせ，骨形成を促す骨芽細胞と，骨吸収する破骨細胞とのバランスを制御する機能をもつサイトカインである，トランスフォーミング増殖因子βをアップレギュレートする（第36章）．

乳がんの治療，および予防のためのタモキシフェンの使用については，第56章でさらに解説する．

抗エストロゲン薬

抗エストロゲン薬は，標的器官において，天然エストロゲンと受容体上で競合する．いくつかの組織において

エストロゲンと抗エストロゲン薬

- 内因性エストロゲンは，エストラジオール（最も強力），エストロン，およびエストリオールである．多数の外因性の合成化合物（例えば，**エチニルエストラジオール**）が存在する．
- 作用機序は，標的組織における核内受容体（ERαまたはERβ）との相互作用によるもので，遺伝子転写に変化をきたす．エストロゲンがもつ急速な血管効果の一部は，Gタンパク質共役エストロゲン受容体（GPER）により媒介される．
- 薬理効果は，被験者の性成熟度に依存する．
  - 思春期前は，二次性徴の発達を刺激する．
  - 成人女性に周期的に投与した場合は，人工の月経周期を誘発し，避妊に使用される．
  - 閉経時，または閉経後に与えられると，更年期症状を予防し，骨粗鬆症から保護するが，血栓塞栓症を増悪させる．
- 抗エストロゲン薬は，競合的アンタゴニストか，もしくは部分的アゴニストとして働く．**タモキシフェン**は，エストロゲン依存性乳がんに使用される．**クロミフェン**は，視床下部，および下垂体前葉に対する負のフィードバック効果を阻害することで排卵を誘発する．
- いくつかの組織ではエストロゲンアゴニストとして働くが，他の組織ではアンタゴニストとなる選択的薬剤が開発されつつある．**ラロキシフェン**（そのような薬の1つ）は，骨粗鬆症を治療，予防するために使用される．

エストロゲンと抗エストロゲン薬の臨床用途

エストロゲン
- 補充療法
  - 原発性卵巣不全（例えば，ターナー症候群）に対して
  - 紅潮，膣乾燥の治療や，骨量の保持目的で二次卵巣不全（閉経）に対して
- 避妊目的
- 前立腺がん，乳がんの治療（これらの用途は，大部分が他のホルモン治療に置き換えられた；第56章参照）

抗エストロゲン薬
- エストロゲン感受性乳がんの治療（**タモキシフェン**）
- 不妊治療における排卵誘発（**クロミフェン**）

は部分アゴニストとして，他ではアンタゴニストとして働くSERM（ラロキシフェン，タモキシフェン）に加えて，エストロゲン受容体に対する純粋なアンタゴニストである薬が存在する．

クロミフェン（clomiphene）は，下垂体前葉でのエストロゲンの結合を阻害し，その結果，負のフィードバックを抑制し，GnRH，およびゴナドトロピンの分泌を急速に増加させる．これは，卵巣を刺激，拡張し，エストロゲン分泌を増加させ，排卵を誘発する．クロミフェンは，排卵の欠損に起因する不妊症の治療に使用される．双子妊娠の誘発はよく起こるが，多胎妊娠は珍しい．

臨床用途の要約については，エストロゲンと抗エストロゲン薬に関するクリニカルボックスを参照されたい．

プロゲストゲン

天然のプロゲステロン様ホルモン（プロゲストゲン）は，**プロゲステロン**（progesterone）である（図35.2および図35.3参照）．これは，月経周期の第2期に黄体により，妊娠中は胎盤により分泌される．少量が精巣と副腎皮質から分泌される．

プロゲストゲンは，他のステロイドホルモンと同様に，核内受容体に対して作用する．プロゲステロン受容体の密度は，エストロゲンにより制御されている．

調剤

プロゲストゲン（黄体ホルモン作用物質）には，2つの主なグループがある．

1. 天然のホルモンとその誘導体（例えば，**ヒドロキシプロゲステロン**[hydroxyprogesterone]，**メドロキシプロゲステロン**[medroxyprogesterone]，**ジドロゲステロン**[dydrogesterone]）．プロゲステロン自体は，経口投与では全身分布前に肝代謝されるため，実質的に不活性である．他の誘導体は，経口投与，筋肉内注射，経膣または経直腸投与での使用が可能である．

2. テストステロン誘導体（例えば，**ノルエチステロン**[norethisterone]，**ノルゲストレル**[norgestrel]，および**エチノジオール**[ethynodiol]）は，経口投与することができる．前2つは，アンドロゲン活性を有し，エストロゲン作用をもつ生成物に代謝される．避妊に使用される，より新しいプロゲストゲンには，**デソゲストレル**(desogestrel)と**gestodene**がある．それらは，エチノジオールよりも脂質代謝への悪影響が少なく，古いタイプの薬によって痤瘡（にきび），うつ病，破綻出血などの副作用をきたした既往をもつ女性に投与することができる．しかし，これらの新しい薬は，より高い静脈血栓塞栓症のリスクに関連づけられている（下記参照）．

生殖機能に影響する薬物　519

作用

プロゲストゲンの薬理作用は，基本的に上記のプロゲステロンの生理作用と同じである．避妊に関連する具体的な効果は，以下に詳述されている．

薬物動態学的側面

注射されたプロゲステロンは，アルブミンに結合し，性ステロイド結合グロブリンには結合しない．一部は，脂肪組織に貯留する．プロゲステロンは肝臓で代謝され，生成物であるプレグナノロンとプレグナンジオールは，グルクロン酸に抱合され，尿中に排泄される．

副作用

プロゲストゲンの副作用には，弱いアンドロゲン作用が含まれる．他の副作用には，痤瘡(にきび)，体液貯留，体重変化，うつ病，性欲の変化，乳房不快感，月経前症候群，不規則な月経周期，破綻出血が含まれる．血栓塞栓症の発生率が増加する．

プロゲストゲンの臨床用途については，次のクリニカルボックスに要約した．

抗プロゲストゲン薬

ミフェプリストン(mifepristone)は，プロゲステロン受容体の部分アゴニストである．これは，プロスタグランジン(prostaglandin)の作用に対する子宮の感受性を増加する．経口投与され，血漿半減期は21時間である．ミフェプリストンは，外科的人工妊娠中絶の代替治療薬として，プロスタグランジン(例えば，**ゲメプロスト** [gemeprost])と併用して使用される(クリニカルボックス参照)．

プロゲストゲンと抗プロゲストゲン薬の臨床用途

プロゲストゲン(黄体ホルモン作用物質)
- 避妊
  - **併用経口避妊薬**(combined oral contraceptive pill)として**エストロゲン**と併用にて
  - **プロゲステロンのみの避妊薬**(progesterone-only contraceptive pill)として
  - 注射，または移植可能なプロゲステロンのみの避妊薬として
  - 子宮内避妊器具の一部として
- 子宮内膜過形成やがんを予防するために，健常な子宮を有する女性に対する**エストロゲン補充療法**(estrogen replacement therapy)のために，**エストロゲン**と組み合わせて使用される
- **子宮内膜症**(endometriosis)に対して
- **子宮内膜がん**(endometrial carcinoma)に対して．乳がんや腎がんに対する使用は減少
- 妥当性があいまいであるが，さまざまな月経異常に対して使用されてきた

抗プロゲステロン薬
- 中絶薬：ミフェプリストン(部分アゴニスト)とプロスタグランジン(例えば，**ゲメプロスト**)との併用

閉経後女性ホルモンの補充療法

閉経時には，自然，または外科的に誘発されたものにかかわらず，卵巣機能が低下し，エストロゲン量が下降する．これに関連して，ホルモン補充療法(HRT)の利点と欠点については長い論争の歴史があり，長年にわたり，優勢な考え方が幾度となく改訂されてきた(Davis et al., 2005参照)．HRTでは通常，プロゲストゲン併用の有無にかかわらず，低用量の1種類，もしくは複数のエストロゲンを周期的，あるいは連続的に投与する．短期的なHRTには，以下のいくつかの明確な利点がある．

- 例えば，顔面紅潮や膣の乾燥のようなエストロゲン減少に起因する症状の改善．
- 骨粗鬆症の予防と治療．しかし，この目的に対しては，一般的に他の薬が好んで用いられる(第36章)．

エストロゲン補充療法は，以前希望をもたれたものの，冠動脈疾患のリスクを低下させず，加齢に伴う認知機能低下を改善する証拠も得られていない．欠点は，以下の通りである．

- 周期的な消退出血
- プロゲストゲンに関連する副作用(下記参照)
- プロゲストゲン投与による対抗作用なしにエストロゲンが投与された際の子宮内膜がんのリスクの上昇

プロゲストゲンと抗プロゲストゲン薬

- 内因性ホルモンは，プロゲステロンである．合成薬の例として，プロゲステロン誘導体の**メドロキシプロゲステロン**，およびテストステロン誘導体の**ノルエチステロン**がある．
- 作用機序は，他のステロイドホルモンと同様に，細胞内受容体と遺伝子発現の変化を伴う．エストロゲンは，プロゲステロン受容体の合成を刺激するが，プロゲステロンは，エストロゲン受容体の合成を阻害する．
- 主な治療用途は，経口避妊薬とエストロゲン補充療法の処方の一部，および子宮内膜症の治療である．
- 抗プロゲストゲン薬の**ミフェプリストン**は，プロスタグランジンアナログとの併用で，早期妊娠の中絶手術に代わる，有効な代替治療薬となる．

- HRTの使用期間に関連し，中止後5年以内に消失する乳がんリスクの増加
- 静脈血栓塞栓症のリスクの上昇(5年間併用HRTで治療した女性では，リスクがおよそ倍になる)

HRT療法の年齢や治療期間に関連したがん(乳房，子宮内膜，卵巣)，静脈血栓塞栓症，脳卒中，および冠動脈疾患のリスクに関する最も正確な推定値については，参考文献リストにあるウェブリンクを参照されたい．

HRTに使用されるエストロゲンは，経口的(結合型エストロゲン，エストラジオール，エストリオール)，経腟的(エストリオール)，経皮パッチ(エストラジオール)，または皮下埋込(エストラジオール)によって投与することができる．チボロン(tibolone)は，エストロゲン欠損症状の短期治療薬として販売されている．エストロゲン，プロゲステロン，および弱いアンドロゲン作用を有し，周期的なプロゲステロン投与(消退出血の問題を回避する)なしで連続的に使用できる．

アンドロゲン

テストステロンは，天然の主要なアンドロゲンである．主に精巣の間質細胞によって合成され，卵巣および副腎皮質で少量が合成される．副腎皮質によるアンドロゲン産生は，副腎皮質刺激ホルモン(adrenocorticotrophic hormone：ACTH，コルチコトロピン)の影響を受ける．他のステロイドホルモンと同様，コレステロールが合成の出発物質であり，デヒドロエピアンドロステロンとアンドロステンジオンが重要な中間体である．それらは，生殖腺と副腎皮質から放出され，肝臓でテストステロンに変換される(図35.3参照)．

作用

一般に，外因性のアンドロゲンの効果は，テストステロンと同じであり，服用者の年齢や性別に左右される．思春期以前の男子に投与された場合，長骨骨端の早期閉鎖のために，完全な身長に達しない．思春期の少年では，二次性徴(すなわち，顔面・腋窩・陰部の毛の成長，声の低音化)，生殖器の成熟と筋力の顕著な増加が急速に進行する．年少の子どもに年々起きる通常の身長の増加が急に加速したのち，一定速度の成長が止まる．成人では，同化作用に加え，塩と水の貯留を伴うことがある．皮膚は肥厚し，色が暗くなり，皮脂腺がより活性化して，痤瘡(にきび)が生じる．体重と筋肉量は，水分貯留のせいもあり，増加する．アンドロゲンは，幸福感と身体的活力の増加をもたらし，性欲を増進させうる．攻撃的な行動への寄与があるように，性的行動にも影響があるかどうかは議論の対象である．逆説的に，テストステロンの投与は，精子形成を阻害するため，男性の受精能は低下する．

女性に"男性"用量を投与すると，男性化をもたらすが，低用量では(例えば，テストステロンを1日300 μg放出する皮膚貼付剤)，正常女性の血漿テストステロン濃度を回復し，副作用なしに卵巣切除後の女性の性機能不全を改善する(Braunstein et al., 2005)．

作用機序

ほとんどの標的細胞において，テストステロンは，5α-レダクターゼ酵素によって局所的に変換され，活性代謝物であるジヒドロテストステロンとなって作用する．対照的に，テストステロン自体が，男性胎児の生殖管の異常発達を引き起こし，下垂体前葉細胞のLH/ICSH産生を調節する．テストステロンとジヒドロテストステロンは，核内受容体と相互作用することで，遺伝子転写を変化させる．

調剤

テストステロンは，皮下埋込，または経皮貼付剤(男性の補充療法の用量約2.5 mg/day)によって投与可能である．種々のエステル化合物(例えば，エナンテートおよびプロプリオネート)は，デポ剤の筋肉内注射により投与される．testosterone undecanoateとmesteroloneは，経口投与が可能である．

薬物動態学的側面

経口投与された場合，テストステロンは急速に肝臓で代謝される．循環中のほとんどすべてのテストステロンは，血漿タンパク質(主に性ステロイド結合グロブリン)に結合する．内因性テストステロンの約90％が，代謝産物として排泄される．遊離ホルモンの排泄半減期は短い(10～20分)．テストステロンは，肝臓で弱いアンドロゲン活性を有するアンドロステンジオン(図35.3参照)に変換される．合成アンドロゲンは，より緩徐に代謝され，一部は尿中に無変化体のまま排泄される．

> **アンドロゲンと男性生殖器系のホルモン制御**
> - 視床下部からのゴナドトロピン放出ホルモンは，下垂体前葉に作用し，配偶子形成を刺激する卵胞刺激ホルモン，およびアンドロゲン分泌を刺激する黄体形成ホルモン(間質細胞刺激ホルモンともよばれる)の両方を放出する．
> - 内因性ホルモンは，テストステロンである．テストステロンエステルの筋肉内注射デポ剤が補充療法に使用される．
> - 作用機序は，細胞内受容体を介するものである．
> - 効果は年齢や性別に依存し，思春期前の男子では男性の二次性徴の発達，女性では男性化を生じる．

> **アンドロゲンと抗アンドロゲン薬の臨床用途**
>
> - ホルモン補充剤としてのアンドロゲン(**テストステロン製剤**)
>   - 下垂体や精巣の疾患による男性性腺機能低下症(例えば,皮膚に塗布するゲルとして1日50〜100 mgを投与)
>   - 卵巣切除後の女性の性機能低下(例えば,300 µg/dayの皮膚貼付剤)
> - 抗アンドロゲン薬(例えば,**フルタミド**[flutamide],**シプロテロン**[cyproterone])は,前立腺がんの治療の一部として使用される.
> - 5α-レダクターゼ阻害薬(例えば,**フィナステリド**[finasteride])は,良性前立腺肥大症に対して使用される.

の分泌阻害によるものであり,プロゲストゲンは,標的器官にあるアンドロゲン受容体上で競合することによるものである.シプロテロンは,プロゲステロン誘導体であり,弱いプロゲステロン作用を有する.これは,アンドロゲン受容体の部分アゴニストであり,アンドロゲン感受性の標的組織にある受容体において,ジヒドロテストステロンと競合する.その視床下部における効果を通して,ゴナドトロピンの合成を抑制する.シプロテロンは,前立腺がんの治療におけるGnRHアゴニスト投与(下記参照)の開始時の補助薬として使用される.また,男性における思春期早熟症の治療,および女性における男性化や痤瘡の治療にも使用される.さらに,性欲を減退させる中枢神経作用も有しており,男性の性犯罪者の性欲過剰の治療に使用されてきた[2].

フルタミドは,前立腺がんの治療においてGnRHアゴニストとともに使用される,非ステロイド性抗アンドロゲン薬である.

薬物は,合成酵素を阻害することによって抗アンドロゲン作用を発揮することができる.フィナステリドは,テストステロンをジヒドロテストステロンに変換する酵素(5α-レダクターゼ)を阻害する(図35.3).この活性代謝物は,前立腺のアンドロゲン受容体に対して,テストステロンよりも高い親和性を有する.フィナステリドは,経口投与後によく吸収され,約7時間の半減期を有し,尿および糞便中に排泄される.良性前立腺肥大症の治療に使用されるが,$α_1$アドレナリン受容体アンタゴニスト,例えば,**テラゾシン**(terazosin)や**タムスロシン**(tamsulosin)(第14,29章)はより強い効果をもつ(これらは,前立腺嚢の平滑筋の弛緩,および$α_1$アドレナリン受容体が介在する前立腺の成長阻害といった,まったく異なる機序で作用する).手術も選択肢の1つである.

ゴナドトロピン放出ホルモン:アゴニストおよびアンタゴニスト

ゴナドトロピン放出ホルモン(GnRH)は,下垂体前葉からのFSHとLHの分泌を制御するデカペプチドである.GnRHの分泌は,脳の他の部分からの神経入力,および性ステロイドによる負のフィードバックによって制御される(図35.1および35.5).外因性のアンドロゲン,エストロゲン,プロゲストゲンは,すべてGnRH分泌を抑制するが,プロゲストゲンだけが,末梢組織に著しいホルモン作用を示さない用量で抑制効果を発揮する.というのは,エストロゲンへあらかじめ曝露されることによる誘導がなければ,生殖器官におけるプロゲステロ

副作用

アンドロゲンの副作用には,継続使用中のゴナドトロピン放出の低下とそれに伴う不妊症や,塩分および水分貯留による浮腫が含まれる.肝臓の腺がんが報告されている.アンドロゲンは,子どもの成長を損ない(骨端の早期融合による),痤瘡(にきび)を生じ,女児では男性化を引き起こす.テストステロン補充療法の副作用とその監視については,Rhoden & Morgentaler(2004)にレビューされている.

アンドロゲンの臨床的使用については,先のクリニカルボックスに示した.

タンパク質同化ステロイド

アンドロゲンは,同化作用とその他の作用のバランスを変えるために,化学的に修飾することができる."タンパク質同化ステロイド"(例えば,**ナンドロロン**[nandrolone])は,タンパク質合成と筋肉成長を異なる比率で促進するが,臨床的効果(例えば,衰弱性疾患に対する)は,期待に反するものであった.タンパク質同化ステロイドは,再生不良性貧血の治療に使用されるとともに,一部のアスリート(第58章)が(悪名高いことに)中毒になっている.テストステロン自体も同様である.副作用については,上記のアンドロゲンの項に記載した.加えて,胆汁うっ滞性黄疸,肝腫瘍,冠動脈疾患のリスクの増加が,高用量のタンパク質同化ステロイドの副作用として知られる.

抗アンドロゲン薬

エストロゲンとプロゲストゲンは,どちらも抗アンドロゲン作用を有する.エストロゲンは,ゴナドトロピン

---

[2] 非常に異なる用量が,疾患に応じて用いられる.例えば,痤瘡には2 mg/day,性欲過剰には100 mg/day,前立腺がんには300 mg/dayが使用される.

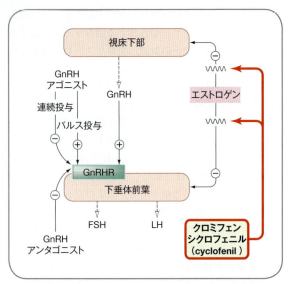

図 35.5 下垂体前葉からのゴナドトロピン(卵胞刺激ホルモン：FSH, 黄体形成ホルモン：LH)放出の調節.
GnRHR：GnRH 受容体.

ン受容体はわずかにしか発現しないためである．ダナゾール(danazol；下記参照)は，GnRH の放出を阻害する合成ステロイドであり，その結果，ゴナドトロピン(FSH および LH)の放出を阻害する．クロミフェンは，内因性エストロゲンがもつ負のフィードバック効果を阻害することによってゴナドトロピン放出を刺激するエストロゲンアンタゴニストであり，不妊症の治療に使用される(「エストロゲンと抗エストロゲン薬の臨床用途」のクリニカルボックス，および図 35.5 を参照)．

合成 GnRH は，**ゴナドレリン**(gonadorelin)とよばれる．アゴニストおよびアンタゴニスト両方の，多くの GnRH アナログが合成されている．**ブセレリン**(buserelin)，**リュープロレリン**(leuprorelin)，**ゴセレリン**(goserelin)および**ナファレリン**(nafarelin)は，アゴニストであるが，ナファレリンは内在性 GnRH より 200 倍強力である．

薬物動態と臨床用途

ゴナドトロピン放出ホルモンのアゴニストは，GnRH の生理学的分泌を模倣するように間欠的に皮下注入によって投与され，ゴナドトロピン放出を刺激し(図 35.5)，排卵を誘発する．それらは，経鼻投与によってもそのまま吸収される(第 8 章)．鼻スプレー，もしくはデポ製剤による継続投与では，一時的にゴナドトロピン放出を刺激するが，下垂体の GnRH 受容体のダウンレギュレーション(脱感作)のために，逆説的にゴナドトロピン放出を阻害する(図 35.5)．GnRH アナログは，前立腺がん，乳がん，子宮内膜症(子宮腔外に生じる子宮内膜組織)，および子宮筋腫を含むさまざまな性ホルモン依存性疾患において，生殖器官を抑制するために，

この様式で投与される．持続的な非拍動投与は，精子形成や排卵を阻害する．GnRH アゴニストは，不妊治療の専門家によって使用されるが，排卵促進のためではなく(これは，ゴナドトロピン製剤を用いて達成される)，FSH または HCG の投与前に，下垂体を抑制するために使用される．

GnRH アナログの副作用

女性における GnRH アゴニストの副作用，例えば，紅潮，膣乾燥，骨損失は，低エストロゲン症から生じる．投与初期のゴナドトロピン分泌刺激によって，前立腺がんの男性の骨転移による痛みが一過性に悪化する可能性があるため，投与は，患者が**フルタミド**(上記および**第 56 章**参照)などのアンドロゲン受容体アンタゴニストの投薬を受けた後にのみ，開始される．

ダナゾール
作用と薬物動態

ダナゾールは，ゴナドトロピン分泌(特に中周期サージにおける)を阻害し，その結果，卵巣のエストロゲン合成を減少させる(図 35.5)．男性では，アンドロゲン合成と精子形成を抑制する．アンドロゲン様作用を有する．経口投与で活性があり，肝臓で代謝される．

ダナゾールは，子宮内膜症，乳腺異形成，女性化乳房を含む性ホルモン依存性の病態に対して使用される．それ以外の特別な使用法として，遺伝性血管性浮腫の腫脹発作を抑えるために用いる(第 28 章)．

副作用はよくみられ，胃腸障害，体重増加，体液貯留，めまい，更年期症状，筋肉痙攣，頭痛などがある．ダナゾールは，女性では男性化を生じる．

ゴナドトロピンとそのアナログ

ゴナドトロピン(FSH，LH および HCG)は，下垂体前葉(FSH と LH：**第 33 章**参照)，または，絨毛と胎盤(HCG)により産生，分泌される糖タンパク質である．閉経後の女性では，もはやエストロゲンが下垂体に対しフィードバック阻害を及ぼさず，結果的に大量の FSH と LH が分泌されるため，尿中に大量のゴナドトロピンが存在する[3]．

調剤

ゴナドトロピンは，妊娠中の女性(HCG)や，閉経後の女性(FSH と LH の混合物を含むヒト閉経期ゴナドトロピン)の尿から抽出される．組換え体の FSH(**フォリトロピン**[follitropin])や LH(lutropin)も利用可能である．

---

[3] このため，女性が閉経後であるかどうかを確定するために，血漿 LH/FSH 濃度測定が標準的な血液検査として用いられる．

薬物動態と臨床用途

ゴナドトロピン製剤は，注射によって投与される．下垂体機能低下症の結果として，あるいは**クロミフェン**による治療の失敗に続く，排卵の欠如に起因する不妊症治療に使用される．また，体外受精のために卵を収集可能にするための排卵を誘発する目的で，専門家が使用する．この用途においては，通常，内因性のFSHとLHの分泌を抑制した後，ゴナドトロピンが投与される．ゴナドトロピンは，低ゴナドトロピン性の性腺機能低下症（生涯にわたる無臭覚症，すなわち嗅覚の欠如を時に伴う疾患）の結果生じる低精子形成に起因する不妊症をもつ男性に対しても，時に使用される．（ゴナドトロピンは，当然のことながら，原発性精巣機能不全による低精子形成の患者には効果がない．）HCGは，思春期が遅れた男児のテストステロン合成を刺激するために使用されてきたが，通常はテストステロンが好ましい．

> **ゴナドトロピン放出ホルモンとゴナドトロピン**
>
> - ゴナドトロピン放出ホルモンは，デカペプチドで，**ゴナドレリン**は，その合成物である．**ナファレリン**は，強力なアナログである．
> - パルス様式で投与すると，ゴナドトロピンの放出を刺激するが，持続的に投与すると抑制する．
> - ゴナドトロピンである卵胞刺激ホルモンと黄体形成ホルモンは，糖タンパク質である．
> - ゴナドトロピン（例えば，絨毛性ゴナドトロピン）の製剤は，排卵不全による不妊症の治療に使用される．
> - **ダナゾール**は，視床下部および下垂体前葉に対する作用を介して，ゴナドトロピンの産生を阻害する，改変型プロゲストゲンである．

避妊のために用いられる薬物

経口避妊薬

経口避妊薬には主に2つの種類がある．
1. エストロゲンとプロゲストゲンの組み合わせ（配合薬）
2. プロゲストゲン単独（プロゲストゲンの単剤）

配合薬

配合経口避妊薬は，併発する病気や相互作用しうる薬物の併用がない場合には，きわめて効果的である．ほとんどの配合薬（第2世代ピル）[4]に含まれるエストロゲンは，**エチニルエストラジオール**であるが，ごく一部の製剤は，代わりにメストラノールを含有する．プロゲストゲンは，**ノルエチステロン**，**レボノルゲストレル**（levonorgestrel），**エチノジオール**が用いられるが，第3世代ピルでは，**デソゲストレル**やgestodeneなどが用いられる．これらはより強力な作用をもち，アンドロゲン作用が少なく，リポタンパク質代謝に影響しないが，一方で第2世代ピルよりも血栓塞栓症のリスクは高いと考えられている．エストロゲンの含有量は，一般に20～50 µgのエチニルエストラジオール，またはその同等物であるが，耐容性に優れ，良好な周期の制御をもたらす，最も低用量のエストロゲンおよびプロゲストゲンの含有量が選択される．この配合薬は，21日間連続投与された後，7日間休薬する．それにより，消退出血が起きる．通常，正常の月経周期が治療中止後，比較的速やかに開始し，永続的に不妊となること（避妊薬の長期服用の結果ではなく，早期閉経の結果として生じる）は，まれである．

作用様式は次の通りである．
- エストロゲンは，下垂体前葉への負のフィードバックを介してFSHの分泌を抑制し，卵胞の成長を抑制する．
- プロゲストゲンは，LHの分泌を阻害し，排卵を阻害する．また，子宮頸管粘液を精子通過に適さないように変化させる．
- エストロゲンとプロゲストゲンは，子宮内膜の受精卵着床を妨げるように変化させるために，協調して働く．

それらは，受精および着床を容易にする子宮頸管，子宮，卵管の協調した収縮運動も妨害しうる．

世界各地の何億人もの女性が，1960年代からこの方法を使用しており，一般的に，配合ピルは安全で効果的な避妊方法となる．配合ピルの服用には，特定の健康上の利益があり，重大な副作用はほとんどない．しかし，数少ない副作用はその使用の欠点であり，いくつかの重要な問題を考慮する必要がある．

一般的な副作用

よくある副作用として，以下のようなものがある．
- 水分貯留，同化作用のいずれか，もしくは両方による体重増加
- 軽度の悪心，紅潮，めまい，うつ，もしくは興奮
- 皮膚の変化（例えば，痤瘡や色素沈着の増加）
- ピルの摂取中止後，さまざまな期間続く無月経

---

[4] 第1世代のピルは，50µg以上のエストロゲンを含んでおり，1970年代，深部静脈血栓症，および肺塞栓症のリスクが増加することが示された．

考慮すべき問題点

循環器疾患(静脈血栓塞栓症,心筋梗塞,脳卒中)のリスク増加はあるか? 第2世代のピル(エストロゲン含有量が50μg未満)の場合,血栓塞栓症のリスクは低い(服用者では,10万人あたり年間15人であり,比較すると,妊娠していない非服用者では10万人あたり年間5人,妊娠10万例あたりの血栓塞栓症発症例は60例ある).リスクは,特に35歳以上の女性の喫煙(大きくリスクを増加させる)や,長期間にわたるピルの服用などの因子を伴うサブグループで最も大きい.塞栓性疾患の発生率は,**デソゲストレル**,もしくは gestodene を含有する製剤の服用者では年間10万人あたり約25人であるが,望まれない妊娠による血栓塞栓症のリスクと比較すると,絶対的なリスクは依然として小さい.一般的に,併発する危険因子,例えば,喫煙,高血圧および肥満がみつかっていれば,配合経口避妊薬は,ほとんどの女性にとって妊娠可能年齢の大部分に対して安全である.

がんのリスクに影響するか? 卵巣がんおよび子宮内膜がんのリスクは,**低減する**.

血圧は上昇するか? 配合経口避妊薬の開始直後,女性のごく一部において,血圧の著しい上昇がみられる.これは,循環血液中のアンギオテンシノーゲンの増加を伴い,治療を中止すると改善する.したがって,経口避妊薬治療の開始時には,血圧を注意深く測定し,必要に応じて代わりの避妊処置で代用する.

有益な効果

望まれない妊娠を避けることに加えて,配合避妊薬の他の望ましい効果として,不規則な月経周期や月経中間期出血などの症状の低減がある.鉄欠乏性貧血や月経前緊張症が軽減され,良性の乳房疾患,子宮筋腫および卵巣の機能性嚢胞なども改善する.

🚫 プロゲストゲン単剤のピル

プロゲストゲン単剤のピルに使われる薬物には,**ノルエチステロン**,**レボノルゲストレル**,もしくは**エチノジオール**が含まれる.ピルは,中断することなく毎日服用する.作用様式は,主に子宮頸管粘液に作用し,精子に不適合に変化させる.プロゲストゲンは,おそらく子宮内膜への効果(図35.2),および卵管の運動性と分泌への効果を通じて,着床を妨げる作用ももつ.

潜在的な有益な作用と副作用

プロゲストゲン単剤の避妊薬は,エストロゲンが禁忌である女性における配合薬の適切な代替薬であり,エストロゲン治療中に血圧が許容できないほど上昇する女性に適応する.しかし,その避妊効果は,配合ピルよりも信頼性が低く,1回服用を逃すと受胎する可能性がある.

月経の乱れ(特に不規則な出血)が一般的である.ごく一部の女性だけがこのタイプの避妊薬を服用するため,長期間の安全性データについては,配合薬に関するものより信頼性が乏しい.

経口避妊薬の薬物動態:薬物相互作用

配合薬,およびプロゲストゲン単剤の経口避妊薬は,肝臓のチトクロム P450 酵素によって代謝される.エストロゲンの最小有効用量が使用されるため(血栓塞栓症の過剰なリスクを避けるために),そのクリアランスの増加は,避妊の失敗を招く可能性があり,実際に,チトクロム酵素を誘導する薬は,配合薬だけでなくプロゲステロン単剤ピルに対しても,この問題を引き起こしうる.そのような薬物には,**リファンピシン**(rifampicin),**リファブチン**(rifabutin),ならびにハーブ薬であるセント・ジョーンズ・ワート(第47章)を含む**カルバマゼピン**(carbamazepine),**フェニトイン**(phenytoin)などが含まれる.

経口避妊薬

配合ピル

- 配合ピルには,エストロゲンとプロゲストゲンが含まれている.28日間のうち,21日間連続して服用する.
- 作用様式:エストロゲンは,卵胞刺激ホルモンの放出を抑制し,その結果,卵胞の発育を抑制する.プロゲストゲンは,黄体形成ホルモンの放出を阻害し,その結果,排卵を抑制し,子宮頸管粘液を精子に対して不適合に変化させる.両者の働きで,子宮内膜を着床に適さないように変化させる.
- 欠点:体重増加,悪心,気分の変化,皮膚の色素沈着が起こることがある.
- 重大な副作用はまれである.少数の女性において,可逆的な高血圧が発症する.おそらくより初期段階での診断が増えることによる乳がんの診断のわずかな増加があるとともに,子宮頸がんの診断がわずかに増加する.リスク因子(例えば,喫煙)を伴う女性や長期間服用中の女性では,特に,第3世代のピルによる血栓塞栓症のリスクが増加する.
- いくつかの有益な作用がある.少なくとも望まない妊娠は,それ自体は健康にリスクをもたらすが,避けられる.

プロゲストゲン単剤のピル

- プロゲストゲン単剤のピルは,連続的に服用する.避妊効果は,信頼性が低い点,および主に子宮頸管粘液の性状変化の作用を介する点で,配合薬とは異なる.不規則な出血が一般的にみられる.

避妊に用いるその他の薬物療法

⊘ 事後（緊急）避妊

単独，またはエストロゲンと組み合わせた**レボノルゲストレル**の経口投与は，避妊に失敗した性交から72時間以内に服用し，12時間後に再度服用することで有効である．悪心と嘔吐が一般的である（その場合，服用したピルを嘔吐してしまうことがあるので，追加の錠剤は，**ドンペリドン**[domperidone]などの制吐薬とともに服用するのがよい）．子宮内避妊器具の挿入は，ホルモン療法より有効であり，性交後5日まで効果がある．

⊘ 長時間作動性プロゲストゲン単剤避妊薬

メドロキシプロゲステロンは，避妊薬として筋肉内注射で投与可能である．これは，効果が高く安全である．しかし，一般的に月経不順が起こり，治療を中止後何ヵ月にもわたり不妊症が継続することがある．

生体非分解性のカプセルとともに皮下移植される**レボノルゲストレル**は，世界で約300万人の女性が使用している．この投与経路は，初回通過代謝を回避する．カプセルは，プロゲストゲンの内容物を5年間にわたり緩徐に放出する．一般的に不規則な出血と頭痛がみられる．

レボノルゲストレルを含浸させた子宮内避妊器具は，長期間の確実な避妊をもたらし，標準的な銅を含有する器具とは対照的に，月経出血を"減少"させる．

子宮

子宮の生理学的および薬理学的応答は，月経周期の段階の違いや妊娠によって変化する．

子宮の収縮性

子宮筋肉は，*in vitro*，*in vivo* の両方において，筋肉自体に由来する収縮によって，リズミカルに収縮する．子宮底の子宮筋層細胞は，ペースメーカーとして働き，伝導活動電位を生じる．これらのペースメーカー細胞の電気生理学的活性は，性ホルモンによって調節される．

妊娠していないヒトの子宮は，月経周期初期においては自発的に弱く収縮し，黄体期や月経中においてはより強く収縮する．プロゲステロンの作用によって増強されたエストロゲンが，子宮筋層細胞を過分極させるため，妊娠初期において子宮の運動は低下する．これは自発的な収縮を抑制する．しかし，妊娠の終わりに向かって，収縮が再開する．収縮の力と頻度が増加し，分娩中に完全に同調するようになる．子宮の神経支配には，興奮性および抑制性の交感神経の両方が含まれる．アドレナリン（adrenaline）（エピネフリン[epinephrine]）は，β_2 アド

レナリン受容体に作用し，子宮収縮を抑制するが，α アドレナリン受容体に作用するノルアドレナリン（noradrenaline）（ノルエピネフリン[norepinephrine]）は，収縮を刺激する．

子宮を刺激する薬物

妊娠中の子宮を刺激する，産科で重要な薬物には，**オキシトシン**（oxytocin），**エルゴメトリン**（ergometrine），プロスタグランジンがある．

⊘ オキシトシン

下垂体ホルモンであるオキシトシン（オクタペプチド）は，子宮筋層活性を調節し，子宮収縮を引き起こす．オキシトシン放出は，子宮頸管拡張と授乳により刺激される．分娩におけるオキシトシンの役割は，完全には理解されていないが，アンタゴニスト（atosiban；以下参照）が分娩誘発の遅延に有効であるという事実から，分娩の生理における役割が示唆されている．

エストロゲンは，オキシトシン受容体の合成を誘導し，その結果，周産期の子宮は，オキシトシンに非常に感受性が高い．分娩を誘発するために静脈内投与を緩徐に行うことで，オキシトシンは，子宮底から子宮頸部に移動する規則的で同調した収縮を引き起こす．収縮の振幅と頻度はどちらも用量と関係し，低用量の注射では，子宮は，収縮と収縮の間完全に弛緩する．より多い用量の投与は，収縮頻度をさらに増加させ，収縮の間，完全に緩和しなくなる．さらに高用量の投与は，持続的な収縮を起こし，胎盤を通る血流を障害し，胎児の切迫仮死や死を引き起こす．

オキシトシンは，乳腺の筋上皮細胞を収縮し，乳腺胞および乳腺管からの乳汁の放出である"乳汁排出"を引き起こす．オキシトシンは，血管拡張作用も有する．弱い抗利尿作用により，水分貯留が起きる可能性があるが，心臓または腎疾患をもつ患者や子癇前症の患者では，問題となりうる[5]．オキシトシンとオキシトシン受容体は脳，特に辺縁系にも存在し，交配行動や子育て行動に役割を果たすと考えられている．

合成オキシトシンの臨床用途は，「子宮に作用する薬物の臨床用途」のクリニカルボックスに記載した．

オキシトシンは，静脈内注射，または筋肉内注射により投与できるが，静脈点滴が最もよく用いられる．肝臓および腎臓で不活化されるが，循環する胎盤由来のオキシトシナーゼによっても不活化される．

オキシトシンの副作用には，血管拡張作用に由来する，反射性頻拍を伴った用量に依存した低血圧が含まれる．腎臓からの水分排泄に対する抗利尿ホルモン様作用のた

---

5 子癇は，妊娠女性に起こる病態（とりわけ高血圧，浮腫，痙攣をきたす）である．

め，水分摂取を減少させない限り，水分貯留が起き，結果として低ナトリウム血症を引き起こす．

🚫 エルゴメトリン

麦角（*Claviceps purpurea*）は，ライムギ上で生育し，驚くほど多様な薬理学的活性物質を含有する真菌である（**第15章参照**）．かつてよくみられた麦角中毒は，しばしば中絶を引き起こした．1935年，**エルゴメトリン**が単離され，麦角のもつオキシトシン様作用のもとであることがわかった．

エルゴメトリンは，ヒトの子宮を収縮する．この作用は，部分的に子宮の収縮状態に依存する．収縮する子宮（出産後における正常状態）には，エルゴメトリンは比較的効果が少ない．しかし，子宮が不適切に弛緩していると，エルゴメトリンは強い収縮を開始し，胎盤床（胎盤が剥離した後のむき出しの表面）からの出血を減少させる．エルゴメトリンはまた，中等度の血管収縮作用を有する．

平滑筋に対するエルゴメトリンの作用機序は，解明されていない．それは，関連するアルカロイドであるエルゴタミン（ergotamine；**第14章参照**）のように，αアドレナリン受容体に部分的に作用し，5-ヒドロキシトリプタミン受容体にも部分的に作用する可能性がある．

エルゴメトリンの臨床用途は，「子宮に作用する薬物の臨床用途」のクリニカルボックスに記載した．

エルゴメトリンは，経口，筋肉内，もしくは静脈内投与することができる．非常に迅速に作用を発現し，効果は3〜6時間続く．

エルゴメトリンは，おそらく化学受容器引金帯のドパミン D_2 受容体への作用によって，嘔吐を引き起こす可能性がある（**第30章，図30.5参照**）．悪心，視界のかすみ，頭痛に伴った血圧上昇を伴う血管収縮が起こることがあり，冠動脈の血管攣縮を起こすことで，狭心症が引き起こされることがある．

🚫 プロスタグランジン

プロスタグランジンについては，**第17章**で詳述した．子宮内膜および子宮筋層は，特に月経周期の第2期の増殖期において，相当のプロスタグランジン合成能力を有する．プロスタグランジン（PG）$F_{2\alpha}$ は大量に産生され，月経に先行する子宮内膜の虚血性壊死に関与すると考えられてきた（しかしながら，他のいくつかの哺乳類種とは対照的に，ヒトの多くの血管に対しては，比較的血管収縮作用は乏しい）．血管拡張性のプロスタグランジンである，PGE_2 と PGI_2（**プロスタサイクリン**[prostacyclin]）も子宮で産生される．

血管作動性の性質に加えて，E，およびFタイプのプロスタグランジンは，妊娠中にこれらのプロスタグランジンに対する感受性が増強する子宮平滑筋を収縮する．

分娩時の役割は完全には理解されていないが，シクロオキシゲナーゼ阻害薬が分娩を遅延させる効果をもつので（下記参照），おそらく分娩に何らかの役割を果たしている．

プロスタグランジンはまた，月経の主な障害の2つ，月経困難症（疼痛を伴う月経）と月経過多症（過剰な失血）にも関与する．月経困難症は，PGE_2 および $PGF_{2\alpha}$ の産生の増加に関連している．プロスタグランジン生合成を阻害する非ステロイド性抗炎症薬（**第26章参照**）が，月経困難症の治療に使用される．月経過多症は，子宮病変がない場合，血管拡張の亢進と止血の低下の組み合わせによって引き起こされる可能性がある．PGI_2（血小板凝集を阻害する）の子宮による産生増加は，止血を障害し，血管拡張を引き起こしうる．非ステロイド性抗炎症薬（例えば，**メフェナム酸**[mefenamic acid]）が，月経過多症および月経困難症を治療するために使用される．

プロスタグランジン製剤

EおよびFシリーズのプロスタグランジンは，妊娠中の子宮体の協調収縮を促進するとともに，子宮頸を弛緩させる．EおよびFプロスタグランジンは，早期および中期の妊娠において，この段階では子宮内容物の排出を一般的に誘発しないオキシトシンとは異なり，確実に中絶を引き起こす．産科で使用されるプロスタグランジン類は，**ジノプロストン**（dinoprostone，PGE_2），carboprost（15-メチル $PGF_{2\alpha}$），および**ゲメプロスト**，もしくは**ミソプロストール**（misoprostol）（PGE_1 アナログ）である．ジノプロストンは，ゲルまたは錠剤として膣内に投与できる．carboprost は，深部筋肉内注射によって与えられる．ゲメプロストやミソプロストールは，膣内に投与される．

副作用

副作用には，子宮痛，悪心，嘔吐，および下痢が含まれる．ジノプロストは，低血圧症を引き起こす．子宮をプロスタグランジンに感作させるプロゲストゲンアンタゴニストであるミフェプリストンと併用すると，低用量のプロスタグランジン（例えば，ミソプロストール）を用いて妊娠を終結させることができ，副作用が軽減される．

プロスタグランジンの臨床用途については，クリニカルボックスを参照されたい（**第17章参照**）．

子宮収縮を阻害する薬物

リトドリンや**サルブタモール**（salbutamol）のような選択的 β_2 アドレナリン受容体アゴニストは，妊娠子宮の自発的，もしくはオキシトシン誘発性収縮を阻害する．これらの子宮弛緩薬は，適切な患者において，妊娠22

勃起不全 527

子宮に作用する薬物の臨床用途

子宮筋刺激薬（分娩誘発薬）
- **オキシトシン**は，子宮筋が十分に機能しない場合に，陣痛を誘導するか，または増強するために使用される．**産後出血**（postpartum haemorrhage）の治療にも使用できる．
- **エルゴメトリン**は，産後出血の治療に使用できる．患者がエルゴメトリンに反応しない場合は，**carboprost** を使用することができる．
- **オキシトシン**と**エルゴメトリン**の両方を含む製剤は，第3期分娩を調節するために使用される．2つの薬剤の組み合わせによって，不完全な中絶による出血を抑制するために，手術前に投与することもできる．
- **ゲメプロスト**（膣内），もしくは**ミソプロストール**（膣内か経口）は，**治療中絶**（therapeutic abortion）に用いられ，ミソプロストール（無認可の使用法）は**分娩誘発**（induction of labour）に使用される．
- **ミフェプリストン**に続いて膣ペッサリーとしての**ゲメプロスト**の投与は，外科的妊娠終了（妊娠の63日まで）の代替治療として用いられる．

子宮筋弛緩薬
- βアドレナリン受容体アゴニスト（例えば，**リトドリン**［ritodrine］）は，**早産**（preterm labour）を遅延させるために使用される．
- **atosiban**（オキシトシンアンタゴニスト）も早産を遅らせる．

子宮に作用する薬物

- 出産時，**オキシトシン**は，規則性の同調した子宮収縮と弛緩を交互に引き起こす．麦角アルカロイドである**エルゴメトリン**は，弛緩時の収縮力の増加を伴った子宮収縮を誘発する．オキシトシンのアンタゴニストである atosiban は，分娩を遅らせる．
- プロスタグランジン（PG）アナログ，例えば，**ジノプロストン**（PGE$_2$）や**ジノプロスト**（dinoprost, PGF$_{2\alpha}$）は，妊娠子宮を収縮するが，子宮頸管は弛緩する．シクロオキシゲナーゼ阻害薬は，PG合成を阻害し，分娩を遅延する．それらはまた，月経困難症および月経過多症の症状を緩和する．
- β$_2$アドレナリン受容体アゴニスト（例えば，**リトドリン**）は，妊娠子宮の自発性，およびオキシトシン誘発性の収縮を阻害する．

週と33週の間の早産を予防するために使用される．それらによって，乳児の肺を成熟させ，新生児呼吸窮迫を軽減する目的で，母親にグルココルチコイド治療を施すために必要となる48時間まで，出産を遅らせることができる．分娩を遅らせるために使用される薬のいずれにおいても，乳児の予後改善につながることがなかなか実証されなかった．母親へのリスク，特に肺水腫は48時間以上で増加し，子宮筋層の応答が減弱し，長期間の治療は回避される．シクロオキシゲナーゼ阻害薬（例えば，**インドメタシン**［indometacin］）も分娩を遅延するが，それらの使用は，内因性プロスタグランジンによって調節される．腎機能障害や動脈管開存を含む乳児への問題を引き起こす可能性がある．

オキシトシン受容体アンタゴニスト，**atosiban**は，β$_2$アドレナリン受容体アゴニストの代わりとなる．これは，静脈注射に引き続いて48時間以内の間に，点滴で投与される．副作用には，血管拡張，悪心，嘔吐および高血糖が含まれる．

勃起不全

勃起機能は，生理的要因と心理的要因との複雑な相互作用に依存する．勃起は，勃起組織に流入する動脈や細動脈の血管弛緩によって引き起こされる．これによって，陰茎の血流が増加する．その結果起きる静脈洞充満の増加は，小静脈を圧迫し，静脈血の流出路を閉塞し勃起を引き起こす．性交の間，坐骨海綿体筋の反射性収縮により，海綿体の基部が圧迫され，海綿体内圧は，この堅い勃起段階では数100 mmHgに達しうる．陰茎の神経支配は，自律神経および体性神経による．一酸化窒素は，おそらく勃起の主なメディエーターであり，一酸化窒素含有神経と内皮から放出される（第20章，図20.6）．

勃起機能は，いくつかの治療薬（抗精神病薬，抗うつ薬および高血圧治療薬を含む）によって悪影響を受ける．精神疾患および血管疾患（特に，内皮機能不全を伴うもの）は，勃起機能不全の原因となることがあり，中年や高齢男性では，精神疾患や心血管系の問題を抱えていなくても，勃起不全はよく起きる問題である[6]．性腺機能低下症（「アンドロゲンと抗アンドロゲン薬の臨床用途」のクリニカルボックス参照），高プロラクチン血症（第33章参照），動脈性疾患，およびさまざまな原因による神経障害（最も一般的には糖尿病）を含むいくつかの器質的な原因がある．しかし，しばしば，器質的原因が特定されないことがある．

何世紀にもわたり，人間の生殖器と似ている生き物を食することが性欲を回復させるか，または媚薬（すなわ

---

[6] 無作為化対照臨床試験において，勃起不全の治療を中止した男性のうち，かなりの割合がプラセボを投与されていた．

ち，性欲を刺激する薬）となるという痛々しい信奉のために，不幸な何種類かの生き物が大量に取り引きされてきた．アルコール（第49章）は，"欲望を引き起こすが，能力をそぎ落とし"，大麻（第19章）も抑制を起こし，同様に作用する可能性がある．yohimbine（$α_2$アドレナリン受容体アンタゴニスト；第14章）は，この点においていくつかの陽性効果をもちうるが，治験では結論は出なかった．アポモルフィン（apomorphine）（ドパミンアゴニスト；第40章）は，皮下に注射された場合，ヒトおよびげっ歯類において勃起を引き起こすが，強力な催吐作用があり，使用には欠点をもつ．血管拡張薬を海綿体内に直接注射すると陰茎の勃起が起こることが判明したときに，展望が少し開かれた．必要に応じてフェントラミン（phentolamine）を添加した，パパベリン（papaverine；第22章）がこの方法で使用された．直接注射という投与経路はたいていの男性には受け入れ難いが，特に，注射によく慣れた糖尿病患者においては，この方法は多くの患者に真の恩恵をもたらした．PGE_1（アルプロスタジル[alprostadil]）は，海綿体内投与時，しばしば他の血管拡張薬と組み合わされる．それはまた，注射の代わりに経尿道的に投与することもできる（やや無粋なやり方ではあるが）．これらすべての薬の副作用には，持続勃起症（恒久的組織損傷のリスクを伴った遷延した痛みを伴う勃起）が含まれるが，それは冗談では済まされない．治療は，血液吸引（清潔操作が必要）か，必要であれば，フェニレフリン（phenylephrine）などの血管収縮薬の海綿体内投与を慎重に行う．海綿体注射薬や経尿道投与製剤は，依然として入手可能であるが，経口投与で活性をもつホスホジエステラーゼ阻害薬が，現在，一般的な選択薬物となっている．

⊘ V型ホスホジエステラーゼ阻害薬

最初の選択的V型ホスホジエステラーゼ阻害薬（phosphodiesterase type V inhibitor）であるシルデナフィル（sildenafil；第20，22章も参照）は，勃起機能に効果があることが，偶然発見された．タダラフィル（tadalafil）とバルデナフィル（vardenafil）も，勃起不全の治療薬として認可されたV型ホスホジエステラーゼ阻害薬である[7]．タダラフィルは，シルデナフィルよりも作用持続性である．海綿体内に投与する血管拡張薬とは対照的に，V型ホスホジエステラーゼ阻害薬は，性的欲求と独立しては勃起を起こさないが，性的刺激に伴う勃起反応を増強する．これらは，勃起不全の治療法を変革した．

---

[7] シルデナフィルは，元来，狭心症治療薬として開発されたが，早期の治験相に参加したボランティア被験者たちは，前胸部とは解剖学的にまったく異なった体の領域に起こった，心を揺さぶる効果を報告した．

作用機序

V型ホスホジエステラーゼは，cGMP不活化酵素のアイソフォームである．一酸化窒素含有神経は，一酸化窒素（もしくは，関連するニトロソチオール）を放出し，それが平滑筋細胞に拡散により移行し，グアニル酸シクラーゼを活性化する．結果として起こる細胞質内のcGMPの増加は，プロテインキナーゼGの活性化を介して血管を拡張する（第4章，図4.10）．そのため，V型ホスホジエステラーゼの阻害は，内皮由来の一酸化窒素，および性的刺激により活性化した一酸化窒素含有神経がもたらす陰茎血管平滑筋への作用を増強する（図35.6）．他の血管床も影響を受けるが，特に肺高血圧（第22章）などの，他の疾患への使用の可能性が示唆されている．

薬物動態学的側面と薬物相互作用

シルデナフィルの血漿濃度は，経口単回投与後，約30〜120分でピークに達し，食事によって遅れるため，性的活動の1時間以上前に服用される．必要に応じ，単回投与で使用される．カルバマゼピン，リファンピシンおよびバルビツレート（barbiturates）によって誘導され，

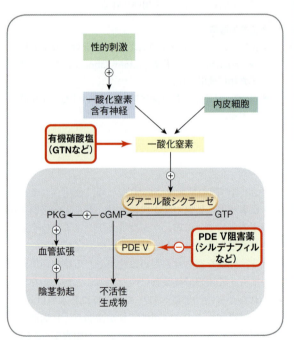

図35.6 陰茎勃起に対するV型ホスホジエステラーゼ（PDE V）阻害薬の作用，およびPDE V阻害薬と有機硝酸塩との相互作用のメカニズム．

灰色のボックスは，海綿体の血管平滑筋細胞を示す．性的刺激は，一酸化窒素含有神経から一酸化窒素を放出させる．これがグアニル酸シクラーゼを活性化し，cGMP産生を増加させ，これによりプロテインキナーゼG（PKG）を活性化し，血管拡張，および陰茎勃起を引き起こす．cGMPはPDE Vによって不活化されるため，PDE V阻害薬（例えばシルデナフィル）はNOの作用を増強し，陰茎勃起を促進する．ニトログリセリン（GTN）などの有機硝酸塩に由来するNOの作用も増強され，全身性の血管拡張や低血圧を招く．

かつ**シメチジン**（cimetidine），マクロライド抗生物質，抗真菌薬であるイミダゾリン，および抗ウイルス薬の一部（例えば，**リトナビル**［ritonavir］）により阻害されるCYP3A4によって，シルデナフィルは代謝される．これらの薬物は，シルデナフィルと相互作用しうる．タダラフィルは，シルデナフィルよりも半減期が長いため，性行為の前のより早い時間に服用できる．すべてのⅤ型ホスホジエステラーゼ阻害薬における臨床的に重要な薬物動態学的の相互作用は，すべての有機硝酸塩との間に起こる．それらは，cGMPを増加させることで作用し（**第20章**），その作用を，シルデナフィル（**第35章**，**図35.6**）により著しく増強する．その結果，**ニコランジル**（nicorandil）を含む硝酸塩との同時使用は，どのⅤ型ホスホジエステラーゼ阻害薬にとっても禁忌となる[8]．

---

[8] これは，冠状動脈疾患のために，治療的または予防的にニトログリセリン（nitroglycerin）や一硝酸イソソルビド（isosorbide mononitrate）などの硝酸塩を服用し，低血圧をきたす危険性がある狭心症の患者だけでなく，骨盤の筋肉（訳者注：肛門括約筋のようである）への効果のため，硝酸アミルを娯楽的に（"ポッパー"とよばれる）使用する，無症状の個人でも問題となる．

副作用

Ⅴ型ホスホジエステラーゼ阻害薬の副作用の多くは，他の血管床の血管拡張により生じる．これらの影響には，低血圧，紅潮，頭痛が含まれる．シルデナフィルは，ときおり視覚障害の報告があり，憂慮される．というのは，シルデナフィルは，網膜に存在し，視力に重要であるⅣ型ホスホジエステラーゼに対して作用するからである．製薬会社は，遺伝性の網膜変性疾患（色素性網膜炎など）の患者にシルデナフィルを使用するべきではないと勧告している．バルデナフィルは，シルデナフィルよりもⅤ型アイソザイムに対して高い選択性をもつ（Doggrell, 2005にレビューされている）が，遺伝性網膜疾患の患者に禁忌とされている．

引用および参考文献

性ホルモンとその制御

Barrett-Connor, E., Mosca, L., Collins, P., et al., 2006. Effects of raloxifene on cardiovascular events and breast cancer in postmenopausal women. N. Engl. J. Med. 355, 125-137. （乳がん減少について．）

Chen, Z., Yuhanna, I.S., Galcheva-Gargova, Z., et al., 1999. Estrogen receptor-alpha mediates the nongenomic activation of endothelial nitric oxide synthase by estrogen. J. Clin. Invest. 103, 401-406. （エストロゲンの急性の血管拡張作用は，古典的な核内受容体経路ではなく，細胞膜受容体を介する可能性があることを解説．）

Gruber, C.J., Tschugguel, W., Schneeberger, C., Huber, J.C., 2002. Production and actions of estrogens. N. Engl. J. Med. 346, 340-352. （植物性エストロゲンと選択的エストロゲン受容体モジュレーターを含むエストロゲン作用の新しい生化学的側面，および生理学的，臨床的側面に焦点を当てた総説．）

Nilsson, B.L., Olde, G., Leeb-Lundberg, L.M.F., 2011. G protein-coupled oestrogen receptor 1 (GPER1)/GPR30: a new player in cardiovascular and metabolic oestrogenic signalling. Br. J. Pharmacol. 163, 1131-1139.

Rhoden, E.L., Morgentaler, A., 2004. Risks of testosterone-replacement therapy and recommendations for monitoring. N. Engl. J. Med. 350, 482-492. （総説．）

Vogel, V., Constantino, J., Wickerman, L., et al., 2006. Effects of tamoxifen vs. raloxifene on the risk of developing invasive breast cancer and other disease outcomes. JAMA 295, 2727-2741. （ラロキシフェンは，タモキシフェンと同様の有効性を有したが，血栓症の発症はより少なかった．）

Walker, H.A., Dean, T.S., Sanders, T.A.B., 2001. The phytoestrogen genistein produces acute nitric oxide-dependent dilation of human forearm vasculature with similar potency to 17 beta-estradiol. Circulation 103, 258-262.

避妊薬

Djerassi, C., 2001. This Man's Pill: Reflections on the 50 th Birthday of the Pill. Oxford University Press, New York. （メキシコのシンテックス社で黎明期の"ピル"に取り組み，以来，広範な生物学的および生物社会的意味でのヒトの生殖について考察してきた，ステロイド薬の大化学者による科学的自伝的な回顧録．）

閉経後関連

Braunstein, G.D., Sundwall, D.A., Katz, M., et al., 2005. Safety and efficacy of a testosterone patch for the treatment of hypoactive sexual desire disorder in surgically menopausal women: a randomized, placebo-controlled trial. Arch. Intern. Med. 165, 1582-1589. （300 µg/dayのテストステロン貼付剤は，性的欲求と性行為による満足の頻度を増加させ，外科処置による閉経後の性欲低下をきたした女性において耐容性を示した．）

Davis, S.R., Dinatale, I., Rivera-Woll, L., Davison, S., 2005. Postmenopausal hormone therapy: from monkey glands to transdermal patches. J. Endocrinol. 185, 207-222. （閉経に関する知見の歴史と，更年期の愁訴に対処するホルモン療法の開発をレビューし，ホルモン補充療法がもたらす特有の利益とリスクに関する証拠の現状についての概要を述べる．）

Hulley, S., Grady, D., Bush, T., et al., 1998. Randomized trial of estrogen plus progestin for secondary prevention of coronary heart disease in postmenopausal women. JAMA 280, 605-613. （HRT群の低比重リポタンパク質コレステロールと高比重リポタンパク質コレステロールの良好な変化にもかかわらず，致命的な心筋梗塞の発生率は両群で同等であることを示した研究．静脈血栓塞栓症は，投与群で2.89倍増加した．）

子宮

Norwitz, E.R., Robinson, J.N., Challis, J.R., 1999. The control of labor. N. Engl. J. Med. 341, 660–666. (総説.)

Thornton, S., Vatish, M., Slater, D., 2001. Oxytocin antagonists: clinical and scientific considerations. Exp. Physiol. 86, 297–302. (早産に対する子宮弛緩薬を用いる根拠についてレビュー. atosiban 投与を支持する証拠, および分娩の始まりにおけるオキシトシン, バソプレシン [vasopressin], およびそれらの受容体の役割.)

勃起不全

Doggrell, S.A., 2005. Comparison of clinical trials with sildenafil, vardenafil and tadalafil in erectile dysfunction. Expert Opin. Pharmacother. 6, 75–84. (バルデナフィルはシルデナフィルと同程度有効である. その唯一の利点は, Ⅵ型ホスホジエステラーゼを阻害しないため, 色覚を変えないことである. これは, シルデナフィルで時に起こるまれな副作用である. タダラフィルは, より作用時間が長い.)

有用なウェブリソース

www.mhra.gov.uk/home/groups/pl-p/documents/websiteresources/con2032228.pdf (年齢や HRT の治療期間に関連するがん [乳房, 子宮内膜, 卵巣], 静脈血栓塞栓症, 脳卒中および冠動脈疾患のリスクを解説.)

第 **3** 部　主要臓器系に影響を及ぼす薬物

36　骨代謝

概要

　本章ではまず，骨のリモデリングに関与する細胞学的・生化学的プロセスと，このプロセスを調節する数々のメディエーターについて考察する．次に骨の疾患を治療するのに用いられる薬について，新薬を含めて述べる．

はじめに

　ヒトの骨格は生涯を通じてリモデリングされ続けている．ある骨は吸収され新たな骨がつくられる，という過程が絶え間なく続いており，骨格全体が 10 年ごとにつくり替えられている計算になる．骨の構造の劣化と骨密度低下(骨粗鬆症)は加齢とともに起こり，世界中で健康問題となっている．ほかに治療可能な骨の病理学的変化をもたらすものに，栄養失調と悪性腫瘍などがある．最近，骨の生物学の理解が著しく進み，そのおかげでいくつもの重要な薬が開発された．

骨の構造と組成

　ヒトの骨格は 80％の皮質骨と 20％の海綿骨からできている．皮質骨は緻密な外側の部位で，海綿骨は内側にある網目構造である．前者は長管骨の柄の部分の大半を占めており，後者は脊椎，骨端，腸骨稜に多くある．海綿骨はより表面積が大きいため，より代謝が活発であり，骨喪失を起こす因子の影響が大きい．

　骨の無機質の大半は，カルシウムとリン酸である．体のカルシウムの 99％が骨格に存在し，ほとんどがハイドロキシアパタイトの結晶で，一部は非結晶性のリン酸と炭酸塩である．これらを合わせると骨の質量の半分を占める．

　骨の主要な細胞は**骨芽細胞**(osteoblast)，**破骨細胞**(osteoclast)，**骨細胞**(osteocyte)である．

- 骨芽細胞は骨をつくる細胞で，骨髄と骨膜にある前駆細胞に由来する．これらは重要な骨細胞外マトリックス成分(特にコラーゲン)を分泌する．この石灰化前のマトリックスは**類骨**(osteoid)とよばれる．骨芽細胞は，破骨細胞の活性化にも役割を果たしている(図 36.1 と 36.2 参照)．
- 破骨細胞は骨を吸収する多核細胞で，マクロファージ／単球系列の前駆細胞に由来する．
- 骨細胞は骨芽細胞に由来する．新しい骨が形成される過程で骨芽細胞が骨マトリックスに埋め込まれて，骨細胞へ分化する．これらの細胞同士はつながってネットワークを形成しており，骨の神経線維と同じく，機械的な負荷への反応に関与する．骨細胞は機械的な変形を感知して，骨リモデリングおよび骨形成抑制メディエーター分子**スクレロスチン**(sclerostin)分泌の引き金を引く(Khosla et al., 2008)．
- 骨にある他の重要な細胞は，単球／マクロファージ，リンパ球，そして血管内皮細胞である．これらは骨リモデリングに関係するサイトカインや他のメディエーターを分泌する．

　類骨は，骨の石灰化していないマトリックスであり，その主要な成分はコラーゲンである．他の成分，例えば**プロテオグリカン**(proteoglycan)，**オステオカルシン**(osteocalcin)，そして種々のリン酸化タンパク質も重要である．このうちの 1 つ，**オステオネクチン**(osteonectin)はカルシウムとコラーゲンの両方に結合して，これら 2 つの主要な骨マトリックス成分を結びつけている．

　リン酸カルシウム結晶はハイドロキシアパタイト$[Ca_{10}(PO_4)_6(OH)_2]$ として類骨に沈着し，硬い骨マトリックスへと変換する．

　骨は構造体としての機能だけではなく，カルシウムの恒常性維持に主要な役割を果たしている．

骨リモデリング

　骨リモデリングについての理解は相当進んできた(以下の総説参照：Boyce & Xing, 2008; Gallagher, 2008; Deal, 2009; Wright et al., 2009)．

　リモデリングの過程には以下の要素が関与する．

- 骨芽細胞と破骨細胞の活性(図 36.1)
- 種々のサイトカインの作用(図 36.1 と 36.2)
- 骨ミネラルの代謝回転，特にカルシウムとリン酸
- 種々のホルモンの作用：副甲状腺ホルモン(parathyroid hormone：PTH)，ビタミン D ファミリー，

第36章 骨代謝

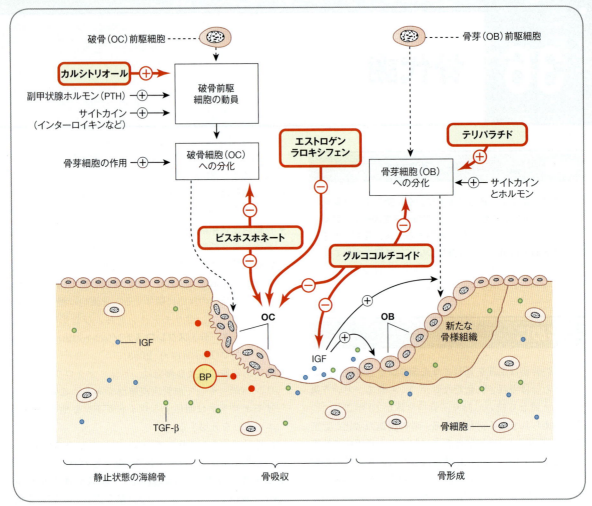

図36.1 骨リモデリングのサイクルとホルモン，サイトカイン，薬の作用．
静止状態の海綿骨(quiescent trabecular bone)：●で示すインスリン様増殖因子(IGF)やトランスフォーミング増殖因子(TGF)-βは骨マトリックスに埋め込まれている．**骨吸収**(bone resorption)と**骨形成**(bone formation)が図示されている．骨が再吸収されるときには，埋め込まれたビスホスホネート(BP)が破骨細胞(OC)によって摂取される(図には示していない)．

エストロゲン(estrogen)，成長ホルモン，ステロイド，カルシトニン(calcitonin)と種々のサイトカイン

食事，薬，物理的な力(運動，負荷)もまた，リモデリングに影響する．骨喪失(1年あたり0.5～1%)は両性とも35～40歳に始まり，女性では閉経後，男性では去勢術を行うと10倍にまで加速し，その後は次第に1年あたり1～3%に落ち着く．閉経で骨喪失が起こるのは破骨細胞の活性が上昇するためであり，主に海綿骨が冒される．後に男女とも加齢とともに骨喪失が起こるのは骨芽細胞の数が減るためであり，主に皮質骨が冒される．

細胞とサイトカインの作用

リモデリングのサイクルは，破骨前駆細胞が動員されて，サイトカインによって多核の成熟破骨細胞へ分化誘導されることから始まる(図36.1)．破骨細胞は海綿骨の一部に接着し，接着部位に波状縁をつくる．骨に沿って移動し，水素イオンや**カテプシン K**(cathepsin K)を中心としたタンパク質分解酵素を分泌することにより窪みをつくる．この過程で類骨に埋まっていたサイトカイン，例えばインスリン様増殖因子-1(insulin-like growth factor：IGF-1)やトランスフォーミング増殖因子β (transforming growth factor β：TGF-β)が次第に遊離してくる(図36.1)．これらのサイトカインは，刺激を受けて前駆細胞から分化し，待機していた骨芽細胞を動員して活性化する(図36.1)．骨芽細胞は骨が分解された場所まで侵入して類骨を合成・分泌するとともに，IGF-1 と TGF-β を分泌する(上記のように，これらは類骨に包埋される)．骨芽細胞のうちのいくつかは，類骨に包埋されて骨細胞となる．他の骨芽細胞は破骨前駆細

骨リモデリング 533

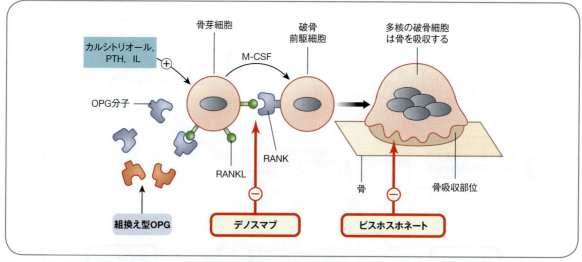

図 36.2 破骨細胞の分化と活性化における骨芽細胞とサイトカインの役割，およびそこに関与する薬の作用の模式図．骨芽細胞は刺激によって，細胞表面のリガンドである RANK リガンド（RANKL）を発現する．RANKL は破骨細胞表面上にあって破骨細胞分化と活性化を担う受容体 RANK と結合し，破骨細胞前駆体の分化と活性化によって成熟破骨細胞を形成する．ビスホスホネートは破骨細胞による骨吸収を阻害する．抗 RANKL 抗体（デノスマブなど）は RANKL に結合して RANK-RANKL 相互作用を阻止する．臨床的に用いられる薬は赤で囲んだボックスで示した．OPG：オステオプロテジェリン，PTH：副甲状腺ホルモン，IL：インターロイキン（interleukin），M-CSF：マクロファージコロニー刺激因子．

胞と相互作用してこれを活性化する．そしてサイクルの最初に戻る．

IGF-1 と TGF-β 以外で骨リモデリングに関与するサイトカインには，**骨形成タンパク質**（bone morphogenetic protein：BMP）などの TGF-β ファミリーメンバー，いくつかのインターロイキン，種々のホルモン，そして腫瘍壊死因子（tumor necrosis factor：TNF）ファミリーのメンバーがある．TNF ファミリーの 1 つは，破骨前駆細胞がもつ受容体のリガンドであり，特に重要である．この受容体は **RANK**（**r**eceptor **a**ctivator of **n**uclear factor **k**appa B：NF-κB）と名づけられている．NF-κB は，破骨細胞の分化と活性化における主要な転写因子である．そして RANK のリガンドは，月並みであるが RANK リガンド（RANKL）とよばれる．

> 骨芽細胞は RANK に似たタンパク質で，おとり受容体として働く**オステオプロテジェリン**（osteoprotegerin：OPG）を合成・分泌する．骨芽細胞と破骨前駆細胞の相互作用のなかで，OPG は RANKL[1]（OPG を産生するのと同じ骨芽細胞からつくられる）と結合し，RANKL が破骨前駆細胞上にある機能的受容体 RANK に結合するのを阻害する（図 36.2）．RANKL と OPG の比率が破骨細胞の形成と活性に重要であり，RANK，RANKL，OPG 系は骨リモデリングの基本である（概説は Boyce & Xing, 2008; Wright et al., 2009 参照）．

骨ミネラルの代謝回転

主な骨ミネラルはカルシウムとリン酸である．

カルシウムの代謝

骨リモデリングに伴って起こる骨ミネラルの代謝回転によって，1 日 700 mg のカルシウムが出入りする．カルシウムには数多くの生理的な役割がある．細胞内 Ca^{2+} は多くの細胞でシグナル伝達機構の一部となっており（第 4 章参照），したがって細胞外液や血漿中の Ca^{2+} 濃度（正常では 2.5 mmol/L）はきわめて正確に維持されなければならない．血漿 Ca^{2+} 濃度は，PTH といろいろな形態のビタミン D との相互作用により調節されている（図 36.3 と 36.4）．カルシトニンもまた役割をもっている．

腸におけるカルシウムの吸収には，カルシトリオールにより合成が調節される Ca^{2+} 結合タンパク質が関与している（図 36.3 参照）．尿中への Ca^{2+} 排出は通常ではおよそ一定であるため，体全体のカルシウム量の大半はこの吸収機構によって調節されていると考えられる．しかしながら，血漿 Ca^{2+} 濃度が高ければ尿中排泄が増えるし，血漿 Ca^{2+} 濃度が低ければ PTH とカルシトリオールが尿細管での Ca^{2+} 再吸収を促進することにより，尿中排泄が減少する（図 36.3）．

リン酸の代謝

リン酸は骨の重要な成分であると同時に，体内のすべての細胞の構造と機能にとってもきわめて重要である．核酸の材料であり，ATP の形でエネルギーとなり，リン酸化によって多くのタンパク質の活性が制御される．また細胞内で緩衝液の成分としての役割があり，腎臓での水素イオン排出にも関与している．

---

[1] ややこしいことに，RANKL は時に OPG リガンドとよばれる．

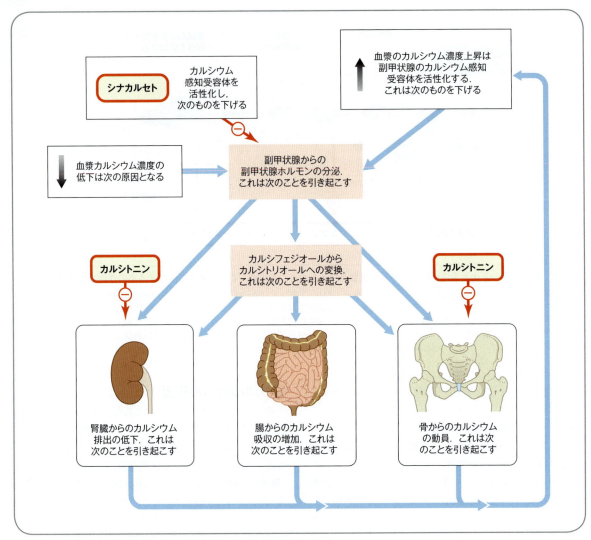

図 36.3　血漿 Ca^{2+} 濃度を維持するのに関与する主要な因子と薬の作用.
副甲状腺のカルシウム受容体は G タンパク質共役受容体である．カルシフェジオールとカルシトリオールはビタミン D_3 の代謝物であり，それぞれ 25-ヒドロキシビタミン D_3 と 1,25-ジヒドロキシビタミン D_3 のことである．これらはホルモンとして作用する．内因性のカルシトニンは甲状腺から分泌され，骨からの Ca^{2+} の動員を抑制して腎臓からの Ca^{2+} 再吸収を下げることによって，血漿 Ca^{2+} 濃度を下げる．カルシトニンはまた，骨粗鬆症の治療薬としても用いられる．

骨リモデリング

- 骨は生涯を通じてリモデリングされ続ける．リモデリングのサイクルで起こるイベントは以下の通りである．
  - 破骨細胞は骨芽細胞により活性化され，骨を吸収して海綿骨に窪みをつくる．骨形成性の細胞である骨芽細胞は，この窪みに類骨（骨マトリックス）を分泌する．類骨の成分は主にコラーゲンであるが，オステオカルシン，オステオネクチン，リン酸化タンパク質，インスリン様増殖因子（IGF）やトランスフォーミング増殖因子 β（TGF-β）のようなサイトカインも含む．
  - 類骨はその後石灰化する（すなわち複雑な形のリン酸カルシウム結晶［ハイドロキシアパタイト］が沈着する）．
- 骨の代謝と石灰化には副甲状腺ホルモン，ビタミン D ファミリー，それに種々のサイトカイン（例えば IGF，TGF-β，インターロイキンなど）がかかわっている．生理的に産生されるエストロゲンのレベルの低下，治療に用いられるレベルのグルココルチコイドは，骨形成が追いつかないほどの骨吸収をもたらし，骨粗鬆症の原因となる．

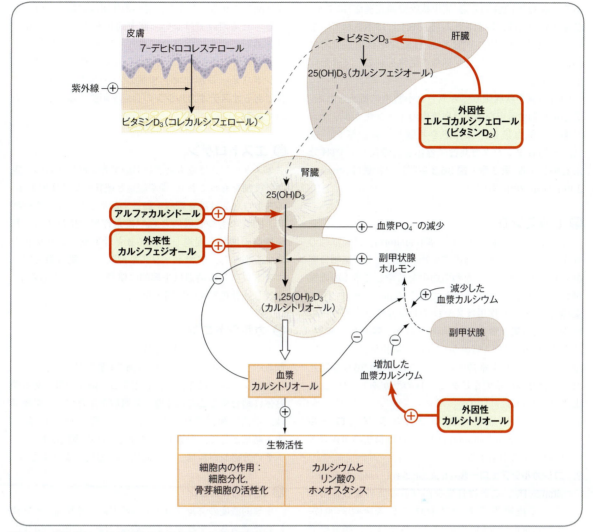

図 36.4　ビタミン D 内分泌系の作用と薬の作用の概要.
外因性のエルゴカルシフェロールすなわちビタミン D_2（植物の中で紫外線によりつくられる）は，D_2 アナログのジヒドロタキステロール（dihydrotachysterol）（図中には示していない）と同じく，肝臓と腎臓で代謝されて，生物活性のあるカルシトリオールとなる．アルファカルシドールは，肝臓で 25-ヒドロキシル化されてカルシトリオールとなる．

リン酸の吸収はエネルギーを必要とするプロセスであり，**カルシトリオール**（calcitriol）によって調節されている．リン酸がハイドロキシアパタイトとして骨へ沈着する過程は，血漿 PTH 濃度に依存している．PTH はカルシトリオールとともに，骨マトリックスから Ca^{2+} とリン酸を遊離させるからである．リン酸は腎臓から排出されるが，PTH は再吸収を阻害して排出を促進する．

骨の代謝とリモデリングにかかわるホルモン

骨の代謝とリモデリングにかかわる主なホルモンは，副甲状腺ホルモン（PTH），ビタミン D ファミリー，エストロゲン，そしてカルシトニンである．グルココルチコイドと甲状腺ホルモンも骨に影響する．

副甲状腺ホルモン

副甲状腺ホルモン（PTH）は 84 アミノ酸からなる 1 本鎖ポリペプチドであり，Ca^{2+} 代謝の重要な生理的調節因子である．骨，腎臓，消化管などさまざまな組織にある PTH 受容体に作用して，血漿 Ca^{2+} 濃度を維持する．Ca^{2+} を骨から遊離させ，腎臓での再吸収を促進し，カルシトリオールの合成を刺激する．カルシトリオールは腸での Ca^{2+} 吸収を増やすのに加え，骨から Ca^{2+} を遊離させるために PTH と協調的に働く（図 36.3 と 36.4）．PTH はリン酸の排出を促進するため，効果を合計すると血漿 Ca^{2+} 濃度の上昇とリン酸濃度の低下が起こる．

PTH による骨からの Ca^{2+} 遊離は，少なくとも一部は破骨細胞の動員と活性化を刺激する作用を介したもので

ある．病的な PTH 過分泌（副甲状腺機能亢進症）により，骨芽細胞の活性は抑制される（図36.1 には示されていない）．しかし治療的に PTH や PTH 断片を低用量で間欠的に投与すると，逆に骨芽細胞の活性を刺激して骨形成を促進する．

PTH は副甲状腺細胞で合成され小胞中に蓄えられる．分泌を制御する主な因子は血漿中のイオン化カルシウムであり，低血漿 Ca^{2+} は分泌を刺激し，高血漿 Ca^{2+} は Ca^{2+} 感知 G タンパク質共役受容体を活性化して PTH 分泌を抑制する（第3章と図36.3 参照）．（総説は Stewart, 2004; Deal, 2009 参照．）

◎ ビタミン D

ビタミン D（カルシフェロール［calciferol］）は親油性の前駆体のグループで，体内で生物活性のある代謝物に変換されてホルモン，すなわち血中を循環して多くの細胞種の活性を調節する分子として働く（Reichel et al., 1989 参照）．その主な作用はステロイド受容体ファミリーの核内受容体（第3章参照）を介しており，腸の Ca^{2+} 吸収，骨からの Ca^{2+} 遊離，腎臓からの Ca^{2+} 排出低減によって，血漿 Ca^{2+} レベルを維持することにある（図36.3 参照）．ヒトでは2つの重要なビタミン D の型があり，D_2 と D_3 とよばれている．

1. 食事から摂取するエルゴカルシフェロール（ergocalciferol：vitamin D_2），これは植物のエルゴステロールに由来する．

2. コレカルシフェロール（cholecalciferol, colecalciferol：vitamin D_3），これは日光を浴びると紫外線の作用によって皮膚内で7-デヒドロコレステロール（7-dehydrocholesterol）からつくられるほか，腸管壁でコレステロールからつくられる．

コレカルシフェロールは肝臓で**カルシフェジオール**（calcifediol：25-hydroxy-vitamin D_3）に変換され，さらに腎臓で他のさまざまな効力の代謝物に変換される．特に強力なのは**カルシトリオール**（calcitriol：1,25-dihydroxy-vitamin D_3）である（図36.4 参照）．

カルシフェジオールからカルシトリオールがつくられる過程は PTH によって制御されており，ほかにも血漿リン酸濃度，さらにカルシトリオール濃度自体もネガティブフィードバック機構によって影響する（図36.4）．カルシトリオール受容体は全身の細胞にあり，カルシトリオールはさまざまな種類の細胞の機能にとって重要である．

カルシトリオールの主な作用は，腸における Ca^{2+} とリン酸の吸収を刺激し，骨からの Ca^{2+} 遊離を促進することであるが，腎臓の尿細管における Ca^{2+} 再吸収を増やす作用もある（図36.3）．骨への作用は，破骨細胞の成熟を促すことと，その活性化を間接的に刺激することである（図36.1 と 36.3）．骨芽細胞からのコラーゲン合成は減少させる．しかし，骨への作用は複雑で，Ca^{2+} を遊離させるだけではない．臨床的ビタミン D 欠乏症では骨の石灰化が障害されており，ビタミン D 投与により骨形成が回復するからである．その説明の1つは，カルシトリオールが骨マトリックスの Ca^{2+} 結合タンパク質である**オステオカルシン**の合成を刺激する，というものである．

◎ エストロゲン

エストロゲンは成人女性において骨を維持するのに重要な役割をもっており，骨芽細胞と破骨細胞に作用する．エストロゲンは破骨細胞を動員するサイトカインを抑制し，PTH のもつ骨吸収と Ca^{2+} 遊離作用に拮抗する．骨芽細胞の増殖を促進し，TGF-β と骨形成タンパク質の産生を増やし，アポトーシスを抑制する（第5章参照）．エストロゲンの消退は生理的に閉経とともに生じるが，しばしば骨粗鬆症の原因となる．

◎ カルシトニン

カルシトニンは甲状腺濾胞にある C 細胞から分泌されるペプチドホルモンである（第34章参照）．

カルシトニンは主に骨に作用する．破骨細胞にある受容体に結合することにより，骨吸収を阻害する．腎臓では，近位尿細管における Ca^{2+} とリン酸の再吸収を減らす．結果として，血漿 Ca^{2+} 濃度を下げる（図36.3）．

その分泌レベルは，主に血漿 Ca^{2+} 濃度により決まる．

◎ 他のホルモン

生理的濃度のグルココルチコイドは，骨芽細胞の分化に必要である．それより高い濃度では骨芽細胞の分化と活性化が阻害され，さらには破骨細胞の活動を刺激するため，骨形成が阻害される．この結果，クッシング症候群（図33.7）やグルココルチコイド投与の重要な副作用（第33章）としてみられるような骨粗鬆症が起こる．

チロキシン（thyroxine）は破骨細胞を刺激し，骨密度を低下させ，Ca^{2+} を遊離させる．甲状腺中毒では骨粗鬆症が合併する．このため，甲状腺機能低下症の治療では，チロキシンを使いすぎないことが重要である（第34章）．

骨疾患

骨量の低下と微小構造の変化は，**骨粗鬆症**（osteoporosis）とよばれる．石灰化の減少は**骨減少症**（osteopenia）とよばれる．骨粗鬆症の重症度判定と治療効果判定には，二重 X 線吸収測定法（dual-energy X-ray absorptiometry：DXA）と定量コンピューター断層像（computed tomography：CT）が標準的に用いられてい

骨疾患に用いられる薬物

副甲状腺ホルモン，ビタミンDと骨ミネラルの恒常性

- ビタミンDファミリーはホルモンの元となる．これらの前駆体は肝臓でカルシフェジオールに変換され，さらに腎臓で主要なホルモンであるカルシトリオールに変換される．
- カルシトリオールは，Ca^{2+}の骨からの遊離，腸からの吸収増加と腎臓での排泄低下により，血漿Ca^{2+}濃度を上昇させる．
- 副甲状腺ホルモン（PTH）は，カルシトリオール合成増加，骨からのCa^{2+}遊離，そして腎臓からのCa^{2+}排泄減少により，血漿Ca^{2+}濃度を上昇させる．逆説的に，少量のPTHを間欠的に投与すると，同化作用により骨が増加する．
- カルシトニン（甲状腺から分泌される）は骨からのCa^{2+}再吸収を低下させ，破骨細胞の活性を抑制する．

る（Riggs et al., 2012）．骨粗鬆症では，わずかな外傷でも骨折が起こる．骨粗鬆症の原因として最も多いのは，閉経によるエストロゲンの減少と加齢による骨の恒常性破綻である．50歳以上の女性の50％，男性の20％が，骨粗鬆症による骨折を起こすとされている．平均寿命の延長に伴い，骨粗鬆症は世界中に蔓延して公衆衛生上の重要問題となっており，米国，日本，欧州で約7,500万人が罹患している．他の病因として，タンパク質を壊す異化ホルモン，例えば過剰なチロキシンやグルココルチコイド投与が挙げられる．他の予防・治療可能な骨疾患として，**骨軟化症**（osteomalacia）と**くる病**（rickets）（骨軟化症の若年型）がある．これらの病態ではビタミンD摂取不足，日光曝露不足，腎疾患によるカルシトリオール合成不足などの原因によってビタミンD欠乏が起こり，そのため骨の石灰化が障害されている．また**骨ページェット病**（Paget's disease）では，RANK／NF-κBシグナル経路の足場タンパク質であるユビキチン結合タンパク質（セクエストソーム[sequestosome]1とよばれる）[2]をコードする遺伝子に変異があるため，骨の再吸収とリモデリングが破綻している（Rea et al., 2013）．

---

[2] ユビキチン（第5章）は，体中のほとんどすべての細胞にある（ubiquitous）小さな調節タンパク質である．他のタンパク質を，プロテアソームというタンパク質分解とリサイクルを行う区画などに向かわせる．ユビキチン結合タンパク質はユビキチン化された標的分子と結合してさまざまな生物機能，例えばエンドサイトーシス（食作用），シグナル伝達，転写，DNA修復などを制御する．

骨疾患に用いられる薬物

骨粗鬆症の治療には，現在2つのタイプの薬が用いられている．

1. 骨喪失を減らす**骨吸収抑制薬**（antiresorptive drugs）：例えばビスホスホネート，カルシトニン，選択的エストロゲン受容体モジュレーター（estrogen receptor modulator：SERM），**デノスマブ**（denosumab），カルシウム（calcium）
2. 骨の形成を増やす**骨形成促進薬**（anabolic agents）：例えばPTH，**テリパラチド**（teriparatide）

ストロンチウム（strontium）には両方の作用がある．
くる病と骨軟化症はビタミンD製剤で治療される．
骨ページェット病は，患者数は多いものの症状が出る割合は低い．治療が必要な場合，**パミドロネート**（pamidronate）か**ゾレドロネート**（zoledronate）のようなビスホスホネートが効果的で，かつて唯一の有効な治療法であった**サケカルシトニン**（salmon calcitonin）の頻回注射よりもずっと便利である．1回のゾレドロネート（5 mg）静脈内投与だけで，骨ページェット病の病勢を示す血漿アルカリホスファターゼの上昇が，2年以上抑制できる．

ビスホスホネート

ビスホスホネート（図36.5）は，酵素に抵抗性のピロリン酸アナログである．ピロリン酸は組織液の正常の成分であり，骨に沈着し，骨吸収を制御する役割をもつ．ビスホスホネートは，主に破骨細胞に作用して骨吸収を抑制する．骨マトリックスのカルシウムと強固な複合体を形成し，破骨細胞が骨を吸収する際にゆっくり放出されるため，破骨細胞は局所で高濃度のビスホスホネートに曝されることになる．

作用機序

ビスホスホネートは骨の代謝回転を減らす．これらは2つのクラスに分けられる．

1. ピロリン酸によく似た単純な化合物（**エチドロネート**[etidronate]など）．これらは破骨細胞に取り込まれてATPアナログとして蓄積し，アポトーシスを引き起こす．
2. 強力なアミノビスホスホネート（**パミドロネート**，**アレンドロネート**[alendronate]，**リセドロネート**[risedronate]，**イバンドロネート**[ibandronate]，ゾレドロネートなど）．これらは破骨細胞の膜表面タンパク質がプレニル化によって膜に結合するのを阻害するため，破骨細胞が骨に接着することができなくなる（Strewler, 2005参照）．

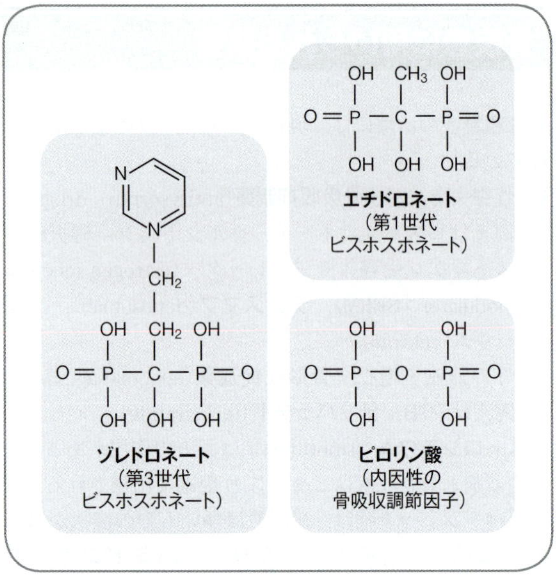

図 36.5 ビスホスホネートの構造.
ピロリン酸の酸素原子を置換すると，酵素分解に抵抗性になる．N を含む側鎖をつけると作用機序が変わり（本文参照），効力を大幅に高める．

薬物動態学的側面

　ビスホスホネートは食道炎や食道潰瘍など食道障害の副作用が起こりやすいため，朝の空腹時に十分な水とともに服用し，朝食まで 30 分間以上座位か立位を保つ必要がある．パミドロネート，イバンドロネート，ゾレドロネートの場合は静脈内投与する．これらの腸からの吸収効率は悪い．吸収された薬のうち 50％は骨の石灰化部位に集積し，ハイドロキシアパタイトの結晶に取り込まれて，骨が吸収されるまで数ヵ月から数年間そこに留まる．取り込まれなかった薬は，代謝されずに腎臓から排泄される．

　吸収は食物，特に牛乳によって妨げられるので，空腹時に服用しなければならない．

　副作用としては，まず胃潰瘍，食道炎（時にはびらんや狭窄を生じる）を含む消化管障害がある．またときどき骨痛を生じる．特に骨粗鬆症に対して長期投与した場合に非定型大腿骨骨折が起こると報告されており，継続使用の必要性は定期的に（例えば 5 年後）に再評価するべきである．静脈投与される一部のビスホスホネート（特にゾレドロネート）は顎骨壊死（文字通り骨が死ぬ）を起こしうる（特に悪性腫瘍を併発している患者）ので，治療前の歯科検査（と必要に応じて歯科治療）が必要である．ゾレドロネートを静注した後，少なくとも 10 日間はカルシウムとビタミン D が投与される．

臨床用途

　アレンドロネートとリセドロネートは，骨粗鬆症の予防と治療のために経口投与される．エチドロネートは第

ビスホスホネート

- 経口投与で活性のある，ピロリン酸の安定アナログであり，リモデリングしている骨に取り込まれて数ヵ月から数年間そこに留まる．
- 破骨細胞による骨吸収が起こると遊離して，破骨細胞に効果を及ぼす．
- 第 1 世代の化合物（**エチドロネート**など）は，破骨細胞のアポトーシスを促進する．
- 窒素を含む側鎖がついた第 2 世代の化合物（**リセドロネート**など）はより強力で，機能タンパク質が細胞膜に結合するのに必要なプレニル化反応を阻害する．
- 骨粗鬆症の予防と治療，症候性の骨ページェット病の治療目的で長期投与される．
- 主な副作用は消化管障害（特に食道）である．最も強力な薬（特に**ゾレドロネート**）にみられる，まれではあるが重大な副作用に顎骨壊死がある．

ビスホスホネートの臨床用途

- **骨粗鬆症**
  - 骨折の高リスク患者の一次予防（例えば，重度の骨粗鬆症，複数の骨粗鬆症危険因子，長期にわたるグルココルチコイドの全身投与など）
  - 骨粗鬆症による骨折の後の二次予防
  - **アレンドロネート**は 1 日 1 回または週 1 回，カルシウムおよびビタミン D_3 とともに経口投与する．**リセドロネート**と**エチドロネート**は第 2 選択である．**ゾレドロネート**は，年 1 回かそれ以下の頻度で点滴静注される．最も強力なビスホスホネートであり，顎骨壊死を最も起こしやすいため，歯科のチェックと治療を行うことが使用の必要条件である．
- 骨を巻き込む**悪性腫瘍**（例えば，乳がんの骨転移や多発性骨髄腫など）
  - 骨の破壊，疼痛，高カルシウム血症の軽減目的（例えば**クロドロネート**，**イバンドロネート**，**ゾレドロネート**）
- **骨ページェット病**
  - 血清リン酸，アルカリホスファターゼ，尿中ヒドロキシプロリン（コラーゲンのターンオーバーのマーカー）をモニターしながら，**エチドロネート**，**パミドロネート**などを間欠的に投与する．

2 選択となる．クロドロネート（clodronate）は悪性腫瘍の骨転移に，パミドロネートは悪性腫瘍における高カルシウム血症あるいは骨ページェット病の治療のために静脈内投与される．イバンドロネートは，乳がんの骨転移

患者には3〜4週ごと，閉経後の骨粗鬆症には3ヵ月ごとに静脈内投与される．ゾレドロネートも静脈内投与され，骨に浸潤・転移した進行がんや骨ページェット病に用いられるほか，骨粗鬆症（閉経後あるいは男性）に用いられる場合は，年1回以下の投与でよい（左頁のクリニカルボックス参照）．

エストロゲンおよび関連する化合物

　内因性エストロゲンの減少が閉経後の骨粗鬆症の主な原因であり，ホルモン補充療法（hormone replacement therapy：HRT；第35章参照）としてエストロゲンを投与すると寛解させることができることが示されている．しかし，HRTは骨以外のさまざまな系にも作用するため，ある組織ではアゴニストとして働き，別の組織ではアンタゴニストとして働く新しい薬（ラロキシフェン[raloxifene]など；第35章参照）が開発された．これらの薬は**選択的エストロゲン受容体モジュレーター**（selective estrogen receptor modulator：SERM）とよばれる．

🔽 ラロキシフェン

　ラロキシフェンはSERMの1つであり，骨芽細胞を刺激して破骨細胞を抑制する．また心血管系にはアゴニスト作用，乳腺組織と子宮にはアンタゴニスト作用をもっている．

　消化管からの吸収はよいが，肝臓での初回通過代謝が大きく，グルクロン酸抱合された代謝物は腸肝循環する．合計のバイオアベイラビリティはわずか2%ほどである．血漿濃度は低いものの，ラロキシフェンは組織で濃縮され，肝臓，肺，骨，脾臓，子宮，腎臓で活性代謝物に変換される．その半減期は平均32時間である．主に糞便中に排泄される．

　副作用には，顔面紅潮，こむら返り，感冒様症状，そして末梢の浮腫などがある．より頻度が低いものとしては血栓性静脈炎と血栓塞栓症がある．他のより頻度の低い副作用には血小板減少症，消化管障害，皮疹，血圧上昇と動脈血栓症がある．ラロキシフェンは骨粗鬆症による骨折の一次予防には推奨されないが，閉経後の女性でビスホスホネートの使用に耐えられない場合の二次予防では，ビスホスホネートの代替薬の1つとして用いられる．

副甲状腺ホルモンとテリパラチド

　PTHとPTHの部分配列ペプチドは，少量投与した場合は逆説的に骨芽細胞の活性を刺激して骨形成を促進するため，専門医によって特に重い骨粗鬆症の男性・女性患者に投与される．現在用いられる主なものは**テリパラチド**というPTHのN末端34アミノ酸（1〜34）の組換え体である．別のペプチドアナログ（ostabolinという，

環状PTH 1-35．骨量を増やしつつ，PTHやテリパラチドよりも骨吸収への作用が少なく，血漿Ca²⁺濃度が上がらないと期待されている）が開発中である．

　テリパラチドは新たな骨形成を刺激することによって，骨粗鬆症の寛解をもたらす（Yasothan & Santwana, 2008）．骨芽細胞の数を増やし，すでに骨にある骨芽細胞を活性化することにより，骨量を増やし，強固な構造を回復する．また骨芽細胞のアポトーシスも減少させる．

　Gタンパク質共役受容体であるPTH_1とPTH_2に作用し，アデニル酸シクラーゼとホスホリパーゼA，C，Dを活性化するため，cAMPと細胞内Ca^{2+}の上昇を介した効果を生じる（Deal, 2009参照）．

　テリパラチドは1日1回，皮下注射する．耐容性は高く，重大な副作用はほとんどない．悪心，めまい，頭痛，関節痛が起こりうる．軽度の高カルシウム血症，一過性の起立性低血圧とこむら返りが報告されている．

ストロンチウム

　ストロンチウム（最初に発見された鉱山があるスコットランドの村ストロンティアンにちなんだ名前をもつ元素で，そのラネル酸塩が治療に使われる[訳者注：ラネル酸ストロンチウムは日本では承認されていない]）は骨吸収を阻害し，かつ骨形成を刺激する．高齢女性の脊椎および非脊椎骨折を予防する（Fogelman & Blake, 2005参照）．しかし，バリウムと同じく定常状態の血管拡張に必要なカリウムチャネルをブロックし，心筋梗塞を含む心血管病のリスク上昇を伴う．激しいアレルギー反応を起こすこともあり，その使用は重症の骨粗鬆症患者を専門医が治療する場合に限られる．

　正確な作用機序はわかっていない．カルシウムのように，ストロンチウムは腸から吸収されて骨に取り込まれ，腎臓から排泄される．ストロンチウムイオンはカルシウム感知受容体を刺激して前骨芽細胞を骨芽細胞に分化させ，骨芽細胞は骨形成を増やしてオステオプロテジェリンを分泌する．ストロンチウムは破骨細胞を抑制するため，骨吸収は減少する．ストロンチウム原子はハイドロキシアパタイトに取り込まれ，最終的にカルシウムに置き換わるまで数年間，骨に留まる．

　薬の耐容性はよい．低い頻度の悪心と下痢が報告されている．

ビタミンD製剤

　ビタミンD製剤は，ビタミンD欠乏症，腎不全に伴う骨の問題（腎性骨異栄養症），そして副甲状腺機能低下症に用いられる．急性副甲状腺機能低下症には，カルシウムとビタミンD製剤の静脈内投与が行われる．

　臨床で主に用いられるビタミンD製剤は，**エルゴカルシフェロール**である．ほかの製剤に**アルファカルシ**

ドール(alfacalcidol)とカルシトリオールがある．いずれも経口投与され，胆汁うっ滞性肝障害がなければよく吸収される(ビタミンDは脂溶性で，吸収には胆汁酸が必要である)．より高カルシウム血症を起こしにくい合成ビタミンDアナログ，**パリカルシトール**(paricalcitol)(訳者注：日本未発売)は，腎不全に伴う高リン酸血症が原因で起こる二次性副甲状腺機能亢進症の治療と予防に用いられる(Salusky, 2005)．

経口で投与されたビタミンDは，血中では特定のα-グロブリンに結合し，投与後何ヵ月も脂肪の中に留まる．主な排出ルートは糞便である．

ビタミンDの臨床的用途をクリニカルボックスに示す．

ビタミンDの過剰摂取は高カルシウム血症を招く．高カルシウム血症が続くと，特に高リン酸血症が存在している場合はカルシウム塩が腎臓と尿中に沈着し，腎不全と腎結石をもたらす．

の女性，および前立腺がんの治療でホルモン療法を行っているため骨粗鬆症のリスクが高い男性に対して，6ヵ月に1回(60 mg)皮下注射される．がんの骨転移の場合はより高頻度に(月1回)投与される．**副作用**には，排便習慣の変化(下痢または便秘)，呼吸困難，低カルシウム血症，低リン酸血症，感染(呼吸器や耳の感染，蜂窩織炎)，発疹，より頻度は低いものの顎骨壊死がある．

カルシトニン

臨床で用いられる主な製剤(クリニカルボックス参照)は，salcatonin(合成サケカルシトニン)である(訳者注：日本でより使われるのはウナギカルシトニンである**エルカトニン**[elcatonin]である)．合成ヒトカルシトニンも用いられる．カルシトニンは皮下または筋肉注射で投与され，注射部位局所の炎症反応が起こりうる．経鼻投与も可能であり，より簡便ではあるが，効果はより低くなる．血漿半減期は4〜12分であるが，効果は数時間持続する．

副作用には悪心，嘔吐がある．顔面紅潮，手のぴりぴり感，不快な味覚も起こりうる．

ビタミンDの臨床用途

- 欠乏症：**くる病**，**骨軟化症**，**吸収不良**(malabsorption)と**肝疾患**(liver disease)によるビタミンD欠乏の予防と治療(**エルゴカルシフェロール**)
- **副甲状腺機能低下症**による低カルシウム血症(**エルゴカルシフェロール**)
- **慢性腎不全**(chronic renal failure)においてカルシトリオール形成が減少することによる**骨異栄養症**(osteodystrophy)(**カルシトリオール**または**アルファカルシドール**)

ビタミンDによる治療中は，血漿 Ca^{2+} レベルをモニターしておくべきである．

カルシトニンの臨床用途

現在この薬の使用頻度は下がっている．
- **高カルシウム血症**(hypercalcaemia)(悪性腫瘍に合併するものなど)
- **骨ページェット病**(痛みと神経症状軽減のため)，しかし高効力のビスホスホネート注射と比べてかなり不便である．
- 閉経後およびコルチコステロイドに惹起された**骨粗鬆症**(他の薬と併用)

生物学的製剤

デノスマブは，骨吸収の第1のシグナルであるRANKLを阻害する組換え型ヒトモノクローナル抗体である．骨粗鬆症のリスクのある閉経後の女性，および固形がんの骨転移の患者の骨病変予防のための使用が，2010年に米国食品医薬品局(Food and Drug Administration：FDA)に承認された．他の適応症については治験中である．ビスホスホネートの使用が適当でないときに，特に有用である．顎骨壊死のリスクを下げるため，デノスマブによる治療を始める前に，カルシウムとビタミンDの欠乏を補正しておく必要があるし，歯科の検査・治療もしておかなければならない(強力なビスホスホネートと同様である．「ビスホスホネートの臨床用途」のクリニカルボックス参照)．閉経後骨粗鬆症

カルシウム塩

治療で用いられるカルシウム塩には**グルコン酸カルシウム**(calcium gluconate)や**乳酸カルシウム**(calcium lactate)があり，いずれも経口投与される．グルコン酸カルシウムは高カリウム血症(第29章)の救急治療時には静脈内投与される．筋注は局所の壊死を招くため，行われない．

炭酸カルシウム(calcium carbonate)は制酸薬でありリン酸吸着薬であるが(第29章)，通常腸からはほとんど吸収されない．これは，胃の中での胃酸の中和や回腸からのリン酸吸収減少を目的とした薬としては，有利な性質である．しかし，腎不全患者，特に高リン酸血症を合併している場合には，少量であっても体内へ吸収されれば，動脈石灰化の原因となる心配がある(カルシウムとリ

ン酸イオン濃度の積が，組織への不溶性リン酸カルシウムの沈着リスクを臨床的に推定するために用いられる）．

副作用：経口カルシウム塩は消化管障害を起こしうる．高カリウム血症の緊急治療としての静脈内投与は，特に強心配糖体を使用中の患者には注意が必要である．強心配糖体の毒性は細胞外カルシウムイオン濃度に影響されるからである（第21章参照）．

カルシウム塩の臨床使用については，クリニカルボックスに記す．

カルシウム塩の臨床用途

- 食事からの摂取不足
- **副甲状腺機能低下症**または**吸収障害**による低カルシウム血症（急性のテタニーに対しては静脈内投与される）
- 炭酸カルシウムは制酸薬である．ほとんど吸収されず，腸内でリン酸と結合する．**高リン酸血症**（hyperphosphataemia）の治療に用いられる（第29章）．
- **骨粗鬆症**の予防と治療（しばしばビスホスホネートやビタミンD，女性の場合はエストロゲンやSERMと併用される）
- 高度の**高カリウム血症**（hyperkalaemia）による不整脈（静脈内投与；第21章参照）

カルシウム受容体作動薬

カルシウム受容体作動薬は，血漿 Ca^{2+} に対する副甲状腺の Ca^{2+} 感知受容体の感度を上げ，その結果PTH分泌が減少し血漿 Ca^{2+} 濃度が下がる．カルシウム受容体作動薬には2つのタイプがある．

1. タイプ I はアゴニストであり，さまざまな無機および有機陽イオンが含まれる．例えば，Sr^{2+} である．
2. タイプ II はアロステリック活性化薬（第3章参照）で，間接的に受容体を活性化する．例えば**シナカルセト**（cinacalcet）は，副甲状腺機能亢進症の治療に用いられる（図36.3；Peacock et al., 2005）．

可能性のある新薬

骨リモデリングの理解が進んで（Yasothan & Kar, 2008; Deal, 2009）いくつかの治療法が考え出されており，うまくいけば近い将来，新たに有用な薬が開発されるであろう．これらには，カテプシンK阻害薬（例えば**オダナカチブ**[odanacatib]）などがある（訳者注：オダナカチブは2016年に開発が中止された）．他の有望な標的は，Deal（2009）によって論じられている．

引用および参考文献

骨の障害と骨リモデリング

Boyce, B.F., Xing, L., 2008. Functions of RANKL/RANK/OPG in bone modeling and remodeling. Arch. Biochem. Biophys. 473, 139–146.（破骨細胞の形成におけるRANK/RANKL/OPGの役割と，関与する転写因子についてのよい総説．）

Deal, C., 2009. Potential new drug targets for osteoporosis. Nat. Clin. Pract. Rheumatol. 5, 174–180.（出色の総説．図がよい．）

Deftos, L.J., 2005. Treatment of Paget's disease – taming the wild osteoclast. N. Engl. J. Med. 353, 872–875.（骨ページェット病へのOPGとゾレドロネートの使用についての論説．同じ号のCundyらの論文918–923頁も参照．）

Gallagher, J.C., 2008. Advances in bone biology and new treatments for bone loss. Maturitas 20, 65–69.（骨喪失防止のためにデノスマブでRANK/RANKL/OPG系を標的にすることについての記事．）

Imai, Y., Youn, M.-Y., Inoue, K., 2013. Nuclear receptors in bone physiology and diseases. Physiol. Rev. 93, 481–523.（骨の生理と疾患における種々の核内受容体の役割についての総説．）

Khosla, S., Westendorf, J.J., Oursler, M.J., 2008. Building bone to reverse osteoporosis and repair fractures. J. Clin. Invest. 118, 421–428.（Wntシグナルとスクレロスチン分泌に関するよい総説．）

Rea, S.L., Walsh, J.P., Layfield, R., Ratajczak, T., Xu, J., 2013. New insights into the role of sequestosome 1/p62 mutant proteins in the pathogenesis of Paget's disease of bone. Endocrine Rev. 34, 501–524.（SQSTM1/p62の多彩な病態生理的役割についての研究の最近の進歩を，特に骨ページェット病との関連に重きを置いて論じている．）

Reichel, H., Koeftler, H.P., Norman, A.W., 1989. The role of the vitamin D endocrine system in health and disease. N. Engl. J. Med. 320, 980–991.（古典的．）

Reid, R., 2008. Anti-resorptive therapies for osteoporosis. Semin. Cell Dev. Biol. 19, 5473–5478.（新旧の骨吸収阻害薬の作用についてのすばらしい総説．）

Riggs, B.L., Khosla, S., Melton, L.J., 2012. Better tools for assessing osteoporosis. J. Clin. Invest. 122, 4323–4324.（現在の標準的方法である二重エネルギーX線吸収法[DXA]と定量CTについて述べている．）

Stewart, J.F., 2004. Translational implications of the parathyroid calcium receptor. N. Engl. J. Med. 351, 324–326.（理解しやすい図を含む簡潔な記事．）

Wright, H.L., McCarthy, H.S., Middleton, J., Marshall, M.J., 2009. RANK, RANKL and osteoprotegerin in bone biology and disease. Curr. Rev. Musculoskelet. Med. 2, 56–64.（RANK，RANKL，OPGの構造，細胞内RANK/RANKLシグナル経路の概略と，それらの機能不全が関与する疾患についての概説．）

骨疾患に用いられる薬物

Brennan, T.C., Rybchyn, M.S., Green, W., et al., 2009. Osteoblasts play key roles in the mechanisms of action of strontium ranelate. Br. J. Pharmacol. 57, 1291–1300.（ヒト細胞を用いて，ラネル酸ストロンチウムの作用が，少なくとも一部はカルシウム感知受容体の活性化を介していることを示した研究.）

Clemett, D., Spenser, C.M., 2000. Raloxifene: a review of its use in postmenopausal osteoporosis. Drugs 60, 379–411.（ラロキシフェンの作用機序，薬理作用，薬物動態，臨床での使用，副作用について網羅した総説.）

Cummings, S.R., San Martin, J., McClung, M.R., et al., 2009. Denosumab for prevention of fractures in postmenopausal women with osteoporosis. N. Engl. J. Med. 361, 818–820.（239 施設が参加した"Freedom 試験"において，デノスマブは骨粗鬆症の女性の骨折リスクを減少させた.）

Fogelman, I., Blake, G.M., 2005. Strontium ranelate for the treatment of osteoporosis. Br. Med. J. 330, 1400–1401.（明快な論説.）

Khosla, K., 2009. Increasing options for the treatment of osteoporosis. N. Engl. J. Med. 361, 818–820.（論説.）

Nemeth, E.F., Heaton, W.H., Miller, M., et al., 2004. Pharmacodynamics of the type II calcimimetic compound cinacalcet HCl. J. Pharmacol. Exp. Ther. 398, 627–635.（シナカルセト塩酸塩の薬物動態と薬理作用についての詳細な研究.）

Peacock, M., Bilezikian, J.P., Klassen, P.S., et al., 2005. Cinacalcet hydrochloride maintains long-term normocalcaemia in patients with primary hyperparathyroidism. J. Clin. Endocrinol. Metab. 90, 135–141.

Reginster, J.Y., Deroisy, R., Neuprez, A., et al., 2009. Strontium ranelate: new data on fracture prevention and mechanisms of action. Curr. Osteoporos. Rep. 7, 96–102.（5 年にわたる研究で，ラネル酸ストロンチウムが骨吸収を減らすとともに骨形成を刺激するのに有効であり，有益性がリスクを上回ることを強調している.）

Rogers, M.J., 2003. New insights into the mechanisms of action of the bisphosphonates. Curr. Pharm. Des. 9, 2643–2658.（単純なビスホスホネートと窒素を含むビスホスホネートの作用機序の違いについて.）

Salusky, I.B., 2005. Are new vitamin D analogues in renal bone disease superior to calcitriol? Pediatr. Nephrol. 20, 393–398.

Strewler, G.J., 2005. Decimal point – osteoporosis therapy at the 10-year mark. N. Engl. J. Med. 350, 1172–1174.（主にビスホスホネートについての簡潔な論説.）

Whyte, M.P., 2006. The long and the short of bone therapy. N. Engl. J. Med. 354, 860–863.（骨疾患の治療の現状と将来の可能性.）

Yasothan, U., Kar, S., 2008. Osteoporosis: overview and pipeline. Nat. Rev. Drug Discov. 7, 725–726.

Yasothan, U., Santwana, K., 2008. From the analyst's couch. Osteoporosis: overview and pipeline. Nat. Rev. Drug Discov. 7, 725–726.（現在の骨粗鬆症治療薬と，臨床治験第 I 相と第 II 相にある開発中の新薬についての要約.）

第4部　神経系

37 中枢神経系の化学伝達と薬物作用

概要

　脳の機能は，ヒトと他の生物を区別する，生理学的に最も重要な性質である．脳機能の障害は，それが直接的な障害であっても他臓器の異常に起因する二次的な障害であっても，人間社会にとって大きな関心事であり，薬物による介入が鍵となる役割を果たす．本章では，以下の章で述べる題材の基礎となる神経薬理学の基本を紹介する．

はじめに

　中枢神経系(central nervous system：CNS)に対する薬物作用を理解しようという試みは，以下の2つの点で挑戦的である．第1に，中枢神経に作用する薬物は，人類にとって特に重要である．薬物が治療で重要なのはもちろんであるが[1]，ヒトは薬物を治療以外の目的(例えば，アルコール，お茶，コーヒー，大麻，ニコチン，オピオイド，覚醒剤など)でも服用する．第2に，中枢神経系は体内の他のシステムよりはるかに複雑な機能をもつが，これにより薬物作用の理解は，大変難しいものとなっている．ひとつひとつの細胞のふるまいと器官全体のふるまいの関係は，他の器官と比べて，脳では直接的であるとはいいがたい．生化学レベルや細胞レベルでの薬物作用と脳機能への薬物作用の関連性は，現在でも大部分が謎に包まれている．ある特定の脳領域の活動と精神機能との関連を調べるために，脳機能イメージングが使われるようになってきたが，この方法は薬物作用の探索にも，次々に応用されている．細胞や生化学的レベルでの薬物作用については理解が着実に進み，脳機能と薬物作用の研究でも，脳イメージングの使用は増加している．それにもかかわらず，細胞レベルでの薬物作用の理解と，行動機能レベルでの理解の間には非常に大きな溝が横たわっている．

---

[1] 2008～2009年の1シーズンに英国で処方された処方箋全体の約20%，1億4,500万通が，英国国民医薬品集(British National Formulary)で規定される中枢神経薬に該当した．これは全人口に対して，1人あたり2通以上に相当する．総額170億ポンド(訳者注：当時の為替レートで約2,500億円)が支払われた．

　脳の機能，そして薬物によって脳機能がどのように変わるかについて，われわれの理解が進んできた面もある．例えば，パーキンソン病(第40章)の症状を緩和したり悪化させたりする薬物作用と，錐体外路系ドパミン経路との関係は明らかである．原因因子や臨床学的検査に基づいてよりも，むしろ症候学によって定義づけられる精神病の治療に対して，多くの中枢神経作用薬が使われている．しかし，ある症候に基づいて"統合失調症"や"うつ病"と分類されるものが，別々の機構によって引き起こされる複数の異なった疾患から構成され，薬物にも異なった反応を示すことがあるのではなかろうか．精神疾患の生物学的基盤を突き止めるために，多大な努力がなされている．その努力は臨床で使用する，よりよい薬物の開発設計にも必要なステップであるが，非常に難しく歩みも遅い．

　本章では中枢神経系への薬物作用を司る，普遍的な原理について説明する．向神経性薬物の多くは，脳機能の基盤となっている化学シグナルを阻害することで作用する．第38，39章では，中枢神経系の主要な伝達物質システムと，それに薬物が作用するしくみについて述べる．第40章では，神経変性疾患に焦点を当てる．それ以降の章では，現在使用されている主な向神経性薬物に触れたい．

　背景となる一般的知識は，Kandel et al.(2013)，Nestler et al.(2015)，Iversen et al.(2009)などの神経生物学や神経薬理学の教科書で得られる．

神経系の化学シグナル伝達

　脳は(体の他の器官と同じく)，基本的には化学機械である．それは高等動物の主な機能を，ミリ秒(時速200 kmでサーブされたテニスボールを打ち返す)から，年(自転車の乗り方の記憶)にわたる時間尺度で制御している[2]．化学シグナル伝達の機構も，図37.1にある広範なダイナミックレンジをカバーしている．今のところわれわれは，スペクトルの短期側の端にある現象，つまりシナプス伝達や神経調節に対する薬物作用について，

---

[2] 薬物の名称と薬理学の基礎知識についてのわれわれの記憶力は，この範囲の中間のどこかに位置する(短い方へ偏っている)．

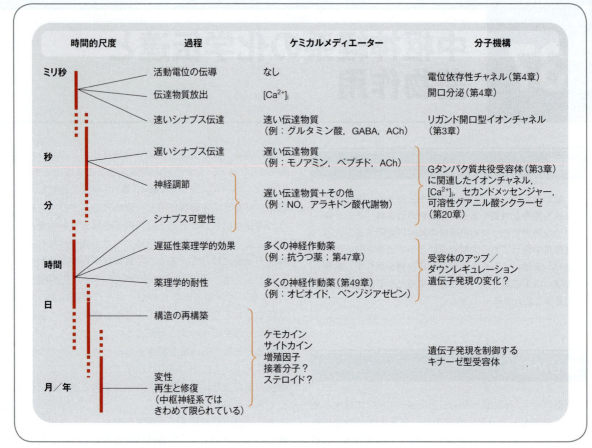

図37.1　神経系の化学シグナル伝達.
シナプス伝達のような速い現象に比べると，遺伝子の発現変化や再構成のような遅い現象では，その伝達物質やメカニズムについてわかっていることは少ない．ACh：アセチルコリン，NO：一酸化窒素．

多くのことを知っている．一方，長期にわたる適応過程は，薬物治療の対象となる精神神経疾患では重要であることは疑いもないが，わかっていることは非常に少ない．

　神経伝達とは，あるニューロンから放出された物質が，隣接する（シナプス後）ニューロンへ急速かつ短時間作用し，興奮または抑制を引き起こすことを想定した概念であった．**第12章**で述べたこの原理は，末梢神経系と同じく中枢神経系でも通用する．しかし今や，脳内のケミカルメディエーターの作用は，以下のようなものであることが明らかとなった．すなわち，シナプス後細胞の膜のイオン透過性への作用に加えて，ゆっくりとした長期間の作用も生み出し，放出部位からそれなりの距離を拡散して働く（例えば，シナプス外GABA_A受容体に対するγアミノ酪酸［γ-aminobutyric acid：GABA］の作用；**第38章**）．さらには，伝達物質の合成・伝達物質受容体の発現・神経の形態へも影響する多様な作用も生じる．**神経調節物質**（neuromodulator）という用語は，メディエーターに対して用いられるが，その作用は神経伝達物質のもとの概念には一致しない．神経調節物質には明確な定義がなく，拡散して作用する神経ペプチド性メディエーターのみならず，通常の神経伝達物質のような貯蔵放出の形をとらない一酸化窒素（NO；**第20章**）やアラキドン酸代謝物（**第17章**），さらにはニューロンだけではなく非神経細胞，特にグリア細胞に由来するものまで，その範疇に含まれる．一般に，**神経調節**（neuromodulation）はシナプス可塑性に関係しており，それにはシナプス前終末からの伝達物質放出やシナプス後細胞の興奮性の調節といった，短期間の生理的現象が含まれる．**神経栄養因子**（neurotrophic factor）の作用はさらに長期にわたり，ニューロンの成長や形態，機能の調節にかかわる．中枢神経系で働くケミカルメディエーターの種類を，**表37.1**にまとめた．

　グリア細胞，なかでも**アストロサイト**（astrocyte）は中枢神経系における主な非神経細胞であり，その数は神経細胞の10倍にも達する．シグナル伝達には，グリア細胞も重要な役割を果たしている．かつてアストロサイトは，単純な細胞として複雑な神経細胞の面倒をみるだけのものと考えられていた．しかし今や，コミュニケーショ

表 37.1　中枢神経系ケミカルメディエーターの種類.

メディエーターの種類[a]	例	標的	主要機能
従来型小分子メディエーター	グルタミン酸，GABA，アセチルコリン，ドパミン，セロトニンなど	リガンド開口型イオンチャネル Gタンパク質共役型受容体	速いシナプス伝達 遅いシナプス伝達 神経調節
神経ペプチド	サブスタンスP，神経ペプチドY，エンドルフィン，コルチコトロピン放出因子など	Gタンパク質共役型受容体	神経調節
脂質メディエーター	プロスタグランジン(prostaglandin)，エンドカンナビノイド	Gタンパク質共役型受容体	神経調節
気体メディエーター	一酸化窒素，一酸化炭素	グアニル酸シクラーゼ	神経調節
神経栄養因子，サイトカイン	神経成長因子，脳由来神経栄養因子(BDNF)，インターロイキン1	キナーゼ型受容体	神経の成長と生存，機能的可塑性
ステロイド	アンドロゲン，エストロゲン	核受容体，膜受容体	機能的可塑性

[a] 中枢神経系薬理学研究のほとんどが現在のところ小分子型メディエーター，それに次いで神経ペプチドに集中している．他のメディエーターは，今ようやく治療対象となりつつある．

中枢神経系の化学伝達

- 中枢神経系シナプス伝達の基本的なしくみは，末梢神経系（第12章）と本質的に同じである．
- グリア細胞，なかでもアストロサイトは，実質的には"非興奮性ニューロン"として機能し，化学伝達に能動的に関与する．
- **神経伝達物質**(neurotransmitter)，**神経調節物質**，**神経栄養因子**は，異なる時間経過で働くケミカルメディエーターである．一般に，
  - **神経伝達物質**はシナプス前終末から放出され，シナプス後ニューロンに興奮性または抑制性の速い応答を生じる．
  - 速い神経伝達物質（例えば，グルタミン酸，GABA）はリガンド開口型イオンチャネルを介して働く．
  - 遅い神経伝達物質や神経調節物質（例えば，ドパミン，神経ペプチド，プロスタノイド）は主にGタンパク質共役受容体を介して働く．
  - **神経調節物質**はニューロンやアストロサイトから放出され，ゆっくりとしたシナプス前またはシナプス後反応を生じる．
- **神経栄養因子**は主に非神経細胞から放出され，チロシンキナーゼ型受容体へ作用して遺伝子発現，神経の成長や表現型を調節する．
- 1つの物質（例えば，グルタミン酸，5-ヒドロキシトリプタミン[5-hydroxytryptamine][5-HT，セロトニン〔serotonin〕]，アセチルコリン[acetylcholine：ACh]）がリガンド開口型チャネルとGタンパク質共役受容体の両方に作用し，神経伝達物質と神経調節物質の両方として機能する．
- グルタミン酸，一酸化窒素，アラキドン酸代謝物などのケミカルメディエーターの多くは，ニューロンと同様にグリア細胞でも産生される．
- 多くのメディエーター（例えば，サイトカイン，ケモカイン，成長因子，ステロイド）は，主に遺伝子発現に影響して，脳の長期変化（シナプスの可塑性や再構成）を制御する．

ンの速度は神経間より遅くはあるが，主要な神経伝達機能をもった"非興奮性ニューロン"とみなされるようになってきた(Matsas & Tsacopolous, 2013)．アストロサイトはさまざまな受容体や輸送体を発現し，またグルタミン酸，D-セリン，ATP，脂質メディエーターや成長因子といった伝達物質を放出する．アストロサイトはニューロンや隣接するアストロサイト，ミクログリア（末梢細胞で炎症性細胞様の働きをするマクロファージと同等の働きを，中枢神経で行う）から放出される化学シグナルに反応する．アストロサイト間の電気カップリングは，ある脳領域において反応の同調を引き起こす．アストロサイトは活動電位を伝導せず，体の他の部分へシグナルを送

ることもないが，それ以外の性質はニューロンに似ており，脳内の伝達に重要な役割を果たしている．しかしアストロサイトの *in situ* 研究は難しいため，アストロサイトがどのように機能して薬物に反応するか，われわれの知識はいまだ断片的である．注目したい領域である．

薬物作用の標的

- 第2, 3章の要点の繰り返しとなるが，神経作動性薬は，イオンチャネル，受容体，酵素，輸送体という4つの標的タンパク質のいずれかに作用する．受容体には，イオンチャネル型，Gタンパク質共役型，キナーゼ型，そして核内受容体という4つのファミリーがあり，主な神経活性物質は最初の2つを標的としている．

中枢神経における薬物標的についての知識は，この30年間で飛躍的に増加した．

- 40以上もの小分子とペプチドメディエーターに加えて，一酸化窒素，エイコサノイド，成長因子などの他の"非古典的"メディエーターの重要性が明らかになった．
- 既知の受容体やイオンチャネル(第3章)については，その分子的多様性の重要性が明らかになった．
- それぞれの受容体やチャネルは，脳領域ごとに特徴的なサブタイプ発現分布を示す．この多様性の機能レベルでの意義は，遺伝子改変動物の研究を通じてその一端が明らかになり始めたところである．標的分子の多様性は，例えばGABA_A受容体のうち1種類のみに作用し他に作用しないなど(第44章)，選択性を高めた薬物の開発に役立つかもしれない．神経疾患，精神疾患に対する薬の改良の観点からも，このような新しいアプローチには大きな可能性があるが，実現には至っていない．
- 神経変性の病態生理は解明されつつあり(第40章)，薬物依存の機構(第49章)についても研究が進み，これらの障害を治療する新しい戦略の手がかりが示唆されている．てんかん，統合失調症，うつ病の神経生物学も進んでいる．
- 統合失調症やうつ病，薬物依存のような中枢神経系の認知障害は，薬物療法の対象となりうる．

中枢神経系における薬物の作用

中枢神経系と末梢神経系における薬物作用の分子的細胞学的機構が多くの点で共通であることは，これまで強調してきた．しかし，薬物が脳機能にどのように作用するかの理解に関しては，多くの問題がある．難しいのは，脳内における神経同士の接続，つまり配線図の複雑性である．図37.2に，こういった典型的な結合を模式的に示した．図中の**ニューロン1**は，例えば**青斑核**(locus coeruleus；**第39章**)のノルアドレナリン(noradrenaline)(ノルエピネフリン[norepinephrine])性ニューロンであり，**伝達物質aを**終末から放出する．aの放出は，**伝達物質bを放出するニューロン2**に作用すると同時に，直接のフィードバックによってニューロン1にも影響する．またニューロン1に結合している別のシナプス前終末へ影響することによって，ニューロン1に間接的に影響する．ニューロン2の発火パターンも，神経間の結合(**伝達物質cを放出するニューロン3**)の一部を通じてシステムに影響する．このかなり簡略化されたレベルでさえも，伝達物質放出を阻害したり促進したりするシステムへの作用や，伝達物質の活動を予測するのは困難である．そしてそれらはさまざまな興奮性と抑制性のシナプス結合の相対的な強度や，外部入力(図のxとy)に大きく依存する．さらに，上述したグリア細胞の影響が，複雑さを増大させる．

さらに重要かつ複雑な要因は，適応反応である．この二次的な反応は，薬物によって引き起こされたシステムの撹乱の結果として生じる一連のイベントである．典型例として，伝達物質放出の増加や伝達物質再取り込み阻害

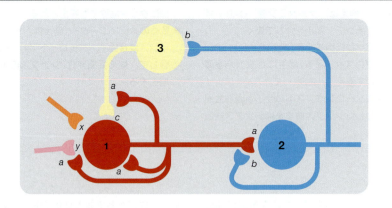

図37.2　中枢神経系における神経結合の模式図．
ニューロン1は伝達物質aを，ニューロン2はbを，ニューロン3はcを放出する．伝達物質a, b, cは興奮性でも抑制性でもよい．ニューロン1の突起はニューロン2へシナプス結合するが，同様にニューロン1自身と，ニューロン1へシナプス結合しているニューロン3のシナプス前終末へもシナプス結合を形成している．ニューロン2はニューロン3を介して，ニューロン1へフィードバックを送っている．他のニューロンから放出された伝達物質xとyがニューロン1へ作用する．このような簡単な神経回路でさえも，ある伝達物質系による薬物干渉作用を予測するのは難しい．

が，伝達物質合成の抑制や輸送体発現の促進，受容体発現の減少などによって相殺される作用が挙げられる．こうした適応は遺伝子発現の変化を伴い，通常は発現に時間(数時間，数日，数週)がかかる．したがって，急性の薬理学実験では明らかにはされない．

臨床では，向精神薬の作用発現にはしばしば何週間もかかるが，これは薬物動態の即時的な結果というよりは，むしろ薬物への適応反応や知覚に対するゆっくりとした作用発現を反映しているようである．統合失調症治療薬と抗うつ薬(第46，47章)でこのような報告例がみられる．オピオイド，ベンゾジアゼピン，覚醒剤依存の形成もまた，その開始は緩やかである(第49章)．したがって，われわれが薬の作用を考えるときには，薬物とその標的間の一次相互作用だけではなく，この一次作用に対する脳の二次的な反応も考慮する必要がある．というのも，しばしば一次作用よりもむしろ二次作用のほうが，臨床的な利益をもたらすからである．

血液脳関門

❧ 血液脳関門(第8章)は，中枢神経薬理における重要な要因である．血液脳関門の通過には，分子が血管内皮細胞の間隙よりもむしろ，血管内皮細胞そのものを透過する必要がある．感染が起きると血液脳関門の完全性が損なわれ，ペニシリン(penicillin)など本来は非透過性であった薬物が透過するようになる．一般に，非極性の小分子は，細胞膜を受動的に拡散する．神経作動性薬には拡散によって血液脳関門を透過するものもあるが，多くは輸送体を介する．輸送体は脳への流入を促進するか，逆に化合物を内皮細胞から濃度勾配に逆らって血流へと汲み出して，流入を減少させる．輸送体を介して流入する薬物には，レボドパ(levodopa；第40章)やバルプロ酸(valproate；第45章)，それから鎮静薬となる種々のヒスタミンアンタゴニスト(第17章)がある．脳からの能動的排出は，ATP依存性の輸送体タンパク質であるP糖タンパク質の働きによる(第8章)．多くの抗菌薬や抗腫瘍薬は脳から排出される．またある種のオピオイド，抗うつ薬，統合失調症治療薬や抗てんかん薬を含む中枢神経作動薬は，脳から能動的に排出される(Linnet & Ejsing，2008参照)．排出輸送体の活性の個人差は，重要な事柄として考慮すべきである(第8，11章)．

表 37.2 中枢神経系作用薬の分類.

種類	定義	例	参照
全身麻酔薬	外科麻酔に用いる薬物	イソフルラン(isoflurane)，デスフルラン(desflurane)，プロポフォール(propofol)，etomidate	第41章
鎮痛薬	臨床的に痛みをコントロールするために用いる薬物	アヘン剤 神経因性疼痛－カルバマゼピン(carbamazepine)，ガバペンチン(gabapentin)，アミトリプチリン(amitriptyline)，デュロキセチン(duloxetine)	第42章
抗不安薬・鎮静薬	不安を減らし睡眠を催す薬物	ベンゾジアゼピン(例えばジアゼパム[diazepam]，クロルジアゼポキシド[chlordiazepoxide]，フルラゼパム[flurazepam]，クロナゼパム[clonazepam])	第44章
抗てんかん薬 (類義語：抗痙攣薬)	てんかん発作を減らす薬物	カルバマゼピン，バルプロ酸，ラモトリギン(lamotrigine)	第45章
抗精神病薬 (類義語：抗統合失調症薬)	統合失調症の症状軽減に用いる薬物	クロザピン(clozapine)，ハロペリドール(haloperidol)，リスペリドン(risperidone)	第46章
抗うつ薬	うつ病の症状緩和に用いる薬物	選択的セロトニン再取り込み阻害薬，三環系抗うつ薬，モノアミン酸化酵素阻害薬	第47章
精神運動刺激薬(類義語：覚醒剤)	覚醒と多幸感を引き起こす薬物	アンフェタミン(amphetamine，amfetamine)，コカイン(cocaine)，メチルフェニデート(methylphenidate)，カフェイン(caffeine)	第48章
精神異常発現薬 (類義語：幻覚剤)	知覚機能の妨害(特に幻覚)や，単なる鎮静や刺激効果と特徴づけられない様式で行動を引き起こす薬物	リゼルグ酸ジエチルアミド(lysergic acid diethylamide：LSD)，mescaline，MDMA(エクスタシー)	第48章
認知機能改善薬 (類義語：向知性薬)	記憶と認知機能を改善する薬物	アセチルコリンエステラーゼ阻害薬：ドネペジル(donepezil)，ガランタミン(galantamine)，リバスチグミン(rivastigmine)	第40章
		NMDA受容体アンタゴニスト：メマンチン(memantine) その他：ピラセタム(piracetam)，モダフィニル(modafinil)	第37章

中枢神経系における薬物の作用

- 第3章で述べた基本的な薬物標的(イオンチャネル,受容体,酵素,輸送体タンパク質)は,他の部位と同様に,中枢神経系にも適用される.
- これらの標的には,数種類の異なった分子型が存在し,機能や薬理における微妙な差を生み出す.
- 現在使用されている神経作動薬の多くは,どちらかというと非特異的であり,異なった複数の標的に影響する.主な標的は受容体,イオンチャネル,輸送体である.
- 神経作動薬の薬理学的性質と治療上効果の関係は,明らかではないこともある.
- 薬物とその標的間に生じる一次作用に対して,ゆっくりと形成される二次的反応が重要なことがある(例えば,抗うつ薬の遅延性薬効,オピオイド耐性と依存性).

ノアミン酸化酵素阻害薬[monoamine oxidase inhibitor],セロトニン再取り込み阻害薬[serotonin reuptake inhibitor]など),行動学的作用(**幻覚薬**[hallucinogen],**精神運動刺激薬**[psychomotor stimulant]),臨床用途(**抗うつ薬**[antidepressant],**統合失調症治療薬**[antipsychotic agent],**抗てんかん薬**[antiepileptic drug]など),さらには数々の定義できないおおまかな分類(**非定型抗精神病薬**[atypical antipsychotic drug]や**向知性薬**[nootropic drug])が使われているが,状況はかなり混乱している.

薬物にはこの分類を受け付けないものもある.例として,躁うつ病の治療に用いられる**リチウム**(lithium;第47章),それから解離性麻酔薬に分類される**ケタミン**(ketamine;第41章)がある.ケタミンの効果はむしろ,phencyclidineの効果に似ている.

実際,精神病では,薬物はしばしば特定の治療分類を横断して使用される.例えば,極度な不安や不穏状態にある患者をコントロールするために,また双極性うつ病の治療のために,一般的には統合失調症治療薬が"精神安定薬"として用いられる(第47章).不安(第44章)や神経因性疼痛(第42章)の治療には抗うつ薬がしばしば使われ,ある種の覚醒剤は多動性の子どもの治療(第48章)に効果があることが示されている.ここでは従来の薬理学的な分類を用いるが,臨床上ではその分類はしばしば無視されることを強調しておかねばならない.

向精神薬の分類

向精神薬は気分や行動に影響する薬物と定義される.脳機能のなかでもこれらの指標は定義や測定が難しいため,向精神薬の分類には一貫した原則がない.代わりに,化学構造(**ベンゾジアゼピン**[benzodiazepine],**ブチロフェノン**[butyrophenone]など),生化学的標的(モ

引用および参考文献

Iversen, L.L., Iversen, S.D., Bloom, F.E., Roth, R.H., 2009. Introduction to Neuropsychopharmacology. Oxford University Press, New York. (臨床よりも基礎的側面に焦点を当てた,読みやすい優れた本.)

Kandel, E., Schwartz, J.H., Jessell, T.M., 2013. Principles of Neural Science, fifth ed. Elsevier, New York. (秀逸かつ詳細な神経生物学の標準的な教科書.ただし薬理学の比重は多くない.)(訳者注:日本語版:金澤一郎,宮下保司監修 2014. カンデル神経科学.メディカルサイエンスインターナショナル)

Linnet, K., Ejsing, T.B., 2008. A review on the impact of P-glycoprotein on the penetration of drugs into the brain. Focus on psychotropic drugs. Eur. Neuropsychopharmacol. 18, 157–169. (P糖タンパク質がどのようにして抗うつ薬と統合失調症治療薬の濃度を制限するかについての総説.)

Matsas, R., Tsacopolous, M., 2013. The functional roles of glial cells in health and disease: dialogue between glia and neurons. Adv. Exp. Biol. Med. 468. (この巻には,グリア細胞の機能の新たな知見についての多くの章が含まれている.)

Nestler, E.J., Hyman, S.E., Malenka, R.C., 2015. Molecular neuropharmacology, third ed. McGraw-Hill, New York. (優れた教科書.)

第4部 神経系

38 アミノ酸伝達物質

概要

　本章では，中枢神経系(central nervous system：CNS)の主要な神経伝達物質である興奮性伝達物質のグルタミン酸と，抑制性伝達物質のGABAとグリシンについて述べる．この分野は近年，著しい科学的関心を集めている．複雑なアミノ酸受容体とシグナリング機構が解明できれば，それらの脳機能における役割，また中枢神経疾患への関与が明らかになるであろう．特定の受容体や輸送体を標的とする薬物の開発はこれまでも行われてきたが，受容体についての知識が臨床治療で使用する薬物へ応用されるようになったのは，ごく最近である．ここではアミノ酸伝達物質の薬理学的な原理を，より詳細に迫るための手がかりとなる最新の論文とともに紹介する．

興奮性アミノ酸

中枢神経系伝達物質としての興奮性アミノ酸

　L-グルタミン酸(L-glutamate)は，中枢神経系の主要かつ普遍的な興奮性伝達物質である．ある脳領域ではアスパラギン酸(aspartate)が同様の役割を果たしている．議論はあるがホモシステイン酸(homocysteate)にも同様の可能性がある．

　⟩⟩ グルタミン酸の重要性が認識されるまでには，長い時間がかかった(Watkins & Jane, 2006)．1950年代までは，末梢神経系の研究によってアセチルコリン(acetylcholine：ACh)やカテコールアミンが伝達物質として脚光を浴びていた．これらの物質は脳にも含まれるため，伝達物質についてのさらなる検討は必要ないようにみえた．γアミノ酪酸(γ-aminobutyric acid：GABA)は脳に存在し，強力な抑制作用をもつことが1950年代に発見され，GABAが伝達物質として働くことが提唱された．同時期に行われたオーストラリア・キャンベラ大学のカーティス(Curtis)らの研究でも，グルタミン酸や他の酸性アミノ酸が強い興奮作用を引き起こすことが示されたが，このような平凡な代謝物が実際に伝達物質であるとは，とても信じられなかった．したがって1960年代を通じて，GABAと興奮性アミノ酸はその発見者たちからさえも見向きされなかった．ところが1970年代になると，最も単純な構造のアミノ酸であるグリシンが，脊髄の抑制性伝達物質であるという立場を確立した．この発見は，伝達物質は外来分子であり，受容体に結合する以外の役割を果たすはずがない，という考えを覆した．いったんグリシン

が伝達物質として受け入れられると，他のアミノ酸伝達物質もすぐさま続いた．ブリストルのワトキンス(Watkins)による興奮性アミノ酸アンタゴニストの発見は，大きな進展をもたらした．これによりグルタミン酸の生理的役割が疑いの余地なく認められ，また興奮性アミノ酸受容体にいろいろな種類があることがわかるきっかけとなった．

　この分野における過去25年間の数多の発見の復習は，本書の範囲を越える．その詳細については Traynelis et al.(2010)やNicoletti et al.(2011)による総説を参照してもらうこととし，ここでは興奮性アミノ酸の薬理学的性質に集中したい．新薬の開発に関していえば，さまざまな精神神経障害の治療をめざして新しい有望化合物の開発が始まったが，有効性の欠落や有害作用のために多くは失敗におわり，臨床応用に至ったものはわずかにすぎない[1]．治療法に大きなインパクトをもたらすような進歩は，この分野ではいまだ達成されていない．大きな問題は，興奮性アミノ酸による神経伝達は脳のあらゆるところで起きているので，アゴニストやアンタゴニストである薬物は，多くの場所で作用を及ぼしてしまうことである．したがって治療上有用な作用だけではなく，有害で望ましくない作用も起こしてしまう．

興奮性アミノ酸の代謝と放出

　グルタミン酸は，中枢神経系に，広範かつ均一に分布している．他の器官に比べて，中枢神経系のグルタミン酸濃度ははるかに高い．グルタミン酸は代謝で重要な役割があり，グルタミン酸代謝物と神経伝達物質の貯蔵プールは，グルタミン酸(glutamate)とα-オキソグルタル酸の変換を触媒するアミノ基転移酵素(transaminase enzyme)によってつながっている(図38.1)．中枢神経系のグルタミン酸は，クレブス回路から供給されるグルコースまたはグルタミンに由来する．グルタミンはグリア細胞で合成されたものがニューロンへ取り込まれ，ニューロンの末梢から運ばれるものはほとんどない．図38.1で示すように，興奮性アミノ酸と抑制性アミノ酸(GABAとグリシン)の合成経路は相互連絡している．どこか1つの段階を妨害すると，興奮性と抑制性双方のメ

1　ペランパネル(perampanel)は，非競合的 AMPA([S]-α-amino-3-hydroxy-5-methylisoxazole-4-propionic acid)受容体アンタゴニストであり，てんかんの治療薬として近年認可された(第45章)．メマンチン(memantine)はNMDA(N-methyl-D-aspartate)受容体アンタゴニストであり，中等度から重度アルツハイマー型認知症の治療薬として認可され，使用されている(第40章)．同じくNMDAチャネル阻害薬のケタミン(ketamine)は，解離性麻酔薬として使用される(第41章)．

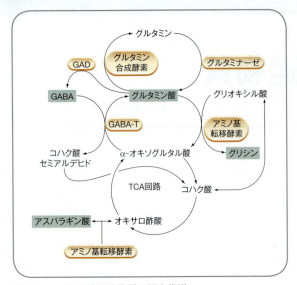

図 38.1　アミノ酸伝達物質の脳内代謝.
伝達物質は緑色のボックスで示してある．GABA-T：GABAアミノ基転移酵素，GAD：グルタミン酸脱炭酸酵素．

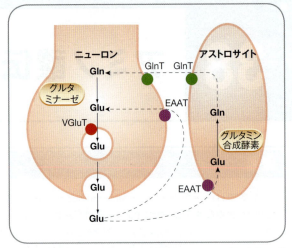

図 38.2　ニューロンとアストロサイトによるグルタミン酸(Glu)とグルタミン(Gln)輸送.
放出されたグルタミン酸の一部はニューロンに，一部はアストロサイトに取り込まれる．アストロサイトへ取り込まれたグルタミン酸の大部分はグルタミンへ転換される．EAAT：興奮性アミノ酸輸送体(excitatory amino acid transporter)，GlnT：グルタミン輸送体，VGluT：小胞型グルタミン酸輸送体(vesicular glutamate transporter).

ディエーターに影響してしまうため，それぞれのアミノ酸の機能研究において，伝達物質合成を実験的に操作するのは難しい．

　他の速い神経伝達物質と同様，グルタミン酸はシナプス小胞に貯蔵され，Ca^{2+}依存性開口分泌によって放出される．ニューロンや他の細胞によるグルタミン酸の取り込みとシナプス小胞への集積(第12章)は，特別な輸送体タンパク質が担っている．放出されたグルタミン酸は，$Na^+/H^+/K^+$依存性輸送体(参考：モノアミン輸送体；第12, 14章)によって神経終末や隣接するアストロサイトへ取り込まれ，さらにシナプス小胞膜を挟む水素イオン濃度勾配によって駆動する別の輸送体によって，シナプス小胞内へ輸送される(図38.2).興奮性アミノ酸輸送体は数種類が同定され，詳細に調べられた(Beart & O'Shea, 2007)．グルタミン酸輸送はある条件下(例えば，細胞外K^+の上昇による脱分極)では逆向きとなり，グルタミン酸の放出源となる．脳虚血(第40章)のような病的条件では，このようなことが起きる可能性がある．アストロサイトへ取り込まれたグルタミン酸は，グルタミンへ転換される．グルタミンは輸送体によってニューロンへ回収され，ニューロンでグルタミン酸へと再転換される(図38.2).グルタミンはグルタミン酸の薬理学的活性を欠損しており，アストロサイトが制御している非活性型伝達物質の貯蔵プールとして機能している．アストロサイトは，"ニューロンの再武装のために，弾薬を無害な形状でニューロンへ戻す(訳者注：テニスやサッカーの)ボールボーイ"として働いている．

　シナプス外のグルタミン酸濃度の異常が疑われる中枢神経疾患，例えば神経変性疾患(第40章)，統合失調症(第46章)，うつ病(第47章)の治療を目的としたグルタミン酸取り込み促進薬または抑制薬の開発には，意義があるかもしれない(Bunch et al., 2009)．しかしモノアミン合成や輸送の場合(第14, 39章)とは異なり，グルタミン酸代謝を特異的に阻害する薬物はほとんど知られていない(臨床で使用されているものはない)．

グルタミン酸

グルタミン酸受容体のサブタイプ

　グルタミン酸とその類縁の興奮性アミノ酸は，イオンチャネル型(リガンド開口型陽イオンチャネル)と代謝型(Gタンパク質共役)受容体の両方を活性化する(イオンチャネル型と代謝型受容体については，第3章参照).

◯ イオンチャネル型グルタミン酸受容体

　選択的アゴニストとアンタゴニスト(図38.3)を用いた研究に基づいて，イオンチャネル型グルタミン酸受容体は，3つのサブタイプ，すなわちNMDA受容体，AMPA受容体，カイニン酸(kainate)受容体[2]に分類され

---

[2] AMPA受容体とカイニン酸受容体はかつて，AMPA／カイニン酸受容体，または非NMDA受容体とひとまとめにされたこともあった．しかし今では，それぞれ異なったサブユニット構成を有し，ひとまとめにすべきではないと考えられている．

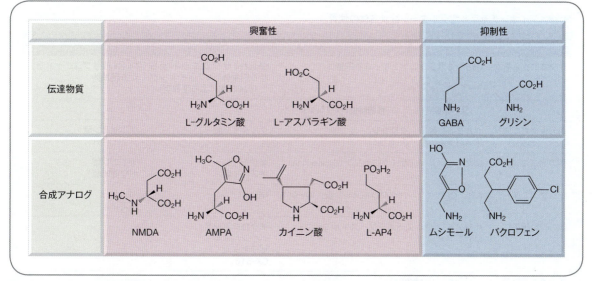

図 38.3　グルタミン酸受容体，GABA 受容体，グリシン受容体に作用するアゴニストの構造．
これらの化合物の受容体特異性は表 38.1 と表 38.2 に示す．AMPA：(S)-α-アミノ-3-ヒドロキシ-5-メチルイソキサゾール-4-プロピオン酸，L-AP4：L-2-アミノ-4-ホスホノ酪酸（2-amino-4-phosphonobutyrate），NMDA：N-メチル-D-アスパラギン酸．

る．受容体は特異的なアゴニスト（**表 38.1**）にちなんで名づけられた．これらのリガンド開口型チャネルは，4つのサブユニットから構成されるホモ四量体またはヘテロ四量体である．各サブユニットには**図 3.18**（第 3 章）に示した"ポアループ"構造が存在する．およそ 16 種類が存在する受容体サブユニットの名称は，しばらく前まではやや紛らわしいものだった[3]．本書では国際薬理学連合（International Union of Basic and Clinical Pharmacology：IUPHAR）の推奨による新しい用語を用いる．というのも，この命名法により，状況はかなりわかりやすくなったからである．しかし古い論文を読むときには，混乱しないように気をつけてほしい．NMDA 受容体は 7 種類のサブユニット（GluN1，GluN2A，GluN2B，GluN2C，GluN2D，GluN3A，GluN3B）から構成される．AMPA 受容体（GluA1-4）[4]とカイニン酸受容体（GluK1-5）を構成するサブユニットは近縁だが，GluN サブユニットとは異なる．受容体が別々のサブユニットから構成されると，薬理学的生理学的性質も変化する．例えば GluA2 サブユニットをもたない AMPA 受容体は GluA2 をもつ受容体よりも高い Ca^{2+} 透過性を示すが，これは重要な機能的意義につながる（第 4 章参照）．

AMPA 受容体，ある脳領域ではカイニン酸受容体が，われわれの脳機能に間違いなく必須な機能である中枢神経系の速い興奮性シナプス伝達を担っている．NMDA 受容体（AMPA 受容体としばしば共存している）は興奮性シナプス後電位の遅い成分を担っているが（**図 38.4B**），その大きさは神経路によってばらつきがある．カイニン酸受容体と NMDA 受容体は神経終末にも発現しており，伝達物質放出を増減することができる（Corlew et al., 2008; Jane et al., 2009）[5]．AMPA 受容体はニューロンのみならずアストロサイトにも存在しているが，どちらの細胞も脳の情報伝達に重要な役割を果たしている．

リガンド結合試験によって，イオンチャネル型グルタミン酸受容体は，大脳皮質，基底核，感覚神経路に最も豊富に存在することが示された．一般に NMDA 受容体と AMPA 受容体は共存している一方，カイニン酸受容体の分布はより限局している．脳に多くの異なる受容体サブタイプが発現していることは脳領域ごとに特質があることを示唆するが，このきわめて秩序立った複雑性の意義は，ほとんど解明されていない．

---

[3] 国際委員会はこの分野に秩序をもたらすよう求めてきたが，その勧告にもかかわらず，この命名法が一般に受け入れられるどうかはしばらく状況をみる必要があるだろう（Collingridge et al., 2009 と www.guidetopharmacology.org を参照）．科学者たちは，それぞれの呼称に固執するかもしれない．

[4] AMPA 受容体サブユニットにはさらに，相補的スプライシングによって生じる flip と flop 変異と，単一アミノ酸レベルでの RNA 編集という別の変化もあり，この多様なファミリーにさらなる機能的多様性をもたらしている．

[5] 中枢神経系では，ニコチン性受容体や P2X 受容体（**第 39 章**）と並んで，カイニン酸受容体や NMDA 受容体のようなシナプス前終末のリガンド開口型イオンチャネルが，神経伝達物質の放出を制御している．この制御が促進的，抑制的のどちらに働くのかについては，Khakh & Henderson（2000）で説明されている．

表38.1 イオンチャネル型グルタミン酸受容体の性質.

	NMDA		AMPA	カイニン酸
サブユニット構成	GluN1-3 サブユニットからなる四量体		GluA1-4 サブユニットからなる四量体(スプライシングと RNA 編集による変異型)	GluK1-5 サブユニットからなる四量体
	受容部位	**修飾部位(グリシン)**		
内因性アゴニスト	グルタミン酸 アスパラギン酸	グリシン D-セリン	グルタミン酸	グルタミン酸
他のアゴニスト[a]	NMDA	サイクロセリン(cycloserine)	AMPA キスカル酸	カイニン酸 ドウモイ酸[b]
アンタゴニスト[a]	AP5, CPP	7-クロロキヌレン酸, HA-966	NBQX	NBQX ACET
他の修飾因子	ポリアミン(例:スペルミン, スペルミジン) Mg^{2+}, Zn^{2+}		チクロチアジド ペランパネル ピラセタム CX-516	–
チャネル阻害薬	ジゾシルピン(MK801) phencyclidine ケタミン remacemide メマンチン(memantine) Mg^{2+}		–	
作動機序	リガンド開口型陽イオンチャネル(遅いキネティクス, 高い Ca^{2+}透過性)		リガンド開口型陽イオンチャネル(速いキネティクス, GluA2 サブユニットを含むチャネルは低 Ca^{2+}透過性)	リガンド開口型陽イオンチャネル(速いキネティクス, 低 Ca^{2+}透過性)
部位	シナプス後細胞(一部のシナプス前細胞とグリア) 広い分布		シナプス後細胞(とグリア)	シナプス前細胞とシナプス後細胞
機能	遅い epsp シナプス可塑性(長期増強, 長期抑圧) 興奮毒性		速い epsp 広範な分布	速い epsp シナプス前抑制 限局した分布

[a] 実験試薬の構造は Brauner-Osborne et al.(2002)の総説を参照.
[b] ムラサキイガイに由来する神経毒(第40章).
ACET:(S)-1-(2-アミノ-2-カルボキシエチル)-3-(2-カルボキシ-5-フェニルチオフェン-3-イル-メチル)-5-メチルピリミジン-2,4-ジオン, AP5:2-アミノ-5-ホスホノペンタン酸, CPP:3-(2-カルボキシピペラジン-4-イル)-プロピル-1-ホスホン酸, CX-516:1-(キノキサリン-6-イルカルボニル)-ピペリジン, epsp:興奮性シナプス後電位, NBQX:2,3-ジヒドロ-6-ニトロ-7-スルファモイルベンゾキノキサリン.(他の構造は図38.3に示した.)

NMDA 受容体の特徴

NMDA 受容体チャネルは,他の受容体よりも詳細に研究されている.病理生理学的な機構においては,**図38.5** にまとめた薬理学的性質が何らかの役割を果たすと考えられている.

- NMDA 受容体は他の陽イオンと同じように Ca^{2+} に対して高い透過性がある.NMDA 受容体の活性化は,Ca^{2+} 流入の促進に特に効果がある.
- NMDA 受容体は Mg^{2+} によって容易に抑制される.生理的な Mg^{2+} 濃度存在下でこの抑制は特徴的な電位依存性を示し,細胞が通常状態にあって分極しているときには阻害が生じるが,細胞が脱分極すると阻害は消失する.
- NMDA 受容体の活性化には,グルタミン酸と同時にグリシンも必要である(**図38.6**).グリシンはグルタ

ミン酸とは別の部位に結合するのでアロステリックな調節因子である(**第2章参照**).チャネルの開口には,両方の結合部位が埋まらなければならない.ジョンソン(Johnson)とアッシェル(Ascher)によるこの発見は混乱を引き起こした.それまでグリシンは抑制性伝達物質であると認識されてきたので,グリシンによる興奮の促進は既存の学説に反したからである.必要となるグリシン濃度は NMDA 受容体のサブユニット構成ごとに異なり,ある NMDA 受容体サブタイプでは生理的濃度範囲のグリシンが調節機構として役立つ一方,生理的グリシン濃度で完全に活性化されるサブタイプもある.グルタミン酸の作用は,グリシン結合部位に対する競合的アンタゴニスト(**表38.1**)によって間接的に阻害される.アストロサイトから放出され,グリシン部位を介して NMDA 受容体

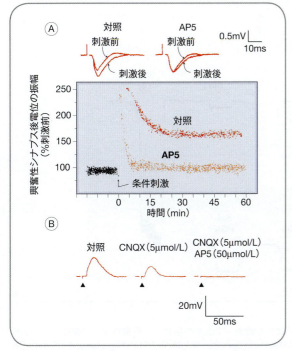

図38.4 シナプス伝達に対する興奮性アミノ酸受容体アンタゴニストの作用.

[A] AP5（NMDA受容体アンタゴニスト）はラット海馬において, 速い興奮性シナプス後電位（excitatory postsynaptic potential：epsp）に影響することなく長期増強（LTP）を阻害する. 上段のトレースは100Hz 2秒間の条件刺激の前と, その50分後に細胞外から記録した速いepsp（下向きの振れ）である. 対照実験におけるepsp振幅の増加はLTPが起きたことを示す. AP5（50μmol/L）存在下では通常のepspに変化はないが, LTPは生じない. 下段のトレースはepspの振幅の経時変化を示す. 条件刺激は短時間のepsp振幅の増強を誘導し, AP5存在下でもそれは起こるが, 長時間持続する増強は阻害される. [B] CNQX（6-シアノ-7-ニトロキノキサリン-2,3-ジオン[6-cyano-7-nitroquinoxaline-2,3-dione]；AMPA受容体アンタゴニスト）とAP5（NMDA受容体アンタゴニスト）によるepspの速い成分と遅い成分の阻害. 細胞内電極で記録した海馬ニューロンのepsp（上向きの振れ）はCNQX（5μmol/L）によって一部が阻害されて遅い成分が残るが, この遅い成分はAP5（50μmol/L）によって阻害される.（[A]は Malinow R, Madison D, Tsien R W 1988 Nature 335, 821, [B] は Andreasen M, Lambert J D, Jensen M S 1989 J Physiol 414, 317-336 より.）

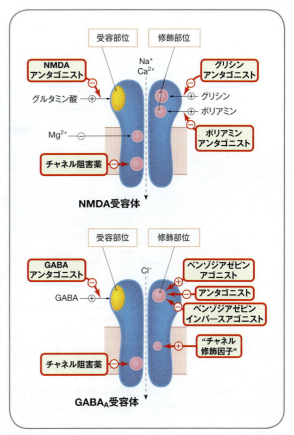

図38.5 NMDA受容体およびGABA_A受容体上の主な薬物作用部位.

どちらの受容体も, 多量体のリガンド開口型イオンチャネルである. 薬物は, 受容体の神経伝達物質受容部位または修飾部位に, アゴニストもしくはアンタゴニストとして作用する. 1つないし複数の部位に作用してイオンチャネルを阻害する薬物もある. GABA_A受容体において, チャネル調節因子（例えば, エタノール, 麻酔薬, 神経ステロイド）がチャネルの開口を促進するしくみはわかっていない. 調節因子は, リガンド結合部位とチャネル部位の両方に作用するのかもしれない. 実際の薬物作用部位を解明するために変異型チャネルの研究が始まっているが, 図に示されている結合部位は, ほとんどが推定にとどまっている. さまざまな薬物を分類して, 表38.1と表38.3に例示した.

を活性化するD-セリン（D-serine）の発見は, やや驚くべきことであった[6].

- 内因性ポリアミン（例えば, スペルミン[spermine], スペルミジン[spermidine]）はグリシン結合部位とは別のアロステリック部位に作用して, チャネルの開口を促進する. 内因性ポリアミンの作用は, 実験試薬のイフェンプロジル（ifenprodil）とeliprodilによって阻害される.

- 近年, NMDA受容体の別のアロステリック部位が同定され, 新しいパターンのGluN2サブユニット選択性を示す正と負のアロステリック調節因子が発見された（Monaghan et al., 2012）.

- 麻酔薬や精神異常発現薬として知られるケタミン（第41章）やphencyclidine（第48章）は, NMDA受容体のチャネル部分の選択的阻害薬である. 実験試薬ジゾシルピン（dizocilpine）も, 共通の性質を有する.

---

[6] なぜ驚くべきことなのか. それはD-セリンは高等生物のアミノ酸にとって, 一般的ではないD型の鏡像異性体だからである. それにもかかわらず, 脊椎動物の脳には, このD型アミノ酸に対する特異的な酵素と輸送体が豊富に存在している.

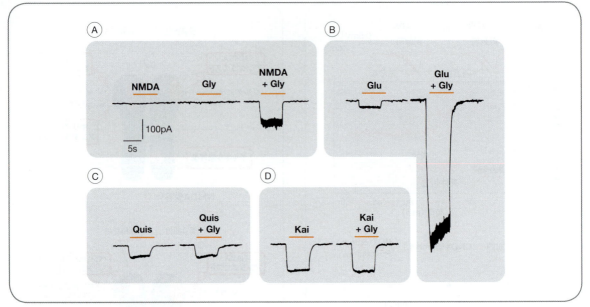

図 38.6 グリシンによる NMDA 応答の促進.
マウスの培養脳ニューロンからホールセルパッチクランプ法で記録した電流．下向きの振れが，興奮性アミノ酸によって活性化されたイオンチャネルを通って流れる内向きの電流を示す．[A]NMDA(10μmol/L)またはグリシン(Gly)(1μmol/L)をそれぞれ単独投与しても作用はまったく生じないが，両者を同時投与すると応答が生じる．[B]グリシン(1μmol/L)はグルタミン酸(Glu)(10μmol/L)に対する反応を大きく増強する．[C]と[D]グリシンは，キスカル酸(quisqualate：Quis)とカイニン酸(Kai)に対するAMPA受容体とカイニン酸受容体の応答には影響しない．(Johnson JW, Ascher P 1987 Glycine potentiates the NMDA response in cultured mouse brain neurons. Nature 325, 529-531 より.)

代謝型グルタミン酸受容体

代謝型グルタミン酸受容体には8種類($mGlu_{1-8}$)あるが，他のGタンパク質共役受容体と配列に相同性がない点で変わっている(Ferraguti & Shigemoto, 2006)．この受容体はホモ二量体またはヘテロ二量体[7](**第3章参照**)として機能し，それぞれのタンパク質の細胞外ドメイン同士がジスルフィド結合によってつながっている(Goudet et al., 2009)．代謝型グルタミン酸受容体はクラスCに属するGタンパク質共役受容体で，ハエトリグサ状の大きな細胞外N末端ドメインにグルタミン酸が結合する．配列の相同性や共役するGタンパク質，薬理学的性質から，代謝型グルタミン酸は3グループに分類される(**表38.2**)．選択的スプライスバリアントも報告されている．

代謝型グルタミン酸受容体は中枢神経系ニューロンとグリアに広く分布し(Ferraguti & Shigemoto, 2006)，ニューロンでは細胞の興奮性やシナプス伝達を調節する．ニューロンに発現する代謝型グルタミン酸受容体1型はシナプス後細胞に存在し，細胞内Ca^{2+}濃度を上げることによりイオンチャネル型グルタミン酸受容体の反

表38.2 代謝型グルタミン酸受容体.

	1型	2型	3型
種類	$mGlu_1$, $mGlu_5$	$mGlu_2$, $mGlu_3$	$mGlu_4$, $mGlu_6$[a], $mGlu_7$, $mGlu_8$
Gタンパク質共役	G_q	G_i/G_o	G_i/G_o
アゴニスト	DHPG CHPG[b]	LY354740	L-AP4 (S)-3,4-DCPG[c]
アンタゴニスト	LY367385[d] S-4-CPG	LY341495	CPPG
ニューロンでの場所	細胞体樹状突起	細胞体樹状突起と神経終末	神経終末

[a]$mGlu_6$は網膜でのみみられる．
[b]$mGlu_5$選択的．
[c]$mGlu_8$選択的．
[d]$mGlu_1$選択的．

CHPG：(RS)-2-クロロ-5-ヒドロキシフェニルグリシン ([RS]-2-chloro-5-hydroxyphenylglycine), CPPG：(RS)-α-シクロプロピル-4-ホスホノフェニルグリシン([RS]-α-cyclopropyl-4-phosphonophenylglycine), DHPG：3,5-ジヒドロキシフェニルグリシン(3,5-dihydroxyphenylglycine), L-AP4：2-アミノ-4-ホスホノ酪酸(2-amino-4-phosphonobutyrate), (S)-3,4-DCPG：(S)-3,4-ジカルボキシフェニルグリシン([S]-3,4-dicarboxyphenylglycine), S-4-CPG：(S)-4-カルボキシフェニルグリシン([S]-4-carboxyphenylglycine).

---

[7] 5-HT_{2A}受容体のような代謝型グルタミン酸受容体以外の受容体と，ヘテロ二量体を形成する可能性がある(Gonzalez-Maeso et al., 2008)．

グルタミン酸　555

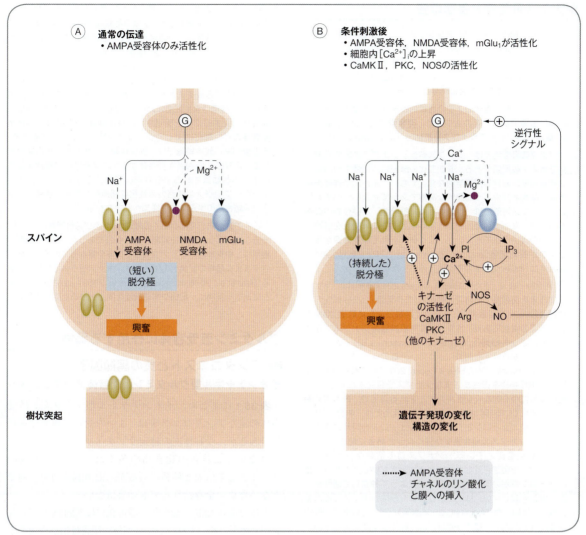

図 38.7 長期増強の機構.

[A]シナプス活動がたまにしかないとき，グルタミン酸(G)主に AMPA 受容体を活性化する．このとき，代謝型受容体を活性化するにはグルタミン酸が十分ではなく，NMDA 受容体は Mg^{2+} によって阻害されている．[B]条件刺激の後では，代謝型受容体の活性化に十分なグルタミン酸が放出され，脱分極が持続することによって NMDA 受容体チャネルの阻害が解除される．その結果，細胞内 Ca^{2+} 濃度が上昇し，以下の酵素の活性化が誘導される．

- カルモジュリン依存性プロテインキナーゼⅡ(CaMKⅡ)とプロテインキナーゼC(PKC)がシナプス後細胞のさまざまなタンパク質をリン酸化する．リン酸化されるタンパク質は，AMPA 受容体(リン酸化されると樹状突起のシナプス結合領域へ輸送され，伝達物質の作用が強まる)や遺伝子転写を制御する他のシグナル伝達分子(図示略)である．
- 一酸化窒素合成酵素(NOS)：一酸化窒素(NO)の放出はグルタミン酸放出を促進する(逆行性シグナル，または"NO turning back"として知られる)．
- ホスホリパーゼ A_2(図示略)は，アラキドン酸合成を触媒する．アラキドン酸はシナプス前終末からのグルタミン酸放出を促進する，逆行性メッセンジャーである(第17章)．
- ホスホリパーゼ(NAPE-PLD，図示略)はエンドカンナビノイドの産生を触媒する．エンドカンナビノイドもグルタミン酸放出を促進する逆行性メッセンジャーである(第19章)．
- 神経終末とシナプス後細胞構造から放出される脳由来神経栄養因子 BDNF(図示略)は，LTP の早期でも後期でも多様な役割を果たす．

Arg：アルギニン，IP_3：イノシトール(1,4,5)三リン酸(inositol [1,4,5] trisphosphate)，NO：一酸化窒素，PI：ホスファチジルイノシトール(phosphatidylinositol)，$mGlu_1$：代謝型グルタミン酸受容体1.

応を修飾し，その多くは興奮性に働く(図 38.7)．代謝型グルタミン酸受容体2型と3型はほとんどがシナプス前終末にあり，その活性化によって，シナプス伝達と神経の興奮性は減少へ向かう．このようなシナプス前終末の受容体は，グルタミン酸放出を減少させるときは自己受容体(autoreceptor)となり，GABA 性シナプス終末に存在するときはヘテロ受容体(heteroreceptor)でありうる．

シナプス可塑性と長期増強

⌄ 一般に，NMDA 受容体と代謝型グルタミン酸受容体は，脳の長期にわたる適応変化や病的変化に特別な役割を果たすと考えられている．したがって薬物標的の可能性としても特に興味深い．一方，AMPA 受容体は主に速い興奮性伝達を担っているが，これもまたシナプス可塑性に関与している．

グルタミン酸受容体の 2 つの機能的特徴が，病理生理学的には特に重要である．その 2 つとは，**興奮毒性**（excitotoxicity；第40 章）と本章で述べる**シナプス可塑性**（synaptic plasticity）である．

シナプス可塑性とは，シナプス結合とシナプス効率の長期変化を指す一般用語である．長期変化の原因は，記憶学習のように神経活動における生理学的な変化でも，てんかんや神経因性疼痛，薬物依存のような病的な障害であってもよい．いずれにせよシナプス可塑性は，われわれが"脳機能"というものの多くの基盤となっている．1 つのしくみだけでは可塑性を説明しえないのはいうまでもないが，よく研究されている重要な現象の 1 つが**長期増強**（long-term potentiation：LTP）であり，AMPA受容体と NMDA 受容体が中心的な役割を果たしている．

LTP（Bear et al., 2006；Bliss & Cooke, 2011 参照）は，シナプス前終末を高頻度で短時間連続刺激（条件刺激）した後に生じる持続的（*in vitro* では数時間，*in vivo* では数日または数週間）なシナプス伝達の増強であり，さまざまな中枢神経系シナプスで起こる．その逆が**長期抑圧**（long-term depression：LTD）であり，低頻度で長時間持続する刺激によって，一部のシナプスで生じる（Massey & Bashir, 2007; Bliss & Cooke, 2011）．これらの可塑性現象は中枢神経系のさまざまなシナプスで研究されてきたが，記憶学習に中心的な役割を果たすとされる海馬で，最もよく明らかにされている（図 38.4）．シナプスの言語では，"学習"とは，シナプス前ニューロンとシナプス後ニューロンが同時に活性化した後にシナプスの結合強度が強くなった場合に起きる．LTPはこの特徴を備えている．シナプス前の活動がシナプス後ニューロンを興奮させなかったときは起きないし，シナプス後ニューロンが別のシナプス入力などによって独立して活性化したときにも起きない．LTP と LTD のしくみはシナプスごとに多少異なっているが（Bear et al., 2006 参照），ここではその一般的な概略を述べたい．LTP の開始には，おそらくはシナプス前とシナプス後両方の要素が関与しており，シナプス前からのグルタミン酸放出，およびシナプス後 AMPA 受容体活性の増加の結果生じる（ただし LTP で伝達物質放出が増えるかどうかについては論争がある[Kullman, 2012]）．グルタミン酸に対するシナプス後 AMPA 受容体の反応は，**カルシウムカルモジュリン依存性プロテインキナーゼ II**（Ca^{2+}/calmodulin-dependent protein kinase：CaMK II）や**プロテインキナーゼ C**（protein kinase C：PKC）といったキナーゼが AMPA 受容体をリン酸化することによって増強され，APMA 受容体のコンダクタンスの上昇や，シナプス部位への輸送，発現増加につながる．一方 LTD では，AMPA 受容体を介した細胞内への弱い Ca^{2+} 流入がホスファターゼを活性化し，AMPA 受容体のリン酸化を減らし，AMPA 受容体の細胞内取り込みを促進する（NMDA 受容体は Mg^{2+} によって阻害されたままである）．

LTP は，**一酸化窒素**（nitric oxide）や**アラキドン酸**（arachidonic acid）の産生や効果を阻害する薬物によって小さくなる．これらのメディエーターは逆行性シグナルであり，シナプス後細胞がシナプス前終末へ影響することができる（第 17，20 章）．シナプス後細胞から放出される**エンドカンナビノイド**（endogenous cannabinoids）もまた，グルタミン酸放出を促進する逆行性メッセンジャーとして働く（第 19，39 章）．

NMDA 受容体の LTP への関与は，Mg^{2+} による電位依存的なチャネル阻害と高い Ca^{2+} 透過性という，2 つの特徴的な性質によって説明される．通常の膜電位では，NMDA 受容体チャネルは Mg^{2+} によって阻害されている．しかしグルタミン酸が AMPA 受容体に繰り返し作用するとシナプス後細胞では脱分極が持続し，Mg^{2+} 阻害が消失する．NMDA 受容体が活性化すると，細胞内へ Ca^{2+} が流入する．細胞内 Ca^{2+} 濃度の上昇には，代謝型グルタミン酸受容体 1 型の活性化も貢献する．シナプス後細胞における細胞内 Ca^{2+} の上昇は，プロテインキナーゼ，ホスホリパーゼ，一酸化窒素の合成を活性化し，これらがあわさって他の細胞内過程（この機構はまだ完全には解明されていない）に働き，AMPA 受容体を介する伝達を促進する．LTP 誘導の初期では，AMPA 受容体のリン酸化によってグルタミン酸への反応性が高まる．その後 LTP の維持段階では，受容体輸送に生じた変化の結果として，より多くの AMPA 受容体がシナプス後細胞の樹状突起スパインへと動員される．引き続いて起こるさまざまなメディエーターやシグナル経路の活性化は構造的な変化を誘導し，シナプス結合数の半永久的な増加へとつながる．

ここで述べた LTP についての概略は，シナプス可塑性について，十分な知識がない読者を対象としたものであった．LTP の形態や機構は，中枢神経系のシナプスごとに多少異なっている．LTP とさまざまな種類の記憶との関連性は，徐々に明らかとなりつつある（Bear et al., 2006; Kessels & Malinow, 2009）．したがって LTPを促進する薬物は，記憶や学習機能を向上させると期待される．

グルタミン酸受容体に作用する薬物

◎ アンタゴニストと負の調節因子

イオンチャネル型グルタミン酸受容体アンタゴニスト

表 38.1 にまとめたイオンチャネル型グルタミン酸受容体の主なアンタゴニストは，3 つの受容体間では選択的であるが，受容体内の特定サブタイプに対しての選択性はない．これらの化合物の多くは，*in vitro* 実験のツールとしては大変便利であるが，血液脳関門を透過できないため，全身投与しても効果はない．

上述の通り NMDA 受容体の活性化には NMDA とグリシンが必要なため，グリシン結合部位の阻害は拮抗作用を生じるための代替法となる．**キヌレン酸**（kynurenic acid）とその強力なアナログ，**7-クロロキヌレン酸**（7-chlorokynurenic acid）は，グリシン結合部位へ作用する．NMDA 受容体のチャネル部分もその阻害部位となり，ケタミン，phencyclidine，**メマンチン**といった物質が作用する．これらの化合物は脂溶性であるため，血液脳関門を透過できる．

イオンチャネル型グルタミン酸受容体のアンタゴニストは，脳卒中や頭部損傷を伴う脳障害（第 40 章），てんかん（第 45 章），そしてアルツハイマー病（第 40 章）の治療薬になると期待される．また薬物依存（第 49 章），統合失調症（第 46 章）とうつ病（第 47 章）への適用も検討されている．しかし，NMDA 受容体のアンタゴニストやチャネル阻害薬のこれまでの臨床試験は期待外れであった．これらの化合物の深刻な欠点は，幻覚や精神障害の誘発傾向である（これはまた phencyclidine の特徴でもある；第 48 章）．NMDA 受容体アンタゴニストのうち臨床使用されているのは**ケタミン**（麻酔薬，鎮痛薬，抗うつ薬；第 41, 42, 47 章）と**メマンチン**（アルツハイマー病；第 40 章）の 2 つだけである．GluN2B サブユニット

を含む高 Ca^{2+} 透過性 NMDA 受容体の選択的アンタゴニストは, 神経変性疾患の治療に効果があり, 中枢神経系に対する副作用が少ない可能性がある. 非競合的 AMPA 受容体アンタゴニストのペランパネルは, 抗てんかん薬として導入されている. カイニン酸受容体アンタゴニストの候補は有望かもしれない. GluK1 アンタゴニストには痛み, 片頭痛, てんかん, 梗塞と不安に対する治療への可能性が認められている (Jane et al., 2009).

全体としてイオンチャネル型グルタミン酸受容体のアンタゴニストは, 臨床においては当初の期待ほどには成功していない. 難しいのは, グルタミン酸は至るところに存在し, 複数の働きをもつメディエーターである点である. 実際, グルタミン酸はほぼすべての脳機能にかかわっているようにみえる. グルタミン酸システムに影響する化合物を何らかの方法で脳へ注入して特定の機能不全を改善しようとするのは, あまりに雑な試みなのかもしれない. サブユニット特異的な負のアロステリック調節因子は, 旧世代のオルソステリック (orthosteric)(訳者注：内因性基質と同じ作用部位に結合する) アンタゴニストよりも副作用が少ないかもしれず, 新たな希望がもてる.

代謝型グルタミン酸受容体アンタゴニスト

代謝型グルタミン酸受容体には異なったグループを識別するアンタゴニストがあるが (表38.2), そのグループ内のサブタイプに選択的なアンタゴニストの開発ははるかに難しい. 他の G タンパク質共役受容体と同じく, 代謝型グルタミン酸受容体には抑制性, または興奮性のアロステリック修飾部位が存在する (第3章参照). 代謝型グルタミン酸受容体1型に作用するアンタゴニストやアロステリック調節因子は, 脆弱 X 症候群[8], さまざまな痛み症状, パーキンソン病 (レボドパ[levodopa]によって誘導されるジスキネジアを含む：第40章), 神経保護, てんかん, 薬物乱用の治療に期待がかかる. また代謝型グルタミン酸受容体2型のアンタゴニストと負のアロステリック調節因子は, 認知機能の改善に効果があるかもしれない (Nicoletti et al., 2011).

アゴニストと正の調節因子
イオンチャネル型グルタミン酸受容体

実験で使用されるイオンチャネル型グルタミン酸受容体アゴニストを表38.1にまとめた. 臨床の観点からは, AMPA 受容体の正の調節因子が記憶や認知を改善するかもしれないという仮説が, 興味の中心となるだろう. 初期の例としては, チクロチアジド (cyclothiazide), ピラ

セタム (piracetam), CX-516 (1-[キノキサリン-6-イルカルボニル]-ピペリジン, ampalex) が挙げられる. ampakine として知られるこれらの正のアロステリック調節因子は, それぞれ少しずつしくみは異なるが, AMPA 受容体電流の振幅を増加させたり, 脱活性化を遅らせたり, 脱感作を弱めたりすることによって, AMPA 性のシナプス反応を増強させて長期増強を促進し, ひいては脳由来神経栄養因子 (brain-derived neurotrophic factor：BDNF) のような神経成長因子の産生を増加させる. ampakine はもともと認知改善薬として治療効果があると考えられており, 統合失調症やうつ病, 注意欠陥多動性障害 (attention deficit/hyperactivity disorder：ADHD), パーキンソン病 (Parkinson's disease) の治療に用いられてきた (Lynch, 2006). しかし, これまでの臨床治験は期待外れにおわった. 近年開発された ampakine CX1739 は薬物誘発性呼吸抑制の治療薬として, 臨床治験の 第II相段階にある. またグリシン輸送体 GlyT1 の抑制は, 細胞外グリシン濃度を脳全体で上昇させて NMDA 受容体の反応を増強し, さまざまな神経障害の治療に有用かもしれない (Harvey & Yee, 2013).

代謝型グルタミン酸受容体

代謝型グルタミン酸受容体の選択的アゴニストの開発は困難を極めたが, 近年選択的な正のアロステリック調節因子が開発された (Nicoletti et al., 2011). 代謝型グルタミン酸受容体2型と3型はシナプス前終末に存在しており, その受容体アゴニストはグルタミン酸放出を減少させる. したがって, 代謝型受容体2型のアゴニストと正のアロステリック調節因子は, 脳卒中やてんかん治療における細胞死の減少に効果があると思われてきたが, 現在までの臨床治験は期待外れであった. アゴニストと正のアロステリック調節因子は, 不安の治療や統合失調症の陽性症状の制御に有用かもしれない. 代謝型グルタミン酸受容体3型の正のアロステリック調節因子は, 不安とパーキンソン病の治療に役立つ可能性がある.

γアミノ酪酸 (GABA)

GABA は脳の主な抑制性伝達物質である. 脊髄と脳幹では, グリシンも重要である.

合成, 貯蔵と機能

GABA は脳に存在するが, 哺乳類の他の器官には微量にしか存在しない. GABA は黒質線条体系に特に豊富に存在し (器官あたり約 10μmol/g), 灰白質には低濃度で存在する (2 ～ 5μmol/g).

GABA は グルタミン酸脱炭酸酵素 (glutamic acid decarboxylase：GAD) によってグルタミン酸から合成さ

---

8 脆弱 X 症候群は X 染色体上の単一遺伝子の変異によって生じる精神遅滞で, 自閉症や運動障害を引き起こす. 男女の小児 4,000 人に1人の割合で発症する.

興奮性アミノ酸

- 興奮性アミノ酸，すなわちグルタミン酸とアスパラギン酸は，中枢神経系における速い興奮性伝達物質である．
- グルタミン酸は，クレブス回路の中間産物 α-オキソグルタル酸から，GABA アミノ基転移酵素によって合成される．
- イオンチャネル型グルタミン酸受容体は3種類，代謝型グルタミン酸受容体は8種類ある．
- NMDA 受容体，AMPA 受容体，カイニン酸受容体は陽イオンチャネルを開閉するイオンチャネル型受容体である．
- NMDA 受容体チャネルは高 Ca^{2+} 透過性であり，Mg^{2+} によって阻害される．
- AMPA 受容体とカイニン酸受容体は速い興奮性伝達に関与する．NMDA 受容体は，より遅い興奮性伝達を担うとともに，Ca^{2+} 流入の制御を通じてシナプス可塑性（例えば，長期増強）を制御する，より複雑な役割を果たす．
- NMDA 受容体の競合的アンタゴニストには，AP5（2-amino-5-phosphonopentanoic acid［2-アミノ-5-ホスホノペンタン酸］）と CPP（3-［2-carboxypiperazin-4-yl］-propyl-1-phosphonic acid［3-(2-カルボキシピペラジン-4-イル)-プロピル-1-ホスホン酸］）が挙げられる．NMDA 作動性イオンチャネルは，**ケタミン**と phencyclidine によって阻害される．
- **NBQX**（2,3-dihydro-6-nitro-7-sulfamoyl-benzoquinoxaline［2,3-ジヒドロ-6-ニトロ-7-スルファモイルベンゾキノキサリン］）は，AMPA 受容体とカイニン酸受容体のアンタゴニストである．
- NMDA 受容体の活性化には，グルタミン酸に加えコアゴニストとして低濃度のグリシンが必要である．**7-クロロキヌレン酸**はグリシン作用を阻害する．
- **スペルミン**のような内因性ポリアミンは，修飾部位に作用して NMDA 受容体の活性を増強する．この修飾部位は，**イフェンプロジル**によって阻害される．
- NMDA 受容体活性化による過剰量の Ca^{2+} 流入は，細胞死を誘導する；興奮毒性（第40章）．
- 代謝型グルタミン酸受容体（$mGlu_{1-8}$）は，二量体の G タンパク質共役受容体である．$mGlu_1$ 受容体と $mGlu_5$ 受容体は G_q を介してイノシトール三リン酸の合成と細胞内 Ca^{2+} 放出を誘導し，グルタミン酸依存性のシナプス可塑性と興奮毒性に関与する．それ以外の代謝型グルタミン酸受容体は G_i/G_o と共役し，神経伝達物質，とりわけグルタミン酸放出を抑制する．
- ある特殊な代謝型グルタミン酸受容体のアゴニストとアンタゴニストは，正と負のアロステリック調節因子として利用可能である．

れる（図38.1）．この酵素は脳で GABA を合成するニューロンにしか存在しないため，GAD の組織化学的染色は脳の GABA 経路の同定に用いられる．放出後の GABA は，特異的な輸送体によって GABA 性ニューロンとアストロサイトに取り込まれて除去される．脳における主要な GABA 輸送体 GAT1 は，GABA 性神経終末に存在して GABA を再利用する．GAT3 は，GABA 性シナプス周辺のアストロサイトに存在する．GABA 輸送体は**グバシン**（guvacine）や**ニペコチン酸**（nipecotic acid），**tiagabine** によって抑制される．tiagabine はてんかん治療に使用される（第45章）．アストロサイトでは，GABA は（グルタミン酸を産生するために）分解される．アミノ基転移反応によってアミノ基が α-オキソグルタル酸に転移され，コハク酸セミアルデヒド，それからコハク酸がつくられる．この反応は，主としてアストロサイトに存在している **GABA アミノ基転移酵素**（GABA transaminase）によって触媒される．この酵素は**ビガバトリン**（vigabatrin）によって抑制されるが，この薬物はてんかん治療に使われる．

GABA は多くの中枢神経系神経路で抑制性伝達物質として働いている．中枢神経系ニューロンの約20％は GABA 性であり，その大部分は短い**介在ニューロン**（interneuron）である．しかし，**線条体**（striatum）から**黒質**（substantia nigra）や**淡蒼球**（globus pallidus）への経路など，長い GABA 性神経路も存在する（第40章，図40.4）．中枢神経系シナプスでは，全体の約30％が GABA を伝達物質として利用している．このような GABA の広い分布と実質的にすべてのニューロンが GABA の抑制効果に対して感受性があるという事実は，GABA の機能が脳においていかに普遍的であるかを示している．**ビククリン**（bicuculline）のようなアンタゴニストは**てんかん発作**を誘発するが，これは脳における GABA 抑制が重要で，かつ持続していることを示している．

GABA 受容体の構造と薬理学

GABA は，リガンド開口型イオンチャネルの $GABA_A$ 受容体と，G タンパク質共役型の $GABA_B$ 受容体という2つの異なった受容体型に作用する．

$GABA_A$ 受容体

$GABA_A$ 受容体[9]は，グリシン受容体，ニコチン性受容体，$5-HT_3$ 受容体を含む**シスループ**（cys-loop）ファミ

---

[9] 国際薬理学連合学名委員会（IUPHAR Nomenclature Committee）は，ビククリン，ベンゾジアゼピン，バクロフェンに非感受性であるためにかつては $GABA_C$ 受容体とされてきた受容体は，$GABA_A$ 受容体のサブタイプとして取り扱うべきという勧告を行った（Olsen & Sieghart, 2008）．なぜならその受容体は，ホモまたはヘテロな ρ サブユニットからなる五量体の Cl^- イオン透過性リガンド開口型チャネルだからである．この受容体の機能的意義は徐々に明らかになっている（Chebib, 2004）．

リー受容体の一員である（第3章，図3.18参照）．GABA$_A$受容体は異なったサブユニットからなる五量体である．GABA$_A$受容体サブユニットは19種類（α1-6，β1-3，γ1-3，δ，ε，θ，πとρ1-3）のサブタイプが同定され，さらにその一部にはスプライスバリアントまで存在すると聞いて絶望してはならない．組み合わせの数はさらに増えるが，実際に存在しているのは数十通りでしかない．最も一般的な組み合わせは，α1β2γ2（圧倒的大多数），そしてα2β3γ2とα3β3γ2である．受容体は2つのα，2つのβ，1つのγサブユニットを含み，細胞膜を外側から眺めたときにチャネル孔を中心としてα-β-α-β-γの順に環状に並んで五量体を形成する．GABAは2ヵ所あるαとβサブユニットの中間部分に結合する．ベンゾジアゼピン（第44章）はαとγの中間に結合する．近年新たなベンゾジアゼピン結合部位がαとβの間に発見されたが，その機能は明らかになっていない．異なるαとγサブユニットをもつ受容体は，ベンゾジアゼピンへの感受性が異なり，ベンゾジアゼピン投与によって生じる動物行動も異なる．この事実は，より少ない副作用とより高い選択性をもつ新しい化合物の開発が困難であろうことを推測させる．GABA$_A$受容体は，生理学的薬理学的性質が僅差の受容体グループと考えられる．

GABA$_A$受容体は主にシナプス後細胞に存在し，速いシナプス後抑制と持続的なシナプス後抑制の両方を担っている．GABA$_A$チャネルはCl$^-$イオンを選択的に透過する．通常Cl$^-$イオンの平衡電位は静止膜電位より負であるので，Cl$^-$イオン透過性が高まるとCl$^-$イオンが細胞内へ流入し，細胞は過分極して興奮性が弱まる[10]．シナプス後細胞においてGABA$_A$受容体はシナプス結合部位だけでなく，シナプス外部位にも存在している（図38.8，Farrant & Nusser, 2005）．したがってGABAによる抑制は，速い"二地点間"伝達物質としても"遠隔性"の神経調節物質としても生じる．シナプス外GABA$_A$受容体は，放出部位から遠く拡散してきたGABAによって持続的に活性化される．シナプス外GABA$_A$受容体はα4，α6とδサブユニットを含み，一般麻酔薬（第41章）やエタノール（第49章）に対する感受性が高い．またGABAへの親和性がより高く，脱感作は弱い．（かつてその化学構造からTHIPとして知られていた）gaboxadolは，δサブユニットを含むGABA$_A$受容体に選択的なアゴニストである．

GABA$_B$受容体

GABA$_B$受容体（Bettler et al., 2004）は，シナプス前とシナプス後に存在している．GABA$_B$受容体はクラスCに属するGタンパク質共役受容体で，G$_i$/G$_o$との結合を介して電位依存性カルシウムチャネルを抑制したり（結果として伝達物質放出を減らす），カリウムチャネルを開口したり（結果としてシナプス後細胞の興奮性を減らす），アデニル酸シクラーゼを抑制したりする．

> GABA$_B$受容体は，C末端の間のコイルドコイル（coil/coil）相互作用でつながったB1とB2の2つの異なった7回膜貫通サブユニットからなる二量体（第3章）として機能する．B2が存在しないと，B1サブユニットは細胞膜へは輸送されない．なぜならB1サブユニットには小胞体保留シグナルがあり，B2との相互作用によりこの保留シグナルが隠されると膜輸送が促進されるからである．二量体の活性化はB1の細胞外"ハエトリグサ"ドメインへGABAが結合したときに起きる（B2にも似たようなドメインがあるにもかかわらず）．B2サブユニットはGタンパク質と相互作用し，Gタンパク質を活性化する（図38.9）．

GABA受容体作動薬

GABA$_A$受容体

GABA$_A$受容体は，薬物が複数の異なった部位へ作用するという点で，NMDA受容体に似ている（図38.5）．その部位は，以下の通りである．

- GABA結合部位
- 複数の修飾部位
- イオンチャネル

異なった受容体サブタイプはその薬理学的性質も異なる，という証拠が蓄積されてきた．

GABA$_A$受容体は重要な中枢神経系作動薬の標的である．なかでもベンゾジアゼピン（第44章），アルコール（第49章），神経ステロイド（表38.3），一般麻酔薬（第41章）を挙げておかねばならない．GABA受容体に作用する主なアゴニスト，アンタゴニスト，修飾物質を表38.3にまとめた．

幻覚キノコに由来するムシモール（muscimol）は，化学的にはGABAに似ており（図38.3），強力なGABA$_A$受容体アゴニストである．合成アナログのgaboxadolは部分アゴニスト（partial agonist）であり，催眠薬（第44章）として開発されたが取り下げられた．ビククリン（bicuculline）は天然に存在する痙攣薬で，中枢神経系の多くのシナプスで速い抑制性シナプス電位を阻害する特異的アンタゴニストである．ガバジン（gabazine）は同様の効果をもつ合成GABAアナログである．これらの化合物は有用な実験試薬であるが，治療薬としては用いられない．

強力な鎮静・抗不安・抗痙攣作用のあるベンゾジアゼピン（benzodiazepine）は，受容体のサブユニット構成にもよるが，一部のGABA$_A$受容体に対するGABAの反応を選択的に増強する．ベンゾジアゼピンはGABA$_A$受容体の修飾部位（"ベンゾジアゼピン受容体"）に高い親和性

---

10 脳の発達初期（GABAが重要な役割を果たしている），および成熟した脳においてもある領域では，GABAは抑制性ではなく興奮性作用を示す．そこでは細胞内Cl$^-$濃度が相対的に高いため，平衡電位が静止膜電位よりも高くなるためである．

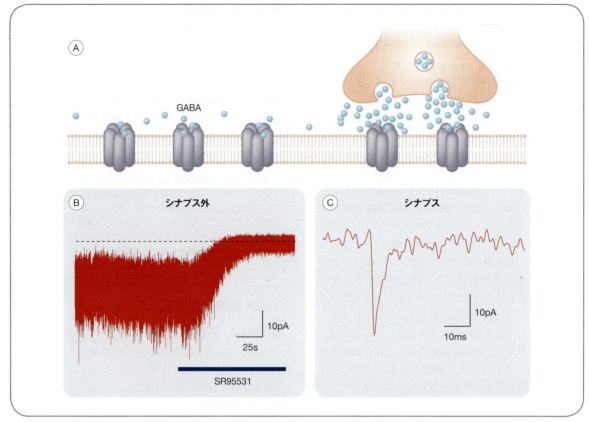

図 38.8　シナプスの GABA_A 受容体とシナプス外 GABA_A 受容体.
[A]細胞膜のシナプス部位とシナプス外部位に存在する GABA_A 受容体の図．青丸は GABA 分子を示す．[B] シナプス外 GABA_A 受容体が持続して活性化すると，内向き定常電流(点線で示されたベースラインからの距離)が生じ，またトレースのノイズが増える．この定常電流は GABA_A 受容体アンタゴニスト SR95531 によって阻害される．[C]シナプス前終末からの GABA の一過性の放出は，速いシナプス電流(速い下向きの振れ)を誘発する．[B]と[C]では時間軸が異なることに注意．（図は M. Usowicz のご厚意による．）

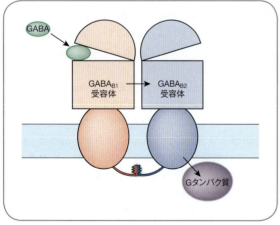

図 38.9　GABA_B 受容体の二量体構造.
受容体は 7 回膜貫通ドメインをもつ 2 つのサブユニットからなり，その C 末端同士がコイルドコイル(coil/coil)相互作用によってつながっている．受容体は，GABA が B1 サブユニットの細胞外ドメイン(GABA が結合すると閉じるので "ハエトリグサ" として知られる)に結合すると活性化する．これにより B2 サブユニットにアロステリックな変化が生じ，G タンパク質へ伝わる．(Kubo Y, Tateyama M 2005 Towards a view of functioning dimeric metabotropic receptors. Curr Opin Neurobiol 15, 289-295 より改変．)

で結合する．その結果，GABA の結合が促進され，そのアゴニスト作用が促進される．逆にベンゾジアゼピン受容体に対する**インバースアゴニスト**(inverse agonists)（例えば，Ro15-4513）は，GABA の結合を減少させ，不安惹起と痙攣誘発を催す．このような薬が治療で役に立つとは思えない！

バルビタール(第 44 章)，麻酔薬(第 41 章)，神経ステロイドなどの調節因子も，GABA の活性を促進し中枢神経抑制作用を示すが，その活性部位はベンゾジアゼピンほどにはっきりと同定されていない．神経ステロイド(Lambert et al., 2009)はステロイドホルモンに関連する化合物であるが，GABA_A 受容体の活性も促進する．δ サブユニットを含む受容体に最も感受性が高いようにみえる．興味深いことに，神経ステロイドには中枢神経系でつくられるプロゲステロンやアンドロゲンの代謝物が含まれ，生理学的に何らかの役割があると考えられる．神経ステロイドの合成体としては，麻酔薬(第 41 章)として開発された alphaxalone がある．

ピクロトキシン(picrotoxin)は植物由来の痙攣薬で，GABA_A 受容体のクロライドチャネルを阻害し，GABA

表 38.3 抑制性アミノ酸受容体の性質.

	GABA$_A$			GABA$_B$	グリシン
	受容部位	修飾部位(ベンゾジアゼピン)	修飾部位(その他)		
内因性アゴニスト	GABA	不明,複数の推定がある(本文参照)	さまざまな神経ステロイド(例:プロゲステロン代謝物)	GABA	グリシン β-アラニン タウリン(taurine)
他のアゴニスト	ムシモール,gaboxadol(THIP[a],部分アゴニスト)	抗不安薬,ベンゾジアゼピン(例:ジアゼパム[diazepam])	バルビツール酸系催眠薬,ステロイド系麻酔薬(例:alphaxalone)	バクロフェン	−
アンタゴニスト	ビククリン,ギャバジン	フルマゼニル(flumazenil)(インバースアゴニスト?)	−	2-ヒドロキシサクロフェン,CGP 35348 他	ストリキニーネ
チャネル阻害薬	ピクロトキシン[b]		不適用		−
作動機序	リガンド開口型クロライドチャネル			Gタンパク質共役受容体,カルシウムチャネルの抑制,カリウムチャネルの活性化,アデニル酸シクラーゼの抑制	リガンド開口型クロライドチャネル
部位	広範に分布,主にシナプス後細胞			シナプス前細胞,シナプス後細胞,広範に分布	シナプス後細胞,主に脳幹と脊髄
機能	シナプス後細胞の抑制(速い ipsp と持続性な抑制)			シナプス前抑制(Ca^{2+}流入の減少),シナプス後細胞の抑制(K$^+$透過性の増加)	シナプス後細胞の抑制(速い ipsp)

[a] THIP とは,gaboxadol の化学名の短縮形.δ サブユニットを含むシナプス外の GABA$_A$ 受容体に選択的であると報告されている.
[b] ピクロトキシンはグリシン受容体も抑制する.
ipsp:抑制性シナプス後電位(inhibitory postsynaptic potential).

のシナプス後細胞抑制作用を阻害する.グリシン受容体も阻害する.治療には使用されない.

GABA$_B$ 受容体

抑制性伝達物質として GABA の重要性が認識されたとき,GABA 様の物質が,てんかんや他の痙攣状態の制御に効果があるかもしれないと思われた.なぜなら GABA そのものは血液脳関門を透過できないが,より脂溶性の高い GABA アナログがみつかったからである.その1つ,1972年に導入された**バクロフェン**(baclofen;図 38.3)は,GABA とは異なりビククリンで阻害されなかった.この発見が GABA$_B$ 受容体の発見につながった.バクロフェンは,GABA$_B$ 受容体選択的アゴニストである.バクロフェンは痙縮とそれに関連する運動障害の治療に使われる(第 45 章).また薬物依存の治療にも有用かもしれない(第 49 章).

GABA$_B$ 受容体の競合的アンタゴニストには,多くの実験試薬が存在する(例えば,2-ヒドロキシサクロフェン[2-hydroxysaclofen]や,より強力で脳への透過性を高めた CGP–35348 など).(GABA$_A$ アンタゴニストの強力な痙攣作用とは対照的に)これらの化合物は動物実験で,中枢神経系の機能にはわずかにしか作用しないこ

とが示された.矛盾しているようだが観察された主な作用は,特に痙攣のない動物モデルにおける抗てんかん作用(第 45 章)と認知機能の促進であった.しかし薬理学の多くの分野でそうであるように,このような前臨床段階における期待にもかかわらず,新しい治療薬の開発にはつながらなかった.

γ ヒドロキシ酪酸

sodium oxybate(または GHB;Wong et al., 2004)は,GABA 合成の副産物として,脳の中で天然に合成される.この合成薬はナルコレプシーとアルコール依存症の治療に用いられる.さらにこれは成長ホルモンの放出を引き起こす能力があるため,ボディービルダーの間でも人気を博した.またパーティー参加者たちには,それが引き起こす多幸感と脱抑制作用によりもてはやされた.さらにはデートレイプにも用いられた.多くの薬物乱用(第 49 章)と同様,脳の"報酬系"を活性化するためで,現在では多くの国で違法となっている.GHB は,α4 と δ サブユニットを含む GABA$_A$ 受容体のアゴニストで,GABA$_B$ 受容体の部分アゴニストであり,またオーファン型(訳者注:内因性アゴニストが同定されていない)G タンパク質受容体 GPR172A のアゴニストでもある.

グリシン

グリシンは脊髄と脳幹で重要な，抑制性神経伝達物質である．脊髄の灰白質に特に高濃度で存在している（5 µmol/g）．運動ニューロンや介在ニューロンへイオノフォレシス（訳者注：帯電した物質を電流によって局所投与する方法）で投与すると，グリシンは抑制性シナプス反応ときわめてよく似た抑制性の過分極を生じる．痙攣を誘発する毒素**ストリキニーネ**（strychnine）は，主に脊髄に作用して，抑制性シナプス反応とグリシンに対する反応の両方を阻害する．神経刺激に反応して放出されるグリシンの直接的測定とあわせて，これはグリシンの生理学的な伝達物質としての役割を示す強力な証拠となる．**β-アラニン**（β-alanine）はグリシンとよく似た薬理学的作用と分布パターンをもつが，その作用はストリキニーネでは阻害されない．

グリシンの抑制作用は，NMDA受容体の活性化の促進における役割とはまったく異なっている．

> グリシン受容体（Dutertre et al., 2012）は，シスループをもち，五量体のリガンド開口型クロライドチャネルである点でGABA$_A$受容体と似ている．グリシンの代謝型受容体は存在しない．5つのグリシン受容体サブタイプ（α1-4，β）が同定されており，成人の脳における主なグリシン受容体の形は，αサブユニットの単量体，またはおそらくは2つのαと3つのβという構成からなるヘテロ複合体である．αサブユニットからのみ構成される受容体は，グリシンとストリキニーネに感受性をもつので，これらの薬物の結合部位はαサブユニットにあるといえる．したがってグリシンの状況は，GABAの場合に比べて非常に単純である．グリシン受容体は呼吸リズムの調節や運動の制御，筋緊張，そして痛みのシグナルの処理にかかわっている．グリシン受容体の変異は，筋痙攣と反射興奮亢進に関係する遺伝性の神経疾患で同定されている．グリシン受容体を特異的に修飾することによって作用する治療薬はまだない．

破傷風毒素（tetanus toxin）は，**ボツリヌス毒素**（botulinum toxin；第13章）と似た細菌性毒素であるが，脊髄の介在ニューロンからのグリシン放出を選択的に阻害し，過度の反射興奮亢進と暴力的な筋緊張を引き起こす（破傷風初期の開口障害）．

グリシンは2つの輸送体GlyT1とGlyT2によって，細胞外空間から除去される（Eulenburg et al., 2005）．GlyT1は主にアストロサイトに存在し，中枢神経系のほとんどの領域に発現している．一方GlyT2は，脊髄，脳幹と小脳のグリシン作動性ニューロンに発現している．GlyT2阻害薬には，鎮痛薬としての作用をもつ可能性がある．

おわりに

脳のアミノ酸とその受容体の研究は，この25年間で最も活気に満ちた研究分野であり，膨大な情報が得られた．アミノ酸による情報伝達システムは，ありとあらゆ

抑制性アミノ酸：GABAとグリシン

- GABAは脳の主要な抑制性伝達物質である．
- GABAは脳の至るところに存在しているが，末梢器官にはほとんど存在しない．
- GABAは，グルタミン酸脱炭酸酵素の働きによりグルタミン酸から形成される．GABAの作用は主に再取り込みによって終了するが，GABAアミノ基転移酵素によって触媒される脱アミノ化によっても終了する．
- GABA受容体には，GABA$_A$受容体とGABA$_B$受容体の2つの型が存在する．
- GABA$_A$受容体は主にシナプス後細胞に存在し，クロライドチャネルと直接結合している．クロライドチャネルの開口は，膜の興奮性を減少させる．
- **ムシモール**は特異的なGABA$_A$アゴニストである．痙攣薬の**ビククリン**はアンタゴニストである．
- GABA$_A$受容体とチャネルに作用する薬には，ほかに以下のようなものがある．
  - **ベンゾジアゼピン**：修飾部位に作用してGABAの作用を促進する
  - **ピクロトキシン**などの痙攣薬：陰イオンチャネルを阻害する
  - 神経ステロイド：内因性のプロゲステロン代謝物を含む
  - バルビタールや多くの一般麻酔薬などの中枢神経系抑制薬：GABAの作用を増強する
- GABA$_B$受容体は，ヘテロ複合体のGタンパク質共役受容体である．GABA$_B$受容体は，カルシウムチャネルの開口を抑制したり，カリウムチャネルのコンダクタンスを増加させたりして，シナプス前性とシナプス後性の抑制を引き起こす．**バクロフェン**はGABA$_B$受容体アゴニストで，痙縮の治療に用いられる．GABA$_B$アンタゴニストは治療には使用されていない．
- グリシンは，主に脊髄における抑制性伝達物質であり，グリシン受容体に作用する．グリシン受容体は，構造的機能的にGABA$_A$受容体に似ている．
- 痙攣薬の**ストリキニーネ**は，競合的グリシンアンタゴニストである．破傷風毒素は主にグリシンの放出を阻害する．

る神経精神疾患に関係があると推測される．製薬会社はその特異的なリガンド（アゴニスト，アンタゴニスト，修飾因子，酵素阻害薬，輸送体阻害薬）の同定に莫大な力を注いできた．そしてその結果，薬理学的には申し分のないたくさんの化合物が出現し，多くの臨床治験が行われてきたが，治療上における大きな進歩には至っていない．多くの標的分子の分子サブタイプの機能をさらによく理解し，よりサブタイプ特異的なリガンドを設計すれば，将来的な進歩につながるかもしれない．しかし，それはあまりに楽観的な見方で，近年は期待薄といわねばならない．

引用および参考文献

興奮性アミノ酸

Beart, P.M., O'Shea, R.D., 2007. Transporters for L-glutamate: an update on their molecular pharmacology and pathological involvement. Br. J. Pharmacol. 150, 5–17.

Bräuner-Osborne, H., Egebjerg, J., Nielsen, E.Ø., Madsen, U., Krogsgaard-Larsen, P., 2000. Ligands for glutamate receptors: design and therapeutic prospects. J. Med. Chem. 43, 2609–2645.

Bunch, L., Enrichsen, M.N., Jensen, A.A., 2009. Excitatory amino acid transporters as potential drug targets. Expert Opin. Ther. Targets 13, 719–731.

Collingridge, G.L., Olsen, R.W., Peters, J., Spedding, M., 2009. A nomenclature for ligand-gated ion channels. Neuropharmacology 56, 2–5.

Corlew, R., Brasier, D.J., Feldman, D.E., Philpot, B.D., 2008. Presynaptic NMDA receptors: newly appreciated roles in cortical synaptic function and plasticity. Neuroscientist 14, 609–625.

Ferraguti, F., Shigemoto, R., 2006. Metabotropic glutamate receptors. Cell Tissue Res. 326, 483–504.

González-Maeso, J., Ang, R.L., Yuen, T., et al., 2008. Identification of a serotonin/glutamate receptor complex implicated in psychosis. Nature 452, 93–99.

Goudet, C., Magnaghi, V., Landry, M., et al., 2009. Metabotropic receptors for glutamate and GABA in pain. Brain Res. Rev. 60, 43–56.

Harvey, R.J., Yee, B.K., 2013. Glycine transporters as novel therapeutic targets in schizophrenia, alcohol dependence and pain. Nature Rev. Drug Discov. 12, 866–885.

Jane, D.E., Lodge, D., Collingridge, G.L., 2009. Kainate receptors: pharmacology, function and therapeutic potential. Neuropharmacology 56, 90–113.

Lynch, G., 2006. Glutamate-based therapeutic approaches: ampakines. Curr. Opin. Pharmacol. 6, 82–88.

Monaghan, D.T., Irvine, M.W., Costa, B.M., Fang, G., Jane, D.E., 2012. Pharmacological modulation of NMDA receptor activity and the advent of negative and positive allosteric modulators. Neurochem. Int. 61, 581–592. （NMDA 受容体の新しいアロステリック部位に関する論文．）

Nicoletti, F., Bockaert, J., Collingridge, G.L., et al., 2011. Metabotropic glutamate receptors: from the workbench to the bedside. Neuropharmacology 60, 1017–1041. （この分野における科学の発展と，新薬の開発に関係する臨床的意義についての広範な総説．）

Traynelis, S.F., Wollmuth, L.P., McBain, C.J., et al., 2010. Glutamate receptor ion channels: structure, regulation and function. Pharmacol. Rev. 62, 405–496.

Watkins, J.C., Jane, D.E., 2006. The glutamate story. Br. J. Pharmacol. 147 (Suppl. 1), S100–S108. （中枢神経系伝達物質としてのグルタミン酸を発見した先駆者の 1 人による，簡易かつ魅力的な歴史．）

抑制性アミノ酸

Bettler, B., Kaupmann, K., Mosbacher, J., Gassmann, M., 2004. Molecular structure and function of GABAB receptors. Physiol. Rev. 84, 835–867. （最初に $GABA_B$ 受容体をクローニングし，その一風変わったヘテロ二量体構造を発見したチームによる包括的な総説．）

Chebib, M., 2004. $GABA_C$ receptor ion channels. Clin. Exp. Pharmacol. Physiol. 31, 800–804.

Dutertre, S., Becker, C.M., Betz, H., 2012. Inhibitory glycine receptors: an update. J. Biol. Chem. 287, 40216–40223.

Eulenburg, V., Armsen, W., Betz, H., Gomez, J., 2005. Glycine transporters: essential regulators of neurotransmission. Trends Biochem. Sci. 30, 325–333.

Farrant, M., Nusser, Z., 2005. Variations on an inhibitory theme: phasic and tonic activation of $GABA_A$ receptors. Nat. Rev. Neurosci. 6, 215–229.

Lambert, J.J., Cooper, M.A., Simmons, R.D., Weir, C.J., Belelli, D., 2009. Neurosteroids: endogenous allosteric modulators of GABA (A) receptors. Psychoneuroendocrinology 34 (Suppl. 1), S48–S58.

Olsen, R.W., Sieghart, W., 2008. International Union of Pharmacology. LXX. Subtypes of γ-aminobutyric acid$_A$ receptors: classification on the basis of subunit composition, pharmacology, and function. Update. Pharmacol. Rev. 60, 243–260. （国際薬理学連合学名委員会による報告書．サブユニット構成に基づく $GABA_A$ 受容体のサブタイプに関する広範な議論を含む．この報告書には，$GABA_C$ 受容体は $GABA_A$ 受容体のサブタイプとして考えるべきだという勧告も含まれている．）

Wong, C.G.T., Gibson, K.M., Snead, O.C., 2004. From street to brain: neurobiology of the recreational drug gamma-hydroxybutyric acid. Trends Pharmacol. Sci. 25, 29–34. （短い総説．）

生理学的側面

Bear, M.F., Connors, B.W., Paradiso, M.A., 2006. Neuroscience: exploring the brain, third ed. Lippincott, Williams & Wilkins, Baltimore. （長期増強と記憶のしくみを詳細に論じた．神経科学の重要な教科書．）

Bliss, T.V., Cooke, S.F., 2011. Long-term potentiation and long-term depression: a clinical perspective. Clinics (São Paulo) 66 (Suppl. 1), 3–17.

Kessels, H.W., Malinow, R., 2009. Synaptic AMPA receptor plasticity and behavior. Neuron 61, 340–350.

Khahk, B.S., Henderson, G., 2000. Modulation of fast synaptic transmission by presynaptic ligand-gated cation channels. J. Auton. Nerv. Syst. 81, 110–121. （シナプス前終末のリガンド開口型陽イオンチャネルが神経伝達物質放出を促進したり抑制したりするしくみの説明．）

Kullmann, D.M., 2012. The Mother of All Battles 20 years on: is LTP expressed pre- or postsynaptically? J. Physiol. 590, 2213–2216.

Massey, P.V., Bashir, Z.I., 2007. Long-term depression: multiple forms and implications for brain function. Trends Neurosci. 30, 176–184.

第4部 神経系

39 その他の伝達物質と調節物質

概要

本章では、中枢神経系における主要な"アミン系"伝達物質である、ノルアドレナリン、ドパミン(dopamine)、5-ヒドロキシトリプタミン(5-HT、セロトニン)およびアセチルコリン(acetylcholine：ACh)について述べる。さらに、ヒスタミン、メラトニンおよびプリン類などの、その他のメディエーターについても簡単に述べる。モノアミン類は最も古くから中枢神経伝達物質として同定されていた。その後、1960年代に、神経化学と神経薬理学の連携により、モノアミン系伝達物質の役割と、モノアミン系に作用する薬物の有用性について、多くの重要な発見があった。アミン系メディエーターは、**第38章**で論じたアミノ酸伝達物質とは異なり、脳幹や前脳基底部に細胞体が位置する少数のニューロン群に局在している。これらのニューロンは、吻側方向の大脳皮質などと尾側方向の脊髄の両方に拡散的に投射している。そして、これらのアミン含有性ニューロン群は、局所的なシナプス興奮や抑制よりも、むしろ高次の行動(情動、認知、意識など)に広く関係していると考えられている[1]。最近では、一酸化窒素(NO；**第20章**)やエンドカンナビノイド(**第19章**)のような、いくつかの"非典型的"ケミカルメディエーターが登場しており、これらについては本章の最後に論じる。中枢神経メディエーターのもう1つの大分類である神経ペプチド類については**第18章**で述べられているが、特定の神経ペプチド類(エンドルフィン[endorphin]、ニューロキニン[neurokinin]およびオレキシン[orexin]など)についての情報は、第4部の後半の章に記載されている。

はじめに

われわれはすでに多くのメディエーターを知っており、さらにそれらの系統的な受容体や細胞レベルでのシ

[1] これらのニューロンの働きは、いわば、冥界からの声であり、自分でははっきりとは理由がわからなくても、人を幸せな気持ちにさせたり悲しい気持ちにさせたり、眠くさせたり目覚めさせたり、慎重にさせたり冒険的にさせたり、活動的にさせたり怠惰にさせたりする力をもっており、心の病にもかかわるものである。

グナル伝達機構についても多くのことを知っている。しかし、これらの伝達物質の脳機能や行動への影響について論じるときには、比較的大雑把な用語(精神薬理学者たちは、大雑把ではないといって怒るかもしれないが)、例えば"運動協調"、"覚醒"、"認知障害"、"探索行動"などの言葉でしか語ることできない。このように、分子レベルと治療レベルの間で研究の進み具合に差があるため、これらのレベルの間で薬物の作用を関連づけて理解することは容易ではない。トランスジェニック動物技術の利用(**第7章**)や非侵襲的イメージング技術などの現代的アプローチは、このような関連づけに役立っているが、いまだ先の道のりは長い。

本章の内容についてのより詳しい説明は、Nestler et al.(2008)または Iversen et al.(2009)を参照。

ノルアドレナリン

ノルアドレナリン(noradrenaline)(ノルエピネフリン[norepinephrine])の合成、貯蔵および放出に関する基本的プロセスは中枢神経系においても、末梢神経系(**第14章**)と同じである。中枢神経系においては、放出されたノルアドレナリンは、神経細胞による取り込みと酵素による代謝によって不活化される。ノルアドレナリンは、主に**モノアミン酸化酵素**(monoamine oxidase)、**アルデヒド還元酵素**(aldehyde reductase)および**カテコール-O-メチル基転移酵素**(catechol-O-methyl transferase)によって3-ヒドロキシ-4-メトキシフェニルグリコール(3-hydroxy-4-methoxyphenylglycol：MHPG)に代謝される(図14.4 参照)。

中枢神経系におけるノルアドレナリン経路

ノルアドレナリンの伝達物質としての役割は、1950年代には認識されていたが、神経細胞分布についての詳細な解析が可能になったのは、ファルク(Falck)とヒラープ(Hillarp)によって、組織がホルムアルデヒドに曝されたときに蛍光性カテコールアミンが生成されることを利用した技法が開発されてからである。ノルアドレナリン性、ドパミン性およびセロトニン性のニューロンの経路の詳細な配線図は、まず実験動物についてつくられ、その後、ヒトの脳についてもつくられて確認された。ノル

アドレナリン性ニューロンの細胞体は橋(pons)と延髄(medulla)にある小さな集団の中に存在しており，脳の多くの他の部位や脊髄に広範に分岐する軸索を送っている(図39.1)．そのなかで最も主要な集団は，橋に存在する**青斑核**(locus coeruleus)である．この核にはヒトではおよそ1万個程度のニューロンしか存在しないが，それらの軸索は明瞭な**内側前脳束**(medial forebrain bundle)として走行し，大脳皮質，海馬，視床および小脳において数百万個のノルアドレナリン性の神経終末を形成している．これらの神経終末は明確なシナプス接合を形成せず，伝達物質をある程度拡散的に放出しているようである．青斑核は脊髄にも投射しており，下行性の疼痛制御に関与している(第42章)．

その他のノルアドレナリン性のニューロンが，橋の青斑核の近くに存在しており，扁桃体，視床下部，海馬およびその他の前脳の部位，さらに脊髄に投射している．脳幹のより腹側には，ノルアドレナリンではなくアドレナリン(adrenaline)(エピネフリン[epinephrine])を放出するアドレナリン性ニューロンの小規模な集団が存在する．これらの細胞は，ノルアドレナリンをアドレナリンに変換するフェニルエタノールアミン–N–メチル基転移酵素を含有しており(第14章参照)，主に橋，延髄および視床下部に投射している．これらの細胞についてはほとんどわかっていないが，心血管系の制御に重要であると考えられている．

機能的側面

β_3を除くすべてのアドレナリン受容体(α_{1A}, α_{1B}, α_{1C}, α_{2A}, α_{2B}, α_{2C}, β_1およびβ_2)が中枢神経系に発現している(Bylund, 2007参照)．これらは，さまざまな効果器機構と相互作用するGタンパク質共役受容体である(表14.1参照)．α_1**受容体**(α_1 receptor)の中枢神経系における役割は，あまりわかっていない．α_1受容体は広範に分布し，シナプス後性ニューロンとグリア細胞の両方に局在しており，運動制御，認知および恐怖に関与しているかもしれない．α_2**アドレナリン受容体**(α_2 adrenoceptor)はノルアドレナリン性ニューロンの細胞体–樹状突起領域と神経終末部位の両方に局在しており，神経終末部においては抑制性の**自己受容体**(オートレセプター[autoreceptor])として機能している．さらにα_2受容体はシナプス後部の非ノルアドレナリン性ニューロンにも存在している．これらのα_2受容体は，血圧の制御(下記参照)，鎮静(メデトミジン[medetomidine]などのα_2アゴニストは獣医学で麻酔薬として実際に使われている)および鎮痛に関与している．β_1**受容体**(β_1 receptor)は大脳皮質，線条体および海馬に見出される．β_2**受容体**(β_2 receptor)は主として小脳に見出される．これらの受容体は抗うつ薬の長期的作用に関与する可能性が示唆されているが，具体的な機序は不明である(第47章参照)．

α_2アドレナリン受容体のアンタゴニストである**イダゾキサン**(idazoxan)についての研究により，その他の"**イミダゾリン受容体**(imidazoline receptor)"といわれるものが同定されるに至った(Head & Mayorov, 2006参照)．I_1受容体は血圧の中枢性制御に関与している．I_2受容体はモノアミン酸化酵素のアロステリック結合部位の1つである．I_3受容体は膵臓に存在し，インスリン分泌の制御にかかわっている．

覚醒と気分

青斑核は，脳内で放出されるノルアドレナリンの大部分を産生しているため，注目を集めている．青斑核の神経活動は，埋め込み電極によって測定することができる．青斑核ニューロンは睡眠中には静止状態であるが，行動上の覚醒に伴い，その活動が増加する．馴染みのない刺激や危険を感じさせる刺激のような"目覚まし"刺激は，馴染みのある刺激よりもずっと効果的にこれらのニューロンを興奮させる．**アンフェタミン**(amphetamine, amfetamine)様の薬物は，脳内でカテコールアミンを放出させ，覚醒の程度，注意力および探索行動を増加させる(ただし，この場合は，青斑核ニューロンの発火は，実際はフィードバック機構により減少している：第48章参照)．

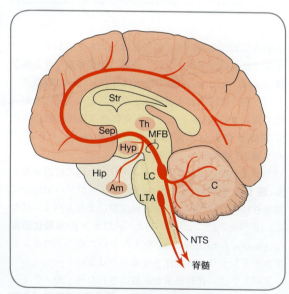

図39.1 脳内のノルアドレナリン経路の略図．
主要な細胞体群と線維束を濃い赤で，ノルアドレナリン終末の位置を薄い赤で示した(孤束核は迷走神経感覚核である)．Am：扁桃核(amygdaloid nucleus)，C：小脳(cerebellum)，Hip：海馬(hippocampus)，Hyp：視床下部(hypothalamus)，LC：青斑核(locus coeruleus)，LTA：外側被蓋野(lateral tegmental area, part of the reticular formation)，MFB：内側前脳束(medial forebrain bundle)，NTS：孤束核(nucleus of the tractus solitarius[vagal sensory nucleus])，Sep：中隔(septum)，Str：線条体(corpus striatum)，Th：視床(thalamus)．

気分と覚醒の状態は近い関係にある．抑うつ状態にある人は多くの場合，無気力であり，外的な刺激に無反応である．"うつ"に関するカテコールアミン仮説（第47章参照）においては，"うつ"は脳内の特定の場所におけるノルアドレナリンの機能的枯渇に起因し，"躁"はノルアドレナリンの過剰によるものであるとされている．この仮説にはまだ議論の余地があり，その後の知見によって，ノルアドレナリンよりもむしろ5-HTのほうが，気分との関係においてより重要であることが示唆されている．

血圧調節

クロニジン（clonidine）やメチルドパ（methyldopa）などの降圧薬の作用を知ることで，末梢のみならず，中枢のノルアドレナリン性シナプスが血圧調節にどのような役割を果たしているかを理解できる（第14，22章参照）．これらの薬は，中枢神経から送り出される交感神経の発火を減少させる．これらの薬を延髄や第4脳室に局所的に注入すると，全身投与の場合に必要な量よりずっと少ない量で，血圧低下が起こる．ノルアドレナリンやその他のα_2アドレナリン受容体アゴニストも，局所注入すると，同様な効果がある．延髄のα_2アドレナリン受容体の刺激や阻害は圧受容器反射の活性に強く影響を与えるので，延髄のノルアドレナリン性シナプスはおそらく，圧受容器反射の経路の一部を構成しているのであろう．

上行性のノルアドレナリン性神経線維は視床下部に投射し，下行性の神経線維は脊髄の側角領域に投射して，末梢での交感神経の発火を増加させるように働く．ノルアドレナリンをアドレナリンに変換する酵素であるフェニルエタノールアミン-N-メチル基転移酵素を阻害すると圧受容器反射が抑制されることから，これらの調節ニューロンはノルアドレナリンよりもむしろ，アドレナリンを放出している可能性があることが示唆されている．

moxonidineは，I_1受容体アゴニストであるが，α_2アドレナリン受容体に対しても弱い作用があると報告されている．moxonidineは中枢に作用して，末梢の交感神経活動を低下させることで，末梢血管抵抗を減少させる．

ドパミン

ドパミン（dopamine）は，パーキンソン病，統合失調症および注意欠陥障害，さらに薬物依存およびある種の内分泌障害などの複数の一般的な脳機能障害にかかわっているため，神経薬理学的に特に重要である．これらの状態を治療するために臨床的に使われる薬の多くは，ドパミン伝達に影響を与えることで作用を発揮する．

中枢神経系におけるノルアドレナリン

- 中枢神経系のノルアドレナリンの合成，貯蔵，放出および再取り込みのメカニズムは，末梢と基本的に同じであり，受容体も同じである（第14章）．
- ノルアドレナリン性の細胞体は，主に橋と延髄に明瞭な集団として存在しており，特に**青斑核**が重要である．
- ノルアドレナリン経路は，主に内側前脳束と下行性脊髄路の中を走行して，大脳皮質，海馬，視床下部，小脳および脊髄に拡散性に終止している．
- ノルアドレナリンの作用はα_1，α_2，β_1およびβ_2**受容体**を介している．
- ノルアドレナリン性の伝達は下記において重要である．
  - 目覚めと注意力を制御する"覚醒"系
  - 血圧の調節
  - 気分の制御（機能的欠乏は"うつ"に関与する）
- 中枢神経において，部分的にもしくは主にノルアドレナリン性伝達に作用する向精神薬には，抗うつ薬，**コカイン**（cocaine）および**アンフェタミン**などがある．一部の高血圧治療薬（**クロニジン，メチルドパ**など）は，主に中枢神経のノルアドレナリン伝達に作用する．

脳内におけるドパミンの分布は，ノルアドレナリンほど広くはない．ドパミンは，運動の協調に関与する**線条体**（corpus striatum）に最も豊富に存在し（第40章参照），前頭皮質，辺縁系および視床下部の特定の部位にも高濃度で存在する（視床下部では下垂体血液循環に放出されて**プロラクチン分泌**（secretion of prolactin）を抑制する；第33章参照）．

ドパミンの合成はノルアドレナリンと同じ経路をたどる（図14.2参照）．すなわち，チロシンがドパ（dopa）に変換され（律速段階），さらに脱炭酸によりドパミンになる．ドパミン性ニューロンは，**ドパミンβ-水酸化酵素**（dopamine β-hydroxylase）をもたないため，ドパミンをノルアドレナリンに変化させることはない．

ドパミンは，神経終末から放出された後，モノアミン輸送体という大ファミリー（第14章参照）の一員であるドパミン輸送体により再取り込みされる．ドパミンは，モノアミン酸化酵素とカテコール-O-メチル基転移酵素（図39.2）により代謝され，主な代謝産物である**ジヒドロキシフェニル酢酸**（dihydroxyphenylacetic acid：DOPAC）およびそのメトキシ誘導体である**ホモバニリン酸**（homovanillic acid：HVA）になる．脳のHVA含有量は，動物実験において，ドパミン代謝回転（ターンオー

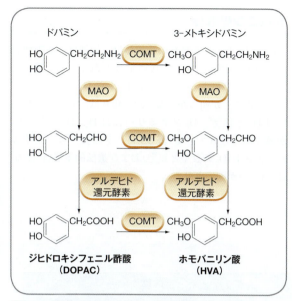

図 39.2 脳内での主なドパミン代謝経路.
COMT：カテコール-O-メチル基転移酵素，MAO：モノアミン酸化酵素（monoamine oxidase）．

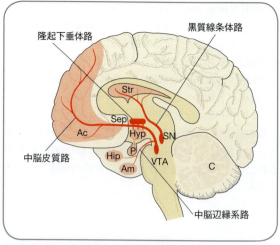

図 39.3 脳内のドパミン経路の略図.
色分けは図 39.1 と同様．下垂体（pituitary gland：P）には視床下部からドパミン線維の投射がある．Ac：側坐核（nucleus accumbens），SN：黒質（substantia nigra），VTA：腹側被蓋野（ventral tegmental area），他の略号は図 39.1 参照．

バー）の指標としてよく用いられる．ドパミン放出を引き起こす薬物は，しばしばドパミン濃度を変えることなく，HVAを増加させる．DOPACとHVAおよびこれらの硫酸抱合体は尿に排出されるため，ヒト被検者におけるドパミン放出の指標になる．

6-ヒドロキシドパミン（6-hydroxydopamine）は，ドパミン性神経終末を選択的に破壊するため，研究用のツールとして一般的に用いられている．6-ヒドロキシドパミンはドパミン輸送体によって取り込まれ，酸化的細胞毒性を引き起こす反応性代謝物に変換される．

中枢神経系におけるドパミン経路

脳には4つの主要なドパミン経路がある（図 39.3）．

1. **黒質線条体路**（nigrostriatal pathway）：この経路は脳内のドパミンの約75％を有しており，細胞体は大部分が**黒質**（substantia nigra）に存在し，軸索終末は線条体に存在する．これらの線維は，その他のモノアミン含有線維とともに，内側前脳束内を走行する．ヒトの線条体にドパミン含有ニューロンが豊富に存在することは，図 39.4 からわかる．この図は，放射性フッ素を含むドパ誘導体を注射し，3時間後に陽電子放出断層撮影法（positron emission tomography：PET）により放射能を走査して得られたものである．

2. **中脳辺縁系路**（mesolimbic pathway）：細胞体は中脳の黒質に隣接する**腹側被蓋野**（ventral tegmental area：VTA）に存在し，その線維は内側前脳束を経て辺縁系のいくつかの部位，特に**側坐核**（nucleus accumbens）と**扁桃核**（amygdaloid nucleus）に投射する．

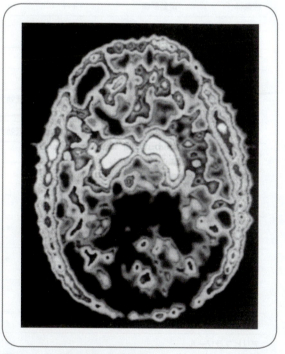

図 39.4 ヒトの大脳基底核のドパミン.
陽電子放出同位体 ^{18}F でラベルした 5-フルオロドパを被検者に注射した3時間後の陽電子放出断層撮影（PET）画像．同位体はドパ取り込み系によって基底核ニューロンに蓄積されている（白い領域）．前頭皮質にも，少ないながら取り込みがある．頭皮と側頭筋にも若干の取り込みがみられる．
(Garnett ES, Firnau G, Nahmias C 1983 Nature 305, 137-138 より.)

3. **中脳皮質路**(mesocortical pathway)：この経路も細胞体は腹側被蓋野に存在する．その線維は，内側前脳束を経て，前頭皮質に投射する．

4. **隆起下垂体路**(tuberohypophyseal)（もしくは**隆起漏斗路**[tuberoinfundibular]）：腹側視床下部から正中隆起と下垂体へ走行する短いニューロンの一群からなり，下垂体分泌を制御する．

他の脳領域や網膜にもドパミン性ニューロンは存在する．より詳しくは，Björklund & Dunnett(2007)を参照されたい．下記に，主要なドパミン経路の機能について論じる．

ドパミン受容体

D_1 と D_2 という２種類の受容体が，最初は，薬理学的および生化学的基準に基づいて区別されていた．遺伝子クローニングによって，さらに D_1 から D_5 のサブグループがあることが明らかになった．現在は，D_1 ファミリーには D_1 と D_5 が，D_2 ファミリーには D_2, D_3 および D_4 が属するとされている（**表39.1**）．その後，スプライスバリアント（D_2 の長型と短型）および遺伝的多形（特に D_4 について）が同定された．

表39.1　ドパミン受容体

	機能	D_1 型		D_2 型		
		D_1	D_5	D_2	D_3	D_4
分布						
大脳皮質	覚醒，気分	+++	−	++	−	+
大脳辺縁系	情動，常同行動	+++	+	++	+	+
線条体	運動制御	+++	+	++	+	+
腹側視床下部と下垂体前葉	プロラクチン分泌	−	−	++	+	−
アゴニスト						
ドパミン		+(低効力)		+(高効力)		
アポモルフィン (apomorphine)		部分アゴニスト(低効力)		+(高効力)		
ブロモクリプチン		部分アゴニスト(低効力)		+(高効力)		
quinpirole		不活性		活性		
アンタゴニスト						
クロルプロマジン (chlorpromazine)		++	++	++	++	++
ハロペリドール (haloperidol)		++	+	+++	++	+++
スピペロン (spiperone)		++	+	+++	+++	+++
スルピリド (sulpiride)		−	−	++	++	+
クロザピン		+	+	+	+	++
アリピプラゾール (aripiprazole)		−	−	+++ (部分アゴニスト)		++
raclopride		−	−	+++	++	+
シグナル伝達		G_s 共役-アデニル酸シクラーゼの活性化		G_i/G_o 共役-アデニル酸シクラーゼの抑制，カリウムチャネルの活性化，カルシウムチャネルの抑制，（ホスホリパーゼ C の活性化もありうる）		
効果		主にシナプス後部の活性化		シナプス前部および後部の抑制 ホルモン放出の刺激または抑制		

親和性のデータは the IUPHAR/BPS Guide to Pharmacology database に掲載されているデータに基づく（www.guidetopharmacology.org）．

これらのすべての受容体は，**第3章**で述べたGタンパク質共役貫通膜受容体のファミリーに属している．D_1とD_5は，G_sを介して，**アデニル酸シクラーゼ**(adenylyl cyclase)と**プロテインキナーゼA**(protein kinase A：PKA)を活性化させる．PKAは，電位依存性ナトリウムチャネル，カリウムチャネルおよびカルシウムチャネル，さらに，イオンチャネル型グルタミン酸受容体およびGABA受容体などの，多岐にわたるタンパク質をリン酸化することで，D_1とD_5受容体の作用の多くを媒介している．D_2，D_3およびD_4受容体は，G_i/G_oを介して，カリウムチャネルの活性化およびカルシウムチャネルとアデニル酸シクラーゼの抑制をもたらす．さらに，これらの受容体は他の細胞セカンドメッセンジャーカスケードにも影響を与えうる(**第3章**)．ドパミンのシグナル伝達経路において**DARPP-32**(32-kDa dopamine-and cAMP-regulated phosphoprotein，別名protein phosphatase 1 regulatory subunit 1B)というタンパク質は，興味深い構成要素である(Girault & Greengard, 2004 参照)．このタンパク質は，ドパミン感受性のあるニューロンに多く発現している．D_1受容体の活性化により，細胞内cAMPが増加し，プロテインキナーゼAが活性化すると，DARPP-32がリン酸化される(**図39.5**)．リン酸化されたDARPP-32は**プロテインホスファターゼ-1**(protein phosphatase-1)の阻害作用をもつため，タンパク質リン酸化酵素群と協調して働き，その結果，タンパク質のリン酸化を増幅するしくみとして働いている．一般的に，D_2受容体の活性化は，D_1受容体の活性化とは逆の作用をもっている．

ドパミン受容体は，それぞれ脳内の決まった部位に発現しているが，重なって発現している部位もある．D_1受容体はドパミン性の神経入力を受ける領域(すなわち，線条体，辺縁系，視床および視床下部；**図39.3**)において，最も豊富かつ広範に存在する．D_2受容体も同様であるが，D_2受容体は下垂体にも存在する．D_2受容体はドパミン性ニューロン(細胞体，樹状突起および神経終末)において抑制性の自己受容体として機能しているだけでなく，非ドパミン性のニューロンにも存在する(De Mei et al., 2009)．D_3受容体は辺縁系には存在するが，線条体には存在しない．D_4受容体は，主に大脳皮質と辺縁系に，かなり弱く発現している．

ドパミンは，他の多くの伝達物質や調節物質と同様に，シナプス前部にもシナプス後部にも作用する．シナプス前部のD_2受容体は，例えば線条体や辺縁系のドパミン性ニューロンにおいて，自己受容体として働き，ドパミンの合成や放出を抑制する働きをもっている．ドパミンのアンタゴニストは，これらの脳部位においてD_2受容体を遮断することで，ドパミンの合成と放出を増加させ，ドパミン代謝産物の蓄積を引き起こす．さらに，これらの薬はドパミン性ニューロンの発火頻度を増加させる．この作用は，おそらく，局所的に放出されたドパミンが細胞体および樹状突起に働きかけるフィードバックが，これらの薬により阻害されることによる．抑制性のD_2受容体は，グルタミン酸性，GABA性およびコリン性の神経終末にも存在する．

ドパミン受容体は，末梢においてもさまざまな作用を担っている(D_1受容体による)．特に，腎血管の拡張作用と心筋収縮力の増大が挙げられる(ドパミンは臨床的に循環性ショックの治療に使われている；**第22章**参照)．

機能的側面

ドパミン経路の機能は大きく下記のように分けられる．

- 運動制御(黒質線条体系)
- 行動への作用(中脳辺縁系および中脳皮質系)
- 内分泌制御(隆起下垂体系)

ドパミンと運動系

ウンゲルシュテット(Ungerstedt)は1968年にラットの両側の黒質を除去することで，黒質線条体ニューロンが破壊され，重篤なカタレプシーが生じることを示した．この手術を受けた動物は，人為的に給餌しない限り，餓死するほどに非活動的であった．**パーキンソン病**(Parkinson's disease；**第40章**)は，黒質線条体路のドパミンの欠乏に関連した，運動制御の障害である．

中枢神経系の障害を治療する際には，脳の特定の一部分において，特定の受容体のみを活性化したり抑制したりできることが望ましい．しかし，実際には，薬物に脳部位選択性があることはまれであり，脳全体の同じ受容体タイプに作用してしまう．例えば，多くの抗精神病薬(**第46章**参照)はD_2受容体アンタゴニストであり，中脳辺縁系のD_2受容体を阻害することで有益な作用をもたらしている．しかし，このD_2阻害作用が，同時に黒質線条体路のD_2受容体を阻害してしまうことで，運動障害という重要な副作用の原因となってしまう．

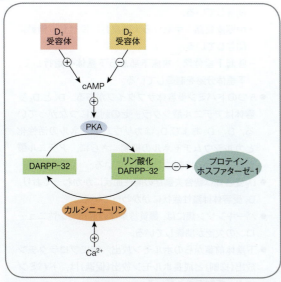

図39.5 ドパミン受容体からのシグナル伝達におけるニューロン特異的リン酸化タンパク質DARPP-32の役割(本文参照)．
PKA：プロテインキナーゼA．

行動への作用

アンフェタミンは，ドパミンとノルアドレナリンの両方を放出させる作用をもっており，これをラットに投与すると，通常の"ラットらしい"行動(探索行動や毛づくろい)がなくなり，外的刺激とは関係のない"常同的な"行動(立ち上がりや齧り運動など)を繰り返すようになる．ラットにおけるこのようなアンフェタミンによる運動異常は，おそらく黒質線条体ドパミン系の過活動を反映しており，ドパミンのアンタゴニストの投与や中脳のドパミン含有性細胞の破壊により妨げられるが，ノルアドレナリン系を阻害する薬物では妨げられない．

アンフェタミンとコカイン(ドパミン輸送体抑制作用をもつ)およびその他の依存性薬物(第49章)は，ヒトにおいて，中脳辺縁系のドパミン性"報酬"経路を活性化し多幸感を引き起こす．これに関与する主な受容体は D_1 であるらしい．D_1 受容体が欠損しているトランスジェニックマウスは全般的に動機を失ったかのように行動し，餌の摂取量が少なく，アンフェタミンやコカインに感受性がない．

神経内分泌機能

ドパミン性隆起下垂体路(図39.3参照)は，プロラクチン(prolactin)分泌の制御に関与している．視床下部はさまざまなメディエーター(ほとんどが小さなペプチド；第33章参照)を分泌し，これらが下垂体からの別のホルモンの分泌を制御している．これらのメディエーターの1つで，プロラクチン放出に抑制的作用をもつものがドパミンである．この系は臨床的に重要である．多くの抗精神病薬(第46章参照)は D_2 受容体を阻害するため，プロラクチン分泌を増加させ，男性においても，乳房の発達と乳汁分泌を引き起こすことがある．ブロモクリプチン(bromocriptine)はエルゴットに由来するドパミン受容体アゴニストであり，下垂体腫瘍によるプロラクチン分泌を抑制するために臨床的に用いられる．

正常な個体における成長ホルモン合成は，ドパミンによって増加する．しかし，ブロモクリプチンは逆説的に，先端巨大症を引き起こす過剰分泌を抑制する(おそらく，生理的なドパミン放出がパルス状に起こるのに対し，ブロモクリプチンはドパミン受容体を脱感作させる)ため，過剰発育が起こる前に投与されれば治療上有益である．しかし，今日では他の薬剤がより有効であるため(第33章参照)，めったに使用されなくなった．ブロモクリプチンおよびその他のドパミンアゴニスト(カベルゴリン[cabergoline]など)は，性欲と性的能力を増強する．

嘔吐

薬理学的知見から，ドパミン性ニューロンが悪心と嘔吐の発生に関与していることが強く示唆されている．実際，ほとんどすべてのドパミン受容体アゴニスト(ブロモクリプチンなど)および脳内のドパミン放出を増加させるその他の薬物(レボドパ[levodopa]など；第40章)は副作用として悪心と嘔吐を引き起こし，一方で，多くのドパミンアンタゴニスト(フェノチアジン類[phenothiazines]，メトクロプラミド[metoclopramide]；第30章)は制吐作用をもつ．延髄の一部である化学受容器引金帯(chemoreceptor trigger zone)に存在する D_2 受容体は嘔吐の開始に関連しており(第30章)，これらの作用に関連していると考えられている．

> ### 中枢神経系におけるドパミン
>
> - ドパミンは神経伝達物質であると同時に，ノルアドレナリンの前駆体である．ドパミンはノルアドレナリンと同様に代謝されて，主にジヒドロキシフェニル酢酸とホモバニリン酸となって，尿とともに排泄される．
> - 4つの主要なドパミン経路がある．
>   - 黒質線条体路：運動制御に重要である．
>   - 中脳辺縁系路：中脳の細胞集団から辺縁系の各所(特に側坐核)に投射し，情動と薬物誘導性報酬に関与している．
>   - 中脳皮質路：中脳から大脳皮質に投射し，情動に関与している．
>   - 隆起下垂体路：視床下部から下垂体へ走行して，下垂体分泌を制御している．
> - 5つのドパミン受容体サブタイプがある．D_1 と D_5 受容体はアデニル酸シクラーゼの刺激につながっている．D_2，D_3 および D_4 はカリウムチャネルの活性化とカルシウムチャネルの抑制，さらに，アデニル酸シクラーゼの抑制につながっている．
> - D_2 受容体は統合失調症の陽性症状にかかわっており，D_1 受容体は陰性症状にかかわっている．
> - パーキンソン病には，黒質線条体のドパミン性ニューロンの欠乏が関係している．
> - 下垂体前葉からのホルモン放出，特にプロラクチン放出(抑制)と成長ホルモン放出(促進)は，ドパミンによって制御されている．
> - ドパミンは化学受容器引金帯に作用して，悪心と嘔吐を引き起こす．

5-ヒドロキシトリプタミン（セロトニン）

末梢における 5-ヒドロキシトリプタミン（5-hydroxytryptamine：5-HT）（セロトニン[serotonin]）の存在と機能は，第 15 章に述べられている．5-HT が中枢神経伝達物質である可能性は，1953 年にガダム（Gaddum）が，強力な幻覚剤として知られる**リゼルグ酸ジエチルアミド**（lysergic acid diethylamide：LSD）が末梢組織で 5-HT のアンタゴニストとして作用することを見出し，中枢作用もこの作用と関係していることを示唆したことで注目されるようになった．その 2〜3 年後に，5-HT が脳内に存在することが証明された．脳内の 5-HT は，全身に存在する総量の約 1% でしかないが，重要な中枢神経伝達物質である（Iversen et al., 2009; Muller & Jacobs, 2009 参照）．5-HT は，睡眠，摂食，体温調節，痛み，さらに，片頭痛や躁，不安，強迫神経症，統合失調症，自閉症および薬物依存など，さまざまな生理的プロセスに関与している．

生成，貯蔵および放出については，5-HT はノルアドレナリンに似ている．5-HT の前駆体は食物中のタンパク質から得られるアミノ酸であるトリプトファンであり，その血漿中の量は，食事と時刻によってかなり変動する．5-HT は血液脳関門を通過せず，中枢神経内で合成される．トリプトファンはニューロン内に能動的に取り込まれ，**トリプトファン水酸化酵素**（tryptophan hydroxylase）によって **5-ヒドロキシトリプトファン**（5-hydroxytryptophan）に変換される（図 15.1 参照）．その後，非特異的アミノ酸脱炭酸酵素によって脱炭酸化されて 5-HT となる．トリプトファン水酸化酵素は **p-クロロフェニルアラニン**（p-chlorophenylalanine：PCPA）により，選択的かつ不可逆的に阻害される．トリプトファンの存在量とトリプトファン水酸化酵素の活性が，5-HT 合成を制御する主要な因子であると考えられている．脱炭酸酵素はドパ脱炭酸酵素と類似しているかまたは同一であり，5-HT 合成の調節にはまったく関与しない．放出後には，特異的な輸送体（第 3 章参照）によって，5-HT の大部分がニューロンに取り込まれる．この輸送体はノルアドレナリンやドパミンを取り込む輸送体と，似ているが別のものである．**フルオキセチン**（fluoxetine）などの**選択的セロトニン再取り込み阻害薬**（selective serotonin reuptake inhibitor：SSRI）や，カテコールアミン取り込みを阻害する多くの薬物（**三環系抗うつ薬**[tricyclic antidepressants]など）によって，5-HT の再取り込みが阻害される．SSRI（第 44, 47 章参照）は，抗うつ薬および抗不安薬のなかで重要なグループである．5-HT はほぼすべてが**モノアミン酸化酵素**（monoamine oxidase）によって分解される（図 15.1）．モノアミン酸化酵素は 5-HT を 5-ヒドロキシインドールアセトアルデヒド（5-hydroxyindole acetaldehyde）に変換し，そのほとんどは脱水素化されて 5-ヒドロキシインドール酢酸（5-hydroxyindole acetic acid：5-HIAA）となった後に尿中に排泄される．

中枢神経系における 5-HT 経路

5-HT 含有ニューロンは，ノルアドレナリン性ニューロンと似たような分布をしている（図 39.6）．細胞体は，橋と上部延髄の正中線（縫線）近くの複数の**縫線核**（raphe nuclei）とよばれる部位に集まっている．吻側の縫線核からは内側前脳束を通って大脳皮質，海馬，基底核，辺縁系および視床下部の多くの部位に投射している．尾側の細胞は小脳，延髄および脊髄に投射する．

中枢神経系における 5-HT 受容体

主な 5-HT 受容体のタイプは図 15.1 に記されている．5-HT$_3$ を除いたすべてが，G タンパク質共役受容体である．5-HT$_3$ はリガンド開口型陽イオンチャネルである（下記参照）．これらすべてが中枢神経系に発現しており，これらの機能的役割は広範に解析されている．サブタイプは約 14 が同定されており，さらにスプライスバリアントが数多く存在する．これに対し，薬理学的ツールは数多いものの，比較的選択性が低いため，5-HT 受容体それぞれの機能を明確にすることは簡単ではない．現時点でわかっている知見は，Filip & Bader（2009）に詳述されている．

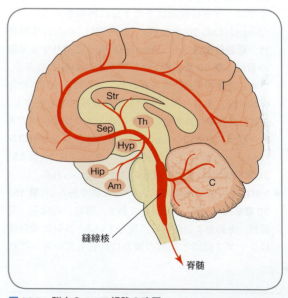

図 39.6 脳内の 5-HT 経路の略図．
色分けと略語は図 39.1 と同様．

総論としては下記のようにまとめられる.

- 5-HT$_1$受容体(5-HT$_{1A}$, 5-HT$_{1B}$, 5-HT$_{1D}$, 5-HT$_{1E}$, 5-HT$_{1F}$)[2]はほとんどが抑制的作用をもつ. 5-HT$_{1A}$受容体は, 縫線核の5-HTニューロンの細胞体と樹状突起に発現する自己受容体であり, これらの細胞の発火頻度を自己抑制する機能をもっている. 5-HT$_{1A}$受容体は辺縁系に広く分布しており, 不安やうつの治療に用いられる薬の主要な標的であると考えられている(第44, 47章参照). 5-HT$_{1B}$と5-HT$_{1D}$受容体は, 主に, 大脳基底核と皮質の, 5-HTを含有する神経終末やその他の神経終末における抑制的なシナプス前受容体である. スマトリプタン(sumatriptan)などの5-HT$_{1B}$および5-HT$_{1D}$受容体に作用するアゴニストは, 片頭痛(migraine)の治療に用いられる(第15章参照).

- 5-HT$_2$受容体(5-HT$_{2A}$, 5-HT$_{2B}$および5-HT$_{2C}$)は大脳皮質と辺縁系に豊富に存在し, シナプス前部と後部に局在している. これらの受容体はグルタミン酸やGABAの放出を促進することにより, 興奮性または抑制性の作用をもたらす. これらの受容体は一部の抗うつ薬(第47章)および抗精神病薬(第46章), さらにさまざまな幻覚誘発薬(第48章)の標的であると考えられている. 5-HT$_{2C}$のアゴニストであるlorcaserinは, 抗肥満薬(第32章参照)である. methysergideなどの5-HT$_2$アンタゴニストが片頭痛治療薬として用いられることについては, 第15章に述べられている.

- 5-HT$_3$受容体は五量体からなるリガンド開口型陽イオンチャネルであり, ホモメリックまたは異なる5-HT$_3$受容体サブユニットからなるヘテロメリック受容体である(Peters et al., 2005参照). 5-HT$_{3A}$および5-HT$_{3B}$受容体は最もよく研究されているが, その他のサブユニットの役割はまだ十分に解明されていない(Jensen et al., 2008参照). 脳内では, 5-HT$_3$受容体は, 延髄最後野(area postrema)(嘔吐に関与する延髄の領域;第30章参照)およびその他の脳幹の部位, さらに脊髄の後角にもみられる. さらに, 5-HT$_3$受容体は大脳皮質の一部および末梢神経系にも存在する. 5-HT$_3$受容体は興奮性のイオンチャネル型受容体であり, グラニセトロン(granisetron)やオンダンセトロン(ondansetron)などの特異的アンタゴニスト(第15, 30章参照)は, 悪心や嘔吐の治療に用いられる.

- 5-HT$_4$受容体は消化管において重要であるが(第15, 30章参照), 脳にも発現しており, 特に, 辺縁系, 基底核, 海馬および黒質に発現している. 5-HT$_4$受容体はシナプス前部と後部の両方に局在している. これ

らの受容体は, 特にACh放出において, シナプス前性の促進作用があるため, 認知機能を高める作用がある(第40章参照). 延髄の5-HT$_4$受容体の活性化は, オピオイドによる呼吸抑制作用に拮抗する作用がある(第42章参照).

- 5-HT$_5$受容体には, 5-HT$_{5A}$と5-HT$_{5B}$の2つがある. ヒトでは5-HT$_{5A}$だけが機能している. アンタゴニストは, 抗不安, 抗うつ, および抗精神病作用をもっていることがある.

- 5-HT$_6$受容体は主に中枢神経系, 特に海馬, 大脳皮質および辺縁系に存在する. 5-HT$_6$受容体の阻害はグルタミン酸およびAChの放出を増大し, 5-HT$_6$のアンタゴニストは, 認知機能の改善薬や統合失調症の症状緩和薬になりうると考えられている.

- 5-HT$_7$受容体は, 海馬, 大脳皮質, 扁桃体, 視床および視床下部に存在する. これらの受容体はGABA性ニューロンの細胞体と軸索終末にある. さらに, これらの受容体は, 血管や消化管にも存在する. 中枢神経系での機能は, おそらく, 体温調節や内分泌制御, さらに, 気分, 認知機能および睡眠に関与する可能性があると考えられている. さまざまな潜在的用途に向けて, 選択的アンタゴニストが開発されつつある.

機能的側面

5-HTニューロンは脳幹に限局的に存在するため, その電気的活動を詳細に研究することができる. さらに, 5-HT伝達に影響を与えるとされる薬物が行動などに与える作用を, ニューロンの電気的活動と関連づけて研究することも可能である. 5-HTニューロンは, 他の細胞とは異なり, 非常に規則的な, 遅い発火パターンを示す. これらのニューロンは5-HT$_1$受容体アゴニストにより強力に抑制されるため, 局所的な抑制性フィードバック機構があることが示唆される.

脊椎動物において, 5-HT経路と特に関連している生理的および行動上の機能には, 下記のものがある.

- 幻覚と行動変化
- 睡眠, 覚醒および気分
- 摂食行動
- 感覚伝達の制御(特に痛覚経路;第42章参照)

幻覚作用

多くの幻覚誘発薬(LSDなど;第48章)は, 5-HT$_{2A}$受容体のアゴニストである. 幻覚誘発作用および実験動物における特定の行動作用(例えば, ラットに5-HT前駆体の5-ヒドロキシトリプトファンを投与したときに起こる"濡れイヌ身震い様行動[wet dog shakes]")には, 大脳皮質の抑制の消失が関与していることが示唆されている. 多くの抗精神病薬(第46章)は, ドパミンD$_2$受

---

2 5-HT$_{1C}$受容体は存在しない. 当初5-HT$_{1C}$とされた受容体は, 5-HT$_{2C}$として再分類されている.

容体阻害作用に加えて，5-HT$_{2A}$受容体の阻害作用をもっている．MDMA（通称"エクスタシー"；第48章参照）の精神刺激作用は，部分的に，5-HT放出作用によるものである．MDMAはセロトニン輸送体によって取り込まれ，貯蔵小胞から5-HTを放出させる．これは，アンフェタミンのノルアドレナリン神経終末への作用と類似している（第14章）．

睡眠，覚醒および気分

実験動物において，縫線核を破壊したり，PCPA投与によって5-HTを枯渇させたりすると，睡眠が消失する．一方で，脳幹の特定のポイントに5-HTを微少注入すると，睡眠が誘発される．5-HT$_7$受容体のアンタゴニストは"急速眼球運動（rapid-eye-movement：REM）"睡眠を抑制し，REM睡眠に至るまでの時間を延長させる．しかし，ヒトの不眠症治療の試みとして，5-HT前駆体（トリプトファンまたは5-ヒドロキシトリプトファン）を投与してもうまくいかなかった．5-HTは，ノルアドレナリンと同じく，気分の調節に関与しているという強い証拠がある（第47章参照）．しかし，"うつ"に対して，トリプトファンを投与して5-HT合成を促進する試みは，あまり明確な結果が得られていない．

摂食と食欲

実験動物において，8-ヒドロキシ-2-（ジプロピルアミノ）テトラリン（8-hydroxy-2-[di-n-propylamino]tetralin：8-OH-DPAT）などの5-HT$_{1A}$アゴニストは過食を誘発し，肥満を引き起こす．いくつかの臨床的に用いられる抗精神病薬を含む，5-HT$_2$受容体のアンタゴニストもまた，食欲を増強し，体重増加を引き起こす．一方で，5-HT取り込みを阻害する抗うつ薬（第47章参照）は，5-HT$_{2C}$受容体アゴニストである**lorcaserin**と同様に，食欲の減退を引き起こす．

感覚伝達

縫線核の破壊やPCPA投与を行った後には，動物はさまざまな感覚刺激に対して過剰な反応を示すようになる．この場合，動物はより驚愕反応を示しやすくなり，さらに，通常は回避する必要のない刺激に対してただちに回避反応を示すようになる．無意味な刺激を無視するという正常な能力は，正常な5-HT経路を必要とするようである．幻覚誘発薬による"感覚増強"は，部分的には，5-HTのゲートキーパー（門番）機能の消失によるものかもしれない．さらに，5-HTは，脊髄と脳の両方において，痛み経路の伝達に抑制的作用をもたらし，5-HTとモルヒネ（morphine）などの鎮痛薬（第42章参照）の間には相乗効果がある．そのため，PCPAによる5-HTの枯渇や，後核に投射している下行性5-HTニューロンの選択的破壊は，モルヒネの鎮痛作用を阻害する作

中枢神経系における5-ヒドロキシトリプタミン（セロトニン）

- 脳内における5-ヒドロキシトリプタミン（5-HT）の合成，貯蔵，放出，再取り込みおよび分解のプロセスは，末梢でのそれとほぼ同じである（第15章）．
- 合成を制御する主な因子は，トリプトファンの存在量である．
- 尿中への5-ヒドロキシインドール酢酸の排出量は，5-HTの代謝回転量の指標になる．
- 5-HTニューロンは脳幹の正中縫線核に集まっており，ノルアドレナリン性投射と同様に，大脳皮質，辺縁系，視床下部および脊髄に拡散的に投射している．
- 5-HT経路に関連した機能には下記がある．
  - さまざまな行動反応（幻覚行動とされる"濡れイヌ身震い様行動"など）
  - 摂食行動
  - 気分と情動の制御
  - 睡眠・覚醒の制御
  - 感覚経路の制御（痛覚を含む）
  - 体温の制御
  - 嘔吐
- 5-HTは，個々のニューロンのシナプス前部またはシナプス後部に作用し，抑制性または興奮性の作用をもたらす．
- 中枢神経系における主な受容体のサブタイプは，5-HT$_{1A}$，5-HT$_{1B}$，5-HT$_{1D}$，5-HT$_{2A}$，5-HT$_{2C}$および5-HT$_3$である（表15.1参照）．これらの受容体の行動上の機能と生理学的機能の関連づけは，部分的には解明されている．その他の受容体タイプ（5-HT$_{4-7}$）も中枢神経系に発現しているが，それらの機能についてはあまりわかっていない．
- 5-HT受容体や5-HT輸送体に選択的に作用する薬物には下記がある．
  - **ブスピロン**（buspirone）：不安の治療に用いられる5-HT$_{1A}$受容体アゴニスト（第44章参照）．
  - トリプタン類（**スマトリプタン**など）：片頭痛の治療に用いられる5-HT$_{1D}$アゴニスト（第15章参照）．
  - 5-HT$_2$アンタゴニスト（pizotifenなど）：片頭痛の予防に用いられる（第15章参照）．
  - 選択的セロトニン取り込み阻害薬（**フルオキセチン**など）："うつ"の治療に用いられる（第47章参照）．
  - 5-HT$_3$アンタゴニストの**オンダンセトロン**：化学療法による嘔吐の治療に用いられる（第15，30章）．
  - **MDMA**（通称"エクスタシー"）：5-HT輸送体の基質である．そのため，神経終末から5-HTを遊離させて，5-HT受容体に作用させることで気分変容作用をもたらす（第48章参照）．

用がある．一方で，5-HT 取り込みの阻害には逆の作用がある．

その他の役割

5-HT がもつその他の役割としては，体温調節，血圧調節，および性機能など，さまざまな自律神経および内分泌系の機能がある．詳しくは Iversen et al.(2009) を参照されたい．

臨床的に使われる薬物

臨床的に使われている薬物で 5-HT 伝達に影響を与えるものには，下記のような種類がある．

- 5-HT 取り込み阻害薬であるフルオキセチンなどは，抗うつ薬(第47章)または抗不安薬(第44章)として用いられる．
- 5-HT$_{1D}$ 受容体アゴニストであるスマトリプタンなどは，片頭痛の治療に用いられる(第15章)．
- 5-HT$_{1A}$ 受容体アゴニストであるブスピロンは，不安の治療に用いられる(第44章)．
- 5-HT$_3$ 受容体アンタゴニストであるオンダンセトロンは，制吐薬として用いられる(第30章)．
- クロザピン(clozapine；第46章)などの抗精神病薬の効力は，部分的には 5-HT 受容体への作用による．

アセチルコリン

中枢神経系には数多くのコリン性ニューロンが存在する．ACh の合成，貯蔵および放出の基本的プロセスは，末梢のそれと同じである(第13章参照)．脳の中でコリン性のニューロンの局在を知るために，さまざまな生化学的標識が用いられる．なかでも，ACh 合成にかかわる酵素である**コリンアセチル転移酵素**(choline acetyltransferase)と，コリンを取り込んだり ACh を充填したりする輸送体は，免疫蛍光法によって標識できるため，よく使われている．コリンや酢酸(acetate)は ACh 代謝以外にも多くのプロセスに関与しているため，他のアミン伝達物質の研究と比べて，ACh 前駆体や代謝物を生化学的に研究することは，一般的に難しい．

中枢神経系におけるコリン性経路

ACh は脳内に非常に広く分布しており，大脳皮質を含む前脳，中脳および脳幹のすべての部分に存在している．小脳にはほとんど存在しない．前脳と脳幹のコリン性ニューロンは，脳の多くの部位に拡散的に投射している(図39.7 参照)．前脳のコリン性ニューロンは特定の領域に存在し，**大細胞性前脳核群**(magnocellular forebrain nuclei)(細胞体が著明に大きいため，そうよばれる)を形成している．これらの核の1つである**マイネ**

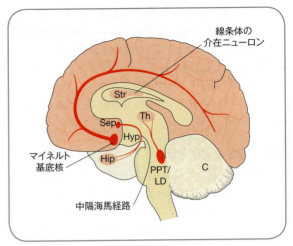

図 39.7 脳内のアセチルコリン経路の略図．
色分けと略語は 図 39.1 と同様．PPT：脚橋被蓋核 (pedunculopontine tegmental nuclei)，LD：背外側被蓋核 (laterodorsal tegmental nuclei)．

ルト基底核(nucleus basalis of Meynert)(主に皮質に投射している)の変性は，アルツハイマー病(第40章)に関連している．もう1つの細胞集団である**中隔海馬核**(septohippocampal nucleus)は，海馬へ主要なコリン性入力を与えており，記憶に関与している．さらに，モノアミン経路とは異なり，多くのコリン性細胞は局所性介在ニューロンとして存在している．特に，線条体のコリン性介在ニューロンは，パーキンソン病とハンチントン病との関連において重要である(第40章)．

アセチルコリン受容体

ACh は中枢神経系において，ムスカリン性受容体(G タンパク質共役型)およびニコチン性受容体(イオンチャネル型)の両方に作用する(第13章参照)．

脳内のムスカリン性 ACh 受容体(muscarinic ACh receptor：mAChR)は，主に G_q 共役型の M_1 クラス(つまり，M_1，M_3 および M_5 サブタイプ；第13章参照)である．これらの受容体の活性化は，M 型カリウムチャネル(KCQ/Kv7)の阻害を介して，細胞の活性化を引き起こす(Delmas & Brown, 2005 参照)．一方で，G_i/G_o 共役型の M_2 および M_4 受容体は，内向き整流性カリウムチャネルの活性化と電位感受性カルシウムチャネルの抑制を介して，抑制的に働く．コリン性神経終末の mAChR は ACh 放出を抑制する機能があり，ムスカリンアンタゴニストはこの抑制を阻害することで，ACh 放出を著明に増大する．行動に現れる作用で，コリン性経路に関係するものの多くは，ACh の mAChR への作用によるものと考えられている．

ニコチン性 ACh 受容体(nicotinic ACh receptor：nAChR)は，Na^+，K^+ および Ca^{2+} を透過させるリガンド開口型陽イオンチャネルである(第13章参照)．nAChR

脳領域	ニコチン性受容体						
	α7	α3β2	α3β4	α4β2	α4α5β	α6β2β3	α6α4β2β3
大脳皮質	+			+	+		
海馬	+		+	+	+		
線条体				+	+	+	+
扁桃体	+			+			
視床				+			
視床下部	+			+			
黒質	+		+		+	+	
小脳	+	+	+	+			
脊髄	+	+		+			

表 39.2 中枢神経系の各領域に存在する，さまざまなサブユニット構成からなるニコチン性受容体.

その他の脳領域には，α2β2 や α3β3β4 の構成からなる nAChR が存在することがある.
データは Gotti et al. 2006 より.

は五量体であり，α（α2–7）および β（β2–4）サブユニットのホモメリックまたはヘテロメリックの組み合わせで形成され（第3章；Gotti et al., 2008 参照），脳内に広く分布している（表39.2）. ヘテロメリックの α4β2 サブタイプおよびホモメリックの α7 サブタイプは，最も詳細に研究されている. サブタイプに特異的なリガンドが存在せず，さらに，複数のサブタイプを発現しているニューロンがあるため，個々の受容体サブタイプの機能を明らかにすることはきわめて困難である. ニコチン（第49章参照）の中枢作用は，nAChR に対する刺激作用によるものである.

大部分において，nAChR はシナプス前部に存在し，グルタミン酸，ドパミンおよび GABA などの伝達物質の放出を，通常は促進する作用をもっている[3]. 場合によっては，nAChR がシナプス後部に存在して，末梢と同じように，速い興奮性伝達を担っていることもある.

nAChR を阻害する薬物の多く（例えば，ツボクラリン[tubocurarine]；第13章参照）は，血液脳関門を通過しない. そして，通過する薬物（例えば，mecamylamine）でさえも，ほんのわずかな中枢神経作用しか示さない. さまざまな nAChR のノックアウトマウスが作製されて，研究されてきた. 中枢神経に選択的に発現しているさまざまな nAChR サブタイプを欠損させても，一般的に，ほとんど影響が出ないが，何らかの認知障害が検出されることはある. nAChR の変異はある種のてんかんの原因かもしれない. そして，統合失調症，注意欠陥障害，

うつ，および不安などの障害において，さらに，アルツハイマー病やパーキンソン病の神経変性に伴う形で，nAChR の発現の変化が起きている可能性がある.

機能的側面

コリン性経路がかかわっている主な機能としては，覚醒，報酬，学習と記憶，および運動制御が挙げられる. 前脳の腹側部から皮質に投射するコリン性経路は，覚醒を担っていると考えられている. また，中隔海馬経路は学習と短期記憶に関与している（Hasselmo, 2006 参照）. 線条体のコリン性介在細胞は，運動制御に関与している（第40章参照）.

実験動物の中隔海馬コリン性経路を損傷すると学習と記憶が障害されるが，この障害はムスカリンアゴニストによって部分的に改善される. ムスカリンアンタゴニストである hyoscine（訳者注：別名，スコポラミン[scopolamine]）はヒト被検者の記憶力を低下させ，麻酔前投薬として使われると健忘を引き起こす. しかし，M₁ 受容体ノックアウトマウスはわずかな学習・記憶障害しか示さない（Wess, 2004 参照）.

ニコチンは注意力を増加させ，学習および記憶力を増強する. nAChR に対する他のさまざまな人工合成アゴニストも同様の作用をもつ. その逆に，mecamylamine などの中枢神経の nAChR アンタゴニストは，学習と記憶力に対して，わずかではあるが検出可能な程度の障害を与える. 脳の nAChR に異常があるトランスジェニックマウスは，空間学習課題における能力がわずかに低下している. 腹側被蓋野（VTA）から側坐核へのドパミン性"報酬"経路では，ニコチンは VTA の細胞体のところで神経発火に影響を与えて，側坐核にある神経終末からの

---

[3] シナプス前部の陽イオン選択的リガンド開口型チャネルは，場合によって，神経伝達物質放出を促進することもあれば，抑制することもある（Khakh & Henderson[2000]参照）.

ドパミン放出を調節することで，この報酬経路を修飾している（第49章参照）．

結論としては，nAChRとmAChRの両方が学習と記憶にかかわっているが，nAChRは行動上の覚醒にも関与している．受容体ノックアウトマウスは驚くほどわずかな影響しか受けないことから，何らかの機序によって，ACh受容体シグナリングの消失が代償されている可能性が示唆される．

認知症やパーキンソン病におけるコリン性ニューロンの重要性については第40章で，ニコチン依存症におけるnAChRの役割については第49章で触れる．中枢神経系での痛覚伝達の調節におけるnAChRの役割については，第41章で触れる．

中枢神経系におけるアセチルコリン

- 中枢神経系におけるAChの合成，貯蔵および放出のしくみは，末梢におけるしくみと本質的に同じである（第13章）．
- AChは中枢神経系に広く分布している．重要な経路は以下である．
    - 前脳基底部（大細胞）核は，大脳皮質を含むほとんどの前脳の構造物に拡散的に投射を送っている．
    - 中隔海馬投射
    - 線条体と側坐核の内部の短い介在細胞
- ある種の神経変性疾患，特に認知症やパーキンソン病（第40章参照）には，コリン性経路の異常が関係している．
- ニコチン性とムスカリン性（主にM_1）のACh受容体が中枢神経系に発現している．前者はニコチンの中枢作用に関与している．ニコチン性受容体は主にシナプス前部に存在しており，シナプス後部のニコチン性受容体によって伝達が担われている例はあまりない．
- AChに関係する行動的作用（つまり，覚醒への作用と，学習と短期記憶への作用）は，主にムスカリン性受容体によると考えられている．
- ムスカリンアンタゴニスト（例えば，hyoscine）は健忘を引き起こす．

プリン類

アデノシン（adenosine）とATPはどちらも，末梢だけでなく（第16章参照），中枢神経系においても，伝達物質または調節物質として働いている（総説としてFredholm et al., 2005; Khakh & North, 2012参照）．プリン性ニューロンを組織学的に同定することは容易ではないため，経路の配線図をつくることは難しい．アデノシンとATPは，神経調節物質として働いている可能性が高い．

アデノシンは細胞内でATPからつくられる．アデノシンは小胞内に取り込まれず，主に担体輸送によって放出される．細胞内のATP濃度（数mmol/L）はアデノシンの濃度よりもはるかに高いので，ATPのわずかな部分が変換されるだけで，アデノシンの濃度は大きく上昇する．ATPは，一般的な伝達物質と同じく，小胞に取り込まれて，開口分泌によって放出される．しかし，ATPは，組織が傷害された場合は，細胞から大量に漏れ出ることもある．高濃度の場合，ATPは（グルタミン酸のように）興奮性毒素として作用し（第40章参照），さらなる神経障害を引き起こす．また，ATPはすばやくアデノシンに変換され，アデノシンは保護的な作用をもたらす．アデノシン代謝はこのような特別な性質をもっているため，主に安全を保つしくみとして，例えば虚血やてんかん発作などの場合に，ニューロンをダメージから守る役割を果たしていると考えられる．

アデノシンはGタンパク質共役アデノシンA受容体（第16章参照）を介して作用をもたらす．アデノシン受容体にはA_1, A_{2A}, A_{2B}およびA_3の4つがあり，中枢神経系全体に分布している．アデノシンおよびさまざまなアデノシン受容体アゴニストの作用は，全体として抑制性であり，眠気や鎮静作用，運動の協調性の低下，鎮痛，および抗てんかんなどの作用をもたらす．カフェイン（caffeine）などのキサンチン類（第48章）はA_2受容体のアンタゴニストであり，覚醒作用をもたらす．

ATPには2種類の受容体，P2XとP2Y受容体がある（第16章参照）．P2X受容体サブユニット（$P2X_{1-7}$）は，ホモメリックまたはヘテロメリックな三量体からなるリガンド開口型陽イオンチャネルである．シナプス後膜のP2X受容体にATPが作用する形で，脳内での速いシナプス伝達が媒介されていることを示す証拠は弱い．P2X受容体はシナプス接合部位から遠く離れたシナプス後膜や，神経終末や，アストロサイトに存在する．ニコチン性受容体に作用するAChのように，P2X受容体に作用するATPは神経調節作用をもっているようである．P2Y受容体は8種類あり[4]，すべてがGタンパク質共役型である（表16.1参照）．

プリン性シグナル伝達が，中枢神経機能において重要な役割をもっていることはほとんど疑いないが，われわれの理解していることは，いまだ非常に限られている．楽観的に考えると，プリン受容体のリガンド（アゴニストとアンタゴニストのどちらも）が，さまざまな中枢神

---

[4] 残念ながら，P2Y受容体の命名は行き当たりばったりでなされてきた．$P2Y_{1,2,4,6,11,12,13,14}$については存在するという強力な証拠があるが，その他については存在する証拠はない．

経の障害において役立つようになると予想される（Burnstock, 2008; Chen et al., 2013 参照）.

ヒスタミン

ヒスタミン（histamine）は脳内では，皮膚や肺などの組織に比べると少ない量しか存在していないが，間違いなく神経伝達物質としての働きをもっている（Brown et al., 2001 参照）. ヒスタミン性ニューロンは，他のさまざまな伝達物質も合成して放出している. これらのニューロンの細胞体は視床下部の狭い領域に限局して存在し，それらの軸索は脳内のほぼすべての部位に投射している. 通常はヒスタミンの取り込み機構は存在せず，その代わりに，酵素によるメチル化でヒスタミンの作用は終息する.

ヒスタミンは脳内で4タイプの受容体（H_{1-4}）に作用する（第17章参照）. H_{1-3} は脳のほとんどすべての領域に存在し，H_4 は限られた領域にのみ存在する. すべてGタンパク質共役型であり，H_1 は G_q に，H_2 は G_s に，H_3 と H_4 は G/G_o に共役している. H_3 受容体は，ヒスタミン放出ニューロンだけでなく，その他の神経伝達物質を放出する神経終末にも，抑制性の受容体として存在する.

他のモノアミン伝達物質と同様に，ヒスタミンは多様な中枢神経機能に関与している. ヒスタミン放出は明瞭な概日パターンに従い，ヒスタミン性ニューロンは日中に活動が高く，夜には静かである. 大脳皮質と網様体賦活系の H_1 受容体は，覚醒と概日パターン覚醒に関与しており，H_1 受容体アンタゴニストは鎮静をもたらす（第43章参照）. 抗ヒスタミン薬は，乗り物酔いや中耳障害などの場合の，悪心や嘔吐をコントロールするために広く使われている. また，睡眠導入のためにも広く使われている. 近年の製薬業界は，選択的 H_3 受容体アンタゴニストの開発に注力している. それは，アルツハイマー病に伴う認知障害（第40章），統合失調症（第46章），注意欠陥多動性障害（第48章），パーキンソン病（第40章），さらに，ナルコレプシー，肥満，痛みの状態などの治療に役立つ可能性をもっているからである（Leurs et al., 2011）.

その他の中枢神経メディエーター

ここまでは，"古典的な" モノアミンについての，馴染みのある神経薬理学的な領域の話だったが，ここから先は，開拓のフロンティア領域に話を進めよう. この領域では，まだ有用な薬はほとんど存在しない. だから，もし，応用薬理学が読者の主な関心事であるなら，この部分は読み飛ばして，この領域に法と秩序が確立されるまで数年間待ってもよいだろう.

メラトニン

メラトニン（melatonin）（N-アセチル-5-メトキシトリプタミン[N-acetyl-5-methoxytryptamine]）（Dubocovich et al., 2003 の総説参照）は，概日リズム（circadian rhythms）の成立に関与している内分泌腺である松果体（pineal）においてのみ合成される. 松果体には，他には存在しない2つの酵素がある. これらの酵素が 5-HT をアセチル化および O-メチル化して，ホルモン産物であるメラトニンに変換する.

メラトニン受容体には，素性のよくわかっている2つの受容体（MT_1 と MT_2）がある. これらは，Gタンパク質共役受容体で，どちらも G/G_o に共役しており，主に脳と網膜に存在するが，末梢組織にも存在する（Jockers et al., 2008 参照）. もう1つのタ

イプ（MT_3 とよばれる）はキノン還元酵素（quinone reductase 2：QR2）という酵素だといわれている. メラトニンと QR2 との相互作用の機能的意義は，いまだ不明である.

メラトニン分泌は（昼行性か夜行性かにかかわらず，すべての動物で）夜に高く，昼に低い. このリズムは，網膜からの入力によって制御されている. 網膜からの信号は，ノルアドレナリン性の網膜視床下部路を経て，視床下部の視交叉上核（suprachiasmatic nucleus：SCN）に到達する. SCN は，概日リズムを生成しており，しばしば "生物時計" とよばれる. MT_1 受容体の活性化は，SCN の神経発火を抑制し，下垂体からのプロラクチン分泌も抑制する. MT_2 受容体の活性化は，SCN で生成された概日リズムの位相を変移させる. メラトニンは抗酸化作用をもつため，アルツハイマー病やパーキンソン病（第40章参照）において，神経保護作用をもつ可能性がある.

メラトニンは，経口投与でよく吸収されるが，急速に代謝される. その血漿半減期は 2～3 分である. 概日時計をリセットする力があるという理由から，時差ボケのコントロールや，夜勤者の能率改善の手段として注目されていたが，詳細な解析ではこの考えは支持されていない（Buscemi et al., 2006）. メラトニンは，高齢者や自閉症児の不眠の治療に有用な可能性がある. MT_1 と MT_2 受容体のアゴニストであるラメルテオン（ramelteon）は不眠の治療に使われる（第44章）. また，MT_1 と MT_2 受容体の刺激作用と $5-HT_{2C}$ 受容体の阻害作用を合わせもつ agomelatine は，新たな抗うつ薬である（第47章）.

一酸化窒素

末梢におけるメディエーターとしての一酸化窒素（NO）については，第20章で論じられている. NO が中枢神経系のケミカルメディエーターとして重要であることが明らかになってきたため，神経伝達や神経調節についての私たちの考え方は，かなりの修正を迫られることになった（総説として，Garthwaite, 2008 参照）. 伝達物質を定義するための基準（つまり，ニューロンがその物質を合成し貯蔵するための機構を有している，その物質が開口分泌によってニューロンから放出される，その物質が特異的な膜受容体と相互作用する，そして，その物質を不活化する機構が存在する，といった基準）が，NO にはあてはまらない. しかも，NO は無機ガスであり，われわれが馴染みのある分子の仲間とは似ていない. 現在では，NO のメディエーターとしての機能はよくわかっている（Zhou & Zhu, 2009）. NO は細胞膜を通り抜けて急速に拡散し，その作用は必ずしも局所的ではない. NO の半減期は化学的環境に依存し，血中での数秒から，正常組織中の数分まで，幅がある. NO の不活化の速度（第20章，反応20.1参照）は，NO の濃度が上昇すると，それ以上に上昇する. そのため，低濃度の NO は比較的安定である. スーパーオキシド（superoxide）が存在すると，NO と反応するため（下記参照），NO の半減期はかなり短くなる.

神経系における NO は，主に，常在性で神経型（neuronal form）の一酸化窒素合成酵素（nitric oxide synthase：NOS；第20章参照）によって生成される. 神経型一酸化窒素合成酵素（nNOS）は，組織化学または免疫標識に

よって検出できる．この酵素はおよそ2%のニューロンに存在し，ほとんどすべての脳領域の，短い介在ニューロンと長距離投射ニューロンの両方に存在し，特に，小脳と海馬に高濃度で存在する．また，この酵素は，細胞体と樹状突起に加えて軸索終末にも存在しているため，シナプス前部と後部の両方でNOが生成されることが示唆されている．nNOSはカルモジュリン依存性であり，細胞内Ca²⁺濃度の上昇により活性化する．このようなCa²⁺濃度上昇は，活動電位の伝導や，神経伝達物質の作用，特に，グルタミン酸によるCa²⁺透過型NMDA受容体の活性化によって起こる．NOは貯蔵されることなく，合成されるとすぐに放出される．多くの研究によって，NO産生は，シナプス経路の活性化や，脳虚血などのイベントによって増加することが示されている（第40章参照）．

NOは，ニューロンにシナプス前性および後性の作用を与えるとともに，グリア細胞にも作用する（Garthwaite, 2008）．NOは，主に下記の2つの経路で，作用をもたらす．

1. 可溶性グアニル酸シクラーゼを活性化することで，cGMPの産生を引き起こす．そして，cGMP自身の働きもしくはプロテインキナーゼG（protein kinase G）の活性化を介して，膜のイオンチャネルに影響を与える（Steinert et al., 2010）．この"生理的な"制御機序は約0.1 μmol/Lという低いNO濃度で働く．
2. スーパーオキシドフリーラジカルと反応して，**ペルオキシ亜硝酸**（peroxynitrite）を生成する．ペルオキシ亜硝酸は毒性度の高い陰イオンであり，さまざまな細胞内タンパク質を酸化させる作用がある．この反応は，脳虚血のときなどに到達するような，1〜10μmol/LのNO濃度を必要とする．

NOがシナプス可塑性に関与しているという，十分な証拠がある（第38章参照）．なぜならば，長期増強および長期抑圧は，NOS阻害薬によって部分的または完全に抑制され，nNOS遺伝子が障害されているトランスジェニックマウスでは欠如しているからである．

同様の証拠に基づいて，虚血が神経細胞死を引き起こす機序においても，NOが重要な役割をもっているとされている（第40章参照）．NOは他にも，パーキンソン病，老人性認知症および筋萎縮性側索硬化症における神経変性や，神経細胞活動に伴う局所性の血流制御にも関与している証拠がある．

⯈ **一酸化炭素**（CO）は，自動車の排気ガスに含まれる毒性のガスとしてよく知られており，ヘモグロビンに強く結合して，組織に無酸素症を引き起こす．しかし，COは生体内でも生成されており，NOと共通の性質を多くもっている．ニューロンやその他の細胞は，COを生成する酵素であるヘムオキシゲナーゼをもっており，COはNOと同様にグアニル酸シクラーゼを活性化する．

中枢神経系メディエーターとしてのCOの役割はよくわかっ

ていないが，海馬における記憶の機序に何らかの役割をもっているらしい（Cutajar & Edwards, 2007参照）．

脂質メディエーター

⯈ **アラキドン酸**（arachidonic acid）の生成と，その**エイコサノイド**（eicosanoid）（主に，**プロスタグランジン**[prostaglandin]，**ロイコトリエン**[leukotriene]および**ヒドロキシエイコサテトラエン酸**[hydroxyeicosatetraenoic acid：HETE]）への変換（第17章参照）および**エンドカンナビノイド**（endocannabinoid）である**アナンダミド**（anandamide）や**2-アラキドノイルグリセロール**（2-arachidonoylglycerol）への変換（第19章参照）は，中枢神経内で起こる（Pertwee, 2008の総説を参照）．

ニューロン内での，リン脂質の分解とそれに引き続くアラキドン酸の産生は，さまざまなメディエーター（神経伝達物質を含む）が受容体を活性化することで引き起こされる．そのようにして生成されるアラキドン酸は直接的に細胞内メッセンジャーとして働き，イオンチャネルとさまざまなタンパク質リン酸化酵素カスケードを制御して（第3章参照），即時性および遅延性の影響を神経細胞機能に与える．アラキドン酸自体とその代謝産物は，それを産生した細胞から容易に遊離して，シナプス前終末（逆行性シグナリング）や隣接した細胞（傍分泌シグナリング）などの近傍の構造物に対して影響を与えうる．このような影響は，受容体への作用，または細胞内メッセンジャーへの直接作用によるものである．図39.8は，これらのメディエーターのシナプスにおけるさまざまな役割を模式的に示したものである．

アラキドン酸はエイコサノイドに代謝されて，その一部（主にHETE類）は，同じ細胞の中で，細胞内メッセンジャーとして働くこともある．また，エイコサノイドはその細胞自身に発現している受容体に，自己分泌作用を与えることもある（第17章参照）．エイコサノイドは，痛み，体温制御，睡眠導入，シナプス可塑性および空間学習などの神経機能において，重要な役割をもっている．

今日では，エンドカンナビノイドが逆行性シナプスメッセンジャーとして働くことは，広く認知されている．エンドカンナビノイドは，細胞内Ca²⁺上昇に応じて合成されて，分泌される．分泌されたエンドカンナビノイドは，シナプス前部のCB₁受容体を活性化して，グルタミン酸やGABAなどの神経伝達物質の放出を抑制し，さらに，長期および短期のシナプス抑圧を誘導する（Castillo et al., 2012参照）．CB₁受容体は脳と脊髄内に広く分布しているが，CB₂受容体はそれほど発現していない．CB₁受容体のアゴニストは，嘔吐，痛み（CB₂受容体アゴニストもある種の痛みの状態には効果があるかもしれない），多発性硬化症おいて起こる筋痙攣，および不安，さらにアルツハイマー病や遅発性ジスキネジアなどの脳障害に対して，治療薬になる可能性がある（Pertwee, 2008参照）．アナンダミドなどのエンドカンナビノイドは**脂肪酸アミド加水分解酵素**（fatty acid amide hydrolase：FAAH；第19章参照）によって代謝される．FAAHの阻害薬はエンドカンナビノイドの作用を増強し，疼痛モデル動物において鎮痛薬として効果がある（Roques et al., 2012）．CB₁アンタゴニストである**リモナバント**（rimonabant）は肥満治療薬として導入されたが，その後，気分への負の作用のために販売停止されている（第19章参照）．この分野での驚くべき発見の1つとして，エンドカンナビノイドは，カンナビノイド受容体のアゴニストであるだけでなく，TRPV1チャネル（TRPV1 channel）を活性化するということがわかった（図39.8および第42章参照）．TRPV1チャネルは，末梢感覚神経終末の痛み刺激への応答に関与している．

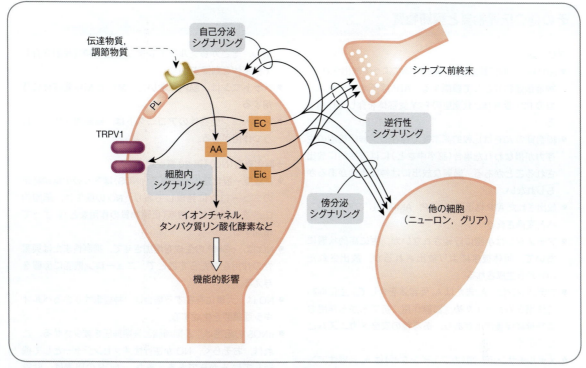

図 39.8 脂質メディエーターによるシグナリングに想定される複数の様式.
アラキドン酸（AA）は受容体を介した膜リン脂質の分解によって生成される．AAは直接的に細胞内メッセンジャーとして，イオンチャネルやさまざまなタンパク質リン酸化酵素カスケードの構成要素に作用して，さまざまな長期および短期の影響をもたらす．また，AAはエイコサノイド（プロスタグランジン，ロイコトリエンまたはヒドロキシエイコサテトラエン酸[HETE]）またはエンドカンナビノイド（EC）であるアナンダミドと2-アラキドノイルグリセロールへ変換される．エンドカンナビノイドも，細胞内メッセンジャーとして TRPV1 チャネルを活性化しうる．HETE もまた，直接的に細胞内メッセンジャーとして働きうる．これらすべてのメディエーターは，さらに，細胞から外に拡散して，シナプス前終末や近隣の細胞の細胞外受容体または細胞内に対して作用して，影響を与える．これらのシグナリング様式のほとんどについて実例が存在するが，それらの神経系における機能的意義については，限定的な情報しかない．Eic：エイコサノイド，PL：膜リン脂質．

おわりに

　前章と本章において，2つの疑問を頭の隅に置きながら，脳とその化学についての長く曲がりくねった道を旅してきた．どのようなメディエーターとどのような受容体が，どのような脳機能において重要な役割を演じているのだろうか？　そのような情報は，機能異常を修正することをめざして開発されている現在および未来の薬と，どのような関係があるのだろうか？　さまざまな新しい実験技術を強力な武器として有している研究者たちの努力によって，これらの疑問に対する答えは，少しずつ得られつつある．しかし，中枢神経内で標的となりうるものは数多くあり，その複雑さはさらに増している．複数の受容体サブタイプが存在するだけでなく，それらはヘテロメリックな複合体であったり，スプライスバリアントが含まれていたりする．さらに，受容体の発現と局在を制御する機構が存在する，といった具合である．そのため，脳卒中や統合失調症などの特定の脳機能異常の影響を緩和するために，何を標的にするのが最善かと推論することは，20年前に比べて情報が増えているにしても，むしろ難しくなっている．この第4部のこれ以降の章では，治療薬として成功した薬のほとんどは偶然に発見されて，その後に経験や実験が積み重ねられたものであり，論理的でメカニズムに基づいた道筋が成功したことはほとんどない，ということを学ぶことになる．楽観的にいえば，この状況は変わりつつあり，将来の治療薬の発見は幸運に頼るのではなく，もっと分子的な論理に頼ったものになるだろう．しかし，そのような革命の進みは遅い．おそらく，重要な問題の1つは，脳の中では，ある細胞，細胞小器官および分子が，それらが必要とされる場所に正確に配置されており，同じ分子が別の場所では別の機能をもっているということであろう．創薬の研究者たちは，特定の分子に選択性があるリガンドを作り出すことは，かなりうまくできるようになってきている（第60章参照）．しかし，そのようなリガンドを，特定の細胞や細胞内構造という意味ではもちろんのこと，肉眼的レベルでの脳領域という意味でも，特定の場所に送り届けるしくみを，われわれはいまだもっていない．

その他の伝達物質と調節物質

プリン類
- ATPは，小胞に蓄えられ，開口分泌によって放出されて，神経伝達物質として機能する．ATPはイオンチャネル型のP2X受容体と代謝型のP2Y受容体を介して作用する．
- 細胞質のATPは比較的高濃度で存在し，神経細胞の生存力が損なわれた場合（脳卒中など）には直接的に放出されることがある．過剰な放出には神経毒性があるかもしれない．
- 放出されたATPは迅速にADP，AMPそしてアデノシンへと変換される．
- アデノシンは小胞に貯蔵されないが，主に病的状態において，担体機序により放出されるか，放出されたATPから生成される．
- アデノシンは，A_1またはA_2受容体を介して，主に抑制的作用をもたらすため，鎮静作用，抗てんかん作用および神経保護作用があり，ある種の安全メカニズムとして働く．
- メチルキサンチン類（カフェインなど）はA_2受容体アンタゴニストであり，覚醒度を高める．

ヒスタミン
- ヒスタミンは神経伝達物質としての基準を満たしている．ヒスタミン性ニューロンは視床下部の狭い領域に起始して，広範囲に分布する．
- H_1，H_2およびH_3受容体は脳内に広く分布している．
- ヒスタミンの機能はよくわかっていないが，ヒスタミン性ニューロンは覚醒時間に活動しているということと，H_1受容体アンタゴニストには強力な鎮静作用があることが解明の糸口になるかもしれない．
- H_1受容体アンタゴニストには制吐作用がある．

メラトニン
- メラトニンは，主に松果体において，5-ヒドロキシトリプタミンから合成され，循環ホルモンとして放出される．
- 分泌は光の強度によって制御され，日中に低く，夜に高い．網膜からの線維は視交叉上核（"生物時計"）に投射し，そこからノルアドレナリン性の神経投射を介して松果体を制御する．
- メラトニンは，脳内において，MT_1とMT_2受容体に作用する．
- メラトニン受容体のアゴニストは，睡眠導入作用と抗うつ作用がある．

一酸化窒素（NO）（第20章参照）
- 神経型一酸化窒素合成酵素（nNOS）は多くの中枢神経系のニューロンに発現しており，NOの産生は，細胞内Ca^{2+}を上昇させる機序（伝達物質の作用など）によって増加する．
- NOは，cGMPの生成を増加させて，抑制性または興奮性の作用をもたらすことで，ニューロン機能に影響を与える．
- NOは，大量に存在する場合は，神経毒性があるペルオキシ亜硝酸を生成する．
- nNOSの阻害は，長期増強と長期抑圧を減少させる．これは，おそらく，NOが逆行性メッセンジャーとして機能しているからである．また，nNOSの阻害は，動物モデルにおいて，虚血性脳損傷を防ぐ作用がある．
- 一酸化炭素はNOと多くの性質を共有しており，神経性メディエーターかもしれない．

脂質メディエーター
- アラキドン酸は，受容体を介したリン脂質の加水分解によって，ニューロン内で産生される．アラキドン酸は，さまざまなエイコサノイドとエンドカンナビノイドに変換される．
- アラキドン酸自体とその活性産物は，イオンチャネルとタンパク質リン酸化酵素の制御によって，速い作用と遅い作用をもたらす．このような作用は，アラキドン酸を産生する細胞内で起こるだけでなく，近接する細胞や神経終末でも起こる．
- アナンダミドと2-アラキドノイルグリセロールは，カンナビノイドCB_1およびCB_2受容体（第19章）とTRPV1受容体（第42章）の内因性の活性化薬である．

引用および参考文献

全般的な文献

Iversen, L.L., Iversen, S.D., Bloom, F.E., Roth, R.H., 2009. Introduction to Neuropsychopharmacology. Oxford University Press, New York.（本章で述べた多くのトピックについて，より詳しい情報が書かれている．明解で優良な教科書．）

Nestler, E.J., Hyman, S.E., Malenka, R.C., 2008. Molecular Neuropharmacology: A Foundation for Clinical Neuroscience, second ed. McGraw-Hill, New York.（よい教科書．）

ノルアドレナリン

Bylund, D.B., 2007. Receptors for norepinephrine and signal transduction pathways. In: Ordway, G.A., Schwartz, M.A., Frazer, A. (Eds.), Brain Norepinephrine. Cambridge University Press, London.

Head, G.A., Mayorov, D.N., 2006. Imidazoline receptors, novel agents and therapeutic potential. Cardiovasc. Hematol. Agents Med. Chem. 4, 17–32.（イミダゾリン受容体についての情報．）

ドパミン

Björklund, A., Dunnett, S.B., 2007. Dopamine neuron systems in the brain: an update. Trends Neurosci. 30, 194–202.（中枢神経系のドパミン性ニューロンの解剖学についての短い総説.）

De Mei, C., Ramos, M., Iitaka, C., Borrelli, E., 2009. Getting specialized: presynaptic and postsynaptic dopamine D₂ receptors. Curr. Opin. Pharmacol. 9, 53–58.

Girault, J.-A., Greengard, P., 2004. The neurobiology of dopamine signalling. Arch. Neurol. 61, 641–644.（短い総説.）

5-ヒドロキシトリプタミン(セロトニン)

Filip, M., Bader, M., 2009. Overview of 5-HT receptors and their role in physiology and pathology of the central nervous system. Pharm. Rep. 61, 761–777.

Jensen, A.A., Davies, P.A., Bräuner-Osborne, H., Krzywkowski, K., 2008. 3B but which 3B? And that's just one of the questions: the heterogeneity of human 5-HT₃ receptors. Trends Pharmacol. Sci. 29, 437–444.（新たなサブユニットが発見されたことを受けて，5-HT₃受容体の潜在的複雑性について論じている.）

Muller, C., Jacobs, B., 2009. Handbook of Behavioral Neurobiology of Serotonin, vol. 18, (Handbook of Behavioral Neuroscience). Academic Press, Oxford.（脳内での5-HTの役割についての広範な解説.）

Peters, J.A., Hales, T.G., Lambert, J.J., 2005. Molecular determinants of single-channel conductance and ion selectivity in the Cys-loop family: insights from the 5-HT₃ receptor. Trends Pharmacol. Sci. 26, 587–594.（リガンド開口型イオンチャネルは，単に神経伝達物質によって開く穴だと思っている人は，この総説を読むと少し驚くだろう.）

アセチルコリン

Delmas, P., Brown, D.A., 2005. Pathways modulating neural KCNQ/M (Kv7) potassium channels. Nat. Rev. Neurosci. 6, 850–862.（"M-電流"の機能的意義と，この電流を修飾する薬の治療上の潜在的有用性について書かれている.）

Gotti, C., Zoli, M., Clementi, F., 2008. Brain nicotinic acetylcholine receptors: native subtypes and their relevance. Trends Pharmacol. Sci. 27, 482–491.

Hasselmo, M.E., 2006. The role of acetylcholine in learning and memory. Curr. Opin. Neurobiol. 16, 710–715.

Khakh, B.S., Henderson, G., 2000. Modulation of fast synaptic transmission by presynaptic ligand-gated cation channels. J. Auton. Nerv. Syst. 81, 110–121.（シナプス前部のリガンド開口型陽イオンチャネルが，神経伝達物質放出を増強もしくは減弱するしくみについて述べている.）

Wess, J., 2004. Muscarinic acetylcholine receptor knockout mice: novel phenotypes and clinical implications. Annu. Rev. Pharmacol. Toxicol. 44, 423–450.（さまざまな末梢性および中枢性mACh受容体アイソフォームの欠損による機能的影響についての記述.）

その他のメッセンジャー

Brown, R.E., Stevens, D.R., Haas, H.L., 2001. The physiology of brain histamine. Prog. Neurobiol. 63, 637–672.（役に立つ総説.）

Burnstock, G., 2008. Purinergic signalling and disorders of the central nervous system. Nat. Rev. Drug Discov. 7, 575–590.（プリン受容体に作用する薬の治療上の潜在力についての広範な論述.）

Buscemi, N., Vandermeer, B., Hooton, N., et al., 2006. Efficacy and safety of exogenous melatonin for secondary sleep disorders and sleep disorders accompanying sleep restriction: meta-analysis. BMJ 332, 385–393.

Castillo, P.E., Younts, T.J., Chávez, A.E., Hashimotodani, Y., 2012. Endocannabinoid signaling and synaptic function. Neuron 76, 70–81.

Chen, J.F., Eltzschig, H.K., Fredholm, B.B., 2013. Adenosine receptors as drug targets – what are the challenges? Nat. Rev. Drug Discov. 12, 265–286.

Cutajar, M.C., Edwards, T.M., 2007. Evidence for the role of endogenous carbon monoxide in memory processing. J. Cogn. Neurosci. 19, 557–562.

Dubocovich, M.L., Rivera-Bermudez, M.A., Gerdin, M.J., Masana, M.I., 2003. Molecular pharmacology, regulation and function of mammalian melatonin receptors. Front. Biosci. 8, 1093–1108.

Fredholm, B.B., Chen, J.F., Masino, S.A., Vaugeois, J.M., 2005. Actions of adenosine at its receptors in the CNS: insights from knockouts and from drugs. Annu. Rev. Pharmacol. Toxicol. 45, 395–412.

Garthwaite, J., 2008. Concepts of neural nitric oxide-mediated transmission. Eur. J. Neurosci. 27, 2783–2802.

Jockers, R., Maurice, P., Boutin, J.A., Delagrange, P., 2008. Melatonin receptors, heterodimerization, signal transduction and binding sites: what's new? Br. J. Pharmacol. 154, 1182–1195.

Khakh, B.S., North, R.A., 2012. Neuromodulation by extracellular ATP and P2X receptors in the CNS. Neuron 76, 51–69.

Leurs, R., Vischer, H.F., Wijtmans, M., de Esch, I.J., 2011. En route to new blockbuster anti-histamines: surveying the offspring of the expanding histamine receptor family. Trends Pharmacol. Sci. 32, 250–257.

Pertwee, R.G., 2008. Ligands that target cannabinoid receptors in the brain: from THC to anandamide and beyond. Addict. Biol. 13, 147–159.

Roques, B.P., Fournié-Zaluski, M.-C., Wurm, M., 2012. Inhibiting the breakdown of endogenous opioids and cannabinoids to alleviate pain. Nat. Rev. Drug Discov. 11, 292–310.（内因性オピオイドおよびカンナビノイドの分解を抑制する薬が，鎮痛薬として役立つ可能性についての興味深い総説.）

Steinert, J.R., Chernova, T., Forsythe, I.D., 2010. Nitric oxide signaling in brain function, dysfunction, and dementia. Neuroscientist 16, 435–452.

Zhou, L., Zhu, D.-Y., 2009. Neuronal nitric oxide synthase: structure, subcellular localization, regulation and clinical implications. Nitric Oxide 20, 223–230.

第4部 神経系

40 神経変性疾患

概要

　原則として，成体(成人)の中枢神経系において，死んだニューロンが置き換えられることはなく[1]，軸索が切断されたときに再生されることもない．したがって，神経細胞死を引き起こすどのような病理学的過程も，一般的に不可逆的な結果をもたらす．一見して，この領域は薬理学的介入にとって希望がないようにみえるし，実際，パーキンソン病(Parkinson's disease：PD)の場合を除いて，薬物療法は現在のところ非常に限られている．それにもかかわらず，近年では，高齢者における神経変性脳障害の発生頻度の高さと社会的影響の大きさから，膨大な研究がなされている．

　本章では，主に3つの一般的な神経変性病態，すなわちアルツハイマー病(Alzheimer's disease：AD)，PD，および虚血性脳損傷(脳卒中)に焦点を当てる．ADおよびPDは，慢性の緩徐に進行する病態群の最も一般的な例である．この群には，種々のプリオン病(クロイツフェルト-ヤコブ病[CJD]など)も含まれる．これらの病態は，正常な生理的タンパク質の，不良に折りたたまれたバリアント(misfolded variants)の凝集によって引き起こされるという点で，共通の病因を有している．この重要な領域において，新しい病態生理学的理解が得られれば，顕著な治療上の進展が起こるだろうという大きな期待は，まだ現実のものとはなっていない．現在可能な治療的介入は，ニューロンの喪失を防ぐことやニューロンを取り戻すことではなく，ニューロンの喪失を代償することを目的としている．脳卒中は，社会経済的にきわめて重要で一般的な障害であり，急性の虚血性脳損傷によって起こる．この点で，慢性神経変性疾患とはまったく異なる病因を有するため，異なる治療上のアプローチが必要になるが，難しい病態であることには変わりない．

　将来的には，これらの障害のための幹細胞療法が開発されることが期待される．本章で論じる主なトピックは下記の通りである．

- 神経細胞死の原因となるメカニズム．特に，タンパク質の凝集(アミロイドーシスなど)，興奮毒性，酸化的ストレス，およびアポトーシスに焦点を当てる．
- 上記のメカニズムに基づく，神経保護のための薬理学的アプローチ．
- ニューロン喪失を代償するための薬理学的アプローチ(主にADとPDに適用される)．

慢性神経変性疾患におけるタンパク質ミスフォールディングと凝集

　タンパク質のミスフォールディングおよび凝集は，多くの神経変性疾患の発症の第一歩である(Peden & Ironside, 2012 参照)．ミスフォールディングとは，正常に発現している特定のタンパク質が，異常な立体配座をとり，大きな不溶性の凝集体を形成しやすくなることである(図 40.1)．リボソームによって産生された直鎖アミノ酸鎖が機能的タンパク質に変換されるためには，表面上に特定のアミノ酸が正確に配置されたコンパクトな立体配座になるように，正確に折りたたまれる必要がある．この複雑な流れ作業では容易に間違いが生じる可能性があり，正しい"天然の"立体配座に戻ることができないような，折りたたみ不良な(ミスフォールドされた)バリアントができてしまうことがある．ミスフォールドされた分子は，タンパク質の正常な機能を欠いているが，細胞内で問題を起こす可能性がある．多くの場合，そのようなミスフォールディングは，通常はタンパク質の中心部に埋め込まれるはずの疎水性残基が表面に露出しており，分子が細胞膜に付着して凝集しやすくなってしまって，最初はオリゴマーを，次に不溶性顕微鏡的凝集を生じさせ(図 40.1)，最終的にはニューロンの死をもたらすことになる．そのような立体配座をとりやすくなってしまうのは，そのタンパク質に何らかの突然変異があることが原因のこともあれば，プリオンによる感染が原因のこともある．

---

[1] 霊長類でも，成体の脳の特定の領域における前駆細胞(**神経発生**[neurogenesis])から新しいニューロンが形成され，機能的に組み込まれうることが確認されている(Rakic, 2002; Zhao et al., 2008 参照)．海馬における神経新生は，学習および記憶に関与するが，脳修復においてはほとんど関与しないと考えられている．しかし，ニューロン前駆細胞(幹細胞)が新しいニューロンを形成するために有している能力を利用する方法を知ろうとすることは，神経変性疾患の治療をめざすうえで，当然のアプローチであろう．

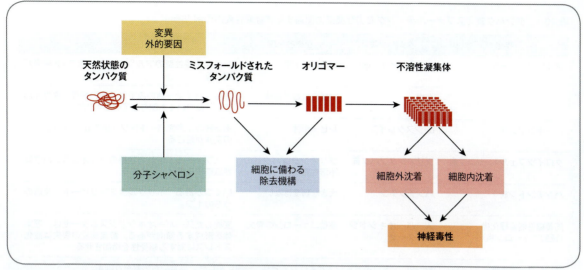

図 40.1 タンパク質ミスフォールディング：多くの慢性神経変性疾患に関与するプロセス．

ミスフォールドされた立体配座は，生涯を通じて，少しずつでも，自然に生じることがあり，その結果，年をとるにつれて徐々に蓄積することになる．神経系では，凝集体はしばしば，一般に**アミロイド沈着**（amyloid deposits）とよばれる特徴的な構造を形成する．これらは，顕微鏡でみることが可能であり，神経変性疾患に特徴的なものである．メカニズムは明らかではないが，このような凝集体（つまり，ミスフォールドされたタンパク質前駆体）は神経細胞死を招く．このようなタンパク質のミスフォールディングおよび凝集によって引き起こされる神経変性疾患の例を，表 40.1 に示す．

脳は，そのようなタンパク質凝集体の蓄積を制限するための，さまざまな保護的メカニズムを有している．主なものとしては，新たに合成またはミスフォールドされたタンパク質に結合して，正しくフォールディングすることを促す"シャペロン"タンパク質を産生するメカニズムと，タンパク質を細胞内で破壊する準備である"ユビキチン化"反応のメカニズムがある．これらの保護的メカニズムが対処できない場合，タンパク質沈着物の蓄積が起こる．

神経細胞死のメカニズム

細胞への急性傷害は**壊死**（necrosis）を引き起こす．壊死は細胞の腫脹，空胞化および溶解を指標として病理学的に認識され，細胞の Ca^{2+} 過負荷および膜損傷と関連づけて考えられている．壊死を起こした細胞は，典型的には，それらの内容物を周辺組織に吐き出して，炎症応答を引き起こす．慢性炎症は，大部分の神経変性疾患の特徴であり（Schwab & McGeer, 2008 参照），治療的介入の標的になりうる．

タンパク質のミスフォールディング

- 多くの慢性神経変性疾患は，正常型または変異型の生理的タンパク質のミスフォールディングを伴う．例としては，AD，PD，筋萎縮性側索硬化症，および多くの比較的まれな疾患が挙げられる．
- ミスフォールドされたタンパク質は，通常は，細胞内分解経路によって除去されるが，神経変性疾患においては，その経路に何らかの変化が生じている可能性がある．
- ミスフォールドされたタンパク質は，最初は可溶性オリゴマーとして凝集しやすくなり，後には細胞内または細胞外に蓄積する大きな不溶性凝集物となって，顕微鏡的沈着物として観察されるようになる．このような沈着物は安定的で，タンパク質分解に対して抵抗性がある．
- ミスフォールドされたタンパク質は，しばしば，凝集や膜との結合を促進するような，疎水性表面残基をもっている．
- 神経細胞死の原因となるメカニズムは不明であるが，可溶性凝集体と顕微鏡的沈着物の両方が神経毒性をもっている可能性を示す証拠がある．

細胞はまた，**アポトーシス**（apoptosis）または**プログラム細胞死**（programmed cell death）（第 5 章参照）によって死ぬことがある．これは発達，免疫調節および組織リモデリングなどの，生涯を通じて起こる多くのプロセスに不可欠なメカニズムである．アポトーシスならびに壊死は，急性神経変性疾患（脳卒中および頭部損傷など）お

第40章　神経変性疾患

表40.1　タンパク質ミスフォールディングおよび凝集に関連する神経変性疾患の例 [a].

疾患	タンパク質	特徴的病理	注
アルツハイマー病	β-アミロイド(Aβ)	アミロイド斑	まれな家族性型のアルツハイマー病でAβ変異が起こる
	タウ	神経原線維濃縮体	アルツハイマー病のみでなく他の病理("タウオパチー")についても関与している可能性
パーキンソン病	α-シヌクレイン	レビー小体	ある種の家族性パーキンソン病でα-シヌクレインの変異が起こる
クロイツフェルト-ヤコブ病	プリオンタンパク質	プリオンタンパク質の不溶性凝集体	ミスフォールドされた状態のプリオンタンパク質が感染することで伝染する
ハンチントン病	ハンチンチン	大きな病変はない	いくつかある"ポリグルタミンリピート"疾患のうちの1つ
筋萎縮性側索硬化症（運動ニューロン病)	スーパーオキシドジスムターゼ	運動ニューロンの喪失	変異したスーパーオキシドジスムターゼは，凝集体を形成する傾向がある．酵素機能の喪失は酸化ストレスに対する感受性を増加させる

[a] タンパク質凝集障害はしばしば集合的にアミロイドーシスとよばれており，一般に脳以外の器官にも影響を及ぼす．

および慢性疾患(ADおよびPDなど；Okouchi et al., 2007参照)の両方で起こる．神経変性に至るプロセスとしての壊死とアポトーシスの区別は，絶対的なものではない．なぜなら，興奮毒性や酸化的ストレスなどの厳しい試練は，壊死によって細胞を直接殺すのに十分かもしれないし，それがあまり厳しくなければアポトーシスを誘導するかもしれないからである．したがって，両方のプロセスが，神経保護薬物療法の標的となりうる．アポトーシス経路への薬理学的干渉は将来的には可能かもれないが，現在のところ，ほとんどの努力は，細胞壊死に関与するプロセスに，または神経細胞喪失を薬理学的に補償することに向けられている．

興奮毒性

神経伝達物質として，いたるところに存在するにもかかわらず，**グルタミン酸**(glutamate)はニューロンに対して非常に有毒である．この性質は**興奮毒性**(excitotoxicity)とよばれる(**第38章**参照)．培養中のニューロンに低濃度のグルタミン酸を投与すると細胞が死ぬことや，経口投与されたグルタミン酸が生体内でも神経変性を引き起こすという1970年代の発見は，グルタミン酸塩が"味覚強化"食品添加物として広く使用されていることと相まって，大きな警戒を引き起こした．"チャイニーズレストラン症候群"は，頸部の硬直と胸の痛みを伴う急性発作としてよく知られている．しかし，これまでのところ，より深刻な神経毒性の可能性は仮説でしかない．

グルタミン酸受容体アゴニストの**カイニン酸**(kainic acid)の局所注入は，実験的に神経毒性による病変を生成するために使用されている．この作用は，局所のグルタミン酸放出ニューロンを興奮させることで，グルタミン酸の放出を引き起こし，これがNMDA受容体および

代謝型受容体(**第38章**参照)に作用して，神経細胞死を招く，というものである．

カルシウム過負荷は興奮毒性の必須要素である．これが起きて，細胞死を引き起こすメカニズムは次の通りである(**図40.2**)．

- グルタミン酸は，NMDA型，AMPA型および代謝型受容体(部位1，2および3)を活性化する．AMPA受容体の活性化は細胞を脱分極させ，NMDAチャネルのMg^{2+}阻害を解除し(**第38章**参照)，Ca^{2+}流入を可能にする．脱分極は，さらに，電位依存性カルシウムチャネル(部位4)を開口させる．代謝型受容体は，小胞体からの細胞内Ca^{2+}の放出を引き起こす．Na^+流入は，Ca^{2+}/Na^+交換(部位5)を刺激することにより，さらにCa^{2+}流入を促進する．脱分極は，グルタミン酸取り込みを阻害または逆転させ(部位6)，細胞外グルタミン酸濃度を増加させる．

- 通常の状態では，細胞質遊離Ca^{2+}濃度($[Ca^{2+}]_i$)の上昇に対抗するために機能するメカニズムには，Ca^{2+}汲み出しポンプ(部位7)と，間接的に，Na^+ポンプ(部位8)がある．

- ミトコンドリアおよび小胞体は，Ca^{2+}の吸収槽として働き，通常は，$[Ca^{2+}]_i$を抑制している．しかしながら，ミトコンドリア蓄積への負荷がある点を超えると，ミトコンドリア機能が障害され，ATP合成が低下し，膜ポンプおよび小胞体によるCa^{2+}蓄積に利用可能なエネルギーが減少してしまう．活性酸素種の形成も増加する．この状態は，ポジティブ・フィードバックによってこのプロセスが増強されるようになる危険点である．

- $[Ca^{2+}]_i$の上昇は多くのプロセスに影響を与える．神経毒性に関連する主なものは次の通りである．
  - 神経終末からのグルタミン酸放出の増加．

神経細胞死のメカニズム | 585

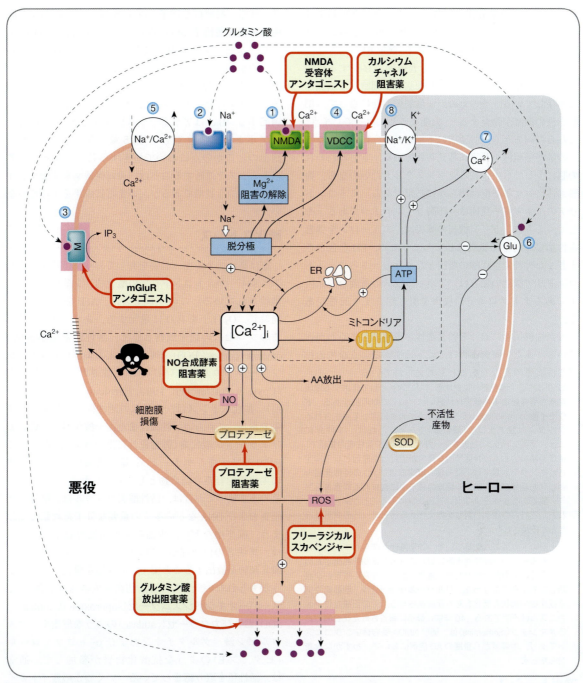

図40.2　興奮毒性のメカニズム．
膜受容体，イオンチャネルおよび輸送体（番号1～8）については本文中で論じられている．神経保護薬の作用部位になりうるところ（臨床的価値はまだ証明されていない）を強調して図示してある．左側（悪役）は細胞死を好むメカニズムであり，右側（ヒーロー）は防御的メカニズムである．詳細は本文を参照．　AA：アラキドン酸（arachidonic acid），ER：小胞体（endoplasmic reticulum），Glu：グルタミン酸取り込み，IP$_3$：イノシトール三リン酸（inositol trisphosphate），M, mGluR：代謝型グルタミン酸受容体（metabotropic glutamate receptor），NO：一酸化窒素，ROS：活性酸素種，SOD：スーパーオキシドジスムターゼ，VDCC：電圧依存性カルシウムチャネル（voltage-dependent calcium channel）．

- プロテアーゼ（カルパイン）およびリパーゼを活性化し，膜の損傷を引き起こす．
- 一酸化窒素合成酵素の活性化：低濃度の一酸化窒素は神経保護性であるが，活性酸素種の存在下での高濃度の一酸化窒素は，ペルオキシ亜硝酸およびヒドロキシルフリーラジカルを生成する．これらの分子が，膜脂質，タンパク質およびDNAなどの多くの重要な生体分子を損傷する．

－アラキドン酸放出の増加がフリーラジカルおよび炎症メディエーター産生を増加させ，さらに，グルタミン酸取り込みを阻害する（部位6）．

グルタミン酸とCa^{2+}は，最も普遍的に存在する化学信号の代表格であり，それぞれ細胞外と細胞内で脳機能に関与している．そのため，一度制御不能になって，細胞毒性の騒乱が勃発すると，大変なことになってしまう．これらの両方とも，弾薬店の手榴弾のように，危険なほどの量が細胞内小器官に蓄えられている．もしわれわれの脳に少しでも生き残るチャンスを与えたいのなら，興奮毒性に対する防衛は明らかに必須である．ミトコンドリアのエネルギー代謝は，防衛ラインの1つである．そして，ミトコンドリア機能の障害は，ニューロンを興奮毒性損傷に対して脆弱にしてしまうため，PDを含むさまざまな神経変性状態の要因となりうる．さらに，ミトコンドリア機能の障害は，アポトーシスの重要な開始因子であるチトクロム c の放出を引き起こす可能性がある．

虚血性脳損傷における興奮毒性の役割は，よくわかっている．また，興奮毒性は，以下に述べるような他の神経変性疾患の要因であるとも考えられている．

> グルタミン酸受容体に対するアゴニストとして作用する環境毒素が引き起こす神経変性状態には，いくつかの例がある．**ドウモイ酸**（domoic acid）は，ムラサキイガイによって産生されるグルタミン酸アナログ（類似体）である．これは，1987年にニューファンドランド（訳者注：カナダ北東部）居住者の集団で，重度の精神的および神経学的な異常が流行した原因として同定された．グアム島では，認知症，麻痺およびPDの特徴を組み合わせた症候群が，現地の植物の種子中に含まれる興奮毒性アミノ酸であるβ-メチルアミノアラニンによることが突き止められた．これらの種子の摂取を控えさせることで，この病気はほとんど撲滅された．

> 上記のメカニズムに基づいて，興奮毒性が関与していると考えられる一連の神経変性疾患に対して有効な薬物を見出すために，多くの努力がなされたが，残念ながら，非常に限定的な成功しかもたらさなかった．**リルゾール**（riluzole）は，筋萎縮性側索硬化症の病状の悪化をある程度遅らせる．その正確な作用メカニズムは不明である．40年前に最初に報告された化合物である**メマンチン**（memantine）は，弱いNMDA受容体アンタゴニストであり，中等度から重度のAD症例において，わずかな改善をもたらす．

アポトーシス

アポトーシスは，さまざまな細胞表面シグナルによって開始される（**第5章参照**）．細胞は体系的に解体され，収縮した残骸物は炎症を引き起こすことなくマクロファージによって除去される．アポトーシス細胞は，特徴的なDNA切断を検出する染色技術によって同定することができる．多くのシグナル伝達経路がアポトーシスをもたらす可能性があるが，すべての場合において，細胞死をもたらす最終経路は，プロテアーゼ（カスパーゼ）ファミリーの活性化である．これらは，さまざまな細胞内タンパク質を不活化する．神経アポトーシス

は，通常，**神経成長因子**（nerve growth factor）および**脳由来神経栄養因子**（brain-derived neurotrophic factor）を含むニューロン増殖因子によって防止される．これらは，中枢神経系におけるさまざまなニューロン集団の生存に必要な分泌タンパク質である．これらの増殖因子は，BaxとBcl-2という2つの遺伝子産物の発現を調節する．Baxはアポトーシス促進性であり，Bcl-2は抗アポトーシス性である（**第5章参照**）．これらの経路上のどこかの点において妨害することによって，アポトーシスを遮断することは，神経保護薬を開発するうえで魅力的な戦略であるが，いまだに成果を上げていない．

酸化ストレス

脳は高いエネルギー需要を有しており，ほぼすべてのエネルギーがミトコンドリアの酸化的リン酸化によって供給されている．このプロセスは，ATPを生成すると同時に，O_2分子をH_2Oに還元する．ある条件下では，このプロセスの副生成物として，活性酸素種（reactive oxygen species：ROS），例えば酸素およびヒドロキシルフリーラジカルおよびH_2O_2が生成されることがある（Coyle & Puttfarcken, 1993; Barnham et al., 2004 参照）．酸化ストレスは，これらの活性種の過剰産生の結果である．これらの活性種はまた，一酸化窒素合成およびアラキドン酸代謝（興奮毒性に関与する），ならびにP450モノオキシゲナーゼ系（**第9章参照**）などの，他の生化学的経路の副産物として産生されることもある．そのまま放っておけば，活性酸素ラジカルは，酵素，膜脂質およびDNAなどの多くの重要な分子を攻撃してしまう．脳卒中などの，虚血の後の組織再灌流期間中には，無法者の白血球が，自分がもっている細胞傷害性酸素産物を放出することで，この問題を悪化させてしまうかもしれない．もちろん，防衛メカニズムが存在し，**スーパーオキシドジスムターゼ**（superoxide dismutase：SOD）および**カタラーゼ**（catalase）のような酵素や，アスコルビン酸，グルタチオンおよびα-トコフェロール（ビタミンE）のような抗酸化物質が参加して，通常は，活性種を取り締まっている．いくつかのサイトカイン，特に脳虚血または炎症の状態で産生される腫瘍壊死因子（tumour necrosis factor：TNF）α（**第18章**）は，部分的には，SODの発現を増加させることによって，保護効果を発揮する．TNF受容体を欠くトランスジェニック動物は，脳虚血に対する感受性が高くなっている．SODをコードする遺伝子の変異（**図40.2**）は，運動ニューロンの進行性変性に起因する致命的な麻痺性疾患である**筋萎縮性側索硬化症**（amyotrophic lateral sclerosis：ALS）（運動ニューロン病[motor neuron disease]ともよばれる）に関与している．また，変異型SODを発現するトランスジェニックマウスも，同様の症状を発症す

る[2]．変異がある SOD がミスフォールドされたために生じる凝集物の蓄積もまた，神経変性に寄与しうる．

ミトコンドリアは，エネルギー代謝において中心的な役割を果たし，その障害は酸化ストレスを引き起こす．ミトコンドリアの損傷は，チトクロム c のサイトゾルへの放出をもたらし，アポトーシスも引き起こす．したがって，ミトコンドリアが健全であることは，ニューロンの生存にとって必須であり，ミトコンドリアの機能不全は，多くの神経変性疾患において主要な因子と考えられている（Itoh et al., 2013 参照）．ミトコンドリア呼吸鎖などの酵素に，蓄積性の変異や遺伝性の変異があることで，先天的にまたは加齢により，酸化ストレスに対する感受性が増加することがある．このような酸化ストレスに対する感受性の増加は，さまざまな種類の遺伝性神経変性疾患（ハンチントン病 [Huntington's disease：HD] など），および加齢に関連した神経変性において明らかとなる．

酸化ストレスは，炎症の原因と結果の両方である（第6章）．これは神経変性疾患の一般的な特徴であり，神経損傷に関与すると考えられている（Schwab & McGeer, 2008 参照）．

神経保護薬による治療的介入の標的になりうるものを，図 40.2 に示す．

虚血性脳損傷

心臓病とがんに続いて，脳卒中は欧州と北米で最も一般的な死亡原因である．脳卒中の 70% は致命的ではないが，身体障害の最も一般的な原因となっている．脳卒中の約 85% は**虚血性**（ischaemic）であり，通常，主要な大脳動脈の血栓症が原因である．虚血性以外のものは，**出血性**（haemorrhagic）であり，大脳動脈の破裂による．両方のタイプの原因として，アテローム性動脈硬化が多い．

病態生理

脳への血液供給の中断によって，図 40.2 に示すような神経性事象のカスケードが始まり，その結果として，脳浮腫および炎症などが生じ，これらが脳損傷に寄与する可能性がある．再灌流に引き続いて，さらなる損傷が生じることがある[3]．これは，酸素供給が回復し

---

[2] 意外なことに，ALS に関連する SOD 突然変異のなかには，正常な酵素より不活性ではなく，むしろ活性が高いものがある．神経変性の原因となる機構には，おそらくこの酵素のミトコンドリア内での異常な蓄積が関与している．

[3] そうであったとしても，早期（血栓症の 3 時間以内）に再灌流することは，線維素溶解薬に関する臨床的証拠によれば，明らかに有益である．

興奮毒性および酸化ストレス

- 興奮性アミノ酸，特にグルタミン酸は，神経細胞死を引き起こす可能性がある．
- 興奮毒性は，主に NMDA 受容体の活性化に関連しているが，他の種類の興奮性アミノ酸受容体も関与する．
- 興奮毒性は，細胞内 Ca^{2+} 濃度の持続的な上昇（Ca^{2+} の過負荷）に起因する．
- 興奮毒性は，過度のグルタミン酸放出が生じる病的状態の下（例えば，脳虚血，てんかん）で起こりうる．**カイニン酸**のような化学物質が投与された場合にも起こりうる．
- 細胞内 Ca^{2+} の上昇は，プロテアーゼの活性化，フリーラジカルの形成，および脂質の過酸化を含む，さまざまなメカニズムによる細胞死を引き起こす．一酸化窒素およびアラキドン酸の生成もまた関与する．
- 通常は，神経細胞を興奮毒性から保護するために，さまざまなメカニズムが働く．主なものは Ca^{2+} 輸送系，ミトコンドリア機能，フリーラジカルスカベンジャーである．
- 酸化ストレスとは，保護機構が損なわれ，活性酸素種が蓄積し，ニューロンが興奮毒性損傷の影響を受けやすくなる状態（例えば，低酸素症）をいう．
- 環境化学物質による興奮毒性が，一部の神経変性障害の原因になっている可能性がある．
- 興奮毒性を低下させることをめざしてデザインされた方法には，グルタミン酸アンタゴニスト，カルシウムチャネル遮断薬およびフリーラジカルスカベンジャーの使用があるが，まだ臨床用途に値すると証明されたものはない．
- ミトコンドリアの機能不全は，老化，環境毒素および遺伝的異常と関連しており，酸化ストレスを引き起こすことがあり，神経変性疾患の共通の特徴である．

たときに反応性酸素種が生成するためである．再灌流傷害は，脳卒中患者において重要な要素かもしれない．これらの二次的なプロセスは，多くの場合，進行に数時間を要するため，治療的介入を行うことが時間的に可能である．主要な大脳動脈の閉塞によって生成される病変は，ニューロンが不可逆的な壊死をすばやく受ける中心部分と，その周囲で，炎症およびアポトーシス細胞死が数時間かけて進行する，傷みかけた組織の**ペナンブラ**（penumbra）（半影帯）の部分からなる．2〜3 時間以内に神経保護的な療法が行われれば，この二次的なペナンブラの損傷を抑制できると考えられてい

グルタミン酸の興奮毒性は，脳虚血において重要な役割を果たす．虚血は，ニューロンの脱分極，および大量のグルタミン酸の放出を引き起こす．Ca^{2+}の蓄積が生じるのは，部分的には，NMDA受容体にグルタミン酸が作用した結果である．脳虚血後のCa^{2+}流入および細胞死の両方が，NMDA受容体またはチャネルを阻害する薬（第38章参照）によって抑制される．一酸化窒素もまた，正常なニューロン活動から生じる量よりも，はるかに多い量が産生される（つまり，調節的ではなく毒性があるレベル）．

治療的アプローチ

脳卒中を治療するために現在承認されている唯一の薬物療法は，遺伝子組換え組織プラスミノゲン活性化薬である**アルテプラーゼ**（alteplase）の静脈内投与である（第24章参照）．これは，血栓を溶解することによって，血流を回復させるのに役立つ．比較試験では，死亡率（約8％）は低下しなかったが，生存患者には有意な機能的利益があった．ただし，血栓性エピソードの約3時間以内に投与しなければ効果的はなかった．また，血栓ではなく出血の場合（症例の15％を占める）には投与してはならないので，事前のCTスキャンが不可欠である．これらの厳格な適用要件があるため，専門的に迅速な処置が可能な施設が利用可能な場合を除いて，脳卒中治療に線維素溶解薬を用いることはかなり制限されてしまう．専門的な急性脳卒中治療センターでは，アルテプラーゼと組み合わせて，凝血塊を除去するための早期外科的処置を行うことが増えている．

放っておけば死ぬ可能性のあるペナンブラ領域の細胞を蘇生させることをめざして，神経保護薬を使用することは，好ましいアプローチであろう．脳動脈閉塞を伴う動物モデルにおいて，図40.2に示されているメカニズムを標的とした多くの薬は（遠くかけ離れた理論に基づいて試された他の多くの薬には言及しないが），このような意味合いで，梗塞のサイズを縮小させるように働いている．これらには，グルタミン酸アンタゴニスト，カルシウムおよびナトリウムチャネル阻害薬，フリーラジカルスカベンジャー，抗炎症薬，プロテアーゼ阻害薬などが含まれる（Green, 2008参照）．動物モデルでは，ほとんどの薬でも作用が得られているようである．しかし，これまでに100件以上の臨床試験で試された数多くの薬のうち，有効なものはなかった．この残念な失敗のリストには，カルシウムおよびナトリウムチャネル阻害薬（**ニモジピン**[nimodipine]，**ホスフェニトイン**[fosphenytoin]など），NMDA受容体アンタゴニスト（**selfotel**, **eliprodil**, **デキストロメトルファン**[dextromethorphan]），グルタミン酸放出の阻害薬（アデノシンアナログ，**lubeluzole**），GABA効果の増強薬（**chlormethiazole**など），5-ヒドロキシトリプタミン（5-hydroxytryptamine：5-HT）（セロト

脳卒中

- 脳内の血栓または出血（比較的少ない）の結果として，病変の中心部においては壊死によるニューロンの急速な死滅が起こり，ペナンブラ（半影帯）においては，興奮毒性および炎症のために，よりゆっくりと（数時間で）細胞の変性が起こる．
- 自発的な機能回復は非常にさまざまな程度で起こる．
- 実験動物においては，興奮毒性を妨害する多くの種類の薬が梗塞サイズを減らすことができるが，現在のところ，これらのうちでヒトにおいて有効であると証明された薬はない．
- 血栓を溶解する組換え組織プラスミノゲン活性化薬（**アルテプラーゼ**）は，3時間以内に投与すれば有益である．ただし，出血性脳卒中は投与前に画像診断によって除外されなければならない．

ニン[serotonin]）アンタゴニスト，金属キレート剤および種々のフリーラジカルスカベンジャー（**チリラザド**[tirilazad]など）が含まれる．mGlu1受容体のアンタゴニストまたはネガティブアロステリック調節薬が虚血性脳損傷の治療に有効である可能性は，まだ残っている．

脳卒中患者の対照臨床試験は，問題が多く，非常に高価である．これは，部分的には，機能回復についてのアウトカム（治療結果）にばらつきが大きいため，多数の患者（典型的には数千人）を数ヵ月間にわたって観察する必要があるからである．発作の数時間以内に治療を開始する必要があることが，さらに問題である．

新生児における低酸素誘発脳損傷を治療するために，低体温と組み合わせて，NMDA受容体アンタゴニスト作用（第41章）を有する**キセノン**（xenon）を麻酔域下用量で使用することは，かなり有望である（Esencan et al., 2013）．

脳卒中治療は，少なくとも現在までのところ，薬理学の成功事例とは，まったくいえない．医学的な望みは，治療よりも予防（例えば，血圧のコントロール，アスピリン[aspirin]の摂取，アテローム性動脈硬化の予防など）に頼っている[4]．

---

[4] ダークチョコレート（訳者注：カカオマスの含有率が高いチョコレート）を食べることは，脳卒中のリスクを軽減すると考えられている．チョコレート中のフラボノイドには，抗酸化，抗凝固および抗炎症性の性質があるおかげで，保護的な作用があるかもしれない．しかし，これは食べ過ぎる理由にはならない！

アルツハイマー病

　加齢に伴う認知能力の喪失は，正常な過程であると考えられ，その進行速度と程度は非常にさまざまである．アルツハイマー病(AD)はもともと初老期の認知障害として定義されていたが，今日では発症年齢にかかわらず，同じ病理[5]が認知症の根底にあることがわかっている．AD は，脳卒中，脳外傷またはアルコールなどの先行する原因をもたない認知障害を指している．その罹患率は，年齢とともに急激に上昇し，65 歳で約 5%であるが，95 歳では 90%以上である．最近まで，加齢に伴う認知症は，ニューロンが徐々に失われていくという，生涯を通して通常に起こりえる変化により生じると考えられていた．また，アテローム性動脈硬化に伴う血液供給の不足により，この変化が加速されることもあると考えられていた．しかし，過去 30 年間にわたる研究により，AD の原因となる特定の遺伝的および分子的メカニズムが明らかにされた(Querfurth & LaFerla, 2010 参照)．これらの進歩により，より効果的な治療への期待が高まっているが，成功するのは容易ではない．

アルツハイマー病の病因

　AD は，脳の縮小と，主に海馬および前頭基底部におけるニューロンの局所的喪失に関連している．海馬および前頭皮質におけるコリン作動性ニューロンの喪失は，この疾患の特徴であり，AD において生じる認知障害および短期記憶の喪失の根底にあると考えられている．2 つの顕微鏡的所見がこの疾患に特徴的である．1 つは，**βアミロイドタンパク質**(Aβ とよばれる)の無定形(amorphous)な細胞外沈着からなる細胞外**アミロイド斑**(amyloid plaque)，もう 1 つは，微小管関連タンパク質(**タウ**[Tau])のリン酸化体のフィラメントからなる神経細胞内の**神経原線維濃縮体**(neurofibrillary tangle)である．これらの沈着物はどちらも，前述のように，もともと存在するタンパク質のミスフォールディングによって生じるタンパク質凝集体である．これらの沈着物は，正常な脳にも，数は少ないが存在する．アミロイド沈着の早期出現は AD 発症の予兆であるが，症状は長年にわたって発現しないこともある．今日では，前駆体(**アミロイド前駆体タンパク質**[amyloid precursor protein：APP])からのアミロイドタンパク質がつくられるプロセスの異常が，AD の病因における鍵であると認識されている．この結論は，いくつかの証拠に基づいている．特に，ある種の比較的希少な家族性 AD の遺伝子解析において，

APP 遺伝子の変異，またはアミロイドプロセシングを制御する他の遺伝子(例えば，プレセニリンおよび**ソルチリン関連受容体 1**[sortilin-related receptor 1])の変異が発見されたことに基づいている．APP 遺伝子は 21 番染色体上に存在する．この染色体が余分に存在すると，ダウン症候群の原因となる．ダウン症候群では，APP の過剰発現に関連した早期の AD 様認知症が起こる．

> アミロイド沈着物は，APP の 40 または 42 残基のセグメントである Aβ の凝集体(図 40.3)であり，特異的プロテアーゼ(**セクレターゼ**[secretases])の作用によってつくられる．Aβ40 は通常少量のみ産生されるが，Aβ42 は上述の遺伝子変異の結果として過剰産生される．どちらのタンパク質も凝集してアミロイド斑を形成するが，Aβ42 は Aβ40 より強い凝集傾向を示し，アミロイド形成の主要な原因とみられている．APP は通常，中枢神経系ニューロンを含む多くの細胞に発現される，770 アミノ酸残基の膜タンパク質である．α-セクレターゼによる切断によって，大きな細胞外ドメインが**可溶性 APP**(soluble APP)として放出され，生理的栄養機能を果たすと考えられている．Aβ の形成には，β-および γ-セクレターゼによる，APP の 2 つの異なる箇所での切断がかかわっている(図 40.3)．そのうちの 1 ヵ所は，APP の膜内ドメインにある．γ-セクレターゼは，不器用な酵素(実際には，いくつかのタンパク質からなる大きな膜内複合体)であり，正確性に欠け，膜貫通ドメインの複数の箇所で APP を切断し，Aβ40 および 42 を含む，異なる長さの Aβ 断片を生成する．この領域における APP 遺伝子の変異は，切断点の選ばれやすさに影響を及ぼし，Aβ42 の形成を助長する傾向がある．**プレセニリン**(presenilin)遺伝子の変異は，γ-セクレターゼの活性を増加させる．これは，プレセニリンタンパク質が，γ-セクレターゼ複合体の一部を形成するからである．これらのさまざまな AD 関連変異は，血漿中で検出される Aβ42：Aβ40 の比を増加させる．この比は家族性 AD の指標になる．脂質輸送タンパク質 **ApoE4**は，Aβ オリゴマーのクリアランスを促進する．おそらく変異型 ApoE4 タンパク質はこの機能において効率が悪いため，このタンパク質の遺伝子変異は，AD の素因になる．

　Aβ 蓄積がどのように神経変性を引き起こすか，そしてその損傷が可溶性 Aβ 単量体によるのか，オリゴマーによるのか，それともアミロイド斑によるのかということについては，確かにはわかっていない．細胞がアポトーシスによって死ぬという証拠はあるが，炎症応答があることも明らかである．トランスジェニック動物にアルツハイマー変異を発現させると(Götz & Ittner, 2008 参照)，プラーク形成および神経変性が起こり，また虚血，興奮毒性および酸化ストレスなどの負荷に対する中枢神経系ニューロンの感受性を増加させる．この脆弱性の増加が，AD における進行性神経変性の原因かもしれない．これらのトランスジェニックモデルは，神経変性プロセスの遅延をめざした薬物療法の試験において，潜在的に大きな価値がある．

　生化学段階のもう 1 つの主要な役者は**タウ**であり，このタンパク質から神経原線維濃縮体が構成されている(図 40.3)．神経変性におけるタウの役割は不明であるが，似たような"**タウオパチー**(tauopathy)"は多くの神経変性状態で起こる(Brunden et al., 2009; Hanger et al., 2009)．タウは，ニューロンの正常な構成要素であり，神経軸索に沿って物質を輸送するための軌道として働いている細胞内微小管に関連がある．AD およびその他のタウオパチーにおいて，タウはグリコーゲン合成酵素キナーゼ-3β(glycogen synthase kinase-3β：GSK-3β)およびサイクリン依存性キナーゼ 5(cyclin-dependent kinase：CDK5)を含むさまざまなキナーゼの作用によって異常にリン酸化され，微小管から解離して，**対らせん状フィラメント**(paired helical filament)として細胞内に沈着し，特徴的な顕微鏡的外観を呈する．細胞

---

5 認知症(dementia)という用語は，認知機能の進行性喪失を記述するために使用されており，発狂した(demented)(つまり，怒りから不合理な行動をとる)という意味はもたない．

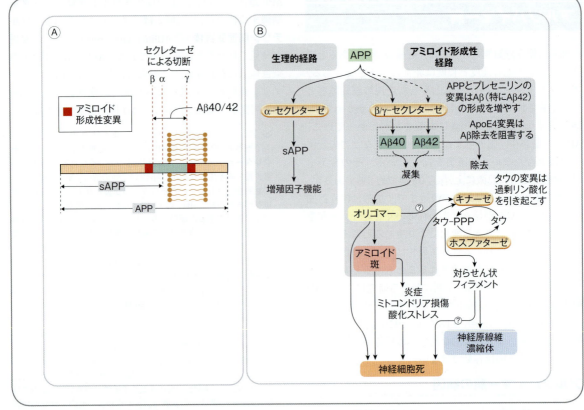

図 40.3　アルツハイマー病の病因.
[A]アミロイド前駆体タンパク質(APP)の構造，分泌型 APP(sAPP)および Aβ アミロイドタンパク質の起源を示す．いくつかの家族性アルツハイマー病で発見された，アミロイド形成性変異に関与する領域は Aβ 配列に隣接している．APP 切断には，セクレターゼ α，β および γ の 3 つのプロテアーゼが関与する．α-セクレターゼは可溶性 APP を産生するが，β-および γ-セクレターゼは Aβ アミロイドタンパク質を産生する．γ-セクレターゼは，さまざまな点で切断することができ，Aβ40 および Aβ42 を含む，種々の長さの Aβ ペプチドを生成する．Aβ42 はアミロイド斑として凝集する傾向が高い．[B]APP の処理過程．主な"生理的"経路は，多くの栄養機能を発揮する sAPP を産生する．異なる部位における APP の切断は，Aβ を生じさせるが，通常は Aβ40 が優勢な形であり，アミロイド形成性は弱い．APP またはプレセニリンの変異によって，アミロイド形成性経路を介して分解される APP の割合が増加すると，より強いアミロイド形成性をもつ Aβ42 に変換される割合も増加する．Aβ の除去効率は，apoE4 遺伝子の変異によって損なわれる．過剰リン酸化されたタウは，微小管からのタウの解離，ミスフォールディングおよび凝集によって，対らせん状フィラメントを形成し，Aβ 毒性を増強する．

が死ぬと，これらのフィラメントは細胞外**神経原線維濃縮体**として凝集する．タウのリン酸化は，Aβ の存在によって増強される．これは，おそらくはキナーゼ群の活性化による．逆に，過剰にリン酸化されたタウは，アミロイド沈着の形成を促進する．タウの過剰リン酸化および細胞内沈着は，微小管に依存するプロセスである速い軸索輸送を損なうことは知られているが，細胞に直接的に害を与えるか否かはよくわかっていない．

コリン性ニューロンの喪失

主に死後 AD 脳組織の測定から，多くの伝達物質系に変化があることが明らかになっているが，前脳基底部核のコリン作動性ニューロン（第 39 章）の比較的選択的な喪失は特徴的である．1976 年になされたこの発見は，コリン性機能の回復をめざした薬理学的アプローチが可能であることを示唆したため，AD の治療のためにコリンエステラーゼ阻害薬を使用することにつながった（下記参照）．

大脳皮質および海馬における，コリンアセチルトランスフェラーゼ活性，アセチルコリン(acetylcholine：ACh)含有およびアセチルコリンエステラーゼ(acetylcholinesterase：AChE)ならびにコリン輸送はすべて，AD においては著しく低下するが，うつ病または統合失調症などの他の疾患では低下しない．ムスカリン性受容体密度（結合試験によって測定された）は影響を受けていないが，ニコチン性受容体は，特に大脳皮質において，減少している．Aβ 形成によってコリン作動性ニューロンが選択的に失われる理由は知られていない．

治療的アプローチ

AD における神経変性のメカニズムの解明は，いまだそれを遅らせることができる治療法をもたらすに至っていない．現在のところ，**コリンエステラーゼ阻害薬**（第 13 章参照）と**メマンチン**だけが，AD の治療に承認され

アルツハイマー病

- アルツハイマー病(AD)は，加齢に関連した認知症であり，脳梗塞による血管性認知症とは異なる．
- ADの主な病理学的特徴は，アミロイド斑，神経原線維濃縮体，およびニューロン(特に，前脳基底部のコリン作動性ニューロン)の喪失である．
- アミロイド斑は，アミロイド前駆体タンパク質(APP)のAβ断片の凝集体からなる．APPは正常なニューロン膜タンパク質であり，β-セクレターゼとγ-セクレターゼの作用によりAβが産生される．ADは，神経毒性をもたらす過剰なAβ形成に伴うものである．
- 家族性AD(まれ)は，APP遺伝子またはプレセニリン遺伝子(γ-セクレターゼ機能に関与する)の変異から起こるものであり，これらの変異はいずれもAβ形成の増加を引き起こす．
- リポタンパク質ApoE4の変異は，おそらくAβクリアランスを妨害することにより，AD発症のリスクを増加させる．
- 神経原線維濃縮体は，正常なニューロンタンパク質(タウ)の過剰リン酸化体の細胞内凝集物である．過剰リン酸化タウおよびAβは，相乗的に作用して神経変性を引き起こす．
- コリン作動性ニューロンの喪失は，ADにおける学習および記憶障害の大部分の原因であると考えられている．

た薬剤である．アミロイド仮説およびその他の神経保護に関する仮説(Spencer et atl., 2007参照)に基づいて，多くのアプローチが検討されたが，これまでのところ臨床試験での成功は得られていない[6]．

コリンエステラーゼ阻害薬

AD治療薬として承認された最初の薬である **tacrine** は，コリン性伝達の増強によってコリン性欠損を補うことができるかもしれないという考えに基づいて研究された．試験では，AD患者の約40％で記憶と認知のテストで穏やかな改善がみられたが，生活の質に影響を与える他の機能的尺度の改善はみられなかった．tacrineは1日あたり4回投与しなければならず，一部の患者では悪心や腹部痙攣などのコリン性副作用や肝毒性が生じるため，理想的な薬物にはほど遠い．**ドネペジル**(donepezil)，**リバスチグミン**(rivastigmine)および**ガランタミン**(galantamine)などのより新しい化合物は，効力は限られているが，生活の質を改善するうえで

tacrineよりも有効である(**表40.2**)．これらの薬物は，AD患者の認知機能に，わずかではあるが，ある程度の改善をもたらす．しかし，この改善は小さすぎて，日常的には意味がない程度かもしれない．

コリンエステラーゼ阻害薬は何らかの形で，Aβの形成または神経毒性を減少させ，そのためADの進行を遅らせるだけでなく症候上の有益性をもたらすという研究結果もある．しかしながら，臨床試験では，認知機能のわずかな改善しか示さず，病気の進行には影響を与えなかった．

コリン性機能の改善を目的とする他の薬で現在研究中のものには，その他のコリンエステラーゼ阻害薬および種々のムスカリン性およびニコチン性受容体アゴニストなどがある．今日までのところ，ムスカリン性オルソステリックアゴニストは選択性がなく，副作用の発生があったために，中枢神経系障害を治療するために使うことができない．しかし，選択性(例えば，M₁受容体に対して)のあるポジティブなアロステリック調節薬(**第3章**参照)が開発されることは期待できる．

メマンチン

ADの治療のために現在認可されているもう1つの薬は**メマンチン**である．この薬は，経口で活性があり，NMDA受容体に対する弱いアンタゴニストである．この薬は，もともと抗ウイルス薬として導入され，その後，興奮毒性の阻害薬としての可能性を見込まれて復活した．この薬は，意外にも，中等度または重度のADにおいて，認知を若干改善するが，神経保護的ではないようである．この薬は，NMDA受容体の生理的な活性を維持しながらも，過剰な病的活性化を選択的に阻害することによって作用するのかもしれない．血漿半減期は長く，その副作用には頭痛，めまい，眠気，便秘，息切れ，高血圧に加えて，あまり一般的でない諸症状がある．NMDA受容体のアゴニストまたはアロステリック調節薬として作用して，認知を増強する他の薬の潜在力は，Collingridge et al.(2013)で述べられている．

神経変性の抑制

▽ADを含めて，この章で述べられている障害の大部分に関して，神経変性を遅らせる薬は，われわれがいまだにたどり着くことができない至高の目標であろう．すでに，β-およびγ-セクレターゼによるAβ形成，およびAβ神経毒性のような，いくつかの性質がよくわかった標的が同定されている．さらに，化合物を試験することができるADのトランスジェニック動物モデルが存在している．しかし，それに続く，これらのプロセスを標的とする薬物の臨床試験は残念な結果に終わっている(Corbett et al., 2012)．β-およびγ-セクレターゼの阻害薬が同定されている．それらはAβ形成を減少させるのに有効であるが，かえって認知障害を悪化させるようである．いくつかの薬は，免疫系や消化管に有毒であることが判明し，開発が停止された．

タウのリン酸化を防止することをめざして，キナーゼ阻害薬

---

[6] 残念ながら，多大な研究努力にもかかわらず，本書の前回の版以降，言及に値する新薬は出現していない．

表40.2　アルツハイマー病の治療に使用されるコリンエステラーゼ阻害薬[a].

薬	抑制のタイプ	作用時間と用量	主な副作用	注
tacrine	AChEとBuChEの両方に影響する 中枢神経系選択的ではない	〜6時間 1日2〜3回経口投与	コリン性副作用（腹痛，悪心，下痢），肝毒性	ADにおいて有効であることが示された最初の抗コリンエステラーゼ 肝毒性のモニタリングが必要
ドネペジル	中枢神経系，AChE選択的	〜24時間 1日1回経口投与	わずかなコリン性副作用	–
リバスチグミン	中枢神経系選択的	〜8時間 1日2回経口投与	継続的治療で鎮静する傾向のあるコリン性副作用	副作用を最小限に抑えるために用量漸増
ガランタミン	AChEとBuChEの両方に影響する また，アロステリック作用によるニコチン性ACh受容体活性化を増強する	〜8時間 1日2回経口投与	わずかなコリン性副作用	–

[a] どの薬に関しても，同様のレベルの臨床的効果．動物試験ではコリンエステラーゼ阻害とは関係ないメカニズムによるAβとプラーク形成の減少が示唆されたが，疾患プロセスの遅延についての臨床的証拠はない．
AChE：アセチルコリンエステラーゼ，BuChE：ブチリルコリンエステラーゼ（butyryl cholinesterase）．

認知症における薬物の臨床用途

- AChE阻害薬およびNMDAアンタゴニストは，臨床試験において認知障害を検出可能な程度に改善するが，重大な副作用を有し，臨床的使用が限定される．これらの薬が神経変性を遅らせることは証明されていない．
- 有効性は，個々の患者について定期的にモニターされる．薬物が機能していると考えられ，機能および行動の低下を遅らせる効果が副作用を上回ると判断される場合にのみ，投与が継続される．

AChE阻害薬

- **ドネペジル，ガランタミン，リバスチグミン**．tacrineも有効だが，肝障害を引き起こす可能性がある．望ましくないコリン性作用が問題になることがある．
- 軽度から中等度のADに使用される．

NMDA受容体アンタゴニスト

- 例えば，**メマンチン**（第38章参照）．
- 中等度から重度のADに使用される．

も研究された（Brunden et al., 2009を参照）．リン酸化部位が多数あり，さまざまなキナーゼが存在するため，このアプローチは困難なものになっている．

　Schenk et al.（1999）は独創的なアプローチをとった．彼らは，ADトランスジェニックマウスをAβタンパク質に対して免疫化して，この処置がプラーク形成を予防するだけでなく，減少させることを見出した．ヒトにおける初期の試験は，神経炎症性合併症のために終了しなければならなかった．モノクローナルAβ抗体を用いたより最近の臨床試験は期待外れであった．しかし，抗体治療を行ったのが，疾患の進行上で遅すぎた可能性が

あり，早期の介入であれば治療上の利点を明らかにできるかもしれない．

　関節炎を治療するために日常的に使用されているいくつかの非ステロイド性抗炎症薬（NSAID；第26章参照）が，AD発症の可能性を減少させることが，疫学研究により示唆された．この考えは，多数の動物研究によって支持されており，特に，特定のプロスタグランジン受容体サブタイプを欠く遺伝学的マウスモデルが，神経変性疾患の実験モデルに対して耐性であることが示されている．残念なことに，さまざまなNSAIDを用いた臨床試験では，今のところ，一貫した効果があるという証拠は示されていない（Breitner et al., 2011）．実際のところ，NSAIDはADの後期段階では有害作用があるかもしれない．しかし，無症状の人では**ナプロキセン**（naproxen）は，長期的なADの発生を減少させる可能性がある．

　Aβ斑は銅と亜鉛に結合するため，これらの金属イオンの除去はアミロイド斑の溶解を促進する．抗アメーバ薬のclioquinolは，ADの動物モデルにおいてアミロイド沈着の減少を引き起こす金属キレート剤であり，初期の臨床試験においていくらか効果を示した．clioquinol自体は，ヒトにおける毒性作用が知られており，日常的に臨床使用することはできないが，毒性の低い金属キレート剤が研究されている．

　増殖因子（特に神経成長因子）の不足は，ADにおける前脳コリン性ニューロンの喪失の一因かもしれない．脳への増殖因子の投与は日常的な治療では現実的ではないが，神経成長因子を分泌するように操作を加えた細胞を移植するなどの代替アプローチが検討されている．

　その他のアプローチ．ここには，新薬の開発や，他の無関係の状態を治療するためにすでに使用されている薬剤の使用が含まれる（Corbett et al., 2012参照）．

　新たな強力かつ選択的なヒスタミンH_3アンタゴニストは，ADにおける認知を改善しうる（Brioni et al., 2011参照）．それらの薬はまた覚醒を増強させるため，ナルコレプシーの治療に使えるかもしれない（第48章参照）．

　新規作用メカニズムを有する抗痙攣薬である**レベチラセタム**（levetiracetam）は，ADの進行を遅らせる可能性がある．

　高血圧治療がADの発生率の低下と相関する可能性があることが，縦断コホート研究により示唆されている（Corbett et al.,

2012 参照）．この理由は不明であるが，脳内の炎症過程の減少に関連している可能性がある．

caprylidene（カプリル酸トリグリセライド[caprylic triglyceride]）は，ココナッツオイルからつくられている[7]．体内で分解されて，グルコースに代わるエネルギー源となるケトン体を放出する．AD では，グルコース利用が損なわれているという証拠がいくつかある．軽度から中等度の AD においては，記憶および認知機能を改善するために有用であるが，神経変性を回復させることはない．

latrepirdine は AD の治療に関して臨床試験中である．この薬は複雑な薬理学的特性を有し，その作用のうちのどの作用が治療的効果をもたらすのかは，いまだわかっていない．

観察的研究により，スタチン系薬（statins）が認知症を予防する可能性が示唆されているが，これは前向き臨床試験では確認されていない．

パーキンソン病

パーキンソン病の特徴

パーキンソン病（PD）（総説として Schapira[2009]参照）は，主に高齢者で起こる進行性の運動障害である．主な症状は次の通りである．

- 随意運動の抑制（**運動緩慢**[bradykinesia]）．部分的には筋肉の固縮に起因し，また部分的には運動系に固有の慣性に起因する．これは運動を開始することだけでなく，停止させることも困難であることを意味している．
- 安静時の振戦（tremor at rest）．通常は手から症状が出始める（"丸薬丸め様振戦[pill-rolling tremor]"）．随意活動中は減少する．
- 筋固縮（muscle rigidity）．受動的に四肢を動かしたときの，抵抗の増加として検知される．
- さまざまな程度の認知障害．

PD 患者は，特徴的な**すり足歩行**（shuffling gait）で歩く．患者は歩き始めるのが難しく，いったん前に進み始めると，すぐに止まったり方向を変えたりすることができない．PD は一般的に，認知症，うつ病および自律神経機能障害に関連している．これは，変性過程が基底核に限定されず，脳の他の部分にも影響を与えるためである．非運動症状は，運動症状の前に現れることもあり，しばしば疾患の後期段階で優勢となることがある．

PD は，明らかな原因がなくてもよく起こるが，脳虚血，ウイルス性脳炎または他の病的損傷の結果として起こることもある．薬剤誘発性にこのような症状が生じることもある．主な薬としては，脳内のドパミン（dopamine）量を減少させる薬（例えば，**レセルピン**[reserpine]；**第14章**参照），またはドパミン受容体を遮断する薬（例え

ば，**クロルプロマジン**[chlorpromazine]などの抗精神病薬；**第46章**参照）がある．まれな症例として，家族性早期発症 PD があり，シヌクレイン（synuclein）および**パーキン**（parkin）をコードする遺伝子を含む，いくつかの遺伝子変異が同定されている．**ロイシンリッチリピートキナーゼ2**（leucine-rich repeat kinase 2：LRRK2）をコードする遺伝子の変異も，PD に関連している．遺伝子変異の研究は，神経変性プロセスの根底にあるメカニズムについての，いくつかの手掛かりを与えてくれる．

神経化学的変化

PD は基底核に影響を及ぼし，その神経化学的起源はホルニキーヴィクツ（Hornykiewicz）によって 1960 年に発見された．彼は，PD 患者の死後脳において，黒質および線条体（**第39章**参照）のドパミン含量が極端に少なく（多くの場合，通常の 10% 未満），これに黒質のドパミン性ニューロンの喪失および線条体の神経終末の変性が関連していることを示した[8]．ノルアドレナリン（noradrenaline）（ノルエピネフリン[norepinephrine]）や 5-HT などの，他のモノアミンを含むニューロンも影響を受ける．ドパミンの喪失は数年にわたって徐々に起こるが，線条体のドパミン含有量が正常の 20 ～ 40% に低下してはじめて，PD の症状が現れる．実験動物における，黒質線条体路の損傷および化学的方法によるドパミンの枯渇も，PD の症状を引き起こす．ドパミン欠乏に最も明らかに関連する症状は，**運動緩慢**であり，これは損傷動物においてただちに，かつつねに起こる．固縮および振戦には，ドパミンのみでなく，他の伝達物質（特に，ACh，ノルアドレナリン，5-HT および γ アミノ酪酸[γ-aminobutyric acid：GABA]）の，より複合的な神経化学的混乱が関与する．実験的損傷部位においては，黒質線条体路の損傷の後，2 つの二次的変化が起こる．1 つは，残っているドパミン性ニューロンの活動亢進で，これには神経伝達物質の代謝回転速度の増加を伴う．もう 1 つは，ドパミン受容体の数の増加であり，これは脱神経過敏の状態を生じる（**第12章**参照）．線条体は主に D_1 受容体（興奮性）および D_2 受容体（抑制性）を発現するが（**第39章**参照），D_3 および D_4 受容体は少ない．関与するニューロン回路，および PD とハンチントン病（HD）で主に影響を受ける経路の概略図を，**図40.4** に示す．

線条体のコリン性介在ニューロン（**図40.4** には示されていない）も，PD と HD に関与している．線条体からの ACh 放出はドパミンによって強く阻害され，これらのコリン性ニューロンの活動亢進が PD の症状に寄与する

---

[7] "医療食品（medical food）" とよばれることもある．

[8] ほかのタイプのニューロンも影響を受けていることがわかってきている．ここでは，現在の治療法との関連で最も重要な，ドパミン性黒質線条体路に焦点を当てる．

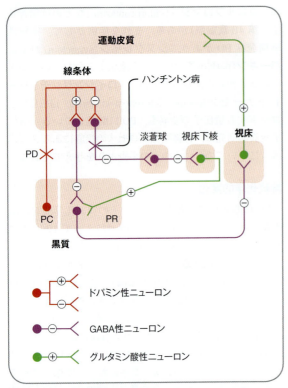

図40.4 錐体外路運動系の構成とパーキンソン病（PD）およびハンチントン病に生じる障害の概略図.

黒質線条体のドパミンニューロンにおける活性は，通常，線条体黒質ニューロンの興奮，および淡蒼球に投射する線条体ニューロンの阻害を引き起こす．さまざまな経路の関与により，黒質のGABA性ニューロンの活性が抑制され，その結果，視床および皮質に対する抑制が解除され，運動刺激が引き起こされる．PDでは，黒質（緻密部）から線条体へのドパミン性経路が損なわれる．ハンチントン病では，GABA性の線条体淡蒼球路が損なわれ，PDの変化とは反対の影響を生じる．PR：黒質（網様部），PC：黒質（緻密部）．

ことが示唆されている．HDでは逆のことが起こる．両方の状態において，ドパミン性ニューロンとコリン性ニューロンとの間のバランスを正すことを目的とした治療は，ある程度，効果がある．

パーキンソン病の病因

ほかの神経変性疾患と同様に，PDにおけるニューロンの損傷は，タンパク質ミスフォールディングおよび凝集によって引き起こされ，他のよく知られた悪者たち，すなわち興奮毒性，ミトコンドリア機能不全，酸化ストレス，炎症およびアポトーシスによって幇助および教唆される．PDの病因および動物モデルのさまざまな側面が，Duty & Jenner（2011）によって記述されている．

神経毒

偶然の出来事によって，PDの病因論に新しい光が投げかけられた．1982年，カリフォルニア州の若い麻薬中毒者のグループが，突然著しく重度のPDを発症した（"凍りついた中毒者[frozen addict]症候群" として知られる）．そして，その原因はヘロイン代替物の不法な調製において混入した化合物である，1-メチル-4-フェニル-1,2,3,6-テトラヒドロピリジン（1-methyl-4-phenyl-1,2,3,6-tetrahydropyridine：MPTP）であることが判明した（Langston, 1985参照）．MPTPは，さまざまな動物種において，黒質線条体ドパミン性ニューロンの不可逆的破壊を引き起こし，霊長類においてPD様状態を生じる．MPTPはモノアミン酸化酵素（monoamine oxidase：MAO，具体的にはグリア細胞に存在するMAO-Bサブタイプ；第14，47章参照）によって，毒性代謝物であるMPP^+に変換されることによって作用する．MPP^+はドパミン輸送系に取り込まれ，ドパミン性ニューロンに選択的に作用し，ミトコンドリア酸化反応を阻害して，酸化ストレスを生じる．MPTPは，黒質線条体ニューロンを選択的に破壊するようで，他所にあるドパミン性ニューロンには影響を及ぼさないが，この理由はわかっていない．ラットにおいては霊長類よりも影響が少ないが，マウスはいくらか感受性を示す．選択的MAO-B阻害薬である**セレギリン**（selegiline）は，MPP^+への変換を阻止することにより，MPTP誘導神経毒性を防止する．セレギリンはPDの治療にも使用される．ドパミン分解を阻害するだけでなく，PDの原因に関与する何らかの内因性，または環境性のMPTP様物質の代謝活性化を遮断することによっても作用しているかもしれない．ドパミンの酸化は潜在的に有毒な代謝産物を生じるので，ドパミン自体が原因である可能性がある．MPTPの作用がPDの自然病因を反映しているかどうかにかかわらず，MPTPモデルは，可能性のある治療法を試験するための，非常に有用な実験的ツールである．

ミトコンドリア機能の障害は，ヒトにおける疾患の特徴である．ミトコンドリア機能を選択的に阻害する種々の除草剤，例えば**ロテノン**（rotenone）は，動物においてPD様症候群を引き起こす．ヒトのPDは都市よりも農業地域でより一般的であり，環境毒素が1つの要因である可能性が示唆されている．

分子的側面

PDは，いくつかの他の神経変性疾患と同様に，脳のさまざまな部分で**レビー小体**（Lewy bodies）とよばれる細胞内タンパク質凝集体の発生を伴う．それらは大部分が，正常な脳に大量に存在するシナプスタンパク質である**α-シヌクレイン**からなる．α-シヌクレインはプリオン様タンパク質として作用し，PDは実際にプリオン様疾患であること（Poewe et al., 2012）が，最近の証拠で示唆されている．α-シヌクレインは，通常，α-ヘリックスコンフォメーションで存在する．しかしながら，α-シヌクレインは，遺伝的重複または三重複または遺伝子変異などの特定の状況下では，βシートに富む構造へと構造変化し，重合して，毒性の凝集体およびアミロイド斑を形成する．変異は，まれな型の遺伝性PDで起こる．ミスフォールディングおよび凝集に

よって，タンパク質が細胞内での分解に対して抵抗性をもち，レビー小体でのタンパク質蓄積が引き起こされると考えられている．胎児のドパミン性ニューロンの移植を受けたPD患者では，時が経つと，移植されたニューロンにレビー小体が発生した．ミスフォールドされたα-シヌクレインが，患者側の組織から移植組織に移動したと考えられる．

α-シヌクレインの通常の機能はシナプス小胞のリサイクルに関連しており，ミスフォールドされた形はこの機能を失い，その結果，ドパミンの小胞貯蔵が損なわれる可能性がある(Lotharius & Brundin, 2002参照)．これが細胞質ドパミンの増加をもたらし，ドパミンが分解されることで，活性酸素種が生成され，それにより神経毒性を生じるのかもしれない．もう1つのPDに伴う変異(パーキン)にも，不良タンパク質の細胞内分解に関与するタンパク質がかかわっていることも，α-シヌクレイン仮説と矛盾しない．

早発型PDの危険因子として同定された他の遺伝子変異は，ミトコンドリア機能に関与するタンパク質をコードしており，そのため，この変異によって，酸化ストレスに対して細胞がより影響を受けやすくなる．したがって，ADの病因と似たような実体が明らかになりつつある．タンパク質分解の障害（パーキンの欠陥に起因する）の結果として，ミスフォールドされたα-シヌクレインがレビー小体の形で細胞内に蓄積し，これが過剰発現，遺伝子変異または環境因子によって促進される．そして，この蓄積が，未知のメカニズムによって，細胞の生存を困難にする．虚血，ミトコンドリア毒，または特定のミトコンドリアタンパク質の変異の結果として，酸化ストレスが増加すると，細胞死が起こる．

パーキンソン病の薬物治療

現在，主に使用されている薬剤(図40.5参照)は次の通りである．

- レボドパ(levodopa)(しばしばカルビドパ[carbidopa]およびエンタカポン[entacapone]と組み合わせられる)
- ドパミンアゴニスト(例えば，プラミペキソール[pramipexole]，ロピニロール[ropinirole]，ブロモクリプチン[bromocriptine])
- モノアミン酸化酵素-B(MAO-B)阻害薬(例えば，セレギリン，ラサギリン[rasagiline])
- ムスカリン性ACh受容体アンタゴニスト(例えば，orphenadrine，procyclidineおよびトリヘキシフェニジル[trihexyphenidyl])が使用されることもある．

PDを治療するために使用される薬物のいずれも，疾患の進行には影響しない．現在および将来のアプローチの一般的な総説については，Schapira(2009)およびPoewe et al.(2012)を参照されたい．

レボドパ

レボドパはPDの第1選択治療薬であり，カルビドパやベンセラジド(benserazide)などの末梢作用型ドパ脱炭酸酵素阻害薬と併用される．この併用により，レボドパの必要量を約1/10に減らし，末梢副作用を軽減することができる．レボドパは，能動輸送に依存するプロセスによって，小腸からよく吸収される．ただし，その多くは腸壁のMAOによって不活化されてしまう．血漿半減期は短い（約2時間）．経口および皮下徐放性製剤が開発されている．末梢におけるドパミンへの変換は，脱炭酸酵素阻害薬によって大きく妨げられる．そうでなければ，レボドパ用量の約95％が費やされ，厄介な副作用を引き起こすことになる．脱炭酸酵素阻害薬は血液脳関門を通過しないので，脱炭酸は脳内で急速に起こる．レボドパの効果が，少数の生き残ったドパミン性ニューロンからのドパミン放出の増加に依存するのか，別のところで形成されるドパミンによるシナプスの"洪水"（訳者注：ドパミンによるシナプス調節）に依存するのかは不明である．合成ドパミンアゴニストも同様に効果的であるため，後者の説明はより可能性が高く，動物実験によって，ドパミン性神経終末が存在しなくてもレボドパが作用することが示唆されている．他方，レボドパの治療有効性は，疾患が進行するにつれて減少するので，その作用の一部は，機能的ドパミン性ニューロンの存在に依存しているかもしれない．薬の切れ目に起こる運動機能の変動('end of dose' motor fluctuations)に悩まされている患者には，レボドパとドパ脱炭酸酵素阻害薬に加えて，レボドパの分解を抑制するために，カテコール-O-メチル基転移酵素(catechol-O-methyl transferase:

パーキンソン病

- 運動緩慢，安静時の振戦および筋固縮を引き起こし，またしばしば認知症および自律神経機能障害を伴う，大脳基底核の変性疾患である．
- 特徴的なレビー小体の形でα-シヌクレイン(通常は小胞リサイクルに関与するタンパク質)の凝集を伴う．
- しばしば特発性であるが，脳卒中またはウイルス感染後に起こることもある．薬物(抗精神病薬)誘発性もありうる．まれに家族性の形もあり，α-シヌクレインを含むさまざまな遺伝子変異が関係している．
- 運動症状を引き起こすドパミン性黒質線条体ニューロンの変性，さらに，認知症およびうつ病を引き起こす，より全般的な神経変性を伴う．
- ドパミンニューロンに作用する神経毒である1-メチル-4-フェニル-1,2,3,6-テトラヒドロピリジン(MPTP)によって誘導することができる．同様の環境神経毒および遺伝因子が，ヒトのPDに関与している可能性がある．

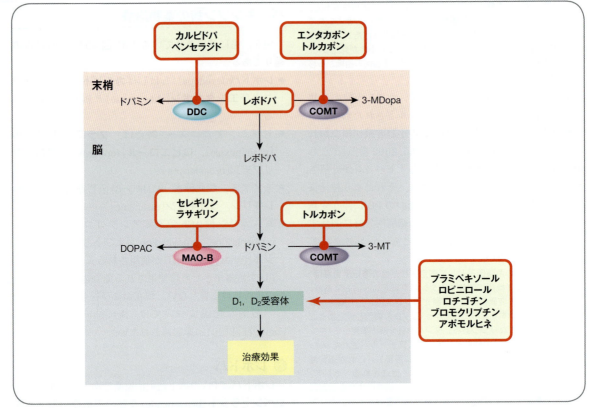

図 40.5　パーキンソン病の治療に使用される薬物の作用部位.
レボドパは脳に入り，ドパミン(不足している神経伝達物質)に変換される．末梢におけるレボドパの不活化は，DDC および COMT の阻害薬によって防止される．脳内での不活化は，COMT および MAO-B の阻害薬によって防止される．ドパミンアゴニストは，線条体ドパミン受容体に直接作用する．3-MDopa：3-メトキシドパ(3-methoxydopa)，3-MT：3-メトキシチロシン(methoxytyrosine)，COMT：カテコール-O-メチル基転移酵素，DDC：ドパ脱炭酸酵素(DOPA decarboxylase)，DOPAC：ジヒドロキシフェニル酢酸(dihydroxyphenylacetic acid)，MAO-B：モノアミン酸化酵素 B.

COMT)阻害薬(例えば，**エンタカポン**または**トルカポン** [tolcapone]；第 14 章参照)を組み合わせて使う．

治療効果

患者の約 80％がレボドパにより，特に固縮と運動緩慢で，初期の改善を示し，約 20％は事実上正常な運動機能にまで回復する．時間の経過とともに，レボドパの有効性は徐々に低下する(図 40.6)．レボドパで 5 年間治療した 100 人の患者の典型的な研究では，34 人が試験開始当初よりも良好であり，32 人が死亡し，21 人が試験を中止した．レボドパの有効性の喪失は，主にその疾患の自然進行を反映する可能性が高いが，受容体のダウンレギュレーション，およびその他の代償性機構も寄与する可能性がある．レボドパがドパミンの過剰産生を介して神経変性プロセスを加速するかもしれないと，理論的根拠から疑われたが，実際にそのような現象を示す証拠はない．総じてレボドパは，おそらく運動機能の改善の結果として，PD 患者の平均余命を増加させる．ただし，改善されない症状もある(嚥下障害，認知低下など).

副作用

レボドパの副作用には，主に 2 つのタイプがある．

1. 不随意運動(**ジスキネジア**[dyskinesia])：初期には現れないが，レボドパ治療開始後 2 年以内に，大部分の患者に発症する．これらの動きは，通常，顔や手足に影響があり，非常に重篤になることもある．ジスキネジアは治療効果が最大になるときに起こり，有益な作用とジスキネジア誘発作用との間の開きは次第に狭くなってしまう．レボドパは短時間作用性であり，この薬の血漿濃度の変動は，ジスキネジアの発症を助長する可能性がある．より長時間作用性のドパミンアゴニストは，これに関して問題が少ない．

2. 臨床状態の急速な変動：運動緩慢と固縮が数分から数時間の間に突然悪化し，再び改善する場合がある．この"オン・オフ効果"は，未治療の PD 患者，または他の抗 PD 薬を用いている患者ではみられない．"オフ効果"は非常に急であり，例えば，患者は歩行中に停止してしまい，その場に根が生えたように

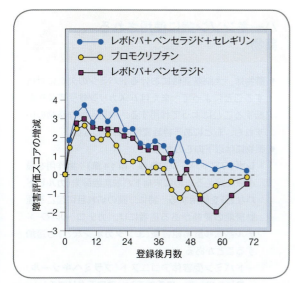

図 40.6 パーキンソン病症状の進行に対するレボドパ／ベンセラジド，レボドパ／ベンセラジド／セレギリンおよびブロモクリプチンの比較.

患者（各治療群 249 ～ 271 人）を標準的な障害評価スコアで評価した．治療前の平均減少率は 0.7 単位／年であった．3つの治療法のすべてが，2 ～ 3 年の間は，初期評価よりも改善をもたらしたが，薬剤に対する耐性や疾患の進行のために，その効果は低下していった．ブロモクリプチンは，レボドパ療法よりもわずかに効果が低いようであり，この群では副作用のために脱落率がより高かった．（Parkinson's Disease Research Group 1993 Br Med J 307, 469-472 より．）

感じる，また，数分前に普通に座った椅子から立ち上がることができなくなってしまう．ジスキネジアと同様，問題はレボドパの血漿濃度の変動を反映しているようである．そして，この疾患が進行するにつれて，ドパミンを貯蔵するニューロンの能力が失われていくので，レボドパの治療上の有効性はニューロン外の持続的なドパミン産生にますます依存するようになってしまい，そのためにレボドパの持続的な供給を必要とするようになるようである．徐放性製剤の使用，または**エンタカポン**などの COMT 阻害薬の併用は，レボドパの血漿濃度の変動を打ち消すために使用されることがある．

これらの徐々に発生してくる副作用に加えて，レボドパはいくつかの急性作用を生じる．これは，最初はほとんどの患者が経験するが，数週間後に消失する傾向がある．主なものは次の通りである．

- 悪心および食思不振：この作用を防ぐためには，化学受容器引金帯（血液脳関門が透過しやすくなっている）で働くが，基底核に入ることができないドパミンアンタゴニスト，**ドンペリドン**（domperidone）が役立つかもしれない．
- 低血圧：少数の患者では，起立性低血圧が問題になる．

- 心理的作用：レボドパは，脳内のドパミン活性を上昇させることにより，妄想および幻覚を伴う統合失調症様症候群（**第 46 章**参照）を引き起こすことがある．より一般的には，約 20％の患者で，錯乱，方向障害，不眠または悪夢を引き起こす．

ドパミンアゴニスト

ブロモクリプチン，**ペルゴリド**（pergolide）および**カベルゴリン**（cabergoline）は，D_1 受容体よりも $D_{2/3}$ 受容体に対して若干の選択性を示す（**第 39 章**参照）．脳下垂体前葉からのプロラクチンの放出を抑制するブロモクリプチンは，乳汁漏出および女性化乳房の治療のために最初に導入された（**第 33 章**）．これらの薬は，PD の症状を抑制するのに有効ではあるが，悪心および嘔吐，眠気，さらに肺，後腹膜および心膜における線維性反応のリスクなどの副作用によって，有用性が制限される．これらの欠点のため，これらの薬は，**プラミペキソール**および**ロピニロール**（これらは，$D_{2/3}$ 選択性で，忍容性がより良好であり，レボドパに関連した有効性の変動を示さない）に置き換えられている．しかし，これらの薬も，眠気や，時には幻覚を引き起こす．最近の証拠によれば，これらの薬によって，ドパミンの"報酬"機能に関連して，過度の賭博[9]，過食および性的過剰などの強迫的行動に向かいやすくなることが示唆されている（**第 49 章**参照）．

現在のドパミンアゴニストの欠点は，血漿半減期（6 ～ 8 時間）が短く，1 日 3 回の投与が必要なことである．しかし，現在では 1 日 1 回の徐放性製剤の処方が可能である．

ロチゴチン（rotigotine）は，経皮パッチとして発売された，より新しい薬であり，効果と副作用はこれまでの薬と似ている．

アポモルヒネ（apomorphine）は注射で投与され，レボドパでの"オフ効果"をコントロールするために使用されることがある．嘔吐作用が強力なため，経口制吐薬と組み合わせなければならない．この薬は，他にも重大な副作用（気分や行動の変化，心臓の不整脈，低血圧）があり，他の薬でうまくいかなかった場合の最後の手段である．

MAO-B 阻害薬

セレギリンは，選択的 MAO-B[10] 阻害薬であり，うつ病の治療に使用される非選択的 MAO 阻害薬（**第 47 章**）

---

[9] 2008 年には，PD のためにプラミペキソールを服用した後，強迫的なギャンブラーになった（そして大金を失った）原告が，米国の裁判所によって，820 万ドルの損害賠償を認められた．製薬会社はこの副作用に以前から気づいていた．

[10] 脳の MAO-B は，主にグリア細胞と 5-HT ニューロンに局在している（ただし，驚くべきことに，ドパミンニューロンには発現していないようである）．

の望ましくない末梢作用をもたず，それらとは対照的に，"チーズ反応(cheese reaction)"も引き起こさず，また他の薬剤との相互作用もそれほど頻繁に引き起こさない．MAO-Bの阻害は，ニューロン外での分解からドパミンを保護し，最初はレボドパの補助として使われた．長期間の試験では，セレギリンとレボドパの併用が，レボドパ単独より，症状緩和と寿命延長に効果的であることが示された．MAO-Bの神経毒性における役割の認識からは，セレギリンが単にレボドパの作用を増強するだけでなく，神経保護的でありうることが示唆されたが，臨床研究はこれを支持していない．大規模試験(図40.6)は，セレギリンをレボドパ/ベンセラジド治療に添加した場合に差異を示さなかった．セレギリンは，アンフェタミンに代謝され，興奮，不安，不眠を引き起こすことがある．非常に似通った薬剤である**ラサギリン**は，この望ましくない効果をもたず，症状の緩和だけでなく，疾患の進行をやや遅らせる可能性がある(Olanow et al., 2009)．臨床試験中の**サフィナミド**(safinamide)は，MAO-Bとドパミン再取り込みの両方を阻害する新薬である．

パーキンソン病で使用される他の薬

アマンタジン

アマンタジン(amantadine)は抗ウイルス薬として導入され，1969年に偶然，PDで有益であることが発見された．ドパミン放出の増加，アミン取り込みの阻害またはドパミン受容体に対する直接作用といった神経化学的証拠に基づいて，多くの作用機序が示唆されてきた．より最近では，チャネルの閉口状態を安定化することによってNMDA受容体を阻害することが報告されており，これは抗PD薬の新規の標的になりうる．

アマンタジンは，PDを治療することにおいてはレボドパやブロモクリプチンよりも効果が低いが，レボドパの長期治療によって誘発されるジスキネジアを減少させるのに有効である．

アセチルコリンアンタゴニスト

レボドパが発見されるまで，1世紀以上にわたり，アトロピン(atropine)およびその関連薬がPDの治療の主役であった．ムスカリン性ACh受容体は，ドパミン性神経終末において抑制効果があるため，この受容体を抑制することでドパミンの不足を補償できる．ムスカリン性アンタゴニストの副作用(口渇，便秘，視力障害，泌尿器機能障害)は厄介なため，現在ではめったに使用されない．例外的に，抗精神病薬(ドパミンアンタゴニストであるため，レボドパの効果を無効にする)の投与を受けている患者のパーキンソン症状を治療する場合には用いられることがある(第46章参照)．

新しい薬理学的アプローチ

PDの新たな治療法には，アデノシンA_{2A}受容体アンタゴニスト(**イストラデフィリン**[istradefylline]および**preladenant**など)，$5-HT_{1A}$アンタゴニスト(**sarizotan**など)およびグルタミン酸受容体アンタゴニストまたはネガティブアロステリック調節薬(mGluR5，AMPAまたはNMDA受容体に作用する)，ならびに新たに改良されたCOMT阻害薬などが挙げられる．さらなる情報については，Poewe et al. (2012)参照．

パーキンソン病に使用される薬物

- 薬物は，大脳基底核におけるドパミンの欠乏に対抗することによって，またはムスカリン性受容体を遮断することによって作用する．利用可能な薬物のいずれも，もとにある神経変性に影響しない．
- 薬物には以下のものがある．
  - **レボドパ**(ドパミン前駆体：第14章)：副作用を最小限に抑えるために末梢ドパ脱炭酸酵素(**カルビドパ**など)を併用する．特に，薬の切れ目に起こる運動機能の変動がある患者には，カテコール-O-メチル基転移酵素阻害薬(**エンタカポン**など)も追加することがある．
  - ドパミン受容体アゴニスト(**プラミペキソール**，**ロピニロール**，**ロチゴチン**，**ブロモクリプチン**)：ロチゴチンは，経皮パッチとして入手可能である．
  - MAO-B阻害薬(**セレギリン**，**ラサギリン**)
  - **アマンタジン**(ドパミン放出を増強しうる)
  - orphenadrine(抗精神病薬によって引き起こされるパーキンソン症状に使用されるムスカリン性受容体アンタゴニスト)
- 神経移植：まだ実験段階ではあるが，効果的かもしれない．しかし，結果はさまざまであり，ゆっくりと進行するジスキネジアが起こることがある．

神経移植，遺伝子治療および脳刺激

パーキンソン病(PD)は，1982年に，社会の注目を集めるなか，神経移植が試みられた最初の神経変性疾患である．胎児細胞(神経芽細胞)をバラバラに解離させて，線条体に直接注入する方法を基本として，さまざまな移植アプローチが試みられている．PD患者での試験(Barker et al., 2013)では，中絶されたヒト胎児の中脳細胞の注入を主に行う．このような移植細胞は生存して残り，機能的ドパミン性結合をつくることが示されているが，このアプローチは最近好まれていない．重篤なジスキネジアを発症する患者もあり，これはドパミンの過剰産生に起因するのかもしれない．胎児の材料の使用は，もちろん困難を伴うため(通常，1つの移植には5体以上の胎児からの細胞が必要である)．将来的には，主に幹細胞移植を開発することに期待が寄せられている(Lindvall & Kokaia, 2009; Nishimura & Takahashi, 2013)．

PDのための遺伝子治療(第59章参照)は，以下のような神経伝達物質および神経栄養因子の合成を増加させることを目的としている．

- 線条体のドパミン-チロシン水酸化酵素またはドパ脱炭酸酵素を発現することによる．
- 視床下核のGABA-グルタミン酸脱炭酸酵素の過剰発現による(黒質への興奮性の入力を減少させるため；図40.4参照)．
- 神経栄養因子．例えば，グリア細胞株由来神経栄養因子(glial-derived neurotrophic factor：GDNF)アナログであるニューツリン(neurturin)．

埋め込み電極を用いる視床下核の電気刺激(進行中の神経活動を阻害する，可逆的アブレーションと考えてもよい)は重篤な症

例では使用され，PDにおける運動機能障害を改善することができるが，認知および他の症状を改善せず，神経変性プロセスを止めることはない（Okun, 2012参照）.

ハンチントン病

▼ハンチントン病（HD）は，遺伝性（常染色体優性）で，進行性の脳変性をもたらす障害であり，成人期に始まり，急速に悪化して，死に至る．この病気は，認知障害に加えて，舞踏病型の（つまり，すばやい，ぎくしゃくとした，不随意の）運動という形での重篤な運動症状を，特に指，顔または舌に引き起こす．この病気は，いわゆる**トリヌクレオチドリピート**（trinucleotide repeat）神経変性疾患の群のなかで最も一般的なものであり，特定の遺伝子におけるCAG配列の反復数の増加を伴い，そのため，発現タンパク質のN末端にグルタミン残基が連続する数（50以上）の増加を伴っている（Walker, 2007参照）．反復回数が多いほど，症状の出現が早くなる．HD遺伝子の**ハンチンチン**（huntingtin）によってコードされるタンパク質は，通常は30個未満のグルタミン残基の鎖を有している可溶性の細胞質タンパク質であり，すべての細胞に存在するが，機能はわかっていない．HDは，変異タンパク質が40以上のリピートを含む場合に発症する．長いポリグルタミン鎖は，ハンチンチンの可溶性を低下させ，凝集体をできやすくする．凝集体は，ポリグルタミン領域を含むタンパク質分解性のN末端断片からなる．ADおよびPDと同様に，凝集が神経細胞喪失の原因となり，主に大脳皮質および線条体に影響を与え，その結果，進行性の認知症および重度の不随意の舞踏病型運動が生じる．死後脳の研究では，線条体のドパミン含有量は正常またはわずかに増加していたのに対し，GABA合成を担う酵素であるグルタミン酸脱炭酸酵素（**第38章**）の活性は75％低下していた．基底核におけるGABA性の抑制の喪失は，ドパミン性シナプスの活動亢進を引き起こすと考えられている．そのため，この症候群は，PDとはある意味で正反対になっている（**図40.4**）.

ドパミン性伝達に影響を及ぼす薬物の効果はPDでみられる効果と反対であり，ドパミンアンタゴニストは不随意運動を減少させるのに有効であるが，レボドパやブロモクリプチンなどの薬物はこれを悪化させる．運動症状を緩和するために使用される薬物には，**テトラベナジン**（tetrabenazine）（ドパミン貯蔵を減少させる小胞モノアミン輸送体の阻害薬；**第14章**参照），**クロルプロマジン**（**第46章**）などのドパミンアンタゴニストおよびGABAアゴニスト，**バクロフェン**（baclofen；**第38章**）などがある．他の薬物治療には，うつ，気分変動，および障害に関連する不安を軽減するための抗うつ薬，気分安定薬（**第47章**参照）およびベンゾジアゼピン（**第44章**参照）などがある．これらの薬物のいずれも認知障害に影響を及ぼさず，疾患の経過を遅らせるものでもない．興奮毒性を阻害する薬や，変異ハンチンチン発現を低下させるアンチセンス核酸が有効である可能性がある．また，もし将来可能になれば，神経移植も有用かもしれない.

神経変性プリオン病

▼影響を受けた脳が空胞状の外観を呈するため，**海綿状脳症**（spongiform encephalopathy）として知られる特徴的なタイプの神経変性を伴う，ヒトおよび動物における疾患群に関して，多くの研究が集中的に行われている（Collinge, 2001; Prusiner, 2001参照）．これらの疾患の重要な特徴は，それらが感染性物質を介して伝染しうることであるが，一般的には，異種間で伝染することはない．最近，ウシにおけるこの種の病気であるウシ海綿状脳症（bovine spongiform encephalopathy：BSE）がヒトに伝染するという発見により，関心が高まっている．BSEとは無関係の**クロイツフェルト-ヤコブ病**（Creutzfeldt-Jakob disease：CJD）や，感染したウシやヒトの組織を食べたり密接に接触したりした場合に起こる，新しい変異型（variant form）のCJD（vCJD）など，さまざまなヒトの海綿状脳症がある．もう1つのヒトの疾患としては**クールー病**（kuru）があり，パプアニューギニアの食人部族に発症する神経変性疾患である．これらの疾患は進行性の，時には急速な，認知症および運動協調の喪失を引き起こし，治療法は現在存在しない．家畜ヒツジの一般的な病気である**スクレイピー**（scrapie）ももう1つの例であり，1980年代に英国でBSEの流行を引き起こしたのは，家畜ウシにヒツジの臓物を与える習慣のせいであったかもしれない．その後，1990年代中頃にヒトにvCJDが出現するに至った．BSE流行は抑制できているものの，より多くのヒト症例が発生する可能性が懸念されている．これは，潜伏期間が長いことが知られているが，どの程度長いのかわからないためである.

プリオン病は，タンパク質ミスフォールディング疾患の一種であり，プリオンタンパク質がミスフォールドされた構造をとって不溶性凝集体を形成する．vCJDのような伝染性の海綿状脳症に関与する感染性因子は，珍しいことにタンパク質であり，このようなタンパク質は**プリオン**（prion）とよばれる．関与するタンパク質（PrP^C）は，脳およびその他の組織の正常な細胞質成分であるが，その機能はわかっていない．グリコシル化の異常により，このタンパク質がミスフォールドされ，不溶性のPrP^{Sc}型を形成し，これが正常なPrP^{C}分子をミスフォールドされたPrP^{Sc}のほうに組み入れる力をもっているために，連鎖反応が開始されることになる．感染性因子であるPrP^{Sc}は，蓄積および凝集して不溶性原線維となり，進行性神経変性の原因となる．この異常な形の感染性を支持する証拠として，PrP^{Sc}を正常マウスに注射すると海綿状脳症を引き起こすが，PrPノックアウトマウスは，PrP^{Sc}の自己触媒的生成のための基質を欠くため，発症しないことが示されている．なお，PrPノックアウトマウスは，その他の面においてはいたって正常である．幸いなことに，*PrP*遺伝子は動物種間で差異があるので，異種間で感染が容易に交差することはない．ヒツジまたはウシにおける*PrP*遺伝子の突然変異が，ヒトに感染性のある変異型を作り出した可能性がある.

この一連の事象は，正常な発現タンパク質の異常な形態を脳が蓄積するという点で，ADにおける事象と類似している.

このタイプの脳症の治療法はまだ知られていない．quinacrine（抗マラリア薬），**クロルプロマジン**またはpentosan polyphosphateが疾患の進行を阻害する可能性があったが，臨床試験では否定的であることが判明した．現在，抗プリオン抗体に関心が移っており，これらが検討されている．オピオイド薬（opioid drugs；**第42章**参照）が痛みを和らげるために使用され，クロナゼパム（clonazepam）およびバルプロ酸ナトリウム（sodium valproate；**第45章**参照）は不随意の筋肉痙攣を和らげるのに役立つ可能性がある.

引用および参考文献

神経変性の一般的メカニズム

Barnham, K.J., Masters, C.L., Bush, A.I., 2004. Neurodegenerative diseases and oxidative stress. Nat. Rev. Drug Discov. 3, 205–214. (さまざまなトランスジェニック動物モデルに基づく証拠を含む, 神経変性の酸化的ストレスモデルに関する最新情報.)

Brunden, K., Trojanowski, J.O., Lee, V.M.-Y., 2009. Advances in Tau-focused drug discovery for Alzheimer's disease and related tauopathies. Nat. Rev. Drug Discov. 8, 783–793. (克服すべき問題の現実的な評価を含めた, タウ指向の創薬研究の現状についての良質で詳細な総説.)

Coyle, J.T., Puttfarcken, P., 1993. Oxidative stress, glutamate and neurodegenerative disorders. Science 262, 689–695. (よい総説.)

Hanger, D.P., Anderton, B.H., Noble, W., 2009. Tau phosphorylation: the therapeutic challenge for neurodegenerative disease. Trends Mol. Med. 15, 112–119.

Itoh, K., Nakamura, K., Iijima, M., Sesaki, H., 2013. Mitochondrial dynamics in neurodegeneration. Trends Cell Biol. 23, 64–71. (いくつかの神経変性疾患にミトコンドリア機能不全が関与している証拠についての要約.)

Okouchi, M., Ekshyyan, O., Maracine, M., Aw, T.Y., 2007. Neuronal apoptosis in neurodegeneration. Antioxid. Redox Signal. 9, 1059–1096. (さまざまな神経変性障害における, アポトーシスの役割, それを誘発する要因, およびアポトーシスの予防を目的とした治療戦略を説明する詳細な総説.)

Peden, A.H., Ironside, J.W., 2012. Molecular pathology in neurodegenerative diseases. Curr. Drug Targets 13, 1548–1559. (神経変性およびプリオン性障害の分子病理の比較.)

Zhao, C., Deng, W., Gage, F.H., 2008. Mechanisms and functional implications of adult neurogenesis. Cell 132, 645–660. (この論争の多い分野における先駆者の1人による総説. ニューロン新生はおそらく学習に関与しているが, 神経修復への関与については証拠が少ない.)

アルツハイマー病

Breitner, J.C., Baker, L.D., Montine, T.J., et al., 2011. Extended results of the Alzheimer's disease anti-inflammatory prevention trial. Alzheimers Dement. 7, 402–411. (AD における NSAID の長期試験に関する報告.)

Brioni, J.D., Esbenshade, T.A., Garrison, T.R., 2011. Discovery of histamine H_3 antagonists for the treatment of cognitive disorders and Alzheimer's disease. J. Pharmacol. Exp. Ther. 336, 38–46. (種々の中枢神経系障害を治療するための, H_3 アンタゴニストの有効性に関する前臨床および臨床データについての総説.)

Collingridge, G.L., Volianskis, A., Bannister, N., et al., 2013. The NMDA receptor as a target for cognitive enhancement. Neuropharmacology 64, 13–26. (NMDA 受容体に作用するさまざまな薬が, 認知を改善する可能性があるという前臨床的証拠についての総説.)

Corbett, A., Pickett, J., Burns, A., et al., 2012. Drug repositioning for Alzheimer's disease. Nat. Rev. Drug Discov. 11, 833–846. (最近の医薬品開発の失敗について説明し, 他の病気に現在使用されている薬剤が AD の治療にどのように有効である可能性があるかを論じている.)

Götz, J., Ittner, L.M., 2008. Animal models of Alzheimer's disease and frontotemporal dementia. Nat. Rev. Neurosci. 9, 532–544. (トランスジェニックモデルを中心に詳しく解説.)

Querfurth, H.W., LaFerla, F.M., 2010. Mechanisms of disease: Alzheimer's disease. N. Engl. J. Med. 362, 329–344.

Rakic, P., 2002. Neurogenesis in the primate cortex: an evaluation of the evidence. Nat. Rev. Neurosci. 3, 65–71.

Schenk, D., Barbour, R., Dunn, W., et al., 1999. Immunization with amyloid-beta attenuates Alzheimer-disease-like pathology in the PDAPP mouse. Nature 400, 173–177. (ヒトにおける AD 治療に影響を及ぼす可能性のある独創的な実験の報告.)

Schwab, C., McGeer, P.L., 2008. Inflammatory aspects of Alzheimer disease and other neurodegenerative disorders. J. Alzheimer Dis. 13, 359–369. (神経変性および修復における炎症の役割について論じている.)

Spencer, B., Rockenstein, E., Crews, L., et al., 2007. Novel strategies for Alzheimer's disease treatment. Exp. Opin. Biol. Ther. 7, 1853–1867. (遺伝子治療と他の生物学的アプローチの応用の可能性に焦点を当てている.)

Weggen, S., Rogers, M., Eriksen, J., 2007. NSAIDs: small molecules for prevention of Alzheimer's disease or precursors for future drug development. Trends Pharmacol. Sci. 28, 536–543. (AD に対する NSAID の効果に関するデータを要約し, シクロオキシゲナーゼ阻害以外のメカニズムが新しい抗 AD 薬物の探索に意味がある可能性があると結論づけている.)

パーキンソン病

Barker, R.A., Barrett, J., Mason, S.L., Björklund, A., 2013. Fetal dopaminergic transplantation trials and the future of neural grafting in Parkinson's disease. Lancet Neurol. 12, 84–91. (この分野の先駆者による最新情報.)

Duty, S., Jenner, P., 2011. Animal models of Parkinson's disease: a source of novel treatments and clues to the cause of the disease. Br. J. Pharmacol. 164, 1357–1391. (PD の新しい治療法の探索におけるさまざまな動物モデルの価値を論じている.)

Langston, W.J., 1985. MPTP and Parkinson's disease. Trends Neurosci. 8, 79–83. (発見者による MPTP の物語の読みやすい記事.)

Lindvall, O., Kokaia, Z., 2009. Prospects of stem cell therapy for replacing dopamine neurons in Parkinson's disease. Trends Pharmacol. Sci. 30, 260–267. (PD を治療するための神経移植の道筋を示唆.)

Lotharius, J., Brundin, P., 2002. Pathogenesis of Parkinson's disease: dopamine, vesicles and α-synuclein. Nat. Rev. Neurosci. 3, 833–842. (ドパミン自体が神経毒性代謝物の供給源である可能性を強調している, PD の病因についての総説.)

Nishimura, K., Takahashi, J., 2013. Therapeutic application of stem cell technology toward the treatment of Parkinson's disease. Biol. Pharm. Bull. 36, 171–175.

Okun, M.S., 2012. Deep-brain stimulation for Parkinson's disease. N. Engl. J. Med. 367, 1529–1538. (PD 治療のための深部脳刺激の臨床用途についての総説.)

Olanow, C.W., Brundin, P., 2013. Parkinson's disease and alpha synuclein: is Parkinson's disease a prion-like disorder? Mov. Disord. 28, 31–40.

Olanow, C.W., Rascol, O., Hauser, R., et al., 2009. A double-blind, delayed-start trial of rasagiline in Parkinson's disease. N. Engl. J. Med. 139, 1268–1278. (ラサギリンが, 早期 PD の患者における疾患の進行を, 有意に遅延させることができることを示した優良な臨床試験.)

Poewe, W., Mahlknecht, P., Jankovic, J., 2012. Emerging therapies for Parkinson's disease. Curr. Opin. Neurol. 25, 448–459.

Schapira, A.H.V., 2009. Neurobiology and treatment of Parkinson's disease. Trends Pharmacol. Sci. 30, 41–47.（最近の臨床試験の概要を含む，PD の病態生理学および治療についての短い総説.）

脳卒中

Esencan, E., Yuksel, S., Tosun, Y.B., Robinot, A., Solaroglu, I., Zhang, J. H., 2013. Xenon in medical area: emphasis on neuroprotection in hypoxia and anesthesia. Med. Gas Res. 3, 4.（神経保護剤としてのキセノンの可能性の概要.）

Green, A.R., 2008. Pharmacological approaches to acute ischaemic stroke: reperfusion certainly, neuroprotection possibly. Br. J. Pharmacol. 153 (Suppl. 1), S325–S338.（神経保護剤を開発するための，これまでほとんど成功していない努力についての最新情報.）

ハンチントン病

Walker, F.O., 2007. Huntington's disease. Lancet 369, 218–228.（HD の遺伝学，病因および治療についての幅広い総説.）

プリオン病

Collinge, J., 2001. Prion diseases of humans and animals: their causes and molecular basis. Annu. Rev. Neurosci. 24, 519–550.（有用な総説.）

Prusiner, S.B., 2001. Neurodegenerative disease and prions. N. Engl. J. Med. 344, 1544–1551.（プリオン発見者による幅広い総説.）

第4部 神経系

41 全身麻酔薬

概要

全身麻酔は，意図された医療処置に合わせた無意識，鎮痛および筋弛緩の条件を満たす調節麻酔を得ることを目的とする．異なる全身麻酔薬は，調節麻酔の条件をさまざまな程度でもたらすが，今日では単独で使用されることはほとんどない．神経筋接合部遮断薬（第13章），鎮静薬および抗不安薬（第44章），鎮痛薬（第42章）が頻繁に併用される．全身麻酔薬は全身性に投与され，局所麻酔薬（第43章）とは対照的に，中枢神経系（central nervous system：CNS）に主に作用を及ぼす．私たちは，今ではそれらを当然のように考えているが，全身麻酔薬は，近代外科手術の道を拓いた薬である．それらがなければ，現代医学の多くが不可能となったであろう．

本章では，静注薬と吸入薬（ガスおよび揮発性の液体）の2つのグループに分類される，現在使用される主要な薬剤の薬理学を解説する．調節麻酔を達成するための他の薬物との併用による麻酔薬の使用は，本章の最後に解説する．麻酔薬の臨床薬理学や用途に関する詳細な情報は，専門書を参照されたい（例えば，Aitkenhead et al., 2013）．

はじめに

多くの外科手術が実践的に可能になったのは，1846年に吸入麻酔が見出されたときであった．それまで外科医は，一閃の速さで苦しむ患者を手術する能力に頼っており，ほとんどの手術は切断であった．

⩔ 手術の疼痛緩和のための**亜酸化窒素**（nitrous oxide）の使用は，1800年にハンフリー・デービー（Humphrey Davy）によって示唆された．彼は，亜酸化窒素をつくった最初の人物で，彼自身や総理大臣を含む何人かの人に試し，それが多幸感，鎮痛，意識消失を引き起こすことに気づいた．"笑気ガス"として宣伝された亜酸化窒素の使用は，遊園地で人気の娯楽となり，米国の歯医者ホーレス・ウェルズ（Horace Wells）の知るところとなった．ウェルズは自分で吸入バッグをしぼりながら，その影響下で抜歯した．エーテル（ether）も当初，客人に多幸感をもたらすのに使用される"エーテルごっこ"の流行を通じて，いかがわしい形で広まった．ウィリアム・モルトン（William Morton）は，彼もまた歯科医でありハーバード大医学部の学生であったが，1846年抜歯にエーテルを成功裏に使用した．そして，マサチューセッツ総合病院の有名な主任外科医であったウォーレン

（Warren）に，手術で一度エーテルを投与すべきだと意見した．ウォーレンは，いやいやながら同意し，1846年10月16日，多くの見学者が主手術室[1]に集められた．いくらかの手探りの後，モルトンの実演は華々しい成功に終わった．「みなさん，これはいかさまではありません」というのが，ウォーレンが集まった見学者に向けて述べることのできた最も丁寧な言葉であった．

同年，エディンバラ大学の助産学の教授であったジェームス・シンプソン（James Simpson）が，出産の疼痛を軽減するためにクロロホルムを用いた．シンプソンは，そのことによって聖職者から厳しい糾弾を受けた．そのうちの1人は，「クロロホルムは，明らかに女性に祝福をもたらしたが，最終的には社会に災いをもたらし，困難のとき，助けを求める深く真剣な叫びを神から盗み取るサタンの化身である」と記している．この反対論は，ビクトリア女王がクロロホルム投与下で7番目の子どもを出産し，それが"女王への麻酔"として知られるようになった1853年には，事実上鎮静化した．

麻酔薬の作用機序

たいていの薬物とは異なり，簡単な気体（例えば，**亜酸化窒素**や**キセノン**[xenon]），ハロゲン化炭化水素（例えば，**イソフルラン**[isoflurane]），バルビツール酸塩（例えば，**チオペンタール**[thiopental]）および**ステロイド**（例えば，**アルファキサロン**（alfaxalone））までの多様な物質を含む麻酔薬は，いかなる認識可能な化学的分類にも属さない．かつては，分子の形状や電気的性質があまり重要ではなく，薬理学的作用にはある種の物理化学的性質を有することのみが必要と考えられていた．現在では，異なる麻酔薬が神経の膜タンパク質とどのように相互作用するかについて，はるかによくわかっており，麻酔が達成される複数のメカニズムが存在し，異なる麻酔薬が異なったメカニズムを介して作用することが認識されるに至っている．

麻酔薬の濃度が増加するに従い，狭い濃度範囲（およそ自然対数で0.2の幅）で，意識がある状態から無意識への切り換えが起こる．これは，古典的受容体にアゴニストやアンタゴニストとして作用する薬物で観察される濃度−反応曲線（第2章参照）よりずっと急激である．

---

1 現在，マサチューセッツ総合病院の博物館の一部に，エーテル・ドームとして保存されている．

脂溶性

20世紀初頭，オーバートン（Overton）とメイヤー（Meyer）は，オタマジャクシを麻痺させる効力を調べた，単純で反応性をもたない多種の有機物において，麻酔強度と脂溶性の間に密接な相関があることを示した．このことから，1937年にメイヤーによって公式化された大胆な仮説，「麻酔による意識の消失は，どの化学的に無関係な物質においても，それが細胞の脂質において特定のモル濃度に達したときに始まる」が生まれた．

麻酔強度と脂溶性の関係は，多彩な薬剤で繰り返し証明されてきた．ヒトにおける麻酔強度は，通常，50%の被験者の外科的切開に対する反応を消すために必要な最小肺胞内濃度（minimal alveolar concentration：MAC）で表される．図41.1に，多様な吸入麻酔薬についてのMAC（有効性と負に相関する）と，油／ガス分配係数で表される脂溶性との相関を示す．オーバートンとメイヤーの研究は，特定のメカニズムを示すものではなかったが，いかなる麻酔理論も説明を迫られる，印象的な相関関係を明らかにした．油／ガス分配係数により，膜脂質への分配を予測できると考えられた．これは，麻酔が膜機能の変化に起因するという考えと符号した．

脂質二重膜へ不活性な外来分子が単に挿入されることが，いかにして機能障害を起こしうるかは，不明であった．可能性のある2つの機構，すなわち体積の増大および膜の流動性の増大が示唆され，実験的に検証されたが，両者とも現在，おおまかには否定されている．関心は，脂質からタンパク質に移り，効力と脂溶性との相関は，特定の標的膜タンパク質の疎水性ポケットへの，麻酔薬分子の結合によって説明されている．

イオンチャネルへの影響

麻酔薬が脂質に加え，種々のタンパク質に結合できることを示した初期の研究に続き，麻酔薬がいくつかの異なるイオンチャネルに影響を及ぼすことが見出された（Rudolph & Antkowiak, 2004; Franks, 2008 参照）．たいていの麻酔薬について，競合的アンタゴニストは不明であり，それを利用して作用部位を同定することはできない．そのため，全身麻酔薬の推定上の作用部位を決定するための主な基準は，薬剤の麻酔もしくは鎮痛に適した作用であるためには，それが治療に適した濃度で起きなければならないというものである．

cysループリガンド開口型イオンチャネル． ほとんどすべての麻酔薬（cyclopropane, ケタミン[ketamine], キセノン[2] を除く）は，$GABA_A$ 受容体における GABA（γ-aminobutyric acid：γアミノ酪酸）の作用を増強する（Olsen & Li, 2011）．第37章に詳述するように，$GABA_A$ 受容体は，5つのサブユニット（通常2つのα，2つのβ，1つのγもしくはδサブユニットをもつ）からなるリガンド開口型クロライドチャネルである．麻酔薬は，$GABA_A$ 受容体サブユニットの異なる疎水性ポケットに結合しうる（図41.2 参照）．

αサブユニットのアミノ酸配列の特定の変異は，揮発性麻酔薬の作用を阻害するが，静注麻酔薬の作用は阻害しない．一方，βサブユニットの変異は，揮発性および静注麻酔薬の両方を阻害する（Franks, 2008 参照）．このことは，揮発性麻酔薬がαとβサブユニットの境界に結合する（αとγ／δサブユニットの境界に結合するベンゾジアゼピン[benzodiazepine]類に類似している；第38章参照）が，静注麻酔薬がβサブユニットのみにしか結合しない可能性を示唆する．しかし，フォトアフィニティー標識実験からは，etomidateがαおよびβ両方のサブユニットのアミノ酸残基に結合しうることが示唆されている．さらなる複雑性が，個々のサブユニットに異なるサブタイプが存在することによって生じる（第38章参照）．異なるサブユニット構成により，$GABA_A$ 受容体にわずかに異なるサブタイプが生じ，麻酔作用の異なる側面に関与しているのかもしれない．シナプスに集まる $GABA_A$ 受容体は，細胞の他の部位に分布する受容体（シナプス外受容体；第38章参照）とは異なる薬理学的および動力学的性質を有する．シナプス外 $GABA_A$ 受容体は，δサブユニットとともに，α4およびα6サブユニッ

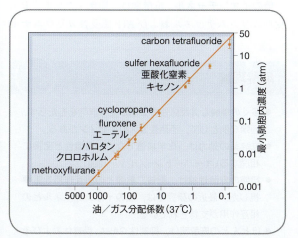

図41.1 麻酔効果と油／ガス分配係数の相関．
ヒトにおける麻酔効果は，外科的麻酔作用を生じるのに必要な最小肺胞内濃度（minimum alveolar concentration：MAC）で表される．油／ガス分配係数として表される，脂溶性と密接な相関がある．（Halsey MJ 1989. Physicochemical properties of inhalation anaesthetics. In：Nunn JF, Utting JE, Brown BR [eds] General Anaesthesia. Butterworth, London より．）

---

[2] キセノンが $GABA_A$ 受容体の反応を増強するか否かについては，議論の余地があるが，現在の証拠の重みからは，増強しないということが示唆されている．

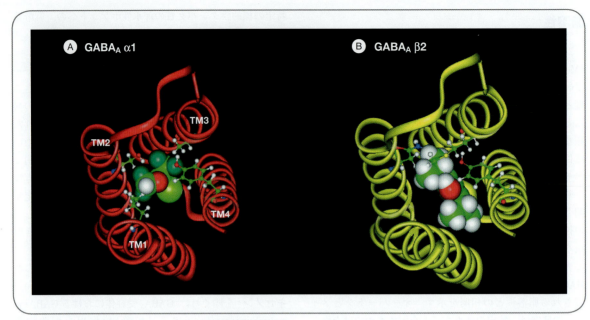

図 41.2　GABA_A 受容体サブユニット上の推定麻酔薬結合部位.
[A] 推定結合部位に位置するイソフルラン分子が結合した GABA_A 受容体 α1 サブユニットのモデル. 膜貫通 α-ヘリックス (transmembrane α-helices：TM) に 1～4 の数字がつけられている. [B] 推定結合部位に位置するプロポフォール分子が結合した GABA_A 受容体 β2 サブユニットのモデル. (Hemmings HC et al. 2005 Trends Pharmacol Sci 26, 503-510 より改変.)

トをもち，麻酔薬は，これらのシナプス外 GABA_A 受容体に対して，より強い増強作用をもつようである.

　全身麻酔薬は，グリシン（第 38 章），アセチルコリン，5-ヒドロキシトリプタミン（5-hydroxytryptamine：5-HT）（セロトニン [serotonin]）（第 39 章）によって活性化される他の cys ループリガンド開口型チャネルにも作用する．これらのチャネルに対する作用も GABA_A 受容体への作用と類似するが，全身麻酔におけるその相対的な重要性については，今後の研究が必要である.

　2 ポアドメイン型カリウムチャネル． これらは，ニューロンの興奮性を調節する"バックグラウンド"カリウムチャネルファミリーに属する．それらは，構造的に類似したサブユニットからなるホモもしくはヘテロ多量体である (Bayliss & Barrett, 2008)．TREK1, TREK2, TASK1, TASK3 もしくは TRESK サブユニットからなるチャネル（第 4 章，表 4.2 参照）は，低濃度の揮発性および気体麻酔薬により直接活性化でき，その結果，膜の興奮性が低下する (Franks, 2008 参照)．このことがこれらの薬剤の鎮痛，催眠，筋弛緩作用に寄与している可能性がある．2 ポアドメイン型カリウムチャネルは，静注麻酔薬には影響を受けないようである.

　NMDA 受容体． グルタミン酸（glutamate）は，中枢神経系における主要な興奮性神経伝達物質であり，AMPA，カイニン酸および NMDA 受容体の 3 つの主要なクラスのイオンチャネル型受容体を活性化する（第 38 章）．NMDA 受容体は，**亜酸化窒素，キセノン，ケタミン**の

ような麻酔薬の重要な作用部位であり，それらは，異なる様式で NMDA 受容体を介する応答を抑制する．キセノンは，この受容体の制御部位においてグリシンと競合することにより NMDA 受容体を阻害するようであるが，ケタミンは，チャネルの細孔（第 38 章参照）を遮断する．他の吸入麻酔薬も，GABA_A 受容体など他のタンパク質への作用に加え，NMDA 受容体に作用しうる.

　他のイオンチャネル． 麻酔薬は，環状ヌクレオチド感受性カリウムチャネルおよび ATP 感受性カリウムチャ

麻酔理論

- 多くの単純な非反応性の薬剤が全身麻酔をもたらす．極端な例として，不活性ガスの**キセノン**がある.
- 麻酔薬の効力は，化学構造でなく，脂溶性と密接に相関する（オーバートン-メイヤー相関）.
- 初期の麻酔理論は，脂質二重膜との相互作用を重要視した．最近の研究では，膜のイオンチャネルとの相互作用が支持されている.
- ほとんどの麻酔薬は，抑制性 GABA_A 受容体およびその他の cys ループリガンド開口型イオンチャネルの活性を増強する．その他の重要な作用には，カリウムチャネルのサブファミリー（2 ポアドメイン型カリウムチャネル）の活性化や興奮性 NMDA 受容体の阻害作用がある.

ネルにも作用する．全身麻酔薬の一部は，あるサブタイプの電位依存性ナトリウムチャネルを阻害する．前シナプスのナトリウムチャネルの阻害は，興奮性シナプスにおける伝達物質の放出阻害に至る可能性がある．

個々の麻酔薬が単一の作用機序しかもたないと考えるのは，単純化しすぎかもしれない．麻酔薬の作用はそれぞれ異なっており，細胞機能にいくつかの様式で影響を及ぼしており，単一のメカニズムでは，おそらく十分ではない．

全身麻酔薬の分子および細胞レベルの作用については，Schüttler & Schwilden（2008）に包括的にレビューされている．

神経系への作用

細胞レベルにおいては，麻酔薬の作用は，（GABAの作用を増強することによる）持続的抑制の増強，（カリウムチャネルの開口による）興奮性の低下，および（伝達物質の放出抑制とリガンド開口型イオンチャネルの阻害による）興奮性シナプス伝達の阻害作用である．軸索伝導に対する作用は，比較的重要性が低い．

麻酔状態は，**意識消失**（unconsciousness），反射の喪失（**筋弛緩**［muscle relaxation］）および**鎮痛**（analgesia）を含むいくつかの成因によって成り立つ．麻酔薬がこれらの作用をもたらすうえで作用する脳領域を特定するために，多くの努力がなされてきた．最も感受性の高い部位には，中脳網様体，視床の感覚中継核，およびより低い感受性であるが皮質の一部が含まれるようである．これらの領域の抑制は，意識消失と鎮痛をもたらす．いくつかの麻酔薬，特に揮発性麻酔薬は，脊髄レベルの抑制も生じ，痛覚刺激への反射の消失をきたすが，実践では，麻酔薬のみに頼るのではなく，神経筋接合部遮断薬（第13章）が筋弛緩のために併用される．麻酔薬は，たとえ低濃度であっても短期間の記憶喪失を引き起こす．この効果は，海馬が短期記憶に関与し，ある種の海馬のシナプスが麻酔薬による阻害に非常に感受性が高いことから，海馬機能の阻害によって生じると考えられる．

麻酔薬濃度の上昇に従って，運動の制御や反射の活動，呼吸および自律神経調節を含むすべての脳機能が次第に影響を受ける．したがって，すべての麻酔現象について必要とされる脳の必須"標的部位"を特定することは，不可能である．

どの全身麻酔薬も高濃度では，中枢神経系全体に影響を及ぼし，人工換気がないと呼吸不全による死をもたらす．外科的麻酔と潜在的に死に至る呼吸および循環不全とのマージンは，非常に狭く，麻酔医による慎重な観察と麻酔深度の調節が必要とされる．

心血管系および呼吸器系への作用

ほとんどの麻酔薬は，心収縮を抑制するが，交感神経系や血管平滑筋に対する作用も伴うため，心拍出量および血圧に対する効果はさまざまである．イソフルランやその他のハロゲン化麻酔薬は，交感神経の出力を抑え，動静脈の緊張を抑制することで，動脈圧および静脈圧を降下させる．対照的に，**亜酸化窒素**と**ケタミン**は，交感神経興奮と血漿ノルアドレナリン（noradrenaline）（ノルエピネフリン［norepinephrine］）濃度を増大させ，単独で使用した場合，心拍数を増加させ血圧を保つ．

多くの麻酔薬，特に**ハロタン**（halothane）は，心室性期外収縮を引き起こす．そのメカニズムには，アドレナリン（adrenaline）（エピネフリン［epinephrine］）への感受性増強が含まれる．心電図では，麻酔下にある患者に期外収縮が多く観察されるが，患者を障害するものではない．しかし，カテコールアミンの分泌が過多な場合（**とりわけ，カテコールアミンを循環系に分泌する神経内分泌性腫瘍である褐色細胞腫において；第14章参照**），心室細動に至るリスクを伴う．

亜酸化窒素，**ケタミン**，**キセノン**といった例外を除き，すべての麻酔薬は呼吸を顕著に抑制し，動脈内炭酸ガス分圧を増大する．亜酸化窒素は，その低い効力のため，非常に深い麻酔を生じることがないため，特に抑制作用が少ない．吸入麻酔薬の一部，特に**デスフルラン**（desflurane）は，刺激性が強く，咳嗽，喉頭痙攣，気管支痙攣をきたしやすい．そのため，デスフルランは麻酔の導入には用いられず，維持にのみ使用される．

麻酔薬の薬理学的作用

- 麻酔は，3つの神経生理学的変化を伴う．すなわち意識消失，痛覚刺激に対する反応の消失，および反射（運動および自律神経の）の消失である．
- すべての麻酔薬は，麻酔量を超えると心血管反射の消失と呼吸麻痺により死に至る．
- 細胞レベルにおいては，麻酔薬は，軸索伝導よりもシナプス伝達や神経興奮性に影響を及ぼす．GABAを介した抑制性伝達は，ほとんどの麻酔薬によって増強される．興奮性伝達物質の放出や後シナプス受容体の応答も抑制される．
- 神経系のすべての部位が麻酔薬の作用を受けるが，主な標的は，皮質，視床，海馬，中脳網様体および脊髄のようである．
- ほとんどの麻酔薬（**ケタミン**，**亜酸化窒素**，**キセノン**を除く）は，同様の神経生理学的作用を生じ，主に薬物動態学的性質や毒性の点で違いがある．
- ほとんどの麻酔薬は，神経系に加えて心筋や血管への作用により心血管系を抑制する．ハロゲン化麻酔薬は，循環カテコールアミンによって増強される心不整脈を生じやすい．

表 41.1 静注麻酔薬の性質.

薬物	導入速度と回復速度	主な副作用	注
プロポフォール	迅速な導入，非常に速い回復	心血管系と呼吸器系の抑制	急速に代謝される 持続点滴で使用可能 注射部位に疼痛を生じる
チオペンタール	迅速（蓄積が生じ，回復は緩徐）"もち越し効果"	心血管系と呼吸器系の抑制	プロポフォールに大部分取って代わられた 注射部位に疼痛を生じる 感受性をもつ患者でポルフィリン症の増悪のリスク
etomidate	迅速な導入，かなり迅速な回復	導入および回復時に興奮性作用あり 副腎皮質の抑制	チオペンタールより心血管系と呼吸器系の抑制作用が少ない 注射部位に疼痛を生じる
ケタミン	緩徐な導入，回復期に後効果が残ることが多い	回復後の精神異常発現性作用 術後の悪心，嘔吐，唾液分泌 頭蓋内圧亢進	呼吸抑制の少ない良好な鎮痛・麻酔をもたらす
ミダゾラム	他の薬剤よりも遅い	–	呼吸器系と心血管系の抑制作用がほとんどない

静注麻酔薬

最も迅速な吸入麻酔薬でも作用発現に2, 3分を要し，麻酔導入前に興奮期を生じる．静注麻酔薬はより迅速であり，薬物が注射部位から脳に到達する約20秒間で意識消失を引き起こす．これらの薬物（例えば，**プロポフォール**[propofol]，**チオペンタール**および etomidate）は，通常，麻酔の導入に用いられる．不安の強い患者に対するフェイスマスクによる圧迫が静注により避けられるので，これらは多くの患者にとって好ましい．プロポフォールは速く代謝されるため，回復も速い．

多くの静注麻酔薬は，吸入薬に比べ身体からの排泄が比較的遅いため，麻酔の維持には適さないが，プロポフォールは持続点滴で用いることが可能で，ケタミンについては，その作用時間が十分長いため，吸入薬を必要とせずに，短時間の手術に対して単回注射で投与することができる．このような場合，alfentanil やレミフェンタニル（remifentanil）のような短時間作動性オピオイド（第42章）が，鎮痛のために併用されることがある．

主要な静注麻酔薬の性質を**表41.1**に要約する[3].

プロポフォール

1983年に導入された**プロポフォール**は，導入薬として今では広くチオペンタールと置き換わった．作用発現は速く（約30秒），迅速な再分布速度（半減期2〜4分）のため，短時間作動性である．その低い水溶性のため，水中油型乳剤として投与されるが，注射時に疼痛を生じる可能性があり，微生物の繁殖を助長する．fospropofol は，最近開発された水溶性の誘導体であり，注射時に疼痛がより少なく，体内でアルカリホスファターゼによって迅速にプロポフォールに転換される．チオペンタール（後述）とは対照的に，プロポフォールの不活性抱合体とキノール類への代謝は，一次速度論的であり，チオペンタールよりも回復が迅速でもち越し効果はより少ない．プロポフォールは，心血管抑制作用を有し，低血圧や除脈を起こしうる．呼吸抑制も起こる可能性がある．特に，吸入麻酔薬よりも悪心，嘔吐を起こしにくいため，日帰り手術に非常に有用である．

集中治療室における重症の患者，特に子どもでは禁忌となるが，鎮静作用維持のために長期間プロポフォールを投与された患者の約300名に1名に，プロポフォール注入症候群が発生したという報告がある．この症候群は，重篤な代謝性アシドーシス，骨格筋壊死（横紋筋融解症），高カリウム血症，脂肪血症，肝腫大，腎不全，不整脈および心血管虚脱といった特徴をもつ．

チオペンタール

チオペンタールは，一般に用いられる，唯一残存するバルビツール酸塩である．脂溶性が非常に高く，そのため，静注時に作用発現が速く，効果は一過性である．遊離酸としては水に不溶性であるため，ナトリウム塩として投与される．静脈注射時には，チオペンタールは約20秒で意識消失を生じ，5〜10分持続する．麻酔作用は，脳へ到達する血液中のチオペンタール濃度に強く相関する．というのは，非常に高い脂溶性によって，明らかな遅延なしに血液脳関門を通過できるためである．

チオペンタールの血漿濃度は，薬物が血流の多い臓器（肝臓，腎臓，脳など）にまず分布し，筋肉へよりゆっく

---

3 propanidid と**アルファキサロン**は，おそらく溶媒のクレモフォールに起因する低血圧および気管支収縮を含んだアレルギー反応のため，使用が禁止された．しかし，新しいアルファキサロンの製剤が獣医学領域で再導入され，アレルギー作用は以前より少なくなったと考えられている．

りと分布するため，静脈注射後の初期ピークに続き，1〜2分以内に約80%が下がる形で急速に低下する．体脂肪への取り込みは，チオペンタールの高い脂溶性には促進されるが，この組織への血流の乏しさのため，ゆっくりとしか起きない．しかし，数時間後には，体内のチオペンタールの大部分が体脂肪に蓄積し，残りは代謝される．単回注射の麻酔作用からの回復は，薬物の血流の多い組織への再分布にもっぱら由来する約5分以内に起きる（この時間では，ほとんど代謝されない）．血漿濃度は，初期の急速な低下の後，体脂肪に取り込まれ代謝されるに従って，数時間をかけてよりゆっくりと低下する．結果として，チオペンタールは，長時間続くもち越し効果を生じる．チオペンタールの代謝は，飽和速度的（第10章）である．そのため，大量投与や静注を繰り返すと，体内への蓄積と代謝能が飽和するために，血漿濃度のプラトー濃度が漸増することによって，徐々に麻酔時間の延長が起こる．この理由のために，チオペンタールは外科麻酔の維持ではなく，導入薬としてのみ用いられる．チオペンタールはまた，てんかん重積の停止（第45章参照），もしくは頭蓋内圧を下げるために（気道確保された患者に対して）用いられる．

チオペンタールは，血漿中のアルブミンに結合する（通常，血中の約85%）．この割合は，低栄養，肝疾患，腎疾患など，血漿アルブミンの濃度や薬剤結合能に影響する疾患で低下する．それにより，麻酔の導入に必要な用量が，相当減少することがある．

強アルカリ溶液であるチオペンタールが，誤って静脈周囲に漏れた場合や動脈内に投与された場合，疼痛，局所の組織壊死，あるいは潰瘍や動脈の激しい攣縮からの壊疽が起こりうる．

神経系に対するチオペンタールの作用は，吸入麻酔薬とよく似ているが，鎮痛作用はほとんどなく，疼痛刺激に対する反射を遮断しない用量でも，強い呼吸抑制を引き起こす可能性がある．緩徐な血漿濃度の低下によるチオペンタールの長時間の後作用により，眠気とある程度の呼吸抑制が数時間にわたって持続する．

etomidate

etomidate は，麻酔用量と心血管系抑制をきたす用量との間のマージンが大きいことから，チオペンタールより好まれるようになった．チオペンタールよりもより迅速に代謝されるので，もち越し効果が遅延する可能性が低い．また，プロポフォールやチオペンタールよりも低血圧を起こしにくい．他の点では，etomidate はチオペンタールとよく似ているが，導入時の不随意運動，術後の悪心と嘔吐，注射部位の痛みが使用上問題となる．etomidate は，副腎ステロイドの産生を抑制するが，その作用は重症患者の死亡率増加に関連づけられている．副腎機能不全のリスクがある患者，例えば敗血症では避

けるべきである．循環不全の危険性がある患者に対しては，チオペンタールよりも好ましい．

その他の静注麻酔薬

ケタミン

ケタミンは，化学的および薬理学的に phencyclidine によく似ている．どちらも感覚知覚に対する強い効果のために，快楽を得る目的で使用される（第48章参照）．またどちらも，NMDA受容体の活性化を抑制することで作用すると考えられている（第38章参照）．それらは，類似する麻酔様状態と強い鎮痛を生じるが，ケタミンは phencyclidine よりも多幸感や感覚の歪曲が少なく，そのため麻酔に有用である．ケタミンは，低用量では鎮痛薬（第42章），およびうつ病の急性治療薬として（第47章）使用することができる．

静脈内投与の場合，ケタミンはチオペンタールよりも緩徐に（1〜2分で）作用し，"解離性麻酔" として知られる異なる効果を生じ，完全な意識消失を伴わずに顕著な感覚の消失，鎮痛および記憶喪失をきたす．導入時と回復時に，しばしば不随意運動や特別な感覚経験が生じる．ケタミンは，単なる中枢神経抑制薬として作用せず，ほとんどの麻酔薬とは大きく異なった心血管作用や呼吸作用を生じる．血圧および心拍数は通常増加し，呼吸は麻酔に有効な投与量では影響されない．そのため，技術の低い医療現場や，事故や緊急の現場（静脈内投与が困難でも筋肉内投与が可能である場合）で，比較的安全に用いることができる[4]．しかし，ケタミンは，他の静注麻酔薬とは異なり頭蓋内圧を上昇させる可能性があり，頭蓋内圧の上昇または脳虚血のリスクがある患者に投与してはならない．ケタミンのもう1つの主要な欠点は，幻覚や時にせん妄や不合理な行動が，回復期によく出現することである．これらの後作用は，ケタミンの有用性を制限するが，小児ではそれほど顕著ではないといわれており[5]，しばしばベンゾジアゼピンとともに，小児科の小規模な手術に使用されることがある．

ミダゾラム

ベンゾジアゼピン（第44章）の1つであるミダゾラム（midazolam）は，上述した薬物より効果の発現と消失が遅いが，ケタミン同様，呼吸や心血管系の抑制をそれほど起こさない．ミダゾラム（もしくはジアゼパム[diazepam]）は，術前の鎮静薬として，もしくは完全な麻酔が必要でない内視鏡などの処置中にしばしば用いられる．これは，alfentanil のような鎮痛薬と併用して投与可能である．過量投与の場合，フルマゼニル（flumazenil；第44章参照）によって回復させることができる．

---

4 麻酔医である同僚から，ある交通事故現場に遭遇したときの話を聞いたことがある．歪んだ金属の下に犠牲者の体の大部分が隠れていたが，なんとかケタミンを注射できる四肢には届いたそうである．

5 注意：おそらく子どもが経験したことを言葉にできないために，多くの副作用が子どもでは少ないのではと主張されている．かつて，筋弛緩薬が麻酔薬の併用なしに単剤で，新生児の心臓手術に用いられた．そのとき，赤ちゃんたちは痛みを訴えなかったものの，循環カテコールアミン量は，極度の高値に達していた．

静注麻酔薬

- 麻酔の導入ために，吸入麻酔薬の前に最もよく用いられる．**プロポフォール**は，術中の麻酔の維持にも用いることができる．
- **プロポフォール，チオペンタール**，etomidate が最もよく使用される．すべて，静注後 20 〜 30 秒以内に効く．
- プロポフォール
  - 強力
  - 迅速な作用発現と分布
  - 迅速な代謝
  - 非常に速い回復，限定的蓄積作用
  - 日帰り手術に有用
  - 悪心，嘔吐は低頻度
  - 徐脈のリスクあり
  - 長期間高用量で投与された場合，"プロポフォール注入症候群"の副作用を誘発する可能性あり
- チオペンタール
  - 非常に脂溶性の高いバルビツール酸塩
  - 血液脳関門の迅速な通過による速い作用発現，主に筋への再分配による短時間(約5分)作用
  - 頭蓋内圧を下げる
  - 代謝は緩徐で体脂肪に蓄積しやすいため，反復投与では作用遅延の可能性
  - 麻酔用量と心血管抑制を生じる用量との間のマージンが狭い
  - 誤って血管外や動脈内に投与されると組織を障害するリスクあり
  - 感受性のある患者にポルフィリン症の発作を誘発する可能性あり(第11章参照)
- etomidate
  - チオペンタールと似ているがより速く代謝される
  - 心血管系抑制のリスクはより低い
  - 導入時に不随意運動を引き起こし，悪心が高頻度に起こる
  - 副腎皮質を抑制するリスクあり
- ケタミン
  - phencyclidine の類似の性質をもつアナログ
  - 作用は他の薬剤と異なり，おそらく NMDA 型グルタミン酸受容体の抑制に関連する
  - 作用発現は比較的緩徐(1 〜 2分)
  - 強力な鎮痛作用
  - "解離性麻酔" を生じる．患者は傾眠し疼痛に無反応となるが，意識が保たれる可能性がある
  - 回復時に高頻度の不快感や幻覚あり．小児の小さい手術に主に使用
  - 頭蓋内圧を上昇しうる

吸入麻酔薬

エーテル，クロロホルム，トリクロロエチレン，cyclopropane, methoxyflurane, エンフルラン(enflurane) のような，かつて広く使用された多くの吸入麻酔薬は主に，現在医療の場において，薬物動態に優れ，副作用が少なく，不燃性である**イソフルラン，セボフルラン**(sevoflurane)，**デスフルラン**に取って代わられている．より古い薬物である亜酸化窒素は，いまだに使用され(特に産科領域において)，ハロタンは，現在まれにしか用いられない．

薬物動態学的側面

吸入麻酔薬の重要な性質の1つは，脳における薬理作用を左右する動脈血濃度が，吸気される混合ガス内の薬物の分圧の変化に追従する速度である．理想的には，麻酔の深度を迅速に調節できるように，血漿濃度はできるだけ速く追従すべきである．特に，投与が中止された際に，患者が意識を最小限の遅れで回復するために，血漿濃度が麻酔レベルを下回るまで，迅速に下がる必要がある．呼吸反射が弱いか欠落する半昏睡が長期間続くことは，特に危険である．

肺は，吸入麻酔薬が体内に出入りする，量的に重要な唯一の経路である．現代の吸入麻酔薬では，一般に代謝分解は作用持続時間に影響しない．吸入麻酔薬はすべて，肺胞の膜を速やかに通過する小さな脂溶性分子である．したがって，(それぞれ)吸気や血流を介した肺への薬物の送達速度および肺からの薬物の送達速度が，麻酔薬の全体的な動態を決定する．麻酔薬が異なる動態を示す理由は，血液と体脂肪との間の相対的溶解度が，薬物ごとに異なるためである．

導入速度や回復速度を決定する主な要因を以下に要約する．
- 麻酔薬の特性
  - 血液／ガス分配係数(すなわち血液への溶解性)
  - 油／ガス分配係数(すなわち脂肪への溶解性)
- 生理学的要因
  - 肺胞換気速度
  - 心拍出量

吸入麻酔薬の溶解性

吸入麻酔薬は，物理化学的には理想気体とみなすことができる．それらの異なる溶媒に対する溶解性は，"平衡状態での2つの相の間の薬物の濃度比" と定義される．**分配係数**(partition coefficient)として表される．

血液／ガス分配係数(blood:gas partition coefficient)は，吸入麻酔薬の導入と回復の速度を決める主な要因であり，血液／ガス分配係数が小さいほど，導入と回復が

速くなる（**表41.2**）．これは，血漿濃度を左右するのは，肺胞内のガスの分圧であるためである．血液／ガス分配係数が小さいほど，肺胞内ガス分圧が吸気中に投与された分圧（後述）に，より迅速に等しくなる．

脂肪への溶解性を表す，油／ガス分配係数（oil : gas partition coefficient）は，麻酔薬の効力（上述）を決定し，体内の分布動態にも影響する．高い脂溶性が麻酔からの回復を遅延させるというのが，その主な作用である．いくつかの麻酔薬の油／ガス分配係数の数値を，**表41.2**に示す．

🚫 導入と回復

脳血流は，心拍出量の主要な部分（〜15％）を占める．また麻酔薬は血液脳関門を自由に透過できるため，麻酔薬の脳内濃度は動脈内濃度近くを追従する．吸気内と動脈血内との間の麻酔薬の移行動態が，それゆえ薬理学的作用の動態を左右する．

揮発性麻酔薬が投与され始めると，初期の吸気は肺の残存ガス容量で希釈され，吸気したガス混合物内と比較すると，肺胞内の麻酔薬の分圧は低くなる．続く換気によって，肺胞内の分圧は平衡に向けて上昇する．血液／ガス分配係数の小さい麻酔薬では，血液への吸収はより遅く，そのため換気の反復に伴い肺胞内分圧は，血液／ガス分配係数の大きい薬剤よりも速く上昇する．つまり，少ない換気回数で（すなわちより短時間で），平衡に達するのに十分となる．したがって，直観的な想像に反して，血液への溶解性が**低いほど**，平衡状態への移行が**速くなる**．**図41.3**に，高い溶解性をもつ**エーテル**に比べ，低い溶解性をもつ**亜酸化窒素**の顕著に速い平衡を示す．

血液への吸収速度は，揮発性麻酔薬を亜酸化窒素と併用して投与することで増強することができる．亜酸化窒素の肺胞から血液への迅速な移行により，肺胞内の揮発性麻酔薬が濃縮され，血液への移行が亢進する．これは，**濃度効果**（concentration effect）とよばれる．さらに，吸入換気量の増加により，血液へ移行するガス置換が肺胞内の揮発性麻酔薬量を増大させる．これは，**二次ガス効果**（second gas effect）とよばれる．

血液と組織との間の麻酔薬の移行も，平衡動態に影響を与える．**図41.4**に，2つの組織コンパートメントが含まれる，非常に簡単な循環モデルを示す．体脂肪は，血流が非常に少ないが，麻酔薬を取り込む容量は大きく，標準的な男性では体積の約20％を構成する．そのため，水より脂肪に約100倍溶解性が高い**ハロタン**のような薬物では，完全に平衡に達した後の脂肪に分布する割合は，体全体の量のおよそ95％に達する．脂肪組織への血流の乏しさのため，薬物が脂肪に移行し，離脱するには数時間を要すため，血液／ガス間の交換による速い移

表41.2 吸入麻酔薬の性質.

薬物	分配係数		最小肺胞内濃度（% v/v)	導入／回復	主な副作用と欠点	注
	血液／ガス	油／ガス				
亜酸化窒素	0.5	1.4	100[a]	迅速	副作用はまれ 貧血のリスク（長期もしくは頻回投与時） 気嚢に蓄積	良好な鎮痛作用 低い効力のため，単剤の麻酔薬としては使用不可（通常，他の吸入麻酔薬と併用）
イソフルラン	1.4	91	1.2	中程度	副作用はまれ 感受性のある患者では冠動脈虚血の可能性あり	広く使用される ハロタンに取って代わった
デスフルラン	0.4	23	6.1	迅速	呼吸器系への刺激，咳嗽，気管支痙攣	速い導入と回復（亜酸化窒素と同等）のため，日帰り手術に用いられる
セボフルラン	0.6	53	2.1	迅速	副作用の報告はまれ 理論上フッ化物による腎毒性のリスクあり	デスフルランに類似
ハロタン	2.4	220	0.8	中程度	低血圧，不整脈 肝毒性（頻回投与時） 悪性高熱症（まれ）	現在はほとんど用いられない 多くがトリフルオロ酢酸へ代謝
エンフルラン	1.9	98	1.7	中程度	痙攣のリスク（わずか） 悪性高熱症（まれ）	使用は減ってきた 痙攣を誘発しうる
エーテル	12.0	65	1.9	緩徐	呼吸器系刺激 悪心，嘔吐 爆発の危険性	近代設備がない場所を除き廃止

[a] 高圧環境下の実験に基づく理論値.

行相に続いて，顕著に遅延した平衡への移行相が生じる（図41.3）．麻酔薬が脂溶性であるほど，患者が肥満であるほど，この遅延相は顕著になり，回復が遅れる．

吸入麻酔薬の平衡速度に影響する生理学的要因のなかでは，肺胞換気が最も重要である．1分換気量（呼吸回数×1回換気量）が大きいほど，特に血液／ガス分配係数の大きい薬物では平衡に速く達する．**モルヒネ**（morphine；第42章参照）のような呼吸抑制薬は，そのため麻酔からの回復を遅延しうる．平衡速度に対する心拍出量変化の作用は，より複雑である．肺胞の灌流を減らすことで，心拍出量の減少は麻酔薬の肺胞での吸収を減少し，導入を速める．しかし，これは，脳血流の減少が脳への移行を遅延することで，部分的に相殺される．

麻酔からの回復は，導入とは逆方向の同じ過程を経る．速い回復相に続いて，遅延した"もち越し効果"が起きる．このような動態要因のため，改善された吸入麻酔薬の開発においては，血液や組織に低い溶解性をもつ薬物に焦点が当てられてきた．亜酸化窒素と似た動態を示すものの，より高い効力をもつ新しい薬物には，**セボフルラン**および**デスフルラン**がある（表41.2および図41.3）．

代謝と毒性

代謝は，吸入麻酔薬の排泄経路として量的に重要ではないものの，毒性のある代謝物が生成されることがある

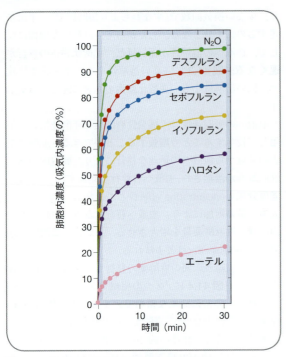

図41.3　ヒトにおける吸入麻酔薬の平衡速度．
曲線は，導入時における時間の関数としての肺胞内濃度（動脈内濃度を近似する）を示す．平衡の初期速度は，血液への溶解性を反映する．特に脂溶性の高い薬物（エーテルとハロタン）では，血液と脂肪との間の緩徐な移行のため，時間をかけて平衡に達する相が存在する（図41.4）．（Yasuda N, Lockhart SH, Eger EI II, et al. 1991 Comparison of kinetics of sevoflurane and isoflurane in humans. Anesth Analg 72, 316-324 より改変．）

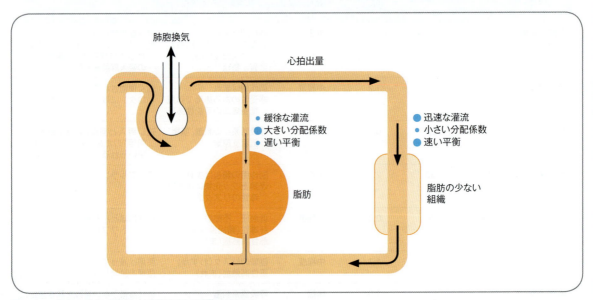

図41.4　体内の吸入麻酔薬の平衡速度に影響する因子．
人体は，2つのコンパートメントとして表される．脳を含めた脂肪の少ない組織は，血流に富み麻酔薬の分配係数が小さいため，血液との間で迅速に平衡に達する．脂肪組織は血流に乏しく，大きい分配係数を有し，緩徐に平衡化されるため，回復相において薬物のリザーバーとして働く．

（第57章）[6]．主にこの理由で，クロロホルム，methoxyflurane，ハロタンのような，今では廃止されたかほぼ使われなくなった薬剤が，後述するより毒性の低い代用薬に置き換えられている．

悪性高熱症（malignant hyperthermia）は，筋小胞体からの過剰な Ca^{2+} の放出による骨格筋の熱産生が引き起こす，重要であるがまれな，**特異体質に起因する反応**（idiosyncratic reaction；第57章参照）である．その結果，筋拘縮，アシドーシス，代謝亢進，それに伴う体温の劇的な上昇をきたし，迅速な処置を施さないと死に至る可能性がある．ハロゲン化麻酔薬および脱分極性神経筋接合部遮断薬（第13章参照）が引き金となりうる．感受性は，遺伝子によるものであり，筋小胞体からの Ca^{2+} 放出（第4章）を調節するリアノジン受容体をコードする遺伝子の変異に関連づけられている．悪性高熱症は，これらのカルシウム放出チャネルを遮断する筋弛緩薬，**ダントロレン**（dantrolene）を用いて治療される．

吸入麻酔薬の薬物動態学的性質

- 迅速な導入と回復は，麻酔薬の重要な性質であり，麻酔深度の柔軟な調節を可能とする．
- 導入と回復の速度は，麻酔薬の2つの特性によって決まる．血液への溶解性（血液／ガス分配係数），および脂肪への溶解性（脂溶性）である．
- 血液／ガス分配係数の小さい薬剤は，迅速な導入と回復をもたらす（例えば，**亜酸化窒素**，**デスフルラン**）．血液／ガス分配係数が大きい薬剤は，遅延した導入と回復を示す．
- 脂溶性の高い薬剤は，徐々に体脂肪に蓄積し，長時間使用した場合，長いもち越し効果を生じる可能性がある．
- ハロゲン化麻酔薬の一部（特に**ハロタン**やmethoxyflurane）は，代謝される．これは，作用時間をそれほど大きく左右しないが，毒性の一因となる（例えば，methoxyflurane からのフッ化物の産生に伴う腎毒性．同薬は使用中止となった）．

吸入麻酔薬各論

先進国で現在使用される主な吸入麻酔薬は，**イソフルラン**，**デスフルラン**，**セボフルラン**であり，時に**亜酸化窒素**との併用で用いられる．セボフルランは，その比較的速い作用発現と心地よい香りのため，ある種の状況，例えば小児や静脈点滴ラインの挿入を怖がる大人に対して，単独で麻酔を導入するために用いられる．**キセノン**は，古くから麻酔作用をもつことが知られる不活性ガスであり，（不活性ガスであるため当然ながら）毒性がないので，臨床現場に復活しつつある．しかし，キセノンは効力が比較的弱く，価格が高いことが欠点である．さらにキセノンは，新生時の低酸素症において神経保護作用を有する可能性がある（第40章参照）．

イソフルラン，デスフルラン，セボフルラン，エンフルランおよびハロタン

イソフルランは，現在最も頻用される揮発性麻酔薬である．明らかな代謝は受けず，エンフルランにみられる痙攣誘発性はない．血圧を低下し，強力な冠動脈拡張作用をもつ．この作用は，盗血現象（第21章参照）を介して，冠動脈疾患をもつ患者の心虚血を増悪する可能性がある．

デスフルランは，イソフルランと化学的に類似するが，血液や脂肪に対する溶解度が低いため，麻酔強度の調節と回復がより迅速である．そのため，肥満手術を受ける肥満患者に対し，および日帰り手術のための麻酔薬として使用が増えている．明らかな代謝はされない．また，イソフルランやエンフルランに比べて，その効力はやや劣る．麻酔導入のための濃度（約10％）では，デスフルランは呼吸器系にやや刺激性であり，咳嗽や気管支痙攣を誘発する可能性がある．デスフルランによる麻酔の強度を急に強めると，交感神経活動が著明に亢進しうるが，それは虚血性心疾患の患者には望ましくない．

セボフルランは，デスフルランと類似するが，より強力であり，気道刺激の程度はより低い．部分的（約3％）に代謝され，検出可能なフッ化物が産生されるが，その量では，毒性は生じないようである．

エンフルランは，中程度の導入速度をもつが，現在ほとんど使用されていない．エンフルランは，元来methoxyflurane の代用薬として導入された．エンフルランは，特にてんかんを罹患する患者において，麻酔の導入時や回復に続いて痙攣発作を引き起こす可能性がある．この関連性において，その痙攣のメカニズムはわかっていないものの，類似の物質であるフッ素置換されたジエチルエーテルである，ヘキサフルオロエーテルが強力な痙攣薬であることは興味深い．

ハロタンは，揮発性吸入麻酔薬の開発において重要な薬物であったが，毒性のある代謝物の蓄積の可能性のために，その使用は減少し，イソフルランに取って代わられた．ハロタンは著明な子宮弛緩作用をもち，出産後出血を生じることがあり，産科目的での有用性は限られている．

---

[6] 手術場のスタッフが長時間吸入する，低濃度の麻酔薬の毒性の問題が懸念されてきた．今では，麻酔薬の手術場への漏出を最小限に抑えるため，厳密な対処がなされている．

亜酸化窒素

亜酸化窒素（N_2O，一酸化窒素 NO とは混同しないこと）は，麻酔薬として多くの長所を有する無臭のガスである．血液／ガス分配係数が小さいため（表 41.2），作用発現が速く，意識消失をきたすには十分でない濃度で有効な鎮痛薬となる．効力は弱い．出産時の疼痛緩和のため，酸素と 50％ずつの混合で使用される．患者は酸素を吸わなければならないので，決して吸入ガスに 100％で投与してはならない！　吸入ガス混合物の 80％でも，亜酸化窒素は，十分な外科麻酔を生じない．そのため，亜酸化窒素は単独では麻酔薬として用いず，導入を加速するために揮発性麻酔薬に併用して（酸素内に 70％亜酸化窒素を加えて）用いられる（本章「吸入麻酔薬」の「導入と回復」の項参照）．亜酸化窒素麻酔からの回復時，血中から肺胞へのガス移行は，肺胞内酸素分圧を希釈によって下げるのに十分であり，一過性の低酸素症（**拡散性低酸素症**［diffusional hypoxia］として知られる）を生じる．この作用は，呼吸器疾患をもつ患者において重要である．

亜酸化窒素は，体の気嚢に入り，それらを拡張する傾向がある．これは，気胸や血管内空気塞栓が存在する場合，あるいは腸閉塞時には危険となりうる．

短時間投与では，亜酸化窒素は重大な毒性をもたないが，長時間（6 時間以上）の曝露では，DNA やタンパク質の合成に必要な酵素であるメチオニン合成酵素を不活化し，貧血や白血球減少症に至る可能性のある骨髄抑制を生じる．そのため，ビタミン B_{12} 欠乏に関連する貧血をもつ患者には使用を避けるべきである．骨髄抑制は，亜酸化窒素への短期間の曝露では起きないが，長時間あるいは反復投与（例えば，鎌状赤血球症のような発作性疼痛を伴う疾患に対して）は避けるべきである．亜酸化窒素常用者は，この危険に曝される．

全身麻酔薬の臨床用途

- **静注麻酔薬**（intravenous anaesthetics）の用途は以下の通りである．
  - 麻酔の導入（例えば，**プロポフォール**もしくは**チオペンタール**）
  - 術中を通じた麻酔の維持（"全静脈麻酔"．例えば，時に筋弛緩薬および鎮痛薬を併用した**プロポフォール**）
- **吸入麻酔薬**（inhalational anaesthetics）（ガスもしくは揮発性液体）は麻酔の維持に用いられる．重要な点としては，以下のものがある．
  - 揮発性麻酔薬（例えば，**イソフルラン，セボフルラン**）は，担体ガスとしての空気，酸素，もしくは酸素と亜酸化窒素混合物に混ぜて投与される．
  - **亜酸化窒素**は必ず酸素とともに投与しなければならない．
  - 肝毒性を誘発する可能性のため，**ハロタン**は，**イソフルラン**のようなより新しい揮発性麻酔薬にほとんど取って代わられた．
  - すべての吸入麻酔薬は，感受性のある患者において，**悪性高熱症**を誘発する可能性がある．

吸入麻酔薬各論

- 先進国で現在使用される主な薬剤は，**イソフルラン，デスフルラン**および**セボフルラン**であり，時に**亜酸化窒素**が併用される．
- まれであるが重大な危険性として，吸入麻酔薬は，悪性高熱症を引き起こす可能性がある．
- **亜酸化窒素**
  - 弱い効力．他の薬剤との併用が必要
  - 速い導入と回復
  - 良好な鎮痛作用
  - 長期間投与で骨髄抑制のリスク
  - 気嚢に蓄積する
- **イソフルラン**
  - エンフルランに似ているが，痙攣誘発作用はない
  - 冠動脈疾患をもつ患者で心筋虚血増悪の可能性
  - 気道に刺激性あり
- **デスフルラン**
  - イソフルランに似ているが，より速い導入と回復
  - 気道刺激性のため，咳嗽や喉頭痙攣をきたしやすい
  - 日帰り手術に有用
- **セボフルラン**
  - デスフルランに似ているが，気道刺激性はない

バランス麻酔

簡単な短い外科的処置でのみ，麻酔薬は単独で用いられる．複雑な手術では，処置の過程を通じて，一連の薬物がさまざまな時間に投与される．それらには，鎮静や抗不安作用のための前投薬（例えば，ベンゾジアゼピン；第 44 章参照），迅速な導入のための静注麻酔薬（例えば，プロポフォール），術中のオピオイド鎮痛薬（例えば，alfentanil やレミフェンタニル；第 42 章参照），術中麻酔を維持するための吸入麻酔薬（例えば，亜酸化窒素やイソフルラン），例えば腹腔を触るために適切な筋弛緩を得るための神経筋接合部遮断薬（例えば，ベクロニウム［vecuronium］；第 13 章参照），徐脈や気道分泌，唾

液分泌を抑制するための制吐薬（例えば，**オンダンセトロン**［ondansetron］；**第30章**参照）やムスカリン性受容体アンタゴニスト（例えば，**アトロピン**［atropine］や**グリコピロニウム**［glycopyrrolate］；**第13章**参照），そして処置の終了時における，神経筋接合部遮断を回復するための抗コリンエステラーゼ薬（例えば，**ネオスチグミン**［neostigmine］；**第13章**参照），および術後疼痛緩和のための鎮痛薬（例えば，**モルヒネのようなオピオイド**，および／または**非ステロイド性抗炎症薬；第42章**参照）

が含まれる．このような薬物の併用によって，長時間の（潜在的に危険な）半覚醒期間を減少させる，より迅速な導入と回復，良好な鎮痛や筋弛緩がもたらされ，好ましくない呼吸循環系の抑制がより少ない手術が可能となる．

体下部の手術を施すのに必要な鎮痛と弛緩を得るために局所麻酔薬（**第43章**参照）が髄腔内投与されるときに，低用量の全身麻酔薬が鎮静の目的で用いられることがある．

引用および参考文献

Aitkenhead, A.R., Moppett, I., Thompson, J., 2013. Textbook of Anaesthesia. Churchill Livingstone/Elsevier, Edinburgh.（麻酔の主要な教科書．）

Bayliss, D.A., Barrett, P.Q., 2008. Emerging roles for two-pore-domain potassium channels and their potential therapeutic impact. Trends Pharmacol. Sci. 29, 566–575.

Franks, N.P., 2008. General anaesthesia: from molecular targets to neuronal pathways of sleep and arousal. Nat. Rev. Neurosci. 9, 370–386.（特定のイオンチャネルに対する全身麻酔薬の作用点に関する詳細な解説．）

Olsen, R.W., Li, G.D., 2011. GABA$_A$ receptors as molecular targets of general anesthetics: identification of binding sites provides clues to allosteric modulation. Can. J. Anaesth. 58, 206–215.（全身麻酔薬とGABA$_A$受容体との相互作用に関する有用な最新記事．）

Rudolph, U., Antkowiak, B., 2004. Molecular and neuronal substrates for general anaesthetics. Nat. Rev. Neurosci. 5, 709–720.（全身麻酔薬とさまざまなイオンチャネルとの相互作用，および影響を受ける神経経路の両者をカバーする有用な総説．）

Schüttler, J., Schwilden, H., 2008. Modern anesthetics. Handb. Exp. Pharmacol. 182.（巻全体に全身麻酔薬の作用機序に関する複数著者による総説を掲載．）

第 **4** 部　神経系

42　鎮痛薬

概要

　疼痛は多くの病態に付随して生じる障害で，疼痛治療は最も優先されるべき課題の1つといえる．

　本章では，さまざまな痛みの原因となる神経メカニズムと，臨床で使用されるさまざまな鎮痛薬について解説する．最も古典的（標準的）であり，数世紀にわたり頻用される鎮痛薬は，天然産物であるオピオイド（opioid）と非ステロイド性抗炎症薬（non-steroidal anti-inflammatory drug：NSAID；第26章参照）である．なかでも代表的な根源化合物であるモルヒネあるいはアスピリンは，今なお臨床において広く使用される鎮痛薬であるが，それらを基本構造として，同様の作用機序をもつ鎮痛薬が合成されている．本章では，まずオピオイド鎮痛薬について説明し，次に臨床経験的にある種の疼痛に対して改善効果が明らかとなっている，抗うつ薬や抗てんかん薬のような他の種類のさまざまな薬物について考察する．また，疼痛にかかわる神経メカニズムが解明されるにつれて，有効な新規治療標的が見出されている．本章の最後で，これらに基づいた新たなアプローチについて簡単に説明する．

疼痛発現にかかわる神経メカニズム

　痛みは多くの人が経験するが，主体的・主観的感覚であるため，正確に定義することは難しい．一般的に痛みは，外傷，組織炎症，がんなどに起因する組織の障害によって直接的に引き起こされる有害反応といえるが，明確な組織障害を認めない（例えば，三叉神経痛）場合にも生じたり，あるいは組織障害が消失・回復してから長く経過した後（例えば，幻肢痛）でも強い痛みが残ったりする場合がある．また，脳卒中あるいは帯状疱疹による脳あるいは神経の障害に続いて起こる場合もある．なかでも，組織障害を伴わない，後者のような状態を**"神経障害性疼痛（neuropathic pain）"**とよぶ．こうした疼痛は，共通して患者の活動を低下させ，苦しめる要因となるが，組織障害などの直接的要因がはっきりしている場合と比較して，臨床使用されている鎮痛薬に対して抵抗性を示す場合があることが知られている．すなわち，神経障害性疼痛は，組織障害に対する単純な生体反応というより，神経機能の障害という観点から考える必要があるであろう．

　シェリントン（Sherrington）によって"侵害受容（nociception）"と名づけられた痛み刺激の感知といった生体機能と，主体的経験であり強烈な感覚としての病的な疼痛とは同一ではない．特定の刺激によって誘発される疼痛の強度は，その刺激自体の強さよりも，生体内のさまざまな要因によって決定されることが多い．臨床使用されているモルヒネなどの鎮痛薬は，非常に強力な除痛効果をもっていることは間違いないが，そのような鎮痛薬は単に痛みの感知を減弱させているだけではなく，生体内の複雑な疼痛認識あるいは痛みの増幅機構にも影響を与えているのかもしれない．

　疼痛制御にかかわる神経機構の詳細については，McMahon & Koltzenburg（2006）に記載されている．

求心性知覚神経（nociceptive afferent neuron）（侵害受容性神経）

　健常な状態では，痛み刺激は小径一次求心性神経（C線維［C fiber］およびAδ線維［Aδ fiber］）によって伝達される．これらの神経線維は末梢組織に神経終末を有し，機械的刺激，熱刺激，化学的刺激などによって活性化される．これらの刺激を感知する侵害受容器はポリモーダル侵害受容器（polymodal nociceptor：PMN）とよばれ，髄鞘を有さない無髄神経に大別されるC線維の終末に多く存在することが知られている．一般的に，C線維は鈍痛，放散痛あるいは灼熱痛にかかわる痛み刺激を伝搬し，髄鞘を有する有髄神経に大別されるAδ線維は，鋭い痛みや局所的な痛み刺激を伝搬すると考えられている．このような小径一次求心性神経は皮膚だけではなく，筋肉や内臓で発生した痛み刺激の伝達にもかかわる．

　一方，さまざまな病態下においては，まずは上述のように組織障害に起因した即時的な痛み刺激が伝達されるわけであるが，同時に，障害された局所において放出されたさまざまな化学物質が直接的に神経細胞に作用して，疼痛反応を惹起する．それに加えて，知覚神経の痛みに対する感受性自体を変化させてしまうことがある（図42.1）．このような，神経終末における薬理学的反応の詳細については，後述する．

　一次求心性神経の細胞体は，**脊髄後根神経節（dorsal root ganglia）**に存在し，軸索を末梢組織および脊髄内（中枢側）の両方向性に伸ばしている．中枢側に投射する軸索は，**脊髄後根（dorsal root）**より脊髄内に入り込み，脊

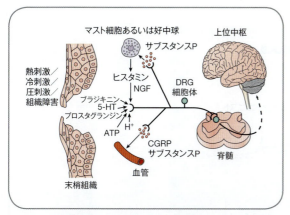

図42.1　侵害受容性神経(知覚神経)の活性化.
さまざまな機械的あるいは化学的な刺激が，侵害刺激を伝達する一次求心性知覚神経において活動電位を発生させ，神経発火頻度を増加させる(すなわち痛みの発生)．これらの求心性神経線維は脊髄後角に投射する．刺激を受容した脊髄後角神経はさらに上位中枢に投射し，痛み刺激を伝達する．5-HT：5-ヒドロキシトリプタミン，ATP：アデノシン三リン酸，CGRP：カルシトニン遺伝子関連ペプチド，DRG：脊髄後根神経節，NGF：神経成長因子．(Julius D, Basbaum A I 2001 Nature 413, 203-210 より．)

髄後角(dorsal horn)の灰白質に投射する．ほとんどの求心性知覚神経の終末は脊髄後角の表層に存在し，特にCおよびAδ線維は脊髄後角第IおよびII層(膠様質 [substantia gelatinosa：SG])に終止する．一方，より深層部(第V層)に投射するA線維も存在する．脊髄後角の膠様質は，内因性のオピオイドペプチドとそれらが作用する受容体を多く含んでおり，モルヒネなどのオピオイド作動薬の鎮痛作用発現において，重要な部位であると考えられている(図42.4参照)．

一次求心性神経から刺激を受け取る脊髄後角第IおよびV層に存在する神経は，その軸索をさらに上行させ，視床に刺激を伝達する．さらなる詳細な神経ネットワークの説明については，Fields et al.(2006)の報告を参考にされたい．

活性化された一次求心性知覚神経は，その終末から**グルタミン酸**(glutamate)や，おそらく**アデノシン三リン酸**(adenosine triphosphate：ATP)とよばれる伝達物質を遊離し，灰白質に存在する神経にシグナルを伝搬する．放出されたグルタミン酸は，**AMPA受容体**(AMPA receptor)に結合して，脊髄後角に存在する神経において，即時的な活性化を惹起する．一方，グルタミン酸は同時に**NMDA受容体**(NMDA receptor)にも結合し，やや遅れた脊髄神経の活性化を引き起こす．このNMDA受容体を介した脊髄神経の興奮は，"**ワインド・アップ**"**現象**("wind-up" phenomenon)(神経活動の加重反応；図42.2参照)にかかわると考えられる．また，一次求心性知覚神経は**サブスタンスP**(substance P)，**カルシトニン遺伝子関連ペプチド**(calcitonin gene-related peptide：CGRP)，ガラニンといった神経ペプチドも含有している(第18章参照)．これらはいずれも，活性化された一次求心性知覚神経の中枢側および末梢側神経終末から遊離され，疼痛発現において重要な役割を果たすことが知られている．例えば，末梢端において遊離されたサブスタンスPやCGRPは神経性炎症のような反応を誘発するのに対し，ガラニンは抗炎症性の反応を誘発する．CGRPアンタゴニストには片頭痛の治療効果があることがわかっているが(第15章)，他の疼痛緩和には無効であることが知られている．一方，動物モデルにおいてサブスタンスPは，NK_1受容体に結合してワインド・アップや痛みに対する中枢性(脊髄)感作を制御することが示されている(図42.2)．しかしながら，驚くべきことに，NK_1受容体アンタゴニストはヒトにおいて制吐薬としては使用されるが，鎮痛薬としては効果がないことがわかっている(第30章参照)．

疼痛経路の制御

一般的に，急性痛は"即時的な侵害受容"，すなわち"許容を超えた侵害刺激の感知によって生み出される望まざる感覚である"と明確に説明される．それに対して，慢性疼痛は正常な疼痛伝達経路の異常として捉えられ[1]，この変調は**痛覚過敏**(hyperalgesia；軽度～中等度の痛みを強烈な痛みとして認知してしまう)，**アロディニア**(allodynia；通常は痛みとして知覚されない刺激を痛みとして認識してしまう)あるいは**自発痛**(spontaneous pain；刺激がないのに痛みを感じる)といった病態を生み出してしまう．慢性疼痛にかかわる主要なメカニズムについては，図42.3にまとめた．

痛覚過敏とアロディニア

熱傷を負ったり，足首を捻挫したりした人は誰でも，痛覚過敏やアロディニア様の症状を経験するであろう．痛覚過敏は，**ブラジキニン**(bradykinin)や**プロスタグランジン**(prostaglandin)によって誘導される末梢知覚神経終末の感作と，主に脊髄後角や視床における過剰な疼痛伝達によって引き起こされる．脊髄レベルにおける神経伝達の過剰反応については，Yaksh et al., (1999)の報告を参考にされたい．特に，末梢組織から繰り返される脊髄後角神経への痛み刺激の入力は，"ワインド・アップ現象"の引き金となる．すなわち，神経活動が刺激に応じて増大し，神経発火の増加がみられる現象である．この刺激依存的な神経伝達の過活動は，第38章で述べる神経の長期活動と同様で，それらを制御するメカニズムも同じであると考えられる．脊髄

---

[1] 末梢組織の障害と相関しないことも多く，残存する痛みとしてみなされる．多くの臨床上問題となる疼痛は，これに分類される．障害された末梢組織からの"侵害受容"と"疼痛発現"が最も乖離している例は，幻肢痛であろう．幻肢痛は四肢の切断後に発症する，非常に強い痛みを伴った疼痛疾患である．あるいは対極的な例としては，宗教家や興行師を考えるとわかりやすいかもしれない．彼らは，厳しい修行やショーなどで，自分に刃物を突き立てたり，燃え盛る炎の上を歩いたりなど，明らかな疼痛を伴うような状況下でも，痛みを感じないとされる．

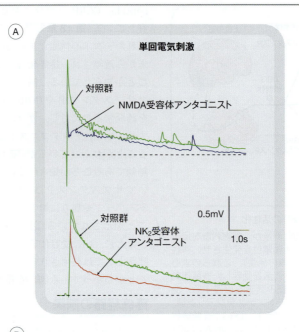

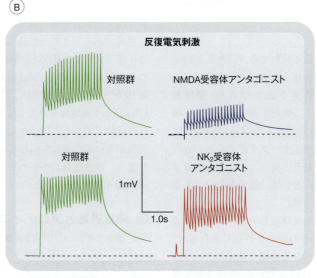

図42.2　ラットの脊髄におけるグルタミン酸およびサブスタンスPの疼痛伝達に対する影響.
ラット後肢に紫外線照射を行い，炎症反応を惹起し，その2日後に痛覚過敏および脊髄への刺激伝達を誘導する実験を行った．脊髄後根のC線維を単回[A]あるいは反復[B]刺激し，神経活動変化の記録は脊髄神経の前根で行った．図は，それぞれ NMDA 受容体アンタゴニスト D-AP-5(第38章参照)およびサブスタンスPアンタゴニスト RP67580(選択的ニューロキニンタイプ2 [NK_2]受容体アンタゴニスト)の神経活動に対する影響について示している．単回刺激による遅発性の神経活動[A]，および反復刺激による神経活動の加重反応(ワインド・アップ)[B]が両アンタゴニストによって抑制されている．このような現象は，健常ラットではそれほど顕著には確認されない．このように，NMDA 受容体を介したグルタミン酸，および NK_2 受容体を介したサブスタンスPの反応は疼痛伝達において重要であり，特に炎症性痛覚過敏のような病態下においては，その関与が大きくなることがわかる．(データは L Urban, SW Thompson の厚意により提供．)

後角では，ワインド・アップ現象は，NMDA 受容体アンタゴニストや一酸化窒素(NO)合成酵素阻害薬で抑制され，また NK_2 受容体アンタゴニストで部分的に抑制される(**図 42.2** および **図 42.3** 参照)．

一次求心性知覚神経より遊離された**サブスタンスP**および **CGRP**(図42.1参照)は，末梢において血管内皮細胞や免疫系細胞に作用して炎症反応を惹起する(第18章)．この現象は神経性炎症反応として知られ，局所における炎症反応を増大・持続化させ，結果的にさらなる知覚神経の異常活性を惹起する．

中枢性の免疫反応を伴った過剰応答は，痛覚過敏の発症において重要な要素となる．サブスタンスP，CGRP，BDNF，NO をはじめとしたさまざま因子が，中枢性過敏応答の発症に深くかかわることが知られている．例えば，**神経成長因子**(nerve growth factor：NGF)は，求心性知覚神経に発現するチロシンキナーゼ型

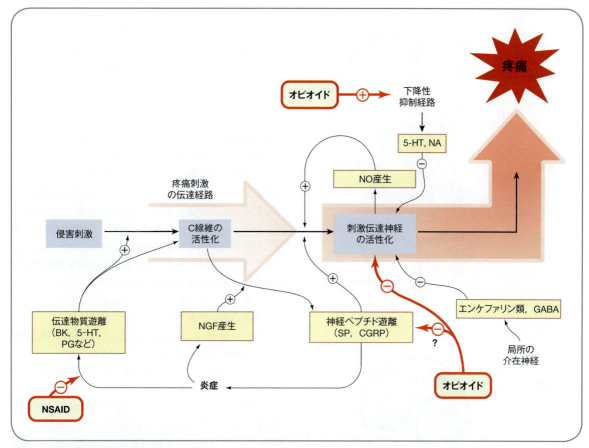

図 42.3 疼痛伝達の制御機構のまとめ.
5-HT：5-ヒドロキシトリプタミン, BK：ブラジキニン, CGRP：カルシトニン遺伝子関連ペプチド, NA：ノルアドレナリン, NGF：神経成長因子, NO：一酸化窒素, NSAID：非ステロイド性抗炎症薬, PG：プロスタグランジン, SP：サブスタンス P.

受容体であるトロポミオシン受容体キナーゼ(tropomyosin receptor kinase A：TrkA)に結合し，神経の興奮性・感受性・ペプチド含有量を増加させ，さらにシナプス間の連携を増大させる．このようにNGF産生の増加は，神経における疼痛伝達を更新させ，痛覚過敏の原因となる(Mantyh et al., 2011). NGFや他の炎症性物質は知覚神経における神経伝達物質(CGRP, サブスタンスP, BDNF)，各種受容体(TRPV1, プリン作動性 2X[purinergic 2X：P2X])やナトリウムチャネルの遺伝子発現を亢進させ，それらはそれぞれ連関しながら，脊髄後角における疼痛伝達を促進させる．また，**脳由来神経成長因子**(brain-derived neurotrophic factor：BDNF)は，脊髄後角の後神経に存在するチロシンキナーゼ型受容体であるTrkBに結合し，NMDA受容体サブユニットであるGluN1のリン酸化を亢進させる．このリン酸化反応は，NMDA受容体の活性化を誘導するため，結果として脊髄における疼痛伝達は促進される．

知覚神経の活性は，他の神経細胞と同様に(第4章参照)，電位依存性ナトリウムチャネルに依存する．例えば，ナトリウムチャネルのサブタイプの1つである$Na_v1.7$の機能消失型変異体をもつ患者は，痛みを認知することができない．一方，疼痛の病態下において，知覚神経の$Na_v1.3$, $Na_v1.7$や$Na_v1.8$チャネルの発現は増加し，これらは炎症性疼痛や痛覚過敏の発症に関与する中枢性感作の引き金となる(電位依存性ナトリウムチャネルについては，第4章参照)．このような理由から，ナトリウムチャネル(第21，45章)を阻害する抗てんかん薬や抗不整脈薬は，臨床において鎮痛薬として使用されている．

上位中枢への疼痛シグナルの伝達

脊髄後角の神経は，反体側の脊髄−視床路を上行して腹側および内側視床に投射し，最終的には神経を変えて体性感覚皮質に刺激を伝達する．特に内側視床に存在する神経細胞の多くは，末梢からの痛み刺激に対して反応性を示し，この領域を機械的に破壊した場合には，疼痛伝達が遮断されることが知られている．近年の機能的脳イメージング研究により，疼痛制御にかかわる脳領域が明らかにされている．例えば，第一次および第二次体性感覚野，視床や後部頭皮質は感覚の識別などに関与し，一方，前部頭皮質，前帯状回や前頭前野領域は，情動や認知に関与することが知られている(Tracey, 2008).

下降性抑制経路による痛みの制御

下降性抑制経路(descending pathway)は脊髄後角における神経伝達を制御する(図42.4)．このシステムのなかで最も重要な領域は，中心管を取り囲む灰白質に存在している**中脳水道周囲灰白質**(periaqueductal grey：PAG)であろう．この神経経路は1969年に，レイノル

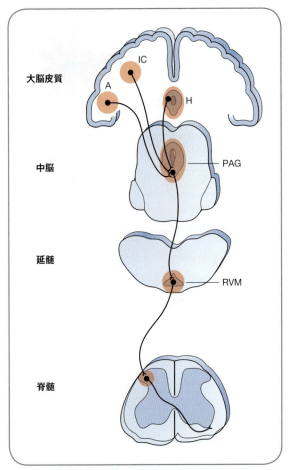

図 42.4 下降性疼痛制御システムとオピオイドの疼痛発現に関与する部位.

オピオイドを脊髄後角や，島皮質（insular cortex：IC），扁桃体（amygdala：A），視床下部（hypothalamus：H），中脳水道周囲灰白質（PAG），吻側延髄腹内側部（RVM）に微量注入すると鎮痛効果が発現する．PAGは上位中枢より神経シグナルを受け取り，また辺縁系システムの情報を統合し外出力する主要な脳部位である．PAGはRVMに情報を伝達し，RVMからは抑制性5-HT含有神経が脊髄後角に投射している．図中のピンク色となっている部分は，μ-オピオイド受容体が高発現している箇所である．表記してあるシグナル伝達経路はあくまで概略である．（Fields H 2001 Prog Brain Res 122, 245-253 より改変．さらなる詳細な説明は Fields, 2004 を参照．）

ズ（Reynolds）らによって発見された．彼らの実験では，ラットの同脳部位を電気刺激で活性化することにより，無麻酔で腹部開腹手術を成功させている．このとき重要なのは，疼痛反応は抑制されているが，痛み刺激以外の知覚・認知には影響がないことである．PAG は視床下部や扁桃体といったさまざまな脳部位から刺激を受け取り，また大脳皮質による脊髄後角における疼痛制御を行うための"窓口"となる．

PAGは**吻側延髄腹内側部**（rostroventromedial medulla：RVM）に，まず神経投射し，その後，脊髄背外側索を介して脊髄後角へとシグナルを伝搬する．この抑制経路の重要な伝達物質は**5-ヒドロキシトリプタミン**（5-hydroxytryptamine：5-HT）（**セロトニン**[serotonin]）と**エンケファリン**（enkephalin）であり，直接的に，あるいは介在神経を介して脊髄-視床路の神経活動を抑制する（図42.4）．

この下降性抑制経路も，オピオイド鎮痛薬の作用発現において重要な役割を担っているといえる．PAGと膠様質（SG）は特にエンケファリン含有性神経が豊富であり，ナロキソンなどのオピオイド受容体アンタゴニストは，下降性抑制経路による疼痛抑制を減弱する．これらのことから，オピオイドペプチドは，この制御機構における重要な伝達物質であると予想できるが，生理的な条件下ではナロキソンによる痛み閾値への影響は微少であることから，依然として議論が続いている．しかし，ストレス存在下では，ナロキソンによって痛覚過敏状態が誘導されるとの報告も存在することから，おそらくこうした病態下ではオピオイドシステムが活性化していることは間違いないであろう．

γアミノ酪酸（γ-aminobutyric acid：GABA；第38章参照）は脊髄後角の介在神経に含有されており，この介在神経より遊離されたGABAは，求心性知覚神経からの神経伝達物質の遊離を抑制する．

青斑核（locus coeruleus：LC；第39章参照）より脊髄に投射するノルアドレナリン性神経経路も同様に，脊髄後角における疼痛伝達を抑制する．しかし，驚くべきことに，オピオイド鎮痛薬はこの経路をむしろ抑制する．鎮痛補助薬として臨床使用される三環系抗うつ薬は，おそらくこの神経経路を賦活することで効果を発現する．

また，プリン作動性下降性抑制神経はアデノシンを遊離し，脊髄後角神経のA_1受容体に作用することで鎮痛作用を発現すると考えられている．

疼痛伝達の調節

- 中脳や脳幹から投射される下降性経路は，脊髄後角における疼痛伝達を強力に抑制する．中脳水道周囲灰白質を電気刺激することによって得られる鎮痛効果は，この経路の活性化に起因している．
- 下降性抑制経路は，主に内因性オピオイドペプチド，5-HT（セロトニン），ノルアドレナリン（noradrenaline）（ノルエピネフリン[norepinephrine]），アデノシン（adenosine）によって制御される．オピオイドは，この下降性抑制経路の活性化，脊髄後角における疼痛伝達の抑制，および知覚神経終末における活性化の抑制により鎮痛作用を発現する．
- C線維の反復刺激による疼痛伝達の加重反応（ワインド・アップ）は，NMDA受容体やサブスタンスPの作用部位であるNK_1受容体により媒介される．

神経障害性疼痛

感覚神経機能に影響を与える神経疾患は、**神経障害性疼痛**(neuropathic pain)とよばれる、末梢組織障害に起因しない慢性疼痛を引き起こす．神経障害性疼痛の原因となる中枢神経(central nervous system：CNS)性の疾患として，脳卒中，多発性硬化症が，末梢神経では機械的な神経損傷，糖尿病性ニューロパチー，単純ヘルペスへの感染などが知られている．神経障害性疼痛の発現機序については不明な点が多いが，障害された感覚神経における電位依存性ナトリウムチャネルの過剰発現や再分布が，要因の1つと考えられている．また，中枢性感作も神経障害性疼痛の発症に深く関与する．さらに，障害された感覚神経はαアドレナリン受容体を発現するので，交感神経も本病態の発症にかかわることが知られている．このように，交感神経により制御される生理的刺激も強度の疼痛を惹起しうることから，こうした現象を臨床的には交感神経依存性疼痛とよぶ．背部痛，がん性疼痛，術後痛などに共通した病態である神経障害性疼痛は，従来より使用される標準的な鎮痛薬に対して抵抗性を示すこともあるが，抗うつ薬や抗てんかん薬が著効する場合もある．神経障害性疼痛の有効な新規治療標的については，本章の最後に触れたい．

疼痛経路における化学的シグナル

侵害受容性(知覚)神経の終末における化学的感受性

ほとんどの場合，末梢組織における侵害受容性(知覚)神経終末の活性化は，化学的原因による．知覚神経への過剰な機械的あるいは熱刺激は明確な急性痛を引き起こすが，刺激が除去された後にも長期的に残存する痛み，あるいは局所炎症や虚血によって引き起こされる疼痛は，上行する疼痛伝達経路の化学的修飾に起因する．これらに関する最新の知見について，図42.5に概要を示す．

TRPチャネル：末端感覚と痛み

イオンチャネル型受容体である**TRPチャネル**(transient receptor potential channel)は，27種以上の遺伝子より構成され，さまざまな生理機能を有することが知られている(Flockerzi & Nilius, 2007)．このうち，知覚神経に発現するTRPチャネルは，幅広い温度刺激あ

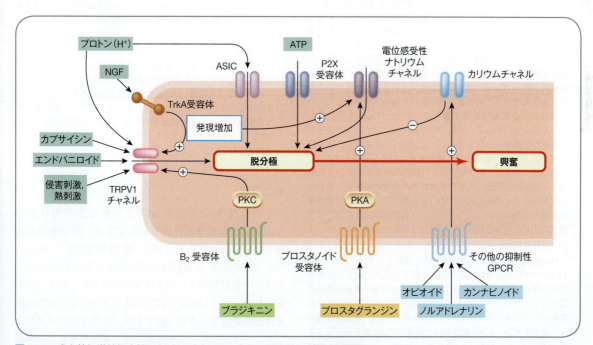

図42.5 求心性知覚神経末端におけるイオンチャネル，受容体，刺激伝達機構．
主要なイオンチャネルおよび受容体のみ表記してある．リガンド開口型イオンチャネルとしては，酸感受性イオンチャネル(ASIC)，ATP感受性チャネル(P2X受容体)，カプサイシン感受性チャネル(TRPV1；プロトンおよび温度に対しても感受性を示す)が含まれる．また，細胞内酵素などのセカンドメッセンジャーを介してイオンチャネルの活性制御を行う，さまざまな促進性および抑制性Gタンパク質共役受容体(GPCR)が図示してある．さらに，神経成長因子(NGF)もチロシンキナーゼ型受容体であるTrkAに作用してイオンチャネルの機能を調節したり，遺伝子発現を亢進させたりする．B₂受容体：ブラジキニン2型受容体(bradykinin type 2 receptor)，PKA：プロテインキナーゼA(protein kinase A)，PKC：プロテインキナーゼC(protein kinase C)．

表 42.1 知覚神経に発現する温度感受性 TRP チャネル.

チャネルタイプ	TRPA1	TRPM8	TRPV4	TRPV3	TRPV1	TRPV2
活性化される温度(°C)	< 17	8 ～ 28	> 27	> 33	> 42	> 52
活性化因子(有効刺激)	イシリン,冬緑油,マスタードオイル	メンソール,イシリン,ユーカリプトール,ゲラニオール	4αPDD	カンフル,メンソール,オイゲノール	カプサイシン,H^+,アナンダミド,カンフル,レシニフェラトキシン,オイゲノール	$\varDelta^9$-THC

4αPDD：4α-フォルボール 12,13-ジデカノエート, $\varDelta^9$-THC：$\varDelta^9$-テトラヒドロカンナビノール.

るいは化学試薬によって活性化される（表42.1）．特に疼痛制御に関して重要なのは，**TRPV1**（transient receptor potential V1），**TRPM8**（transient receptor potential M8）および **TRPA1**（transient receptor potential A1）であろう．

≫ 唐辛子の辛味をもたらす主成分である**カプサイシン**（capsaicin）は，TRPV1 を活性化することにより求心性知覚神経終末を興奮させることが知られており，このためカプサイシンを皮膚に注入したり，目などの敏感な組織に入ったりした場合には激しい痛みを感じることになる[2,3]．カプサイシンのような TRPV1 アゴニストは，イオンチャネルを開口させることにより，細胞内への Na^+ や Ca^{2+}，あるいはその他の陽イオン流入を促進させ，神経細胞における脱分極ならびに活動電位の発生を誘導する．特に，末梢神経への大量の Ca^{2+} イオン流入は，サブスタンス P や CGRP の遊離を促すこととなり，結果として血管やその他の局所における生理的反応を惹起する．また，このような大量の Ca^{2+} イオン流入は，皮膚組織に投射する知覚神経の自由終末を退縮させることが知られており，それらが修復するためには数日から数週間を要する．このような神経終末の退縮といった現象を利用して，米国では皮膚にカプサイシンを塗布するなどして痛覚を麻痺させることで一時的に除痛する方法も臨床使用されるが，塗布初期に強烈な炎症が生じることもあり，この治療法の欠点といえる．一方，膀胱に分布する求心性 C 線維は，膀胱内に貯留した尿を排泄させる過程において，重要な役割を担うことが知られている．したがって，膀胱過活動や脊髄損傷の患者において，カプサイシンを膀胱に処置することで膀胱内の求心性神経終末を退縮させ，失禁を治療しようという試みもなされている．

TRPV1 はカプサイシン類縁体のみに反応するだけではなく（表42.1），42°C 以上の熱刺激や pH5.5 以下の条件によって活性化され，疼痛発現の原因となる．このような**ポリモーダル侵害受容器**としての性質から，TRPV1 は侵害性反応において中心的な役割を担っていると考えられてきた．また，TRPV1 の活性増強には，他のイオンチャネル型受容体と同様に，リン酸化やブラジキニンなどによる G タンパク質共役受容体（G protein-coupled receptor：GPCR）の活性化が必要であることがわかってきた．さ

---

2 唐辛子を切った後，そのままの手で目をこすった際に，誰しも痛みを経験するであろう．

3 カプサイシン類縁体は，バニリン酸構造を基本骨格として有するため，この受容体は元来バニロイド受容体として知られていた．

らに驚くべきことに，カプサイシンほどの効力はないものの，カンナビノイド受容体のアゴニストとして知られる脂質メディエーター，**アナンダミド**（anandamide；第19章参照）も TRPV1 を活性化することが知られている．TRPV1 欠損マウスでは，侵害性熱刺激に対する反応性の低下や，炎症時に認められる熱痛覚過敏反応が消失することが明らかにされている．特に，炎症病態下では，TRPV1 の発現量が増加することが知られているので，TRPV1 が痛覚過敏反応の主要因として注目されている．これまでに，数多くの製薬会社が TRPV1 アゴニストを脱感作療法治療薬として，あるいはアンタゴニストを鎮痛薬として開発しようと試みてきた．しかしながら，TRPV1 アゴニストは視床下部における感熱性神経の活性化による低体温症を，一方，TRPV1 アンタゴニストは，TRPV1 が疼痛だけでなく体温調節を行う役割を有するので，異常高熱を誘発する可能性がある．（訳者注：したがって鎮痛薬としての開発は頓挫しているのが現状である．）

TRPM8 と TRPA1 は温刺激よりむしろ，冷刺激に対して反応性を示す受容体である（表42.1）．TRPM8 は，神経障害性疼痛の症状特性の1つでもある寒冷過敏症の発症に関与する．一方，TRPA1 は侵害冷刺激，Ca^{2+}，発痛物質や炎症性物質といったさまざまな実験的条件により活性化されることから，**ポリモーダル侵害受容器**としての機能を有すると考えられている．また，TRPA1 はアセトアミノフェンの鎮痛効果発現にも関与することが報告されている．

キニン類

キニン類（kinins）である**ブラジキニン**や**カリジン**（kallidin）が知覚神経終末に作用すると，強い痛みが誘発されることが知られている（第18章参照）．これら2つのペプチドは，組織損傷などの特殊な条件下において，血漿中で前駆体がタンパク質分解されることによって生成される．ブラジキニンはプロスタグランジン類の合成を促進させることが知られており，またプロスタグランジンはブラジキニンの知覚神経活性化作用を強力に増強することが知られている（図42.6）．ブラジキニンは，侵害受容性神経に発現する B_2 受容体に作用して，細胞内共役分子であるプロテインキナーゼ C_ε（protein kinase $C\varepsilon$：PKCε）を活性化させる（第18章参照）．ついで，活性化された PKCε は TRPV1 の細胞内ドメインをリン酸化して，チャネルの開口およびイオン流入を促進させる．

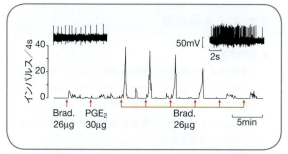

図 42.6 ブラジキニンおよびプロスタグランジンに対する求心性侵害受容性（知覚）神経の反応性.

各薬物は動脈内に注入し，細胞外記録は骨格筋に分布する求心性知覚神経に電極を装着して行った．上部波形：ブラジキニン単独（左）あるいはプロスタグランジン処置後にブラジキニンを処置（右）した際の単一神経線維の発火パターン．下部波形：時間内における神経発火頻度．プロスタグランジン E_2 処置後では，ブラジキニン処置による神経発火が長時間にわたり増強される．一方，プロスタグランジン E_2 単独処置では，神経発火は誘導されない．Brad.：ブラジキニン，PGE_2：プロスタグランジン E_2．（Mense S 1981 Brain Res 225, 95 より）．

▽ **ブラジキニン**は，生体内でC末側のアルギニン残基が切断されることにより，B_1 受容体に選択的に作用する **des-Arg[9]-ブラジキニン**（des-Arg[9]-bradykinin）へと変換される．B_1 受容体は，正常な状態ではその発現量がきわめて少ないが，炎症組織ではその発現が顕著に増加する．B_1 および B_2 受容体の欠損動物では，炎症性疼痛が減弱することが知られている．選択的ブラジキニン B_2 受容体アンタゴニスト，**イカチバント**（icatibant：第18章参照）や，その他の B_1 および B_2 受容体アンタゴニストは鎮痛効果や抗炎症作用を示すことがすでに明らかにされているが，医薬品としての臨床実用には至っていない．

プロスタグランジン類

プロスタグランジン類はそれ自身では痛みを誘発しないが，5-HT やブラジキニンの発痛作用を強力に増強する（図42.6）．プロスタグランジン E および F は，炎症（第17章参照）や虚血状態下において遊離される生体内物質である．動物モデルを用いた実験において，主にプロスタグランジン E が作用する EP_1 受容体のアンタゴニストは，炎症性疼痛を減弱することが示されている．また，プロスタグランジン類は，カリウムチャネルを抑制したり，細胞内リン酸化酵素の活性化（第3章参照）を介して受容体や陽イオンチャネルの修飾を行ったりすることで，他の発痛物質の作用を増強する．興味深いことに，ブラジキニンはプロスタグランジン類の合成・遊離を促進させ，一方でプロスタグランジンはブラジキニンの知覚神経活性化作用を強力に増強するといった連鎖反応が存在する．その他のプロスタサイクリン，ロイコトリエン類，ヒドロキシエイコサテトラエン酸（hydroxyeicosatetraenoic acid：HETE）も，疼痛発現には重要な役割を担っている（第17章参照）．NSAID（第26章参照）の鎮痛作用が，プロスタグランジン類の合成経路阻害に起因することは，よく知られている．

その他の末梢性メディエーター

虚血状態下あるいは炎症病態下にある細胞や組織からは，ATP，乳酸由来のプロトン（H^+），5-HT，ヒスタミン（histamine），K^+ といった，知覚神経終末に作用してその興奮性を変化させる物質が遊離される．

ATP は神経細胞に発現するリガンド依存的チャネルである $P2X_3$ 受容体や，異種サブタイプより構成される $P2X_2$／$P2X_3$ 受容体（第16章参照）に作用する．$P2X_3$ 受容体遺伝子に対するアンチセンス核酸処置によりその発現を低下させると，炎症性疼痛が減弱されることが明らかにされている[4]．動物実験においては，この受容体アンタゴニストにより鎮痛効果が確認できることから，将来的には鎮痛薬として臨床使用されるものと期待される．また，同薬物は鎮咳薬としても有効であると考えられている．その他の P2X 受容体（$P2X_4$ や $P2X_7$）は脊髄内ミクログリアに発現しており，ATP が結合すると，ミクログリアからのサイトカインやケモカインの遊離が促進され，周囲の神経細胞の過活性を誘導する．また ATP やその他のプリン体（アデノシンなど）は脊髄後角において神経活動を制御する機能を有することから，鎮痛薬の開発において，プリン受容体が新規の標的となっている．なお，アデノシンは末梢において A_1 および A_2 受容体に作用するが，それぞれの受容体を介した反応は真逆で，A_1 受容体は鎮痛作用の発現に関与し，A_2 受容体は発痛に関与する．

低 pH 条件下になると，プロトン依存性陽イオンチャネル（酸感受性イオンチャネル[acid-sensitive ion channel：ASIC]）や TRPV1 が開口して，侵害受容性神経が興奮することが明らかにされている．

一方，5-HT も侵害受容性神経を活性化させるが，5-HT 受容体アンタゴニストは鎮痛効果をほとんど示さないので，5-HT の疼痛発現における役割はそれほど大きくないのかもしれない．また，ヒスタミンも同様に神経活動を増大させるが，痛みよりむしろかゆみの発症にかかわっているとされる．5-HT もヒスタミンも，炎症病態下において局所で遊離される物質である（第15, 17章参照）．

要約すると，疼痛シグナルの伝達に関与する知覚神経終末は，さまざまな内因性伝達物質により活性化あるいは感作され，またそれぞれの内因性伝達物質に対する受容体は，病態下において発現増加あるいは低下すると考えられる．

---

[4] しかしながら，$P2X_3$ 受容体欠損マウスでは疼痛の減弱などの表現系はほとんど観察されないので，その他のメカニズムが関与していると考えられる．

疼痛および侵害受容のメカニズム

- 侵害受容は，末梢組織で発生した侵害性刺激が中枢神経系に伝達されることによって生じる．疼痛とは，主観的な感覚で，必ずしも末梢組織からの侵害刺激の入力を必要としない．
- ポリモーダル侵害受容器（PMN）とは，侵害刺激を感知する求心性末梢知覚神経のことである．その多くは，熱刺激，機械的刺激，化学的刺激に応答する無髄性C線維によって構成される．
- PMNを活性化する発痛物質として，ブラジキニン，プロトン，ATP，およびバニロイド（**カプサイシン**）が知られている．また，PMNは特に炎症病態下においては，プロスタグランジンなどによって感作される．**アスピリン**（aspirin）などの薬剤の鎮痛効果は，このブラジキニン合成阻害によってもたらされる．
- TRPV1は**カプサイシン**あるいはその類縁物質のみならず，熱侵害刺激によって活性化される．脂質メディエーターである**アナンダミド**は，内因性のカンナビノイド受容体のアゴニストとしてだけでなく，TRPV1受容体アゴニストとしても作用する．
- 一次求心性知覚神経は脊髄後角表層に投射し，そこで脊髄神経とシナプスを形成し，脊髄神経はさらに視床へと疼痛シグナルを伝達する．
- PMN神経は，即時的な疼痛シグナルの伝達を担うグルタミン酸と，それよりもやや遅発性のシグナル伝達を担うさまざまなペプチド性物質を遊離する．また，ペプチド性物質は神経伝達に関与するだけでなく，末梢組織で遊離された場合には神経免疫反応の制御に関与する．
- 末梢組織障害に依存するのではなく，主に知覚神経が障害されることに起因した疼痛疾患を神経障害性疼痛とよび，これは臨床上問題となる慢性疼痛疾患の主因となる．神経障害性疼痛は，臨床使用されるオピオイド鎮痛薬に対して抵抗性を示すことがある．

オピオイド鎮痛薬

- 専門用語
  - **オピオイド**（opioid）：内因性物質であっても合成化合物であっても，**モルヒネ**と類似の作用を有し，**ナロキソン**でその作用が拮抗される薬物全般を指す．
  - **オピエート**（opiate）：**モルヒネ**や**コデイン**などのケシ由来の成分を指す．
  - **麻薬性鎮痛薬**（narcotic analgesic）：オピオイドの古称ではあるが，日本の臨床現場では依然として広く使用される"麻薬性"という言葉は，元来は睡眠作用を有することを意味する．しかし残念ながら，いつの間にか乱用性薬物という不適切な意味合いにすり替わっている（第49章参照）．
- 重要なモルヒネ類似のアゴニストとして**diamorphine**，**オキシコドン**，**コデイン**がある．
- 主なモルヒネの合成アナログは，ピペリジン系（**ペチジンやフェンタニル**），**メサドン**様薬物，ベンゾモルファン系（**ペンタゾシン**[pentazocine]など），テバイン誘導体（**ブプレノルフィン**[buprenorphine]）である．
- オピオイド鎮痛薬は経口服用されるほか，血管内あるいは髄腔内にも注射される．

して広く経口服用された．この状況は，19世紀半ばに注射器を用いた皮下投与が考案され，さらに依存性が重大な社会問題として認識されるにつれて変化していった（第49章参照）．

オピオイド研究の歴史については，Corbett et al. (2006)の総説にまとめられている．

化学的性質

モルヒネの化学構造（図42.7）は1902年に解明され，それ以来，それを基本骨格とした半合成化合物や，まったく異なる母骨格を有する合成オピオイドの研究・開発がなされてきた．主だった化合物を図42.7にまとめ，モルヒネ化学構造の基本骨格として重要な部分は色づけして記載した．

モルヒネはフェナンスレン骨格を有し，3位にフェノール性水酸基，4位と5位はエーテルブリッジで結合され，6位にアルコール性水酸基が存在する（図42.7）．オピオイド活性を示すための最も重要な部分は，2つの炭素原子により窒素原子に結合した芳香族環に存在する遊離ヒドロキシル基である．これまでに，1つあるいは両方のヒドロキシル基を置換したモルヒネのアナログが合成されてきた（**diamorphine**[5]：3,6-diacetylmorphine,

鎮痛薬

オピオイド鎮痛薬（opioid drug）

アヘン（opium）はケシ（*Papaver somniferum*）の果汁抽出物であり，**モルヒネ**（morphine）や他の類縁アルカロイドを含有している．これらのアルカロイドは，強い高揚感・多幸感をもたらす物質として，あるいは鎮痛薬，催眠薬，止瀉薬として，宗教儀式あるいは医療において，数千年前から使用されてきた．アヘンは英国では，17世紀の終わりに導入され，その後200年間，アヘンチンキ（アヘンをアルコールで抽出し甘味をつけたもの）と

---

[5] diamorphineは国際的一般名（recommended International Nonproprietary Name：rINN）であるが，ヘロインとしてもよく知られている．

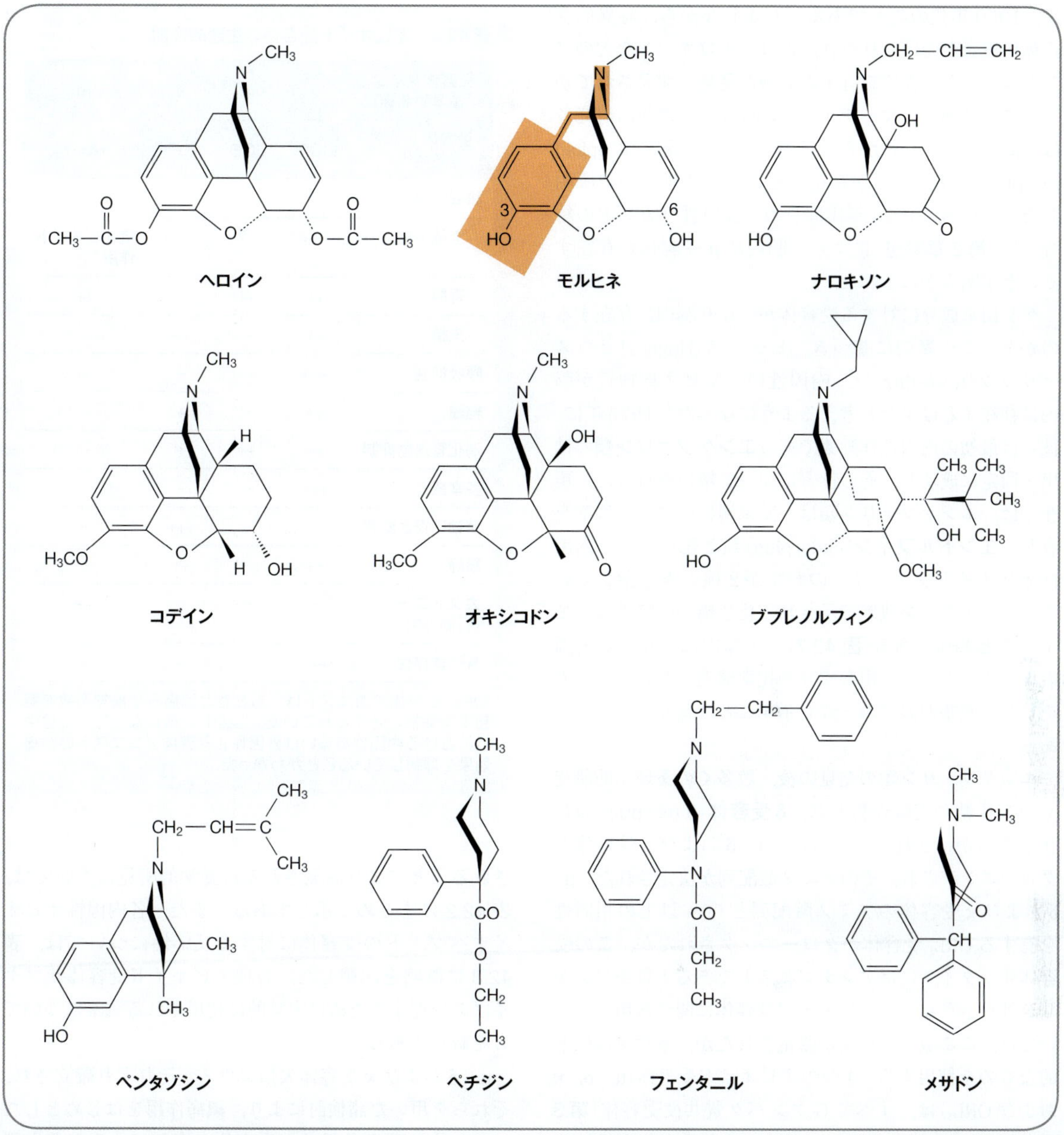

鎮痛薬　623

図 42.7　オピオイド鎮痛薬の化学構造.
モルヒネ構造中のオレンジ色箇所は，エンドルフィンの N 末端チロシン残基と類似の部分を示している．また，モルヒネ構造中に炭素原子第 3 および 6 位を表記した．diamorphine（ヘロイン）は，3,6-diacetylmorphine ともよばれる．モルヒネは肝臓などで代謝され，炭素原子第 3 および 6 位水酸基がグルクロン酸抱合される（モルヒネ-3-グルクロニド［M-3-G］またはモルヒネ-6-グルクロニド［M-6-G］の生成）．

コデイン［codeine］：3-methoxymorphine，**オキシコドン**［oxycodone］）．**ペチジン**（pethidine）や**フェンタニル**（fentanyl）は，モルヒネの基本骨格を大きく変更した化合物である．ペチジンは，元来，抗ムスカリン薬として研究されてきたが，後に鎮痛効果があることが発見された．一方，**メサドン**（methadone）は，モルヒネとの明らかな構造相関はないが，液体中ではモルヒネと類似した立体構造を示すと考えられる．モルヒネの窒素分子の

かさ高い置換基を置き換えると，**ナロキソン**（naloxone）のようなアンタゴニストの性質を付加することができる．

◯ オピオイド受容体

オピオイド薬物に共通の化学構造の特徴とその立体配座から，オピオイドが特殊な受容体に結合することで鎮痛作用やその他の作用を発現していると提唱されたの

は，1950年代のことである．しかしながら，特異的受容体の概念が受け入れられたのは，ナロキソンなどのアンタゴニストの性質を有する薬物が発見・開発されてからのことである．マーティン（Martin）とその共同研究者は，μ，κおよびσ[6]からなる**オピオイド受容体**（opioid receptor）サブタイプが存在することを薬理学的に証明した．その後，1970年代はじめ，放射性リガンドの結合実験（第2章参照）により，脳内にμ受容体が存在することが明らかにされた．

　ケシ由来成分に対する受容体が，なぜ脳内に存在するのか？　この疑問に基づき，ヒューズ（Hughes）とコステリッツ（Kosterlitz）は，内因性のモルヒネ様物質が脳内に存在するはずだと考えるようになった[7]．1975年に，彼らは最初の内因性作動薬である**エンケファリン類**の抽出・同定に成功し，その性質について解析を行った．現在では，エンケファリン類は，N末端にチロシン残基を有し，**エンドルフィン**（endorphin）類と総称される内因性オピオイドファミリーのわずか2種のみを指している．このチロシン残基で示される化学構造の特性は，モルヒネと共通である（図42.7）．生体内に存在する内因性オピオイドとケシ由来成分の化学構造において，このチロシン残基が偶然の一致を示すことは驚くべきことである．

　エンケファリン類の発見の後，数多くの薬理学的研究や受容体結合実験が行われ，**δ受容体**（δ receptor）の存在が明らかにされた．さらに，μ，δおよびκ受容体がクローニングされ，そのアミノ酸配列が決定された．μ，δおよびκ受容体のアミノ酸配列と60%以上の相同性を有するORL₁受容体がクローニングされたが，この受容体サブタイプにはアンタゴニストであるナロキソンが結合性を示さない．オピオイド受容体に関する用語については，ここ数年で何度か改定されたが，本章では標準的なものを使用する．4つのオピオイド受容体（μ，δ，κおよびORL₁）は，すべてGタンパク質共役受容体（第3章参照）である[8]．これらのオピオイド受容体が活性化

表42.2　オピオイド受容体の生理的役割.

受容体タイプ（標準的名称）	μ	δ	κ	ORL₁
受容体タイプ（新名称）	MOPr	DOPr	KOPr	NOPr
鎮痛作用				
上位中枢	+++	-?	-	抗オピオイド作用 a
脊髄	++	++	+	++
末梢	++	-	++	-
呼吸抑制	+++	++	-	
縮瞳	++	-	+	
消化管運動抑制	++	++	+	-
多幸感	+++	-	-	
情動不安と幻覚	-	-	+++	
鎮静	++	-	++	
カタトニー（行動抑制）	-	-	-	++
身体依存性	+++	-	-	

[a] ORL₁受容体アゴニストは，もともとは痛みや痛覚過敏を惹起する薬物と考えられていた．しかし，後になって，上位中枢における内因性あるいは外因性μ受容体アゴニストの鎮痛効果を抑制していることがわかった．

されることにより誘発される行動学的所見については，**表42.2**にまとめて示してある．また，各内因性オピオイドペプチドの受容体に対する反応性については，**表42.3**に概略を記載した．各種オピオイド受容体サブタイプを分別するために実験的に使用される試薬についても記載してある．

　μ，δおよびκ受容体欠損マウスがそれぞれ確立され，それらを用いた諸検討により，鎮痛作用をはじめとしたモルヒネの薬理効果はμ受容体を介していることが証明されている．

　4種類すべてのオピオイド受容体サブタイプは，同種および異種複合体を形成していると考えられている．ま

6　現在，σ受容体はオピオイド受容体ファミリーの分類から除外されている．σ受容体は，オピオイドによる不安，幻覚，悪夢といった不快な効果を生じさせる原因と想定されていたが，最近ではこうした作用はケタミンのように，NMDA受容体のチャネル部分を阻害することに起因すると考えられている（第41章参照）．その後，σ受容体は“非NMDA受容体”として認識されるようになり，σ₁とσ₂サブタイプに分類されている．これらのタンパク質は，精神疾患の新規治療標的として注目されている．

7　今日では，生体内において新規受容体が発見された場合，必ずその内因性リガンドが存在すると考える流れは当然のこととなっているが，その概念の先駆けとなったのが，エンケファリン類の発見であろう．ただし，このコンセプトには例外もある．例えば，ベンゾジアゼピン受容体あるいはGABA_A受容体の結合部位に対する選択的な内因性リガンドが存在すると提唱されているが，依然として統一的な見解は得られていない（第44章参照）．

8　オピオイド受容体は，他のGタンパク質共役受容体とは異なった特性を有している．まず，20種類以上のオピオイドペプチドの存在が提唱されているのに対し，その作用部位である受容体はわずか4種類である．例えば，同じくGタンパク質共役受容体のリガンドである5-HTを例に挙げれば，オピオイド受容体の特異性は明白であろう．5-HT1つに対して，受容体サブタイプは約14種類存在すると考えられている．さらに，オピオイド受容体4種類すべてのサブタイプがG_i/G_oタンパク質と共役している点も特徴的である．ムスカリン性受容体サブタイプなどは，異なるタイプのGタンパク質と共役し，受容体を介した作用に多様性を生み出している（第13章参照）．

表 42.3 内因性オピオイドペプチドと選択的作用薬.

	μ	δ	κ	ORL₁
内因性オピオイドペプチド				
β-エンドルフィン	+++	+++	+	−
Leu-エンケファリン	(++)	+++	+	−
Met-エンケファリン	++	+++	+	−
ダイノルフィン	+	+	+++	−
オルファニンFQ／ノシセプチン[a]	−	−	−	+++
研究用ツール(薬物)				
アゴニスト				
DAMGO[b]	+++	−	−	−
DPDPE[b]	−	++	−	−
エナドリン	−	−	+++	−
Ro64-6198	−	−	−	+++
アンタゴニスト				
CTOP[b]	+++	−	−	−
ナルトリンドール	−	+++	−	−
ノルビナルトルフィミン	+	+	+++	−
SB 612111	−	−	−	+++

注：+はアゴニスト活性を示す．部分アゴニストについては( )つきで示す．−は軽微あるいは活性がないことを示す．
[a] 内因性 ORL₁ 受容体リガンドは文献上では，オルファニン FQ／ノシセプチンと表記されている．
[b] DAMGO，DPDPE および CTOP は合成ペプチドである．

た，オピオイド受容体は他の G タンパク質共役受容体とも異種複合体を形成するといわれている．現時点では μ，δ および κ 受容体のサブファミリーは確認されていないが，基本的には異種複合体はオピオイド受容体同種複合体や単一の受容体とはまったく異なる薬理学的性質を示すと想定されており，これがまるで受容体サブファミリーが存在しているかのような，オピオイド受容体が媒介する薬理作用の多様性の説明となるのかもしれない．また，オピオイド受容体の多様性を考察する他の学説も存在する．それはバイアスされたアゴニズム(第3章参照)とよばれるものである．この考え方に基づき，同じ受容体サブタイプに異なるリガンドが結合した際に認められる薬理作用の相違・多様性が説明できるのかもしれない(Kelly, 2013 参照)．

アゴニストとアンタゴニスト

オピオイドの作用の多様性は，単に受容体への選択性に起因するのではなく，異なる受容体タイプに対する反応性の相違によって生み出されると考えられる．例え

オピオイド受容体

- μ 受容体はオピオイドの鎮痛作用や，その他の望ましくない作用(呼吸抑制，抑うつ，便秘，多幸感，鎮静，依存性)の発現に関与する．
- δ 受容体は鎮痛作用発現にも関与するが，痙攣誘発作用を生じさせる．
- κ 受容体は，脊髄レベルでの鎮痛効果発現に関与する．また，鎮静，情動不安，幻覚の発症にもかかわる．いくつかの鎮痛薬は，κ アゴニスト／μ アンタゴニストとしての性質を有する．
- ORL₁ 受容体もオピオイド受容体に分類され，上位中枢領域では抗オピオイド作用を示すが，脊髄レベルでは鎮痛作用を示し，また無動や学習記憶の低下にも関与すると考えられている．
- σ 受容体は厳密にはオピオイド受容体には分類されていないが，一部の幻覚誘発剤の作用部位として考えられており，いくつかのオピオイドも σ 受容体に作用すると想定されている．
- すべてのオピオイド受容体サブタイプは G_i/G_o タンパク質と共役しており，そのためリガンドが結合するとカリウムチャネルが開口し(細胞の過分極を誘導)，同時にカルシウムチャネルを抑制(伝達物質の遊離を抑制)する．さらに，G_i/G_o タンパク質を介してアデニル酸シクラーゼを抑制したり，マイトジェン活性化タンパク質(mitogen-activated protein：MAP)キナーゼ(ERK)カスケードを活性化させたりする．
- 異なるオピオイド受容体サブタイプ同士の，あるいは他の G タンパク質共役受容体との異種複合体が形成されると考えられており，これらはオピオイドの薬理作用の多様性を生み出す原因であると想定されている．

ば，ある薬物が，1つのオピオイド受容体サブタイプに対してアゴニストあるいは部分アゴニストとして働くが，同時に他のサブタイプに対してはアンタゴニストのような作用を示すことが知られており，こうした特異な反応性がオピオイドの薬理作用をより複雑化させている．

モルヒネは μ 受容体に対して部分アゴニストとして作用する．このことは，臨床家からすれば，驚くべき事実であろう．なぜならば，モルヒネは非常に強力な鎮痛作用を示すのに加え，高用量では呼吸抑制により患者を死に至らしめる危険性があるからである．しかし，受容体の活性化といった観点からすれば，部分アゴニストの固有活性は，完全アゴニストよりも弱いはずである(第2章参照)．一方，**コデイン**や **dextropropoxyphene** は，鎮痛作用やその他の副作用がモルヒネよりも弱いため，

弱オピオイドとよばれている.**ブプレノルフィン**は,μ受容体に対する高い親和性を有し,部分アゴニストに分類される.ブプレノルフィンの,オピオイド副作用の1つである呼吸抑制作用は弱く,またその親和性の高さから,他のオピオイド作動薬の結合を阻害することがある.**ペンタゾシン**は,中等度のκ受容体に対する作動性とμ受容体に対する拮抗性(あるいは部分作動性)を示す.κ受容体のアゴニストは,μ受容体アゴニストが示すような高揚感・多幸感は誘発せず,むしろその逆で情動不安感を惹起する.**ナロキソンやナルトレキソン**(naltrexone)といったオピオイドアンタゴニストは,通常の状態下で,それ自体が薬理作用を引き起こすことはないが,慢性疼痛を増悪させたり,オピオイドの作用を減弱させたりする.

オピオイドの作用メカニズム

これまでに,オピオイドの強力な鎮痛作用の発現機序については,分子生物学的,生化学的あるいは生理学的に幅広く研究されてきた.作用発現機序を解明し,その知見に基づいて,モルヒネよりも強力な鎮痛薬を開発しようという目的のもと,おそらく他の受容体作動薬に関する同様の研究よりも多くの時間と労力が費やされてきたといっても過言ではなかろう.にもかかわらず,かつてオスラー(Osler)によって"神の薬"と名づけられたモルヒネの鎮痛効果を凌駕する薬剤はいまだ開発されておらず,臨床でも依然として鎮痛薬の第1選択となっている.

細胞内の作用

4種類のオピオイド受容体サブタイプは,すべてG_i/G_oタンパク質共役受容体である.したがって,オピオイド受容体は,Gタンパク質共役イオンチャネルを介して,同一細胞膜上に存在するイオンチャネルの機能を制御する.例えば,オピオイドはカリウムチャネル(第4章参照)の開口を促進し,一方で電位依存性カルシウムチャネルを抑制する.これらの反応は,K^+伝導の増加により過分極を誘導して神経細胞の活動電位を低下させたり,Ca^{2+}の流入を防いだりすることにより神経細胞からの伝達物質遊離を抑制する.通常,こうした反応はすべて細胞興奮性の低下につながるわけであるが,それにもかかわらず,オピオイドは一部の神経細胞を興奮させることが知られている(図42.4参照).この現象は,投射性神経を制御する抑制性介在神経をオピオイドが抑制するといった,いわゆる"**脱抑制機構**(disinhibition)"に起因すると考えられている(第37章,図37.2参照).

生化学的レベルでは,オピオイドはG_i/G_oタンパク質を介してアデニル酸シクラーゼを抑制したり,MAPキナーゼ(ERK)カスケードを活性化したりすることが明らかにされている(第3章参照).このようなシグナリングは,μ受容体アゴニストの長期投与における細胞順応性を生み出し,身体依存の形成に関与すると考えられる(第49章参照).

したがって,4種類のオピオイド受容体サブタイプは,類似した細胞応答を誘導することになる.異なる受容体サブタイプのアゴニストが多様な薬理作用を示すのは,各受容体を介するシグナリングに相違があるのではなく,むしろそれぞれの受容体の脳内分布が異なることに起因すると考えられる.

オピオイド誘発鎮痛効果の作用部位

オピオイド受容体は,脳内および脊髄内に広く分布している.オピオイドを脊髄後角あるいはさまざまな脳部位(島皮質,扁桃体,視床下部,PAG,RVM)に微量注入した場合,強力な鎮痛作用が誘発される(図42.4).これまでの研究より,上位中枢にオピオイドが作用した場合,脳内および脊髄内における内因性オピオイドペプチドの遊離が促進され鎮痛効果が発現すること,一方,脊髄レベルに作用した場合は,下降性抑制経路から5-HT遊離を促進させることで鎮痛効果が発現することが示されている.RVMから脊髄後角に投射する神経を外科的切除すると,皮下投与あるいは脳内微量注入したモルヒネの鎮痛効果が減弱することから,上位中枢におけるモルヒネの作用は単に脳内のオピオイド受容体を介するのではなく,脊髄レベルでの反応と組み合わさって発現することがわかる.

モルヒネは,脊髄断裂した患者においても,脊髄後角における侵害刺激の伝達を抑制し,また侵害性脊髄反射も減弱させる.モルヒネは脊髄レベルにおいて,脊髄神経の興奮性を直接的に抑制しているだけでなく,脊髄後角に存在する一次求心性知覚神経末端に作用して,そこからの痛み物質の遊離を抑制していると考えられる.

一方,古くからオピオイドの鎮痛作用は,中枢神経系の作用のみに起因すると考えられてきた.しかし,オピオイドは末梢組織において,一次求心性知覚神経の神経発火を直接的に抑制することが報告されている(Sawynok, 2003).このことは,末梢において,特に炎症性病態下では,末梢知覚神経におけるμ受容体の発現量が増加することからも裏づけられる.実際に,臨床において膝関節部を外科手術した患者の膝にモルヒネを注入すると,顕著な鎮痛作用が得られることが知られている.

薬理学的作用

モルヒネは,薬理作用やさまざまな特性を考慮すれば,数多くあるオピオイドのなかで,最も標準的な薬物といえるであろう.

モルヒネは,生体内において多様な作用を示すが,とりわけ重要となるのは中枢神経系および消化管における作用といえる.

中枢神経系における作用

鎮痛作用（analgesia）

モルヒネは，組織損傷，炎症あるいはがんに起因した急性痛および臨床上問題視されるような慢性痛の治療において著効するが，神経障害性疼痛においては効果を示しにくいことがある．

侵害刺激の感知抑制といった抗侵害作用だけでなく，モルヒネは疼痛発現に付随して引き起こされる感情あるいは情動的変化も抑制する．これは，おそらく多幸感の発現を制御する大脳辺縁系における作用に起因すると考えられる．オピオイドの部分アゴニストであるペンタゾシンは，モルヒネと同様の鎮痛効果を示すが，上述の情動面における作用は弱い．

痛覚過敏

動物実験および患者において，鎮痛を目的として長期にわたりオピオイドが投与される場合に，痛覚過敏やアロディニアが誘発されることが知られている（Lee et al., 2011）．これは，投与されているオピオイドによる鎮痛作用の減弱として表現されるが，主に μ 受容体の脱感作が原因とされる鎮痛耐性形成とは分けて考える必要がある．痛覚過敏の発症にかかわる要因には，末梢性，脊髄性，上位中枢性がある．神経レベルで考えた場合，そのメカニズムが完全に解明されたとはいいがたいが，PKC や NMDA 受容体の過剰活性化が関与していると考えられる．さらに，痛覚過敏の発症には，脊髄ミクログリア（microglia）における P2X$_4$ 受容体の増加による BDNF の遊離増加および TrkB シグナルの亢進，ならびに K$^+$/Cl$^-$ 共輸送体である神経細胞特異的カリウム-クロール共役担体（K$^+$-Cl$^-$ co-transporter［KCC2］）の発現低下も関与している．ミクログリアにおける BDNF の発現を欠損させたマウスでは，モルヒネの慢性投与により誘発される痛覚過敏は観察されない．一方，鎮痛効果やそれに対する耐性形成には影響はみられなかった．また，オピオイド誘発痛覚過敏は，ケタミン（ketamine）などの NMDA 受容体アンタゴニスト，プロポフォール（propofol），α$_2$ アドレナリン受容体アゴニスト，COX-2 阻害薬によって抑制される．また，他のオピオイドに変更することにより，この痛覚過敏は改善される．とりわけ，メサドンは NMDA 受容体の拮抗作用も有することから，有効といえるであろう．

高揚感・多幸感（euphoria）

モルヒネを服用すると，強度の充足感や多幸感を感じる（第 49 章参照）．一般的に，持続する強度の疼痛は動揺や不安感を生じさせることが多く，またこれらの感情変化が痛みを助長するといった負のサイクルが存在するため，モルヒネによる上述の作用は，疼痛治療においては重要な意味をもつといえる．モルヒネや diamorphine（ヘロイン）を静脈注射で摂取すると，強烈な多幸感が体内で波打つ感覚（ラッシュ）を感じるとされる．ただし，

こうしたモルヒネの多幸感は，かなり環境や状況に依存しているようである．すなわち，気分が落ち込んでいたり，痛みで苦しんでいたりする患者では，モルヒネの多幸感は顕著に現れるが，痛みを我慢できる，あるいは徐々に慣れてきているような患者では，鎮痛効果は発現するが多幸感はほとんど感じないとされる．後者のような患者では，多幸感よりも，むしろ情動不安が生じることすらあるようである．

オピオイドによる多幸感は，主に μ 受容体を介して発現するが，それに対し κ 受容体は情動不安や幻覚の発現に関与する（表 42.2）．このように，各オピオイドによる多幸感の程度は，薬物によってかなり異なる．コデインやペンタゾシンの摂取では，このような多幸感が生じることはほとんどない．一方，κ 受容体アンタゴニストは抗うつ作用を有することから，生体内において内因性 κ 受容体アゴニストは抑うつ状態を惹起すると考えられる．

呼吸抑制

呼吸抑制（respiratory depression）は，鎮痛用量のモルヒネや類縁物質によって引き起こされ，動脈内 CO_2 分圧の増加を招く．しかし，強度の疼痛を有する患者においては，呼吸抑制反応は軽微である傾向がある．オピオイドの呼吸抑制作用は，μ 受容体を介して発現し，呼吸中枢が血中 CO_2 分圧の上昇を感知する機能や，呼吸リズムを生み出す機能を抑制することに起因すると考えられる．通常，血中 CO_2 分圧の変化は，脳幹や延髄の複数の核に存在する化学受容器神経により感知される．血中 CO_2 分圧の上昇（高炭酸症）は代償的に換気量（V_E）を増加させる．オピオイドは呼吸中枢の化学受容器に作用して，CO_2 による換気応答を抑制することで V_E 値を増加させる．呼吸動作は延髄に存在する腹側呼吸カラムに存在するリズム発生器官（pre-Bötzinger 複合体［pre-Bötzinger complex］（延髄腹側部の疑核と後疑核を中心とした腹側呼吸ニューロン群）により制御される．μ 受容体はこの領域に豊富に存在し，同部位へのオピオイドアゴニストの微量注入は呼吸数の低下を引き起こす．

通常の麻酔薬や他の中枢性抑制薬などと異なり，オピオイドによる呼吸抑制は，延髄の心・血管中枢の抑制を伴わない．すなわち，オピオイドによる呼吸抑制作用は，バルビツール酸による同効果よりも，より許容されやすいことを意味する．そうはいっても，呼吸抑制は臨床で使用される治療用量で誘発され，急性オピオイド中毒症における最大の死因であることから，危険な副作用であることに変わりはない．

咳反射の抑制

オピオイドによる咳の抑制（鎮咳作用；第 28 章も参照）は，鎮痛作用や呼吸抑制作用とほとんど相関がなく，また作用発現機序もほとんどわかっていない．一般的

に，モルヒネの化学構造のフェノール性水酸基を置換した誘導体では，鎮咳作用が強化されることが知られている．鎮痛作用を発揮しない低用量の**コデイン**やpholcodineは，鎮咳作用を示すが，副作用として便秘を引き起こす．

> ▽ 鎮痛薬 levorphanol の光学異性体である**デキストロメトルファン**（dextromethorphan）は，オピオイド受容体に対して親和性を示さず，実際，この薬物による鎮咳作用はナロキソンでは拮抗されない．デキストロメトルファンは，高用量においてケタミンと類似した中枢性作用を示すことから，非競合的なNMDA受容体のアンタゴニストであり，σ受容体にも作用すると推定される．脳幹や延髄などに作用して鎮咳効果を発現すると考えられている．さらに，神経保護作用（**第40章参照**）や神経障害性疼痛に対する抑制効果も有しているとされる．

悪心と嘔吐

悪心（nausea）と**嘔吐**（vomiting）は，モルヒネを投薬される患者の40%以内で生じる副作用で，鎮痛用量よりも低い用量で引き起こされる．この作用は，第四脳室に接する**脳幹領域**（area postrema）に存在する受容器（化学受容器引金帯）によって制御される．なお，この脳領域はオピオイドだけでなく，血中のさまざまな薬物や毒物に反応して嘔吐刺激を生じさせる（**第30章参照**）[9]．通常，モルヒネの投薬による悪心・嘔吐は一過性であり，その後の繰り返し投与によって消失していくが，一部の患者では長期化し，コンプライアンス低下の原因となる．

縮瞳

縮瞳（pupillary constriction）は，μあるいはκ受容体シグナルによって動眼神経核が活性化されることにより生じる．縮瞳は，昏睡や呼吸抑制によっても生じるため，オピオイド中毒症[10]を診断するうえで，とても重要な所見となる．オピオイドによる縮瞳には耐性が形成されないため，長期間オピオイドを使用している依存性患者においても確認される症状である．

消化管における効果

オピオイドは消化管の運動性を抑制するために，強度の**便秘**（constipation）を生じさせることが知られており，患者を苦しめる一因となる[11]．また，オピオイドによる胃排泄の遅延は，併用薬の消化管吸収を妨げる要因となる．胆嚢および胆管括約筋の収縮によって，胆管内の圧力が上昇する．胆石疝痛を有する患者に対しては，除痛よりもむしろ痛みが悪化する可能性があるので，オピオイドの使用は避けるべきである．胆嚢内圧の増加は，一過性のアミラーゼやリパーゼ血漿濃度の増加を引き起こす要因である．

モルヒネの内臓平滑筋に対する作用は，その緊張性の蠕動運動抑制がアトロピンによって減弱あるいは消失するので，壁内神経叢を介すると推測される．また，モルヒネの脳室内投与によって，腸管蠕動運動が抑制されることから，便秘を生じる中枢性メカニズムが存在することも知られている．**メチルナルトレキソン臭化物**（methylnaltrexone bromide；**第8章参照**）や alvimopan は，血液脳関門を通過しないオピオイドアンタゴニストである．これらは，中枢性に制御される鎮痛作用の減弱や，薬物依存患者における退薬症候を誘発することなく，末梢性μ受容体により媒介される便秘などの副作用のみを防ぐことができる薬剤として開発された．

その他のオピオイドの作用

モルヒネは，血中のマスト細胞からオピオイド受容体非依存的にヒスタミンを遊離させる．一方，ペチジンやフェンタニルはこの作用を引き起こしにくいとされる．オピオイドにより誘発されるヒスタミン遊離は，局所においては蕁麻疹やかゆみの原因となり，全身性症状としては，気管支収縮と低血圧の原因となる．当然，気管支収縮は喘息発作の引き金となるので，既往がある患者ではその使用を注意するべきである．

高用量のオピオイド投薬は，延髄の心・血管運動中枢の機能を抑制するため，低血圧や徐脈を生じさせる原因となる．また，上述の通り，モルヒネなどにより誘発されるヒスタミン遊離促進も低血圧の要因である．

尿管，膀胱，子宮の攣縮もオピオイドによってまれに誘発されることがあるが，消化管や気管支平滑筋への作用ほどは強くない．一方，オピオイドは免疫抑制作用を示すことも知られている．薬理作用としての重要性については，まだ十分にはわかっていないが，オピオイドを長期使用する患者では免疫システムが低下することや，後天性免疫不全症候群（acquired immune deficiency syndrome：AIDS）患者がオピオイド依存症に陥った場合，免疫不全の諸症状が増悪することが知られている．

◎ 耐性と依存性

オピオイドのさまざまな薬理作用に対する**耐性**（tolerance）（同程度の薬理作用を得るために，より高用量が必要となる状態）は，反復投与数日以内に形成される．しかし，強度のがん性疼痛を有する患者に対する緩和治療においても，モルヒネの鎮痛耐性が形成されるか否かについては，依然として議論がなされている（McQuay, 1999; Ballantyne & Mao, 2003）．耐性形成による鎮痛効果の減弱の対応策として，臨床ではよく**オピ**

---

9 オピオイド類縁物質であるアポモルヒネ（apomorphine）は，その名前から想像しうる性質と異なり，ドパミン受容体の作動活性を有し，モルヒネよりも強い催吐作用を示す（オピオイド受容体には親和性がない）．

10 ペチジン誘発縮瞳に関しては，ペチジン自体が，ムスカリン性受容体の拮抗作用もあわせもつので例外である．

11 疼痛治療において，便秘は深刻な副作用の1つではあるが，コデインやモルヒネは止瀉薬としても使用される（訳者注：日本ではモルヒネを止瀉薬として使用することはない）．

モルヒネの作用

- 主な薬理作用は，以下の通りである．
  - 鎮痛作用
  - 多幸感と鎮静
  - 呼吸抑制
  - 鎮咳作用
  - 悪心・嘔吐
  - 縮瞳
  - 消化管運動の低下と便秘
  - かゆみや蕁麻疹，気管支収縮，低血圧の原因となるヒスタミン遊離促進作用
- 臨床上特に問題となる副作用は，悪心・嘔吐，便秘，呼吸抑制である．
- **モルヒネ**の急速過量投与は昏睡や呼吸抑制を引き起こす．
- diamorphine（ヘロイン）は，それ自体ではオピオイド受容体に対して作用を示さないが，脳内で速やかに 6-アセチルモルヒネと**モルヒネ**に分解される．
- **コデイン**も肝代謝により**モルヒネ**へと代謝されるが，その速度は遅い．

オイドローテーション（opioid rotation）（訳者注：近年は**オピオイドスイッチング**とよばれることも多い．あるオピオイドから他のオピオイドに変更すること）が行われる．耐性形成の程度はオピオイドによる受容体の占有率に依存することが多く，すなわち各種オピオイドの固有活性や投与量などに依存するといえる．

身体依存（physical dependence）は，薬物の急速な中止によって生じる身体的な副作用のことで，禁断症状と同義である．

耐性形成と依存性（dependence）形成では，まったく異なる細胞順応性応答が関与することがわかっている（Williams et al., 2013；第 2, 49 章参照）．これらの症状は，オピオイドが数日以上にわたって反復投与された場合に生じる．また，耐性や身体依存は，精神依存（もしくは"渇望"）がその本質である薬物依存（第 49 章参照）とは分けて考える必要がある．

耐性

動物実験では，モルヒネの耐性形成は，単回投与後でも確認できる．耐性は，鎮痛作用，悪心・嘔吐，多幸感，呼吸抑制といったモルヒネのほとんどの薬理作用に対して形成されるが，便秘と縮瞳に対して耐性は形成されない．したがって，例えば 50 回近くモルヒネを使用した乱用者では，鎮痛用量を投薬した場合，呼吸抑制は減弱されるが，便秘と縮瞳は顕著に発現することになる．

耐性形成に関する分子機構の詳細については，第 2 章で解説しているので参照されたい．オピオイドの耐性形成は，長期投与による細胞，シナプス，神経ネットワークにおける順応反応（Williams et al., 2013）のみではなく，μ受容体の脱感作反応に起因することが知られている．オピオイドの耐性は，受容体サブタイプに関係なく，各種作動薬によって共通して引き起こされる現象である．また，同種のサブタイプに作用するオピオイド間には交差耐性も形成される．臨床では，鎮痛耐性が形成された場合には，十分な除痛に要するオピオイド投与量を増量する必要が生じるが，あまり重大な問題としては捉えられないことが多い．

身体依存

身体依存は，突発する禁断症状によって定義づけられる．数日間，モルヒネを反復投与したラットでは，突然その投与を中止したり，ナロキソンのようなμ受容体アンタゴニストを投与したりすると，興奮，下痢，体重減少，および振戦，ライジング反応（体を伸ばして悶えるような動き），跳躍行動，攻撃反応といった異常行動を示すようになる．このような退薬症候のほとんどは数日以内に消失するが，興奮や攻撃性の増加は数週間持続することがある．また，退薬症候は，オピオイドを漸減投与した場合には，ほとんど観察されないか，生じたとしても軽度である．患者においても，鎮痛目的で数日から数週間，オピオイドが投与されていた場合，急速に休薬すると情動不安，鼻水，下痢，震え，鳥肌[12]などの退薬症候を生じることがある．

これまでに，退薬症候の発症に関連する多くの生理学的な変化が報告されている．例えば，モルヒネの慢性髄腔内投与により作製したモルヒネ依存性動物モデルでは，その退薬により，過剰な脊髄反射が誘導されることが示されている．また，LC から脊髄後角に投射する下降性神経経路からのノルアドレナリン放出（第 39 章参照）も退薬症候の発現に関与することが知られており，α_2 アドレナリン受容体アゴニストであるクロニジン（clonidine）は症状を軽減させる（第 14 章）．LC 神経の神経発火頻度はオピオイドの投与により減少し，退薬症候時には増加する．動物モデルおよびヒトにおいて，モルヒネの退薬症候は NMDA 受容体アンタゴニストであるケタミンによって抑制されることが知られている．

薬物動態学的側面

主なオピオイド鎮痛薬の薬物動態学的特徴について，表 42.4 にまとめた．モルヒネ類縁化合物の経口摂取に

---

[12] 鳥肌（piloerection）は，「ガチョウの吹き出物（goose pimples）」という英語表現からきている．麻薬の常習をいきなり止めること（による禁断症状）を指す米国の俗語「コールドターキー（cold turkey）」の語源といわれる．

630　第 42 章　鎮痛薬

表 42.4　主要なオピオイド鎮痛薬の特徴.

薬物名	臨床における使用	投与経路	薬物動態学的特徴	主要な副作用	注
モルヒネ	急性痛および慢性痛に対して広く使用される	経口服用(徐放性製剤を含む) 注射 [a] 髄腔内注射	半減期：3 ～ 4 時間 活性代謝物へと変換される(モルヒネ-6-グルクロニド)	鎮静，呼吸抑制，便秘，悪心・嘔吐，かゆみ(ヒスタミン遊離促進)，耐性と依存性形成，多幸感	耐性形成と退薬症候の発現は疼痛治療において使用される場合，頻発することはない
diamorphine (ヘロイン)	急性痛および慢性痛	経口服用，注射	脳への移行性が高いため，モルヒネよりも速効性で作用が発現する	モルヒネと同様	すべての国で使用が禁止されている モルヒネや他の活性代謝物へと代謝される
ヒドロモルホン (hydromorphone)	急性痛および慢性痛	経口服用，注射	半減期：2 ～ 4 時間 活性代謝物は存在しない	モルヒネと同様であるが，鎮静作用は弱いとされる	levorphanol と同様で作用持続時間が長い
オキシコドン	急性痛および慢性痛	経口服用(徐放性製剤を含む) 注射	半減期：3 ～ 4.5 時間	モルヒネと同様	依存性は弱いとされるが，確かではない
メサドン	慢性痛，オピオイド依存患者の治療	経口服用，注射	半減期は 24 時間以上と長い 作用発現は遅い	モルヒネと同様だが，多幸感は少ない 蓄積性があるとされる	半減期が長いことから薬理作用消失も遅く，退薬症候が出にくいとされる
ペチジン	急性痛	経口服用 筋肉内注射	半減期：2 ～ 4 時間 活性代謝物であるノルペチジンには興奮作用がある	モルヒネと同様 抗コリン作用 過剰興奮や痙攣を誘発する可能性がある	米国ではメペリジンとして知られる モノアミン酸化酵素阻害薬との相互作用が知られている(第 47 章参照)
ブプレノルフィン	急性痛および慢性痛，オピオイド依存患者の治療	舌下投与，注射 髄腔内注射	半減期：約 12 時間 遅発性 経口服用された場合は初回通過代謝により作用はほとんど発現しない	モルヒネと同様だが，軽微 呼吸抑制(ただしナロキソンで拮抗できないので妊婦への使用は避けるべき) 部分アゴニストなのでオピオイドの退薬症候を誘発する可能性あり	自己調節鎮痛法によって慢性痛の治療に使用される
ペンタゾシン	主に急性痛	経口服用，注射	半減期：2 ～ 4 時間	情動不安などの精神作用 投与部位における炎症オピオイドの退薬症候を誘発する可能性あり(μ 受容体アンタゴニストとしての作用)	nalbuphine と類似
dipipanone	中等度から強度の痛み	経口服用	半減期：3.5 時間(ただし，それよりも長時間の作用が報告されている)	モルヒネと同様の副作用に加え，精神症状を生じさせる	シクリジン(cyclizine)との配合薬として使用される(Diconal)(訳者注：ただし，日本では使用されない) 薬物乱用者が静脈注射で使用することが知られている
フェンタニル	急性痛および慢性痛，麻酔薬	静脈内注射 経皮吸収剤	半減期：1 ～ 2 時間	モルヒネと同様(便秘は軽微である)	鎮痛効力が強く，脂溶性である性質から経皮吸収に向いている sufentanil と類似
レミフェンタニル	麻酔薬	静脈内注射	半減期：5 分	呼吸抑制	速効性であり，作用消失も早い

表 42.4 主要なオピオイド鎮痛薬の特徴.（つづき）

薬物名	臨床における使用	投与経路	薬物動態学的特徴	主要な副作用	注
コデイン	中等度の痛み	経口服用	プロドラッグとして作用する 体内でモルヒネおよび他の活性代謝物へと代謝される	主に便秘，依存性は軽微とされる	中等度の痛みに対して有効 鎮咳薬として頻用される ジヒドロコデインと類似
dextropropoxyphene	中等度の痛み	経口服用	半減期：～4時間 活性代謝物であるnorpropoxypheneの半減期は～24時間	呼吸抑制 痙攣誘発の可能性あり（活性代謝物の作用と考えられる）	コデインと類似 現在は使用が推奨されない
トラマドール	急性痛（主に術後痛）および慢性痛	経口服用，静脈内注射	易吸収性 半減期：4～6時間	めまい 痙攣誘発の可能性あり 呼吸抑制はほとんど起こさない	詳細な作用機序については不明な点が多い オピオイド受容体の弱アゴニスト，モノアミン再取り込み阻害作用をあわせもつ タペンタドールと類似

a "注射" と表記されている場合は，静脈内・筋肉内・皮下注射にて使用される．

耐性と依存性

- 耐性は比較的速やかに形成される．
- 耐性形成は受容体の脱感作反応に起因しており，薬物動態の変化には起因しない．
- 薬物依存は，精神依存と身体依存の2つのタイプに分類されている．
  - 退薬症候を伴い，数日間続く身体依存．
  - 数ヵ月から数年間持続する精神依存（渇望）．ただし，オピオイドを鎮痛薬として使用している患者においては，その発症はまれである．
- 身体依存は，μ受容体アゴニストの突然の休薬によって引き起こされる退薬症候によって特徴づけられる．
- 退薬症候は，μ受容体アゴニストを反復投与した後に，アンタゴニストを投与することによっても誘発される．
- 長時間作用型μ受容体アゴニストである**メサドン**や**ブプレノルフィン**は退薬症候の緩和に有効かもしれない．
- **コデイン，ペンタゾシン，ブプレノルフィン，トラマドール**(tramadol)といったいくつかのオピオイドは，身体依存および精神依存がほとんど形成されないことがわかっている．

よる吸収性はさまざまである．モルヒネ自体の吸収性は比較的遅く，不安定であるので，急激な激しい痛みに対しては通常，静脈内注射で使用される．モルヒネ徐放性製剤などは慢性痛の治療のために，経口服用される．オキシコドンも徐放性製剤として経口投与されるオピオイドである．コデインは消化管からの吸収性が高いので，通常は経口服用される．多くのモルヒネ類縁化合物は経口投与された後，初回通過代謝を受けるので，当然，経口投与された場合は静脈内投与された場合よりも作用が減弱する．

ほとんどのモルヒネアナログの血漿半減期は3～6時間である．肝代謝され，グルクロン酸抱合を受けた代謝物のほとんどは不活性体である．この反応は3位および6位水酸基（図42.7）で起こり，これらのグルクロン酸抱合体は血中に存在する薬物の大部分を占める．**モルヒネ-6-グルクロニド**(morphine-6-glucuronide)はモルヒネ自体の鎮痛作用よりも強い作用を有しており，薬理作用発現において大きな影響を与える．一方，**モルヒネ-3-グルクロニド**(morphine-3-glucuronide)は，モルヒネの鎮痛効果に対して抑制的に作用すると提唱されているが，この代謝物はμ受容体に対して親和性を示さないので，確かなことはわかっていない．モルヒネのグルクロン酸抱合体は尿中排泄されるので，腎機能が低下している患者への使用の際は，用量を減らすべきである．また，一部のモルヒネのグルクロン酸抱合体は胆汁排泄により腸管へと移行し，そこで加水分解され，生じたモルヒネは再吸収される（腸肝循環）．新生児では，血液脳関門などのバリア機構が成人と比較して脆弱なので，モルヒネなどが容易に脳内に移行するため，その作用が増強あるいは長期化することがある．例えば，新生児においては，軽度の呼吸抑制でも重篤な障害の引き金となりうることから，モルヒネあるいはその類縁物質を新生児期に使用したり，鎮痛薬として妊婦に使用したりすることは避け

るべきである．こうした目的で使用する場合には，ペチジンを選択するのがよいだろう．

第3位に遊離ヒドロキシル基をもたないアナログ（diamorphineおよびコデイン）は，体内でモルヒネに変換され，それらの薬理作用発現に影響を与える．ヘロイン（diamorphine）のモルヒネへの分解は，水溶液や脳内で速やかに行われるのに対し，コデインの分解は肝臓でゆっくりと行われる．モルヒネは髄腔内に投与されると非常に強い鎮痛効果を示すので，麻酔を目的として使用されることがある．その利点としては，強い鎮痛作用に加えて，完全に避けることはできないが呼吸抑制や鎮静が比較的軽度なことである．**レミフェンタニル**（remifentanil）は，体内で速やかに加水分解され，排泄される．その血漿半減期は3〜4分といわれている．すなわち，麻酔を目的として静脈内注射で使用した場合，血漿濃度のコントロールがより簡便であるといえる（血漿半減期や血漿濃度の立ち上がり／減衰速度の求め方についての説明は**第10章**参照）．

慢性疼痛や術後痛の治療を目的として，オピオイドが**自己調節鎮痛法**（patient-controlled analgesia）によって使用されることがある．これは，患者に持続注入ポンプを装着し，痛みの強度に応じて患者自身が機器を操作して，経静脈的に少量のオピオイドを投与する方法であり，過剰投与や急速な投与による中毒化を防ぐため，機器には上限が設定されている．この上限の設定により，オピオイドの過量投与は防止され，依存症や過鎮静が起きることなく適切に除痛をすることが可能となる．また，不安や情動不安の発症リスクが軽減するため，オピオイド使用量の増加を防ぐといった利点もある．がん性疼痛は，強度の持続する慢性的な痛みを主体とするが，しばしば急激な鋭い痛みを訴えることがある．これを**突発痛**（breakthrough pain）とよぶ．これを緩和するためには，レスキュードーズを行い，一時的にオピオイド投与量を増やして血漿濃度を増加させる必要がある．具体的には，皮膚から血中へのすばやい移行を特徴とするフェンタニルのタッチセンサー式貼付薬などが使用される（訳者注：日本では，速放錠，内服液，バッカル剤，注射剤などが使用されることが多い）．

オピオイド受容体アンタゴニストである**ナロキソン**の血漿半減期は，ほとんどのアゴニストより短い．オピオイドの過量投与によって呼吸抑制が生じた場合には，ナロキソンを使用することがある．しかし，ナロキソンの血漿半減期が短いので，体内から消失すると，オピオイドによる呼吸抑制が再発してしまうので，ナロキソンを反復投与する必要がある．ナルトレキソンは，ナロキソンよりも長い血中半減期をもつ．

◎ 副作用

モルヒネの主な副作用について，**表42.4**にまとめた．モルヒネの急性毒性としては，昏睡や呼吸抑制の発現があり，これらはいずれも縮瞳を伴う．こうした症状が現れた場合には，アンタゴニストであるナロキソンを静脈内に投与してすぐに改善する必要がある．また，オピオイド投与後に昏睡に至り，ナロキソンを投与しても改善しない場合には，その他の原因を疑う必要があり，ナロキソン投与はこうした診断のためにも使用される[13]．ただし，オピオイドの急性毒性・中毒症状は主に薬物依存に陥った乱用者でみられる症状なので，ナロキソンの投与により退薬症候が発現しないかについて，注意が必要である．

個人差

≫ オピオイドの薬理作用には個人差があることが知られており，例えば鎮痛作用なら最大で10倍くらいの感受性の差があるといわれる．その原因としては，代謝システムや受容体の感受性の違いが挙げられる（Rollason et al., 2008）．モルヒネに関していえば，効果の減弱は薬物輸送体であるP糖タンパク質（**第9, 11章**参照），代謝酵素であるグルクロン酸転移酵素あるいはμ受容体自身における遺伝子変異などに起因することが知られている．一方，肝代謝酵素であるチトクロムP450（CYP）の変異はコデイン，オキシコドン，メサドン，トラマドール，デキストロメトルファンなどの代謝に影響を与える．オピオイドの薬理作用に耐性を示す患者を，遺伝子配列の検査によって同定・選別することは，原理上は可能である．しかし，まずはじめに，遺伝子配列と臨床上の表現系における相関関係について，大規模な患者データに基づき確認する必要がある．

◎ その他のオピオイド鎮痛薬

diamorphine（ヘロイン，3,6-ジアセチルモルヒネ）はプロドラッグであり，体内で速やかにモルヒネと6-モノアセチルモルヒネへと変換され，強力な鎮痛効果を示す．したがって，経口服用されたdiamorphineの薬理作用は，モルヒネと分離して考えることは難しい．しかし，diamorphineの脂溶性は高いため，モルヒネよりも容易に血液脳関門を通過し，また静脈内投与された場合には体内消失も速いとされる．このため，催吐作用はモルヒネよりも軽度であるとの報告もあるが，その証拠については十分とはいえない．diamorphineの使用はほとんどの国で禁止されているが，英国では依然として鎮痛薬として臨床使用されている．diamorphineの利点としては，溶解性の高さから，経口，皮下，静脈内に投与される場合に，その用量が少なくて済むということである．モルヒネと同様の呼吸抑制作用を有しており，静脈内注射された場合には，モルヒネよりも薬物依存が起こりやすい．

コデイン（3-メトキシモルヒネ）は消化管から容易に吸収されるが，鎮痛効力としてはモルヒネの20%以下で

---

13 ブプレノルフィンはμ受容体への親和性が高いため，ナロキソン投与はブプレノルフィン中毒症には効果が薄い．

あるとされる．コデインの投与用量を上げても，それほど鎮痛効果は増強されない．したがって，コデインを鎮痛目的に使用するのは，頭痛や背部痛などの中等度の痛みに対して経口服用する場合に限られる．コデインも肝臓においてモルヒネへと代謝・変換される．しかし，この代謝酵素である脱メチル化酵素は，約10%の人において欠損しているので，これらの患者にはコデインの鎮痛作用発現は認められない．モルヒネと異なり，コデイン投与によって多幸感や依存性形成を生じる人はごくまれである．コデインはしばしば**アセトアミノフェン**（acetaminophen, paracetamol）と配合薬として鎮痛目的に使用される（オピオイドとNSAIDの併用については後の項で記述）．また，コデインはモルヒネと同様に呼吸抑制作用や便秘を示すが，呼吸抑制作用はたとえ高用量でもそれほど重篤化しにくいことから，臨床上でこれが問題となることはあまりない．コデインは強力な鎮咳作用を有しているので，よく咳止めとして使用される（第28章参照）．**ジヒドロコデイン**（dihydrocodeine）はコデインの作用とほぼ同一である．

オキシコドンは急性および慢性疼痛の治療において臨床で頻用されている．オキシコドンが部分的にκ受容体に作用するという報告もあるが，この仮説が広く受け入れられているとはいえない．また，多幸感や依存症の形成能も弱いとされるが，確かな根拠は示されていない．臨床的には徐放性経口剤として使用され，非常に優れた鎮痛薬であるが，米国では麻薬売人により路上で密売され，多くの乱用者を生み出す（第49章参照）といった社会問題に発展している．

フェンタニル, alfentanil, sufentanil, **レミフェンタニル**はいずれもフェニルピペリジン誘導体であり，その作用はほとんどモルヒネと類似している．しかし，高脂溶性，作用の発現が早い，作用持続が短い（特にレミフェンタニル）といった特徴をもつ．これらの薬物はもっぱら髄腔内投与され，麻酔薬として使用される．フェンタニル，alfentanil，sufentanilは自己調節鎮痛法や**経皮吸収型製剤**（transdermal therapeutic system：TTS）として，激しい慢性痛に対して使用される（訳者注：日本ではフェンタニル貼付剤やバッカル剤，注射剤が，がん性疼痛に使用される）．これらの薬物は作用発現までの時間が短いので，突発痛に対するレスキュードーズで使用されることも多い．

メサドンは経口服用され，その薬理作用はモルヒネとほぼ同一であるが，血漿半減期が24時間以上と長いので，作用が持続することが特徴である．この血漿半減期の長さは，血管外組織に結合・貯留され，徐々に放出されることに起因している．この性質から，退薬症候はモルヒネよりも弱いとされるが，精神依存性はほぼ同等と考えられている．メサドンは，ヘロイン中毒者の薬物からの離脱を目的として，その治療に広く使用されてきた（第49章参照）[14]．メサドンは，カリウムチャネル，NMDA受容体，5-HT受容体といった中枢神経系のさまざまな標的に対しても拮抗作用を示し，これがメサドンの副作用発現に寄与している．メサドンの薬理作用には，おそらく代謝能の違いに起因した個人差が存在することも知られている．

ペチジン（メペリジン[meperidine]）の薬理作用はモルヒネと非常によく類似しているが，鎮静よりもむしろ興奮性・情動不安を生じることが多い．また，抗ムスカリン作用をあわせもつため，口渇や視覚のぼやけなどの副作用が生じる．モルヒネと同様に依存症を生じることも知られている．ペチジンの代謝経路はモルヒネとは異なるが，その作用持続時間はモルヒネとほぼ同等かやや短い．ペチジンは肝臓で*N*-ジメチル化され，幻覚作用や痙攣誘発作用を有するノルペチジンに変換される．また，ペチジンは過量投与されることが多く，この点でもモルヒネとは異なる点といえる．ペチジンは，子宮の収縮作用に対する影響が少ないため，妊婦に使用されることもある．ペチジンは，新生児においては非常にゆっくりと排泄されるので，もし，妊婦への使用により新生児で呼吸抑制が認められた場合には，ナロキソンを投与する必要があるだろう（モルヒネは妊婦には使用が推奨されない．新生児では抱合代謝システムが未発達であるからである）．また，モノアミン酸化酵素阻害薬の投薬を受けている患者では，ペチジンの服用により，興奮性，異常高熱，痙攣といった重篤な副作用が発生することが報告されている．これは，ペチジンの代謝にかかわる経路がモノアミン酸化酵素阻害薬により抑制され，ノルペチジンの血漿濃度が増加したことに起因するとされるが，その詳細は不明である．

etorphineは，薬理作用自体はモルヒネと大差がないが，その効力が1,000倍ほど強力とされるモルヒネアナログである．この性質は，ヒトにおいてそれほど利点があるわけではないが，特に大きな動物を対象とした獣医学診療において非常に有用といえる．etorphineは，大動物の捕獲時における麻酔薬として，しばしば鎮静薬（神経遮断麻酔）と併用される[15]．

ブプレノルフィンは，非常に強力な鎮痛作用を有するμ受容体に対する部分アゴニストであるが，呼吸抑制作用については天井効果があるとされる．ブプレノルフィンの部分アゴニストとしての性質（拮抗作用をあわせもつ）から，他のオピオイド乱用者に使用した場合には，軽度〜中等度の退薬症候が誘発される．ブプレノルフィ

---

14 メサドンを使用する利点としては，乱用者による依存性薬物の自己投与や，犯罪が発生するリスクを回避できることにある．

15 動物を無動化するために必要なetorphineの量は，象のような大動物にでさえ，弾丸あるいは矢に充填するくらいの少量で十分とされる．

ンの作用持続時間は長く，ナロキソンのような受容体アンタゴニストでその薬理作用を抑制することは難しい．メサドンのように，薬物依存を引き起こす可能性はあるものの，ヘロイン中毒者の治療に用いられる．ブプレノルフィンの使用時にヘロインを注射した場合は，ブプレノルフィンが部分アゴニストであるので，ヘロインによりもたらされる多幸感は減弱される．一方，ブプレノルフィンはナロキソンとの配合舌下錠として，ヘロインなどのオピオイド依存症の治療薬として使用されている．正しくこの配合薬を使用した場合には，ナロキソンは舌下から吸収されないので，ブプレノルフィンの作用には影響を与えない．しかし，もし乱用目的で非経口的（例えば砕いて静脈内投与するなど）に使用した場合には，ナロキソンがブプレノルフィンの作用を拮抗するので，薬物依存を助長・誘発することはない．ただし，実際問題として，このことが効果的であるのかには疑問点もある．

　meptazinol の化学構造は，いわゆる一般的なオピオイドとは異なる．通常，経口あるいは注射剤として使用され，その作用持続時間はモルヒネよりも短い．また，多幸感，情動不安，呼吸抑制といったモルヒネ投与時に問題となる副作用も少ないとされる．しかし，悪心・嘔吐，鎮静，めまいや，アトロピン（atropine）様の作用が meptazinol 服用により生じる．その作用持続の短さ，および呼吸抑制をあまり起こさないといった性質から，欧米において meptazinol は産婦人科領域において鎮痛目的で使用されることが多い．

　トラマドールは術後疼痛の治療に広く使用される．トラマドールは弱い μ 受容体に対する作用とモノアミン再取り込み阻害作用を有しており，他のオピオイドよりも μ 受容体に起因する副作用が弱い鎮痛薬であるが，精神系の副作用を引き起こすとされる．中等度から重度の疼痛に対して，経口，筋肉内および静脈内注射で用いられる．**タペンタドール**（tapentadol）は糖尿病性ニューロパチーを含めた急性および慢性疼痛に有効である．

　ペンタゾシンは，κ 受容体アゴニストと μ 受容体アンタゴニストとしての性質をあわせもつが，その薬理作用はモルヒネと類似している．しかし，ペンタゾシンは多幸感よりも悪夢などを伴った情動不安を副作用として引き起こすため，現在はあまり使用されていない．

　ロペラミド（loperamide）は P 糖タンパク質により脳内から排泄されるため，中枢性の作用，すなわち鎮痛作用をほとんど有さない．その代わり，腸管の蠕動運動を抑制するため，下痢の治療薬として使用される（**第30章**参照）．

オピイオドアンタゴニスト

　ナロキソンはすべてのオピオイド受容体に対して拮抗作用を有する，最初に合成されたアンタゴニストである（μ ＞ κ ≧ δ）．ナロキソンはモルヒネなどの薬物だけでなく，内因性のオピオイドペプチドの作用も拮抗するので，オピオイドペプチドの生理的機能を研究するためのツールとしても使用されてきた．

　ナロキソンは，健常な状態の個体に投与しても，ほとんど作用を示さない．しかし，モルヒネや他の鎮痛薬が投与されている場合には，その鎮痛作用を速やかに拮抗する．また，ストレスや炎症病態下などの内因性オピオイドが遊離されているような状態では，ナロキソン投与により痛覚過敏が引き起こされることが報告されている．これは，例えば歯科手術を受けている患者や，身体的ストレスを受けている動物で起こる．また，鍼療法による鎮痛作用にも内因性オピオイドが関与するといわれており，ナロキソンはこれも減弱させる．さらにナロキソンは PAG の刺激による鎮痛作用に対しても抑制作用を示す．

　臨床において，ナロキソンは主にオピオイドの過量投与によって引き起こされる呼吸抑制の治療に使用される．例えば，無痛分娩などで妊婦に使用され，新生児においてオピオイド誘発呼吸抑制が認められる場合，ナロキソンが使用される．一般的にナロキソンは静脈内投与で用いられ，その作用は速やかに発現する．ナロキソンは肝臓ですぐに代謝され，作用持続は 2 ～ 4 時間と，他のオピオイドの作用持続時間よりも短いので，治療薬として使用する場合には，繰り返し投与が必要となる．

　ナロキソンは，上述の通り，それ自身では重要な副作用を示さないが，オピオイドの乱用患者においては退薬症候を誘発する．したがって，オピオイド乱用者の検出ツールとしても使用されうる．

　ナルトレキソンの性質はナロキソンとほぼ同じであるが，作用持続時間が長いという特徴がある（半減期は約 10 時間）．オピオイドの使用をやめた乱用者は，再び薬物を摂取したいという衝動に悩まされるため，ナルトレキソンの長時間作用は，特にこうした乱用の治療において重要といえるであろう．この目的のために，持続放出型の皮下埋め込み製剤として使用されることが多い．また，アルコール依存の病態形成に内因性オピオイドペプチドが関与しているとの報告もあり，ナルトレキソンはこうした重度アルコール依存患者の治療にも使用される（**第49章**参照）．さらに，同じく病態形成に内因性オピオイドペプチドが関与する敗血症ショックや，肝障害患者で認められる慢性掻痒症の治療にも，ナルトレキソンは有効とされる．

　メチルナルトレキソン臭化物と alvimopan は血液脳関門を通過しないタイプの μ 受容体アンタゴニストである．米国においては，これらの薬物は，末梢性 μ 受容体を介する便秘や悪心・嘔吐を軽減させる目的で，オピオイドアゴニストと併用されることがある．

一方，μ，δあるいはκ受容体に対する選択的アンタゴニストも存在するが，これらは研究ツールとして使用される（表42.3）ものの，臨床使用はされていない．

> **オピオイドアンタゴニスト**
>
> - ナロキソン（短時間作用型）やナルトレキソン（長時間作用型）は純粋なオピオイドアンタゴニストであり，μ，δあるいはκ受容体に対して拮抗作用を示す．選択的オピオイド受容体アンタゴニストは研究ツールとして使用されている．
> - alvimopanは血液脳関門を通過しないタイプのμ受容体アンタゴニストで，オピオイド誘発の便秘や悪心・嘔吐を軽減させる目的で併用されることがある．
> - ペンタゾシンなどは，κ受容体アゴニストとμ受容体アンタゴニストとしての性質をあわせもつ．
> - ナロキソン自体は，痛み閾値に影響を与えないが，ストレスによって誘発される鎮痛をブロックするため，疼痛病態を悪化させることもある．
> - ナロキソンは，オピオイドによる鎮痛作用や呼吸抑制作用をすばやく減弱させる．したがって，オピオイドの過量投与時，あるいはオピオイドを妊婦に使用したことにより新生児において呼吸抑制がみられる場合などに治療薬として使用される．
> - ナロキソンは，モルヒネ依存患者やモデル動物において，退薬症候を誘発することが知られる．また，オピオイドの部分アゴニストであるペンタゾシンも，同様に退薬症候を誘発すると考えられる．

アセトアミノフェン

　非ステロイド性抗炎症薬（NSAID；第26章参照）は，炎症性疼痛における鎮痛薬あるいは解熱薬として臨床で広く使用される．**アセトアミノフェンはNSAIDに分類されないが**，ここでアセトアミノフェンについて説明する．アセトアミノフェンはおよそ1世紀前にはじめて，アスピリンやイブプロフェンのアナログとして合成され，1950年代以降，軽度な疼痛に対する市販薬として広く使用されてきた．アセトアミノフェンは，抗炎症作用を有さないので，他のNSAIDとは鎮痛や解熱作用がやや異なる薬物といえる．また，NSAIDの主要な副作用である，消化性潰瘍や消化性出血もほとんど引き起こさない．現時点で，このようなアセトアミノフェンとNSAIDの作用の相違が何に起因しているかについては不明である．生物学的研究において，アセトアミノフェンは他のNSAIDの標的となる末梢組織のシクロオキシゲナーゼ（cyclooxygenase：COX）にはほとんど作用せず，脳内に発現していると想定されるCOX-3（COX-1のスプライシングバリアントと考えられている）を阻害すること，あるいは程度は少ないがCOX-2を阻害することで，その作用を示すことが提唱されたが，この仮説については議論が続いており，確かなことはわかっていないのが現状である．興味深いことに，アセトアミノフェンの鎮痛作用はTRPA1受容体欠損マウスでは確認されないことから，この受容体の薬理作用発現における関与が示唆されている．アセトアミノフェン自体ではなく，その代謝物であるN-アセチル-p-ベンゾキノンイミンやp-ベンゾキノンがTRPA1受容体に対して作用することで，求心性知覚神経の興奮にかかわる電位依存性カルシウムチャネルやナトリウムチャネルを抑制し，鎮痛効果を惹起していると考えられている．ただし，現時点でアセトアミノフェンの作用機序について，確定的な説は存在しない．

　アセトアミノフェンは経口服用後に速やかに消化管より吸収され，その血漿半減期は約3時間である．アセトアミノフェンは加水分解およびグルクロン酸抱合により代謝され，尿中排泄される．一般的な治療用量であれば，ほとんど副作用を引き起こさないとされるが，過量投与した場合は時に致死性となる重篤な肝障害を引き起こすことがある（第26，57章）．また，本薬物の大量服用によって自殺を図る人がいることが社会問題となっている．

オピオイドとNSAIDの併用

　相加効果を期待して異なるメカニズムを有する2つの鎮痛薬を併用する利点は，それぞれの鎮痛薬の投与量を減量しても，十分な鎮痛作用を得られることにあるだろう．この場合，各鎮痛薬の投与量を減量することにより，それぞれが誘発しうる副作用の発生を軽減・回避することが可能となる．コデインなどのオピオイドと，アセトアミノフェンやアスピリンを併用することで，相加効果よりもむしろ相乗的な鎮痛効果の増強が期待できる．一方，メサドンの類縁体であるdextropropoxypheneとアセトアミノフェンの併用は，過量投与を誘発するとして，英国では併用禁止となっている．

神経障害性疼痛の治療

　神経障害性疼痛は，重度かつ消耗性の慢性疼痛で，三叉神経痛，糖尿病性ニューロパチー，術後疼痛，幻肢痛などが原因となる．しばしば，オピオイドに抵抗性を示すこの疾患は，世界中で数百万人の患者が存在するとされる．しかしながら，これまでの臨床研究では，モルヒネ，オキシコドン，levorphanol，トラマドール，タペンタドールといったオピオイドを適切な投与量にて用いることで，過剰な副作用なしに神経障害性疼痛が軽減されるとの報告がある．特に，トラマドールやタペンタドールがあわせもつ，モノアミン再取り込み阻害作用が有効と考えられている．

また，鎮痛薬というより，他の疾患治療薬として臨床使用されている非オピオイド性の薬物が，神経障害性疼痛の治療に有効であることが報告されている(Dworkin et al., 2010). これらの有用性は理論的に導き出されたというよりも，偶然に発見されたといっていいだろう.

三環系抗うつ薬(tricyclic antidepressants)，とりわけアミトリプチリン(amitriptyline)，ノルトリプチリン(nortriptyline)，デシプラミン(desipramine)(第47章参照)は神経障害性疼痛の治療において広く使用される. これらの薬物は，中枢性にノルアドレナリン再取り込みを阻害し，すべてではないものの，いくつかの症例において神経障害性疼痛の治療において有効性が証明されている. こうした神経障害性疼痛の治療効果は，抗うつ効果とは別に考える必要があるだろう. さらに，セロトニン・ノルアドレナリン再取り込み阻害薬であるデュロキセチン(duloxetine)やベンラファキシン(venlafaxine)も同様に神経障害性疼痛に対する治療効果を有するが，選択的5-HT阻害薬はほとんど効果を示さないことが知られている.

ガバペンチン(gabapentin)やその類縁体であるプレガバリン(pregabalin)は抗てんかん薬(第45章参照)であるが，これらが神経障害性疼痛の治療において有効であることは広く知られている. これらの薬物は，知覚神経において電位依存性カルシウムチャネルの$\alpha_2\delta$サブユニットの発現を抑制することで(第4章)，疼痛シグナル伝達に重要な神経伝達物質の遊離を抑制すると考えられている. $\alpha_2\delta$サブユニットは，障害された神経において発現量が増加することが知られているので，ガバペンチンやプレガバリンがとりわけ神経障害性疼痛に治療効果を示すことは合理的といえる.

カルバマゼピン(carbamazepine)(抗てんかん薬)は三叉神経痛の治療において有効であるが，それ以外の神経障害性疼痛に対する有効性に関しては十分にはわかっていない. 電位依存性ナトリウムチャネルのサブタイプである$Na_v1.8$，$Na_v1.7$および$Na_v1.3$(第4章参照)はいずれも，障害された神経で発現が増加し，疼痛反応に関与することが知られている. カルバマゼピンは，通常の用量では$Na_v1.7$や$Na_v1.3$よりも，$Na_v1.8$をより強く阻害することで，また高用量では電位依存性カルシウムチャネルも阻害することで，三叉神経痛を減弱させると考えられている. また，同じく抗てんかん薬であるフェニトイン(phenytoin)は，きわめて重篤な病状の場合に，静脈内投与にて用いられることがある.

バルプロ酸(valproic acid)，ラモトリギン(lamotrigine)，オクスカルバゼピン(oxcarbazepine)(訳者注：日本未発売)，トピラマート(topiramate)などの他の抗てんかん薬も，神経障害性疼痛の治療において有効かもしれない.

リドカイン(lidocaine)は局所麻酔薬であるが(第43章)，これも神経障害性疼痛の緩和においては有効であ

る. その作用機序としては，障害された知覚神経の自発発火を抑制するためと考えられる. 抗不整脈薬であるメキシレチン(mexiletine)，tocainide，フレカイニド(flecainide)(第21章参照)も経口服用した場合，神経障害性疼痛に対して治療効果を示すことが知られている.

その他の鎮痛薬

- アセトアミノフェンは非ステロイド性抗炎症薬と非常に類似しているが，抗炎症作用を有さない. COX-1のスプライシングバリアントであるCOX-3を阻害することで作用を示すが，おそらく他のメカニズムも関与すると考えられている(訳者注：現在はCOX-3の存在自体，懐疑的に考えられている). 過量投与により肝毒性を引き起こす.
- nefopamはアミン取り込み阻害薬であり，オピオイドおよび鎮痛薬に抵抗性を示す疼痛に対して治療効果をもつ(訳者注：日本では販売されていない).
- さまざまな抗うつ薬(アミトリプチリン)や抗てんかん薬(カルバマゼピン，ガバペンチン)が主に神経障害性疼痛の治療において使用されている.
- NMDA受容体アンタゴニスト，ケタミンも，ときどき，神経障害性疼痛の治療に用いられる.

神経障害性疼痛の治療に使用される薬物

- 副作用が許容できるなら，オピオイドを高用量投与することで神経障害性疼痛は治療が可能である.
- さまざまな抗うつ薬(アミトリプチリン，デュロキセチン)が有効である.
- 抗てんかん薬(ガバペンチン，プレガバリン)は，神経障害性疼痛の治療において使用されており，むしろ本来の抗てんかん薬としての使用よりも多いと思われる.
- カルバマゼピンなどのナトリウムチャネル阻害活性を有する抗てんかん薬は，三叉神経痛の治療に有効である.
- リドカインを局所投与した場合，除痛効果があると思われる.

線維筋痛症の治療

線維筋痛症(fibromyalgia)は，広範な筋骨格系の痛みと，疲労感や不眠症が前景に立つ慢性疾患である. またアロディニアを伴うことも多い. 主だった病理所見が確認できないことから，この疾患の発症機序については，依然として不明な点が多い. 神経障害性疼痛の側面を有

するので，NSAID やオピオイドといった標準的鎮痛薬はある程度の有効性を示すが，著効するとはいいがたい．さまざまな抗うつ薬（アミトリプチリン，**シタロプラム，ミルナシプラン**，デュロキセチン，ベンラファキシン；第 47 章参照），抗てんかん薬（ガバペンチン，プレガバリン；第 45 章参照），ベンゾジアゼピン系薬物（**クロナゼパム，ゾピクロン**：第 44 章参照）などが現在，治療薬として臨床使用されている．ただし，この長いリストでもわかるように，第 1 選択薬がないのが現状である．

その他の鎮痛効果を有する薬物

nefopam はアミン取り込み阻害薬で，ナトリウムチャネル阻害活性をあわせもつ薬物である．非オピオイド性鎮痛薬などに抵抗性を示す疼痛に対して治療効果を示す．本薬物の使用により，呼吸抑制は生じないが，交感神経性および抗ムスカリン性の副作用を引き起こす．（訳者注：日本では販売されていない．）

解離性麻酔薬である**ケタミン**（第 41 章参照），あるいはメマンチンやデキストロメトルファンは NMDA 受容体拮抗薬であり，慢性疼痛の発症原因となる脊髄後角神経の感作や神経活動の加重反応を抑制すると考えられる（図 42.2）．ケタミンを髄腔内投与した場合には，ケタミンの記憶や認知機能に対する望ましくない作用は回避できる．

ziconotide は，N タイプカルシウムチャネル阻害ペプチドである ω−コノトキシン MVIIA の合成アナログで，非オピオイド系重度慢性疼痛治療薬として髄腔内投与で用いられる．臨床では，他の鎮痛薬に対して反応性を示さない疼痛に対して使用される（訳者注：その使用は現時点では欧米に限られている）．一方，低電位活性化型 T タイプカルシウムチャネルの阻害薬もおそらく，慢性疼痛の治療においては有効であろう．

CB$_1$ 受容体に作用する**カンナビノイド**（cannabinoid）は，動物実験において急性疼痛，炎症性疼痛，神経障害性疼痛などの慢性疼痛に対して治療効果を示すことが確認されている．一方，神経障害性疼痛患者を対象とした臨床試験においても同様に除痛効果が確認されているものの，患者においてはその効果が軽微であるとされ，臨床的有用性ついては依然として議論がなされている（Hosking & Zajicek, 2008）．より有用性が認識されているのは，多発性硬化症における神経障害性疼痛の治療であろう．**sativex** は，Δ^9-テトラヒドロカンナビノール（Δ^9-tetrahydrocannabinol：THC）やカンナビジオールを含んだ大麻の抽出物であり，その疼痛治療における有効性が提唱されている（訳者注：日本では使用が認められていない）．一方，CB$_2$ 受容体アゴニストも，おそらく鎮痛効果をもつと予想されている．

さらに，CB$_1$ 受容体に対する作動活性を有さないカンナビノイドやその類縁物質が，鎮痛薬として注目されている．これらは，脊髄において抑制性アミノ酸であるグリシンのイオンチャネル型グリシン受容体（第 38 章参照）に対する作用を間接的に促進すると考えられている．このような CB$_1$ 受容体を介した有害反応を有さないカンナビノイドは，新規の鎮痛薬として開発されていくと期待される．

ボツリヌス毒素（botulinum toxin）の投与が背部痛および痙性の疼痛に対して効果を示す場合がある．これは，筋肉の痙縮を緩和することに起因していると考えられる（第 13 章参照）．

ロピニロール（ropinirole），**プラミペキソール**（pramipexole），**ロチゴチン**（rotigotine）などのドパミン受容体アゴニスト（第 39 章参照）は一部の患者では，疼痛を生じるむずむず脚症候群の治療に有効である．

鎮痛薬の臨床用途（1）

- 鎮痛薬は除痛を目的として使用される．例えば，
  - 術前，術後の痛みに対して
  - 頭痛，月経困難症，分娩，外傷，熱傷における痛みに対して
  - 多くの医療的な緊急事態（心筋梗塞や腎疝痛など）において
  - 終末期治療の疼痛緩和において
- オピオイドは非疼痛性の疾患治療にも使用される．例えば，急性心不全（血流動態に影響を与えるため）や末期の慢性心不全（患者の苦痛を取り除くため）などである．
- 鎮痛薬の選択や，投与経路の決定は，疼痛の状態・性質やその発症期間に依存する．
- 疼痛治療においては，まず非ステロイド性抗炎症薬（NSAID）を使用し，次に弱オピオイドの使用を，最終的に強オピオイドを使用するといった段階的なアプローチが用いられる．
- 一般的に，強度な急性痛に対しては，強オピオイド（**モルヒネやフェンタニル**）の注射剤が使用される．中等度の炎症性疼痛（捻挫や関節痛）に対しては，**イブプロフェン**（ibuprofen）などの NSAID や**アセトアミノフェン**が用いられる．欧米では，**コデイン**などの弱オピオイドと併用されることもある．がん性疼痛などの持続的かつ強度の痛みに対しては，強オピオイドが経口服用，髄腔内投与，経皮投与あるいは皮下注射によって使用される．また術後痛の治療を目的として，オピオイドの自己調節鎮痛法が有効である．
- 慢性の神経障害性疼痛はオピオイドに対して抵抗性を示すことがあり，この場合には三環形抗うつ薬（**アミトリプチリン**）や抗てんかん薬（**カルバマゼピン，ガバペンチン**）が治療薬として使用される．

鎮痛薬の臨床用途(2)

- 非ステロイド性抗炎症薬(臨床使用される鎮痛薬(1)参照)や**アセトアミノフェン**は，骨格筋系の疼痛，歯痛，月経困難症における疼痛の治療に有効である．また，これらの薬物は，鎮痛補助薬として，術後痛などの急性痛や骨転移を伴ったがん性疼痛の治療にオピオイドと併用される．
- 弱オピオイドである**コデイン**などは，非オピオイド性鎮痛薬が無効であった場合に，アセトアミノフェンとの併用で使用されることが多い．また，ノルアドレナリン／5-HT再取り込み阻害作用をあわせもつ，弱オピオイドの**トラマドール**も有効である．
- **モルヒネ**などの強オピオイドは，とりわけ内臓痛などの強度な痛みに対して有効である．
- 留意すべき点
  - 静脈内投与は，痛みや苦痛を速やかに取り除くことができる．
  - 静脈内投与された薬物は，初回通過代謝を受けないので，経口服用と比較してより低用量で使用できる．
  - **モルヒネ**は，液剤あるいは速放錠として4時間ごとに経口使用可能である．
  - モルヒネの投与回数の増加が必要となるとき（例えば，日中での増量が明らかに必要な場合）は，日中の投薬が1～2回で済むように，剤形を徐放性製剤に変更するべきである．
  - **モルヒネ**と**オキシコドン**には経口の徐放性製剤が存在する．
  - **フェンタニル**には，持続性のある経皮吸収型製剤が存在する．
  - オピオイドの副作用である悪心・嘔吐や便秘は，鎮痛効果よりも先行して発現することが多い．
  - 緩和ケアにおいてオピオイドを使用する場合，その薬物依存性はほとんど問題とならない．
- 麻酔薬である**亜酸化窒素**(nitrous oxide；笑気ガス)(第41章)には鎮痛効果があり，酸素との混合による自己投与法は，包帯交換や分娩時の疼痛緩和に使用される．

新たな試み

- 他の神経薬理学領域と同様に，疼痛反応を制御するさまざまな化学伝達物質やシグナリング経路の発見・解明により，新規鎮痛薬の可能性が次々と提唱されている．残念ながら，現行の疼痛治療法だけでは十分とはいえず，新たなアプローチが現在も探索されている．
  - **神経成長因子**(NGF)は炎症性および神経障害性疼痛の発現に関与する代表的なメディエーターであり(Mantyh et al., 2011)，したがって重要な治療標的といえる．ただし，NGF受容体に対する低分子かつ選択的なアンタゴニストを設計することは困難とされる．その代わりとして，NGFやその受容体であるTrkA，あるいはpM(ピコモーラー)の単位で遊離されたNGFに結合して受容体への結合性を阻害するようなモノクローナル抗体が開発されている．
  - **TRPチャネルへの作用薬**(TRP channel ligands)．TRPV1チャネルへのアンタゴニストが鎮痛薬として有用であると期待されており，動物実験においてもその有効性が示されているが，臨床実用はされていない．その理由は，これらの薬物が異常高熱を誘発したり，熱刺激の感知を阻害したりするため，火傷のリスクが高まるなど新たな問題が生じるためである．一方，TRPV1アゴニストは，受容体の脱感作を誘導したり，長期的な陽イオンの神経細胞への流入を促進させたりすることにより，神経軸索終末を可逆的に退縮させる．高用量の**カプサイシン**を局所に塗布することで，神経障害性疼痛に対して治療効果を示すが，投与直後では皮膚に火傷様の炎症反応を惹起してしまう．
  - その他の**TRPチャネル**も，さまざまな病態生理学的な要因によって引き起こされる中枢性感作に関与することから，疼痛を制御すると考えられている．いくつかのTRPA1あるいはTRPM8のアゴニスト／アンタゴニストが開発中であり，特にTRPM8への作用薬は，抗がん剤としての有用性も注目されている．
  - 慢性疼痛病態下において，発現が増加するとされるいくつかの**ナトリウムチャネルに対する阻害薬**(sodium channel blocker)は，新規鎮痛薬として有効であると期待されている．ただし，抗てんかん薬である**ラコサミド**(lacosamide)，あるいはralfinamideの鎮痛薬としての有用性が臨床試験において検討されたが，残念ながらその有用性は確認されなかった．
  - 電位依存性カリウムチャネルであるK_v7を開口させる**retigabine**(第45章)は，健常あるいは神経障害性疼痛モデルラットにおいて，C線維およびAδ線維による脊髄後角神経への疼痛伝達を抑制することが示されている．これは，いくつかの国において鎮痛薬として使用される**フルピルチン**(flupirtine)の類縁体である．
  - ヤドクガエル由来の**エピバチジン**(epibatidine)誘導体で，**ニコチン性アセチルコリン受容体**(nicotinic acetylcholine receptor)に対して作用する薬物は，想像に反して，優れた鎮痛効果を有していることが動物実験で明らかにされている．現在，より副作用の少ない誘導体が鎮痛薬の候補として期待されている．
  - **ソマトスタチン**(somatostatin；第34章参照)や**カルシトニン**(calcitonin；第36章参照)といったさまざまな神経ペプチドは，髄腔内投与すると強力な鎮痛効果を発現することが知られており，それらを内分泌疾患の治療目的で全身性に投与した場合と同様の効果が得られることが，臨床試験で示されている．
  - **AMPA型やNMDA型グルタミン酸受容体アンタゴニスト**(glutamate receptor antagonist)は，動物実験において鎮痛効果を示すことが確認されている．しかしながらケタミンを除いて，副作用が少ないAMPA/NMDA受容体アンタゴニストの開発は現時点では困難とされる．副作用発現を回避するために，異なるサブユニットにより構成される受容体に対する選択的アンタゴニストや(第38章参照)，NMDA受容体のグリシン結合部位へのアンタゴニストの開発が試みられている．一方で，逆説的ではあるが，グリシンの再取り込み阻害薬が鎮痛作用を有していることが知られている．代謝型グルタミン酸受容体であるmGluR1やmGluR5のアンタゴニストが，副作用の少ない鎮痛薬として開発中である．

引用および参考文献

全般

Fields, H.L., Basbaum, A.I., Heinricher, M.M., 2006. Central nervous system mechanisms of pain modulation. In: McMahon, S.B., Koltzenburg, M. (Eds.), Wall & Melzack's Textbook of Pain, fifth ed. Elsevier, Edinburgh, pp. 125–142. (脊髄後角における神経伝達を抑制あるいは増強する中枢性経路の詳細な説明.)

McMahon, S.B., Koltzenburg, M. (Eds.), 2006. Wall & Melzack's Textbook of Pain, fifth ed. Elsevier, Edinburgh. (多くの著者が引用した書籍.)

Tracey, I., 2008. Imaging pain. Br. J. Anaesth. 101, 32–39. (脳のどの部分が疼痛情報の処理を行うかについて研究した, 脳画像解析についての記述.)

Yaksh, T.L., 1999. Spinal systems and pain processing: development of novel analgesic drugs with mechanistically defined models. Trends Pharmacol. Sci. 20, 329–337. (脊髄メカニズムについて書かれている優れた一般的な総説. タイトルが示唆するものよりもっと一般的.)

TRP チャネル

Flockerzi, V., Nilius, B. (Eds.), 2007. Transient receptor potential (TRP) channels. Handb. Exp. Pharmacol. (179). (この領域のエキスパートによって各章が書かれており, 当該領域のトピックが全体的に包括されている.)

BDNF と TrkA 受容体

Mantyh, P.W., Koltzenburg, M., Mendell, L.M., Tive, L., Shelton, D.L., 2011. Antagonism of nerve growth factor-TrkA signaling and the relief of pain. Anesthesiology 115, 189–204.

オピオイド

Ballantyne, J.C., Mao, J., 2003. Opioid therapy for chronic pain. N. Engl. J. Med. 349, 1943–1953. (オピオイドが慢性疼痛患者に使用された場合に, 耐性形成が問題となるか否かについての検証.)

Corbett, A.D., Henderson, G., McKnight, A.T., et al., 2006. 75 years of opioid research: the exciting but vain search for the holy grail.

Br. J. Pharmacol. 147, S153–S162. (包括的なオピオイド研究の歴史的総説.)

Fields, H., 2004. State-dependent opioid control of pain. Nat. Rev. Neurosci. 5, 565–575.

Hashimoto, K., Ishiwata, K., 2006. Sigma receptor ligands: possible application as therapeutic drugs and as radiopharmaceuticals. Curr. Pharm. Des. 12, 3857–3876.

Kelly, E., 2013. Efficacy and ligand bias at the μ-opioid receptor. Br. J. Pharmacol. 169, 1430–1446.

Lee, M., Silverman, S.M., Hansen, H., Patel, V.B., Manchikanti, L., 2011. A comprehensive review of opioid-induced hyperalgesia. Pain Physician 14, 145–161.

McQuay, H., 1999. Opioids in pain management. Lancet 353, 2229–2232. (臨床現場においてオピオイドの鎮痛耐性が形成されるかどうかについての考察.)

Rollason, V., Samer, C., Piquet, V., et al., 2008. Pharmacogenetics of analgesics: towards the personalization of prescription. Pharmacogenomics 9, 905–933.

Sawynok, J., 2003. Topical and peripherally acting analgesics. Pharmacol. Rev. 55, 1–20. (薬物が末梢において侵害受容機構を阻害する多数の機序についての総説.)

Williams, J.T., Ingram, S.L., Henderson, G., et al., 2013. Regulation of μ-opioid receptors: desensitization, phosphorylation, internalization, and tolerance. Pharmacol. Rev. 65, 223–254. (オピオイド耐性の分子および細胞メカニズムについての非常に包括的な総説.)

神経障害性疼痛とその新規治療標的

Dworkin, R.H., O'Connor, A.B., Audette, J., et al., 2010. Recommendations for the pharmacological management of neuropathic pain: an overview and literature update. Mayo Clin. Proc. 85 (3 Suppl), S3–S14. (神経障害性疼痛の治療のために現在使用されている薬物の臨床効果の評価.)

Hosking, R.D., Zajicek, J.P., 2008. Therapeutic potential of cannabis in pain medicine. Br. J. Anaesth. 101, 59–68.

第4部　神経系

43 局所麻酔薬とナトリウムチャネルに作用するその他の薬物

概要

第4章で述べたように，電気的興奮性とは，神経細胞や筋細胞の細胞膜に伝導活動電位を生じさせる性質であり，神経系の連絡や，横紋筋の機械動作始動に必須である．活動電位の始動は，細胞膜が脱分極すると一過性に開口する電位依存性ナトリウムチャネルに依存する．ここでは，主にナトリウムチャネルを遮断することで作用する局所麻酔薬について解説し，ナトリウムチャネルの機能に影響するその他の薬物についても簡単に言及する．

おおまかにいうと，チャネルの機能を変化させるには2つの方法，すなわちチャネルの遮断と開口動作の調節がある．ナトリウムチャネルの遮断は，興奮性を抑制する．一方で，さまざまなタイプの薬物が，チャネルの開口を促して興奮性を増強したり，あるいはチャネルの開口を抑制して興奮性を低下させたりすることができる．

局所麻酔薬

多くの薬物が，高濃度において電位依存性ナトリウムチャネルを阻害し，活動電位の生成を抑制できるが，この作用のために臨床で用いられる薬物は，局所麻酔薬，さまざまな抗てんかん薬と鎮痛薬（第42，45章参照）およびI群抗不整脈薬（第21章参照）のみである．

🚫 歴史

コカの葉は，数千年にわたりその向精神作用を得るため，南アメリカインディアンによって噛まれてきた（第48章参照）．彼らは，コカの葉が口腔や舌をしびれさせる作用をもつことに気づいていた．コカイン（cocaine）は，1860年に単離され，外科処置のための局所麻酔薬として提唱された．ジークムント・フロイト（Sigmund Freud）は，その精神賦活作用の利用には失敗したが，ウィーンの友人の眼科医であるカール・コラー（Carl Köller）にコカインを供与した．コラーは，1884年，コカインを点眼することで，可逆的な角膜麻酔が達成できることを報告した．このアイデアは急速に広まり，2, 3

年のうちにコカイン麻酔は，歯科処置や一般手術に取り入れられた．合成代用薬であるプロカイン（procaine）が1905年に発見され，その後，その他の多くの有用な薬物が開発された．

化学的側面

局所麻酔薬分子は，塩基性側鎖にエステルもしくはアミド結合で連結した芳香族基部分からなる（図43.1）．それらは弱塩基であり，pKa値は主に8〜9の範囲であり，そのため，生理的pHにおいて完全ではないが，大半がイオン化する（pHが弱塩基のイオン化にどのように影響するかの説明については第8章を参照）．このイオン化の程度は，局所麻酔薬の神経鞘および軸索細胞膜の透過性に関して重要である．pHとは無関係に完全にイオン化するQX-314のような第四級誘導体は，局所麻酔薬としては効果がないが，実験的用途では重要である．非定型局所麻酔薬であるベンゾカイン（アミノ安息香酸エチル）は，塩基性基をもたない．

局所麻酔薬分子中のエステルまたはアミド結合の存在は，加水分解代謝に対する感受性のために重要である．エステル含有化合物は，非特異的エステラーゼによって血漿および組織（主に肝臓）においてかなり迅速に不活化される．アミドはより安定であり，これらの麻酔薬は，一般により長い血漿半減期を有する．

作用機序

局所麻酔薬は，Na^+コンダクタンスの電圧依存的増加を抑制することで，活動電位の開始および伝播を遮断する（第4章；Strichartz & Ritchie, 1987; Hille, 2001 参照）．低濃度では，活動電位の上昇率を低下させ，持続時間を長くし，不応期を長くして発火率を低下させる．高濃度では，活動電位の発火を防止する．現在利用可能な局所麻酔薬は，異なるナトリウムチャネルサブタイプ間でその効力は異なるが，おおむね区別されない（第4章参照）．それらは，チャネルタンパク質のS6膜貫通ヘリックスドメインの種々のアミノ酸残基と相互作用することで，膜貫通細孔を物理的に塞ぐことによってナトリウムチャネルを遮断する（Ragsdale et al., 1994 参照）．

≫ 局所麻酔の強度はpHに強く依存し，細胞外pHがアルカリ性のとき（すなわち，イオン化された分子の割合が低い場合では）増加し，酸性では減少する．これは，化合物が神経鞘および軸索膜に透過してナトリウムチャネルの内側面（そこに局所麻酔薬

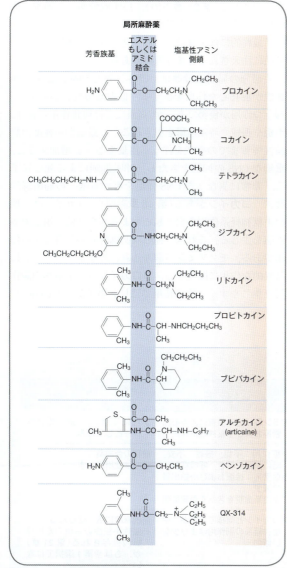

図 43.1　局所麻酔薬の構造.
局所麻酔薬分子の一般的な構造は，芳香族基(左側部分)，エステルもしくはアミド基(青色部分)，およびアミン基(右側部分)からなる.

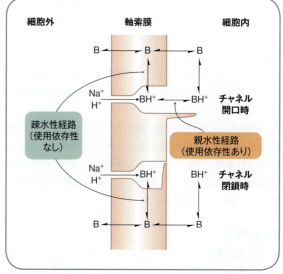

図 43.2　局所麻酔薬とナトリウムチャネルとの相互作用.
チャネル内の遮断部位は，荷電した種 BH^+ によって細胞膜の内側の開口したチャネルゲートを介して(親水性経路)，もしくは非荷電種 B によって細胞膜から直接到達することができる(疎水性経路).

結合部位が存在する)に到達する必要があるためである．イオン化型は膜透過性ではないため，酸性 pH では浸透性が非常に悪くなる．軸索の内側に入ると，チャネルに結合し，それを遮断するのはもっぱらイオン化型の局所麻酔薬分子であり(図 43.2)，非イオン化型は，弱いチャネル遮断活性しか有さない．この pH 依存性は，炎症組織の細胞外液がしばしば比較的酸性となり，組織が局所麻酔薬にいくらかの耐性を示すことがあるため，臨床的に重要である．

　局所麻酔作用のさらなる分析(Strichartz & Ritchie, 1987 参照)によって，多くの薬物が，ナトリウムチャネルに対する"**使用依存性**"の遮断('use-dependent' block)特性を有し，チャネルの開閉状態にある程度影響を与えることが示された．使用依存性とは，チャネルが開く回数が多くなるほど，遮断が強くなることを意味している．これは，多くの I 群抗不整脈薬(**第 21 章**)および抗てんかん薬(**第 45 章**)の作用の際立った特徴の1つであ

り，チャネルが閉鎖しているときよりも開口時のほうが，遮断分子がより速やかにチャネルに入るために起こる．さらに，チャネルから速やかに解離する局所麻酔薬においては，活動電位の時間間隔がチャネルから薬物が解離するには短すぎるというように，活動電位の発火頻度が高い場合にのみ遮断が生じる．チャネルは休止状態，開口状態，および不活化状態の3つの機能状態で存在することができる(**第 4 章**参照)．多くの局所麻酔薬は，不活化状態のチャネルに最も強く結合する．したがって，どの膜電位状態においても，休止チャネルと不活化チャネルとの間の平衡は，局所麻酔薬の存在下では，不活化状態にシフトする．この要因は，開口可能なチャネルの数を減少させることにつながり，活動電位に続く不応期を延長することによって，全体の遮断作用を強める．例えば感覚神経に痛みを伴う刺激が加えられた場合など，一連の活動電位が到達すると，チャネルは，休止状態よりも局所麻酔薬分子に結合しやすい開口状態および不活化状態の間を循環する．このように，2つのメカニズムが使用依存性に寄与しており，痛覚の伝達が他の感覚様式よりも効果的に遮断される理由の1つとなっている．

　第四級アミン局所麻酔薬は，膜の内側に投与した場合にのみ作用し，遮断効果が現れるまでにチャネルが数回の開閉を繰り返さなければならない．第三級アミンの局所麻酔薬では，チャネルが開いていなくても遮断作用が生じるが，遮断分子(無電荷のもの)が膜相から直接的に，もしくは開いた細孔を通してチャネルに到達できる可能性が考えられる(図 43.2)．これらの2つの遮断経路(膜を介する疎水性経路とチャネル細孔を介する親水性経路)の相対的な重要性は，薬物の脂質溶解度によって異なっている．

　局所麻酔薬は，他のイオンチャネルに加えて，膜上および細胞内のシグナル伝達タンパク質にも多くの影響を与える．局所麻酔におけるこれらの作用の重要性はいまだ明らかではない(Yanagidate & Stricharz, 2007 参照)．

　一般に，局所麻酔薬は，大きな線維よりも，小径の神経線維の伝導を容易に遮断する．痛覚インパルスは Aδ

およびC線維によって運ばれるので（**第42章**），痛覚は他の感覚様式（触覚，固有感覚など）よりも容易に阻止される．直径が大きい運動神経軸索も比較的耐性がある．実験的に容易に測定することができるものの，異なる神経線維間の感受性の違いは，実用的にはあまり重要でなく，他の感覚様式に影響を与えることなく痛覚を遮断することはできない．

局所麻酔薬は，その名前が示すように，主に局所の神経ブロックを生じる目的で使用される．低濃度では，神経障害性疼痛において発生する感覚ニューロンの自発的活動電位を抑制することもできる．個々の局所麻酔薬の特性を，**表43.1**に要約する．

◎ 副作用

局所麻酔薬として臨床で用いられる際の，主な副作用には，中枢神経系（CNS）および心血管系に対するものがある（**表43.1**）．心臓に対する作用は，不整脈の治療に

も利用される（**第21章参照**）．局所麻酔薬は，通常，体の他の部位への影響を最小限に留めるように投与されるが，最終的には全身循環に取り込まれる．偶然，静脈や動脈に注入されてしまう可能もある．

大部分の局所麻酔薬は，CNSに対し抑制性および興奮性が混在した作用を生じる．低血漿濃度においては，抑うつ作用が優勢であるが，高濃度では興奮作用が勝り，不穏や振戦，時に痙攣を引き起こし，錯乱から極度の焦燥性興奮までの症状を伴う．用量をさらに増加すると，重篤なCNSの抑制をきたし，呼吸抑制による死亡に至る．非常に異なったCNS作用を有する唯一の局所麻酔薬に，**コカイン**がある（**第48章参照**）．コカインは，他の中枢神経系作用を引き起こすよりかなり低い用量で多幸感を生じる．これは，他の局所麻酔薬が共有しない作用である，モノアミンの取り込みに対する，コカインに特異的な作用に関連する．**プロカイン**は，中枢への副作用を生じやすく，臨床使用では**リドカイン**（lidocaine）や

表43.1 局所麻酔薬の特性.

薬物	作用発現	持続時間	組織透過性	血漿半減期（時間）	主な副作用	注
コカイン	中間	中間	良好	～1	アミン取り込み阻害による心血管系および中枢神経系作用	まれに使用（上気道へのスプレーとしてのみ）
プロカイン	中間	短時間	不良	＜1	中枢作用：不穏，振戦，不安，時に痙攣に続き，呼吸抑制 心血管系：徐脈および心拍出量の減少 心血管系虚脱をきたす血管拡張	最初の合成薬 現在は使用されず
リドカイン	速い	中間	良好	～2	プロカインと同様であるが，中枢神経系の副作用はより少ない傾向	局所麻酔に広く使われる 心室性不整脈の治療のため静脈内投与される（第21章）が，もはや第1選択ではない
メピバカイン（mepivacaine）	速い	中間	良好	～2	プロカインと同様	血管拡張はより少ない（血管収縮薬なしで投与可能）
テトラカイン	非常に遅い	長時間	中程度	～1	リドカインと同様	主に脊髄および角膜の麻酔に使用される
ブピバカイン	遅い	長時間	中程度	～2	リドカインと同様だが，心毒性はより強い	長時間作動のために広く使用 ロピバカインは類似するが，心毒性はより少ない レボブピバカインは，ラセミ体であるブピバカインよりも心毒性および中枢神経抑制が起きにくい
プロピトカイン	中間	中間	中程度	～2	血管拡張作用がない メトヘモグロビン血症を引き起こす可能性がある	広く使われる 新生児メトヘモグロビン血症のリスクのため産科鎮痛には適さない
アルチカイン	速い	短時間	良好	0.5	リドカインと同様	歯科で使用 化学構造はアミド結合を含むが，側鎖にエステル基も有する（図43.1） 側鎖の加水分解は薬物を不活化する

局所麻酔薬の作用

- 局所麻酔薬は，ナトリウムチャネルを遮断することにより，活動電位の発生を遮断する．
- 局所麻酔薬は，疎水性芳香族基と塩基性アミン基をもつ両親媒性分子である．
- 局所麻酔薬は，カチオン型で作用する弱い塩基であるが，非イオン化型で神経鞘および軸索膜を透過することで作用部位に到達しなければならない．
- 多くの局所麻酔薬は使用依存性を示す（遮断の強度は活動電位の頻度とともに増加する）．これは，以下のような機構で生じる．
  - チャネルが開いているときには，麻酔薬分子がチャネルにより速やかにアクセスできる．
  - 麻酔薬分子は休止型チャネルよりも不活化型に対する親和性が高い．
- 使用依存性は，ナトリウムチャネル遮断薬の抗不整脈作用および抗てんかん作用に関して，特に重要である．
- 局所麻酔薬は，末梢神経における伝達を，小さい有髄軸索，非有髄軸索，大きい有髄軸索の順に遮断する．したがって，痛覚および交感神経の伝達が最初に遮断される．
- 心筋および中枢神経系ニューロンのナトリウムチャネルの遮断が，不整脈（第21章）およびてんかん（第45章）の治療に利用されている．

プロピトカイン（propitocaine, prilocaine）などの薬剤に取って代わられている．広く使用される長時間作動性局所麻酔薬であるブピバカイン（bupivacaine）の研究によると，これは2つの光学異性体のラセミ混合物として調製されており，その CNS および心臓への作用は，主に $S(+)$ 異性体に起因することが示唆されている．$R(-)$ 異性体（レボブピバカイン[levobupivacaine]）は，より広い安全域を有している．

局所麻酔薬の心血管への副作用は，主に心筋抑制，伝導ブロックおよび血管拡張によるものである．心筋収縮力の減少はおそらく，心筋における Na^+ 電流の阻害から間接的に生じる（第21章参照）．結果として生じる $[Na^+]_i$ の減少は，細胞内の Ca^{2+} ストアを減少し（第4章参照），これによって収縮力が減少する．房室伝導の障害は，部分もしくは完全ブロックや他のタイプの不整脈をもたらす可能性がある．ロピバカイン（ropivacaine）は，ブピバカインよりも心毒性が少ない．

主に細動脈に影響を及ぼす血管拡張作用は，一部は血管平滑筋への直接作用によるものであり，一部は交感神経系の抑制によるものである．これは，突然の，かつ生命を脅かす可能性がある血圧低下を招く．コカインは，ノルアドレナリン（noradrenaline）（ノルエピネフリン[norepinephrine]）の再取り込みを抑制する能力があり，心血管系へ例外的な作用をもつ（第14, 48章参照）．コカインの再取り込み抑制作用は，交感神経活動を増強し，頻脈，心拍出量の増加，血管収縮および動脈圧の上昇をもたらす．

時に過敏性反応が，局所麻酔薬で生じる．通常は，アレルギー性皮膚炎の形で現れるが，まれに急性アナフィラキシー反応が生じる．個々の薬物に特有なその他の副作用としては，粘膜刺激（コカイン）やメトヘモグロビン血症（大量のプロピトカインの投与後，毒性代謝産物が生成するために生じる）がある．

薬物動態学的側面

局所麻酔薬は，組織に浸透する速さが大きく異なっており，これが組織に注入された際の神経遮断を引き起こす速さに影響し，麻酔の開始時間および麻酔からの回復速度に影響する（表43.1；Becker & Reed, 2012 参照）．浸透速度は，粘膜へ投与する表面麻酔薬としての有用性にも影響する．

エステル結合型局所麻酔薬（例えば，**テトラカイン**[tetracaine]）の大部分は，血漿コリンエステラーゼによって急速に加水分解されるため，血漿半減期は短い．現在ではほとんど使用されていないプロカインは，加水分解されると p-アミノ安息香酸を生じるが，それは，スルホンアミド系の抗菌効果を妨げる葉酸前駆体である（第51章参照）．アミド結合型薬物（例えば，リドカインおよびプロピトカイン）は，主に肝臓において，通常，アミド結合の切断よりも N-脱アルキル化によって代謝されるが，代謝物はしばしば薬理学的に活性である．

ベンゾカイン（benzocaine, **アミノ安息香酸エチル**[ethyl aminobenzoate]）は，非常に溶解性の低い変わった局所麻酔薬であり，痛みを伴う皮膚潰瘍に塗布するドライパウダーやのど飴として使用される．薬物は緩徐に放出され，長期間の表面麻酔作用を生じる[1]．

局所麻酔薬の投与経路，用途，主な副作用については，表43.2に要約する．

大部分の局所麻酔薬は，直接的な血管拡張作用を有し，これが全身循環に吸収される速度を増加させ，潜在的な毒性を高めるとともに，局所麻酔作用を減弱する．**アドレナリン**（adrenaline）（エピネフリン[epinephrine]）または短時間作働性バソプレシン（vasopressin）アナログ（第33章参照）である felypressin を，血管収縮を生じさせる目的で局所麻酔薬の溶液に加えて，局所に注射することができる．全身循環に吸収されたアドレナリンは，頻

---

[1] ベンゾカインは，射精を遅らせる"忍耐"コンドームにも使用される．

第43章 局所麻酔薬とナトリウムチャネルに作用するその他の薬物

表43.2 局所麻酔薬の投与経路，用途および副作用．

投与経路	用途	薬物	注および副作用
表面麻酔	鼻腔，口腔，気管支（通常スプレー剤）角膜，尿道，子宮（子宮鏡検査のため）皮膚は効果が乏しい[a]	リドカイン，テトラカイン，ジブカイン（dibucaine, cinchocaine），ベンゾカイン	高濃度および広範囲に投与した場合の全身毒性のリスク
浸潤麻酔	神経枝と末端に到達させるため組織へ直接注射 小手術で使用	ほとんどすべて	アドレナリンまたはfelypressinがしばしば血管収縮薬として併用される（虚血性組織損傷を引き起こすおそれがあるため，指や足指には用いない）小範囲のみに適応，さもなければ重大な全身毒性のリスク
静脈内局所麻酔	血流を止めるための圧力カフの遠位に局所麻酔薬を静脈注射；循環が回復するまで有効 四肢の手術に使用される	主にリドカイン，プロビトカイン	カフが早期に開放された場合の全身毒性のリスク；カフを少なくとも20分間膨張させておくとリスクは小さい
神経ブロック麻酔	局所麻酔薬を神経幹の近く（例えば，上腕神経叢，肋間神経または歯神経）に注射する；末梢感覚喪失が生じる 手術や歯科麻酔に使用される	ほとんどすべて	浸潤麻酔より局所麻酔薬の必要量が少ない 穿刺位置の正確さが要求される 麻酔の効果発現が遅い可能性がある 麻酔の持続時間は，血管収縮薬の添加により増加しうる
脊髄麻酔[b]	くも膜下（脳脊髄液を含む）に局所麻酔薬を注射する；脊髄根および脊髄に作用する 時にグルコース含有液として処方され（高比重"hyperbaricity"のため），患者の傾きによって局所麻酔薬の広がりを調節することができる 腹部，骨盤，下肢の手術に使用される 局所麻酔薬の単独使用もあるが，ストレスを軽減するために全身麻酔薬と組み合わせて使用されることがある 術後疼痛の軽減は良好である	主にリドカイン	主なリスクは，徐脈および低血圧（交感神経ブロックによる），呼吸抑制（横隔膜神経または呼吸器中枢への影響による）である；頭蓋への広がりを最小限に抑えることで回避する 術後尿貯留（骨盤自律神経の遠心性伝達の遮断による）がよく起こる
硬膜外麻酔[c]	局所麻酔薬を硬膜外腔に注入する；脊髄神経根を遮断する 脊髄麻酔と同様に使用；無痛分娩にも用いられる	主にリドカイン，ブピバカイン	脊髄麻酔と同様の副作用があるが，より頻度は低い；局所麻酔薬の頭側への広がりが少ないためである 術後尿貯留はよくみられる

[a] 表面麻酔は皮膚ではうまく効かないが，リドカインとプロビトカインの非結晶性混合物（局所麻酔薬の共融混合物エムラ[EMLA]）が皮膚への適用のために開発され，約1時間で完全麻酔を達成する．リドカインは，ヘルペス後神経痛（帯状ヘルペス）などの病気の痛みを軽減するために皮膚に投与できる貼付剤が利用可能である．
[b] 脊髄麻酔の使用は，硬膜外投与の流行とともに減少しつつある．
[c] オピオイドと併用した局所麻酔薬の硬膜下または硬膜外投与（第42章参照）は，オピオイド単独で達成できるよりも効果的な鎮痛を生じる．感覚の明白な喪失や他の副作用を生じない程度のわずかな濃度の局所麻酔薬で十分である．この相乗作用のメカニズムは不明であるが，この方法が疼痛治療に有用であることが証明されている．

脈や血管収縮などの心血管系の副作用を誘発し，felypressinは冠動脈狭窄を引き起こす可能性がある．心血管系疾患を有する患者に対するそれらの使用は禁忌である．

新たな試み

特定のサブタイプのナトリウムチャネルの遮断は，てんかん（第45章参照），神経変性疾患や脳卒中（第40章参照），神経障害性疼痛（第42章参照）およびミオパチーを含むさまざまな臨床疾患に対する，有望な治療戦略であると考えられている．さまざまな病態生理学的状態における特定のナトリウムチャネルサブタイプの役割につ

いての理解が増すにつれて，さまざまな臨床状況での使用に向けた選択遮断薬が開発できる可能性も増していくであろう．

⋙ 荷電した局所麻酔薬は細胞膜を透過しないので，神経の外側に適用された場合，活動電位の発火を阻害しない．しかし，それらは，TRPV1のようなTRPチャネルの細孔を介して細胞に入ることができる（第42章参照）．TRPV1チャネルは，主に疼痛情報を伝達する感覚ニューロン上に局在するため，QX-314のような電荷を帯びた局所麻酔薬をTRPV1活性化薬と併用して投与することの可能性が考えられる．それによって，局所麻酔薬が疼痛ニューロンのみに入り，そのナトリウムチャネルを特異的に遮断することで，運動神経，自律神経もしくは他の感覚神経に影響を及ぼさずに痛覚が遮断されるかもしれない．

局所麻酔薬の副作用と薬物動態

- 局所麻酔薬は，エステルもしくはアミドである．エステル型は血漿および組織エステラーゼによって急速に加水分解され，アミド型は肝臓で代謝される．血漿半減期は一般に約1～2時間と短い．
- 副作用は，主に局所麻酔薬の全身循環への逸脱に起因する．
- 主な副作用
  - 中枢神経系作用，すなわち焦燥性興奮，錯乱，痙攣に進行する振戦，および呼吸抑制
  - 心血管作用，すなわち心筋抑制および血管拡張であり，血圧低下をきたす
  - 時に過敏反応
- 局所麻酔薬は，組織への浸透速度や作用持続時間が異なる．**リドカイン**は組織に容易に浸透し，表面投与に適する．**ブピバカイン**は，特に長い作用持続時間を有する．

ナトリウムチャネルに影響するその他の薬物

テトロドトキシンとサキシトキシン

テトロドトキシン(tetrodotoxin：TTX)は海洋細菌によって産生され，有毒な太平洋の魚であるフグの組織に蓄積する．フグは，一部には魚肉を食べた後の穏やかなうずき感のために，日本では特別な珍味とみなされている．しかし，公共のレストランでフグを提供するには，シェフは食用として安全な身を調理するために，有毒な器官(特に肝臓や卵巣)を除去する十分な技能を有するものとして免許が必要である．それにもかかわらず，TTX中毒の事故はよく起きる．長い航海の歴史的記録には，しばしばフグ食によって引き起こされる重度の衰弱やそれに続く完全麻痺や死亡についての記載がある．ブードゥー教の実践者がゾンビ化のために使用した粉末がTTXを含むことが示唆されたことがあるが，それについては疑わしい．

サキシトキシン(saxitoxin：STX)は，時に大量に増殖し，海を色づけし，赤潮を引き起こす海洋微生物によって産生される．そのような際に貝が毒素を蓄積し，ヒトに有毒になることがある．

これらの毒素は，通常の局所麻酔薬と異なり，例外なく膜の外側から作用する．どちらも複雑な分子であり，正に荷電したグアニジニウム基を有する．グアニジニウムイオンは電位依存性ナトリウムチャネルに浸透することができ，TTXまたはSTX分子のグアニジニウム基がチャネル内に留まり，残りの分子はチャネルの外の口を遮断する．ナトリウムチャネルの遮断の方法において，TTXはシャンパンコルクになぞらえることができる．局所麻酔薬とは対照的に，TTXやSTXにおいては開閉反応と遮断反応との間に相互作用はなく，それらの結合および解離は，チャネルが開いているか閉じているかに依存しない．心筋に発現する，あるいは神経障害性疼痛で感覚ニューロンでの発現が増強する一部の電位依存性ナトリウムチャネル(すなわち，Na$_v$1.5，Na$_v$1.8およびNa$_v$1.9)は，TTXに対して比較的感受性が低い(第42章参照)．

TTXとSTXは，外来の供給源から採取すると高価であり，脂質溶解度が非常に低いため組織への浸透が悪く，いずれも局所麻酔薬としての臨床用途には適さない．しかし，それらはナトリウムチャネルの単離，およびクローニングのための実験的ツールとして，重要な役割を果たした(第4章参照)．

ナトリウムチャネルの開閉に影響する薬物

さまざまな物質が，チャネルの開口率を**高める**ようにナトリウムチャネルの開閉を修飾する(Hille, 2001参照)．それらには，主にカエルの皮膚(例えば，バトラコトキシン[batrachotoxin])やサソリ，イソギンチャクからのさまざまな毒素，ベラトリジン[veratridine]のような植物アルカロイド，DDTおよびピレトリン(pyrethrin)のような殺虫剤が含まれる．それらは，ナトリウムチャネル活性化を促進し，ナトリウムチャネルが通常の静止電位に近い，より負に帯電した膜電位においても開くように作用する．それらはまた不活化を阻害し，膜が脱分極したままである場合には，チャネルが閉鎖しなくなる．したがって，膜は過興奮性となり，活動電位が延長する．自発的な発火が最初は起こるが，最終的に細胞が持続的に脱分極し，興奮しなくなる．これらの物質はすべて心臓に影響し，期外収縮やその他の不整脈を引き起こし，ついには細動に至る．それはまた，神経や筋肉に自発的な発火を誘発し，攣縮や痙攣を引き起こす．DDTのような物質の非常に高い脂溶性は，外皮を介する吸収を容易にし，それらの殺虫剤としての効果を高める．この群の薬物は，ナトリウムチャネルを研究するための実験的ツールとして有用であるが，臨床的用途はない．

局所麻酔薬の臨床用途

- 局所麻酔薬は，軟部組織(例えば，歯肉)に注射するか，神経または神経叢を遮断する目的で注射される．
- 血管収縮薬(例えば，**アドレナリン**)の併用は局所効果を延長する．
- 脂溶性薬物(例えば，**リドカイン**)は粘膜から吸収され，表面麻酔薬として使用される．
- **ブピバカイン**は作用発現が遅いが，持続時間は長い．これは，硬膜外ブロック(例えば，出産時の持続的硬膜外麻酔のため)や脊髄麻酔にしばしば使用される．その異性体である**レボブピバカイン**は，誤って血管に投与された際の心毒性が低い．

引用および参考文献

Becker, D.E., Reed, K.L., 2012. Local anesthetics: review of pharmacological considerations. Anesth. Progr. 59, 90–102.(歯科領域からみた局所麻酔薬の薬理学についての概説．)

Hille, B., 2001. Ionic channels of excitable membranes. Sinauer, Sunderland.(最少の基礎知識以上を望む読者のための，卓越した明快に書かれた教科書．)

Ragsdale, D.R., McPhee, J.C., Scheuer, T., Catterall, W.A., 1994. Molecular determinants of state-dependent block of Na$^+$ channels by local anesthetics. Science 265, 1724–1728.（局所麻酔薬が S6 膜貫通ドメインの残基に結合することを示すために，ナトリウムチャネルの部位特異的変異を使用.）

Strichartz, G.R., Ritchie, J.M., 1987. The action of local anaesthetics on ion channels of excitable tissues. Handb. Exp. Pharmacol. 81, 21–52.（局所麻酔薬の作用に関する優れた総説．同じ巻の他の総説により臨床的な側面がカバーされている.）

Yanagidate, F., Stricharz, G.R., 2007. Local anesthetics. Handb. Exp. Pharmacol. 177, 95–127.（局所麻酔薬によるナトリウムチャネル遮断の総説と，他の重要な局所麻酔薬の作用の解説.）

第4部 神経系

44 抗不安薬と催眠薬

概要

本章では，不安と不安の治療薬(抗不安薬)，不眠の治療薬(催眠薬)の性質について論ずる．歴史的にみて，抗不安薬と催眠薬は重なっており，というのは，従来からの抗不安薬は，概してある程度の鎮静と眠気を引き起こすからである．新しい抗不安薬には鎮静作用がかなり少ないものや，抗不安薬作用をもたない催眠薬も存在する．当初開発された多くの薬物は抗不安薬として現在も使用されているが，うつ(**第47章**)，てんかん(**第45章**)，統合失調症(**第46章**)の治療薬として使用されているものもある．本章では，抗不安薬としての使用について焦点を当てる．

不安の性質とその治療

緊迫した刺激に対する正常な恐怖反応は，防御行動，自律神経反射，覚醒と注意，コルチコステロイドの分泌，ネガティブな情動を含むさまざまな要素から成り立つ．不安な状況においては，これらの反応は，外的状況とは関係なく予期的に起こる．"病的な不安"と"正常な不安"の区別ははっきりしないが，症状が正常な生産的活動を阻害するかしないかで区別できる．"不安"という言葉は，いくつかの障害に使用される．不安障害を，(1)**恐怖**(fear)に関与する障害(パニック発作と強迫)と，(2)もっと全般的な**不安**(anxiety)な感情に関与する障害(しばしば全般性不安障害と分類される)に分類することは，有益な分類である．すなわちそれにより，異なったタイプの不安が，異なった薬物に異なった反応を示す理由を説明する助けになるかもしれない．

不安障害は臨床的に，以下のように認識されている．

- **全般性不安障害**(generalised anxiety disorder)：はっきりとした理由や原因を欠く過度不安が生じる，進行性の状況．
- **社会的不安障害**(social anxiety disorder)：対人関係に対する不安．
- **恐怖症**(phobia)：特殊な対象や状況，例えば蛇，広い空間，飛行に対する強い恐怖．

- **パニック障害**(panic disorder)：発汗，頻脈，胸痛，振戦，息詰まりなどの明らかな身体的症状を伴って起こる，非常に強い恐怖の突然の発作．それらの発作は正常人に乳酸ナトリウムを投与することで誘発することができ，また，遺伝的背景も関与する．
- **心的外傷後ストレス障害**(post-traumatic stress disorder：PTSD)：過去のストレス経験の想起をきっかけとする不安障害．
- **強迫神経症**(obsessive-compulsive disorder)：不合理な不安(例えば不潔恐怖)によって引き起こされる，強迫的儀式的な行動．

DSM-5[1]には，さらに詳しい不安障害の記載がある．

これらの障害の治療には，一般的には薬物治療とともに，精神医学的なアプローチも関与することを強調しなければいけない．この10年間で，不安の薬物療法は古典的な抗不安薬，催眠薬(ベンゾジアゼピンやバルビツール酸塩)から，他の中枢神経系の神経疾患の治療にも使用される薬物(例えば，抗うつ薬，抗痙攣薬や抗精神病薬)，あるいは，催眠作用をもたない5-ヒドロキシトリプタミン(5-hydroxytryptamine：5-HT)(セロトニン[serotonin])$_{1A}$受容体アゴニスト(例えば**ブスピロン**[buspirone])に取って代わられた．さらに，ベンゾジアゼピンは，抗不安薬として効果があるが，健忘症のような望まない副作用や，耐性や依存，薬物乱用を起こす不都合がある．それらはまた，不安に伴って起こる，いかなるうつに対しても効果がない．しかしながら，抗うつ薬やブスピロンは，いかなる治療効果も現れるのに3週間か，それ以上の期間を要し，継続的に投与されなければならない．一方，ベンゾジアゼピンは，急性の治療が必要な患者に有用であり，30分以内に不安を鎮め，必要があるときに投与することができる．

最近では，中枢神経系の神経伝達物質やその前駆体，ホルモンまたはアミノ酸を含む数多くの"リラックス"飲料が，有効性が確かめられないまま，市場に出ている[2]．

---

1 DSM-5：Diagnostic and Statistical Manual of Mental Disorders, Fifth Edition 2013. American Psychiatric Association, Washington, DC.

2 "リラックス"飲料は食物サプリメントとして分類されるので，薬物としての有効性や安全性試験の対象になっていない(Editorial in Nature Neuroscience, 2012, vol. 15, p. 497 参照)．

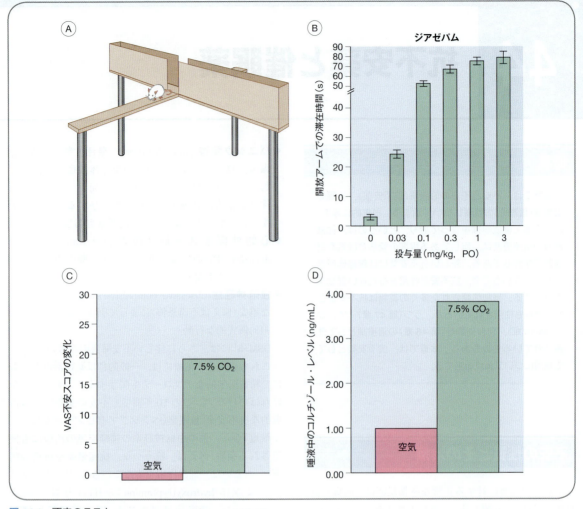

図44.1 不安のテスト.
[A]開放および閉鎖アームをもつ高架式十字迷路の図．[B]ラットの高架式十字迷路の開放アームでの滞在時間に対するジアゼパムの効果．グラフの各カラムは5分間の試験時間中の滞在時間を表す．[C]と[D]不安状態で20分間7.5%二酸化炭素（CO_2）を吸入させた効果．ヒトにおける視覚的アナログ尺度（visual analogue scale：VAS）と唾液中のコルチゾール・レベル．（[B]はKapus et al. 2008 Psychopharmacology 198, 2231-2241 より．[C]と[D]のデータはSeddon et al. 2011 J Psychopharmacol 25, 43-51 より．）

不安活動の計測

不安の動物モデル

主観的な（情動的な）ヒトの不安の要素に加えて，実験動物でも生じる計測可能な行動的生理学的な影響がある．生物学的な表現を使えば，不安は，怖れや痛みの伴う新たな環境変化に反応して起こる，行動的抑制の特異な形態を誘導するということになる．動物においては，この行動的抑制は，食物を得るためのバーを押したりするような行動反応の無動化や抑制の形をとる．不慣れな環境に置かれたラットは，普通は，当面警戒しながらも，動かない（行動的抑制）という反応を示す．このことが，不慣れな環境によって生じる不安を表すこととなる．この無動化は，抗不安薬が投与されることで減弱する．高架式十字迷路試験は広く使われる試験モデルである（図44.1参照）．水平に交差している4つのアームのうち2つのアームは閉鎖されており，他の2つのアームは開放されている．通常，ラットは多くの時間を閉鎖アームで過ごし，開放アームを避ける（おそらく落下したり攻撃されたりするのを恐れて）．抗不安薬の投与は，運動活動を増加させることなしに，開放アームでの滞在時間を増加させ，また，開放アームに進入する回数を増加させる．

葛藤試験（conflict test）もまた使用される．例えば，食物ペレットを得るためにバーを繰り返し押すように訓練されたラットは，高い一定的な反応率で食物を得るような状態に到達する．そこで葛藤要素を導入する．すなわち，ときどき，食物ペレットをもらえるという報酬に加えて，バーを押すと電気ショックが加えられるという

懲罰を，音で知らせて与える．普通，ラットは音のシグナルが鳴った際にはバーを押すことを中止し（行動的抑制），ショックを避ける．抗不安薬はこの抑制効果を緩和し，懲罰が与えられるにもかかわらず，報酬のためにバーを押し続ける．他のタイプの向精神薬や鎮痛薬は無効である．他の研究でも抗不安薬は，単に痛みの閾値が上昇することではなく，むしろ"葛藤の状況"によりつくられる行動的抑制の程度に作用することが確かめられている．

これらの"不安"モデルのいくつかは，全般的な不安よりも，むしろ特異的な刺激がない状態のヒトにおいて起こる恐怖を計測しているのかもしれない．新たな抗不安薬を開発するためには，ヒトにおける有効性のよい指標を与え，これらの試験の開発と，確証を得られる動物試験を行うことが重要となる（Ramos，2008 参照）．

ヒトに対する試験

標準的患者への質問表に基づいたさまざまな主観的不安尺度が考案されている．ガルバニック皮膚反応（汗の分泌測定）が，不安をモニターするのに使われている．情動を示す顔や言葉の反応に伴った情動・注意バイアスを調べるための神経精神学的試験が開発されてきた．パニック発作に類似した経験は，二酸化炭素の濃度を上昇させて呼吸すること，すなわち，通常は7.5％の二酸化炭素で長時間呼吸するか，35％の二酸化炭素を単回吸入することにより誘発させることができる（図44.1参照）．このような試験は，多くの抗不安薬の効果を確かなものにさせているが，プラセボの治療によってもしばしば，高度に有意な反応が得られることがある．

上述した葛藤試験（conflict test）のヒト版の試験は，食物ペレットの替わりにお金を使い，懲罰として段階的な電気ショックを使う方法が考案されている．ラットと同様に，ジアゼパムの投与は，被験者が電気ショックの痛みには変化がないといっているにもかかわらず，懲罰が与えられる間もお金をもらうためのボタンを押す率を上昇させる．

不安活動の計測

- 動物における行動試験は，葛藤や新規性に対して反応する行動的抑制（不安の反映と考えられる）の計測に基づいている．
- ヒトの抗不安薬に対する試験には，精神的な評価尺度やガルバニック皮膚反応などの，自律神経の反応計測が使用される．
- これらの試験により，抗不安薬（ベンゾジアゼピン，ブスピロン）と鎮静薬（例えばバルビツール酸塩）を区別することができる．

不安の治療に使用される薬物

主な薬物のグループは以下のようになる（Hoffman & Mathew，2008 の総説を参照）．

- 抗うつ薬（詳しくは第47章参照）．選択的セロトニン（5-HT）再取り込み阻害薬（selective serotonin reuptake inhibitor：SSRI）（例えば，フルオキセチン[fluoxetine]，パロキセチン[paroxetine]，セルトラリン[sertraline]）とセロトニン・ノルアドレナリン再取り込み阻害薬（serotonin-noradrenaline reuptake inhibitor：SNRI）（例えばベンラファキシン[venlafaxine]やデュロキセチン[duloxetine]）は，全般性不安障害，恐怖症，社会的不安障害，PTSDに有効である．昔からある抗うつ薬（三環系抗うつ薬[tricyclic antidepressant：TCA]やモノアミン酸化酵素阻害薬[monoamine oxidase inhibitor：MAOI]）も効果的であるが，副作用が少ないことからSSRIが好まれて使用される．これらの薬物は，不安にしばしば伴ううつを減弱させるという利点もあわせもつ．

- ベンゾジアゼピン（benzodiazepines）．急を要する不安の治療に採用される．これらの不安治療薬は，長い生物学的半減期をもつ（表44.1参照）．これらは，SSRIを投与されている患者が安定している期間に，SSRIとともに投与されることもある．パニック障害においては，SSRIとベンゾジアゼピンの併用が，SSRI単独よりも効果があることを証明する事実がある．

- ブスピロン．この5-HT$_{1A}$受容体アゴニストは，全般性不安障害に効果がある．しかし，恐怖症や社会的不安障害には無効である．

- ガバペンチン（gabapentin），プレガバリン（pregabalin），tiagabine，バルプロ酸（valproate），レベチラセタム（levetiracetam），抗てんかん薬（第45章参照）もまた，全般性不安障害の治療に効果がある．

- オランザピン（olanzapine），リスペリドン（risperidone），クエチアピン（quetiapine），ジプラシドン（ziprasidone）などのいくつかの非定型抗精神病薬（第46章参照）も，全般性不安障害やPTSDを含むある種の不安障害に有効な場合もある．

- βアドレナリン（adrenaline）受容体アンタゴニスト（例えばプロプラノロール[propranolol]；第14章参照）．これらは，発汗，振戦，頻脈などの特に身体的症状が問題となるある種の不安障害に用いられる[3]．これ

---

[3] βブロッカーは，時に役者や音楽家が舞台恐怖症の症状を軽減する際に使用される．しかし，ビリヤード選手が震えを抑えるために使用するのは，スポーツマンらしかぬということで禁止されている．

表 44.1 ヒトにおけるベンゾジアゼピンの特徴.

薬物	投与薬物の半減期(時間)	活性代謝物	代謝物の半減期(時間)	効果の時間	主な用途
ミダゾラム[a]	2〜4	水酸化誘導体	2	超短時間(6時間未満)	静脈麻酔薬として催眠薬ミダゾラムを使用
ゾルピデム[b]	2	なし	−	超短時間(4時間以内)	催眠薬
ロラゼパム, オキサゼパム, temazepam, ロルメタゼパム	8〜12	なし	−	短時間(12〜18時間)	抗不安薬, 催眠薬
アルプラゾラム	6〜12	水酸化誘導体	6	中間(24時間)	抗不安薬, 抗うつ薬
ニトラゼパム	16〜40	なし	−	中間	抗不安薬
ジアゼパム, クロルジアゼポキシド	20〜40	nordazepam	60	長時間(24〜48時間)	抗不安薬, 筋弛緩薬ジアゼパム(抗てんかん薬として使用)
フルラゼパム	1	desmethylflurazepam	60	長時間	抗不安薬
クロナゼパム	50	なし	−	長時間	抗てんかん薬, 抗不安薬(特に躁病に対して)

[a] 他の短時間作用型ベンゾジアゼピン, トリアゾラムは, 副作用のため英国では市場から撤退させられた.
[b] ゾルピデムは, ベンゾジアゼピンではないが同様に作用する. ゾピクロン, ザレプロンも同様.

らの効果は, 中枢神経よりも末梢神経の交感神経の遮断によるものである.

抗うつ薬(第47章), 抗てんかん薬(第45章), 抗精神病薬(第46章), βアドレナリン受容体アンタゴニスト(第14章), 抗ヒスタミン薬(第26章)は, 本書の他章で詳しく記載されている. SSRIがどのようにして抗不安作用を発揮するかについてのいくつかの議論は, ブスピロンのセクションに含まれている. この章では, 不安に対してまず使用される薬物に焦点を当てる.

抗不安薬の分類

- 抗うつ薬(SSRI, SNRI, TCA, MAOI；第47章参照)は, 不安に対して効果をもつ.
- ベンゾジアゼピンは, 急を要する不安や不眠に対して使用される.
- ブスピロンは, 抗不安作用をもつが, 鎮静効果が少ない 5-HT$_{1A}$ 受容体アゴニストである.
- いくつかの抗痙攣薬(例えば, ガバペンチン, プレガバリン, tiagabine, バルプロ酸, レベチラセタム)は抗不安作用をもつ.
- いくつかの非定型抗精神病薬は, ある種の不安の治療に使用できるが, 重篤な副作用がある.
- β受容体アンタゴニストは, 主に不安の身体的症状(振戦, 動悸など)の軽減に使用される. 感情的症状には無効である.

ベンゾジアゼピンと関連薬

最初のベンゾジアゼピンであるクロルジアゼポキシド (chlordiazepoxide)は, 1961年, 偶然合成された. ホフマン・ラロシュ(Hoffman-La Roche)の研究室の誤った反応の結果, 尋常でない七員環が作製された. 通常のスクリーニング工程でその予想外の薬理学的活性が認識され, ベンゾジアゼピンはきわめて早く薬局方記載されて処方薬となった.

ベンゾジアゼピンの基本的化学構造は, 芳香環が融合した七員環と, 活性を失うことなく修飾が可能な4つの主な置換基グループから成り立つ. 何千もの薬物が作製され試験され, 約20個が臨床的に使用されている. そのうちで最も重要なものが, 表44.1 にリストされている. これらは, いくらかの程度の選択性は報告されているが, 基本的には薬理学的活性は同様である. 例えば, クロナゼパム(clonazepam)は, それほど著明な鎮静効果をもたずに抗てんかん作用を示す. 臨床的見地からは, ベンゾジアゼピン間の異なった薬物動態的な性質の差のほうが, 活性の性質の差よりも重要である(表44.1参照). 同様の構造をもちベンゾジアゼピンの効果を特異的に拮抗する薬物, 例えばフルマゼニル(flumazenil)などが発見されている.

"ベンゾジアゼピン"という命名は, 明確な化学構造に由来している. ゾルピデム(zolpidem)やゾピクロン(zopiclone), また, 臨床用途が許可されていないβ-カルボリンのabecarnilのような薬物は, 異なった化学構造をもち, したがってベンゾジアゼピンではない. しかし, これらは, しばしば"ベンゾジアゼピン受容体"と称される同じ部位に結合する. これらの薬物は, ベンゾジアゼピンに準じて議論される.

作用機序

ベンゾジアゼピンは, 中枢神経を通じて抑制的シナプス伝達にかかわる GABA$_A$ 受容体(第38章)に特異的に作用する. ベンゾジアゼピンは, GABA活性化クロライドチャネルの開口を促進することにより, GABA(γアミ

不安の治療に使用される薬物　651

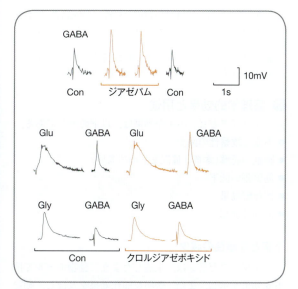

図44.2 ベンゾジアゼピンとクロルジアゼポキシドの GABA 作用に対する増強効果.

薬物は組織培養されたマウスの脊髄神経細胞近くに置いた微小ピペットから，イオントフォレーシス法により投与した．膜電位は−90mVに過分極した．細胞には観察電極からCl⁻を充填しているので，抑制性アミノ酸（GABAやグリシン[glycine：Gly]）も興奮性アミノ酸であるグルタミン酸（glutamate：Glu）と同様に脱分極を起こした．ジアゼパムの増強効果はGABAの反応に限局しており，グルタミン酸やグリシンの反応は影響されなかった．Con：コントロール．

表44.2 治療で用いられるベンゾジアゼピンの GABA_A 受容体 α サブユニットへの選択性．

薬物	サブユニットへの選択性
ジアゼパム	α1, α2, α3, α4, α5, α6
フルニトラゼパム	α1, α2, α5
ミダゾラム	α1, α2, α3, α4, α5, α6
ゾルピデム	α1
フルマゼニル	α1, α2, α3, α4, α5, α6 へのアンタゴニスト

(Tan KR, Rudolph U, Lüscher C 2011 Hooked on benzodiazepines: GABA_A receptor subtypes and addiction. Trends Neurosci 34, 188-197 より改変．)

ノ酪酸[γ-aminobutyric acid]）の反応を増強する．（第38章，図38.5参照）．これらは，GABAが結合する部位（図44.3参照）とは異なった受容体の制御部位に特異的に結合する．そして，アロステリックに作用してGABAの受容体に対する親和性を増加させる．単一チャネル記録では，与えられたGABA濃度によってチャネルが開口する頻度を増加させることが示されている．しかし，コンダクタンスや平均開口時間は変化させないので，チャネル開口機構よりも，GABAの結合に対する効果に対する影響であると考えられる．ベンゾジアゼピンは，グリシンやグルタミン酸のような他のアミノ酸受容体には影響しない（図44.2参照）．

▽ GABA_A 受容体は，その主なものは，α，β，γ（第38章参照）である異なったサブユニットから五量体を形成するリガンド開口型イオンチャネル（第3章参照）である．GABA_A受容体は，6個の異なったαサブユニットと3個のβサブユニット，3個のγサブユニットからなる受容体ファミリーであると実際考えるべきである．したがって可能性のある組み合わせの数は多いが，成人脳ではある組み合わせが優位になっている（第38章参照）．脳の異なった部位ではさまざまな組み合わせが生じており，それぞれ異なった生理的機能をもち，その薬理学的性質において微細な違いを生んでいる．

ベンゾジアゼピンは，αとγサブユニットの間の境界部位を横切って結合するが，γ2とα1，α2，α3やα5サブユニットを含む受容体にのみ結合する．ベンゾジアゼピンの行動学的効果に対する異なったサブユニットの役割を研究するために，遺伝

的アプローチが用いられている．GABA_A受容体のさまざまな変異体をもったマウスの行動学的解析から，α1を有する受容体は，抗てんかん，鎮静・催眠，常習性効果を仲介し，ベンゾジアゼピンの抗不安効果を仲介しないことが示された．一方，α2を有する受容体は抗不安効果を，α2，α3，α5を有する受容体は筋弛緩を，α1とα5を有する受容体は健忘効果を仲介することが示された（Tan et al., 2011）．

次なるステップは明らかに，サブユニット特異的な薬物を開発することである．残念ながら，異なったαサブユニット間でのベンゾジアゼピン結合部位が構造的に似ているので，この開発は困難であることがわかっている．いくつかのベンゾジアゼピンのαサブユニットに対する選択性は，**表44.2**に示されている．α2サブユニットを含む受容体への選択的有効性は，鎮静や健忘などの副作用をもたない薬物をつくることを可能にすると期待されている．しかし，そのような化合物はまだ，ヒトの治療薬としては導入されていない（Skolnick, 2012）．pagocloneは，α1，α2，α5への効果が少ないα3の完全アゴニストであり，鎮静・催眠作用あるいは健忘作用はほとんど，もしくはまったくない．

GABA受容体とは無関係の末梢のベンゾジアゼピン結合部位が，多くの組織に存在する．その標的は，主にミトコンドリア膜に存在する**輸送タンパク質**（translocator protein）として知られているタンパク質である．

ベンゾジアゼピンアンタゴニストとインバースアゴニスト

ベンゾジアゼピンの競合的アンタゴニストは，1981年に発見された．最もよく知られている化合物は，フルマゼニルである．後に不安原性，てんかん原性をもっていることが見出されたが，当初は行動に影響を与えず，薬物誘導性の痙攣を生じないと報告された．フルマゼニルは，ベンゾジアゼピンの過剰投与（通常は，呼吸が重大に抑制されたときのみ）を元に戻すため，あるいは，ミダゾラムなどのベンゾジアゼピンが，小手術の過程で使用された際の効果を回復させるために使用される．フルマゼニルは，注射で与えると迅速に効果的に作用するが，その作用は約2時間しか続かない．そのため，傾眠状態が元に戻りやすい．フルマゼニルで治療を受けてい

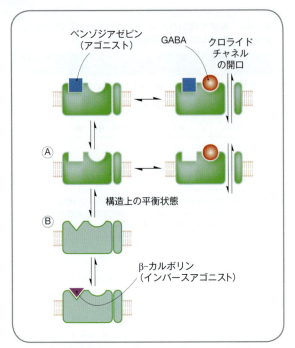

図44.3 ベンゾジアゼピン／GABA 受容体の相互作用に関するモデル.

ベンゾジアゼピンアゴニスト，アンタゴニストそしてインバースアゴニストは，GABA 結合部位とは異なる GABA 受容体内の部位に結合すると考えられている．ベンゾジアゼピン受容体にアゴニストが結合している立体構造[A]と，インバースアゴニストが結合している立体構造[B]の間には，構造上の平衡状態が存在する．後者の状態では，GABA 受容体のGABAへの親和性がかなり減少し，その結果，クロライドチャネルは閉じたままとなる．

いる．このように，平衡は[A]のほうに傾き，GABA の感受性が増強する．インバースアゴニストは，選択的に[B]のほうに結合し，反対の効果をもつ．競合的アンタゴニストは，[A]と[B]に等しく結合し，その後，構造の平衡状態を阻害することはないが，アゴニストとインバースアゴニスト両方の効果に拮抗する．

薬理学的効果と用途

ベンゾジアゼピンの主な効果は，以下の通りである．
- 不安と攻撃性の減少
- 睡眠の誘導(本章「催眠薬」の項参照)
- 筋緊張の低下
- 抗痙攣効果
- 前向性健忘

不安と攻撃性の減少

ベンゾジアゼピンは，上述したように動物モデルで抗不安効果を示し，また，著明な順化効果を及ぼし，動物は著明に扱いやすくなる[4]．おそらくアルプラゾラム(alprazolam；表44.1)を除いて，ベンゾジアゼピンは抗うつ効果をもたない．ベンゾジアゼピンは，ある個体で逆説的に(予想に反して)，怒りっぽさや攻撃性を上昇させることがある．この現象は，特に超短時間作用のトリアゾラム(triazolam)において現れ(そのため英国や他の国では販売されなくなった)，また一般的に，短時間作用の化合物ではしばしばみられる．これはおそらく，ベンゾジアゼピン離脱症状の現れであり，これらのすべての薬物で起こるが，急速な減衰作用をもつ薬物では，より急性に起こる．

ベンゾジアゼピンは現在，急性の不安や行動的な緊急事態の治療，内視鏡の検査中などに主に使用される．それらはまた，(医科にも歯科にも)手術前の前投薬としても使用される．このような環境下では，この薬物の抗不安，鎮静，そして健忘作用は有益であるように思われる．ミダゾラムの静脈内投与は，麻酔の導入に使用される(第41章参照)．

筋緊張の低下

ベンゾジアゼピンは，主に脊髄の中枢性 $GABA_A$ 受容体に作用して，筋緊張を低下させる．

筋緊張の上昇はヒトにおける不安状態によくみられる現象で，時に不安症の患者を悩ませる．頭痛を含むいろいろな疼痛の原因となる場合がある．ベンゾジアゼピンの弛緩効果はしたがって，臨床的に有用である．筋緊張の低下は，明らかな協調の欠失を伴わずに起こるようである．しかし，麻酔の際の静脈内投与や乱用時の過剰摂

る患者は，痙攣が起こる可能性がある．この痙攣は，三環系抗うつ薬を服用している患者でより起こりやすい(第47章)．肝性脳症の動物モデルで部分的インバースアゴニストの効果が示されているにもかかわらず，フルマゼニルが重症の肝疾患(肝性脳症)やアルコール中毒症患者の精神状態を改善させるという報告は，対照比較試験においては確認されていない(Ahboucha & Butterworth, 2005)．

インバースアゴニスト(inverse agonist；第2章)という用語は，ベンゾジアゼピン受容体に結合し，従来のベンゾジアゼピンと反対の効果を発揮する薬物にあてはまり，不安や痙攣の症状を増加させる．エチル-β-カルボリン-3-カルボン酸(ethyl-β-carboline-3-carboxylate：βCCE)やジアゼパム結合阻害薬は，いくつかのベンゾジアゼピンアナログと同様に，インバースアゴニストの活性を示す．これらの複雑性は第2章で議論している二状態モデル(two-state model)，すなわち，ベンゾジアゼピン受容体は，2つの異なった構造で存在し，そのうちの一方[A]のみが GABA 分子に結合することができ，クロライドチャネルを開くことができると推論することで説明することができる(図44.3参照)．もう一方の構造[B]は，GABA に結合することができない．ベンゾジアゼピン受容体リガンドがない状態では，通常この2つの構造間は平衡状態にある．GABA に対する感受性は存在するが，最大以下である．ベンゾジアゼピンアゴニスト(例えばジアゼパム)は，[A]構造に好んで結合すると推定されて

---

[4] この効果は動物の種による．著者の同僚の1人がバルチモア動物園のトラの鎮静化を試みて費用がかかることがわかったように，ネコ科の動物は実際にはかなり易興奮性になる．

取の際には，気道閉塞が起こる可能性がある．他の筋弛緩薬の臨床用途は，**第13章**で論じる．

抗痙攣効果

すべてのベンゾジアゼピンは動物実験においては，抗痙攣活性をもっている．それらは，pentetrazol やbicuculline やそれらと同等に$GABA_A$受容体を遮断する薬物（**第38，45章**）によって惹起される薬物誘導性の痙攣に対して特に効果的であるが，電気的に誘導される痙攣には効果が少ない．

クロナゼパム（**表44.1 参照**），ジアゼパム（diazepam），ロラゼパム（lorazepam）は，てんかんの治療に使用される（**第45章参照**）．それらは，てんかん重積状態における重篤な発作をコントロールするために，静脈的に投与することができる．ジアゼパムは，急性の発作をコントロールするために小児に経直腸的に使用される．ベンゾジアゼピンの抗痙攣作用には耐性が形成される．

前向性健忘

ベンゾジアゼピンは，これらの薬物の影響下にあった際に経験した出来事の記憶を妨げる．この効果は他の中枢神経を抑制する薬物ではみられない．したがって，ベンゾジアゼピンを使うことで，不快な記憶を残すことなしに外科的，侵襲的な小処置をすることができる．フルニトラゼパム（flunitrazepam）（Rohypnol という商品名で一般大衆にはよく知られている）は，デート・レイプの際の薬物として悪名高く，被害者は襲われた際に何があったかを正確に思い出すことがしばしば困難となる．

記憶障害は，ベンゾジアゼピンが$GABA_A$受容体の$\alpha5$サブユニットに結合することが原因であると考えられている．$\alpha5$のノックアウトマウスは，学習・記憶がよいという表現型をもつ．このことは，$\alpha5$サブユニットに選択的なインバースアゴニストが記憶を増強する可能性を示唆する．

🔵 内在性のベンゾジアゼピン様のメディエーターは存在するか？

⩔ 多大な科学的努力にもかかわらず，GABA の作用を制御する機能をもつベンゾジアゼピン受容体の内在性リガンドがあるのかどうかという疑問の答えは得られないままである．

いかなる外来性のベンゾジアゼピンがない状態でも，アンタゴニストであるフルマゼニルが，in vivo でも in vitro でも反応を示す．このことが，ベンゾジアゼピン受容体の活性化が内在性のリガンドにより進行しているはずであるという考えを支持すると，しばしばいわれてきた．フルマゼニルは，もともとニュートラル・アンタゴニストとして記載されたが，$GABA_A$受容体のサブタイプ（αサブユニットがあるかどうかによる）に対して，あるいは$GABA_A$受容体が修飾されるうる病的状況においては，アゴニストやインバースアゴニストの活性をもつ可能性もある．

β-カルボリン（β-carboline）（例えば βCCE）を含むベンゾジアゼピン受容体に作用する，いくつかの内在性の化合物が単離されており，トリプトファンや10kDa のペプチドであるジアゼパ

ム結合阻害ペプチド（diazepam-binding inhibitor）に構造的に関係がある．これらの分子が脳に（すなわち内在性に）存在するのか，組織から抽出される過程で産生されているかどうかは，未解決の問題である．面白いことに，βCCE とジアゼパム結合阻害ペプチドはともに，ベンゾジアゼピンに対し逆の効果をもつ．すなわち，それらはインバースアゴニストであり，GABA によるクロライドチャネルの開口を阻害し，動物レベルでは，不安誘導性，痙攣誘導性の作用をもたらす．ベンゾジアゼピンそれ自身が，脳内で自然に生成されるのかもしれないが，これらの化合物の起源や，どのように生合成されるかは不明である．現在では，ベンゾジアゼピン受容体の内在性リガンドが存在し機能しているとは，一般的には受け入れられていない．他の，存在の可能性のある内在性の$GABA_A$受容体の修飾因子にはステロイド代謝物が含まれるが，それらは，ベンゾジアゼピンとは違う部位に結合する（**第38章参照**）．

🔵 薬物動態学的側面

ベンゾジアゼピンは経口で投与された場合はよく吸収され，通常約1時間で血漿濃度が最高となる．いくつかのベンゾジアゼピン（例えば，オキサゼパム［oxazepam］，ロラゼパム）は，もっとゆっくり吸収される．それらは，血漿タンパク質に強く結合し，脂溶性が高いので，それらの多くが徐々に脂肪に蓄積する．それらは，通常経口で投与されるが，経静脈的に（例えば，てんかん重積状態のジアゼパムや，麻酔の際のミダゾラム）あるいは，経直腸的に投与されることも可能である．筋肉注射は，吸収が遅れることが多い．

ベンゾジアゼピンは，すべて代謝されて，最終的に尿中にはグルクロン酸抱合体として排泄される．ベンゾジアゼピン間で，作用時間が大きく異なり，大まかに短時間，中間，長時間作用薬に分類される（**表44.1**）．作用時間はそれらの使用法に影響する．短時間作用薬は，目覚めた際の翌日へのもち越し効果のない催眠薬として有用であるし，長時間作用薬は抗不安薬，抗てんかん薬として，より有用である．いくつかのものは，約60時間の半減期をもつN-デスメチルジアゼパム（N-desmethyldiazepam）（ノルジアゼパム［nordiazepam］）のような，活性のある代謝物に変換される．このことは，多くのベンゾジアゼピンが累積効果を起こし，繰り返し投与された際の長期のもち越し効果を起こす傾向があることの説明となる．短時間作用薬は，直接グルクロン酸に抱合されることにより代謝される．**図44.4** は，ジアゼパムを15日間毎日投与されたヒト対象者の血漿中の nordazepam の，ゆるやかな上昇と緩徐な消失を示している．

⩔ 加齢は，抱合反応よりも酸化反応率に影響を及ぼす．このように，長時間作用型ベンゾジアゼピンの効果は，年齢に伴って強くなる傾向にある．そして，傾眠状態や錯乱が潜行性に生じてくるのはこのためである[5]．

---

5 著者のうちの1人の祖母は，91歳のときに次第に物忘れが出現し，足元がふらつきだした．祖母は不眠のために，ニトラゼパム（nitrazepam）を定期的に，何年間も服用していた．著者はずっと恥じているが，この問題の原因を突きとめたのは，一般開業医であった．ニトラゼパム処方をやめることで，劇的な改善が得られた．

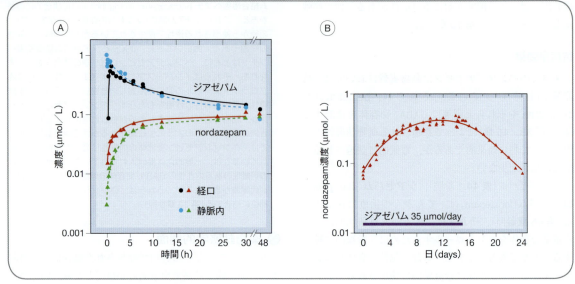

図 44.4　ヒトにおけるジアゼパムの薬物動態.
[A]ジアゼパムと nordazepam の経口投与, もしくは静脈内の単回投与後の濃度. 投与 20 時間後の両薬物の消失は, 非常にゆっくりであることに注意されたい. [B]2 週間のジアゼパムの連日投与期間中の nordazepam の蓄積と, ジアゼパムの投与中止後のゆっくりとした減衰(半減期約 3 日間). (データは Kaplan SA et al. 1973 J Pharmacol Sci 62, 1789 より.)

🚫 副作用

ベンゾジアゼピンの副作用は, 以下に分けられる.
- 急性の過剰投与に起因する毒性効果
- 正常な治療中に起こる副作用
- 耐性や依存

急性毒性

ベンゾジアゼピンの急性過剰摂取は, 他の抗不安・催眠薬よりもかなり危険性が低い. これらの薬物はしばしば自殺企図で用いられるので, このことはこの薬物の重要な利点である. 過剰摂取においてベンゾジアゼピンは重大な呼吸や心血管機能の抑制を伴わない, 持続性の睡眠を引き起こす. しかし, 他の中枢神経抑制薬物, 特にアルコールの存在下では, ベンゾジアゼピンは重大で生命を脅かす呼吸抑制を引き起こす. このことはベンゾジアゼピンの乱用時の, よくある問題である(第 49, 58 章参照). 効果的なアンタゴニスト, フルマゼニルの利用は, 多くの中枢神経抑制薬物では不可能な, 急性の過剰摂取の効果を, 相殺することが可能であることを示している[6].

治療使用中の副作用

ベンゾジアゼピンの主な副作用は, 傾眠傾向, 錯乱, 健忘, 協調障害であり, これらは, 自動車の運転などの手動の技能を相当に障害する. ベンゾジアゼピンは, 相加反応より強く, アルコールを含む他の抑制的薬物の効果を増強する. 多くのベンゾジアゼピンが, 長くて予想外の作用持続時間があることは, 副作用の関係において重要である. ニトラゼパムなどの長時間作用薬は催眠薬としてもはや使用されず, ロラゼパムのような短時間作用薬さえ, 仕事の能力や運転の技術に 1 日遅れで, かなりの障害を起こしうる.

耐性と依存

耐性(すなわち, 必要な効果を生むのに必要な用量が次第に増大すること)は, すべてのベンゾジアゼピンで起こり, 主な欠点である依存も同様に生じる. ベンゾジアゼピンは他の鎮静薬とともに, これらの性質を共通してもっている. 耐性は受容体レベルでの変化を表していると思われるが, そのメカニズムはあまり理解できていない. α2 サブユニットを含む膜の GABA_A 受容体の選択的な減少があるのかもしれない(Jacob et al., 2012).

受容体のレベルでは, 耐性の程度は, 占有されている受容体の数(すなわち用量)と, 受容体が占有されている時間(これは治療法によって異なるかもしれない)の両者によって決まることが予想される. よって, 顕著な耐性は, ベンゾジアゼピンが継続的にてんかんの治療で使われたときに生じ, 一方, 患者が日中は比較的薬物を服用しないので, 睡眠導入効果に対しては起こりにくい. 抗不安効果に対して, どの程度の耐性が生じるかは明らかではない.

ベンゾジアゼピンは依存を形成し, これは大きな問題となる. ヒト被験者や患者では, 何週間から何ヵ月か治

---

[6] フルマゼニルは痙攣発作を起こす危険があるので, 治療では, 患者は通常寝たままにされる. しかし, フルマゼニルは, 他の原因による昏睡を除外するのに, 診断学的に有用である.

療後の突然のベンゾジアゼピン治療の中止は，振戦，めまい，耳鳴り，体重減少，レム（rapid-eye-movement：REM）睡眠増強による睡眠障害を伴ったより強い不安で特徴づけられるリバウンドを起こす．したがってベンゾジアゼピンは，段階的に用量を落とすことで漸減させることが推奨されている．自己投与のベンゾジアゼピンに対し，動物はたった１週間の嗜癖傾向しか示さない．慢性的投与後の退薬は身体症状，すなわち，神経過敏，振戦，食欲低下，時折の痙攣を起こす[7]．おそらくほとんどのベンゾジアゼピンの血漿中の半減期が長いせいで，離脱症状は動物においてもヒトにおいても，オピオイドよりもその発症は遅い．ジアゼパムの場合，離脱症状は現れるまでに最長で３週間かかる．短時間作用型ベンゾジアゼピンは，もっと急速な退薬効果を起こす．

身体的，心理的な離脱症状は，患者がベンゾジアゼピンの服用をあきらめることを困難にする．多くの薬物乱用で起こる薬への渇望（すなわち身体的離脱症状を長引かせる重大な心理的依存；第49章）は，ベンゾジアゼピンでは大きな問題とはならない．

乱用の可能性

ベンゾジアゼピンは広く乱用されている薬物で，しばしば，オピオイドやアルコールなどの他の薬物との併用で摂取されている．ほとんどの違法な使用は，処方されたベンゾジアゼピンの横流しから行われている．それらは，平穏で不安が減った感じを誘導し，使用者はそれを現実から保護される夢心地状態であると表現している．過剰摂取の危険は，アルコールと併用して用いられる際に大きく増加する．耐性と身体依存は上述したように起こる．

ブスピロン

ブスピロンは，全般性不安障害の治療に用いられる．パニック発作や重症の不安状態を制御するには効果が薄い．

ブスピロンは5-HT$_{1A}$受容体（第15章）の部分アゴニストであり，ドパミン受容体にも結合する．しかし，ブスピロンの不安の抑制に関しては，5-HTがかかわる作用が重要であろうと考えられている．というのは，5-HT$_{1A}$受容体に高度に特異的な実験的関連薬物（例えばipsapirone，gepirone）が実験動物でブスピロンと同様の抗不安活性を示すからである．しかし，ヒトにおいては，ブスピロンは効果が現れるまでに数日から数週間を要する．このことは，単なる5-HT$_{1A}$受容体の活性化以外の

---

[7] 離脱症状はさらに重大になりうる．20年間の服用の後にベンゾジアゼピンをやめることを勧められた著者の親戚の１人は，幻視に苦しみ，ある日すべてのカーテンを破り捨てた．燃えていると思ったからである．

不安の治療に使用される薬物

ベンゾジアゼピン

- GABA$_A$受容体の特異的制御部位に結合することで作用し，その結果，GABAの抑制的効果を増強する．GABA$_A$受容体のサブタイプは脳の異なった領域に存在し，機能的に異なった効果を発揮する．
- 抗不安薬ベンゾジアゼピンは，この制御部位のアゴニストである．他のベンゾジアゼピン（例えば**フルマゼニル**）は，アンタゴニストもしくは弱いインバースアゴニストであり，抗不安作用をもつベンゾジアゼピンの作用を阻害する．インバースアゴニスト（臨床では使用されていない）は不安を惹起する．
- 抗不安効果はα2サブユニットを含むGABA$_A$受容体を介し，一方，鎮静はα1サブユニットを介して起こる．
- ベンゾジアゼピンは，以下を引き起こす．
  - 不安や攻撃性を減弱させる
  - 鎮静，不眠の改善に導く
  - 筋弛緩と，筋肉の協調の欠失
  - 痙攣の抑制（抗てんかん効果）
  - 前向性健忘
- 異なるベンゾジアゼピン間の薬理学的な性質の違いは少ない．他の効果としては，**クロナゼパム**は，より強い抗痙攣作用をもつようである．
- ベンゾジアゼピンは，経口投与が可能であり，主な差はその作用時間が異なることである．短時間作用型の薬物（例えば，**ロラゼパム**やtemazepam，半減期8〜12時間）は，活性のない薬物に代謝されるので，催眠薬として主に使用される．いくつかの長時間作用型の薬物（例えば**ジアゼパム**，**クロルジアゼポキシド**）は長期活性が続く代謝物（nordazepam）に変換される．
- いくつかは，経静脈的に使用され，例えば**ジアゼパム**はてんかん重積状態に，**ミダゾラム**（midazolam）は麻酔に使用される．
- ゾルピデムは，ベンゾジアゼピンではないが，同様に作用し催眠薬として使用される短時間作用型の薬物である．
- ベンゾジアゼピンは過剰摂取に関して比較的安全である．これらの主な欠点はアルコールとの相互作用，長期持続するもち越し効果と，使用を止めた際に特徴的な離脱症状として現れる耐性と身体的依存である．

より複雑なメカニズムが関係していることを示唆している．SSRIも抗不安作用の発現に時間を要する．

5-HT$_{1A}$受容体は，5-HT含有神経の細胞体と樹状突起に発現している．そこでは，5-HT$_{1A}$受容体は，抑制的な自己受容体として機能する．また，他の種類の神経細

胞（例えば，ノルアドレナリン性の青斑核神経）にも発現しており，そこでは，他の5-HT受容体（第39章参照）とともに，5-HTの後シナプスの作用を仲介する．後シナプスの5-HT$_{1A}$受容体は，皮質辺縁系に多く発現しており，情動行動に関与している．どのような理由でブスピロンやSSRIの効果が遅れるのか，その1つの説は，これらの薬物はつねに細胞体や樹状突起の5-HT$_{1A}$自己受容体の脱感作を誘導し，その結果，セロトニン神経の興奮が高められ，5-HTの遊離が増強するということである．このことは，これら薬物による治療初期に5-HT$_{1A}$自己受容体の活性化と5-HT遊離の抑制によって不安が悪化することの説明にもなるかもしれない．この受容体脱感作説から類推して，5-HT$_{1A}$自己受容体において5-HTの作用を速やかに止めて，迅速に5-HT遊離を増強する5-HT$_{1A}$アンタゴニストは，効果発現の遅延がない抗不安薬になる可能性が予想される．5-HT$_{1A}$拮抗作用とSSRIの性質をあわせもった薬物が開発されたが，ヒトにおいては有効性が見出せていない．これはおそらく，これらの薬物は5-HT$_{1A}$の自己受容体とシナプス後部の受容体をともに阻害するので，後者の効果が前者の有益な効果を妨げるからであると考えられる．5-HT濃度の上昇は，他のシナプス後性の順応をも引き起こす可能性がある．5-HT$_2$受容体もまた，その発現低下が抗不安作用に重要であると考えられている．5-HT$_2$受容体と5-HT$_3$受容体の拮抗活性をもつ薬物の，不安治療に対する臨床試験が行われている．

ブスピロンはノルアドレナリン性の青斑核神経（第39章）の活動を抑制し，それにより覚醒反応を阻害する．ブスピロンはベンゾジアゼピンとはまったく異なった副作用をもつ．鎮静や運動協調障害は起こさず，耐性や離脱症状も報告されていない．主な副作用は，悪心，めまい，頭痛，不穏状態であり，これらは一般的にはベンゾジアゼピンの副作用よりも軽度であるように思われる．ブスピロンは，ベンゾジアゼピンとはおそらく異なったメカニズムで働くので，ベンゾジアゼピンの離脱症状を抑制しない．したがって，ベンゾジアゼピン治療からブスピロン治療に変更する際には，ベンゾジアゼピンは徐々に減らす必要がある．

他の可能性のある抗不安薬

ここまでに述べたGABAと5-HT機構以外に，多くの伝達物質やホルモンが，不安やパニック障害に関係があると考えられてきた．特に，ノルアドレナリン(noradrenaline)（ノルエピネフリン[norepinephrine]），グルタミン酸，コルチコトロピン放出因子(corticotrophin-releasing factor)，コレシストキニン(cholecystokinin：CCK)，サブスタンスP，神経ペプチドY，ガラニン，オレキシン，神経ステロイドなどである．これらを標的とした抗不安薬が開発中である(Mathew et al., 2009参照)．

興味深い最近の研究では，恐怖の基盤となる不快でネガティブな記憶は，必ずしも永続的ではないということがわかった．このような記憶が呼び戻された際は，一過性に不安定な状態に戻るが，それは中断されうるということである．ヒトにおいては，記憶が呼び起こされる前にプロプラノロールを投与すると，ネガティブな記憶が消失するかもしれない(Lonergan et al., 2013参照)．NMDA(*N*-methyl-D-aspartate)受容体アンタゴニストも同様な効果をもっている．不快な記憶をこのように中断させることは，PTSDの新たな治療法を提供するかもしれない．

抗不安薬としての抗うつ薬と5-HT$_{1A}$受容体アゴニスト

- 抗不安効果は発現するのに数日から数週間かかる．
- 抗うつ薬(SSRI，SNRI，TCA，MAOI；第47章参照)は，以下の通りである．
  - 全般性不安障害，恐怖症，社会的不安障害，PTSDに有効である．
  - 不安に伴ううつを減少させる可能性がある．
- ブスピロンは強力な5-HT$_{1A}$受容体アゴニストである．
  - 全般性不安障害，効果的な治療薬であるが，恐怖症には効果がない．
  - 副作用はベンゾジアゼピンよりも軽症のようで，めまい，悪心，頭痛が含まれるが，鎮静や協調障害はみられない．

抗不安薬の臨床用途

- 抗うつ薬は現在，不安，特にうつを伴った不安を治療するための主な薬物である．それらの効果の発現は遅い(2週間以上)．
- ベンゾジアゼピンは，重症で日常生活に支障をきたす不安を，急性に寛解する目的に限って使用するのが普通である．
- ブスピロン(5-HT$_{1A}$受容体アゴニスト)は，ベンゾジアゼピンとは異なった形の副作用をもち，乱用の可能性ははるかに低い．その効果発現は遅い(2週間以上)．短期間の使用が許可されているが，専門家によっては数ヵ月使用することもある．

不眠を治療する薬物（催眠薬）

不眠は，普段はよく寝ていて，交代勤務や時差ボケがある人にとっては，**一過性**のものである．不眠は，普通，病気や情動的な動揺によるものは**短期**であり，不安やうつや薬物乱用，疼痛，そう痒，呼吸困難などが背景にある際には**慢性的**となる．不安や抑うつにおいて，基盤となる精神的状態が治療されれば，睡眠パターンの改善に伴って基盤となる状況も改善される．これらの状況を治療するのに使用される薬物としては，以下のようなものがある．

- **ベンゾジアゼピン．** 短時間作用型のベンゾジアゼピン（例えばロラゼパム，temazepam）が，もち越し効果が少ないので，不眠の治療に使用される．ジアゼパムはより長い作用時間をもっているが，日中の不安に伴う不眠の治療に使用される．
- **ザレプロン**（zaleplon），**ゾルピデム**，**ゾピクロン**．科学的構造は異なるが，これらの短時間作用型催眠薬はベンゾジアゼピンと同様に作用する．これらは，明らかな抗不安活性を欠く．
- **chlormethiazole．** ベンゾジアゼピンとは異なった部位で作用する，$GABA_A$受容体のポジティブ・アロステリック修飾薬である．
- **メラトニン受容体アゴニスト．メラトニン**（melatonin）と**ラメルテオン**（ramelteon）は，MT_1，MT_2受容体（第39章参照）のアゴニストである．それらは，老人や自閉症の子どもの不眠に有効である．
- **オレキシン受容体アンタゴニスト．スボレキサント**（suvorexant）は催眠薬として開発された．これは，OX_1，OX_2受容体のアンタゴニストである．OX_1，OX_2受容体は，概日リズム（第39章参照）を設定するのに重要な働きをもつ，中枢神経系のペプチド伝達物質であるオレキシンの作用を仲介する．オレキシンの濃度は通常日中に高く夜間に低いので，この薬物は覚醒度を減少させる．
- **抗ヒスタミン薬**[8]（例えば**ジフェンヒドラミン**[diphenhydramine]，**プロメタジン**[promethazine]；第26章参照）は，睡眠の誘導に使用される．これらは，さまざまな市販薬物に含まれている．**ドキセピン**（doxepin）は，ヒスタミンH_1，H_2受容体の拮抗作用をもつSNRI抗うつ薬（第46章参照）であり，不眠の治療薬としても使用されうる．
- **さまざまな他の薬物**（例えば，**抱水クロラール**[chloral hydrate]，**メプロバメート**[meprobamate]）．これらは習慣性もあるので現在では推奨されないが，場合に応じて使用される．**メタカロン**（methaqualone）は催眠薬としてかつて使用されたが，一度乱用薬物として有名になって使われなくなった．

ベンゾジアゼピンによる睡眠の導入

ベンゾジアゼピンは，睡眠に陥るまでの時間を減少させ，全睡眠時間を増加させる．そして，後者の効果は毎晩通常約6時間以下しか眠れない対象者においてのみ現れる．短時間作用型の薬物（例えば，ゾルピデムやtemazepam）を使用することにより，覚醒に対する著明なもち越し効果は避けることができる．

> 脳波測定に基づくと，いくつかの睡眠レベルが認識される．特に心理学的に重要な事項としては，夢を伴ったレム睡眠があり，一方，代謝率や副腎のステロイドの分泌が最低となり，成長ホルモンの分泌が最高となる（第33章参照）睡眠の最も深いレベルに相当する，徐波睡眠がある．ほとんどの催眠薬はレム睡眠の比率を減少させるが，ベンゾジアゼピンは，他の催眠薬よりもレム睡眠への影響が少なく，ゾルピデムは最も少ない．人為的なレム睡眠の中断は，睡眠の全体量がたとえ減っていなくても，怒りっぽさや不安を生じ，レム睡眠の消失は，そのような実験が終わるころには，リバウンドで増加することとなる．ベンゾジアゼピンや他の催眠薬の投与期間の終了時にも，同じようなレム睡眠のリバウンドがみられる．徐波睡眠の比率はベンゾジアゼピンによって有意に減少するが，成長ホルモンの分泌は影響されない．

図44.5は，ベンゾジアゼピンによる睡眠の質の主観的尺度の改善を示している．そして，32週間の薬物治

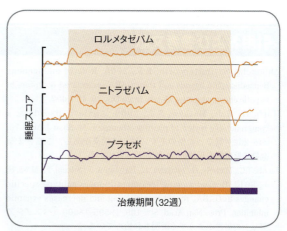

図44.5 睡眠の質に対する長期ベンゾジアゼピン治療の影響．
100名の不眠のグループに，二重盲検の条件でロルメタゼパム（lormetazepam）5mg，ニトラゼパム 2mg もしくはプラセボを24週間夜間に投与し，テスト期間の前後に各4週間のプラセボの投与を行った．被験者は各夜間の睡眠の質を主観的な評価尺度で点数評価する．結果は，これらの点数の5日間の平均で表している．睡眠の質の改善は24週間の試験期間中では維持されており，その後，テスト終了時にはリバウンドにより睡眠の質が悪化している．（Oswald I et al. 1982 Br Med J 284, 860–864 より．）

---

[8] これは本来の望まざる副作用（鎮静は花粉症の治療の際には望まれない）が，時として治療的作用となるという面白い例である．

療期間の最後にはリバウンドによる主観的尺度の減少がみられる．睡眠潜時の減少などの客観的効果に対する耐性が2～3日間の間に生じているが，主観的尺度ではそれが明白ではないことは注目に値する．

　ベンゾジアゼピンは，しかし，現在では短期間での不眠の治療にのみ推奨されている．持続的な使用では耐性は1～2週間で生じ，中止による反跳性不眠や離脱症状が起こる．

催眠薬の臨床用途（"睡眠薬"）

- 催眠薬を投与する前に，不眠の原因を明らかにすべきである．よくある原因には，アルコールや他の薬物の間違った使用（第49章参照）や身体的精神的障害（特にうつ）がある．
- 三環系抗うつ薬（第47章）は，眠気を起こすので，睡眠障害のあるうつの患者が夜間にこの薬を服用することは，一石二鳥である．
- 慢性的な不眠を最大限に治療するには，薬物治療よりもむしろ，運動を増やしたり日中にずっと起きていたりなどの行動を変化させることのほうがよい．
- ベンゾジアゼピンは，短期間（4週間未満），重症の不眠にのみ使用されるべきである．それらは，入院や時差ボケなどの一過性の因子や，切迫した状況が不眠を起こす際に2～3日間使用することができる．
- 不眠を治療する薬物には，以下のようなものがある．
  - ベンゾジアゼピン（例えばtemazepam）とベンゾジアゼピン受容体に作用するその関連薬物（例えば**ゾルピデム**，**ゾピクロン**）．
  - **抱水クロラール**，**トリクロホス**（triclofos）．これらは，かつて小児に使用された．しかし，あまり正しいとはされていない．
  - 眠気を催す鎮静効果をもつ抗ヒスタミン薬（例えば**プロメタジン**；第26章参照）は，不眠治療にはあまり向いていない．これらは翌日の行動に悪影響がある．

催眠薬

- GABA$_A$受容体において，GABAの作用を増強させる薬物（例えば，ベンゾジアゼピン，**ゾルピデム**，**ゾピクロン**，**ザレプロン**，chlormethiazole）は睡眠の誘導に用いられる．
- 体内での半減期が短い薬物は，翌朝へのもち越しが少ない．
- H$_1$受容体のアンタゴニストは鎮静や睡眠を誘導する．
- 新たな作用機序をもつ薬物が開発されている．例えばメラトニン受容体のアゴニストやオレキシン受容体のアンタゴニストである．

引用および参考文献

Ahboucha, S., Butterworth, R.F., 2005. Role of endogenous benzodiazepine ligands and their GABA$_A$-associated receptors in hepatic encephalopathy. Metab. Brain Dis. 20, 425–437.

Hoffman, E.J., Mathew, S.J., 2008. Anxiety disorders: a comprehensive review of pharmacotherapies. Mt Sinai J. Med. 75, 248–262.（異なった型の不安に対して効果がある，さまざまな薬物の臨床的有用性について記載されている．）

Jacob, T.C., Michels, G., Silayeva, L., Haydonm, J., Succol, F., Moss, S.J., 2012. Benzodiazepine treatment induces subtype-specific changes in GABA$_A$ receptor trafficking and decreases synaptic inhibition. Proc. Natl Acad. Sci. 109, 18595–18600.（ベンゾジアゼピンの耐性がようやく説明され始めている．）

Lonergan, M.H., Olivera-Figueroa, L.A., Pitman, R.K., Brunet, A., 2013. Propranolol's effects on the consolidation and reconsolidation of long-term emotional memory in healthy participants: a meta-analysis. J. Psychiatry Neurosci. 38, 222–231.（悲観的な記憶を阻害するプロプラノロールの活性について検討した，多くの治験のメタ解析．）

Mathew, S.J., Price, R.B., Charney, D.S., 2009. Recent advances in the neurobiology of anxiety disorders: implications for novel therapeutics. Am. J. Med. Genet. C Semin. Med. Genet. 148C, 89–98.（この総説は，不安の新しい治療法の発展の可能性に焦点を当てている．）

Ramos, A., 2008. Animal models of anxiety: do I need multiple tests? Trends Pharmacol. Sci. 29, 493–498.（抗不安薬をテストする際の動物モデルの必要性について記載している．）

Skolnick, P., 2012. Anxioselective anxiolytics: on a quest for the Holy Grail. Trends Pharmacol. Sci. 33, 611–620.

Tan, K.R., Rudolph, U., Lüscher, C., 2011. Hooked on benzodiazepines: GABA$_A$ receptor subtypes and addiction. Trends Neurosci. 34, 188–197.（タイトルにだまされてはいけない．この総説には，異なったGABA$_A$受容体サブユニットが，ベンゾジアゼピンの異なった効果をどのように仲介するかの情報が含まれている．）

第4部　神経系

45 抗てんかん薬

概要

　本章では，てんかんの性質，てんかんの背景にある神経生物学的機序，そしてその研究に使用される動物モデルについて記載する．まず，てんかんの治療に用いられる，多種に分類される薬物と，それらが働く機序，それらの薬理学的特徴について述べる．
　中枢性に働く筋弛緩薬は，本章の最後で論ずる．

はじめに

　てんかんは，**てんかん発作**(seizure)で特徴づけられるありふれた病気である．発作はさまざまな形態をとり，突発的な神経の発火からなり，てんかん発作の性状は障害を受けた脳の部位に依存する．てんかんは，人口の0.5から1％が罹患し，すなわち，世界中に約5,000万人の患者がいる．てんかんは，外傷や脳卒中，感染や腫瘍の増大のような脳の損傷の後に，また，さまざまな遺伝性神経症候を含むその他の神経疾患が原因で発生するが，しばしば，はっきりとした原因がないこともある．てんかんは，適応のある重症例には脳外科手術が行われることもあるが，主として薬物で治療される．現在の抗てんかん薬は約70％の症例でてんかん発作をコントロールすることに有効であるが，副作用のために，しばしばその使用が制限される．抗てんかん薬は，てんかんの患者に対する使用に加えて，例えば，脳外科手術を含む外傷や，抗生物質の補助として使われる感染症，脳腫瘍や脳卒中などの他の脳疾患により起こる痙攣を治療したり予防したりする目的で使用される．この理由から，それらはときどき，**抗てんかん薬**(antiepileptic drug)というよりもむしろ**抗痙攣薬**(anticonvulsant drug)とよばれる．いくつかの抗てんかん薬は，神経障害性疼痛(第42章)や双極性うつ病(第47章)や不安(第44章)などの非痙攣性の疾患に有益な効果をもつことが，次第にわかってきている．多くの新しい抗てんかん薬が，例えばそれらの薬物動態を修飾することで，それらの効果や副作用の性質の改善を試み，過去20年くらいをかけて開発されてきている．その改善は目を見張るほどではない

が確実である．しかし，連鎖する神経発火をコントロールするということは，感情や気分，認知機能を決定する脳機能の一面をコントロールするより，表面的にはより単純にみえるにもかかわらず，てんかんは依然として難しい問題のままである．

てんかんの性質

　てんかん(epilepsy)という言葉は，周期性のてんかん発作を示すすべての神経疾患の一群を規定するために使われる．周期性てんかん発作を起こすてんかんや，その根底にある要因の情報については，Browne & Holmes (2008)の文献を参照されたい．後に説明するが，すべてのてんかん発作が痙攣に関係するわけではない．てんかん発作は，脳内のある一群の神経細胞(しばしば**焦点**[focus]と称される)による突発性の高頻度発火インパルスを伴っている．局所的な異常発火として始まったものが，脳の他の領域に広がっていくようである．初期の発火の部位とその広がりの程度が発症する症状を決定し，それは嗅覚異常や行動異常，短い注意の欠陥から数分間継続する完全な痙攣であったりする．発症する特定の症状は，障害を受けている脳の部位の機能に依存する．したがって，運動皮質の関与は痙攣を起こし，視床下部の関与は末梢の自律神経の異常を，そして上部脳の網様体の関与は，意識消失を引き起こす．
　てんかん発作中と発作後の異常電気活動は，頭皮の表面に配置した電極から記録される脳波によって検出される．さまざまな種類のてんかん発作が，異常発火の性質や分布に基づいて区別できる(図45.1)．核磁気共鳴やポジトロン断層法などの最新の脳イメージング手法が，てんかん患者の構造的な異常(虚血巣，腫瘍など；Deblaere & Achten, 2008を参照)を同定するための評価法として，現在日常的に使用されている(図45.2)．

てんかんの種類

　てんかんの臨床的分類は，原因や根底にある病因よりもむしろ，てんかん発作の特徴に基づいて行われる．2つの大きなてんかん発作の分類，すなわち，**部分てんかん発作**(partial seizure)(脳の一部分に局在している)と

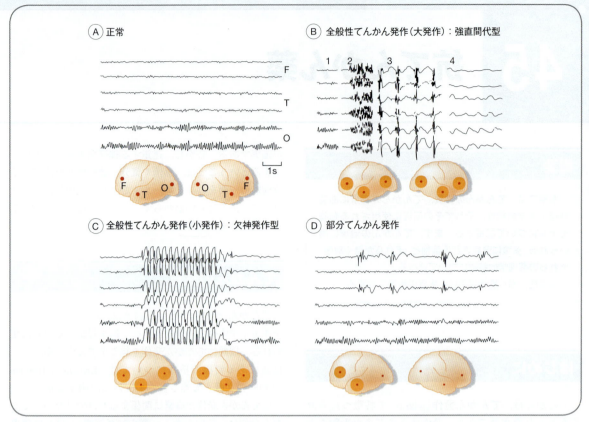

図 45.1　てんかんにおける脳波.
[A]挿入図に示されている，両側の前頭葉(F)，側頭葉(T)，後頭葉(O)から記録された正常脳波．αリズム(10回/s)が後頭葉からみられる．[B]全般性強直間代性発作(大発作)期間中に記録された脳波の一部分　1．正常部分，2．強直相のはじまり，3．間代相，4．てんかん後の昏睡．[C]突然の短い1秒3回の"spike-and-wave"発火を示す全般性欠神発作(小発作)．[D]左の前頭葉，側頭葉領域から同期した異常な発火を伴う部分てんかん発作．(Eliasson SG et al. 1978 Neurological Pathophysiology, 2nd edn. Oxford University Press, New York より．)

全般性てんかん発作(generalised seizure)(脳全体に及ぶ)がある．

部分てんかん発作

　部分てんかん発作は，発火が局所的に始まり，しばしば，局所に留まるものである．症状は関与する脳部位に依存し，筋肉の不随意収縮や異常な感覚の経験，あるいは自律神経の異常，気分や行動への影響などが含まれ，しばしば，側頭葉に含まれる焦点から発生する"**精神運動発作**"(psychomotor epilepsy)と称される．この種類のてんかんにおいて脳波での発火所見は，一般的には1つの半球に限局される(図 45.1D)．部分てんかん発作は，しばしば部分的な大脳の障害に起因し，それらの発症は年齢とともに増加する．複雑部分発作においては，発作の始まりから，あるいは，しばらくたってから，発火が原因となる部位から脳幹網様体に広がった時点で意識消失が起こる．いくつかの症例では，部分発作は，その発作中に異常神経活動が脳全体に広がった際には全般化する．

　運動野のてんかん焦点は発作を引き起こし，しばしば**ジャクソンてんかん**(Jacksonian epilepsy)[1]とよばれる．それは，特定の筋肉群の反復性の痙攣からなり，身体の片側，しばしば母指や母趾や口角から始まり，意識がなくなるまでの約2分以内に体の多くの部分に広がり影響する．患者は，身体の障害された部分を随意的に制御することができないが，必ずしも意識は失わない．**精神運動発作**では，その発作は，さすったり，たたいたりするような動きや服を着たり歩いたり，髪をといたりといった，もっと複雑で目的があるような常同的な動きからなっている．てんかん発作は，普通，数分間続き，発作の後は，患者は起こったことを想起することができない．てんかん発作中の行動は奇異であり，強い情動的な反応を伴う．

---

[1] 19世紀のヨークシャーの著名な神経学者であるHughlings Jacksonがその傑出した仕事を『West Riding 精神科病院紀要(Annals of the West Riding Lunatic Asylum)』として発刊した後に，そうよばれるようになった．

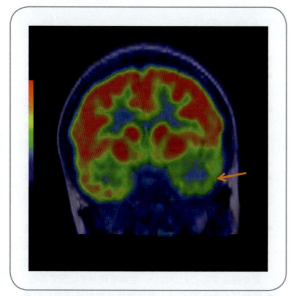

図 45.2　側頭葉てんかんに罹患している女性患者の脳の[^{18}F]-フルオロ-2-デオキシグルコース（[^{18}F]-fluoro-2-deoxyglucose：FDG）を用いたポジトロン断層法イメージ．発作間欠期の左の側頭葉（矢印で示している）での代謝が低下している領域が，てんかん焦点であることを示唆している．（画像は Prof. John Duncan and Prof. Peter Ell, UCL Institute of Neurology, London の厚意による．）

全般性てんかん発作

　全般性てんかん発作は，網様体システムを含む脳全体に影響する．したがって，両半球にわたって異常な電気的活動が形成される．即座の意識消失が，全般性発作の特徴である．全般性発作には多くの種類があるが，2つの重要なカテゴリーは，強直間代性発作（tonic-clonic seizure）（以前は大発作といわれていた；図 45.1B）と欠神発作（absence seizure）（小発作；図 45.1C）であり，他のカテゴリーとしては，ミオクローヌス，強直性，無緊張性，間代性発作がある．

　強直間代性発作は，初期からすべての筋肉系が強く収縮し，強固な伸筋の痙攣と不随意のわめき声が起こる．呼吸は止まり，排便，排尿，流涎がしばしば起こる．この強直性相は約1分間続き，顔面は真っ青になる（鑑別しなければならない主な病態である欠神発作との重要な臨床上の違いは，欠神発作では顔面が青白くなるという点である）．その後，連続した激烈な同期した痙攣が続き，2〜4分間のうちに次第に動かなくなる．患者はさらに2〜3分意識がない状態が続き，次第に回復し，不調と混乱を感じる．痙攣発作の間にしばしば，外傷が生じることがある．脳波は強直相では，持続性の高頻度活動を示し，間代相では，間欠性の発火を示す（図 45.1B）．

　欠神発作は，小児で起こり，強直間代性発作に比較して劇的ではないが，もっとしばしば（多くは毎日）起こる．

患者は，していることを突然中断する．ときどき話している途中にもかかわらず話すのをやめたり，2〜3秒の間，ぼんやり眺めたりするが，運動系の異常はまったくないか，ほとんどない．患者は，周囲に気がつかず，後遺症なく突然回復する．脳波のパターンは，てんかん発作の期間中，特徴的な律動性の発火を示す（図 45.1C）．その律動性は，皮質と視床の振動性のフィードバックによるものと思われ，視床に発現する T 型カルシウムチャネルに依存する視床神経細胞の特殊な性質による（Shin, 2006 参照）．そのパターンは部分発作とは異なり，高頻度の非同期性の発火が局所的な焦点から広がる．したがって，欠神発作の治療に特異的に使用される薬物は，T 型カルシウムチャネルを遮断するものが主であり，一方，他のタイプのてんかん発作に対して効果のある薬物は，ナトリウムチャネルの遮断や GABA を介する阻害を促進するものとなる．

　特に重篤なてんかんであるレノックス・ガストー症候群（Lennox–Gastaut syndrome）は，小児で起こり，興奮毒性の神経変性と，それによって起こると予想される進行性の精神遅滞を伴う（第 40 章参照）．

　およそ 1/3 のてんかんは家族性で，遺伝子異常が関与する．単遺伝子変異によるものもあるが，多くは多遺伝子変異の結果起こる（Pandolfo, 2011 参照）．家族性のてんかんに伴うほとんどの遺伝子異常は，活動電位の制御に関与する可能性のある電位依存性ナトリウム，カリウムチャネルや GABA 受容体，ニコチン性アセチルコリン受容体などの神経性のイオンチャネルをコードする遺伝子にある（第 4 章参照）．その他にも，イオンチャネルと相互作用するタンパク質をコードする遺伝子がある．

　てんかん重積発作（status epilepticus）は，持続性の中断のないてんかん発作であり，救急治療を要する．

てんかんの神経学的機序と動物モデル

≫ てんかんの基盤となる神経学的異常はよくわかっていない．一般的に，興奮は相互連携した神経細胞のネットワーク中に自然に伝播する傾向がある．しかし，普通は抑制的な機序により，そのように伝播することが妨げられている．このように，てんかん原性（epileptogenesis）は，興奮性の伝達が促進され，抑制性の伝達が減少した際に生じる（その例として，GABA$_A$ 受容体アンタゴニストが痙攣を起こすことが挙げられる；第 38 章参照）．いくつかの点において，てんかん原性は長期増強と似ており（第 38 章参照），同じ性状の頻度依存性のシナプス可塑性が関係していると思われる．てんかん発火が始まる神経細胞は，発作性脱分極シフト（paroxysmal depolarizing shift：PDS）とよばれる異常な性状の電気的状況を示し，脱分極シフトの間は，膜電位は突然 30 mV 脱分極し，脱分極した状態が正常に戻るまで，おおよそ 2〜3 秒間維持される．活動電位のバーストがしばしば，この脱分極に伴う（図 45.3）．この現象はおそらく，興奮性の伝達物質に対する，異常かつ過剰で遷延した反応の結果起こる．NMDA 受容体（第 38 章参照）の活性化は，PDS と非常に類似した，"安定化した性状（plateau-shaped）" の脱分極性の反応を引き起こす．反復するてんかん発作活動はおそらく，興奮

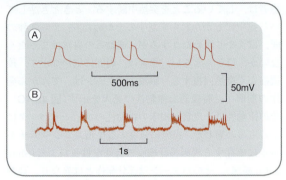

図 45.3 NMDA 型グルタミン酸受容体の実験的活性化と比較した発作性脱分極シフト（PDS）.
[A]麻酔下ネコの皮質神経細胞から細胞内微小電極で記録されたPDS．局所的ペニシリンの投与で誘発されるてんかん活性．[B]麻酔下ネコの尾状核からの細胞内記録．グルタミン酸アナログのNMDAを近傍の微小ピペットからイオントフォレーシス法によって投与した．（[A]は Matsumoto H, Marsan CA 1964 Exp Neurol 9, 286, [B]は Herrling PL et al. 1983 J Physiol 339, 207 より．）

毒性による神経変性（第40章）を誘導するであろうことが知られている．

てんかん患者に対して詳細な研究をすることは困難であるので，多くのてんかん動物モデルが研究されている（Bialer & White, 2010 参照）．自発的なてんかん発作を示すいくつかのトランスジェニックマウスが報告されている．それらには，さまざまなイオンチャネル，受容体や他のシナプスタンパク質のノックアウト変異体が含まれる．ペニシリン（penicillin）結晶の局所的な投与は，おそらく，抑制的シナプス伝達を阻害することで，局所的なてんかん発作を起こす．痙攣誘発薬物（例えば **pentylenetetrazol：PTZ**）は，全脳の電気的刺激によって起こるてんかん発作にしばしば使用される．PTZ誘発性の痙攣を阻害し，電気的に誘導されるてんかん発作の発生閾値を上昇させる薬物は，一般的に欠神発作に対して有効である．一方，電気的に誘導される痙攣の維持時間と広がりを減少させる薬物は，**強直間代性発作**のような焦点性のてんかんに有効である．**カイニン酸のモデル**（kainate model）においては，グルタミン酸受容体アゴニストであるカイニン酸を単回，ラットの扁桃体に注入することにより，不確定に続く自発性のてんかん発作を2〜4週間後に発生させることができる．これは，抑制性神経細胞の興奮毒性の障害によるものであると考えられている．

キンドリングモデル（kindling model）においては，扁桃体などの辺縁系のある部位に短い低強度の電気刺激を与える．てんかん発作は発生しないが何日間か毎日繰り返すと，次第に反応が増強し，かなり低い刺激のレベルで完全なてんかん発作が起こるまでになり，最終的には自発的にてんかん発作が起こるようになる．この"燃え上がった状態（kindled state）"は不確定に続くが，NMDA受容体アンタゴニストや，神経栄養因子受容体のTrkBの欠失で抑制される．

ヒトの焦点性てんかんでは，まるで，最初に障害を受けた部位からの異常な発火が，どのような原因からか，脳のいたるところに二次的な過興奮性をつくるかのように，皮質の障害部位の外科的摘出では治癒しないことがある．さらに，重症の頭部障害の後に予防的に抗てんかん薬を投与することが，外傷後のてんかんの発生を減少させる．このことは，キンドリング（燃え上がり）と類似した現象が，この種のてんかんの基盤にあることを示唆している．

てんかんの性質

- てんかんは，人口の約0.5%が罹患している．
- てんかんを特徴づけるものは，てんかん発作であり，それは，痙攣を伴うが他の形態をとることもある．
- てんかん発作は，ある一群の神経細胞の非同期性で高頻度の発火で起こり，局所的に始まり，さまざまな程度に脳の他の部位に広がり，影響を与える．欠神発作では，発火は規則正しく振動性である．
- 部分てんかん発作は脳の局所に影響し，その発作は主に運動，感覚，行動的な現象に関与する．意識消失は網様体が関与した際に起こる．
- 全般性てんかん発作は全脳に及ぶ．一般的に全般性てんかん発作には2種類あり，それは，強直間代性発作と欠神発作である．てんかん重積発作は発作活動が停止することがない，生命を脅かす状況である．
- 部分てんかん発作は，異常神経活動が局所から引き続き全脳に広がった際に二次的に全般化する可能性がある．
- 多くのモデル動物が考案され，局所的に化学的障害やキンドリング（燃え上がり）をつくることにより，電気的にあるいは化学的に誘導した全般性てんかんモデルが作製されてきた．これらのモデルは，ヒトにおける抗てんかん薬の効果予想に役立つ．
- 異常発火の神経化学的基盤はよくわかっていない．それは，興奮性アミノ酸神経伝達の増強，抑制性伝達の障害，障害を受けた細胞の異常な電気的な性質が関与していると思われる．主に神経のイオンチャネルをコードするいくつかの感受性遺伝子が同定されている．
- 反復性のてんかん発火は，（興奮毒性の）神経細胞死を引き起こす．
- 現在の薬物療法は，70〜80%の患者に有効である．

抗てんかん薬

抗てんかん薬（しばしば**抗痙攣薬**として知られている）は，非てんかん性の痙攣障害とともに，てんかんの治療に用いられる．

最適な薬物治療により，てんかんは約75%の患者において完全にコントロールされるが，約10%の患者（英国では5万人）では，1ヵ月かそれより短い期間でてんかん発作が起こり続け，患者の生活と仕事の重大な妨げになっている．したがって，治療の効果を改善する必要性がある．

てんかん患者は，通常，長年の間薬物を摂取し続ける必要がある．そのため，副作用の回避が特に重要になる．に

抗てんかん薬　663

表45.1　長く使用が確立されている抗てんかん薬の性質.

薬物	作用部位				主な用途	主な副作用	薬物動態
	ナトリウム チャネル	GABA$_A$ 受容体	カルシウム チャネル	その他			
カルバマゼピン[a]	+				欠神発作を除くすべての種類，特に側頭葉てんかんや三叉神経痛に使用 最も広く使用されている抗てんかん薬である	鎮静，失調，霧視（かすみ目），水分貯留，過敏性反応，白血球減少，肝不全（まれ）	半減期12～18時間（最初は長い） 肝酵素の強力な誘導のため，薬物相互作用のリスクがある
フェニトイン	+				欠神発作を除くすべての種類	失調，めまい，歯肉肥厚，男性型多毛症，巨赤芽球性貧血，胎児奇形，過敏性反応	半減期24時間程度 血漿濃度は飽和の動態をとるので，予測が不可能 血漿のモニタリングが必要なことが多い
バルプロ酸[b]	+	+?	+	GABAトランスアミナーゼ阻害	欠神発作を含むほとんどの種類	多くの場合，他の薬剤と比べると少ない 悪心，脱毛，体重増加，胎児奇形	半減期12～15時間
エトスクシミド[c]			+		欠神発作 強直間代性発作を悪化させることがある	悪心，食思不振，気分の変化，頭痛	長い血漿半減期（60時間程度）
フェノバルビタール[d]	+?	+			欠神発作を除くすべての種類	鎮静，抑うつ	長い血漿半減期（60時間未満） 肝酵素の強力な誘導のため，薬物相互作用のリスクがある（例：フェニトイン）
ベンゾジアゼピン類（例：クロナゼパム，クロバザム，ロラゼパム，ジアゼパム）		+			ロラゼパムは，てんかん重積発作をコントロールするため，静脈内に投与される	鎮静 離脱症候群（第44章参照）	第44章参照

[a] 最近導入されたオクスカルバゼピンは同様の作用をもつが，副作用はより少ないとされている.
[b] バルプロ酸は，欠神発作を含む部分てんかん，全般性てんかん発作に効果がある.
[c] トリメタジオンは，エトスクシミドと同様に欠神発作に選択的に作用するが，毒性（特に重大な過敏性反応と催奇形性の危険性）がより強い.
[d] プリミドンは薬理学的にはフェノバルビタールと同様で，体内ではフェノバルビタールに転換される. 明らかな優位性はないうえに，さらに，より過敏性反応を起こしやすいので，現在ではまれにしか使用されない.

もかかわらず，それ相当の副作用があるいくつかの薬物が，新たに診断された患者の選択薬ではないにもかかわらず，依然としてきわめて広く使用されている[2]. より特異的で効果のある薬物が必要であり，多くの新しい薬物が臨床薬として最近導入されるか，臨床試験の終わりに近い段階にある. 昔から確立されている抗てんかん薬のリストが**表45.1**にある. 薬物抵抗性のてんかんにおける効用という点において，またよりよい薬物動態や，忍容性の改善，他の薬物との相互作用が少ないという点（**第57章**参照），また，副作用がより少ないという点において，従来からの薬物と同様の作用機序をもつ，あるいは新たな作用機序をもつ，より新しい薬物（**表45.2**）は優位性をもっているであろう. 多くの使用可能な薬物のなかから適切な薬物を使用することは，多くの臨床要因による（Macleod & Appleton, 2007; Azar & Abou-Khalil, 2008参照）.

---

2 ブロム剤（bromide）は抗てんかん薬の第1号である. いくつかの国では依然ヒトに対する使用が認められており（例えばドイツ），小児のてんかんで使用されているようであるが，鎮静を誘導し，他の望まない副作用を起こす性質があるため，多くの国でヒトが使用する薬物から消える結果となった. ただし，イヌやネコのてんかん治療を目的とした獣医学的治療の際に，今も広く使用されている.

664　第45章　抗てんかん薬

表45.2　新しい抗てんかん薬の性質.

薬物	作用部位				主な用途	主な副作用	薬物動態
	ナトリウム チャネル	GABA_A 受容体	カルシウム チャネル	その他			
ビガバトリン				GABA トランスアミナーゼ阻害	すべての種類 他の薬に対して耐性のある患者に有効であるように思われる	鎮静，行動や気分の変化（時に精神病様になることもある）視野欠損	短い血漿半減期. ただし酵素阻害は長期間続く
ラモトリギン	＋		＋？	グルタミン酸放出の阻害	すべての種類	めまい，鎮静，発疹	血漿半減期24〜36時間
ガバペンチン プレガバリン			＋		部分てんかん発作	副作用はほとんどない 主に鎮静	血漿半減期6〜9時間
felbamate	＋	＋	＋？	NMDA 受容体遮断？	副作用のリスクがあるため，主に重度のてんかん（レノックス・ガストー症候群）に使用される	急性副作用はほとんどない ただし再生不良性貧血や肝障害を引き起こすことがある（まれだが重症）	血漿半減期20時間程度 代謝されず排泄される
tiagabine				GABA 取り込みの阻害	部分てんかん発作	鎮静 めまい，立ちくらみ	血漿半減期7時間程度 肝臓で代謝される
トピラマート	＋	＋？	＋？	AMPA 受容体遮断	部分および全般性強直間代性発作 レノックス・ガストー症候群	鎮静 薬物動態学的相互作用はフェニトインよりも少ない 胎児奇形	血漿半減期20時間程度 代謝されず排泄される
レベチラセタム				SV2A タンパク質に結合する	部分および全般性強直間代性発作	鎮静（わずか）	血漿半減期7時間程度 代謝されず排泄される
ゾニサミド	＋	＋？	＋		部分てんかん発作	鎮静（わずか）食欲抑制，体重減少	血漿半減期70時間程度
ルフィナミド	＋		＋？	GABA 再取り込みの阻害	部分てんかん発作	頭痛，めまい，疲労感	血漿半減期6〜10時間
ラコサミド	＋				部分てんかん発作	悪心，嘔吐，めまい，視覚障害，協調運動障害，気分の変化	血漿半減期13時間
retigabine				K_v7.2（KCNQ2）カリウムチャネルの活性化	部分てんかん発作	QT 時間の延長，体重増加	血漿半減期6〜11時間
ペランパネル				非競合的 AMPA 受容体アンタゴニスト	部分てんかん発作	めまい，体重増加，鎮静，協調運動障害，気分や行動の変化	血漿半減期70〜100時間

SV2A：シナプス小胞タンパク質2A（synaptic vesicle protein 2A）.

作用機序

抗てんかん薬は，背景にある原因を是正するよりも，むしろ異常な神経発火を抑制することに目的が置かれている．以下の3つの作用機序が重要であると思われる．
1. GABAの作用の増強
2. ナトリウムチャネルの阻害
3. カルシウムチャネルの機能の阻害

他の新しい作用機序をもつ，より新しい薬物が開発されている．

抗てんかん薬は1つ以上の有益な作用を発揮する，その一番の代表例が，**バルプロ酸**（valproate）と**トピラマート**（topiramate）である（**表45.1**参照）．これらの薬物のそれぞれの相対的重要性や，治療効果に対するそれぞれの作用の寄与はあまりよくわかっていない．

心臓の不整脈治療薬と同様に（**第21章**），正常な伝達に影響を与えずに発作性の発火を阻害することが，抗てんかん薬の目的となる．頻度依存性または，電位依存性のチャネル阻害薬のような性質（**第4章**）が，この特異性を獲得するのに重要であることは明らかであるが，これらの薬物のわれわれの理解は断片的なままである．

GABA作用の増強

いくつかの抗てんかん薬（例えば**フェノバルビタール**[phenobarbital]）や**ベンゾジアゼピン類**（benzodiazepines）は，GABA$_A$受容体の活性化を増強する．その結果，GABAが仲介するクロライドチャネルの開口を促進する（**第3，44章**参照）[3]．**ビガバトリン**（vigabatrin）は，アストロサイトやGABA神経終末でGABA（**第38章**参照）の不活化を担うGABAトランスアミナーゼを不可逆的に阻害することにより作用する．tiagabineは，神経細胞とグリアのGABA輸送体であるGAT1を等しく阻害する薬物で，その結果，シナプスからのGABAの除去を抑制する．それは，微小透析を用いた実験で検出されるのであるが，細胞外のGABA濃度を増加させ，また，脳におけるGABA介在性の反応を増強し延長させる．

ナトリウムチャネル機能の阻害

多くの抗てんかん薬（例えば**カルバマゼピン**[carbamazepine]，**フェニトイン**[phenytoin]，**ラモトリギン**[lamotrigine]；**表45.1，45.2**参照）は，活動電位の発生に必要な流入膜電流を運ぶ電位依存性ナトリウムチャネルに作用することにより，膜興奮性に影響する（**第4，43章**参照）．これらの遮断作用は頻度依存性を示す．言い換えると，それらは繰り返し発火している細胞の興

---

[3] 欠神発作は，しばしばGABA活性を増強させる薬物により逆説的に悪化し，T型カルシウムチャネル阻害のような異なったメカニズムで作用する薬物のほうがうまく治療できる．

奮性を好んで遮断し，発火の頻度が高いほど遮断作用が大きくなる．正常状態の神経細胞の低頻度の発火を不当に干渉せずに，てんかん発作で起こる高頻度の発火を遮断する能力に関連するこの性質は，ナトリウムチャネルが静止，開放，不活性状態であるかどうかを区別するという，これら遮断薬物の能力から生じる（**第4，43章**参照）．（前述したPDSの際に起こるような）神経細胞の脱分極は，不活化状態のナトリウムチャネルの割合を増加させる．抗てんかん薬は，この状態のチャネルに好んで結合し，静止状態に戻ることを阻害する．その結果，活動電位を発生させることができる機能的なチャネルの数を減少させる．**ラコサミド**（lacosamide）は，ナトリウムチャネルの不活化を増強し，しかし，他の抗てんかん薬とは異なり，急速というよりもむしろ緩徐に，不活化の過程が現れる．

カルシウムチャネルの阻害

欠神発作の治療に用いられる薬物（例えば**エトスクシミド**[ethosuximide]，**バルプロ酸**）はT型低電位活性型カルシウムチャネルを遮断する能力を共有しているようである．T型チャネル活性は，欠神発作に関連する視床神経細胞の発火の律動性を決めるのに重要である（Khosravani et al., 2004）．

ガバペンチン（gabapentin）は，血液脳関門を通過するのに十分な脂溶性をもつGABAの単純なアナログとして設計されたが，主にP/Q型カルシウムチャネルに作用することで，その抗てんかん作用を発揮する．カルシウムチャネルの中のサブユニット（α2δ1）に結合することにより，ガバペンチンと**プレガバリン**（pregabalin；関連アナログ）はこのサブユニットをもつカルシウムチャネルの膜輸送を減弱させ，その結果，神経終末へのカルシウム流入を減少させ，さまざまな神経伝達物質，修飾物質の遊離を減少させる．

他の作用機序

多くの新たな抗てんかん薬は，動物モデルにおける活性を基に，経験的に開発された．それらの作用機序は，細胞レベルでは完全には理解されていない．

レベチラセタム（levetiracetam）は，シナプス小胞のドッキングや融合に関与するシナプス小胞タンパク質2A（SV2A）に結合することにより，神経伝達物質の遊離を阻害すると考えられている．関連する抗てんかん作用が期待されるbrivaracetamも，10倍以上の高親和性でSV2Aに結合する．臨床試験では，好結果が報告されている．

抗てんかん薬が前述した主な作用機序の1つで作用することがわかる一方，さらなる精査をすることで，治療効果と関連のある他の作用がしばしば明らかになる可能性がある．例えば，**フェニトイン**は，ナトリウムチャネルの頻度依存的な遮断をもたらすだけでなく，細胞膜の

興奮性やシナプス機能に干渉することができるカルモジュリン活性化リン酸化酵素による細胞内タンパク質リン酸化や，カルシウムチャネルや反復刺激後の増強などの他の細胞膜機能の側面にも影響を及ぼす．

イオンチャネル型興奮性アミノ酸受容体の拮抗薬は，新たな抗てんかん薬の検索において，主な焦点となってきた．動物実験では効果が示されているにもかかわらず，望まれる抗痙攣効果と（例えば協調運動の喪失のように）受け入れられない副作用の境界が狭すぎるため，それらは，概して臨床での適用が証明されていない．しかし，非競合的AMPA受容体アンタゴニストの**ペランパネル**(perampanel)は，最近，部分てんかん発作の補助的治療薬として認可された．

神経細胞の興奮性は，カリウムチャネル活性によって制御されている．カリウムのコンダクタンスを増加させることは，神経細胞を過分極させ，それらを非興奮性にする．新しい抗てんかん薬である**retigabine**は，焦点発作の治療薬として認可されているが，$K_v7.2$サブユニットを含むチャネルを介する"M電流"を活性化し，難治性の症例で使用される．

抗てんかん薬の作用機序

- 主な抗てんかん薬は，以下の3つの主な機序で作用すると考えられている．
  - 主に頻度依存性のナトリウムチャネル遮断を介して，細胞膜の電気的興奮性を減少させる．
  - GABAを介するシナプス抑制の増強．これは，後シナプスのGABAの作用を増強したり，GABAトランスアミナーゼを阻害したり，神経細胞やグリア細胞へのGABA再取り込みを抑制したりすることにより達成されると思われる．
  - T型カルシウムチャネルの抑制（欠神発作の制御に重要である）
- 新たな薬物は，いまだ解明されていない他の機序で作用する．

カルバマゼピン

カルバマゼピンは，最も広く使用されている抗てんかん薬の1つである．三環系抗うつ薬と化学的に関連があり（第47章参照），マウスの電気誘発性のてんかん発作の抑制を指標にした，一般的な検索試験において発見された．特定の部分てんかん発作（例えば精神運動発作）の治療に特に有効であるが，薬理学的，臨床的にその作用はフェニトインと類似している．神経障害性疼痛（第42章）や躁うつ病（第47章）のような，他の状況においても使用される．

薬物動態学的側面

カルバマゼピンは，経口摂取でゆっくりではあるが，よく吸収される．その血漿半減期は単回投与の場合は約30時間であるが，カルバマゼピンは肝臓での代謝酵素の強い誘導作用をもつので，繰り返し投与されると，その血漿半減期は約15時間に短縮される．その代謝産物のいくつかが，抗てんかん作用をもっている．経口投与された後に，血漿濃度のピークに一致した一過性の副作用を生じる患者には，徐放剤が使用される．

副作用

カルバマゼピンは傾眠，めまい，失調から，より重大な精神と運動の異常に及ぶ，さまざまな副作用が生じる[4]．カルバマゼピンは，水分貯留も引き起こし（したがって低ナトリウム血症になる；第29章参照），またさまざまな消化管，心血管性の副作用を引き起こす．しかし，これらの副作用の発生率と重症度は，他の薬物と比べて比較的少ない．治療は普通は低用量から始め，用量に関連する毒性を避けつつ，次第に増やす．重症の副作用である骨髄抑制では，好中球減少症が起こり，特にアジア系の患者には，他の形態の重症副作用である過敏症反応を起こす（第11章）．

カルバマゼピンは，強力な肝ミクロソーム酵素（肝代謝酵素）の誘導薬であり，その結果，カルバマゼピン自身を含むフェニトイン，経口避妊薬，ワルファリン[warfarin]，コルチコステロイドなどの多くの他の薬物の代謝を促進する．治療を開始する際は，初回負荷用量療法とは反対の方法が使用される．すなわち，投与を始めたときには代謝酵素が誘導されないので，たとえ低用量であっても副作用（特に失調）を起こす可能性がある．そのため，少ない用量から始め，次第に投与量が増加される．酵素の誘導が起こるにつれて，用量を増加させ，治療血漿濃度を維持する必要がある．一般に，カルバマゼピンと他の抗てんかん薬を併用することは勧められない．そして，チトクロムP450(cytochrome P450：CYP)で代謝される他の薬物との相互作用（例えばワルファリン）はよくあることであり，臨床的に重要である．**オクスカルバゼピン**(oxcarbazepine)は，カルバマゼピンに非常に近い薬物に代謝されるプロドラッグであり，同様の作用をもつが，薬物代謝酵素の誘導はカルバマゼピンに比べて少ない傾向がある．他の関連薬物**eslicarbazepine**は，開発中であり，代謝酵素に対する影響がより少ない可能性がある．

---

[4] 優秀なホッケー選手である著者の1人が，試合の早期にしばしば愚かな過ちを犯すゴールキーパーのいるチームで試合をした．彼はてんかんを患っており，試合の開始時刻近くにカルバマゼピンを服用していたことが判明した．

フェニトイン

フェニトインはヒダントイン類の薬物で最も重要なメンバーであり，バルビツール酸塩と構造的に関連している．PTZ誘発性の痙攣には無効であるが，マウスにおいて電気的誘導性の痙攣の強さと持続時間を減少させることに効果がある．副作用が多く薬物動態が予想しにくいにもかかわらず，フェニトインは広く使用され，さまざまな形態の部分てんかん発作，全般性てんかん発作に効果があるが，欠神発作には効果がなく，むしろ悪化させる．

薬物動態学的側面

フェニトインは，臨床的に使用する際には説明を要する，ある特殊な薬物動態学上の特性をもっている．経口的に投与されればよく吸収され，約80～90％の血漿中のフェニトインは，アルブミンに結合している．サリチル酸，フェニルブタゾン（phenylbutazone），バルプロ酸のような他の薬物は，この結合を競合的に阻害する（第57章参照）．このことは，遊離フェニトインの濃度を上昇させ，また，肝臓でのフェニトインのクリアランスを増加させる．そのため，フェニトインの効果が増強するか減少するかは予測できない．フェニトインは肝臓の混合酸化システムにより代謝され，主にグルクロニド（glucuronide）として排泄される．フェニトインは酵素誘導を起こし，そのため，他の薬物（例えば経口抗凝固薬）の代謝率を増加させる．フェニトインの代謝そのものは，同じ肝臓の代謝酵素を共有するさまざまな他の薬物により増強されたり，あるいは拮抗的に阻害されたりする．フェノバルビタールはその両方の効果をもち，競合的な阻害は迅速であるが，一方，酵素誘導は時間がかかるので，フェニトインの薬理学的活性をはじめは増強し，後に減少させる．エタノール（ethanol）も同様の2相性の効果をもつ．

フェニトインの代謝は飽和の性質を示し（第10章参照），これは，治療血漿濃度を超えると，不活化の速度は血漿濃度に比例して増えないことを意味している．このことの重要性は，以下の通りである．

- 血漿半減期（およそ20時間）は，投与が増えると増加する．
- 患者が一定量を毎日投与された際に到達する安定状態での平均血漿濃度は，用量に不釣り合いに変化する．図45.4は，ある患者で，50％の用量の増加が，4倍以上の安定状態の血漿濃度の上昇を引き起こすことを示している．

フェニトインが過剰な副作用を起こさずに効果を示す血漿濃度の範囲は，非常に狭い（およそ40～100μmol/L）．用量と血漿濃度の間には厳密な関連があり，多くの相互因子があることは，与えられた用量で到達する血漿濃度には個人間でかなりのばらつきがあることを意味している．定期的に血漿濃度をモニターすることは，最大の治療効果に到達するために大きな助けになる．単剤の投与が適切なコントロールに至らない際にさらなる薬物を加えることは，過去においてよく行われていた．予想できない不確実性は薬物動態の可変性に起因し，定期的な血漿濃度のモニタリングにより多剤併用の弊害を減らすことができるということが，現在では認識されている．

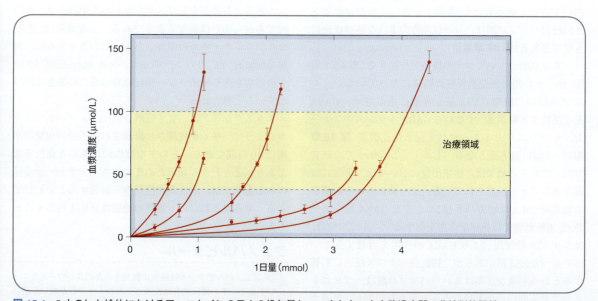

図45.4 5人のヒト検体におけるフェニトインの日々の投与量と，一定となった血漿濃度間の非線形的関係．治療領域内の血漿濃度（40～100μmol/L）に到達するために必要な1日量は個人個人で異なるので，各個人に対して許容できる血漿濃度範囲内に正確に調整する必要がある．（データはRichens A, Dunlop A 1975 Lancet 2, 247より．）

副作用

フェニトインの副作用は，血漿濃度が100μmol/Lを超えると出現し始め,約150μmol/Lになると重症となる.軽い副作用には，めまい，失調，頭痛，眼振が含まれるが，鎮静はない．さらに高濃度の血漿濃度になると，知的退行を伴う著明な錯乱が生じる．逆説的なてんかん発作頻度の上昇がみられるので，フェニトインの処方には注意が必要である．これらの効果は，急性に起こりすばやく元に戻る．しばしば歯肉増生が緩徐性に起こり，多毛症や顔貌粗大化も起こるが，これはおそらくアンドロゲンの分泌増加によると思われる．葉酸代謝の障害を伴う巨大赤芽球性貧血もときどき起こり，葉酸の投与で改善する(第25章).主には皮疹の出現であるが，過敏性反応もよく起こる．フェニトインは，てんかん患者の母親から生まれる子どもの胎奇形性の発生，特に，エポキサイドの代謝物の形成に伴って起こる口外裂を増やす原因となる．肝炎，皮膚反応，腫瘍性のリンパ球障害を含む重症の薬物特異体質反応が少数の患者で起こる.

バルプロ酸

バルプロ酸は，単純なモノカルボン酸であり，化学的には他のいかなる抗てんかん薬とも関連はない．1963年にきわめて偶然に，マウスにおいて抗痙攣作用があることが発見された．バルプロ酸はほとんどの種類の実験的な誘導性の痙攣を抑制し，多くの種類のてんかんに有効性がある．特に，毒性が低く，鎮静効果が少ないことが重要視される一群の乳児てんかんに有用である．青年期の強直間代性発作，ミオクローヌスてんかん，欠神発作のそれぞれに対して，バルプロ酸は，(他のほとんどの抗てんかん薬と異なり)有効である．カルバマゼピンと同様にバルプロ酸は，双極性障害のような精神疾患にも使用される(第47章参照).

バルプロ酸は，いくつかの機序で作用する(表45.1参照)が，その相対的な重要性は明確になっていない．バルプロ酸は，脳のGABA量を有意に上昇させ，GABAを不活化する酵素系，すなわちGABAトランスアミナーゼ，サクシニルセミアルデヒド脱水酸化酵素(第38章参照)の弱い阻害薬となる．しかし, in vitroでの研究では，これらの効果は，臨床用量においては，非常に微細であることが示唆されている．より強いこれらの酵素の阻害薬(例えばビガバトリン)もまたGABA量を増加させ，実験動物では抗痙攣作用を有する．バルプロ酸は，後シナプスの作用によりGABAの作用を増強するといういくつかの証拠があるが，抑制性シナプス反応に影響するという明確な証拠はない．バルプロ酸は，フェニトインよりも弱いがナトリウムチャネルを阻害し，T型カルシウムチャネルを阻害する．このことは，この薬物がなぜ欠神発作に対して有効であるかの説明となる．

バルプロ酸は，経口でよく吸収され，主にグルクロニドとして尿中に排泄され，その血漿半減期は約15時間である.

副作用

バルプロ酸は約10％の患者において，頭髪を薄くさせ縮れさせる．最も重大な副作用は，肝毒性である．肝障害のある程度の前兆と考えられるグルタミン酸－オキサロ酢酸トランスアミナーゼの血漿中の増加が，よく起こる．しかし，バルプロ酸誘発性の肝炎であると証明されることはまれである．バルプロ酸で治療している患者での致死的な肝炎はめったにないが，たいていは他の要因である可能性がある．バルプロ酸は，強力な催奇形性物質(この二次的な薬理学特性を共有する他の抗痙攣薬よりも強力である)であり，二分脊椎や他の神経管欠損を起こす．副作用を減弱させたバルプロ酸アナログが開発中である.

エトスクシミド

エトスクシミドは，バルビツール酸環の構造を修飾することにより実験的に開発された抗てんかん薬である．しかし，薬理学的・臨床的に，これまで述べてきた薬物とは異なり，動物モデルでは，PTZ誘発性の痙攣には有効であり，ヒトでは欠神発作に有効であるが，他のタイプのてんかんにはわずかな，あるいはまったく効果を示さない．エトスクシミドは，トリメタジオン(trimethadione)(欠神発作に有効であることがみつかった最初の薬物であるが，多くの副作用をもつ)に取って代わった．エトスクシミドは，臨床的には，欠神発作に選択的に使用される.

エトスクシミドやトリメタジオンの作用機序は，他の抗てんかん薬とは異なるようである．主な効果は，T型カルシウムチャネルの阻害である．このチャネルは，欠神発作において，3ヘルツのspike-and-wave脳波パターンの特徴を生む視床リレー神経細胞の発火の発生に関与していると思われる.

エトスクシミドは，よく吸収され，フェノバルビタールのように，多くが代謝され排泄される．その血漿半減期は60時間である．その主な副作用は悪心と食思不振であり，ときどき，傾眠とめまいがある．また，感受性のある患者では，強直間代性発作を誘発するといわれている．非常にまれには，重症の過敏性反応を起こすこともある.

フェノバルビタール

⩗ フェノバルビタールは最初に開発されたバルビツール酸の1つである．その臨床的有効性は，フェニトインとかなり似通っている．フェノバルビタールは，人工的に誘発されたてんかんの発作閾値よりも持続時間と強さに影響し，フェニトインと同様に，欠神発作には無効である．プリミドン(primidone)は最近

ではほとんど使用されないが，フェノバルビタールに代謝されることにより作用する．プリミドンはしばしば過敏性反応を起こす．フェノバルビタールの臨床適応は，実質的にはフェニトインと同様である．しかし，鎮静を起こすので，現在ではほとんど使用されない．フェニトインは鎮静は起こさないので，もっぱら使用される．何年間か，フェノバルビタールは，乳幼児の熱性てんかんの予防として小児に広く使用されたが，行動学的異常や多動性を引き起こしうる．ただし，フェノバルビタールは，獣医学の実習では広く使用されている．

薬物動態学的側面

❯❯ フェノバルビタールは，よく吸収されて，血液中では，約50%が血清アルブミンと結合している．フェノバルビタールは，非常に緩徐に血漿中から消失する（半減期は 50 〜 140 時間）．約25%は変化せずに尿中に排泄される．フェノバルビタールは弱酸なので，尿がアルカリ性になった際には，そのイオン化が増加し，腎臓からの消失が増加する（**第9章**参照）．残りの75%は，肝臓のミクロソームの酵素により，主に酸化や抱合により代謝される．フェノバルビタールは，肝臓の CYP 酵素の強力な誘導薬であり，他の薬物（例えばステロイド，経口避妊薬，ワルファリン，三環系抗うつ薬など）の血漿濃度を，臨床的に影響がある程度に低下させる．

副作用

❯❯ フェノバルビタールの主な副作用は，鎮静であり，それは血漿濃度がてんかん発作のコントロールのための治療領域内でもしばしば起こる．この薬物は，何年も続けて使用されるかもしれないので，このことは大変重大な欠点である．鎮静に対して，ある程度の耐性は獲得できるようであるが，長期間の治療期間中は，認知や運動能力の試験での障害がみられる．臨床的用量で起こる他の副作用は，巨赤芽球性貧血（フェニトインで起こるものと同じ），軽度の過敏性反応，骨軟化症である．他のバルビツール酸同様，ポルフィリン症の患者に服用させてはならない（**第11章**参照）．過剰投与では，他のすべてのバルビツール酸と同様に，フェノバルビタールは，脳幹の機能を抑制し，昏睡と呼吸循環不全を起こす．

ベンゾジアゼピン類

ベンゾジアゼピン類は，特に小児の急性の発作（**ジアゼパム**[diazepam]が，しばしば経直腸的に投与される）とてんかん重積発作（てんかん発作がやむことなく起こる生命が脅かされている状況）の両方に対して使用される．てんかん重積発作では**ロラゼパム**（lorazepam），ジアゼパムや**クロナゼパム**（clonazepam）が，経静脈的に投与される．てんかん重積発作におけるこれらの薬物の優位性は，それらが他の抗てんかん薬に比較して大変迅速に作用することにある．ほとんどのベンゾジアゼピン類（**第44章**参照）は，維持療法に際して鎮静効果が出るのは明白であり，耐性は 1 〜 6 ヵ月にわたって形成される．**クロナゼパム**は，ベンゾジアゼピン類のなかでもユニークであり，GABA$_A$ 受容体に働くが，T 型カルシウムチャネルも抑制する．**クロナゼパム**とその関連薬物である**クロバザム**（clobazam）は，抗てんかん薬として比較的選択的であると強調されている．鎮

静はこれらの薬物の主な副作用であり，それに加えて，薬物を突然中止した際にてんかん発作の増悪を引き起こす離脱症候群も，副作用として問題であると思われる．

新たな抗てんかん薬

◉ ビガバトリン

ビガバトリンは，てんかんの分野においてはじめての"設計された薬物（designer drug）"であり，GABA の代謝酵素である GABA トランスアミナーゼの不可逆な阻害薬として設計された，ビニル置換された GABA のアナログである．動物実験では，ビガバトリンは，脳において GABA の量を増加させ，さらに刺激により遊離される GABA を増加させる．このことは，GABA トランスアミナーゼの阻害は，GABA の遊離可能な貯蔵量を増加させ，効果的に抑制性の伝達を増強させることを意味している．ヒトにおいては，ビガバトリンは，脳脊髄液中の GABA 量を増加させる．血漿半減期は短いが，酵素は不可逆的に阻害されるためその効果は長く続くので，1 日に 1 回の経口投与が可能である．

ビガバトリンは，既存の薬物に抵抗性の患者にかなりの割合で効果を示すことが報告されている．しかし，ビガバトリンの欠点は，長期治療の患者のかなりの割合で，末梢性の視野欠損が起こることである．したがって，難治性のてんかんにおいてこの薬物を使用する有益性は，視覚の問題を起こす危険性と比較して考慮しなければならない．ビガバトリンは，一部の患者において，抑うつや，まれに精神障害，幻視を引き起こす可能性がある．

◉ ラモトリギン

ラモトリギンは，化学的には関連はないが，フェニトインやカルバマゼピンと薬理学的効果が類似しており，作用機序が似ているにもかかわらず，ラモトリギンは初期の薬物よりも幅広い治療適応をもっており，欠神発作に対しても十分な効果をもつ（ラモトリギンはまた，てんかんと関連のない精神疾患の治療にも使用される）．ラモトリギンの主な副作用は，悪心，めまい，失調と，過敏性反応（主に軽い皮疹，時に重症となる）である．その血漿半減期は約 24 時間で特に薬物動態学上の問題はなく，経口投与される．

◉ felbamate

felbamate は，使われることがなくなった抗不安薬の**メプロバメート**（meprobamate）のアナログである．多くの動物てんかんモデルで有効であり，初期の抗てんかん薬よりも広い範囲の臨床適応があるが，その細胞レベルでの作用機序は不明である．felbamate の急性の副作用は主に軽度の悪心，焦燥感や不眠であるが，時に再生不良性貧血や肝炎を引き起こす重症の反応を引

き起こすこともある．このために，その推奨される使用は，他の薬物に反応しない難治性のてんかん（例えばレノックス・ガストー症候群をもつ小児）に限定される．その血漿半減期は約24時間で，同時に投与された他の抗てんかん薬の血漿濃度を上昇させる．carisbamate は，ナトリウムチャネル遮断薬であり，最近臨床試験が行われている新規薬物である．carisbamate はもともと，再生不良性貧血を起こさない，felbamate と同様の薬物をつくるという目的で設計された薬物である．

ガバペンチンとプレガバリン

ガバペンチンは，部分てんかん発作に対して有効である．その副作用（嗜眠，頭痛，疲労感，めまい，体重増加）は他の多くの抗てんかん薬よりもより軽度である．ガバペンチンの腸からの吸収はL型アミノ酸の輸送系に依存しており，飽和性をもっている．これは，用量を増やしても比例的に吸収量が増加しないことを意味し，ガバペンチンが過剰投与に対して比較的安全で副作用が起こりにくいのもこのためである．その血漿半減期はおよそ6時間で，1日に2〜3回投与する必要がある．他の薬物とは相互作用しない．ガバペンチンは，神経障害性疼痛の治療目的で鎮痛薬としても使用される（**第42章**）．プレガバリンはガバペンチンのアナログであり，より強力であるが作用の点ではまったく同じ効果をもつ．これらの薬物は尿中に変化なく排泄されるので，腎臓の機能が障害されている患者には注意して使用しなければならない．

tiagabine

tiagabine は，血液脳関門を通過できる GABA のアナログである．血漿中の半減期は短く，主に部分てんかん発作の付加的療法として使用される．その主な副作用は眠気と錯乱，めまい，疲労感，不穏，振戦である．

トピラマート

トピラマートは，すべての作用機構のどれにも少しずつは作用すると思われる薬物であり，ナトリウム・カルシウムチャネルを遮断し，GABA の作用を増強し，AMPA 受容体を遮断し，さらに加えて，弱く炭酸脱水酵素を阻害する．その臨床上の有効性はフェニトインと似ているがフェニトインよりも副作用は軽症で，フェニトインの薬物動態学的な問題を避けることができるといわれている．最近は，部分発作や全般性発作の難治例の付加的治療として使用されている．

レベチラセタム

レベチラセタムは，認知機能の改善のために使用されるピラセタム（piracetam）のアナログとして開発され，偶然に動物モデルで抗てんかん活性があることが発見された．レベチラセタムは，通常の電気ショックやPTZ試験のような従来からのモデルにおいては活性を欠いていたが，聴原性のキンドリングモデルにおいて有効であった．レベチラセタムは，尿中に変化なく排泄される．よくある副作用は，頭痛，鼻・咽頭の炎症，嗜眠，嘔吐と焦燥感である．brivaracetam と seletracetam は，レベチラセタムと同様である．

ゾニサミド

ゾニサミド（zonisamide）は，もともと抗細菌薬として開発されたスルホンアミド化合物であり，偶然に抗てんかん作用があることがわかった．ゾニサミドは，眠気を引き起こすがほとんど大きな副作用がなく，他の薬物との重大な相互作用もない．ゾニサミドは食欲を抑え体重減少を引き起こすので，ときどき，体重減少のために使用される．ゾニサミドは60〜80時間という長時間の血漿半減期をもち，一部は変化なく排泄され一部はグルクロニド代謝物に変換される．部分発作と全般発作の補助的治療薬として認可されているが，単独使用でも効果があるかもしれない．

ルフィナミド

ルフィナミド（rufinamide）は，他の抗てんかん薬とは構造的に関連のないトリアゾールの誘導体である．ルフィナミドは，レノックス・ガストー症候群の治療薬として認可されており，部分発作にも有効であると思われる．血清タンパク質と結合しにくく，CYP 酵素によって代謝されない．

retigabine

retigabine は，部分発作の補助的治療薬として使用される．副作用には体重増加，鎮静，協調運動障害がある．retigabine は QT 時間を延長させるので，理論的には，心室性の不整脈を誘発する可能性がある（**第21章参照**）．したがって処方の際の添付書には，QT 時間を延長させる他の薬物を服用している患者においては，retigabine 療法を開始する前に，万一に備えて，心電図を記録することが勧められている．

ペランパネル

ペランパネルは難治性の部分発作に有効である．副作用は，めまい，鎮静，疲労感，焦燥感，体重増加，協調運動障害がある．患者によっては，重大な精神的問題の危険性（暴力的な，時には殺人的な考えをもち，脅すような行動をとる）がある．

ラコサミド

ラコサミドは，部分発作の治療に使用される．副作用には悪心，めまい，鎮静と疲労感がある．糖尿病性神経障害による痛みを和らげる．

スチリペントール

スチリペントール（stiripentol）は，時に小児において補助的な効果がある．スチリペントールは，GABA遊離を増加させ，GABA介在性シナプス伝達を，フェノバルビタールと同様の機序で延長させる．

新たな薬物の開発

最近，臨床試験で評価されている多くの薬物がある（Bialer & White, 2010参照）．ganaxoloneは，構造的には内在性の神経ステロイド（第38章参照）に類似しているが，δサブユニットを含むGABA_A受容体の正のアロステリック修飾物質である．tonabersatは，神経のギャップ・ジャンクションの阻害薬である．

特異的なイオンチャネルや他の機能タンパク質のてんかん原性を示す変異の同定は（Weber & Lerche, 2008参照），これらが抗てんかん薬の標的である可能性があり，新たな薬物の開発が期待されている．

抗てんかん薬の他の用途

抗てんかん薬は，当初予想されていたよりも幅広い臨床適応があることが証明されてきた．そして，臨床試験により，次のような状況ではその多くが有効であることが示されてきた．

- 不整脈（例えば，フェニトイン．しかし臨床的には使用されない；第21章）
- 双極性障害（バルプロ酸，カルバマゼピン，オクスカルバゼピン，ラモトリギン，トピラマート；第47章）
- 片頭痛の予防（バルプロ酸，ガバペンチン，トピラマート；第15章）
- 不安障害（ガバペンチン；第44章）
- 神経障害性疼痛（ガバペンチン，プレガバリン，カルバマゼピン，ラモトリギン；第42章）

この驚くべき臨床適用の多様性は，これらの障害のそれぞれの基盤には，シナプス可塑性と相互接続された神経細胞集合体の興奮増強に関与する，神経生物学的な共通のメカニズムがあるという事実が反映されているのかもしれない．

抗てんかん薬と妊娠

抗てんかん薬の服用は，女性に対して，いくつかの重要な影響を及ぼす．抗てんかん薬のなかには，肝臓のCYP3A4酵素を誘導することにより，経口避妊薬の代謝

主な抗てんかん薬

現在使用される主な薬物はカルバマゼピン，フェニトイン，バルプロ酸，エトスクシミドとベンゾジアゼピン類である．

- **カルバマゼピン**
  - 主に頻度依存的にナトリウムチャネルを阻害する．
  - 欠神発作を除くほとんどのてんかんに有効である．特に，精神運動発作に有効である．
  - 三叉神経痛のような神経障害性疼痛や双極性障害にも有効である．
  - 強い肝臓の酵素の誘導作用があり，その結果，多くの薬物との相互作用がある．
  - 副作用の発生率は少なく，主な副作用には，鎮静，失調，精神障害，水分貯留がある．
  - てんかんの治療に広く用いられる．
- **フェニトイン**
  - 主にナトリウムチャネルの頻度依存的な遮断により作用する．
  - 多くのてんかん発作に有効であるが，欠神発作には有効でない．
  - 代謝は飽和性の動態を示し，その結果血漿濃度はかなり変化する．したがってモニタリングが推奨される．
  - 薬物相互作用がよく起こる．
  - 主な副作用は，錯乱，歯肉増生，皮疹，貧血，催奇形性である．
- **バルプロ酸**
  - 化学的には他の抗てんかん薬と関連がない．
  - 欠神発作を含むほとんどのてんかん発作に有効である．
  - 多くの作用機序が考えられており，それには，弱いGABAトランスアミラーゼの阻害，ナトリウム・T型カルシウムチャネルへの影響が含まれる．
  - 副作用は比較的少なく，脱毛症，催奇形性，肝障害（まれではあるが重症）がある．
- **エトスクシミド**
  - 欠神発作を治療する際の主な薬物であり，他のてんかんは増悪させる可能性がある．
  - T型カルシウムチャネルを遮断することで作用する．
  - 副作用は比較的少ないが，主なものは悪心と食思不振である．
- **ベンゾジアゼピン類**（主に**クロナゼパム**と**ジアゼパム**）
  - 急性のてんかん発作に有効である．
  - ロラゼパムは，てんかん重積発作に使用される．
- 他の抗てんかん薬には**ビガバトリン，ラモトリギン**，felbamate，**ガバペンチン，プレガバリン**，tiagabine，**トピラマート，レベチラセタム，ゾニサミド，ルフィナミド**，retigabine，**ペランパネル，ラコサミド，スチリペントール**がある．

抗てんかん薬の臨床用途

- 全般性強直間代性発作
  - **カルバマゼピン**(比較的有効性が高く危険性も低いので好まれて使用される)，**フェニトイン**，**バルプロ酸**
    - 可能な際には，薬物動態学的な相互作用を避けるために，単剤での使用が望まれる．
  - **ビガバトリン**，**ラモトリギン**，**トピラマート**，**レベチラセタム**を含む新たな薬物
- 部分(焦点)発作：**カルバマゼピン**，**バルプロ酸**．これらの代わりの薬物として**クロナゼパム**，**フェニトイン**，**ガバペンチン**，**プレガバリン**，**ラモトリギン**，**トピラマート**，**レベチラセタム**，**ゾニサミド**がある．
- 欠神発作：**エトスクシミド**，**バルプロ酸**，**ラモトリギン**
  - **バルプロ酸**は，欠神発作が強直間代性発作と共存する際に使用される．強直間代性発作に使用される多くの他の薬物は，欠神発作を悪化させるからである．
- ミオクローヌス発作やてんかん重積発作：**ジアゼパム**が経静脈的に，(静脈が使用できないときは)経直腸的に使用される．
- 神経障害性疼痛：例えば**カルバマゼピン**，**ガバペンチン**(第42章参照)．
- 単極性，あるいは双極性の感情障害の気分を安定化するために(**リチウム**[lithium]の代替として)使用される．例えば，**カルバマゼピン**，**バルプロ酸**(第47章参照)．

を増加させ，その結果それら薬物の効果を減弱させるものがある．フェニトイン，カルバマゼピン，ラモトリギン，トピラマート，バルプロ酸のような薬物の妊娠中の服用は，催奇形性効果を生むと考えられている．新たな薬物に催奇形性の問題があるかどうかは明白になっていない．CYP 酵素の誘導は新生児において，ビタミンKの欠乏を引き起こす可能性がある(第25章)．

筋肉痙攣と筋肉弛緩

脳や脊髄の多くの病気は筋肉の緊張を増加させ，痛みや不具合を生じさせうる．出生時の外傷や脳血管障害による痙性，脊髄の病変により生じる麻痺がその例である．多発性硬化症は，中枢神経の炎症性の発作がきっかけとなる神経変性疾患である．この病気が数年をかけて進行する際に，筋肉の硬直と痙攣が，他の痛みや疲労感，排尿障害，振戦とともに生じる．血管炎の際の，局所的な外傷や炎症もまた，筋肉の痙攣を引き起こし，しばしば局所的な筋肉痙攣に付随する慢性の背側部痛が起こる．

随意制御下の一過性収縮能力には重大な影響を与えずに，筋肉の基礎的緊張を減少させる効果のある中枢神経に作用する筋弛緩薬が使用可能である．随意運動と基礎的筋緊張の間の区別は明確ではなく，これらの薬物の選択性は完全ではない．例えば，姿勢を制御することは，通常，中枢性に働く筋弛緩薬により困難になる．さらに，運動の制御に影響する薬物は，一般的に中枢神経系に対して広汎性の効果を及ぼし，眠気や錯乱がこれらの薬物の一般的な副作用として現れる．

バクロフェン(baclofen；第38章参照)は，GABA のクロロフェニル誘導体であり，もともとは，GABA 自身は透過しえない血液脳関門の透過を補助する目的で脂溶性の GABA 様薬物として開発された．バクロフェンは，$GABA_B$ 受容体の選択的アゴニストである(第38章参照)．バクロフェンの鎮痙作用は，主に脊髄で発揮される．そこでは，単シナプス性，多シナプス性の運動神経細胞活性化の両者を抑制する．経口投与で効果があり，多発性硬化症や脊髄損傷の治療の際に使用される．しかし，出生時外傷による大脳性の痙縮には効果はない．

バクロフェンは，特に，眠気，運動協調障害，悪心などの多くの副作用を引き起こす．行動に対する影響もある．バクロフェンは，てんかんには有用ではない．

ベンゾジアゼピン類は，第44章で詳しく論述した．それらは，脊髄での効果による筋肉弛緩を起こす．それらは抗不安作用ももつ．

チザニジン(tizanidine)は，多発性硬化症や脊髄損傷に付随する痙性を緩和する $α_2$ アドレナリン受容体アゴニストである．

sativex．長年の間の事例報告では，**大麻**(cannabis；第19章)の喫煙が多発性硬化症に付随する痛みを伴う筋肉痙攣を緩和することが示唆されてきた．$Δ^9$-tetrahydrocannabinol(THC や **dronabinol** としても知られている；第19章参照)を含む大麻である **sativex** と cannabidiol は，いくつかの国では多発性硬化症の痙縮の治療薬として承認されている．sativex は，疼痛緩和作用ももっている(第19，42章参照)．

ダントロレン(dantrolene)は，中枢よりも末梢に作用して筋肉弛緩を起こす(第4章参照)．

ボツリヌス毒素(botulinum toxin；第13章参照)は，筋肉に注射される．この神経毒素は，注射部位に限局した長期間続く麻痺を引き起こす．筋肉痙攣が増加した障害部位へ局所的に使用される．美容施術としての非医学的な使用が普及している．

引用および参考文献

全般

Browne, T.R., Holmes, G.L., 2008. Handbook of Epilepsy. Lippincott, Williams & Wilkins, Philadelphia.（てんかんやその治療の多くの領域をカバーするコンパクトな教科書．）

病因とてんかんの種類

Deblaere, K., Achten, E., 2008. Structural magnetic resonance imaging in epilepsy. Eur. Radiol. 18, 119–129.（てんかんの診断における脳イメージングの使用について記載されている．）

Khosravani, H., Altier, C., Simms, B., et al., 2004. Gating effects of mutations in the Ca$_v$3.2 T-type calcium channel associated with childhood absence epilepsy. J. Biol. Chem. 279, 9681–9684.（トランスジェニックマウスにおいて，欠神発作の小児にみられるカルシウムチャネルの変異が異常な神経の発火を引き起こすことを示した研究．）

Pandolfo, M., 2011. Genetics of epilepsy. Semin. Neurol. 31, 506–518.

Shin, H.-S., 2006. T-type Ca^{2+} channels and absence epilepsy. Cell Calcium 40, 191–196.

Weber, Y.G., Lerche, H., 2008. Genetic mechanisms in idiopathic epilepsies. Dev. Med. Child Neurol. 50, 648–654.（電位依存性，リガンド開口型のチャネルの変異がどのように特発性のてんかん症候群に関与しているかについての総説．）

抗てんかん薬

Azar, N.J., Abou-Khalil, B.W., 2008. Considerations in the choice of an antiepileptic drug in the treatment of epilepsy. Semin. Neurol. 28, 305–316.（米国において，現在，抗てんかん薬として FDA に認可されている食品や薬物について記載されている．）

Bialer, M., White, H.S., 2010. Key factors in the discovery and development of new antiepileptic drugs. Nat. Rev. Drug Discov. 9, 68–82.（抗てんかん薬を発見するための新しい方策に関する興味深い説明．）

Macleod, S., Appleton, R.E., 2007. The new antiepileptic drugs. Arch. Dis. Child. Educ. Pract. Ed. 92, 182–188.（新たな抗てんかん薬の臨床的有用性について焦点を当てている．）

第4部 神経系

46 抗精神病薬

概要

本章では，統合失調症とその治療薬を取り上げる．まず，統合失調症の病態や病因でわかっていること（さまざまな神経化学仮説や，使用段階または開発段階にある主な抗精神病薬の効用との関連）を記す．詳細な情報は Gross & Geyer（2012）を参照されたい．

はじめに

精神疾患はさまざまな疾患を含むが，抗精神病薬（従来，**神経遮断薬**[neuroleptic drug]，**統合失調症治療薬**[anti-schizophrenic drug]，**強神経安定薬**[major tranquilliser]として知られていた）という言葉は通常，最も一般的で衰弱性の精神疾患の1つである統合失調症の治療薬を指す．これらの薬は躁病（**第47章**）や他の急性行動障害（「抗精神病薬の臨床用途」のクリニカルボックスを参照）の治療にも使われる．薬理学的に，多くの薬剤はドパミン受容体のアンタゴニストであるが，他のターゲット，特に，5-ヒドロキシトリプタミン（5-hydroxytryptamine：5-HT）（セロトニン[serotonin]）受容体にも作用し，このことが薬剤の臨床効果に影響を与えうる．現存の薬剤は，臨床効果や副作用といった点で多くの欠点がある．新規薬剤の登場により少しずつ改善されているが，抜本的に新しいアプローチをするには，いまだによくわかっていない病因や原因となる病理を理解することが必要である[1]．

統合失調症の性質

統合失調症[2]は人口の約1%が罹る（Stahl, 2008参照）．統合失調症は，若年層が罹るため最も重大な精神疾患であり，慢性化することが多く，たいてい重度障害とな

る[3]．病因において強い遺伝的要因があり，基本的な生物学的な異常によることを示唆する証拠がある．主な臨床的特徴は以下の通りである．

陽性症状

- 錯覚（たいていは妄想）
- 幻覚（たいていは幻聴であり，その声は何かをするようにそそのかしているように聴こえる）
- 思考障害（関連のない話題に話が飛躍する，被害妄想，支離滅裂な会話，不合理な結論など）
- 異常なまとまりのない行動（繰り返し行動や，方向障害，たまに攻撃的行動）
- 緊張病（不動性や，目的のない運動行動として現れる）

陰性症状

- 自閉
- 感情の平板化
- 無快感症（快感を体験できなくなる）
- 労働意欲の低下

認知

- 認知機能の欠損（注意や記憶など）

さらに，不安，自責の念，うつ，自己処罰はよくみられ，50%の患者は自殺を試み，そのうちの約10%が自殺する．臨床的表現型は，陽性症状と陰性症状のバランスの点で大きく異なっており，このことが個々の患者における抗精神病薬の有効性に関係すると考えられている．統合失調症では，主に幻覚，妄想や制御できない行動といった陽性症状が若年層では優性かつ劇的に現れ，老年層では感情の平板化や自閉といった陰性症状が徐々に現れてくる．後者の陰性症状は陽性症状よりもより患者を衰弱させる可能性があり，予後は一般的に悪い．認知障害が他の症状の発症の前に進行しうるかについては，意見が分かれている．統合失調症は再発寛解型になるか，慢性進行性（特に老年層発症の場合）になる．慢性

---

1 この点で，統合失調症の研究は，アルツハイマー病（**第40章**）研究より数年遅れている．アルツハイマー病の研究では病因の理解が急速に進み，有望な薬剤ターゲットの同定にまで至っている．別の見方をすれば，アルツハイマー病治療は今のところわずかに効いているだけでしかないが，今日の抗精神病薬は，薬理作用機序は不明だが，多くの恩恵をもたらしているともいえる．

2 統合失調症とは，患者が精神異常（妄想，幻覚，まとまりのない行動など）の症状を呈する状態である．また，特定のレクリエーショナル・ドラッグ（**第48章**参照）の服用や薬剤治療の副作用（例えば，ステロイド誘発性精神異常），または，躁病，うつ病（**第47章**参照）やアルツハイマー病（**第40章**参照）などの疾患でも，精神病エピソードは起こりうる．

3 統合失調症に苦しむというのはどういうことかについての切実な解説が，Kean（2009）Schizophrenia Bulletin 35, 1034-1036に載っている．その著者は，今や薬理学の卒業生である．

統合失調症患者は，かつては長期滞在型精神病院患者の大部分を占めていた．そのため，英国の多くの精神病院が閉院したことにより，今では慢性統合失調症患者が浮浪者の多くを占めている．

統合失調症の特徴は"選択的注意"の欠損である．健常人はありふれた刺激やとるに足らない刺激にすぐに順応し，思いがけない刺激や重大な刺激にだけ反応するのに対し，統合失調症患者では重大な刺激ととるに足らない刺激を識別する能力が欠損しているように思われる．そのため時計の音にも友人の声と同様に注意を払うだろうし，健常人では取り合わないようなふとした思いつきが，統合失調症患者にとっては絶対的な命令になりうる．

統合失調症の原因と病因

遺伝的要因および環境要因

統合失調症の病因はいまだによくわかっていないが，遺伝的要因と環境要因の連携が関係している．そのため，統合失調症になりやすい遺伝的特性をもった人でも，統合失調症の発症には環境要因の曝露が必要であると考えられている．

統合失調症は，不完全ではあるが，強い遺伝的傾向を示す．統合失調症患者の第一度親族におけるリスクは約10%であるが，一卵性双生児の場合でさえ，一方が統合失調症を発症している場合に他方も発症している確率はたったの約50%である．このことは，環境要因の重要性を示している．遺伝子連鎖解析から100個以上の可能性のある感受性遺伝子が同定されているが(Aberg et al., 2013; Ripke et al., 2014 参照)，単一遺伝子が原因でないことは明らかである．個々の遺伝子の遺伝子多型性と統合失調症の発症の可能性には有意な関連があるが，重大な影響をもつ単一遺伝子はない．統合失調症に関連のある遺伝子の一部は，双極性障害にも関係する(第47 章参照)．

≫ 発症に最も強く関連する遺伝子は，神経発生やシナプス結合，グルタミン酸作動性神経伝達を制御する遺伝子であり，それらにはニューレグリン(neuregulin)，ディスビンディン(dysbindin)，DISC-1，TCF4 や NOTCH4 がある．シナプス発生やシナプス可塑性にかかわり NMDA 受容体の発現を制御するニューレグリン-1を低発現させたトランスジェニックマウスは，統合失調症にある程度似た表現系を示す．さらに NMDA 受容体機能不全は，D-アミノ酸オキシダーゼ(D-amino acid oxidase：DAAO)遺伝子および DAAO 活性化酵素(G72)と統合失調症の遺伝的関連からも示唆される．DAAO は，NMDA 受容体のアロステリック調節因子である D-セリン(第 38 章参照)の代謝にかかわる酵素である．ディスビンディンはシナプス後膜肥厚に局在し，NMDA 受容体などの受容体の係留に関与していると考えられている．DISC-1(disrupted in schizopherenia-1)は細胞骨格にかかわるタンパク質で，細胞移動，神経突起伸長や受容体輸送に関与している．発生過程で発現する遺伝子である NOTCH4 や，精神遅滞にも関係する TCF-4 が統合失調症の感受性に強くかかわっていることが，集団遺伝解析から示唆されている(Lennertz et al., 2011; Ikeda et al., 2013)が，これらの遺伝子の病因における正確な役割は解明されていない．他に提示された感受性遺伝子のなかに

は，中枢神経系でモノアミン伝達にかかわる，モノアミンオキシダーゼ A(monoamine oxidase A：MAO-A)，チロシンヒドロキシラーゼや D2 ドパミン受容体遺伝子がある．しかしながら，これまでの研究から統合失調症は，NMDA 受容体機能低下を伴った，異常なグルタミン酸伝達に起因すると考えられている．

可能性のある発症の誘発因子として，発生の初期段階における環境要因が同定されており，特に母体からのウイルス感染が発症を引き起こしうることがわかっている．このことや他の研究から，統合失調症は，主に大脳皮質に影響し，出生前発育の初期数ヵ月の間に起きる神経発達障害と関連することが示唆されている．この見解は，発症初期にみられる皮質萎縮を示した脳イメージング解析からも支持される．この皮質萎縮は時間とともに増加し，病気の進行にも相関する可能性がある(van Haren et al., 2007)．統合失調症患者の死後脳の解析から，皮質神経が異常な形態の細胞に置き換わっていることが示されている．青年期や成人早期における大麻摂取といった他の環境要因もまた，統合失調症の発症を誘発することがある(第 19，48 章参照)．

統合失調症の神経解剖学的，神経化学的基礎

統合失調症の症状は，異常をきたした神経回路の場所によって異なる．中脳辺縁系神経路(腹側被蓋野[ventral tegmental area：VTA]から側坐核，扁桃体，海馬への神経投射)における異常は陽性症状に関係する一方，中脳皮質神経路(VTA から前頭前皮質領域への神経投射)での異常は陰性症状と関係する．

統合失調症の病因にかかわると考えられている主な神経伝達物質は，ドパミンとグルタミン酸である．

ドパミン

統合失調症のドパミン仮説はカールソン(Carlson；2000 年にノーベル賞を受賞)によって，ヒトと実験動物の間接的な薬理的結果に基づいて提唱された．アンフェタミン(amphetamine, amfetamine)は脳内でドパミン放出を促進し，急性統合失調症様の行動異常を誘発する．また，パーキンソン病治療に用いられるレボドパやドパミンアゴニストの副作用として，幻覚の症状が現れる(第40 章参照)．実験動物では，ドパミン放出が統合失調症患者においてときどき観察される繰り返し行動に似た行動異常を引き起こす．ブロモクリプチン(bromocriptine)などの有効な D2 受容体アゴニストも，同様の影響を実験動物にもたらし，アンフェタミンのような薬剤は統合失調症の症状を悪化させる．さらにドパミンアンタゴニストや神経でのドパミン貯蔵を抑制するレセルピン(reserpine)などの薬剤は，統合失調症の陽性症状のコントロールや，アンフェタミンによって誘導される行動異常の予防に効果的である．

≫ D2 受容体を活性化する中脳辺縁系ドパミン作動性神経路の活動亢進が陽性症状を引き起こし(脳内ドパミン経路の詳細は第39 章を参照)，D1 受容体が優勢である中脳皮質ドパミン作動性神経路の活動低下が陰性症状を引き起こすと，今日では考えられている．統合失調症では，他の脳内ドパミン作動性神経路(す

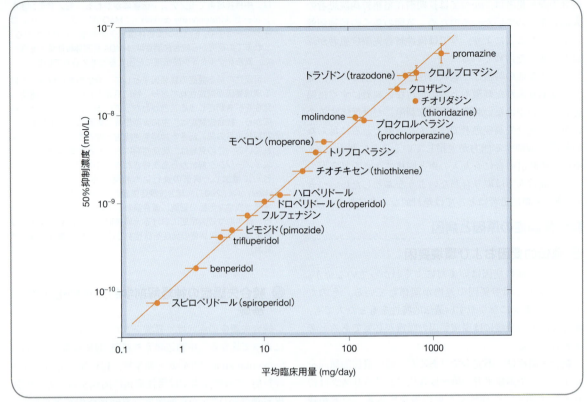

図 46.1 抗統合失調症薬の，臨床有効性とドパミン D_2 受容体への親和性との相関．
臨床有効性は統合失調症治療で用いられる 1 日量で表し，結合能はハロペリドールのドパミン D_2 受容体への結合を 50% 抑制する濃度で表している．（Seeman P et al. 1976 Nature 361, 717 より．）

なわち，黒質線条体や隆起漏斗；第 39 章を参照）は正常に機能しているようである．

陽性症状軽減における抗統合失調症薬の有効性と D_2 受容体阻害活性には強い相関があり（図 46.1），受容体イメージング解析の結果から，D_2 受容体の占有率が約 80% に達した時に，一貫して抗統合失調症薬の臨床効果が得られることがわかっている[4]．さらに，脳イメージング解析の結果から，統合失調症患者では，線条体でのドパミン合成と放出が増加することが明らかになっている（Laruelle et al., 1999）[5]．同様の変化は，統合失調症を発症していない近親者でも報告されており，こうした変化は統合失調症状の発露よりもむしろ，統合失調症の発症のしやすさを示していると考えられる．アンフェタミン投与により，統合失調症患者では健常人に比べて，2 倍以上のドパミン放出が引き起こされる．この効果は急性発作にみまわれた統合失調症患者で最大となり，偶発的な症状の緩和期にはみられなくなる．これらは，ドパミン放出と症候学を結びつける，明らかな証拠である．

それゆえ，治療上は，大脳辺縁系でのドパミン作動性伝達を **阻害する**一方で，前頭前皮質でのドパミン作動性伝達を **高める** ことが望ましいだろう（いかにしてそれを達成するかについては，以下でさらに議論する）．

グルタミン酸

ヒトでは，陽性症状のみを引き起こすアンフェタミンとは対照的に，**phencyclidine** や**ケタミン**（ketamine），**dizocilpine**（第 38 章参照）などの NMDA 受容体アンタゴニストは，陽性症状や陰性症状，認知障害症状を引き起こすことが可能である．統合失調症患者の脳では，グルタミン酸取り込み輸送体である VGLUT1 の発現が低下しており，このことはグルタミン酸作動性神経終末の破壊を示すものとみられる．こうしたことから，NMDA 受容体の機能低下からも明らかなように（NMDA 受容体機能低下説については Coyle et al., 2012 を参照），統合失調症はグルタミン酸作動性神経伝達の欠損に由来すると考えられている．NMDA 受容体の発現が低下している（致死性のため欠損させてはいない）トランスジェニックマウスは，ヒトの統合失調症の特徴である繰り返し行動や社会的交流の低下を示し，これらの症状には統合失調症治療薬が効く．これらの結果は，上記の仮説とも一致している．

---

[4] この単純な法則には例外がある．D_2 受容体の阻害率が 90% を超えても，最大で 1/3 の統合失調症患者では反応がみられない．一方，クロザピン（表 46.1 参照）は，より低い阻害率でも効果がある．

[5] 統合失調症患者でのドパミン受容体密度の増加は報告されているが，一貫した結果ではないうえ，慢性的な抗統合失調症薬投与はドパミン受容体の発現を増加させることが知られており，結果の解釈を難しくしている．

▽ グルタミン酸作動性ニューロンやGABA作動性ニューロンは，統合失調症にかかわる神経経路の活動レベルの制御において複雑な役割を担っている．NMDA受容体の機能低下は中脳皮質ドパミン作動性ニューロンの活動レベルを**低下させる**と考えられている．これは，前頭前皮質でのドパミン放出の減少につながり，統合失調症の陰性症状を引き起こす．大脳皮質でのNMDA受容体機能障害は，GABA作動性介在ニューロンに影響し，皮質の機能を変化させ，認知障害を引き起こしうる．さらに，GABA作動性ニューロンにおけるNMDA受容体機能障害は，VTAへの皮質からの興奮性入力の抑制を低下させ，中脳辺縁系ドパミン作動性経路の活動を**高めうる**．したがって，NMDA受容体機能低下は側坐核などの辺縁領域でのドパミン放出を増大させ，陽性症状を引き起こす．

統合失調症症状がNMDA受容体の機能低下によることを示す証拠から，NMDA受容体の機能を，神経毒性（第40章参照）を発揮しないレベルまで高める新規薬剤の開発がなされてきた．これは，例えば，アゴニストによりNMDA受容体の促進性グリシン結合を活性化（第38章参照）させたり，GlyT1輸送体の阻害により細胞外グリシン濃度を上昇させたりすることなどによる[6]．

統合失調症にかかわると考えられている他のグルタミン酸経路には，皮質線条体経路，視床皮質経路，皮質視床経路，皮質脳幹経路がある．視床は通常，皮質への不必要な感覚入力を制限する感覚フィルターとして機能する．グルタミン酸作動性やGABA作動性伝達の減少などで視床への通常の入力が欠損すると，この感覚フィルターの機能が効かなくなり，抑制されていない入力が皮質に届くことになる．統合失調症における視床の役割は，Sim et al.（2006）にレビューされている．

神経変性

統合失調症患者の脳の構造異常や病気の進行（幼児期の無症状，陰性症状の前に顕在化する陽性症状の徴候，進行性悪化，経時的に減少する薬剤への反応性や認知症の発症）は，すべて統合失調症における神経変性の進行を示している．こうした神経変性の原因は現在のところわかっていないが，グルタミン酸による興奮毒性がかかわっていると考えられる（第40章参照）．

統合失調症におけるグルタミン酸伝達の変容についてのより完全な解明が進めば，新たな，よりよい抗精神病薬の開発につながることが期待される．

動物モデル

統合失調症の陽性症状，陰性症状や認知障害を模した動物モデルの開発が必要である．統合失調症は，異なる神経異常に起因する異なった症状があわさったヘテロな病気として現れる．これまでの動物モデルはたいてい，脳でのドパミン作動性伝達を高めた結果による行動異常を示す．そのため，こうした動物モデルは，ドパミン受容体アンタゴニストが有効である傾向があった．近年では，phencyclidine（PCP）や関連薬によるNMDA受容体阻害に基づいた動物モデルが好まれるようになった．ヒトにおいては，PCPは統合失調症様の症状を引き起こす（第48章参照）．また，統合失調症に関連するDISC-1やグルタミン酸やドパミンなどの神経伝達物質の受容体や輸送体などに注目した，さまざまな遺伝的モデルも試されている．しかしながら，上述のように，統合失調症の遺伝的要因は多岐にわたるうえ，環境要因もまた重要である．そのため，単一遺伝子の変異は，限られた情報しかもたらさないであろう．また認知障害や陰性症状の動物モデルが欠けている．そうした動物モデルの開発は重要な課題であり，異なる症状の原因となる病態生理学的なプロセスの，よりよい理解を必要とする．統合失調症の新しい動物モデルの開発の詳細については，Pratt et al.（2012）を参照されたい．

統合失調症の性質

- 妄想，幻覚，思考障害などの陽性症状，自閉，感情の平板化といった陰性症状および認知障害を特徴とする精神疾患である．
- 陽性症状を主とした急性症状をたびたび繰り返し，陰性症状を主とする慢性統合失調に移行しうる．
- 人口の約1％が発症し，有意な遺伝素因もみられる．遺伝子連鎖解析から，単一の"統合失調症原因遺伝子"はなく，複数の遺伝子がかかわることがわかっている．
- 薬理学的データは，一般に，ドパミン調節異常説やグルタミン酸活性低下説と符合しており，生化学的な知見や臨床効果，画像解析の研究からも支持されている．

抗精神病薬

抗精神病薬の分類

40種以上の異なる抗精神病薬が，臨床で使われている．これらは，2つのグループに分けられる．**第1世代抗精神病薬**（first-generation antipsychotic drug），または**定型抗精神病薬**（typical antipsychotic drug）とよばれる薬剤（**クロルプロマジン**［chlorpromazine］，**ハロペリドール**［haloperidol］および多くの類似の化合物など）と，近年開発され，**第2世代抗精神病薬**（second-generation antipsychotic drug），または**非定型抗精神病薬**（atypical antipsychotic drug）とよばれる薬剤（**クロザピン**［clozapine］や**リスペリドン**［risperidone］など）である．表46.1に，臨床で使われている主な薬剤をまとめた．

▽ "非定型"という単語は広く使われているが，定義ははっき

---

[6] 残念ながら，GlyT1輸送体の阻害薬である**ビトペルチン**（bitopertin）は抗精神病薬としての臨床試験には失敗したが，強迫性障害の治療薬として効く可能性が残っている．

りしない．不必要な運動性の副作用を引き起こしにくい後発の薬剤を非定型としているが，第1世代薬とは異なる薬理的性質をもつ薬剤にも使われる．しかしながら，実際には，後述する多彩な後発の薬剤から，よく似た第1世代ドパミンアンタゴニストを区別するために（あまり有用ではない形で）よく使われる．

統合失調症患者における定型薬である**クロルプロマジン**の治療効果は，フランス人外科医，ラボリ（Laborit）の鋭い観察によって1947年に発見された．彼は手術中の患者のストレスの緩和活性を調べるために**プロメタジン**（promethazine）を含むさまざまな化合物を試し，プロメタジンは単なる鎮静作用とは異なる鎮静効果をもっているという結論に達した．フェノチアジン構造を合成する試みがクロルプロマジンにつながり，そのヒトにおける抗統合失調症効果は，ラボリの依頼を受けたドレー（Delay）とドニケル（Deniker）によって1953年に確かめられた．この薬は，精神疾患患者の症状のコントロールにおいて，他に類をみないものであった．フェノチアジンの臨床効果は，その薬理機序が推測される（ましてや理解される）はるか以前に発見されていた．

薬理学的研究から，第1世代抗精神病薬であるフェノチアジンが，ヒスタミン（histamine）やカテコールアミン，アセチルコリンや5-HTなどの多くの異なるメディエーターを阻害することがわかり，この効果の多様性によりクロルプロマジンの商品名がLargactil（訳注：large activityにちなんで）になった．現在では，ドパミンの拮抗作用が抗統合失調症効果の主な要因であることは確かである（図46.1参照）．

> ## 抗精神病薬の分類
>
> - 主な分類
>   - 第1世代（"定型"，"古典的"，"典型的"）抗精神病薬（例えば，**クロルプロマジン**，**ハロペリドール**，**フルフェナジン**[fluphenazine]，**フルペンチキソール**[flupentixol]，clopenthixol）
>   - 第2世代（"非定型"）抗精神病薬（例えば，**クロザピン**，**リスペリドン**，sertindole，**クエチアピン**[quetiapine]，amisulpride，**アリピプラゾール**[aripiprazole]，**ゾテピン**[zotepine]，**ジプラシドン**[ziprasidone]）
> - 第1世代と第2世代抗精神病薬の違いははっきりとは定義されていないが，下記に基づく
>   - 受容体特性
>   - 錐体外路系副作用の発生率（第2世代のほうが少ない）
>   - 治療耐性患者における有効性（特に**クロザピン**）
>   - 陰性症状に対する有効性

臨床効果

統合失調症患者を，より普通の生活が送れるようにする抗精神病薬の臨床効果は，多くの比較対照試験で証明されている．精神病院の入院患者（主に慢性統合失調症）の人口は，1950～1960年代に急激に減少した．精神疾患での入院に対する世間や専門家の態度の変化と同様に，抗精神病薬の導入が，この急激な減少を可能にしたのである．

抗精神病薬には，以下のような重大な欠点がある．
- すべての統合失調症患者で薬物治療が効くわけではない．他の抗精神病薬に対し耐性のある患者には，**クロザピン**が推奨される．薬剤耐性のある患者の30%は"治療抵抗性"と分類され，治療面での重大な問題となっている．薬剤が効く患者と治療耐性患者の相違の原因は今のところわかっていないが，ドパミン受容体や5-HT受容体ファミリーの遺伝子多型がかかわっているという報告がある（決定的ではない）．
- 思考障害や幻覚，妄想などの陽性症状は効果的にコントロールできるが，感情平板化や自閉などの陰性症状や認知障害の緩和にはたいていは効果的でない．
- 過酷で，患者の服用遵守を制限しうる，錐体外路運動系，内分泌，鎮静効果などのさまざまな副作用を引き起こす（表46.1）．
- 不整脈誘発性の心臓作用のため，余命を短くする可能性がある（**第21章**参照）．

第2世代抗精神病薬は，こうした欠点をある程度克服すると考えられている．しかしながら，メタ解析（Leucht et al., 2009）の結果，調査した第2世代抗精神病薬のうち，総体的な改善効果が認められたのは，ほんの一部であった．

抗精神病薬投薬の突然の停止は，既存の疾患とは異なる，急性に発症する精神病症状を引き起こしうる．

薬理学的特徴

ドパミン受容体

中枢神経系におけるドパミン受容体の分類は，**第39章**で扱っている（表39.1参照）．5つのサブタイプが存在するが，D_1受容体とD_5受容体を含んだD_1様受容体ファミリーと，D_2受容体とD_3受容体，D_4受容体を含んだD_2様受容体ファミリーの2つの機能的分類に分けられる．抗精神病薬の治療効果は，主にD_2受容体の阻害に由来する[7]．上述したように，抗統合失調症効果にはD_2受容体の約80%の阻害が必要である．第1世代抗精神病薬はD_1受容体よりもD_2受容体にある程度作用しやすい一方，**スルピリド**（sulpiride）やamisulprideやremoxiprideなどの第2世代抗精神病薬は，D_2受容体に高い選択性をもつ．受容体からの解離が速いD_2アンタゴニストである**クエチアピン**，および**アリピプラゾール**

---

[7] 統合失調症患者では，D_4受容体に高頻度の遺伝子多型があることに加え，クロザピンなどの新しい抗精神病薬がD_4受容体への高い親和性があることから，D_4受容体が注目された．しかしながら，D_4受容体特異的アンタゴニストは，臨床試験では効果的ではなかった．

抗精神病薬　679

表 46.1　主な抗精神病薬の特徴.

薬剤	受容体への親和性						主な副作用				注
	D₁	D₂	α₁	H₁	mACh	5-HT₂ₐ	EPS	Sed	Hypo	その他	
クロルプロマジン	++	++	+++	+++	++	+++	++	+++	++	プロラクチンの増加（女性化乳房）	フェノチアジン系
										低体温症	フルフェナジンは，トリフロペラジン（trifluoperazine）と似通っているが ● 黄疸は引き起こさない ● 低血圧の症状は軽い ● EPS はひどくなる
										抗コリン作用	
										過敏症状	
										閉塞性黄疸	
											フルフェナジンはデポ剤として使える
											ムスカリン性拮抗作用が強いため，ペリシアジンと pipotiazine は EPS が少ない
ハロペリドール	++	+++	++	+	−	++	+++	−	+	クロルプロマジンと同じように機能するが，黄疸は生じない	ブチロフェノン系
										抗コリン性副作用が若干ある	抗精神病薬として広く使われていた
											EPS を発症する傾向にある
											デポ剤として使える
フルペンチキソール	+++	+++	−	+++	−	+	++	+	+	プロラクチンの増加（女性化乳房）	チオキサンチン系
										焦燥感	clopenthixol と同じ
											デポ剤として使える
スルピリド	−	++	−	−	−	−	+	+	−	プロラクチンの増加（女性化乳房）	ベンズアミド系
											D₂/D₃ 選択的拮抗薬
											ハロペリドールより EPS が少ない（理由はわからないが，D₃ への作用または，D₂ への非常に弱い部分アゴニスト作用によると考えられる）
											無感情な患者の注意力を高める
											吸収されにくい
											amisulpride やピモジド（長時間作用性）と同じ
クロザピン	+	+	+++	++++	++	+++	−	++	++	無顆粒球症のリスクあり（〜1%）：定期的な血球数モニタリングが必要	ジベンゾジアゼピン系
										痙攣	EPS はない（最初の第 2 世代抗精神病薬）
										流涎症	治療耐性患者で効果があり，自殺率が減る
										抗コリン性副作用	陰性症状と陽性症状に効果がある
										体重増加	オランザピンはいくぶん鎮静作用が少なく，無顆粒球症のリスクもないが，治療耐性患者での効果は疑問である

（次頁へ続く）

表 46.1　主な抗精神病薬の特徴.（続き）

薬剤	受容体への親和性						主な副作用				注
	D_1	D_2	α_1	H_1	mACh	5-HT$_{2A}$	EPS	Sed	Hypo	その他	
リスペリドン	+	++ +	++ +	++	−	++ ++ (IA?)	+	++	++	体重増加	EPS のリスクが高い
										投与量が多いとEPS	陰性症状に効果があるかどうかは不明
										低血圧	D_4 受容体に効く
											デポ剤として使える
											パリペリドン（paliperidone）はリスペリドンの代謝産物である
クエチアピン	+	+ +	++ +	++	+	+	−	++	++	頻脈	EPS の発症率は低い
										眠気	プロラクチン分泌は増加しない
										口渇症	5-HT$_{1A}$ の部分アゴニスト
										便秘	短時間作用型（血漿半減期は6時間以下）
										体重増加	
アリピプラゾール	+	++ ++ (PA)	++	++	−	++ +	−	+	−	−	長時間作用型（血漿半減期は3日以下）
											異常な D_2 部分アゴニスト作用が，副作用が少ない理由であると思われる
											5-HT$_{1A}$ の部分アゴニスト
											プロラクチン分泌には影響しない
											体重増加なし
											デポ剤として使える
ジプラシドン	++	++ +	++ +	++	−	++ ++	+	−	+	倦怠	EPS の発症率は低い
										悪心	体重増加なし
											陰性症状に対する効果は不明
											短時間作用型（血漿半減期は8時間以下）だが，デポ剤が使える

＋：pKi 5 ～ 7，＋＋：pKi 7 ～ 8，＋＋＋：pKi 8 ～ 9，＋＋＋＋：pKi > 9.
5-HT$_{1A}$, 5-HT$_{2A}$：5−ヒドロキシトリプタミン 1A 型，2A 型受容体，α_1：α_1 アドレナリン受容体，D_1, D_2, D_3, D_4：ドパミン 1 型，2 型，3 型，4 型受容体，EPS：錐体外路系副作用（extrapyramidal side effect），H_1：ヒスタミン 1 型受容体，Hypo：低血圧（hypotension），mACh：ムスカリン性アセチルコリン受容体（muscarinic acetylcholine receptor），IA：インバースアゴニスト（inverse agonist），PA：部分アゴニスト（partial agonist），Sed：鎮静作用（sedation）.
表は Guide to Pharmacology（www.guidetopharmacology.org/）と NIMH Psychoactive Drug Screening Program データベース（http://pdsp.med.unc.edu/）のデータに基づいている．存在する場合は，ヒトの受容体から得られたデータを掲載した.

などの D_2 部分アゴニストは，錐体外路系運動性副作用を軽減させるために導入された.

統合失調症の陽性症状を緩和すると考えられているのは，中脳辺縁系神経路における D_2 受容体の拮抗作用である．あいにく，全身性に投与された抗精神病薬は特定の脳領域にある D_2 受容体を区別できないため，他の脳領域にある D_2 受容体もまた阻害する．そのため，抗精神病薬は，黒質線条体の D_2 受容体阻害による運動性副作用や，漏斗下垂体神経路の D_2 受容体の阻害によるプロラクチンの分泌増強，中脳辺縁系神経路の報酬経路の D_2 受容体の阻害による快楽感情の低下，ことによると，前頭前皮質の D_2 受容体の阻害による陰性症状の悪化（前頭前皮質では D_1 受容体が優勢で，D_2 受容体の発現密度は低いが）などを引き起こす．すべての抗精神病薬は D_2

受容体を阻害するため，理論上はこれらの副作用をすべて引き起こしうるが，一部の薬剤は，こうした副作用を多かれ少なかれ緩和する薬理作用（例えば，ムスカリン性アセチルコリン受容体拮抗作用や5-HT$_{2A}$受容体拮抗作用など）をあわせもつ．5-HT$_{2A}$受容体拮抗作用は，統合失調症の陰性症状や認知障害の緩和にも役立つと考えられている．

ドパミン受容体の阻害作用はすぐに生じるにもかかわらず，抗精神病薬の治療効果の発現は遅いと古くから考えられてきた．しかしながら，この考え方に疑問が生じている（Kapur et al., 2005; Leucht et al., 2005）．動物実験の結果から，慢性的な抗精神病薬投与は，除神経性過敏（第12章参照）に似たドパミンへの薬理学的過感受性を伴った，脳での補償的変化を引き起こす．この脳での補償的変化には，例えばドパミン作動性ニューロンの活動低下や，ハロペリドールの結合増加によって検知可能なドパミン受容体の急増などがある．こうした遅延効果が生じる機構についてはほとんどわかっていない．この遅延効果は**遅発性ジスキネジア**（tardive dyskinesia）の発症にかかわっているようである．抗精神病薬の鎮静効果は即効性であり，急性行動症状の治療に使える．

抗精神病薬の作用機序

- 多くの抗精神病薬はD$_2$ドパミン受容体のアンタゴニストまたは部分アゴニストであるが，他のさまざまな受容体も阻害する．
- 抗統合失調症の効果は一般的にD$_2$受容体に対する活性に相関するが，5-HT$_{2A}$受容体やムスカリン性受容体など他の受容体における活性は，錐体外路系副作用を緩和する可能性がある．
- ムスカリン性，H$_1$，α受容体における活性が，副作用の性質を決定すると考えられる．
- 画像解析研究から，治療効果が出るにはD$_2$受容体の占有率が約80%は必要とされる．

5-ヒドロキシトリプタミン受容体

5-HT受容体が統合失調症にかかわっているという説には，いく度となく支持，不支持が繰り返されてきた（Busatto & Kerwin, 1997参照）．この説はもともと，5-HT$_{2A}$受容体の部分アゴニストであるLSD（**第15，48章**参照）が幻覚を誘導するという事実に基づいている．今日では，5-HTは統合失調症の病因に直接かかわっていないと考えられているが，それにもかかわらず，D$_2$受容体の拮抗作用と合わせた5-HT受容体活性の薬理学的操作は，治療特性の改善した新たな薬物をもたらし

た[8]．体内には，異なる機能をもつ多くの5-HT受容体が存在する（第15，39章参照）．統合失調症の治療において重要なのは5-HT$_{2A}$受容体と5-HT$_{1A}$受容体（比較的少ないが）である．

5-HT$_{2A}$受容体はG$_i$/G$_o$共役受容体であり，この受容体の活性化により神経活動は抑制される（細胞体での神経興奮性の低下と，神経端末での神経伝達物質放出の低下のため；第39章参照）．このような様式で，黒質線条体経路では，5-HT$_{2A}$受容体がドパミン放出を制御する．**オランザピン**（olanzapine）やリスペリドンなどの5-HT$_{2A}$受容体拮抗作用をもつ薬剤は，5-HTの抑制効果の軽減によって線条体でのドパミン放出を増加させる．これは錐体外路系副作用を軽減しうる（下記参照）．一方で，中脳辺縁系神経路では，D$_2$受容体拮抗作用と5-HT$_{2A}$受容体拮抗作用の組み合わせが，統合失調症の陽性症状を引き起こす，増強したドパミン機能を抑えると考えられている．さらに，中脳皮質回路でのドパミンとグルタミン酸の放出を増強することで，5-HT$_{2A}$受容体拮抗作用が，統合失調症の陰性症状を改善する可能性がある（Stahl, 2008）．

5-HT$_{1A}$受容体は，5-HT放出を抑制する細胞体樹状突起の自己受容体である（第39章参照）．5-HT$_{1A}$受容体アゴニストまたは5-HT$_{1A}$受容体の部分アゴニスト（**クエチアピン**など：表46.1参照）は，5-HT放出を抑制し，線条体や前頭前皮質でのドパミン放出を増強することで機能すると考えられている．

5-HT受容体を新規の抗精神病薬開発のターゲットにするという考えについては，この章の最後で解説する．

ムスカリン性アセチルコリン受容体

プロペリシアジン（propericiazine）などのフェノチアジン系抗精神病薬は，他の薬剤に比べて，錐体外路系副作用が少ないと報告されており，この効果は，これらの薬剤のムスカリン性拮抗作用と関連すると考えられている．また，オランザピンなどの一部の第2世代薬剤もまた，ムスカリン性拮抗作用をもっている．線条体では，ドパミン作動性神経端末が抑制性D$_2$受容体を発現したコリン作動性介在ニューロンを刺激すると考えられている（Pisani et al., 2007）．このことは，通常D$_2$受容体活性とムスカリン性受容体活性との間に均衡があることを

---

[8] クロルプロマジンなどの初期の抗精神病薬はさまざまな受容体に作用し，その結果として不必要な副作用が起こる．そのため，20世紀末には，抗精神病薬に限らず，好まざる副作用を減らすために1つの薬理効果をもった薬剤の開発が中心になった．この考え方が，D$_4$受容体の選択的アンタゴニストの探索に向かわせた（この薬剤には効果はなかったが）．現在では，選択された複数の作用をもつ薬剤（例えば，D$_2$受容体の拮抗作用と5-HT$_{2A}$受容体の拮抗作用の組み合わせ）がよりよい治療方法だと思われ

示唆している．抗精神病薬による線条体でのD₂受容体の阻害は，ムスカリン性受容体へのアセチルコリンの放出を高め，錐体外路系副作用を引き起こす．この副作用は，D₂受容体アンタゴニストがムスカリン性受容体拮抗活性も有していれば抑制される．ドパミン／アセチルコリンの均衡を保つことは，抗精神病薬の錐体外路系副作用を軽減するためにムスカリン性アンタゴニストであるベンツトロピン（benztropine）を用いる理論的根拠になっている（第40章参照）．しかしながら，ムスカリン性拮抗作用は，便秘，口渇症，かすみ目などの副作用を引き起こす．

副作用

錐体外路系運動障害

抗精神病薬は，**急性ジストニア**（acute dystonia）と**遅発性ジスキネジア**（tardive dyskinesia）の2種類の運動障害（まとめて**錐体外路系副作用**［extrapyramidal side effect］という）を引き起こす．これらはすべて，黒質線条体でのD₂受容体の阻害の，直接または間接的な結果である．錐体外路系副作用は，第1世代抗精神病薬の主要な欠点の1つである．第2世代薬は錐体外路系副作用の誘発率は低いと考えられている．しかしながら，オランザピン，リスペリドン，クエチアピン，ジプラシドンの長期研究から，これらの薬剤もまた錐体外路系副作用を引き起こすことが判明した（Lieberman & Stroup, 2011）．D₂部分アゴニストであるアリピプラゾールでさえ，こうした副作用を誘発することが報告されている．

急性ジストニアは，落ち着きのなさ，筋痙攣，舌突出，凝視，頸筋痙攣などの不随意な運動で，パーキンソン病症状をしばしば随伴する（第40章参照）．これらの症状は一般に最初の数週間のうちに生じ，時間とともに弱まっていくが，薬物療法を止めると再発する．そのタイミングは，黒質線条体ドパミン作動性神経経路の遮断と一致する．ムスカリン性受容体と5-HT₂ₐ受容体の同時阻害は，ドパミン受容体アンタゴニストの運動性副作用を軽減する（上記参照）．

遅発性ジスキネジア（Klawans et al., 1988 参照）は，第1世代抗精神病薬を投与された患者の20～40%が数ヵ月から数年後に発症し（そのため"遅発性"とよばれる），精神疾患治療における主要な問題の1つである．この障害は，重度でしばしば不可逆的な形態をとり，投薬の中止で悪化することや治療に対して抵抗性を示すという点が，事態を深刻にしている．この障害は顔や舌の不随意な運動に加え，より重症化する体幹や手足の不随意な運動を伴う．これは，**レボドパ**（levodopa）によるパーキンソン病の長期間治療後（第40章参照）にみられる症状に似ている．発症率は薬剤，用量，年齢に大きく依存する（50歳以上の患者で最も高い）．

遅発性ジスキネジアの発症機構についてはいくつかの仮説がある（Casey, 1995 参照）．1つは，線条体でのD₂受容体数の漸増がかかわるというものである．このD₂受容体数の漸増は，第2世代薬では第1世代抗精神病薬ほど著しくない．他の可能性は，抑制性ドパミン受容体の長期阻害が，線条体でのカテコールアミン，および／またはグルタミン酸放出を増強し，興奮毒性神経変性に至るというものである（第40章参照）．

クロザピン，オランザピンやsertindoleなどのD₂受容体からの解離が速い薬物は，錐体外路系副作用がそれほどひどくない．その理由としては（Kapur & Seeman, 2001 参照），解離の速い薬剤では，短時間のドパミンの急増により競合阻害が効果的に抑制されるのに対し（第2章参照），解離が遅い薬剤では内在性のドパミンに反応するのに長い時間がかかり，実際上，非競合的な状態になるためであると考えられている．生理的なドパミンの急増で，受容体占有率が下がれば，運動性副作用を避けられる可能性がある．この考え方からすると，D₂受容体をわずかに活性化することが有効かもしれない．こうした状況は，例えば単純なアンタゴニストではなく，アリピプラゾールなどのD₂部分アゴニストによって生み出すことが可能である．部分アゴニストは中脳辺縁系神経路におけるD₂受容体の過剰活性化を軽減し，統合失調症の陽性症状を緩和する一方，中脳皮質神経路では陰性症状を抑制し，黒質線条体神経路では錐体外路系副作用の発症率を下げるのに十分なD₂受容体の活性化をもたらすと考えられている．新規のD₂部分アゴニストが開発中であるが，それらの薬剤の効能や安全性には疑義が生じている．

抗精神病薬誘導性運動障害

- 抗精神病薬治療の主な問題である．
- 障害には，以下のような2つの主要タイプがある．
  - 可逆性の急性ジストニアとパーキンソン病様症状（実際，抗精神病薬は一般的にパーキンソン病を悪化させ，パーキンソン病治療に使われている薬剤の効能を阻害する）．
  - ゆっくり進行する，しばしば不可逆性の遅発性ジスキネジア．
- 急性ジストニアは不随意な行動や震え，硬直などを伴い，おそらく黒質線条体のドパミン受容体の阻害に起因する．
- 遅発性ジスキネジアは主に顔や手足の不随意運動を伴い，統合失調症治療の数ヵ月から数年後に発症する．これは，線条体でのドパミン受容体の急増と関係すると考えられる．一般的に，治療困難である．
- 急性ジストニアと遅発性ジスキネジアの発症率は新しい第2世代抗精神病薬では少なく，特に**クロザピン，アリピプラゾールやゾテピンで低い．**

内分泌作用

漏斗下垂体神経路（第33，39章参照）の神経から正中隆起に放出されたドパミンはD₂受容体を介し，プロラクチンの分泌を阻害する．そのため，抗精神病薬によるD₂受容体の阻害は血漿プロラクチン濃度を上昇させ（図

46.2)，男女問わず，女性化乳房，痛み，乳汁分泌（"乳汁漏出"として知られる）を引き起こす．図46.2からわかるように，慢性的に投薬している間は，順応することなく，この症状が続く．成長ホルモン分泌の低下などの，それほど顕著ではない他の内分泌変化も報告されている（ただし，プロラクチン応答とは異なり，これらの作用は臨床的にはそれほど重要ではないと考えられている）．D_2受容体の部分アゴニストであるため，アリピプラゾールは，他の抗精神病薬とは異なり，プロラクチン分泌を減少させる．

その他の副作用

多くの抗精神病薬はさまざまな受容体，特に，ムスカリン性アセチルコリン受容体，ヒスタミン受容体（H_1），ノルアドレナリン受容体（α）や5-HT受容体を阻害する（表46.1）．そのため，さまざまな副作用が生じる．

これらの薬物はドパミン受容体，ムスカリン性受容体や$α_1$受容体の阻害により，男性では性欲減少，興奮の低下，勃起不全や射精障害などの性機能不全を引き起こす．

多くの抗精神病薬の使用で，眠気や鎮静作用が生じるが，これらは使用を続けると減少する傾向にある．抗ヒスタミン（H_1）活性は，一部のフェノチアジン系抗精神病薬（クロルプロマジンやmethotrimeprazineなど）の特性であり，これらの薬剤の鎮静作用や制吐作用に寄与するが（第39, 44章参照），抗統合失調症作用には寄与しない．

ムスカリン性受容体の阻害は，かすみ目や眼圧の上昇，口渇症やドライアイ，便秘や排尿障害といったさまざまな末梢効果を引き起こすが（第13章参照），錐体外路系副作用の軽減に関しては有益であると考えられている．

αアドレナリン受容体の阻害作用は，起立性低血圧（orthostatic hypotension）を引き起こすが（第14章参照），これらの薬剤の抗統合失調症効果には重要ではない．

体重増加はよくみられる厄介な副作用である．いくつかの第2世代抗精神病薬は，糖尿病や循環器疾患のリスクを増加させる．これらの副作用は，おそらくH_1受容体，5-HT受容体およびムスカリン性受容体に対する拮抗作用と関係している．

抗精神病薬は心筋のQT間隔の延長を引き起こし（第21章参照），不整脈や突然死を誘発する危険性がある（Jolly et al., 2009）．

さまざまな薬物特異的体質反応や過敏反応が起こるが，最も深刻なものは下記のものである．

- 黄疸（jaundice）：クロルプロマジンなどの古いフェノチアジン系化合物によって生じる．黄疸は血清アルカリホスファターゼ活性の上昇を伴っており（"閉塞性"のパターン），たいていは軽く，投薬を中止するか，化学的に類縁でない薬剤に変えることで，症状はすぐに消失する．

- 白血球減少症（leukopenia）と無顆粒球症（agranulocytosis）はめったに起こらないが，死を招く可能性のある副作用で，治療の初期数週間のうちに生じる．白血球減少症（普通は可逆的）の発症率は，たいていの抗精神病薬では1/10,000以下の確率であるが，クロザピンでは発症率が高いため（1〜2%），使用にあたっては血球細胞数の定期的なモニタリングが必要である．白血球細胞減少や貧血の徴候がみられた時点で薬剤投与を中止すれば，症状は消える．オランザピンにはこの副作用はない．

- 蕁麻疹（urticarial skin reaction）は一般的な症状であるが，たいていは軽度である．紫外線過敏症が起こる可能性がある．

- 抗精神病薬悪性症候群（antipsychotic malignant syndrome）はめったに起こらないが，ある種の麻酔薬でみられる悪性高熱症候群に似た重篤な合併症である（第41章参照）．急激な体温上昇や精神錯乱を伴って，筋硬直が生じる．抗精神病薬悪性症候群はたいてい回復しうるが，腎不全や循環不全による死亡が10〜20%の症例で起こっている．

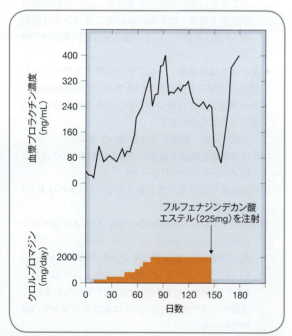

図46.2 統合失調症患者のプロラクチン分泌に対する抗精神病薬の影響．
1日量のクロルプロマジンをフルフェナジンのデポ剤に変えると，吸収が遅いため血漿プロラクチン濃度ははじめ低下するが，その後に高濃度に戻った．（Meltzer HY et al. 1978 In: Lipton et al. [eds] Psychopharmacology: A Generation in Progress. Raven Press, New York より．）

抗精神病薬の副作用

- 多くの薬剤に共通した重大な副作用には、以下のものがある。
  - 運動障害(「抗精神病薬誘導性運動障害」のキーポイントボックスを参照)
  - 内分泌撹乱(プロラクチン放出の増加)
  - これらはドパミン受容体の阻害に続く
- 鎮静、低血圧や体重増加(一般的)
- フェノチアジン系薬剤により閉塞性黄疸が生じることがある。
- 口渇症、かすみ目や低血圧などの他の副作用は、特にムスカリン性受容体やαアドレナリン受容体などの他の受容体の阻害によって引き起こされる。
- 一部の抗精神病薬では、まれであるが重篤な薬物特異体質反応として無顆粒球症が誘発される。**クロザピン**投与では白血球減少症がよく起こり、日常的な血球細胞数のモニタリングが必要である。
- 抗精神病薬悪性症候群はまれではあるが、危険な状態になりうる薬物特異体質反応である。

抗精神病薬の臨床用途

- **行動的な緊急事態**(例えば、**躁病**[mania]、**中毒性せん妄**[toxic delirium]や**統合失調症**[schizophrenia]など、さまざまな精神疾患を伴った凶暴な患者)
  - 抗精神病薬(**クロルプロマジン**、**ハロペリドール**、**オランザピン**、**リスペリドン**など)は活動過多な精神病状態を迅速に制御できる。
  - 全身循環以前の代謝のため、筋注での投与量は経口投与よりも少ないことに留意すべきである。
- **統合失調症**
  - 多くの慢性統合失調症患者は第1世代抗精神病薬で治療される。デポ剤投与(flupentixol decanoateなど)は、経口投与での服薬コンプライアンスに問題がある場合には、投薬管理のために有用である。
  - **フルペンチキソール**には、抗精神病効果とは異なる抗うつ効果がある。
  - 錐体外路系副作用が深刻な場合や副作用のコントロールが不十分な場合には、新規の抗精神病薬(amisulpride、**オランザピン**や**リスペリドン**など)が使われる。
  - **クロザピン**は無顆粒球症を引き起こすが、統合失調症の陰性症状には非常に効果的である。2つ以上の抗精神病薬(少なくとも1つは第2世代薬)を投与したにもかかわらず、症状を十分にコントロールできていない状態の患者には、この薬剤の使用が適切である。血中細胞数のモニタリングは最初の18週は毎週行い、その後は少し間隔をあけて行う。
- **その他の臨床使用**:一部の薬剤は統合失調症以外の疾患の治療にも使われているため、抗精神病薬という言葉はいくぶん紛らわしい。これらの疾患には下記のようなものがある。
  - 双極性障害、躁病やうつ病(第47章参照)
  - 精神運動性激越や重度の不安の短期治療(**クロルプロマジンやハロペリドール**)
  - 老年層での興奮や落ち着きのなさ(**リスペリドン**)(非常に疑問であるが)
  - 緩和ケアにおける焦燥感や痛み(**レボメプロマジン**[levomepromazine])
  - 悪心や嘔吐(**クロルプロマジンやハロペリドール**)(ドパミン、ムスカリン性、ヒスタミンやおそらく5-HT受容体に対する拮抗作用のために生じる)
  - 運動チックや難治性吃逆(**クロルプロマジンやハロペリドール**)
  - 反社会的性的行動(benperidol)
  - ハンチントン病によって引き起こされる不随意運動の治療(主にハロペリドール;第40章参照)

薬物動態学的側面

クロルプロマジンは、他のフェノチアジン系薬剤と同じように、経口投与後、不規則に吸収される。図46.3からわかるように、14人の患者における最大血漿濃度にはかなりのばらつきがみられる。6〜8 mg/kgと投与量の多かった4人の患者間では、患者間で最大ほぼ90倍の血漿濃度の差がみられた。2人の患者には顕著な副作用がみられ、1人はよくコントロールされ、もう1人は臨床効果がみられなかった。

抗精神病薬の血漿濃度と臨床効果の関係には大きな差があり、投与量は試行錯誤によって調整しなければならない。統合失調症患者の少なくとも40%が処方された通りに薬を飲まないという事実が、事態をより複雑にしている。臨床効果は予測困難であるが、抗精神病薬の急性毒性が少ないことは、非常に幸運である。

たいていの抗精神病薬の血漿半減期は15〜30時間であり、クリアランスはすべて酸化反応と抱合反応の組み合わせによる、肝臓での代謝に依存する。

たいていの抗精神病薬は経口投与であり、緊急時には筋注で与えられる。活性薬剤をヘプタン酸やデカン酸でエステル化し、油で溶かした遅効性のデポ剤が多く利用されている。筋注投与では、薬剤は2〜4週間作用するが、最初のうちは急性の副作用が生じることがある。こうした薬剤投与は、患者の服薬コンプライアンスの問題を軽減するために、広く使われている。

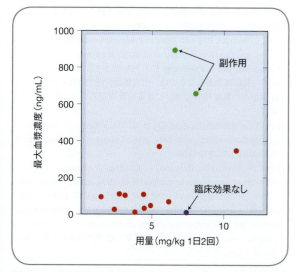

図46.3 統合失調症患者におけるクロルプロマジンの投与量と血漿濃度の相関の個人差．
（Curry SH et al. 1970 Arch Gen Psychiatry 22, 289 より．）

将来の展開

認知改善薬である**モダフィニル**（modafinil；第48章参照）は，統合失調症の認知障害の治療に有効かもしれない．

前臨床と臨床研究から，代謝型グルタミン酸受容体である $mGluR_2$ や $mGluR_3$ のオルソステリックアゴニストやアロステリックアゴニスト（第38章参照）は，統合失調症の陽性症状の治療に効果があることがわかっている．逆説的に，前シナプスの $mGluR_2$ と $mGluR_3$ の自己受容体の活性化はグルタミン酸放出を減少させるが，これが有用な NMDA 受容体の相補的な増強制御を引き起こしている可能性がある．$mGluR_2$ 受容体は $5-HT_{2A}$ 受容体と四量体を形成し（第3章参照）細胞内情報伝達能を変える．そのため，この二量体は，将来の創薬の有望なターゲットになりうる．後シナプスの $mGluR_5$ 受容体のアゴニストは認知障害と同様に，陽性症状と陰性症状を改善する可能性がある．$mGluR_5$ 受容体は NMDA 受容体と密接にかかわっており，$mGluR_5$ 受容体の活性化は，NMDA 受容体のリン酸化を増加させることで，NMDA 受容体の機能を高めうる．

現在使われている抗精神病薬の多くは，$5-HT_6$ と $5-HT_7$ 受容体の拮抗作用をもっている．これらの受容体のより特異的なアンタゴニストが研究されているが，これらの薬剤の認知機能回復能力については疑問の余地がある．

ホスホジエステラーゼ（PDE10）阻害薬，$α_7$ ニコチン性受容体アゴニスト，ヒスタミン受容体（H_3）アンタゴニストや $5-HT_6$ 受容体アンタゴニストも，さまざまな開発段階にある．M_1 ムスカリン性受容体（オルソステリックかアロステリックか）の選択的作動性は，統合失調症とアルツハイマー病両方の認知機能を高める可能性があるが，現在まで，ムスカリン性受容体のサブタイプに対する選択性がないため，こうした薬剤の開発は進んでいない．例えば，xanomeline は M_1 受容体と M_4 受容体のアゴニストであるが，M_5 受容体のアンタゴニストでもある．この特異性のなさが重大な副作用を生んでいる．

新規の薬物標的については，Ellenbroek（2012）と Geyer & Gross（2012）を参照されたい．

引用および参考文献

全般

Geyer, M.A., Gross, G., 2012. Novel antischizophrenia treatments. Handb. Exp. Pharmacology 213. Springer Verlag.（新規創薬の可能性について記載している．）

Gross, G., Geyer, M.A., 2012. Current antipsychotics. Handb. Exp. Pharmacology 212. Springer Verlag.（現在使われている薬剤について書かれている．）

Stahl, S.M., 2008. Antipsychotics and mood stabilizers, third ed. Cambridge University Press, New York.（統合失調症の生物学や，この疾患の治療に使われる薬剤の作用機序について非常に読みやすく，詳細に書かれている．）

統合失調症の病因

Aberg, K.A., Liu, Y., Bukszár, J., et al., 2013. A comprehensive family-based replication study of schizophrenia genes. JAMA Psychiatry 70, 1-9.（統合失調症の遺伝子連鎖の解析．）

Harrison, P.J., 1997. Schizophrenia: a disorder of development. Curr. Opin. Neurobiol. 7, 285-289.（初期の脳異常発達が統合失調症の素因であることを支持する結果について，説得力をもってまとめている．）

Ikeda, M., Aleksic, B., Yamada, K., et al., 2013. Genetic evidence for association between NOTCH4 and schizophrenia supported by a GWAS follow-up study in a Japanese population. Mol. Psychiatry 18, 636-638.（統合失調症における NOTCH4 遺伝子変異の関連を調べた集団遺伝学の最近の研究．）

Lennertz, L., Quednow, B.B., Benninghoff, J., Wagner, M., Maier, W., Mössner, R., 2011. Impact of TCF4 on the genetics of schizophrenia. Eur. Arch. Psychiatry Clin. Neurosci. 261, S161-S165.（精神遅滞にかかわると考えられていた TCF4 遺伝子の統合失調症との関連を調べた集団遺伝学の研究．）

Ripke, S., Neale, B.M., Corvin, A., et al., 2014. Biological insights from 108 schizophrenia-associated genetic loci. Nature 511, 421-427.（統合失調症の遺伝的基礎についての広範な研究．）

Sim, K., Cullen, T., Ongur, D., Heckers, S., 2006. Testing models of thalamic dysfunction in schizophrenia using neuroimaging. J. Neural Transm. 113, 907-928.

van Haren, N.E., Hulshoff Pol, H.E., Schnack, H.G., et al., 2007. Focal gray matter changes in schizophrenia across the course of the illness: a 5-year follow-up study. Neuropsychopharmacology 32, 2057-2066.

ドパミン，グルタミン酸と 5-HT

Busatto, G.F., Kerwin, R.W., 1997. Perspectives on the role of serotonergic mechanisms in the pharmacology of schizophrenia. J. Psychopharmacol. 11, 3-12.（抗精神病薬の効用におけるドパミンと 5-HT の役割の検証.）

Coyle, J.T., Basu, A., Benneyworth, M., et al., 2012. Glutamatergic synaptic dysregulation in schizophrenia: therapeutic implications. Handb. Exp. Pharmacol. 213, 267-295.（統合失調症におけるグルタミン酸の重要性についての新しい知見を述べている.）

Laruelle, M., Abi-Dargham, A., Gil, R., et al., 1999. Increased dopamine transmission in schizophrenia: relationship to illness phases. Biol. Psychiatry 46, 56-72.（グルタミン酸の機能増大が統合失調症の病因であることの，直接的なはじめての証拠.）

動物モデル

Pratt, J., Winchester, C., Dawson, N., Morris, B., 2012. Advancing schizophrenia drug discovery: optimizing rodent models to bridge the translational gap. Nat. Rev. Drug Discov. 11, 560-579.

抗精神病薬

Ellenbroek, B.A., 2012. Psychopharmacological treatment of schizophrenia: what do we have, and what could we get? Neuropharmacology 62, 1371-1380.（抗精神病薬開発の現状についての総説.）

Jolly, K., Gammage, M.D., Cheng, K.K., Bradburn, P., Banting, M.V., Langman, M.J., 2009. Sudden death in patients receiving drugs tending to prolong the QT interval. Br. J. Clin. Pharmacol. 68, 743-751.（さまざまな抗統合失調症治療や抗うつ治療を受けた患者における，突然死のリスクの比較.）

Kapur, S., Seeman, P., 2001. Does fast dissociation from the dopamine D_2 receptor explain the action of atypical antipsychotics? A new hypothesis. Am. J. Psychiatry 158, 360-369.（薬によって運動性副作用の発症傾向が異なるのは，受容体選択性ではなくむしろ，受容体からの解離速度の違いによる可能性があることを示している.）

Kapur, S., Arenovich, T., Agid, O., et al., 2005. Evidence for onset of antipsychotic effects within the first 24 hours of treatment. Am. J. Psychiatry 162, 939-946.

Leucht, S., Busch, R., Hamann, J., Kissling, W., Kane, J.M., 2005. Early-onset hypothesis of antipsychotic drug action: a hypothesis tested, confirmed and extended. Biol. Psychiatry 57, 1543-1549.

Leucht, S., Corves, C., Arbter, D., et al., 2009. Second-generation versus first-generation antipsychotic drugs for schizophrenia: a meta-analysis. Lancet 373, 31-41.（新旧抗精神病薬の臨床効果についての比較.）

錐体外路系副作用

Casey, D.E., 1995. Tardive dyskinesia: pathophysiology. In: Bloom, F. E., Kupfer, D.J. (Eds.), Psychopharmacology: A Fourth Generation of Progress. Raven Press, New York.

Klawans, H.L., Tanner, C.M., Goetz, C.G., 1988. Epidemiology and pathophysiology of tardive dyskinesias. Adv. Neurol. 49, 185-197.

Lieberman, J.A., Stroup, T.S., 2011. The NIMH-CATIE Schizophrenia Study: what did we learn? Am. J. Psychiatry 68, 770-775.（抗精神病薬の効用と副作用の総論.）

Pisani, A., Bernardi, G., Ding, J., Surmeier, D.J., 2007. Re-emergence of striatal cholinergic interneurons in movement disorders. Trends Neurosci. 30, 545-553.

第4部　神経系

47　抗うつ薬

概要

　うつ病はきわめてありふれた精神医学的状態であり，さまざまな神経化学的な学説もあり，それに劣らぬ多様性で，異なったタイプの薬物が治療に用いられる．しかし，この分野は治療による経験論が先行しており，メカニズムに関する理解はやや遅れている．この問題の一因は，ヒトの精神医学的状態を定義する特徴を再現できる動物モデルを開発することが難しいことである．この章ではうつ病の性質についての現時点での理解について論じ，うつ病の治療に用いられる主な薬物について述べる．

うつ病の性質

　うつ病は（気分の異常と定義される）**情動障害**（affective disorder）のうち最もありふれたものであり，正常に近いきわめて穏やかな状態から，幻覚や妄想を伴う重篤な（精神病性の）うつ病にまで及ぶ．世界的にうつ病は，身体障害や早期死亡の主な原因である．うつ状態の人は，有意な自殺のリスクの増加に加え，心臓病や悪性腫瘍など，他の原因で死亡する可能性が高い．うつ病は，1つもしくは複数の中核症状を示す患者から構成される不均一な疾患であり，不安，摂食障害，薬物依存を含む他の精神医学的状態を伴うことが多い．

　うつ病の症状は情動的症状と生物学的症状を含む．情動的症状には，以下のものが含まれる．

- 落ち込んだ気分，否定的思考の過度の反芻，悲嘆，無気力，悲観主義
- 低い自尊心：罪悪感，力不足，醜さ
- 決断力のなさ，意欲喪失
- 快感の消失，見返りの欠如
  生物学的症状には以下のものが含まれる．
- 思考と行動の遅れ
- 性欲減退
- 睡眠障害と食思不振

　うつ症状には2つの異なるタイプがあり，気分がいつも同じ方向に変化する**単極性うつ病**（unipolar depression）と，うつ状態と躁状態が交互に起こる**双極**性障害（bipolar disorder）がある．躁状態はほとんどの面でうつ状態とは対照的であり，活気横溢，熱中，自信を示し，衝動的な行動を伴う．これらの徴候はしばしば易刺激性，焦燥感，攻撃性，時としてナポレオン的な誇大妄想と合併する．うつ状態と同様に，躁状態の気分や行動は周囲の状況に対して不適切である．

　単極性うつ病は一般的には（約75％の症例では）非家族性であり，ストレスの多いライフイベントと明確に関連しており，通常は不安や動揺を伴う．このタイプを時に**反応性うつ病**（reactive depression）と称する．それ以外の症例（約25％で，時に**内因性うつ病**[endogenous depression]と称する）は家族性のパターンを示し，明らかな外的ストレスとは関係せず，少し異なった症状を呈する．この区別は臨床的になされたものであるが，両者で抗うつ薬の作用に選択性があることを示す根拠はほとんどない．

　双極性障害は，通常は若年成人期に発症するが，頻度は比較的少なく，数週間の期間でうつ状態と躁状態への移行を繰り返す．軽度な双極性障害と単極性うつ病を鑑別するのは難しいことがある．また，双極性障害の躁病エピソードは，統合失調症患者の精神病エピソードと混同されることもある（第46章参照）．強い遺伝傾向を示すが，罹患家族の遺伝的連鎖研究や罹患者と非罹患者の比較では，特定の感受性遺伝子の同定には至っていない．

　うつ病は，単一の脳領域に限局した脳活動の変化によるものではない．むしろ，異なった脳領域を結びつける神経回路が変化している可能性がある．脳画像研究では，前頭前皮質，扁桃体，海馬のすべてが，これらの疾患の異なる要素にかかわる可能性が示されている．

うつ病の理論

モノアミン仮説

　うつ病の**モノアミン仮説**（monoamine theory）は，1965年にシルトクラウト（Schildkraut）によって提唱された．その仮説によると，うつ病は脳内の特定の部位におけるノルアドレナリン（noradrenaline）（ノルエピネフリン[norepinephrine]）やセロトニン（serotonin）（5-ヒドロキシトリプタミン[5-hydroxytryptamine：5-HT]）な

第47章 抗うつ薬

表47.1 うつ病のモノアミン仮説を支持する薬理学的根拠.

薬物	主作用	うつ病患者における効果
三環系抗うつ薬	ノルアドレナリンと5-HTの再取り込み阻害	気分↑
モノアミンオキシダーゼ(MAO)阻害薬	ノルアドレナリンと5-HTの貯蔵増加	気分↑
レセルピン	ノルアドレナリンと5-HTの貯蔵阻害	気分↓
α-メチルチロシン(α-methyltyrosine)	ノルアドレナリン合成阻害	気分↓(躁病患者では鎮静)
メチルドパ(methyldopa)	ノルアドレナリン合成阻害	気分↓
電気痙攣療法	ノルアドレナリンと5-HTに対する中枢神経系の反応性の増加?	気分↑
トリプトファン(5-ヒドロキシトリプトファン)	5-HT合成増加	気分↑?(一部の例)
トリプトファンの枯渇	脳内における5-HT合成の減少	SSRIで治療した患者の再発を誘発する

5-HT:セロトニン,SSRI:選択的セロトニン再取り込み阻害薬.

どのモノアミン伝達物質の欠如によって引き起こされる.一方で,躁病はそれらが過剰になることで引き起こされると考えられている.

もともとモノアミン仮説は,うつ病の症状を誘発する,あるいは改善するさまざまな薬物の臨床的作用と,脳内でのモノアミン作動性神経伝達の神経化学的作用を関連させて考えられてきた.**表47.1**に要約した薬理学的根拠は,一般的にはモノアミン仮説を支持するが,いくつかの例外も存在する.うつ病患者におけるモノアミン代謝の研究や,死後脳におけるモノアミン受容体数の変化を解析することにより,さらに直接的な証拠をみつける試みが行われた.これらの試みは矛盾した,あるいはあいまいな結果を与える傾向があったうえに,研究により示された変化がうつ病に特異的でないため,解釈の問題となることも多かった.同じく,うつ病患者における,既知のモノアミン経路の活性(例えば,モノアミン作動性経路が制御する下垂体ホルモンの放出)の機能試験も,あいまいな結果を示した.

薬理学的根拠では,うつ病のノルアドレナリン説とセロトニン説を明確に区別することはできない.臨床的には,ノルアドレナリン再取り込み阻害薬と5-HT再取り込み阻害薬は抗うつ薬として同等の効果があるように思われるが,個々の患者がいずれか一方の薬により良好に反応している可能性がある.

モノアミン仮説を支持する他の根拠として,ノルアドレナリン阻害作用や5-HTの合成阻害作用を有する薬物が共通して気分低下を引き起こすこと,これらの作用を有する薬物が抗うつ薬の治療効果を打ち消すことが挙げられる(**表47.1**参照).

どのうつ病の仮説においても,抗うつ薬の直接的な神経化学的作用は急速に(数分から数時間で)現れるが,抗うつ薬の効果の発現には数週間かかるという事実に注意

を払わなければならない.同様のことが抗精神病薬(**第46章**)や,いくつかの抗不安薬(**第44章**)でも起こることが知られており,直接的な薬物の作用よりも,脳における二次的な適応変化が臨床的改善に寄与していることが示唆される.モノアミンの欠乏を脳における"幸福"や"悲しみ"の神経細胞活動の直接的な変化の原因と考えるより,むしろ,モノアミンは気分変化の時間経過に並行して生じる長期的な栄養作用をもつ制御因子として考えるべきである.

健常人とうつ病患者ならびにげっ歯類における最近の研究では,抗うつ薬は情報処理能力(認知処理)に急性の影響を与え,情動行動に正の効果をもたらす可能性が示唆されている.被験者はこれらの急速効果を意識していないかもしれないが,抗うつ薬は認知処理を変化させて,新規の学習や行動に影響を与える.したがって,抗うつ薬投与からの時間経過や抗うつ薬の反復投与によって,患者が気分の改善を自覚するまで,これらの効果は増強する.

ヒトの脳で神経伝達物質の機能を研究するために改良されたイメージング法により,うつ病の原因や抗うつ薬がうつ病を改善する作用機序の理解が進む可能性がある(**第36章**参照).

神経内分泌機構

うつ病におけるモノアミン経路の機能的欠損を調べるために,さまざまな試みがなされてきた.下垂体の機能を制御する視床下部の神経細胞は,ノルアドレナリン作動性や5-HT作動性の神経入力を受ける.視床下部の細胞は**副腎皮質刺激ホルモン放出ホルモン**(corticotrophin-releasing hormone:CRH)を放出し,下垂体細胞から**副腎皮質刺激ホルモン**(adrenocorticotrophic hormone:ACTH)を分泌させ,その結果,**コルチゾール**(cortisol)

の分泌を引き起こす(第33章参照). 血漿コルチゾール濃度は, 通常, うつ病患者で高値である. 血漿中の他のホルモンもまた影響を受ける. 例えば, 成長ホルモン濃度は減少し, プロラクチンは増加する. これらの変化はモノアミン伝達の欠損に一致しているが, うつ病症状として特有のものではない.

副腎皮質刺激ホルモン放出ホルモン(CRH)は脳内に広く分布し, 内分泌機構とは別に行動への作用をもつ. 実験動物の脳内にCRHを注入すると, 行動量の低下や食思不振, 不安徴候の増加など, ヒトのうつ病で認められるいくつかの抑うつ行動が引き起こされる. さらに, うつ病患者の脳内と脳脊髄液中ではCRH濃度の増加が認められる. したがって, モノアミンの機能低下と同様に, CRHの機能亢進はうつ病に関与している可能性がある. CRH濃度の増加はストレスと関連があり, 多くの場合, うつ病発症には慢性的なストレスの期間が先行している.

栄養効果と神経可塑性

脳由来神経栄養因子(brain-derived neurotrophic factor:BDNF)の濃度低下やTrkB受容体(tropomyosin receptor kinase B receptor)の機能不全は, うつ状態の病理において重要な役割を果たすことが示唆されている(Baudry et al., 2011参照). うつ様行動はBDNF発現の低下と関連することが多く, 抗うつ薬による治療はBDNF濃度を上昇させる. グリコーゲン合成酵素3(glycogen synthase kinase 3:GSK3β)は気分安定薬リチウム(lithium)の標的として同定され, うつ病の病因として関与することが示された.

グルタミン酸作動性神経伝達の変化もまた, うつ病に関与している可能性がある. うつ病患者では皮質のグルタミン酸濃度の上昇が認められる. 抗うつ薬治療は, グルタミン酸の放出を減少させ, NMDA受容体の機能を抑制することがある. 海馬のグルタミン酸作動性シナプスの長期増強(LTP;第38章参照)に対する抗うつ薬の作用は複雑で, 抑制と促通が抗うつ薬投与後に速やかに引き起こされることがあることから, 治療応答性との関連が疑問視されている.

大うつ病は海馬や前頭前皮質における神経細胞の損失が関連しており, フルオキセチンとイミプラミンなどによる抗うつ薬治療は神経新生(neurogenesis)を促進することにより, 神経細胞死の抑制作用または回復作用をもつとの見解(Racagni & Popoli, 2008参照)もある[1]. この驚くべき見解は, 以下の根拠により支持されている.

- 脳イメージング研究や死後脳の研究により, うつ病患者における脳室の拡大と, 海馬と前頭前皮質における神経細胞とグリア細胞の損失を伴った萎縮が示された. 機能的イメージングでは, それらの領域での神経細胞の明らかな活動の低下が認められる.
- 実験動物では, 多様な慢性ストレスや, グルココルチコイドの投与(ヒトのうつ病でのコルチゾール分泌の増加を模倣)では, 同様の効果が引き起こされる. また, ヒトにおける過剰なグルココルチコイド分泌(クッシング症候群;第33章参照)は, しばしばうつ病を引き起こす.
- 実験動物における, 抗うつ薬や電気痙攣療法(後述の脳刺激療法の節を参照)などの治療はこれらの領域の神経新生を促進させ, (ヒトでは)機能的な活動を回復させる. ラットの海馬における神経新生の抑制は, 抗うつ薬の行動に対する効果を阻害する.
- 5-HTやノルアドレナリンは, 多くの抗うつ薬によって作用が増強される. これらは, おそらく$5-HT_{1A}$受容体やα_2アドレナリン受容体の活性を介して神経新生を促進する. この作用はBDNFにより仲介されている可能性がある.
- 運動は実験動物において神経新生を促進させ, 軽度から中程度のうつ病患者で効果的であることが示されている.

図47.1では, うつ病との関連が推測されるメカニズムを示す. これらの仮説が証明されたものではないことは強調すべきであるが, この図はモノアミン仮説の提唱以来, この分野がどのように変化してきたかを示し, 次世代の抗うつ薬の標的となりうる候補を示している[2].

抗うつ薬

抗うつ薬の種類

抗うつ薬は, 以下のカテゴリーに分類される.

---

1 神経新生(第40章参照)とは, 神経幹細胞から新しい神経細胞に分化することである. これは成人の海馬でもよく起こることが報告されており, おそらく海馬以外の場所でも起こっている. これは脳の発達過程でのみ起こるという昔の定説とは矛盾する.

2 物事を否定的に考える人たちは, "グルタミン酸, 神経栄養因子, モノアミン類やステロイド類が神経細胞の死, 生存, 可塑性を調節するため, すべて相互作用している"というメカニズムが, 脳卒中やパーキンソン病から統合失調症などのあらゆる神経学的・精神学的障害に強烈に関連づけられて考えられていると感じているかもしれない. 彼らは, 「何か見逃しているかもしれない」, 「すべての病気は基本的に同じであるのか. もしそうだとするならば, それらの影響はなぜそれほどまでに異なるのか. これはまさに科学におけるバンドワゴン(訳者注:時流に乗っている集団)なのか, あるいは, 神経組織のいくつかの基本的な原則を示すメカニズムの集約であるのか?」と感じている. われわれはそれに対する答えはもたないが, もちろんそれは注目に値する分野である.

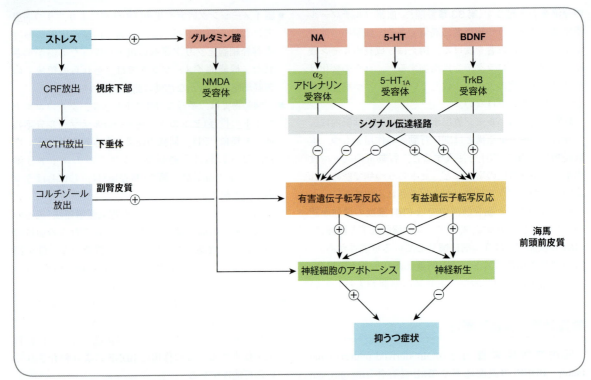

図47.1 うつ病の病態生理に関連が示唆されているメカニズムを示す簡略図.
うつ病に至る主な経路は，視床下部-下垂体-副腎系が関与しており，この経路はストレスによって活性化される．次に NMDA 受容体（第38章参照）を介したグルタミン酸による興奮毒性が亢進し，海馬や前頭前皮質において神経細胞のアポトーシスを促進する遺伝子発現が誘導される．抗うつ効果の経路は，Gタンパク質共役型受容体に作用するモノアミンのノルアドレナリン（NA）やセロトニン（5-HT），またはキナーゼ連結型受容体（TrkB）に作用し，アポトーシスに対して神経細胞を保護し，さらに神経新生を促進する遺伝子発現を誘導する作用をもつ脳由来神経栄養因子（BDNF）が関与している．詳細は，Charney & Manji（2004）を参照のこと．ACTH：副腎皮質刺激ホルモン，CRF：副腎皮質刺激ホルモン放出因子（corticotrophin-releasing factor）.

うつ病のモノアミン仮説

- モノアミン仮説は1965年に提唱され，うつ病は中枢神経系におけるモノアミン作動性（ノルアドレナリンやセロトニン）神経伝達の機能的欠損により生じることが示された．
- この仮説は，既知の抗うつ薬（三環系抗うつ薬やモノアミンオキシダーゼ阻害薬）のモノアミン作動性伝達を促進する機能と，うつ病を引き起こす**レセルピン**（reserpine）などの薬物の機能に基づいている．
- うつ病患者における生化学的研究は，その単純なモノアミン仮説を明確には裏づけていない．
- モノアミン仮説はその単純さから，うつ病の説明として不十分であるが，モノアミン作動性伝達の薬理学的操作は依然として，最もよい治療手段である．
- 最近の知見では，うつ病は海馬における神経変性や神経新生の減少と関連することが示唆されている．
- 現在のアプローチは，他のメディエーター（例えば副腎皮質刺激ホルモン放出ホルモン）やシグナル伝達経路，成長因子などに焦点を当てているが，依然として仮説は不明確のままである．

モノアミン再取り込み阻害薬

- 選択的セロトニン（5-HT）再取り込み阻害薬（SSRI）（フルオキセチン[fluoxetine]，フルボキサミン[fluvoxamine]，パロキセチン[paroxetine]，セルトラリン[sertraline]，citalopram，エスシタロプラム[escitalopram]，vilazodone などがある）．
- 典型的な三環系抗うつ薬（tricyclic antidepressant：TCA）（イミプラミン[imipramine]，デシプラミン[desipramine]，アミトリプチリン[amitriptyline]，ノルトリプチリン[nortriptyline]，クロミプラミン[clomipramine] などがある）．それぞれノルアドレナリンや5-HT 再取り込み阻害に対する活性や選択性が異なる．
- 新規の薬物である 5-HT・ノルアドレナリン再取り込み阻害薬（ベンラファキシン[venlafaxine]［SSRIよりも弱いが，5-HT に対する選択性をもつ］，デスベンラファキシン[desvenlafaxine]，デュロキセチン[duloxetine] などがある）．
- ノルアドレナリン再取り込み阻害薬（ブプロピオン[bupropion]，reboxetine，アトモキセチン[atomoxetine] などがある）．

- ハーブとして知られるセント・ジョーンズ・ワート（St John's wort）は，ハイパフォリン（hyperforin）が主な活性物質で，抗うつ薬と類似した臨床薬効をもつ．セント・ジョーンズ・ワートは，モノアミン再取り込み阻害作用は弱いが，他の作用をもつことが知られている[3]．

モノアミン受容体アンタゴニスト

- ミルタザピン（mirtazapine），トラゾドン（trazodone），ミアンセリン（mianserin）などの薬物は，非選択的で，$α_2$アドレナリン受容体や$5-HT_2$受容体を含むさまざまなアミン受容体を阻害する．また，これらはモノアミン再取り込みに対して，弱い作用をもつ可能性がある．

モノアミンオキシダーゼ阻害薬（MAOI）

- 不可逆的かつ非競合的阻害薬（phenelzine，tranylcypromine などがある）．これらは MAO–A と MAO–B サブタイプに非選択的である．
- 可逆的 MAO–A 選択的阻害薬（moclobemide などがある）．

メラトニン受容体アゴニスト

- agomelatine は MT_1 および MT_2 メラトニン受容体に対するアゴニストであり，$5-HT_{2C}$ に対して弱いアンタゴニスト作用がある．

表47.2 に抗うつ薬の主な特徴を示した．抗うつ薬よりも効果的で，即効性があるとされている電気痙攣療法（electroconvulsive therapy：ECT）や磁気刺激治療，脳深部刺激，迷走神経刺激についても以下に言及した．

抗うつ薬の評価試験

非臨床試験（動物モデル）

多くの精神薬理学的な分野と同様に，神経化学的機序の解明の進歩は，臨床症状に適した動物モデルの欠如により制限されている．ヒトでみられるうつ病の遺伝型と一致する動物モデルは知られていないが，うつ病患者にみられるような典型的な行動表現型（引きこもり，食欲減退，行動量の低下）を再現する，さまざまな手法が報告されている（Neumann et al., 2011; O'Leary & Cryan, 2013 参照）．遺伝子改変マウス（例えば 5-HT 輸送体遺伝子欠損）は，疾患の多様な症状を再現するのに有用な動物モデルとなる可能性がある．しかし，ヒトのうつ病と動物モデルの類似性には疑問の余地がある．

---

[3] 急性の副作用は比較的少ないが，ハイパフォリンはチトクロム P450 を活性化し，シクロスポリン（ciclosporin）や経口避妊薬，一部の抗HIV薬，抗がん剤，経口抗凝固薬などのいくつかの重要な薬物で，深刻な結果を伴う可能性のある薬効の損失（第9章）をもたらす．このことはハーブ療法が本質的には安全でなく，他の薬物と同じように注意を払って使用されなければならないことをはっきりと示している．

抗うつ薬の種類

- 主な種類は次の通り．
  - モノアミン再取り込み阻害薬（三環系抗うつ薬，選択的セロトニン再取り込み阻害薬，新規ノルアドレナリン・5-HT 再取り込み阻害薬）
  - モノアミン受容体アンタゴニスト
  - モノアミンオキシダーゼ（MAO）阻害薬
- モノアミン再取り込み阻害薬は，モノアミン作動性神経終末でノルアドレナリンと 5-HT の再取り込みを阻害することにより作用する．
- $α_2$アドレナリン受容体アンタゴニストは，5-HT の放出を間接的に増加させる．
- MAO 阻害薬は脳内の2種類の MAO のうち1種類または両方を阻害し，神経終末で細胞質におけるノルアドレナリンや 5-HT の貯蔵を増加させる．MAO–A の阻害は，抗うつ作用と関係している．ほとんどの MAO 阻害薬は非選択性であるが，moclobemide は MAO–A に対して選択的に作用する．
- すべての種類の抗うつ薬で，抗うつ薬の薬理学的効果が即座に生じたとしても，有益な効果を実感するのに最低でも2週間かかる．これは二次的な適応変化が重要であることを示している．
- 最近の知見は，抗うつ薬が海馬や他の脳領域における神経新生を増加させる可能性を示唆している．

臨床試験

臨床試験では抗うつ薬の効果は通常，17項目のハミルトンうつ評価尺度（Hamilton Rating Scale）などの主観的評価尺度により評価される．臨床的うつ病には多くの型があり，症状も，患者や経過時間により多様である．そのため，定量化は困難であり，多くの臨床試験ではプラセボ効果による影響が大きいことから，抗うつ薬の効果は予想以上に弱い可能性が示されている．個人差も大きく，患者の30〜40％は抗うつ薬によりまったく改善しない．また，治療抵抗性は遺伝的要因による可能性がある（後述の「抗うつ薬治療の臨床的有効性」の項を参照）．

抗うつ薬の作用機序

慢性的適応変化

抗うつ薬には，速やかな神経化学的作用の発現と緩やかな抗うつ作用の発現の間に不一致が存在する．そのため，抗うつ薬の長期投与による緩やかな適応変化により治療効果が得られるのかどうか，精力的に研究が進められてきた（Racagni & Popoli, 2008）．

このアプローチから，特定のモノアミン受容体（特に $β_1$ と $α_2$ アドレナリン受容体）が，長期の抗うつ薬治療や，

692 第47章 抗うつ薬

表 47.2 抗うつ薬の種類とその特徴.

分類と例	作用	副作用	過剰投与のリスク	薬物動態	注
モノアミン再取り込み阻害薬					
(1) SSRI	すべて 5-HT に対して高選択性	悪心, 下痢, 動揺, 不眠, 無オルガスム症 他の薬物の代謝阻害のため相互作用の危険性がある	過剰投与のリスクは低いが, MAO 阻害薬との併用は禁忌	–	–
フルオキセチン	同上	同上	同上	長い半減期 (24〜96 時間)	–
フルボキサミン	同上	同上	同上	半減期 18〜24 時間	他の SSRI より悪心が少ない
パロキセチン	同上	同上	同上	半減期 18〜24 時間	離脱反応
citalopram	同上	同上	同上	半減期 24〜36 時間	–
エスシタロプラム	同上	同上	同上	半減期 24〜36 時間	citalopram の活性体である S 異性体 副作用が少ない
vilazodone	同上 5-HT$_{1A}$ 受容体の部分アゴニスト活性ももつ	同上	同上	半減期 25 時間	–
セルトラリン	同上	同上	同上	半減期 24〜36 時間	–
(2) 典型的 TCA[a]	NA と 5-HT 再取り込み阻害	鎮静 抗コリン作用(口渇, 便秘, 視力障害, 排尿障害など) 起立性低血圧 痙攣 勃起不全 中枢神経抑制薬との相互作用(特にアルコール, MAO 阻害薬)	心室性不整脈 中枢神経抑制薬と併用すると危険	–	新しい化合物は副作用が少なく, 過剰投与のリスクも少ないにもかかわらず, "第 1 世代" 抗うつ薬は依然として広く使用されている
イミプラミン	非選択的 デシプラミンに代謝	同上	同上	半減期 4〜18 時間	–
デシプラミン	NA 選択的	同上	同上	半減期 12〜24 時間	–
アミトリプチリン	非選択的	同上	同上	半減期 12〜24 時間, ノルトリプチリンに代謝される	広く使用され, 神経障害性疼痛にも使用される(第 42 章)
ノルトリプチリン	NA 選択的 (わずかに)	同上	同上	長い半減期 (24〜96 時間)	長時間作用し, 鎮痛作用が少ない
クロミプラミン	非選択的	同上	同上	半減期 18〜24 時間	不安障害にも使用される
(3) 他の 5-HT/NA 再取り込み阻害薬					
ベンラファキシン	弱い非選択的 NA/5-HT 再取り込み阻害 非選択的受容体阻害作用	SSRI と同様 飲み忘れによる離脱症状が起こりやすく, 問題となる	過剰投与でも安全である	短い半減期(〜5時間) NA 再取り込みを阻害するデスベンラファキシンに代謝される	他の抗うつ薬よりも速やかに作用し, "治療抵抗性" の患者に効果的であるとされる in vitro データにおいて, 5-HT 選択性を示すが, 通常は非選択的 NA/5-HT 再取り込み阻害薬に分類される

抗うつ薬　693

表 47.2　抗うつ薬の種類とその特徴．（続き）

分類と例	作用	副作用	過剰投与のリスク	薬物動態	注
デュロキセチン	強力な非選択的 NA/5-HT 再取り込み阻害薬 モノアミン受容体に対する作用はない	ベンラファキシンよりも副作用が少ない 鎮静，めまい，悪心 性機能不全	上記の SSRI 参照	半減期〜 14 時間	尿失禁治療（第 29 章参照）や不安障害の治療にも使用される
セント・ジョーンズ・ワート（有効成分：ハイパフォリン）	弱い非選択的 NA/5-HT 再取り込み阻害薬 非選択的受容体阻害作用もある	副作用の報告はほとんどない 薬物代謝の亢進による薬物相互作用の危険性がある（シクロスポリンや抗糖尿病薬の効果消失など）		半減期〜 12 時間	ハーブの粗抽出物として安易に入手可能 他の抗うつ薬と同等の薬効があり，急性の副作用はほとんどないが，重大な薬物相互作用の危険性がある
選択的 NA 阻害薬					
ブプロピオン	5-HT より，NA 再取り込みに選択性をもつ阻害薬であり，ドパミン再取り込み阻害作用ももつ活性代謝物に変換される．（例：radafaxine）	頭痛，口渇，動揺，不眠	高用量での発作	半減期〜 12 時間 血漿半減期は〜 20 時間	不安症状を有するうつ病に使用される 徐放製剤はニコチン依存症の治療に使用される（第 49 章）
マプロチリン	選択的 NA 再取り込み阻害薬	TCA と同様，優位性はない	TCA と同様	長い半減期〜 40 時間	TCA と比べて優位性はない
reboxetine	選択的 NA 再取り込み阻害薬	めまい 不眠 抗コリン作用	過剰投与でも安全である（不整脈のリスクが低い）	半減期〜 12 時間	TCA よりも効果は低い 関連薬物であるアトモキセチンは ADHD の治療に使用される（第 48 章）
(4)モノアミン受容体アンタゴニスト					
ミルタザピン	α_2，5-HT_{2C}，5-HT_3 受容体の阻害	口渇，鎮静，体重増加	重大な薬物相互作用はない	半減期 20 〜 40 時間	他の抗うつ薬より速やかに薬効発現するとされる
トラゾドン	5-HT_{2A}，5-HT_{2C}，H_1 受容体の阻害 弱い 5-HT 再取り込み阻害薬(NA/5-HT 放出を促進させる)	鎮静 低血圧 不整脈	過剰投与でも安全である	半減期 6 〜 12 時間	nefazodone に類似
ミアンセリン	α_1，α_2，5-HT_{2A}，H_1 受容体の阻害	TCA よりも軽度の抗ムスカリン作用と心血管作用 無顆粒球症，再生不良性貧血	–	半減期 10 〜 35 時間	治療初期に血球数の測定を推奨
MAO 阻害薬	MAO-A と MAO-B のいずれか一方または両方を阻害 従来の薬物は酵素との共有結合のため作用時間が長い				
phenelzine	非選択性	チラミン含有食品での"チーズ反応"（本文参照） 抗コリン作用 低血圧 不眠 体重増加 肝機能障害（まれ）	多くの相互作用（TCA，オピオイド，交感神経薬），"チーズ反応"による重度の高血圧のリスク	半減期 1 〜 2 時間 不可逆結合のため作用時間が長い	–

（次頁へ続く）

表 47.2 抗うつ薬の種類とその特徴.（続き）

分類と例	作用	副作用	過剰投与のリスク	薬物動態	注
tranylcypromine	非選択性	phenelzine と同様	phenelzine と同様	半減期 1 〜 2 時間 不可逆結合のため作用時間が長い	–
isocarboxazid	非選択性	phenelzine と同様	phenelzine と同様	長い半減期〜 36 時間	–
moclobemide	MAO–A 選択性 作用時間が短い	悪心, 不眠, 動揺	他の MAO 阻害薬と比較して, 重大な相互作用が少ない, "チーズ反応"も報告されていない	半減期 1 〜 2 時間	従来の MAO 阻害薬より安全である
メラトニンアゴニスト					
agomelatine	MT_1, MT_2 受容体アゴニスト 弱い $5-HT_{2C}$ アンタゴニスト	頭痛, めまい, 眠気, 疲労, 睡眠障害, 不安, 悪心, 胃腸障害, 発汗	現在利用可能な情報が限られている	半減期 1 〜 2 時間	エタノール(ethanol)との併用は控える 通常は 1 日 1 回就寝前に服用する

5–HT：セロトニン, ADHD：注意欠陥多動性障害, MAO：モノアミンオキシダーゼ, NA：ノルアドレナリン, SSRI：選択的セロトニン再取り込み阻害薬, TCA：三環系抗うつ薬.
[a] 他の TCA には, ドスレピン, ドキセピン, ロフェプラミン, トリミプラミンなどがある.

場合によっては電気痙攣療法により常にダウンレギュレーションを受けることが発見された. また, これらは実験動物でもアゴニストに対する機能的な反応低下（例えば, β アドレナリン受容体アゴニストによる cAMP 産生の刺激に対する反応性の低下など）に加えて, 結合部位の減少が確認できた. α_2 アドレナリン受容体アゴニストである**クロニジン**(clonidine)に対する内分泌反応が長期の抗うつ薬治療により減少することからも, 受容体のダウンレギュレーションは, おそらくヒトでも起こる. しかしながら, この変化と抗うつ反応との関連性は不明である. そもそも, β アドレナリン受容体アンタゴニストは抗うつ作用をもたないため, うつ病を軽減する要因としての β アドレナリン受容体のダウンレギュレーションは, 仮説と合致しない.

急性投与による 5–HT 再取り込み阻害（例えば SSRI 投与による）では, 神経終末への再取り込み阻害がシナプスの 5–HT 濃度を増加させることが期待される. しかし, シナプスにおける 5–HT 濃度の増加は, 期待していたよりも低いことが観察された. これは, 5–HT を含有する縫線核の神経細胞（図 47.2A）の細胞体や, 樹状突起での $5-HT_{1A}$ 受容体の活性化が, 自身の神経細胞を抑制し, その結果 5–HT の放出を抑制するために, 神経終末での再取り込み阻害による 5–HT 濃度の増加が相殺されるためである. 長期の薬物治療では, 細胞体樹状突起領域での 5–HT 濃度の増加は, $5-HT_{1A}$ 受容体を脱感作し, 神経終末からの 5–HT 放出抑制作用を抑制する. 細胞体樹状突起の $5-HT_{1A}$ 受容体の脱感作が抗うつ薬の作用発現に必要であることから, これにより, 5–HT 再取り込み阻害薬の抗うつ作用の発現が緩やかであることを部分的に説明できる.

ノルアドレナリンによる 5–HT 放出の制御

中枢神経系(CNS)に分布するノルアドレナリン作動性神経終末の前シナプス α_2 自己受容体の阻害は, ノルアドレナリン放出からの負のフィードバックを減少させ, ノルアドレナリン放出をさらに促進させる（第 14 章と 37 章参照）. 加えて, α_2 アドレナリン受容体アンタゴニストは, 5–HT の放出を間接的に促進することが可能である.

シナプスのノルアドレナリンと 5–HT 濃度に対する α_2 アドレナリン受容体アンタゴニストの効果発現は速い. そのため, これらの変化は, 緩やかな抗うつ薬の効果を発現するための適応変化を何らかの形で誘導することが示唆される.

遺伝子発現と神経新生

最近では遺伝子発現や神経新生の変化にかかわる細胞内シグナル伝達に関心が集まっている. 特に転写因子である CREB(cAMP 応答配列結合タンパク質, cAMP response element–binding protein)の, 抗うつ薬による活性化メカニズムに注目が集まっている. Fos ファミリーや NF–κB などの他の転写因子の役割は, あまり広く研究されていない. これまで述べてきた通り, いくつかの抗うつ薬は海馬での神経新生の促進が認められ, こ

の機序は治療効果の緩やかな発現に関与している可能性がある．今後は，遺伝子発現および神経新生の変化を引き起こす，シナプス間隙のノルアドレナリンや 5-HT 濃度の増加の役割や，それに関与するメカニズムのさらなる研究が待たれる．

モノアミン再取り込み阻害薬

選択的セロトニン再取り込み阻害薬（SSRI）

選択的セロトニン再取り込み阻害薬（selective serotonin reuptake inhibitor：SSRI）は，一般的に最も使

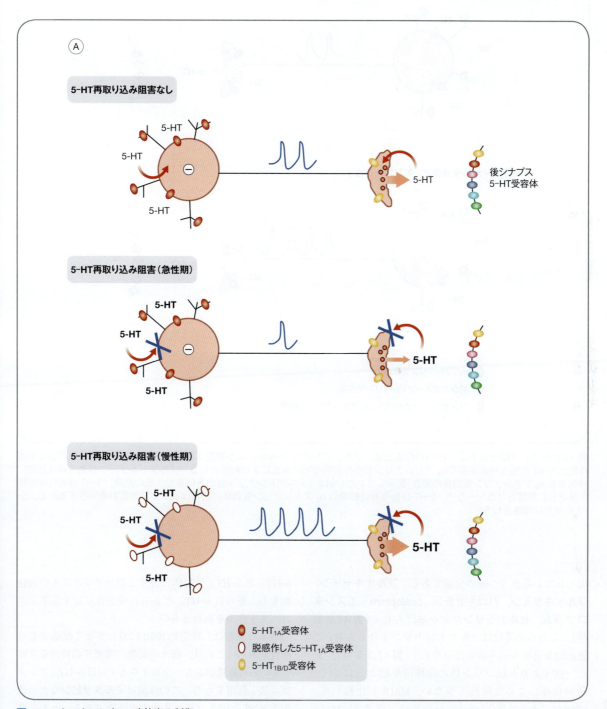

図 47.2　セロトニン（5-HT）放出の制御．
[A] 5-HT の放出は，細胞体樹状突起の 5-HT$_{1A}$ 受容体の阻害により制御される．5-HT 再取り込み阻害の急性期は細胞外の 5-HT 濃度を増加させる一方で，細胞体樹状突起の 5-HT$_{1A}$ 受容体を介したセロトニン放出の抑制を増強させるため，シナプスにおける 5-HT 濃度は予想されるほど増加しない．5-HT$_{1A}$ 受容体はやがて脱感作し，結果的に阻害作用が抑制され，5-HT の放出が増加する．

（次頁へ続く）

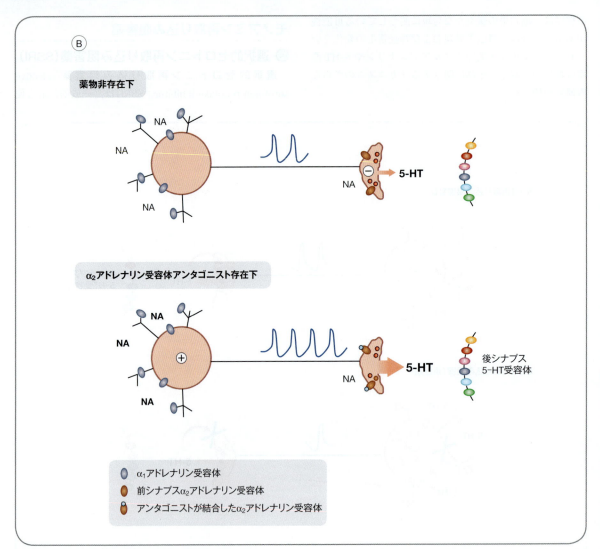

図47.2（続き） [B]セロトニン（5-HT）の放出は，ノルアドレナリン（NA）による細胞体樹状突起の α_1 アドレナリン受容体興奮作用と 5-HT 作動性神経終末の α_2 アドレナリン受容体抑制作用の両方により制御される．ノルアドレナリン作動性神経細胞に存在する α_2 アドレナリン受容体の阻害（図示していない）は，ノルアドレナリン放出を促進し，その結果，5-HT 作動性神経細胞をさらに興奮させる．一方で，5-HT 作動性神経細胞の α_2 アドレナリン受容体の阻害はシナプス前抑制を阻害するため，5-HT の放出は増強される．

用されている抗うつ薬の分類である．フルオキセチン，フルボキサミン，パロキセチン，citalopram，エスシタロプラム，セルトラリンなどが挙げられる（表47.2 参照）．これらの薬物はノルアドレナリンよりも 5-HT に選択的な再取り込み阻害作用を示す（図47.3 参照）．また，TCA よりも抗コリン性の副作用を起こしにくく，過剰投与による危険性も少ない．MAOI と比較して，SSRI は"チーズ反応（cheese reaction）"（訳者注：MAOI 服用者がチーズを食べることで血圧が急激に上昇する反応）を起こさない．また，不安障害（第44章参照）や早漏症の治療としても用いられる．ボルチオキセチン（vortioxetine）は近年，米国で承認された新規の SSRI で，5-HT$_{1A}$ と 5-HT$_{1B}$ 受容体に対する部分アゴニストの活性をもち，さらに 5-HT$_{3A}$ と 5-HT$_7$ 受容体に対するアンタゴニスト作用をあわせもつ．

個々の患者は，特定の SSRI に対してよく反応する可能性がある．これは，個々の薬物の薬理学的特性を反映している可能性がある．フルオキセチンは 5-HT$_{2C}$ アンタゴニスト作用をもち，この作用はミルタザピンなどの他の非 SSRI の抗うつ薬と共通する特徴である．セルトラリンは弱いドパミン（dopamine）再取り込み阻害作用をもつ．エスシタロプラムは，ラセミ体である citalopram の S 異性体である．これは，R 異性体の特性である抗ヒスタミン（histamine）作用，および CYP2D6 阻害作用を欠く．

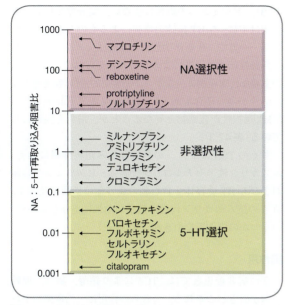

図 47.3 さまざまな抗うつ薬によるノルアドレナリン（NA）とセロトニン（5-HT）再取り込み阻害の選択性．

フルオキセチンで治療中の患者は，攻撃性が増加し，時に暴力に至ることが報告されているが，比較対照試験では未確認である．18歳以下のうつ病患者へのSSRI投与は有効性が疑わしく，治療開始数週間で興奮や不眠，攻撃行動などの副作用が生じる可能性があるため，推奨されていない．また，この世代では自殺念慮の増加が懸念される．

副作用については，TCAよりも5-HT再取り込み阻害薬の優位性が明白であるにもかかわらず，多くの臨床試験の結果をあわせても，患者の受容性に大きな違いが認められなかった(Song et al., 1993; Cipriani et al., 2009)．

過剰服用については，5-HT取り込み阻害薬はTCAと比較すると安全であるが，心臓のQT間隔を延長させ，心室性不整脈（第21章参照）や突然死のリスクを増大させる可能性がある(Jolly et al., 2009)．

5-HT再取り込み阻害薬は，うつ病と同様に不安障害や強迫性障害など他の精神疾患に使用される（第44章参照）．

薬物動態学的側面

SSRIは経口投与で最もよく吸収される．さらに血漿半減期は18〜24時間である（フルオキセチンの半減期は24〜96時間と長い）．パロキセチンやフルオキセチンは，CYP2D6との相互作用によりTCAの肝代謝を阻害し，TCAの毒性を増大させることから併用されない．

副作用

一般的な副作用は，悪心，食思不振，不眠症，性欲減退，オルガスム不全[4]などがある．いくつかの副作用は，薬物が細胞外の5-HTを増加させることにより，後シナプスの5-HT受容体の刺激を増強することで引き起こされる．この現象は，治療標的でない5-HT受容体（例えば，5-HT$_2$，5-HT$_3$と5-HT$_4$受容体）に対する刺激によって起こりうる．あるいは，本来は治療効果を示す受容体（例えば，後シナプス5-HT$_{1A}$受容体）に対する刺激であっても，作用すべきでない脳領域である場合にはこの現象が起こりうる（すなわち，この脳領域の5-HT受容体刺激を増強すると，治療反応と有害反応の両方を生じる可能性がある）．

SSRIはMAOIとの併用により，振戦，高熱，心血管虚脱などの特徴を示す"セロトニン症候群"を引き起こすことがあり，死に至ることもある．

選択的セロトニン再取り込み阻害薬(SSRI)

- フルオキセチン，フルボキサミン，パロキセチン，セルトラリン，citalopram，エスシタロプラムが例として挙げられる．
- 抗うつ作用の有効性と作用するまでの時間経過が，TCAに類似する．
- 急性毒性（特に心毒性）はMAOIやTCAよりも少なく，過剰投与による危険性も少ない．
- 悪心や不眠，性機能低下などの副作用がある．SSRIは鎮静効果が少なく，古典的なTCAよりも，抗ムスカリン作用による副作用も少ない．
- 食物との反応性はないが，MAOIとの併用により危険な"セロトニン反応"（高熱，筋肉硬直，心血管虚脱）を生じることがある．
- 小児や青年期の患者のSSRIの服用は，治療開始初期に自殺念慮が増加するという報告を考慮するべきである．
- 不安などの他の精神医学的症状にも使用される．

三環系抗うつ薬

三環系抗うつ薬(tricyclic antidepressant：TCA)（イミプラミン，デシプラミン，アミトリプチリン，ノルトリプチリン，クロミプラミンなど）はいまだに広く使用されている．しかし，TCAは理想的な実用性とはかけ離れていたため，迅速かつ確実に作用し，副作用が少なく，

---

[4] オルガスム不全を引き起こすことから，SSRIは早漏を治療するために使用することができる．dapoxetineは半減期が短く，性行為の1〜3時間前に服用される．

過剰投与で危険性が低い薬物の必要性から，5-HT再取り込み阻害薬やその他の抗うつ薬が導入された．

TCAはフェノチアジン（phenothiazine）系薬物（第46章）と構造が類似し，効果的な抗精神病薬として最初に合成された（1949年）．いくつかのTCAは第三級アミンであり，*in vivo* で速やかに脱メチル化され（図47.4），対応する第二級アミン（イミプラミン，デシプラミン，アミトリプチリン，ノルトリプチリンなど）に代謝される．これらの代謝物はそれ自体が活性体であり，薬物として使用されることがある．他の三環系誘導体には，架橋構造に修飾を加えた**ドキセピン**（doxepin）などがある．これらの薬物間の薬理学的な差異はほとんどないが，後述する副作用については異なる．

いくつかのTCAは，神経障害性疼痛の治療にも使用される（第42章参照）．

作用機序

上述した通り，TCAの主な急性効果は，神経終末でのアミン輸送体結合部位におけるアミンの競合的再取り込み阻害による（第14章）．多くのTCAはノルアドレナリンおよび5-HTの再取り込み阻害作用をもち（図47.3），ドパミンへの影響は少ない．気分障害に対する作用は主に，5-HT伝達の増強によるものと考えられている．一方で，生物学的症状の軽減は，ノルアドレナリン作動性伝達の促進によるものと考えられている．TCAの主要な代謝産物は少なからず薬理学的活性（親薬物よりも活性が高い場合もある）を有し，ノルアドレナリン／5-HT選択性が親薬物と異なることが，解釈を困難にしている（表47.3）．

多くのTCAはアミンの再取り込み阻害作用に加え，ムスカリン性アセチルコリン受容体，ヒスタミン受容体および5-HT受容体を含む他の受容体に影響を及ぼす．TCAの抗ムスカリン作用は抗うつ効果に寄与しないが，いくつかの副作用を引き起こす（後述）．

副作用

うつ病非罹患者では，TCAにより鎮静，錯乱，運動失調が引き起こされる．これらの作用は，治療開始から数日後にうつ病患者でも起こり，1〜2週間後の抗うつ効果の発現に伴い消失する傾向がある．

三環系抗うつ薬は，いくつか問題となる副作用があり，それらは主に，自律神経制御の障害により起こる．

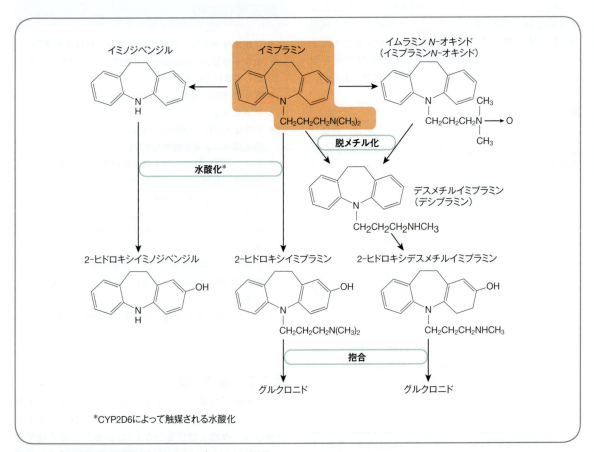

図 47.4 典型的な三環系抗うつ薬のイミプラミンの代謝．
三環系抗うつ薬に対する反応性の個人差には，水酸化酵素CYP2D6の遺伝的多型が関与する可能性がある（第11章参照）．

表47.3 三環系抗うつ薬とその代謝物による神経系のノルアドレナリン(NA)とセロトニン(5-HT)の再取り込み阻害.

薬物／代謝物	NA再取り込み	5-HT再取り込み
イミプラミン	+++	++
デスメチルイミプラミン(DMI)（デシプラミンとしても知られる）	++++	+
ヒドロキシ-DMI	+++	−
クロミプラミン(CMI)	++	+++
デスメチル-CMI	+++	+
アミトリプチリン(AMI)	++	++
ノルトリプチリン(デスメチル-AMI)	+++	++
水酸化ノルトリプチリン	++	++

抗ムスカリン作用には，口渇，視力障害，便秘および尿の貯留が含まれる．これらの作用はアミトリプチリンで強く，デシプラミンでは比較的弱い．また，TCAは起立性低血圧を引き起こす．これはノルアドレナリン作動性伝達を増強する薬物では変則的で，おそらく延髄の血管運動中枢におけるアドレナリン作動性伝達への作用に起因する可能性がある．他の一般的な副作用は鎮静作用であり，持続時間が長くなれば，眠気と集中力の低下により日中の仕事の作業効率に影響を及ぼす．

TCAは，過剰投与では特に，QT間隔の延長に伴う心室性不整脈を引き起こす可能性がある（第21章参照）．TCAの通常の治療用量は，突然の心臓死のリスクを，わずかではあるが確実に増加させる．

他の薬との相互作用

TCAは，特に他の薬物と併用した際に有害作用を引き起こす可能性が高い（第57章参照）．TCAはミクロソームチトクロムP450(CYP)による肝代謝に依存して排泄され，競合する薬物（例えば，抗精神病薬およびステロイドなど）により，この代謝が阻害される可能性がある．

TCAは，アルコールおよび麻酔薬の効果を増強する．この理由は不明な点が多く，多量飲酒後の重度の呼吸抑制により死に至ることがある．またTCAは，さまざまな抗高血圧薬（第22章参照）の作用を阻害し危険な結果をもたらす可能性があるため，高血圧患者での使用には厳重なモニタリングが必要である．

急性毒症

TCAの過剰投与は危険性が高く，自殺企図に用いられることもあり，このことが，より安全な抗うつ薬の導入を促進する重要な要因となった．主な作用は，中枢神経系と心臓で起こる．TCAの過剰投与の初期は，痙攣を伴う興奮やせん妄を生じる．続いて，数日間続く昏睡および呼吸抑制を引き起こすことが知られている．口渇および皮膚の乾燥，散瞳，腸管と膀胱の活動抑制など，明らかなアトロピン(atropine)様作用がある．抗コリンエステラーゼ薬は，アトロピン様作用に対して用いられるが，現在ではあまり推奨されていない．不整脈はよく認められ，心室細動により突然死（確率は低い）が生じることがある．

薬物動態学的側面

TCAは，経口投与で速やかに吸収され，血漿アルブミンに強く結合し，治療用量での血漿濃度では90～95%が結合する．また，血管外組織にも結合して全身性に大きな分布容積をもち（通常10～50 L/kg；第8章参照），排泄速度は遅い．血管外組織への結合と血漿アルブミンへの強い結合は，薬物排泄を促すのに血液透析が効果的でないことを意味する．

TCAは，主にN-脱メチル化経路と環構造の水酸化経路の2つの経路により代謝される（図47.4）．脱メチル化と水酸化による代謝物は，通常は生物学的活性を保つことが知られている（表47.3）．TCAによる長期治療期間中は，これらの代謝物の血漿濃度はそれぞれの薬物で異なるが，たいていは親薬物の血漿濃度と同程度である．薬物の不活化は，水酸化代謝産物のグルクロン酸抱合によって起こり，このグルクロニドは尿中に排泄される．

TCAの半減期は一般に長く，イミプラミンおよびデシプラミンでは10～20時間，protriptylineでは約80

三環系抗うつ薬

- 三環系抗うつ薬(TCA)は，化学的にフェノチアジン系薬物と関連しており，一部は非選択的な受容体の阻害作用をもつ．
- 代表的な例として，**イミプラミン**，**アミトリプチリン**，**クロミプラミン**が挙げられる．
- 一般的に作用時間は長く，多くの場合は活性代謝産物に変換される．
- 重大な副作用として鎮静(H_1阻害)，起立性低血圧（αアドレナリン受容体阻害），口渇，視力低下，便秘（ムスカリン阻害），時に躁病および痙攣などが挙げられる．また，心室性不整脈の危険性がある．
- 急性過剰投与は，錯乱，躁病，心室細動の危険がある．
- 他の薬物と相互作用を起こしやすい（例えば，アルコール，麻酔薬，降圧薬，非ステロイド性抗炎症薬など．モノアミンオキシダーゼ阻害薬との併用は禁忌）．
- 神経障害性疼痛の治療にも使用される．

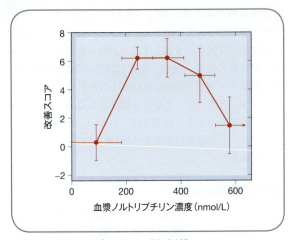

図47.5 ノルトリプチリンの"治療域".
主観的評価尺度で決定した抗うつ薬の治療効果は血漿濃度200nmol/L〜400nmol/Lが最適であり，高濃度になると治療効果が減弱する．

時間である．また，高齢患者ではさらに長くなる．そのため，徐々に蓄積することがあり，緩やかに副作用が進行する．血漿濃度と治療効果の関係は単純ではない．実際にノルトリプチリンの研究では，高い血漿濃度では抗うつ効果が減少し，"治療域(therapeutic window)"は非常に狭いことが示されている（図47.5）．

セロトニン・ノルアドレナリン再取り込み阻害薬（SNRI）

セロトニン・ノルアドレナリン再取り込み阻害薬（serotonin and noradrenaline reuptake inhibitor：SNRI）は，比較的5-HTおよびノルアドレナリン（NA）取り込みに対して非選択的である．これらの薬物には，ベンラファキシン，デスベンラファキシン，デュロキセチンが含まれる（表47.2参照）．これらの薬物は優れた治療効果をもち，副作用が少ないというメーカーの主張により広く用いられているが，確かな証拠は示されていない．

ベンラファキシンは投与量の増加に伴い，有効性もまた増加する．これは，弱いノルアドレナリンの再取り込み阻害作用が，より低用量で起きる5-HTの再取り込み阻害作用を増強するという作用機序の組み合わせが治療効果を増加させるためと考えられている．経口投与で有効である（ベンラファキシンは，悪心の発生率を低下させる徐放性製剤が入手可能）．ベンラファキシン，デスベンラファキシン，デュロキセチンは，一部の不安障害（第44章参照）に有効である．デスベンラファキシンは，紅潮や不眠症などのいくつかの閉経周辺症状の治療に有効である可能性がある．また，デュロキセチンは，神経障害性疼痛，線維筋痛症（第42章参照），尿失禁の治療にも使用される．

ベンラファキシンとデュロキセチンは，CYP2D6によって代謝される．ベンラファキシンは強いノルアドレナリン再取り込み阻害作用をもつデスベンラファキシンに変換される．これらの薬物の副作用は，主にアドレナリン受容体の活性化の増強により引き起こされ，頭痛，不眠症，性機能障害，口渇，めまい，発汗，食思不振などを示す．過剰投与による最も一般的な症状は，中枢神経抑制，セロトニン毒性，痙攣，心臓の伝導系異常である．デュロキセチンは肝毒性を引き起こすことが報告されており，肝障害を有する患者には禁忌である．

他のモノアミン再取り込み阻害薬

- ベンラファキシンは5-HT再取り込み阻害薬であるが，ノルアドレナリンに対しても作用し，5-HTへの選択性はSSRIよりも低い．また，抗うつ薬である**デスベンラファキシン**に代謝される．
- **デュロキセチン**は，NAおよび5-HT再取り込みを阻害する．
- **ブプロピオン**は，ノルアドレナリン・ドパミン再取り込み阻害薬である．
- 一般に，三環系抗うつ薬に類似しているが，主要な受容体阻害作用を有さず，副作用がより少ない．
- 三環系抗うつ薬よりも過剰投与による心臓への影響が少ないため，安全性が高い．
- 下記の通り，他の疾患治療に使用可能である．
  - ベンラファキシン，デスベンラファキシン，デュロキセチン：不安障害
  - デュロキセチン，ミルナシプラン(milnacipran)：神経障害性疼痛，線維筋痛症
  - デュロキセチン：尿失禁
  - ブプロピオン：ニコチン(nicotine)依存症

他のノルアドレナリン再取り込み阻害薬

ブプロピオンは，ノルアドレナリンとドパミン（5-HTは除く）の両方の再取り込みを阻害するが，コカイン(cocaine)とアンフェタミン(amphetamine, amfetamine)（第48章参照）とは異なり，多幸感を誘発しないことから，薬物乱用には使用されない．ブプロピオンは活性代謝産物へと代謝され，ニコチン依存症の治療にも使用される（第49章参照）．高用量では，痙攣を誘発する可能性がある．reboxetineとアトモキセチンは，ノルアドレナリンの再取り込みに対して高い選択性を示す阻害薬であるが，うつ病への有効性は，TCAよりも低い．アトモキセチンは，注意欠陥多動性障害(attention deficit/hyperactivity disorder：ADHD；第48章参照)の治療薬として使用される．

モノアミン受容体アンタゴニスト

ミルタザピンは，α_2 アドレナリン受容体の阻害だけでなく，抗うつ作用に関連した 5-HT_{2C} 受容体を含む他の受容体も阻害する．α_2 アドレナリン受容体の阻害はノルアドレナリンの放出の増加だけでなく，5-HT の放出も増加させる（図 47.2B 参照）．また，5-HT_{2A} と 5-HT_3 を同時に阻害することは，これらの受容体を介した副作用（性機能障害，悪心など）を抑えることができる．一方で，後シナプスの 5-HT_{1A} 受容体には阻害作用を示さない．ヒスタミン H_1 受容体の後シナプスも同様に阻害し，鎮静作用を引き起こす可能性がある．トラゾドンは，5-HT_{2A} と 5-HT_{2C} 受容体の阻害作用と 5-HT 再取り込み阻害作用をあわせもつ．

ミアンセリンは，H_1，5-HT_{2A}，α_1 アドレナリン受容体をも阻害する，新たな α_2 アドレナリン受容体アンタゴニストである．骨髄抑制を引き起こす可能性があり，定期的な血球計測を必要とするため，近年ではその使用が減少している．

他の抗うつ薬

- ミルタザピンは，α_2 アドレナリン受容体および 5-HT_{2C} 受容体を阻害し，ノルアドレナリンおよび 5-HT 放出を増強する．
- ミルタザピンは，他の抗うつ薬よりも速やかに作用し，SSRI よりも悪心と性機能障害を引き起こしにくい可能性がある．
- トラゾドンは，5-HT_{2A}，5-HT_{2C} 受容体を阻害し，5-HT の再取り込みを阻害する．
- ミアンセリンは，複数の 5-HT 受容体（5-HT_{2A} を含む）と α_1 および α_2 アドレナリン受容体のアンタゴニストである．また，H_1 受容体のインバースアゴニストである．骨髄抑制のリスクを懸念し，使用が減少している．定期的な血球計測が必要である．
- これらの薬剤の心血管副作用は，三環系抗うつ薬に比べて少ない．
- agomelatine は，MT_1 および MT_2 メラトニン受容体アゴニストである．

モノアミンオキシダーゼ阻害薬（MAOI）

モノアミンオキシダーゼ阻害薬（monoamine oxidase inhibitor：MAOI）は，抗うつ薬として臨床的に使用されている薬物の1つである．しかし，現在は臨床効果が確認され，副作用の少ない他の種類の抗うつ薬に取って代わられた．代表例としては，phenelzine，tranylcypromine，iproniazid などが挙げられる．これらの薬は，酵素の不

表 47.4 モノアミンオキシダーゼ A 型と B 型に対する基質と阻害薬．

	A 型	B 型
優先的な基質	ノルアドレナリン セロトニン	フェニルエチルアミン ベンジルアミン
非特異的基質	ドパミン チラミン	ドパミン チラミン
特異的阻害薬	clorgyline moclobemide	セレギリン
非特異的阻害薬	pargyline tranylcypromine isocarboxazid	pargyline tranylcypromine isocarboxazid

可逆的な阻害を引き起こし，2つの主要なアイソザイムを区別できない（下記参照）．アイソザイム選択性を示す可逆的阻害薬の発見により，MAO に作用する薬物への興味が再燃した．いくつかの研究では，うつ病患者群で血小板の MAO の活性が低下していることが知られるが，うつ病の病因に関与するという明確な根拠はない．

モノアミンオキシダーゼ（第 14 章参照）は，ほとんどすべての組織に存在し，別々の遺伝子でコードされた2つの類似したアイソザイムが存在する（表 47.4 参照）．MAO-A は 5-HT に基質選択性を示し，MAOI の抗うつ作用の主な標的である．MAO-B はフェニルエチルアミン（phenylethylamine）とドパミンに基質選択性を示す．MAO-B はパーキンソン病の治療に用いられるセレギリン（selegiline）により選択的に阻害される（第 40 章参照）．マウスにおいて，MAO-A 遺伝子を破壊すると，脳内の 5-HT 濃度と，（5-HT ほどではないが）ノルアドレナリン濃度が増加し，攻撃行動も増加する．また，MAO-A 活性の欠如を起こす遺伝的変異を有する家族が報告されており，彼らは精神遅滞と暴力的行動パターンを示した．ほとんどの MAOI は両方のアイソザイムに作用する．しかし，サブタイプ特異的阻害薬の臨床試験により，MAOI の主要な副作用や抗うつ作用には MAO-A が関与していることが示された．MAO は細胞質に存在し，特にミトコンドリアに関与する．MAO は主に以下の2つの機能を示す．

1. 神経終末内で，MAO は神経細胞内の遊離ノルアドレナリンや 5-HT の濃度を調節する．放出された神経伝達物質の不活化には関与しない．
2. 腸管壁に存在する MAO は，内因性および摂取されたアミン（副作用を引き起こすチラミン[tyramine] など）の不活化において重要である．

化学的側面

モノアミンオキシダーゼ阻害薬はフェニルエチルアミン様構造の基質アナログで，多くの反応基を含み（ヒド

ラジン，プロパルギルアミン，シクロプロピルアミンなど），酵素に共有結合することで，非競合的で長期の阻害作用を示す．ほとんどの薬剤でMAO活性の回復には数週間を要するが，酵素への結合が不安定であるtranylcypromineは回復が速い．moclobemideは可逆的競合阻害薬として作用する．

モノアミンオキシダーゼ阻害薬はその作用に特異性をもたず，MAOと同様にさまざまな酵素を阻害する．これらの酵素には他の薬物の代謝に関与する酵素も含まれる．これは，MAOIが多くの臨床的に重要な薬物との相互作用の原因となることを示す．

薬理学的効果

モノアミンオキシダーゼ阻害薬は，脳内における5-HT，ノルアドレナリン，ドパミン含量の持続的な増加を速やかに引き起こす．この際，5-HTは最も影響を受け，ドパミンが最も影響を受けにくい．心臓，肝臓，腸などの末梢組織でも同様の変化が起こり，これらアミンの血漿濃度の増加もみられる．これらの組織中のアミン含量の増加は主に神経細胞内の蓄積によるもので，神経活動に応答する神経伝達物質の放出は増加しない．MAOIはTCAの効果とは対照的に，心臓および血管などの末梢器官の交感神経に対する応答を増加させない．MAOIの主な作用は，神経刺激により分泌される貯蔵小胞に大きな影響を与えることなく，神経終末でのモノアミンの細胞質内濃度を増加させることである．細胞質内の貯蔵の増加はモノアミンの自発的な漏出率を増加させ，アンフェタミンやチラミンなど，間接的に交感神経作用を示すアミンの放出も増加させる（第14章，図14.8を参照）．したがって，MAOIを投与した動物では，対照動物と比較してチラミンによって血圧が顕著に上昇する．この分子機序は，ヒトにおいてMAOIにより引き起こされる“チーズ反応”との関連で重要である（下記参照）．

健常人では，MAOIは速やかに運動量の増加を引き起こし，数日間にわたる多幸感と興奮性を引き起こす．これは，うつ病非罹患者へのTCA投与により引き起こされるのが鎮静作用と錯乱のみであることとは対照的である．また，アミン代謝へのMAOIの作用は速やかに現れ，単回の投与で数日間持続する．これは，SSRIおよびTCAと同様で，速やかな生化学的応答と緩やかな抗うつ効果の発現という，明確な不一致が生じている．

副作用と毒性

MAOIの多くの副作用は，MAOを直接的に阻害することにより生じるが，一部は他の作用機序により起こる．

低血圧は一般的な副作用である．実際に同様の作用機序をもつpargylineが降圧薬として使用されていた．この予想に反した薬効には，ドパミンやオクトパミン

（octopamine）などのアミンが末梢交感神経終末に集積することで，貯蔵小胞内のノルアドレナリンが置換され，その結果，交感神経活動に伴うノルアドレナリンの放出が減少するという可能性が示されている．

過度の中枢刺激は，振戦，興奮，不眠を生じる．また，過剰投与では痙攣を引き起こす．

体重増加につながる食欲の増進は，休薬が必要になるほど深刻になる場合がある．

TCAほどの問題にはならないものの，アトロピン様副作用（口渇，視力低下，尿の貯留など）は，MAOIで共通して起こる．

ヒドラジン型のMAOI（例えば，phenelzine, iproniazid）は分子のヒドラジン部分が関与し，非常にまれに（1万人に1人よりも低い確率で）重度の肝毒性を引き起こす．これらの薬は肝障害のある患者に用いるべきではない．

他の薬物や食品との相互作用

薬物や食品との相互作用は，MAOIにとって最も重大な問題であり，これが臨床における使用規模の縮小の大きな要因である．moclobemideは新しい可逆性MAOIのため，相互作用が少ないことが利点に挙げられる．

“チーズ反応”は，発酵中に生成され通常は無害なアミン（主にチラミン）を摂取したときに，MAO阻害によって直接的に引き起こされる．チラミンは通常，MAOにより腸管壁と肝臓で代謝されるので，食物含有性のチラミンはほとんど体循環しない．上記のように，MAOの阻害はチラミンの吸収を促進し，交感神経作用を増強する．その結果，急性の血圧上昇，重度の激しい頭痛，時には頭蓋内出血を生じる．多くの食品にチラミンが含まれているが，“チーズ反応”を引き起こすには，少なくとも10 mgのチラミンを摂取する必要がある．注意すべき食品は，熟成チーズやマーマイトなどの濃縮酵母である．間接作用をもつ交感神経模倣アミン（エフェドリン[ephedrine]［鼻充血除去薬］，アンフェタミン[乱用薬物]など）の投与もまた，MAOIを投与している患者に重度の高血圧を引き起こす．一方，ノルアドレナリンのように直接作用するもの（局所麻酔薬との併用で使用される薬物；第43章参照）は危険ではない．選択的MAO-A阻害薬であるmoclobemideは，おそらくチラミンがMAO-Bによって代謝されうるため，“チーズ反応”を引き起こさない．

高血圧性エピソードは，TCAおよびMAOIを同時に投与された患者で報告されている．これはおそらく，ノルアドレナリンの再取り込み阻害が食物含有性のチラミンに対する心血管反応を増強させ，“チーズ反応”を引き起こすことにより説明できる．この薬物の併用は，興奮と多動を生じさせる可能性もある．

モノアミンオキシダーゼ阻害薬はペチジン（pethidine；第42章参照）と相互作用し，焦燥感，昏睡

および低血圧を伴う重度の高熱症を引き起こす可能性がある．発症機序は不明であるが，脱メチル化阻害のために異常なペチジン代謝産物が生成されている可能性が示されている．

メラトニンアゴニスト（melatonin agonist）

agomelatine は，MT_1 受容体と MT_2 受容体のアゴニスト（第 39 章）であり，生物学的な半減期は短い．重度のうつ病の治療に使用され，通常は就寝前に服用する．しばしばうつ病に関連する概日リズム障害の調整に作用する．少数の患者では肝毒性を起こすため，肝疾患患者には適用すべきでない．

モノアミンオキシダーゼ阻害薬（MAOI）

- 主に phenelzine, tranylcypromine, isocarboxazid（不可逆性，長時間作用，MAO-A と B の間で選択性はない），moclobemide（可逆性，短時間作用，MAO-A 選択性）が挙げられる．
- 長時間作用 MAOI には以下のものがある．
  - 主な副作用として起立性低血圧（交感神経阻害），アトロピン様作用（TCA 同様），体重増加，CNS 刺激による焦燥感，不眠症，肝毒性，神経毒性（まれ）がある．
  - 急性の過剰投与は，CNS 刺激により痙攣を引き起こす場合がある．
  - チラミン含有食品（例えば，チーズ，ビール，ワイン，よく干された干し肉，酵母や大豆抽出物）の摂取により"チーズ反応"とよばれる重度の血圧上昇が起こることがある．この反応は，治療後 2 週間が経過しても起こることがある．
- 他のアミン（市販のうっ血除去薬に含まれる**エフェドリン**，**クロミプラミン**，他の TCA など）や他の薬物（ペチジンなど）との相互作用は，死の危険性がある．
- moclobemide は大うつ病と社会不安障害に使用される．"チーズ反応"や他の薬物相互作用は，不可逆的 MAOI より軽度で持続時間が短い．
- MAOI は，副作用と深刻な相互作用のため，他の抗うつ薬と比較して使用されていない．他の薬物で治療効果が得られなかった大うつ病患者に対して使用される．

他の薬物

栄養補助食品として使用される**メチル葉酸塩**（methylfolate）は，葉酸濃度が低下したうつ病患者に有効である可能性がある．

閉経周辺期の女性の気分を上昇させることで知られている**エストロゲン**（estrogen）は，産後うつ病の治療にも応用できる可能性がある．しかし，他のタイプのうつ病治療における有効性は明確でない．体内でのホルモン作用（第 35 章参照）に加えて，脳内のモノアミン作動性，γアミノ酪酸（γ-aminobutyric acid：GABA），グルタミン酸系に対する作用も有する（第 38，39 章参照）．

抗うつ薬の今後

休閑期（訳者注：長期間にわたって新規の抗うつ薬が開発されていない状況）を経て，有望な新規治療薬が開発中である[5]（Lodge & Li, 2008; Mathew et al., 2008 参照）．そのおおまかな分類を以下に示す．

- 5-HT，NA，ドパミン（DA）再取り込みに作用する広いスペクトルをもつモノアミン再取り込み阻害薬．この作用をもつ薬物の 1 つである tedatioxetine は臨床試験中である．
- 5-HT，NA および DA 再取り込み阻害作用をもち，$β_3$ アドレナリン受容体刺激作用，D_2 ドパミン受容体刺激作用または拮抗作用，$5-HT_{1A}$ 受容体刺激作用または部分刺激作用，および $5-HT_{2A}$ 受容体拮抗作用のうち 1 つ以上の作用を有する薬物．
- 麻酔域下用量の**ケタミン**（ketamine；第 41 章参照）の単回静脈内投与がうつ病を速やかに改善し，数日間持続するという観察結果により，NMDA 受容体に作用する薬物への関心が集まっている．
- κオピオイド受容体アンタゴニストは，抗うつ薬の臨床試験中である（第 42 章参照）．κオピオイド受容体アゴニストは，以前から不快感，無快感症，幻覚を誘発することで知られている．
- 新規の受容体を標的として作用するものとして，GR IIコルチゾール受容体アンタゴニスト，メラノサイト阻害因子（melanocyte inhibiting factor：MIF-1）アナログ，$GABA_B$ 受容体アンタゴニストなどが挙げられる．

現在進められている他の抗うつ薬研究として，神経新生，神経可塑性およびアポトーシスにかかわるシグナル伝達経路に作用する化合物の開発が挙げられる（Baudry et al., 2011 参照）．

脳刺激療法

うつ病を治療するために，多くの脳刺激技術が使用または開発されている．季節性情動障害の治療として，**光刺激**（bright light stimulation）が提案されている．また，

---

[5] α4β2 サブタイプアンタゴニストの第Ⅲ相臨床試験での失敗により，ニコチン性受容体を標的とする抗うつ薬への期待は打ち砕かれた．

うつ病における薬物の臨床用途

- 軽度のうつ病に対しては，非薬物療法から開始され，非薬物療法の反応性が悪い場合は抗うつ薬が使用される．
- 中程度から重度のうつ病の治療には，抗うつ薬の使用が推奨される．
- 抗うつ薬の臨床的な有効性は限定的であり，個人差もある．また，プラセボ効果やうつ病の症状が変動しやすいことから，抗うつ薬の臨床試験では一貫した結果が得られていない．
- 異なる分類の抗うつ薬であっても類似した有効性をもつ一方で，副作用は異なる．
- 薬物の選択は，合併症（特にTCAではいくつかの指標がある）および治療法（MAOIおよびTCAは注意すべき相互作用を引き起こす），自殺リスクおよび治療に対するこれまでの反応性に基づく．他の条件が同じであれば，SSRIは，通常耐性がよく，過剰投与による危険性が少ないため望ましい．
- 抗うつ薬は効力が得られるまで数週間かかり，投与量の増加や他の抗うつ薬への切り替えは早計に行うべきではない．MAOIは専門家によって使用される．
- 効果的なレジメンは少なくとも2年間は継続されるべきである．
- 緊急の場合，専門家が電気痙攣治療の可能性を考慮する．
- 抗不安薬（ベンゾジアゼピン[benzodiazepine]など；第44章）や抗精神病薬（第46章）は，一部の患者において補助薬として有効である．

最も確立された脳の刺激法には，**電気痙攣療法**（electroconvulsive therapy：ECT）と**経頭蓋磁気刺激法**（transcranial magnetic stimulation：TMS）がある．脳刺激療法は，抗うつ薬が有効でない場合の最終手段である．

ECTは，術中は人工換気を行い，軽度の麻酔，および物理的外傷を避けるために短時間作用型神経筋遮断薬（**スキサメトニウム**[suxamethonium]など；第13章）で麻痺を施した後，患者の頭部の両側に留置した電極から刺激する．対照臨床試験により，少なくとも抗うつ薬と同等に有効性があると示され，60%～80%の患者に有効であることが示されている．また，ECTは高い自殺傾向のあるうつ病患者に有効であり，治療効果が早く現れる．ECTの主な欠点は，時として数日または数週間持続する錯乱と記憶障害を引き起こすことである．TMSは麻酔と痙攣なしで電気刺激を与えることから認知機能障害を生じないが，比較研究により，従来のECTよりも抗うつ効果は低いことが示されている．

実験動物におけるECTの効果が慎重に解析され，抗うつ薬の作用機序の解明につながるかどうか確かめられたが，得られた結果は抗うつ薬の結果と一致しなかった．ECTは5-HTの合成および再取り込みには関与せず，ノルアドレナリンの再取り込みはわずかに上昇させる（TCAの作用とは相反する）．また，βアドレナリン受容体の生化学的，行動学的な反応性の減弱はECTと長期の抗うつ薬投与で共通して認められる一方で，5-HTを介した反応性の変化はそれぞれ逆向きの傾向である．

脳深部刺激（deep brain stimulation）は脳の特定の領域に留置した電極により刺激する方法で，他の治療法に反応しない患者に有効である．また，パーキンソン病（第40章参照）の治療にも用いられた報告がある（Mayberg et al., 2005参照）．長期のうつ病に対する有効性を示す別の技術として迷走神経刺激があるが，有効性はいまだ不明である（Grimm & Bajbouj, 2010参照）．

抗うつ薬治療の臨床的有効性

重度のうつ病において，臨床での抗うつ薬の総合的な有効性は示されているが，否定的な臨床試験が報告されていないため，報告された臨床試験の根拠だけでは誤解を招くおそれがある．また，臨床試験では，うつ病患者の30～40%は改善を示さず，限定的な改善に留まる．軽度から中程度のうつ病患者に有効性を示す明確なデータは示されていない．臨床試験結果の解釈は，プラセボに対する高い反応性や，治療に無関係な自然寛解によって複雑になる．これまでの臨床試験結果は，現在臨床で使用されている個々の抗うつ薬の有効性が異なることを示していない．それにもかかわらず，臨床経験は個々の患者が未知の理由により，特定の1つの薬物が他の薬物よりも応答しやすいことを示唆している．抗うつ薬は最も一般的に処方されている薬物だが，現在では，当初考えられていたよりも効果が乏しいと考えられている．現在の診療ガイドラインでは，ほとんどの場合で抗うつ薬による治療の前に，エビデンスに基づく心理学的アプローチを第1選択として推奨している．

薬理遺伝学的要因

▽ 抗うつ作用の個人差は，臨床試験の不均一性だけでなく，遺伝的要因が関連している可能性がある．以下の2つの遺伝的要因に注意する必要がある．
- チトクロムP450の遺伝子多型，特にTCAの水酸化を担う*CYP2D6*（Kirchheiner et al., 2004参照）
- モノアミン輸送体遺伝子多型（Glatt & Reus, 2003参照）

白人の最大10%は，*CYP2D6*遺伝子に異常があり，この経路で代謝されるTCAや他の薬物（第11章参照）では副作用が起こりやすい可能性がある．また，遺伝子重複によって引き起こされる薬効の消失は，東欧人や東アフリカ人の集団で一般的であり，一部の臨床的有効性の消失を説明できる可能性がある．SSRIに対する反応性には，セロトニン輸送体の1つの遺伝子多

型が関与することを，いくつかの報告が示している（Gerretsen & Pollock, 2008 参照）．

遺伝子型分類は，将来的な抗うつ薬治療の個別化に有用であると考えられるが，実用化までの道のりは遠い．

自殺と抗うつ薬

⌄⌄ 抗うつ薬は，うつ病患者，特に小児および青年において "自殺傾向（suicidality）" のリスクを増加させると報告されている（Licinio & Wong, 2005 参照）．自殺傾向という用語には，自殺念慮や自殺企図，自殺未遂が含まれる．また，自殺は，若者の主要な死因の１つであるが，自殺傾向よりもはるかにまれである．うつ病と自殺の関係が明確であるため，抗うつ薬と自殺傾向の関係性を調べる臨床試験は困難である．いくつかの研究では抗うつ薬治療の治療初期の数週間は自殺率が上昇する可能性があることが示唆されており，一部の報告では実際に，自殺の危険性をわずかに増加させることが示されている（Cipriani et al., 2005 参照）．SSRI などの抗うつ薬は，若者の自殺念慮や自殺企図のリスクは低いとされているが，高齢者ではより低い．また，SSRI が他の抗うつ薬より副作用のリスクが大きいことを示す報告はない．さらに，うつ病だけでなく，不安障害，パニック障害，強迫性障害においても，リスクとこれらの薬物の有益な作用のバランスを考えなければならない（**第 44 章**参照）．

他の抗うつ薬の臨床用途

抗うつ薬の多くが，以下で示す通りうつ病以外の疾患の治療に使用されていることから，"抗うつ薬" という言葉は誤解を招くことがある．

- 神経障害性疼痛（アミトリプチリン，ノルトリプチリン，デュロキセチンなど：**第 42 章**）
- 不安障害（SSRI，ベンラファキシン，デュロキセチンなど：**第 44 章**）
- 線維筋痛症（デュロキセチン，ベンラファキシン，SSRI，TCA など：**第 42 章**）
- 双極性障害（オランザピン[olanzapine]とフルオキセチンの併用；下記参照）
- 禁煙（ブプロピオン；**第 49 章**）
- ADHD（アトモキセチンなど；**第 48 章**）

双極性障害の薬物治療

躁うつ病（双極性）症状に特有の気分変動を制御するために，さまざまな薬物が使用されている．主な薬物は以下の通りである．

- リチウム
- いくつかの抗てんかん薬：**カルバマゼピン**（carbamazepine），**バルプロ酸**（valproate），**ラモトリギン**（lamotrigine）など
- いくつかの抗精神病薬：**オランザピン，リスペリドン**（risperidone），**クエチアピン**（quetiapine），**アリピプラゾール**（aripiprazole）など

双極性障害を治療するために使用される場合，リチウムと抗てんかん薬は**気分安定薬**（mood-stabilising）とよばれる．

双極性障害の治療で有益な効果をもつ薬剤として，ベンゾジアゼピン（鎮静，睡眠，抗不安作用），**メマンチン**（memantine），**アマンタジン**（amantadine），**ケタミン**が挙げられる．双極性障害における抗うつ薬の使用については，議論の余地がある．特定の患者では抗うつ薬が躁病を誘発し，増強することもあるため，抗躁薬との併用が推奨されている．

双極性障害の予防として使用される場合，気分安定薬は気分変動を抑制することから，うつ病相と躁病相の両方を減少させる．気分安定薬は長期間投与され，有益な治療効果の発現までに３～４週間かかる．急性期の発作に使用する場合，うつ病相には効果を示さず，躁病相のみを抑制する（ただし，リチウムは単極性うつ病の重篤な場合に，抗うつ薬の補助薬として使用される場合がある）．

リチウム

リチウムの向精神効果は，1949 年にケイド（Cade）によって発見された．ケイドはモルモットにおいて，尿酸塩が尿毒症による過興奮状態の誘導を予防すると推測した人物である．彼は，リチウム尿酸塩が効果的なことを発見し，その効果が尿酸よりもリチウムに起因することにすぐに気づいた．さらに，躁病患者においてリチウムが急速に症状を改善することを明らかにした．

抗てんかん薬と非定型抗精神病薬（下記参照）は，急性期の躁病の治療に対し，同様に有効である．これらの薬物は速効性で安全性が高い．リチウムの臨床適用は主に躁うつ病の予防的制御に限定されており，その使用は減少している[6]．リチウムは，使用が比較的難しく，血漿濃度のモニタリングが必要となる．また腎機能障害をもつ患者への投与や，利尿薬（**第 57 章**参照）との薬物相互作用で問題になることがある．リチウムはアルツハイマー病（**第 40 章**参照）などの神経変性病に対し，有効であることが報告されている．

薬理学的効果と作用機序

リチウムは血漿濃度が 0.5～1 mmol/L で臨床的に有効であり，1.5 mmol/L を超えると多様な毒性を生じることから，治療域が狭い薬物である．健常人では 1 mmol/L では明らかな向精神効果は示さないが，検出可能な多くの生化学的変化を生じる．この変化がリチウムの治療効果とどう関連するかについては不明である．

---

[6] リチウムの使用減少には，収益の上がる薬としての市場取引と，単純無機イオンとしての市場取引の不均衡が影響している可能性がある．

リチウムは，一価の陽イオンであり，興奮性組織におけるナトリウムイオンの役割に類似する．さらに電位依存性ナトリウムチャネルを透過し，活動電位を発生させる（第4章参照）．しかし，Na⁺-K⁺-ATPアーゼでは細胞外に汲み出されないため，興奮性細胞内に蓄積し，細胞内のカリウムイオンの部分的喪失と細胞の脱分極を引き起こす．

リチウムの生理学的な作用は複雑であり，シグナル伝達経路に関与する多くの酵素を阻害する．治療作用と関連のある作用機序は，以下の通りである．

- **ホスファチジルイノシトール経路**（phosphatidyl inositol［PI］pathway；第3章参照）における，イノシトールモノホスファターゼの阻害は，イノシトールリン酸のイノシトールへの加水分解を阻害するため，結果としてPIの枯渇を引き起こす．これは，さまざまなPI関連受容体を介したアゴニスト刺激によるイノシトール三リン酸の生成を妨げ，多くの受容体を介する作用を阻害する．
- **グリコーゲン合成酵素キナーゼ3**（glycogen synthase kinase 3：GSK3）の阻害はおそらく，キナーゼとマグネシウムとの結合をリチウムが競合阻害することにより起こる．GSK3のアイソザイムは，アポトーシス誘導経路およびアミロイド形成に関する多数の重要な酵素をリン酸化する（Phiel & Klein, 2001 参照）．リチウムは，PI介在シグナル伝達やアレスチンにより調節されるセリン／トレオニンキナーゼであるAktを妨害することで，GSK3のアイソザイムに間接的に影響する可能性がある（第3章；Beaulieu et al., 2009 参照）．

リチウムはまた，ホルモン誘導型cAMP産生を阻害し，他の細胞の反応（尿細管細胞の抗利尿ホルモンに対する反応や，甲状腺刺激ホルモンに対する甲状腺の反応など；第29，34章参照）も抑制する．しかしながら，これは脳における主な作用ではない．

リチウムの細胞選択性は，細胞の選択的な再取り込み作用に依存し，細胞のナトリウムチャネルの活動を反映する．これは，他の多くの組織で共通したセカンドメッセンジャーを利用しているにもかかわらず，脳や腎臓でリチウムが選択的に作用することを説明できる．そのような見識があるにもかかわらず，双極性障害における気分変動の根底にある障害の本質に関してはほとんど理解されておらず，リチウムの生化学的作用と予防作用との関連性についても手探り状態である．

薬物動態学的側面と毒性

リチウムは炭酸塩として経口投与され，腎臓から排泄される．経口投与量の約半分が約12時間以内に排泄され，残りは細胞に取り込まれ，排泄には1～2週間以上かかる．この非常に遅い段階は，通常用量のリチウムの投与により，定常状態に達するまで2週間以上，緩やかに蓄積されることを意味する．また，治療域が狭いことは，リチウムの血漿濃度モニタリングが不可欠であることを意味する．ナトリウムイオンの枯渇は，近位尿細管におけるリチウムの再吸収を増加させ，排泄の速度を低下させるため，リチウム中毒を増加させることがある．また，近位尿細管の遠位に作用する利尿薬（第29章）もナトリウムイオンを枯渇させる作用を有することから，リチウムの毒性を増強させる．さらに腎疾患もそのリスクとなる．

治療中に起こる主な副作用は以下の通りである．

- 悪心，嘔吐，下痢
- 振戦
- 腎臓への影響として，抗利尿ホルモンの抑制による頻尿がある（結果として口渇も起こることがある）．同時に，アルドステロン分泌増加に伴うナトリウムイオンの貯留が起こる．治療が長引くと，重度の尿細管損傷が起こる可能性があり，リチウムで治療中の患者では，腎機能を定期的にモニタリングする必要がある．
- 甲状腺肥大，時に甲状腺機能低下症を合併する．
- 体重増加
- 脱毛

急性のリチウム中毒では多様な神経症状を生じ，血漿濃度が3～5 mmol/Lに達すると，錯乱と運動障害から始まり，昏睡，痙攣へと進展して死に至ることもある．

抗てんかん薬

カルバマゼピン，バルプロ酸，ラモトリギン（第45章参照）は，リチウムに比べ副作用が少なく，双極性障害の治療に有効である．

双極性障害を軽減する抗痙攣薬の作用機序は，抗痙攣作用に関連すると考えられている．各薬物は複数の作用を有することから（**表45.1参照**），双極性障害の異なる病相に対する有効性にわずかな相違があるが，双極性障害に有効な抗てんかん薬は共通して，ナトリウムチャネルを阻害する特性を有する．バルプロ酸とカルバマゼピンは，躁病の急性発作および長期治療に有効であるが，カルバマゼピンはうつ病相の治療に有効ではない可能性がある．バルプロ酸はリチウムなどの他の薬と併用されることがある．ラモトリギンは，躁病およびうつ病の両方の再発予防に有効である．

非定型抗精神病薬

非定型抗精神病薬（**オランザピン，リスペリドン，クエチアピン，アリピプラゾール**など）は，統合失調症の治療薬として開発された第2世代抗精神病薬である（第46章参照）．これらの薬はD_2受容体・5-HT_{2A}受容体アンタゴニスト作用と，双極性障害に寄与することが知ら

れる他の受容体とアミン輸送体への作用を有する．すべての薬物が躁病に対して有効であり，いくつかは双極性障害に対しても有効である可能性がある．双極性障害において，非定型抗精神病薬は，リチウムやバルプロ酸と併用されることが多い．オランザピンは，抗うつ薬であるフルオキセチンと併用される．

双極性障害の治療

- **リチウム**，無機イオン，炭酸リチウムとして経口摂取される．
- 作用機序は不明．生化学的に考えられる主な機序は以下の通りである．
  - イノシトール三リン酸の生成への干渉
  - キナーゼ（リン酸化酵素）の阻害
- 抗てんかん薬（例えば，**カルバマゼピン**，**バルプロ酸**，**ラモトリギン**など）
  - 副作用が少なく，安全性が高い．
- 非定型抗精神病薬（例えば，**オランザピン**，**リスペリドン**，**クエチアピン**，**アリピプラゾール**など）

気分安定薬の臨床用途

- **リチウム**（炭酸塩として）が古典的な治療薬として用いられ，以下のように使用される．
  - **躁病**（mania）の予防と治療，ならびに**双極性**および**単極性障害**（躁うつ病と再発性うつ病）の予防
- 注意点は以下の通りである．
  - 治療域が狭く，作用時間が長い．
  - 小脳への影響，**腎性尿崩症**（diabetes insipidus；第29章参照），**腎不全**（renal failure）などの急性毒性作用がある．
  - 血漿濃度測定によって，投与量を調節しなければならない．
  - 腎排泄され，近位尿細管における再吸収により排泄量は減少する．利尿薬使用時には，再吸収の促進が生じ，沈着によるリチウムの毒性が生じる可能性がある．
  - 長期投与における，**甲状腺機能低下**（thyroid disorder）と軽度の**認知機能障害**（cognitive impairment）．
- **カルバマゼピン**，**バルプロ酸**と**ラモトリギン**（抗てんかん薬としてのナトリウムチャネル阻害薬；第45章）は以下のように使用される．
  - 双極性障害における躁病エピソードに対する治療と予防
  - 双極性障害の治療（バルプロ酸，ラモトリギン）
- **オランザピン**，**リスペリドン**，**アリピプラゾール**（非定型抗精神病薬）は**躁病**の治療に使用される．

引用および参考文献

うつ病の病因

Baudry, A., Mouillet-Richard, S., Launay, J.M., Kellermann, O., 2011. New views on antidepressant action. Curr. Opin. Neurobiol. 21, 858–865.（うつ病の新しい仮説と抗うつ薬の作用機序についての総説．）

Charney, D.S., Manji, M.K., 2004. Life stress, genes and depression: multiple pathways lead to increased risk and new opportunities for intervention. Sci. STKE 2004, re5. <www.stke.org>（神経可塑性や神経新生，アポトーシスの役割を強調した，うつ病病態生理における最近の治験についての詳細な総説．）

Neumann, I.D., Wegener, G., Homberg, J.R., et al., 2011. Animal models of depression and anxiety: what do they tell us about human condition? Prog. Neuropsychopharmacol Biol. Psychiatry 35, 1357–1375.（うつ病の動物モデルに関する詳細な総説．）

O'Leary, O.F., Cryan, J.F., 2013. Towards translational rodent models of depression. Cell Tissue Res. 354, 141–153.

抗うつ薬治療

Cipriani, A., Barbui, C., Geddes, J.R., 2005. Suicide, depression, and antidepressants. Br. Med. J. 330, 373–374.（同じ号に掲載されている詳細な治験結果についての論評．）

Cipriani, A., Santilli, C., Furukawa, T.A., et al., 2009. Escitalopram versus other antidepressive agents for depression. Cochrane Database Syst. Rev.（2），Art. No.: CD006532, doi:10.1002/14651858.CD006532.pub2.

Gerretsen, P., Pollock, B.G., 2008. Pharmacogenetics and the serotonin transporter in late-life depression. Exp. Opin. Drug Metab. Toxicol. 4, 1465–1478.

Glatt, C.E., Reus, V.I., 2003. Pharmacogenetics of monoamine transporters. Pharmacogenomics 4, 583–596.（向精神薬の反応の多様性と輸送体の遺伝子多型の関連についての展望を論じている．）

Grimm, S., Bajbouj, M., 2010. Efficacy of vagus nerve stimulation in the treatment of depression. Expert Rev. Neurother. 10, 87–92.

Jolly, K., Gammage, M.D., Cheng, K.K., Bradburn, P., Banting, M.V., Langman, M.J., 2009. Sudden death in patients receiving drugs tending to prolong the QT interval. Br. J. Clin. Pharmacol. 68, 743–751.（さまざまな抗精神病治療と抗うつ治療を受けている患者の突然死のリスクを比較している．）

Kirchheiner, J., Nickchen, K., Bauer, M., et al., 2004. Pharmacogenetics of antidepressants and antipsychotics: the contribution of allelic variations to the phenotype of drug response. Mol. Psychiatry 9, 442–473.（抗うつ薬と抗精神病薬の作用における遺伝子多型の影響について論じている．これらの原理はいまだ臨床診療には取り入れられていない.）

Licinio, J., Wong, M.-L., 2005. Depression, antidepressants and suicidality: a critical appraisal. Nat. Rev. Drug Discov. 4, 165–171.（抗うつ薬の使用と自殺を関連づけるあいまいなエビデンスについての総説.）

Lodge, N.J., Li, Y.-W., 2008. Ion channels as potential targets for the treatment of depression. Curr. Opin. Drug Discov. Devel. 11, 633–641.

Mathew, S.J., Manji, H.K., Charney, D.S., 2008. Novel drugs and therapeutic targets for severe mood disorders. Neuropsychopharmacology 33, 2080–2092.

Mayberg, H.S., Lozano, A.M., Voon, V., et al., 2005. Deep brain stimulation for treatment-resistant depression. Neuron 45, 651–660.

Racagni, G., Popoli, M., 2008. Cellular and molecular mechanisms in the long-term action of antidepressants. Dialogues Clin. Neurosci. 10, 385–400.（治療に有益な作用をもたらす抗うつ薬により脳内で誘発される長期的変化の広範な総説.）

Song, F., Freemantle, N., Sheldon, T.A., et al., 1993. Selective serotonin reuptake inhibitors: meta-analysis of efficacy and acceptability. Br. Med. J. 306, 683–687.（SSRIの優位性とその制限を示す臨床試験結果の要約.）

リチウム

Beaulieu, J.M., Gainetdinov, R.R., Caron, M.G., 2009. Akt/GSK3 signaling in the action of psychotropic drugs. Annu. Rev. Pharmacol. Toxicol. 49, 327–347.

Phiel, C.J., Klein, P.S., 2001. Molecular targets of lithium action. Annu. Rev. Pharmacol. Toxicol. 41, 789–813.（リチウムの未解明のトピックについての総説.）

第**4**部　神経系

48 中枢神経系刺激薬と精神異常発現薬

概要

　この章では，中枢神経系に対し，主に刺激性の効果をもつ薬物について述べる．これらの薬物は大きく2つに分類される．
1. 精神運動刺激薬（psychomotor stimulant）
2. 精神異常発現（幻覚誘発）薬（psychotomimetic [hallucinogenic] drug）

　1つ目の分類に属する薬物（表 48.1 参照）は精神機能や行動に著明な効果を示し，興奮，多幸感，疲労感の減少，運動活動の増加を誘導する．認知機能を増強する薬物もある．

　2つ目の分類に属する薬物（表 48.2 参照）は主に思考パターンや知覚に影響し，認知を複雑に歪曲する．

　これらの薬物のうちいくつかのものは臨床的には使用されないが，娯楽目的で使用され，依存性薬物と認識されている．この観点については，**第 49 章**と**第 58章**でも論じる．

　さらに詳しい情報については Iversen et al.（2009）を参照されたい．

精神運動刺激薬

アンフェタミン

　DL-アンフェタミン（DL-amphetamine, DL-amfetamine；俗名 speed もしくは billy whizz），その右旋性異性体であるデキサンフェタミン（dexamfetamine；俗名 dexies），メタンフェタミン（methamphetamine, methamfetamine；俗名 crystal meth もしくは ice）は，よく似た化学的性質と薬理学的性質をもつ（**図 48.1** 参照）．メチルフェニデート（methylphenidate；Ritalin）と MDMA（3,4-メチレンジオキシメタンフェタミン[3,4-methylenedioxymethamphetamine]；俗名 ecstasy）は化学的には関連するが，神経化学的効果や行動学的効果が異なることから，以下，区別して考察する．

薬理学的効果

　アンフェタミン類はモノアミン，特にドパミン（dopamine）とノルアドレナリン（noradrenaline）（ノルエピネフリン[norepinephrine]）の神経終末からの放出に作用する（Green et al., 2003 参照）．アンフェタミン類は多様な作用機序でこの作用を発揮する．アンフェタミン類は，神経細胞の細胞膜モノアミン輸送体である DAT や NET の基質となるが，SERT の基質とはならない（**第 14, 15, 39 章**参照）．このため，競合阻害薬として働き，ドパミンとノルアドレナリンの再取り込みを減少させる．加えて，アンフェタミン類は取り込み過程や拡散を介して神経終末に入り，小胞モノアミンポンプである VMAT-2 と相互作用し，細胞質のドパミンとノルアドレナリンのシナプス小胞への取り込みを抑制する．アンフェタミン類は VMAT-2 により貯蔵小胞に取り込まれ，内因性のモノアミンを小胞から細胞質に移動させる．高濃度のアンフェタミン類は，細胞質のモノアミンを分解するモノアミン酸化酵素を阻害できる．したがって，モノアミン酸化酵素阻害薬（**第 47 章**参照）はアンフェタミンの作用を増強する．これらの結果，細胞膜輸送体である DAT や NET が逆向きに働き，神経終末から細胞質のモノアミンが神経終末の外に輸送される．この輸送体の逆向きの働きは，アンフェタミンの結合により促進されると考えられている．上記のすべての作用があわさって，シナプス近傍での細胞外のドパミンとノルアドレナリン濃度を増加させる（**第 14, 39 章**参照）．

　実験動物では，アンフェタミンの長期間の投与は，モノアミン含有神経終末の変性と，最終的には細胞死を引き起こす．この作用は中毒量で観察され，おそらく親化合物の反応性代謝物が神経終末内に蓄積することによる．ヒトの脳画像研究では，アンフェタミン常習者の脳内で DAT と D_2 受容体の減少が観察されている．しかし，これが神経損傷を誘導する薬物への長期的な曝露によるものか，薬物探索を引き起こすそもそもの病理学的原因であるのかは不明である．

　アンフェタミン様薬物の主な効果には以下のものがある．
- 運動刺激
- 多幸感と興奮
- 不眠症
- 疲労の減少
- 食思不振
- 長期間の心理的効果：精神病的症状，不安，抑うつ，認知機能障害

第48章 中枢神経系刺激薬と精神異常発現薬

表 48.1 中枢神経系刺激薬.

薬物	作用機序	臨床的意義
アンフェタミンと関連化合物（例：デキサンフェタミン，メタンフェタミン）	カテコールアミン放出 カテコールアミン取り込みの阻害	デキサンフェタミンは小児の ADHD の治療に用いられる その他の臨床用途はかなり制限されている ナルコレプシーの治療や食欲抑制薬として使用される 依存のリスク，交感神経刺激による副作用，肺高血圧を引き起こす 主に依存性薬物として問題となる para-methoxymethamphetamine は類似の作用を示す
メチルフェニデート	カテコールアミン取り込みの阻害	小児の ADHD の治療に用いられる
モダフィニル	依然として不明，おそらくドパミン取り込みの阻害	疲労の軽減や認知機能増強に使用されることがある
コカイン	カテコールアミン取り込みの阻害 局所麻酔	主に依存性薬物として問題となる 胎児障害のリスク 鼻咽頭領域や眼科領域の麻酔に使用されることがある（第 43 章参照）
mephedrone	ドパミンと 5-HT 取り込みの阻害	多くの国で依存性薬物とみなされている
メチルキサンチン類（例：カフェイン，テオフィリン）	ホスホジエステラーゼの阻害 アデノシン A$_2$ 受容体拮抗作用	刺激活性とは無関係に臨床使用される テオフィリンは心筋および気管支平滑筋への作用で用いられる（第 21，28 章） カフェインは栄養剤などに含まれる．また，タブレットとしても用いられる

5-HT：セロトニン.

表 48.2 精神異常発現薬.

薬物	作用機序	臨床的意義
LSD	5-HT$_{2A}$ 受容体アゴニスト（第 15，39 章参照）	臨床用途なし 依存性薬物として問題となる
MDMA（エクスタシー）	5-HT の放出と取り込み阻害	現在の臨床用途はない 心的外傷後ストレス障害に有効である可能性がある 依存性薬物として問題となる
メスカリン	不明 アンフェタミンに化学的に類似	−
シロシビン	化学的に 5-HT に類似 5-HT$_{2A}$ 受容体に作用	−
ケタミン	フェンシクリジン（PCP）とメトキセタミンは化学的に類似 NMDA 受容体を阻害（第 38 章参照）	解離性麻薬，抗うつ作用 依存性薬物として問題となる PCP は統合失調症のモデル作製に使用される
Δ^9-テトラヒドロカンナビノール	CB$_1$，CB$_2$ 受容体を活性化（第 19 章参照）	鎮痛作用と制吐作用をもつ（第 19 章参照） 大麻の活性成分
サルビノリン A	κ-オピオイド受容体アゴニスト	臨床用途なし 依存性薬物

5-HT：セロトニン，LSD：リゼルグ酸ジエチルアミド，MDMA：メチレンジオキシメタンフェタミン.

　加えて，アンフェタミンは末梢交感神経刺激作用があり（第 14 章），血圧の上昇と胃腸運動の抑制を引き起こす.

　ヒトにおいて，アンフェタミンは多幸感をもたらす．静脈内注射では，この多幸感は"オルガスムス"と表現されるほど強く起こる．ラットはアンフェタミンを得るためにレバーを押すことを容易に学習する．このことは，アンフェタミンには報酬効果があることを示す．ア

ンフェタミンを摂取するとヒトは自信に満ち，異常に活発でよくしゃべるようになり，性的欲求が亢進する．身体的にも精神的にも疲労が減少する．アンフェタミンは顕著な食思不振を引き起こすが，継続投与によってこの効果は弱まり，食物摂取量は正常に戻る.

　アンフェタミンの副作用として不安，焦燥感，落ち着きのなさ（情緒不安）などをもたらすことがある．高用量の服用では，パニックやパラノイアを引き起こしうる.

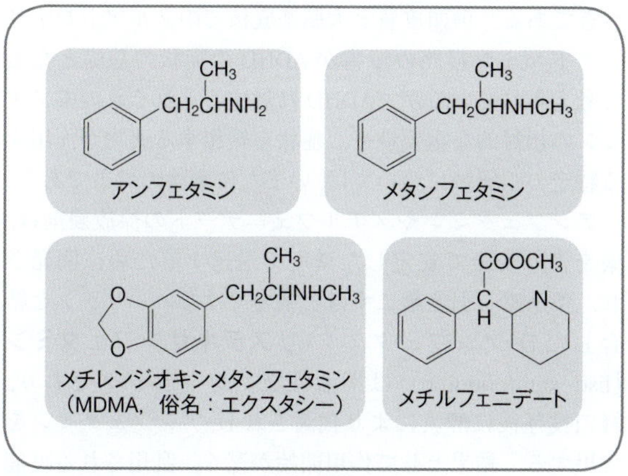

図 48.1 アンフェタミン類似薬の構造式.

アンフェタミンの自発運動増加作用や報酬効果の主な原因は，ノルアドレナリンではなくドパミンの放出である．ドパミン神経終末を含有する側坐核（第 39 章参照）の破壊，またはドパミン D_2 受容体アンタゴニスト（第 46 章参照）の投与がこれらの反応を抑制するうえ，これらの反応は DAT を欠損した遺伝子組換えマウスでは認められない．

常用における依存と耐性

アンフェタミンを数日にわたって繰り返し服用すると，幻覚や偏執病，攻撃的行動を伴う，急性統合失調性発作（第 46 章参照）に類似した"アンフェタミン精神病"の症状を引き起こす．同時に，反復的な常同行動を示す．この症状は統合失調症と類似しており，抗精神病薬により調節できることから，統合失調症のドパミン仮説（第 46 章参照）と一致する．数日後に服用をやめると，深い睡眠期間を経て，覚醒時に無気力，抑うつ，不安（時に自殺に至ることがある）と空腹感を示す．これらの事後効果は，ドパミンとノルアドレナリンの正常な貯蔵の枯渇によるものであると考えられるが，その証拠は十分でない．

アンフェタミンの効果である多幸感と食思不振において，耐性は速やかに生じるが，他の効果の耐性はより緩やかに生じる．

アンフェタミンの依存性は，多幸感への強い記憶により引き起こされると考えられる．オピオイドでみられるような明確な身体的離脱症候群は現れない．使用者の約 10 ～ 15% が完全な依存症に進行すると推定され，通常は耐性により使用量が増加する．使用者は薬物を 1 日またはそれ以上の期間にわたって反復使用するという制御しがたい"衝動"が起こり，持続的な中毒状態となる．この衝動により薬物を多量使用すると，急性中毒の危険性が高まり，薬物への欲求が他の理性に取って代わる．

アンフェタミンを無制限に与えられた実験動物は，過剰摂取による心血管系への影響により数日で死んでしま

う．制限された量を与えられると，実験動物も依存症の衝動パターンを形成する．

薬物動態学的側面

アンフェタミンは消化管から速やかに吸収されるが，薬物の効果を増大させるために，鼻からの吸入や注射により摂取されることがある．粉末状であるメタンフェタミンの遊離塩基は高純度コカインと同様の方法で喫煙される．アンフェタミンは血液脳関門を自由に通過する．アンフェタミンはエフェドリン（ephedrine）やチラミン（tyramine）（第 14 章）のような間接的に作用する交感神経刺激アミンよりも，すばやく血液脳関門を通過する．おそらくこれにより，アンフェタミンが他の薬よりも強い中枢効果をもたらすことが説明できるであろう．アンフェタミンは，一般的にそのまま尿で排出され，尿がより酸性になると排出率が増加する（第 9 章参照）．アンフェタミンの血漿濃度半減期は尿量と尿 pH に依存して，5 時間から 30 時間の間で変化する（図 9.6 参照）．

メチルフェニデート

メチルフェニデートはアンフェタミンのように神経細胞膜において輸送体である NET と DAT を抑制する（ずっと弱い効果ではあるが 5–HT 輸送体，SERT も抑制する）．メチルフェニデートはアンフェタミンと異なり，これらの輸送体の基質でないことから，神経末端に取り込まれ，ノルアドレナリン（NA）とドパミン（DA）の放出を促進するものではない（Heal et al., 2009）．メチルフェニデートは細胞外の NA と DA の，広範囲かつ持続的な上昇を引き起こす．

メチルフェニデートは経口で服用され，小腸と大腸で吸収されるが，全身循環前に代謝されるため，体循環に移行するのは～ 20% である．経口投与後，緩やかに吸収されることで（～ 2 時間後にピーク水準に達する），メチルフェニデートによる多幸感への反応強度を制限すると考えられている．メチルフェニデートはカルボキシルエステラーゼによって代謝され，半減期はおよそ 2 ～ 4 時間である．メチルフェニデートは ADHD の治療に用いられている（以下のクリニカルボックス参照）．

モダフィニル

モダフィニル（modafinil）は adrafinil の一次代謝産物であり，1980 年代にナルコレプシーの治療薬として導入された薬物である．1994 年から，モダフィニルは薬として入手可能である．モダフィニルは DAT と結合して，弱いドパミンの再取り込み抑制作用を示す．ヒトの脳における画像解析では，モダフィニルが尾状核，被殻，側坐核で，DAT を阻害し，細胞外のドパミン量を増加させることが確認された（Volkow et al., 2009）．また，モダフィニルは α_1 アドレナリン受容体の活性化，5－ヒド

中枢神経系刺激薬の臨床用途

- 中枢神経系刺激薬は妥当な治療効果はほとんど示さない．必要に応じて専門家によって投与される．
- 注意欠陥多動性障害(ADHD)：**メチルフェニデート**，**アトモキセチン**(atomoxetine)(第47章参照)．これらで効果がみられない小児では**デキサンフェタミン**(dexamfetamine)は代替薬物となる．
- ナルコレプシー：過剰な眠気の治療に**モダフィニル**が用いられ，oxybateは脱力発作(ナルコレプシーと関係している)を減少させる．
- 未熟児無呼吸発作：**キサンチンアルカロイド**(xanthine alkaloid)が効果的である(病院の専門家管理のもとで使用される)．**カフェイン**(caffeine)のほうが**テオフィリン**(theophylline)よりも効果的である．

ロキシトリプタミン(5-hydroxytryptamine)(5-HT，セロトニン[serotonin])，グルタミン酸，ヒスタミン(histamine)の放出の増加，γアミノ酪酸(γ-aminobutyric acid：GABA)の放出の抑制，さらには神経細胞同士の電気的結合を高めるなどの多様な効果を引き起こす．モダフィニルの行動効果に対する作用の寄与は，依然として明らかでない．モダフィニルは認知機能を高めるといわれており，これを理由に"ライフスタイル・ドラッグ"(第58章参照)としての需要が高まっている．

モダフィニルは消化管から吸収されやすく，肝臓で代謝される．半減期は10～14時間である．"気分を明るくする"と報告されている一方で，モダフィニルを経口投与された場合，強い多幸感を引き起こす報告はほとんどない．より早く効果を得るために，錠剤を砕いて鼻から吸入されることがある．モダフィニルは不溶性物質であるため，静脈注射に実用性はない．

中枢神経系刺激薬の臨床用途

注意欠陥多動性障害(ADHD)

アンフェタミンとメチルフェニデートは主に**注意欠陥多動性障害**(attention deficit/hyperactivity disorder：ADHD)の治療に使用される．ADHDは小児によくみられる疾患で，多くとも小児の9%で発生すると推定されており，行動亢進や注意力の制限が教育や社会性の発達を障害する．薬物治療の有効性(例えばメチルフェニデート)は対照臨床試験で確認されているが，青年期やそれ以上の長期間の使用が必要とされるため，治療により起こる副作用が懸念される．薬物治療は，可能であれば心理学的介入を含む治療プログラムの一部として，専門家によって診断が確かめられた後に開始されるべきである．前頭皮質と大脳基底核でのノルアドレナリンとドパミン経路の障害がADHDの症状の基礎となると考えられているが，ADHDに対するそれぞれのモノアミンの相対的な重要性や，症状を緩和する薬物が作用する特定の脳領域については，いまだに議論の対象である．

アンフェタミンやメチルフェニデートの徐放製剤は，薬をより安全で安定した濃度で送達するために開発され，多幸感を引き起こすほど強力ではない．リシンと結合したD-アンフェタミン(**リスデキサンフェタミン**[lisdexamfetamine])は不活性なプロドラッグであり，経口投与後に酵素により代謝されD-アンフェタミンを放出する．結果として作用開始が遅く，乱用される可能性が低くなる．

> ADHDに対する他の治療薬は，ノルアドレナリン再取り込み阻害薬**アトモキセチン**(第47章)や，**クロニジン**(clonidine)や**グアンファシン**(guanfacine)のようなα₂アドレナリン受容体アゴニストなどがある．モノアミン取り込み阻害薬モダフィニルは小児への投与は承認されていないが，成人のADHDに対して有効であると考えられている．**メラトニン**(melatonin；第39章)は，ADHD患者の睡眠パターンを改善する．ADHD治療に使用される薬物の薬理学は，Heal et al.(2009)によって概説されている．

ナルコレプシー

ナルコレプシー(narcolepsy)はまれな疾患で，睡眠障害を引き起こす．患者は日中に予測できない睡眠にしばしば陥る一方で，夜間には不眠症に苦しむ．ナルコレプシーは一般的に，**脱力発作**(cataplexy)(感情が誘因となるさまざまな程度の突発的麻痺，時に"凍った"ような姿勢)を伴う．アンフェタミンは有効だが，完全に有用ではない．モダフィニルも睡眠欲求を減少させる点で有効である．γ-ヒドロキシ酪酸のナトリウム塩(GHBとして知られており，頻繁に乱用されている；第38章参照)である **sodium oxybate** は脱力発作の予防のために逆説的に認可された中枢神経系抑制薬である．

食欲抑制

アンフェタミンやdexenfluramineのような薬物は食欲を減少させるが，この目的には使用されない．これらの薬物は持続的な体重減少には無効であり，中枢神経系に有害である．ひどいときには心肺移植を要するほどの肺高血圧をきたす心血管系副作用をもつ．

コカイン

コカイン(cocaine)(Streatfeild, 2002参照)は南米にある低木のコカ(coca)の葉から発見された．この葉のもつ刺激特性は，南米先住民によって利用されている．特に山岳部に住む先住民は，高地での労働の疲労を軽減するために利用している．

コカインの効力には，落ち込んだ気分を高揚させる注目すべき神秘性があったことから，フロイト(Freud)は患者や家族など広範にわたってコカイン投与の試験を行

アンフェタミン

- 主な効果は以下の通りである．
  - 運動活動の増大
  - 多幸感と興奮
  - 不眠症
  - 食思不振
  - 長期の投与により常同行動，精神病的行動
- 効果は主にカテコールアミン（特にドパミンとノルアドレナリン）の放出による．
- 刺激効果は2，3時間持続し，抑うつや不安を引き起こす．
- 刺激効果に対する耐性は速やかに形成されるが，末梢交感神経刺激作用は持続する．
- アンフェタミンは心理学的な依存を誘発する．
- 統合失調症に類似するアンフェタミン精神病は，長期使用により起こる．
- アンフェタミンはナルコレプシーの治療に有用であり，逆説的に小児の行動過多の制御にも有用である．アンフェタミンは食欲抑制薬としては処方されない．
- 薬物乱用が主な問題である．

い，1884年に重要な研究論文を発表し，精神刺激薬としての利用を提唱した[1]．フロイトの同僚である眼科医のコラー（Köller）はコカインの供給を得られたことから，コカインの局所麻酔作用（第43章）を発見したが，コカインの神経刺激薬作用については臨床的に有用とはみなされなかった．一方で，彼らの研究により，西洋諸国においてコカインが依存性薬物として広がっていった．コカイン乱用の機序と治療法は第49章で解説する．

薬理学的効果

コカインは輸送体であるNETやDAT，SERT（第14，15，39章参照）に結合して阻害することで，交感神経の末梢作用を増強して，著しい精神運動刺激効果を引き起こす．

ヒトでは，コカインは多幸感，多弁，活動性の亢進，快楽の増大を引き起こす．使用者は頭が冴え，精力的で身体的に強くなったように感じ，さらには意思能力が高められたと信じ込む．コカインの効果はアンフェタミンの効果と似ているが，常同行動，妄想，幻視，偏執病を引き起こす傾向はアンフェタミンより少ない．遺伝子組換え欠損マウスの研究により，コカインがもたらす多幸感は，ドパミンと5-HT再取り込み阻害が関係していることが示された．過剰投与により，震え，痙攣，呼吸障害，血管運動障害が起こる．末梢交感神経刺激作用は頻脈，血管収縮により血圧上昇を引き起こす．運動活動の亢進と熱損失の減少により，体温は上昇する．

実験動物はレバーによりコカインを自己投与できることをすぐに学習し，投与量を制限しなければ毒性量まで自己投与し続ける．D_2受容体欠損マウスでは，コカインによる自発運動量増加作用は減少したが，驚くべきことにエタノール（ethanol）やモルヒネ（morphine）などの薬物とは対照的に，コカインの自己投与量は増大した（De Mei et al., 2009参照）．

常用における依存と耐性

コカインが強い精神依存を引き起こすことは明確である（第49章参照）が，継続的な使用で耐性や身体依存が生じるか否かについてはいくつかの議論がある．常用者は薬物服用量が増加していくが，これは耐性の形成ではなく，より強い効果への欲求を反映している可能性がある．実験動物では，薬物に対する感作（耐性の反意語）が認められるが，ヒトに対して感作がどのように関連しているかは不明である．コカインはアンフェタミンと同様に，明確な離脱症候群は引き起こさないが，初期刺激効果に続く抑うつ，不快感，疲労感を感じることがある．コカインは常用者が多幸感や興奮作用を渇望する精神依存を生じさせる．薬物渇望の基礎をなす細胞メカニズム，および薬物渇望を抑制する薬理学的な手法については，第49章で解説する．機会的使用から段階的に使用量の増加を経て，自制できない欲求に至る依存パターンは，アンフェタミンと類似している．

薬物動態学的側面

コカインは多くの経路によって速やかに吸収される．長年にわたり，コカインは非合法的にコカイン塩酸塩として供給され，鼻孔吸入または静脈内注射で使用されてきた．静脈内注射では即座に強烈な多幸感が生じるのに対し，鼻孔吸入ではそれよりも弱い感覚をもたらし，鼻粘膜および鼻中隔の萎縮ならびに壊死を引き起こす．

ストリート・ドラッグとして遊離塩基型（"クラック"[crack]）が入手できるようになってから，コカインの使用は劇的に増加した．コカイン塩酸塩の水溶液を重炭酸ナトリウムとともに加熱すると，遊離塩基コカイン，水，二酸化炭素（CO_2），および塩（NaCl）が生じる．遊離塩基コカインは水に不溶性であり，沈殿してクラックの"rock"を形成する．遊離塩基コカインはおよそ90℃で

---

[1] 1860年代に，コルシカ島人の薬剤師であるマリアーニ（Mariani）はコカイン入り飲料（Vin Mariani and Thé Mariani）を立案し，強壮剤として売り出し大成功をおさめた．模倣者がすぐに現れ，Thé Marianiはコカコーラ（Coca-Cola）の先駆けとなった．依存症や犯罪性とコカインの関連が強まり（Courtwright, 2001の説得力ある解説を参照），1903年にコカコーラからコカインが取り除かれた．

気化するが，これは気化せずに燃焼してしまうコカイン塩酸塩の融点(190℃)よりもはるかに低い．そのためクラックは喫煙により使用されることで，非荷電の遊離塩基が肺胞の広い表面領域に速やかに吸収され，コカインの鼻孔吸入で得られるよりも強力な中枢神経作用を引き起こす．実際に，その作用は静脈内投与とほとんど同程度に速やかに起こる．この剤形の変化がもたらした社会的，経済的，政治的な影響ははかりしれない．

興奮作用の作用時間は30分ほどで，アンフェタミンに比べてはるかに短い．コカインは肝臓で速やかに代謝される．

コカインの代謝産物は毛髪に蓄積され，毛幹に沿ったコカイン代謝産物含量の分析により，コカインの摂取パターンを測ることができる．この技術によりコカイン使用件数が自己申告数に比べてはるかに多いことが明らかにされてきた．また，子宮内のコカインへの曝露は，新生児の毛髪を分析することで推定できる．

コカインは現在も，眼科，耳鼻咽喉の小手術では局所麻酔薬として使用される．この使用では，コカインの局所血管収縮作用が利点となるが，他に臨床用途はない．

副作用

毒性作用はコカイン乱用者に共通して生じる．主な急性的なリスクは，心血管障害(不整脈，大動脈解離，心筋梗塞，心筋からの出血，脳梗塞，脳出血)である．急性心臓効果の既往歴がなくとも，進行性の心筋障害は心不全につながりうる．

コカインは子宮内胎児の脳の発達を著しく障害する(Volpe, 1992 参照)．妊娠中にコカインに曝された新生児は，脳の大きさが減少し，神経系および四肢の奇形が増加する．虚血性，出血性脳障害の割合と乳幼児突然死の割合も，コカインに曝露した新生児では高くなる．コカイン乱用者は，胎児の発達に影響を与えかねない他の違法な薬物も摂取していることがあるため，データを解釈するのは困難であるものの，コカインはきわめて有害である可能性が高い．

アンフェタミンおよびコカインの主な副作用である依存性は，生活の質に重大な影響を与えるおそれがある(第49章)．

メチルキサンチン

多くの飲料，特に紅茶，コーヒー，ココアには，メチルキサンチン類が含まれており，弱い中枢興奮作用をもつ．主な責任化合物は**カフェイン**と**テオフィリン**である．コラノキ(cola)の実にもカフェインが含まれており，コーラ風味の清涼飲料中にも含まれている．しかしながら，最も重要なカフェインの供給源はコーヒーと紅茶であり，これらがカフェイン消費量に占める割合は90%を超える．1杯のインスタントコーヒーや濃い紅茶

コカイン

- **コカイン**は神経終末からのカテコールアミン再取り込み(特にドパミン)を阻害することで作用する．
- コカインの行動への影響はアンフェタミンと似ているが，精神異常発現作用はアンフェタミンよりもまれである．作用時間はアンフェタミンより短い．
- 妊娠中に**コカイン**を使用すると，胎児の発達を妨げ，胎児奇形を引き起こすことがある．
- **コカイン**は強い精神依存を生じさせる．

にはカフェインが50〜70 mg含まれており，ドリップコーヒーにはこのおよそ2倍の量が含まれている．紅茶やコーヒーを飲む習慣がある国の成人では，1日のカフェイン平均消費量はおよそ200 mgである．カフェインの薬理学，毒物学に関するさらなる詳細は，Fredholm et al.(1999)による解説を参照されたい．

薬理学的効果

メチルキサンチンが有する主な薬理作用を下記に示す．
- 中枢神経系刺激作用
- 利尿作用(第29章参照)
- 心筋への刺激作用(第21章参照)
- 平滑筋，特に気管支平滑筋の弛緩作用(第28章参照)

心筋への刺激作用と平滑筋の弛緩作用の2つは，βアドレナリン受容体を刺激することによる作用に類似する(第14, 21, 28章参照)．これはメチルキサンチン(特にテオフィリン)が cAMP の細胞内代謝にかかわる**ホスホジエステラーゼ**(phosphodiesterase)を阻害するためと考えられている(第3章)．そのためメチルキサンチンは cAMP を増加させ，アデニル酸シクラーゼを刺激する伝達物質とよく似た作用を引き起こす．メチルキサンチン類はアデノシンの多くの作用とも拮抗し，**A_1受容体**(A_1 receptor)，**A_2受容体**(A_2 receptor)(第16章参照)の双方に作用する．機能的な A_2 受容体を欠損した遺伝子導入マウスは異常に活発で攻撃的であり，カフェインによる運動量の増加がみられなかったことから，カフェインがもつ中枢神経系刺激作用は，少なくとも部分的には A_2 受容体に対する拮抗作用であることを示している．さらにカフェインはリアノジン受容体(第4章参照)の感受性を高めるが，この作用は嗜好品によるカフェイン摂取よりも高い濃度(> 10 mmol/L)で引き起こされる．血漿中と脳内では2, 3杯の濃いコーヒー(約 100 µmol/L)で，アデノシン受容体を阻害し，一部のホスホジエステラーゼを阻害する十分なカフェイン濃度に達する．利尿作用は，糸球体輸入細動

脈の血管拡張による糸球体濾過率の増加によるものと考えられる．

カフェインとテオフィリンは，中枢神経系に対してきわめてよく似た作用を有する．ヒト被験者は，集中力が向上し明晰な思考に伴い，疲労の減少を経験する．これは客観的実験でも裏づけられており，単純計算への反応時間とスピードは，カフェインによって増加する（正確さについてはそれほど改善が認められなかった）．キーボード入力や運転シミュレーションのような運動課題実行時にも，特に疲労した被験者において改善が認められた．音節学習や連想試験などのような精神的課題も中程度量（最大約200 mg，すなわちコーヒーおよそ2杯）のカフェインで向上が認められたが，さらに多い量では逆に悪化した．また，不眠症は共通して生じる．アンフェタミンと比較すると，メチルキサンチンは運動刺激が少なく，多幸感，常同行動，精神病的状態を誘発することはないが，疲労や精神機能に対する効果は類似している．

耐性や習慣化も少しばかり生じるが，その程度はアンフェタミンよりも弱く，離脱症状は軽い．実験動物ではカフェインの自己投与を引き起こさないことから，カフェインは依存性薬物に分類されない．

臨床用途と副作用

カフェインの臨床用途はほとんどない．頭痛治療薬や他の痛みの治療薬としてアスピリン（aspirin）とともに製剤化され，またエルゴタミン（ergotamine）とともに片頭痛の治療薬として製剤化されるが，その目的は，穏やかな覚醒効果を期待するものである．メチルキサンチン類は未熟児無呼吸発作（中枢呼吸制御が未熟であることで起こる呼吸障害）の治療に効果的な呼吸促進薬であり，カフェインは半減期が長く，安全性が高いことからテオフィリンよりも好まれる．テオフィリン（アミノフィリン[aminophylline]として処方される）は主に重篤な喘息発作を抑える気管支拡張薬として使用される（第28章参照）．in vitroの実験から，テオフィリンには変異原作用があり，多量投与では動物に催奇形性を起こすことが知られている．しかし，ヒトの疫学研究では，紅茶やコーヒーのがん原性や催奇形性の根拠は確認できていない．

カチノン

カチノン（cathinone）やカチン（cathine）は，カート（khat）という低木に含まれる有効成分である．エチオピアやソマリアなどのアフリカの一部の地域ではこの木の葉を噛む習慣があり，西欧諸国に渡った移民たちによって広まった．

いくつかのカチノン誘導体は高揚感を引き起こし，精神機能を高めることから，レクリエーショナル・ドラッグ（訳者注：耽溺性があり娯楽目的で乱用される薬物）と

精神運動刺激薬　715

メチルキサンチン

- カフェインとテオフィリンには精神運動刺激効果がある．
- 飲料からの平均的なカフェイン摂取量は，1日に平均200 mgである．
- 主な心理学的効果は，多幸感を伴わない疲労軽減と精神的能力の向上である．過剰摂取でも，常同行動や精神異常発現効果を引き起こさない．
- メチルキサンチン類は主にA_2プリン受容体の拮抗作用をもち，一部はホスホジエステラーゼを阻害することから，βアドレナリン受容体アゴニストと似た効果を示す．
- 末梢作用は主に心臓や平滑筋，腎臓に現れる．
- テオフィリンは臨床的には気管支拡張薬として使用される．一方，カフェインは未熟児無呼吸発作に対する呼吸促進薬や，飲料や市販の鎮痛薬中の添加物として使用される．

して近年使われ始めた．メフェドロン（mephedrone）はドパミンと5-HTの細胞内への取り込みを抑制するとともに放出を促進することで，細胞外濃度を高めると考えられている．同様の作用をもつ薬物にメテドロン（methedrone）とメチロン（methylone）がある．メチロンの作用は，メテドロンよりもMDMAに類似するとの報告がある．

他の精神刺激薬

その他で規制されているレクリエーショナル・ドラッグにはベンジルピペラジン（benzylpiperazine：BZP）があり，これはアンフェタミンと同様の精神刺激と多幸感を引き起こす．BZPには非常に多くの薬理作用があり，効果は弱いがドパミンやノルアドレナリンの再取り込みと同様に5-THの再取り込みを阻害する．BZPはまた，$α_2$アドレナリン受容体の拮抗作用と$5-HT_{2A}$刺激作用をもつ．

コリンアゴニストの1つであるアレコリン（arecoline）は，ビンロウの実（betel nut）に含まれる弱い精神刺激薬であり，学習能力や記憶能力を向上させる．アレコリンはインド，タイ，インドネシアや他のアジア諸国で広く使用されている．

認知機能増強薬（スマート・ドラッグ）

"認知機能増強薬"は下記のような作用をもつ．
- 疲労の軽減により，使用者は長時間の活動が可能となる（複雑な仕事をこなす，試験勉強に集中できる，時差ぼけを解消できるなど）．

- やる気や集中力が向上する.
- 記憶処理を変化させる(記憶能力の向上など).

　服用にあたっては,疲労時のみ認知機能を高める薬と,疲労時以外で認知能力を高める薬を区別することが重要である.

　認知機能増強薬には,認知機能障害に関連する精神疾患であるアルツハイマー病(**第40章**),統合失調症(**第46章**),うつ病(**第47章**),薬物依存(**第49章**)に対する治療や,(賛否両論あるが)健常人をより"賢く"することが期待される.

　医学的な見解がないなかで,認知機能を増強させる薬物として使用される主な薬物には,カフェイン,アンフェタミン,メチルフェニデート,モダフィニル,アレコリン,**ピラセタム**(piracetam)がある.これらの効果は使用者によって吹聴されているが,科学研究における有効性は,結論が出ておらず,あいまいなままである(Repantis et al., 2010; Smith and Farah, 2011).

　多くの研究から,アンフェタミンは疲労した被験者の精神的能力を向上させることが明らかとなっている.この精神的能力の向上は,複雑な作業よりむしろ単純で退屈な作業に認められる.アンフェタミンは自制心を集中させ,維持する能力を向上させると考えられている.メチルフェニデートは,疲労の軽減に加えて,長期記憶の定着を促進する効果がある.モダフィニルは,休養中の注意力を高め,睡眠不足における覚醒や記憶,実行機能を高める.

　アンフェタミンとモダフィニルは,兵士や軍のパイロットなど,きわめて疲弊した状況でも注意力を要求される者の能力向上に使用されてきた.また,それらの薬物は,試験前や試験中の学生の集中力を向上させるために使用されているが,疲労の軽減による能力向上は,過信によるミスや膨大な情報に対する処理能力の減少により相殺される可能性がある[2].

　ピラセタムは,AMPA受容体のポジティブアロステリック調節因子であるが,疲弊していない成人の記憶力を向上させる.また,失読症の子どもの音読する能力を向上させるという臨床エビデンスも,わずかながら存在する.

　他にも多くの薬物が認知機能を増強する働きをもつことが報告されているが,それらが有効であるという確たる証拠は示されていない.そのため,広く新規標的が研究されている.多くの中枢神経系の疾患がそうであるように,グルタミン酸とその受容体の重要性は広く認識されているが,グルタミン酸作動性システムに作用する新規の有効な薬物が,依然として待たれている(例えばCollingridge et al., 2013; Harms et al., 2013 を参照).

精神異常発現薬

　精神異常発現薬(幻覚剤[psychedelic drug]または**幻覚誘発剤**[hallucinogenic drug]ともよばれる)は,著明な精神運動刺激や抑うつを引き起こすことなく,思考や知覚,気分に影響を与える(Nichols, 2004 参照).思考や知覚が単に鋭敏になったり鈍くなるというよりも,歪曲したり夢をみているように感じる傾向にあり,同様に,気分の変化も単に高揚や抑うつへの移行ではなく,より複雑である.重要な点は,精神異常発現薬はコカインやアンフェタミンなどのきわめて耽溺性の強い主な精神刺激薬と同じ心理的効果があるにもかかわらず,薬物依存を引き起こさないことである.

　精神異常発現薬には以下のものがある.

- セロトニン(5-HT)受容体または輸送体に作用する薬物.**リゼルグ酸ジエチルアミド**(lysergic acid diethylamide:LSD)や**シロシビン**(psilocybin),**メスカリン**(mescaline)が挙げられ,これらは5-HT_2受容体(**第15,39章**参照)アゴニストである.MDMA(エクスタシー)は5-HTの取り込みを阻害することにより作用する.MDMAはまた,他の受容体や輸送体にも作用し,アンフェタミンに典型的で強力な精神刺激効果をもつとともに,精神異常発現効果も示す.
- **ケタミン**(ketamine)と**フェンシクリジン**(phencyclidine:PCP).これらはNMDA型グルタミン酸受容体アンタゴニストである.
- **Δ^9-テトラヒドロカンナビノール**(Δ^9-tetrahydrocannabinol:THC;**第19章**)は大麻の活性成分であり,それほど顕著ではないがLSDと類似した精神異常発現効果と抑制効果のあわさった効果を誘導する.
- **サルビノリンA**(salvinorin A)はκ-オピオイド受容体アゴニスト(**第42章**)である.

LSD,シロシビン,メスカリン

　LSDは1μg/kg以下の用量で人体に強い効果を及ぼす,きわめて強力な精神異常発現薬である.LSDはリゼルグ酸の化学誘導体であり,麦角菌中で生じる(**第15章**参照).

　❯❯ LSDは1943年に,ホフマン(Hoffman)によってはじめて合成された.Hoffmanは意図的に約250μgのLSDを服用し(1回の服用量の閾値は約20μgといわれている),この出来事の30年後にこう書いている.「周囲の人々の顔がグロテスクな色をした仮面にみえた.激しい運動の不安定性と麻痺が交互に起こった.頭や手足がまるで鉛で満たされているように重く感じた.自分が半ば気が狂ったように叫んでいるのを,第三者である観

2　大量のデキサンフェタミンを服用し,自信満々で試験室を後にした医学生が,3時間にわたって何度も自身の名前を書き続けただけであったという恐ろしい警告に注意しなければならない.これはアンフェタミンが引き起こす常同行動のよい例である.

察者のように自分自身で観察するというように，自身の状態を
はっきり認識していた．」これらの効果は数時間続いた．その後
ホフマンは眠りに落ち，「翌朝目が覚めると，完全によい気分だっ
た．」と述べている．これらの劇的な心理的効果とは別に，LSD
は身体的効果をほとんどもたない．

　メスカリンはメキシコのサボテン（cactus）から抽出さ
れ，数世紀にわたり幻覚薬として知られているが，オル
ダス・ハクスリー（Aldous Huxley）の『知覚の扉』（The
Doors of Perception）で有名になった．メスカリンは化
学的にアンフェタミンと関係がある．
　シロシビンは真菌（"マジックマッシュルーム［magic
mushroom］"）から抽出され，その効果はLSDに類似す
る．

薬理学的効果

　これらの薬物は主に精神機能に影響する．特に顕著な
のは視界や音が歪み，異様に感じるような知覚の変化であ
る．幻覚，幻聴，幻触，幻臭なども生じ，感覚様式の混乱
により，音が視覚として知覚されることもある．思考の過
程が非論理的で断片化される傾向にあるが，使用者は思考
の障害は薬によるものという事実を理解し，一般的にその
経験を刺激的に感じる．LSDは時に，ひどく動揺させる
ような症状（"バッドトリップ［bad trip］"）を引き起こすこ
とがあり，特に使用者がすでに不安を感じている場合にこ
の傾向がある．これらの症状においては幻覚の経験に脅迫
的な性質を帯びることや，被害妄想を伴うこともある．幻
覚体験の"フラッシュバック（flashback）"は数週間から
数ヵ月後に起こると報告されている．
　LSDはさまざまな5-HT受容体のサブタイプに作用す
る（第15，39章参照）．その精神異常発現効果は主に，
5-HT$_{2A}$受容体アゴニストとしての活性により生じると
考えられている（Nichols，2004参照）．LSDは縫線核に
おける5-HT含有神経細胞（第39章参照）に対する抑制
性の自己受容体にアゴニストとして作用し，神経細胞の
興奮を抑制すると考えられている．LSDの精神異常発
現効果に対するこの作用の重要性は不明である．シロシ
ビンは脱リン酸化されて，5-HT$_{2A}$受容体を含むいくつ
かの5-HT受容体アゴニストであるシロシン（psilocin）
になる．メスカリンの作用機序はよくわかっていない．
メスカリンの5-HT$_{2A}$受容体に対する活性については，
矛盾した報告がある．また，モノアミン輸送体の阻害薬
として作用するという報告もある．
　精神異常発現薬の主な効果は主観的なので，人体にお
ける精神異常発現活性を確実に予測できる動物実験が考
案されていないのは当然である[3]．

---

[3] クモを用いた変わった実験によると，LSDを投与したクモでは，
普段は美しい対称性のあるクモの巣が，乱れて不規則な形になる．

依存性と副作用

　実験動物では，精神異常発現薬の自己投与はほとんど
認められない．実際，ヒトで広く乱用されている多くの
薬物と比べ，精神異常発現薬は，行動実験では強化する
よりもむしろ忌避させる特性をもつ．この効果に対する
耐性は速やかに形成されるが，動物や人間において身体
的な離脱症候群は起こらない．

MDMA（エクスタシー）

　MDMAは多幸感，抑制の消失，力の充実感から"パー
ティー・ドラッグ"として広く使われている．弱い幻覚
効果ももつ刺激薬である．使用者は他者に対する共感と
親近感をもつことから，"エンパソーゲン（empathogen）"
や"エンタクトゲン（entactogen）"という用語が，
MDMAなどの薬物を描写するためにつくられた．心的
外傷後ストレス障害に対する，MDMAを併用した精神
療法の有効性は現在も議論されている．

薬理学的効果

　MDMAはアンフェタミン誘導体であるが（図48.1），
アンフェタミンとは異なる機序でモノアミン機能に作用
する．MDMAはモノアミン輸送体のうち特に5-HT輸
送体を阻害し，さらに5-HTを放出させることで，結果
的に脳の特定領域において遊離5-HTを大幅に増加させ
たのち，5-HTの枯渇を引き起こす．ドパミンやノルア
ドレナリンに関しても同様の変化が生じる．簡潔に述べ
ると，5-HT機能への作用が精神異常発現作用を引き起
こし，ドパミンやノルアドレナリンの変化が初期の多幸
感およびその後のリバウンドによる不快感を生じさせ
る．MDMAに耽溺性はないが，急性および長期服用に
は重大な危険性がある．
　たとえ少量のMDMAでも，急病や突然死が起こりう
る．これは下記のいくつかの要因による．

- 急性高熱症（図48.2参照）による骨格筋の損傷と，そ
れに続発する腎不全．ヒトで高熱症が起こる機序は
不明である．中枢において5-HT，ドパミン，ノルア
ドレナリンが放出され，これらのモノアミンの多様
な受容体に作用することで起こる可能性がある
（Docherty & Green，2010）．MDMAのミトコンドリア
機能に対する作用を反映している可能性もある．高
熱症は激しい運動や周囲の高温により悪化するが，こ
のリスクに対する脆弱性には個人差がある．

- 水分の過剰摂取と過剰な水分貯留．MDMAの使用者
は，身体活動が亢進したり暑さを感じたりして，大
量の水を飲むことがある．さらにMDMAは抗利尿ホ
ルモンの異常分泌を引き起こし（第33章参照），水分
過剰症や低ナトリウム血症（"水中毒"）に至る場合が
ある．めまいや失見当識などの症状があり，これら
は昏睡につながる．

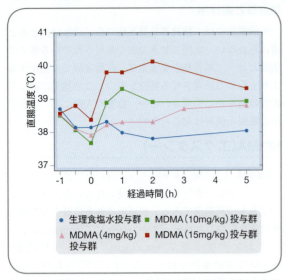

図 48.2 ラットへの MDMA 単回投与は，用量依存的な体温の増加を引き起こす．
0 時間で薬物を投与．(Green et al., 2004 より許可を得て掲載．)

- 診断未確定の心疾患における心不全．

　MDMA の事後効果は数日間持続し，それには抑うつ，不安，焦燥感，攻撃性の増加などの"mid-week blue"（訳者注：MDMA 服用後，数日でみられる不快感や抑うつ症状）がある．MDMA 多量使用者では，記憶や認知機能に対する長期有害作用の報告も存在する．動物実験では，MDMA は 5-HT 神経細胞やドパミン神経細胞の変性を引き起こすことがあるが，ヒトでも同様に起こるかどうかは不明である (Green et al., 2012 参照)．

　違法な"エクスタシー"の錠剤や粉末には，不純物としてパラ-メトキシアンフェタミン (para-methoxyamphetamine) が含有されていることや，完全に代用されていることがある．パラ-メトキシアンフェタミンは MDMA と似た行動学的効果をもつが，MDMA よりも危険性が高い．他に関連のある薬物には，4-ブロモ-2,5-ジメトキシフェネチルアミン (4-bromo-2,5-dimethoxyphenethylamine：2CB) や 4-メチルチオアンフェタミン (4-methylthioamphetamine：4-MTA) がある．

ケタミンおよびフェンシクリジン

　ケタミン ("スペシャル K [special K]") は解離性麻酔薬（第 41 章）であり，今でもレクリエーショナル・ドラッグとして使用されている (Morgan & Curran, 2012 参照)．アナログであるフェンシクリジン (PCP, "エンジェルダスト [angel dust]") は 1970 年代には流行した幻覚剤であったが，その使用は減少している．これらの薬物は多幸感を生じさせる．高用量では幻覚，離脱感，失見当識，無感覚を引き起こす．PCP は精神病エピソードを生じさせることが報告されており，実験動物の統合失調症モデルの作製に用いられることがある（第 46 章および Morris et al., 2005 参照）．

薬理学的効果

　ケタミンや PCP の主な薬理作用は，NMDA 受容体チャネルの阻害作用である（第 38 章参照）．かつてこの作用は "σ-オピオイド受容体に対する働き" であると誤認識されていた．ケタミンの化学的誘導体であるメトキセタミン (methoxetamine) は，5-HT 再取り込み阻害薬であるとともに NMDA 受容体アンタゴニストであることから，中枢神経系で作用する可能性がある．

副作用

　ケタミンは反復使用により耐性が形成され，同じ効果を得るためには高用量の摂取が必要となる．反復使用は腹痛，(重度の膀胱痛を伴う) 潰瘍性膀胱炎，肝障害，および認知機能障害など，持続的で重大な毒性作用に関連する (Morgan & Curran, 2012)．アルコール (alcohol)，バルビツール酸塩 (barbiturate)，ヘロイン (heroin) のような中枢神経系抑制薬とケタミンの併用により，中枢抑制作用が増強され，危険な過剰摂取状態を引き起こす可能性がある．

他の精神異常発現薬

　サルビノリン A は，シソ科に属する北米産のセージであるサルビア・ディビノラム (Salvia divinorum) に含まれる幻覚薬である．元来はメキシコのマサテコ族によって用いられていた．近年その使用が広がり，ハーブ・エクスタシー (herbal ecstasy) として知られている．サルビノリン A は κ-オピオイド受容体アゴニストである（第 42 章参照）[4]．高用量ではせん妄が生じることがある．

　DMT (ジメチルトリプタミン [dimethyltryptamine])，DPT (ジプロピルトリプタミン [dipropyltryptamine])，DOM (2,5-ジメトキシ-4-メチルアンフェタミン [2,5-dimethoxy-4-methylamphetamine]) は合成幻覚剤であり，LSD と類似した作用を生じる．

　ムスカリン性受容体アンタゴニスト（第 13，39 章参照）であるスコポラミン (hyoscine, scopolamine)，ヒヨスチアミン (hyoscyamine)，アトロピン (atropine) は，

---

[4] 鎮痛作用が期待される合成 κ-オピオイド受容体アゴニストの第 I 相臨床試験において，不快感を生じさせると報告されている．臨床試験において "正常な" ボランティア被験者は，おそらく幻覚を経験して動揺したと考えられる．天然に存在する κ アゴニストがレクリエーショナル・ドラッグとして使用されているのは興味深い．

ヒヨス(henbane)やマンドレイク(mandrake)などの植物に含まれている．使用すると幻覚，傾眠，失見当識を引き起こす．

イボガイン(ibogaine)はアフリカ，南米，オーストラリアにみられるイボガ(iboga)の灌木の根皮に含まれる．高用量では幻覚を引き起こす．使用者は，コカインやヘロインなどの薬物を摂取したいという欲求が減少したとの報告があり，イボガインは薬物渇望を治療できる可能性があるとして研究が進められている(第49章参照)．

精神異常発現薬

- 主な種類は次のようなものである．
  - リゼルグ酸ジエチルアミド(LSD)，シロシビンおよびメスカリン
  - メチレンジオキシメタンフェタミン(MDMA，"エクスタシー")
  - ケタミンおよびフェンシクリジン
- 主な作用は，知覚の歪曲と幻覚体験である．
- LSDは非常に強力であり，時に恐ろしい幻覚や妄想を伴い，暴力につながりうるような解離や無秩序な思考が長期にわたって引き起こされる．幻覚は長期間を経て再発することがある．
- LSDおよびフェンシクリジンは感受性の高い統合失調症患者に統合失調症発作を引き起こし，LSDは長期間にわたる精神病理学的変容を引き起こす可能性がある．
- LSDは5-HT_{2A}受容体のアゴニストとして作用すると考えられている．
- MDMAはアンフェタミンアナログであり，強力な精神刺激作用と弱い精神異常発現作用をもつ．
- MDMAは水分過剰症や低ナトリウム血症だけでなく急性高熱症を引き起こし，命にかかわることがある．
- 動物モデルでは，精神異常発現薬は身体依存を引き起こさず，強化効果よりも嫌悪感を引き起こす傾向がある．
- ケタミンおよびフェンシクリジンは，グルタミン酸により活性化されるNMDA受容体チャネルを阻害することで作用する．

引用および参考文献

全般

Courtwright, D.T., 2001. Forces of Habit: Drugs and the Making of the Modern World. Harvard University Press, Cambridge. (習慣性医薬品の説得力ある歴史的解説．)

Iversen, L.L., Iversen, S.D., Bloom, F.E., Roth, R.H., 2009. Introduction to Neuropsychopharmacology. Oxford University Press, New York. (この章で取り上げた多くのトピックをより詳細に記述した教科書．)

精神刺激薬

Collingridge, G.L., Volianskis, A., Bannister, N., France, G., Hanna, L., et al., 2013. The NMDA receptor as a target for cognitive enhancement. Neuropharmacology 64, 13–26.

De Mei, C., Ramos, M., Litaka, C., Borrelli, E., 2009. Getting specialized: presynaptic and postsynaptic dopamine D_2 receptors. Curr. Opin. Pharmacol. 9, 53–58.

Fredholm, B.B., Battig, K., Holmes, J., et al., 1999. Actions of caffeine in the brain with special reference to factors that contribute to its widespread use. Pharmacol. Rev. 51, 83–133. (薬理学，行動学，社会学的側面を網羅した総説論文．)

Harms, J.E., Benveniste, M., Maclean, J.K., Partin, K.M., Jamieson, C., 2013. Functional analysis of a novel positive allosteric modulator of AMPA receptors derived from a structure-based drug design strategy. Neuropharmacology 64, 45–52.

Heal, D.J., Cheetham, S.C., Smith, S.L., 2009. The neuropharmacology of ADHD drugs in vivo: insights on efficacy and safety. Neuropharmacology 57, 608–618. (ADHD治療の薬理学のさまざまな側面を記述した総説．)

Iversen, L.L., 2006. Speed, Ecstasy, Ritalin. The Science of Amfetamines. Oxford University Press, Oxford and New York. (アンフェタミンの特性，使用，乱用に関するあらゆる側面について影響力のある書籍．)

Repantis, D., Schlattmann, P., Laisney, O., Heuser, I., 2010. Modafinil and methylphenidate for neuroenhancement in healthy individuals: a systematic review. Pharmacol. Res. 62, 187–206. (薬物による認知増強に関するこれまでの研究の批判的評価を記述した総説．)

Smith, M.E., Farah, M.J., 2011. Are prescription stimulants 'smart pills'? The epidemiology and cognitive neuroscience of prescription stimulant use by normal healthy individuals. Psychol. Bull. 137, 717–741.

Streatfeild, D., 2002. Cocaine: A Definitive History. Diane Publishing Co., Derby, PA.

Volpe, J.J., 1992. Effect of cocaine on the fetus. N. Engl. J. Med. 327, 399–407.

Volkow, N.D., Fowler, J.S., Logan, J., et al., 2009. Effects of modafinil on dopamine and dopamine transporters in the male human brain: clinical implications. JAMA 301, 1148–1154.

精神異常発現薬

Docherty, J.R., Green, A.R., 2010. The role of monoamines in the changes in body temperature induced by 3,4-methylenedioxymethamphetamine

(MDMA, ecstasy) and its derivatives. Br. J. Pharmacol. 160, 1029–1044.

Green, A.R., Mechan, A.O., Elliott, J.M., et al., 2003. The pharmacology and clinical pharmacology of 3,4-methylenedioxymethamphetamine (MDMA, 'ecstasy'). Pharm. Rev. 55, 463–508.

Green, A.R., O'Shea, E., Colado, I., 2004. A review of the mechanisms involved in the acute MDMA (ecstasy)-induced hyperthermic response. Eur. J. Pharmacol. 500, 3–13.

Green, A.R., King, M.V., Shortall, S.E., Fone, K.C., 2012. Lost in translation: preclinical studies on 3,4-methylenedioxymethamphetamine provide information on mechanisms of action, but do not allow accurate prediction of adverse events in humans. Br. J. Pharmacol. 166, 1523–1536.

Morgan, C.J., Curran, H.V., 2012. Ketamine use: a review. Addiction 107, 27–38.（現在のケタミンの使用目的，および使用による有害性の広範にわたる総説.）

Morris, B.J., Cochran, S.M., Pratt, J.A., 2005. PCP: from pharmacology to modelling schizophrenia. Curr. Opin. Pharmacol. 5, 101–106.（フェンシクリジンによる NMDA チャネル阻害が，ヒトの統合失調症に類似することを主張する総説.）

Nichols, D.E., 2004. Hallucinogens. Pharmacol. Ther. 101, 131–181.（精神異常発現薬の標的としての 5-HT_{2A} 受容体に焦点を当てた総説論文.）

第4部 神経系

第4部 神経系

49 薬物耽溺，依存，乱用

概要

　本章では，医師の勧めによってではなく，自らの意志で選択して摂取する薬物について考える．スポーツ界における薬物については，**第58章**で論じる．本章では主に，満足（快楽）を与えるがゆえに摂取される薬物について述べる．頻繁に使用される薬物のリストは，**表49.1**に掲載している．この表には，医薬品としても使用される薬物（例えば，全身麻酔薬，ベンゾジアゼピン類，オピオイド類，いくつかの精神刺激薬），多くの国で合法であるが治療には使わない薬物（例えば，ニコチンやエタノール），多くの西洋諸国では製造，販売，消費が違法であるものの広く使用されている，その他数多くの薬物が含まれる．

　なぜ特定の薬物の使用が社会問題となり，それゆえ"薬物乱用"とみなされるのか，その理由は複雑であり，本書の趣旨を大きく超えている．薬物とその薬理作用は始まりにすぎない．すべてではないが，多くの依存性薬物については継続的な使用が依存症を生ずる．ここでは薬物依存にかかわる薬物の種類と，薬物依存の根底にある生物学的過程を簡単に概説する．また，大量に消費されている2つの重要な薬物，すなわち**ニコチン**（nicotine）と**エタノール**（ethanol）の薬理作用を詳述する．その他の依存性薬物は本書の別の箇所で述べる（**表49.1**参照）．"ライフスタイル・ドラッグ"と"スポーツにおける薬物"については，**第58章**で述べる．

　薬物乱用のさまざまな側面に関するさらなる情報については，Koob & Le Moal（2006）を参照されたい．

薬物の使用と乱用

　薬物の使用と服用の結果を記す際に，数多くの用語が，時に区別されず，時に誤って使用されている．避けたほうがよい用語を**表49.2**に並べた．より有用なその他の用語は，以下に定義する．

　膨大で増加の一途をたどる数多くの薬物が，気分や知覚を変容するために使われている．これらは，医薬品としても使われる薬物から，医薬品ではない合成ドラッグ，さらに生薬製剤にまで及ぶ（**表49.1**）．各薬物の普及は，

世界中の異なる社会によって多様であり，ある社会のなかでも集団ごとに異なっている[1]．薬物使用者が複数の薬物を同時に，あるいは連続して摂取する頻度は高い．なぜ複数の薬物を使用するのか，異なる薬物はどのように相互作用しうるのか，また，そのような薬物の使用から生じうる潜在的な有害性は何かといった観点について，複数の薬物使用は，ほとんど研究が進んでいない領域である．例えば，エタノールはコカイン（cocaine）の代謝を変化させ，コカインよりも強力で心血管毒性がより強い**コカエチレン**（cocaethylene）を生ずる．連続的な薬物使用は，1番目に服用した薬物の効果から醒めてきたときの副作用を軽減するために行われることが多い（例えば，覚醒剤の効果から醒めてきたときのベンゾジアゼピンの服用）．

　一目でわかるように，**表49.1**に挙げられた薬物はきわめて異なった薬理学的集団を形成している．すなわち，**モルヒネ**（morphine）と**コカイン**（cocaine）および**LSD**（リゼルグ酸ジエチルアミド［lysergic acid diethylamide］）の間には，分子レベル，細胞レベルではほとんど共通点を見出すことができない．それらを結びつけるのは，人々が薬物の効果に満足（快楽）を見出し，その経験を繰り返し求めたがることである．特定の薬物の摂取によって，強烈な多幸感，気分の高揚，幻覚，刺激，鎮静または落ち着きといった経験がもたらされる．この点に関して，薬物使用は，**スリルを求めること**（thrill seeking）であると述べることができる．しかしながら，多くの薬物使用者は精神的健康問題を抱えており，彼らにとって薬物の服用は現実逃避の手段であり，薬物使用は**自己治療**（self-medicating）と表現できる．

　主に**オキシコドン**（oxycodone）と**フェンタニル**（fentanyl）（**第42章**参照）といったオピオイド鎮痛薬や，ベンゾジアゼピン（**第44章**）などの処方薬の乱用は，近年特に米国で劇的に増加している．例えば，軽度から中等度の痛みを治療するために最初にオピオイド薬を処方された人が，痛みが治まった後も服用し続けると，薬物の快楽効果を経験し，耽溺につながる．米国での処方薬の過剰摂取による死者は，1990年以来3倍に達し，

---

1 英国のある都市の調査では，金曜日の夜のパーティー好きの人々の薬物の選択が，クラブで演奏された音楽の種類と関連していたことが明らかになった（Measham & Moore, 2009）．

第49章 薬物耽溺，依存，乱用

	薬物摂取		薬物離脱	
生じる状態	急性薬物投与状態 → 数日〜数週 → 慢性薬物投与状態		急性薬物離脱状態 → 数ヵ月〜数年 → 慢性薬物離脱状態	
作用	報酬	耐性，依存	離脱症候群	渇望
機構	中脳辺縁系ドパミン経路活性化その他の報酬経路？	受容体，輸送体，セカンドメッセンジャーの適応変化	非代償性適応変化	シナプス可塑性の変化（長期増強↑と長期抑圧↑）

図 49.1 薬物依存においてみられる，薬物摂取や薬物離脱（退薬）の即時効果と遅延効果の関係を示す細胞内機構および生理機構.

表 49.1 主な依存性薬物.

種類	例	依存性	参照
オピオイド	モルヒネ	とても強い	第 42 章
	ジアモルヒネ（ヘロイン）	とても強い	第 42 章
	メサドン	とても強い	第 42 章
	オキシコドンhydrocodone	とても強いとても強い	第 42 章第 42 章
中枢神経系抑制薬	エタノール	強い	本章
	バルビツール酸系	強い	第 44 章
	全身麻酔薬（例えば N$_2$O，プロポフォール[propofol]）	中程度	第 41 章
	ケタミン	中程度	第 41，48 章
	有機溶剤（例えば，接着剤吸入）	強い	–
抗不安薬と催眠薬	ベンゾジアゼピン系	中程度	第 44 章
	γ-ヒドロキシ酪酸（GHB）	おそらく中程度	第 38 章
精神刺激薬	アンフェタミン	強い	第 48 章
	コカイン	とても強い	第 48 章
	MDMA（エクスタシー）	弱い，またはない	第 48 章
	カチノン	弱い，またはない	第 48 章
	ニコチン	とても強い	本章
精神異常発現薬	LSD	弱い，またはない	第 48 章
	メスカリン	弱い，またはない	第 48 章
	大麻と合成誘導体	弱い	第 19，47 章

表 49.2 よく使用（乱用）される薬物用語.

依存症者	薬物が個人または他人に引き起こしうる重大な身体的，社会的または精神的な問題への配慮より，薬物効果の経験への欲求が優先される人．犯罪意志を伝えるために非科学的団体でよく使用され，薬物問題を抱える人の治療に関与している人々には支持されていない
薬物誤用	非医薬品の使用（ある人々は，気分を変え，幻覚を誘導する薬物の服用を“誤用”または“乱用”とみなさない）
麻薬常習者	薬物に依存している人を示す軽蔑語
麻薬	オピオイドは睡眠（麻酔）を誘発するため，本来，オピオイドを表現する用語として使用された．その後，この用語は非科学者によって幅広い依存性薬物（覚醒剤であるコカインを含む）を記述するために使用されてきた
レクリエーション目的の薬物使用	本来，すべての薬物乱用を表すために使用されていたが，バーやクラブ，ダンスシーンでの薬物使用を記述するために使用されることがある
物質使用	いくつかの政府はエタノールを薬物とみなさないため，“物質使用”（または“物質乱用”）はエタノールを含めるために使用される

2010 年の薬物過剰摂取による 3 万 8,000 人以上の死者のうち，60％が処方薬によるものであった．それらの過剰摂取による死亡は，処方薬使用者と医薬品の転用による違法なヘロイン（heroin）使用者を含んでいる．ヘロインとコカインのような違法薬物は，もはや薬物過剰摂取死の第 1 の原因ではない．

薬物使用は，急性にも慢性にも脳へ影響を与える（図49.1）．気分に対する急性効果は，薬物が摂取される理由である．いくつかの薬物（例えば，アンフェタミン[amphetamine，amfetamine]；第 48 章）においては，急性効果の後に負のリバウンドや抑うつ期が続くことがある．薬物の持続使用は，強迫的な薬物使用（耽溺／依

存，すなわち精神および身体依存の両方を伴う複雑な状態）および耐性の発達につながる可能性がある．使用者が数ヵ月または数年間，薬物を摂取していないときでさえ，精神依存は強烈な渇望を生じうる．

薬物投与

強い多幸感を誘発する薬物には，初期の即時効果（**快感**[rush]または**興奮**[buzz]）と，より持続的な快楽効果（**恍惚感**[high]）の2つの要素がある．初期効果の強さは，薬物が脳に入り，エフェクター機構を活性化する速さにより決定される．多くの一時的な薬物使用者にとって，投与の容易さが，薬物の摂取方法を決める（例えば，喫煙，嚥下または薬物吸入は比較的容易である）．しかしながら，より強烈な経験を追求するその他の薬物使用者にとっては，投与経路と個々の薬物の選択が重要になる．静脈注射や喫煙は，経口摂取したときよりも薬物の吸収が速くなる．ヘロイン（正式名称ジアモルヒネ[diamorphine]），コカイン，アンフェタミン，タバコ，**大麻**(cannabis)はすべて，これらの経路の1つまたは他の経路により摂取される．ヘロインは，モルヒネよりもより一般的な依存性薬物である．これは，ヘロインはモルヒネよりも急速に脳に到達するためである．しかしながら，ヘロイン自体は，オピオイド受容体に作用せず，急速に脱アセチル化され，6-アセチルモルヒネとモルヒネとなり，μ-オピオイド受容体アゴニストになる（**第42章**参照）．

薬害

程度は異なるが，依存性薬物のすべてが有害である．薬物の過剰摂取（例えば，オピオイドによって生じる呼吸抑制），脳以外の組織への影響（例えば，慢性的なコカイン使用に起因する鼻中隔の壊死），投与経路（例えば，注射針を共有する薬物使用者らのHIVおよび他の感染症），薬物の特定の作用に無関係な効果（例えば，タバコ煙の発がん性，ケタミン[ketamine]常習者の重度の膀胱痛）や，違法目的の使用（例えば，デートレイプ薬としての**フルニトラゼパム**(flunitrazepam)または**γ-ヒドロキシ酪酸**[γ-hydroxybutyrate：GHB]）によって副作用が生じる．多くの主な害は，どの程度依存を形成しやすい薬物（例えば，精神刺激薬，オピオイド，エタノールおよびタバコ）であるかや，ある個人において精神疾患の罹患しやすさを露呈しやすい薬物（例えば，アンフェタミンおよび大麻）であるかに関連する．

身体的リスク，依存形成能，社会的費用の評価に基づいて，専門委員会が薬害の合理的な基準を生み出す試みが報告された（Nutt et al.,2010）．そして，ナット(Nutt)らは，政府による特定の薬物の供給や使用にかかわる人々の取り締まりや処罰に，そのような評価が反映されるべきだと主張してきた．予想通り，エタノール，ヘロ

イン，コカインは最も有害であり，大麻，LSD，エクスタシー（MDMA[3,4-メチレンジオキシメタンフェタミン[3,4-methylenedioxymethamphetamine]]；**第48章**参照）ははるかに害が少ないと判断された．しかし，英国の法律では，これらの薬物の分類に各薬物の評価は反映されていない[2]．

薬物依存

薬物依存は，薬物摂取が強迫的になり，他のニーズよりも優先され，深刻な悪影響を及ぼすような人間の状態を表す．依存は次の場合に問題になる．

- 個人のライフスタイルを支配し，生活の質を損なうほど欲求が強くなる．
- 習慣自体が個人やコミュニティに実害を及ぼす．

後者の例では，エタノールによる精神的な無能力や肝障害，タバコの喫煙に関連する多くの疾患，静脈注射時の感染リスク（特にHIV）の増加，大部分のオピオイドの過剰摂取による深刻なリスク，薬物使用者が自身の習慣のために資金を調達する必要があるときに犯罪行為を行うことなどが挙げられる．

依存は，心理的要素と身体的要素の両方を含んでいる．依存に対する感受性が，遺伝形質であることが家族研究で示されている．依存症になるリスクの約50%は遺伝性であり，残りは発達（青年は大人よりもリスクが高い）と，環境（例えば，ストレス，社会的圧力，薬物の入手しやすさ）によるものである．個々の遺伝子の変異は，個人の耽溺に対する感受性にわずかに寄与するのみであり，よく知られたことではあるが，治療介入のための指針を与えるものではない．エタノール代謝遺伝子（エタノールに関する後の節を参照）の多型は，薬物乱用の傾向に直接影響を及ぼすことが知られている遺伝子の最良の例である．

◎ 薬物誘発性の報酬

耽溺性のあるさまざまな種類の向精神薬の共通の特徴は，すべてが**報酬**(rewarding)のある経験を生むことである（例えば，気分の上昇や多幸感，平穏感）．

気分の状態を直接推論することができない動物研究では，報酬は**正の強化**(positive reinforcement)，すなわち薬物経験に関連する行動の発生確率の増加として現れる．**条件づけ場所嗜好性試験**(conditioned place preference study)では，動物は薬物またはプラセボを投与され，次いで異なる環境に置かれる．その後，薬物が

---

2 薬物に対する社会の考え方を決定する際に，メディアは重要な役割を担っている．英国で，エクスタシー摂取後の死亡（年間約60人）は，雑誌とテレビでしばしば広く報告されている．しかし，ヘロインの過剰摂取による死亡（はるかに一般的で，年間約700人）は，被害者が有名でない限り，多くは無視される．

ない状態で試験した際に，動物は以前の薬物報酬経験に関連した環境でより多くの時間を過ごすようになる．薬物が報酬であるかを判断する別の方法は，動物が薬物を得るためにレバーを押すことによって，薬物を自己投与するかどうかを試験することである．すべての依存性薬物は，実験動物によって自己投与される．しかし，幻覚薬は，通常実験動物によって自己投与されない．これは，ヒトとは異なり，実験動物は経験が報酬を伴わないことに気づくことを示している．

人間は薬物の摂取を試みるかどうか，薬物を摂取し続けるかどうかを選択することができる．したがって，薬物を試すときには危険性をはらむ可能性がある．行動試験では，一部のラットが他のラットよりも衝動的であることが観察されている（Dalley et al., 2007）．これらの衝動性を示すラットは，より高いコカイン自己投与の頻度を示し，側坐核におけるドパミン D_2 および D_3 受容体の発現レベルの低下がみられる（薬物使用におけるこの脳領域の重要性については以下を参照）．しかしながら，衝動性を示すラットは，オピオイドの自己投与の頻度は高くない．

報酬回路

事実上，オピオイド，ニコチン，アンフェタミン，エタノール，コカインを含む，これまでにテストされたすべての依存性薬物は，**報酬回路**（reward pathway）を活性化する（**第39章**参照）．報酬回路とは，中脳の腹側被蓋野（ventral tegmental area：VTA）から内側前脳束を介して，側坐核と辺縁系に投射する中脳辺縁系ドパミン作動性経路を指す．これらの薬物のいくつかで，その主要な作用部位が脳の他の場所にあるとしても，動物の脳微小透析法およびヒト脳の *in vivo* イメージング技術で示されるように，すべての薬物は側坐核での細胞外ドパミンレベルを増加させる．オピオイドは，VTA内の γ アミノ酪酸（γ-aminobutyric acid：GABA）による抑制レベルを低下（脱抑制）させることにより，VTAドパミン作動性神経細胞の発火を促進するが，アンフェタミンおよびコカインは，側坐核のドパミン作動性神経終末に作用してドパミンを放出するか，またはドパミンの再取り込みを阻害する（**第14章**参照）．側坐核におけるドパミン放出が，食物，水分，性交および子育てなどの自然の報酬刺激によっても増強されることを考えると，薬物は身体に備わった快感系を，単に活性化または過活性化させているようにみえる．経験豊富な薬物使用者は，ドパミンの放出を誘発できるほど，効果に対する期待が高まると考えられる．逆説的であるが，脳イメージングの研究から，慢性的な薬物使用者では恍惚感が依然として強いにもかかわらず，薬物を摂取していない人と比較して，ドパミンの増加が予想よりも低いことが示された．これはある程度の感作を反映しているかもしれないが，そのメカニズムはよくわかっていない．

多くの実験状況において，VTA-側坐核ドパミン作動性経路を化学的または外科的に遮断すると，薬物探索行動が減少する．D_2 受容体の欠損トランスジェニックマウスは，他のオピオイドの作用を減じることなくモルヒネ投与による報酬特性が排除されたが，モルヒネ依存動物において D_2 受容体を欠損すると，身体的な離脱症状が発生した（Maldonado et al., 1997）．この結果は，ドパミン作動性経路が正の報酬に関与し，負の離脱効果には関与しないことを示唆する．しかし，D_2 受容体アンタゴニスト（抗精神病薬：**第46章**参照）は耽溺の治療に成功しておらず，

最新の知見から，D_1 受容体とおそらくは D_3 受容体が重要な役割を果たすことが示唆されている．薬物乱用の治療法としての D_3 受容体アンタゴニストまたは部分アゴニストの開発が待たれる（Newman et al., 2012 参照）．

精神依存

薬物の報酬効果を経験した個人は，その経験を繰り返すことを望むかもしれない．以前の薬物誘発性の経験の記憶は非常に強く，長期間続くことがあり，**渇望**（craving）を引き起こす．渇望によって，長期間の休薬の後でさえも，再び薬物を摂取せざるをえなくなる（Weiss, 2005 参照）．この現象は**再燃**（relapse）とよばれる．

渇望は，ストレスによって，または，以前の薬物摂取を連想させるような周囲の状況や，薬物投与器具（例えば，吸引パイプまたは注射器）の視認を経験するといったきっかけにより引き起こされる．薬物の直接的な報酬効果と相まって，薬物使用の休止には，被験者が薬物を自己投与することによって回避しようとする心理的嫌悪効果が伴う．

薬物依存の心理的要因は Koob & Le Moal（2006）で詳細に議論され，**図49.2** に要約されている．

身体依存

この状態は，薬物投与の休止またはアンタゴニストの投与による**離脱（または禁断）症候群**（withdrawal [abstinence] syndrome]）を特徴とし，心理的嫌悪効果を経験する．薬物投与の休止時には，離脱効果は数日または数週間持続し，正確な離脱反応は摂取した薬物の種類に特徴的である．離脱反応は，慢性的な薬物投与後の動物において観察される．同じ種類の薬物であっても異なる薬物動態学的特徴を有する場合，薬物間で離脱症候群の強度はさまざまである．離脱症候群の強度を低下させるために，薬理学的介入が用いられる（**表49.3** 参照）．抗うつ薬および抗精神病薬を含む数種類の治療薬もまた，休薬時に離脱症状を引き起こすが，このタイプの一般的に観察される "リバウンド" 現象と，依存性薬物に関連する身体依存とを区別することが重要である．

身体依存は，薬物探索行動を維持するうえでは，精神依存よりも重要ではない．患者が数日間病院でオピオイド鎮痛薬を投与された際，一般的にある程度の身体依存が形成されるが，これはまれにしか耽溺につながらない．一方で，看護され，身体的禁断症候群から完全に回復しているヘロイン使用者は，その後再び薬物摂取する可能性が非常に高い．したがって，身体依存は薬物を再摂取させる衝動に影響を与えるかもしれないが，長期の薬物依存および長期間の休薬に続く再燃において重要な要因にはならない．

薬物の使用と乱用　725

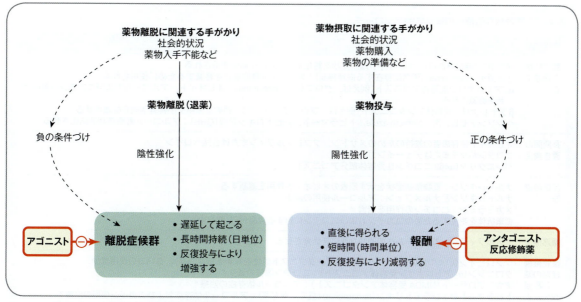

図 49.2 薬物依存に関与する心理的因子の概略図.

薬物依存

- 薬物の反復投与の結果として，薬物の効果を再び経験したいという欲求が強迫的になるとき，依存が生じる．
- 依存症は，広範囲の向精神薬で起こり，多くの異なるメカニズムによって作用する．
- 依存は，精神依存と身体依存に細分することができる．
- 精神依存（渇望）は，治療中の依存者を再燃に導く主要な要因である．
- 精神依存を誘発する薬物の共通の特徴は，中脳辺縁系ドパミン作動性経路の活性化に関連する正の強化作用（報酬）をもつことである．
- 身体依存は禁断症候群によって特徴づけられ，薬物の種類ごとに症状と強度が異なる．
- 反復投与することで，薬物の効果に対して耐性が生じる可能性がある．
- 遺伝的要因は薬物探索行動に寄与しているが，特定の遺伝子はまだ同定されていない．

耐性

耐性（第 2 章参照）は，薬物の反復投与に対する薬理学的効果の低下を示す．依存状態と同様に，それは時間とともに形成される．すべての依存性薬物で起こるわけではない．

耐性と依存の機構

薬物使用者は，吸引パイプやシリンジの視認といった視覚的きっかけにより，薬物体験の強烈な記憶が呼び起こされ，薬物に対する強い渇望を引き起こされ，再燃が誘発される可能性があると報告している．これは，連合学習が精神依存の重要な要因であることを示唆している（Robbins et al., 2008）．薬物は記憶形成を変化させ，以前の薬物経験の想起を促進することが示唆されている．これに関して，いくつかの薬物が，記憶形成と相関する細胞のシナプス可塑性に変化を生じさせることは興味深い（第 38 章参照）．コカイン，モルヒネ，ニコチンおよびエタノールは，細胞膜上の AMPA 受容体の発現を増加させることにより，VTA における長期増強（long-term potentiation：LTP）を促進するが，コカインは，側坐核における長期抑制（long-term depression：LTD）を増加させる（Hyman et al., 2006）．

以前の考え方とは対照的に，身体依存と耐性は，今では異なるメカニズムを伴うと考えられている（Bailey & Connor, 2005 参照）．

離脱症候群の原因となる機構は，オピオイド依存症について十分に明らかにされているが，同様の機構がコカインおよびエタノールの離脱症状に適用される．細胞レベルで，オピオイドは cAMP の生成を阻害し，離脱によりアデニル酸シクラーゼが"超活性化"する結果，反対に cAMP の増加をもたらし，また，酵素の発現も上昇する．これは，プロテインキナーゼ A（protein kinase A：PKA）の活性化，cAMP のアデノシンへの変換の増加，および転写因子である cAMP 応答配列結合タンパク質（cAMP response element binding protein：CREB）の活性化をもたらす．PKA の活性化は，神経伝達物質輸送体をリン酸化しイオン伝導度を増加させ，また，分泌過程に直接作用し，神経伝達物質放出を増加させる（Williams et al., 2001）．これらの変化は神経終末の興奮を増加させる（Bagley et al., 2005 参照）．おそらく上記の機構を介して，離脱症状は脳のさまざまな部分で GABA 放出を増強させる（Bagley et al., 2011 参照）．他の神経伝達物質の放出もまた増強させる可能性がある．一方で，細胞外アデノシン濃度の上昇は，前シナプスアデノシン A_1 受容体（第 16 章参照）に作用し，興奮性シナプスのグルタミン酸放出を阻害する．このように，離脱で起こる神経の過剰興奮に対し，アデノシンの作用が拮抗することから，いまだ臨床で証明されていないが，

表 49.3 薬物依存治療への薬理学的アプローチ.

作用機序	例
離脱症状を軽減する	メサドン(経口摂取可):オピオイド離脱症状を鈍化するために短期間使用される イボガイン(ibogaine)(天然に存在する向精神薬):オピオイド離脱症状を軽減するために使用される α_2 アドレナリン受容体アゴニスト(例えば,クロニジン,lofexidine):オピオイド,アルコールおよびニコチンの離脱症状を軽減させる β アドレナリン受容体アンタゴニスト(例えば,プロプラノロール):過剰な末梢交感神経活動を軽減させる ベンゾジアゼピン系,clomethiazole,トピラマート,γ-ヒドロキシ酪酸(GHB):アルコール離脱症状を鈍化させる
長期間の置き換え	オピオイド依存患者の維持のためのメサドン,ブプレノルフィンまたは合法ヘロイン ニコチンパッチまたはチューインガム バレニクリン($\alpha4\beta2$ ニコチン性受容体部分アゴニスト)
反応の遮断	ナルトレキソン:薬物禁断症状を示す患者のオピオイド作用を遮断する ナルトレキソンとナルメフェン:アルコール使用の減少 メカミラミン:ニコチンの作用を阻害 循環抗体を産生するためのコカインおよびニコチンに対する免疫付与(開発中)
嫌悪療法	ジスルフィラム:エタノールへの不快な反応を誘発させる
薬物継続使用の減少(渇望減少による作用)	ブプロピオン(いくつかのニコチン性受容体アンタゴニスト活性を有する抗うつ薬):タバコの使用減少 クロニジン(α_2 アドレナリン受容体アゴニスト):ニコチン渇望の減少 アカンプロサート(NMDA 受容体アンタゴニスト):アルコール依存症の治療[a] トピラマートおよびラモトリギン(lamotrigine)(抗てんかん薬):アルコール依存症およびコカイン使用の治療[a] γ-ヒドロキシ酪酸(GHB):アルコールおよびコカインの渇望を減少させることが報告されている[a] バクロフェン(baclofen):オピオイド,アルコール,覚醒剤の使用を減少させることが報告されている[a] モダフィニル(modafinil):コカイン使用の減少[a] イボガイン:覚醒剤とオピオイド欲求を減少させることが報告されている[a]

[a] これらの物質が,リストされているもの以外の依存性薬物の継続的な使用を,どれくらい効果的に軽減するかはわかっていない.
注:抗うつ薬,気分安定薬,抗不安薬および抗精神病薬の治療は,薬物使用に加えて他の精神疾患に苦しむ患者の治療に有用である.
カンナビノイド CB_1 受容体アンタゴニストのリモナバント(rimonabant)は,抗肥満効果に加えて,ニコチン,エタノール,覚醒剤およびオピオイド摂取も減少させる.しかし,うつ病を誘発するため,使用が中止された.
薬物依存の治療に関するさらなる情報は,参考文献のウェブリンクを参照されたい.

アデノシンアゴニストが薬物依存の治療に有用である可能性が示唆されている.オピオイドまたはコカインの長期投与によって側坐核で発現が増加する CREB は,cAMP シグナル伝達経路のさまざまな構成要素を調節するうえで重要な役割を果たし,CREB 欠損トランスジェニック動物では離脱症状が減少することが示されている(Chao & Nestler, 2004 参照).

特定の受容体のアゴニストであるオピオイド(**第 42 章**参照)のような薬物において,細胞耐性の一部は受容体の脱感作から生じる.アゴニストによる長期的な活性化において,μ-オピオイド受容体(MOPr)は,さまざまな細胞内キナーゼ(Williams et al., 2013)によりリン酸化され,受容体を直接脱感作するか,またはアレスチンなどの他のタンパク質の受容体への結合を引き起こすことで,その受容体を G タンパク質から脱共役させる(**第 3 章**参照).遺伝子欠損のない通常動物では,これらのキナーゼの阻害または欠如によって耐性のレベルが低下する.

薬物耽溺を治療するための薬理学的アプローチ

上記の議論から,依存性薬物は多くの心理社会的要因と,いくつかの遺伝的要因ならびに神経薬理学的機構に関与することが明らかであるので,薬物治療は,使用される治療アプローチのほんの 1 つの要素にすぎない.主要な薬理学的取り組み(Heidbreder & Hagan, 2005 参照)を**表 49.3** に要約する.薬物耽溺の治療に対する他のアプローチについては,米国薬物乱用防止機構(National Institute on Drug Abuse:NIDA)のウェブサイト(www.nida. nih.gov/)を参照されたい.

ニコチンとタバコ

欧州の探検家が最初に南米大陸およびオーストラリアを訪問したとき,タバコの栽培,咀嚼,喫煙は,これらの大陸全土に根づいていた.16 世紀に欧州に広がった喫煙は,英国ではエリザベス I 世(Elizabeth I.)の宮廷で,ウォルター・ローリー(Walter Raleigh)による熱狂的な支持により広まった.ジェームス I 世(James I)は,ローリーとタバコの両方を強く否定し,17 世紀はじめに英国内科医師会の支援を得て,最初の禁煙キャンペーンを開始した.議会はタバコに相当な課税を課し,州は喫煙の継続に対して経済的な関心をもった.それと同時に,専門家の助言により,喫煙の危険性についての重大な警告が発せられた.

19 世紀後半まで,タバコは,主に男性がパイプを使用して喫煙した.19 世紀の終わりに紙巻きタバコの製造が始まり,現在ではタバコの消費の98%を紙巻きタバコが占めている.フィルターつきタバコ(標準的なタバコよりもタールとニコチンが多少低いもの)と低タールのタバコ(ニコチンも低い)は,合計に占める割合が増加している[3].世界中の紙巻きタバコの消費は増加し続

---
[3] しかし,喫煙者はより低タールのタバコの喫煙に適応し,ニコチン消費を維持するために,より深く吸入するようになる.

依存における薬物の臨床用途

タバコ依存
- 短期間の**ニコチン**は，禁煙をめざす喫煙者の行動療法の補助薬である．**バレニクリン**(varenicline)は補助薬としても使用されるが，自殺念慮と関連がある．
- **ブプロピオン**(bupropion)は効果的であるが，てんかん発作閾値を下げるため，てんかん発作の危険因子をもつ人(および摂食障害の病歴がある場合)には禁忌である．

アルコール依存
- 長時間作用型ベンゾジアゼピン(例えば，**クロルジアゼポキシド**[chlordiazepoxide])は，離脱症状およびてんかん発作のリスクを軽減するために使用される．乱用の可能性があるため，1〜2週間かけて漸減し，中止する必要がある．
- **ジスルフィラム**(disulfiram)は，解毒後，適切に動機づけられたアルコール依存症者の行動療法の補助薬として使用される．低血圧の危険を伴う患者(例えば，冠状動脈疾患または脳血管疾患を有する患者)には禁忌である．
- **アカンプロサート**(acamprosate)は休薬を維持するのに役立つ．休薬が獲得されるとただちに投薬が開始され，再発した場合でも，1年間継続される．

オピオイド依存
- 有害効果の多くが投与経路に起因するため，注射用麻薬に代わって，経口投与または舌下投与されるオピオイドアゴニストまたは部分アゴニスト(例えば，それぞれ**メサドン**[メタドン])[methadone]または**ブプレノルフィン**[buprenorphine])が用いられる．
- 長時間作用型オピオイドアンタゴニストの**ナルトレキソン**(naltrexone)は，解毒した依存者(少なくとも1週間はオピオイドなし)の再燃を防ぐために，補助薬として使用される．
- α₂アゴニストの **lofexidine**(**クロニジン**[clonidine]参照；第14章)は，オピオイド離脱症状を改善するために短期間(通常最大10日間)使用され，さらに2〜4日間にわたって漸減する．

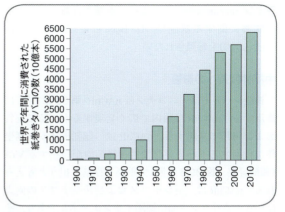

図49.3 1年あたりのタバコ消費量．(www.tobaccoatlas.org のデータ．)

に増加している．毎年，6兆($6×10^{12}$)本のタバコが販売されており，地球上のあらゆる男性，女性と子どもの数で換算すると，1人あたり900本以上のタバコに相当する．2010年には，毎分1,200万本のタバコが世界各地で喫煙された．

喫煙

- 世界中でタバコの消費は増加し続けているが，英国では1970年代半ばにピークに達した後に減少している．
- 世界的な喫煙率は現在，成人人口の約18%であり，喫煙者は年間平均5,000本のタバコを使用している．
- 発がん性タールや一酸化炭素は別として，**ニコチン**がタバコの主要な薬理学的活性物質である．
- 通常のタバコから吸収される**ニコチン**の量は約1〜1.5 mgであり，血漿中の**ニコチン**濃度は130〜200 nmol/Lに達する．これらの値は，タバコの種類および煙の吸入の程度に大きく依存する．

けている(図49.3)が，英国[4]やオーストラリアなど一部の国では減少している．世界で約11億人(人口の18%)が喫煙者であり，喫煙者の数は発展途上国で急速

喫煙の薬理学的効果

ニコチン[5]は，タバコの煙の中の主な薬理学的活性物質である．喫煙の急性効果は，ニコチンの注射によって模倣され，神経細胞のニコチン性アセチルコリン受容体(nAChR；第13章参照)のアンタゴニストである**メカミ**

---

[4] 英国での消費は，1970年代のピーク時から50%以上も下がった．その主な原因は，価格の上昇，有害性の宣伝，広告宣伝の制限，健康に関する警告の義務表示，公共の場所での喫煙禁止などがある．しかし，英国の喫煙者は約940万人で(成人人口の20%をわずかに上回る)，男性と女性の差はほとんどない．10〜15歳の子どもの約10%が習慣的な喫煙者である．

[5] ポルトガルに駐在するフランス大使のジャン・ニコット(Jean Nicot)はタバコの葉の喫煙の医学的価値を，南米の先住民により説得されたため，1560年に，フランス王にタバコの種を贈った．彼の名前にちなんでその植物は**ニコチアナ**(*Nicotiana*)と命名された．喫煙は，病気のなかでも，特に疫病から身を守ると信じられていた．

ラミン(mecamylamine)によって遮断される．ニコチンと耽溺に関する総説は，De Biasi et al.(2011)，Leslie et al.(2013)を参照されたい．

中枢神経系への影響

神経レベルでは，ニコチンは nAChR（第39章参照）に作用する．nAChR は脳内で広く発現するが，特に皮質および海馬で発現する．nAChR は，認知機能や，側坐核に投射するドパミン作動性神経細胞が局在する VTA（報酬経路；図 39.3 参照）で重要な役割を担うと考えられる．nAChR は，前シナプスおよび後シナプスの両方に局在するリガンド開口型陽イオンチャネルであり，それぞれ伝達物質の放出および神経細胞の興奮を引き起こす(Wonnacott et al., 2005 参照)．ニコチンは，VTA ドパミン作動性神経細胞の発火頻度および周期性活動を増加させる（図 49.4）．nAChR のさまざまなサブタイプ（表 39.2 参照）のうち，$α4β2$，$α6β2$ および $α7$ のサブタイプが最も注目されているが，他のサブタイプもまた，ニコチンの報酬効果に関与している可能性がある．受容体を活性化するだけでなく，ニコチンは脱感作も引き起こすため，持続的に薬物に曝露すると，動物におけるニコチン用量の効果は減少する．慢性的なニコチン投与は，nAChR の数の実質的な増加（ほとんどの受容体アゴニストの持続投与によって生成される効果とは反対の効果）をもたらし，これは長期の受容体脱感作に対する適応応答であると考えられる．ニコチンの全体的な効果は，神経興奮を引き起こす nAChR の活性化と，シナプス阻害を引き起こす脱感作との間のバランスを反映する．

脊髄レベルでは，ニコチンは脊髄反射を阻害し，筋電図によって測定できる骨格筋弛緩を引き起こす．これは，脊髄前角における抑制性レンショウ細胞の刺激によるものである．主観的感覚の覚醒または脳波記録(EEG)パターンに反映される脳の高次機能は，用量および状況に応じて，ニコチンによって，どちらの方向にも影響を受ける．喫煙者は喫煙によって眠いときには覚醒し，緊張しているときには鎮静されることを報告しており，EEG がこれらを広く証明している．また，少量のニコチンは覚醒を引き起こす傾向があり，大量の投与はその逆の作用を引き起こすようである．ヒトにおける運動機能および感覚機能の試験(例えば，反応時間測定または警戒試験)は，一般に喫煙後に改善を示し，ニコチンはラットの学習を促進する．ニコチンおよび**エピバチジン**(epibatidine；第42章)のような他のニコチンアゴニストは，明確な鎮痛活性を有する．

末梢作用

少量のニコチンの末梢作用は，自律神経節（第13章参照）および主に心臓および肺の末梢感覚受容器の刺激に起因する．これらの受容体の刺激は，頻脈，心拍出量の増加および動脈圧の上昇，胃腸運動および発汗の減少を生じる．はじめて喫煙すると，吐き気や時には悪心を経験することがあるのは，おそらく胃の感覚受容器の刺激のためである．これらの影響はすべて，反復投与で減少するが，中枢効果は残る．副腎髄質からのアドレナリン(adrenaline)（エピネフリン[epinephrine]）およびノルアドレナリン(noradrenaline)（ノルエピネフリン[norepinephrine]）の分泌は，心血管への作用に寄与し，下垂体後葉からの抗利尿ホルモンの放出は，尿流の減少を引き起こす[6]．おそらく，交感神経刺激およびアドレナリン分泌のために，遊離脂肪酸の血漿濃度が上昇する．

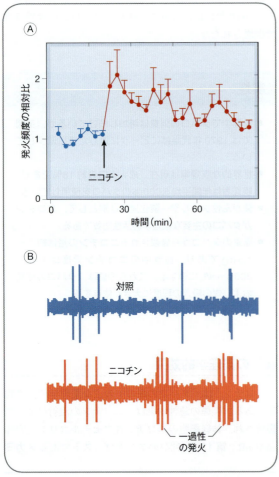

図 49.4　自由探索するラットにおいて，ニコチンは腹側被蓋野ドパミン作動性神経細胞の活動電位の発火特性を変化させる．
[A]神経発火頻度は，ニコチン腹腔内投与後に増加する．[B]ニコチン投与後の活動電位の発火は一過性に起こる．(De Biasi et al. 2011 より改変．)

---

[6] 昔，男性が，夕食後に飲み物を飲みながらおしゃべりをしている間に葉巻を吸った理由が，これで説明できるかもしれない．

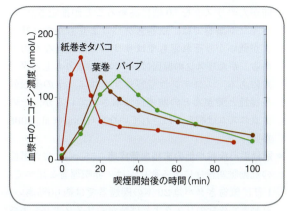

図 49.5　喫煙中における血漿中のニコチン濃度.
被験者は常習的な喫煙者であり，習慣に従って紙巻きタバコ，葉巻またはパイプを喫煙した．(Bowman WC, Rand M 1980 Chapter 4. In: Textbook of Pharmacology. Blackwell, Oxford より．)

喫煙者の体重は，平均して，非喫煙者よりも約4kg少なく，主に食物摂取量の減少が原因である．禁煙により，通常，食物摂取量の増加に伴う体重増加が起こる．

薬物動態学的側面

平均的なタバコは約0.8gのタバコおよび9〜17mgのニコチンを含み，通常そのうち約10%が喫煙者によって吸収される．この割合は，喫煙者の習慣およびタバコの種類によって大きく異なる．

タバコの煙に含まれるニコチンは，肺から急速に吸収されるが，口および鼻咽頭からはほとんど吸収されない．したがって，大量のニコチンを吸収するためには吸入が必要であり，タバコをふかすたびに中枢神経系へ薬物を供給する．パイプや葉巻の煙は，紙巻きタバコの煙よりも酸性ではなく，ニコチンは肺よりも口と鼻咽頭から吸収される傾向がある．吸収は，紙巻きタバコの煙の吸収よりもかなり緩やかで，血漿ニコチン濃度のピークを長く持続させる（図49.5）．通常の紙巻きタバコを10分以上喫煙すると，血漿ニコチン濃度は15〜30ng/mL (100〜200nmol/L) まで上昇し，10分以内に約半分に低下する．血漿ニコチン濃度はその後，1〜2時間にわたってゆっくりと低下する．急激な低下は，主に血液と他の組織との間の再分布に起因する．より遅い低下は，肝臓代謝によるもので，ニコチンは主に酸化されて，不活性なケトン代謝物である**コチニン**(cotinine)になる．コチニンは長い血漿半減期を有し，コチニン濃度の測定は喫煙行動の有用な尺度を提供する．24時間貼付されたニコチンパッチは，6時間にわたって血漿中のニコチン濃度を75〜150nmol/Lに上昇させ，約20時間にわたってかなり一定に保つ．鼻腔スプレーまたはチューインガムによる投与は，喫煙とニコチンパッチとの中間の時間経過をもたらす．

耐性と依存

他の依存性薬物と同様に，ニコチンの場合も精神依存，身体依存および耐性という3つの別個のプロセスが依存の全般的な状態に寄与し，依存によって強迫的に薬物を摂取するようになる．

末梢神経節刺激に関連するニコチンの作用は，おそらくnAChRの脱感作の結果，急速に耐性を示す．大量のニコチン投与によるこの脱感作は，神経節伝達の阻害を生じる（第13章参照）．ニコチンの中枢への作用（例えば，覚醒応答）に対する耐性は，末梢よりもはるかに小さい．動物における慢性的なニコチン投与によって生じる脳内のnAChRの数の増加は，重度の喫煙者においても起こる．ニコチンの細胞レベルでの作用が減少するので，おそらく，増えた結合部位は機能的な受容体というよりはむしろ，脱感作された受容体を表す．

喫煙の耽溺性は，喫煙の習慣的行為とニコチンの作用の組み合わせに起因する(Le Foll & Goldberg, 2005参照)．選択肢がある場合，ラットは，水よりも優先して希釈されたニコチン溶液を飲み，レバーを押すことで高用量のニコチン注射が起こる状況では，すぐに自己投与することを学習する．同様に，喫煙行動に応答して報酬を与えることにより喫煙訓練を受けたサルは，喫煙媒体にニコチンが含まれている場合には自発的に（すなわち無報酬で）喫煙を続け，その代わりに，ニコチンが含まれていないタバコが提供される場合には自発的に喫煙をしない．しかしながら，ヒトは，パッチから供給されるニコチンに耽溺になることはまずない．これは，喫煙に伴う制御された脈動性のニコチンの供給といった他の要因もまた，関与していることを示唆している．

他の耽溺性薬物と同様に，ニコチンは，中脳辺縁系報酬経路の興奮を引き起こし，側坐核におけるドパミン放出を増加させる．nAChRのβ2サブユニットを欠損させたトランスジェニックマウスでは，ニコチンの報酬効果とドパミン放出効果が消失することから，ニコチンに応答するβ2含有nAChRサブタイプおよび中脳辺縁系ドパミン放出の重要性が裏づけられる．正常マウスとは対照的に，変異マウスでは，ニコチンの自己投与は誘導されなかった．しかし，コカインの自己投与は誘導された．

多幸感とは対照的に，身体依存の誘発には，内側手綱-脚間核経路のα5およびβ4サブユニットを含むニコチン性受容体が関与する．身体的禁断症候群は，喫煙を中止した場合にヒトで発生する．その主な特徴は，怒りっぽさの増加，精神運動の障害，攻撃性および睡眠障害である．禁断症候群は，オピオイドによって形成されるものよりもはるかに軽度であり，ニコチンの補充によって軽減される．離脱症候群は2〜3週間続くが，タバコに対する渇望は離脱症候群よりずっと長く維持される．タ

バコの禁煙中の再燃は，身体的離脱症候群が消失してから起こるのが最も一般的である．

ニコチンの薬理学

- 細胞レベルでは，**ニコチン**はニコチン性アセチルコリン受容体(nAChR)に作用し，神経伝達物質放出を増強し，神経興奮を増加させる．その中枢性の作用は，**メカミラミン**のような受容体アンタゴニストによって阻害される．
- 行動レベルでは，ニコチンは抑制作用と興奮作用をあわせもつ．
- **ニコチン**は，中脳辺縁系ドパミン作動性経路における活性増強に関連した強化特性を示し，動物実験で自己投与が誘発される．
- 脳波記録の変化は覚醒反応を示し，被験者は不安と緊張の軽減を伴う注意力の上昇を報告している．
- 特にストレス下での学習は，**ニコチン**によって促進される．
- ニコチンの末梢作用は主に神経節刺激に起因する(頻脈，血圧の上昇，胃腸運動の低下)．耐性はこれらの作用を迅速に発達させる．
- ニコチンは主に肝臓で1〜2時間以内に代謝される．
- 不活性な代謝産物であるコチニンは，半減期が長い．尿中コチニンの排泄は，喫煙習慣の指標として用いることができる．
- ニコチンは，耐性，身体依存，精神依存(渇望)を引き起こす．長期間の休薬は，症例の約20%でしか成功していない．
- ニコチン補充療法(チューインガムまたは皮膚パッチ製剤)は，積極的なカウンセリングと組み合わせることで禁煙の成功率を改善する．

喫煙の有害作用

喫煙者の平均寿命は非喫煙者に比べ短い．肺がんによる死亡の90%，気管支炎と肺気腫による死亡の80%，心疾患による死亡の17%は，喫煙が原因である．全がん死亡者の約1/3は，喫煙に起因すると考えられる．喫煙は，圧倒的に多く，かつ予防可能な死因であり，世界中の成人死亡原因の約1/10を占める．喫煙による死亡者は今なお増えている．その数は，2011年では世界で600万人(加えて意図しない二次喫煙による非喫煙者の死亡者が2011年には約60万人)であったが，2030年までに主にアジア，アフリカ，ラテンアメリカでの喫煙の増加の影響で，1,000万人に到達すると推定されている．

主な健康上のリスクは以下の通りである．

- **がん**，特に肺がんと上気道がん，加えて食道がん，膵臓がん，膀胱がん．1日に紙巻きタバコ20本の喫煙は，肺がんのリスクを10倍に高めることが推定される．パイプや葉巻では，紙巻きタバコよりもかなりリスクが低いが，それでもやはりリスクは相当なものである．がんリスクの原因は，ニコチンよりむしろタールにある．ニコチン性受容体サブユニットの遺伝的多様性と肺がんとの関連性は示されているが，そのメカニズムは明らかにされていない(Hung et al., 2008参照)．
- **冠動脈心疾患や他の末梢血管疾患**．55〜64歳の男性の冠動脈塞栓症による死亡率は，非喫煙者と比べて，1日に紙巻きタバコ20本の喫煙者では約60%高い．冠動脈塞栓症のリスク上昇は肺がんリスクよりも小さいが，冠動脈疾患が非常に一般的であるため，喫煙に関連する死亡件数は肺がんよりも多い．他の血管疾患(例えば脳卒中，間欠性跛行，糖尿病性壊疽)も喫煙と強く関連する．ニコチンと心血管リスクとの因果関係は示されていない．実際，喫煙者の禁煙に使われるニコチン製剤には，深刻なリスクはないと考えられている．一酸化炭素はリスク因子になりうる．しかし，パイプや葉巻を吸う喫煙者では，血中のニコチン濃度やカルボキシヘモグロビン濃度が紙巻きタバコの喫煙と同程度であったとしても，はっきりとした虚血性疾患の増加は認められないため，紙巻きタバコのリスクは他の喫煙関連因子が原因であると考えられる．
- **慢性閉塞性肺疾患**(chronic obstructive pulmonary disease：COPD；第28章参照)．世界的に大きな健康問題となっている．喫煙が主な原因である．禁煙は疾患進行を緩徐にする．気管支炎，すなわち気管支粘膜の炎症は非喫煙者と比較し，喫煙者に非常に一般的であり，これらはニコチンよりもタールや他の刺激物が原因と考えられる．
- **妊娠における有害作用**．喫煙は，とりわけ妊娠後期では，出生体重の減少(妊娠期間に1日25本以上の紙巻きタバコを喫煙していた女性の約8%)，また周産期死亡率の増加(母親が妊娠後期に喫煙していた場合は出生児の約28%と推定)につながる．喫煙する母親の子は少なくとも7歳では身体・精神ともに発達遅滞がみられるものの，11歳までにはその差は顕著ではなくなることが示されている．喫煙によるこれらの作用は，重要であるが，社会階層や出生順といった他の因子に比べればかなり小さなものである．喫煙する母親の妊娠にはさまざまな問題がある(自然流産は30〜70%，早産は約40%，前置胎盤は25〜90%増加する)．ニコチンは母乳中に多量に分泌され，乳児に頻脈を起こす．

有害作用の原因と考えられる物質は以下の通りである．

- **タールや，二酸化窒素やホルムアルデヒドといった刺激物**．タバコ煙中のタールは，多くの既知の発がん性炭化水素や，同様に高度のがんリスク要因である

発がんプロモーターを含む，さまざまな刺激物質もまた，気管支炎や肺気腫の原因である可能性が高い．

- ニコチンは血管収縮作用によって胎児期発達の遅延の要因となる．
- 一酸化炭素．タバコ煙の約3%は一酸化炭素である．一酸化炭素はヘモグロビンと親和性が高く，喫煙者血中の平均カルボキシヘモグロビン濃度は約2.5%である（喫煙しない都市部居住者では0.4%）．かなりのヘビースモーカーでは15%ものヘモグロビンがカルボキシル化されている可能性があり，これはラットの胎仔期発達に影響する濃度と同程度である．胎児ヘモグロビンは成人ヘモグロビンよりも一酸化炭素との親和性が高いため，胎児の血中のカルボキシヘモグロビンの割合は母体の血中に比べて高い．
- 酸化ストレスの増加は，アテロームの発生（第23章）と慢性閉塞性肺疾患（COPD；第28章）に関与する可能性がある．

喫煙による他の作用

パーキンソン病は，喫煙者よりも非喫煙者に約2倍多い．これはニコチンの保護効果を反映しているといえる．潰瘍性大腸炎は非喫煙者の疾患のようである．喫煙歴のある人は潰瘍性大腸炎発症のリスクが高いが，今なお喫煙習慣のある人ではリスクが最も低い．この傾向は，タバコ喫煙は潰瘍性大腸炎発症を防ぐ可能性を示している．一方，喫煙はクローン病を悪化させる傾向がある．アルツハイマー病は喫煙者では少ないというかつての報告は，いまだ確認されていない．事実，ある遺伝子をもつ集団では喫煙によりアルツハイマー病の発症率が増加することが示されている．

喫煙の作用

- 喫煙は全世界の10%以上の死亡原因である．主な要因は，以下の通りである．
  - がん，特に肺がん．その約90%は喫煙に関連したものであり，発がん性物質のタールが原因である．
  - 慢性気管支炎．主にタールが原因である．
- 妊娠中の喫煙は出生体重の減少，子どもの発達遅滞，流産の発生率や周産期死亡率の増加につながる．ニコチンと，おそらく一酸化炭素が原因である．
- パーキンソン病の発症率は非喫煙者よりも喫煙者で低い．

ニコチン依存の薬理学的アプローチ

喫煙者のほとんどは禁煙したいと考えているが，成功することはほとんどない[7]．心理療法と薬物療法を組み合わせた，最も効果的な禁煙治療では，1年後の禁煙成功率は約25%に達する．主要な薬理学的治療は**バレニクリン**と**ブプロピオン**による**ニコチン補充療法**（nicotine replacement therapy）である（これはもともと，うつの治療に使われていたものである；第47章，表47.2参照）．

ニコチン補充療法は，渇望感と身体的離脱症状を抑え，主に禁煙補助のために行われる．ニコチンは比較的短時間作用性であり，消化管からはあまり吸収されないため，1日に何度も使えるようチューインガム，トローチ，口腔スプレーや鼻腔スプレーとして，または毎日貼り替える経皮パッチとして処方される[8]．

これらの製剤はさまざまな副作用，特に悪心，胃腸痙攣，咳，不眠，筋肉痛を引き起こす．ニコチンは心疾患患者に冠動脈攣縮を引き起こすリスクがある．経皮パッチは局所刺激とかゆみを引き起こす可能性がある．専門家によるカウンセリングと対症療法の併用により，ニコチン補充療法による禁煙成功率はおよそ2倍となる．ニコチンそのものは，カウンセリングとサポートがなくては，プラセボ同様に効果がない．スウェーデンでは，"煙なしタバコ"の使用が推奨され，喫煙関連死亡率は欧州や北米のどの国よりも非常に低い．

$\alpha 4\beta 2$サブユニットをもつnAChRサブユニットは，タバコ喫煙の報酬効果に関与すると考えられている．これはより副作用のないニコチン代替薬としての選択的アゴニストの開発につながる可能性がある．バレニクリンは$\alpha 4\beta 2$ nAChRの部分アゴニストであり，他の受容体サブタイプに対しては効果が異なる．部分アゴニストであれば，代替薬としての効力と同時に，喫煙の報酬効果を阻害する可能性がある．再燃を防ぐ効果があるが，自殺念慮，自殺企図，攻撃行動，殺人を引き起こしうる．しかし，ある大規模な後ろ向き研究（Gunnell et al., 2009）では，バレニクリンが他の禁煙薬に比べて，自殺や自殺念慮を増加させる証拠は得られていない．

ブプロピオン（第47章）はニコチンアンタゴニストである．ドパミンやノルアドレナリンの取り込みを弱く阻害し，側坐核でのドパミン作用を増強することで作用を発揮するが，ニコチン依存に対する治療効果の主要因がこの作用であるかどうかは明らかでない．通常，徐放性製剤が処方される．非うつ患者でさえも，ニコチン補充療法同様に効果があり，副作用が少ない．しかし，ブプロピオンはてんかん発作閾値が低いため，発作の他のリスク要因（発作閾値を下げる他の薬剤を含む）がある場合

---

[7] ジークムント・フロイト（Sigmund Freud）は，83歳で口腔がんで亡くなるまで，45年間禁煙を試みたが成功することはなかった．

[8] 電子タバコ（基本的にはニコチン吸入器）は，タバコの使用感と外観をまねてつくられている．体内に供給もしくは吸入されるニコチン量には差異があり，効果はいまだ明らかではない．

は，処方するべきではない．摂食障害や双極性障害の既往がある場合は禁忌であり，肝疾患や腎疾患の患者では慎重に使用される．これらの懸念から，ニコチンはいまだ多くの場合において好まれる薬物療法である．

ニコチンに結合し不活化する抗体を体につくらせるというかつての手法は，臨床試験においてプラセボ以上の結果を得られなかったが，高力価の循環抗体を誘導する遺伝子組換えウイルスの使用によって有効性が証明されることが期待されている．

エタノール

モル濃度から判断すれば，エタノールの消費量は他のいかなる薬剤よりも非常に多い．さまざまな飲み物のエタノール量は約2.5％（弱いビール）から約55％（強い蒸留酒）までさまざまであり，1杯の飲み物が通常含む標準的なエタノールの量は約8〜12g（0.17〜0.26mol）である．薬理学的効果の低さは，薬理作用をもたらすのに必要な血中濃度の範囲に表れている．最も弱い効果は10mmol/L（46mg/100mL）で現れ，この10倍では致死的である．英国での1人あたりの平均エタノール消費量は1970年から2007年の間で2倍となり，以降緩やかに減少している．大きな変化は，成人の間でビールよりもワインの消費量が増加したこと，自宅での消費量が増加したこと，（特に若い世代で）暴飲が増加傾向にあることである．

実用的には，エタノール摂取は単位で表されることが多い．1単位はエタノール8g（10mL）に等しく，通常の強さのビールのハーフパイント，蒸留酒の1目盛り（訳者注：25mLを指す），ワインなら小さなグラス1杯に含まれる量である．後述の健康リスクに基づき，男性は週に最大21〜28単位，女性は週に14〜21単位が推奨される．英国では，約33％の男性と約13％の女性が，これらの基準を超えて飲酒していると見積もられている．年間の飲料費用は150億ユーロであり，約90億ユーロの税収を生み出している．医療経費は30億ユーロと見積もられ，社会的費用は犯罪と破壊的行動に80億ユーロ，さらに仕事での常習的欠勤により20億ユーロと見積もられている．多くの先進国政府は，アルコール消費の抑制を試みている．

アルコールとアルコール依存症については，Spanagel（2009）の優れた総説に，あらゆる観点から詳細に記されている．

エタノールの薬理学的効果

中枢神経系神経細胞への作用

エタノールは中枢神経系において主要な効果をもたらし（Spanagel, 2009の総説を参照），吸入麻酔薬に似た抑制効果を示す（**第41章**）．細胞レベルでは，エタノールは抑制効果をもたらすが，おそらく脱抑制によって，中枢神経系の一部，特に報酬系に関与する中脳辺縁系ドパミン作動性経路で神経活動を上昇させる．ヒトの妥当なアルコール摂取量にあたる濃度（5〜100mmol/L）で起こるエタノールの細胞レベルでの急性効果は，以下の通りである．

- GABAとグリシンによる抑制の増強
- 電位依存性カルシウムチャネルを介したCa^{2+}流入の阻害
- いくつかの種類のカリウムチャネルの活性化
- イオンチャネル型グルタミン酸受容体の機能阻害
- アデノシン輸送の阻害

総説は Harris et al.（2008）参照．

エタノールはベンゾジアゼピンと同様に，$GABA_A$受容体のGABA作用を増強する（**第44章**参照）．しかし，効果はベンゾジアゼピンと比べて弱く，一定ではない．また中枢神経系における抑制的なシナプス伝達に対するエタノールの明確な作用は何も示されていない．これはエタノールの効果が$GABA_A$受容体の一部のサブタイプでのみみられるからである（**第38章**参照）．正確に$GABA_A$受容体のどのサブタイプがエタノールに感受性があるかはいまだ不明であるが，δサブユニットをもつものが重要なようである．エタノールは前シナプスにも作用し，GABA放出を増強する．ベンゾジアゼピンのインバースアゴニストである**フルマゼニル**（flumazenil；**第44章**参照）は，$GABA_A$受容体への非競合的作用によりエタノールの中心的抑制作用を逆転させる．エタノール中毒の解毒や依存治療を目的としたフルマゼニルの服用は，種々の理由により好まれていない．フルマゼニルはベンゾジアゾピン受容体に対するインバースアゴニスト（**第2章**参照）であるため，発作のリスクやエタノール消費量が増加し，したがって長期的な毒性も現れやすくなる．

エタノールは安定的にグリシン受容体機能を増強する．この効果は，エタノールのグリシン受容体α1サブユニットへの直接作用と，プロテインキナーゼC活性化を介した間接作用によると考えられる．またエタノールは，神経終末からのグリシン放出を増強する．

エタノールは神経細胞の電位依存性カルシウムチャネルの開口を抑制することで，神経終末の脱分極による伝達物質放出を減少させる．また，カルシウム依存性カリウムチャネル（BKチャネル）活性を増強するとともに，Gタンパク質共役型内向き整流性カリウムチャネル（G protein-activated inwardly rectifying K^+：GIRK）の活性化により，ニューロンの興奮性を抑制する．

in vivo で中枢神経系に対して抑制作用を示す程度のエタノール濃度で，グルタミン酸の興奮作用は抑制される．NMDA受容体の活性化は，AMPA受容体に影響する

よりも低濃度のエタノールで阻害される（**第38章**参照）. エタノールによる他の効果は, nAChR や 5-HT$_3$ 受容体の活性化による興奮作用の増強である. 中枢神経系機能に対する, これら種々のエタノール作用の相対的な重要性は不明のままである.

エタノールの神経機能における抑制作用は, アデノシン A$_1$ 受容体への作用に類似している（**第16章**参照）. 細胞培養系において, エタノールはアデノシン取り込みを阻害し, 細胞外アデノシンを増加させる. また, アデノシン輸送体の阻害により, 中枢神経系へいくらか作用があることが示されている（Melendez & Kalivas, 2004）.

内因性オピオイドもまた, エタノールの中枢神経系作用に関与する. これは, ヒトや動物での研究から, オピオイド受容体アンタゴニストである**ナルトレキソン**が, エタノールに関連する報酬効果を減少させることが示されているためである.

行動への影響

ヒトでの急性アルコール中毒の影響はよく知られており, 不明瞭発話や運動失調, 自信の高まり, 多幸感などがある. 気分への影響は個々人でさまざまであり, ほとんどの場合はいつもより騒がしく外交的になるが, 不機嫌になったり内気になったりすることもある. より高度の中毒では, 気分は非常に不安定で, 多幸感と憂うつ感, 攻撃性と服従感が間を置くことなく折り重なって現れる. アルコールと暴力性との関連性はよく確認されている.

エタノールにより知的能力・運動能力と感覚識別が障害されるが, 多くの場合被験者は自覚することができない. 例えば, バス運転手にバスで通り抜けられる最小の幅を選んでもらい, そこを運転してもらう場合, エタノールによって彼らはバスを壁にぶつけるようになり, さらにどんな幅でもぶつける回数を増やしてしまう. そればかりか, しばしば彼らはバスよりも狭い幅を, 最小の幅として選んでしまう.

実験的な条件での人工的な試験とは対照的に, 実生活におけるエタノールの運転能力への影響を測る試みが多くなされている. 米国での都市部のドライバーを対象とした研究では, 事故に遭う確率は, 血中エタノール濃度 50 mg/100 mL（10.9 mmol/L）以下では影響なく, 80 mg/100 mL（17.4 mmol/L）以下では約4倍, 150 mg/100 mL（32.6 mmol/L）では約25倍となる. 英国では, 血中エタノール濃度 80 mg/100 mL 以上での運転は違法である.

血中エタノール濃度とその作用の関係は非常に多彩である. 濃度が一定か下降しているときよりも, 上昇しているときのほうがより影響は大きい. 飲酒習慣のある人では細胞にかなりの耐性が生まれ, より高い血中濃度でないとエタノールの影響は現れない. ある研究では, "総合的中毒"（発話や歩き方などの一連のテストにより評価

されたものである）は, 50〜100 mg/100 mL では 30%の被験者で, 150 mg/100 mL 以上では 90%の被験者でみられる. 約 400 mg/100 mL で昏睡し, 500 mg/100 mL を超えると呼吸困難により死に至る.

エタノールは顕著に（時に危険な程度で）ベンゾジアゼピン, 抗うつ薬, 抗精神病薬やオピオイドといった多くの薬物の中枢神経系抑制作用を増強する.

神経毒性

エタノールの神経系への急性効果に加えて, 慢性的摂取は不可逆的な神経学的障害をもたらす（Harper & Matsumoto, 2005 参照）. これはエタノール自体, もしくはアセトアルデヒドや脂肪酸エステルといった代謝物, アルコール依存症者にありふれた栄養不足（例えばチアミン［thiamine］のような）によるものである可能性がある. 暴飲はより大きな障害をもたらすと考えられる. これはおそらく脳内エタノール濃度が高くなり, 暴飲の間に繰り返し離脱症状が起きるためである. 大酒飲みではしばしば痙攣がみられ, 脳イメージング技術で検出可能な大脳皮質の萎縮（脳室拡大がみられる）による不可逆的な認知症と運動障害が起こる可能性がある. 小脳虫部, 乳頭体や他の特異的脳領域の変性も, 末梢神経障害同様に起こりうる.

他の生体システムへの作用

エタノールの主要な心血管への急性効果は, 中枢に由来する皮膚の血管拡張であり, 温熱感があるが実際には熱損失を増強する[9]. 逆説的だが, エタノール消費量と高血圧には正の相関があり, これはおそらくエタノールの離脱が交感神経作用を増強するためである. 心血管機能における適度な飲酒の利点は, 以下で述べる.

利尿はなじみ深いエタノールの影響である. これは抗利尿ホルモンの分泌抑制によるものであるが, すぐに耐性が生まれるために, 利尿は持続しない. エタノールによりオキシトシン分泌も同様に阻害され, 分娩が遅延することがある.

エタノールは唾液と胃液の分泌を増加させる. おそらくこれが, 夕食前の1杯のシェリー酒が一部の文化圏で人気のある理由である. しかし, 蒸留酒の大量消費は胃粘膜を直接傷害し, 慢性胃炎を引き起こす. このことと酸分泌の増加は, アルコール依存症者での胃出血高発生

---

9 雪崩の被害者を生き返らせるための小さなブランデー樽を首につけた大きなセントバーナード犬の絵は, 1820 年に英国の画家エドウィン・ランドシーア（Edwin Landseer）が描いた『Alpine Mastiffs Reanimating a Distressed Traveller（瀕死の旅人を救助するアルペン・マスチフ）』とよばれる, 実際にはない光景の作品である. 鋭い嗅覚のため, こうしたイヌは雪の中に埋もれた人々を探すことに役立ったが, 少量でもブランデーを飲むことは, ただ被害者から熱を奪うだけであっただろう.

の因子である．中枢神経系の抑制は，誤嚥性肺炎や肺膿瘍形成につながりやすい．急性膵炎は，偽性嚢胞形成（腹水集積によるもの）を伴った慢性化，脂肪吸収不全症，B細胞機能の完全欠失やインスリン依存性糖尿病につながる可能性がある．

エタノールは多彩な内分泌効果をもたらす．特に，下垂体前葉を刺激して，副腎コルチコトロピンを分泌させ，副腎ステロイドホルモンの放出を促す．しかし，通常アルコール依存症者でみられる血漿ヒドロコルチゾン（hydrocortisone）の上昇の原因の一部は，肝臓でのヒドロコルチゾン代謝による（これにより"偽性クッシング症候群"となる；第33章）．

筋肉への急性毒性は，発作や長期臥床により悪化し，ミオグロビン尿を伴う重症筋炎（"横紋筋融解症"）は，急性腎不全の原因となりうる．慢性毒性は特に心筋に影響し，アルコール依存による心筋症や慢性心不全を引き起こす．

長期のエタノール消費は，免疫抑制にもつながり，肺炎感染率の上昇を招き（それゆえ肺炎球菌ワクチン接種は慢性アルコール依存症者にとって重要である），とりわけ口腔，喉頭，食道でのがんリスクを上昇させる．

男性のアルコール依存症者はしばしば性機能障害があり，女性化の徴候をみる．これは，精巣ステロイド合成の異常に関連するが，エタノールによる肝ミクロソーム酵素の誘導，したがってテストステロン不活化率の上昇もまた寄与する．

エタノールの肝臓への作用

脳への障害とともに，肝障害は長期にわたるエタノール過剰消費による最も一般的，かつ重大な結果である（Lieber, 1995参照）．脂肪蓄積の増加（脂肪肝）は肝炎（つまり肝臓の炎症）へと進行し，ついには不可逆的な肝壊死や線維化となる．肝硬変は，終末像であり，高度線維化と血管系や胆管系へと正しくつながっていない肝細胞の再生巣を伴う．硬変肝への門脈血の拡散は，しばしば食道静脈瘤を発生させ，突然の壊滅的な出血となりうる．ラットやヒトでは，肝臓での脂肪蓄積の上昇は，エタノールの一度の大量摂取で起きる．そのメカニズムは複雑であり，主要な因子は次の通りである．

- 脂肪組織からの脂肪酸放出の上昇．これはストレスの増加による交感神経の過活動の結果である．
- 脂肪酸酸化の異常．エタノール自体による代謝負荷が原因である．

慢性的なエタノール消費に伴い，他のさまざまな因子が肝障害に寄与する．1つは栄養失調であり，アルコール依存症者はエタノール自体から所要カロリーの多くを得ている可能性がある．エタノール300g（ウイスキーボトル1本に等しい）は約2,000kcalあるが，通常の食事とは異なり，ビタミンもアミノ酸も脂肪酸も含有して

いない．チアミン不足は慢性神経障害発生の重要な因子である．

慢性肝疾患の全発生率は，長年のエタノール消費の累積と相関関係がある．肝酵素γ-グルタミルトランスペプチダーゼ（チトクロムP450誘導のマーカー）の血漿濃度の上昇は，エタノールに特異的ではないとはいえ，多くはアルコール関連性肝障害が疑われる．

脂肪代謝，血小板機能，アテローム性動脈硬化への作用

適度な飲酒は冠動脈心疾患に関連する死亡率を低下させる．最大の効果は1日2〜3単位程度で達成され，死亡率を約30%低下させる（Groenbaek et al., 1994参照）．この効果は血漿LDL（low-density-lipoprotein）コレステロール高値の男性で非常に強い（50%以上の減少；第23章参照）[10]．赤ワインのような特定の飲料というよりも，むしろエタノール自体が必須の因子であることが，ほとんどの証拠から示されている．

2つのメカニズムが提唱されている．1つ目は，血流中のコレステロールや他の脂質の輸送体である血漿リポタンパク質へのエタノールの作用に関するものである（第23章参照）．疫学的調査でも，ボランティアでの調査でも，エタノールは，1日の摂取量が中枢神経系に明らかな影響を生じないくらいに少量であれば，2, 3週にわたって血漿HDL（high-density-lipoprotein）濃度を上昇させることが可能であり，このように，アテローム（粥腫）形成に対して保護作用を発揮することが明らかになった．

エタノールは血小板凝集を阻害し，虚血性心疾患を防ぐこともある．この効果は，ヒトでも通常の飲酒量（10〜20mmol/L）で到達するエタノール濃度で起こる．これはおそらく，リン脂質からのアラキドン酸遊離の阻害によるものである．ヒトでは，効果の強度は，食事での脂肪摂取に決定的に依存するが，それが臨床的にどれだけ重要であるかは，いまだ明らかではない．

胎児発達におけるエタノールの作用

妊娠中の胎児発達におけるエタノール消費の副作用は，**胎児アルコール症候群**（fetal alcohol syndrome：FAS）という言葉がつくられた1970年代初期に示された．

完全FASの特徴は以下の通りである．

- 異常な顔面形成．両目の間隔は広く，眼瞼裂は短く，頬骨は小さい．
- 短い頭蓋骨周

---

10 適度の飲酒によるこの有益な効果は，45歳以上の男性と55歳以上の女性でのみ，有害事象（例えば事故，がん，肝障害）のリスクを上回る．

- 成長遅滞
- 精神遅滞と行動異常．しばしば多動を示し，社会への溶け込みに困難を示す．
- 深刻度はさまざまであるが，他の解剖学的異常（例えば，先天性心奇形，眼や耳の形成不全）

それほど大きな問題とならない障害は，**アルコール関連神経発達障害**（alcohol-related neurodevelopmental disorder：ARND）とよばれており，行動異常，認知や運動障害をきたす．これらはしばしば，脳サイズの減少に関連している．完全FASは出産数1,000に対し約3の割合で起こり，アルコール依存の母親から生まれた子どもでは約30％に影響する．1日飲酒量約5単位以下の母親は珍しく，ときどきさらに多量に飲むため，エタノールのピークレベルが高くなる大酒飲みが一般的である．ARNDは一般と比べ，約3倍である．明確に定められた安全な閾値は存在しないが，1日約2単位以下の飲酒が有害であることは示されていない．妊娠中に，エタノール消費がFASにつながりやすくなる決定的な期間は存在しないが，ある研究ではFAS発生率は妊娠早期の，妊娠を自覚するより早い時期でさえ，エタノール消費に最も強く相関することが示唆されており，これは妊娠中の女性だけでなく妊娠する可能性のある女性には多量に飲酒しないことを助言すべきであることを意味する．ラットやマウスの実験では，顔面形成への影響は妊娠の非常に早期（ヒトでは4週まで）にあり，脳の発達への影響はより後期にある（ヒトでは10週まで）．

薬物動態学的側面

エタノール代謝

エタノールは急速に，相当量が胃から吸収される．その大部分が肝細胞代謝によって初回通過代謝で除去される．肝細胞のエタノール代謝はかなり低濃度で飽和速度（第9，10章参照）に達するため，肝臓に届く濃度が上昇すると，除去されるエタノール量は減少する．したがって，もしエタノール吸収が急速で門脈濃度が高いと，ほとんどのエタノールは全身循環へと逃れてしまうが，緩やかに吸収されたものはより多くが初回通過代謝によって除去される．これが，胃が空のときにエタノールを飲むと，かなり強い薬理学的作用が起こることの理由の1つである．エタノールは体内の水分全体に分布し，再分布速度は吸入麻酔薬と同じく，主に個々の組織の血流に依存している（第41章参照）．

エタノールの約90％は代謝され，5～10％はそのまま呼気中や尿中に排出される．この量は，薬物動態学的な意義はないが，呼気や尿の測定から血中エタノール濃度を見積もるための根拠になる．血中と肺胞気中のエタノール濃度の比は，深い呼気の終わりに測定され，血中エタノール80 mg/100 mLでは呼気中に35 μg/100 mLと

エタノールの作用

- **エタノール**消費は，一般的に純粋な**エタノール**で10 mL（8 g）を1単位として表される．英国での1人あたりの消費量は年間10 L以上である．
- **エタノール**は一般に中枢神経系での抑制作用を示し，吸入麻酔薬同様に，なじみのある急性中毒症状を起こす．
- いくつかの細胞レベルのメカニズムが想定される．GABAとグリシン作用の増強，カルシウムチャネル開口の阻害，カリウムチャネルの活性化，NMDA型グルタミン酸受容体の阻害である．
- 影響が現れる血中濃度は以下の通り．
    - 作用を及ぼす閾値：約20 mg/100 mL（5 mmol/L）
    - 重度の中毒：約150 mg/100 mL
    - 呼吸不全による死亡：約500 mg/100 mL
- 主要な末梢効果は自己制御可能な利尿（抗利尿ホルモン分泌の減少），皮膚の血管拡張と陣痛の遅れ（オキシトシン分泌の減少）である．
- 神経科学的な変性は大量飲酒や暴飲によって起こり，認知症と末梢の神経障害を引き起こす．
- 長期のエタノール消費は肝疾患の原因となり，肝硬変，肝不全へと進行する．
- 適度の**エタノール**消費は，虚血性心疾患に対して保護作用を示す．
- 妊娠中の過度の摂取は，胎児発達を障害し，低身長，異常な顔面形成，その他の身体異常と精神遅滞の原因となる．
- **エタノール**によって精神依存，身体依存と耐性のすべてが起こる．
- アルコール依存の治療に使われる薬物は**ジスルフィラム**（アルデヒドデヒドロゲナーゼ阻害薬），**ナルトレキソン**（オピオイドアンタゴニスト），**アカンプロサート**（NMDA受容体アンタゴニスト）である．また**トピラマート**（topiramate）と**ブプロピオン**も使用される．

相対的に一定であり，飲酒検知器試験での基準となる．尿中濃度は差異が大きいため，計算される血中濃度も正確性に欠ける．

エタノール代謝はほぼ全体が肝臓で起こり，主に連続的な酸化経路によって，まずアセトアルデヒド，次いで酢酸へと代謝される（図49.6）．エタノールは（ほとんどの薬物と比較して）頻繁に多量に摂取されるため，毎日1～2 molというのは決して珍しいことではなく，肝細胞の酸化システムにかなりの負担を強いている．2 molのエタノールの酸化には1.5 kgの補因子ニコチンアミドアデニンジヌクレオチド（nicotinamide adenine

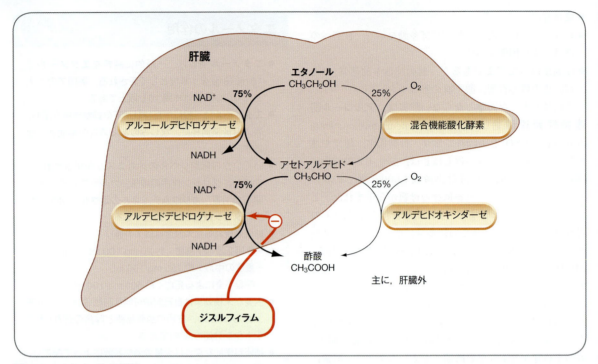

図 49.6 エタノールの代謝.
NAD⁺：酸化型ニコチンアミドアデニンジヌクレオチド，NADH：還元型ニコチンアミドアデニンジヌクレオチド.

dinucleotide：NAD⁺）を消費する．NAD⁺の利用可能量によって，一般成人におけるエタノール酸化速度は毎時約 8 g が限界であり，エタノール濃度に依存しないため（図 49.7），飽和速度での反応となる（第 10 章）．利用可能な NAD⁺ 供給をめぐるエタノールと他の代謝基質との競合にもつながり，エタノール誘導性肝障害の原因となる可能性がある（第 57 章参照）．中間代謝物であるアセトアルデヒドは反応性でかつ毒性もあるため，肝毒性にも寄与する．程度は大きくないが，組織内ではエタノールのさまざまな脂肪酸とのエステル化が起こり，これも長期毒性に寄与する可能性がある．

アルコールデヒドロゲナーゼ（alcohol dehydrogenase）は可溶性細胞質酵素であるが，主として肝細胞に発現し，NAD⁺ を NADH に還元すると同時にエタノールを酸化する（図 49.6）．エタノール代謝は NAD⁺/NADH 比を低下させ，通常とは異なった代謝の結果となる（例えば乳酸の増加や，クレブス回路の低速化）．NAD⁺ 再生が律速となり限界を迎えたエタノール代謝は，NADH から NAD⁺ を再生することができる"酔いも醒めるような"物質の探索を試みる．その 1 つはフルクトースであり，これは NADH を必要とする酵素によって還元される．大量に存在すれば測定可能なほどにエタノール代謝速度が上昇するが，しらふに戻る速度に対して十分な効果はない．

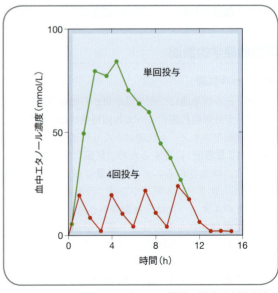

図 49.7 ラットにおけるエタノール排泄の零次反応速度論.
ラットに経口的にエタノール（104mmol/kg）を単回もしくは 4 回に分けて与えた．単回の場合では，分けた場合に比べて血中アルコール濃度はより高くなり，より長くその状態が続いた．単回の場合，エタノール濃度は線形に下がるが，その低下速度は，投与量が少量でも多量でも，飽和効果のため大きな差がないことに注目されたい．（Kalant H et al. 1975 Biochem Pharmacol 24, 431 より．）

通常，ミクロソーム混合機能酸化酵素系（第9章参照）によるエタノール代謝は少量であるが，この系の誘導はアルコール依存症でみられる．エタノールは，ミクロソーム混合機能酸化酵素系により代謝される他の薬物（フェノバルビタール[phenobarbital]，ワルファリン[warfarin]，ステロイド[steroid]など）の代謝に対して，競合による初期阻害効果を及ぼす．その後，この効果は酵素誘導により増強される．

生成されたアセトアルデヒドのほとんどすべてが，肝臓のアルデヒドデヒドロゲナーゼ（aldehyde dehydrogenase）により，酢酸へと変換される（図49.6）．通常，ヒトが中毒を起こす量のエタノールを摂取した後，ごく少量のアセトアルデヒドが肝臓から逃れて，血中アセトアルデヒド濃度を20〜50μmol/Lに上昇させる．循環アセトアルデヒドは，ほとんどもしくはまったく影響しないのが普通であるが，ある状況では非常に濃度が上昇することがあり，毒性をもたらす．これは，アルデヒドデヒドロゲナーゼがジスルフィラムのような薬剤に阻害された場合に起こる．ジスルフィラム存在下では，それ単独では何ら顕著な影響はみられないが，エタノールが加わると顔面紅潮，頻脈，過換気，強いパニックや不快感といった重い症状が現れる．これはアセトアルデヒドの過度の血流内蓄積によるものである．この反応は有害でないがかなり不快であるため，ジスルフィラムはアルコール摂取をやめさせるための嫌悪療法に使うことができる．他の薬剤（例えばメトロニダゾール[metronidazole]；第51章参照）も，エタノールに対して同様の反応を示す．興味深いことに，アルコール依存症治療に伝統的に使われる中国の漢方薬は，アルデヒドデヒドロゲナーゼの特異的阻害薬であるdaidzinを含有している[11]．

遺伝的因子

アジア人の50％では，アルデヒドデヒドロゲナーゼのアイソフォームの1つ（ALDH-2）の不活性型遺伝子バリアントが発現している．このような人たちは飲酒後，ジスルフィラム様の反応を経験するので，アルコール依存症の発症率はきわめて低い（Tyndale, 2003参照）．

メタノールとエチレングリコールの代謝と毒性

▽ メタノールはエタノールと同じ経路で代謝されるが，第1酸化段階ではアセトアルデヒドではなくホルムアルデヒドが生じる．ホルムアルデヒドはアセトアルデヒドよりも反応性が高く，タンパク質と急激に反応し，クエン酸回路に関係する酵素を不活化する．さらに，もう1つの毒性代謝物である蟻酸に変換される．蟻酸は酢酸とは違い，クエン酸回路では使うことができず，組織障害をもたらしやすい．アルコールのアルデヒドへの変換は，肝臓だけでなく網膜でも起きる．これは，レチノール-レチナールの変換を触媒するデヒドロゲナーゼによるものである．網膜でのホルムアルデヒド生成は，メタノールの主要な毒性の1つ，文字通りの失明の原因となり，たった10gの消化で起こりうる．蟻酸産生とクエン酸回路の錯乱は，重篤なアシドーシスにつながる．

メタノールは工業溶剤として使われ，飲用に適さないように工業用エタノールに混ぜられてもいる．メタノール中毒は非常にありふれたもので，かつては大量のエタノール投与によって治療されていた．アルコールデヒドロゲナーゼに対する競合により，メタノール代謝を遅らせる作用があるためである．ホメピゾール（fomepizole）はアルコールデヒドロゲナーゼを阻害するので，現在入手可能であれば優先的に使用される．このような治療は，少量で変化前のメタノールを循環血から除去するために，血液透析とともに行われる．

自動車の不凍液やブレーキオイルに使われるエチレングリコールの中毒は緊急事態である．エチレングリコールは腸から急速に吸収されてグリコール酸へと変換され，ゆっくりとシュウ酸エステルへと変換される．グリコール酸は代謝経路を阻害し，代謝性アシドーシスをきたす．脳，心臓，腎臓にも影響する．治療はホメピゾール，エタノールの慎重投与[12]，血液透析である．

エタノールの代謝

- エタノールは主に肝臓で代謝され，最初にアルコールデヒドロゲナーゼによりアセトアルデヒドへ，次にアルデヒドデヒドロゲナーゼにより酢酸へと変換される．約25％のアセトアルデヒドは肝臓外で代謝される．
- 尿や呼気からのエタノール排出は少量である．
- 肝細胞での代謝は，ニコチンアミドアデニンジヌクレオチド（NAD^+）の有効限界により飽和速度に到達する．エタノール代謝の最大速度は約10 mL/hである．したがって，血中濃度は指数関数的ではなく，線形に下がっていく．
- アセトアルデヒドは毒性を示すことがある．ジスルフィラムによるアルデヒドデヒドロゲナーゼの阻害は，アセトアルデヒドによる悪心などを増強するため，嫌悪療法に使うことができる．
- メタノールは同様に代謝され，蟻酸へと変換される．蟻酸は，とりわけ網膜で，毒性を生じる．
- アジア人はアルコール依存症に関連するアルコールデヒドロゲナーゼと，アルコール不耐性に関連するアルデヒドデヒドロゲナーゼに高頻度で遺伝子多型をもつ．

---

11 ハムスターでは，daidzinは顕著にアルコール消費を抑制する（ハムスターは自発的に，2本足の酒飲みさえも倒れるほどのアルコール量を摂取するが，ハムスター語で話す限りでは，完全にしらふである）．

12 著者の同僚の1人である獣医師は，ある深夜，エチレングリコールの緊急中毒のイヌが来たとき，地元のスーパーマーケットに駆け込み，ウォッカボトルを購入した．おかげで，そのイヌは生きのびた！

耐性と依存

アルコールの作用に対する耐性は，ヒトでも実験動物でも示されている．1〜3週間の持続的なエタノール摂取により，有効性は2〜3倍程度低下する．耐性の一部は，エタノールのより急速な排除によるものである．大部分は細胞耐性であり，有効性がおおまかに2倍低下する．また，このような細胞耐性は in vivo 同様，in vitro でも観察される（例えば，シナプトソームからの伝達物質放出に対するエタノールの阻害作用を測定することによって）．この耐性のメカニズムについて，確かなことはわかっていない．エタノール耐性は多くの麻酔薬耐性と関連しており，アルコール依存症者は麻酔にかかりにくい．

持続的なエタノール摂取は，中枢神経系神経細胞に多彩な変化をもたらし，細胞への急性作用とは反対となる傾向にある．$GABA_A$ 受容体密度は少し減少し，電位依存性カルシウムチャネルと NMDA 受容体は増える．

エタノール離脱に対して，よく知られた身体的な禁断症候群が起こる．この点は，他の依存を生じる薬物のほとんどと同様に，おそらく薬物常習が持続する短期的因子として重要であるが，長期においては他の因子（主に心理的因子）がより重要である．身体的な禁断症候群は通常，2，3日で静まるが，エタノールへの渇望と再燃の傾向は非常に長く続く．

ヒトの身体的な禁断症候群は，重症なものでは，約8時間後に始まる．第1段階での主な症状は振戦，悪心，発汗，発熱，そして時に幻覚である．これらは約24時間続く．続いて，てんかん発作（"流涎てんかん"）が起こる．2，3日過ぎると，"振戦せん妄"が始まり，患者は混乱し，動揺し，しばしば攻撃的になり，そしてより重い幻覚に苦しむこともある．この緊急事態の治療は，大量のチアミンとともに，クロルジアゼポキシド（第44章）のようなベンゾジアゼピンを大量投与し鎮静させることである．

アルコール依存の治療への薬理学的アプローチ

アルコールへの依存（"アルコール依存症"）はありふれたもので（全人口の4〜5%），喫煙同様に効率よく治療することは難しい．主な薬理学的アプローチは以下の通りである（Garbutt, 2009, 表49.3 参照）．

- "禁断療法（drying out）"中の急性離脱症候群の緩和には，ベンゾジアゼピン（benzodiazepine；第44章）と clomethiazole が効果的である．クロニジンとプロプラノロール（propranolol）も有効である．クロニジン（α_2 アドレナリン受容体アゴニスト）は，離脱時に起こる過剰な伝達物質の放出を阻害することにより作用するといわれている．一方，プロプラノロール（β アドレナリン受容体アンタゴニスト）は過度の交感神経活動の作用を抑制する．
- アルコール摂取に不快感を与えるには，ジスルフィラムを用いる．
- 非選択的オピオイドアンタゴニストであるナルトレキソンとナルメフェン（nalmefene）は，アルコール摂取を減らすために効果的である．このことは，アルコールの報酬効果において，エンドルフィン（第42章参照）が関与する可能性を示唆している．
- 渇望の抑制には，アカンプロサートが使われる．このタウリン（taurine）アナログは NMDA への弱いアンタゴニストであり，何らかの形でシナプス可塑性に干渉することで機能する．いくつかの臨床試験で，副作用もほとんどなく，禁酒達成の成功率の改善が示されている．
- 離脱症状と渇望の緩和には，脳にさまざまな作用がある抗てんかん薬トピラマート（第45章参照）が有望である．これは，抑制性神経伝達物質 GABA（第38章参照）に類似した構造をもつ短鎖脂肪酸である γ-ヒドロキシ酪酸（GHB）と同様の作用を示す．

引用および参考文献

全般

Bagley, E.E., Gerke, M.B., Vaughan, C.W., et al., 2005. GABA transporter currents activated by protein kinase A excite midbrain neurons during opioid withdrawal. Neuron 45, 433-445.

Bagley, E.E., Hacker, J., Chefer, V.I., et al., 2011. Drug-induced GABA transporter currents enhance GABA release to induce opioid withdrawal behaviors. Nat. Neurosci. 14, 1548-1554.（オピオイドの離脱反応を担う細胞内メカニズムを記述．）

Bailey, C.P., Connor, M., 2005. Opioids: cellular mechanisms of tolerance and physical dependence. Curr. Opin. Pharmacol. 5, 60-68.

Chao, J., Nestler, E.J., 2004. Molecular neurobiology of addiction.

Annu. Rev. Med. 55, 113-132.（依存研究における第一人者による有用な総説論文．）

Dalley, J.W., Fryer, T.D., Brichard, L., et al., 2007. Nucleus accumbens $D_{2/3}$ receptors predict trait impulsivity and cocaine reinforcement. Science 315, 1267-1270.（ドパミン受容体の役割と薬物自己投与における衝動性について，はじめて記載された文献．）

Heidbreder, C.A., Hagan, J.J., 2005. Novel pharmacological approaches for the treatment of drug addiction and craving. Curr. Opin. Pharmacol. 5, 107-118.（主にモノアミンの薬理学に基づいた依存治療のための多くの理論的戦術について記述．）

Hyman, S.E., Malenka, R.C., Nestler, E.J., 2006. Neural mechanisms of addiction: the role of reward-related learning and memory.

Annu. Rev. Neurosci. 29, 565-598.（依存性薬物がいかに記憶や学習過程を変化させるかについての詳細な総説.）

Koob, G.F., Le Moal, M., 2006. Neurobiology of Addiction. Academic Press, London.（神経科学者の視点からみた依存の数多くの特徴を網羅した詳細な本.）

Maldonado, R., Saiardi, A., Valverde, O., et al., 1997. Absence of opiate rewarding effects in mice lacking dopamine D_2 receptors. Nature 388, 586-589.（鎮静剤の報酬効果におけるドパミン受容体の役割を実証するためのトランスジェニック動物の使用.）

Measham, F., Moore, K., 2009. Repertoires of distinction. Exploring patterns of weekend polydrug use within local leisure scenes across the English night time economy. Criminol. Crim. Justice. 9, 437-464.

Newman, A.H., Blaylock, B.L., Nader, M.A., Bergman, J., Sibley, D.R., Skolnick, P., 2012. Medication discovery for addiction: translating the dopamine D_3 receptor hypothesis. Biochem. Pharmacol. 84, 882-890. （他の活性と D_3 拮抗作用をあわせもつ既知の医薬品，および D_3 選択的アンタゴニストを使用する可能性についての議論.）

Nutt, D., King, L.A., Phillips, L.D., 2010. Drug harms in the UK: a multicriteria decision analysis. Lancet 376, 558-565.

Robbins, T.W., Ersche, K.D., Everitt, B.J., 2008. Drug addiction and the memory systems of the brain. Ann. N. Y. Acad. Sci. 1141, 1-21. （さまざまな種類の記憶が薬物依存に重要な役割を果たすしくみに関する総説.）

Weiss, F., 2005. Neurobiology of craving, conditioned reward and relapse. Curr. Opin. Pharmacol. 5, 9-19.（主に動物モデルに焦点を当てた，依存の神経生物学についての最近の研究に関する総説.）

Williams, J.T., Christie, M.J., Manzoni, O., 2001. Cellular and synaptic adaptations mediating opioid dependence. Physiol. Rev. 81, 299-343.

Williams, J.T., Ingram, S.L., Henderson, G., et al., 2013. Regulation of μ-opioid receptors: desensitization, phosphorylation, internalization, and tolerance. Pharmacol. Rev. 65, 223-254.

ニコチン

De Biasi, M., Dani, J.A., 2011. Reward, addiction, withdrawal to nicotine. Annu. Rev. Neurosci. 34, 105-130.

Gunnell, D., Irvine, D., Wise, L., Davies, C., Martin, R.M., 2009. Varenicline and suicidal behaviour: a cohort study based on data from the General Practice Research Database. BMJ 339, b3805.

Hung, R.J., McKay, J.D., Gaborieau, V., et al., 2008. A susceptibility locus for lung cancer maps to nicotinic acetylcholine receptor subunit genes on 15q25. Nature 452, 633-637.（がんとニコチン性受容体の一塩基多型の遺伝的関連を示す原著論文.）

Le Foll, B., Goldberg, S.R., 2005. Control of the reinforcing effects of nicotine by associated environmental stimuli in animals and humans. Trends Pharmacol. Sci. 26, 287-293.

Leslie, F.M., Mojica, C.Y., Reynaga, D.D., 2013. Nicotinic receptors in addiction pathways. Mol. Pharmacol. 83, 753-758.

Wonnacott, S., Sidhpura, N., Balfour, D.J.K., 2005. Nicotine: from molecular mechanisms to behaviour. Curr. Opin. Pharmacol. 5, 53-59.（ニコチンの中枢神経系への急性作用，および長期間の作用についての有用な総説.）

エタノール

Garbutt, J.C., 2009. The state of pharmacotherapy for the treatment of alcohol dependence. J. Subst. Abuse Treat. 36 (Suppl.), S15-S21.（現在使われている薬物と，可能性のある新たな取り組みについての総説.）

Groenbaek, M., Deis, A., Sørensen, T.I., et al., 1994. Influence of sex, age, body mass index and smoking on alcohol intake and mortality. BMJ 308, 302-306.（適度な量の飲酒により冠動脈疾患死亡率が低下し，大量の飲酒により死亡率が上昇することを示す大規模なデンマークの研究.）

Harper, C., Matsumoto, I., 2005. Ethanol and brain damage. Curr. Opin. Pharmacol. 5, 73-78.（長期間のアルコール乱用が脳機能に与える悪影響を記述.）

Harris, R.A., Trudell, J.R., Mihic, S.J., 2008. Ethanol's molecular targets. Sci. Signal. 1, re7.（脳への影響に関与するアルコールの分子作用に関する短い総説.）

Lieber, C.S., 1995. Medical disorders of alcoholism. N. Engl. J. Med. 333, 1058-1065.（エタノール代謝に関連したエタノール誘発性肝障害に着目した総説.）

Melendez, R.I., Kalivas, P.W., 2004. Last call for adenosine transporters. Nat. Neurosci. 7, 795-796.（エタノールの中枢神経系への作用におけるアデノシンの役割を支持する研究についての解説.）

Spanagel, R., 2009. Alcoholism: a systems approach from molecular physiology to addictive behaviour. Physiol. Rev. 89, 649-705.（参考文献として非常に有用な包括的な総説論文.）

Tyndale, R.F., 2003. Genetics of alcohol and tobacco use in humans. Ann. Med. 35, 94-121.（アルコールとニコチンの習慣的な摂取に関与する多くの遺伝因子の詳細な総説.）

有用なウェブリソース

<www.ash.org.uk/>（ASH；action on smoking and health, 反喫煙団体.）

<www.drugscope.org.uk/>（DrugScope；薬物乱用のさまざまな側面について助言を提供する第三者機関.）

<www.nida.nih.gov/>（NIDA；National Institute on Drug Abuse, 国立薬物乱用研究所. 科学者や一般大衆に薬物乱用のさまざまな側面についての情報を提供する米政府組織.）

<www.drugabuse.gov/PODAT/PODATIndex.html>（NIDA から出版された薬物依存治療の指針「研究に基づいた指針 第 2 版」へのアクセスを提供する.）

<www.ias.org.uk>（アルコール研究の研究所［英］が，アルコール消費とアルコール消費の結果の全側面に関連した優れた範囲の概況報告書を提供するナレッジ・センターを提供する.）

第 5 部　感染症とがんに対する治療薬

50 微生物を標的とした化学療法の基本原理

概要

　化学療法とは，もともと侵入する微生物にのみ選択的に作用し，宿主に対する影響を最小限に抑えた薬物治療を指す言葉である．それはまた，腫瘍に対する薬物治療のことも指すため，少なくとも一般の人々の印象としては通常，"化学療法" という言葉は，脱毛，悪心，嘔吐といった副作用を起こす細胞毒性のある抗がん剤に結びつく．本章では，感染症治療としての化学療法を扱う．抗がん剤については，**第 56 章**を参照されたい．

　あらゆる生物は，感染症の危険に曝されている．ヒトも例外ではなく，ウイルス，細菌，原虫，真菌，寄生虫（これらは一括して病原体とよばれる）によって引き起こされる感染症に罹患しうる．化学療法の歴史は，梅毒治療のために選択的毒性のあるヒ素化合物であるサルバルサンを開発した，エールリッヒ（Ehrlich）らの仕事にまでさかのぼる[1]．過去 80 年間における抗感染症薬の実り多い歴史，とりわけペニシリン（penicillin）の出現とともに 1940 年代に始まった "抗生物質革命" は，医学の歴史における最も重要な治療上の進歩の 1 つである．

　選択的毒性の戦略の有効性は，感染生物と宿主に存在しうる生化学的な相違を利用できるかどうかにかかっている．この第 5 部にある章の大半は，感染症に対峙するために用いられる薬物を扱うが，導入部である本章では，これらの生化学的な相違点を扱い，薬物作用の分子標的について概説する．

背景

　化学療法（chemotherapy）という用語は 20 世紀初頭にエールリッヒ自らが考えたもので，合成化合物によって感染性病原体を駆除することを意味する．化学療法の定義は近年ではより広いものになっており，ある種の微生物が他の微生物を殺すため，あるいは成長を阻害するためにつくった物質（**抗生物質**[antibiotics]）も含まれている．

　不幸なことに，われわれが侵入する病原体を攻撃するための薬の開発に成功しても，並行して侵入者たちも薬の作用を打ち消すことに成功し，薬剤耐性が出現する結果となる．そして，今日ではこれらの侵入者，とりわけ何種類かの細菌が，この戦いにおいて優勢になりつつある．この問題は非常に重大なものであり，本章では薬剤耐性機構とそれが広がるしくみについて，かなりの紙面を割いて解説する．

化学療法の分子基盤

　化学療法薬は，病原性を有する生物に対して毒性を発揮しつつも，宿主に対しては無害であることを意図された化合物である．われわれの身体の中の空間（消化管など[2]）に，多くの微生物が病気を引き起こすことなく棲みついている（**共生生物**[commensal]とよばれる）ことを思い起こすことは重要である．しかし，これらは，身体にとって不利な状況下（すなわち，宿主が免疫不全状態にある場合や，生体バリアの破綻により体内の異なるところに病巣が形成された場合など）では，病原性をもちうる．

　すべての生物は無核の細胞からなる**原核生物**（prokaryote）（細菌など）と，核を有する細胞からなる**真核生物**（eukaryote）（原生動物，真菌，寄生虫など）に分けられる．それらとは別のグループにウイルスがいる．ウイルスは，増殖するために宿主細胞の代謝機構を利用する必要があるが，それゆえに，化学療法の面では特別な問題を抱えている．その他，タンパク質からなる謎に満ちた**プリオン**（prion；**第 40 章**）があるが，病原性を有するものの，旧来の分類区分にはあてはまらず，治療の試みにも抵抗する．

　実質的にあらゆる生物は，宿主であれ寄生体であれ同じ DNA による基本設計を有しており（RNA ウイルスは例外である），いくつかの生化学的過程は，すべてではないものの，ほとんどの生物種に共通である．ヒトには影響を与えず病原体にのみ作用する物質を探索するに

1　水銀を含有する化合物もかつて，梅毒の治療に使われていたことがある．「一夜の女神（金星）のために終生水銀（水星）と暮らす）」ということわざが，抗生物質の登場以前にあった．

2　ヒトの消化管には約 2 kg の細菌が生息しており，体内において重要な代謝機能を果たす，巨大な "気に留められない器官" となっている．

は，両者間における生化学上の質的，ないし量的な差異をみつけることが必要になる．

　細菌は，最も多い感染症の原因である．一般的な細菌細胞の基本構造と，それらの機能を図50.1に簡略化して図示した．細菌は，**細胞壁**(cell wall)で囲まれており，**マイコプラズマ**(*Mycoplasma*)を除くすべての細菌において，細胞壁には**ペプチドグリカン**(peptidoglycan)が含まれているのが特徴である．ペプチドグリカンは，原核生物に特有であり，真核細胞には該当するものが存在しない．細胞壁の内側には**細胞膜**(plasma membrane)があり，真核細胞の細胞膜と同様に，脂質二重層とタンパク質からなる．細胞膜は，さまざまな栄養物に対する専用の輸送機構をもった，選択的透過性を有する膜として機能する．しかしながら，細菌において細胞膜は**ステロール類**(sterols)(コレステロールなど)を含んでおらず，そのことにより，いくつかの化学物質に対する透過性が真核細胞とは異なる可能性がある．

　細胞膜には，**グラム陰性**(Gram-negative)菌で5気圧，**グラム陽性**(Gram-positive)菌で20気圧の内部浸透圧がかかっており，外側の細胞壁によって支えられている．細胞膜と細胞壁は，ともに**細菌の外殻**(bacterial envelope)を構成している．

　真核細胞と同様に，細胞膜の下には**細胞質**(cytoplasm)が存在する．しかし，細菌には核が存在しない．その代わりに遺伝物質は，すべての遺伝情報を含む単一の**染色体**(chromosome)として，核膜に囲われることなく細胞質中に存在する．真核細胞とのさらなる相違点は，細菌には**ミトコンドリア**(mitochondria)が存在しないことである．細菌のエネルギーは，その細胞膜上にある酵素群によって産生される．

　細菌のなかには，化学療法の観点から重要な構造として，細胞壁の外側に**外膜**(outer membrane)を有している種もある．これによって，細菌が**グラム染色**(Gram's stain)を取り込む(グラム陽性)か，あるいは取り込まない(グラム陰性；詳細については第51章を参照)かが決まる．グラム陰性菌では，この外膜によって，一部の抗菌薬の透過性が抑制される．

　抗菌薬の標的となりうる生化学反応を図50.1に示した．これらには，以下の3つの群がある．

- **反応群Ⅰ**：ブドウ糖や代わりの炭素源を利用してエネルギー(ATP)をつくるとともに，次群の反応の前駆体として用いる簡単な炭素化合物を合成する反応．
- **反応群Ⅱ**：反応群Ⅰで合成された前駆体から，細胞の生存と成長に必要なアミノ酸，ヌクレオチド，リン脂質，アミノ糖類，炭水化物，増殖因子をエネルギー依存的に合成する反応．
- **反応群Ⅲ**：小分子を重合してタンパク質，RNA，DNA，多糖類，ペプチドグリカンといった高分子をつくる反応．

　その他の可能性のある薬物標的として，例えば，細胞膜や真菌の**微小管**(microtubule)，寄生虫の筋肉組織などの病原体の**基本構造**(formed structure)がある．これらの標的に関しては，細菌に重点を置きつつも，原虫，寄生虫，真菌，ウイルスについても解説する．以下に述

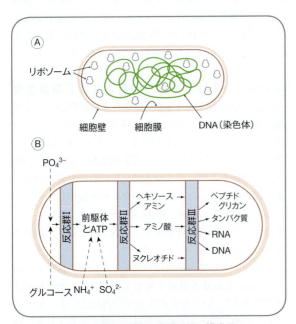

図50.1 典型的な細菌の構造と代謝過程の模式図．
[A]細菌の基本的な構造．[B]細菌における主要な高分子の合成過程．反応群Ⅰでは，反応群Ⅱの前駆体が合成される．反応群Ⅱでは生体の構成要素となる分子が合成され，それらは反応群Ⅲで重合し高分子となる．（Mandelstam J, McQuillen K, Dawes I [eds] 1982 Biochemistry of Bacterial growth. Blackwell Scientific, Oxfordより改変．）

抗菌化学療法の分子基盤

- 化学療法で使用される薬は，病原体に対して毒性を発揮し，かつ宿主に対しては無害でなければならない．そのような選択的毒性は，適切に利用可能な，宿主と病原体の生化学的差異を見出せるかどうかにかかっている．
- 主に以下の3つの生化学的反応群が，細菌の化学療法における潜在的標的である．
  - 反応群Ⅰ：ブドウ糖および他の炭素源を利用し，ATPと単純な炭素化合物を合成する反応
  - 反応群Ⅱ：エネルギーと反応群Ⅰで合成された化合物を用いて小分子(アミノ酸やヌクレオチドなど)を合成する反応
  - 反応群Ⅲ：小分子をタンパク質，核酸，ペプチドグリカンといった高分子へと重合する反応

化学療法の分子基盤　**743**

べる抗菌薬の分類は，絶対的なものではない．つまり，1つの薬が複数の反応や，1つのクラスの反応のうち，複数のサブグループの反応に影響を与えることがある．

潜在的な薬物標的としての生化学反応

反応群 I

反応群 I は，2つの理由で有力な標的にはならない．まず第1に，細菌とヒトはブドウ糖からエネルギーを取り出す方法が類似している（ともに**エムデン・マイヤーホフ解糖経路**［Embden–Meyerhof pathway］と**トリカルボン酸回路**［tricarboxylic acid cycle：TCA cycle］を用いる）からである．第2に，たとえブドウ糖の酸化を阻害しても，細菌は他の多くの物質（アミノ酸，乳酸など）を代わりのエネルギー源として利用できるからである．

反応群 II

反応群 II は，いくつかの反応経路が病原体にのみ存在し，ヒトの細胞には存在しないため，反応群 I より標的として適している．いくつかの例がある．

葉酸

葉酸の生合成経路は，細菌には見出されるがヒトには存在しない．葉酸は，細菌とヒトのどちらにおいても，DNA 合成に必要である（第25章と51章参照）．ヒトは，葉酸を合成できないため，食事から摂取し，特殊な取り込み機構を介して細胞内に集めなければならない．対照的に，ほとんどの種の細菌とマラリア原虫の無性世代は，これらの輸送機構をもっていない．そのため，これらの生物は，既存の葉酸を利用することができず，新規に（de novo）合成しなければならない．**サルファ剤**（sulfonamide，スルホンアミド）は，パラアミノ安息香酸（p-aminobenzoic acid：PABA）の構造的アナログであるスルファニルアミド基を有している．PABA は，細菌の葉酸合成に必須である（第51章，図51.1 参照）．サルファ剤は，PABA と競合することで，哺乳類細胞の機能を損なうことなく，細菌の成長を阻害する．

葉酸が，チミジル酸合成経路において**テトラヒドロ葉酸**（tetrahydrofolate）の形で補酵素として利用されることは，ヒトと細菌の酵素が化学物質に対して異なる感受性を示す反応経路のよい例として挙げられる（**表 50.1** および Volpato & Pelletier, 2009 を参照）．この経路は，微生物とヒトで基本的に同一であるが，重要な機能を果たす酵素の1つで，ジヒドロ葉酸をテトラヒドロ葉酸へと還元する**ジヒドロ葉酸還元酵素**（dihydrofolate reductase；第51章，図51.2 参照）が，阻害薬トリメトプリム（trimethoprim）に対して，細菌においてヒトより何倍も高い感受性を示す．マラリア原虫の一部においては，この酵素は，細菌の酵素と比べトリメトプリムに対する感受性がやや低いが，**ピリメタミン**

（pyrimethamine）と**プログアニル**（proguanil）に対する感受性がより高く，両者は抗マラリア薬として使用される（第54章）．表 50.1 に細菌，マラリア，原虫，およびヒトのジヒドロ葉酸還元酵素に対する各阻害薬の相対的な IC_{50} 値（50%阻害を生じる濃度）を示す．比較すると，ヒトの酵素は，葉酸アナログである**メトトレキサート**（methotrexate）の作用に対して非常に感受性が高く，同薬は，炎症性関節炎（第26章），重症の乾癬（第27章），がん（第56章）の治療に用いられる．

> 例えば，サルファ剤と葉酸アンタゴニストのように，同一の反応経路中の異なる点に作用する2種類の薬物を組み合わせることによって反応経路を連続的に阻害する方法は，それぞれの薬物を単独で使用するよりも効果が上がる可能性がある．この理由で，ピリメタミンとサルファ剤（**スルファドキシン**［sulfadoxine］）の併用が，**熱帯熱**（falciparum）マラリアの治療に用いられる．**コトリモキサゾール**（co-trimoxazole）（ST 合剤）は，サルファ剤とトリメトプリムの両方を含んだ抗菌製剤である．以前は広く使用されたが，トリメトプリム単剤でも同様の効果が得られ，サルファ剤特有の副作用を回避できることから，ST 合剤は細菌感染症の治療には，以前ほど一般的ではなくなった．現在 ST 合剤の使用は，主に**ニューモシスチス肺炎**（*Pneumocystis jirovecii*）の治療に限定されるが，大量投与が必要である（第54章）．

反応群 III

病原細胞は，自分たちに特有な高分子を外部から摂取できない．したがって反応群 III は，選択的毒性を発揮させるうえでとりわけ有効な標的であり，この点においては哺乳類細胞と寄生細胞との間に明確な相違がみられる．

ペプチドグリカンの合成

細菌の細胞壁には，真核生物には存在しない物質であるペプチドグリカンが含まれている．細胞壁は，細菌の全体を包み込む，伸展性のない巾着袋のようなものである．グラム陰性菌では，この袋は1層のペプチドグリカンからなるが，グラム陽性菌では40層にも及んでいる．おのおのの層は，N-アセチルグルコサミンと N-アセチルムラミン

表 50.1　ジヒドロ葉酸還元酵素阻害薬の特異性．

阻害薬	ジヒドロ葉酸還元酵素に対する IC_{50} 値（μmol/L）		
	ヒト	原虫	細菌
トリメトプリム	260	0.07	0.005
ピリメタミン	0.7	0.0005	2.5
メトトレキサート	0.001	～0.1[a]	不活性

[a] げっ歯類に寄生するマラリアである *Plasmodium berghei* に対する値．

酸のアミノ糖が交互につながったものが重なった骨格からなる（図50.2）．この後者（N-アセチルムラミン酸）には，互いに架橋され，重合網を形成する短いペプチド側鎖が伸びており，細菌の乾燥重量の10〜15％をも占めるとともに，細胞内の高い浸透圧にも耐えられるだけの強度を有している．架橋構造は，細菌の種類ごとに異なっている．ブドウ球菌では，5つのグリシン残基からなる．

> この非常に巨大な不溶性のペプチドグリカン層を細胞膜の外側に構築するために，細菌は，細胞質内の親水性の細胞壁部品を，いかにして疎水性の細胞膜をまたいで運搬するかといった難題に直面する．これは，細胞壁部品を細胞膜をまたいで"牽引する"，55個の炭素原子を含む非常に大型の脂質担体分子に結合することで成し遂げられる．図50.3に，ペプチドグリカン合成の過程を示す．最初に，ウリジン二リン酸（uridine diphosphate：UDP）と5ペプチド残基に結合したN-アセチルムラミン酸が，細胞膜上のC_{55}脂質担体分子に結合し，その後，ウリジン一リン酸を放出する．引き続いてUDP-N-アセチルグルコサミンとの反応が起こり，担体分子に二糖と5アミノ酸の複合体が結合したものが形成される．この複合体がペプチドグリカンの基本構造単位となる．黄色ブドウ球菌（Staphylococcus aureus）では，5つのグリシン残基がこの段階でペプチド鎖に結合される．次に，この細胞壁部品が細胞膜の外へと輸送され，部品の受け手である伸長中のペプチドグリカン末端に結合する．このとき，C_{55}脂質担体は二リン酸が結合したまま解離する．その後，二リン酸のうち1つが外れ，1つのリン酸が結合した状態で，脂質担体は次の輸送サイクルのために再利用される．ペプチドグリカン層内では，その後糖鎖に結合したペプチド側鎖間で架橋反応が起こるが，末端にあるアラニンが加水分解されることで，反応に必要なエネルギーが供給される．

このペプチドグリカンの合成は不安定な過程であり，抗生物質を用いていくつかの作用点で阻害することができる（図50.3，および第51章参照）．**サイクロセリン**（cycloserine）は，D-アラニンの構造アナログであり，競合阻害によって，N-アセチルムラミン酸上の最初の3アミノ酸の側鎖に2つの終末アラニンを結合させる過程を阻害する．**バンコマイシン**（vancomycin）は，担体分子からのペプチドグリカン構成単位の解離を阻害することで，ペプチドグリカンの成長末端への付加を妨害する．**バシトラシン**（bacitracin）は，脂質担体の脱リン酸化を阻害することによって，その再利用を抑制する．**ペニシリン，セファロスポリン**（cephalosporins），および他のβ-ラクタム系抗生物質は，トランスペプチダーゼ活性とカルボキシペプチダーゼ活性をもつ**ペニシリン結合タンパク質**（penicillin-binding protein）と共有結合を形成することで，最終段階のペプチド転移を阻害し，架橋の形成を阻害する．

タンパク質合成

タンパク質合成は，リボソーム上で起こる．真核細胞と原核細胞のリボソームは異なっており，これを利用して，いくつかの抗生物質は，選択的毒性を発揮する．細菌のリボソームは，50Sサブユニットと30Sサブユニットからできており（図50.4），一方，哺乳類のリボソームは，60Sサブユニットと40Sサブユニットからできている．ペプチド合成にかかわる他の要素には，タンパク質合成の鋳型となるメッセンジャーRNA（mRNA），個々のアミノ酸をリボソームへ運ぶトランスファーRNA（tRNA）がある．リボソームには，3ヵ所のtRNA結合部位があり，A部位，P部位，E部位とよばれている．

細菌のタンパク質合成過程を，図50.4に簡略化して示す．翻訳を開始するため，DNAの鋳型から転写されたmRNAがリボソームの30Sサブユニットに結合する．50Sサブユニットが30Sサブユニットに結合して70Sサブユニットを形成し[3]，mRNA上の連続したコドンがリボソーム上のA部位からP部位へと移るように，mRNAに沿って移動する．タンパク質合成に作用する抗生物質は，これらのいずれかの過程に影響を与える（図50.4，および第51章参照）．

核酸合成

遺伝子発現と細胞分裂には，核酸の合成も必要であり，多くの抗菌薬の重要な作用点となっている．核酸合成を阻害するには，以下の5つの異なる方法がある．

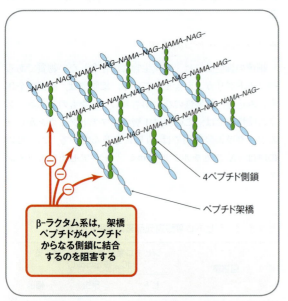

図50.2　細菌（黄色ブドウ球菌）に由来する1層のペプチドグリカンの模式図．β-ラクタム系抗生物質の作用点を示す．
黄色ブドウ球菌において，ペプチド鎖による架橋部分は，5つのグリシン残基で構成されている．グラム陽性菌のペプチドグリカンは，数層からなる．NAG：N-アセチルグルコサミン（N-acetylglucosamine），NAMA：N-アセチルムラミン酸（N-acetylmuramic acid）．（詳細は図50.3を参照．）

---

[3] 30S＋50S＝70Sとなることに疑問を抱かないだろうか？　いいえ，それは正しい．なぜなら，問題としているのは，**質量**ではなく，沈降**速度**の測定量であるスヴェドベリ単位（Svedberg unit）であるからである．

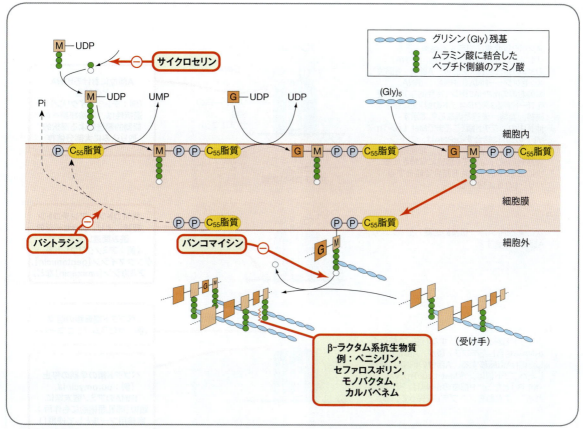

図 50.3 細菌（例えば黄色ブドウ球菌）におけるペプチドグリカンの生合成の模式図．種々の抗生物質の作用点を示す．
親水性の二糖 -5 ペプチド複合体は，大型脂質（C_{55} 脂質）にピロリン酸架橋（-P-P-）を介して結合した状態で，脂質膜を通過する．脂質膜の外側で，この複合体は，"受け手"である伸長途中のペプチドグリカン層の末端に，酵素反応によって結合する．反応過程の最後に起こるのはペプチド鎖転移であり，5 つのグリシン（Gly）残基からなるペプチド鎖が受け手側の M（*N*-アセチルムラミン酸）のペプチド側鎖に結合し，その際末端のアミノ酸（アラニン）が除かれる．大型脂質は，リン酸基（Pi）を 1 つ失うことで再生され，再び担体分子として機能する．G：*N*-アセチルグルコサミン，M：*N*-アセチルムラミン酸，UDP：ウリジン二リン酸，UMP：ウリジン一リン酸（uridine monophosphate）．

- ヌクレオチド合成の阻害による
- DNA 鋳型との塩基対形成能を変えることによる
- DNA ポリメラーゼ，もしくは RNA ポリメラーゼの阻害による
- 超らせん構造の DNA の捻りを戻し，転写可能にする DNA ジャイレースの阻害による
- DNA への直接作用による．抗がん剤の一部はこの方法で作用するが，抗菌薬ではこの作用はない

ヌクレオチド合成の阻害

ヌクレオチド合成の阻害は，ヌクレオチドの前駆体を生成する代謝過程へ作用することで行われる．そのような作用をもつ薬剤の例については，反応群Ⅱの項に記述した．

鋳型が塩基対をつくる特性の変化

DNA に挿入されるタイプの薬剤がこの性質をもつ．例として，アクリジン誘導体（proflavine と acriflavine）が挙げられ，局所に消毒薬として投与される．アクリジンは，隣り合った塩基対の距離を 2 倍にすることで，**フレームシフト変異**（frameshift mutation）を引き起こす．一方，プリンやピリミジンのアナログの一部は，**誤った塩基対形成**（base mispairing）を引き起こす．

DNA，もしくは RNA ポリメラーゼの阻害

真核細胞の RNA ポリメラーゼには結合せずに，原核細胞のそれと結合することで作用する，細菌 RNA ポリメラーゼの特異的阻害薬には，**rifamycin** と**リファンピシン**（rifampicin）が含まれる．これらは，とりわけ結核の治療に有用である（第 51 章参照）．**アシクロビル**（aciclovir）（グアニンのアナログ）は，ヘルペスウイルスが感染した細胞でリン酸化される．ウイルス特異的なキナーゼによるその最初のリン酸化により，アシクロビル三リン酸が形成され，ヘルペスウイルスの DNA ポリメラーゼに対する阻害作用をもたらす（第 52 章；図 50.5）．

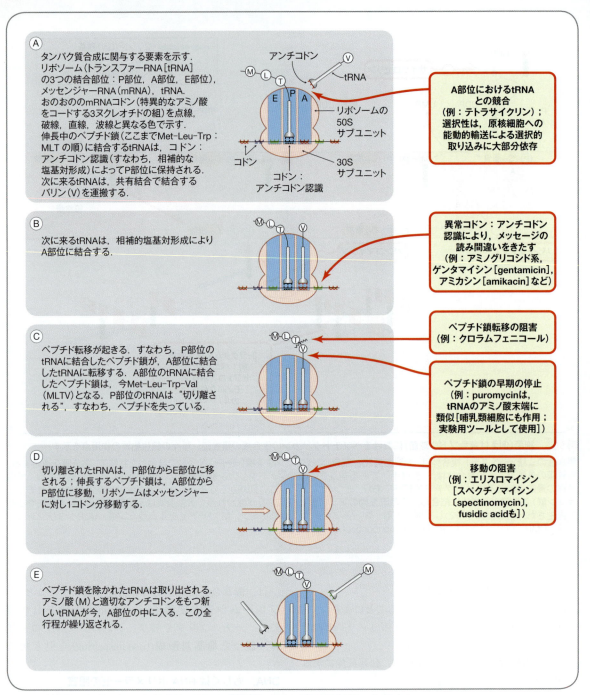

図50.4 細菌におけるタンパク質合成の模式図．同経路に対する抗生物質の作用点を示す．

RNAレトロウイルスは，ウイルスRNAから宿主細胞ゲノムにプロウイルスとして組み込まれるDNAを複製する．**逆転写酵素**(reverse transcriptase)（**ウイルスRNA依存性DNAポリメラーゼ**[viral RNA-dependent DNA polymerase]）をもつ．さまざまな薬物（**ジドブジン**[zidovudine]，**ジダノシン**[didanosine]）が細胞内酵素によりリン酸化されて三リン酸型になり，逆転写酵素がプロウイルスDNAを産生するために必須である，宿主細胞由来のヌクレオチド前駆体と競合する．

DNAジャイレースの阻害

図50.6にDNAジャイレースの作用を概略図で示す．フルオロキノロン類(fluoroquinolones)（**シノキサシン**[cinoxacin]，**シプロフロキサシン**[ciprofloxacin]，**ナリジクス酸**[nalidixic acid]，**ノルフロキサシン**[norfloxacin]）は，DNAジャイレースを阻害することで

化学療法の分子基盤 747

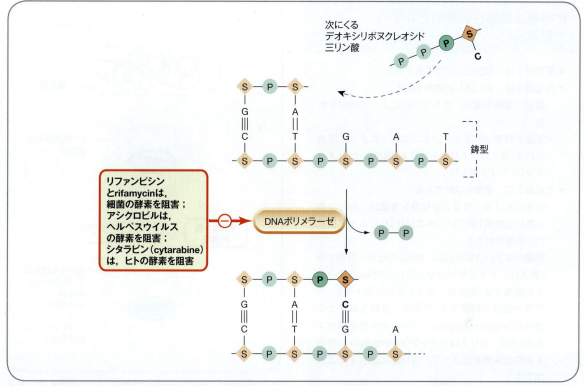

図50.5 DNA複製の模式図．DNAポリメラーゼに作用することでDNA複製を阻害する抗生物質を示す．
ヌクレオチドは，露出している鋳型鎖に塩基対を形成し，一度に1つずつ，DNAポリメラーゼの触媒作用によって共有結合で結合する．鋳型鎖の相補的塩基と対になる個々の物質は，糖と3つのリン酸に結合した塩基からなる．縮合反応は，2つのリン酸基が外れることで起きる．鋳型鎖に付け加えられる化合物は，濃色および太字で示す．A：アデニン，C：シトシン，G：グアニン，P：リン酸，S：単糖，T：チミン．

作用し，これらの化学療法薬は，グラム陰性菌（第51章）の感染症の治療に特に有用である．それらは，細菌由来の酵素に選択的である．

潜在的な薬物標的としての細胞構造

細胞膜

細菌の細胞膜は，タンパク質を内包した脂質二重層からできている点で哺乳類細胞の細胞膜に似ているが，ある種の細菌や真菌では，より容易に破壊することができる．

ポリミキシン類（polymixins）は，正電荷をもつペプチド性抗生物質であり，親水性部位と親油性部位をともにもち，細菌の細胞膜に選択的な作用を有する．これらは，界面活性剤として作用し，膜構造内のリン脂質部分を壊すことで細胞を殺す．

哺乳類細胞や細菌とは異なり，真菌の細胞膜には大量の**エルゴステロール**（ergosterol）が含まれる．このことにより，**ポリエン系抗生物質**（polyene antibiotics）（例えば，**ナイスタチン**［nystatin］，**アムホテリシン**［amphotericin］；第53章参照）の付着が容易になる．これらは，イオノフォアとして働き，細胞質から外に陽イオンを漏出させる．

イトラコナゾール（itraconazole）などのアゾール類は，エルゴステロールの合成を阻害し，膜結合型酵素の機能を抑制することで真菌を殺傷する．アゾール類はグラム陽性菌にも作用するが，この選択性は，感受性を示す種では細胞膜に大量の自由脂肪酸が存在することと関連がある（第53章）．

細胞内小器官
微小管とマイクロフィラメント

ベンズイミダゾール類（例えば**アルベンダゾール**［albendazole］）は，寄生虫のチュブリンに選択的に結合し，微小管の形成を阻害することで，駆虫薬としての作用を発揮する（第55章）．

食胞

赤血球型のマラリア原虫は，宿主のヘモグロビンを食餌する．それは，寄生虫の食胞にあるプロテアーゼで消化され，最終産物であるヘムは重合によって解毒される．**クロロキン**（chloroquine）が抗マラリア薬としての作用を発揮するのは，マラリア原虫のヘムポリメラーゼを阻害することによる（第54章）．

化学療法の潜在的標的としての生化学反応

- 反応群Ⅰは，標的としては不適である．
- 反応群Ⅱは，より適した標的である．
  - 細菌の葉酸合成は，サルファ剤によって阻害される．
  - 葉酸の利用は，葉酸アンタゴニストによって阻害される（例えば，**トリメトプリム**[細菌]，**ピリメタミン**[マラリア原虫]）．
- 反応群Ⅲは，重要な標的である．
  - 細菌におけるペプチドグリカン合成は，β-ラクタム系抗生物質（例えば，**ペニシリン**）によって選択的に阻害されうる．
  - 細菌のタンパク質合成は，tRNAの結合を阻害する（例えば，テトラサイクリン系），mRNAの読み違えを促進する（例えば，アミノグリコシド系），ペプチド転移を阻害する（例えば，**クロラムフェニコール**[chloramphenicol]），tRNAの転移を阻害する（例えば，**エリスロマイシン**[erythromycin]）作用をもつ抗生物質によって，選択的に阻害することができる．
  - 核酸合成は，DNA鋳型との塩基対形成に影響する（例えば，抗ウイルス薬**ビダラビン**[vidarabine]），DNAポリメラーゼを阻害する（例えば，抗ウイルス薬**アシクロビル**と**ホスカルネット**[foscarnet]），DNAジャイレースを阻害する（例えば，抗菌薬**シプロフロキサシン**）作用によって，阻害することができる．

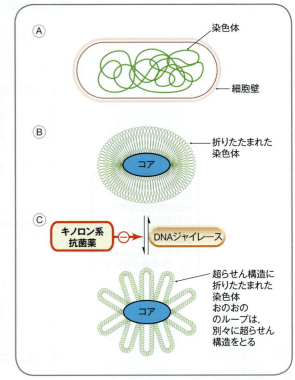

図50.6 DNAジャイレースの作用についての模式図．キノロン系抗菌薬の作用点を示す．

[A]細菌とそこに含まれる染色体の概略図（例えば大腸菌）．大腸菌の染色体の長さは1,300mmになるが，それが2μm×1μmの菌体に収納されていることは注目に値する（これは，50mの長さの綿糸をマッチ箱の中に折りたたむことと同等である）．[B]染色体はRNAからなるコアを取り囲むように折りたたまれており，[C]DNAジャイレース（Ⅱ型トポイソメラーゼ）の働きで超らせん構造をとる．キノロン系抗菌薬はこの酵素の働きを阻害する．（Smith JT 1985 In: Greenwood D, O'Grady F [eds] Scientific Basis of Antimicrobial Therapy. Cambridge University Press, Cambridge, p. 69より改変．）

筋線維

駆虫薬のなかには，蠕虫の筋細胞に選択的に作用するものがある（第55章）．ピペラジン（piperazine）は，線虫の筋肉に特異的なGABA作動性クロライドチャネルのアゴニストとして作用し，筋細胞の細胞膜を過分極し，線虫を麻痺させる．アベルメクチン（avermectin）は，おそらく同様のメカニズムを介して，蠕虫の筋肉のCl⁻の透過性を上昇させる．ピランテル（pyrantel）（現在はほとんど使われない）とlevamisoleは，線虫の筋肉上のニコチン性アセチルコリン受容体のアゴニストであり，筋収縮とそれに引き続く麻痺を引き起こす（第55章）．

抗菌薬に対する耐性

1940年代以来，細菌や他の感染症に対処する効果的で安全な薬物の開発は，医療に革新をもたらし，これらの疾患の疾病率と致死率は，劇的に減少した．不幸なこ

化学療法の標的となる細胞構造

- 細胞膜に作用する薬物
  - **アムホテリシン**，真菌細胞に対しイオノフォアとして作用する
  - アゾール類，真菌細胞膜のエルゴステロール合成を阻害する
- 微小管の機能を阻害する薬物
  - ベンズイミダゾール（駆虫薬）
- 筋線維に作用する薬物
  - アベルメクチン（駆虫薬），Cl⁻透過性を上昇させる
  - **ピランテル**（駆虫薬），線虫のニコチン性受容体を刺激し，最終的に筋肉麻痺を引き起こす

とに，効果的な抗菌薬の開発に並行して，薬物耐性を有する病原生物が出現するようになった．

しかし，細菌の"耐性源"（耐性を決定する遺伝子群のプールがそうよばれるものとして）は，実際には薬品としての抗生物質が出現するよりも前から存在している．それは，元来，自然界において遭遇する天然由来の殺菌化合物の作用を打ち消すべく進化してきたものであり，病院で使用される現代の抗生物質がもたらす障壁に対峙するために変化したものである（Cox & Wright, 2013）．多くの細菌種の短い1世代時間が，そのような進化適応をするのに十分な機会をもたらす．薬剤耐性の現象によって，多くの細菌感染症の治療に使用可能な薬物の選択肢に，深刻な制約がかかりつつある．化学療法薬に対する耐性は，原虫や多細胞の寄生虫（悪性腫瘍細胞にもみられる；**第56章**で解説）においても生じる可能性がある．しかし，ここでは細菌の薬物耐性機構に主に焦点を絞り，解説する．

抗生物質耐性には，**先天的**なものと**後天的**なものとがある．耐性が拡大する機構には，基本的に以下の3種類がある．

1. ヒト同士で耐性菌が感染することによる
2. 細菌間で耐性遺伝子がやり取りされることによる（通常，プラスミドを介する）
3. 細菌内の遺伝因子の間を，トランスポゾンを介して耐性遺伝子が移行することによる

薬剤耐性に関与するメカニズムを理解することは，現存する医薬品の分別のある臨床使用（"抗生物質の適正管理"）や，新しい抗菌薬の設計に重要である．細菌の薬剤耐性研究から得られた副産物の1つが，プラスミドを利用したDNAクローニング技術の開発であり，治療に用いる組換え型タンパク質を生産するための細菌の利用につながった（**第59章**参照）．

抗生物質耐性の遺伝的決定因子

◉ 染色体レベルの決定因子：変異

≫ 細菌群における特定の遺伝子の自然変異率は非常に低く，細胞分裂にあたり，1,000万個の細菌のうちわずか1細胞だけが，その遺伝子に変異を有する娘細胞を生み出す．しかし，感染の過程を通すと，これよりはるかに大量の細菌がいるため，薬物感受性があるものから薬物耐性へと変化させる変異が起こる確率は，かなり高くなる可能性がある．幸い，少数の変異体の存在は，通常，薬物耐性を引き起こすには十分ではない．というのは，耐性変異体は選択圧力に対して優位性をもつにもかかわらず，抗生物質によって細菌総量が大きく減少するので，通常，慢性的ではなく少なくとも急性の感染症であれば，宿主の本来の防御機構（**第6章**参照）が感染症を抑え込むことができるためである．しかし，元の感染が耐性菌によって引き起こされた場合，それほど幸運な経過をたどらないことがありうる．

◉ 遺伝子の増幅

≫ 遺伝子の**重複**（duplication）と**増幅**（amplification）は，ある種の

病原体における耐性獲得の重要なしくみである（Sandegren & Andersson, 2009）．この考えによれば，抗生物質の使用によって，抗生物質分解酵素や排出ポンプのような，あらかじめ存在する耐性遺伝子のコピー数の増加が誘導されうる．

◉ 染色体外の決定因子：プラスミド

≫ 染色体に加えて，多くの細菌種は，**プラスミド**（plasmid）とよばれる，細胞質に遊離した染色体外の遺伝因子を有する．これらは，染色体とは独立して複製可能な遺伝因子でもある．構造上，プラスミドは1つ，もしくは500個からそれ以上の遺伝子を有する環状DNAである．細菌には，数コピーしかプラスミドが存在しないが，しばしば多数のコピーが存在することがあり，1つの細菌に複数種のプラスミドが存在することもある．抗生物質の耐性遺伝子（**γ遺伝子**[γ gene]）を運ぶプラスミドは，**Rプラスミド**（R plasmid）とよばれる．臨床において遭遇する薬剤耐性の多くは，プラスミドにもたらされる．どのようにしてこれらの遺伝子が出現したかはわかっていない．

耐性の出現過程は，おそるべき速度で起こりうる．例えば，黄色ブドウ球菌は，薬剤耐性の芸当を巧みに行う名人である．プラスミドを介した機構によってペニシリンに対する完全耐性を獲得した後，ペニシリンの代替薬である**メチシリン**（meticillin）に対する耐性を，この生命体はたった1～2年の間に獲得することができた（de Lencastre et al., 2007）．

◉ 細菌内の遺伝因子間における耐性遺伝子の移動

トランスポゾン

≫ ある種のDNAの断片には，あるプラスミドから別のプラスミドへ，さらにはプラスミドから染色体へあるいはその逆方向へ，容易に転位（トランスポーズ）されるものがある．これらの**トランスポゾン**（transposon）とよばれるDNA断片が，通常の相同性遺伝子組換えとは異なるしくみで，受け手となるDNAに組み込まれることができるためである．プラスミドとは異なり，トランスポゾン単独では複製できないが，別のDNAに組み込まれる過程で複製されることがあり（**図50.7**），その結果，元のDNAと受け手側のDNAの両方に1コピーのトランスポゾンが生じる．トランスポゾンは，1つあるいは複数の耐性遺伝子をもつことがあり，プラスミド上を"ヒッチハイク"することで，別の種の細菌に移動できる．たとえ，プラスミドが新たな宿主において複製できなくても，トランスポゾンは新しい宿主の染色体，あるいはもともと存在するプラスミドに組み込まれることは可能である．おそらく，このしくみが，ある種の耐性遺伝子がさまざまなRプラスミド上や，異なる細菌種間に広く拡散した理由である．

遺伝子カセットとインテグロン

≫ プラスミドとトランスポゾンだけが，自然淘汰がもたらした，細菌学者や化学療法医を困惑させるメカニズムのすべてではない．実際のところは**多剤耐性**（multidrug resistance）であるが，耐性が別の可動性の遺伝因子である**遺伝子カセット**（gene cassette）によっても拡散しうる．遺伝子カセットは，短い認識配列に結合した耐性遺伝子からなる．いくつかの遺伝子カセットが**マルチカセットアレイ**（multicassette array）に一緒にパッケージされ，それらが**インテグロン**（integron）とよばれる，より大きな可動性のDNA単位に組み込まれる．インテグロン（トランスポゾン上に存在することがある）は，**インテグラーゼ**（integrase）（**リコンビナーゼ**[recombinase]）という酵素の遺伝子を含んでおり，インテグラーゼは，インテグロン上の特定の場所に遺伝子カセットを組み込む．このトランスポゾン／インテ

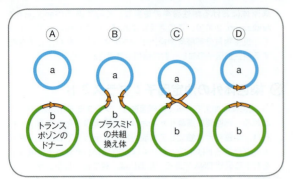

図 50.7 （抗生物質に対する耐性遺伝子をコードする可能性のある）トランスポゾンの移動と複製の例．

[A] a, b の 2 つのプラスミドを示す．プラスミド b がトランスポゾン（茶色）を含む．[B] トランスポゾンにコードされた酵素が，トランスポゾンを有するドナープラスミドと受け手となるプラスミドの両方を切断し，共組換え体を形成する．この過程でトランスポゾンが複製される．[C] トランスポゾンにコードされた酵素によって，合体していたプラスミドが切り離される．[D] 結果的に，双方のプラスミドにトランスポゾンが含まれることになる．

グロン／多剤耐性の遺伝子カセットからなる系によって，非常に迅速で効率のよい多剤耐性の細菌内，あるいは細菌間での移行が可能となる．

耐性遺伝子の細菌間の移動

▽ 薬剤耐性遺伝子の同種，そして実際には異種の細菌間での移動は，抗生物質耐性の拡散において根本的な重要性をもつ．この過程における最も重要な機構は，細菌の**接合**（conjugation）である．もう 1 つの遺伝子受け渡しの機構である**形質導入**（transduction）は，薬剤耐性の拡散においては，それほど重要ではない．

接合

▽ **接合**とは，細菌同士が接触して染色体，あるいは染色体外の DNA が一方の細菌から他方へと受け渡される過程であり，耐性が拡散する主要なメカニズムである．接合を可能とするしくみは，**接合性プラスミド**（conjugative plasmid）にコードされている．これらのプラスミドには，移入にかかわる遺伝子が含まれている．例えば大腸菌の場合，宿主細胞の**性線毛**（sex pili）とよばれるタンパク質性の管状突起の産生のための遺伝子をコードし，それによって 2 つの細菌が連結する．接合性プラスミドは，その後，片方の細菌からもう一方の細菌（通常は同種）へと受け渡される．多くのグラム陰性菌に加え，グラム陽性菌の一部が接合能をもつ．宿主を複数種容易に変える，種を越えて受け渡される**乱交性のプラスミド**（promiscuous plasmid）も存在する．多くの R プラスミドは，接合性である．接合性でないプラスミドであっても，それが渡し手となる細菌内で接合性プラスミドと共存すれば，その細菌から受け手の細菌へ，接合性プラスミドとともにヒッチハイクすることができる．接合による薬剤耐性の受け渡しは，腸管内のように細菌密度が高い場合において重要となる．

形質導入

▽ **形質導入**とは，プラスミド DNA が細菌に感染するウイルス（すなわち**ファージ**［phage］）に格納され，それが同種の別の細菌に移行する現象である．これは，遺伝物質の移送手段としてやや非効率的であるが，ブドウ球菌やレンサ球菌間における耐性遺伝子の伝達において，臨床的に重要である．

形質転換

▽ 少数の細菌種は，自然条件下において環境中の DNA を取り込み，それを通常の相同組換えによってゲノムに組み込むことにより**形質転換**（transformation）を起こす．しかしながら，このしくみは，臨床上はおそらく重要ではない．

抗生物質に対する耐性

- 細菌集団における薬剤耐性は，細菌を介してヒトからヒトへ，プラスミドを介して細菌から細菌へ，トランスポゾンを介してプラスミドからプラスミド（あるいは染色体）へ拡大することができる．
- 耐性遺伝子のマルチカセットアレイが細菌間で伝達されることがあり，多剤耐性菌の拡散につながる．
- プラスミドは，独立して複製する染色体外の遺伝因子であり，抗生物質に対する耐性をコードする遺伝子（γ 遺伝子）を運搬することができる．
- ある細菌から別の細菌へ γ 遺伝子を受け渡す主な方法は，接合性プラスミドを介するものである．細菌は，別の細菌との間に連結チューブを形成し，それを通ってプラスミドが移動する．
- より一般的ではない受け渡しの方法として，形質導入がある．それは，細菌ウイルス（ファージ）による，γ 遺伝子を含むプラスミドの，別の細菌への受け渡しである．
- トランスポゾンは，プラスミドからプラスミドへ，あるいはプラスミドから染色体へ，あるいはその逆方向へ転位することができる DNA の断片である．γ 遺伝子を抱えたトランスポゾンを含むプラスミドは，そのプラスミドを別のプラスミドへ挿入させる酵素をコードすることがある．分離の過程を経ることで，トランスポゾンが複製され，両方のプラスミドが γ 遺伝子をもつようになる．

抗生物質耐性の生化学的機序

薬を不活化する酵素の産生

β-ラクタム系抗生物質の不活化

薬の不活化による耐性の最も重要な例は，β-ラクタム系抗生物質（β-lactam antibiotics）の耐性である．関連する酵素は，**β-ラクタマーゼ**（β-lactamase）であり，ペニシリンと**セファロスポリン**（第 51 章参照）の β-ラクタム環を切断する．β-ラクタマーゼの一部は，ペニシリンとセファロスポリンに対して異なる有効性を示すため，この 2 クラスの抗生物質に対する交差耐性は，完全には重ならない．

ブドウ球菌は，β-ラクタマーゼを産生する主要な細菌であり，この酵素をコードしている遺伝子は，形質導入によって受け渡されるプラスミド上に存在する．ブドウ球菌において，この酵素は誘導酵素であり（つまり，薬物が存在しない状態では発現しない），阻害効果をもたない程度の微量の抗生物質が存在すると，抑制が解除され，発現量が50〜80倍に増加する．この酵素は，細菌の外殻を通過し，細菌周囲の培地中の抗生物質分子を不活化する．β-ラクタマーゼを分泌する耐性ブドウ球菌がもたらした臨床上の問題は，半合成ペニシリン（メチシリンなど），新しいβ-ラクタム系抗生物質（モノバクタム類[monobactams]とカルバペネム類[carbapenems]），セファロスポリン類（セファマンドール[cefamandole]など）といった不活化されにくい抗生物質の開発によって解決が試みられた．**メチシリン耐性黄色ブドウ球菌**（meticillin-resistant *Staphylococcus aureus*：MRSA）による感染症によって増大しつつある問題については，後述する．

グラム陰性細菌もβ-ラクタマーゼを産生することができるが，これは，広域スペクトルをもつ半合成β-ラクタム系抗生物質に対する耐性獲得の重要な要因である．これらの細菌では，β-ラクタマーゼは染色体，あるいはプラスミド上にコードされる．染色体上にコードされる場合，同酵素は誘導性であることが多いが，プラスミド上の場合は，恒常的に産生される．β-ラクタマーゼが産生される場合，周囲の培地中の薬を分解するのではなく，代わりに細胞壁上に結合したまま，膜に結合した標的に薬が到達するのを阻害する．これらのβ-ラクタマーゼの多くは，トランスポゾンにコードされており，その一部は，他の数種の抗生物質に対する耐性因子も保有する．

クロラムフェニコールの不活化

クロラムフェニコールは，グラム陽性，陰性を問わず耐性株により産生される酵素である**クロラムフェニコールアセチルトランスフェラーゼ**（chloramphenicol acetyltransferase）によって不活化される．耐性遺伝子は，プラスミド上に存在する．グラム陰性菌においては，同酵素は恒常的に産生され，酵素を誘導的に発現するグラム陽性菌に比べ，5倍高い耐性を生じる．

アミノグリコシド系抗生物質の不活化

アミノグリコシド系（aminoglycosides）は，リン酸化，アデニル化，あるいはアセチル化によって不活化される．その不活化酵素は，グラム陰性菌，陽性菌のいずれもが産生する．耐性遺伝子は，プラスミド上に存在するが，トランスポゾン上に存在するものもある．

他にも類似の例が，Wright（2005）と Giedraitiene et al.（2011）に多数紹介されている．

薬剤感受性部位もしくは薬剤結合部位の変化

リボソームの30Sサブユニット上のアミノグリコシド結合部位は，染色体上の変異によって変化しうる．

50Sサブユニット上の結合部位タンパク質のプラスミドを介した変化も，**エリスロマイシン**に対する耐性の原因となり，DNAジャイレースAの点変異によるフルオロキノロンの結合低下も報告されている．染色体変異が引き起こすDNA依存性RNAポリメラーゼの変化は，**リファンピシン**耐性の原因であると報告されている．

β-ラクタマーゼに感受性のあるβ-ラクタム系抗生物質に対する耐性獲得に加えて，黄色ブドウ球菌のいくつかの株は，β-ラクタマーゼによっては不活化されにくい抗生物質（例えばメチシリン）にも耐性を獲得している．原因は，染色体上の変異により，別のβ-ラクタム結合タンパク質を発現するためである．これと同様の機序による他の例については，Lambert（2005）を参照されたい．

細菌内の薬物蓄積の減少

薬物蓄積減少の重要な例としては，グラム陽性菌，陰性菌両方に生じる，プラスミドを介する**テトラサイクリン**（tetracycline）類に対する耐性獲得がある．この場合，プラスミド上の耐性遺伝子は，細菌の細胞膜上の誘導性タンパク質をコードしており，それがテトラサイクリン類をエネルギー依存性に排出することで耐性を獲得する．この型の薬剤耐性は一般的であり，ヒトや家畜の治療におけるテトラサイクリン類の治療的価値を大きく損ねることとなった．黄色ブドウ球菌がもつエリスロマイシンや他のマクロライド系，およびフルオロキノロン類に対する耐性も，エネルギー依存性の薬の排出によって生じる．そのようなポンプの阻害薬は，抗生物質の有用な併用薬になりうる（Van Bambeke et al., 2006）．

最近，プラスミドに依存する**ポリン**（porin）の合成阻害が，外膜上のこれらの水チャネルを介し細菌内に移行する，親水性の抗生物質を阻害しうることの証拠も報告されている．グラム陰性菌の外膜の多糖類に影響する染色体変異の結果，膜透過性が変化し，**アンピシリン**（ampicillin）に対する耐性の増大が生じることもある．細菌の外殻因子に影響を与える変異は，アミノグリコシド類，β-ラクタム類，クロラムフェニコール，ペプチド性抗生物質，およびテトラサイクリンの蓄積に影響を与えると報告されている．

酵素反応経路の変化

トリメトプリムに対する耐性は，トリメトプリムに対して弱い，あるいはまったく親和性のないジヒドロ葉酸還元酵素（dihydrofolate reductase）がプラスミド上の配列から合成される結果，生じる．それは，形質導入，あるいはトランスポゾンを介して伝播する．

多くの細菌におけるサルファ剤耐性は，プラスミドを介するものであり，PABAに対する親和性はそのままであるが，サルファ剤に対する親和性が低いタイプの**ジヒ**

ドロプテロイン酸合成酵素（dihydropteroate synthetase）が産生されることによって生じる．重篤な感染症を引き起こす細菌は，サルファ剤とトリメトプリムの両方に対する耐性遺伝子を有するプラスミドをもつことがわかっている．

> ### 抗生物質耐性の生化学的機序
>
> 主要なメカニズムは，以下の通りである．
> - **薬物を不活化する酵素の産生**：例えば，ペニシリンを不活化するβ-ラクタマーゼ；**クロラムフェニコール**を不活化するアセチルトランスフェラーゼ；アミノグリコシド系を不活化するキナーゼや他の酵素など．
> - **薬物結合部位の変化**：アミノグリコシド系，**エリスロマイシン**，ペニシリンに生じる．
> - **細菌による薬の取り込み低下**：例えば，テトラサイクリン．
> - **酵素の反応経路の変化**：例えば，ジヒドロ葉酸還元酵素が**トリメトプリム**非感受性になる．

細菌における薬剤耐性の現状

薬剤耐性のうち最も害の大きいものは，ブドウ球菌にみられる．ブドウ球菌は，院内感染の最も頻度が高い原因の1つであり，多くの株が，現在使用できるほとんどすべての抗生物質に対して耐性を有する(de Lencastre et al., 2007)．β-ラクタマーゼの産生によるβ-ラクタム系抗生物質耐性や，メチシリン耐性をもたらす他のβ-ラクタム結合タンパク質の産生に加え，黄色ブドウ球菌は，以下に挙げるように，他の抗生物質に対する耐性をも示す．

- **ストレプトマイシン**(streptomycin)（染色体変異による結合部位の変化）
- アミノグリコシド系全般（結合部位の変化，およびプラスミドの作用で発現する不活化酵素による）
- クロラムフェニコールとマクロライドに対する耐性（プラスミドの作用で発現する酵素による）
- トリメトプリム（トランスポゾン上にコードされた薬剤耐性のジヒドロ葉酸還元酵素による）
- サルファ剤（染色体の変化によるPABAの産生量増加による）
- リファンピシン（染色体，およびプラスミドの作用を介する薬の排出の増加による）
- fusidic acid（染色体の変化による標的部位に対する親和性の低下，あるいはプラスミドにコードされる薬剤透過性の低下による）
- キノロン類，例えば**シプロフロキサシン**および**ノルフロキサシン**（染色体の変化による取り込みの減少による）

MRSAによる感染症は，特に病院内で主要な問題となっている．病院では，高齢患者や重篤な患者，火傷や外傷をもつ患者の間に急速に広がる．最近に至るまで，グリコペプチド系のバンコマイシンがMRSAに対抗する最後の手段であったが，残念なことに，バンコマイシンに対して低い感受性を示すMRSA株が，1997年に米国と日本の院内患者より単離され，さらに最近，市中からも単離された．MRSAによる感染症は，世界的に広まりつつある．

バンコマイシン耐性が自然発生的に出現したという事実は，院内で感染したMRSA感染症に留まらない，大きな臨床上の意味をもつ．それまで，抗生物質耐性菌は，重症の入院患者に対してのみ危険であると考えられてきた．それは，多剤に対する耐性遺伝子群を保有することによって，多剤耐性菌には遺伝的負荷がかかり，そのため病原性が低下するであろうと考えられたためである．しかしながら現在，おそるべきことに，メチシリン感受性とメチシリン耐性のブドウ球菌によって引き起こされる疾患の重症度と頻度は，同じくらいであるという証拠がある．

> 過去数年間で，腸球菌(*enterococci*)は多種の化学療法薬に対する耐性を急速に獲得し，2番目に頻度の高い院内感染の病原体となった．非病原性の腸球菌は，腸内に広く存在し，多くの抗菌薬に対して固有の薬剤耐性を備え，耐性遺伝子を有しているプラスミドやトランスポゾンを取り込むことで，容易に他の薬剤に対しても耐性を獲得することができる．そのような耐性は，侵襲性の病原性腸球菌に容易に伝搬される．
>
> すでに多剤耐性であった腸球菌が近年，バンコマイシンに対する耐性を獲得した(Arias & Murray, 2012を参照)．この耐性は明らかに，ペプチドグリカン合成の最初のステップにおけるN-アセチルグルコサミン-N-アセチルムラミン酸(G-M)に付加されるペプチド鎖に含まれているD-アラニン-D-アラニンがD-アラニン-D-乳酸に置換されることで，獲得されたものである(図50.3および**第51章**参照)．特に懸念されているのは，腸球菌とブドウ球菌が同一患者内に共存しうることから，腸球菌からブドウ球菌にバンコマイシン耐性が受け渡される可能性である．
>
> その他の多くの病原体が，広く使用される薬に対する耐性を獲得しつつあるか，あるいはすでに獲得している．このリストに含まれる細菌としては，**緑膿菌**(*Pseudomonas aeruginosa*)，**化膿性連鎖球菌**(*Streptococcus pyogenes*)，**肺炎連鎖球菌**(*S. pneumoniae*)，**髄膜炎菌**(*Neisseria meningitidis*)，**淋菌**(*N. gonorrhoeae*)，**インフルエンザ菌**(*Haemophilus influenzae*)，**軟性下疳菌**(*H. ducreyi*)があり，さらに**抗酸菌**(*Mycobacterium*)，**カンピロバクター**(*Campylobacter*)，および**バクテロイデス**(*Bacteroides*)も含まれる．**結核菌**(*Mycobacterium tuberculosis*)のいくつかの株は，臨床上使用されるすべての抗生物質から逃れることが可能であり，かつて容易に治療可能であった結核は，現在，再び主要な致死感染症となった．幸い，薬剤耐性グラム陽性菌の治療に使用されるいくつかのグリコペプチド系や他の抗生物質（例えば，**テイコプラニン**[teicoplanin]，**ダプトマイシン**[daptomycin]，**リネゾリド**[linezolid]；**第51章**参照)は，効力の大部分を維持している．し

かし，現在はこれらが効果をもつものの，もしも誤った方法で使用されれば，耐性が出現する危険性がある．

処方する者，あるいは服用する者は，薬剤耐性を助長する問題に，責任を負うこともしなければならない．ヒトや家畜類に対する見境のない抗生物質の使用や動物の飼料に混ぜることは，疑いなく薬剤耐性株の拡大を増長してきた．いくつかの政府機関や管理機構（例えばEU）によって，そのような過剰投与を抑制する政治的，および社会的な手段が講じられ，少なくとも部分的には成功している．

しかし，抗生物質の薬効低下に関する問題は，細菌による適応だけが関係するわけではない．歴史的に，抗生物質は製薬産業における大黒柱の1つであり，1970年頃には，感染症は効果的に制圧されたと考えられていた[4]．その後開発された抗菌薬のほとんどが，β-ラクタム系のような比較的少数のよく知られた分子構造に，構造変化を加えることでつくられたものであったため，それらに対する耐性が速やかに出現した．多くの製薬企業は，病原体の適応能力に後れをとらないために，新たな機序で作用する化合物が絶えず必要であったにもかかわらず，抗生物質領域への投資を縮小した．薬剤耐性菌による感染症は，現在，世界保健機関によって深刻な世界的脅威と見なされており，いくぶん軽視された領域となった研究に対する，大きな奨励金が必要である．

---

[4] 1967年，米国軍医総監によって，感染症はほぼ制圧され，研究者は慢性疾患に彼らの目を向けるべきだという（実効性をもつ）声明が発表された．

多剤耐性

多くの病原性細菌が，一般的に使用される抗生物質に対する耐性を獲得した．例として，以下のものがある．
- ブドウ球菌と腸球菌のいくつかの株は，現在使用されるほとんどすべての抗生物質に対して耐性である．耐性は，トランスポゾンおよび／またはプラスミドを介して獲得される．これらの菌は，重篤できわめて治療困難な院内感染症の原因になる．
- 結核菌の一部の株は，ほとんどの抗結核剤に対して耐性となった．

引用および参考文献

Amyes, S.G.B., 2001. Magic Bullets, Lost Horizons: The Rise and Fall of Antibiotics. Taylor & Francis, London.（細菌の薬剤耐性，および遺伝学に広範な経験をもつ細菌学者による啓蒙の書．抗生物質耐性の問題が5年以内に解決されなければ，「われわれは制御不能な感染症という地獄にますます転げ落ちてゆく」と著者は意見を述べている．）

Arias, C.A., Murray, B.E., 2012. The rise of the *Enterococcus*: beyond vancomycin resistance. Nat. Rev. Microbiol. 10, 266-278.（腸球菌や他種におけるバンコマイシン耐性の多くの面を扱った包括的な総説．一押し．）

Barrett, C.T., Barrett, J.F., 2003. Antibacterials: are the new entries enough to deal with the emerging resistance problem? Curr. Opin. Biotechnol. 14, 621-626.（新薬候補についていくつかの有力な例と総括を掲載した，良質かつ全般的な総説．）

Bax, R., Mullan, N., Verhoef, J., 2000. The millennium bugs – the need for and development of new antibacterials. Int. J. Antimicrob. Agents 16, 51-59.（耐性の問題と新規の抗生物質候補についての優れた総説．）

Cox, G., Wright, G.D., 2013. Intrinsic antibiotic resistance: mechanisms, origins, challenges and solutions. Int. J. Med. Microbiol. 303, 287-292.（薬剤耐性の一般機構について，細菌に自然に発生する防御機構とする考え方に基づきレビューする．お薦め．）

de Lencastre, H., Oliveira, D., Tomasz, A., 2007. Antibiotic resistant *Staphylococcus aureus*: a paradigm of adaptive power. Curr. Opin. Microbiol. 10, 428-435.（やや専門的だが，一読の価値あり．われわれの抗生物質兵器庫にあるほとんどすべての薬の攻撃から生き延びる，この生命体の驚くべき能力について詳細に解説している．）

Giedraitiene, A., Vitkauskiene, A., Naginiene, R., Pavilonis, A., 2011. Antibiotic resistance mechanisms of clinically important bacteria. Medicina 47, 137-146.（薬剤耐性機序に関する良質な総説．）

Hawkey, P.M., 1998. The origins and molecular basis of antibiotic resistance. Br. Med. J. 7159, 657-659.（薬剤耐性についての簡潔な総評．図が簡潔かつ役に立つ．雑誌の同じ巻に掲載された耐性に関する12報の論文の1つ．）

Knodler, L.A., Celli, J., Finlay, B.B., 2001. Pathogenic trickery: deception of host cell processes. Mol. Cell. Biol. 2, 578-588.（宿主細胞の受容体やシグナル伝達経路に対するリガンドを模倣するなど，細菌が宿主細胞の正常な活動を破壊，もしくは遮断する手段について解説している．）

Lambert, P.A., 2005. Bacterial resistance to antibiotics: modified target sites. Adv. Drug Deliv. Rev. 57, 1471-1485.（このトピックの重要な課題を扱った優れた総説．多くの例が，多くの異なる細菌種の研究から引用されている．）

Levy, S.B., 1998. The challenge of antibiotic resistance. Sci. Am. March, 32-39.（薬剤耐性についての専門家による簡潔で明瞭な総説．図が優れている．）

Michel, M., Gutman, L., 1997. Methicillin-resistant *Staphylococcus aureus* and vancomycin-resistant enterococci: therapeutic realities and possibilities. Lancet 349, 1901-1906.（耐性病原体による感染症への医療対処法の案を提示する良質な総説であり，有用な図を含む．）

Noble, W.C., Virani, Z., Cree, R.G., 1992. Co-transfer of vancomycin and other resistance genes from *Enterococcus faecalis* NCTC 12201 to *Staphylococcus aureus*. FEMS Microbiol. Lett. 72, 195-198.

Recchia, G.D., Hall, R.M., 1995. Gene cassettes: a new class of mobile element. Microbiology 141, 3015-3027.（この尋常でない機構の詳細な総評．）

Sandegren, L., Andersson, D.I., 2009. Bacterial gene amplification: implications for the evolution of antibiotic resistance. Nat. Rev. Microbiol. 7, 578–588.

Shlaes, D.M., 2003. The abandonment of antibacterials: why and wherefore? Curr. Opin. Pharmacol. 3, 470–473.（耐性問題が生じる理由と，新しい抗菌薬が市場に登場する前に克服すべき規制上やその他の障壁を解説する良質な総説．論調は，将来の不安を強くかき立てる．）

St Georgiev, V., 2000. Membrane transporters and antifungal drug resistance. Curr. Drug Targets 1, 184–261.（分子標的薬開発の観点から，病原性真菌における多剤耐性の多様な側面について論じている．）

Van Bambeke, F., Pages, J.M., Lee, V.J., 2006. Inhibitors of bacterial efflux pumps as adjuvants in antibiotic treatments and diagnostic tools for detection of resistance by efflux. Recent. Pat. Antiinfect. Drug Discov. 1, 157–175.

van Belkum, A., 2000. Molecular epidemiology of methicillin-resistant *Staphylococcus aureus* strains: state of affairs and tomorrow's possibilities. Microb. Drug Resist. 6, 173–187.

Volpato, J.P., Pelletier, J.N., 2009. Mutational 'hot-spots' in mammalian, bacterial and protozoal dihydrofolate reductases associated with antifolate resistance: sequence and structural comparison. Drug Resist. Updat. 12, 28–41.

Walsh, C., 2000. Molecular mechanisms that confer antibacterial drug resistance. Nature 406, 775–781.（抗生物質の作用機序と細菌の耐性獲得の手段について概説する優れた総説．図が非常に良質．）

Woodford, N., 2005. Biological counterstrike: antibiotic resistance mechanisms of Gram-positive cocci. Clin. Microbiol. Infect. 3, 2–21.（抗生物質に対する耐性を21世紀における主要な公衆衛生上の問題と位置づけ，耐性株に対する薬物治療について解説した有用な文献．）

Wright, G.D., 2005. Bacterial resistance to antibiotics: enzymatic degradation and modification. Adv. Drug Deliv. Rev. 57, 1451–1470.（この包括的総説は，抗生物質を破壊するために細菌において進化した多くの反応経路を詳述する．やや難しいが，魅力ある書．）

Zasloff, M., 2002. Antimicrobial peptides of multicellular organisms. Nature 415, 389–395.（動物，植物のどちらもが，多種の病原性微生物に対処するために産生するようになった，広域スペクトルをもつ効力の高い抗菌性ペプチドに関する示唆に富む論文．これらを利用することが，抗生物質耐性問題に対する1つの答えかもしれないと示唆されている．）

第 5 部　感染症とがんに対する治療薬

51 抗菌薬

概要

本章では，前章で紹介した概念を引き続き展開していく．細菌学の詳細な解説はこの本の範囲を超えているが，臨床的に重要ないくつかの病原体（表51.1 参照）の説明はある程度記載している．主要な抗菌薬[1]は，その作用機序，関連する薬物動態学的特性および副作用とともに記載した（表51.2 参照）．最後に，この重要な分野における研究の新しい方向性について概説する．

はじめに

1928 年，ロンドンのセントメアリー病院で働くアレクサンダー・フレミング（Alexander Fleming）は，ブドウ球菌が栽培されている培養プレートがペニシリウム（*Penicillium*）属のカビで汚染されていることに気づいた．そして，カビ近傍の細菌の増殖が抑制されているということを見出した．彼はその後，純粋培養でカビを単離し，そのカビがペニシリン（penicillin）と名づけた抗菌物質を産生していることを実証した．その後，ペニシリンはバルクで調製し，抽出され，1940 年にオックスフォードで，フローリー（Florey），チェイン（Chain）らによってペニシリンの抗菌作用が分析された．彼らは，ペニシリンには宿主に対する毒性はないが，感染マウスの病原体を死滅させることを示した．これが"抗生物質時代"の幕開けである．70 年後，抗生物質の種類は 10 倍に増え，今日では抗生物質を用いない医療は考えられないことだろう．

グラム染色および細菌細胞壁構造

ほとんどの細菌は，グラム染色（Gram's stain）での染色の有無によって，グラム陽性（Gram-positive）またはグラム陰性（Gram-negative）のどちらかに分類される．

---

[1] 厳密にいえば，"抗生物質（antibiotic）"という用語は，スルホンアミドのような合成化合物とは異なり，ある生物が他の生物を殺すために産生する抗菌薬（例えばペニシリン）にだけ用いられる．しかしながら，実際には，多くの抗菌薬が"半合成"（例えば，フルクロキサシリン）であるので，この区別はしばしば無視される．

これは，細胞壁の構造における基本的な違いを反映しており，これが抗生物質の作用に重要な意味をもつ．

グラム陽性菌の細胞壁は，比較的単純な構造をしている．厚さは約 15 ～ 50 nm で，約 50 %のペプチドグリカン（第 50 章参照），40 ～ 45 %の酸性ポリマー（細胞表面の極性が大きく，負に帯電する）および 5 ～ 10 %のタンパク質および多糖類からなる．強極性ポリマー層は，イオン化した分子の浸透に影響を与え，ストレプトマイシン（streptomycin）のような正に帯電した化合物の細胞への浸透を助ける．

グラム陰性菌の細胞壁は，はるかに複雑である．原形質膜から外側には，以下のものが含まれる．

- 酵素および他の成分を含むペリプラズム空間（periplasmic space）．
- 厚さ 2 nm のペプチドグリカン層（peptidoglycan layer）は，細胞壁の質量の 5 %を形成し，しばしば外側に突出したリポタンパク質分子に結合している．
- 細胞膜に似ている脂質二重層からなる外膜（outer membrane）．外膜には，タンパク質分子および（内部で）ペプチドグリカンに結合したリポタンパク質が含まれている．他のタンパク質は，親水性抗生物質が自由に移動できる，膜貫通水充填チャネル（ポリン[porin]とよばれる）を形成する．
- 複合多糖類（complex polysaccharide）は外表面の重要な成分を形成する．これらは細菌株間で異なり，その抗原性の主な決定因子である．複合多糖類はエンドトキシン（endotoxin）の供給源でもある．エンドトキシンが体内で分泌されると，補体およびサイトカインを活性化させ，発熱などを引き起こすさまざまな炎症反応を活性化する（第 6 章参照）．

一部の抗生物質がグラム陽性菌よりもグラム陰性菌に対してあまり効かないのは，この複雑な外層の浸透のしにくさに原因がある．これは，緑膿菌（*Pseudomonas aeruginosa*）が示す強力な抗生物質耐性の 1 つの理由でもある．緑膿菌は，好中球減少症患者および火傷や傷のある患者に致命的な感染を引き起こしうる病原体である．細胞壁リポ多糖は，ベンジルペニシリン（benzylpenicillin），メチシリン（meticillin），マクロライド，リファンピシン（rifampicin），fusidic acid およびバンコマイシン（vancomycin）を含むいくつかの抗生物質の浸透に対する主要な障壁でもある．

表 51.1 臨床で重要な病原性細菌.

属	形態	種	疾患
グラム陰性			
ボルデテラ(*Bordetella*)属	球状	百日咳菌(*B. pertussis*)	百日咳
ブルセラ(*Brucella*)属	曲がった桿状	ウシ流産菌(*B. abortus*)	ブルセラ症(ウシやヒト)
カンピロバクター属	らせん形桿状	カンピロバクター(*C. jejuni*)	食中毒
大腸菌属	桿状	大腸菌	敗血症, 創傷感染症, 尿路感染症
ヘモフィルス属	桿状	インフルエンザ菌	急性呼吸器感染症, 髄膜炎
ヘリコバクター属	運動性桿状	ピロリ菌	消化管潰瘍, 胃がん
クレブシエラ(*Klebsiella*)属	被囊性桿状	肺炎桿菌(*K. pneumoniae*)	肺炎, 敗血症
レジオネラ属	鞭毛状桿状	レジオネラ(*L. pneumophila*)	レジオネラ症
ナイセリア属	双球状	淋菌	淋病
シュードモナス属	鞭毛状桿状	緑膿菌	敗血症, 呼吸器感染症, 尿路感染症
リケッチア属	球状または糸状	数種	ダニおよび昆虫媒介感染症
サルモネラ属	運動性桿状	ネズミチフス菌(*S. typhimurium*)	食中毒
赤痢菌(*Shigella*)属	桿状	志賀赤痢菌(*S. dysenteriae*)	細菌性赤痢
エルシニア(*Yersinia*)属	桿状	ペスト菌(*Y. pestis*)	腺ペスト
ビブリオ(*Vibrio*)属	鞭毛状桿状	コレラ菌(*V. cholerae*)	コレラ
グラム陽性			
バチルス(*Bacillus*)属	連鎖桿状	炭疽菌(*B. anthrax*)	炭疽病
クロストリジウム属	桿状	クロストリジウム(*C. tetani*)	破傷風
コリネバクテリウム(*Corynebacterium*)属	桿状	ジフテリア菌(*C. diphtheriae*)	ジフテリア
マイコバクテリア属	桿状	結核菌	結核
		ライ菌	ハンセン病
スタフィロコッカス属	連鎖球状	黄色ブドウ球菌	創傷感染症, おでき, 敗血症
連鎖球菌属	双球状	肺炎連鎖球菌	肺炎, 髄膜炎
	連鎖球状	化膿性連鎖球菌	猩紅熱, リウマチ熱, 蜂巣炎
その他			
クラミジア属	グラム "不定"	トラコーマ病原体(*C. trachomatis*)	眼病, 不妊
トレポネーマ属	鞭毛状らせん状桿状	梅毒トレポネーマ	梅毒瘡

抗菌薬の薬理学について論じるには, それらの作用機序に基づいて分類するのが便利である.

葉酸合成または作用を妨害する抗菌薬

スルホンアミド

ペニシリンが登場する前の 1930 年代の画期的な発見は, ドーマク(Domagk)がある薬物により細菌感染を抑制できることを実証したことである. その薬物がプロントジル[2]であった. プロントジルは, *in vivo* で活性のある sulfanilamide(図 51.1)に代謝される不活性前駆薬であることが判明した染料である. 以降, 多くのスルホンアミドが開発されてきたが, それらの重要性は耐性菌

---

2 ドーマクは, プロントジルなどのアゾ色素の染色特性に抗菌作用があると勘違いしていた. 彼は幼い娘の生命を脅かす連鎖球菌感染症を治療するために, 赤色染料であるプロントジルを使用した. 彼女は命をとりとめたが, 彼女の肌はいつまでも赤く染まったままであった.

葉酸合成または作用を妨害する抗菌薬　　757

表51.2　抗菌薬とその作用機序の概要.

ファミリー	例	典型的な標的生物	作用機序
スルホンアミド	スルファジアジン，スルファメトキサゾール，（トリメトプリム）	トキソプラズマゴンジ，ニューモシスチス肺炎菌	細菌性葉酸合成または作用
β-ラクタム	**ペニシリン** ベンジルペニシリン，フェノキシメチルペニシリン	主にグラム陽性菌と一部のグラム陰性菌	細菌の細胞壁のペプチドグリカン合成
	ペニシリナーゼ耐性ペニシリン フルクロキサシリン，temocillin	黄色ブドウ球菌感染症に使用	
	広域スペクトルペニシリン アモキシシリン，アンピシリン	グラム陽性菌からグラム陰性菌まで広く効く	
	抗緑膿菌性ペニシリン ピペラシリン，チカルシリン	グラム陰性菌の一部．特に緑膿菌	
	メシリナム ピブメシリナム	主にグラム陰性菌	
	セファロスポリン セファクロル，セファドロキシル，セファレキシン（cefalexin），セフィキシム（cefi xime），セフォタキシム，セフポドキシム（cefpodoxime），セフラジン，ceftaroline，セフタジジム（ceftazidime），セフトリアキソン，セフロキシム	グラム陰性菌とグラム陽性菌に対して広域スペクトルをもつ	
	カルバペネム ertapenem，イミペネム，メロペネム，ドリペネム（doripenem）	多くのグラム陰性菌およびグラム陽性菌	
	モノバクタム アズトレオナム	グラム陰性桿菌	
グリコペプチド	バンコマイシン，テイコプラニン，ダブトマイシン	グラム陽性菌	
ポリミキシン	コリスチン酸塩，ポリミキシンB	グラム陰性菌	細菌の外膜構造
テトラサイクリン	デメチルクロルテトラサイクリン，ドキシサイクリン，lymecycline，ミノサイクリン，オキシテトラサイクリン，チゲサイクリン	主に，グラム陰性菌およびグラム陽性菌	細菌タンパク質合成（開始，ペプチド転移や転位などのさまざまな機構が阻害される；本文参照）
アミノグリコシド	アミカシン，ゲンタマイシン，ネオマイシン，トブラマイシン	多くのグラム陰性菌と一部のグラム陽性菌	
マクロライド	アジスロマイシン，クラリスロマイシン，エリスロマイシン，スピラマイシン，テリスロマイシン	ペニシリンと同様	
オキサゾリジノン	リネゾリド	グラム陽性菌	
リンコサミド	クリンダマイシン	グラム陽性菌	
アンフェニコール（amphenicol）	クロラムフェニコール	グラム陰性菌とグラム陽性菌	
ストレプトグラミン	キヌプリスチン，ダルホプリスチン	グラム陽性菌	
抗マイコバクテリア薬	カプレオマイシン，クロファジミン，サイクロセリン，ジアフェニルスルホン，エタンブトール，イソニアジド，ピラジナミド，リファブチン，リファンピシン	たいていは，マイコバクテリア感染症にのみ使われる	さまざまな関連しない機構（本文参照）
キノロン	シプロフロキサシン，レボフロキサシン，モキシフロキサシン，ナリジクス酸，ノルフロキサシン，オフロキサシン	グラム陰性菌およびグラム陽性菌	細菌DNA合成
その他	fusidic acid	グラム陽性菌	細菌タンパク質合成
	ニトロフラントイン	グラム陰性尿路感染症	細菌DNA損傷
	メテナミン	グラム陰性尿路感染症	ホルムアルデヒド前駆薬

薬物混合物は載せていない（例えば，フルクロキサシリンとアンピシリンの併用薬コフルアンピシル）.

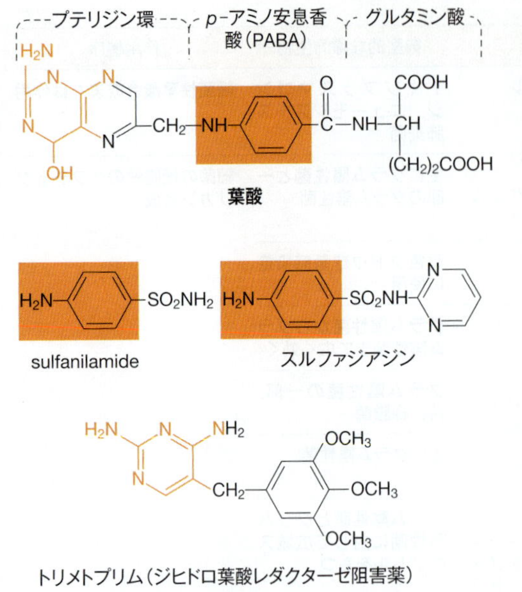

第51章 抗菌薬

図51.1 ２つの代表的なスルホンアミドおよびトリメトプリムの構造.

スルホンアミドと葉酸のp-アミノ安息香酸部分(オレンジ色のボックス部分)との関係,ならびに葉酸拮抗薬とプテリジン部分(オレンジ表記)との関係を構造に示す.コトリモキサゾールはスルファメトキサゾールとトリメトプリムの混合物である.

スルホンアミドの臨床用途

- カリニ肺炎菌(*Pneumocystis carinii*)(現在はニューモシスチス肺炎菌[*P. jirovecii*]として知られている),トキソプラズマ症およびノカルジア症の治療に,**トリメトプリムと併用(コトリモキサゾール)**.
- 薬剤耐性マラリア(表54.1)とトキソプラズマ症に**ピリメタミン**(pyrimethamine)と併用.
- 炎症性腸疾患:**サラゾスルファピリジン(スルファピリジン-アミノサリチル酸塩との組み合わせ)**が使用される(第30章参照).
- 感染熱傷(**スルファジアジン銀**を局所的に投与).

の増加に伴って減少している.今なお全身性抗菌薬として一般に使われているスルホンアミドは,**スルファメトキサゾール**(sulfamethoxazole)と**サラゾスルファピリジン**(salazosulfapyridine, sulfasalazine)のみである.スルファメトキサゾールは,通常**コトリモキサゾール**(co-trimoxazole)として,**トリメトプリム**(trimethoprim)と併用される.サラゾスルファピリジンは胃腸管ではほとんど吸収されず,潰瘍性大腸炎やクローン病の治療に使

用される(第26,30章参照).**スルファジアジン**(sulfadiazine)銀は,例えば感染熱傷を治療するために,局所的に使用される.まったく異なる臨床用途のある薬物(例えば,抗血小板薬**プラスグレル**[prasugrel;第24章]および炭酸脱水酵素阻害薬**アセタゾラミド**[acetazolamide;第29章])はスルホンアミドであり,一部の非特異的な副作用を共有する.

作用機序

sulfanilamideは,細菌のDNAとRNAの合成に必要な,葉酸の合成に不可欠な前駆体である*p*-アミノ安息香酸(*p*-aminobenzoic acid:PABA;図51.1参照)の構造アナログである(第50章参照).スルホンアミドは**ジヒドロプテロエート合成酵素**(dihydropteroate synthetase)をめぐってPABAと競合するため,過剰のPABAを添加することで,スルホンアミドの効果を打ち消すことができる.このため,PABAエステル(**プロカイン**[procaine]など;第43章参照)である一部の局所麻酔薬は,これらの薬剤の抗菌効果に拮抗しうる.

> 必ずしも臨床的に関連するわけではないが,一般的に,細菌細胞壁合成を阻害するか(例えば,ペニシリン;表51.2参照),または重要な酵素(キノロンなど)を阻害する抗生物質は細菌を殺す(すなわち,それらは**殺菌性**[bactericidal]抗生物質である).テトラサイクリンのようなタンパク質合成を阻害する抗生物質は**静菌性**(bacteriostatic)である傾向があり,つまり増殖および複製を妨げる.スルホンアミドはこの静菌性のグループに属する.
>
> スルホンアミドは,膿や組織分解産物の存在下では効かない.それは,膿や組織分解産物にチミジンおよびプリンが含まれているため,葉酸がなくても,細菌はこれらを直接使えるからである.一般的な耐性はプラスミド媒介性であり(第50章参照),薬物に感受性のない細菌酵素が合成されるためである.

薬物動態学的側面

ほとんどのスルホンアミドは経口投与され,サラゾスルファピリジンを除いて,吸収性がよく,身体中に行きわたる.これらの薬剤を局所投与すると,感作やアレルギー反応の危険性がある.

薬物は炎症性滲出液に入り,胎盤および血液脳関門の両方を通過する.それらは主に肝臓で代謝され,主な代謝産物は抗菌作用を欠くアセチル化誘導体である.

副作用

治療の中断が必要となる重大な副作用には,肝炎,過敏反応(スティーブンス-ジョンソン[Stevens-Johnson]症候群や有毒な表皮壊死を含む発疹,発熱,アナフィラキシー様反応;第57章参照),骨髄抑制,間質性腎炎または結晶尿による急性腎不全などがある.この結晶尿は,尿中のアセチル化代謝産物の沈殿によって生じる(第29章).メトヘモグロビン血症によるチアノーゼが起こ

るかもしれないが，それは見た目ほど深刻ではない．軽度から中等度の副作用には，悪心および嘔吐，頭痛およびうつ病がある．

トリメトプリム

作用機序

トリメトプリムは抗マラリア薬であるピリメタミン（第54章）と化学的に関連しており，いずれも葉酸アンタゴニストである．トリメトプリムは構造的に葉酸のプテリジン部分に似ている（図51.1）．その類似性は，ヒトの同様の酵素よりも何倍もトリメトプリムへの感受性が高い，細菌のジヒドロ葉酸還元酵素を欺くほどである．

静菌性であるトリメトプリムは，最も一般的な細菌性病原体および原虫に対して効果があり，さまざまな尿路感染症，肺感染症や他の感染症を治療するために使用される．これは，時には，コトリモキサゾールとして，スルファメトキサゾールとの混合物の形で与えられる（図51.1）．スルホンアミドは同じ細菌代謝経路の異なる段階を阻害するため，トリメトプリムの作用を増強することができる（図51.2参照）．英国では，コトリモキサゾールの使用は，ニューモシスチス・カリニ（Pneumocystis carinii）（現在，ニューモシスチス肺炎菌［P. jirovecii］として知られている）肺炎（真菌感染），トキソプラズマ症（原生動物感染）またはノカルジア症（細菌感染）の治療に限定されている．

薬物動態学的側面

トリメトプリムは経口吸収性がよく，組織および体液全体に行きわたる．肺および腎臓において高濃度に達し，脳脊髄液（cerebrospinal fluid：CSF）においてかなり高い濃度になる．スルファメトキサゾールと一緒に投与されると，用量の約半分が24時間以内に排泄される．トリメトプリムは弱塩基であるため，腎臓による排泄は尿pHの低下とともに増加する．

副作用

トリメトプリムの長期投与の副作用として，葉酸欠乏による**巨赤芽球性貧血**（megaloblastic anaemia；第25章参照）の危険性がある．その他の副作用には，悪心，嘔吐，血液疾患および発疹がある．

> **葉酸合成または作用を妨害する抗菌薬**
>
> - スルホンアミドは静菌性である．葉酸合成を妨害し，したがってヌクレオチド合成を妨害することで作用する．副作用には，結晶尿や過敏性がある．
> - **トリメトプリム**は静菌性であり，葉酸に拮抗する．
> - **コトリモキサゾール**は**トリメトプリム**と**スルファメトキサゾール**の混合物で，合成経路の2ヵ所で細菌のヌクレオチド合成に影響を及ぼす．
> - **ピリメタミン**と**プログアニル**（proguanil）は抗マラリア薬でもある（第54章参照）．

β-ラクタム系抗生物質

ペニシリン

ヒトにおける全身性ペニシリンの著しい抗菌効果は，1941年に明らかにされた[3]．オックスフォードのダン・スクール病理学研究所で，粗培養液から苦労して抽出された少量のペニシリンが，複数の膿瘍を伴う敗血症を患った重篤な警官に与えられた．スルホンアミドは入手可能であったが，膿の存在下では効果がなかったであろう．ペニシリンの静脈内注射が3時間ごとに行われた．患者のすべての尿を採取し，毎日排泄されたペニシリンの大部分を抽出して再利用した．5日後，患者の状態は

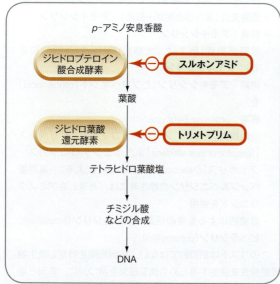

図51.2 細菌性葉酸合成に対するスルホンアミドおよびトリメトプリムの作用．
テトラヒドロ葉酸合成の詳細については第25章を，ジヒドロ葉酸還元酵素阻害薬の比較については表50.1を参照されたい．

---

[3] この10年前に，パイネ（Paine）が眼感染症の5人の患者に局所ペニシリンを投与し，成功している．パイネはセントメアリーの卒業生で，フレミングからいくつかのペニシリンカビをもらっていた．

大幅に改善され，膿瘍の回復がみられた．さらに，薬物の毒性作用はなさそうだった．しかし残念ながら，ペニシリンの供給が最終的に枯渇すると，彼の状態は徐々に悪化し，1ヵ月後に死亡した．

ペニシリン（多くの場合，他の抗生物質と一緒に用いられる）は，抗菌化学療法においていまだに非常に重要な存在であるが，**細菌性アミダーゼ**（bacterial amidase）および**β-ラクタマーゼ**（β-lactamase）（**ペニシリナーゼ** [penicillinase]；図51.3参照）によって破壊される可能性がある．これは，抗生物質耐性の主要な形式の1つである．

作用機序

すべてのβ-ラクタム系抗生物質は，細菌細胞壁ペプチドグリカンの合成を阻害する（第50章，図50.3参照）．細菌上の**ペニシリン結合タンパク質**（penicillin-binding protein）（異なる生物に7種以上のタイプが存在する可能性がある）に結合した後，それらはペプチドグリカンの骨格に結合したペプチド鎖を架橋するトランスペプチダーゼ酵素を阻害する．

殺菌の最終段階は，細菌の溶解をもたらす細胞壁での自己分解酵素の阻害薬の不活化である．"耐性菌"とよばれる一部の細菌は，自己溶解性酵素が不完全であり，その場合，薬物に応答した細菌の溶解が起こらない．ペニシリン耐性は，さまざまな原因によって生じることがあり，第50章で詳しく説明している．

ペニシリンの種類とその抗菌活性

最初のペニシリンは，自然発生**ベンジルペニシリン**（ペニシリンG）および，**フェノキシメチルペニシリン**（ペニシリンV）を含むその同族体であった．ベンジルペニシリンはさまざまな細菌に対して活性があり，多くの感染症の第1選択薬である（下のクリニカルボックス参照）．主な欠点は，胃腸管における吸収効率の悪さ（つまり，注射によって投与しなければいけない）と細菌β-ラクタマーゼに対する感受性である．

ペニシリン核（図51.3のR_1）についた異なる側鎖を組み込んだ半合成ペニシリンには，**β-ラクタマーゼ耐性**（β-lactamase-resistant）ペニシリン（例えば，**メチシリン**[4]，**フルクロキサシリン**，**temocillin**）や**広域スペクトル**（broad-spectrum）ペニシリン（例えば，**アンピシリン**

---

[4] メチシリンは，最初のβ-ラクタマーゼ耐性ペニシリンであった．メチシリンは間質性腎炎を起こすことや，メチシリン耐性黄色ブドウ球菌（meticillin-resistant *Staphylococcus aureus*：MRSA）が出現したため，現在は臨床的に使用されていない．

ペニシリンの臨床用途

- ペニシリンは経口，またはより重篤な感染症では静脈内に投与される．また，しばしば他の抗生物質と組み合わせて投与される．
- 感受性細菌に対して使われ，以下の疾患を含む（効かない場合もあり，個々の状況に応じた感受性試験が適切である）．
  - 細菌性髄膜炎（例えば，髄膜炎菌[*Neisseria meningitidis*]，肺炎連鎖球菌[*Streptococcus pneumoniae*]によって引き起こされる）：**ベンジルペニシリン**，高用量の静注
  - 骨および関節感染（例えば，黄色ブドウ球菌[*Staphylococcus aureus*]による）：**フルクロキサシリン**（flucloxacillin）
  - 皮膚および軟部組織感染（例えば，ストレプトコッカス・ピオゲネス[*Streptococcus pyogenes*]または黄色ブドウ球菌による）：**ベンジルペニシリン**，**フルクロキサシリン**，動物咬傷：**コアモキシクラブ**（co-amoxiclav）
  - 咽頭炎（例えば，ストレプトコッカス・ピオゲネス由来）：**フェノキシメチルペニシリン**（phenoxymethylpenicillin）
  - 中耳炎（一般に，ストレプトコッカス・ピオゲネス，ヘモフィルスインフルエンザ菌[*Haemophilus influenzae*]などの細菌）：**アモキシシリン**（amoxicillin）
  - 気管支炎（混合感染症が一般的）：**アモキシシリン**
  - 肺炎：**アモキシシリン**
  - 尿路感染症（例えば，大腸菌[*Escherichia coli*]による）：**アモキシシリン**
  - 淋病：**アモキシシリン**（と**プロベネシド**[probenecid]も）
  - 梅毒：procaine benzylpenicillin
  - 心内膜炎（例えば，ストレプトコッカス・ビリダンス[*Streptococcus viridans*]またはエンテロコッカス・フェカリス[*Enterococcus faecalis*]による）：高用量**ベンジルペニシリン**の静注時には，ときどきアミノグリコシドを併用
  - 緑膿菌による重度の感染：**チカルシリン**（ticarcillin），**ピペラシリン**（piperacillin）

このリストは網羅的ではない．病因細菌を特定し抗生物質感受性を決定するための検査結果を待つ間に，病因と思われる細菌がペニシリンに感受性があると考えられる場合に，経験的にペニシリンによる治療が開始されることがある．

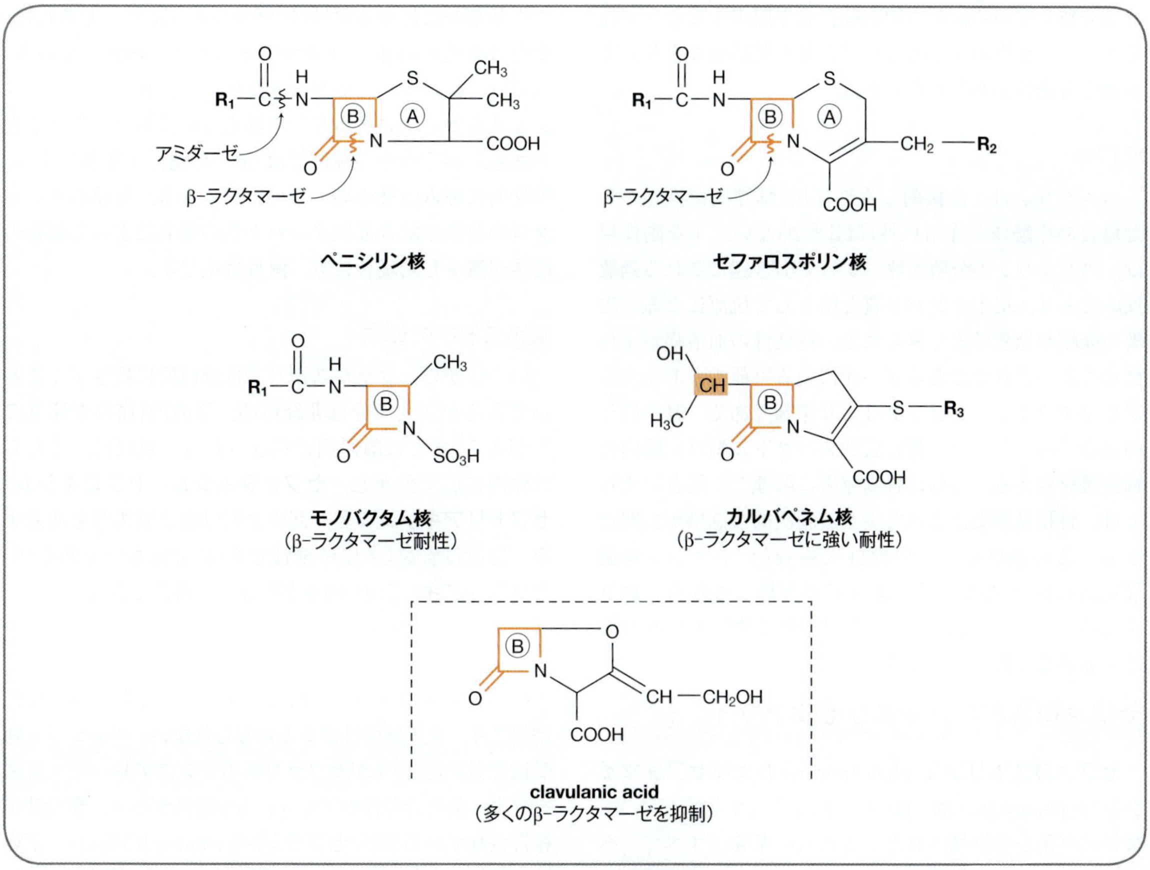

ペニシリン核

セファロスポリン核

アミダーゼ
β-ラクタマーゼ

β-ラクタマーゼ

モノバクタム核
（β-ラクタマーゼ耐性）

カルバペネム核
（β-ラクタマーゼに強い耐性）

clavulanic acid
（多くのβ-ラクタマーゼを抑制）

図 51.3 β-ラクタム系抗生物質の 4 つのグループと clavulanic acid の基本構造.
β-ラクタム環（B）および，これらの抗生物質を不活化する細菌酵素の作用部位（A；チアゾリジン環）を構造に示す．異なる特性を有する薬剤を生成するために，さまざまな置換基が R_1，R_2 および R_3 に加えられる．カルバペネムにおいて，オレンジ色で示された β-ラクタム環の部分の立体化学的配置は，ペニシリンおよびセファロスポリン分子の対応部分とは異なる．おそらく，これがカルバペネムの β-ラクタマーゼ耐性の理由である．clavulanic acid の β-ラクタム環が β-ラクタマーゼに強く結合することで，他の β-ラクタムを β-ラクタマーゼから保護していると考えられている．

［ampicillin］，**アモキシシリン**）がある．抗シュードモナス（pseudomonads）活性を有する**拡張スペクトル**（extended-spectrum）ペニシリン（例えば，**チカルシリン，ピペラシリン**）は，緑膿菌によって引き起こされる重篤な感染の問題を克服するために，ある程度役立つ．アモキシシリンおよびチカルシリンは，β-ラクタマーゼ阻害薬である clavulanic acid（例えば，**コアモキシクラブ**）と組み合わせて投与されることがある．**ピブメシリナム**（pivmecillinam）は，広域抗菌スペクトルを有するメシリナムの前駆薬である．

薬物動態学的側面

ペニシリンの経口吸収は，酸における安定性，および腸内の食べ物への吸着性によって変化する．ペニシリンは，静脈注射によって投与することもできる．**ベンザチンベンジルペニシリン**（benzathine benzylpenicillin）などの徐放性製剤を含む，筋肉注射のためのデポ剤も利用可能である．梅毒トレポネーマ（*Treponema pallidum*）は

非常にゆっくりと分裂するため，ベンジルペニシリンの徐放性製剤は梅毒の治療に有用である．痙攣を引き起こす可能性があるので，ベンジルペニシリン（歴史的に髄膜炎の治療に使用された）の髄腔内投与はされなくなった[5]．

ペニシリンは体液中に広く分布し，関節，胸膜腔や心膜腔，胆汁，唾液や乳汁に入り込み，胎盤も通過する．脂質不溶性であるため，ペニシリンは哺乳動物細胞には入り込まず，髄膜が炎症を起こした場合にのみ血液脳関門を通過する．その場合，脳脊髄液中で治療上有効な濃度に達しうる．

ほとんどのペニシリンは主に腎臓でただちに排除され，その 90％は尿細管分泌によるものである．この比較的短い血漿半減期が，ベンジルペニシリンの臨床使用における潜在的な問題となっている．それは，ペニシリ

---

5 実際には，てんかんの動物モデルにおいて痙攣を誘発するために，皮質にペニシリンを局所的に投与している（第 45 章参照）．

ンは分裂している細菌の細胞壁合成を阻害することで作用するが，薬物の連続的な投与よりも断続的な投与の方が効く可能性があるからである．

副作用

ペニシリンは，直接的な毒性作用（髄腔内に投与された場合の痙攣誘発作用以外）は比較的ない．主な副作用は，ペニシリンの分解産物によって引き起こされる過敏反応であり，宿主タンパク質と結合して抗原になる．皮膚の発疹や発熱はよくみられる．遅延性の血清病がまれに起こる．まれではあるが，死に至る可能性がある急性アナフィラキシーショックはより深刻である．経口投与の場合，ペニシリン，特に広域スペクトル型は，腸内の細菌叢を変える．これは胃腸障害に関連し，場合によっては，日和見感染によって生じる副次的な感染症に関連する．この感染症は，偽膜性大腸炎（ディフィシル菌[*Clostridium difficile*]によって引き起こされる；以下を参照されたい）などの疾患を引き起こす，他のペニシリン非感受性微生物による．

セファロスポリンおよびセファマイシン

セファロスポリン(cephalosporins)および**セファマイシン**(cephamycins)は，β-ラクタム系抗生物質であり，最初に真菌から単離された．これらの薬物はすべて，ペニシリンと同じ作用機序をもっている．

半合成化合物の広域スペクトルをもつセファロスポリンは，セファロスポリンC核に，R_1および／またはR_2の異なる側鎖を付加することによって生成される（図51.3参照）．これらの薬剤は，水溶性であり，比較的酸に安定である．それらはβ-ラクタマーゼに対する感受性が異なる．多くのセファロスポリンおよびセファマイシンは現在，臨床用途に利用可能である（表51.2参照）．

セファロスポリンの臨床用途

セファロスポリンは，感受性細菌によって引き起こされる感染の治療に使用される．他の抗生物質と同様に，感受性のパターンは地理的に異なり，治療はしばしば経験的に開始される．以下のような，多くの異なる種類の感染症を治療することができる．

- 敗血症（例えば，**セフロキシム**[cefuroxime]，**セフォタキシム**[cefotaxime]）
- 感受性細菌によって引き起こされる肺炎
- 髄膜炎（例えば，**セフトリアキソン**[ceftriaxone]，**セフォタキシム**）
- 胆道感染症
- 尿路感染症（特に妊娠中や他の薬物が効かない患者）
- 副鼻腔炎（例えば，**セファドロキシル**[cefadroxil]）

この薬剤群に対する耐性は，プラスミドにコードされた，または染色体のβ-ラクタマーゼのために増加している．後者は，ほぼすべてのグラム陰性菌に存在し，ペニシリンよりもセファロスポリンの加水分解においてより活性である．いくつかの細菌では，単一の遺伝子変異により，恒常的に酵素活性の高いものになりうる．外膜のタンパク質の改変や結合部位タンパク質の変異によって薬物の浸透が減少した場合にも，耐性は生じる．

薬物動態学的側面

いくつかのセファロスポリンは経口的に投与することができるが，大部分は非経口的，筋肉内（痛みを伴うことがある）または静脈内に投与される．吸収後，それらは体内に広く分布し，**セフォタキシム**，**セフロキシム**，**セフトリアキソン**など一部の薬剤は血液脳関門を通過する．排泄は腎臓（主に尿細管分泌）によるものであるが，セフトリアキソンの40％が胆汁中に排泄される．

副作用

ペニシリンでみられる反応と非常によく似た過敏反応が起こり，交差感受性があるかもしれない．ペニシリン感受性患者の約10％がセファロスポリンにアレルギー反応を示す．薬物誘発性のアルコール不耐性があり，腎毒性が報告されている（特に**セフラジン**[cefradine]の場合）．下痢は一般的であり，ディフィシル菌に起因する可能性がある．

その他のβ-ラクタム系抗生物質

カルバペネム(carbapenems)および**モノバクタム**(monobactams；図51.3参照)は，ペニシリン耐性のβ-ラクタマーゼ産生グラム陰性菌に対処するために開発された．

カルバペネム

カルバペネムの例である**イミペネム**(imipenem)は，他のβ-ラクタムと同じように作用する（図51.3参照）．これは，非常に広範な抗菌スペクトルを有し，多くの好気性グラム陽性菌，嫌気性グラム陽性菌およびグラム陰性菌に対して活性がある．しかしながら，"メチシリン耐性"ブドウ球菌の多くは感受性が低く，緑膿菌の耐性株が治療中に出現している．イミペネムに対する耐性は少なかったが，イミペネムを加水分解するβ-ラクタマーゼをコードする染色体遺伝子を有する細菌もいるため，今では耐性が高まっている．イミペネムはときどき，腎臓酵素による不活化を阻害する**シラスタチン**(cilastatin)と一緒に投与される．**メロペネム**(meropenem)は類似しているが，腎臓で代謝されない．ertapenemは広域スペクトルを有するが，限られた場合にしか用いられない．ほとんどのカルバペネムは経口的に活性ではなく，特別な状況においてのみ使用される．

副作用は，他のβ-ラクタムでみられるものとおおむね似ており，悪心および嘔吐が最も頻繁にみられる．神経毒性は，高い血漿濃度で起こりうる．

⊘ モノバクタム

主要なモノバクタム(monobactam)はアズトレオナム(aztreonam)であり(図51.3参照)，ほとんどのβ-ラクタマーゼに対して耐性である．アズトレオナムは注射によって投与され，血漿半減期は2時間である．アズトレオナムは変わった抗菌スペクトルを有し，シュードモナス種，髄膜炎菌およびインフルエンザ菌などのグラム陰性好気性桿菌に対してのみ有効である．アズトレオナムには，グラム陽性菌または嫌気性菌に対する作用はない．

副作用は，一般に他のβ-ラクタム系抗生物質と同様であるが，必ずしもペニシリンおよびその類似薬と免疫学的に交差反応するわけではないので，通常はペニシリン感受性患者においてアレルギー反応を引き起こさない．

グリコペプチド

バンコマイシンはグリコペプチド抗生物質であり，テイコプラニン(teicoplanin)は類似しているがより長く効く．バンコマイシンは細胞壁合成を阻害する(第50章，図50.3)．主にグラム陽性菌に対して効果的である．バンコマイシンは消化管から吸収されず，ディフィシル菌による胃腸感染の治療のために経口投与のみで使用される．全身投与するには，静脈投与され，血漿半減期は約8時間である．

バンコマイシンの主な臨床用途は，MRSA(これはたいてい最後の手段である)および他の重大な感染症の治療である．ペニシリンとセファロスポリンの両方にアレルギーのある患者の重度のブドウ球菌感染症においても有用である．

副作用には，発熱，発疹および注射部位での局所静脈炎がある．耳毒性および腎毒性が起こり，過敏反応がときどきみられる．

ダプトマイシン(daptomycin)は，バンコマイシンと同様の抗菌スペクトルを有する，新しいリポペプチド抗菌薬である．通常，MRSAの治療のために，他の薬物と組み合わせて使用される．

細菌のタンパク質合成に影響を及ぼす抗菌薬

テトラサイクリン

テトラサイクリンは，広域スペクトルの抗生物質である．この群には，テトラサイクリン(tetracycline)，オ

β-ラクタム系抗生物質

ペプチドグリカン合成を阻害するので殺菌性である．

ペニシリン
- 多くの感染症の第1選択薬
- **ベンジルペニシリン**
  - 注射で投与され，半減期は短く，β-ラクタマーゼによって破壊される
  - スペクトル：グラム陽性菌やグラム陰性球菌，および一部のグラム陰性菌
  - 多くのブドウ球菌は現在，耐性をもっている
- β-ラクタマーゼ耐性ペニシリン(例えば，**フルクロキサシリン**)
  - 経口投与
  - スペクトル：ベンジルペニシリンと同じ(それほど強力ではないが)
  - 多くのブドウ球菌は現在，耐性をもっている
- 広域スペクトルペニシリン(**アモキシシリン**など)
  - 経口投与；β-ラクタマーゼによって破壊される
  - スペクトル：**ベンジルペニシリン**と同じ(それほど強力ではないが)；グラム陰性細菌に対しても活性である
- 拡張スペクトルペニシリン(例えば，**チカルシリン**)
  - 経口投与；β-ラクタマーゼに感受性である
  - スペクトル：広域スペクトルペニシリンと同じ；シュードモナスに対しても活性がある
- ペニシリンの副作用：主に過敏症
- clavulanic acid と**アモキシシリン**または**チカルシリン**との組み合わせは，多くのβ-ラクタマーゼ産生細菌に対して有効である

セファロスポリンおよびセファマイシン
- 多くの感染症の第2選択薬
- 経口薬(例えば，**セファクロル**[cefaclor])は，尿路感染症に使用される．
- 非経口薬(例えば，黄色ブドウ球菌，インフルエンザ菌，腸内細菌[Enterobacteriaceae]科に対して有効な**セフロキシム**)
- 副作用：主に過敏症

カルバペネム
- イミペネムは広域スペクトル抗生物質である
- イミペネムはシラスタチンとともに使用され，腎臓での分解を防ぐ

モノバクタム
- **アズトレオナム**：グラム陰性好気性細菌に対してのみ活性があり，ほとんどのβ-ラクタマーゼに耐性がある

細胞壁や膜合成を阻害するその他の抗菌薬

- **グリコペプチド抗生物質**(glycopeptide antibiotics)(例えば，**バンコマイシン**)．バンコマイシンは殺菌性であり，細胞壁合成を阻害することで作用する．多剤耐性ブドウ球菌感染の治療には静注，偽膜性大腸炎の治療には経口投与される．副作用には，耳毒性および腎毒性がある．
- **ポリミキシン**(polymixins)(例えば，**コリスチン酸塩**[colistimethate])．殺菌性であり，細菌細胞膜を破壊することによって作用する．神経毒性および腎毒性が強く，局所的にのみ使用される．

テトラサイクリンの臨床用途

- テトラサイクリンの使用は，薬剤耐性が広がったために減少していたが，近年再び増えてきた．テトラサイクリン使用の減少とともに耐性が減少したため，例えば，呼吸器感染症の治療に用いられる．テトラサイクリン類はほとんど微生物学的に類似している．**ドキシサイクリン**は1日1回投与され，腎障害患者に使用されうる．用途(時には他の抗生物質と組み合わせて)には以下のようなものがある．
    - リケッチアおよびクラミジア感染，ブルセラ症，炭疽およびライム病
    - アレルギーのある患者，マイコプラズマおよびレプトスピラを含むいくつかの感染症(表51.1参照)では，有用な第2選択肢
    - 気道感染(例えば，慢性気管支炎の悪化，市中肺炎)
    - 痤瘡(にきび)
    - 抗利尿ホルモンの分泌異常(例えば，悪性肺腫瘍のため)により，低ナトリウム血症を生じる．**デメクロルテトラサイクリン**は，その抗菌作用(第33章)とはまったく別の作用でこのホルモンの作用を阻害する

キシテトラサイクリン(oxytetracycline)，デメチルクロルテトラサイクリン(demethylchlortetracycline, demeclocycline)，lymecycline，ドキシサイクリン(doxycycline)，ミノサイクリン(minocycline)およびチゲサイクリン(tigecycline)が含まれる．

作用機序

能動輸送により感受性細菌に取り込まれた後，テトラサイクリンはタンパク質合成を阻害することで作用する(第50章，図50.4参照)．それらは殺菌性ではなく，静菌性であるとみなされている．

抗菌スペクトル

テトラサイクリンの抗菌スペクトルは非常に広く，グラム陽性菌およびグラム陰性菌，マイコプラズマ(Mycoplasma)，リケッチア(Rickettsia)，クラミジア(Chlamydia)属，スピロヘータおよびいくつかの原生動物(例えば，アメーバ)に効果がある．ミノサイクリンは，髄膜炎菌に対しても有効であり，保菌者の鼻咽頭からこの細菌を根絶するために使用されている．しかしながら，これらの薬剤に対する耐性が広まったため，それらの有用性は減少している．耐性は主にプラスミドによって伝達され，テトラサイクリンに対する耐性を制御する遺伝子は，他の抗生物質に対する耐性遺伝子と密接に関連しているので，細菌が同時に多くの薬物に耐性をもつ可能性がある．

薬物動態学的側面

テトラサイクリンは一般に経口投与されるが，非経口投与することもできる．ミノサイクリンおよびドキシサイクリンは，経口吸収性がよい．他のほとんどのテトラサイクリンの吸収は不規則で不完全であるが，空腹時には改善される．それは，テトラサイクリンは金属イオン(カルシウム，マグネシウム，鉄，アルミニウム)をキレートして非吸収性の複合体を形成するので，牛乳，ある種の制酸薬および鉄製剤の存在下で吸収が減少するからである．

副作用

最も一般的な副作用は胃腸障害であるが，はじめは直接的な刺激によって，後に腸内細菌叢の改変によって引き起こされる．日和見感染によって生じる副次的感染症として，ビタミンB複合体欠乏症が起こりうる．テトラサイクリンはCa^{2+}をキレートするので，成長する骨および歯に蓄積され，変色および，時には歯の形成不全や骨の変形を引き起こす．したがって，テトラサイクリンは子ども，妊婦または授乳中の母親に与えてはならない．妊婦に対するもう1つの危険性は肝毒性である．光毒性(日光への感作)も，特にデメチルクロルテトラサイクリンでみられる．ミノサイクリンは前庭障害(めまいおよび悪心)を引き起こすことがある．高用量のテトラサイクリンは，宿主細胞におけるタンパク質合成を減少させる．この抗腫瘍効果は，腎臓損傷をもたらしうる．さらに長期療法は，骨髄の障害を引き起こす可能性がある．

クロラムフェニコール

クロラムフェニコール(chloramphenicol)はもともと，ストレプトミセス(Streptomyces)の培養物から単離

れた．クロラムフェニコールは，50Sリボソームサブユニットに結合することで細菌のタンパク質合成を阻害する（第50章，図50.4参照）．

抗菌スペクトル

クロラムフェニコールは，グラム陰性菌，グラム陽性菌およびリケッチア（rickettsiae）を含む，広範囲の抗菌スペクトルを有する．ほとんどの生物にとって静菌性であるが，インフルエンザ菌に対しては殺菌性である．クロラムフェニコールアセチルトランスフェラーゼ（chloramphenicol acetyltransferase）の産生による耐性は，プラスミド媒介性である．

クロラムフェニコールの臨床用途

- 全身投与は，重大な感染症のためにとっておくべきであり，この場合，まれだが重篤な血液毒性よりも薬理効果のほうが重要である．そのような使用には下記のような場合がある．
  - インフルエンザ菌による感染症で，他の薬剤に耐性がある場合
  - ペニシリンを使用できない患者の髄膜炎
  - チフス熱：**シプロフロキサシン**（ciprofloxacin）または**アモキシシリン**と**コトリモキサゾール**は同様に効果的で毒性も少ない
- 細菌性結膜炎では，局所使用が安全かつ効果的である

薬物動態学的側面

経口投与では，クロラムフェニコールは迅速かつ完全に吸収され，2時間以内に最大血漿濃度に達する．非経口的に投与することもできる．この薬物は，組織やCSFを含む体液全体に広く分布する．その半減期は約2時間である．約10%がそのままの形で尿中に排泄され，残りは肝臓で不活化される．

副作用

クロラムフェニコールの最も重大な副作用は，重篤で特異な骨髄抑制であり，**汎血球減少**（pancytopenia）（全血球成分の減少）をもたらす．これは，まれに低用量でも起こることがある．クロラムフェニコールを新生児に投与する場合は十分に注意しなければならず，血漿濃度をモニターする必要がある．不活化や排出が不十分な場合は，嘔吐，下痢，弛緩，低温，灰白色の皮膚などの症状を呈する，死亡率40%の"グレイベビー症候群"を引き起こす可能性があるからである．腸内微生物叢の変化に由来する胃腸障害として，過敏反応が起こる可能性がある．

アミノグリコシド

アミノグリコシド（aminoglycosides）は，抗菌活性，薬物動態学的特徴および毒性において互いに類似している複雑な化学構造の抗生物質群である．主要な薬剤は，**ゲンタマイシン**（gentamicin），**ストレプトマイシン**，**アミカシン**（amikacin），**トブラマイシン**（tobramycin）および**ネオマイシン**（neomycin）である．

作用機序

アミノグリコシドは細菌のタンパク質合成を阻害する（第50章参照）．可能性のある作用部位がいくつか存在する．細菌細胞膜の透過性は，ポリアミン担体系（これは偶発的にクロラムフェニコールによって阻害される）による酸素依存性能動輸送に部分的に依存し，嫌気性生物にはあまり効かない．アミノグリコシドの効果は殺菌性であり，細胞壁合成を妨害する薬剤（例えば，ペニシリン）によって増強される．

耐性

アミノグリコシドに対する耐性が問題になっている．それはいくつかの異なるメカニズムによって起こり，最も重要なのは微生物酵素による不活化であり，それらの酵素のうち9つ以上が知られている．アミカシンはこれらの酵素の代謝されない基質として設計されたが，一部の細菌はこの薬剤も不活化することができる．透過不良による抵抗性は，ペニシリンおよび／またはバンコマイシンの併用によって，大部分は克服することができる（ただし，重篤な副作用のリスクが増える）．

抗菌スペクトル

アミノグリコシドは，多くの好気性グラム陰性菌や一部のグラム陽性菌に対して有効である．アミノグリコシドは，グラム陰性腸内細菌および敗血症に対して，最も広く使用されている．アミノグリコシドは連鎖球菌感染症やリステリア属菌および緑膿菌によって引き起こされる疾患（表51.1参照）の治療で，ペニシリンと一緒に投与しうる．ゲンタマイシンは最も一般的に使用されるアミノグリコシドであるが，緑膿菌感染症にはトブラマイシンが好ましい．アミカシンは最も広範な抗菌スペクトルを有し，ゲンタマイシンおよびトブラマイシンに耐性のある細菌の感染症に有効である．

薬物動態学的側面

アミノグリコシドはポリカチオンであり，したがって極性が高い．消化管から吸収されず，通常は筋肉内また

は静脈内に投与される．それらは胎盤を通過するが，血液脳関門を通過しない．関節および胸水中で高濃度に達する．血漿半減期は2～3時間である．排泄は実質的にはもっぱら腎臓の糸球体濾過によって行われ，用量の50～60％は，24時間以内にそのまま排泄される．腎機能が損なわれると，急速に蓄積され，用量依存性の毒性作用（耳毒性や腎毒性など）が増加する．

副作用

アミノグリコシドには，治療が進むにつれて増加する可能性のある用量依存性の重大な毒性作用を生じる可能性がある．主な毒性は，耳毒性および腎毒性である．

耳毒性には，耳の蝸牛および前庭器官の感覚細胞への，進行性の損傷および最終的には破壊が含まれる．前庭損傷の場合は，めまい，運動失調およびバランスの喪失が現れ，蝸牛損傷の場合には，聴覚障害または難聴が現れることがある（どちらも通常不可逆的である）．どのアミノグリコシドも両方の副作用を生じる可能性があるが，ストレプトマイシンおよびゲンタマイシンは前庭機能を妨害する可能性がより高く，一方，ネオマイシンおよびアミカシンは主に聴力に影響を及ぼす．耳毒性は，他の耳毒性薬物（例えばループ利尿薬；第29章）の併用により増強され，感受性はミトコンドリアDNAを介して遺伝的に決まっている（第11章参照）．

腎毒性は腎尿細管の損傷からなり，透析が必要となることがあるが，たいていは投与を中止すると機能は回復する．腎毒性は，もともと腎疾患を有する患者または尿量が減少している患者でより起きやすく，他の腎毒性剤（例えば，第1世代のセファロスポリン，バンコマイシン）との併用によりリスクが増加する．これらの薬物の排除はもっぱら腎臓で行われるため，この腎毒性作用は薬剤の排泄を抑制し，悪循環に陥る可能性がある．血漿濃度を定期的にモニターし，それに応じて用量を調整する必要がある．

まれではあるが深刻な毒性反応は，神経筋遮断によって引き起こされる麻痺である．これは，通常，薬剤が神経筋遮断薬と同時に投与される場合にのみみられる．これは，アセチルコリンの開口放出に必要なCa^{2+}取り込みが阻害されることで生じる（第13章参照）．

マクロライド

マクロライド（macrolide）という用語は，1つ以上のデオキシ糖が結合している多員ラクトン環の構造に関係している．主なマクロライドおよび関連抗生物質は，**エリスロマイシン**（erythromycin），**クラリスロマイシン**（clarithromycin）および**アジスロマイシン**（azithromycin）である．**スピラマイシン**（spiramycin）および**テリスロマイシン**（telithromycin）は，効果が弱い．

作用機序

マクロライドは，リボソーム転位に影響することで細菌タンパク質合成を阻害する（第50章，図50.4参照）．マクロライドは，クロラムフェニコールや**クリンダマイシン**（clindamycin）と同様に細菌リボソームの50Sサブユニットに結合する．そのため，これらの薬物のいずれかを同時に投与すれば，競合する可能性がある．

抗菌スペクトル

エリスロマイシンの抗菌スペクトルはペニシリンと非常によく似ており，ペニシリン感受性患者には安全かつ有効な代替物である．エリスロマイシンは，グラム陽性菌およびスピロヘータに対して有効であるが，ほとんどのグラム陰性菌に対しては有効ではない．例外として，淋菌（*N. gonorrhoeae*）およびインフルエンザ菌（比較的程度は低いが）には有効である．マイコプラズマ肺炎，レジオネラ（*Legionella*）属種や，一部のクラミジア科にも感受性がある（表51.1参照）．細菌リボソーム上のエリスロマイシンの結合部位のプラスミド制御された変化に起因する耐性が生じうる（第50章，図50.4参照）．

アジスロマイシンは，グラム陽性菌に対してエリスロマイシンより活性が低いが，インフルエンザ菌に対してはるかに有効であり，レジオネラに対してより活性がある可能性がある．アジスロマイシンは嚢胞を死滅させるので，トキソプラズマゴンジ（*Toxoplasma gondii*）を治療するために使用することができる．インフルエンザ菌に対して，クラリスロマイシンにはエリスロマイシンと同様の活性があるが，その代謝産物はエリスロマイシンの2倍の活性がある．マイコバクテリウムアビウム・イントラセルラーレ（*Mycobacterium avium–intracellulare*）（免疫力が低下した人や，慢性肺疾患の高齢者に感染しうる）に対しても有効であり，ハンセン病およびヘリコバクターピロリ（*Helicobacter pylori*）に対しても有用でありうる（第30章参照）．これらのマクロライドは両方とも，**ライム病**（Lyme disease）に対しても有効である．

薬物動態学的側面

マクロライドは経口または非経口的に投与されるが，静脈内注射では局所的な血栓性静脈炎が起こる可能性がある．それらは，ほとんどの組織に容易に拡散するが，血液脳関門を通過せず，関節液への浸透が乏しい．エリスロマイシンの血漿半減期は約90分である．クラリスロマイシンの血漿半減期は3倍長く，アジスロマイシンの血漿半減期は8～16倍長い．マクロライドは貪食細胞内に入り，貪食細胞内で濃縮され（貪食細胞リソソーム中のアジスロマイシン濃度は血液中よりも40倍高い），貪食細胞による細菌の細胞内殺傷力を促進することができる．

エリスロマイシンは肝臓で部分的に不活化される．アジスロマイシンは不活化に対してより耐性があり，クラ

リスロマイシンは活性代謝物に変換される．これらの薬剤によるP450チトクロム系の阻害は，他の薬剤のバイオアベイラビリティに影響し，テオフィリンとの併用でみられるような，臨床的に重大な薬物相互作用を引き起こしうる．排泄の主な経路は胆汁中である．

副作用

胃腸障害は一般的で，不快であるが重篤ではない．エリスロマイシンでは，発疹や発熱などの過敏反応，一時的な難聴，まれではあるが，2週間以上の治療後の胆汁うっ滞性黄疸が報告されている．胃腸管または膣の日和見感染が起こりうる．

トポイソメラーゼに作用する抗菌薬

キノロン

キノロン(quinolones)には，広域スペクトル薬である**シプロフロキサシン**，**レボフロキサシン**(levofloxacin)，**オフロキサシン**(ofloxacin)，**ノルフロキサシン**(norfloxacin)および**モキシフロキサシン**(moxifloxacin)や，尿路感染症に使用される狭域スペクトル薬である**ナリジクス酸**(nalidixic acid)が含まれる．ほとんどがフッ素化されている(フルオロキノロン類)．これらの薬剤は，DNA中に負のスーパーコイルを生成し，転写または複製を可能にする酵素であるトポイソメラーゼII(細菌DNAジャイレース)を阻害する(図51.4参照)．

抗菌スペクトルおよび臨床用途

シプロフロキサシンは，最も一般的に使用される，このグループの典型的な薬剤である．シプロフロキサシンは，グラム陽性菌や腸内細菌(腸内グラム陰性桿菌)などのグラム陰性菌，ペニシリン，セファロスポリンおよびアミノグリコシドの耐性菌，およびインフルエンザ菌(*H. influenzae*)，ペニシリナーゼ産生性淋菌，カンピロバクター(*Campylobacter*)属種やシュードモナスに活性のある広域スペクトル薬である．グラム陽性菌のうち，連鎖球菌および肺炎球菌に対する抑制は弱く，ブドウ球菌耐性の発生率は高い．MRSA感染症ではシプロフロキサシンを避けるべきである．臨床的には，フルオロキノロン類は，通性および好気性のグラム陰性桿菌および球菌

> **細菌のタンパク質合成に影響を及ぼす抗菌薬**
>
> - **テトラサイクリン**(例えば，**ミノサイクリン**)．これらは，経口的に活性な，静菌性の広域スペクトル抗生物質である．耐性菌が増えている．胃腸障害が一般的である．カルシウムをキレートし，成長中の骨に沈着する．子どもや妊婦に禁忌である．
> - **クロラムフェニコール**．経口的に活性な静菌性の広域スペクトル抗生物質である．骨髄抑制や"グレイベビー症候群"を含む深刻な毒性作用がある．そのため，生命を脅かす感染にのみ使用するべきである．
> - **アミノグリコシド**(例えば，**ゲンタマイシン**)．注射投与される．殺菌性の広域スペクトル抗生物質である(しかし，嫌気性菌，連鎖球菌および肺炎球菌に対する活性は低い)．耐性菌は増加している．主な副作用は，用量依存性の腎毒性および耳毒性である．血清レベルをモニターする必要がある．(**ストレプトマイシン**は抗結核性アミノグリコシドである)．
> - **マクロライド**(例えば，**エリスロマイシン**)．経口および非経口的に投与できる．殺菌性または静菌性である．抗菌スペクトルはペニシリンと同じである．**エリスロマイシン**は黄疸を引き起こす可能性がある．より新しい薬剤は，**クラリスロマイシン**および**アジスロマイシン**である．
> - **リンコサミド**(lincosamide)(例えば，**クリンダマイシン**)．経口および非経口的に投与できる．偽膜性大腸炎を引き起こす可能性がある．
> - **ストレプトグラミン**(streptogramin)(例えば，**キヌプリスチン**[quinupristin]／**ダルホプリスチン**[dalfopristin])．多剤との組み合わせで静脈内注入により投与される．別々に投与された場合，かなり活性が低い．いくつかの薬剤耐性細菌株に対して活性がある．
> - fusidic acid．タンパク質合成を阻害することによって作用する狭域抗菌スペクトルをもつ抗生物質である．骨を透過する．副作用には胃腸障害がある．
> - **リネゾリド**(linezolid)．経口または静脈注射によって投与される．いくつかの薬剤耐性細菌株に対して活性がある．

> **フルオロキノロン類の臨床用途**
>
> - 複雑な**尿路感染症**(**ノルフロキサシン**，**オフロキサシン**)
> - 嚢胞性線維症患者の緑膿菌呼吸器感染症
> - 緑膿菌による侵襲性外耳炎("悪性耳炎")
> - 慢性グラム陰性桿菌性骨髄炎
> - 保菌者のサルモネラ・チフス(*Salmonella typhi*)の撲滅
> - 淋病(**ノルフロキサシン**，**オフロキサシン**)
> - 細菌性前立腺炎(**ノルフロキサシン**)
> - 子宮頸管炎(**オフロキサシン**)
> - 炭疽病

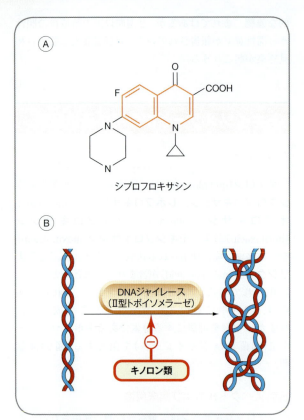

図 51.4 フルオロキノロン類の作用機序の簡略図．
[A]キノロン（キノロン部分はオレンジ色で示されている）の例．[B]二重らせん（左）および二重らせんの超らせん構造（右）の模式図（図 50.6 も参照）．つまり，DNA ジャイレースは RNA 誘導性の正のスーパーコイル（図示せず）を巻き戻し，負のスーパーコイルを導入する．

による感染の治療に使われる[6]．黄色ブドウ球菌および緑膿菌の耐性株が出現している．

薬物動態学的側面

フルオロキノロン類は，経口吸収性がよい．この薬物は，いくつかの組織，特に腎臓，前立腺および肺に蓄積する．すべてのキノロンは貪食細胞中で濃縮される．ほとんどが血液脳関門を通過することができないが，オフロキサシンは通過できる．アルミニウムおよびマグネシウムの制酸薬は，キノロン類の吸収を妨害する．シプロフロキサシンおよびノルフロキサシンの排除は，部分的に P450 酵素（フルオロキノロン類はこの酵素を阻害し，他の薬物との相互作用を生じる）による肝代謝によるも

のであるが，部分的には腎排泄にもよる．オフロキサシンは尿中に排泄される．

副作用

病院では，ディフィシル菌の感染は危険であるとみなされるかもしれないが，副作用はまれであり，通常は軽度で可逆的である．最も頻繁に現れる副作用は，胃腸障害および皮膚発疹である．若年者では関節症が報告されている．頭痛やめまいの中枢神経系の症状が起き，中枢神経系病理またはテオフィリン(theophylline)や非ステロイド性抗炎症薬(non-steroidal anti-inflammatory drug：NSAID)の同時使用（第 26 章）に関連する痙攣も，頻度は低いが生じる．

臨床的に重要なシプロフロキサシンとテオフィリンとの薬理学的相互作用(P450 酵素の阻害による)が，フルオロキノロンで治療された喘息患者でテオフィリン毒性を引き起こしうる．このことは，第 28 章で詳説している．モキシフロキサシンは心電図の QT 間隔を延長するので，新薬の心臓再分極への影響を調べるための，健常人における研究のポジティブコントロールとして，食品医薬品局の指針に従って広範に使用されている．

DNA トポイソメラーゼ II に作用する抗菌薬

- キノロンは DNA のスーパーコイル化を妨げる．
- **シプロフロキサシン**は，広域抗菌スペクトルを有し，ペニシリン，セファロスポリンおよびアミノグリコシド耐性菌などのグラム陰性腸内大腸菌に対して特に活性である．インフルエンザ菌，ペニシリナーゼ産生性淋菌，カンピロバクター属細菌，シュードモナスに対しても有効である．耐性ブドウ球菌が発生する可能性が高い．
- 副作用には，胃腸管不調，過敏反応，まれではあるが，中枢神経系障害が含まれる．

その他の一般的ではない抗菌薬

メトロニダゾール

メトロニダゾール(metronidazole)は抗原虫薬（第 54 章参照）として導入されたが，バクテロイデス(Bacteroides)，クロストリジウム(Clostridia)属種や一部の連鎖球菌のような嫌気性細菌に対しても活性がある．偽膜性大腸炎の治療において有効であり，重篤な嫌気性感染（例えば，腹疾患に続発する敗血症）の治療において重要である．メトロニダゾールはジスルフィラム様作用（第 49 章参照）を有するので，メトロニダゾール服用時はアルコールを避けなければならない．

---

[6] シプロフロキサシンが導入されたとき，臨床薬理学者および微生物学者は，耐性の出現を防止するために，すでに他の薬剤に耐性のある細菌にのみ使うべきだと示唆した．しかし，1989 年までには，すでにアメリカ人の 44 人に 1 人が処方されたと推定されている．つまり，馬が馬小屋から逃げ出しただけでなく，大空に飛び出して行ったようなものである（すなわち，すでに手に負えない状況だ）．

ストレプトグラミン

キヌプリスチンおよび**ダルホプリスチン**は，細菌リボソームの50Sサブユニットに結合することで細菌タンパク質合成を阻害する環状ペプチドである．ダルホプリスチンは，キヌプリスチンの結合を促進するように，リボソームの構造を変化させる．個々では弱い静菌活性しか示さないが，静脈注射として一緒に組み合わせられると，多くのグラム陽性細菌に対して活性がある．この組み合わせは，通常は他の抗菌薬が適切でない重篤な感染症を治療するために使用される．例えば，MRSAおよびバンコマイシン耐性エンテロコッカス・フェシウム（*Enterococcus faecium*）に対して有効である．現在英国では使用されていない．

両方の薬物は肝初回通過代謝によって大半が代謝されるので，静脈内注入で投与しなければならない．各化合物の半減期は1～2時間である．

副作用には，注射部位における炎症および疼痛，関節痛，筋肉痛および悪心，嘔吐および下痢が含まれる．今日まで，キヌプリスチンおよびダルホプリスチンに対する耐性は大きな問題ではないようである．

クリンダマイシン

リンコサミドクリンダマイシンは，多くのペニシリン耐性ブドウ球菌およびバクテロイデス属種などの多くの嫌気性細菌を含む，グラム陽性球菌に対して活性がある．リンコサミドクリンダマイシンはマクロライドやクロラムフェニコールと同じように作用する（**第50章，図50.4**）．バクテロイデス属による感染症での使用に加えて，骨および関節のブドウ球菌感染症を治療するために使用される．また，ブドウ球菌性結膜炎治療のための点眼剤や，抗原生動物薬として，局所的に投与される（**第54章参照**）．

副作用は主に，毒素産生性ディフィシル菌に起因する胃腸障害であり，その症状は，不快な下痢から死に至る可能性がある偽膜性大腸炎まで幅広い[7]．

オキサゾリジノン

もともとは，数十年にわたって市場に出た"真に新しいクラスの抗菌薬"として賞賛された（Zurenko et al., 2001）．**オキサゾリジノン**（oxazolidinone）は新規メカニズムによって細菌タンパク質の合成を阻害する（N−ホルミルメチオニル−tRNAの70Sリボソームへの結合阻害）．**リネゾリド**は，この新しい抗生物質ファミリーの最初の薬物である．リネゾリドは，多様なグラム陽性菌に対して活性があり，特にMRSA，ペニシリン耐性肺炎連鎖球菌およびバンコマイシン耐性腸球菌のような薬剤耐性細菌の治療に有用である．この薬剤はディフィシル菌のような一部の嫌気性菌に対しても有効である．最も一般的なグラム陰性菌には，この薬に対する感受性はない．リネゾリドは，肺炎，敗血症，皮膚および軟部組織感染の治療に使用できる．使用は，他の抗生物質が効かなかった深刻な細菌感染に限定されており，耐性に関する報告はこれまでにはほとんどない．

副作用には，血小板減少症，下痢，吐き気，まれに発疹およびめまいが含まれる．リネゾリドはモノアミンオキシダーゼの非選択的阻害薬であり，注意が必要である（**第47章参照**）．

fusidic acid

fusidic acidは，主にグラム陽性菌に対して活性な狭域スペクトルステロイド系抗生物質である．細菌タンパク質合成を阻害することによって作用する（**第50章，図50.4**）．ナトリウム塩として，腸からよく吸収され，組織に広く分布する．一部は胆汁中に排泄され，一部は代謝される．ブドウ球菌敗血症において，fusidic acidは他の抗ブドウ球菌薬と組み合わせて使用され，ブドウ球菌感染に対し，（例えば点眼剤またはクリーム剤として）局所的に使用されることが多い．

胃腸障害などの副作用はかなり一般的である．皮疹や黄疸が起こる可能性がある．単一薬剤として全身的に使用される場合は耐性が生じるため，全身的に使用される場合は，つねに，他の抗菌薬と組み合わせて使われる．

ニトロフラントイン

ニトロフラントイン（nitrofurantoin）は，グラム陽性菌およびグラム陰性菌に対して活性のある合成化合物である．感受性細菌における耐性の発生はまれであり，交差耐性はない．その作用機序はおそらく，細菌DNAを損傷する能力に関係している．経口投与され，胃腸管から迅速かつ完全に吸収され，腎臓によってただちに排泄される．使用は，尿路感染症の治療に限定されている．

胃腸障害などの副作用は比較的一般的であり，皮膚および骨髄（例えば，白血球減少）に関連した過敏反応が起こりうる．肝毒性および末梢神経障害も報告されている．

メテナミン（methenamine）は，ニトロフラントインと同様の臨床的有用性を有し，その副作用の一部も共有している．ホルムアルデヒドへの（酸性尿中での）遅い変換後に，その効果を発揮する．

ポリミキシン

使用されているポリミキシン抗生物質は，**ポリミキシンB**（polymixin B）およびコリスチン酸塩である．それらは陽イオン性界面活性剤特性を有し，細菌の外膜を破壊する（**第50章**）．ポリミキシン抗生物質は，グラム陰性桿菌，特にシュードモナスおよび大腸菌に対して，選択的かつ迅速な殺菌作用を有する．胃腸管からは吸収されない．これらの薬物の臨床的使用はその毒性によって制限され，腸内殺菌や感受性細菌によって引き起こされる耳，目または皮膚感染の局所治療に大きく限定されている．

副作用は重篤であり，神経毒性および腎毒性を含む．

抗菌薬

ヒトにおける主要な微生物感染症は，結核菌（*Mycobacterium tuberculosis*）およびライ菌（*M. leprae*）による慢性感染症の結核およびハンセン病である．それほど重要ではないもう1つのマイコバクテリア感染症は，一部のAIDS患者に感染する可能性のあるアビウム・インターセルラーレ（*M. avium−ntracellulare*）（実際には2つの細菌）である．マイコバクテリアの特有の問題は，マクロファージがヘルパーT(Th)1リンパ球によって産生されるサイトカインによって"活性化"さ

---

[7] これは，広域スペクトルペニシリンおよびセファロスポリンでも起こりうる．

れない限り，貪食された後も，マイコバクテリアがマクロファージ内で生存できることである（第6，18章参照）．

結核治療薬

　何世紀にもわたり，結核は死に至る病の主なものであったが，1940年代後半の**ストレプトマイシン**，それに続く**イソニアジド**（isoniazid），そして1960年代の**リファンピシンとエタンブトール**（ethambutol）の出現が，結核治療に革命をもたらした．結核は容易に治療できる疾患とみなされるようになったが，残念ながら，これはもはや真実ではなく，毒性の増加または多剤耐性を示す系統が現在では一般的になった（Bloom & Small, 1998）．感染率が徐々に低下しているにもかかわらず，他のどの単一の細菌よりも死亡率が高くなっている．2012年に，世界保健機関（World Health Organization：WHO）は，860万人がこの病気に罹患し，130万人が感染により死亡したと推定した．世界の人口の1/3（20億人）が桿菌を保有しており，そのうち10％は，人生のある時点でこの病気を発症する．アフリカとアジアの貧困に苦しむ国々は，マイコバクテリア（例えば，結核菌，アビウム・インターセルラーレ）とHIVとの由々しき相乗効果のために，この疾患の脅威に曝されている．HIVに関連した死亡の約1/4は，結核によるものである．

　治療は，第1選択薬である**イソニアジド**，**リファンピシン**，**リファブチン**（rifabutin），**エタンブトール**および**ピラジナミド**（pyrazinamide）によってまず行われる．第2選択薬には，**カプレオマイシン**（capreomycin），**サイクロセリン**（cycloserine），**ストレプトマイシン**（現在，英国ではめったに使用されていない），**クラリスロマイシン**および**シプロフロキサシン**がある．これらは，第1選択薬に耐性がある可能性のある感染症を治療するためや，または副作用のため第1選択薬を放棄しなければならない場合に使用される．

　耐性菌の出現の可能性を減少させるために，併用薬物療法が一般的な治療法である．一般に下記のように行う．
- 治療の初期段階（約2ヵ月）にはイソニアジド，リファンピシンおよびピラジナミドの併用による治療を行う（耐性があると疑われる場合はエタンブトールも加える）．
- 次の治療の継続段階では（約4ヵ月），イソニアジドとリファンピシンを用いる．髄膜炎，骨または関節の感染症や薬物耐性感染症の患者には，長期間の治療が必要である．

⊘ イソニアジド

　イソニアジドの抗菌活性は，マイコバクテリアに限られている．イソニアジドは，休止期の細菌の成長を停止

させる（すなわち，静菌性である）一方，分裂中の細菌を殺すことができる．イソニアジドは哺乳類細胞に容易に浸透するため，細胞内の細菌に対しても効果がある．イソニアジドは前駆薬であり，マイコバクテリアに特有の細胞壁の重要な成分である**ミコール酸**（mycolic acid）の合成に対する阻害活性を発揮するためには，細菌酵素によって活性化されなければならない．細菌への浸透の減少による薬剤耐性が存在しうるが，他の結核菌薬との交差耐性は生じない．

　イソニアジドは胃腸管から容易に吸収され，組織およびCSFを含む体液全体に広く分布する．重要な点は，イソニアジドが乾酪性結核病変（すなわち，チーズ様の外観を呈する壊死病変）によく浸透することである．アセチル化を伴う代謝は，薬物のアセチル化の速さを決定する遺伝的要因に依存しており（第11章参照），不活化が遅い人ほど，治療効果がある．不活化が遅い人ではイソニアジドの半減期は3時間であり，不活化の速い人では1時間である．イソニアジドは，未変化の状態で，またアセチル化された状態や，他の方法で不活化された状態で尿中に排泄される．

　副作用は投薬量に依存し，約5％の患者に現れ，最も一般的なものはアレルギー性皮膚発疹である．発熱，肝毒性，血液学的変化，関節炎症状および血管炎を含むさまざまな他の副作用が報告されている．中枢または末梢神経系にかかわる副作用は，主にピリドキシン欠乏によるものであり，ピリドキシン投与によって予防しない限り，栄養失調の患者によく生じる．イソニアジドはグルコース-6-リン酸デヒドロゲナーゼ欠損症の患者で溶血性貧血を引き起こし，抗てんかん薬である**フェニトイン**（phenytoin），**エトスクシミド**（ethosuximide）や**カルバマゼピン**（carbamazepine）の代謝を低下させ，これらの薬物の血漿濃度および毒性を増加させる．

⊘ リファンピシン

　リファンピシン（英国ではリファンピンともよばれる）は，原核細胞のDNA依存性RNAポリメラーゼに結合し阻害するが，真核細胞では阻害しない（第50章）．リファンピシンは知られている最も有効な抗結核薬の1つであり，ハンセン病および多くのグラム陽性菌ならびに多くのグラム陰性種に対しても有効である．リファンピシンは貪食細胞に入り，結核菌を含む細胞内微生物を殺すことができる．耐性は，微生物DNA依存性RNAポリメラーゼの標的部位を変化させる染色体突然変異により，急速に発達しうる（第50章参照）．

　リファンピシンは経口投与され，組織および体液（CSFを含む）に広く分布し，唾液，痰，涙および汗をオレンジ色気味にする．リファンピシンは尿中や胆汁中に排泄され，一部は腸肝循環を受ける．代謝産物は抗菌活性を保持するが，胃腸管から吸収されにくい．半減期は1〜

5時間であるが，肝ミクロソーム酵素が誘導されるため，治療中に短くなる．

副作用は比較的まれである．最も一般的なものは，皮膚発疹，発熱および胃腸障害である．黄疸を伴った肝障害が報告されており，また非常に少数の患者で致命的であることが判明しているので，治療開始前に肝機能を評価する必要がある．リファンピシンは，肝臓代謝酵素を誘導するため（第10章），ワルファリン（warfarin），グルココルチコイド，麻薬性鎮痛薬，経口抗糖尿病薬，ジアフェニルスルホン（diaphenylsulfone）およびエストロゲンの分解を増加させる．エストロゲンの分解の増加は，経口避妊の失敗をもたらす．

エタンブトール

エタンブトールは，マイコバクテリア以外の細菌には影響を及ぼさない．エタンブトールは，細菌に取り込まれ，おそらくマイコバクテリア細胞壁合成を阻害することによって，24時間後に静菌効果を発揮する．単独で使用されると，耐性が急速に出現する．経口で投与され，吸収性がよい．結核性髄膜炎のCSFにおいて治療濃度に達する．血液中では赤血球に取り込まれ，徐々に放出される．エタンブトールは部分的に代謝され，尿中に排泄される．

副作用はまれであり，最も重大なものは用量依存性で，腎機能が低下した場合に起こりやすい視神経炎である．それは最初に赤緑色盲として現れ，視力低下に進行する．そのため，長期治療の前および最中に，色覚を検査する必要がある．

ピラジナミド

ピラジナミド（pyrazinamide）は，中性pHでは不活性であるが，酸性pHでは結核菌抑制作用がある．貪食作用後，細菌はpHが低いファゴリソソームに含まれるため，マクロファージの細胞内細菌に対して，ピラジナミドは有効である．この薬物はおそらく細菌の脂肪酸合成を阻害する．耐性はかなり容易に出現するが，イソニアジドとの交差耐性は起こらない．ピラジナミドは経口投与後によく吸収され，広く分布し，髄膜に浸透する．主に糸球体濾過によって，腎臓から排泄される．

副作用には，高濃度の血漿尿酸塩に関連する痛風がある．胃腸障害，倦怠感，発熱も報告されている．高用量による重篤な肝障害が以前は問題であったが，現在行われている低用量／短期養生法ではたいして起こらない．しかしながら，肝機能は治療前に検査するべきである．

カプレオマイシン

カプレオマイシンは，筋肉内注射によって投与されるペプチド抗生物質である．副作用には，腎臓損傷および聴神経損傷が含まれ，その結果，難聴および運動失調が生じる．ストレプトマイシンや難聴を引き起こす可能性のある薬剤と同時に投与するべきではない．

サイクロセリン

サイクロセリンは，大腸菌およびマイコバクテリアを含む多くの細菌の増殖を阻害する広域スペクトル抗生物質である．水溶性であり，酸性pHで破壊される．サイクロセリンは，細菌細胞壁合成を競合的に阻害することによって作用するが，これはD-アラニンおよびN-アセチルムラミン酸上の最初のトリペプチド側鎖に付加されたD-Ala-D-Alaジペプチドの形成を防止することによる．すなわち，ペプチドグリカンの主要成分の合成を阻害するのである（第50章，図50.3）．サイクロセリンは経口で吸収され，組織およびCSFを含む体液全体に分布する．薬物の大部分は活性型で尿中に排泄されるが，約35％は代謝される．

サイクロセリンには，主に中枢神経系における副作用がある．頭痛および易刺激性からうつ病，痙攣および精神病状態に及ぶ，多種多様な障害が起こりうる．使用は，他の薬剤に耐性のある結核に限定されている．

抗結核薬

耐性菌の出現を避けるために，化合物療法（例えば，最初に3種の薬物，その後に2剤投与）が用いられる．

第1選択薬

- **イソニアジド**は，宿主細胞内で活発に増殖しているマイコバクテリアを殺す．経口投与されると，壊死病変，さらに脳脊髄液（CSF）にも浸透する．アセチル化の遅い患者（遺伝的に決定される）ではよく効く．毒性は低い．ピリドキシン欠乏症は神経毒性のリスクを増加させる．他の薬剤との交差耐性はない．
- **リファンピシン**は，マイコバクテリアRNAポリメラーゼを阻害する，強力で経口的に活性な薬剤である．CSFに浸透する．副作用はまれではある（しかし，重篤な肝障害が起こっている）．肝臓の薬物代謝酵素を誘発する．耐性は急速に発達する．
- **エタンブトール**は，マイコバクテリアの増殖を阻害する．経口で投与され，CSFに浸透する．副作用はまれであるが，視神経炎が起こりうる．耐性が急に現れることがある．
- **ピラジナミド**は，細胞内マイコバクテリアに対して結核菌抑制性である．経口で投与され，CSFに浸透する．耐性は急速に発達しうる．高用量使用で，血漿尿酸および肝毒性の増加などの副作用が起こる．

第2選択薬

- **カプレオマイシン**は筋肉内投与される．副作用には，腎臓および聴神経に対する損傷が含まれる．
- **サイクロセリン**は広域スペクトル薬である．ペプチドグリカン合成の初期段階を阻害する．経口で投与され，CSFに浸透する．副作用は，主に中枢神経系への影響がある．
- アミノグリコシド系抗生物質である**ストレプトマイシン**は，細菌タンパク質の合成を抑制することで作用する．筋肉内に投与される．副作用は，耳毒性（主に前庭）および腎毒性である．

ハンセン病の治療薬

ハンセン病は，人類に知られている最も古い病気の1つであり，紀元前600年の文献に記載されている．原因菌はライ菌である．それは長い潜伏期を伴う慢性の奇形性の病気であり，実際には伝染性ではないにもかかわらず，歴史的に，罹患者は追放され，地域社会から離れて生きることを余儀なくされた．かつては不治の病と思われていたが，1940年代にジアフェニルスルホンが，続いて1960年代にリファンピシンと**クロファジミン**（clofazimine）が導入されたことで，ハンセン病に関するわれわれの見解が完全に変わった．現在では一般的に治療可能であり，世界的な試算では，公衆衛生措置および（薬物耐性を回避するための）多剤併用療法（**m**ulti **d**rug **t**reatment：MDT）の結果として，この疾患の有病率は過去20年間で90%も減少した．こうした処置はWHOによって実施され，一部の製薬会社により支援された．この病気が重大な健康問題と考えられていた122ヵ国のうち，119ヵ国で撲滅された．しかし2012年には，主にアジアとアフリカで，約18万人の患者が新たに報告されている．

少菌性ハンセン病（Paucibacillary leprosy）（1〜5個の知覚麻痺の皮膚斑紋を特徴とするハンセン病）は主に**類結核型**（tuberculoid）であり[8]，ジアフェニルスルホンとリファンピシンで6ヵ月間治療される．5つ以上の知覚麻痺の皮膚斑紋を特徴とする**多菌性ハンセン病**（Multibacillary leprosy）は主に**らい腫型**（lepromatous）であり，リファンピシン，ジアフェニルスルホンおよびクロファジミンで，少なくとも2年間治療される．

ジアフェニルスルホン

ジアフェニルスルホンはスルホンアミドと化学的に関連しており，ジアフェニルスルホンの作用がPABAによって拮抗されるため，おそらく細菌の葉酸合成の阻害によって作用する．薬剤耐性が着実に増えてきており，現在では他の薬剤との併用が推奨されている．

ジアフェニルスルホンは経口投与される．吸収性はよく，体液と全組織に広く分布する．血漿半減期は24〜48時間であるが，一部の薬物は肝臓，腎臓（および，ある程度は皮膚および筋肉）においてより長期間留まる．薬物の腸肝循環があるが，一部はアセチル化され，尿中に排泄される．ジアフェニルスルホンはまた，セリアック病に関連する慢性水疱性皮膚疾患である**疱疹状皮膚炎**（dermatitis herpetiformis）の治療にも使用されている．

副作用はかなり頻繁に起こり，赤血球の溶血（通常は貧血に至るほど重症ではない），メトヘモグロビン血症，食思不振，悪心および嘔吐，発熱，アレルギー性皮膚炎およびニューロパチーを含む．**レプラ反応**（Lepra reactions：らい腫病変の悪化）が起こり，伝染性単核症に似ている致命的な症候群が時にみられる．

クロファジミン

クロファジミンは複雑な構造の色素である．ハンセン病桿菌に対するその作用機序には，DNAに対する作用を伴いうる．また，抗炎症活性を有し，ジアフェニルスルホンが炎症性副作用を引き起こした患者に有用である．

クロファジミンは経口投与され，体内に蓄積し，単核貪食細胞系に取り込まれる．血漿半減期は8週間である．抗らい菌性の出現は遅く，通常6〜7週間は顕著ではない．

副作用は，クロファジミンが色素であるということに関連している．皮膚と尿は赤みがかった色になり，病変は青黒色に変色することがある．用量依存性の悪心，めまい，頭痛，胃腸障害も起こりうる．

抗ハンセン病薬

- **類結核型ハンセン病の場合：ジアフェニルスルホンとリファンピシン（リファンピン）**
  - ジアフェニルスルホンはスルホンアミド様であり，葉酸合成を阻害する可能性がある．経口で投与される．副作用はかなり頻繁に起こる．いくつかは深刻である．耐性菌は増加している．
  - リファンピシン（抗結核薬のキーポイントボックスを参照）
- **らい腫型ハンセン病の場合：ジアフェニルスルホン，リファンピシン，クロファジミン**
  - クロファジミンは，経口投与され，マクロファージに取り込まれ蓄積される色素である．作用は6〜7週間遅れ，半減期は8週間．副作用には，赤色の皮膚や尿，時には胃腸障害がある．

可能性のある新たな抗菌薬

現存するほぼすべての抗生物質が作り出された1950〜1980年代の急速な発見および開発とは対照的に，その後はその勢いが廃れ，2つの完全に新しい抗生物質が導入されただけである（Jagusztyn-Krynicka & Wysznska, 2008）．同時に，耐性菌が増えており，欧州

---

[8] 類結核型とらい腫型の違いは，前者の患者のT細胞ではマクロファージが細胞内細菌を殺すことを可能にするインターフェロン-γを盛んに産生するのに対して，後者の場合は，免疫応答がインターフェロン-γの作用を阻害するインターロイキン-4によって支配されている（第18章参照）．

では感染関連死亡の約半数が薬剤耐性に起因している(Watson, 2008)[9].

耐性は，通常，新しい薬剤の導入からおよそ2年以内に現れる(Bax et al., 2000). 穏やかならぬ総説やメタ解析で，呼吸器または尿路感染症のために抗生物質を処方されたほとんどの患者は，数週間以内に薬剤に対する耐性を発現し，治療後1年後まで持続する可能性があると結論づけられた(Costelloe et al., 2010). 抗生物質の使用の約半分が獣医学用であるため，この現象に関与するのは人間の薬だけではない.

新薬の開発の失敗の理由は複雑であり，コーツ(Coates)らによって詳細に分析されている(Coates et al., 2011). その分析において彼らは，学術および産業研究から生じる多くの新しい薬剤を評価している. 彼らの全体的なメッセージはむしろ気が滅入るものであるが，薬物耐性の蔓延に対処するためには，今後50年間でさらに20種類の新しい抗生物質が発見される必要があることが指摘されている.

楽観的なことは，新規の抗生物質候補は，植物(Limsuwan et al., 2009)や細菌(Sit & Vederas, 2008)ならびに伝統的な医薬品化学的アプローチによって発見され続けている. さらに，この重要な分野の最前線にいる研究者は，最新技術の粋を結集している. 病原体ゲノム配列に由来する情報を利用したバイオインフォマティクスは，そのようなアプローチの1つである(Bansal, 2008). **細菌病原性因子**(bacterial virulence factor)の探求と標的化は有望そうである(Escaich, 2008). 新しいタイプのスクリーニング手法が考案されており(Falconer & Brown, 2009)，これにより新規標的が明らかになり，洗練された薬力学的プロファイリングが問題に対処していきつつある(Lister, 2006).

世界中が，新薬の開発を，固唾を呑んで待ちわびている.

---

9 最も酷い細菌はしばしば"ESKAPE病原体"と総称される. この用語は*E. faecium, S. aureus, K. pneumonia, A. baumanii, P. aeruginosa*および*Enterobacter* spp.の頭文字で構成されている.

引用および参考文献

抗菌薬

Allington, D.R., Rivey, M.P., 2001. Quinupristine/dalfopristin: a therapeutic review. Clin. Ther. 23, 24-44.

Ball, P., 2001. Future of the quinolones. Semin. Resp. Infect. 16, 215-224. (キノロン系薬物のよい概説.)

Blondeau, J.M., 1999. Expanded activity and utility of the new fluoroquinolones: a review. Clin. Ther. 21, 3-15. (よい総説.)

Bryskier, A., 2000. Ketolides – telithromycin, an example of a new class of antibacterial agents. Clin. Microbiol. Infect. 6, 661-669.

Duran, J.M., Amsden, G.W., 2000. Azithromycin: indications for the future? Expert Opin. Pharmacother. 1, 489-505.

Greenwood, D. (Ed.), 1995. Antimicrobial Chemotherapy, third ed. Oxford University Press, Oxford. (包括的なよい教科書.)

Lowy, F.D., 1998. *Staphylococcus aureus* infections. N. Engl. J. Med. 339, 520-541. (黄色ブドウ球菌の感染と耐性の基礎：広範な引用があり，図もわかりやすい.)

Perry, C.M., Jarvis, B., 2001. Linezolid: a review of its use in the management of serious gram-positive infections. Drugs 61, 525-551.

Sato, K., Hoshino, K., Mitsuhashi, S., 1992. Mode of action of the new quinolones: the inhibitory action on DNA gyrase. Prog. Drug Res. 38, 121-132.

Shimada, J., Hori, S., 1992. Adverse effects of fluoroquinolones. Prog. Drug Res. 38, 133-143.

Tillotson, G.S., 1996. Quinolones: structure–activity relationships and future predictions. J. Med. Microbiol. 44, 320-324.

Zurenko, G.E., Gibson, J.K., Shinabarger, D.L., et al., 2001. Oxazolidinones: a new class of antibacterials. Curr. Opin. Pharmacol. 1, 470-476. (この比較的新しい抗菌薬群[オキサゾリジノン]についてのわかりやすい総説.)

耐性(第50章の引用および参考文献も参照)

Bax, R., Mullan, N., Verhoef, J., 2000. The millennium bugs – the need for and development of new antibacterials. Int. J. Antimicrob. Agents 16, 51-59. ("耐性"の発達の説明と潜在的な新薬をまとめたよい総説.)

Bloom, B.R., Small, P.M., 1998. The evolving relation between humans and *Mycobacterium tuberculosis*. Lancet 338, 677-678. (編集者のコメント.)

Coates, A.R., Halls, G., Hu, Y., 2011. Novel classes of antibiotics or more of the same? Br. J. Pharmacol. 163, 184-194. (抗生物質耐性のためにわれわれが直面する課題を明らかにする包括的な総説. 可能性のある新しい薬の調査も含まれている. 読みやすく，一押しの書.)

Costelloe, C., Metcalfe, C., Lovering, A., Mant, D., Hay, A.D., 2010. Effect of antibiotic prescribing in primary care on antimicrobial resistance in individual patients: systematic review and meta-analysis. BMJ 340, c2096. (単純な抗生物質投与による耐性の発生率を詳述している. 非常に気が滅入る.)

Courvalin, P., 1996. Evasion of antibiotic action by bacteria. J. Antimicrob. Chemother. 37, 855-869. (耐性の遺伝学および生化学的メカニズムの理解における発展を含む.)

Gold, H.S., Moellering, R.C., 1996. Antimicrobial drug resistance. N. Engl. J. Med. 335, 1445-1453. (参照がすばらしい総説. 重要な細菌の，主要な薬剤に対する耐性獲得のメカニズムを含む. 文献から集められた治療方針と予防方法の有用な表が載っている.)

Heym, B., Honoré, N., Truffot-Pernot, C., et al., 1994. Implications of multidrug resistance for the future of short-course chemotherapy of tuberculosis: a molecular study. Lancet 344, 293-298.

Iseman, M.D., 1993. Treatment of multidrug-resistant tuberculosis. N. Engl. J. Med. 329, 784-791.

Livermore, D.M., 2000. Antibiotic resistance in staphylococci. J. Antimicrob. Agents 16, S3-S10. (細菌耐性の問題の概要.)

Michel, M., Gutman, L., 1997. Methicillin-resistant *Staphylococcus aureus* and vancomycin-resistant enterococci: therapeutic realities and possibilities. Lancet 349, 1901–1906. (優れた総説；図もわかりやすい．)

Nicas, T.I., Zeckel, M.L., Braun, D.K., 1997. Beyond vancomycin: new therapies to meet the challenge of glycopeptide resistance. Trends Microbiol. 5, 240–249.

Watson, R., 2008. Multidrug resistance responsible for half of deaths from healthcare associated infections in Europe. BMJ 336, 1266–1267.

抗菌薬発見の新しいアプローチ

これらの論文は，新規な抗菌薬を開発するための作業の詳細を知りたい方に提供されている．一部は本質的にかなり技術的である．

Bansal, A.K., 2008. Role of bioinformatics in the development of new antibacterial therapy. Expert Rev. Anti Infect. Ther. 6, 51–65.

Escaich, S., 2008. Antivirulence as a new antibacterial approach for chemotherapy. Curr. Opin. Chem. Biol. 12, 400–408.

Falconer, S.B., Brown, E.D., 2009. New screens and targets in antibacterial drug discovery. Curr. Opin. Microbiol. 12, 497–504.

Jagusztyn-Krynicka, E.K., Wyszynska, A., 2008. The decline of antibiotic era – new approaches for antibacterial drug discovery. Pol. J. Microbiol. 57, 91–98.

Limsuwan, S., Trip, E.N., Kouwen, T.R., et al., 2009. Rhodomyrtone: a new candidate as natural antibacterial drug from *Rhodomyrtus tomentosa*. Phytomedicine 16, 645–651.

Lister, P.D., 2006. The role of pharmacodynamic research in the assessment and development of new antibacterial drugs. Biochem. Pharmacol. 71, 1057–1065.

Loferer, H., 2000. Mining bacterial genomes for antimicrobial targets. Mol. Med. Today 6, 470–474. (細菌ゲノムのよりよい理解が新薬につながるという方法に焦点を当てた興味深い記事．)

O'Neill, A.J., 2008. New antibacterial agents for treating infections caused by multi-drug resistant Gram-negative bacteria. Expert. Opin. Invest. Drugs 17, 297–302.

Sit, C.S., Vederas, J.C., 2008. Approaches to the discovery of new antibacterial agents based on bacteriocins. Biochem. Cell Biol. 86, 116–123.

有用なウェブサイト

<www.who.int>. (改めて，世界保健機関のウェブサイトは，感染症の人口統計および治療に関する情報の山である．ハンセン病や結核に関するセクションは，特に勉強する価値がある．このサイトには写真，地図，多くの統計情報，薬物耐性に関する情報が含まれている．一押し．)

第**5**部　感染症とがんに対する治療薬

52 抗ウイルス薬

概要

　この章では，**ウイルス**(virus)に起因する感染症の治療に使用される薬物について解説する．最初に，ウイルスの基本情報(構造の概要，主な病原種のリスト，感染性ウイルスの生活史の概要)について説明する．次に，宿主とウイルスとの相互作用(ヒト宿主が有しているウイルスに対する防御機構，およびこれらを回避するためのウイルス側の戦略)ついて解説する．最後に，特に**ヒト免疫不全ウイルス**(human immunodeficiency virus：HIV)によって引き起こされる感染症である後天性免疫不全症候群(AIDS)の治療に関連して，さまざまな種類の抗ウイルス薬，およびそれらの作用機序について論じる．

ウイルスに関する背景

ウイルスの構造の概要

　ウイルスは，宿主細胞内以外では複製することができない小さな感染性物質である(通常，20 ～ 30 nm 程度)．自由生活性(例えば宿主細胞外で)のウイルス粒子は**ビリオン**(virion)とよばれ，それは，**カプシド**(capsid)とよばれる対称反復構造単位からなるタンパク質殻に封入された核酸(DNA, RNA のどちらか)からなる(**図 52.1**)．核酸コアとそれを囲むウイルス殻は，**ヌクレオカプシド**(nucleocapsid)とよばれる．ある種のウイルスでは，さらに外側にリポタンパク質エンベロープ(訳者注：脂質と糖タンパク質からなる被膜)でおおわれている．リポタンパク質エンベロープは，抗原性ウイルス糖タンパク質や，ヌクレオカプシドが感染細胞の膜を貫通して出芽するときに得た宿主のリン脂質を有している．特定のウイルスはまた，宿主細胞でウイルス複製を開始させる酵素をもっている．

　ウイルスは，一般に，その核酸の性質に応じて，**DNA ウイルス**(DNA virus)または **RNA ウイルス**(RNA virus)のいずれかに分類される．これらの 2 つの分類は，さらに，ウイルスが一本鎖または二重鎖の核酸を含むかどうか，複製中にこれがどのように機能するかによって分類され，約 6 つのサブグループに細分される．

病原性ウイルスの例

　ウイルスはすべての生きている生物に感染する可能性があり，ヒトにおける疾患の原因となる．重要な例は以下の通りである．

- **DNA ウイルス**：ポックスウイルス(天然痘)，ヘルペスウイルス(水痘，帯状疱疹，口唇ヘルペス，腺熱)，アデノウイルス(咽頭痛，結膜炎)，パピローマウイルス(いぼ)．
- **RNA ウイルス**：オルトミクソウイルス(インフルエンザ)，パラミクソウイルス(麻疹，流行性耳下腺炎，気道感染症)，風疹ウイルス(ドイツ麻疹)，ラブドウイルス(狂犬病)，ピコルナウイルス(風邪，髄膜炎，脊髄炎)，レトロウイルス(AIDS，T 細胞白血病)，アレナウイルス(髄膜炎，ラッサ熱)，ヘパドナウイルス(血清肝炎)，アルボウイルス(さまざまな節足動物媒介疾患[**ar**thropod–**bo**rne illness；ここからアルボ(arbo)が名づけられている]，例えば脳炎，黄熱病)．

ウイルスの機能と生活史

　ウイルスは，それ自身が代謝機構をもっていないため，生きた宿主細胞(動物，植物もしくは細菌)に吸着し，侵入しなければならず，また，感染した宿主の代謝プロセスを乗っ取って自己の複製をしなければならない．この過程の第 1 段階は，宿主細胞上の受容体と相互作用するウイルスのエンベロープまたは**カプシド**上のポリペプチド結合部位によって促進される．これらの "受容体" となるものとしては，正常な膜構成要素，例えば，サイトカイン受容体，神経伝達物質の受容体，ホルモン受容体，イオンチャネル，内在性膜糖タンパク質などがある．その例を**表 52.1** に示す．

　結合後，受容体 – ウイルス複合体は細胞に入り込み(多くの場合受容体依存性エンドサイトーシスによって)，その間に，ウイルス被殻は宿主細胞酵素(多くの場合リソソーム性)によって除去される．一部のウイルスには，この経路をバイパスするものもいる．いったん宿主細胞の中に入ると，ウイルス核酸は，宿主細胞の機構を用いて，新しいウイルス粒子をつくるための核酸およびタンパク質を合成する．実際の方法は，DNA と RNA ウイルスの間で異なっている．

DNA ウイルスの複製

　ウイルス DNA は宿主細胞の核に入り，そこでの mRNA への転写は，宿主細胞の **RNA ポリメラーゼ**(RNA

776 第52章 抗ウイルス薬

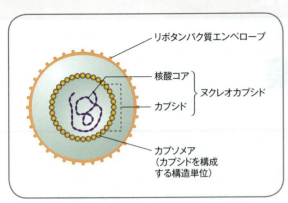

図 52.1 ウイルス粒子（ビリオン）の成分の模式図.

表 52.1 ウイルス受容体として機能する宿主細胞構造.

宿主構造[a]	ウイルス
ヘルパーT細胞CD4糖タンパク質	HIV（AIDSを引き起こす）
ケモカインMCP-1およびRANTESのCCR5受容体	HIV（AIDSを引き起こす）
サイトカインSDF-1に対するケモカイン受容体CXCR4	HIV（AIDSを引き起こす）
骨格筋のアセチルコリン受容体	狂犬病ウイルス
Bリンパ球補体C3d受容体	腺熱ウイルス
Tリンパ球インターロイキン-2受容体	T細胞白血病ウイルス
βアドレナリン受容体	乳幼児嘔吐下痢症ウイルス
MHC分子	アデノウイルス（喉の痛みや結膜炎を引き起こす）T細胞白血病ウイルス

MCP-1：単球走化性活性化因子-1，MHC：主要組織適合複合体，RANTES：regulated on activation normal T-cell expressed and secreted，SDF-1：ストロマ細胞由来因子-1 (stromal cell-derived factor-1).
[a] 補体，インターロイキン-2，ヘルパーTリンパ球上のCD4糖タンパク質，MHC分子などの詳細については，第6章を参照のこと.

polymerase）によって行われる．その後，その mRNA は，ウイルス特異的タンパク質への翻訳が行われる．ウイルス特異的タンパク質のなかには，多くのウイルス DNA を合成する酵素，ならびにウイルス被膜およびエンベロープを含む構造タンパク質がある．ウイルス DNA の周囲にコートタンパク質を集合させた後，出芽または宿主細胞溶解により，感染性のある，完全な**ウイルス粒子（ビリオン）**として細胞外に放出される．

RNAウイルスの複製

ウイルス RNA を鋳型として，ビリオン内の酵素により mRNA を合成するか，またはウイルス RNA それ自身が mRNA として機能する．この mRNA が宿主細胞で，**RNAポリメラーゼ**（多くのウイルス RNA の合成を行う）といったさまざまな酵素やビリオンの構造タンパク質に翻訳される．ビリオンの会合および放出は，前述のようにして起こる．宿主細胞核は，通常は RNA ウイルスの複製には関与しないが，一部のウイルス（例えば，**オルトミクソウイルス**［orthomyxovirus］）では，宿主核区画内でのみ複製される．

レトロウイルスの複製

レトロウイルス（retrovirus）[1]のビリオンには，ウイルス RNA から DNA をコピーする**逆転写酵素**（reverse transcriptase enzyme）（ウイルス RNA 依存性 DNA ポリメラーゼ）が含まれ，この DNA コピーは，宿主細胞のゲノムに組み込まれる．この状態を**プロウイルス**（provirus）とよぶ．プロウイルス DNA は，新しいウイルスゲノム RNA および宿主でのウイルスタンパク質への翻訳のための mRNA に転写され，完成したウイルスは出芽により，細胞外に放出される．多くのレトロウイルスは，宿主細胞を殺すことなくこの複製をすることが可能である．

宿主ゲノムと一緒に複製されながら，宿主ゲノム内で休眠状態を維持することは，ある種のウイルス疾患の断続的な発症の原因となる．そのような例として，**口唇ヘルペス**（herpes labialis）や他のタイプのヘルペスウイルス**水痘帯状疱疹**（varicella zoster）があり，それらは，ウイルス複製が何らかの要因で再活性化したとき（または何らかの形で免疫系が損なわれたとき）に再発する可能性が知られている．RNA レトロウイルスのなかには（例えば，**ラウス肉腫ウイルス**［Rous sarcoma virus］），正常細胞を悪性細胞に形質転換するものもいる（遺伝子治療のためにレトロウイルスベクターを用いる際の重大な懸念材料の1つである：第59章参照）．

宿主–ウイルス相互作用

ウイルスに対する宿主の防御機構

最初の防御機構は，ほとんどのウイルスの侵入を阻むことのできる皮膚のバリア機能である．しかし，いったん皮膚（例えば，傷や虫に刺された部位）や粘膜が傷つくと，ウイルスの攻撃に対してより脆弱となる．ウイルスが身体に侵入した場合，宿主は，自然免疫応答とその後の獲得免疫応答（第6章）の両方で，ウイルス侵入を阻止する．感染細胞はその表面上に，**主要組織適合複合体**

---
[1] RNA を鋳型として DNA を合成することができるウイルス−セントラルドグマの例外である.

(major histocompatibility complex：MHC) クラスI分子を介し，ウイルスペプチドを提示する．それがTリンパ球によって認識され，感染細胞を死滅させる（図52.2）．溶解タンパク質（例えば，**パーフォリン**[perforin]，**グランザイム**[granzyme]）の放出や，Fas受容体の活性化（"デスレセプター[death receptor]"：第5章参照）による感染細胞のアポトーシス経路誘導によって，感染細胞は破壊される．後者はまた，腫瘍壊死因子（tumour necrosis factor：TNF）-αといったサイトカインの放出を介して，間接的に誘発される．ウイルスは，ペプチド-MHC複合体（第6章参照）の提示を変えていくことにより，細胞傷害性リンパ球による免疫監視系を逃れようとするが，依然として，ナチュラルキラー（natural killer：NK）細胞による破壊は受け続ける．そのため，さらなるウイルスの戦略として，正常なMHC分子を発現しないようにする（ニセのMHCを発現させる）ことで，ウイルスは感染細胞をNK細胞の認識・攻撃から回避させる．これは"七面鳥の母"戦略とよばれている（七面鳥の雛鳥のように鳴かないものは，母鳥はすべて殺してしまう；第6章参照）．ある種のウイルスは，NK細胞から逃れる別の機構も有している．

ウイルスに感染した宿主の防御機構としては，**遺伝子サイレンシング**(gene silencing)機構が存在する（Schutze, 2004参照）．宿主内で，宿主の転写／翻訳機構をウイルスの複製のために利用した際に生じたウイルス由来の産物（RNAの短い二重鎖断片）により，ウイルスRNAにコードされた遺伝子の発現が抑制される（おそらく，DNAのリン酸化により）．これにより，さらなるウイルスタンパク質の合成ができなくなり，ウイルス複製は停止されることになる．siRNA(small- or short-interfering RNA)を用いることで，目的の特定遺伝子の発現を一時的に抑制する方法は，安価で有用な技術であり，生物学分野の多くの実験で利用されている．この技術を利用して，ウイルスを死滅させる試みは，ある程度の成功を収めており（Barik, 2004参照），治療法への道が見出され始めている（第59章参照）．

宿主防御を巧妙にかわすウイルスの策略

ウイルスは，感染を確実にするためのさまざまな戦略を進化させており，そのなかには，ウイルスに有利になるように宿主応答反応を変えてしまうものがある（Tortorella et al., 2000において論じられている）．その例を以下に示す．

免疫機構の破壊

ウイルスは，自然免疫応答および獲得免疫応答にかかわるインターロイキン-1，TNF-α，抗ウイルス活性をもつインターフェロン(IFN)のような**サイトカイン**(cytokine)の合成，もしくは作用を阻害する．例えば，感染後，いくつかのポックスウイルスは，サイトカイン受容体の細胞外リガンド結合ドメインを模倣したタンパク質（偽受容体）の発現を誘導する．これらのタンパク質はサイトカインと結合し，細胞上の本来の受容体を介した刺激が入らないようにし，ウイルス感染細胞に対しての正常な免疫反応を減弱させる．サイトカインシグナル伝達を妨害する他のウイルスには，ヒトサイトメガロウイルス，エプスタイン-バー(Epstein-Barr)ウイルス(EBウイルス)，ヘルペスウイルス，アデノウイルスなどがある．

キラー細胞による免疫検出と攻撃の回避

ウイルスは一度，宿主細胞内に入ると，免疫監視系を免れ，以下のようにさまざまな方法を用い，細胞傷害性リンパ球およびNK細胞による致死的な攻撃からの回避をはかる．

- **キラー細胞による認識・攻撃に必要な感染細胞上の表面タンパク質マーカーに対する妨害**．ある種のウイルスは，抗原性ペプチドの生成阻害および／または，細胞が感染していることを伝えるMHC-ペプチド分子の提示を阻害する．このようにして，ウイルスは識別を免れる．これを行うウイルスとしては，アデノウイルス，単純ヘルペスウイルス，ヒトサイトメガロウイルス，エプスタイン-バーウイルス，インフルエンザウイルスなどが知られている．

- **アポトーシス経路の妨害**．ある種のウイルス（例えば，アデノウイルス，ヒトサイトメガロウイルス，エプスタイン-バーウイルス）では，アポトーシス経路を

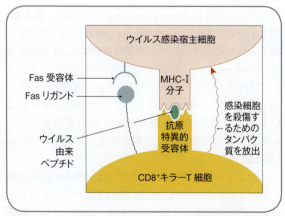

図 52.2 CD8⁺T細胞によるウイルスに感染した宿主細胞の殺傷方法．
ウイルスに感染した宿主細胞は，その表面にウイルスペプチドとMHCクラスI分子との複合体を発現する．これがCD8⁺T細胞によって認識され，CD8⁺T細胞はウイルス感染細胞を殺傷するために溶菌酵素を放出し，Fasリガンドも発現する．この発現が，Fas受容体（デスレセプター）を刺激することによって，感染細胞のアポトーシスを誘発する．

破壊することで，ウイルスそれ自体の生存を守るようにしている．

- **"七面鳥の母"戦略**．ある種のウイルス（例えば，サイトメガロウイルス）は，NK細胞をだますのに十分な，MHCクラスIの相同体（ニセのMHC分子；七面鳥の雛鳥の鳴き声に相当）を発現させることにより，NK細胞（母七面鳥）の接近（攻撃）を回避する．

病原性ウイルスは自然淘汰により，宿主防御を回避するための多くの有効な戦術を身につけた．そして，これらを詳細に理解することで，新しい抗ウイルス療法が提案されている．幸いにもウイルスだけでなく，進化により宿主側も精巧な対処法を身につけてきた．多くの場合，宿主側が優勢であり，ほとんどのウイルス感染は，免疫不全宿主を除いて，最終的には自然に消え去る．しかし，いつもそのようなハッピーエンドになるとは限らない．致死率が高いラッサ熱やエボラウイルス感染などのウイルス感染症も存在する．ここではさらに重大な例として，HIVウイルスについて解説していく．というのも，HIVウイルスは，感染症がエボラウイルスよりもゆっくりと進行する一方で，HIVは他のウイルス感染に共通する多くの特徴を示しているからである．そして，AIDS問題は世界的規模であるため，HIVが抗ウイルス薬の標的のリストのトップに押し上げられた．

> **ウイルス**
> - ウイルスは，タンパク質皮殻に封入された核酸（RNAまたはDNA）からなる感染性物質である．
> - ウイルスは細胞ではなく，自分自身の代謝機構をもたず，複製する宿主細胞の代謝プロセスを利用して，細胞内に寄生している．
> - **DNAウイルス**は，通常，宿主細胞の核に入り，新しいウイルス産生の指示を出す．
> - **RNAウイルス**は，通常，宿主細胞の核に関与することなく，新しいウイルス産生の指示を出す（インフルエンザウイルスは例外）．
> - **RNAレトロウイルス**（RNA retrovirus）（例えば，HIV，T細胞白血病ウイルス）は，ウイルスRNAのDNAコピーをつくる逆転写酵素をもっている．このDNAコピーは宿主細胞ゲノムに組み込まれ，新しいウイルス粒子産生の指示を出す．

HIVとAIDS

HIVはRNAレトロウイルスであり，2種類に大別されている．**HIV-1**はヒトAIDS（acquired immunodeficiency syndrome）にかかわり，**HIV-2**は，免疫抑制を引き起こす点でHIV-1ウイルスに類似しているが，毒性は低い．HIV-1は世界中に分布しているが，HIV-2ウイルスはアフリカの一部に限られている．

> 効果的な薬物療法の実施が可能となり，世界的な状況は改善しており，エイズ関連死亡者数は減少している．それでも，世界保健機関（2013年報告）は，約3,400万人がAIDSに罹患しており，毎年約170万人がこの疾病で死亡していると推定している．サハラ以南のアフリカに全世界の感染者数の2/3が集中しており，そこでの成人罹患率はヨーロッパの10倍以上といわれている．エイズの病因（および他の多くの側面）に関する総説は，Moss（2013）を参照されたい．

HIVの宿主免疫系との相互作用は複雑であり，**細胞傷害性Tリンパ球**（cytotoxic T lymphocyte）（CTL，CD8陽性［CD8⁺］T細胞）および**CD4陽性ヘルパーTリンパ球**（CD4⁺ helper T lymphocyte）（CD4⁺細胞）が主としてかかわるが，他の免疫細胞（マクロファージ，樹状細胞，NK細胞など）も部分的に関与している．宿主では，さまざまなHIVの構成因子に対する抗体が産生されるが，最初にHIVに対して防御を行うのがCTL，CD4⁺細胞の作用である．

細胞傷害性Tリンパ球（CTL）は，ウイルス感染細胞を直接破壊し，抗ウイルスサイトカインを産生・放出する（図52.2）．細胞が破壊されるのは，標的細胞の溶解によるものであるが，CTL上のFasリガンド（第5章，図5.5参照）とウイルス感染細胞上のFas受容体との相互作用によるアポトーシス誘導もまた，細胞破壊の一部の役割を担っている．**CD4⁺細胞**はヘルパー細胞として重要な役割を有し，HIV複製制御に直接的な役割（例えば，標的細胞の溶解）を担っている（Norris et al., 2004）．これらの細胞の累進的な喪失が，HIV感染の特徴となる（図52.4参照）．

抗原提示細胞（antigen-presenting cell：APC；第6章，図6.3および6.4参照）の表面上のMHCクラスI分子に提示された抗原性HIVペプチドの複合体を，T細胞受容体（T-cell receptor：TCR）が認識することで，ナイーブT細胞のプライミングが引き起こされ，細胞傷害性T細胞となる．プライミングはまた，CD4⁺細胞の存在および関与を必要とする．両方のタイプの細胞が，同じAPC上の抗原を認識する必要があると考えられている（図6.3）．

このようにして産生されたCTLは，感染の初期段階において有効であるが，疾患の進行を止めることはできない．その理由は，それらが"枯渇"してしまい，保護機能を維持できなくなるためであると考えられている．この機構に関しては，異なるメカニズムも関与している可能性がある（詳細は，Jansen et al., 2004, Barber et al., 2006を参照）．

> HIVビリオンは，細胞内に侵入するため，宿主細胞表面上のタンパク質に吸着する．その主要な標的は，CD4（ヘルパー

HIV と AIDS | 779

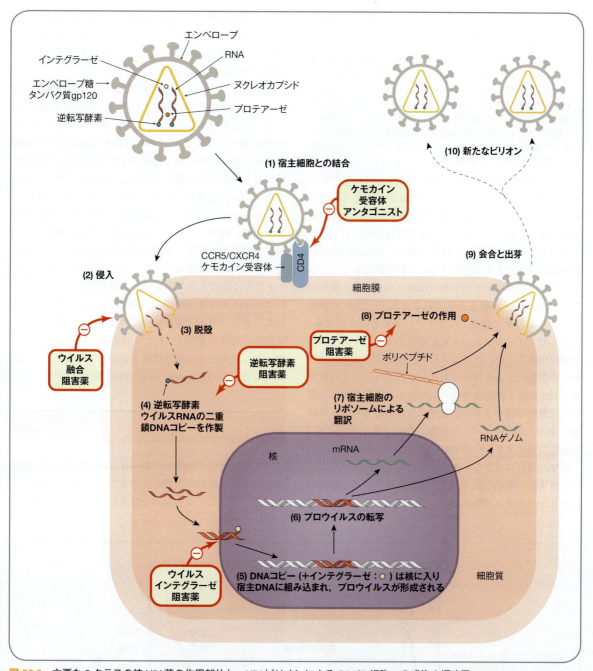

図 52.3　主要な 2 クラスの抗 HIV 薬の作用部位と，HIV ビリオンによる CD4⁺ T 細胞への感染の概略図.
細胞への吸着から新しいビリオン放出までの HIV 感染の 10 ステップ．HIV ウイルスは，CD4 共受容体およびケモカイン受容体 CCR5/CXCR4 を結合部位として用い，細胞への侵入を促進し，宿主 DNA 内に組み込まれる（ステップ 1〜5）．転写が起こると（ステップ 6），T 細胞自体が活性化され，転写因子 NF-κB は宿主細胞とプロウイルス DNA の両方の転写を開始する．ウイルス由来のプロテアーゼは，新生ウイルスポリペプチド（ステップ 7 および 8）を，新しいビリオンの構造タンパク質および酵素（インテグラーゼ，逆転写酵素，プロテアーゼ）に切断する．新しいビリオンが会合し，細胞から放出され，新しい感染ラウンドが開始される（ステップ 9 および 10）．現在使用されている抗 HIV 薬の作用部位を図中に示している．

T リンパ球の糖タンパク質マーカー）および CCR5（MCP1［単球走化活性因子-1 (monocyte chemoattractant protein-1)］および RANTES［regulated on activation normal T-cell expressed and secreted］を含む特定のケモカインの共受容体；第 6 章参照）である．CD4⁺ 細胞は，通常，ウイルスに対する免疫応答を調整するが，これらの細胞に侵入し，そこをビリオン生産工場と

して使用することによって，HIV は CD4⁺ 細胞がかかわる免疫応答の調節を無力化させる．図 52.3 は，CD4⁺ T 細胞に感染する HIV ビリオンを示す．リンパ組織におけるそのような感染活性化細胞は，HIV 感染個体における HIV 産生の主要な供給元となる．また，感染したマクロファージも別の供給元である．

CCR5に関して，ウイルスに曝露されたが，何らかの形で感染を回避した個体がいるということから，この表面タンパク質がHIV病因において中心的役割を担っていることが示されている．CCR5をブロックすることによってHIVが細胞内に侵入するのを阻害する化合物が，現在，HIV治療に使用されている．

免疫監視機構が崩壊すると，CD4やCXCR4などの他の宿主細胞表面分子を認識するTリンパ球指向性のHIV株が生じる．HIVエンベロープ上の表面糖タンパク質gp120は，CD4およびT細胞ケモカイン共受容体CXCR4にも結合する．その後，ウイルス性糖タンパク質gp41は，ウイルスエンベロープと細胞膜との融合を引き起こす（図52.3）．

いったん細胞内に入ると，HIVは宿主DNA（プロウイルス）と統合され，転写を受け，細胞が活性化されたときに新しいビリオンを生成する（図52.3）．未治療の被験者では，毎日，10^{10}個という驚異的な数の，新しいウイルス粒子が生成される場合がある．細胞内HIVは，長期間潜伏したままで居続けることが可能である．

ウイルス複製はエラーが非常に起こりやすい．多くの変異がHIVゲノムの各部位で起こるので，当初の細胞傷害性リンパ球の認識から，すぐに免れるようになる．変化したウイルスタンパク質を認識する細胞傷害性リンパ球は出現するが，ウイルスのさらなる変異により，これらの細胞による監視からも逃れてしまう．新たな変異体に対応すべく細胞傷害性リンパ球が次から次へと，最終的に免疫応答が失われるまで産生されるが，HIVの感染によりCD4⁺ヘルパーT細胞が失われることにより，T細胞のレパートリーが徐々に減っていってしまう．

病気の進行にはかなりのばらつきがあるが，未治療のHIV感染の一般的な臨床経過を図52.4に示す．初期の急性インフルエンザ様疾患は，血中ウイルス粒子の数の増加，組織を通じた広範な伝播，ビリオン粒子を有するリンパ組織の播種と関連している．数週間以内に，この**ウイルス血症**(viraemia)は，上述した細胞傷害性リンパ球の作用によって減少していく．

疾患の急性期後に，無症状状態が続き，その期間にはウイルス血症の程度は低下している．ただその間でも，リンパ節におけるウイルスの増殖，それに関連したリンパ節構造へのダメージ，CD4⁺リンパ球および樹状細胞の喪失は起こり続ける．臨床的潜伏期（平均約10年）が終わると，最終的に免疫が低下し，AIDSの徴候，症状，すなわち日和見感染（例えば，ニューモシスチス [*Pneumocystis*]肺炎または結核），神経学的疾患（例えば，錯乱，麻痺，痴呆），骨髄抑制，がんが現れる．慢性的な胃腸感染症は，重度の体重減少に関与する．心血管および腎臓の損傷も起こる．未治療の患者では，通常2年以内に死亡する．現在では，効果的な薬物レジメンにより，それらを実施できる国では，予後が大幅に改善されており，平均余命の延長につながっている．

HIVに対する感受性（もしくは耐性）を決定するうえで，遺伝性因子が重要な役割を果たしているという証拠がある（Flores-Villanueva et al., 2003 参照）．

抗ウイルス薬

ウイルスは宿主細胞の代謝過程を乗っ取るので，病原体に対して選択的な薬物を見出すことは困難である．しかし，ウイルスには特異的な酵素がいくつか存在し，こ

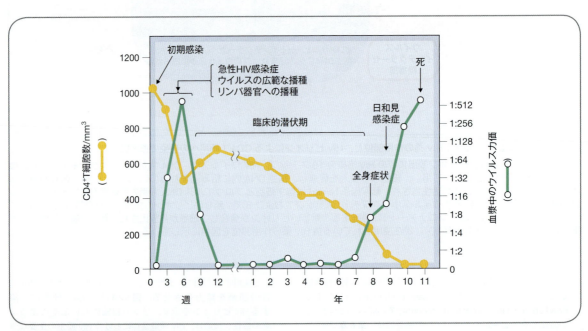

図52.4 HIV感染の過程の概略図．
CD4⁺T細胞力価は，しばしば細胞数/mm³として表される．（Pantaleo et al. 1993年より改変．）

抗ウイルス薬　781

れらが有用な薬物標的になることが明らかになっている．現在利用可能な**抗ウイルス薬**（antiviral drug）のほとんどは，ウイルスが複製している間のみ有効である．ウイルス感染の初期段階は無症候性であることが多いので，感染が十分に確立されるまで，処置を開始しないことが多い．感染症によくあることだが，"100 の治療より 1 の予防"である．

利用可能な抗ウイルス薬の多くのものは，それらの作用機序および副作用に応じて簡便に分類することができる．**表** 52.2 は，最も一般的な抗ウイルス薬を，それらが治療に用いられる疾患と副作用とともに分類したものである．

逆転写酵素阻害薬（reverse transcriptase inhibitor）

大部分は，**ジドブジン**（zidovudine）に代表される**ヌクレオシドアナログ**（nucleoside analog）であり，これらのすべてが宿主細胞酵素によってリン酸化されて，5′-三リン酸誘導体となる．レトロウイルス複製において，これは，ウイルス逆転写酵素（ウイルス RNA 依存性 DNA ポリメラーゼ）によるプロウイルス DNA 合成に必要な宿主細胞の基質（核酸）と競合する．最終的には，伸長中のウイルス DNA 鎖への活性化物質（5′-三リン酸体）の

表 52.2 抗ウイルス薬．

種類	薬物	一般的な治療適応	主な副作用
核酸系逆転写酵素阻害薬	アバカビル，ジダノシン，エムトリシタビン，ラミブジン，サニルブジン，テノホビル，ジドブジン	主として HIV（一般的に他のレトロウイルス阻害薬との併用）	複数の作用：胃腸障害，CNS および関連作用，筋骨格および皮膚症状，血液疾患，膵炎・肝障害，乳酸アシドーシスおよび脂肪異栄養症を含む代謝障害
	アデホビル，エンテカビル，ラミブジン，telbivudine，テノホビル	B 型肝炎ウイルス	
非核酸系逆転写酵素阻害薬	エファビレンツ，エトラビリン，ネビラピン，リルピビリン	HIV（一般に他のレトロウイルス薬との併用）	複数の作用：皮膚症状，胃腸障害，CNS および関連作用，筋骨格および血液疾患，膵炎・肝障害および脂肪異栄養症を含む代謝障害 エファビレンツは催奇形性がある
プロテアーゼ阻害薬	アタザナビル（atazanavir），ダルナビル（darunavir），ホスアンプレナビル（fosamprenavir），インジナビル，ロピナビル，リトナビル，サキナビル，tipranavir	HIV（一般に他のレトロウイルス薬との併用）	複数の作用：胃腸障害，CNS および関連作用，筋骨格および皮膚症状，血液疾患，膵炎・肝障害および脂肪異栄養症を含む代謝障害
	boceprevir，テラプレビル（telaprevir）	C 型肝炎ウイルス	
ウイルス DNA ポリメラーゼ阻害薬	cidofovir，ホスカルネット，ガンシクロビル（ganciclovir），バルガンシクロビル（valganciclovir）	サイトメガロウイルス	腎毒性，血液疾患，眼症状
	アシクロビル，ファムシクロビル，イドクスウリジン（idoxuridine），penciclovir，バラシクロビル	ヘルペス	主として胃腸障害と皮膚症状
HIV の宿主との融合を阻害する薬（エントリー阻害薬）	enfuvirtide	HIV（一般に他のレトロウイルス薬と併用）	CNS 症状，代謝および胃腸障害
ウイルスコートタンパク質の会合阻害薬およびノイラミニダーゼ阻害薬	アマンタジン	A 型インフルエンザ	胃腸障害，CNS への作用
	オセルタミビル	A 型および B 型インフルエンザ	胃腸障害，頭痛
	ザナミビル		気管支痙攣（まれ）
インテグラーゼ阻害薬	ラルテグラビル	HIV（他の治療抵抗性）	主として胃腸障害と代謝障害
ケモカイン受容体アンタゴニスト（CCR5）	マラビロク	HIV（CCR5 依存性）	主として胃腸障害と CNS 症状
バイオ医薬品および免疫調節薬	インターフェロン-α，ペグインターフェロン-α	B 型および C 型肝炎ウイルス	インフルエンザ様症状，食思不振および疲労
	リバビリン（ribavirin），パリビズマブ	RS ウイルス	発熱，胃腸障害
	イノシンプラノベクス（inosine pranobex）	ヘルペス	高尿酸血症，胃腸障害

CNS：中枢神経系（central nervous system）．

取り込みにより鎖伸長が終結する．哺乳動物のα–DNAポリメラーゼは，その効果に対して比較的耐性がある．しかし，宿主細胞のミトコンドリア内のγ–DNAポリメラーゼは，感受性が高く，副作用が生じる原因ともなりうる．これらの薬物は主にHIVの治療に用いられるが，多くは，他のウイルス（例えば，レトロウイルスではないが，複製のために逆転写酵素を使用するB型肝炎ウイルス）に対しても有用な活性を示すことが知られている．

ジドブジン

ジドブジン（または azidothymidine：AZT）は，HIVの治療のために最初に導入された薬物であり，今日でも重要なものである．本薬は，HIVに感染した人を延命させ，HIV感染による認知症を軽減する．妊娠中，分娩中，そして新生児に投与することにより，母子感染を20%以上減少させる．本薬は，一般に，毎日2～3回経口投与されるが，静注によって投与することも可能である．血漿半減期は1時間であるが，活性5′–三リン酸化体の細胞内半減期は3時間である．脳脊髄液（cerebrospinal fluid：CSF）中の濃度は，血漿濃度の65%である．薬物の大部分は，肝臓で不活化体グルクロニドに代謝され，活性型の20%は尿中に排泄される．

ウイルスの変異頻度が非常に高いため，"動く"標的となってしまい，ジドブジンの長期使用，特に疾患後期で耐性を示すようになる．さらに，耐性株は個体間での感染が成立する．薬物の有効性を失うことになる他の要因としては，ジドブジンの三リン酸化体（活性化体）の減少や，宿主免疫応答が消失していくことによる，ウイルス量の増加が挙げられる．

副作用としては，胃腸障害（悪心，嘔吐，腹痛），血液疾患（時に貧血または好中球減少症），中枢神経系作用（不眠症，めまい，頭痛）がある．また一部の患者では，乳酸アシドーシスの危険性がある．このようなことは，多かれ少なかれ，このグループの薬物で生じるものである．

このグループの，現在承認されている抗ウイルス薬には，アバカビル（abacavir），アデホビル（adefovir），ジピボキシル（dipivoxil），ジダノシン（didanosine），エムトリシタビン（emtricitabine），エンテカビル（entecavir），ラミブジン（lamivudine），サニルブジン（sanilvudine, stavudine），telbivudine，テノホビル（tenofovir）がある．

非核酸系逆転写酵素阻害薬

非核酸系逆転写酵素阻害薬（non–nucleoside reverse transcriptase inhibitor：NNRTI）は，逆転写酵素の触媒部位の近くに結合し，酵素を不活化する．化学的に多様な化合物である．ほとんどの非核酸系逆転写酵素阻害薬は，肝臓チトクローム P450 酵素（第9章）を誘導したり，阻害したり，基質にもなりうる．エファビレンツ

（efavirenz），ネビラピン（nevirapine），関連化合物エトラビリン（etravirine）およびリルピビリン（rilpivirine）が，現在利用可能な薬物である．

エファビレンツは，その血漿半減期（約50時間）のため，経口で，1日1回投与される．血漿アルブミンに99%結合しており，脳脊髄液中濃度は血漿中の約1%である．それにもかかわらず，その副作用は不眠，悪夢，時には精神病症状が主要なものとなる．また催奇形性を有する．

ネビラピンは良好な経口バイオアベイラビリティを有し，脳脊髄液に浸透する．肝臓で代謝され，代謝産物は尿中に排泄される．ネビラピンは，HIVの母子感染を防ぐことができる．

これらの薬物に共通する副作用は，発疹および他の作用がある（**表52.2** 参照）．

プロテアーゼ（タンパク質分解酵素）阻害薬（protease inhibitor）

HIVおよび他の多くのウイルス感染において，プロウイルスから転写されたmRNAは，2つの生化学的に不活性な**複合タンパク質**（polyprotein，ポリタンパク質）に翻訳される．次いで，ウイルス特異的プロテアーゼが，適切な位置で切断することによって，複合タンパク質が種々の構造および機能タンパク質に変換される（**図52.3** 参照）．このプロテアーゼは宿主中には存在しないので，化学療法には有用な標的となる．HIV特異的プロテアーゼ阻害薬は，切断が起こる部位に結合する．これらと逆転写酵素阻害薬との併用により，AIDS治療がすっかり変わってきた．現在のプロテアーゼ阻害薬の例を**表52.2**に示す．

典型的な例である**リトナビル**（ritonavir）は，HIV-1またはHIV-2のプロテアーゼに結合し，不活化する．それらの作用を増強するために，他のプロテアーゼ阻害薬（例えばロピナビル［lopinavir］）と組み合わせて投与される場合もある．リトナビルは経口で，通常は1日2回投与される．低用量から開始し，数日かけて徐々に最大値まで上昇させる．

リトナビルの血漿半減期は3～5時間であるが，食物の存在下で経口吸収が遅れることがある．薬物は主に（＞80%）糞便中に排泄され，約10%が尿中に排泄される．主要代謝産物は，排泄された薬物全体の約1/3を占める．

このグループの薬物に共通する副作用には，胃腸障害（悪心，嘔吐，腹痛など），血液疾患（時に貧血または好中球減少症）および中枢神経系作用（不眠，めまい，頭痛など）および高血糖のリスクがある．

薬物相互作用は数多く知られており，臨床的に重要であり，かつ予測不可能な面もある．他の抗レトロウイルス薬と同様に，抗レトロウイルス治療を受けている患者

に他の薬剤を処方する前に，可能性のある相互作用を調べることが不可欠である．

DNAポリメラーゼ阻害薬（DNA polymerase inhibitor）

アシクロビル

アシクロビル（aciclovir）の開発により，有効な選択的抗ウイルス療法の時代が訪れた．このタイプの薬物の典型的なものは，ウイルスのチミジンキナーゼにより，一リン酸化されるグアノシン誘導体である（ウイルスのチミジンキナーゼは，宿主細胞の酵素より，このリン酸化効率が高い）．そのため，これは感染細胞でのみ活性化することになる．その後，宿主細胞内キナーゼにより一リン酸化体から三リン酸化体に変換され，活性化体である三リン酸化体はウイルスDNAポリメラーゼを阻害し，DNAの伸長を阻害する．これは，ヘルペスウイルス酵素に対して，宿主酵素より30倍強力な作用を有する．アシクロビルトリスホスフェート（三リン酸化体）は，おそらく細胞性ホスファターゼによって，宿主細胞内で不活化される．チミジンキナーゼまたはDNAポリメラーゼをコードするウイルス遺伝子の変異によって引き起こされる抵抗性が報告されており，アシクロビル耐性単純ヘルペスウイルスは，免疫機能の低下している患者では肺炎，脳炎および皮膚粘膜感染の原因となる．

アシクロビルは，経口，静脈内または局所的に投与する．経口投与された場合，投与量の20%しか吸収されない．この薬物は広く分布し，脳脊髄液においても有効濃度に達する．アシクロビルは腎臓から排出され，一部は糸球体濾過によって，一部は尿細管分泌によって排泄される．

副作用は少ない．静脈注射中，薬液の血管外漏出があった場合，局所炎症が起こりうる．アシクロビルの静脈内投与による腎機能障害の報告もある．この場合，ゆっくりと注入することでそのリスクは低減される．悪心や頭痛，まれに脳症が起こる場合がある．

現在，アシクロビルと同様の作用を有する多くの薬物がある（表52.2のリストを参照）．ホスカルネット（foscarnet）は，少し作用機序は異なるが，同様の効果を発揮する．

ノイラミニダーゼ阻害薬（neuraminidase inhibitor）とウイルス被殻脱会合阻害薬（inhibitors of viral coat disassembly）

ウイルスノイラミニダーゼは，インフルエンザゲノムにコードされている3種類存在する膜貫通タンパク質の1つである．これらのRNAウイルスの感染は，ウイルスヘマグルチニンが，宿主細胞上のノイラミン酸（シアル酸）残基に結合することから始まる．次いで，ウイルス粒子は，エンドサイトーシスによって細胞に侵入

ヘルペスウイルスに対する薬物（アシクロビル，ファムシクロビル[famciclovir]，バラシクロビル[valaciclovir]）の臨床用途

- 水痘帯状疱疹感染（水痘，帯状疱疹）
  - 免疫適格患者では経口投与
  - 免疫不全状態の患者では静脈内投与
- 単純ヘルペス感染（性器ヘルペス，皮膚粘膜ヘルペスおよびヘルペス脳炎）
- 予防的に
  - 免疫抑制薬または放射線療法で治療され，潜伏ウイルスの再活性化によるヘルペスウイルス感染症の危険性がある患者
  - 単純ヘルペスウイルスによる生殖器感染の再発が頻発する患者

する．エンドソームは，別のウイルスタンパク質M_2イオンチャネル（M_2 ion channel）を介して，プロトンイオンが流入することで酸性化される．これにより，ウイルス構造の解離が促進され，RNAが宿主細胞の核内に入り，ウイルス複製が開始される．新たに複製されたビリオンは，細胞膜から出芽することで，宿主細胞から放出される．ウイルスノイラミニダーゼは，宿主糖タンパク質からシアル酸を切断することで，宿主細胞表面に吸着した子孫ウイルスを宿主細胞から遊離させる．

ノイラミニダーゼ阻害薬である**ザナミビル**（zanamivir）および**オセルタミビル**（oseltamivir）は，A型およびB型インフルエンザウイルスの両方に対して活性を有し，感染初期段階での使用，またはワクチン使用が不可能な場合おける使用が認可されている．ザナミビルは吸入用粉末として，オセルタミビルは経口製剤として入手可能である．オセルタミビルは，インフルエンザのパンデミック（例えば，"豚インフルエンザ–H1N1"）が予測される場合，政府によって"備蓄"されているが，臨床試験では，重症度の軽減に関する有効性は非常に限定的であることが示唆されている．（訳者注：われわれになじみがあるリレンザはザナミビル水和物，タミフルはオセルタミビルリン酸塩である．）

ザナミビル，オセルタミビルに関する副作用には，胃腸症状（悪心，嘔吐，消化不良，下痢）があるが，これらは吸入製剤では頻度が低く，重篤度は高くない．

アマンタジン（amantadine）[2]は，非常に古く（1966）からある薬であり，今日ではほとんど使用が推奨されない．

---

[2] パーキンソン病にも軽度の効果をもたらすため，使用される（第40章参照）．

アマンタジンは，ウイルス M_2 イオンチャネルを効果的に阻害し，ウイルスの脱殻を抑制する．A型インフルエンザウイルス（RNAウイルス）に対して活性はあるが，B型インフルエンザウイルスに対しては作用しない．経口で，アマンタジンはよく吸収され，分泌物（例えば唾液）中に高濃度に達し，ほとんどが腎臓から変化せずに排泄される．エアロゾル療法も可能である．

　副作用の発現は比較的まれであり，患者の5〜10%で発生するが，重篤なものではない．めまい，不眠症，発語が不明瞭になったりするのが最も一般的な副作用である．

他の機構を介して作用する薬物

　enfuvirtide はHIVと宿主細胞との融合を阻害する．抵抗性が問題になる場合や他の抗レトロウイルス薬に耐容性がない患者であった場合，HIV治療のために，他の薬剤と組み合わせて皮下に注射される．

　副作用には，インフルエンザ様症状，中枢作用（頭痛，めまい，気分の変化），胃腸への影響，（時に）過敏反応などがある．

　ラルテグラビル（raltegravir）は，プロウイルスを形成する際に，逆転写酵素によりDNAに変換されたウイルスゲノムを宿主細胞の核内染色体に組み込む酵素であるHIV DNAインテグラーゼを阻害する．多剤併用療法の一環としてHIVの治療に使用され，一般に他の抗レトロウイルス薬に耐性のある症例に用いられる．

マラビロク

　CCR5は，CXCR4とともに，細胞表面のケモカイン受容体であり，ある種のHIV株が細胞に侵入する際に利用されている．"R5"（CCR5指向）株に感染している患者では，ケモカイン受容体アンタゴニストであるマラビロク（maraviroc）を，従来の抗レトロウイルス薬と併用して使用する．マラビロク（HIV治療における新しい概念[Dhami et al., 2009 参照]）は，そのような作用機序をもつ，現在利用可能な唯一の薬物である．他の抗ウイルス薬との併用で用いるが，本薬の使用は，他の抗レトロウイルス薬で以前に治療された患者において，CCR5指向性HIV感染に制限されている．

バイオ医薬品抗ウイルス薬
（biopharmaceutical antiviral drug）

　ウイルス感染に，免疫グロブリン製剤，インターフェロン（interferon：IFN），モノクローナル抗体などのバイオ医薬品が用いられるようになっている．

免疫グロブリン

　プールされた免疫グロブリンは，さまざまなウイルスに対する抗体を含んでいる．抗体は，ウイルスエンベ
ロープに対して作製されたもので，ウイルスを"中和"し，宿主細胞への吸着を防ぐ．徴候や症状が出現する前に使用することで，麻疹，ドイツ麻疹，感染性肝炎，狂犬病，小児麻痺の軽減，または予防の効果が期待される．特定のウイルス（B型肝炎，水痘帯状疱疹および狂犬病など）には，特異的な**高度免疫グロブリン**（hyperimmune globulin）が用いられる．

パリビズマブ

　免疫グロブリンの作用機序として"中和作用"を示すものの例として，呼吸器合胞体（RS）ウイルスの表面上の糖タンパク質に対するモノクローナル抗体である**パリビズマブ**（palivizumab）が挙げられる（**第18，59章**参照）．これは，RSウイルスの感染後の危険性が高い小児において，専門家の監督下で筋肉内注射として使用される．

インターフェロン

　インターフェロン（IFN）は，哺乳類細胞によって誘導的に産生されるタンパク質ファミリーであり，現在，一般的に組換えDNA技術によって商業的に生産されている．α，βおよびγの少なくとも3つのタイプがあり，細胞増殖および調節，ならびに免疫反応の調節に関与するホルモンファミリーを構成する．**免疫インターフェロン**（immune interferon）とよばれるIFN-γは，ウイルス抗原および非ウイルス抗原の両方に対する免疫応答の一部として，主としてTリンパ球によって産生される．非ウイルス抗原としては，細菌およびその産物，リケッチア，原生動物，真菌多糖およびさまざまな高分子化学物質，他のサイトカインが挙げられる．IFN-α および IFN-β は，ウイルスおよびサイトカインに応答して，Bリンパ球およびTリンパ球，マクロファージおよび線維芽細胞によって産生される．IFNの一般的な作用については，**第18章**で簡潔に説明している．

　IFNは，宿主細胞膜上の特異的ガングリオシドに結合する．宿主細胞のリボソームでウイルスmRNAがタンパク質へ翻訳されるのを阻害する酵素の産生を誘導することで，ウイルス複製を停止させる．IFNは広範に作用し，*in vitro* でほとんどのウイルスの複製を阻害する．静脈内投与では，IFNの半減期は2〜4時間で，血液脳関門を通過しない．

　IFN-α-2a は，B型肝炎感染およびAIDS関連カポジ肉腫の治療に使用される．**IFN-α-2b** は，C型肝炎（末期の肝疾患や肝臓がんにつながる，明らかに健常人において自覚症状なしに進行する慢性ウイルス感染症）に使用される．IFNは，動物での三叉神経根以降の単純ヘルペスの再活性化，およびがん患者における帯状ヘルペスの伝播を防ぐことができるという報告がある．IFNとポリ

エチレングリコールとの結合調製(ペグインターフェロン)は，血中で，より長時間の作用を発揮する．

副作用は，発熱，倦怠感，頭痛および筋肉痛など，インフルエンザ(サイトカイン放出を媒介とする)の症状に類似している．反復注射は慢性的な倦怠感を引き起こす．骨髄抑制，発疹，脱毛症および心血管，甲状腺および肝機能の障害も起こりうる．

他の薬物

免疫調節薬は，ウイルスや他の生物に対する免疫応答を調節することによって作用する薬物である．**イノシンプラノベクス**(inosine pranobex)は，ウイルスの核酸合成を妨げ，宿主に対して免疫賦活作用も有する．粘膜または皮膚でのヘルペス感染を治療するために使用される場合がある．

リバビリン(ribavirin)は合成核酸であり，グアノシンと構造が類似している．これは，ウイルス核酸のプール量を変化させたり，ウイルス mRNA の合成を妨害したりすることによって作用すると考えられている．下気道に影響を及ぼす広範の DNA および RNA ウイルスを阻害するが，**呼吸器合胞体ウイルス**(respiratory syncytial virus：RS virus)(RNA パラミクソウイルス)による感染症を治療するために，主にエアロゾル吸入または錠剤で使用される．リバビリンは，C 型肝炎やラッサ熱，より深刻なアレナウイルス感染においても有効であることが示されている．ラッサ熱や**アレナウイルス**(arenavirus)感染の患者に速やかに投与すると，死亡率(通常約 76％)が約 1/8 に低下することが示されている．

HIV に対する多剤併用療法（combination therapy）

2 つの異なる作用機序をもつ抗ウイルス薬(逆転写酵素阻害薬およびプロテアーゼ阻害薬)が，HIV 治療に使用されている．作用機序が異なるため(**図 52.3**)，それらを有用に組み合わせることができ，これにより疾患予後が劇的に改善される．併用療法は，**高活性抗レトロウイルス療法**(highly active antiretroviral therapy：HAART)として知られている．典型的な HAART である，3 または 4 薬の組み合わせは，2 つの核酸系逆転写酵素阻害薬に非核酸系逆転写酵素阻害薬を組み合わせるか，または 2 つの核酸系逆転写酵素阻害薬に 1 つまたは 2 つのプロテアーゼ阻害薬を組み合わせるかである．

HAART プロトコルを使用すると，HIV 複製が阻害され，血漿中での HIV RNA が検出限界以下となり，患者の生存が大幅に延長される．しかし，レジメンは複雑であり，多くの副作用をもたらす．服薬コンプライアンス

抗ウイルス薬

ほとんどの抗ウイルス薬は，一般に以下の群に分類される．

- ウイルス逆転写酵素を阻害し，複製を抑制するヌクレオシドアナログ(例えば，**ラミブジン**，**ジドブジン**)
- 同じ作用を有する非ヌクレオシドアナログ(**エファビレンツ**)
- ウイルスタンパク質のプロセシングを阻害するプロテアーゼ阻害薬(**サキナビル**[saquinavir]，**インジナビル**[indinavir])
- 複製を阻害するウイルス DNA ポリメラーゼ阻害薬(**アシクロビル**，**ファムシクロビル**)
- ウイルスカプセルの脱殻阻害薬(**アマンタジン**)
- 感染細胞からのウイルス放出を阻害するノイラミニダーゼ阻害薬(**オセルタミビル**)
- 宿主ゲノムへのウイルス DNA の組み込みを阻害する **HIV インテグラーゼ阻害薬**(**ラルテグラビル**)
- ウイルスの宿主への侵入点である宿主細胞表面受容体を，ウイルスに使用させないようにするウイルス侵入阻害薬(**マラビロク**)
- 宿主防御を強化する**免疫調節薬**(**インターフェロン**，**イノシンプラノベクス**)
- さまざまなウイルスに対する中和抗体を含む**免疫グロブリン**と関連調製物

が難しく，生涯にわたる治療が必要となる．メモリー T 細胞の宿主ゲノムに潜伏しているためウイルスは根絶されず，治療を中止すれば，ウイルスが再活性化してしまう．

HAART の組み合わせの成分薬物間で薬物相互作用が起こり，薬物吸収に関して個体差が生じる場合がある．代謝および心血管合併症は，これらの薬物の使用に付随するものであり，生涯にわたる治療を必要とする患者には問題を生じさせる(Hester, 2012 参照)．ある種の薬物は脳に到達しにくいため，ウイルスの局所増殖を引き起こす可能性がある．今のところ，3 つの薬剤群間には交叉耐性はないが(訳者注：同じ作用機序の薬剤間では交叉耐性が生じる)，このウイルスは高い突然変異率を有することを念頭に置く必要がある．そのため抵抗は将来問題になる可能性がある．われわれは，AIDS ウイルスを出し抜いているわけではない．たとえ，服薬コンプライアンスを完全に守ったとしても(レジメンの複雑さと副作用のため，長期間にわたっては継続できないが)，ウイルスを食い止めることしかできず，消し去ることはできない．

妊娠中または授乳中の女性を治療するための薬物の選択は難しい．この場合の治療の主な目的は，胎児の損傷

を避け，新生児への病気の伝播を防ぐこととなる．これらの症例では，ジドブジンのみの治療が行われる．特別な配慮が必要なものとしては，偶発的にウイルスに曝露された可能性のある人に対する予防が挙げられる．そのような場合には特定のガイドラインが作成されているが，この章の範囲を超えているので，触れることはしない．

enfuvirtide，マラビロクおよびラルテグラビルのような他の薬物は，併用療法で使用され，単独ではほとんど用いられない．

> **HIV 感染に対する薬物**
>
> - 逆転写酵素阻害薬
>   - 核酸系逆転写酵素阻害薬は，宿主細胞酵素によってリン酸化され，5′-三リン酸化体となる．それは，プロウイルス DNA 形成に必須な核酸基質と同等で競合し，ウイルス逆転写酵素を阻害する(例えば，**ジドブジン**，**アバカビル**)．これらは，プロテアーゼ阻害薬と組み合わせて使用される．
>   - 非核酸系逆転写酵素阻害薬は，逆転写酵素の触媒部位近傍に結合し，変性させる化学的に多様な化合物である(例えば，**ネビラピン**)．
> - プロテアーゼ阻害薬は，新たに産生されるウイルスタンパク質の機能的および構造的タンパク質への切断を阻害する．それらは逆転写酵素阻害薬と組み合わせて使用されることが多い(例えば，**サキナビル**)．
> - HIV 治療には併用療法が不可欠である．特性上，2種類の核酸系逆転写酵素阻害薬に，非核酸系逆転写酵素阻害薬，または1もしくは2種類のプロテアーゼ阻害薬を併用して用いる．他の作用機序を有するHIV インテグラーゼ阻害薬(**ラルテグラビル**)，ケモカイン受容体アンタゴニスト(**マラビロク**)，HIV 融合阻害薬(**enfuvirtide**)などの他の薬物も，このような併用療法レジメンで使用する．

> **HIV/AIDS の治療**
>
> AIDS における抗レトロウイルス療法に関するコンセンサスは，以下の原則に基づいている．
> - 血漿ウイルス量と CD4$^+$ 細胞数のモニター．
> - 免疫不全が発症する前に治療を開始する．
> - できるだけ長期間，血漿中のウイルス濃度を可能な限り低下させることをめざす．
> - 少なくとも3種類の薬物(例えば，2種類は逆転写酵素阻害薬と1種類はプロテアーゼ阻害薬)の組み合わせを使用する．
> - 血漿中のウイルス濃度が上昇した場合，新しいレジメンに変更する．

新しい抗ウイルス薬の展望

1990年代初頭には，ウイルス感染症を治療するために利用できる薬剤はわずか5つしかなかった．20年後，この数は約10倍に増加した．病原性ウイルスの生物学とその宿主細胞上および細胞内におけるウイルス作用に関する理解は，着実に進んでいる(Stevenson, 2012 参照)．このようなことがどんどんと実施されていけば，新たな戦略では，ほとんどのウイルス性疾患を引き起こすウイルスが標的となっていく(de Clercq, 2002 参照)．その例の1つは，最近の，CCR5 が HIV の侵入口となるのを妨げる薬物の導入である．同様なことを目的として，CXCR4 阻害薬を開発する研究や，CCR5 の機能を破壊する他のアプローチも研究されている(Dhami et al., 2009 に総説がある)．

しかし，HIV との戦いにおける最終兵器となるのは予防接種であろう．予防接種は，ポリオや天然痘，最近ではインフルエンザ(A 型と B 型両方)や B 型肝炎に対して，非常に効果的であることが判明している．残念ながら，動物モデルでは芳しい結果が出ている(ヒトを対象とした1つの臨床試験でのみ若干効果があった)が，HIV ワクチン(悲しくも，他の多くのウイルスにおいても)の見通しは依然として険しいようである(Girard et al., 2011)．問題となるのは，ウイルスの抗原変異(antigenic drift)によるものであり，ウイルスが変異することで，異なる抗原構造が提示される．そのため，効果的かつ持続的な免疫応答が得られず，ワクチン製造の機会を小さくしている．HIV ワクチンの問題を扱った総説は多数報告されている(Kaufman & Barouch, 2009；Rhee & Barouch, 2009；Girard et al., 2011 参照)．

引用および参考文献

一般的なウイルス感染

Hanazaki, K., 2004. Antiviral therapy for chronic hepatitis B: a review. Curr. Drug Targets Inflamm. Allergy 3, 63–70.（ウイルス感染症の治療において，IFNとラミブジンを単独もしくは併用で使用することに関する総説.）

Lauer, G.M., Walker, B.D., 2001. Hepatitis C virus infection. N. Engl. J. Med. 345, 41–52.（C型肝炎感染の病因，臨床的特徴，自然史および治療に関する包括的な総説.）

Schmidt, A.C., 2004. Antiviral therapy for influenza: a clinical and economic comparative review. Drugs 64, 2031–2046.（インフルエンザの生物学に関する有用な総説であり，薬物治療の包括的な評価，作用機序，相対的経済的費用に関してもあわせて述べられている.）

Whitley, R.J., Roizman, B., 2001. Herpes simplex virus infections. Lancet 357, 1513–1518.（単純ヘルペスウイルス複製サイクルと，感染症の病因と治療に関する簡明な総説.）

HIV 感染

Barber, D.L., Wherry, E.J., Masopust, D., et al., 2006. Restoring function in exhausted CD8 T cells during chronic viral infection. Nature 439, 682–687.（T細胞の消耗を回復させる可能性のあるメカニズムについて.）

Jansen, C.A., Piriou, E., Bronke, C., et al., 2004. Characterisation of virus-specific CD8 (+) effector T cells in the course of HIV-1 infection: longitudinal analyses in slow and rapid progressors. Clin. Immunol. 11, 299–309.

Levy, J.A., 2001. The importance of the innate immune system in controlling HIV infection and disease. Trends Immunol. 22, 312–316.（HIVへの応答における自然免疫の役割，自然免疫および獲得免疫系のさまざまな成分，HIVに対する非細胞傷害性CD8$^+$細胞の役割を解説.）

Moss, J.A., 2013. HIV/AIDS review. Radiol. Technol. 84, 247–267.（この論文は，放射線医師や放射線技師を対象としており，HIV/AIDSに関連するすべての導入事項が，非常にうまく書かれている．一押し.）

Murphy, P.M., 2001. Viral exploitation and subversion of the immune system through chemokine mimicry. Nat. Immunol. 2, 116–122.（ウイルスと免疫系との相互作用に関する優れた説明.）

Norris, P.J., Moffett, H.F., Brander, C., et al., 2004. Fine specificity and cross-clade reactivity of HIV type 1 Gag-specific CD4$^+$ T cells. AIDS Res. Hum. Retroviruses 20, 315–325.

Pantaleo, G., Graziosi, C., Fauci, A.S., 1993. New concepts in the immunopathogenesis of human immunodeficiency virus infection. N. Engl. J. Med. 328, 327–335.

Schutze, N., 2004. siRNA technology. Mol. Cell. Endocrinol. 213, 115–119.（siRNAの概念を説明した総説.）

Tortorella, D., Gewurz, B.E., Furman, M.H., et al., 2000. Viral subversion of the immune system. Annu. Rev. Immunol. 18, 861–926.（ウイルスが宿主免疫系による検出および破壊を免れるさまざまなメカニズムの，包括的かつ明確な総説.）

抗ウイルス薬の作用機序

Balfour, H.H., 1999. Antiviral drugs. N. Engl. J. Med. 340, 1255–1268.（HIV治療に用いる抗ウイルス薬以外の，優れた包括的な総説．作用機序，副作用および臨床用途に関して記載している.）

de Clercq, E., 2002. Strategies in the design of antiviral drugs. Nat. Rev. Drug Discov. 1, 13–24.（抗ウイルス薬開発の現在，および将来の戦略の背景にある理論的根拠を説明している.）

Hester, E.K., 2012. HIV medications: an update and review of metabolic complications. Nutr. Clin. Pract. 27, 51–64.（何年にもわたりHAART薬を服用しなければならない多くの患者が直面する問題を扱う.）

Flexner, C., 1998. HIV-protease inhibitors. N. Engl. J. Med. 338, 1281–1292.（作用機序，臨床的および薬物動態学的特性，潜在的な薬剤耐性および治療ミスに関する優れた包括的な総説.）

Gubareva, L., Kaiser, L., Hayden, F.G., 2000. Influenza virus neuraminidase inhibitors. Lancet 355, 827–835.（インフルエンザウイルスおよびその複製サイクルに関して，わかりやすい図を交えて，明瞭にその概要を解説している．加えて，ザナミビルおよびオセルタミビルの構造，作用，耐性，薬物動態学的観点および臨床的有効性に関する記述も含まれている.）

HIV に対する併用療法

Flexner, C., 2000. Dual protease inhibitor therapy in HIV-infected patients: pharmacologic rationale and clinical benefits. Annu. Rev. Pharmacol. Toxicol. 40, 649–674.（個々のプロテアーゼ阻害薬と二重療法の潜在的な利点と欠点との間の相互作用に関して解説している.）

Richman, D.D., 2001. HIV chemotherapy. Nature 410, 995–1001.（HIV感染の病因および自然史，ウイルス動態および抗レトロウイルス療法の免疫機能への影響についての傑出した総説．主な抗レトロウイルス薬，HIVの薬物耐性および新薬の標的について解説しており，図と包括的な参考文献もすばらしい.）

先導的な抗ウイルス薬よる治療

Barik, S., 2004. Control of nonsegmented negative-strand RNA virus replication by siRNA. Virus Res. 102, 27–35.（siRNAを用いてウイルスの複製を阻害する方法を説明しており興味深い.）

Dhami, H., Fritz, C.E., Gankin, B., et al., 2009. The chemokine system and CCR5 antagonists: potential in HIV treatment and other novel therapies. J. Clin. Pharm. Ther. 34, 147–160.（この分野の優れた読みやすい総説．図もわかりやすく理解の助けになる.）

Flores-Villanueva, P.O., Hendel, H., Caillat-Zucman, S., et al., 2003. Associations of MHC ancestral haplotypes with resistance/susceptibility to AIDS disease development. J. Immunol. 170, 1925–1929.（HIV感受性／抵抗性の遺伝性素因を扱う論文．興味深いが，遺伝学者ではない人にとっては難しい.）

Girard, M.P., Osmanov, S., Assossou, O.M., Kieny, M.P., 2011. Human immunodeficiency virus (HIV) immunopathogenesis and vaccine development: a review. Vaccine 29, 6191–6218.（この論文では，効果的なHIVワクチン作製に向けた進展，失敗を考慮した際に，今後のこの分野が直面する大きな課題について概説している.）

Kaufman, D.R., Barouch, D.H., 2009. Translational mini-review series on vaccines for HIV: T lymphocyte trafficking and vaccine-elicited mucosal immunity. Clin. Exp. Immunol. 157, 165–173.（この論文では，自然免疫および獲得免疫の理解を向上させることにより，よりよいHIVワクチンの設計をめざした研究に関する総説．かなり進歩的であるが，内容に興味をもっている人には価値のある論文である．下記のRheeらの論文とあわせて読むとよい.）

Kilby, J.M., Eron, J.J., 2003. Novel therapies based on mechanisms of HIV-1 cell entry. N. Engl. J. Med. 348, 2228–2238.（この革新的な戦略に関する優れた総説.）

Kitabwalla, M., Ruprecht, R.M., 2002. RNA interference: a new weapon against HIV and beyond. N. Engl. J. Med. 347, 1364–1368.（N. Engl. J. Med.での「Clinical implications of basic research」シリーズの記事.）

Moore, J.P., Stevenson, M., 2000. New targets for inhibitors of HIV-1 replication. Nat. Rev. Mol. Cell Biol. 1, 40–49. (新薬の標的になりやすいウイルス生活環のステージに関する優れた総説. 潜在的に有望なさまざまな化学物質を紹介.)

Rhee, E.G., Barouch, D.H., 2009. Translational mini-review series on vaccines for HIV: harnessing innate immunity for HIV vaccine development. Clin. Exp. Immunol. 157, 174–180. (上記の Kaufman & Barouch の総説を参照.)

Stevenson, M., 2012. Review of basic science advances in HIV. Top. Antivir. Med. 20, 26–29. (HIV メカニズムに関する基礎的研究から考えられる新たな治療機会を扱った, レトロウイルスに関する会議の記述. 上級者向け.)

書籍

Pisani, E., 2008. The Wisdom of Whores. Granta Books, London. (開発途上国の HIV プログラムの先駆けにおいてなされた努力と, 克服すべき多くの官僚的そして他の障壁についての有益な説明. www.wisdomofwhores.com/ も参照のこと. 一押しの書.)

有用なウェブリソース

<www.aidsinfo.nih.gov/>. (米国国立衛生研究所の公式の HIV/AIDS サイト. この疾患のすべての側面とその治療に関する最新の情報, 最新の臨床試験の結果とともに, 薬物や薬物作用に関するデータ, ワクチン開発の進捗状況も含まれている.)

<www.unaids.org >. (HIV/AIDS に関する国連プログラムの公式サイト. この疾患に対処する際の多くの問題を痛感させる種々のリソースに関する流行の人口統計に焦点を当てている.)

第 5 部　感染症とがんに対する治療薬

53　抗真菌薬

概要

　真菌感染症(mycoses)は人々の間に広まっていく．英国のような温帯気候では，真菌症は通常，皮膚(例えば水虫)や粘膜(例えばカンジダ症)に関連する[1]．真菌症がなければ健康である人の場合，これらの感染症はほとんど大事ではなく，脅威というよりは不快なものといったほうがよい．しかし，免疫機能が低下している場合や，真菌が循環系に侵入した場合には，より深刻な問題となり，その際には，真菌症は致命的となる．この章では，主要な真菌症について簡潔に要約し，その治療に用いられる薬剤について論じる．

真菌類と真菌感染症

　真菌類は非運動性の真核細胞である．植物とは異なり光合成を行うことはできず，その多くは自然の中では寄生性あるいは腐生性である．数千種類が特定されている．多くは経済的に重要であり，その理由は，食用であったり(キノコなど)，他の製品の製造に役立つもの(例えば，醸造や抗生物質生成における酵母)であったりする一方で，他の動物，作物，食料品に損害を及ぼす場合があるためである．

　真菌のおよそ50種が，ヒトに対して病原性をもつ．これらの真菌は環境中に存在しているが，健康に明白な危害を与えることなくヒトと共生(commensal)している場合もある．しかし，1970年代から，重度の二次性全身性真菌感染症の発生率が，着実に増加している．その原因の1つは，非病原性細菌(通常は栄養源を巡って真菌類と競合する)を根絶する，広域スペクトルの抗生物質が広く使用されるようになったためである．他の原因としては，後天性免疫不全症候群(acquired immune deficiency syndrome：AIDS)の蔓延，免疫抑制薬やがん化学療法に用いられる薬剤の使用が挙げられる．その結果，日和見感染症(opportunistic infection)，すなわち，健康な人ではめったに症状を引き起こさない感染症が広

まっている．高齢者，糖尿病患者，妊婦，火傷を負った患者などが特に，カンジダ症(candidiasis)のような真菌感染のおそれがある．真菌類の一次感染は，かつては温帯地域では珍しかったが，外国への渡航の増加により，現在ではより高頻度でみられる．

　臨床において重要な真菌類は，形態とその他の特徴に基づいて，4つの主要なタイプに分類される．分類学的に特に重要であるのは，菌糸(hyphae)(繊維状の突起で，絡み合うとカビの特徴的な外観の要因となるマット状の構造である，複雑な菌糸体[mycelium]を形成する)が存在することである．真菌類は好む場所の選択において，明白な特徴がある．主要な分類を以下に挙げる．

- 酵母(例えば Cryptococcus neoformans)
- 菌糸体に類似する構造を形成する酵母様真菌(例えば Candida albicans)
- 真性菌糸体をもつ繊維状真菌(例えば Aspergillus fumigatus)
- 栄養の制約によって，酵母あるいは繊維状真菌のように成長する二形性真菌(例えば Histoplasma capsulatum)

　他の微生物，Pneumocystis carinii(P. jirovecii としても知られる)は第54章で述べるが，原生動物と真菌の両方の性質をもっている．これは免疫機能の低下した患者(例えば AIDS に罹患した患者)において重要な日和見病原体であり，抗真菌薬が効きにくい．

　薬剤は異なる真菌のグループ間で，効果がさまざまである．表53.1 に各真菌の種類の例，それらが引き起こす病気のリスト，および，最も一般的な薬剤の選択を示す．

　表在性真菌感染症は，皮膚真菌症(dermatomycoses)およびカンジダ症に分類することができる．皮膚真菌症は皮膚，毛髪，および，爪(爪真菌症[onychomycosis])の感染症を含む．これらは一般的にトリコフィトン(Trichophyton)属，ミクロスポルム(Microsporum)属，あるいはエピデルモフィトン(Epidermophyton)属によって引き起こされ，さまざまな種類の"白癬(ringworm)"(本物の蠕虫感染症と混同しないこと；第54章を参照)やたむしを引き起こす．頭部白癬(Tinea capitis)は頭皮に影響する．股部白癬(Tinea cruris)は鼠径部("ドビーイッチ[dhobie itch]")，足白癬(Tinea pedis)は足部(水虫)，そして体部白癬(Tinea corporis)は

1　しかし，真菌は建物にも"感染"する場合があり，いわゆる"シックハウス症候群"の原因になる．

表 53.1 臨床的に重要な真菌感染症と典型的な第1選択肢となる抗真菌薬療法.

原因菌		主な疾患	一般的な薬物治療
酵母	*Cryptococcus neoformans*	髄膜炎	アムホテリシン，フルシトシン，フルコナゾール
酵母様真菌	*Candida albicans*	鵞口瘡（および，他の表在性感染症）	フルコナゾール，イトラコナゾール
		全身性カンジダ症	エキノカンジン，フルコナゾール，アムホテリシン，他のアゾール系
繊維状真菌	*Trichophyton* spp. *Epidermophyton floccosum* *Microsporum* spp.	これらすべての真菌は，白癬とよばれる皮膚および爪の感染症の原因となる	イトラコナゾール，テルビナフィン，グリセオフルビン
	Aspergillus fumigatus	肺アスペルギルス症	ボリコナゾール，アムホテリシン，カスポファンギン，他のアゾール系
二形性真菌	*Histoplasma capsulatum*	ヒストプラズマ症	イトラコナゾール，アムホテリシン
	Coccidioides immitis	コクシジウム症	
	Blastomyces dermatides	ブラストミセス症	

身体に影響を及ぼす．表在性カンジダ症においては，酵母様真菌は口腔または膣の粘膜（鵞口瘡），あるいは皮膚に感染することがある．二次的な細菌感染は，これらの状態の経過および処置を複雑にする可能性がある．

全身性（あるいは"播種性[disseminated]"）真菌症の症状は，表在性真菌感染症より深刻である．英国で最も一般的であるのはカンジダ症である．他の重大な疾患は，クリプトコッカス髄膜炎，心内膜炎，肺アスペルギルス症，および鼻脳型ムコール症である．侵襲性肺アスペルギルス症は，現在，骨髄移植の患者，または好中球減少症の患者の主要な死因である．喘息または嚢胞性線維症の患者の肺の，アスペルギルス属によるコロニー形成は，アレルギー性**気管支肺アスペルギルス症**（bronchopulmonary aspergillosis）とよばれる状態を引き起こす場合がある．

世界の他の地域では，全身性真菌感染症には，ブラストミセス症，ヒストプラズマ症（米国中西部において，通常は胸部X線撮影における特徴的な石灰化として発見される無症状性のものとして，かなり一般的である），コクシジオイデス症およびパラコクシジオイデス症が含まれる．これらは多くの場合，一次感染である．すなわち，免疫機能の低下や共生微生物の変化による二次的なものではない．

真菌感染症の治療に用いられる薬剤

現在用いられている治療薬は，大きく2グループに分けられる．第1は**ポリエン**（polyenes）および**エキノカンジン**（echinocandins）のような天然に存在する抗真菌性抗生物質のグループであり，第2は**アゾール系**（azoles）およびフッ化ピリミジン（fluorinated pyrimidines）を含む合成薬剤のグループである．多くの感染症は表在性であるため，多くの局所製剤が存在する．多くの抗真菌薬は非常に毒性があり，全身治療が必要な場合は，通常は厳密な医療の管理下で行われる．

図53.1に，一般的な抗真菌薬の適応を示す．

抗真菌性抗生物質

アムホテリシン

アムホテリシン（amphotericin）（**アムホテリシンB**[amphotericin B]ともよばれる）は，ストレプトマイセス（*Streptomyces*）属の培養物に由来する，抗真菌性物質の混合物である．構造的には，これらは非常に大きな分子で（"**マクロライド**[macrolide]"），抗真菌薬のポリエン系に属する．

他のポリエン系抗生物質と同様に（**第50章参照**），アムホテリシンの作用部位は真菌の細胞膜であり，そこで膜に大きな孔を形成することによって，透過性や輸送機能を障害する．このドーナツ型分子の親水性コアは膜貫通イオンチャネルを形成し，細胞内K^+の漏出を含むイオンバランスの大きな撹乱を引き起こす．アムホテリシンは選択的作用があり，真菌およびある種の原生生物の細胞膜に強く結合し，哺乳類細胞ではあまり結合せず，細菌にはまったく結合しない．この相対的な特異性の要因は，真菌膜ステロールである**エルゴステロール**（ergosterol）に対してこの薬剤が強く結合することであり，これは動物細胞（コレステロールが主要なステロールである）にはみられない．アムホテリシンは，ほとんどの真菌と酵母に対して活性があり，アスペルギルスやカンジダを含む真菌によって引き起こされる播種性感染症を治療するためのゴールドスタンダード（至適基準）で

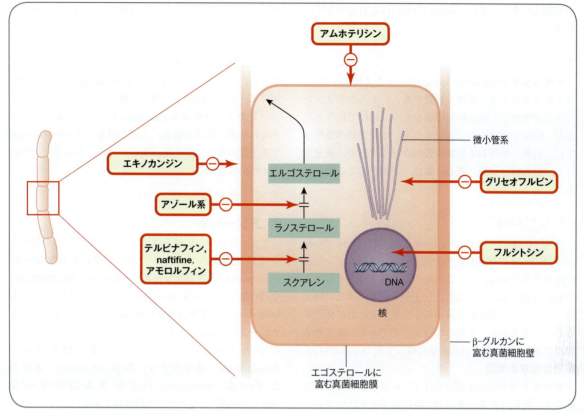

図 53.1 一般的な抗真菌薬の作用部位.
真菌は形態学的に非常に多様な生物であるので，この"典型的な"真菌の図が厳密に正確であるとはいえない．本章で説明する抗真菌薬（赤線で囲まれたボックス）の主要な作用部位を示す．

ある．アムホテリシンはまた，**フルシトシン**（flucytosin）の抗真菌効果を増強するという有用な相乗効果をもつ併用療法の組み合わせがある．

薬物動態学的側面

アムホテリシンは経口摂取するとほとんど吸収されず，この投与法は上部胃腸管の真菌感染症の治療にしか用いられない．局所的にも使用できるが，全身性感染症に対しては，通常はリポソーム中または他の脂質との複合体製剤として，緩徐に静脈内に注入されることで投与される．これにより，薬物動態が改善され，副作用のかなりの負担が軽減される．

アムホテリシンはタンパク質結合性が非常に高い．組織や膜（血液脳関門など）はほとんど通過しないが，炎症性滲出液中に非常に高濃度にみられ，髄膜が炎症を起こしたときには，血液脳関門を容易に通過する場合がある．静脈注入用のアムホテリシンは，クリプトコッカス髄膜炎の治療に必須であり，しばしばフルシトシンとともに用いられる．アムホテリシンは腎臓を介して非常にゆっくりと排泄され，投与終了後2ヵ月以上は少量が尿中にみられる．

副作用

アムホテリシンの最も一般的な（実際ほとんど不変の）副作用は，薬物注入中の硬直，発熱，悪寒および頭痛を伴う反応である．より深刻な場合では，低血圧やアナフィラキシー様反応が生じる．リポソームに封入した（相当に高価である）あるいは脂質複合体の製剤は，天然の薬物よりも有効性は高くないが，注入反応の頻度はより少なく，症状もより軽度である．

アムホテリシンの最も深刻で一般的な副作用は，腎毒性である．腎機能のいくらかの低下は，薬剤を投与された患者の80％以上で起こる．これは通常は，治療が停止した後には改善するが，糸球体濾過の何らかの障害が残ることがある．低カリウム血症は患者の25％に起こり，これは薬剤の真菌に対する主要な作用が腎尿細管細胞においても起こり，カリウムの損失を引き起こすためであり，しばしば塩化カリウム補給が必要となる．低マグネシウム血症も同じ理由で起こる．酸塩基平衡異常と貧血は，さらなる問題となりうる．その他の副作用には，肝機能障害および血小板減少症がある．この薬剤は，静脈の内皮に刺激性があり，局所的な血栓性静脈炎を引き起こす可能性がある．髄腔内注射は神経毒性を引き起こ

す可能性があり，また，局所的な使用は皮膚発疹を生じる場合がある．

ナイスタチン

ナイスタチン(nystatin)(fungicidin ともよばれる)はポリエンマクロライド系抗生物質であり，アムホテリシンと構造が類似し，同じ作用機序をもつ．経口で投与されるが，粘膜や皮膚からは吸収されず，この薬剤の使用は主に，皮膚，粘膜および胃腸管のカンジダ感染に限定される．副作用として，悪心，嘔吐，下痢が起こる場合がある．

グリセオフルビン

グリセオフルビン(griseofulvin)は，*Penicillium griseofulvum* の培養物から分離された，スペクトルの狭い抗真菌薬である．これは真菌の微小管に結合することで有糸分裂を妨げる．局所投与法が効果的ではない場合に，皮膚や爪の皮膚糸状菌感染を治療するために使用することができるが，長期の治療が必要である．グリセオフルビンは，たいていは他の薬に取って代わられている．

薬物動態学的側面

グリセオフルビンは経口で投与される．水にほとんど溶けず，吸収は製剤のタイプ，特に粒子サイズによって異なる．グリセオフルビンは新しく生成した皮膚に選択的に取り込まれ，ケラチンに濃縮される．血漿半減期は24時間であるが，皮膚中においてはより長く保持される．チトクロム P450 酵素と強く結合し，いくつかの臨床的に重要な薬物相互作用を引き起こす．

副作用

グリセオフルビンの使用による副作用はまれであるが，この薬剤は胃腸障害，頭痛および光線過敏症を引き起こす可能性がある．アレルギー反応(発疹，発熱)も起こる可能性がある．この薬は妊婦には投与してはいけない．

エキノカンジン

エキノカンジンは，親油性側鎖に連結した6つのアミノ酸の環状構造からなる．このグループの薬剤はすべて，エキノカンジン B(echinocandin B)の合成的修飾物質であり，天然のエキノカンジン B は *Aspergillus nidulans* に存在する．概して，エキノカンジンはカンジダに対して殺真菌性であり，アスペルギルスに対しては静真菌性である．この薬剤は，真菌細胞壁の構造維持に必要なグルコースポリマーである 1,3–β–グルカンの合成を阻害する．このポリマーがないと，真菌細胞は生存できず，溶解する．抵抗性遺伝子はカンジダで同定されている(Chen et al., 2011)．

カスポファンギン(caspofungin)は *in vitro* で，広くさまざまな真菌に対して活性があり，アムホテリシンに対して難治性のカンジダ症と侵襲性アスペルギルス症の治療に有効であることが証明されている．経口吸収は少なく，1日1回静脈内投与される．anidulafungin は，主として侵襲性カンジダ症に使用され，これも静脈内投与される．カスポファンギンと anidulafungin の主な副作用には，悪心，嘔吐，下痢，皮膚発疹を含む．比較的新しいミカファンギン(micafungin)も，主に侵襲性カンジダ症の治療に使用される．この薬剤も，グループに共通する上記の多くの副作用があるが，重い肝毒性を引き起こす可能性もある．

合成抗真菌薬

🚫 アゾール系

アゾール系は，広域スペクトルの抗真菌活性を有する合成静真菌薬のグループである．クロトリマゾール(clotrimazole)，エコナゾール(econazole)，fenticonazole，ケトコナゾール(ketoconazole)，ミコナゾール(miconazole)，チオコナゾール(tioconazole)およびスルコナゾール(sulconazole[英国では使用されない])は，イミダゾール構造を有しており，イトラコナゾール(itraconazole)，ポサコナゾール(posaconazole)，ボリコナゾール(voriconazole)およびフルコナゾール(fluconazole)はトリアゾール誘導体である．

アゾール系は，真菌のチトクロム P450 3A 酵素であるラノシン 14α–脱メチル化酵素を阻害するが，この酵素は，ラノステロールを，真菌細胞膜の主なステロールであるエルゴステロールに変換する役割を担っている．エルゴステロールの減少は細胞膜の流動性の変化を引き起こし，これにより膜結合性酵素の作用を妨げる．その最終的な影響は，複製の阻害である．アゾール系はまた，カンジダ酵母細胞に対して，その寄生生物の侵襲性かつ病原性形態である菌糸への形質転換を阻害する．膜エルゴステロールの減少により，アムホテリシンの結合は減少する．

ケトコナゾール

ケトコナゾールは，全身性真菌感染症の治療に経口投与が可能な最初のアゾールであった．これは，複数の異なるタイプの真菌に対して有効である(表53.1 参照)．しかし，一見治療が成功したようにみられた後に，毒性や再発の症状が現れることが多い．ケトコナゾールは胃腸管からよく吸収される．組織および組織液全体に広く分布するが，高濃度で投与しない限り，中枢神経系においては治療域の濃度に達しない．ケトコナゾールは肝臓で不活化され，胆汁および尿中に排泄される．血漿中の半減期は8時間である．

副作用

ケトコナゾールの主な危険性は肝毒性であり，これはまれではあるが，致命的な場合がある．よって肝機能は

治療前と治療中にモニターする．その他の副作用は，胃腸障害と皮膚そう痒である．高用量使用時には，副腎皮質ステロイドおよびテストステロン合成の阻害が起こる可能性があり，後者は男性患者では，女性化乳房を生じる場合がある．また，他の薬剤と有害な相互作用が起こる可能性がある．**シクロスポリン**（ciclosporin）と**アステミゾール**（astemizole）はどちらも，チトクロム P450 薬物代謝酵素を阻害したり，**ケトコナゾール**や相互作用薬物の血漿濃度の上昇を引き起こしたり，またはその両方を引き起こす．**リファンピシン**（rifampicin），ヒスタミン H_2 受容体アンタゴニストおよび制酸薬は，ケトコナゾールの吸収を低下させる．

フルコナゾール

フルコナゾールは吸収がよく，経口または静脈内に投与することができる．脳脊髄液および眼球液中で高濃度に達し，ほとんどのタイプの真菌性髄膜炎の治療に使用される．膣組織，唾液，皮膚および爪においても殺真菌性の濃度になる．半減期は～25 時間であり，主に尿中に排泄される．

副作用

望ましくない効果としては，通常は軽度であるが，悪心，頭痛，腹痛が含まれる．しかし，剥離皮膚病変（時にはスティーブンス–ジョンソン[Stevens–Johnson]症候群[2]を含む）が，一部の患者，主に複数の薬剤で治療されている AIDS 患者でみられる．肝炎は報告されているが，これはまれである．また，フルコナゾールは通常使用される用量においては，ケトコナゾールのようにはステロイド生成や肝薬物代謝を阻害しない．

イトラコナゾール

イトラコナゾールは，一連の皮膚糸状菌に対して活性がある．これは経口で投与することもできるが，吸収（これは不安定である）の後に広範な肝臓代謝を受ける．高度に脂溶性であり（水には不溶性），β–シクロデキストリンの環状構造内に保持された製剤が使用可能である．この形状ではイトラコナゾールを静脈内投与することが可能であり，そのため胃腸管からの吸収が不安定であるという問題を克服することができる．経口投与では，その半減期は約 36 時間であり，尿中に排泄される．また，脳脊髄液には浸透しない．

副作用

最も重度の副作用は，肝毒性とスティーブンス–ジョンソン症候群である．胃腸障害，頭痛およびアレルギー性皮膚反応が起こりうる．ステロイド生成阻害は報告さ

れていない．チトクロム P450 酵素の阻害によって引き起こされる薬物相互作用が生じる（ケトコナゾールと同様）．

ミコナゾール

ミコナゾールは通常，局所的に（多くの場合ゲルとして）口腔と，胃腸管の他の感染症，または皮膚や粘膜の真菌感染に対して使用される．体内吸収が著しい場合，薬物相互作用が問題を引き起こす可能性がある．

その他のアゾール系

クロトリマゾール，エコナゾール，チオコナゾールおよびスルコナゾールは，局所的投与のみに使用される．クロトリマゾールは，細胞膜への作用によって，真菌へのアミノ酸輸送を阻害する．クロトリマゾールは，カンジダを含む広範囲の真菌に対して活性がある．これらの薬剤は，抗炎症作用をもつグルココルチコイドと組み合わされることがある（第 26 章参照）．ポサコナゾールとボリコナゾールは，主にアスペルギルス症のような，生命を脅かす侵襲的な感染症の治療に使用される．

🚫 その他の抗真菌薬

フルシトシンは，経口投与で活性のある合成抗真菌薬であり，全身性真菌感染症の限られた範囲（主に酵母）に対して有効である．単独で投与された場合，治療中に薬物耐性がよく生じるため，カンジダ症やクリプトコッカス髄膜炎などの重度の全身性感染症に対しては，通常はアムホテリシンと併用される．

フルシトシンは，真菌細胞では代謝拮抗物質である 5–フルオロウラシル（5–fluorouracil）に変換されるが，ヒト細胞では変換されない．5–フルオロウラシルは，チミジル酸合成酵素を阻害し，このため DNA 合成を阻害する（第 5, 56 章参照）．耐性突然変異体が速やかに出現する可能性があるので，この薬剤は単独で使用すべきではない．

フルシトシンは，通常，静脈内注入によって投与されるが（そのような患者は経口で薬を服用するには症状が重すぎることが多いため），経口投与することもできる．フルシトシンは体液全体に広く分布し，脳脊髄液にも存在する．約 90％が腎臓を介して未変化体として排泄され，血漿半減期は 3〜5 時間である．腎機能が損なわれている場合は，投与量を減らす必要がある．

副作用は，胃腸障害，貧血，好中球減少症，血小板減少症および脱毛症（おそらく腸内細菌によりフルシトシンからフルオロウラシル［第 56 章参照］が形成されるため）が含まれるが，これらは通常は管理しやすい．ウラシル（uracil）は，フルシトシンの抗真菌作用を損なうことなく骨髄に対する毒性作用を減少することが報告されている．肝炎は報告されているが，まれである．

---

2 これは，皮膚，口，胃腸管，目および生殖器に水疱が現れる重度かつ時に致命的な症状であり，しばしば発熱，多発性関節炎および腎不全を伴う．

テルビナフィン（terbinafine）は，親油性が高く，好角質性殺真菌性化合物であり，広範囲の皮膚病原体に対して活性がある．これは特に，爪の感染に対して有用である．テルビナフィンは，**スクアレンエポキシダーゼ**（squalene epoxidase）を選択的に阻害することによって作用し，この酵素は真菌細胞壁におけるスクアレンからのエルゴステロールの合成に関与する．細胞内へのスクアレンの蓄積は，真菌にとって有毒である．

爪での白癬菌または真菌による感染症の治療に使用される場合は，経口で投与される．この薬剤は急速に吸収され，皮膚，爪および脂肪組織に取り込まれる．局所的に投与した場合は，皮膚および粘膜に浸透する．テルビナフィンはチトクロム P450 系によって肝臓で代謝され，代謝産物は尿中に排泄される．

副作用は患者の約 10% で起こり，通常は軽度で自然治癒性である．副作用には，胃腸障害，発疹，皮膚そう痒，頭痛およびめまいが含まれる．関節および筋肉の痛みと，まれに肝炎も報告されている．

naftifine は，テルビナフィンと同様の作用を示す．他の開発された薬剤のなかでは，真菌ステロール合成を阻害するモルフォリン誘導体である**アモロルフィン**（amorolfine）が，爪の塗り薬として利用でき，爪真菌症に対して有効である．

今後の開発

現在使用されている抗真菌薬に耐性をもつ真菌株が増加しつつあり（幸いにも，真菌間では薬剤耐性は拡大し

ない），毒性と，薬剤の有効性が低いことからも，よりよい抗真菌薬が必要である．もう 1 つの問題は，共生状態から病原性状態へ変化する真菌の新しい株が出現したことである．真菌感染症もまた増加しており，その理由としては，がん化学療法および移植関連免疫抑制の普及が挙げられる．

新しい化合物の開発が積極的に進められており，そのいくつかは新しい作用機序をもつ．新しい β-グルカン阻害薬の開発は Hector & Bierer（2011）によってレビューされており，V-ATP アーゼのような新しい標的が検討されている（Zhang & Rao, 2012）．一方，新しい天然の抗真菌性物質（すでに言及されている抗生物質のような）の発見に対する展望が，引き続き注目されている（Dhankhar et al., 2012）．また，併用療法の有用性がより深く研究されている（Lupetti et al., 2003）．複数のグループが耐性遺伝子を同定しており，将来的に新薬の設計や使用の改善につながる可能性がある（Chen et al., 2011; Hadrich et al., 2012; Noel, 2012）．

真菌感染はしばしば生体防御の低下によって二次的に起こるので，これを増強する試みとして，サイトカイン**顆粒球マクロファージコロニー刺激因子**（granulocyte macrophage colony stimulating factor：GM-CSF；**第 18 章**参照）および，宿主白血球の数または機能を増加させる他の因子の投与が検討されている（Lupetti et al., 2003）．最後に，1960 年代に最初に議論された抗真菌ワクチンの開発は，近年，動物に対して限定的な成功を収めている（Torosantucci et al., 2005；カンジダワクチンの説明を参照）．このような進展は，速やかに臨床に応用されることが期待される．

引用および参考文献

Chen, S.C., Slavin, M.A., Sorrell, T.C., 2011. Echinocandin antifungal drugs in fungal infections: a comparison. Drugs 71, 11–41.（薬剤耐性の現象に関するコメントを含む，エキノカンジン薬の非常に包括的な総説.）

Como, J.A., Dismukes, W.E., 1994. Oral azole drugs as systemic antifungal therapy. N. Engl. J. Med. 330, 263–272.（少し古い文献であるが，今なお読む価値があるケトコナゾール，フルコナゾールおよびイトラコナゾールの総説.）

Deepe, G.S. Jr., 2004. Preventative and therapeutic vaccines for fungal infections: from concept to implementation. Expert Rev. Vaccines 3, 701–709.（興味深く楽観的な，抗真菌ワクチンの探求の大要.）

Denning, D.W., 2003. Echinocandin antifungal drugs. Lancet 362, 1142–1151.（エキノカンジンの臨床的用途に焦点を当てた概説.）

Dhankhar, S., Dhankhar, S., Kumar, M., Ruhil, S., Balhara, M., Chhillar, A.K., 2012. Analysis toward innovative herbal antibacterial and antifungal drugs. Recent Pat. Antiinfect. Drug Discov. 7, 242–248.（天然に存在する抗真菌物質の探求と，それに伴う新規活性化合物の同定に関する総説.）

Dodds, E.S., Drew, R.H., Perfect, J.R., 2000. Antifungal pharmacodynamics: review of the literature and clinical applications. Pharmacotherapy 20, 1335–1355.（全身性感染症の治療に使用される抗真菌薬の良好な総説；やや臨床的.）

Gupta, A.K., Tomas, E., 2003. New antifungal agents. Dermatol. Clin. 21, 565–576.（より新しい抗真菌薬と，その作用機序および耐性を中心に扱う，非常に包括的な総説.）

Hadrich, I., Makni, F., Neji, S., et al., 2012. Invasive aspergillosis: resistance to antifungal drugs. Mycopathologia 174, 131–141.（主として，従来の抗真菌薬に対するアスペルギルスの耐性機構を扱う.）

Hector, R.F., Bierer, D.E., 2011. New beta-glucan inhibitors as antifungal drugs. Expert Opin. Ther. Pat. 21, 1597–1610.（この分野における新しい特許の総説．その分野について深く学びたい人のために.）

Lupetti, A., Nibbering, P.H., Campa, M., et al., 2003. Molecular targeted treatments for fungal infections: the role of drug combinations. Trends Mol. Med. 9, 269–276.（興味深く，わかりやすい論文であり，併用抗真菌療法の使用について扱っている．図がよい.）

Noel, T., 2012. The cellular and molecular defense mechanisms of the Candida yeasts against azole antifungal drugs. J. Mycologie Med. 22, 173-178.（耐性メカニズムに関する別の論文であり，これはアゾール系について．）

Thursky, K.A., Playford, E.G., Seymour, J.F., et al., 2008. Recommendations for the treatment of established fungal infections. Intern. Med. J. 38, 496-520.（真菌感染症の治療に関する非常に包括的な総説．臨床的．）

Torosantucci, A., Bromuro, C., Chiani, P., et al., 2005. A novel glyco-conjugate vaccine against fungal pathogens. J. Exp. Med. 202, 597-606.（カンジダ感染に対して有効な新しいワクチンの開発を，マウスを用いて実証する研究論文．）

Zhang, Y., Rao, R., 2012. The V-ATPase as a target for antifungal drugs. Curr. Protein Peptide Sci. 13, 134-140.（抗真菌薬の標的としての V-ATPase に関する総説．）

有用なウェブリソース

<www.doctorfungus.org>（これは製薬会社のコンソーシアムが主催する優れたサイトである．真菌感染症および薬物療法のすべての面をカバーし，多くの魅力的な画像やビデオクリップがある．かなりお薦め．何より楽しい！）

第 5 部　感染症とがんに対する治療薬

54 抗原虫薬

概要

原虫は，基本的にすべての生息地に存在し，生態学的なニッチに生着する運動性の単細胞真核生物である．原虫はその移動様式に基づいて，便宜的に 4 つの主要なグループに分類される．**アメーバ類**(amebas)，**鞭毛虫類**(flagellates)，**胞子虫類**(sporozoa)は容易に分類できるが，最後のグループは，**繊毛虫類**(ciliates)および前の章で述べた *Pneumocystis jirovecii* のような，所属のはっきりしない他の生物を含んでいる．原虫は多様な摂食行動をもち，一部は寄生する．多くが非常に複雑なライフサイクルをもち，時に，**第 55 章**で解説する，寄生虫に似た複数宿主を介するライフサイクルをもつ．

グループ全体として，原虫は，家畜および野生動物の個体群だけでなく，ヒトにおいても病気の大きな原因となっている．**表 54.1** に，臨床的に重要な生物のいくつかと，それらが引き起こす疾患，および抗感染薬の概要を記載した．この章では，宿主対原虫相互作用の一般的な特徴のいくつかについて解説し，次いで各疾患群の治療について説明する．世界的な重要性を考えると，マラリアは主要なトピックである．

宿主対寄生虫相互作用

哺乳類は，侵襲的な寄生生物に対して身を守る，非常に有効な機構を発達させてきたが，一方で，多くの寄生虫が，洗練された回避戦術を進化させてきた．共通する寄生虫のやり方の 1 つは，抗体が届かない宿主の細胞内に避難することである．大部分の原虫はこれを行う．例えば，**熱帯熱マラリア原虫**(*Plasmodium*)種は，赤血球内に住み，**リーシュマニア**(*Leishmania*)種は，完全にマクロファージのみに感染する一方，**トリパノソーマ**(*Trypanosoma*)種は，多くの他のタイプの細胞に侵入する．宿主は，細胞傷害性 CD8[+] T 細胞，およびインターロイキン(IL)-2, 腫瘍壊死因子(tumour necrosis factor：TNF)-α，インターフェロン-γ などのヘルパー T 細胞 1 型(Th1)経路サイトカインを動員することにより，これらの細胞内逃亡者に対処する．これらのサイトカイン(**第 18 章**参照)は，マクロファージを活性化し，

その結果，マクロファージは細胞内寄生虫を殺すことができる．

第 6 章で説明したように，Th1 経路応答は，Th2 経路サイトカイン(例えば，トランスフォーミング増殖因子-β，IL-4 および IL-10)によってダウンレギュレーションされる．細胞内寄生虫のなかには，Th2 サイトカインの産生を刺激することによりこの現象を利用することで，Th1 作動性の活性化マクロファージに対する脆弱性を減少させるものもいる．例えば，リューシュマニア種がマクロファージに侵入することが，トランスフォーミング増殖因子-β, IL-10 を誘導し，補体経路を不活化し，他の多くの細胞内防御機構をダウンレギュレーションする(Singh et al., 2012)．同様のメカニズムが，寄生虫の感染時にも働く(**第 55 章**参照)．

トキソプラズマ(*Toxoplasma gondii*)は，異なる策略(宿主防御反応を**アップレギュレーション**するための)を進化させた．この原虫の本来の(つまり，そこで有性生殖が起こる)宿主はネコであるが，ヒトも無性型の寄生虫を宿す中間宿主に，意図せずになりうる．ヒトにおいて，*T. gondii* は多くのタイプの細胞に感染し，非常に毒性の高い複製段階をもつ．宿主が生き残ることを確実にするために，それはインターフェロン-γ の産生を刺激し，組織における寄生虫の胞子形成を促進するように，宿主の細胞性応答を調節する．原虫が引き起こす疾患の治療のためのサイトカインアナログおよび／またはアンタゴニストの導入は，新しい抗寄生虫薬の開発に向けた有望な領域である(Odeh, 2001 参照)．

マラリアと抗マラリア薬

マラリア(malaria)[1] は，*Plasmodium* 属に属する寄生虫によって引き起こされる．*P. vivax, P. falciparum, P. ovale* および *P. malariae* の 4 つの主要な種がヒトに感染する．サルに感染する寄生虫(*P. knowlesi*)もまたヒトに感染することがあり，東南アジアなどの一部の地域では懸念が高まっている．すべての場合における媒介昆

---

[1] この病気は，じめじめした土地，つまりラテン語で不快，あるいは有害な空気を意味する "mal aria" から生じると，以前は考えられていた．

表 54.1 基本的な原虫感染症と一般的な薬物治療.

生物	疾患	一般的な薬物治療
アメーバ類		
Entamoeba histolytica(赤痢アメーバ)	アメーバ赤痢	メトロニダゾール,チニダゾール,diloxanide
鞭毛虫類		
Trypanosoma brucei rhodesiense *Trypanosoma brucei gambiense*	睡眠病	suramin,ペンタミジン,melarsoprol, eflornithine,nifurtimox
Trypanosoma cruzi	シャガス病	nifurtimox,benznidazole
Leishmania tropica *Leishmania donovani* *Leishmania mexicana* *Leishmania braziliensis*	"kala-azar(黒熱病)" "chiclero's ulcer(チクレロ潰瘍)" "espundia" "oriental sore(東洋瘤腫)"	sodium stibogluconate,アムホテリシン, ペンタミジンイセチオン酸塩(pentamidine isetionate)
Trichomonas vaginalis	膣炎	メトロニダゾール,チニダゾール
ランブル鞭毛虫(*Giardia lamblia*)	下痢,脂肪便	メトロニダゾール,チニダゾール,mepacrine
胞子虫類		
Plasmodium falciparum [a] *Plasmodium vivax* *Plasmodium ovale* *Plasmodium malarariae*	悪性の三日熱マラリア 良性の三日熱マラリア 良性の三日熱マラリア 四日熱マラリア	アルテメテル,アトバコン,クロロキン,ク リンダマイシン,ジアフェニルスルホン,ドキ シサイクリン,ルメファントリン,メフロキン, プリマキン,プログアニル,ピリメタミン, キニーネ,スルファドキシン
Toxoplasma gondii	脳症,先天異常,眼疾患	ピリメタミンとスルファドキシンの合剤
繊毛虫類およびその他		
Pneumocystis carinii [b]	肺炎	コトリモキサゾール,アトバコン,ペンタミ ジンイセチオン酸塩

[a] 表 54.2 も参照されたい.
[b] この生物の分類ははっきりしない.詳細については,本文および第 53 章の説明を参照されたい.

虫は,雌のハマダラカ(*Anopheles*)である.これは,たまり水で増殖し,それにより伝染する病気は,地球上の主要な死亡原因の1つである.

主に,(世界保健機関[World Health Organization:WHO]を含む国境を越えた組織のパートナーシップによって支援される)ロールバック・マラリア・プログラム(Roll Back Malaria program)などの公衆衛生キャンペーンへの支出が大幅に増加したため,世界のマラリア死亡率は,過去10年間に約1/4に減少した.しかし,それでも全体の統計は,悲観的な数値を示している.2012年の WHO の報告によると,マラリアは100以上の国で公衆衛生上の重大な問題である.2010年には,2億1,900万件の症例があり,約66万人がこの疾患で死亡したと推計されている.これらの90%以上がサハラ以南のアフリカで発生し,犠牲者のほとんどは子どもである.生き残った患者も,長期的な精神障害を患う可能性がある.他の高リスク集団には,妊婦,難民,および流行する地域に入る労働者が含まれる.マラリアはまた,病気が発生している国々に大きな経済的負担を課す.

さらに心配されるのは,通常流行していない他の国々においても,マラリアが足がかりを得つつあることである[2].WHO によると,2001年から2010年の間に,90ヵ国以上で10万件を超えるそのような症例が記録されている.この現象は,一部は国際旅行や,あるいはこの病気が流行している国からの移民によるものであり,(おそらくは)地球温暖化も部分的な原因となっている.

マラリアの症状には,発熱,震え,関節の痛み,頭痛,反復嘔吐,全身性痙攣および昏睡が含まれる.症状は,感染した蚊に刺されてから7〜9日後にようやく明らかになる.これまでのところ最も危険な寄生虫は,*P. falciparum* である.

マラリアは,20世紀にほとんどの温暖な国々から撲滅され,WHO は,強力な"残留"殺虫剤と,その当時

---

2 これは,一般に"輸入マラリア"とよばれる."空港マラリア"は,その病気が流行している地域から到着した航空機内に,感染した蚊がいて引き起こされる."手荷物マラリア"は,そのような地域から到着する荷物の中に蚊がいることで引き起こされる."滑走路マラリア"は,流行地域に止まった航空機から,降りることさえしなかった乗客が罹患するものである.

利用可能となった**クロロキン**（chloroquine）などの有効な抗マラリア薬を使用して、その他の地域からマラリアを根絶しようとした。1950年代末までに、マラリアの発生率は劇的に低下した。しかし、殺虫剤への蚊の抵抗性や薬に対する寄生虫の抵抗性の増加が主な理由となって、マラリア撲滅の試みが失敗したことが、1970年代までに明らかとなった。不幸なことに、マラリアが以前は制御、また根絶されていた国のいくつかで、再び出現している。

マラリア

- マラリアは、雌のハマダラカによって運ばれる、さまざまな種類のマラリア原虫によって引き起こされる。スポロゾイト（寄生虫の無性型）は、昆虫の咬み込みに続いて宿主に侵入し、肝臓で次のように成長する。
  - シゾント（前赤血球段階）からメロゾイトを放出する。これらは赤血球に感染し、運動性のトロホゾイト（栄養体）を形成する。それらは成長後に赤血球感染性のメロゾイトの別のバッチを放出し、発熱を引き起こす。これが赤血球サイクルを構成する。
  - 後にメロゾイトを遊離させる可能性のある休眠性ハイポゾイト（赤血球外ステージ）。
- 三日熱（"3日おきの"）マラリアを引き起こす主要なマラリア原虫は、
  - *P. vivax*：良性の三日熱マラリアを引き起こす。
  - *P. falciparum*：悪性の三日熱マラリアを引き起こす。*P. vivax* とは異なり、このマラリア原虫は、赤血球外ステージをもたない。
- いくつかのメロゾイトは、寄生虫の有性形態である生殖母体に成長する。蚊によって捕食されると、これらは、昆虫内で寄生虫の生活環のさらなる段階に移行する。

マラリア原虫のライフサイクル

寄生虫の生活環は、雌のハマダラカ内で起きる性周期、およびヒトで起きる無性周期（図54.1、および「マラリア」のキーポイントボックス参照）からなる。したがって、ヒトではなく、蚊がマラリア原虫の本来の宿主である。実際、ヒトの唯一の役割は、さらなる有性増殖が起こるよう、寄生虫をより多くの蚊に感染させることであるといわれている。

▽ 蚊の中でのライフサイクルには、雄性**生殖母体**（gametocyte）による雌性生殖母体の受精が含まれ、**オーシスト**（oocyst）[スポロシスト[sporocyst]]に成長する**接合子**（zygote）が形成される。

分裂、増殖のさらなる段階を経て、スポロシストが破裂し**スポロゾイト**（sporozoit）が放出される。それらは、蚊の唾液腺に移行し、ごく一部が、蚊の咬合に伴ってヒト宿主に入る。

スポロゾイトがヒト宿主に入ると、30分以内に血流から消失し、肝臓の実質細胞に進入し、そこで次の10～14日間、**前赤血球段階**（pre-erythrocytic stage）での成長と増殖を行う。その後、寄生された肝細胞は破裂し、大量の新しい**メロゾイト**（merozoit）が放出される。これらは、赤血球に結合し侵入し、**トロホゾイト**（trophozoit）とよばれる運動性の細胞内寄生虫を形成する。赤血球段階の間、寄生虫は宿主細胞を変化させ、寄生虫用のタンパク質とリン脂質を赤血球膜に挿入する。宿主ヘモグロビンは、寄生虫の消化胞に輸送され、消化され、アミノ酸の供給源となる。マラリア原虫に対して毒性をもつ遊離ヘムは、重合し**ヘモゾイン**（haemozoin）となることで無害化される。いくつかの抗マラリア薬は、この段階に必要なヘムポリメラーゼ酵素を阻害することにより作用する。

▽ 分裂増殖に続く赤血球内の寄生虫は、シゾントとよばれ、その急速な成長と分裂は、**シゾゴニー**（schizogony）とよばれる。増殖の次の段階は、赤血球の破裂時に放出されるメロゾイトのさらなる生成をもたらす。これらのメロゾイトは、次いで新たな赤血球に結合、侵入し、赤血球サイクルが再び開始される。ある種のマラリアでは、肝細胞に入るスポロゾイトのいくつかが、**ハイポゾイト**（hypnozoit）、すなわち寄生虫の"休眠"型を形成し、数ヵ月後、数年後に再活性化され、**外赤血球サイクル**（exoerythrocytic cycle）による増殖を継続することが可能である。

マラリアの寄生虫は、体内で驚異的な速度で増殖することができる。1つの *P. vivax* の寄生虫から、14日間で2億5,000万個のメロゾイトを生み出すことが可能である。抗マラリア薬が必要とする作用を理解するうえで、48時間ごとに94％の寄生虫を破壊したとしても、平衡を維持するにすぎず、それらの数や増殖の勢いを減ずるわけでないことに留意すべきである。いくつかのマラリア原虫は、赤血球に入ったとき、雌雄生殖母体に分化する。これらは、蚊が感染ヒト宿主から血液を吸うことで、蚊に取り込まれたときにのみ、ライフサイクルを遂行することができる。

マラリアを特徴づける周期的な発熱のエピソードは、メロゾイトと細胞破片の放出を伴った赤血球の同期的な破裂から生じる。体温の上昇は、血漿中のTNF-α濃度の上昇と関連している。マラリアの再発は、赤血球外サイクルをもつ種類のマラリアで起こりうる。というのは、肝臓にある休眠性のヒプノゾイト型が、数週間、または数ヵ月後に再び出現し、感染を開始するからである。

▽ ヒトマラリアのさまざまな型に特徴的な症状は、以下の通りである（詳細は**図54.1**参照）。
- *P. falciparum* は、ヒトにおいて48時間の赤血球サイクルをもち、**悪性の三日熱マラリア**（malignant tertian malaria）の原因となる。"三日熱"という呼び名は、熱が3日おき（実際にはさまざま）に再発すると信じられているからであり、"悪性"とい

マラリアと抗マラリア薬　799

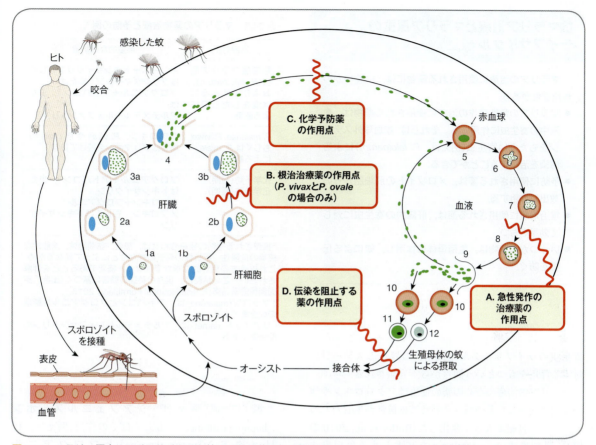

図 54.1　マラリア原虫のライフサイクルと抗マラリア薬の作用部位．

感染は，寄生虫を血中に移行する，感染したハマダラカの咬傷から生じる．これは，肝細胞における前赤血球サイクル，および赤血球外サイクルに入るか，血中の赤血球サイクルに入る．(1a)血流からスポロゾイトが肝細胞内に入る(寄生虫をドットを含む小円で，肝細胞核を青楕円で図示)．(2aおよび3a)肝細胞においてシゾント(分裂体)が生育．(4)これらは最終的に破裂しメロゾイト(分裂小体)を放出(いくつかは再び肝細胞に入り，休止型の寄生虫，ヒプノゾイトになる)．(5)メロゾイトは，赤血球に入り，運動性のトロホゾイト(栄養体)を形成する(6)．分裂および増殖(7, 8)に続いて，シゾントが赤血球で成長し，(9)最終的にはさらなるメロゾイトを放出し，そのほとんどは他の赤血球に寄生する．時に(10～12)メロゾイトは，赤血球内で雌雄の生殖母体に生育する．これらの血液が別の蚊によって吸引された場合，感染物質の新たな供給源となりうる．(1b)肝臓内の休止期の形態(ハイポゾイト)．(2bおよび3b)ヒプノゾイトの成長と増殖．
薬の作用点は以下の通りである．(A)急性発作を治療するために使用される薬物("血中シゾント殺傷剤"または"抑制または臨床治癒のための薬"ともよばれる)．(B)赤血球外型ヒプノゾイトに効果をもち，*P. vivax*および*P. ovale*の"根治的"治癒をもたらす薬物．(C)赤血球外ステージと赤血球ステージとの間の移行を阻止する薬；これらは化学予防(原因的予防薬ともよばれる)のために使用され，マラリア発作の発症を予防する．(D)伝染を防ぎ，その結果病気のヒトによる保有の増加を阻止する薬．

うのは，最も重篤なマラリアであり，致命的となりうるからである．マラリア原虫は，感染細胞に接着分子の発現を誘導し，無感染の赤血球に付着させクラスター(ロゼット)を形成する．また，微小循環の血管に付着させ詰まらせることで，組織の血流を妨げ，腎不全および脳症(脳マラリア)を含む臓器機能不全を引き起こす．*P. falciparum*は，赤血球外ステージをもたず，赤血球ステージが根絶されれば，再発は起こらない．
- *P. vivax*は，熱帯熱マラリアよりも軽度で，ほとんど致命的にならない**良性の三日熱マラリア**(benign tertian malaria)を引き起こす．赤血球外型は，何年にもわたって存続し再発を引き起こすことがある．
- *P. ovale*は，48時間の周期と赤血球外ステージをもつ，まれな型のマラリアの原因である．
- *P. malariae*は72時間の周期をもち，**四日熱マラリア**(quartan malaria)を引き起こし，赤血球外サイクルをもたない．

マラリアが流行する地域に住む人は，自然に免疫を獲得する可能性があるが，その地域を6ヵ月以上離れていると失われる可能性がある．マラリアに対処する最善の方法は，適切な衣類の着用，昆虫忌避剤，および蚊帳によって蚊の咬傷を避けることである．ペルメトリン(permethrin)などの殺虫剤を散布した蚊帳は，非常に効果的である．

抗マラリア薬

いくつかの薬は，予防的にマラリアを防ぐために用いることができる(表54.2)が，その他は急性発作の治療に直接用いることができる．一般に，抗マラリア薬は，

抗マラリア治療とマラリア原虫のライフサイクル

- マラリアの治療に使用される薬物には，いくつかの作用部位がある．
- マラリアの急性発作の治療に使用される薬物は，血液中の寄生虫に作用する．それらは，赤血球外ステージをもたない寄生虫（例えば，*P. falciparum*）による感染を治癒することができる．
- 予防に使用される薬は，メロゾイトの肝細胞からの放出に作用する．
- 根治治療に使用される薬は，肝臓内の寄生虫に対して効果をもつ．
- いくつかの薬物は，生殖母体に作用し，蚊による伝播を防ぐ．

表54.2 マラリアの薬物治療と予防の例[a]．

治療対象	典型的な選択薬
熱帯熱マラリア原虫（*P. falciparum*），および未知あるいは混在したものによる感染	キニーネ＋ドキシサイクリンもしくはクリンダマイシン；またはプログアニル＋アトバコン[b]；またはアルテメテル＋ルメファントリン[c]
P. malariae, *P. vivax* もしくは *P. ovale* による感染	クロロキン，*P. vivax* や *P. ovale* の場合はプリマキンを続けて投与
化学予防（短期） 化学予防（長期）	プログアニル＋アトバコン[b]，またはドキシサイクリン クロロキン＋プログアニル；メフロキン，もしくはドキシサイクリン

[a] 推奨される薬剤の組み合わせは，患者，訪問地域，全般的な感染の危険性，抵抗性の病気の存在などによって異なるため，これは処方の絶対的な指針ではなく，摘要であることを理解されたい．この情報は，現在の英国の勧告に基づく（出典：英国国民医薬品集[British National Formulary] 2013）.
[b] マラロン(malarone)は，アトバコンとプログアニル塩酸塩の配合薬である．
[c] リアメット(riamet)は，アルテメテルとルメファントリンの配合薬である．

寄生虫のライフサイクル（図54.1）の異なるステージに対する作用をもつという観点から，分類される．

マラリアの治療のための薬の使用は，クロロキンや他の早期の成功した薬の組み合わせに抵抗性が生じたために，この半世紀で大きく変化した（Butler et al., 2010参照）．単独療法は，artemisininを基本とする併用療法（artemisinin-based combination therapy：ACT；表54.3参照）が優先されることにより放棄された．この章では，一般的に使用される抗マラリア薬しか解説しない．現在推奨されている治療法の簡単な要約については，"抗マラリア薬"のキーポイントボックスおよび表54.1を参照されたい．Na-Bangchang & Karbwang(2009)には，現在の治療選択肢と，世界中のマラリア治療におけるそれらの使用法の，より詳細な説明が記載されている．

急性発作の治療に用いられる薬

血中シゾント殺傷剤（図54.1, 部位A）は，急性発作の治療に使用されるが，"抑制性"または"臨床的"治癒も生み出す．それらは，赤血球型のマラリア原虫に作用する．赤血球外ステージをもたない*P. falciparum*または*P. malariae*の場合，これらの薬剤は治癒をもたらす．しかし，*P. vivax*または*P. ovale*では，これらの薬物によって，実際の発作は抑制されるものの，赤血球外型が後に再び出現し，病気が再発する可能性がある．

このグループの薬には，以下のものがある．

- artemisininとその類縁体は，中国の薬草青蒿(qinghao)に由来し，通常他の薬と組み合わせて用いられる．
- キノリン-メタノール類（例えば，キニーネ[quinine]とメフロキン[mefloquine]）と多種の4-アミノキノリン類（例えば，クロロキン）

- 葉酸の合成（例えば，ジアフェニルスルホン[diaphenylsulfone]），もしくはその作用（例えば，ピリメタミン[pyrimethamine]とプログアニル[proguanil]）に干渉する薬剤
- アトバコン[atovaquone]は，ミトコンドリア機能に影響する．

これらの薬剤の組み合わせが頻繁に用いられる．テトラサイクリン(tetracycline)類である**ドキシサイクリン**(doxycycline；第51章)など，いくつかの抗生物質は，上記の薬剤と組み合わせた場合，有効であることが証明されている．それらは，それ自体が抗原虫作用をもつことに加え，随伴する感染症の制御も行う．

根治的治癒をもたらす薬

組織内シゾント殺傷剤は，肝臓に残存する *P. vivax* や *P. ovale* の寄生虫を根絶することによって，"根治的"治癒をもたらす（図54.1, 部位B）．8-アミノキノリン類（例えば，**プリマキン**[primaquine]と **tafenoquine**）のみがこの作用をもつ．これらの薬物は，生殖母体も破壊し，感染の広がりを軽減する．

化学予防のために用いられる薬

化学予防に用いられる薬（**原因的予防薬**[causal prophylactic drug]としても知られている；表54.2参照）は，赤血球外ステージと赤血球ステージとの間の移行を遮断し，その結果，マラリア発作の発症を予防する．真の原因的予防（宿主への進入時にスポロゾイトを殺すこと

による感染の予防)は，将来，ワクチンを用いることで可能になるかもしれないが，現在の薬では困難である．臨床発作は，前赤血球段階の後に肝臓から出てくるときに，寄生虫を殺す化学予防薬によって防止することができる（図 54.1，部位 C）．この目的に使用される薬は，主として artemisinin 誘導体，クロロキン，**ルメファントリン**（lumefantrine），メフロキン，プログアニル，ピリメタミン，ジアフェニルスルホン，およびドキシサイクリンである．これらは，しばしば組み合わせて使用される．

> ❯❯ 化学予防薬は，マラリアが流行している地域への旅行を意図している個人に与えられる．投与は少なくとも渡航1週間前に開始し，滞在中，およびその後少なくとも1ヵ月間継続すべきである．どの化学予防レジメンも100%有効ではなく，副作用が出る可能性がある．さらに問題となるのは，異なる時間に異なる薬物を服用することを必要とするレジメンの複雑さと，異なる旅行先では異なる薬剤が必要とされうるという事実である．現在推奨される化学予防のレジメンの概略については，**表 54.2** を参照されたい．

伝染を防ぐために用いる薬

いくつかの薬(例えば，プリマキン，プログアニル，およびピリメタミン)は，生殖母体(図 54.1，部位 D)も破壊することができ，蚊による伝染を防ぎ，病気のヒト保因者を減少させる．しかし，これらはその作用だけのために用いられることはまれである．

表 54.3 に，これらの薬の分子標的について知られていることを要約し，図 54.2 にはいくつかの重要な薬の化学構造を示す．

◎ クロロキン

4–アミノキノリンクロロキンの歴史は，1940 年代にまでさかのぼるが，(抵抗性が問題となっていない地域の)

4つのすべてのマラリア原虫の赤血球型に対して有効な血中シゾント殺傷剤(図 54.1，部位 A)として，今でも広く使用されている．しかし，スポロゾイト，ヒプノゾイト，生殖母体に対しては，何ら効果をもたない．クロロキンは，中性 pH においては荷電しておらず，したがって寄生虫のリソソーム内へ自由に拡散することができる．一方，リソソーム内の酸性 pH では，プロトン化された膜不透過性型に変換され，寄生虫内部に"閉じ込められる"．その主要な抗マラリア作用は，毒性のある遊離ヘムをヘモゾインへと重合する酵素である**ヘムポリメラーゼ**（haem polymerase）の阻害作用に由来する．この機序は，寄生虫を害し，ヘモグロビンのタンパク質分解から得られるアミノ酸の利用を妨げる．クロロキンは，疾患修飾抗リウマチ薬(**第26章**)としても使用され，心臓にいくらかのキニジン(quinidine)様作用も有する(**第21章**)．

薬剤耐性

P. falciparum は，現在，世界のほとんどの地域でクロロキンに耐性がある．耐性は，マラリア原虫の輸送体遺伝子変異の結果として，寄生虫の小胞からの薬物排泄の増加に起因するようである(Baird, 2005)．*P. vivax* のクロロキン耐性もまた，世界の多くの地域で増大しつつある問題である．

投与法と薬物動態学的側面

クロロキンは，一般に経口投与されるが，重症の熱帯性マラリアでは，頻回の筋肉内，もしくは皮下の小用量の注射によって，あるいは緩徐な持続的静脈内注入によって治療することがある．経口投与後は，完全に吸収され，組織全体に広範囲に分布し，寄生虫が

表 54.3 抗マラリア薬の薬物標的.

寄生虫の小器官	標的	化学薬品分類	薬
細胞質区画	葉酸代謝を阻害，もしくは拮抗	ジアミノピリジン	ピリメタミン
		ビグアナイド	プログアニル
		スルホン	ジアフェニルスルホン
		サルファ剤	スルファドキシン
ミトコンドリア	電子伝達系のエネルギー産生を阻害	ヒドロキシナフトキノン	アトバコン，tafenoquine，ピリドン誘導体
アピコプラスト	タンパク質合成機構を阻害	テトラサイクリン系，その他	アジスロマイシン，ドキシサイクリン，クリンダマイシン，その他の抗生物質
消化胞	ヘムの無毒化を阻害	キノロン系	クロロキン，amodiaquine，メフロキン，キニーネ
		アリールアミノアルコール類	ルメファントリン
細胞膜?	Ca^{2+} 感受性 ATP アーゼの阻害	セスキテルペンラクトン	artemisinin 誘導体

Fidock et al. 2004 より.

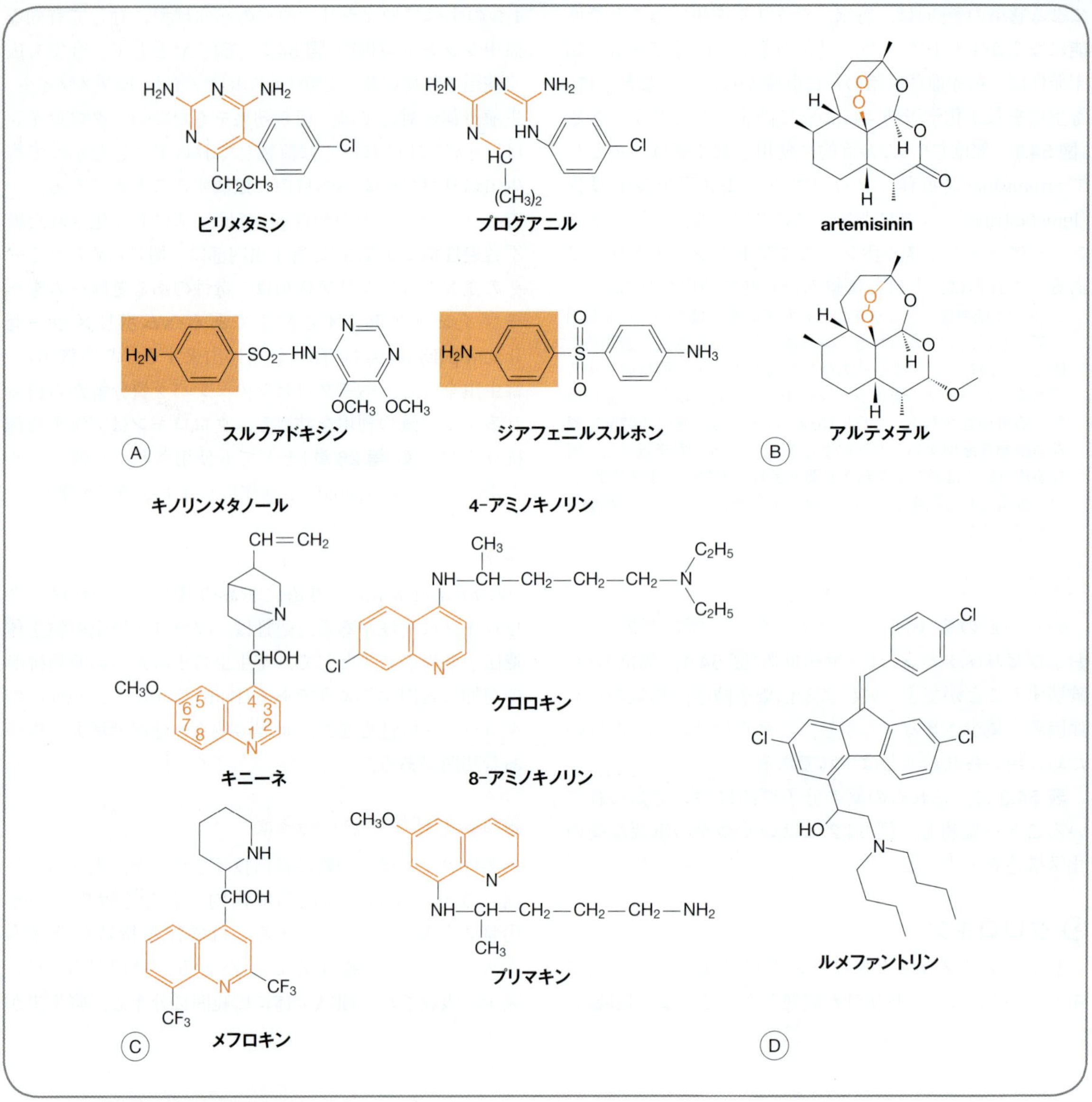

ピリメタミン　　　　プログアニル　　　　artemisinin

スルファドキシン　　ジアフェニルスルホン　　アルテメテル

(A)　　　　　　　　　　　　　　　　　　　　　(B)

キノリンメタノール　　　4-アミノキノリン

クロロキン

キニーネ　　　　　　8-アミノキノリン

メフロキン　　　プリマキン　　　ルメファントリン

(C)　　　　　　　　　　　　　　　　　　　(D)

図 54.2　重要な抗マラリア薬の構造.

[A]マラリア原虫の葉酸経路に作用する薬物. 葉酸アンタゴニスト(ピリメタミン, プログアニル)は, ジヒドロ葉酸還元酵素を阻害する. これらの薬とプテリジン基との関係をオレンジで示す. スルホン(例えば, ジアフェニルスルホン)やサルファ剤(例えば, スルファドキシン)は, ジヒドロプテロイン酸合成酵素において p-アミノ安息香酸と競合する(その関係をオレンジ色のボックスに示す; 第50章も参照). [B]artemisinin とその誘導体アルテメテル. これらの作用に必須なエンドペルオキシド架橋構造(オレンジ色)に注意. [C]いくつかのキノロン系抗マラリア薬. キノリン基をオレンジ色で示す. [D]アリールアミノアルコールルメファントリン.

感染する赤血球に濃縮される. 組織や感染赤血球からの排泄は遅い. 薬は, 肝臓で代謝され, 70%は未変化体の薬として, 30%は代謝産物として尿中に排泄される. 排泄は遅く, 主要な排泄相の半減期は50時間であり, 残留物が数週間, あるいは数ヵ月間存続する.

副作用

クロロキンは, 化学予防のために与えられた場合, ほとんど有害作用をもたない. しかし, マラリアの急性発作の治療のためにより大量の投与を行うと, 悪心や嘔吐, めまい, 視覚のかすみ, 頭痛, 蕁麻疹症状などの副作用が生じることがある. 大量投与はさらに, 網膜症や難聴をきたすこともある. クロロキンの単回静脈内注射は, 低血圧を引き起こし, 高用量を使用すると, 致命的な不整脈を引き起こすことがある. クロロキンは, 妊婦に使用しても安全であると考えられている.

amodiaquine は, クロロキンに非常に近い作用を有する. 無顆粒球症の危険性のため, 数年前に禁止されたが,

クロロキン耐性が広まっているいくつかの世界の地域において，現在再び導入されている．

キニーネ

キニーネは，キナ皮に由来し，イエズス会の宣教師が樹皮をペルーから欧州に持ち帰った16世紀から，"熱"の治療に用いられてきた．それは，4種すべてのマラリア原虫の赤血球型(図54.1，部位A)対して有効な血中シゾント殺傷剤であるが，赤血球外型や*P. falciparum*の生殖母体には効果がない．その作用機序はクロロキンと同じであるが，キニーネは，クロロキンほどにはマラリア原虫に濃縮しないので，他のメカニズムも関与している可能性がある．クロロキン耐性の出現と広がりにより，キニーネは現在，世界の特定の地域における*P. falciparum*の主な化学療法薬となっている．宿主組織に対する薬理学的作用には，心臓への抑制作用，妊娠中の子宮への軽度のオキシトシン様作用，神経筋接合部に対するわずかな遮断作用，および弱い解熱作用が含まれる．

キニーネに対するある程度の耐性が，マラリア原虫による薬物排泄輸送体の発現増加のために生じている．

薬物動態学的側面

キニーネはよく吸収され，通常7日間のコースとして経口投与されるが，重症の*P. falciparum*感染症，および嘔吐している患者に対しては，緩徐な静脈内注入により投与することもできる．初回飽和用量が必要とされるかもしれないが，単回静脈内投与は，不整脈のリスクのために禁忌である．薬物の半減期は10時間であり，肝臓で代謝され，約24時間以内に代謝産物が尿中に排泄される．

副作用

キニーネは苦味があり，経口投与時のコンプライアンスはしばしば不良である[3]．胃粘膜に刺激が強く，悪心や嘔吐の原因となる．悪心，めまい，耳鳴り，頭痛，視覚のかすみを特徴とする"キニーネ中毒"は，血漿濃度が30〜60μmol/Lを超えると起こりやすい．過剰な血漿濃度では，低血圧，不整脈，およびせん妄や昏睡などの重度の中枢神経系(CNS)障害も引き起こしうる．

報告されているその他の，まれな副作用には，骨髄抑制(主に血小板減少症)，および過敏反応がある．キニーネは，インスリン放出を刺激しうる．この理由から，および寄生虫によるグルコース消費のために，重症熱帯熱

---

[3] このため，ジンや他の飲料と一緒に飲む，キニーネを成分とする口当たりのよい飲み物(もちろん有名な"トニックウォーター"が含まれる)が発明された．

マラリア症を罹患する患者は，低血糖を起こしうる．これは，脳マラリアに起因する昏睡と低血糖症との間の鑑別診断を，困難にする可能性がある．マラリアをキニーネで治療したまれな結果として，あるいは，一貫性のない，不適切なキニーネ投与の結果，重症で，しばしば致命的な腎不全を合併する急性溶血性貧血を起こす，ブラックウォーター熱をきたすことがある．

メフロキン

メフロキン(図54.2)は，*P. falciparum*と*P. vivax*に対して有効な血中シゾント殺傷剤である(図54.1，部位A)．しかし，肝臓型の寄生虫には効果がなく，*P. vivax*感染の治療では，ヒプノゾイトを駆除するため，続けてプリマキンの投薬が必要となる．メフロキンはキニーネと同じ様式で作用し，しばしばピリメタミンと組み合わされる．

メフロキン耐性は，ある地域(特に東南アジア)の*P. falciparum*において生じている．この耐性は，キニーネ同様，寄生虫の薬剤排泄輸送体の発現上昇によって生じると考えられている．

薬物動態学的側面と副作用

メフロキンは，経口投与され，急速に吸収される．作用発現は遅く，非常に長い半減期(最大30日)を有する．腸肝循環，もしくは組織内貯留の結果によるものかもしれない．

メフロキンが急性発作の治療に使用された場合，被験者の約50%が胃腸障害を訴える．一過性の中枢神経系副作用(めまい，錯乱，不快感，不眠症)が起こることがあり，房室伝導異常，重篤だがまれな皮膚疾患の報告が少数ある．まれに，メフロキンは，重度の精神神経反応を引き起こすことがある．メフロキンは，半減期が長く，催奇形性の可能性について未確定であるため，妊婦，あるいは薬物停止の3ヵ月以内に妊娠する可能性がある患者では禁忌である．化学予防に使用される場合，副作用は通常，より軽度であるが，クロロキン耐性マラリアに感染するリスクが高い場合を除き，予防目的では使用すべきでない．

ルメファントリン

このアリールアミノアルコール薬は，今ではほとんど使用されない，古い薬剤halofantrineに類縁である．ルメファントリンは，単剤では決して用いられないが，アルテメテル(artemether)との組み合わせで用いられる．その作用様式は，おそらく寄生虫によるヘムの無毒化を阻害することである．その組み合わせの薬物動態学は複雑であり，より詳細については，Ezzet et al.(1998)を参照されたい．組み合わせによる副作用としては，消化管症状やCNS症状が起こりうる．

葉酸代謝に影響する薬

サルファ剤（sulfonamide，スルホンアミド）とスルホンは，抗菌薬（第51章参照）として使用されるが，p-アミノ安息香酸と競合することによって，マラリア原虫の葉酸合成を阻害する．ピリメタミンとプログアニルは，ジヒドロ葉酸還元酵素を阻害し，DNA合成における葉酸の利用を妨げる．同時に使用すると，葉酸経路を異なる点で遮断するため相乗的に作用する．

マラリア治療に用いられる主なサルファ剤は，スルファドキシン（sulfadoxine）であり，スルホンで唯一用いられるのは，ジアフェニルスルホンである．これらの薬の詳細については，第51章に記した．サルファ剤とスルホンは，*P. falciparum* の赤血球型に対して有効であるが，*P. vivax* の同型にはより効力が低い．それらは，マラリア原虫のスポロゾイトやヒプノゾイト型には，活性がない．ピリメタミンとスルファドキシンの合剤は，クロロキン耐性のマラリアに対し大規模に使われてきたが，多くの地域でこの組み合わせに対する耐性が生じている．

ピリメタミンは，抗菌薬トリメトプリム（trimethoprim）と構造上類似する（第51章参照）．プログアニルは，少し異なる構造をもつが，その（活性な）代謝産物が同様の形状をとることが可能である．両方の薬物は，ヒト酵素よりもマラリア原虫の酵素に対する親和性が高い．それらは，赤血球型の寄生虫（図54.1，部位A）に対する緩徐な作用を有する．プログアニルは，加えて初期の肝臓ステージ（図54.1の1a～3a）にも効果を有するが，*P. vivax* のヒプノゾイト（図54.1，部位B）には効果がないと考えられている．ピリメタミンは，スルホン，もしくはサルファ剤のいずれかとの組み合わせにおいてのみ使用される．

薬物動態学的側面

ピリメタミンとプログアニルは，いずれも経口投与され，徐々にではあるが，良好に吸収される．ピリメタミンは，4日間の血漿半減期を有し，効果的な"抑制性"血漿濃度が14日間持続しうるので，1週間に1回服用する．プログアニルの半減期は16時間である．これはプロドラッグであり，肝臓でその活性型であるシクログアニルに代謝されたのち，主に尿中に排泄される．プログアニルは，毎日服用しなければならない．

副作用

これらの薬は，治療量ではほとんど副作用がない．ピリメタミンとジアフェニルスルホンの合剤の大量投与は，溶血性貧血，無顆粒球症，肺の炎症など重篤な反応を引き起こす可能性がある．ピリメタミンとスルファドキシンの合剤は，重篤な皮膚反応，血液疾患，アレルギー性肺胞炎を引き起こしうる．そのため，化学予防には推奨されなくなった．大量投与では，ピリメタミンは哺乳類のジヒドロ葉酸還元酵素を阻害し，巨赤芽球性貧血（megaloblastic anaemia）を引き起こしうる（第25章参照）．そのため，妊娠中に用いられる場合，葉酸補助薬を投与すべきである．葉酸拮抗薬への耐性は，寄生虫のジヒドロ葉酸還元酵素をコードする遺伝子の単一点変異から生じる．

プリマキン

プリマキンは，8-アミノキノリン薬であり，肝臓のヒプノゾイトに対して活性をもつ（臨床的に利用可能な抗マラリア薬のなかで，特に独特な作用である；図54.2参照）．etaquine と tafenoquine は，より活性が高く，緩徐に代謝されるプリマキンのアナログである．これらの薬物は，寄生虫が肝臓において休眠ステージを有する *P. vivax*，および *P. ovale* 種によるマラリアの根治治癒をもたらすことができる．プリマキンは，スポロゾイトには影響を及ぼさず，寄生虫の赤血球ステージに対する作用はほとんどない．しかし，生殖母体の殺傷作用を有し，4種類すべてのマラリア原虫の伝染を防止するための，最も効果的な抗マラリア薬である．プリマキンは，ほぼ例外なく，通常クロロキンのような他の薬と組み合わせて使用される．プリマキンに対する耐性はまれであるが，一部の *P. vivax* 株において感受性低下の証拠が報告されている．プリマキンと類似の薬の薬理学は，Shanks et al.（2001）によってレビューされている．

薬物動態学的側面

プリマキンは，経口投与され，よく吸収される．その代謝は急速で，10～12時間後には体内にわずかな量しか存在しない．半減期は，3～6時間である．tafenoquine は，はるかに緩徐に代謝されるので，週ごとに投与できるという利点がある．

副作用

プリマキンは，通常の治療用量で投与された場合，ほとんどの患者においては副作用をほぼ示さない．用量に関連した胃腸症状が起こる可能性があり，大量では，チアノーゼを伴うメトヘモグロビン血症を引き起こすことがある．

プリマキンは，赤血球における X 染色体連鎖の遺伝的代謝状態であるグルコース-6-リン酸デヒドロゲナーゼ欠損（glucose 6-phosphate dehydrogenase deficiency）をもつ個体において，溶血を起こす可能性がある（第11章）．この欠損が存在すると，赤血球は NADPH を再生することができず，NADPH は，プリマキンの酸化代謝誘導体の作用で枯渇してしまう．結果として，赤血球の代謝機能が損なわれ，溶血が起こる．この酵素の欠損は，黒人男性の最大で15%に起こり，他の人種においても

かなり一般的である．グルコース-6-リン酸デヒドロゲナーゼ活性は，プリマキンを投与する前に測定すべきである．

artemisinin および類縁化合物

このグループの重要性は，それらがしばしば抵抗性の *P. falciparum* を効果的に治療できる唯一の薬となることである．これらのセスキテルペンラクトン類は，発熱に用いられる伝統的な中国の治療薬であるハーブ，**青蒿**に由来する．リンネ(Linnaeus)によってこのハーブにつけられた学名は，アルテミシア(*Artemisia*)である[4]．artemisinin は，アルテミシアからの難溶性の化学抽出物で，急速に作用する血中シゾント殺傷剤であり，マラリアの急性発作(クロロキン耐性および脳マラリアを含む)の治療に効果的である．**artesunate**(一部の国で入手可能な水溶性誘導体)，および**アルテメテル**を含むartemisinin 誘導体は，より高い活性を有し，よりよく吸収される．これらの化合物は，寄生虫が感染する赤血球に濃縮される．作用機序は，おそらく寄生虫の Ca^{2+} 依存性 ATP アーゼの阻害によるものであり(Eckstein-Ludwig et al., 2003)，それがその効果を発揮するためには，この薬物に特有な"エンドペルオキシド架橋"(図 54.2 参照)が細胞内の鉄の存在下で，"活性化"されなければならないようである．これらの薬物は，肝臓のヒプノゾイトには効果がない．artemisinin は，経口，筋肉内，または坐薬で，アルテメテルは，経口，または筋肉内に，artesunate は，筋肉内，または静脈内投与することができる．それらは迅速に吸収され，広く分布し，肝臓で活性代謝物 dihydroartemisinin に変換される．artemisinin の半減期は約 4 時間であり，artesunate は 45 分，アルテメテルは 4 ～ 11 時間である．

副作用はほとんどない．一過性の心臓伝導障害，血中好中球数の減少，および短い発熱の事例が報告されている．動物研究では，artemisinin は脳幹神経核，特に聴覚機能に関与する神経核に異常な損傷を引き起こす．しかし，ヒトにおいて神経毒性の発生は報告されていない．今のところ耐性は問題でないが，最近の報告によると，世界の一部の地域の寄生虫は，これらの薬剤に対する感受性が低下しつつある．げっ歯類の研究では，artemisinin

---

[4] 中国で"発熱"治療の薬草として数千年間使用されてきたのち，その活性化合物 artemisinin が 1972 年，中国の化学者によって単離された．これは，西洋では，WHO がその重要性を認識し，2002 年にマラリア治療のための WHO の"必須医薬品"リストにのせるまでの間，10 年以上にわたり無視された．薬草は極端に苦い味で有名で，その名前は，4 世紀のハリカルナッサス(Halicarnassus)王の妻であり妹(姉)であるアルテミシア(Artemisia)に由来する．王の死に際しての悲しみにより，アルテミシアは飲むものすべてを苦くするために，彼の灰を混ぜたといわれている．

がメフロキン，プリマキン，およびテトラサイクリンの効果を増強し，クロロキンとは相加的であり，サルファ剤や葉酸アンタゴニストに拮抗作用を示した．この理由から，artemisinin 誘導体は，他の抗マラリア薬と組み合わせて頻繁に使用される．例えば，アルテメテルは，しばしばルメファントリンと組み合わせて投与される．

無作為臨床試験において，artemisinin は，マラリア(脳マラリアを含む)の発作を，他の抗マラリア薬よりも迅速に，より少ない副作用で治癒効果をもたらした．artemisinin，およびその誘導体は，サハラ以南のアフリカの多剤耐性 *P. falciparum* に対して有効性を示し，メフロキンとの組み合わせで，東南アジアの多剤耐性 *P. falciparum* に対しても有効であった．

アトバコン

アトバコン(atovaquone)は，マラリアを予防し，他の薬剤に耐性のある症例を治療するために予防的に使用されるヒドロキシナフトキノン薬である．それは主に，おそらく天然基質であるユビキノンを模倣することによって，寄生虫のミトコンドリア電子伝達鎖を阻害することで作用する．アトバコンは，相乗的に作用する，葉酸代謝拮抗薬プログアニルと組み合わせて使用される．この相乗作用を生む機構は知られていないが，他の葉酸拮抗薬，もしくは電子伝達阻害薬の場合は，そのような相乗効果を有さないため，この特定の薬のペアに特異的な効果である．プログアニルと組み合わせると，アトバコンは非常に効果的で，耐容性も良好である．この組み合わせ治療の副作用は，ほとんど報告されていないが，腹痛，悪心，および嘔吐は起こりうる．妊婦や授乳中の女性は，アトバコンを服用すべきではない．アトバコン単独に対する耐性は迅速であり，チトクロム b 遺伝子の単一点変異の結果による．アトバコンとプログアニルとの併用療法に対する抵抗性は，よりまれである．

潜在的な新しい抗マラリア薬

マラリアは，耐性寄生虫株の拡大が進行しつつあることから，"再興病"とよばれてきた．新薬の探求は急務であり，新しい薬剤の探索(Muregi et al., 2012 と Tschan et al., 2012 を参照)において，および現行薬の薬物動態学的側面のより深い理解(Na-Bangchang & Karbwang, 2009)において一定の進展があり，より優れた治療レジメンを可能にしてきた．しかし，おそらく最も重要な進歩は，合成生物学の応用によって artemisinin の生産の問題が解決されたことであった．artemisinin は，従来の化学手法によって合成することは悪名高いほど難しく，大量に植物から収穫するのも非常に困難である．植物のアルテミシア由来の遺伝子を感染させた遺伝子改変酵母を用いることで，artemisinin に容易に変換することができる前駆体，**アルテミシニン酸**(artemisinic

抗マラリア薬

- **クロロキン**は，寄生虫に濃縮され，ヘムポリメラーゼを阻害する血中シゾント殺傷剤である．経口で活性であり，半減期50時間．副作用：胃腸障害，めまい，蕁麻疹．単回静脈内注射は，不整脈を引き起こしうる．今では耐性が広まっている．
- **キニーネ**は，血中シゾント殺傷剤である．経口，または静脈内投与が可能．半減期10時間．副作用：胃腸障害，耳鳴り，視覚のかすみ．大量投与では，不整脈，中枢神経系障害．通常，以下のものとの併用療法で与えられる．
  - **ピリメタミン**：遅効性の血液シゾント殺傷剤（経口活性，半減期4日）として作用する葉酸アンタゴニスト，および
  - **ジアフェニルスルホン**：スルホン類（経口で活性，半減期24〜48時間），または
  - **スルファドキシン**：長時間作用性サルファ剤（経口で活性，半減期7〜9日）のいずれか．
- **プログアニル**は，葉酸アンタゴニストであり，主な肝臓型 *P. vivax* に部分的な作用をもつ，遅い血中シゾント殺傷剤である．経口で活性．半減期16時間．
- **メフロキン**は，*P. falciparum*，および *P. vivax* に対して活性をもつ血中シゾント殺傷剤であり，寄生虫のヘムポリメラーゼを阻害することによって作用する．経口で活性，半減期30日．作用開始は遅い．副作用：胃腸障害，神経毒性，および精神医学症状．
- **プリマキン**は，肝臓のヒプノゾイトに対して有効であり，生殖母体に対しても活性である．経口で活性，半減期36時間．副作用：胃腸障害．および大量の投与でメトヘモグロビン血症．グルコース-6-リン酸デヒドロゲナーゼの遺伝的欠損を有する個体では赤血球溶血．
- **artemisinin** 誘導体は，特に**ルメファントリン**のなどの他の薬と組み合わせて現在広く使用される．それらは，*P. falciparum* および *P. vivax* の両方に有効な，速効型の血中シゾント殺傷剤である．
- **artesunate** は水溶性であり，経口的，または静脈内，筋肉内，直腸投与により投与可能．副作用はまれ．耐性は今のところ珍しい．
- **アトバコン**は（**プログアニル**と組み合わせて），急性の合併症のない *P. falciparum* のマラリアの予防，および治療に使用される．この薬の組み合わせは，経口投与で有効．3〜4日間にわたり定期的に与えられる．副作用：下痢，悪心，嘔吐．単剤で与えると，アトバコンに対する耐性が急速に生じる．

acid）を大量に産生することが可能になった（Paddon et al., 2013）．この画期的な技術は，薬物の絶望的な不足を緩和するはずである．

効果的なマラリアワクチンの見通しは，過去10年間で劇的に明るくなり，いくつかのワクチン候補では，臨床試験が進行中である．その解説はこの章の範囲を超えているが，さらに詳細については，Schwarz et al.（2012），および Epstein & Richie（2013）を参照されたい．

アメーバ症とアメーバ殺傷剤

ここで取り上げるこのグループの主な生物は，アメーバ症の原因生物である**赤痢アメーバ**（*Entamoeba histolytica*）であり，重篤な大腸炎（アメーバ赤痢），時に肝膿瘍として現れることがある．

> 感染は世界中で発生するが，暖かい気候の地域でより頻繁に起こる．約5億人の人類がこの病気を患っていると考えられており，毎年4万〜10万例の死亡が，結果として発生する（Stanley, 2003）．これは，世界中の寄生虫病による死亡原因の第2位であると考えられている．

この生物は単純なライフサイクルをもち，ヒトが主な宿主である．感染症は，一般的に貧弱な衛生状態によって広がり，ヒトの糞便で汚染された水や食品中にある成熟した嚢胞の摂取に続いて起きる．感染性の嚢胞は，結腸に入り，トロホゾイトに成長する．これらの運動性の生命体は，宿主細胞膜上のガラクトース含有レクチンを利用して，結腸の上皮細胞に接着する．そこでは，トロホゾイトが摂食し，増殖し，被嚢し，最終的に糞便中に流出し，ライフサイクルを完了する．一部の人は，症状のない"保菌者"であり，顕性疾患を発症することなく寄生虫を飼うが，糞便中には嚢胞が存在し，他の個体に感染する能力をもつ．嚢胞は，湿った涼しい環境で，少なくとも1週間は身体の外で生き残ることができる．

トロホゾイトは，タンパク質分解酵素，アメーバポア（amoebapore）（細胞膜に小孔を形成するペプチド），または宿主細胞のアポトーシスを誘導することによって，結腸粘膜細胞を溶解する（このため"ヒストリティカ[histolytica]"[組織溶解性]とよばれる）．その後，生物は粘膜下層に侵入し，そうしなければ寄生虫に致死的に働く宿主応答を改変する因子を分泌する．特徴的な血性の下痢，および腹痛を生じるのはこの過程によってであるが，アメーバ赤痢症状がみられなくても，慢性の腸内感染が存在するかもしれない．一部の患者では，腸壁に**アメーバ肉芽腫**（amoebic granuloma）（アメーバ腫）が存在することがある．トロホゾイトはまた，損傷した腸組織を通って門脈血によって肝臓に移動し，この疾患の最も一般的な腸外症状であるアメーバ性肝膿瘍を引き起こす可能性がある．

この状態を治療するための薬の使用は，感染の部位およびタイプに大きく依存する．アメーバ症のさまざまな型に対して選択される薬物には，以下のようなものがある．

- 急性の重篤なアメーバ性赤痢を引き起こす急性侵襲性の腸アメーバ症に対する**メトロニダゾール**（metronidazole）（または，**チニダゾール**[tinidazole]）とそれに続く diloxanide
- 慢性の腸アメーバ症に対する diloxanide

- 肝アメーバ症に対するメトロニダゾール，続いて diloxanide
- 保菌者状態に対する diloxanide．

これらの薬剤は，しばしば組み合わせて用いる．

メトロニダゾール

メトロニダゾールは，*E. histolytica* のトロホゾイトを殺傷するが，嚢胞には影響を及ぼさない．これは，腸または肝臓の侵襲的アメーバ症に対する選択薬であるが，腸の管腔内の生物に対しては，より効果が弱い．メトロニダゾールは，嫌気性生物によってDNAに損傷を与える化合物へ活性化され，寄生虫のアポトーシスを引き起こす．

メトロニダゾールは，通常経口で与えられ，迅速かつ完全に吸収される．直腸，および静脈内製剤も利用可能である．それは，組織全体に急速に分布し，脳脊髄液を含む体液中で高濃度に達する．一部は代謝されるが，大部分は尿中に排泄される．

副作用は軽度である．この薬は，口中で金属性の苦い味がするが，治療量ではほとんど副作用がない．軽度の胃腸障害が報告されており，CNS症状（めまい，頭痛，感覚ニューロパチー）も報告されている．メトロニダゾールは，アルコールに対するジスルフィラム（disulfiram）様反応を引き起こす（第49章参照）．アルコールは厳密に避けるべきである．メトロニダゾールは，妊娠中に使用すべきではない．

チニダゾールは，作用機序，および副作用においてメトロニダゾールに類似するが，より緩徐に排除され，半減期は12～14時間である．

diloxanide

diloxanide，またはより一般的には，不溶性エステルである diloxanide furoate は，無症候性の感染患者に対する選択薬であり，メトロニダゾールで疾患が好転した後のフォローアップとしてしばしば投与される．どちらも，直接的な殺アメーバ作用を有し，嚢胞形成前の寄生虫に影響を及ぼす．diloxanide furoate は経口投与され，吸収されることなく作用する．副作用として胃腸症状，または他の作用が観察されるかもしれないが，優れた安全性が特徴的である．

時に用いられるその他の薬には，抗生物質のパロモマイシン（paromomycin）が含まれる．

トリパノソーマ症とトリパノソーマ殺傷剤

トリパノソーマは，病原性の鞭毛虫原虫のグループに属する．*Trypanosoma brucei* の2つのサブタイプ

アメーバ症に用いられる薬

アメーバ症は，アメーバ赤痢，および肝膿瘍を引き起こす *E. histolytica* の感染によって引き起こされる．この生物は，運動性で侵襲性の型，または嚢胞として存在する．主な薬は，以下の通りである．

- 経口的に与えられる**メトロニダゾール**（半減期7時間）．腸，および肝臓の侵襲型に対し活性をもつが，嚢胞には活性をもたない．副作用（まれ）；胃腸障害，および中枢神経系症状．**チニダゾール**も同様である．
- **diloxanide** は，重大な副作用なしに経口投与される．吸収されずに，消化管内の非侵襲型に対して活性をもつ．

（*rhodesiense* および *gambiense*）は，アフリカにおいて睡眠病を引き起こす（HAT：ヒトアフリカトリパノソーマ症 [human African trypanosomiasis] ともよばれる）．南アメリカでは，別の種 *Trypanosoma cruzi* が**シャガス病**（Chagas' disease）（アメリカのトリパノソーマ症としても知られる）を引き起こす．1960年までにほぼ撲滅されたが，HAT は再興した．2009年にWHOは約3万人の症例を推定し，約7,000万人が睡眠病に罹患する危険に曝されていると推定した．*T. b. rhodesiense* によって引き起こされる病気は，より侵襲的な型である．社会的不安，食糧不足，AIDS は，投薬を分配する機会を減少させたり，あるいは患者が免疫不全状態になるために病気の拡大を促したりするが，にもかかわらず，発生率は低下しているようである．類縁するトリパノソーマ感染症は，家畜にとっても大きなリスクをもたらす．それによって，人間の健康，および幸福に二次的な影響が及ぶ．

> HATの運び屋は，ツエツエバエである．どちらのタイプの疾患でも，侵入部位に初期局所病変があり，（*T.b. rhodesiense* の場合）それは痛みを伴う**下疳**（chancre）（潰瘍，もしくは痛み）に進展する可能性がある．これに続いて，寄生虫が血液リンパ管系に侵入するに従って，寄生虫血症，および発熱が起こる．寄生虫とそれが病気の第2段階で放出する毒素は，臓器障害を引き起こす．この障害は，寄生虫がCNSに達し，眠気および進行性神経学的損傷を起こす段階に至ると，"睡眠病"として顕在化する．未治療のまま放置すると，これらの感染症は致命的である．

T. cruzi は，"サシガメ類" を含む，他の血を吸う昆虫にも広がっている．感染の初期段階は類似しているが，寄生虫は心臓，筋肉，時には肝臓，脾臓，骨および腸に損傷を与える．多くの人が慢性感染症を患っているが，感染直後に治療が開始されれば，治癒率は良好である．

HAT に使用される主な薬剤は，疾患の血液リンパ管ステージでは，**suramin** か，代替薬として**ペンタミジン**（pentamidine）であり，CNS症状を伴う後期段階にはヒ

素性 melarsoprol, そして eflornithine がある (Burchmore et al., 2002; Burri & Brun, 2003 参照). すべて毒性の副作用がある. シャガス病では, **nifurtimox**, **eflornithine**, **benznidazole** が使用されるが, このタイプのトリパノソーマ症には, 完全に効果的である治療法はない.

🟡 suramin

suramin は, 1920 年にトリパノソーマ症の治療に導入された. この薬物は, 宿主の血漿タンパク質に強く結合し, その複合体はエンドサイトーシスによってトリパノソームに入り, リソソームのプロテアーゼによって遊離される. これは, 細胞小器官の緩徐な破壊を誘導する重要な寄生虫酵素を阻害し, そのため短期間の後に生物が血液循環から除去される.

薬物は, 緩徐な静脈注射によって与えられる. 血漿濃度は, 最初の数時間で急速に低下し, その後数日をかけて, よりゆっくり低下する. 残留濃度は, 3〜4ヵ月間残存する. suramin は, 単核食細胞, および腎臓の近位尿細管細胞に蓄積する傾向がある.

副作用の頻度は高い. suramin は, 特に栄養失調の患者では比較的毒性があり, 主に影響を受ける臓器は, 腎臓である. 視神経萎縮症, 副腎不全症, 皮膚発疹, 溶血性貧血, 無顆粒球症を含むその他多数の, 緩徐に起こる副作用が報告されている. 少数の患者は, suramin 注射に対して, 悪心, 嘔吐, ショック, 痙攣, 意識消失などの即時性の特異体質反応を示す.

🟡 ペンタミジン

ペンタミジンは, *in vitro* で直接, トリパノソーマ殺傷作用を有する. これは, 高親和性のエネルギー依存性輸送体を介して寄生虫に急速に取り込まれ, 寄生虫のDNA と相互作用すると考えられている. 薬物は, 静脈内, または深部筋肉内注射によって, 通常 10〜15 日間連日投与される. 注射部位から吸収された後, それは組織(特に腎臓)に強く結合し, 緩徐に排除され, 5 日間で用量の 50% のみが排泄される. かなり高い濃度の薬が, 腎臓, 肝臓および脾臓において数ヵ月滞留するが, 血液脳関門は通過しない. それはまた, **ニューモシスチス肺炎**(Pneumocystis pneumonia; **第 51 章**)に対しても活性をもつ. しかしその有用性は, 副作用によって制限される. 副作用としては, 血圧の即時の低下, 頻脈, 息切れ, 嘔吐, そして後期の重大な毒性として, 腎障害, 肝障害, 血液疾患, および低血糖症をきたす.

🟡 melarsoprol

⟩⟩ これは, CNS 症状があるとき主に用いられる有機ヒ素化合物である. 静脈内投与されるが, CNS に高い濃度で移行し, そこで寄生虫を殺傷することができる. 脳症を含む多くの副作用を生じる非常に毒性の高い薬で, 時に即時に死に至る. そのため, 厳密な監視下でのみ投与される.

🟡 eflornithine

⟩⟩ eflornithine は, 寄生虫のオルニチンデカルボキシラーゼ酵素を阻害する. それは, *T. b. gambiense* に対して良好な活性を示し, melarsoprol のバックアップとして使用されるが, 残念ながら *T. b. rhodesiense* に対する活性は, 限定的である. 副作用は多く, 重篤になる可能性があるが, 治療を中止すると速やかに元に戻る.

トリパノソーマ感染症を治療するための新しい薬剤が緊急に必要とされている. それは, 一部には既存の薬の毒性のためであり, 一部には薬剤耐性の拡大のためである. 楽観的な見方をしてもよい根拠がいくらかあり, 新しい薬剤や新しい治療法が, 中期的には登場する可能性がある(Barrett, 2010; Brun et al., 2011).

他の原虫感染症と治療に使用される薬

リーシュマニア症

リーシュマニア属の生物は, 鞭毛原虫であり, それらが原因となる**リーシュマニア症**(leishmaniasis)は, サシチョウバエに媒介される. WHO(2013 年統計)によると, この疾患の発生率は増加しており, 毎年約 130 万人の新たな症例と 2 万〜3 万人の死亡例がある. 国際旅行の増加に伴い, リーシュマニア症が新たな地域に輸入されつつあり, 日和見感染症の報告が出てきている(特に AIDS 患者において).

⟩⟩ 病原媒介生物は, 雌のサシチョウバエである. 寄生虫は, 感染した昆虫の腸内に**前鞭毛型**(promastigote)として存在し, 感染した哺乳類宿主の単核食細胞中では, 無鞭毛の細胞内型(**無鞭毛型**[amastigote])として存在する. これらの細胞内では, 寄生虫は変化したファゴリソソーム内で増殖する. 一連の対抗手段を動員すること(Singh et al., 2012)によって, Th2 サイトカインの産生を促進し, マクロファージの殺菌システムを破壊し生存を確実にする. 無鞭毛型は増殖し, 最終的に感染細胞は, 血管リンパ管系に寄生虫の群れを放出する. そこでは, 寄生虫がさらなるマクロファージや, おそらくは他の細胞に感染することが可能になる.

リーシュマニアの異なる種が, 異なる地理上の地域に存在し, 特徴的な臨床症状を引き起こす(表 54.1 参照). 典型的な症状は, 以下の通りである.

● **皮膚型**: 自然に治癒するかもしれないが, 瘢痕を残しうる不快な潰瘍("oriental sore[東洋瘤腫]", "chiclero's ulcer[チクレロ潰瘍]"やその他の名前がある)を発症する. 最も一般的な型であり, アメリカ, 一部の地中海沿岸の国, 中央アジアの一部にみられる.

● **皮膚粘膜型**("espundia" その他の名前がある): 口, 鼻および喉の粘膜に大きな潰瘍をきたす. ほとんどの症例は, 南アメリカでみられる.

● 重篤な**内臓型**("kala-azar[黒熱病]" その他の名前がある): 寄生虫が血流を通って広がり, 肝腫, 脾腫, 貧血および間欠性発熱を引き起こす. この症状は主に, インド亜大陸と西アフリカで発生する.

内臓型リーシュマニア症に使用される主な薬は，sodium stibogluconate，ペンタミジンのような五価のアンチモン化合物，および，フォローアップの治療として時に使用される**アムホテリシン**（amphotericin；第53章参照）である．抗がん剤である miltefosine も，**アンチモン酸メグルミン**（meglumine antimonate）と同様に，一部の国（英国ではない）では使用されている．

sodium stibogluconate は，10日間のコースで筋肉内，または緩徐な静脈内注射によって投与される．尿中に急速に排泄され，70%が6時間以内に排泄される．複数の治療コースが必要となることがある．

副作用には，食思不振，嘔吐，徐脈，および低血圧がある．静脈内注入中に咳や胸骨下の痛みが生じることがある．可逆性の肝炎，および膵炎がよく生じる．sodium stibogluconate の作用機序は明らかではないが，この薬物は，寄生虫内における有毒な酸素フリーラジカルの産生を増加させる可能性がある．

miltefosine（ヘキサデシルホスホコリン）も，皮膚，および内臓リーシュマニア症の治療に有効である．薬物は，経口投与可で，耐容性は良好である．副作用は軽度で，悪心や嘔吐がある．*in vitro* において，寄生虫のDNA断片化とアポトーシスを誘導する．

抗生物質や抗真菌薬のような他の薬物を，上記の薬剤と同時に投与することができる．それらは自身の効果で，寄生虫に対して何らかの作用を及ぼすかもしれないが，主な有用性は，二次感染の広がりを抑制することである．

現在の薬，特に五価アンチモンに対する耐性（おそらくアンチモン排出ポンプの発現増加により引き起こされる）は深刻な問題であり，ワクチンがすぐ開発される可能性はない．現行の薬の薬理学と新しい薬剤に対する見通しは，Singh et al.（2012）によってレビューされている．

トリコモナス症

ヒトに病気を引き起こす主な**トリコモナス**（*Trichomonas*）の生物は，*T. vaginalis* である．有害な原虫種は，膣や，時に男性においては尿道の炎症を引き起こす．治療に使用される主な薬は，メトロニダゾール（第51章）であるが，この薬剤に対する耐性は増加している．高用量のチニダゾールも有効であり，副作用はほとんどない．

ジアルジア症

ランブル鞭毛虫（*Giardia lamblia*）は，トロホゾイトとなって上部消化管にコロニーを形成し，囊胞が糞便中に流出する．その後，感染は，囊胞を含む糞便内容で汚染された食物や水の摂取により拡散する．世界中でみられ，悪質な衛生状態によって起きる流行は珍しいことではない．メトロニダゾールが選択薬であり，治療は通常非常に効果的である．代替として，チニダゾール，または mepacrine が使用可能である．

トキソプラズマ症

ネコは，この生物群の病原性のメンバーである *Toxoplasma gondii* の最終宿主である（すなわち，性サイクルが起こりうる唯一の宿主である）．ネコは，糞便中に感染性囊胞を吐き出す．ヒトは，意図せずに中間宿主になり，無性型の寄生虫を宿すことができる．摂取されたオーシストはスポロゾイトになり，次にトロホゾイトになり，最終的には組織内で被囊する．ほとんどの個人において，病気は，無症状または自己限定的である．しかし子宮内感染が発育中の胎児に重大な損傷を与えることや，免疫抑制患者，あるいは AIDS 患者では致死的な全身感染を引き起こす可能性があり，トキソプラズマ脳炎が起こりうる．ヒトでは，*T. gondii* は，多くの細胞タイプに感染し，非常に毒性の高い複製ステージをもつ．

治療の選択肢は，ピリメタミン–スルファジアジン（sulfadiazine）併用（妊娠中の患者には避けるべき）である．**トリメトプリム–スルファメトキサゾール**（sulfamethoxazole）**合剤**（コトリモキサゾール；第51章参照），または，ピリメタミンに**クリンダマイシン**（clindamycin），**クラリスロマイシン**（clarithromycin），**アジスロマイシン**（azithromycin）のいずれかを組み合わせた併用療法（第51章参照）は，有効性が示されている．

ニューモシスチス肺炎

1909年に初めて認識された *Pneumocystis carinii*（現在は *P. jirovecii* として知られる；第53章も参照）は，原虫と真菌の両方と構造的特徴を共有しており，その正確な分類を不確定にしている．以前は，広く分布するもののほとんど無害な微生物であると考えられていたが，今日では，免疫不全状態の患者の日和見感染症の重要な原因として認識されている．AIDS ではよくみられ，*P. carinii* 肺炎は，しばしば AIDS 発症の発端となるとともに，主要な死亡原因でもある．

高用量の**コトリモキサゾール**（co-trimoxazole；第50章）は，重篤な症例での選択薬であり，代替として非経口ペンタミジンが用いられる．より軽度の疾患（または予防）の治療には，アトバコン，トリメトプリム–ジアフェニルスルホン併用，またはクリンダマイシン–プリマキン併用療法が有効である．

今後の開発

この分野は，世界規模の大きな挑戦であり，新しい抗原虫薬の開発を志望する者には，それぞれの病種によりそれぞれ独自の問題が提起されている．

国を超えたイニシアチブ（例えば，Medicines for Malaria Venture や Institute for OneWorld Health など）が，現在，原虫感染症に対する新しい医薬品の開発において主要な役割を果たしている．しかし，問題は，単に新薬が不足していることではない．経済的理由から，最も影響を受けている国や人々においてしばしば，すでにわれわれがもっている薬の流通や安全な投薬のための効率的なインフラを欠いていることがある．文化的態度，内戦，食糧不足，偽造薬や不良薬の流通，干ばつや自然災害も，この問題を悪化させている．

引用および参考文献

宿主対寄生虫相互作用

Brenier-Pinchart, M.-P., Pelloux, H., Derouich-Guergour, D., et al., 2001. Chemokines in host–parasite interactions. Trends Parasitol. 17, 292-296.（免疫系の役割についての，よい総説.）

マラリア症

Baird, J.K., 2005. Effectiveness of antimalarial drugs. N. Engl. J. Med. 352, 1565-1577.（薬物治療，薬剤耐性，この病気の治療に影響する社会経済的要素といった多方面をカバーする優れた概要．非常にお薦め.）

Butler, A.R., Khan, S., Ferguson, E., 2010. A brief history of malaria chemotherapy. J. R. Coll. Phys. Edinb. 40, 172-177.（キニーネの発見に始まり，近年の artemisinin の合成法開発までを含む歴史的展望を主題として扱う．良好な概要.）

Eckstein-Ludwig, U., Webb, R.J., Van Goethem, I.D., et al., 2003. Artemisinins target the SERCA of *Plasmodium falciparum*. Nature 424, 957-961.（artemisinin の作用点を明らかにした研究論文.）

Epstein, J.E., Richie, T.L., 2013. The whole parasite, pre-erythrocytic stage approach to malaria vaccine development: a review. Curr. Opin. Infect. Dis. 26, 420-428.（新規のマラリアワクチン候補の成功についての，概して楽観的な結果の査定．魅力的な読み物.）

Ezzet, F., Mull, R., Karbwang, J., 1998. Population pharmacokinetics and therapeutic response of CGP 56697 (artemether + benflumetol) in malaria patients. Br. J. Clin. Pharmacol. 46, 553-561.（重要性が増すこの併用療法における薬物動態学を扱う.）

Fidock, D.A., Rosenthal, P.J., Croft, S.L., et al., 2004. Antimalarial drug discovery: efficacy models for compound screening. Nat. Rev. Drug Discov. 3, 509-520.（抗マラリア薬の作用機序と未来の候補薬のスクリーニングのための新しい考えを扱う有用な総説.）

Foley, M., Tilley, L., 1997. Quinoline antimalarials: mechanisms of action and resistance. Int. J. Parasitol. 27, 231-240.（良質な短い総説．有用な図解.）

Greenwood, B.M., Fidock, D.A., Kyle, D.E., et al., 2008. Malaria: progress, perils, and prospects for eradication. J. Clin. Invest. 118, 1266-1276.（病気とその現在，未来の治療に関する良質な総覧.）

Lanteri, C.A., Johnson, J.D., Waters, N.C., 2007. Recent advances in malaria drug discovery. Recent. Pat. Antiinfect. Drug Discov. 2, 95-114.（リード化合物に主眼を置いた包括的総説．薬物標的や既存の治療法の最適化手法に関する良質なセクションをも含む.）

Muregi, F.W., Wamakima, H.N., Kimani, F.T., 2012. Novel drug targets in malaria parasite with potential to yield antimalarial drugs with long useful therapeutic lives. Cur. Pharm. Des. 18, 3505-3521.（抗マラリアの薬理学と使用法の改善に関する良質な解説.）

Na-Bangchang, K., Karbwang, J., 2009. Current status of malaria chemotherapy and the role of pharmacology in antimalarial drug research and development. Fund. Clin. Pharmacol. 23, 387-409.（薬理学が新薬開発にもたらす貢献に重点を置いた，全域をカバーする優れた総覧．一押し.）

O'Brien, C., 1997. Beating the malaria parasite at its own game. Lancet 350, 192.（現在の抗マラリア薬や潜在的新薬の作用機序と耐性に関する明確で簡潔な概説．役に立つ図解.）

Odeh, M., 2001. The role of tumour necrosis factor-alpha in the pathogenesis of complicated falciparum malaria. Cytokine 14, 11-18.

Paddon, C.J., Westfall, P.J., Pitera, D.J., et al., 2013. High-level semi-synthetic production of the potent antimalarial artemisinin. Nature 25, 528-532.（酵母を用いたアルテミシニン酸生産のための合成生物学的技術の応用．これにより artemisinin の全世界供給を増加させることができる．真の離れ業である.）

Shanks, G.D., Kain, K.C., Keystone, J.S., 2001. Malaria chemoprophylaxis in the age of drug resistance. II. Drugs that may be available in the future. Clin. Infect. Dis. 33, 381-385.（新薬の将来についての有用な展望.）

Schwartz, L., Brown, G.V., Genton, B., Moorthy, V.S., 2012. A review of malaria vaccine clinical projects based on the WHO rainbow table. Mal. J. 11, 11.

Tschan, S., Kremsner, P.G., Mordmuller, B., 2012. Emerging drugs for malaria. Exp. Opin. Emerg. Drugs 17, 319-333.（新規抗マラリア薬の開発に関する厳しい解説.）

アメーバ症

Haque, R., Huston, C.D., Hughes, M., et al., 2003. Amebiasis. N. Engl. J. Med. 348, 1565-1573.（良好な総説．疾患の病因に焦点を当てるが，薬や副作用についての有用な表を掲載.）

Stanley, S.L., 2001. Pathophysiology of amoebiasis. Trends Parasitol. 17, 280-285.（ヒトの病気の良質な解説．動物モデルから得られたいくつかの結果も紹介.）

Stanley, S.L., 2003. Amoebiasis. Lancet 361, 1025-1034.（この病気の包括的で読みやすい解説．診断から治療まですべての面をカバー．優秀.）

トリパノソーマ症

Aksoy, S., Gibson, W.C., Lehane, M.J., 2003. Interactions between tsetse and trypanosomes with implications for the control of trypanosomiasis. Adv. Parasitol. 53, 1-83.（ツエツエバエの生物学をカバーする，非常に意義のある包括的な論文．昆虫の個体群を防除する代替方法についても議論．薬物療法に関してはそれほど優れていないが，トリパノソーマ症の運び屋となる昆虫の生物学に興味があるなら，ぴったりである.）

Barrett, M.P., 2010. Potential new drugs for human African trypanosomiasis: some progress at last. Curr. Opin. Infect. Dis. 23, 603-608.（現在のトリパノソーマ殺傷剤の薬理学と，使用について改善しうる方法についての解説．新しい薬剤が[例えば]システム生物学的手法を用いてどのように開発されうるかについて解説する.）

Brun, R., Don, R., Jacobs, R.T., Wang, M.Z., Barrett, M.P., 2011. Development of novel drugs for human African trypanosomiasis. Fut. Microbiol. 6, 677-691.

Burchmore, R.J., Ogbunude, P.O., Enanga, B., Barrett, M.P., 2002. Chemotherapy of human African trypanosomiasis. Curr. Pharm. Des. 8, 256-267.（非常に良質で簡潔な論文．将来の治療法の可能性についての優れた解説．）

Burri, C., Brun, R., 2003. Eflornithine for the treatment of human African trypanosomiasis. Parasitol. Res. 90 (Suppl. 1), S49-S52.（タイトル通り．）

Denise, H., Barrett, M.P., 2001. Uptake and mode of action of drugs used against sleeping sickness. Biochem. Pharmacol. 61, 1-5.（薬物治療の良質な概説．）

Gehrig, S., Efferth, T., 2008. Development of drug resistance in *Trypanosoma brucei rhodesiense* and *Trypanosoma brucei gambiense*. Treatment of human African trypanosomiasis with natural products (Review). Int. J. Mol. Med. 22, 411-419.（薬剤耐性機構に関するセクションを含む，薬物治療についての良質な概説．）

Keiser, J., Stich, A., Burri, C., 2001. New drugs for the treatment of human African trypanosomiasis: research and development. Trends Parasitol. 17, 42-49.（ますます侵襲性を増す病気に関する卓越した総説．）

Legros, D., Ollivier, G., Gastellu-Etchegorry, M., et al., 2002. Treatment of human African trypanosomiasis – present situation and needs for research and development. Lancet Infect. Dis. 2, 437-440.

リーシュマニア症

Handman, E., Bullen, D.V.R., 2002. Interaction of *Leishmania* with the host macrophage. Trends Parasitol. 18, 332-334.（この寄生虫がいかにしてマクロファージにコロニー形成し，細胞内殺傷を回避するかを記述した非常によい論文．読みやすい．）

Kumari, S., Kumar, A., Samant, M., et al., 2008. Discovery of novel vaccine candidates and drug targets against visceral leishmaniasis using proteomics and transcriptomics. Curr. Drug Targets 9, 938-947.（新しいワクチン開発を促進するための，洗練されたバイオインフォマティクスツールの使用に関する総説．）

Mishra, J., Saxena, A., Singh, S., 2007. Chemotherapy of leishmaniasis: past, present and future. Curr. Med. Chem. 14, 1153-1169.（タイトル通り．）

Singh, N., Kumar, M., Singh, R.K., 2012. Leishmaniasis: current status of available drugs and new potential drug targets. As. Pac. J. Trop. Med. 5, 485-497.（リーシュマニア症と戦うための薬物使用を扱った卓越した論文．耐性機構についてもある程度詳細に記載．一押し．）

ニューモシスチス肺炎

Warren, E., George, S., You, J., Kazanjian, P., 1997. Advances in the treatment and prophylaxis of *Pneumocystis carinii* pneumonia. Pharmacotherapy 17, 900-916.

有用なウェブリソース

<http://malaria.who.int/>（マラリアに関する主要な情報を掲載したWHO のホームページ．さらなる調査のための素晴らしい出発点．他の *who.int* サイトは，トリパノソーマ症，リーシュマニア症やその他の重要な原虫感染症をカバーする．）

<www.mmv.org/>（マラリアと戦う資金源と専門知識を結集するために設立された民間の公的パートナーシップである Medicines for Malaria Venture のウェブページ．）

<www.oneworldhealth.org>（先進的な"非営利製薬会社"のウェブページで，グローバルな医療問題に対処するための現状のプログラムの詳細を掲載．）

第 5 部 　感染症とがんに対する治療薬

55 　駆虫薬

概要

世界中で約20億人が，**蠕虫による感染症**(helminthiasis)に苦しんでいる．寄生性**蠕虫**(helminth)は，さまざまな種類が病原となり，ワーム(worm)ともよばれる．熱帯または亜熱帯の開発途上国の居住者が，最も感染リスクが高い．母子感染により出生時から生涯を通じて感染する場合があり，寄生虫血症は多くみられる．蠕虫感染症は，しばしばマラリア，結核，HIV/AIDS(後天性免疫不全症候群[acquired immune deficiency syndrome])とともに流行し，感染・症状の悪化を増すだけでなく，ワクチン接種の妨げにもなる．蠕虫感染症の症状は多様である．例えば，蟯虫感染は主に不快感を引き起こす程度であるが，**住血吸虫症**(schistosomiasis[bilharzia])または鉤虫の感染は重大な症状を引き起こす可能性がある．蠕虫感染症は，獣医学において，より重要な問題であり，家庭のペットや家畜に深刻な影響を及ぼす．世界のいくつかの地域では，肝蛭の感染による**肝蛭症**(fascioliasis)が，家畜の損失による甚大な経済的被害を引き起こす．したがって，蠕虫感染症の駆虫薬による治療は，その蔓延と経済的損失の大きさから，実用的で重要な薬物療法である．

蠕虫感染症

蠕虫は，**線形動物**(nemathelminth)(**線虫**[nematode]，**回虫**[roundworm])と**扁形動物**(platyhelminth)の2つに分類できる．後者はさらに，**吸虫**(trematode[fluke])と**条虫**(cestode[tapeworm])に細分される．約350種の蠕虫がヒトからみつかっており，大部分が胃腸管に寄生する．世界的な規模での蠕虫感染症の発生については，Lustigman et al.(2012)にレビューされている．

蠕虫は複雑な生活環を有し，複数の宿主種を移動することも多い．感染の経路は多様であり，衛生状態の悪さが大きな要因となる．経口的な感染が多く，未消毒の飲料水や，感染した動物，魚などの加熱不十分な肉を摂取することにより感染する．一方，切り傷，昆虫の刺傷，または水泳や感染した土壌を歩くことにより，経皮感染

する種もいる．ヒトが宿主となる場合は，一般的には**第1宿主**(primary host)か，または有性生殖が行われる成体が寄生する**終宿主**(definitive host)である．卵または幼虫は，体外に流出し，**第2(中間)宿主**(secondary [intermediate]host)に感染する．卵または幼生がヒトを宿主として寄生し続け，肉芽組織で覆われた**囊胞**(cyst)を形成し，**囊虫症**(cysticercosis)を引き起こすことがある．囊胞性幼虫は，筋肉，内臓などに寄生するが，より重大な場所として，眼または脳に寄生する場合がある．

およそ20種の蠕虫種が，臨床的に重要であると考えられている．これらは大きく分けて，消化管内に寄生する種と，体内の消化管以外の組織に寄生する種の2つに分類される．

腸内に寄生する蠕虫類の主な例を以下に挙げる．

- **条虫類**：無鉤条虫(*Taenia saginata*)，有鉤条虫(*Taenia solium*)，小形条虫(*Hymenolepis nana*)，広節裂頭条虫(*Diphyllobothrium latum*)など(訳者注：一般的に"サナダムシ"とよばれる寄生虫を含む)．アジア，アフリカおよび米国の一部において，約8,500万人が条虫類の1種類以上に感染している．英国では，無鉤条虫と有鉤条虫のみが感染する可能性がある．家畜のウシ・ブタは，最も一般的な条虫類(無鉤条虫と有鉤条虫)の中間宿主である．ヒトは，動物の筋肉内で囊胞化した幼虫を含む肉を，生食や加熱不十分で摂取することにより感染する．小形条虫は，ヒトやげっ歯類の同一の宿主に成虫(腸回虫)としても幼虫としても寄生できるが，いくつかの昆虫(ノミやコクゾウムシのような昆虫など)を中間宿主とする場合もある．感染しても，ほとんどは無症状である．広節裂頭条虫は，第1中間宿主である淡水甲殻類(ミジンコなど)と，第2中間宿主である淡水魚に寄生して成長する．ヒトは，幼虫の寄生した魚を生食または加熱不十分で摂取することによって感染する．

- **回虫類**：ヒトカイチュウ(*Ascaris lumbricoides*)(一般的な回虫)，ヒトギョウチュウ(*Enterobius vermicularis*)(threadworm，米国では pinword とよばれる)，鞭虫(*Trichuris trichiura*[whipworm])，糞線虫(*Strongyloides stercoralis*)(米国では threadworm とよばれる)，アメリカ鉤虫(*Necator* americanus），ズビニ鉤虫（*Ancylostoma duodenale* [hookworm]）など．加熱不十分な肉や汚染された食物がヒトカイチュウ，ヒトギョウチュウ，鞭虫，糞線虫の主な感染経路であるが，鉤虫は通常，幼虫が経皮感染する．腸内出血は，鉤虫が風土病を引き起こす地域において，貧血の一般的な原因である．

消化管以外の組織に寄生する蠕虫類の例を以下に挙げる．

- **吸虫類**：ビルハルツ住血吸虫（*Schistosoma haematobium*），マンソン住血吸虫（*Schistosoma mansoni*），日本住血吸虫（*Schistosoma japonicum*）など．これらは住血吸虫症を引き起こす．雌雄の成虫は，膀胱または腸壁の静脈や細静脈に寄生し，繁殖する．メスが産卵すると，卵は腸や膀胱に移動して，これらの器官の炎症を誘発する．この結果，卵が膀胱に侵入した場合には血尿が生じ，腸に侵入した場合には血便などの症状が現れる．卵は体から排出された後に水中で孵化し，第2中間宿主となる，ある種のカタツムリや巻貝に寄生する．この宿主で一定期間成長した後，有尾幼虫（**セルカリア** [cercariae]）が水中に放出されて自由に泳ぎ回る．これらは，ヒトの皮膚から体内に侵入することができる．約2億人が1種，または複数種の住血吸虫に感染している．

- **組織に寄生する線虫類**（tissue roundworms）：旋毛虫（*Trichinella spiralis*），メジナ虫（*Dracunculus medinensis*）（またはギニア虫[guinea worm]），および，バンクロフト糸状虫（*Wuchereria bancrofti*）・ロア糸状虫（*Loa loa*）・回旋糸状虫（*Onchocerca volvulus*）・マレー糸状虫（*Brugia malayi*）を含む**フィラリア**（filariae）．フィラリアの成体は，宿主のリンパ系，結合組織や腸間膜に寄生する．卵胎生で，**ミクロフィラリア**（microfilaria）とよばれる幼虫が産出されると血管に移動し，血流から蚊などの吸血昆虫に摂取される．この第2宿主内で，ある期間成長した後，幼虫は昆虫の口吻から，次の宿主に感染する．主要なフィラリア病としては**象皮病**（elephantiasis）の症状があり，バンクロフト糸状虫またはマレー糸状虫がリンパ管に寄生し，リンパ管の閉塞を引き起こすことで組織液の滞留・浮腫が起こり，足が大きく腫れ上がる．他の関連疾患としては，回旋糸状虫のミクロフィラリアが眼に寄生することで失明を起こす**オンコセルカ症**（onchocerciasis，河川盲目症）があり，予防可能であるが，アフリカや南米における，回避可能な失明の主要原因である．また，ミクロフィラリアが皮下や他の組織の炎症を引き起こす，**ロア糸状虫症**（loiasis）がある．**旋毛虫症**（trichinosis）を引き起こす旋毛虫は，腸内で有性生殖を行い，その幼虫が骨格筋に移行し，そこで嚢胞を形成する．**ギニア虫感染症**（guinea worm disease）[1]では，ギニア虫の幼虫が寄生するケンミジンコを含む飲み水を通して感染し，成虫は腸管から皮下に移動する．卵産出時は多くの場合下肢の皮下組織に移動し，皮膚の水疱から体外に出てくることがある．ギニア糸状虫は体長が最大1メートルであり，成虫は外科的に除去されるか，数日間にわたって棒にゆっくりと機械的に巻きつけることで体外に出す必要がある．

- **単包条虫**（hydatid tapeworm）．**エキノコックス**（*Echinococcus*）属条虫類で，イヌを第1宿主，ヒツジを中間宿主として寄生する．ヒトは第1宿主にはならないが，ある状況下では感染して中間宿主となることがあり，その場合，幼虫は組織内に**包虫嚢胞**（hydatid cyst）を形成し，致命的な症状を引き起こすことがある．

動物の，通常は胃腸管に寄生する線虫は，ヒトに感染して組織に侵入する可能性がある．イヌやネコに寄生した鉤虫の幼虫が経皮感染すると，**皮膚爬行症**（creeping eruption）または**皮膚幼虫移行症**（cutaneous larva migrans）とよばれる症状を引き起こす．ネコやイヌに寄生したトキソカラ（*Toxocara*）属の回虫がヒトに感染すると，内臓幼虫移行症を引き起こすことがある．

駆虫薬

最初の有効な駆虫薬は，20世紀に発見され，ヒ素（アルサニル酸）やアンチモン（吐酒石）などの有毒金属が取り入れられた．これらは，トリパノソーマおよび住血吸虫を治療するために使用された．

現在使用されている駆虫薬は，以下の効果をもつ．1）寄生虫を麻痺させる（例えば，筋収縮の阻害により），2）宿主の免疫系が排除できるように寄生虫を傷害する，3）寄生虫の代謝を変化させる（例えば，微小管の阻害により）．寄生虫の代謝要求性は種によって非常に多様であるため，ある種の寄生虫に対して効果の高い薬剤が，他種に対して有効でない場合がある．薬剤が効果を発揮するためには，寄生虫外皮の強固なクチクラ層を透過するか，または消化管から吸収される必要がある．ある種の寄生虫はもっぱら**血球を栄養源とする**（haemophagous，いわゆる"血球喰い"）のに対して，他の寄生虫は組織を食料とする（いわゆる"組織食"）ため，薬剤の開発の障壁となっている．さらに問題となるのが，多くの蠕虫が能動的薬剤排出ポンプを保持しており，寄生虫内の薬物濃度が抑えられることである．したがって，駆虫薬の投与経路と用量は重要である．通常の順序とは逆に，ヒト

---

[1] 現在，幸いにも世界の多くの地域から撲滅されている．

第55章 駆虫薬

表 55.1 蠕虫感染の第1選択薬と共通の適応症.

蠕虫		第1選択薬
蟯虫 (pinworm)	*Enterobius vermicularis*	メベンダゾール, ピペラジン
	Strongyloides stercoralis (米国では threadworm)	アルベンダゾール
回虫	*Ascaris lumbricoides*	レバミゾール, メベンダゾール, ピペラジン
その他の線虫類 (フィラリア)	リンパ系症フィラリア (象皮病) (*Wuchereria bancrofti*, *Brugia malayi*)	ジエチルカルバマジン, イベルメクチン
	皮下フィラリア症 (眼窩など) (*Loa loa*)	ジエチルカルバマジン
	オンコセルカ症 (河川盲目症) (*Onchocerca volvulus*)	イベルメクチン
	ギニア虫症 (*Dracunculus medinensis*)	プラジカンテル, メベンダゾール
	旋毛虫症 (*Trichinella spiralis*)	チアベンダゾール, メベンダゾール
	嚢虫症 (*Taenia solium* 幼生の感染による)	プラジカンテル, アルベンダゾール
	条虫 (サナダムシ) (*Taenia saginata*, *Taenia solium*)	プラジカンテル, niclosamide
	包虫症 (*Echinococcus granulosus*)	アルベンダゾール
	鉤虫 (*Ancylostoma duodenale*, *Necator americanus*)	メベンダゾール, アルベンダゾール
	鞭虫 (*Trichuris trichiura*)	メベンダゾール, アルベンダゾール, ジエチルカルバマジン
住血吸虫 (*Schistosoma* 属)	住血吸虫症: *S. haematobium*, *S. mansoni*, *S. japonicum*	プラジカンテル
皮膚幼虫移行症	*Ancylostoma caninum*	アルベンダゾール, チアベンダゾール, イベルメクチン
内臓幼虫移行症	*Toxocara canis*	アルベンダゾール, チアベンダゾール, ジエチルカルバマジン

の治療に用いられる駆虫薬の一部は, 元来は獣医学の分野で開発されたものである.

代表的な駆虫薬を以下に概説し, その使用の適応を表55.1に示す. これらの薬剤のいくつか (例えば, **アルベンダゾール** [albendazole], **イベルメクチン** [ivermectin], **レバミゾール** [levamisole]) は, 英国では認可されていないため, "指定患者 (named patient)"[2] に基づく方法で使用されている.

⊘ ベンズイミダゾール類

このグループには, **メベンダゾール** (mebendazole), **チアベンダゾール** (tiabendazole), **アルベンダゾール** が含まれ, 作用範囲 (スペクトル) が広く, 多用される駆虫

---

2 該当する医薬品が承認されていない国で, 特定の個人に使用する目的で医師が使用を求めた場合, 製薬会社が患者を登録したうえで個別に医薬品を提供するプログラム. 該当する医薬品は, 臨床試験において特に有望であるが, まだ認可されていない "新薬" か, 安全性や有効性は証明されたが, 製薬会社が認可を申請しない (おそらく商業上の理由から) 場合である.

薬である. これらは, 蠕虫 β–チューブリンの重合阻害によって作用すると考えられており, グルコース取り込みのような微小管依存性の生理機能を妨げる. また, 選択的阻害作用があり, 蠕虫に対して, 哺乳類組織よりも, 250 〜 400 倍高い効果を示す. しかし, 薬効の発現には時間がかかり, 数日間は駆虫されない場合もある. 治癒率は, ほとんどの寄生虫で一般に 60 〜 100% である.

経口投与したメベンダゾールの体内への吸収は 10% 程度に留まるが, 脂肪の多い食事は吸収を増加させる. 吸収後は急速に代謝され, 代謝産物は尿中および胆汁中に 24 〜 48 時間以内に排出される. 蟯虫の場合は通常単回投与であるが, 鉤虫および回虫の場合は, 1日2回, 3日間投与する. チアベンダゾールは胃腸から急速に吸収され, 非常に迅速に代謝された後, 抱合型で尿中に排泄される. ギニア糸状虫および糞線虫の場合は1日2回, 3日間投与し, 鉤虫および回虫の場合は同様に, 5日間以内で投与する. アルベンダゾールもメベンダゾールと同様に吸収されにくいが, 食品, 特に脂肪と摂取することによって吸収が亢進する. 吸収後は, 前全身性 (プ

レシステミック)代謝によってスルホキシドとスルホン代謝物になる．薬理学的な活性は，代謝産物のスルホキシドによる可能性が高い．

アルベンダゾールやメベンダゾールでは副作用は少ないが，胃腸障害が起こる場合がある．チアベンダゾールの副作用は，より頻回であるが通常は一時的であり，最も一般的な消化器症状に加えて，頭痛，めまい，眠気が報告されている．さらに，アレルギー反応(発熱，発疹)も起こりうる．メベンダゾールは，妊婦や2歳未満の子どもには不適切と考えられている．

プラジカンテル

プラジカンテル(praziquantel)は，スペクトルが広く，非常に有効な駆虫薬で，20年以上前に導入された．住血吸虫に感染した場合，すべての種類に適応できる薬剤であり，住血吸虫感染制御プログラムで大規模な集団投薬に使われる．さらに，嚢虫症にも有効である．この薬物は，住血吸虫の成体だけでなく，未成熟な個体やセルカリア(皮膚に浸透してヒトに感染する幼生型)にも有効である．

プラジカンテルは，住血吸虫の電位依存性カルシウムチャネルβサブユニットのプロテインキナーゼCに結合するコンセンサス配列に結合することで，寄生虫のCa^{2+}ホメオスタシスを変化させる(Greenberg, 2005)．これにより住血吸虫において，Ca^{2+}の流入の促進，筋肉の急速かつ長期の収縮を引き起こし，最終的には麻痺と致死を誘導する．プラジカンテルはまた，寄生虫の外被を破壊し，新しく抗原となりうる部位を露出することにより，宿主の正常な免疫応答による排除を向上させる．

プラジカンテルは経口投与後，よく吸収される．肝臓の初回通過時，初回通過代謝で薬物の多くが不活性な代謝物に急速に代謝され，代謝産物は尿中に排泄される．元の薬物の血漿半減期は60〜90分である．

プラジカンテルは，治療投与量において副作用は少ない．副作用は通常，一過的であり，臨床的に重大になることはほとんどない．多量の寄生虫に感染していた患者では，薬剤により死んだ寄生虫から放出される物質の影響で，副作用がより顕著になることがある．プラジカンテルは，妊娠中および授乳中の女性に対しても安全であると考えられている．このことは，国家的な疾病管理プログラムに広く使われるために重要な性質である．ただ，この薬剤に対して耐性を示す寄生虫が一部出現している．

ピペラジン

ピペラジン(piperazine)は，一般的な回虫および蟯虫による感染症の治療に用いられる．ピペラジンは，おそらくGABA様物質(**第38章参照**)として，寄生虫筋肉のGABA作動性クロライドチャネルにおいて神経筋伝達を可逆的に阻害する．麻痺した虫は，腸の蠕動運動によって，生きたまま排出される．寄生虫の排除を容易にするために，センナ(senna；**第30章参照**)のような下剤があわせて投与される．

ピペラジンは経口投与され，すべてではなく一部が吸収される．さらにその一部が代謝されるが，残りは腎臓を介して代謝されずに排出される．この薬剤は，宿主に対しては薬理学的作用がほとんどない．回虫を治療するために使用される場合，ピペラジンは単回投与で有効である．蟯虫に対しては，より低用量で長期間の投与(7日間)が必要である．

副作用としては，胃腸障害，蕁麻疹および気管支痙攣が起こりうる．浮動性または回転性のめまい，知覚異常，協調運動障害が起こる場合もある．妊婦および，腎機能や肝機能が低下している患者には投与してはならない．

niclosamide

niclosamideは，条虫(サナダムシなど)の感染症の治療に，プラジカンテルと併用して広く使用されている．niclosamideは，スコレックス(scolex)(頭節＝宿主腸に付着する虫の頭部)および近位部分を不可逆的に傷つけることで，条虫を腸壁から分離し，排除する．有鉤条虫に対しては，軽い食事の後に薬剤を単回投与し，通常は，傷害された条虫が薬の効かない卵を放出した場合に備えて，2時間後に下剤を投与する．他の種類の条虫の場合は，この予防処置は必要ない．niclosamideは，胃腸管からの吸収はほとんどない．

副作用としては，悪心，嘔吐，そう痒症および軽度の頭痛が生じることがあるが，通常，副作用はほとんど起こらず，一時的である．

ジエチルカルバマジン

ジエチルカルバマジン(diethylcarbamazine)はピペラジン誘導体で，マレー糸状虫，バンクロフト糸状虫，ロア糸状虫によるフィラリア感染において有効である．ジエチルカルバマジンは，循環血液からミクロフィラリアを迅速に排除し，リンパ管中の成体に対しては限定的な効果を有するが，*in vitro*ではミクロフィラリアに対する作用はほとんどみられない．ジエチルカルバマジンは生体内において，宿主が正常な免疫機能によって駆虫できるように，寄生虫を変化させる作用をもつ可能性がある．また，寄生虫のアラキドン酸代謝を阻害している可能性もある．

ジエチルカルバマジンは，経口投与後吸収され，脂肪組織を除く身体の細胞・組織全体に分布する．体内で薬剤は部分的に代謝され，代謝を受けていない薬剤そのものと代謝産物の両方が尿中に排泄され，約48時間以内に体内から消失する．

副作用は通常起こるが一過性であり，薬剤が継続されても1日程度で治る．薬剤自体の副作用としては，胃腸障害，関節痛，頭痛および全身の脱力感が含まれる．フィラリアの死骸に対するアレルギー性副作用も多くみられ，フィラリアの種類によって異なる．一般的に，アレルギー性副作用は治療開始の初日から始まり，3〜7日間で治まる．症状としては，皮膚反応，リンパ腺の腫れ，めまい，頻脈，胃腸および呼吸障害を含む．これらの症状が治まった後は，投与量を増加しても問題ない．ジエチルカルバマジンは，オンコセルカ症の患者に対しては，重篤な副作用を引き起こす可能性があるため使用されない．

⊘ レバミゾール

レバミゾールは，一般的な回虫(*A. lumbricoides*)感染の治療に有効である．ニコチン様作用(**第13章参照**)を有し，神経筋接合部に対して刺激作用の後，遮断作用を示す．その後，麻痺した回虫は糞便中に排出されるが，卵は死なない．レバミゾールは経口投与後，迅速に吸収され，全身に分布する．血液脳関門を透過する．肝臓で代謝されて不活性な代謝物になり，腎臓を介して排泄され，血漿半減期は4時間である．レバミゾールは，免疫誘導効果を示し，過去においてさまざまな固形がんの治療に使用されてきた．

レバミゾールは胃腸障害を引き起こすだけでなく，より深刻な副作用として，特に無顆粒球症を引き起こすことから，北米では販売中止となった．

⊘ イベルメクチン

イベルメクチンは1981年に獣医薬として初めて導入された．ヒトにおいても安全性および有効性が高く，スペクトルの広い駆虫薬である．世界的な公衆衛生キャンペーン[3]で頻回に用いられ，さまざまなフィラリア感染症の第1選択薬である．象皮病を引き起こすバンクロフト糸状虫に対しても有効である．単回投与では回旋糸状虫のミクロフィラリアを死滅できるが，成体は駆除できない．イベルメクチンはまた，オンコセルカ症(河川盲目症)に有効であり，この疾患の発生率を最大で80%低下させる．また，回虫に対しても効果があり，一般的な回虫，鞭虫，および，英国(ヒトギョウチュウ)と米国(糞線虫)両方の蟯虫に有効であるが，鉤虫には効果がない．

化学的には，イベルメクチンは放線菌が生成する一群の天然物質であるアベルメクチンから誘導された半合成化合物である．経口投与した場合，半減期は11時間である．イベルメクチンは，以下の作用機序のいずれかにより寄生虫を死滅させると考えられている．1)無脊椎動物のみに存在するグルタミン酸作動性クロライドチャネルに結合して開口し，Cl^-に対する細胞膜の透過性を上昇させる．2)ニコチン性アセチルコリン受容体にある新規のアロステリック部位に結合し，神経伝達を亢進することで麻痺を誘導する．3)GABA受容体に結合する．

副作用は，皮膚の発疹やかゆみなどがあるが，耐容性は高い．獣医学における興味深い例外として，コリー犬では中枢神経系(central nervous system：CNS)の毒性の副作用がある[4]．

駆虫薬に対する耐性

駆虫薬に対する耐性は，人間だけでなく獣医学的にも，広がり増大しつつある問題である．1990年代に，ヒツジの蟯虫感染症(程度は低いが，ウシも)は，多くの異なる薬剤に対して，さまざまな程度の耐性を獲得した．このような寄生虫の耐性能力は，子孫に遺伝的に伝播し，治療の妨げとなる．畜産業における駆虫薬の広汎な使用は，寄生虫の耐性を拡大したことで批判を受けてきた．

薬剤耐性化には，おそらく複数の分子機構が寄与する．ある種の線虫では，P糖タンパク質輸送体(**第9章参照**)の存在がすでに報告されており，また，トリパノソームにおいて輸送体を遮断するベラパミル(verapamil)などの薬剤は，ベンズイミダゾールに対する耐性を部分的に逆転させることができる．しかし，ベンズイミダゾール耐性には，寄生虫のβ−チューブリンへの高い結合親和性に変化を及ぼす側面がある．同様に，レバミゾールに対する耐性は，標的であるニコチン性アセチルコリン受容体の構造の変化と関連している．

蟯虫が宿主の免疫系をどのように回避するかは，非常に重要である．たとえ蟯虫がリンパ管や血流などの免疫学系に曝された場所に寄生しても，多くは長命であり，健康に深刻な影響を与えることなく，あるいは場合によっては気づかれることもなく，何年も宿主と共存することがある．2つの主要な蟯虫の種では，別々に進化しながらも，宿主の免疫システムによる排除を回避するために同様の戦略を展開しているということは驚くべきことである．これは，これらの種にとって，生き残るために大きな価値のあるものに違いない．

≫ 多くの蟯虫は，実際，寄生虫をより害する可能性のある局所性のTh1応答(**第6章参照**)から免疫系を回避させ，代わりに変化させた全身性のTh2型の応答を促進することにより，この機構を利用できるようである．これは，インターロイキン10などの"抗炎症性"サイトカインの産生を伴っているか，または少

---

3 イベルメクチンは，河川盲目症が発生する国では，製薬会社から無償で提供されている．病原体の回旋糸状虫は成長が遅いため，年1回のイベルメクチン投与で予防できる．

4 CNSからイベルメクチンを排出する輸送体をコードする多剤耐性(multi-drug-resistance：MDR)遺伝子(**第3，51章参照**)は，コリー犬種では不活性型に変異している．

なくとも，より寄生虫に許容されるように作用する．このしくみを生む免疫学は複雑である（Pearce & MacDonald, 2002; Maizels et al., 2004; Harris, 2011 参照）．

皮肉なことに，このように宿主の免疫応答を改変する蠕虫の能力は，宿主自体の生存にもいくらかの利益をもたらす可能性がある．例えば，蠕虫感染によって発揮される局所抗炎症効果に加えて，迅速な創傷治療もみられる．明らかに，これは，宿主を殺さずに組織に浸透しなければならない寄生虫にとって有利であるが，宿主にとっても有益でありうる．蠕虫感染は，ある種のマラリアおよび他の疾患を緩和し，これらの疾患が風土病である集団において生存を有利にしている可能性があるという説が提唱されている．実際，患者による蠕虫の摂取は，クローン病の寛解を誘導する（明らかに魅力的ではない）戦略として評価されている（**第30章**；Hunter & McKay, 2004; Reddy & Fried, 2007 参照）．負の側面としては，蠕虫感染は，活発なTh1反応による結核ワクチン接種プログラムの有効性を損なう可能性がある（Elias et al., 2006）．

Th2反応がTh1疾患の発症を相反的に阻害することに基づいて，クローン病や他のいくつかの自己免疫疾患が開発途上国に比較的に少ないことは，寄生虫感染の高い発生率と関連している可能性があり，これらの疾患が西洋において増加していることは，衛生状態の向上および蠕虫感染の減少と関連しているという仮説が提唱されている．この種の仮説は，一般に"衛生仮説（hygene hypothesis）"として知られている．

ワクチンおよびその他の新規アプローチ

臨床上の問題の甚大さにもかかわらず，開発中の新しい駆虫薬はほとんどない．**tribendimidine**のような新薬の候補が，ヒトの感染症の範囲で評価されており，いくつかの新しい獣医薬（例えば，**derquantel**）も，ヒトにおいて試験されている（Prichard et al., 2012 参照）．

数種の蠕虫ゲノムの配列決定は，耐性寄生虫に見出される変異を発現する遺伝子組換え生物の作製を容易にし，耐性をもたらすメカニズムの解明につながる可能性がある．このようなデータベースはまた，新しい薬剤の標的を明らかにするだけでなく，アンチセンスDNAや低分子RNA干渉などの技術に基づく新しいタイプの駆虫薬開発のための道を拓く．

蠕虫感染を排除するために必要とされるステップを挙げた野心的な研究課題が発表されており（例えばBoatin et al., 2012 を参照），ワクチンはしばしば必須目標のリストに掲げられている．効果的な蠕虫ワクチンには大きな利益が予想される．（高感染性の）幼虫期の表面にあるタンパク質抗原は同定されており，これを抗原として作製されたワクチンは，獣医学の分野においては大きな成果を上げている．例えば，ヒツジの鞭虫（*T. ovis*）と単包条虫（*E. granulosus*），ウシの無鉤条虫（*T. saginata*）とブタの有鉤条虫（*T. solium*）は，90〜100％の治癒率が報告されている（Dalton & Mulcahy, 2001; Garcia, 2007 参照）．完全に成功したわけではないが，他の蠕虫種に対するワクチンでも成果が得られている（Capron et al., 2005; McManus & Loukas, 2008 参照）．将来的には，これらの生物を制御するために，タンパク質を抗原としたワクチンではなく，DNAワクチンを開発することが可能かもしれない．

引用および参考文献

蠕虫とその病気に関する全般的な論文

Boatin, B.A., Basanez, M.G., Prichard, R.K., et al., 2012. A research agenda for helminth diseases of humans: towards control and elimination. PLoS Negl. Trop. Dis. 6, e1547. PubMed PMID: 22545161. Pubmed Central PMCID: 3335858. （蠕虫感染症を撲滅するために必要とされる包括的な対策についての審議.）

Horton, J., 2003. Human gastrointestinal helminth infections: are they now neglected diseases? Trends Parasitol. 19, 527–531. （蠕虫感染症およびそれらの治療に関するわかりやすい総論.）

Lustigman, S., Prichard, R.K., Gazzinelli, A., et al., 2012. A research agenda for helminth diseases of humans: the problem of helminthiases. PLoS Negl. Trop. Dis. 6, e1582. PubMed PMID: 22545164. Pubmed Central PMCID: 3335854. （このシリーズの別の論文は，主に世界中の蠕虫病の分布を扱う.）

駆虫薬

Burkhart, C.N., 2000. Ivermectin: an assessment of its pharmacology, microbiology and safety. Vet. Hum. Toxicol. 42, 30–35. （イベルメクチンの薬理学に焦点を当てた有用な論文.）

Croft, S.L., 1997. The current status of antiparasite chemotherapy. Parasitology 114, S3–S15. （現行の薬剤の包括的な適用範囲と，可能性のある将来の薬剤へのアプローチの概要.）

Geary, T.G., Sangster, N.C., Thompson, D.P., 1999. Frontiers in anthelmintic pharmacology. Vet. Parasitol. 84, 275–295. （薬物治療における難点についての詳細な解説.）

Greenberg, R.M., 2005. Are Ca^{2+} channels targets of praziquantel action? Int. J. Parasitol. 35, 1–9. （プラジカンテルの作用に関する興味深い総論.）

Prichard, R., Tait, A., 2001. The role of molecular biology in veterinary parasitology. Vet. Parasitol. 98, 169–194. （分子生物学を応用して，薬物耐性の問題と新しい駆虫薬の開発を理解する優れた総論.）

Prichard, R.K., Basanez, M.G., Boatin, B.A., et al., 2012. A research agenda for helminth diseases of humans: intervention for control and elimination. PLoS Negl. Trop. Dis. 6, e1549. PubMed PMID: 22545163. Pubmed Central PMCID: 3335868. （新しい駆虫薬の有用な総論を提供するこのシリーズの別の論文.）

Robertson, A.P., Bjorn, H.E., Martin, R.J., 2000. Pyrantel resistance alters nematode nicotinic acetylcholine receptor single channel properties. Eur. J. Pharmacol. 394, 1–8. （プラジカンテルとレバミゾールの線虫ニコチン性受容体との相互作用と，薬剤耐性のメカニズムに関する論文.）

駆虫ワクチン

Capron, A., Riveau, G., Capron, M., Trottein, F., 2005. Schistosomes:

the road from host–parasite interactions to vaccines in clinical trials. Trends Parasitol. 21, 143–149. (寄生虫感染とワクチン開発に対する免疫応答の全般を扱う，優れた総論.)

Dalton, J.P., Brindley, P.J., Knox, D.P., et al., 2003. Helminth vaccines: from mining genomic information for vaccine targets to systems used for protein expression. Int. J. Parasitol. 33, 621–640. (非常に包括的だが，専門家ではない場合は複雑すぎる部分があるかもしれない.)

Dalton, J.P., Mulcahy, G., 2001. Parasite vaccines – a reality? Vet. Parasitol. 98, 149–167. (ワクチンの将来性と思わぬ危険に関する興味深い考察.)

Garcia, H.H., Gonzalez, A.E., Del Brutto, O.H., et al., 2007. Strategies for the elimination of taeniasis/cysticercosis. J. Neurol. Sci. 262, 153–157. (蠕虫感染症に対するブタのワクチン接種の成功した試みと，これらが現地でどのように適用されているかを解説する.)

Harris, N.L., 2011. Advances in helminth immunology: optimism for future vaccine design? Trends Parasitol. 27, 288–293. (蠕虫ワクチン免疫学の最新の進歩を概説する読みやすい総論. 図がわかりやすい.)

McManus, D.P., Loukas, A., 2008. Current status of vaccines for schistosomiasis. Clin. Microbiol. Rev. 21, 225–242. (住血吸虫症ワクチンの理論と開発に関する非常に包括的な概説.)

蠕虫による免疫の回避

Cruz-Chan, J.V., Rosado-Vallado, M., Dumonteil, E., 2010. Malaria vaccine efficacy: overcoming the helminth hurdle. Expert Rev. Vaccines 9, 707–711.

Elias, D., Akuffo, H., Britton, S., 2006. Helminths could influence the outcome of vaccines against TB in the tropics. Parasite Immunol. 28, 507–513. (このトピックをフォローアップしたいと思っている人のために，この現象を読みやすく紹介している.)

Hunter, M.M., McKay, D.M., 2004. Review article: helminths as therapeutic agents for inflammatory bowel disease. Aliment. Pharmacol. Ther. 19, 167–177. (蠕虫の潜在的な治療的使用と，なぜ蠕虫が作用するかについての魅力的な総論.)

Maizels, R.M., Balic, A., Gomez-Escobar, N., et al., 2004. Helminth parasites – masters of regulation. Immunol. Rev. 201, 89–116. (免疫回避のメカニズムを扱う優れた包括的な総論. 非専門家にとっては難解なところもある.)

Pearce, E.J., MacDonald, A.S., 2002. The immunobiology of schistosomiasis. Nat. Rev. Immunol. 2, 499–512. (主にマウスの住血吸虫症の免疫学を扱う.)

Reddy, A., Fried, B., 2007. The use of *Trichuris suis* and other helminth therapies to treat Crohn's disease. Parasitol. Res. 100, 921–927. (この興味深い治療分野の優れた総論.)

第**5**部　感染症とがんに対する治療薬

56 抗がん剤

概要

　本章では，がん[1]と抗がん剤治療について取り上げる．最初にがんの発生機序について論じ，その後に悪性疾患の治療に用いられる薬物について記述する．最後に，がん生物学の最新知見が，どの程度新しい治療につながっているのか考察する．がん治療における放射性同位体の利用については，本書の範囲を超えるので取り扱わない．

はじめに

　"がん"は，体を構成する細胞が無秩序に増殖することと，異常な形態で広がることが特徴である．先進国においては2番目に多い死因であり（死因第1位の心血管疾患との差はそれほどない），3人に1人は，生涯のうちにがんと診断される．Cancer Research UK の2013年の報告によると，英国では2010年に新規がん患者は32万5,000人を上回り，死亡者数は15万7,000人を超えた（全世界的には740万人）．がんは，英国におけるすべての死因の約1/4を占めている．肺がんと大腸がんが最も一般的な悪性腫瘍であり，そのすぐ次は，乳がんと前立腺がんである．先進諸国における統計は，これと大差ない．

　過去100年にわたるがんの発症率を比較すると，先進ではこの病気が増えているという印象を受けるが，そうではない．がんは，主に人生の後期に発生する．現在では，公衆衛生や医学の進歩によって，より多くの人々が，悪性腫瘍が珍しくない年齢まで生きているのである．

　がん（cancer）や**悪性病変**（malignancy），**悪性腫瘍**（malignant tumour）という用語は，同義語としてよく使

1　"がん"という用語は，実際には，種々の異なる疾患を含んでいる．それぞれの疾患は，それ自身の特徴的な病原学や臨床転帰を伴うが，すべて制御不能の細胞増殖を引き起こす．このようにがんは単一の疾患ではないが，ここでは，この歴史的な分類を便宜上そのままにしておく．

2　血液細胞の悪性腫瘍（リンパ腫および白血病）は，非腫瘍形成性であり，通常，がんとはよばれない．このため，すべての悪性腫瘍を示す語として"がん"が使用されている．

われる[2]．良性腫瘍も悪性腫瘍も，制御されない増殖を示す．後者は，**脱分化**（de-differentiation）能，**浸潤**（invasiveness），**転移**（metastasise；体の他の部位に広がる）能によって区別される．この章では，悪性疾患の治療についてのみ扱う．これらの異常な特徴の出現は，がん細胞の遺伝子発現パターンの変化を反映している．これは，遺伝性または獲得性の遺伝子の変異に起因する．

　がんの確立した治療法には，3つの中心的な手法，すなわち**外科的切除**（surgical excision）と**放射線照射**（irradiation），**薬物療法**（drug therapy）（従来は，**化学療法**［chemotherapy］とよばれていたが，現在では，下記および**第35，59章**に記載されているホルモン薬や生物製剤を含む）がある．それぞれの相対的な有用性は，疾患とその進行段階によって決まる．薬物療法は，単独，または他の療法の補助として使用される場合がある．

　細菌性疾患の治療と比較して，がん化学療法には，構想上の困難な問題がある．生化学的には，微生物は，量的にも質的にもヒトの細胞とは異なっている（**第50章**参照）．しかし，がん細胞と正常細胞は，多くの点で似通っている．このため，一般的で，利用可能な生化学的な差異をみつけ出すことは，より難しい．従来の**細胞傷害性薬物**（cytotoxic drug）は，すべての細胞に作用してしまう．このため抗がん剤としての有用性は，薬物の選択性のわずかな差に依存している．しかし，現在がん治療の領域は，悪性腫瘍の根底にあるホルモン制御による腫瘍成長や細胞周期の制御の欠損に作用する薬物にまで広がっている（**第5章**およびWeinberg et al., 1996参照）．全体として，抗がん剤は，近年，創薬における最も有益な分野の1つであり，ゲノミクスとバイオ医薬品の両方が大きな役割を果たしている．このイノベーションの流れは，今後とも続くと思われる．

がんの発生機序

　現在の抗がん剤の作用と欠点や新薬によって克服すべき治療上のハードルを理解するためには，がんの病原生物学をより詳しく考察することが重要である．

　がん細胞は，程度の差はあるが，正常細胞と区別できる以下の4つの特徴を示す．

● **制御されない増殖**

- 脱分化および機能喪失
- 浸潤
- 転移

がん細胞の発生

正常細胞は，その DNA に生じる 1 つまたは複数の変異によって，がん細胞へと変化する．これらの変異は，遺伝するか，または通常，ウイルスまたは**発がん物質**（carcinogen）（例えば，たばこ製品，アスベスト）への曝露によって獲得される．乳がんは，よい例である．がん抑制遺伝子 *BRCA1* と *BRCA2* のいずれかに欠陥のあるコピーを 1 つ遺伝している女性は，乳がんを発症する**リスク**（risk）が有意に増加する．しかし，発がんは，通常，複数の遺伝子変化を伴う複雑な多段階の過程を経る．同様に**エピジェネティック因子**（epigenetic factor）（ホルモンや発がん補助物質，発がんプロモーターの影響など）は，それ自身は発がんを促進しないが，発がんを引き起こす遺伝子の突然変異の**可能性**（likelihood）を高める．

関連する遺伝的変化には，以下の 2 つの主要なカテゴリーがある．

1. **がん遺伝子**（oncogne）を生じる**がん原遺伝子**（proto-oncogene）の活性化．がん原遺伝子は，通常，細胞分裂やアポトーシス，分化を制御する遺伝子である（**第 5 章**参照）．しかし，がん原遺伝子は，ウイルスまたは発がん作用によって悪性転換を誘発するがん遺伝子に転換する可能性がある．

2. **がん抑制遺伝子**（tumour suppressor gene）の不活化．正常細胞は，がん抑制遺伝子（**抗がん遺伝子**[anti-oncogene]）とよばれる，悪性転換を抑制する遺伝子群をもつ．これらの遺伝子の変異は，さまざまながんに関与している．がん抑制遺伝子の機能喪失は，発がんにおいて重大な事象である．

約 30 のがん抑制遺伝子，および 100 の優性がん遺伝子が同定されている．悪性腫瘍の原因となる変化は，しばしばウイルスまたは化学発がん物質によって引き起こされる，遺伝子の点変異や増幅，染色体転座の結果である．

がん細胞の特性

🚫 制御されない増殖

がん細胞が正常細胞よりも速く増殖するというのは，一般的には真実ではない．例えば，骨髄や胃腸管の上皮の正常細胞の多くは，連続的に頻繁に分裂している．あるがん細胞（例えば，形質細胞腫瘍中の細胞）は，ゆっくりと増殖し，別の細胞（例えば，**バーキットリンパ腫**[Burkitt's lymphoma]の細胞）は，より頻繁に増殖する．**重要な問題は，がん細胞が，細胞分裂や組織成長を正常に調節している機構から免れていることである．**これ

が，増殖速度よりも，がん細胞を正常細胞と区別するものである．

どのような変化が腫瘍細胞の制御されない増殖を引き起こすのか？ がん抑制遺伝子の不活化やがん原遺伝子のがん遺伝子への転換は，細胞増殖に自主性を与えることができる．その結果として，細胞システムに変化をもたらし，制御されない増殖を引き起こす（**図 56.1** 参照）．この細胞システムには，以下のようなものがある．

- **増殖因子**（growth factor）やそれらの受容体，シグナル伝達経路
- **細胞周期のトランスデューサー**（cell cycle transducer），例えば，サイクリンやサイクリン依存性キナーゼ（cyclin-dependent kinase：cdk），cdk 阻害物質
- 通常，異常細胞を除去する**アポトーシス機構**（apoptotic machinery）
- **テロメラーゼ発現**（telomerase expression）
- 腫瘍誘導性の血管新生から生じる**局所的な血管**（local blood vessel）

上記の要素をコードする可能性のあるすべての遺伝子は，悪性形質転換を等しく起こすとは限らないが，がん遺伝子またはがん抑制遺伝子とみなされる（**図 56.2** 参照）．がんの発生において，複数の要素の悪性転換が必要なことは，把握しておくべきである．

アポトーシスへの抵抗性

アポトーシスは，プログラム細胞死（**第 5 章**）である．抗アポトーシス遺伝子の突然変異は，通常，がんの必要条件である．実際，アポトーシスに対する抵抗性は，悪性疾患の特徴である．これは，アポトーシス促進因子の不活化や，抗アポトーシス因子の活性化によって引き起こされる．

テロメラーゼの発現

テロメアは，靴ひもの端にある小さな金属チューブのように，染色体の端を覆う特殊な構造である．これは，染色体の端が分解や再配置，他の染色体と融合されることから保護している．さらに DNA ポリメラーゼは，DNA 末端の最後の数個のヌクレオチドを簡単には複製できない．そして，テロメアは"末端"遺伝子の喪失を防いでいる．毎回の細胞分裂で，テロメアの一部は蝕まれ，最終的には機能しなくなる．この時点で，DNA 複製は停止し，細胞は老化する．

幹細胞や骨髄細胞，生殖細胞，胃腸管の上皮のように頻繁に分裂する細胞は，**テロメラーゼ**（telomerase）を発現している．この酵素は，テロメアを維持し，安定させている．この酵素は，ほとんど完全に分化した体細胞には存在しないが，末期の悪性腫瘍の約 95%では発現している．この酵素の発現が，がん細胞に"不死性"を与えている可能性がある（Buys, 2000; Keith et al., 2004）．

がんの発生機序　821

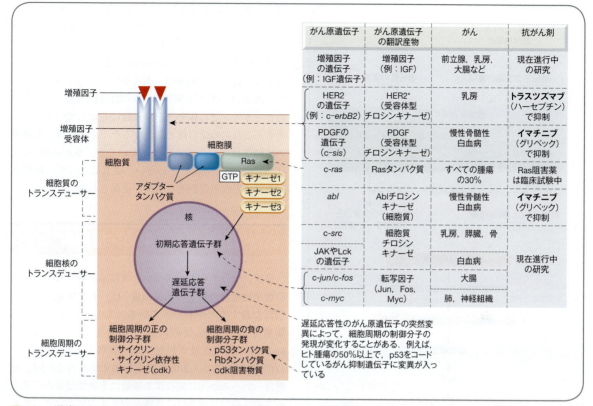

図56.1　増殖因子によって開始されるシグナル伝達経路とがん発生との関係．
がん原遺伝子とその翻訳産物のいくつかが，表に示されている．がん原遺伝子が，がん遺伝子に転換した場合に関連するがんの例も示されている．多くの増殖因子受容体は，受容体型チロシンキナーゼである．その受容体のリン酸化チロシン残基にアダプタータンパク質が結合し，細胞内にシグナルを伝達する．Ras タンパク質は，グアニンヌクレオチド結合タンパク質であり，GTP 加水分解活性をもつ．GTP 加水分解活性の低下は，Ras が活性化されたままであることを意味する．IGF：インスリン様増殖因子 (insulin-like growth factor)，PDGF：血小板由来増殖因子 (platelet-derived growth factor)，* HER2 は，HER2/neu とも称される．

腫瘍関連血管の制御

　上記の因子は，個々のがん細胞の制御されない増殖をもたらすが，他の因子，特に血液供給は，固形腫瘍の実質的な成長を左右する．直径1～2 mmの腫瘍は，拡散している栄養素を得ることで成長できる．しかし，腫瘍のさらなる拡大には，成長中の腫瘍が生成する増殖因子による新しい血管の発生（**血管新生**[angiogenesis]）が必要である（Griffioen & Molema, 2000 参照）．

脱分化と機能の喪失

　組織中の正常細胞の増殖は，未分化幹細胞の分裂による**娘細胞**（daughter cell）の発生から始まる．娘細胞は，分化して成熟した非分裂細胞になり，その組織で適切な機能を実行する準備を整える．例えば，成熟した線維芽細胞は，細胞外マトリックスを分泌し，組織化する．成熟した筋細胞は，収縮などの能力がある．がん細胞の主な特徴の1つに，さまざまな程度で脱分化することが挙げられる．一般に，分化の程度の低いがん細胞は，よく分化したがん細胞よりも急速に増殖し，予後が悪くなる．

浸潤

　血液およびリンパ組織以外の正常細胞は，それらの"指定された"起源組織の外では一般的にはみつからない．これは，細胞分化時や組織または器官の成長時に，細胞分化と組織（器官）の間にある種の空間的な関係性が生じるからである．これらの関係性は，アポトーシスを防ぐさまざまな組織特異的な生存因子によって維持されている（第5章参照）．このようにして，偶発的に組織から漏れ出る細胞は，これらの生存シグナルを失い，死んでしまう．
　例えば，直腸の粘膜上皮の正常細胞は，剥がれ落ちる一方，連続的に増殖し，内壁上皮として残る．対照的に，直腸粘膜のがんは，他の周辺組織に浸潤する．がん細胞は，正常細胞に作用する拘束を突然変異によって失うだけでなく，細胞外マトリックスを分解して周囲に移動で

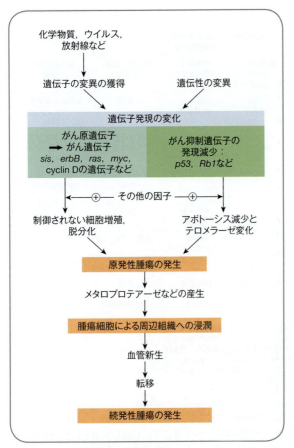

図 56.2 がん発生の簡単な概略図.
この図は，本文中の情報をまとめたものである．がんの発生は，通常，1つ以上の遺伝子の変化を伴う多因子性である．上記のような"その他の因子"には，プロモーターの作用，発がん補助物質，ホルモンなどが関与しているであろう．これら自身には発がん性はないものの，遺伝的な変異ががんを引き起こす可能性を高める．

きるようにする酵素（例えば，メタロプロテアーゼ；第5章参照）も分泌する．

⚠ 転移

転移は，初期または**原発性腫瘍**（primary tumour）から放出された細胞によって形成された**続発性腫瘍**（secondary tumour）（"二次的なもの"）である．それらの細胞は，血管やリンパ管を通じたり，他の細胞の上を移動したり，体腔へ漏れ出したりした結果として，体の他の部位に到達する．転移は，ほとんどの固形腫瘍における死亡率および罹患率の主な原因であり，がん治療における重大な問題である（Chambers et al., 2002 参照）．

上記のように，正常細胞の置換や異常な移動は，必要な抗アポトーシス因子からの離脱の結果として，プログラム細胞死をもたらすであろう．転移性のがん細胞は，一連の遺伝的な変化を受けている．この変化によって，転移性がん細胞は，正常組織の細胞構成を制御する調節因子に対する応答を変化させ，自分自身を"域外に"定着させることを可能にする．腫瘍誘導性の新規血管の成長は，局所的に転移を助長する．

続発性腫瘍は，いくつかの組織ではより頻繁に生じる．例えば，乳がんの転移は，肺や骨，脳でよくみられる．その理由は，乳がん細胞が CXCR4（第18章参照）などのケモカイン受容体を，その表面に発現していることにある．これらの受容体と結合するケモカインは，転移先の組織では高レベルで発現しているが，他の組織（例えば，腎臓）では発現していない．これによって，転移先における細胞の選択的な集積が促進される．

細胞傷害性抗がん剤の一般原則

急速に進行する白血病のマウス移植実験において，細胞傷害性薬物の規定の治療用量[3]は，悪性細胞を一定の割合で殺すことがわかっている．もし 10^{11} 個の細胞の腫瘍を治療するために抗がん剤を使用する場合，99.99％の細胞を殺す用量では，依然として，1,000万（10^7）個の増殖できる悪性細胞を残すであろう．同じ原理は，ヒトの急速に成長する腫瘍にもあてはまる．化学療法のスケジュールは，可能な限りすべての細胞の死滅を引き起こすことをめざす．これは，微生物に起こる状況とは対照的に，残ったがん細胞に対しては，宿主の免疫学的な防御機構がほとんどあてにならないためである．腫瘍が外科的に取り除かれた（または少なくとも**減量された**（de-bulked）場合，残りの**微小転移**（micrometastasis）は，化学療法に対して非常に敏感である．したがって，化学療法は，これらの状況において補助療法として使用される．

がん治療の大きな困難の1つは，通常，がんの診断前に，腫瘍の成長がずっと進んでいることである．がんの初期段階において，腫瘍が単一の細胞から発生し，その成長が指数関数的であると仮定しよう．"倍加"時間は，がん種に応じて大きく異なる．例えば，バーキットリンパ腫では約24時間，白血病では2週間，乳がんでは3ヵ月間である．10^9 個の細胞を含む直径2 cm の細胞塊を生じるためには，約30回の倍加が必要となるだろう．このような腫瘍は，容易にみつからない可能性もあるが，診断できる範囲にある．さらに10回の倍加で 10^{12} 個の細胞（致命的である可能性が高い腫瘍塊）が生じる．もしこれが1個の固形塊であれば，直径約20 cm にもなるだろう．

---

[3] 用語 "**細胞傷害性薬物**" は，細胞を損傷するまたは殺すことができる任意の薬物に適用される．実際には，細胞分裂を阻害し，したがって，がん化学療法において潜在的に有用である薬剤を指す目的で，より限定的に使用されている．

しかし，この種の連続的な指数関数的成長は，通常は起こらない．ほとんどの固形腫瘍の場合，**白血病**（leukaemia）（白血球の腫瘍）とは反対に，腫瘍が成長するにつれて成長速度が低下する．これは，1つには血液供給以上に腫瘍は大きくなれないことに起因し，また1つには，すべての細胞が連続的に増殖するわけではないことにもよる．固形腫瘍の細胞には，次のような3つの区分があると考えられている．

1. **区分A**は，おそらく連続的に細胞周期に入る分裂細胞で構成される．
2. **区分B**は，潜在的に分裂できるが分裂していない休止細胞（G_0期）で構成される．
3. **区分C**は，もはや分裂することができないが，腫瘍の大きさに寄与する細胞で構成される．

基本的に**区分A**の細胞（一部の固形腫瘍では，わずか5％しかない）だけが，現在の主要な細胞傷害性薬物に対して感受性が高い．**区分C**の細胞は，問題にならないが，**区分B**の細胞の存在は，がん化学療法を困難にする．というのは，**区分B**の細胞は，細胞傷害性薬物の影響をあまり受けず，化学療法の後に**区分A**に入りやすいからである．

現在の抗がん剤，特に細胞傷害性薬物は，がん細胞生物学の1つの特徴的な側面（細胞分裂）にのみ影響する．しかし，浸潤や分化能の喪失，転移に対する特異的な阻害効果はない．多くの場合，抗増殖作用は，細胞周期のS期に効果を発揮し，その結果生じるDNA損傷は，アポトーシスを引き起こす．さらに細胞傷害性薬物は，主な標的が細胞分裂であるため，頻繁に分裂するすべての正常組織に影響を及ぼす．したがって，多かれ少なかれ，以下に示すようなさまざまな毒性作用を引き起こしやすい．

- **骨髄毒性**（bone marrow toxicity）（骨髄抑制）．白血球の産生が低下し，したがって感染に対する抵抗性が低下する．
- **創傷治癒障害**（impaired wound healing）
- **髪の毛の喪失**（loss of hair）（脱毛症）
- **胃腸上皮**（gastrointestinal epithelium）（口腔粘膜を含む）の損傷
- 子どもの**成長の抑制**（depression of growth）
- **不妊症**（sterility）
- **催奇形性**（teratogenicity）
- **発がん性**（carcinogenicity）；多くの細胞傷害性薬物は，突然変異誘発物質であるため．

急速な細胞破壊は，広範なプリン代謝を伴い，尿酸塩が尿細管に沈殿し，腎臓損傷を引き起こす可能性がある．最後に，個々の薬物に付随する特定の毒性作用に加えて，実質的にすべての細胞傷害性薬物は，重度の悪心および嘔吐を引き起こす．この"固有の妨害効果"は，ありがたいことに，今では最新の制吐薬による予防によって，大部分は克服されている（第30章参照）．

がん発生とがん化学療法：一般原則

- がんは，一連の遺伝的およびエピジェネティックな変化の結果として生じる．主な遺伝的な病変は，以下の通りである．
  - がん抑制遺伝子の不活化
  - がん遺伝子の活性化（細胞分裂および他のプロセスを制御する正常な遺伝子の突然変異）
- がん細胞には，正常細胞と区別できる4つの特徴がある．
  - 制御されない増殖
  - 分化能の欠如による機能喪失
  - 浸潤
  - 転移
- がん細胞の制御されない増殖は，多くの場合，以下における変化を原因とする．
  - 増殖因子および／またはそれらの受容体
  - 細胞内シグナル伝達経路，特に細胞周期およびアポトーシスを制御する経路
  - テロメラーゼの発現
- 増殖は，腫瘍関連の血管新生によって維持されている可能性がある
- ほとんどの抗がん剤は，抗増殖性であり，たいていの場合，DNAを損傷し，それによってアポトーシスを開始する．それらは，頻繁に分裂する正常細胞にも影響を及ぼす．したがって，骨髄抑制や治癒障害，成長抑制が起きやすい．多くの場合で，悪心や嘔吐，不妊症，脱毛症，催奇形性の原因となる．

抗がん剤

主な抗がん剤は，以下のおおまかなカテゴリーに分類できる．

- **細胞傷害性薬物**．これには，以下のものがある．
  - **アルキル化薬**（alkylating agent）と関連化合物：DNAと共有結合を形成して，DNA複製を阻害することで作用する．
  - **代謝拮抗物質**（antimetabolite）：DNA合成に関与する，1つまたは複数の代謝経路を遮断または妨害する．
  - **細胞傷害性抗生物質**（cytotoxic antibiotics）：いい換えれば，哺乳類細胞の分裂を阻害する微生物由来の物質．

－植物由来物質(plant derivative)(例えば，ビンカアルカロイド，タキサン，カンプトテシン)：これらのほとんどは，微小管機能に特異的に作用し，紡錘体の形成に影響を及ぼす．

- **ホルモン**(hormone)：最も重要なのはステロイド(例えば，グルココルチコイド；第33章)である．同様にエストロゲン合成を抑制する薬物(例えば，アロマターゼ阻害薬)や男性ホルモンの分泌を抑制する薬物(例えば，ゴナドレリンアナログ；第35章)，ホルモン作用に対して拮抗する薬物(例えば，エストロゲンやアンドロゲンアンタゴニスト；第35章)．
- **プロテインキナーゼ阻害薬**(protein kinase inhibitor)：これらの薬物は，増殖因子受容体からのシグナル伝達に関与するプロテインキナーゼ(通常，チロシンキナーゼ．他のキナーゼの場合もある)を阻害する．これらは，さまざまな特定の悪性腫瘍でますます使用されるようになっている(Krause & van Etten, 2005 参照)．
- **モノクローナル抗体**(monoclonal antibody)：特定の種類のがんにおいて重要性が増している．
- 上記のカテゴリーに収まらない**種々の薬剤**．

抗がん剤の臨床使用は，専門家の管轄である．この専門家が，治癒や延命，緩和療法の目的に沿って，患者に適した治療計画を選択する[4]．英国では80種類以上の薬物がこの目的のために利用可能であり，たいていの場合，組み合わせて使用される．**表56.1**に主な薬物の取り扱いを示す．スペースの都合上，本書では，抗がん剤の作用機序に関する議論は，各グループで共通の機序に限定する．詳細な情報については，教科書(Airley, 2009)を参照されたい．

アルキル化薬と関連化合物

アルキル化薬および関連化合物は，細胞中の特定の求核物質(DNAなど)と共有結合できる化学基をもつ．アルキル化薬自身における化学反応の主要なステップは，**カルボニウムイオン**(carbonium ion)(わずか6個の電子が電子殻にある炭素原子)の形成である．このようなイオンは，反応性が高く，アミン基やヒドロキシル基，スルフヒドリル基のような電子供与体と瞬時に反応する．細胞傷害性の抗がん剤として使われるほとんどのアルキル化薬は，**二官能性**(bifunctional)であり，すなわち，それらは2つのアルキル化基をもつ(**図56.3**)．

> ∨∨ 強い求核性であるグアニンの7位の窒素(N7)が，おそらくDNAのアルキル化における主な分子標的である(**図56.3**)．他にアデニンのN1位とN3位や，シトシンのN3位にも作用する可

能性がある．二官能性薬剤は，2つの基と反応することで，DNA鎖内または鎖間の架橋を引き起こせる．これは，転写だけでなくDNA複製も妨害する．このDNA複製の妨害は，おそらく抗がん剤としてのアルキル化薬の重要な作用であろう．グアニンN7位のアルキル化における他の効果には，主鎖の切断によるグアニン塩基の除去，またはシトシンの代わりにアルキル化グアニンとチミンの対形成，そして最終的には，AT対によるGC対の置換がある．これらの主な効果は，DNAのいくつかの区間で塩基対が外れ，アルキル化の影響を受けやすいDNA複製中(S期)にみられる．これは，G_2期での妨害となり，その後アポトーシス細胞死をもたらす．

すべてのアルキル化薬は，骨髄機能を抑制し，脱毛および胃腸障害を引き起こす．長期間使用によって，さらに2つの副作用が生じる．すなわち，(特に男性の)不妊症につながる配偶子形成の抑制と，急性非リンパ性白血病や他の悪性腫瘍のリスクの増大である．

アルキル化薬は，すべての抗がん剤のなかで，最も一般的に使用されている(本書の執筆時点では，約20件が英国で承認されている)．ここでは，一般的に使用されるアルキル化薬をいくつか取り上げる．

ナイトロジェンマスタード

ナイトロジェンマスタード(nitrogen mustard)は，第一次世界大戦中に使用された"マスタード・ガス"と関係がある[5]．その構造式(R–*N–bis*–[2-chloroethyl])を**図56.4**に示す．体内では，各2-クロロエチル側鎖は，分子内環化を受け，Cl^-を放出する．このようにして形成された高反応性**エチレンインモニウム**(ethylene immonium)誘導体は，DNA(**図56.3**および**図56.4** 参照)や他の分子と相互作用できる．

シクロホスファミド(cyclophosphamide)は，おそらく最も一般的に使用されるアルキル化薬である．この薬物は，P450混合機能オキシダーゼによって肝臓で代謝されるまで不活性である(第9章 参照)．さらにリンパ球に対して顕著な効果を有し，免疫抑制薬としても使用できる(第26章 参照)．通常，経口または静脈注射によって投与される．重要な毒性作用は，悪心や嘔吐，骨髄抑制，出血性膀胱炎である．出血性膀胱炎(関連する薬物である**イホスファミド**[ifosfamide]でも起こる)は，シクロホスファミドの代謝物であるアクロレインによって引き起こされる．この作用は，水分摂取量を増やし，***N*-アセチルシステイン**(*N*-acetylcysteine)や**メスナ**(mesna)(2-メルカプトエタンスルホン酸ナトリウム)などのスルフヒドリル供与体を投与することで改善でき

---

[4] 読者は，多くの抗がん剤が有毒であると推測してしまうであろう．「腫瘍専門医になるためには，命を大切することのがんを憎まなければならない」と，ある開業医はコメントした．

[5] アルフレッド・ギルマン(Alfred Gilman)とルイス・グッドマン(Louis Goodman)は，臨床的な洞察によって，リンパ腫を治療するために"マスタード・ガス"を改変し，安定化させたバージョンであるムスチン(mustine)のテストを行った．ムスチンは，最初の効果的な抗がん剤となった．彼らは，薬理学の有名な教科書も書いた．

抗がん剤　825

表 56.1　抗がん剤のまとめ.

種類	グループ	例	主な作用機序
アルキル化薬と関連薬剤	ナイトロジェンマスタード	ベンダムスチン, クロラムブシル, シクロホスファミド, エストラムスチン [a], イホスファミド, メルファラン	DNA 鎖内の架橋
	ニトロソウレア類	カルムスチン, lomustine	
	白金化合物	カルボプラチン, シスプラチン, オキサリプラチン	
	その他	ブスルファン, ダカルバジン, ヒドロキシカルバミド, ミトブロニトール, プロカルバジン, treosulfan, チオテパ, テモゾロミド	
代謝拮抗物質	葉酸アンタゴニスト	メトトレキサート, ペメトレキセド, ラルチトレキセド	DNA および／または RNA の合成の阻害
	ピリミジン経路	アザシチジン, カペシタビン, シタラビン, decitabine, フルオロウラシル, ゲムシタビン, テガフール	
	プリン経路	クラドリビン, クロファラビン, フルダラビン, メルカプトプリン, ネララビン, ペントスタチン, tioguanine	
細胞傷害性抗生物質	アントラサイクリン類	[amsacrine], ダウノルビシン, ドキソルビシン, エピルビシン, イダルビシン, [ミトキサントロン]	DNA/RNA 合成とトポイソメラーゼの働きに対する多重効果
	その他	ブレオマイシン, アクチノマイシン D, マイトマイシン, トラベクテジン	
植物由来物質と類似化合物	タキサン類	カバジタキセル, ドセタキセル, パクリタキセル	微小管重合；紡錘体形成阻害
	ビンカアルカロイド類	ビンブラスチン, ビンクリスチン, ビンデシン, vinflunine, ビノレルビン, [エリブリン]	
	カンプトテシン類	イリノテカン, トポテカン	トポイソメラーゼの阻害
	その他	エトポシド	
ホルモンとそのアンタゴニスト	ホルモンとそのアナログ	ブセレリン, ホスフェストロール, エチニルエストラジオール, ゴセレリン, histrelin, ランレオチド, リュープロレリン, メドロキシプロゲステロン, megestrol, ノルエチステロン, triptorelin, オクトレオチド, パシレオチド(pasireotide)	ホルモン依存性の腫瘍成長を阻害するため, 生理的なアゴニストやアンタゴニスト, ホルモン合成阻害薬として作用
	アンタゴニスト	ビカルタミド, シプロテロン, デガレリクス, フルタミド, フルベストラント, ミトタン(mitotane), タモキシフェン, トレミフェン	
	アロマターゼ阻害薬	アナストロゾール, エキセメスタン, レトロゾール	
プロテインキナーゼ阻害薬	チロシンまたはその他のキナーゼ阻害薬	アキシチニブ, クリゾチニブ, ダサチニブ, エルロチニブ, ゲフィチニブ, イマチニブ, ラパチニブ, ニロチニブ, パゾパニブ, ルキソリチニブ, スニチニブ, バンデタニブ, ベムラフェニブ	増殖因子受容体からのシグナル伝達にかかわるキナーゼの阻害
	汎キナーゼ阻害薬	エベロリムス, ソラフェニブ, テムシロリムス	
モノクローナル抗体	抗 EGFR 抗体, 抗 HER2 抗体	パニツムマブ, トラスツズマブ	細胞増殖阻害
	抗 CD20/CD30/CD52 抗体	ブレンツキシマブ, オファツムマブ, リツキシマブ	リンパ球の増殖阻害
	抗 CD3/EpCAM 抗体または抗 CTLA-4 抗体	catumaxomab	接着分子との結合による細胞死促進
	抗 VEGF 抗体	ベバシズマブ	血管新生の阻害
その他	レチノイド X 受容体のアンタゴニスト	ベキサロテン	細胞増殖と分化の阻害
	プロテアソーム阻害薬	ボルテゾミブ	プログラム細胞死の活性化
	酵素	クリサンタスパーゼ	アスパラギンの枯渇
	光活性化細胞傷害性	ポルフィマー, temoporfin	細胞に蓄積し, 光活性化による細胞死

[a] エストロゲンと chlormethine の組み合わせ. [　]内の薬物は類似の薬理活性を示すが, 必ずしも化学的に関連しているわけではない.

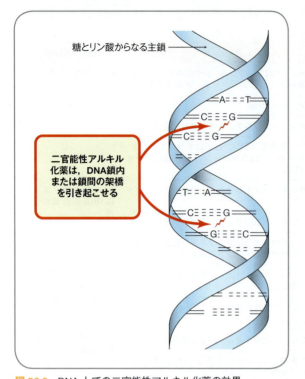

図 56.3 DNA 上での二官能性アルキル化薬の効果. 2 つのグアニンの架橋に注目されたい. A：アデニン, C：シトシン, G：グアニン, T：チミン.

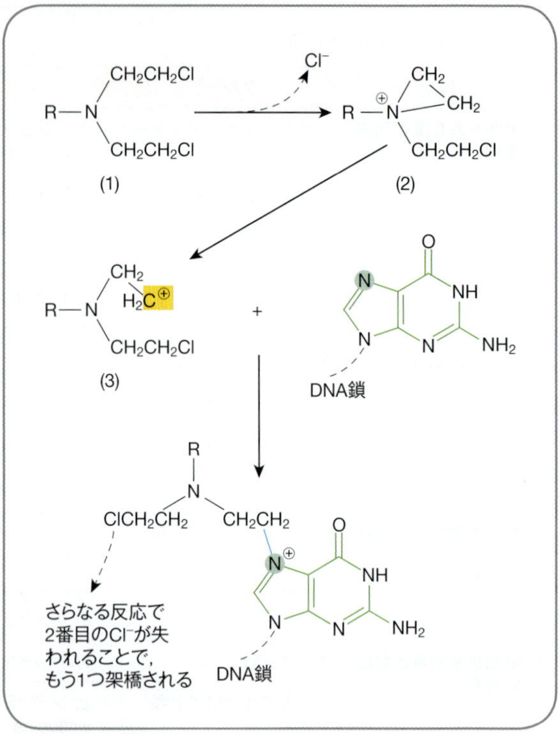

図 56.4 ナイトロジェンマスタードによる DNA のアルキル化と架橋の例.
ビス(クロロエチル)アミン(1)は, Cl^- を放出し, 分子内環化を受け, 不安定なエチレンインモニウムイオン(2)を形成する. これによって第三級アミンであるビス(クロロエチル)アミンは, 第四級アンモニウム化合物に変換される. エチレンインモニウム中間体の環ひずみが開き, 反応性カルボニウムイオン（黄色のボックス）が形成される(3). この官能基は, グアニンの N7 位（緑色の円）とただちに反応して, 7-アルキルグアニン（青色で示される結合）をもたらす. これによってグアニンの N7 位は, 第四級アンモニウム窒素に変換される. 次いで, これらの反応は, もう一方の $-CH_2CH_2Cl$ で繰り返され, DNA は架橋される.

る. これらの薬剤は, アクロレインと反応し, 無毒の化合物を形成する（**第 9 章**および **57 章**も参照）.

> 他のナイトロジェンマスタードには, **ベンダムスチン**（bendramustine）や**イホスファミド**, **クロラムブシル**（chlorambucil）, **メルファラン**（melphalan）がある. **エストラムスチン**（estramustine）は, **chlormethine**（ムスチン）とエストロゲンの組み合わせである. これは細胞傷害性作用とホルモン作用の両方を有し, 前立腺がんの治療に使用される.

ニトロソウレア

例としては, lomustine および**カルムスチン**（carmustine）が挙げられる. それらは脂溶性であり, 血液脳関門を通過する. このため脳および髄膜の腫瘍を治療するために使用される. しかし, ほとんどのニトロソウレアは, 治療開始後 3～6 週間から, 蓄積される深刻な骨髄抑制効果を示す.

その他のアルキル化薬

ブスルファン（busulfan）は, 骨髄に選択的な効果を示し, 低用量では顆粒球や血小板の形成を抑制し, 高用量では赤血球の形成を抑制する. ブスルファンは, リンパ組織や胃腸管には, ほとんどまたはまったく影響を及ぼさない. 慢性顆粒球性白血病に使用される.

ダカルバジン（dacarbazine）（プロドラッグ）は, 肝臓で活性化され, その活性化化合物は, 引き続き標的細胞で切断され, アルキル化誘導体を放出する. 副作用には, 骨髄毒性と重度の悪心と嘔吐がある. **テモゾロミド**（temozolomide）は, 用途（悪性神経膠腫）が制限された関連化合物である.

プロカルバジン（procarbazine）は, DNA および RNA 合成を阻害し, 間期から有糸分裂に入るのを妨げる. その作用は, 活性型代謝物の産生によって媒介されている可能性がある. プロカルバジンは, 経口で投与され, 主にホジキン病で使用される. プロカルバジンは, アルコールと一緒に摂取すると**ジスルフィラム**（disulfiram）様作用を引き起こす（**第 49 章**参照）. また, 中枢神経抑制薬の作用を増幅させる. 弱いモノアミン酸化酵素阻害薬であるため, 特定の交感神経作動薬（**第 47 章**参照）とともに投与すると, 高血圧を引き起こすことがある. 臨床で使用される他のアルキル化薬としては, **ヒドロキシカルバミド**（hydroxycarbamide）や**ミトブロニトール**

(mitobronitol)，**チオテパ**(thiotepa)，**treosulfan** が挙げられる．

白金化合物

シスプラチン(cisplatin)は，中心の白金原子が2つの塩素原子と2つのアンモニア基に囲まれた，平面配位の水溶性錯体である．その作用は，アルキル化薬と類似している．細胞に取り込まれると，Cl^- が解離する．そして水と反応すると反応性の錯体になり，DNA と相互作用する．おそらく隣り合ったグアニン分子の N7 位と O6 位の間で，DNA 鎖内の架橋を引き起こすと考えられている．これは，DNA の局所的な変性をもたらす．

シスプラチンは，精巣と卵巣の固形腫瘍の治療に革命をもたらした．治療的には，静脈内注射または点滴によって，時間をかけて投与される．深刻な腎毒性があるので，水分補給と利尿の厳密な投薬計画を立てなければならない．低い骨髄毒性も示すが，非常に重度の悪心および嘔吐を引き起こす．この有害作用を予防するうえで，5-HT_3受容体アンタゴニスト(例えば，**オンダンセトロン**(ondansetron)；第 15，30，39 章参照)は，非常に効果的であり，シスプラチンによる化学療法を一変させた．頻回投与では，耳鳴りと高周波領域の難聴が生じることがある．同様に末梢神経障害や高尿酸血症，アナフィラキシー様症状も生じることがある．

> **カルボプラチン**(carboplatin)は，シスプラチンの誘導体である．シスプラチンよりも腎毒性や神経毒性，聴覚毒性，悪心，嘔吐の発生が少ないため(より骨髄毒性であるにもかかわらず)，外来でときどき投与される．**オキサリプラチン**(oxaliplatin)は，適用が制限された別の白金含有化合物である．

代謝拮抗物質

葉酸アンタゴニスト

主要な葉酸アンタゴニストは，**メトトレキサート**(methotrexate)である．これは，がん化学療法において最も広く使用されている代謝拮抗物質の1つである．葉酸は，プリンヌクレオチドおよびチミジル酸の合成に必要不可欠であり，同様に DNA 合成と細胞分裂にも必須である(このトピックは，第 25，50，54 章でも取り上げられている)．葉酸アンタゴニストの主な作用は，チミジル酸合成を妨害することである．

> 構造的には，葉酸は，プテリジン環とパラアミノ安息香酸，グルタミン酸の3つの成分で構成されている(図 56.5)．葉酸は，細胞に能動的に取り込まれ，ポリグルタミン酸型に変換される．補酵素として作用するためには，葉酸は，テトラヒドロ葉酸(tetrahydrofolate：FH_4)に還元されなければならない．この反応は，ジヒドロ葉酸レダクターゼによって2段階で触媒される．まず葉酸をジヒドロ葉酸(dihydrofolate：FH_2)に変換し，次いでテトラヒドロ葉酸(FH_4)に変換する(図 56.6)．FH_4 は，2′-デオキシウリジン―リン酸(2′-deoxyuridine monophosphate：DUMP)の 2′-デオキシチミジン―リン酸(2′-deoxythymidine monophosphate：DTMP)への変換に必要なメチル基を有し，この変換の必須補因子として機能する．DTMP は，DNA およびプリンの合成に必要である．DUMP からの DTMP の生成によって，FH_4 は変換されて FH_2 に戻され，反応サイクルを繰り返すことができる．メトトレキサートは，ジヒドロ葉酸レダクターゼに対して，FH_2 よりも高い親和性を示す．したがって，この酵素を阻害し，細胞内の FH_4 を枯渇させる(図 56.6)．メトトレキサートとジヒドロ葉酸レダクターゼとの結合には，FH_2 との結合には存在しないもう1つの結合がある．FH_4 枯渇に対して最も感受性が高い反応は，DTMP 生成である．

メトトレキサートは，通常経口投与されるが，筋肉内や静脈内，髄腔内にも投与できる．メトトレキサートは脂溶性が低いため，血液脳関門をすぐには通れない．しかし，葉酸輸送システムによって細胞に能動的に取り込まれ，代謝されてポリグルタミン酸誘導体になる．この誘導体は，細胞外にこの薬物がなくなっても，数週間または数ヵ月にわたって細胞内に保持される．メトトレキサートに対する耐性は，さまざまなメカニズムで腫瘍細胞に発生する場合がある．メトトレキサートは，リウマチ性関節炎や乾癬，他の自己免疫状態を治療するための免疫抑制薬としても使用されている(第 26 章参照)．

副作用には，骨髄抑制と胃腸管上皮へのダメージがある．肺炎が起こる場合もある．さらに，高用量の投薬計画(標準用量の 10 倍．メトトレキサート耐性の患者でときどき使用される)では，腎毒性を示す場合もある．

抗がん剤：アルキル化薬と関連化合物

- アルキル化薬は，細胞内の置換基と共有結合を形成できる基をもつ．カルボニウムイオンが，その反応性中間体である．アルキル化薬の大部分は，2つのアルキル化基を有し，DNA を架橋できる．これは，不完全な複製と DNA 鎖の切断を引き起こす．
- アルキル化薬の主要な効果は DNA 合成中に起こり，その結果の損傷がアポトーシスを引き起こす．
- 副作用には，骨髄抑制と不妊症，非リンパ球性白血病のリスクがある．
- 主なアルキル化薬
  - ナイトロジェンマスタード，例えば，**シクロホスファミド**は，ホスホラミドマスタード(細胞傷害性分子)に変換される．**シクロホスファミド**の骨髄抑制は，特にリンパ球に影響を及ぼす．
  - ニトロソウレア(例えば，**lomustine**)は，非分裂細胞に作用する可能性があり，血液脳関門を通過できる．遅延性の蓄積される骨髄毒性を引き起こす．
- 白金化合物(例えば，**シスプラチン**)は，DNA 鎖内の架橋を引き起こす．**シスプラチン**は，低い骨髄毒性を示すが，重度の悪心および嘔吐を引き起こし，腎毒性もある．**シスプラチン**は，胚細胞腫瘍の治療に革命をもたらした．

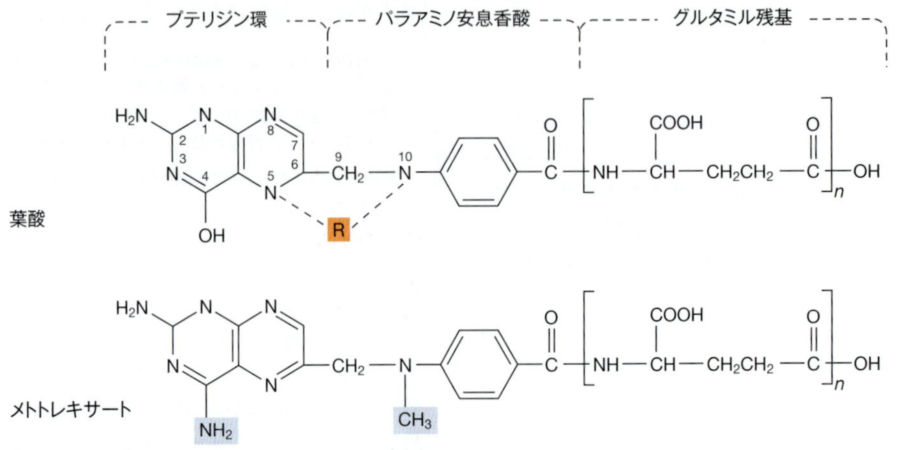

図 56.5　葉酸とメトトレキサートの構造.
両方の化合物は，ポリグルタミン酸として示されている．テトラヒドロ葉酸は，N5位またはN10位またはその両方(点線で示す)に炭素基(R，オレンジ色のボックス)を1つ付加し，運搬する．メトトレキサートが内因性葉酸と異なる点は，青色のボックスに示されている．

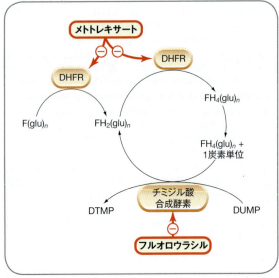

図 56.6　チミジル酸合成におけるメトトレキサートとフルオロウラシルの作用の概略図.
テトラヒドロ葉酸ポリグルタミン酸 $FH_4(glu)_n$ は，1炭素単位の担体として機能する．そしてチミジル酸合成酵素による2′-デオキシウリジン一リン酸(DUMP)から2′-デオキシチミジン一リン酸(DTMP)への変換に必要なメチル基を提供する．この1炭素転移により，$FH_4(glu)_n$ は，$FH_2(glu)_n$ に酸化される．フルオロウラシルは，フルオロデオキシウリジン一リン酸(FDUMP)に変換され，これはチミジル酸合成酵素を阻害する．DHFR：ジヒドロ葉酸レダクターゼ(dihydrofolate reductase)．

これは，尿細管での薬物または代謝物の沈殿によって引き起こされる．高用量の投薬計画には，folinic acid(FH_4 の一種)による"レスキュー"が必要である．

葉酸と化学的に関連するものには，チミジル酸合成酵素を阻害する**ラルチトレキセド**(raltitrexed)や，チミジル酸トランスフェラーゼを阻害する**ペメトレキセド**(pemetrexed)がある．

ピリミジンアナログ

ウラシルのアナログである**フルオロウラシル**(fluorouracil)も DTMP 合成を妨げる(図 56.6)．これは，"偽物の"ヌクレオチドである**フルオロデオキシウリジン一リン酸**(fluorodeoxyuridine monophosphate：FDUMP)に変換される．これは，チミジル酸合成酵素と相互作用するが，DTMP に転換することはできない．その結果，DNA 合成を阻害するが，RNA またはタンパク質の合成は阻害しない．

フルオロウラシルは，通常，非経口的に投与される．主な副作用は，胃腸上皮の損傷と骨髄毒性である．小脳の障害も起こりうる．その他の2つの薬剤，**カペシタビン**(capecitabine)および**テガフール**(tegafur)は，フルオロウラシルに代謝される．

シタラビン(cytarabine)(シトシンアラビノシド)は，天然ヌクレオシドである2′-デオキシシチジンのアナログである．この薬物は，標的細胞に取り込まれ，内因性ヌクレオシドと同じリン酸化反応を受ける．これによってDNA ポリメラーゼを阻害するシトシンアラビノシド三リン酸が生じる(図 56.7 参照)．主な副作用は，骨髄と胃腸管に現れる．それは，悪心や嘔吐の原因にもなる．

シタラビンのアナログである**ゲムシタビン**(gemcitabine)は，望ましくない作用，主にはインフル

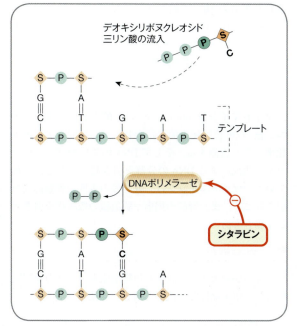

図 56.7 シタラビン（シトシンアラビノシド）の作用機序．DNA ポリメラーゼの作用の詳細については，図 50.5 を参照．シタラビンは，シトシンのアナログである．

エンザ様症候群や軽度の骨髄毒性をほとんど示さない．シスプラチンのような他の薬物と組み合わせて，よく投与される．**アザシチジン**（azacitidine）および **decitabine** は，DNA メチラーゼを阻害する．

プリンアナログ

抗がん剤であるプリンアナログの主なものには，**クラドリビン**（cladribine）と**クロファラビン**（clofarabine），**フルダラビン**（fludarabine），**ペントスタチン**（pentostatin），**ネララビン**（nelarabine），**メルカプトプリン**（mercaptopurine），**tioguanine** がある．

フルダラビンは，リン酸化されて三リン酸型になり，シタラビンと同様の作用で DNA 合成を阻害する．これは，骨髄抑制性である．ペントスタチンは，異なる作用機序を示す．この薬物は，アデノシンをイノシンに変換する酵素であるアデノシンデアミナーゼを阻害する．この作用は，プリン代謝における重要な経路を妨害し，細胞増殖に重大な影響を及ぼす．クラドリビンとメルカプトプリン，tioguanine は，主に白血病の治療に使用される．

細胞傷害性抗生物質

これは，広く使用されている，主に DNA に直接的に作用し，効果を発揮するグループの薬物である．毒性の蓄積的な負荷が非常に高いため，原則として放射線療法と併用すべきではない．

抗がん剤：代謝拮抗物質

代謝拮抗物質は，DNA 合成経路を遮断または破壊する．

- **葉酸アンタゴニスト**（folate antagonist）：**メトトレキサート**は，ジヒドロ葉酸レダクターゼを阻害し，テトラヒドロ葉酸の生成を妨害し，チミジル酸合成を妨げる．
- **ピリミジンアナログ**（pyrimidine analogue）：**フルオロウラシル**は，"偽物の"ヌクレオチドに変換され，チミジル酸合成を阻害する．**シタラビン**の三リン酸型は，DNA ポリメラーゼを阻害する．これらは，強力な骨髄抑制薬である．
- **プリンアナログ**（purine analogue）：**メルカプトプリン**は，偽物のヌクレオチドに変換される．**フルダラビン**の三リン酸型は，DNA ポリメラーゼを阻害し，骨髄抑制性である．**ペントスタチン**は，プリン代謝における重要な経路にあるアデノシンデアミナーゼを阻害する．

ドキソルビシンとアントラサイクリン

アントラサイクリン系（anthracyclines）抗生物質において，**ドキソルビシン**（doxorubicin）と**イダルビシン**（idarubicin），**ダウノルビシン**（daunorubicin），**エピルビシン**（epirubicin）が広く使用されている．**ミトキサントロン**（mitoxantrone）（英国名 mitozantrone）は，アントラキノン誘導体である．

ドキソルビシンには，いくつかの細胞傷害性作用がある．この薬物は，DNA に結合して，DNA と RNA の両方の合成を阻害する．しかし，主な細胞傷害性作用は，トポイソメラーゼⅡ（DNA ジャイレース；第 50 章参照）に作用してもたらされるようである．その毒性の活性は，増殖細胞において顕著に増加する．DNA 二重らせんの複製中，複製フォークの周りで可逆的な DNA らせんの回転が起こる必要がある．これは，娘 DNA 分子が有糸分裂分離中に，ほどけないくらい絡み合うのを防ぐためである．この"スイベル（回り継手）"は，トポイソメラーゼⅡによって作り出される．これは，両方の DNA 鎖に"切れ目"をつけて，続いてその切れ目を再結合する．ドキソルビシンは，複製中の DNA の間に入る．その効果は，基本的には，DNA 鎖に切れ目が入った後に DNA−トポイソメラーゼⅡ複合体を固定することにある．したがって，この複製点でプロセスを停止させる．

ドキソルビシンは，静脈内注入によって投与される．注射部位での溢出は，局所壊死を引き起こす可能性がある．一般的な副作用に加えて，この薬物は，用量に依存

して心臓に蓄積的なダメージを与え，不整脈や心不全を引き起こす場合がある．この作用は，フリーラジカルの生成の結果である可能性がある．また顕著な脱毛が頻繁に起こる．

アクチノマイシンD

アクチノマイシンD(actinomycin D)(米国名はdactinomycin)は，隣接するグアノシン–シトシン対の間のDNAの副溝に入る．そして遺伝子に沿ったRNAポリメラーゼの動きを妨げ，転写を止める．またトポイソメラーゼIIに対するアントラサイクリンと同様の作用があることを示す証拠もある．前述した毒性作用の大半（心毒性を除く）を生じる．主に小児がんの治療に使用される．

ブレオマイシン

ブレオマイシン(bleomycin)は，金属と錯体を形成する糖ペプチド抗生物質のグループに属する．この抗生物質は，DNAを分解し，DNA鎖の断片化と遊離塩基の放出を引き起こす．この作用は，第一鉄との錯体形成と酸素との相互作用を伴う．その結果，鉄の酸化とスーパーオキシドおよび／またはヒドロキシル・ラジカルの生成をもたらすと考えられている．ブレオマイシンは，細胞周期のG_2期と有糸分裂期において最も有効であるが，非分裂細胞（すなわち，G_0期の細胞；第5章，図5.4)に対しても活性がある．ブレオマイシンは，生殖細胞系のがんの治療によく使用される．大半の抗がん剤とは異なり，骨髄抑制をほとんど引き起こさない．その最も重大な毒性作用は，肺線維症である．これはこの薬剤で治療された患者の10％で起こり，その1％では致命的であると報告されている．アレルギー反応も起こりうる．患者の約半数が皮膚粘膜反応を示し（手のひらは頻繁に冒される)，多くは，異常高体温を発症する．

マイトマイシン

マイトマイシン(mitomycin)は，酵素活性化後，グアニン核のO6位に優先的に結合して，二官能性アルキル化薬として機能する．そしてDNAの架橋やフリーラジカルの生成によるDNAの分解も引き起こすと考えられている．マイトマイシンは，遅発性の重度の骨髄抑制を引き起こし，また腎臓の損傷や肺組織の線維症を引き起こす場合もある．

植物由来物質

いくつかの天然に存在する植物生成物は，強力な細胞傷害性作用を発揮し，抗がん剤として使える．

ビンカアルカロイド

ビンカアルカロイドは，マダガスカル固有のニチニチソウ(*Catharanthus roseus*)から抽出される．このアルカロイドのグループの主なものとしては，**ビンクリスチン**(vincristine)と**ビンブラスチン**(vinblastine)，**ビンデシン**(vindesine)が挙げられる．vinflunineとフッ素化ビンカアルカロイド，**ビノレルビン**(vinorelbine)は，同様の性質を示す半合成ビンカアルカロイドである．これらの薬物は，チューブリンに結合し，微小管への重合を阻害する．したがって，分裂細胞における紡錘体の形成を妨げ，分裂中期の停止を引き起こす．これらの効果は，有糸分裂の間にのみ現れる．これらの薬物は，微小管を必要とする他の細胞活動，例えば白血球の食作用と走化性，神経細胞における軸索輸送も阻害する．

ビンカアルカロイドの副作用は，他の抗がん剤とは異なる．ビンクリスチンは，非常に軽度の骨髄抑制活性を示すが，神経毒性である．一般に**感覚異常**(paraesthesia)や腹痛，衰弱を引き起こす．ビンブラスチンは，神経毒性は低いが，白血球の減少を引き起こす．一方，ビンデシンには，中程度の骨髄毒性と神経毒性の両方がある．このグループのすべての薬物は，可逆的な脱毛を引き起こす場合がある．

パクリタキセルとその関連化合物

タキサン(taxanes)は，タイヘイヨウイチイの樹皮(*Taxus* spp.)の樹皮に見出される天然化合物から抽出される．このタキサンのグループには，**パクリタキセル**(paclitaxel)と半合成誘導体**ドセタキセル**(docetaxel)および**カバジタキセル**(cabazitaxel)がある．これらの薬剤は，微小管に作用して，重合状態に安定化させ（実質的に"凍結"させ)，ビンカアルカロイドと同様の効果を

抗がん剤：細胞傷害性抗生物質

- **ドキソルビシン**は，DNAおよびRNA合成を阻害する．このDNAに対する効果は，主にトポイソメラーゼIIの働きへの干渉によるものである．副作用には，悪心と嘔吐，骨髄抑制，脱毛がある．高用量では心毒性である．
- **ブレオマイシン**は，DNA鎖の断片化を引き起こす．非分裂細胞にも作用する．副作用には，発熱やアレルギー，皮膚粘膜反応，肺線維症がある．実質的に骨髄抑制はない．
- **アクチノマイシンD**は，DNAに入り込み，RNAポリメラーゼを妨げ，転写を阻害する．また，トポイソメラーゼIIの働きも妨げる．副作用には，悪心や嘔吐，骨髄抑制がある．
- **マイトマイシン**は，活性化されるとアルキル化代謝産物を生じる．

発揮する．これらの薬剤は，通常，静脈内注入によって投与される．タキサンは一般的に，乳がんや肺がんを治療するために使用される．またパクリタキセルとカルボプラチンの併用は，卵巣がんに対する最適な治療である．

副作用（重大な場合もありうる）には，骨髄抑制と蓄積的な神経毒性がある．ドセタキセルでは，抵抗性の体液貯留（特に足の浮腫）が起こる場合がある．これらの化合物に対する過敏症は，一般的であり，コルチコステロイドと抗ヒスタミン薬による前処置を必要とする．

カンプトテシン

カンプトテシン類の**イリノテカン**(irinotecan)と**トポテカン**(topotecan)は，カンレンボク(*Camptotheca acuminata*)の幹から単離された．これらは，細胞周期を通して高いレベルで存在するトポイソメラーゼIに結合し，阻害する．下痢および可逆的な骨髄抑制が起こるが，一般に，これらのアルカロイドは，他の多くの抗がん剤よりも副作用は少ない．

エトポシド

エトポシド(etoposide)は，ポドフィルム根(*Podophyllum peltatum*)から抽出される．その作用機序は，はっきりとはわかっていない．おそらく，ミトコンドリアの働きやヌクレオシド輸送を阻害すると考えられる．さらに，ドキソルビシンと同様に，トポイソメラーゼIIへの効果によって作用している可能性がある．副作用には，悪心と嘔吐，骨髄抑制，脱毛がある．

> **海洋性海綿動物からの化合物**(compound from marine sponge)．**エリブリン**(eribulin)は，海洋性海綿動物からの天然由来の化合物である．その細胞分裂に対する主な阻害作用は，微小管の働きの阻害によるものである．海洋性海綿動物由来の別の化合物である**トラベクテジン**(trabectedin)もまたDNAを破壊するが，スーパーオキシドが関与する機構を利用している．

抗がん剤：植物由来物質

- **ビンクリスチン**（および関連するアルカロイド）は，チューブリンとの結合によって分裂中期の有糸分裂を阻害する．比較的無毒であるが，望ましくない神経筋への影響を引き起こす場合がある．
- **エトポシド**は，トポイソメラーゼIIに対する作用によってDNA合成を阻害し，ミトコンドリア機能も阻害する．一般的な副作用には，嘔吐と骨髄抑制，脱毛症がある．
- **パクリタキセル**（および他のタキサン）は，微小管を安定化させ，有糸分裂を阻害する．比較的毒性が強く，過敏症状が起こる．
- **イリノテカン**と**トポテカン**は，トポイソメラーゼIを阻害する．比較的毒性作用が少ない．

ホルモン

ホルモン感受性の組織（例えば，乳房，子宮，前立腺）において生じる腫瘍は，**ホルモン依存性**(hormone-dependent)である可能性がある．これは，悪性細胞におけるホルモン受容体の存在に関連している．それらの腫瘍の成長は，ホルモン様アゴニストやアンタゴニスト，またはホルモン合成を阻害する薬剤によって抑制することができる．

ホルモンやそのアナログで，標的組織に対する阻害作用を示すものは，それらの組織の腫瘍を治療するために使用できる．しかしこのような処置だけでは，めったに治癒にはつながらないが，腫瘍の増殖を遅らせ，がんの症状を緩和する．例えば，性ホルモン依存性の腫瘍の臨床管理において，重要な役割を果たす．

グルココルチコイド

プレドニゾロン(prednisolone)のようなグルココルチコイドは，リンパ球の増殖に対して顕著な抑制効果（第26，33章参照）を示し，白血病やリンパ腫の治療に使用される．**デキサメタゾン**(dexamethasone)の頭蓋内圧の上昇を低下させる作用は，脳腫瘍患者の治療に利用されている．グルココルチコイドは，抗がん剤の悪心や嘔吐のような副作用をいくらか緩和する．このため緩和ケアだけでなく，他のがん治療における支持療法としても有用である．

エストロゲン

ホスフェストロール(fosfestrol, diethylstilbestrol)と**エチニルエストラジオール**(ethinylestradiol)は，アンドロゲン依存性の前立腺腫瘍の緩和治療において，今なおときどき使用されている．これらの腫瘍は，ゴナドトロピン放出ホルモンアナログでも治療できる（第33章参照）．

プロゲストーゲン

megestrolやノルエチステロン(norethisterone)，メドロキシプロゲステロン(medroxyprogesterone)などのプロゲストーゲンは，子宮内膜がんの治療に有効である．

ゴナドトロピン放出ホルモンアナログ

第35章で説明したように，ゴナドトロピン放出ホルモンアナログ，例えば**ゴセレリン**(goserelin)や**ブセレリン**(buserelin)，**リュープロレリン**(leuprorelin)，triptorelinは，長期間にわたって投与されると，ゴナドトロピン放出を阻害できる．したがって，これらの薬剤は，閉経前女性の進行性乳がんや，前立腺がんを治療するために用いられる．この方法で前立腺がんを治療され

た患者では，一過性にテストステロン分泌が急増することがある．この影響は，**シプロテロン**(cyproterone)などの抗アンドロゲンによって防止されなければならない．**デガレリクス**(degarelix)は，前立腺がんの治療に使用されるゴナドトロピン放出ホルモンアンタゴニストである．

ソマトスタチンアナログ

ソマトスタチンアナログ，例えば**オクトレオチド**(octreotide)や**ランレオチド**(lanreotide；第33章参照)は，神経内分泌腫瘍の症状を緩和するために使用される．この腫瘍には，胃腸管のホルモン分泌腫瘍，例えばVIP産生腫瘍やグルカゴノーマ，カルチノイド腫瘍，ガストリノーマがある．これらの腫瘍は，ソマトスタチン受容体を発現し，その活性化は細胞増殖およびホルモン分泌を阻害する．

ホルモンアンタゴニスト

ホルモン自体に加えて，ホルモンアンタゴニストも，いくつかのタイプのホルモン感受性腫瘍の治療において有効である．

抗エストロゲン薬

抗エストロゲン薬である**タモキシフェン**(tamoxifen)は，ホルモン依存性乳がんの一部の症例で顕著な効果があり，これらのがんを予防する役割を担っている可能性がある．乳房組織では，タモキシフェンは，エストロゲン受容体に対して内因性エストロゲンと競合する．このため，エストロゲン応答性遺伝子の転写を阻害する．タモキシフェンは，心臓保護作用を示すことも報告されている．これは，部分的には，低密度リポタンパク質を酸化的損傷から保護する作用に起因している．他のエストロゲン受容体アンタゴニストには，**トレミフェン**(toremifene)や**フルベストラント**(fulvestrant)がある．

副作用は，閉経後の女性が経験することと同様である．潜在的により深刻なのは，子宮内膜における過形成現象である．これは，悪性転換や血栓塞栓症の危険性を高める可能性がある．

アロマターゼ阻害薬，例えば**アナストロゾール**(anastrozole)や**レトロゾール**(letrozole)，**エキセメスタン**(exemestane)は，副腎皮質(卵巣ではない)で，アンドロゲンからのエストロゲン合成を抑制する．これらの薬物は，閉経後(閉経前ではない)女性の乳がんの治療においても有効である．この治療においては，タモキシフェンよりいくらか効果的である．

抗アンドロゲン薬

アンドロゲンアンタゴニストである**フルタミド**(flutamide)や**シプロテロン**，**ビカルタミド**(bicalutamide)

は，前立腺の腫瘍の治療において，単独，または他の薬剤と組み合わせて使用される場合がある．これらは，ゴナドレリンアナログを使用した患者を治療するときにみられる，テストステロンの急増("フレア")を制御するためにも使用される．デガレリクスは，このフレアを引き起こさない．

抗がん剤：ホルモン

ホルモンやそのアンタゴニストは，ホルモン感受性腫瘍で使用される．
- 白血病やリンパ腫には，**グルココルチコイド**(glucocorticoid)
- 乳がんには，**タモキシフェン**
- 前立腺や乳房の腫瘍には，**ゴナドトロピン放出ホルモンアナログ**(gonadotrophin-releasing hormone analogue)
- 前立腺がんには，**抗アンドロゲン薬**(antiandrogen)
- 閉経後乳がんには，**アロマターゼ阻害薬**(aromatase inhibitor)

モノクローナル抗体

モノクローナル抗体(第59章参照)は，比較的最近，抗がん剤のカテゴリーに追加された．一部の症例では，その標的への抗体の結合は，宿主の免疫機構を活性化する．そしてがん細胞は，補体を介した細胞溶解やキラーT細胞によって死滅させられる(第6章参照)．その他のモノクローナル抗体は，がん細胞の増殖因子やその受容体に結合して，不活化する．その結果，生存シグナル経路の阻害やアポトーシスの促進を引き起こす(第5章，図5.5)．上記の多くの細胞傷害性薬物とは異なり，モノクローナル抗体によって，従来の化学療法の副作用の多くを伴わない，高度な標的治療が期待できる．これらの薬物は，よく従来の薬物と組み合わせて投与されるため，この副作用に関する利点は，多くの場合で弱められる．いくつかのモノクローナル抗体は，現在，臨床的に使用されている．その高いコストが重大な問題である．

リツキシマブ

リツキシマブ(rituximab)は，モノクローナル抗体である．この抗体は，特定のタイプの**リンパ腫**(lymphoma)の治療に(他の化学療法薬と組み合わせて)使用される．この抗体は，カルシウムチャネルを形成するタンパク質であるCD20に結合し，補体を活性化することによって，Bリンパ球を溶解する．またこの抗体によって，他の化学療法薬に抵抗性のある細胞の化学療法薬に対する感受

性を高めることができる．標準化学療法と組み合わせた場合，40〜50％の症例に有効である．

この薬物は，点滴によって投与される．その血漿半減期は，最初の投与時には約3日である．各回の投与ごとに長くなり，4回目の投与では，約8日間になる．

副作用としては，最初の点滴時に低血圧や悪寒，発熱，続いて過敏症状がある．サイトカイン放出反応が起こる場合は，致死的である．この薬物は，心血管障害を悪化させる場合がある．

> アレムツズマブ（alemtuzumab）は，別のモノクローナル抗体である．この抗体は，Bリンパ球を溶解し，治療抵抗性の慢性リンパ球性白血病の治療に使用される．リツキシマブと同様のサイトカイン放出反応を引き起こすこともある．オファツムマブ（ofatumumab）も同様である．ブレンツキシマブ（brentxiumab）は，Bリンパ球に加えてT細胞も標的とするが，異なる様式で作用する．この抗体は，細胞傷害性薬物と接合している．そして悪性細胞のタンパク質CD30を標的とする．ホジキンリンパ腫（Hodgkin's lymphoma）の治療に使用される．

トラスツズマブ

トラスツズマブ（trastuzumab）（ハーセプチン[Herceptin]）は，ヒト化マウスモノクローナル抗体である．この抗体は，チロシンキナーゼ活性がある受容体の一種であり，発がんタンパク質の**ヒト上皮増殖因子受容体2**（human epidermal growth factor receptor 2：HER2）に結合する（図56.1）．この抗体は，宿主の免疫応答を誘導することに加えて，細胞周期阻害タンパク質であるp21やp27（第5章，図5.2）の発現を誘導するというある程度の証拠がある．乳がん患者の約25％において，腫瘍細胞は，この受容体を過剰発現し，急速に増殖する．初期の臨床試験では，この攻撃的な乳がんの未治療の患者において，標準化学療法とともに投与されたトラスツズマブによって，1年生存率が79％という結果が示されている．この薬物は，ドセタキセルのようなタキサンとともによく投与される．副作用は，リツキシマブと同様である．

> 作用機序的に関連する化合物には，**パニツムマブ**（panitumumab）と**セツキシマブ**（cetuximab）の2つがある．これらは，上皮増殖因子（EGF）受容体（多くの腫瘍で過剰発現している）に結合する．これらは，通常，他の薬剤と組み合わせて大腸がんの治療に使用される．

ベバシズマブ

ベバシズマブ（bevacizumab）は，ヒト化モノクローナル抗体である．大腸がんの治療に使用されるが，他のがんの治療にも有用であると期待されている．この抗体は，**血管内皮増殖因子**（vascular endothelial growth factor：VEGF）を中和し，それによって腫瘍の生存に重要な血管新生を抑える．この抗体は，静脈内注入によって投与され，一般に他の薬剤と組み合わせて使用される．また類似の製剤は，眼に直接注入することで投与され，網膜血管新生の増加に伴う失明の一般的な原因である**急**性黄斑変性症（acute macular degeneration：AMD）の進行を遅らせる．

catumaxomab

catumaxomabは，いくつかの悪性細胞（例えば，腹腔内の悪性腹水）で過剰発現されている上皮接着分子EpCAMに結合する．この抗体は，この接着分子やTリンパ球および抗原提示細胞にも結合する．その結果，がんを除去するための免疫系の活動を促進する．

プロテインキナーゼ阻害薬

イマチニブ

標的化学療法における概念的なブレークスルーとして称賛される**イマチニブ**（imatinib；Savage & Antman, 2002参照）は，シグナル伝達経路のキナーゼの小分子阻害薬である．イマチニブは，発がん性の細胞質キナーゼ（Bcr/Abl；図56.1および図56.8参照）を阻害する．Bcr/Ablは，慢性骨髄性白血病（chronic myeloid leukaemia：CML）の発病における唯一の要因であると考えられている．イマチニブは，血小板由来増殖因子（受容体型チロシンキナーゼ；図56.1）も阻害する．イマチニブは，CML患者の（これまでの不良な）予後を大幅に改善している．また，手術適用不可のいくつかの胃腸腫瘍の治療にも使用される．

この薬物は，経口で与えられる．その半減期は約18時間であり，肝臓で主に代謝される．肝臓では，この薬物の約75％が，生物活性のある代謝産物に変換される．代謝された薬物の大半（81％）は，便中に排泄される．

副作用には，胃腸症状（痛み，下痢，悪心）や疲労，頭痛，時に発疹がある．そのキナーゼ遺伝子の突然変異から生じるイマチニブ耐性の問題は，深刻さを増しつつある．この耐性の結果による他のキナーゼ阻害薬との交差耐性は，ほとんどまたはまったくない．

> 近年，同様のチロシンキナーゼの阻害薬が数多く開発されている．それらには，**アキシチニブ**（axitinib）や**クリゾチニブ**（crizotinib），**ダサチニブ**（dasatinib），**エルロチニブ**（erlotinib），**ゲフィチニブ**（gefitinib），**イマチニブ**，**ラパチニブ**（lapatinib），**ニロチニブ**（nilotinib），**パゾパニブ**（pazopanib），**スニチニブ**（sunitinib），**バンデタニブ**（vandetanib）がある．**ルキソリチニブ**（ruxolitinib）は，JAK1およびJAK2キナーゼを阻害する．**ベムラフェニブ**（vemurafenib）は，BRAFキナーゼを阻害する．**ソラフェニブ**（sorafenib）や**エベロリムス**（everolimus），**テムシロリムス**（temsirolimus）は，同様の有用性を示す汎キナーゼ阻害薬である．

その他の薬剤

クリサンタスパーゼ

> **クリサンタスパーゼ**（crisantaspase）は，酵素である**アスパラギナーゼ**（asparaginase）の製剤であり，注射によって投与される．この薬物は，アスパラギンをアスパラギン酸とアンモニアに変換する．急性リンパ性白血病のようなアスパラギンを

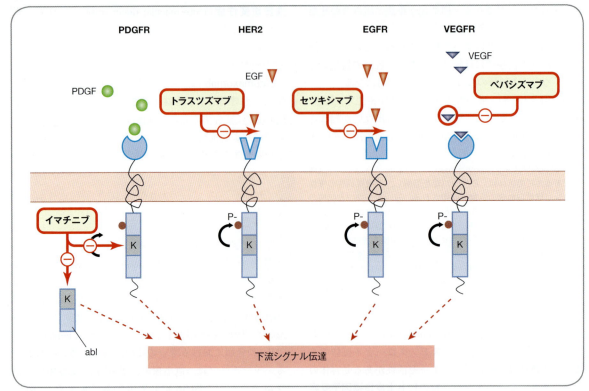

図 56.8 抗がん剤であるモノクローナル抗体とプロテインキナーゼ阻害薬の作用機序.
多くの腫瘍は，EGFR やがん原遺伝子である HER2，VEGFR のような増殖因子受容体を過剰発現している．治療用モノクローナル抗体は，受容体自体（例えば，トラスツズマブ，セツキシマブ）またはリガンド（例えば，ベバシズマブ）に直接作用する．そして受容体からのシグナル伝達を抑制することができる．この細胞増殖の駆動力を低下させる別の方法は，その下流のシグナル伝達を阻害することである．受容体型チロシンキナーゼは，bcr/abl のようないくつかの発がん性キナーゼと同様に有効な標的分子である． EGFR：上皮増殖因子受容体 (epidermal growth factor receptor)，HER2：ヒト上皮増殖因子受容体 2，K：受容体のキナーゼドメイン，P-：リン酸基，PDGFR：血小板由来増殖因子受容体 (platelet-derived growth factor receptor)，VEGFR：血管内皮増殖因子受容体 (vascular endothelial growth factor receptor).

抗がん剤：モノクローナル抗体とプロテインキナーゼ阻害薬

- 多くの腫瘍は，増殖因子受容体を過剰発現しており，その結果，細胞増殖や腫瘍成長が刺激されている．これは，以下の薬物によって阻害できる．
  - モノクローナル抗体：EGF 受容体の細胞外ドメインに結合するもの（例えば，**パニツムマブ**）や発がん性受容体 HER2 の細胞外ドメインに結合するもの（例えば，**トラスツズマブ**），または増殖因子自体を中和するもの（例えば，VEGF；**ベバシズマブ**）がある．
  - プロテインキナーゼ阻害薬：増殖因子によって誘発される下流シグナル伝達を妨げる．これは，特定の発がん性のキナーゼの阻害（例えば，**イマチニブ**；bcr/abl）や特定の受容体型チロシンキナーゼの阻害（例えば，**エルロチニブ**；EGF 受容体），複数の受容体関連キナーゼの阻害（例えば，**ソラフェニブ**）による．
- 一部のモノクローナル抗体は，リンパ球細胞表面タンパク質に直接作用して，細胞溶解を引き起こし（例えば，**リツキシマブ**），それによって増殖を抑える．

合成する能力を失い，外因性の供給源を必要とする腫瘍細胞に対して活性がある．大部分の正常細胞は，アスパラギンを合成することができるので，この薬物は，かなり選択的な作用を有する．骨髄や胃腸管粘膜，毛包に対しては，ほとんど抑制効果はない．悪心や嘔吐，中枢神経系の抑制，アナフィラキシー反応，肝臓障害を引き起こすことがある．

ヒドロキシカルバミド

▽ **ヒドロキシカルバミド**（ヒドロキシ尿素）は，リボヌクレオチド還元酵素を阻害する尿素のアナログである．そのため，リボヌクレオチドのデオキシリボヌクレオチドへの変換を妨げる．この薬物は，主に**真性一次性赤血球増加症** (polycythaemia rubra vera)（赤血球系列の骨髄増殖性疾患）や，（過去には）慢性骨髄性

白血病を治療するために使用される. この薬物の鎌状赤血球貧血に対する使用(やや低用量での)は, **第25章**に記載されている. この薬物は, よく知られた種類の副作用や重度の骨髄抑制がある.

ボルテゾミブ

≫ **ボルテゾミブ**(bortezomib)は, 細胞のプロテアソームの機能を阻害する, ホウ素含有トリペプチドである. なんらかの理由で, 頻繁に分裂している細胞は, 正常細胞よりもこの薬物に対して感受性が高く, 有用な抗がん剤となる. 主に骨髄腫(形質細胞の単クローン性の悪性腫瘍)の治療に使用される.

サリドマイド

≫ 悪名高い催奇形効果の研究から, **サリドマイド**(thalidomide)は, 遺伝子転写や血管新生, プロテアソーム機能にさまざまな影響を及ぼすことが示された. そのため, 抗がん剤としての有効性が調べられた. その結果, 骨髄腫に有効であることが判明し, 現在広く使用されている. サリドマイドの主な有害作用は, (骨髄腫治療とは無関係の)催奇形性とは別に, 末梢神経障害がある. これは, 不可逆的な衰弱と感覚喪失をもたらす. また, 血栓症と脳卒中の発生率も増加させる.

サリドマイド誘導体である**レナリドミド**(lenalidomide)は, 副作用が少ないと考えられているが, サリドマイドとは異なり, 骨髄抑制や好中球減少症を引き起こす場合がある.

生物学的応答修飾子とその他

≫ 宿主の反応を高める薬剤は, **生物学的応答修飾子**(biological response modifier)とよばれる.

これらの一部, 例えば**インターフェロン-α**(interferon-α)(およびそのペグ化された誘導体)などは, いくつかの固形腫瘍やリンパ腫の治療に使用される. また aldesleukin(組換えインターロイキン2)は, 腎腫瘍のいくつかの症例で使用される. **トレチノイン**(tretinoin)(ビタミンAの一種; **第27章**参照)は, 白血病細胞の分化を強力に誘導する因子であり, 寛解させるために化学療法の補助薬として使用される. 関連化合物は, **ベキサロテン**(bexarotene)であり, 細胞増殖および分化を阻害するレチノイドX受容体のアンタゴニスト(**第3章**参照)である.

ポルフィマー(porfimer)と temoporfin は, ヘマトポルフィリン光増感剤である. この薬物は, 細胞に蓄積し, 適切な波長の光によって励起されるとその細胞を殺す. 通常この薬物は, 光源が腫瘍を選択的に狙える場合(例えば, 食道を詰まらせる腫瘍の場合)に使用される.

抗がん剤への耐性

細胞傷害性薬物に対する腫瘍細胞の耐性は, **初期耐性**(primary resistance)(薬物が最初に投与されたときに示す)または**獲得耐性**(acquired resistance)(薬物での治療中に生じる)とよばれる. 獲得耐性は, おそらく腫瘍細胞の**適応**(adaptation)または**突然変異**(mutation)の結果であろう. これは, 薬剤に対して感受性の低い, または耐性のある細胞の出現を伴う. このような細胞は, 結果として薬剤感受性の細胞に対して選択的優位性を示す. 以下に耐性のさまざまなメカニズムの例を示す. この問

題が重大であることを理解するために Mimeault et al. (2008)を参照されたい.

- **細胞での細胞傷害性薬物の蓄積の減少**:これは, 細胞表面にエネルギー依存性薬物輸送タンパク質の発現量が増加する結果として起こる. これらは, 構造的に異なる多くの抗がん剤に対する多剤耐性の原因である(例えば, ドキソルビシンやビンブラスチン, アクチノマイシンD;Gottesman et al., 2002 参照). この輸送タンパク質のなかで重要なのは, **P糖タンパク質**(P-glycoprotein)である(P-gp/MDR1;**第8章**参照). P糖タンパク質は, 環境有害物質から細胞を保護する. これは, 疎水性の"掃除機"として機能する. 薬剤などの異物を拾い上げ, 細胞膜に入り込ませ, 吐き出させる. この多剤耐性を無効にする非細胞傷害性薬剤は, 治療において可能性のある補助薬として研究されている.
- **細胞によって取り込まれる薬物の量の減少**(例えば, メトトレキサートの場合)
- **薬物の不十分な活性化**:一部の薬物は, 抗腫瘍活性を示すために代謝活性化を必要とする. これに失敗すると, その薬物は, もはや有効ではなくなるであろう. 例としては, フルオロウラシルの FDUMP への変換やシタラビンのリン酸化, メルカプトプリンの偽物ヌクレオチドへの変換が挙げられる.
- **不活化状態の増加**(例えば, シタラビンやメルカプトプリン)
- **標的酵素の濃度増加**(メトトレキサート)
- **基質の必要性の減少**(クリサンタスパーゼ)
- **代替代謝経路の利用率の増加**(代謝拮抗物質)
- **薬物誘発性の DNA 損傷の迅速な修復**(アルキル化薬)
- **標的の活性変化**:例えば, トポイソメラーゼⅡ(ドキソルビシン)
- **さまざまな遺伝子の突然変異**:耐性のある標的分子を生じる. 例えば, *p53* 遺伝子および *Bcl-2* 遺伝子ファミリーの過剰発現(いくつかの細胞傷害性薬物).

併用療法

抗がん剤の組み合わせによる治療は, 全般的な毒性を必ずしも増加させずに, がん細胞に対する細胞傷害性を増加させる. 例えば, 主に骨髄抑制毒性があるメトトレキサートは, 主に神経毒性があるビンクリスチンと一緒に使用される場合がある. シスプラチンやブレオマイシンなどの低い骨髄毒性がある少数の薬物は, 併用療法のためのよい候補である. また薬剤の組み合わせによる治療は, 個々の薬剤に対する耐性が発生する可能性も減少させる. 薬物は, 連続的に低用量で投与されるのではなく, 2～3週間の間隔をあけて, 断続的に複数回, 高用

量で投与されることが多い．これは，投与間隔の間に骨髄が再生することを可能にするためである．さらに同じ総量の薬剤ならば，低用量で複数回投与された場合よりも，高用量で1，2回投与された場合のほうが効果的であることが示されている．

嘔吐と骨髄抑制の制御

◉ 嘔吐

がん化学療法で使う多くの薬剤によって誘発される悪心や嘔吐は，患者の服薬遵守における重大な障害である（第30章も参照）．これは，シスプラチンに特有の問題であるが，アルキル化薬のような他の多くの化合物による治療も困難にする．**オンダンセトロンやグラニセトロン**（granisetron；第15，30章参照）などの5-ヒドロキシトリプタミン（5-hydroxytryptamine）（セロトニン[serotonin]）3（HT_3）受容体アンタゴニストは，細胞傷害性薬物誘発性の嘔吐に対して有効であり，シスプラチンによる化学療法に革命をもたらした．利用可能な他の制吐薬のうち，高用量で静脈内投与される**メトクロプラミド**（metoclopramide）は，有用であることが判明している．デキサメタゾン（第33章）やロラゼパム（lorazepam；第44章）とよく併用され，どちらも化学療法の副作用をさらに軽減する．メトクロプラミドは，一般に，小児および若年成人に錐体外路副作用を引き起こすため，**ジフェンヒドラミン**（diphenhydramine；第26章）が代わりに使用される．

◉ 骨髄抑制

骨髄抑制によって，多くの抗がん剤の使用が制限される．この問題を克服するための療法として，治療前に患者自身の骨髄の一部を採取することもある．そして，その骨髄から（特定のモノクローナル抗体を使って）がん細胞を除去し，患者の細胞傷害性治療が終了した後に元に戻すことが行われる．最近よく用いられるプロトコルには，幹細胞に対する成長因子**モルグラモスチム**（molgramostim）を投与した血液中の幹細胞を一部採取し，試験管内で，造血成長因子（第25章）でさらに増やすことがある．いくつかのケースで，骨髄置換後の成長因子の使用は，成功している．さらなる可能性は，抽出された骨髄に，多剤耐性を付与する突然変異遺伝子を導入することである．その結果，骨髄置換後に骨髄細胞（しかし，がん細胞ではない）は，抗がん剤の細胞傷害性作用に対して耐性を示すはずである．**folinic acid**は，高用量メトトレキサート投与後の貧血を防ぐため，または"レスキュー"のような補助薬として与えられる場合がある．

今後の開発

現時点では，読者は以下のように判断するであろう．がん化学療法の現在の取り組みは，選択的にがん細胞を狙うために非常に古い薬物と非常に新しい薬物を混ぜた折衷的なものを利用している．この取り組みによって，実質的な治療の進歩は達成されている．しかし，病気としての"がん"（実際には多くの異なる病気が同様の結果を示す）は，包括的には打ち負かされていない．これは，将来世代の研究者にとっての大きな課題である．このがん治療の分野では，おそらく他の治療分野よりも，治療のリスク-便益や患者のQOLに関する議論が中心的な議題であり，依然として大きな懸念事項である（Duric & Stockler, 2001; Klastersky & Paesmans, 2001参照）．

薬物療法における最近の進展のなかで，チロシンキナーゼ阻害薬と生物製剤が，ほぼ間違いなく最も革新的に進歩している．キナーゼ阻害タイプで，さらに進んだ薬物の研究は，活発に行われている（Vargas et al., 2013参照）．これは，抗血管新生薬（ベバシズマブに類似のもの；Ferrarotto & Hoff, 2013参照）でも同様である．乳がんにおけるHER2受容体を標的とする新規薬物は，Abramson & Arteaga（2011）によって概説されている．Warner & Gustafsson（2010）では，エストロゲン受容体のさらなるアイソフォームの発見によって生じるホルモン依存性の乳がんや他のがんの治療における好機を強調している．

> ≫ 何年にもわたって蓄積された疫学的および実験的な証拠によって，シクロオキシゲナーゼ（cyclo-oxygenase；COX）阻害薬（**第26章**参照）の慢性的な使用は，胃腸管のがんやおそらく他の部位のがんも同様に予防することが示唆されている．COX-2アイソフォームは，がんの約85%で過剰発現している．この供給源に由来するプロスタノイドは，細胞がアポトーシス死から逃れることを可能にするシグナル伝達経路を活性化するかもしれない．この文献は論議をよんでいるが，現在では，COX-2は抗がん剤開発において潜在的に重要な標的であるという考え方が支持されている（Khan et al., 2011参照）．そのためCOX-2阻害薬は，単独または従来の化学療法薬と組み合わせて，いくつかのがんの治療に有用である可能性がある（Ghosh et al., 2010; Kraus et al., 2013）．皮肉なことだが，一部の研究者（Gurpinar et al., 2013）は，これらの阻害薬のがんモデルにおける作用機序は，COX阻害とは関係ないと主張している．これらのパラドックスのような問題は，時間の経過とともに間違いなく解決されるであろう．

腫瘍組織の遺伝子型同定に関して，多くの研究が進められている．腫瘍細胞に存在する特定の遺伝的異常は，個々の患者の治療に最適な薬剤の組み合わせを選択するためのガイドになる（Patel et al., 2013参照，短い総説）．この取り組みは，まだ初期段階であるが，メラノーマや肺がんの治療を最適化する有望な方法を編み出し始めている．したがって，急速に発展することが期待されている．

引用および参考文献

全般的な教科書

Airley, R., 2009. Anticancer Drugs. Wiley-Blackwell, Chichester.（基本的な薬理学から臨床用途までのすべての範囲を取り扱う最近の教科書.）

発がんのメカニズム

Buys, C.H.C.M., 2000. Telomeres, telomerase and cancer. N. Engl. J. Med. 342, 1282–1283.（明確かつ簡潔な内容.）

Chambers, A.F., Groom, A.C., MacDonald, I.C., 2002. Dissemination and growth of cancer cells in metastatic sites. Nat. Rev. Cancer 2, 563–567.（総説；がんによる多くの患者の死における転移の重要性を強調している. さらに転移のメカニズムを議論し, 転移を標的とする抗がん剤開発の可能性を提起している.）

Griffioen, A., Molema, G., 2000. Angiogenesis: potentials for pharmacologic intervention in the treatment of cancer, cardiovascular diseases and chronic inflammation. Pharmacol. Rev. 52, 237–268.（包括的な総説. 血管新生の実質的にすべての側面と, 抗腫瘍効果のために血管新生を改変する可能性のある方法を取り上げている.）

Mimeault, M., Hauke, R., Batra, S.K., 2008. Recent advances on the molecular mechanisms involved in the drug resistance of cancer cells and novel targeting therapies. Clin. Pharmacol. Ther. 83, 673–691.（この分野のすべての側面を網羅する包括的な総説.）

Weinberg, R.A., 1996. How cancer arises. Sci. Am. Sept., 42–48.（簡単かつ明確な概説. 主ながん遺伝子とがん抑制遺伝子のリストと細胞周期を載せている. きわめて優れた図.）

抗がん治療

Gottesman, M.M., Fojo, T., Bates, S.E., 2002. Multidrug resistance in cancer: role of ATP-dependent transporters. Nat. Rev. Cancer 2, 48–56.（細胞での耐性メカニズムの概略；ATP 依存性輸送体についての記述, ヒトのがんで強調している；耐性を反転させる戦略に関する考察.）

Krause, D.S., Van Etten, R., 2005. Tyrosine kinases as targets for cancer therapy. N. Engl. J. Med. 353, 172–187.（標的としてのチロシンキナーゼに関する卓越した総説；優れた図表ととても読みやすい文体.）

Savage, D.G., Antman, K.H., 2002. Imatinib mesylate – a new oral targeted therapy. N. Engl. J. Med. 346, 683–693.（慢性骨髄性白血病に対するイマチニブに関する詳細な内容の総説；非常によい図.）

新しい方向性とその他

Abramson, V., Arteaga, C.L., 2011. New strategies in HER2-overexpressing breast cancer: many combinations of targeted drugs available. Clin. Cancer Res. 17, 952–958.（主に既知の生物製剤の最適な使用法を取り上げているが, いくつかの新しい治療の方向性についても議論している.）

Duric, V., Stockler, M., 2001. Patients' preferences for adjuvant chemotherapy in early breast cancer. Lancet Oncol. 2, 691–697.（タイトル通り；患者の QOL の評価を取り上げている.）

Ferrarotto, R., Hoff, P.M., 2013. Antiangiogenic drugs for colorectal cancer: exploring new possibilities. Clin. Colorect. Cancer 12, 1–7.（この分野のよい総説, 臨床的な論調と内容.）

Ghosh, N., Chaki, R., Mandal, V., Mandal, S.C., 2010. COX-2 as a target for cancer chemotherapy. Pharmacol. Rep. 62, 233–244.（しばしば議論になるが, 抗がん剤の標的としての COX-2 に関する非常に優れた総説.）

Gurpinar, E., Grizzle, W.E., Piazza, G.A., 2013. COX-independent mechanisms of cancer chemoprevention by anti-inflammatory drugs. Frontiers Oncol. 3, 1–81.（がんに対する COX-2 阻害薬の作用に関する, あえて逆の視点. 面白い解釈.）

Keith, W.N., Bilsland, A., Hardie, M., Evans, T.R., 2004. Drug insight: cancer cell immortality – telomerase as a target for novel cancer gene therapies. Nat. Clin. Pract. Oncol. 1, 88–96.

Khan, Z., Khan, N., Tiwari, R.P., Sah, N.K., Prasad, G.B., Bisen, P.S., 2011. Biology of COX-2: an application in cancer therapeutics. Curr. Drug Targets 12, 1082–1093.

Klastersky, J., Paesmans, M., 2001. Response to chemotherapy, quality of life benefits and survival in advanced non-small lung cancer: review of literature results. Lung Cancer 34, S95–S101.（化学療法を取り巻く QOL の問題に取り組む別の論文.）

Kraus, S., Naumov, I., Arber, N., 2013. COX-2 active agents in the chemoprevention of colorectal cancer. Recent Results Cancer Res. 191, 95–103.

Patel, L., Parker, B., Yang, D., Zhang, W., 2013. Translational genomics in cancer research: converting profiles into personalized cancer medicine. Cancer Biol. Med. 10, 214–220.（遺伝子型解析に基づく個別化がん治療の見通しについての考察.）

Tookman, L., Roylance, R., 2010. New drugs for breast cancer. Br. Med. Bull. 96, 111–129.（乳がんに対する生物製剤の使用と作用についての読みやすい解説と, この分野におけるいくつかの可能性のある新しい試みについての総説. お薦め.）

Vargas, L., Hamasy, A., Nore, B.F., Smith, C.I., 2013. Inhibitors of BTK and ITK: state of the new drugs for cancer, autoimmunity and inflammatory diseases. Scand. J. Immunol. 78, 130–139.（これらのキナーゼにおいて, がんに罹患しやすくなる "機能喪失" の突然変異に関する考察とともに, この分野の非常に優れた解説. よい図.）

Warner, M., Gustafsson, J.A., 2010. The role of estrogen receptor beta (ERbeta) in malignant diseases – a new potential target for antiproliferative drugs in prevention and treatment of cancer. Biochem. Biophys. Res. Commun. 396, 63–66.（タイトル通り. もしエストロゲン受容体とがんに興味があるなら, 示唆に富む論文.）

有用なウェブリソース

<www.cancer.org/>（Cancer Research UK のウェブサイトと同等の米国のサイト. 読者にとっては, Health Information Seekers and Professionals が最良のセクションである.）

<www.cancerresearchuk.org>（英国で最大のがん慈善団体である Cancer Research UK のウェブサイト. がんの疫学と治療に関する有益なデータや, 臨床試験へのリンクも含む. 非常に優れた資料.）

第6部 スペシャルトピックス

57 薬物の有害作用

概要

本章では，薬物の有害な作用について解説する．治療濃度域内での有害作用（いわゆる**薬物有害反応** [adverse drug reaction：ADR]）と過量投与による有害作用の，2つの観点からアプローチする．これまでにも述べてきた通り，すべての薬物が多少なりとも副作用を有しているが，本章では致死的あるいは不可逆的に起こりうるような重大なものに焦点を当てる．薬物の副作用はその毒性，すなわち薬剤開発における毒性調査，毒性物質による細胞傷害機構，**変異原性**（mutagenesis）・**発がん性**（carcinogenicity），**催奇形性**（teratogenesis），そして**アレルギー反応**（allergic reaction）によって分類される．

はじめに

16世紀の錬金術師，パラケルスス（Paracelsus）は，すべての薬物が毒であり，「…薬物が毒となるか薬となるかは投与量次第である」という言葉を残したとされる．現在でも，薬物の過量投与による毒性は臨床的に重要である．なぜならば，英国の救急医療に運び込まれる患者の10%は，服毒による薬物中毒患者だからである（毒殺のほうがはるかに少ない）．病気に罹患しやすい人は，たとえ治療量で薬物を使用していたとしても，累積の薬物の量が多くなるために薬物の毒性が表れる可能性がある．病気にかかりやすいかどうかは遺伝的な要素によることもある．そのため，薬物の毒性を避ける目的で，クリニックで遺伝子検査を受けられるようになりつつある（第11章）．

薬物はその開発の段階で，動物を用いた厳重な**毒性試験**（toxicity test）が行われており，発がん性，催奇形性，各臓器への毒性が調べられている（第60章）．したがって，臨床試験を行う以前に開発が中止になってしまうことがしばしばである．これらの毒性試験のデータは，新薬の市販許可を得たい製薬企業から規制当局へ提出される情報の一部を形成している．それにもかかわらず，薬物が臨床現場に出回った後で，動物実験ではみられなかった有害効果が明らかになることがよくある．この

ような有害な効果は"**薬物有害反応**"とよばれ，薬物の安全性と効果を立証しなければならない薬物規制当局にとっても，薬物の効能と同様に大きな関心事となっている．特に問題となるのが，予測不可能な薬物の有害作用である．ADRのなかには，薬物の薬理効果から予測できるものや，比較的容易に発見されるものもある．しかし，免疫応答などのように予測不可能なものもあり，しかもそれが時には重篤化するものであったり，あるいは特定の患者でしか起こらなかったりする．

臨床的に重要なADRは頻繁に起こり，医療経済に負担を強いているが，回避不可能なものではない（Pirmohamed et al., 2004）[1]．いずれの臓器でもADRによる障害が起こりうる．また，複数の臓器が同時に障害されることもある．ADRの症状や徴候は薬物の投与や投薬中止と密接に伴って起こることもあれば，長期間投与したときにのみ起こるもの（例えば，高濃度のグルココルチコイド製剤を長期間投与した際にみられる**骨粗鬆症**[osteoporosis；第33章]，抗精神病薬を継続して使用した際にみられる**遅発性ジスキネジア**[tardive dyskinesia；第46章]）もある．さらには治療が終わった後で，ADRの症状が起こることもある．これには治療終了後数日のうちに起こるもの（β-アドレナリン受容体ブロッカーの急な投薬中止後に現れる頻脈）も，抗がん治療が成功した後の二次がんのように，数ヵ月や数年たってから起こるものもある．以上のことから，ADRを予測・回避・認識・対応することは，臨床の現場に適用するうえで最も明らかにすべき重要なことであるといえる．

薬物有害反応（ADR）の分類

薬物の有害な作用は主作用に関連しているであろうものと，そうでないものがある．どちらにしても，個体差

---

1 英国においては，入院患者の6.5%はADRが原因であり，その年間の医療費は推定4億6,600万ポンド（約700億円）にのぼる．**抗血小板薬**（antiplatelet drug）・**利尿薬**（diuretic）・**非ステロイド性抗炎症薬**（non-steroidal anti-inflammatory drug：NSAID）・**抗凝固薬**（anticoagulant）によるADR患者が全ADR患者の50%を占める．死亡した患者は2.3%であるが，ほとんどのADRは回避可能であるといえる．

（第11章）は，特定の患者の反応と，その有害な作用を受けやすいかどうかを決める大きな要因である．Aronson & Ferner（2003）は，ADR は投与量（**d**ose），経時的変化（**t**ime course），有害な効果への感受性（**s**usceptability）（DoTS）によって決定されると述べている．

薬物の主作用と関連がある薬物有害作用

薬物の有害作用がその主作用と関連していて，少なくとも主作用の機序が詳しくわかっている場合，その有害作用の多くは予測可能である．こういう有害効果は，タイプ A（augmented；増強された）の有害作用と称されることがある（Rawlins & Thomson, 1985）．タイプ A の有害作用は，投与量と個々の有害作用感受性に影響される．この型の有害作用の具体例は，これまでの章で説明した．例えば，**α₁アドレナリン受容体アンタゴニスト**（α₁-adrenoceptor antagonist）による**起立性低血圧**（postural hypotension），**抗凝固薬**による**出血**，**抗不安薬**（anxiolytic）による**鎮静**などがタイプ A の有害作用である．タイプ A の有害作用はそのほとんどが可逆的で，しかも投与量を減らすことで対処できる．しかし，なかには重篤なもの（例えば，**抗凝固薬**による脳内出血や**インスリン**[insulin]による**低血糖性昏睡**[hypoglycaemic coma]）や，離脱が困難なもの（例えば**オピオイド鎮痛薬**[opioid analgesic]による依存性形成）もある（第49章参照）．

タイプ A の有害作用のなかには，突発的な症状を示すために検出することが難しいものがある．例えば，**シクロオキシゲナーゼ2遮断薬**（cyclo-oxygenase[COX]-2 blocker）（"コキシブ"のつく薬物，例えば**ロフェコキシブ**[rofecoxib]，**セレコキシブ**[celecoxib]，valdecoxib，ある種の**非ステロイド性抗炎症薬**など）は，用量依存的に**心筋梗塞**（myocardial infarction）のリスクを増大させる（第26章）．この有害作用は，COX-2 阻害薬の薬理作用である**プロスタサイクリン**（prostacyclin）の生合成抑制作用と動脈圧上昇作用から予測はついていたし，初期の研究でも心筋梗塞リスクが上昇する可能性が示唆されていた．しかしながら，冠動脈血栓症それ自体が頻度の高い疾患であるため，心筋梗塞が薬物による有害作用であると示すことは困難であった．結局，COX-2 阻害薬による有害作用は，プラセボ対照群を用いた臨床試験が行われた際，ようやく疑いのない形で証明された（しかもこの臨床試験は，COX-2 阻害薬を大腸がん予防に用いるために行われたものであった）．

薬物の主作用と関連のない薬物有害作用

薬物の有害作用がその主作用と関連がない場合，その薬物を多量摂取した際に有害作用が明らかになることがある．**アセトアミノフェン**（acetaminophen，英国名パラセタモール[paracetamol]）による肝毒性（以下参照），**アスピリン**（aspirin）による耳鳴などがその例である．また，この種類の有害作用は，患者自身の有害作用感受性が増加した際にも明らかになることがある．例えば，妊婦や**グルコース-6-リン酸脱水素酵素欠損症**（glucose 6-phosphate dehydrogenase deficiency）の患者，**アミノグリコシド薬**（aminoglycoside）による耳毒性を発症しやすい，ミトコンドリア DNA に変異をもつ患者などである（第11章参照）．

予期できない作用が薬物の主作用と関連がないケース（時に idiosyncratic reactions[風変わりな反応]，あるいは Rawlins & Thomson[1985]の分類ではタイプ B[bizarre；風変わりな]と名づけられている）では，もとの薬物よりも，その薬物の**活性代謝物**（reactive metabolite）が有害作用の引き金となっていることが多い．このような有害作用（しばしば本質的に免疫応答に起因する）の例としては，薬剤誘発性の肝臓や腎臓の壊死，**骨髄抑制**（bone marrow suppression），**発がん**，胎児の発育遅滞などが挙げられる．ここまでの章で述べた，頻度は低いものの予測困難でかつ重篤な有害作用もある．例えば**クロラムフェニコール**（chloramphenicol）による**再生不良性貧血**（aplastic anaemia），**ペニシリン**（penicillin）による**アナフィラキシー**（anaphylaxis）である．これらの有害作用は通常きわめて重篤なものであり（そうでなければ有害作用として認知されることもなかったかもしれない），安全な医薬品の開発において重要な問題となっている．

薬物毒性

毒性試験

新しく開発された薬物は，ヒトに投与する前に動物を用いてその毒性を評価する．動物を用いた毒性試験では，さまざまな動物種でさまざまな試験，薬物の長期投与試験や生理学的・生化学的な異常のモニタリングなどを行う．試験の最後には解剖して，全体的，あるいは組織学的な異常の検出を行う．毒性試験は治療量をはるかに超えた投与量で行い，どの組織や臓器が薬物の毒性の"標的"となりうるかを評価する．毒性からの回復試験は，薬物の毒性が可逆的か否かを評価するために行う．もちろん，発がん性や神経毒性のような不可逆的な毒性が，特に重要視される．これらの毒性試験は，薬物による毒性効果がヒトと他の動物で同様に現れるという前提の下で成り立っている．しかし，各動物間で種差があるのも事実で，特に薬物代謝酵素において動物間の種差がみられる．このため，ある動物種では有害な代謝物が発生するにもかかわらず，別の種では発生しないという事態が起こりうる．したがって，動物での毒性試験が必ず

薬物の毒性の種類

- 薬物の毒性には，以下の2種類がある．
  - 薬物の主作用と関連しているもの（例えば，**抗凝固薬による出血**）
  - 薬物の主作用とは関連しないもの（例えば，**アセトアミノフェンによる肝障害**）
- 治療量で生じる有害反応は頻度こそ低いものの，重篤かつ予測困難なものがある（例えば，**carbimazoleによる無顆粒球症**［agranulocytosis］）．このような有害反応（いわゆる"風変わりな"反応）のほとんどは，新薬が市場に広く出回ってからしか発見されない．薬物有害作用の影響を受けやすい因子をあぶり出す試験を行うことが可能な場合もある．（例えば，ミトコンドリアDNAの変異によって，**アミノグリコシド薬による耳毒性**の影響を受けやすくなる．）
- 薬物の主作用と関連のない有害作用は，薬物の活性代謝物および／または免疫応答によるところが大きい．

しも，ヒトにおける毒性予測に有効であるとはいえない．はじめて合成されたβ-アドレナリン受容体アンタゴニスト **pronetharol** は，マウスで発がん性があることが明らかになったため開発中止となった．しかし，のちに，この発がん性の出現は試験を行った系統のマウスでしか起こらないことがわかった．ただしそのときまでには，他のβブロッカーがすでに開発されていた．

有害作用は，無視できるほど軽微なものから開発を断念せざるをえないほど重篤なものまで，幅広く存在する．中等度の毒性をもつ薬物は，その薬物の治療対象となる疾患が重篤なもの（**後天性免疫不全症候群**［acquired immune deficiency syndrome：AIDS］や**がん**［cancer］）であれば承認されるかもしれない．しかし，このような薬物の開発を続けるか否かの判断は困難であることが多い．開発を続けるのであれば，安全性モニタリングは動物実験により，潜在的な毒性標的にフラグをつけることに集中する[2]．一方で薬物の安全性（毒性とはまったく

---

[2] 毒性試験がどれほど有用かは，triparanol の例からよくわかる．triparanol は，米国で1959年に導入された**コレステロール血症改善薬**（cholesterol-lowering drug）である．導入から3年後，FDA（Food and Drug Administration）が企業の内部情報についての査察を行った．すると，この薬物がラットとイヌで**白内障**（cataract）を引き起こすというデータを，企業が隠蔽していたことが明らかになった．これを受けて triparanol は市場から撤退したが，この薬物を1年あるいはそれ以上使用していた患者はすでに白内障に罹患していた．この事件以来，規制当局はデータの過誤や虚偽の報告を抑止するため，**医薬品安全性試験実施基準**（Good Laboratory Practice）にのっとって毒性試験を行うよう求めている．

別のものとして）は，ヒトで使用されてはじめて確立されるものなのである．

薬物誘発性の細胞傷害・細胞死の発生機序

薬物およびその代謝物が中毒域に達すると，**ネクローシス**（necrosis）を引き起こすことがある．しかし，とりわけ長期毒性においては，**プログラム細胞死**（programmed cell death）（アポトーシス［apoptosis］；第5章参照）もネクローシスと同等か，それ以上に重要であることがわかってきた．

薬物の活性代謝物は標的分子と**共有結合**（covalent bond）をつくることもあるし，**非共有結合**（non-covalent bond）によって組織にダメージを与えることもある．薬物の代謝には，肝臓が大きな役割を果たしている（第9章参照）．そのため，肝細胞は高濃度の，そして産生直後の薬物代謝物に曝露されることになる．また，薬物やその極性代謝物は，水の再吸収により腎臓の尿細管にも集中する．そのため，尿細管は他の組織よりも高濃度の薬物およびその代謝物に曝露される．ゆえにアセトアミノフェンのように肝毒性をもつ薬物は，同時に腎毒性もあわせもつことがある．以上のような理由から，毒性試験の段階で，肝障害・腎障害を理由に医薬品の開発が中止されることがしばしばあり，生化学的検査（肝毒性は通常，血漿あるいは血清中のトランスアミナーゼで評価．腎機能は通常，**クレアチニン**［creatinine］濃度で評価）をすることが慣例となっている．

非共有結合による毒性作用

> 薬物の活性代謝物は，以下のような非共有結合性の機序で細胞毒性を示す．
> - **脂質**（lipid）の過酸化
> - **活性酸素種**（oxygen species）の生成
> - **還元型グルタチオン**（glutathione：GSH）の枯渇
> - **SH（スルフヒドリル）基**（sulfhydryl group）の化学修飾

脂質の過酸化

> 不飽和脂質の過酸化は，**活性代謝物**や**活性酸素種**によって引き起こされる（図57.1）．**過酸化脂質ラジカル**（lipid peroxyradical）（ROO・）は**水酸化過酸化脂質**（lipid hydroperoxide）（ROOH）を生成し，ここからさらに新たな過酸化脂質ラジカルが生成される．この連鎖反応（**過酸化カスケード**：peroxidative cascade）は，細胞膜に存在する多数の脂質に対して同時に起こることもある．脂質の過酸化から細胞を守る機構も存在する．**グルタチオンペルオキシダーゼ**（GSH peroxidase）と**ビタミンE**（vitamin E）がその例である．細胞傷害は細胞膜の透過性変化や，過酸化された脂質とタンパク質の反応に起因する．

活性酸素種

> 酸素分子が還元されると**スーパーオキシドアニオン**（superoxide anion）（$O_2^{-\cdot}$）が生じる．スーパーオキシドアニオンは酵素反応によって**過酸化水素**（H_2O_2），**ヒドロペルオキシラジカル**（hydroperoxy radical）（HOO・），**ヒドロキシルラジカル**（hydroxyl radical）（OH・），**一重項酸素**（singlet oxygen）に変換さ

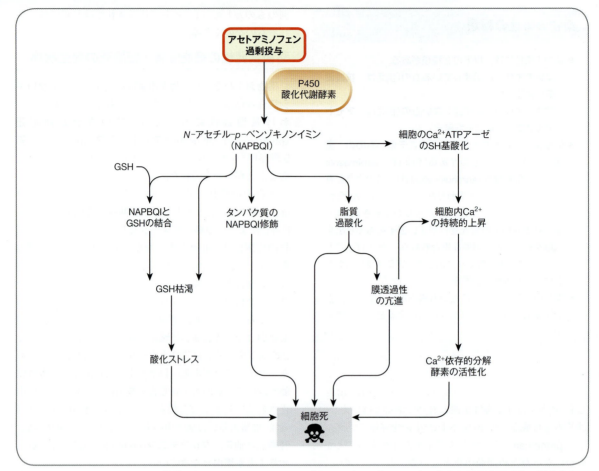

図57.1 アセトアミノフェンの代謝によるN-アセチル-p-ベンゾキノンイミン(NAPBQI)の産生と肝細胞死発生の潜在的なメカニズム．
GSH：グルタチオン．（データはBoobis AR et al. 1989 Trends Pharmacol Sci 10, 275-280とNelson SD, Pearson PG 1990 Annu Rev Pharmacol Toxicol 30, 169より．）

れる．これらは**活性酸素種**とよばれ，直接的あるいは脂質の過酸化を介して細胞毒性を示す．活性酸素種は興奮毒性，神経変性において重要な因子である（**第40章**，**図40.2**参照）．

グルタチオン(GSH)の枯渇

細胞は**グルタチオン(GSH)** の酸化還元サイクルによって，**酸化ストレス**(oxidative stress)から保護されている．しかし，細胞の代謝による酸化物の蓄積や毒性を示す物質の作用によって，GSHが枯渇してしまうことがある．GSHはそのジスルフィド体である**酸化型グルタチオン**(glutathione-S-S-glutathione：GSSG)と酸化還元サイクルを形成している．GSHは酸化剤によってGSSGに酸化され，GSSGは**ニコチンアミドアデニンジヌクレオチドリン酸**(nicotinamide adenine dinucleotide phosphate：NADPH)依存性のGSSGレダクターゼによってGSHに還元される．細胞内GSHが通常の20〜30％に落ち込むと，毒性物質に対する細胞の防御機構が破綻し，細胞死が起こる．

スルフヒドリル(SH)基の化学修飾

スルフヒドリル(SH)基の化学修飾は，酸化剤（可逆的に修飾する），あるいは共有結合により起こる．多くの酵素で，遊離のスルフヒドリル基が酵素活性に大きく関与している．活性酸素物によってスルフヒドリル基が修飾を受けるものの例としては，細胞骨格タンパク質である**アクチン**(actin)，**GSHレダクターゼ**(GSH reductase)，細胞膜や小胞体に発現する**カルシウムATPアーゼ**(Ca^{2+}-transporting ATPase)などがある．カルシウムATPアーゼは細胞内のカルシウム濃度を一定（約$0.1\mu mol/L$）に保っている．細胞外カルシウム濃度が$1 mmol/L$であるからきわめて低い濃度に維持されていることがわかる．カルシウムATPアーゼが活性を失う，あるいは細胞膜の透過性が増加する（上記参照）と，細胞内のカルシウム濃度が上がり続け，細胞の生存に支障をきたす．細胞死を引き起こすほどの急激な細胞内カルシウム濃度の上昇により，種々の分解酵素（**中性プロテアーゼ**[neutral protease]，**ホスホリパーゼ**[phospholipase]，**エンドヌクレアーゼ**[endonuclease]や**プロテインキナーゼ**(protein kinase)が活性化される．その結果，ミトコンドリアの傷害や細胞骨格の変性が起こる（例えば，**アクチン**とアクチン結合タンパク質の相互作用の変化）．

共有結合による毒性作用

薬物-細胞分子間における共有結合による細胞傷害の標的には，**DNA**や**タンパク質**(protein)／**ペプチド**(peptide)，脂質，炭水化物(carbohydrate)がある．薬

とDNAとの共有結合は，発がん性の基本的なメカニズムである（以下で詳述）．非発がん性薬物のなかには生体高分子と共有結合するものもあるが，この結合と細胞傷害性の関連については，完全には明らかにされていない．例として，コリンエステラーゼ阻害薬のparaoxon（殺虫剤であるparathionの活性代謝物）が挙げられる．この薬剤は神経筋接合部において**アセチルコリンエステラーゼ**（acetylcholinesterase）と結合し，骨格筋の壊死を引き起こす（第13章）．また，きわめて毒性の高いキノコであるタマゴテングダケ（*Amanita phalloides*）に含まれるいくつかの毒性物質は，あるときにはアクチンに結合し，またあるときにはRNAポリメラーゼに結合することで，アクチン脱重合を阻害したり，タンパク質合成を阻害したりする．

細胞傷害，細胞死の一般的なメカニズム

- 薬物誘発性の細胞傷害や細胞死は，一般的に，薬物の活性代謝物が標的分子と共有結合および／または非共有結合で反応することで引き起こされる．細胞死はアポトーシスによって起こることが多い．
- 活性代謝物の非共有結合による機序には，以下のものが含まれる．
  - 連鎖的な脂質の過酸化
  - 細胞傷害性のある活性酸素種の生成
  - 還元型グルタチオンの枯渇
  - 重要な酵素（カルシウムATPアーゼなど）や構造タンパク質におけるスルフヒドリル基の修飾
- 共有結合による細胞傷害の好例として，**アセトアミノフェン**の代謝物である*N*-アセチル-*p*-ベンゾキノンイミンと生体高分子の間で生じる付加体生成が挙げられる（図57.1）．活性代謝物とタンパク質の共有結合による複合体は免疫原を獲得することがある．また，DNAとの共有結合によって発がん性や催奇形性が生じることがある．

肝毒性（hepatotoxicity）

多くの治療薬は，副作用として肝障害を起こす．臨床的には肝炎と診断されるか，あるいは（軽度の場合には）単なる検査値異常（例えば，**肝逸脱酵素**[hepatic deviation enzyme]［薬物によって傷害された細胞から血液に流出する酵素］の1つである**アスパラギン酸トランスアミナーゼ**［aspartate transaminase］の活性上昇）と診断されることもある．アセトアミノフェンとハロタン（halothane）は，前項で述べた細胞傷害メカニズムで肝毒性を生じさせる．これまでの報告から，イソニアジド（isoniazid）やフェニトイン（phenytoin）といった薬物の代謝における遺伝的相違には，薬物代謝酵素の遺伝子多型が関与していることが示唆されている（第11章）．例えば**スタチン**（statins）による薬物誘発性の肝機能異常（第23章）といった軽度なものもよく見受けられるが，そのメカニズムは明らかになっていない．このような軽度な異常が生じた場合に，必ずしも薬物治療を中断する必要はない．しかし，**メトトレキサート**（methotrexate）のように**関節炎**（arthritis）や**乾癬**（psoriasis）（訳者注：乾癬は原因不明の慢性的な皮膚の鱗屑性疾患で，まれにきわめて重症になることがある）の治療目的で長期間，低用量で使用した場合に肝硬変を起こす場合（第26，27章）があるため，注意すべきである．また，**クロルプロマジン**（chlorpromazine；第46章）やアンドロゲン（第35章）といった薬物では，**可逆性の胆汁うっ滞性黄疸**（reversible obstructive jaundice）が引き起こされることがある．

アセトアミノフェンの過剰摂取は重度の肝障害を引き起こすため，自殺目的で使用されることがしばしばある．この機序の概略は，第26章で示した通りであるが，アセトアミノフェンによる肝障害メカニズムは薬物性細胞傷害の代表であるため，ここで再び取り上げる．過剰量のアセトアミノフェンが投与されると，通常用量での代謝酵素であるグルクロン酸抱合反応が飽和し，通常は関係しないチトクロムP450が代わりにアセトアミノフェンを，反応性に富む***N*-アセチル-*p*-ベンゾキノンイミン**（*N*-acetyl-*p*-benzoquinone imine：NAPBQI）へと代謝する．第9章で述べたように，慢性的に過剰量のアルコールを摂取しているといった理由で，チトクロムP450の酵素活性が誘導されている患者では，アセトアミノフェンの毒性が増大する．NAPBQIは図57.1に示すように多くの共有結合を形成し，また非共有結合で細胞内分子と反応する．GSHの枯渇により生じる酸化ストレスは，細胞死を引き起こす重要な因子である．酸化型のGSSGから還元型のGSHへの再生反応には反応性

肝毒性

- 肝細胞はチトクロムP450によって生成した活性代謝物に曝露される．
- 肝障害はさまざまな細胞傷害のメカニズムによって引き起こされる．アセトアミノフェンによる肝毒性はこの代表例である（図57.1）．
- クロルプロマジンのような薬物は，可逆的なうっ滞性黄疸を引き起こす．
- ハロタン肝炎などには，免疫的メカニズムが関与している．

に富むシステインがどれだけ存在しているかが鍵となるが，細胞内ではその量が限られている．グルタチオンの前駆物質である**アセチルシステイン**(acetylcysteine)や**メチオニン**(methionine)は，システインの代用となり，細胞内の GSH 濃度を高めることができる．そのため，これらはアセトアミノフェン中毒により肝障害を引き起こした患者に対して投与される．

肝障害は免疫的メカニズムによっても引き起こされることが知られており，特にハロタン肝炎にはこのメカニズムが関与している（第 41 章参照）．

腎毒性

薬物誘発性の**腎毒性**(nephrotoxicity)は，臨床現場における一般的な問題である．NSAID（表 57.1）や，**アンギオテンシン変換酵素**(angiotensin-converting enzyme：ACE)**阻害薬**は，**急性腎障害**(acute renal failure)を引き起こす最も一般的な薬物として知られる．これは薬物の主作用に伴って起こるものであり，健康な人にとっては問題がない．しかし，**糸球体濾過機能**(glomerular filtration)が低下した患者は，これらの薬物の投与により，腎不全を引き起こすことがある．

腎毒性

- 尿が濃縮される過程で，尿細管細胞は高濃度の薬物あるいはその代謝物に曝露される．
- 薬物性腎障害は，乳頭壊死および／または尿細管壊死を引き起こす．
- NSAID によるプロスタグランジン(prostaglandin)の合成阻害は，血管収縮と糸球体濾過率の低下を引き起こす．

表 57.1　非ステロイド性抗炎症薬(NSAID)による腎臓での副作用．

原因	副作用
主要な薬理作用（プロスタグランジンの合成阻害）	急性虚血性腎不全 ナトリウムの貯留（高血圧および／または心不全の発生・増悪） 水分の貯留 低レニン性低アルドステロン症（高カリウム血症の誘発）
主要な薬理作用とは無関係の作用（アレルギー性間質性腎炎）	腎不全 タンパク尿
主要な薬理作用との関連が不明なもの（鎮痛薬性腎症）	腎乳頭壊死 慢性腎不全

（Murray & Brater 1993 より改変．）

変異原性と遺伝毒性能の評価

薬物誘発性の変異原性は，発がん性や催奇形性の重大な原因の 1 つである．薬剤の開発時には，**遺伝毒性能**(genotoxic potential)を包括的に評価することが求められる．1 つの試験では不十分であるため，一般的には遺伝毒性に対する *in vitro*，*in vivo* 試験の両方を行う．具体的には，細菌を用いた遺伝子変異試験，*in vitro* と *in vivo* での染色体傷害試験，*in vivo* での生殖毒性や発がん性試験が挙げられる（以下参照）．

発がんメカニズムの生化学

化学物質は共有結合による DNA の修飾を行うことで，変異を生じさせる．変異の生じた DNA 配列が細胞増殖を制御するタンパク質をコードしていた場合，発がん性を獲得することがある．通常，発がん性の獲得には，細胞において複数の変異が必要であると考えられており，細胞増殖を制御する**がん原遺伝子**(proto-oncogene)と，がん遺伝子の発現を抑制する因子をコードする**がん抑制遺伝子**(tumour suppressor gene)の変異が併存することが，発がんに重要であると考えられている（第 5，56 章参照）．

多くの**発がん性物質**(carcinogen)は DNA の塩基，とりわけ O6 位や N7 位のグアニンと共有結合する．N7 位の結合は急速に修復されるため，O6 位の結合のほうがより安定で，発がんメカニズムに重要である．

化合物による DNA 塩基の修飾は，DNA が複製段階にあるとき，つまり細胞分裂期に起こりやすい．したがって，細胞分裂の頻度が高い細胞は，変異原性化合物に対する感受性が高い．発生過程の胎児は，特に**変異原**(mutagen)に対する感受性が高く，したがって変異原性化合物は，同時に催奇形性ももちうる．同じ理由で性細胞は，変異原性化合物に対して感受性が高い．特に女児では，胚形成のかなり早い段階に急速に有糸分裂を行うことで一次卵母細胞が生成するため，性細胞の変異原性についても重要である．その後各一次卵母細胞は，長い休止期を経て排卵前後に 2 回分裂を行うのみである．そのため，女児胎児の変異原性化合物に対する感受性は妊娠初期に高い．この時期に起こった変異は，何年もの月日を経て次世代へと伝わるのである．男性の場合，性細胞の分裂は一生にわたって起こるため，変異原性化合物に対する感受性はつねに高くなっている．

変異原性と発がん性

- 変異原性には DNA の修飾が関与する．
- がん原遺伝子と，がん抑制遺伝子の変異が発がんへとつながる．一般的に，発がんには複数の変異が必要である．
- 薬物による出生異常や発がんは，比較的少ないが，臨床的には非常に重要な問題である．

発がん

DNAの変異は，その後の複雑な発がんメカニズムの第1歩である(第5，56章)．発がん性物質には，直接DNAに作用する物質(**遺伝毒性発がん性物質**[genotoxic carcinogen])と，後の段階で変異を受けた細胞の発がんリスクを高める物質(**エピジェネティック[後成的]発がん性物質**[epigenetic carcinogen])の2種類がある(図57.2)．

変異原性と発がん性の評価法

これまでに，変異原性や発がん性を評価する方法の確立をめざし，多くの研究がなされてきた．**変異原性**を評価するための in vitro 試験は，多くの化合物をスクリーニングするには適しているが，発がん性の予測としては信頼しがたい．発がん性を評価するための動物実験は時間的・金銭的な負担が大きいが，ヒトの新薬使用の承認に際して，規制当局から求められている．動物実験における主な欠点は，外来の化合物に対する代謝機構の違いにより活性代謝物の生成に差があるため，重要な動物種差が存在することである．

変異原性の評価法として，**エームズ試験**(Ames test)が広く用いられている．この方法では，物質による**復帰突然変異**(back-mutation)(表現型が変異型から野生型へ戻ること)率を，サルモネラ属の一種であるネズミチフス菌(Salmonella typhimurium)を用いて評価する．

> 野生型ネズミチフス菌は，生育に必要なアミノ酸をすべて合成することができるため，アミノ酸を含まない培地上で生育する．一方，変異型ネズミチフス菌はヒスチジンを合成することができないため，ヒスチジンを含んだ培地でしか生育しない(訳者注：ヒスチジン要求性変異)．エームズ試験では，必要最小限のヒスチジンと試験する薬物を含んだ培地で，変異型ネズミチフス菌を培養する．菌を培養すると，いずれヒスチジンが消費されて，培地に含まれていたヒスチジンが枯渇するため，復帰突然変異によって，野生型となった菌のみが生育できる．そのため，ヒスチジンが枯渇した培地上で生育した菌のコロニーを数えることで，試験する薬物の変異率を測定できる．

一次発がん性物質は細菌のDNAに直接作用することで変異を生じさせるが，ほとんどの発がん性物質は活性代謝物へと変換される必要がある(図57.2)．したがってエームズ試験では，培養下においてこの代謝反応を触媒する酵素を共存させる必要がある．そこで，通常，**フェノバルビタール**(phenobarbital)を投与することで酵素活性を誘導したラットの肝臓抽出物が添加される．エームズ試験の変法には，同一原理に基づくものが多数ある．

その他に，遺伝毒性をもつ化学物質を評価するための，短時間で行う in vitro 試験として，マウスリンパ腫細胞を用いた方法，チャイニーズハムスター卵巣細胞を用いた染色体異常や姉妹染色分体交換を評価する方法がある．しかし，すべての in vitro 試験において，**偽陽性**(false-positive)あるいは**偽陰性**(false-negative)の結果を排除することができない．

発がん性を評価するための in vivo 試験では，複数種の実験動物における臓器発がんを評価することが求められる．しかし，薬物曝露から発がんまでに数ヵ月から数年を要するため，必然的に発がん性試験は長期間となる．さらに，コントロール群の動物にもがんが自然発症する可能性があり，試験薬物の発がん性の証拠としてはあいまいな結果に終わることも少なくない．このため，開発企業，規制当局いずれにとっても，結果の解釈は困難であることが多い．また，現在のところ，エピジェネティックなメカニズムによる発がん性を検出する有効な方法はない．そこで，評価する化合物を閾値量の遺伝子毒性物質とともに曝露させて発がん性を評価する試みが始まっている．

現在臨床現場で用いられている薬剤のなかで，明らかにがんのリスクを高めるものはほとんどないが，発がん性のある薬物は，DNAに直接作用する細胞傷害性薬物(第56章)や免疫抑制薬(第26章)，性ホルモン(**エストロゲン**[estrogen]；第35章)である．

催奇形性と薬物誘発性の胎児障害

催奇形性は，子宮内で胎児が発生する過程で，先天的な形態異常を生じることを意味する．これに対し，薬物誘発性の胎児障害は，子宮内胎児発達遅延，ヨウ素誘発性甲状腺腫による発達障害，あるいは**コカイン**(cocaine)誘発の血管収縮作用に起因する，形態的には正常だが四肢の長さが左右非対称になる障害(第49章参照)などをいう．胎児障害を引き起こす薬物例を表57.2に示す．

X線照射や風疹ウイルスへの感染が，重大な胎児奇形の要因であることが20世紀初頭に認知され始めた

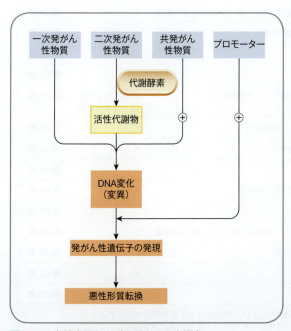

図57.2 突然変異および発がんの発生機序．

が，1960年代になるまで薬物摂取が奇形の原因となりうることが認識されなかった．**サリドマイド**（thalidomide）事件という衝撃的な事例を契機として，すでに臨床現場で使用されている他の多くの薬剤を再評価する動きが広がり，多くの国で医薬品規制機関が設置された．先天性異常の大部分（約70％）は，その原因が不明である．妊娠期間に薬物や化学物質に曝露されることによって引き起こされる胎児奇形は，1％程度とみられている．一見するとこの数字は少ないが，胎児奇形の発生頻度は高いため，薬物によって生じ

発がん性物質

- 発がん性物質には，以下の2種類が存在する．
  - 遺伝毒性発がん性物質
    化合物が直接変異を生じる場合が**一次発がん性物質**（primary carcinogen）であり，化合物の代謝物が変異を生じる場合が**二次発がん性物質**（secondary carcinogens）である．
  - エピジェネティック発がん性物質
    それ自体には発がん性がなくても，他の発がん性物質による発がんを助長することがある．
- 新規医薬品に対し，変異原性と発がん性を評価する．
- 変異原性を評価するエームズ試験は，ヒスチジンを含まない培地上で，ヒスチジン要求性変異のネズミチフス菌の復帰突然変異を，培養でのヒスチジン要求性の消失を利用して検出する方法である．このとき，培地には以下2つの物質を添加する．
  - 試験を行う物質
  - 被験物質の代謝物を生成するための肝ミクロソーム酵素
- 菌のコロニーが形成されることによって，変異原性があると判断する．この試験は迅速かつ安価に行うことができるが，偽陽性もしくは偽陰性を排除できない．
- 発がん性試験の特徴は以下のものである．
  - 複数の実験動物に対する薬物の長期投与が行われる．
  - 高価かつ時間を要する．
  - 現在の発がん性試験では，エピジェネティックなメカニズムで起こる発がん性を検出することはできない．

表 57.2 ヒト胎児の発達に対する有害作用が報告されている薬物．

薬物	有害作用	催奇形性[a]	参照
サリドマイド	アザラシ肢症，心臓疾患，消化管閉塞など	K	**本章**
ペニシラミン（penicillamine）	皮膚弛緩症など	K	第26章
ワルファリン	鞍鼻，成長遅滞，四肢の欠損，眼・中枢神経系の異常	K	第24章
副腎皮質ステロイド薬	口蓋裂，先天性白内障（まれ）	−	第33章
アンドロゲン	女児の男性化	−	第35章
エストロゲン	男児の精巣萎縮	−	第35章
スチルベストロール	女児での腟腺疾患，腟がん，子宮頸がん	曝露から20年以上経過後出現	第35章
フェニトイン	口唇口蓋裂，小頭症，精神遅滞	K	第45章
バルプロ酸	神経管の異常（二分脊椎症）	K	第45章
カルバマゼピン	頭部発育不全	S	第45章
細胞傷害性薬物（特に葉酸アンタゴニスト）	水頭症，口蓋裂，神経管欠損など	K	第56章
アミノグリコシド系	難聴	−	第51章
テトラサイクリン（tetracycline）	骨や歯牙の変色，歯エナメル質形成不全，骨成長障害	S	第51章
エタノール	胎児性アルコール症候群	K	第49章
レチノイド	水頭症など	K	第27章
アンギオテンシン変換酵素（ACE）阻害薬	羊水過少症，腎不全	K	第22章

[a] K：実験動物および／またはヒトで催奇形性が認められる．S：実験動物および／またはヒトで催奇形性が疑われる．
（Juchau MR 1989 Bioactivation in chemical teratogenesis. Ann Rev Pharmacol Toxicol 29, 165 より改変．）

た奇形をもつ正確な子どもの数は，この数字を上回っていると推測される．

催奇形性のメカニズム

催奇形性傷害が胎児発達のどのタイミングで生じるかによって，障害の種類と程度が決まる．哺乳類の胎児発生は，およそ以下の3つの段階に分けられる（**表57.3**）．

1. 胚盤胞形成期
2. 器官発生期
3. 組織発生と機能成熟期

胚盤胞形成期では，主に細胞分裂が起こる．この時期に，薬物によって細胞分裂が阻害されると，胎児は死亡する．仮に胚が障害を受けても生存したならば，その後の発生は一般に正常に進むようである．しかし，**エタノール**（ethanol）は例外であり，胚盤胞形成期の胎児発達において，出生時にまで残る障害を生じさせる（**第49章**）．

薬物による奇形を生じる危険性が高いのは，器官発生期（ヒトでは受精後17～60日）である．胎児の器官発生は，眼と脳，骨と四肢，心臓と大血管，口蓋，泌尿生殖器系という決まった順で進行する．したがって，催奇形性をもつ薬物がどの時期に作用したかによって，奇形の部位が決定する．

催奇形性薬物がどのように奇形を生じさせるのか，その細胞メカニズムはあまり明らかになっていない．しかし，変異原性と催奇形性にはかなりの共通点がある．ある大規模な調査では，78の化合物のうち，34は催奇形性と変異原性をいずれももち，19はいずれもあてはまらなかった．サリドマイドを含む残り25はいずれかの性質をもっていた．DNAの傷害は発がん性と同様に催奇形性にとっても重要な因子ではあるが，それだけでは説明がつかない．その催奇性の制御機構もほとんど明らかにされていない．ビタミンA誘導体（レチノイド類）は強力な催奇形性物質である（**第27章**）．**メトトレキサート**やフェニトインといったいくつかの薬物は変異原性をもつことで知られている．これらの薬物はDNAと直接結合しないが，葉酸拮抗作用により，DNAの合成を阻害する（**第25章**参照）．妊娠中に**葉酸**（folate）を摂取することによって，自然発生あるいは薬物誘発性の奇形の発生を低下させることが判明している．特にその効果は，**神経管欠損**（neural tube defect）に著明である．

組織発生と機能成熟期の胎児発育においては，適切な栄養の供給が重要である．また，この時期の発達は各種のホルモンによって制御されている．この時期に催奇形性薬物に曝露されることはそれほど奇形の発生にはつながらないが，薬物によって栄養供給が不適切になったり，ホルモン環境が乱れたりすると，胎児の成長や発達に有害な影響が出ることがある．この時期に女児の胎児が，男性ホルモンであるアンドロゲンに曝露されることで男性化が起こる．**スチルベストロール**（stilbestrol）は合成エストロゲンであり，乳がんや前立腺がんに適応があるが，現在めったに使用されない薬剤である．この薬剤は，1950年代に再発性流産の既往がある患者に（確たる証拠もなく）投与された時期があったが，胎児に膣の形成障害を生じさせるだけでなく，通常ならめったに起こらない10～20代における膣がんの発症リスクを増大させた．**アンギオテンシンII**（angiotensin II）は後期の胎児発育や，腎機能の発達において重要な役割を果たしているため，この時期にACE阻害薬やアンギオテンシン受容体のアンタゴニスト（**第22章**）を服用すると，羊水過少症や腎障害を生じることが知られている．また，これらの薬剤を早い時期に服用すると，胎児奇形を引き起こすこともわかっている．

催奇形性試験

サリドマイド薬害は，新規治療薬の催奇形性の検証の必要性を劇的に認識させた．しかしながら，薬物によるヒトの催奇形性を確認することは，偶発的な形態異常の発生頻度の高さ（有意な形態異常の定義によって3～10%），生活地域，年齢や社会階級の大幅な違いといった要素が絡むために非常に難しい．大規模で長期にわたる研究が必要ではあるが，結果はえてして結論に到達しない．

表57.3 薬物による胎児の発達への影響．

卵のステージ	ヒトの妊娠時期	主な細胞内プロセス	影響を及ぼす薬物
胚盤胞形成期	0～16日	細胞分裂	細胞傷害性薬物，アルコール？
器官発生期	約17～60日	分裂 遊走 分化 細胞死	催奇形性薬物 催奇形性薬物 催奇形性薬物 催奇形性薬物
組織発生と機能成熟期	60日～出産	分裂，遊走，分化，細胞死	種々の薬物（例：アルコール，ニコチン，抗甲状腺薬，ステロイド薬）

> 胚性幹細胞(embryonic stem cell)を用いた発生における薬物毒性に対する研究は，ある程度の成果が期待される．しかしながら，細胞や組織培養を利用したin vitroの手法は，in vivoでの催奇形性の予測のためには，いまだ不十分である．そして，多くの規制当局は，げっ歯類および非げっ歯類(例えばウサギなど)における催奇形性の検証を要求している．妊娠したメスは器官発生の重要な時期にさまざまな濃度で薬物投与を受け，胎児の形態が調査される．しかしながら，異種間での相関は低いため，これらの調査結果がヒトにおいて信用できるレベルの予測とはならない．そこで，新規薬物については，喫緊の必要性がない限り，妊娠時には投与しないことが推奨される．

確実あるいは可能性のある催奇形性物質

動物実験では催奇形性が確認された薬物は多いが，実際にヒトで催奇形性が確認された薬物は少ない(表57.2)．以下にそのような薬物のうち，重要なものについて解説する．

サリドマイド

サリドマイドは治療濃度で妊娠3～6週に投与されると，事実上100%の確率で催奇形性胎児を誘導する稀有な薬剤である．この薬物は1957年にバルビツール酸系薬剤よりも安全域の広い睡眠および鎮静薬として市販された．実際の薬物は，妊婦の使用に"安全な催眠薬"との宣伝文句で推奨さえされたのである．当時の慣例として，この薬物の前臨床試験はマウスでの毒性試験のみであり，マウスでの催奇形性は認められなかった．サリドマイドの販売は大成功であったが，それまでほとんど知られていなかった**アザラシ肢症**(phocomelia；四肢の長骨の形成不全)の発症が突然増加したという1961年初頭の報告によって，催奇形性の疑いがかけられた．その時点で西ドイツにおいては，一日当たり100万錠の薬物が販売されていた．アザラシ肢症の報告はハンブルグとシドニーからほぼ同時になされ，両者を結ぶ鍵としてサリドマイドが挙げられた[3]．その後，英国においてサリドマイドは1961年後半に発売が禁止されたが，それまでに1万人の奇形児が生まれていたと推定される(図57.3に遅発性副作用の確認のためのデータ照合のしかたを示す)．疫学的な研究では，明らかにこの薬物の服用時期と奇形発症のタイプには密接な関係があると示されていた(表57.4)にもかかわらず，その後の徹底的

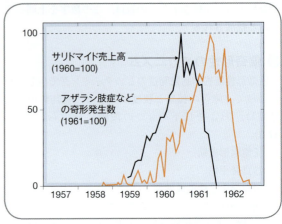

図57.3 西ヨーロッパ地区における胎児異常の発生数とサリドマイドの流通との相関．

表57.4 サリドマイドの催奇形性．

妊娠日数	奇形の種類
21～22日	耳の形成不全 脳神経の異常
24～27日	上肢のアザラシ肢症
28～29日	上下肢のアザラシ肢症
30～36日	手の奇形 直腸・肛門の狭窄

な研究によっても，この薬物の奇形発生機序はあまり明らかとはなっていない．

細胞傷害性薬物

アルキル化薬(alkylating agent)(**クロラムブシル**[chlorambucil]，**シクロホスファミド**[cyclophosphamide])と**代謝拮抗薬**(antimetabolite)(**アザチオプリン**[azathioprine]，**メルカプトプリン**[mercaptopurine])は妊娠初期に使用されると胎児奇形を生じることがあるが，通常は胎児が死亡し流産となる(第56章参照)．**葉酸アンタゴニスト**(folate antagonist)(例えばメトトレキサート)による催奇形性の発症率は，非常に高いことが生産児と死産児でのデータから知られている．

レチノイド(retinoid)

エトレチナート(etretinate)は上皮分化に強い作用を有する**ビタミンA**(vitamin A)の誘導体であり，妊娠中に使用すると高頻度で重症の奇形(特に骨格異常)を生じることが知られている．レチノイドは皮膚科医により**痤瘡**(にきび)(acne)や乾癬などの皮膚疾患を有する若い女性

---

[3] 薬物の発売後，1年以内に，最終的には四肢麻痺や知覚障害を生じる重度の末梢神経症の症例が報告され，その後多数の報告で確認された．発売元の企業は，これらの報告に対して対応が遅かったが(Sjöström & Nilsson, 1972参照)，催奇形性が判明したことにより態度を変え，発売を中止した．とはいえサリドマイドの神経毒性は，それ自体で薬物を市場から撤退させるのに十分なものであった．現在，サリドマイドはいくつかの限定された病態(例えば，皮膚科，がん，HIV感染領域など)での効果が注目され，専門家の厳格な規制の下で，これらの限定された疾患に処方されている．

に処方される．エトレチナートは**皮下脂肪**(subcutaneous fat)に蓄積され，きわめてゆっくりと除去されるので，長期投与が中止されても数ヵ月間は，血液中に測定可能な濃度が測定される．そのためエトレチナートを服用していた女性は，中止後少なくとも2年間は避妊するように指導される．acitretin はエトレチナートの活性代謝物である．同様に催奇形性を有するが，組織蓄積性は低いため，より体内からの除去が早い．

重金属 (heavy metal)

鉛(lead)，**カドミウム**(cadmium)，**水銀**(mercury)はヒトにおいて催奇形性がある．この事実は，日本の**水俣病**(Minamata disease)から明らかにされた．この病気は，熊本県水俣市にちなんで名づけられた．メチル水銀に汚染されていた魚介類を摂取したために障害が発生した．この汚染物質に曝露された胎児には脳の発達障害が生じ，脳性麻痺や精神神経発達遅延，小頭症が生じた．水銀は他の重金属と同様に，酵素のSH基やその他側鎖と共有結合を形成し，多くの酵素活性を障害する．この機構が，上記の催奇形性と関与していると考えられている．

抗痙攣薬 (antiepileptic drug)

てんかん(epilepsy)に罹患している母親，特に，2, 3種類の抗てんかん薬を妊娠初期に投与された母親および治療的血漿濃度の超過に関連し，生まれる子の奇形発症率は2〜3倍高くなる．また，多くの抗てんかん薬はすべて催奇形性がある．**フェニトイン**では**口蓋裂**や**口唇裂**(cleft lip / palate)が，**バルプロ酸**(valproate)では神経管欠損が，**カルバマゼピン**(carbamazepine)では**二分脊椎症**(spina bifida)と男児の**尿道下裂**(hypospadias)が関係する．これは新しい薬剤である**ラモトリギン**(lamotrigine)や**トピラマート**(topiramate)でも同様にみられる（第45章）．

ワルファリン

妊娠初期3ヵ月(first triemester)に**ワルファリン**(warfarin)を服用すると，曝露胎児の約25%で，鞍鼻や種々の中枢神経系異常のリスクが増加する（第24章）．妊娠後期3ヵ月の投与は，分娩中に新生児が脳内出血を生じるリスクを増加させるため，決して投与すべきでない．

薬物に対する免疫応答

生物学的薬剤(biological agent；第59章参照)はその投与により，免疫応答を引き起こす可能性がある．インスリンに対する**抗薬物抗体**(anti-drug antibody)

催奇形性と薬物による胎児障害

- 催奇形性とは，胎児に明らかな身体的変形が生じることをいう（例えば**サリドマイド**による手足の欠損のような）．一見明らかでない軽微な障害は多くの薬物で生じる（表57.2）．母体に投与された薬物による奇形発生は，自然発症の奇形の1%を占めるにすぎない．
- 明らかな奇形は，胎児の器官発生期に薬物を曝露されると生じる．この時期は胚盤胞形成期の後から妊娠の初期3ヵ月である．アルコールを例外として，通常，胚盤胞形成期や，ACE阻害薬とアンギオテンシン受容体遮断薬を除いて，妊娠3ヵ月以降の薬物投与により身体奇形が生じることはまれである．
- DNA傷害が因子であるが，薬物の催奇形性の機序は未だ明らかにされていない．

の産生は糖尿病患者においてよくみられるが，それらは特に問題とはなっていない（第31章参照）．しかしながら，erythropoietin や thrombopoietin に対する抗薬物抗体は，これらの薬剤を投与された患者に対して，深刻な影響をもたらす（第25章参照）．生物学的薬剤を開発するうえで，現在では抗薬物抗体の測定は日常的に行われている．一見ささいにみえる製剤上の違い（例えば，製造バッチや，特許切れに伴う製造業者の異なる生物学的製剤，いわゆる"バイオシミラー"など）は，薬物の免疫原性を大きく変える可能性がある．

薬物に対するさまざまな種類の**アレルギー反応**は，副作用のなかでも頻度が高いものである．低分子化合物である薬物は，通常それ自体に免疫原性はない．しかし，薬物あるいはその代謝体がタンパク質と複合体を形成すると**ハプテン**(hapten)として働き，**免疫原性**(immunogen)を獲得することがある（第6章）．一部の薬物のアレルギー性副作用の免疫学的機序はよく研究されているが多くは臨床症状の特徴から推測されたり，免疫学的機構の直接的な証拠を欠いている．ただし，アレルギー性の症状は発症までに時間がかかり，繰り返し投与の後で生じることが多い．また，アレルギー反応は，薬物の主作用とは無関係であり，その症状がGellとCoombsの提唱したⅠ〜Ⅳ型の免疫反応分類（後述および第6章）の条件を満たす．

アレルギー性副作用の頻度は2〜25%と報告によって大きく異なる．ほとんどが軽度の皮膚症状である．**アナフィラキシー反応**(anaphylaxis)，**溶血**(haemolysis)，**骨髄抑制**(bone marrow depression)などの致命的な副作用は少ない．ペニシリンはアナフィラキシー反応を生じ

る最も代表的な薬物であるが，その頻度は5万人に1人と推定されている．重症かつ致死性の皮膚症状とは，サルファ剤などにより生じる**スティーブンス–ジョンソン症候群**(Stevens–Johnson syndrome)や**アロプリノール**(allopurinol)などにより生じる**中毒性皮膚剥離症**(toxic epidermal necrolysis)などである．**カルバマゼピン**による中毒性皮膚剥離症と**ヒト白血球抗原**(human leukocyte antigen：HLA)アリル *HLAB*1502* との関連がアジア系の人々で報告されていることが，**第11章**に述べられている．また，**アバカビル**(avacavir)による重篤な皮膚症状への罹患率の高さは，同じように *HLAB*5701* アリルとの密接な関連が明らかにされ，有効な遺伝子診断の基礎となっている(**第11章**)．

免疫学的機序

低分子薬物とタンパク質の複合体形成には，共有結合形成が必要である．多くの場合，代謝により生成される活性代謝物が薬物そのものよりもそのような複合体形成に関与する．このような活性代謝物は薬物の酸化や，皮膚での**光活性化**(photoactivation)により生成される．あるいは活性化された白血球により生成される毒性酸化代謝物により生じる場合もある．薬物誘発性**エリテマトーデス**(lupus erythematosus)のように，まれには，薬物の活性部分がタンパク質ではなく**核内成分**(nuclear component)(DNAや**ヒストン**[histone])と結合し，免疫原を形成することもある．免疫学的な副作用を生じるには薬物とタンパク質との複合体形成が多くの場合必要であるが，ペニシリンは例外である．というのも，ペニシリンは溶液中でそれ自体が十分に大きなポリマーを形成し，感作されている患者に対してアナフィラキシー反応を生じることが知られている．またペニシリンは，タンパク質と結合することによっても免疫原として機能しうる．

薬物誘発性アレルギー反応の臨床病型

Ⅰ～Ⅲ型の過敏反応(**第6章**)は，液性抗体が関与し，Ⅳ型は細胞性免疫が関係する．薬物の副作用としての反応は，抗体が関与することも細胞性免疫が関与することもある．臨床的に重要な過敏反応には，**アナフィラキシーショック**(anaphylactic shock)，**血液学的反応**(haematological reaction)，アレルギー性肝障害，およびその他の過敏反応がある．

アナフィラキシーショック

アナフィラキシーショック(**第6，28章**を参照)には，Ⅰ型免疫反応が関係する．この反応は**ヒスタミン**(histamine)，**ロイコトリエン**(leukotriene)，他のメディエーターの放出による急性で致命的な反応が関係するが(**第13章**)，主要な症状は**蕁麻疹**(urticarial rash)，**軟部**

組織浮腫(swelling of soft tissue)，**気道痙攣**(bronchoconstriction)，**低血圧**(hypotension)である．

臨床現場での使用頻度の高さを反映して，ペニシリン系薬剤はアナフィラキシーショックによる死亡原因の75％を占めている．他の原因薬物としては，各種酵素製剤(**アスパラギナーゼ**[asparaginase]；**第56章**)，治療用モノクローナル抗体(therapeutic monoclonal antibody；**第59章**)，ホルモン薬(corticotropin；**第33章**)，ヘパリン(**第24章**)，デキストラン(dextran)，造影剤(radiological contrast agent)，ワクチン(vaccine)，各種血清製剤(serological product)などがある．**局所麻酔薬**(local anaesthetics；**第43章**)，消毒薬**クロルヘキシジン**(chlorhexidine)，その他にも多くの薬物が挙げられる(時には，薬物自体よりもむしろ，再利用可能なバイアルのふたのラテックス，賦形剤や着色剤の混入によるものも知られている)．アナフィラキシーショックの治療については，**第28章**で扱う．

過敏性を調べる為に極微量の薬物を皮内に注射する**皮内試験**(skin test)がしばしば行われる．ペニシリンといった薬物に対して過敏反応を生じた既往を患者が有する場合，おそらく真菌に対してもアレルギー反応を有するため，通常，早期においてはペニシリンそのものを使用するよりもこの試験が実施される．ペニシロイルポリリシン(penicilloyl–polylysine)のペニシリンアレルギー用の皮内試験薬としての使用は大きな進歩であった．この物質はアレルギー反応を生じるにあたり，複合体形成を必要としないことにより，偽陰性率が低くなるからである．他にも特定のIgEを血清中で検出したり，患者の好塩基球からのヒスタミン放出を測定したりするなどの専門的な試験も利用できるが，日常的な検査ではない．

血液学的反応

薬物誘発性の血液学的副作用は，Ⅱ，Ⅲ，Ⅳ型の過敏感反応により生じる．Ⅱ型の反応はどんなものでもあるいはすべての血液成分に対して影響する．循環している血球あるいは骨髄の**造血前駆細胞**(hematopoietic progenitor cell)に対する影響により血液成分は破壊される．それには，抗体が血球膜の薬剤‐生体成分複合体に結合することが反応の引き金となる．**抗原–抗体複合体**の形成は**補体**(complement)を活性化し**死亡融解**(lysis)を生じるか，**キラーリンパ球**(killer lymphocyte)や**貪食性白血球**(phagocytic leukocyte)による攻撃を誘引する(**第6章**)．この機序による**溶血性貧血**(hemolytic anemia)が，**サルファ剤**(sulfonamide)とその関連薬の投与(**第51章**)，また現在では依然として妊婦の高血圧治療には広く使用されている抗高血圧薬の**メチルドパ**(methyldopa；**第14章**)の投与により生じることも，非常によく報告されている．メチルドパを服用した患者の

15％にクームス試験(Coombs test)で赤血球膜抗体が検出されるが、重症の溶血性貧血(haemolysis)が生じるのは、1％以下の患者である。抗体の直接の標的はRh抗原(Rh antigen)であるが、なぜメチルドパがRh抗原に対する抗体を産生するかは不明である。

薬物誘発性無顆粒球症(drug-induced agranulocytosis)(完全な循環する好中球の消失)は、多くの場合薬物投与の開始から2〜12週間で突然生じる。通常、口内潰瘍(mouth ulcer)、ひどい咽頭痛(sore throat)、その他の感染症で発症する。患者血清は健常人の白血球を融解させ、全身性に抗白血球抗体が検出される。薬物誘発性無顆粒球症はNSAID(特にフェニルブタゾン[phenylbutazone]；第26章、carbimazole：第34章、クロザピン[clozapine]；第46章、HLA-DQB1*0201に関連した遺伝的な易罹患性ついては第11章を参照)、サルファ剤や他の薬物(例えば、サイアザイド系薬[thiazides]、スルホニル尿素薬[sulfonylureas])で生じる。無顆粒球症はまれであるが、致命的となりうる副作用である。原因薬を中止すると緩やかに回復することもあるが、回復がみられないこともある。免疫抗体が関係する無顆粒球症は、細胞傷害性薬物(cytotoxic drug；第55章)による発症が急激且つ、原因薬物の投与量と関係しており可逆的な顆粒球減少症(granulocytopenia)と区別する必要がある。

血小板減少症(thrombocytopenia)はキニーネ(quinine；第54章)、ヘパリン(第24章)、サイアザイド系利尿薬(第29章)に対するII型の免疫応答で生じることがある。

ある種の薬物(クロラムフェニコールが有名)は造血細胞の3つすべての系統を抑制し、再生不良性貧血(無顆粒球症および血小板減少症に関与する貧血)を生じることがある。

臨床例では、血液学的副作用にIII型あるいはIV型アレルギー反応のどちらが関与しているかを区別するのは困難であるが、そのいずれかまたは両者が関係することはありうる。

アレルギー性肝障害

ほとんどの薬物性肝障害は、これまでに述べたように、薬物自体あるいは代謝物による直接的な肝障害作用による。しかし、ハロタン誘発性の劇症肝炎(hepatic necrosis)のように、過敏性反応が関係している場合もある(第41章)。トリフルオロアセチルクロライド(trifluoroacetylchloride)はハロタンの活性代謝物であるが、この物質が生体高分子と複合体を形成し、免疫原性を獲得する。ハロタン誘発性肝障害を発症した患者の血清には、ハロタンとキャリア複合体(halothane-carrier conjugate)に対する抗体が検出される。この抗原は、肝細胞表面に存在する。肝障害はキラーT細胞(killer T cell)とII型の免疫反応が関係しているが、III型反応も一部関与しているとされる。

他の過敏症反応

IV型の免疫反応が関係する臨床症状は多岐にわたり、軽傷の皮疹(skin rash)から全身的な自己免疫疾患(autoimmune disease)に及ぶ。発熱を伴うこともある。皮疹の形成には抗体が関係することもあるが、通常は細胞性免疫が関与している。臨床的には軽度の発疹から、致死的な皮膚の剥離までを含む。スティーブンス-ジョンソン症候群は消化管にまで広がる全身性の発疹を呈し、致死率も高い。症例によっては、紫外線(ultraviolet light)が薬物を活性代謝物に変換するため病変は光過敏性(photosensitive)である。

▽ いくつかの薬物(ヒドララジン[hydralazine]、プロカインアミド[procainamide]が有名)は全身性エリテマトーデス(systemic lupus erythematosus：SLE)に類似した自己免疫症候群を生じる。この症候群は、それのみではないが特にIII型免疫反応が介する免疫的障害が多くの臓器や器官(関節、皮膚、肺、中枢神経、腎臓を含む)に及ぶ多臓器疾患である。この疾患で産生される自己成分を標的とする多種の抗体の大群は、"自己免疫の嵐"と称されている。抗体は多くの分子により共有される成分、例えば、DNA、RNA、リン脂質(phospholipid)のニリン酸化エステル骨格(phosphodiester backbone)と反応する。この疾患では、薬物の活性代謝物と核内成分の複合体が免疫原として形成されることが多く、主に関節や肺が障害を受ける。通常、原因薬物の服用を中止すると、症状は収束する。

薬物のアレルギー反応

- 薬物あるいはその活性代謝物はタンパク質と共有結合し、免疫原となる。ペニシリンがその代表例である。ペニシリンはまたそれ自身で免疫原性を有するポリマーを形成することができる。
- 薬物誘発性のアレルギー反応は抗体関与(I、II、III型)か細胞免疫関与(IV型)である。重要な臨床的病型は以下の通りである。
  - アナフィラキシーショック(I型)：多くの薬物がこの反応を起こすが、死因となるのはペニシリン薬が最も多い。
  - 血液型アレルギー反応(II、III、IV型)：溶血性貧血(例えばメチルドパ)、無顆粒球症(例えば、carbimazole)、血小板減少症(例えばキニーネ)、再生不良性貧血(例えばクロラムフェニコール)がある
  - 肝炎(II、III型)：ハロタンやフェニトインによる。
  - 皮疹(I、IV型)：通常は軽度であるが、時にスティーブンス-ジョンソン症候群のように致命的であることもある。
  - 薬物誘発性SLE症候群(主としてII型)：核内成分に対する抗体が産生される(例えばヒドララジン)

引用および参考文献

薬の副作用

Aronson, J.K., Ferner, R.E., 2003. Joining the DoTS: a new approach to classifying adverse drug reactions. Br. Med. J. 327, 1222–1225. （ADR に関して，用量［dose］，時系列［time course］，易罹患性［susceptability］について記載.）

Pirmohamed, M., James, S., Meakin, S., et al., 2004. Adverse drug reactions as cause of admission to hospital: prospective analysis of 18820 patients. Br. Med. J. 329, 15–19. （副作用の頻度やコストについてのしっかりした調査報告. ほとんどの副作用は回避可能であることが示されている. 副作用への関与がよく示唆されるのがアスピリンやその他 NSAID，利尿薬，ワルファリンである. 最も多い副作用は，胃腸の出血であった.）

Rawlins, M.D., Thomson, J.W., 1985. Mechanisms of adverse drug reactions. In: Davies, D.M. (Ed.), Textbook of Adverse Drug Reactions, third ed. Oxford University Press, Oxford, pp. 12–38. （タイプ A とタイプ B の有害効果の区別.）

Talbot, J., Aronson, J.K. (Eds.), 2012. Stephens' Detection and Evaluation of Adverse Drug Reactons, sixth ed. Wiley–Blackwell, Oxford. （読みやすい重要な参考文献.）

薬の毒性：全般および機構について

Bhogal, N., Grindon, C., Combes, R., Balls, M., 2005. Toxicity testing: creating a revolution based on new technologies. Trends Biotechnol. 23, 299–307. （中毒評価における現在と近い将来に重要になると思われる新技術についての総説.）

Timbrell, J.A., 2009. Principles of Biochemical Toxicity. Informa Healthcare, New York.

Walker, D.K., 2004. The use of pharmacokinetic and pharmacodynamic data in the assessment of drug safety in early drug development. Br. J. Clin. Pharmacol. 58, 601–608. （QT 間隔延長の副作用解析を例として，医薬品開発の初期における安全性試験を薬物動態学の観点から述べ，血漿遊離型薬物濃度の重要性を指摘. この観点から近年のマイクロドーズ試験について，データの潜在的な限界について論じている.）

Wobus, A.M., Loser, P., 2011. Present state and future perspectives of using pluripotent stem cells in toxicology research. Arch. Toxicol. 85, 79–117. （ヒトの多能性幹細胞から，心臓および肝臓の細胞を選択，分化させる方法を記述.）

薬の毒性：発がん性と催奇形性

Briggs, G.G., Freeman, R.K., Yaffe, S.J., 2008. Drugs in Pregnancy and Lactation, eighth ed. Lippincott, Williams & Wilkins, Philadelphia. （婦人科医を対象とした胎児や新生児に対するリスクについての，非常にすばらしいガイド.）

Collins, M.D., Mayo, G.E., 1999. Teratology of retinoids. Annu. Rev. Pharmacol. Toxicol. 39, 399–430. （レチノイド化合物の胎児毒性に関する概説であり，レチノイド化合物の情報伝達機構とトキシコキネティクスについて述べている.）

Sjöström, H., Nilsson, R., 1972. Thalidomide and the Power of the Drug Companies. Penguin Books, London.

薬の毒性：臓器への影響

Murray, M.C., Brater, D.C., 1993. Renal toxicity of the nonsteroidal anti-inflammatory drugs. Annu. Rev. Pharmacol. Toxicol. 33, 435–465.

Park, B.K., Kitteringham, N.R., Maggs, J.L., et al., 2005. The role of metabolic activation in drug-induced hepatotoxicity. Annu. Rev. Pharmacol. Toxicol. 45, 177–202. （肝毒性を有する薬物［アセトアミノフェン，タモキシフェン［tamoxifen］，ジクロフェナク［diclofenac］，トログリタゾン［troglitazone］］における肝毒性と代謝物の関連をレビューし，現在有力視されている障害機序についても述べている.）

Ritter, J.M., Harding, I., Warren, J.B., 2009. Precaution, cyclooxygenase inhibition, and cardiovascular risk. Trends Pharmacol. Sci. 30, 503–514.

Svensson, C.K., Cowen, E.W., Gaspari, A.A., 2001. Cutaneous drug reactions. Pharmacol. Rev. 53, 357–380. （疫学，臨床形態学およびその機構について論じている. 現在知られている皮膚副作用の Ⅳ 型［即時免疫型，遅延免疫型，光過敏性と自己免疫型］について論述し，ウイルス感染がそのリスク因子になることも解説.）

Valentin, J.-P., 2010. Reducing QT liability and proarrhythmic risk in drug discovery and development. Br. J. Pharmacol. 159, 5–11. （QT 間隔における安全性にかかわるセクションに付随する文献も参照.）

第6部　スペシャルトピックス

58　ライフスタイル・ドラッグとスポーツにおける薬物

概要

　ライフスタイル・ドラッグ(lifestyle drug)という用語は，非治療目的で使用される薬に対して用いられる．ライフスタイル・ドラッグは多岐にわたる薬の一群であり，乱用薬物や，競技あるいはその他の能力を増強させる薬，美容目的に使用される薬，そして純粋に社会的な理由で使用される薬などがある．ライフスタイル・ドラッグの多くは，通常の治療薬としても使用されるが，その薬理学的特徴に関しては本書の他章で記述する．本章では，ライフスタイル・ドラッグの概略を示し，その増大する使用に関連した社会的・法医学的な問題について議論する．

　スポーツ競技能力を高めるが，公式には禁止されている薬物は，ライフスタイル・ドラッグの1つの独立した特別なカテゴリーとして扱う．すでに医薬品として確立されたものを含めたさまざまな種類の物質が，この目的で使用されている．ここでは，競技スポーツにおけるこれらの物質の使用に関する問題点を議論する．

ライフスタイル・ドラッグとは何か？

　ライフスタイル・ドラッグとは何か？　という質問に答えることは，時に難しい．ここでは，ライフスタイル・ドラッグを，以下の目的で使用する薬物あるいは医薬品と定義する．幸福を得るため(例えば，大麻，アルコール，コカイン)，能力を高めるため(例えば，スポーツで使用する薬，認知力増強薬)，あるいは容姿を改善するため(例えば，ボトックス[botox]，非肥満者が使用するダイエット用薬)．いい換えれば，病的状態を治療するのではなく，願望を満たすためか，健康以外の目的に使用するために用いられるものである．もっと単純にいえば，病気でないヒトが服用する"くすり"である．例として，高血圧治療薬ミノキシジル(minoxidil)の，脱毛治療薬としての使用がある．また，経口避妊薬は，明らかに現代医学で確固たる地位を占めるが，同時にライフスタイル・ドラッグでもある．他にも，ライフスタイルというカテゴリーに入るものとして，宣伝効果を信じて摂取される

食物サプリメントや健康食品などがある．たいていの場合，これらが本当に効くかどうかの十分な証拠はないのであるが．

ライフスタイル・ドラッグの分類

　"ライフスタイル"というカテゴリーは，広範囲の薬物や医薬品の生活習慣的な使用を含み，本書全体で取り扱っている薬理学的な分類すべてにわたっているため，簡単にまとめることは困難である．表58.1に示す分類は，Gilbert et al.(2000)とYoung(2003)の研究に基づいている．この表には，経口避妊薬のような生活習慣上の選択として古くから使用されてきた薬や，喫煙習慣のような潜在的に健康を害する可能性のある生活習慣の管理に使用される薬(例えば，ブプロピオン[bupropion])を含む．また，カフェインやアルコールのように世界中で大量消費されているものや，コカインや栄養補助薬のように乱用されるものも含まれる．特に最近の話題として，モダフィニル(modafinil)やメチルフェニデート(methylphenidate：第48章)のような"ニューロエンハンサー(neuro-enhancer)"の使用が物議をかもしている．これらが学力を向上させるという報告がある(例えば，Sahakian & Morein-Zamir 2007; Eickenhorst et al., 2012を参照)が，多くの証拠は裏づけに乏しい[1]．

　時間経過とともに，ライフスタイル・ドラッグが臨床で使用されるようになることもある．例えばコカイン(cocaine)は当初，南米のインディアンによって，ライフスタイル・ドラッグとして使用されていた．初期の探検家らは，「コカインは飢えをしのぎ，疲労と消耗に力を与え，不幸な者から悲しみを消し去る」と記している．その後，コカインは局所麻酔薬として，欧州で治療薬として使用されるようになった(第43章)．しかし，現在ではその多くがライフスタイル・ドラッグに戻ってしまい，残念なことに巨額の売り上げを誇る違法

---

[1] スポーツで競争に勝つために投与される薬物は，もちろんアンフェアであると認識されて禁止されているし，徹底的に監視されている．これと同様な監視体制と社会的拘束力で，試験の成績を上げるために薬を服用することが違法となる時代が来るのだろうか？　このような倫理的問題を多くはらんだ議論に関しては，Bostron & Sandberg 2009を参照されたい．

表58.1 ライフスタイル・ドラッグ（スポーツにおける薬物を除く）．

分類	例	主な臨床用途	生活習慣的な使用	参照
特定の適応が承認されているが，その他に生活習慣的な目的にも使用される医薬品	シルデナフィル	勃起障害	勃起増強	第35章
	経口避妊薬	避妊	避妊	第35章
	オルリスタット(orlistat)	肥満	体重減少	第32章
	シブトラミン(sibutramine)	食欲低下薬（欧州では撤回）	体重減少	第32章
特定の適応が承認されているが，その適応が同時に"ライフスタイル上の選択肢"を満たす，あるいは"ライフスタイル疾患"の治療に使用される医薬品	ミノキシジル	高血圧	毛髪再生	第22章
	メチルフェニデート	注意欠陥多動性障害(attention deficit/hyperactivity disorder：ADHD)	学力成績の向上	第48章
	モダフィニル	ADHDの治療	認知増強	第48章
	アヘン(opiates)	鎮痛	娯楽目的	第42, 49章
現在ではほとんど，あるいはまったく臨床用途はないが，ライフスタイルの範疇に入る薬物	アルコール	臨床適用なし	飲料成分として普及	第49章
	ボツリヌス毒素	筋攣縮の緩和	美容整形	第13章
	カフェイン	片頭痛の治療	飲料成分として普及	第48章
	大麻	慢性疼痛，悪心，時に筋攣縮の治療	娯楽目的	第19, 49章
臨床上の有用性はなく，ライフスタイル上の必要を満たすために使用される薬物（通常，非合法）	methylenedioxymethamphetamine (MDMA；俗称"エクスタシー")	なし	娯楽目的	第48章
	タバコ(nicotine)	習慣性喫煙に対するニコチン製剤	娯楽目的	第49章
	コカイン（さまざまな剤形）	局所麻酔（もはやほとんど用いられない）	娯楽目的	第42章

さらに，無数のハーブ調合品や他の天然産物があるが，これらはほとんど規制されておらず，有効性の証拠がないにもかかわらず，健康増進や生活向上，多くの疾患に対して効くかのように市販されている．その多くは，免疫システムを増強するとうたっている．例として，数多くのビタミン製剤，魚油，メラトニン，朝鮮人参，エキナセア(*Echinacea*)（訳者注：北米原産のハーブ．風邪などの予防や治療に使われる），銀杏などがある．
(Flower 2004より．Gilbert et al., 2000 と Young, 2003 に基づく．)

な国際的薬物産業の基盤となっている．**大麻**（カンナビス）(cannabis)はもう1つのよい例で，（少なくとも西欧では）単なる一種の娯楽薬として認識されてきたが，現在では(tetrahydrocannabinol と cannabinol を含む植物抽出物として)さまざまな臨床使用が認可されている（第19, 42, 49章）．他にも多くの例がある(Flower, 2004)．

広く使用されているライフスタイル・ドラッグやスポーツ補助薬の多くは天然物由来（例えば，銀杏[*Ginkgo*]エキス，メラトニン，セント・ジョーンズ・ワート，キナノキ[*Cinchona*]抽出物）であり，その製造や販売は一般的に，規制当局によって管理されていない[2]．したがって，その組成はさまざまであり，その効果や安全性も検査されていない．たいていは活性物質を含んでいて，合成薬物と同様に，有益な効果だけでなく副作用も引き起こす．

[2] 状況は変わりつつある．英国では，現在，医薬品・医療製品規制庁にハーブ医薬品諮問委員会が設置されている．

ライフスタイル・ドラッグ

- 主に非医学的な理由で使用される薬物と医薬品群からなる．"ライフスタイルにおける使用"とよんだほうがより的確である．
- **シルデナフィル**(sildenafil)や**メチルフェニデート**のような処方薬，**アルコール**や**カフェイン**(caffeine)のような物質，乱用薬物や多くの栄養補助薬を含む．
- "自己診断"や"病気ではない"という概念に関連する．
- 医薬品市場における成長部門である．
- インターネットや直接販売を通じて，消費者の注意を惹いていることが多い．

スポーツにおける薬物

米国の自転車競技の選手，ランス・アームストロング（Lance Armstrong）は感動的な英雄であった．精巣腫瘍

を克服した彼はツール・ド・フランスで7連覇を達成し，彼が創設したがん患者支援のための慈善事業は何百万ドルにも達した．彼の周囲には薬物不正使用の噂が絶えなかったが，彼は強く否定してきた．しかし，2013年1月に彼はテレビのトークショーに出演して，競技成績を上げるために，長年にわたって薬物カクテルを使用し続けてきたことを認めた[3]．この事件をきっかけとして，"違法薬物使用のないスポーツ（drug-free sport）という見え透いた茶番（charade）"に対する絶望感を，ある解説者が綴っている（Sparling, 2013）．

運動能力を高めるための薬物使用は，公式には禁止されているにもかかわらず，明らかに広くはびこっている．世界アンチ・ドーピング機構（www.wada-ama.org）は，薬物使用で脚光を浴びた例や，アスリートのなかで薬物による死亡者が出たのを契機に設立された．この機構は，スポーツ選手が競技中および競技外において使用できない禁止薬物の一覧表を毎年更新して公表している．薬物検査は，厳格に規定された手順書に沿った血液あるいは尿検体の分析に基づいて行われる．その化学的分析（主にガス・クロマトグラフィー／質量分析器あるいは免疫測定法）は，認可された試験所で行われなければならない．

スポーツにおいて使用が禁止されている薬物の主な分類を表58.2に示す．運動選手は，多くの薬物が勝利のチャンスを増やすといわれると安易に信じてしまうが，実際に鍛えられたスポーツ選手の運動能力を薬物が改善するという比較対照試験はほとんどなく，その結果の多くは否定的であることが判明している，ということは強調されるべきである．しかし運動能力の多少の改善（しばしば1％かそれ以下）は実験的に測定することは難しく，勝敗を左右する差を生み出すかもしれないので，一般的に運動選手やトレーナーの競争本能のほうが，科学的なエビデンスよりも勝ってしまう．

よく使用される重要な薬物について，その一部を以下で簡単に説明する．より広範で包括的な説明については，British Medical Asociation（2002）およびMottram（2005）を参照されたい．Gould（2013）では，運動選手の能力向上のための遺伝子治療の可能性に関して概説している．これは規制当局にとって，もう1つのハードルとなることであろう．

タンパク質同化ステロイド

タンパク質同化ステロイド（第35章）は，テストステロン様の作用をもつ大きな薬物群を含み，禁止リストの中にも約50品目の名前がある．tetrahydrogestrinone（THG）などの新しい化学誘導体（いわゆる"デザイ

ナー・ステロイド"）は，つねに一定の割合で開発され，不法に運動選手の手にわたっている．こういったことは，これらの薬物の検出・同定を担当する機関にとっては継続的な問題となっている．さらに厄介なことに，それらの薬物のいくつかは生体内の化合物やその代謝物であったりするので，生理的条件によってその濃度が大きく変動しうる．このため，その物質が違法に投与されたことを証明することが困難である．内因性と外因性のステロイドでは^{12}C：^{13}Cの構成比がわずかに異なることを利用した同位体比測定技術なら，この2つを分析によって区別することができる．タンパク質同化ステロイドは長期の作用をもち，競技中よりも，通常はむしろトレーニング中に使用されるので，競技会以外での検査が必須となる．

タンパク質同化ステロイドはトレーニングに加え高タンパク質食と同時に摂取すると，確かに筋肉量と体重が増加する．しかしながら，トレーニングのみの効果以上に筋肉強度を増加させる，あるいは運動能力を向上させるとしたエビデンスはほとんどない．一方で，タンパク質同化ステロイドは次のような深刻な長期作用がある．男性不妊，女性の男性化，肝・腎腫瘍，高血圧や心血管リスクの増大など．さらに，青年期の使用では，早発性の骨格成熟による不可逆的な成長停止が起こる．タンパク質同化ステロイドは肉体的な幸福感を生み，競争心や攻撃性を増大させて，時には実際に精神症状を引き起こす．薬物を中止すると抑うつ状態になることがよくあり，時に長期的な精神症状となる．

クレンブテロール（clenbuterol）は，βアドレナリン受容体アゴニスト（第14章）である．未知の作用機序により，男性ホルモンステロイドと同様のタンパク質同化作用を示すが，副作用は明らかに少ないようである．尿で検出可能で，スポーツでの使用は禁止されている．

ヒト成長ホルモン

運動選手によるヒト成長ホルモン（human growth hormone：hGH；第33章参照）の使用は，内分泌疾患で使用される組換え型hGHが入手可能になって始まった．これは注射により投与され，タンパク質同化ステロイドと同様の作用をもつようである．hGHはまた，攻撃性を増したり，性的発達や性的行動を変化させたりすることなく幸福感を生み出すと報告されている．これは除脂肪体重を増大させて，体脂肪を減少させるが，筋肉強度や運動能力に対する効果は不明である．hGHは組織障害からの回復力を高め，より激しい日常的トレーニングを可能にするといわれている．hGHの主な副作用として，顎の過成長と指の肥厚を引き起こす先端巨大症（第33章）があるが，心肥大や心筋症に至ったり，がんのリスクを増大させたりする可能性もある．

---

3 ステロイド，成長ホルモン，エリスロポエチンを含んでいるらしい．後に彼は，すべてのタイトルを剥奪された．

第58章　ライフスタイル・ドラッグとスポーツにおける薬物

表 58.2　スポーツにおける薬物.

薬物の種類	例	作用	検出	注
タンパク質同化薬	男性ステロイドホルモン（テストステロン，ナンドロロン[nandrolone]やその他多数；第35章）	筋肉の発達を増強し，攻撃性と競争心を増加重篤で長期的な副作用	尿あるいは血液検体	多くは内因性ホルモンであり，正常範囲を有意に超えた量が必要
	クレンブテロール（第14章）	タンパク質同化作用とβ₂アドレナリン受容体アゴニスト作用の混合で筋肉量が増強		男性ホルモンの分泌を増大させるために，時にヒト絨毛性ゴナドトロピンが使用される
ホルモンおよび関連物質	エリスロポエチン（第25章）	赤血球の産生を増やして酸素運搬能を増大血液粘度の上昇により，高血圧と脳卒中と冠動脈発作のリスクを引き起こす主に持久力を要するスポーツで使用される[a]	血漿半減期は短いので検出が困難	エリスロポエチンの投与を示す他の血漿マーカーの使用が有効と期待されている
	ヒト成長ホルモン（第33章）	除脂肪体重を増やし脂肪を減らす組織傷害からの回復を加速する心肥大，先端巨大症，肝障害を生じ，がんのリスクを増やす	血液検査	内因性のヒト成長ホルモンは高度に変動するので，外因性と区別するのは困難
	インスリン（第31章）	筋肉における糖の取り込みとエネルギー産生を促進するために使用される（低血糖を防ぐためにグルコースと同時に使用）おそらく運動能力向上には無効	血漿検体	‑
β₂アドレナリン受容体アゴニスト	サルブタモール（salbutamol）他（第14章）	陸上競技，自転車競技，水泳などで酸素取り込みを増やして（気管支拡張による）心機能を増強するために使用される比較対照試験では能力改善は認められていない	尿検体	‑
βアドレナリン受容体アンタゴニスト	プロプラノロール（propranolol）など（第14章）	正確性を競うスポーツ（例：射撃，体操，飛び込み）で震えや不安を軽減するために使用	尿検体	ほとんどのスポーツでは，実際には成績を悪化させるので禁止されていない
中枢神経系興奮薬	エフェドリンとその誘導体；アンフェタミン，コカイン，カフェイン（第48章）	多くの臨床試験により，非持久性の種目（短距離走，水泳，フィールド競技など）では筋力と成績のわずかな向上が示されている	尿検体	最も広く使用されている薬物群であり，タンパク質同化ステロイドと一緒に使用される
利尿薬	サイアザイド系薬，フロセミド（furosemide；第29章）	主に，体重計量前の急速な減量達成のために使用される他の尿中薬物の存在を希釈してマスクするためにも使用される	尿検体	‑
麻薬性鎮痛薬	コデイン（codeine），モルヒネ（morphine）など（第42章）	故障による痛みを紛らわせるために使用する	尿検体	‑

[a] "血液ドーピング"（試合に先立って1〜2Lの血液を抜いておき，試合直前に再輸血する）は同様の効果があり，検出するのはさらに困難である.

hGHの生理的な分泌はパルス状であるため，正常の血漿濃度は大きく変動するので，投与されたhGHの検出は難しい．血漿中の半減期は短く(20〜30分)，尿中にはごく微量しか排泄されない．しかし，分泌されたhGHは分子量の異なる3種類のアイソフォームからなるが，組換え型hGHは1つのみであるため，hGHのアイソフォーム間の比を測定すれば，外因性hGHを検出することができる．成長ホルモンの作用の一部は，肝臓からのインスリン様増殖因子の放出によるので，このインスリン様増殖因子そのものを運動選手が使用し始めている．

また，別のホルモンである**エリスロポエチン**(erythropoietin)は，赤血球の産生を増大させる(第25章)．数日から数週間かけて注射投与すると赤血球数が増加し，血液の酸素運搬能力が高まる．組換え型エリスロポエチンの開発によりその利用が広がったが，検出は困難である．エリスロポエチンは，高血圧，神経疾患や血栓症の危険をもたらす．

興奮薬

運動選手によって使用される興奮薬で，公式に禁止されている主なものは以下の通りである．**エフェドリン**(ephedrine)および**メチルエフェドリン**(methylephedrine)；さまざまな**アンフェタミン**(amphetamine, amfetamine)類とfenfluramineやメチルフェニデートなどのその類似薬[4]；コカイン；nikethamide, amiphenazole(もう臨床では使用されない)やstrychnine(第48章参照)などの他の中枢神経刺激薬．**カフェイン**も同様に使用される．市販の"エナジードリンク"はカフェインとタウリンを含んでいる．しかし，タウリンは，グリシンとシナプス外GABA_A受容体(第39章参照)のアゴニストである．そのため脳に対しては，刺激性よりむしろ抑制性に作用しそうである．そうだとすると，タウリンは，カフェインの刺激作用が消失した後に起こる，"エナジードリンク後の落ち込み"の原因なのかもしれない．

ステロイドと異なり興奮薬は，いくつかの臨床試験において，短距離走や重量挙げなどの種目で成績を向上させること，実験条件下では有意に筋肉強度が増強し筋疲労が減少することが示されている．興奮薬の心理的効果は，その生理学的効果よりおそらく優れているようである．驚いたことに，他のより強力な興奮薬と比べてもカフェインは，より一貫した筋肉の能力向上が認められるようである．

持久力を必要とする種目で，アンフェタミンやエフェドリン様の薬物を服用した運動選手に何人かの死亡例がある．主な死因は，高血圧による冠不全，皮膚の血管収縮による高体温，そして脱水症状である．

---

[4] 学力成績の向上にも使用される．

薬理学的視点からすれば，運動成績を向上させるための薬物使用は，多くの危険をはらむがその効果は疑わしいといわざるをえない．ライフスタイル・ドラッグの使用が蔓延し続けるのは，数多くのプレッシャーのせいであろう．そのプレッシャーが，ライフスタイル・ドラッグを使用してみたい，すなわち，効果対リスクといった科学的証拠を顧みず，疾病によって障害されたわけではない能力を増強したいという願望を駆り立てるのであろう．

スポーツにおける薬物使用

- 異なる種類の多くの薬物が，競技の成績向上を目的として，男女を問わずスポーツ選手に広く使用されている．
- 使用される主な種類は，以下の通りである．
  - タンパク質同化薬：主に男性ホルモンと**クレンブテロール**
  - ホルモン：特に**エリスロポエチン**と**ヒト成長ホルモン**
  - 興奮薬：主に**アンフェタミンとエフェドリン誘導体とカフェイン**
  - βアドレナリン受容体アンタゴニスト："正確性"を競うスポーツで，不安と震えを減らすため
- スポーツにおける薬物使用は公式に禁止されている(多くの場合は競技中あるいは競技外において)．
- 検出は主に，尿あるいは血液検体中の薬物あるいはその代謝物の分析による．**エリスロポエチン，成長ホルモン**や**テストステロン**(testosterone)のような内因性ホルモンの場合，不正使用の検出は難しい．
- 比較対照試験では多くの場合，薬物が競技成績をほとんど向上させないことがわかっている．タンパク質同化薬は体重と筋量を増加させるが，明らかな筋力の増強はみられない．興奮薬の効果は，生理学的というよりも心理的なものである．

結論

昨今のライフスタイル・ドラッグ現象は，"病気"とは何か，そして，健康な個人の要求や願望を満たし，病気とはいえない状況の苦痛や機能不全を軽減するために医学がどこまで介入すべきか，という広範な議論の一面でもある．これらの問題に対する議論については，本書の範囲を越えるため，章末に挙げた文献を参照されたい(Flower 2004, 2012参照)．

ライフスタイル・ドラッグの定義にかかわらず，これらへの関心が増大している理由はいくつかある．イン

ターネット上の薬局（e-pharmacies）からネットを通じて薬を入手できるようになったうえに，一部の国でみられる製薬会社から世間への直接広告によって，ライフスタイル・ドラッグの需要が好調を維持している．売り上げのほとんどは先進諸国であり，製薬会社はこの収益性の高い市場に投入するために，さらなるライフスタイル薬品の開発を間違いなく進めるであろう．確固たる有用性やかかる費用を顧みずに特定の薬物を認可するよう強く主張する患者の圧力（陳情活動）は，医薬品の規制当局，ならびに社会医学の国家予算上で保健医療の優先度を決定する担当局にとって，大きな問題となっている．

短期記憶を向上させる薬物を認知症患者（**第40章**）に使用することは望ましいと，一般的に考えられる（たとえ，現行薬の効果がほんのわずかしかないとしても）．既存のそのような薬，あるいは将来的に開発された薬を，健康な子どもや学生にまで，試験競争に有利になるために投与することは，より多くの議論の余地があるだろう．さらに，老化を遅らせ寿命を延ばす薬物を中止するかどうかも，将来問題となるであろう．人口過剰社会においては，これは社会的にも倫理的にも，地雷原となる課題の1つである．

引用および参考文献

ライフスタイル・ドラッグと全般的な文献

Bostrom, N., Sandberg, A., 2009. Cognitive enhancement: methods, ethics, regulatory challenges. Sci. Eng. Ethics 15, 343–349.（間もなく直面するであろう複雑な問題に関する興味深い議論．）

Eickenhorst, P., Vitzthum, K., Klapp, B.F., Groneberg, D., Mache, S., 2012. Neuroenhancement among German university students: motives, expectations, and relationship with psychoactive lifestyle drugs. J. Psychoactive Drugs 44, 418–427.（題名通りの内容．"ニューロエンハンスメント"の有効性については議論されていない．）

Flower, R.J., 2004. Lifestyle drugs: pharmacology and the social agenda. Trends Pharmacol. Sci. 25, 182–185.（本章で取り上げた問題のいくつかについて詳述した，わかりやすい総説．）

Flower, R., 2012. The Osler Lecture 2012: Pharmacology 2.0, medicines, drugs and human enhancement. QJM 105, 823–830.（薬理学者の視点から"human enhancement"を議論している．読みやすい．）

Gilbert, D., Walley, T., New, B., 2000. Lifestyle medicines. BMJ 321, 1341–1344.（主に"ライフスタイル医療"現象の臨床的意味合いについて扱った，短いがまとまりのある総説．）

Sahakian, B., Morein-Zamir, S., 2007. Professor's little helper. Nature 450, 1157–1159.（特に学力におけるニューロエンハンサーの使用や，それがもたらす倫理的問題に関する興味深い解説．お薦め．）

Walley, T., 2002. Lifestyle medicines and the elderly. Drugs Aging 19, 163–168.（高齢者の治療全般とそれに関連した領域を扱った優れた総説．）

Young, S.N., 2003. Lifestyle drugs, mood, behaviour and cognition. J. Psychiatry Neurosci. 28, 87–89.

スポーツにおける薬物

Avois, L., Robinson, N., Saudan, C., et al., 2006. Central nervous system stimulants and sport practice. Br. J. Sports Med. 40 (Suppl. 1), 16–20.（スポーツにおけるエフェドリン，アンフェタミンやコカインなどの興奮薬の不法使用を主に取り扱う．特に乱用の危険を強調．）

British Medical Association, 2002. Drugs in Sport: The Pressure to Perform. BMJ Publications, London.（トピック全般における有用な記述．）

Catlin, D.H., Fitch, K.D., Ljungqvist, A., 2008. Medicine and science in the fight against doping in sport. J. Intern. Med. 264, 99–114.（分野全体とアンチ・ドーピング機構の設立に関する非常に興味深い総説．）

Gould, D., 2013. Gene doping: gene delivery for Olympic victory. Br. J. Clin. Pharmacol. 76, 292–298.（WADAに対する次なる挑戦ともいえる"遺伝子ドーピング"［能力を増大させるアスリート遺伝子を計画的に導入すること］とはどんなものなのか．）

Mottram, D.R. (Ed.), 2005. Drugs in Sport, fourth ed. Routledge, London.（有効性とリスクに関連したエビデンスの公平な意見を取り入れた，スポーツでの薬物使用における薬理学とその規制についての包括的な総説．）

Munby, J., 2010. Drugs in sport. Scot. Med. J. 55, 29–30.（プロフェッショナルとアマチュアを問わず，スポーツにおける薬物使用に関する短い総説．内科医の見地から書かれている．）

Sparling, P.B., 2013. The Lance Armstrong saga: a wake-up call for drug reform in sports. Curr. Sports Med. Rep. 12, 53–54.（ランス・アームストロング事件に関する短い論評．）

Spedding, M., Spedding, C., 2008. Drugs in sport: a scientist–athlete's perspective: from ambition to neurochemistry. Br. J. Pharmacol. 154, 496–501.（オリンピック選手と薬理学者の2人の兄弟によって書かれた，非常にとっつきやすい総説．比類なき洞察．一押し．）

第 **6** 部 スペシャルトピックス

59 バイオ医薬品と遺伝子治療

概要

　この章では，遺伝子操作の理解と技術の向上に基づく2つの治療概念の影響を振り返る．**バイオ医薬品**（biopharmaceutical）は，"工学的につくられた"タンパク質や抗体，もしくは核酸の医療での使用に適用される総称であり，一方，**遺伝子治療**（gene therapy）は，遺伝子を用いて細胞を再プログラムし，病気を予防，緩和，治癒する試みを，特に指す用語である．30年間近い（しばしばイライラするような）研究や開発を経て，遺伝子工学でつくられたタンパク質は，臨床で十分に確立されたが，核酸医薬品や遺伝子治療はいまだに発展途上である[1]．この章の中心となる概念の紹介に加えて，発展中であるバイオ医薬品治療が抱える大きな問題について解説し，その安全性について考察し，これまでの進歩を振り返る．

はじめに

　1950年代のDNAの構造の発見に端を発した"分子生物学革命"とそれに続く細胞生物学の進歩によって，実用的な治療に役立つように遺伝物質を操作する見通しが立った．化学合成ではつくることができない有用なタンパク質を産生するために，対象となる遺伝子を *in vitro* で発現させることが可能となり，さらに大胆に，遺伝子を *in vivo* に直接導入し重要な細胞成分を合成させることができることが可能かもしれないといった魅力的な考え方により，この分野はすさまじい速度で推進されてきた．

　バイオ医薬品（しばしば，**生物製剤**[biologic]とよばれる）は，現在ではよく認知された治療薬の一部であり，本書の他のところでもすでにお目にかかっている（表59.1と59.2）．これらの薬が広範に普及するにはまだ多くの問題があり，とりわけ重要なのは，製造コストの問題であるが，技術はすでに確立され，急速に成熟中である．2013年に発表されたこの領域の総説において，ヴィ

ルト（Wirth）は，2011年までに約211のバイオ医薬品が世界で認可され，約1,130億ドルの利益を稼いだと指摘している[2]．バイオ医薬品の獣医学分野での使用も増えつつある．

　遺伝子治療は，さらに相当に挑戦的である．しかし，その考えが非常に魅力をもつため，（公的，私的両方の）莫大な資金がその開発に投資されている．遺伝子治療が魅力的な理由はいくつかある．第1に，遺伝子治療は，**嚢胞性線維症**（cystic fibrosis）や**異常ヘモグロビン症**（haemoglobinopathy）などの単一遺伝子による疾患を根本的に治療するための，（一見すると）単純なアプローチであることである．これらの病気はともに，世界中で多くの悲劇を招いている．第2に，悪性疾患，神経変性疾患，および感染症を含む，その他の多くの一般的な病気は，遺伝的要因が大きいことである．このような病気に対する従来の治療法は，（本書の読者であればこれまでに認識したように）理想とはほど遠く，まったく新しいアプローチのもつ可能性は，大きな魅力をもつ．最後に，遺伝子発現を制御する技術（例えば，アンチセンス，またはRNA干渉用オリゴヌクレオチドによる）は，遺伝子異常に起因しない多くの疾患を治療するために使用可能なことである．

　「遺伝子治療革命の概念的な部分は，実際すでに起きている……」と先導者たちは力説する．では，どこで治療が行われるのだろう？　もちろん，悪魔は細かい事柄に潜んでいる．この場合の細かい事柄とは，以下のものである．

- **薬物動態学**（pharmacokinetics）：適切な標的細胞（特に中枢神経系[CNS]）の内部への遺伝子の運搬
- **薬物作用学**（pharmacodynamics）：対象とする遺伝子の制御された発現
- **安全性**
- **臨床効果，および長期の実用性**

　最初の，そして最も基本的な障壁は，薬物送達の問題である．これに対して，哺乳類細胞に機能的遺伝子を導入するために必要となる，分子のハイジャックの達人であるウイルスから借用した技術が使われてきた．

---

1 ともかく欧米諸国では，開発中である．がん治療のための遺伝子治療薬 Gendicine が，中国では2003年に認可されている．

2 バイオ医薬品は，現在，承認される新薬の約40%を占めている．

表 59.1 "第2世代"バイオ医薬品の例.

変更のタイプ	タンパク質	適応	変更理由
アミノ酸配列の変更	インスリン	糖尿病	より速効性のホルモン
	組織プラスミノゲンアクチベーターのアナログ	血栓溶解	より長い循環血中半減期
	インターフェロンのアナログ	抗ウイルス	より高い抗ウイルス作用
	第VIII因子アナログ	血友病	より低分子，より高い活性
	ジフテリア毒素-インターロイキン2融合タンパク質	Tリンパ球	適切な細胞に毒素を運搬
	腫瘍壊死因子受容体-ヒト IgG Fc 領域融合タンパク質	リウマチ様疾患	半減期の延長
炭化水素基の変更	グルコセレブロシダーゼ酵素	ゴーシェ(Gaucher)病	貪食細胞の作用亢進
	エリスロポエチンアナログ	貧血	半減期の延長
ポリエチレングリコールへの共有結合	インターフェロン	C型肝炎	半減期の延長
	ヒト成長ホルモン	先端巨大症	半減期の延長

(Walsh 2004 より改変.)

ワイスマン障壁(Weismann barrier)は破られるべきではないという，広いコンセンサスがある[3]．そのため，(将来の世代に影響を与える可能性がある)生殖細胞の DNA を改変する治療には，猶予期間を設ける合意がなされており，遺伝子治療の臨床試験は，体細胞に集中して施行されている．

照)が発生したのである．この重大な問題に関しては，後に，ドナーの下垂体が感染性プリオンに汚染されていたことが突き止められた(第40章)．"遺伝子工学"技術の出現は，これらの長年の問題に対処する新しい方法を提供した．

バイオ医薬品

治療薬としてタンパク質を使うのは，新しい考え方ではない．動物の膵臓から抽出されたインスリン(第31章)や，かつてヒトの死体の下垂体から抽出されたヒト成長ホルモン(第33章)は，使用された最初の治療用タンパク質であり，長年の間，そのような精製された抽出物は，タンパク質ホルモン欠損症を治療する唯一の選択肢であった．しかし，これには問題があった．第1に，抽出には困難が伴い，しばしば期待に反する量しか採れなかった．第2に，動物のホルモン(例えばブタインスリン)をヒトに投与すると，免疫応答を引き起こすことがあった．第3に，種の間やヒトの間において感染性の病原体が伝染する危険性がつねにあった．これは，1970年代に脚光を浴びることとなった．死体から得られたヒト成長ホルモンで治療した患者に，**クロイツフェルト-ヤコブ病**(Creutzfeldt-Jakob disease；第40章参

バイオ医薬品と遺伝子治療：定義と潜在的用途

- バイオ医薬品には，薬として使われるタンパク質，抗体(やオリゴヌクレオチド)が含まれる．
  - 第1世代のバイオ医薬品は，主に，組換え DNA 技術によって生産される内在性タンパク質，または抗体のコピーである
  - 第2世代のバイオ医薬品は，タンパク質，または抗体の性能を改善するために"設計されている"
- 応用
  - 治療用モノクローナル抗体
  - 組換えホルモン
- 遺伝子治療は，疾患を予防，緩和，治癒するために細胞の遺伝子を改変することである
- 潜在的用途
  - 単一遺伝子性疾患の根治的治療(例えば，囊胞性線維症，異常ヘモグロビン症)
  - 多くの悪性疾患，神経変性疾患，感染症を含む遺伝的要因を伴う，あるいは伴わない疾患の改善

---

[3] 遺伝は，体細胞ではなく生殖細胞のみ通じて起きるという概念を提唱したアウグスト・ワイスマン(August Weismann[1834〜1914])にちなんで命名された．

抗体	タイプ	標的	用途	参照
インフリキシマブ(infliximab)	キメラ Mab	腫瘍壊死因子	クローン病, リウマチ様疾患	第 26 章
アダリムマブ(adalimumab)	ヒト化 Mab	腫瘍壊死因子	リウマチ様疾患	第 26 章
エタネルセプト	融合タンパク質	腫瘍壊死因子	リウマチ様疾患	第 26 章
トラスツズマブ	ヒト化 Mab	HER2 上皮増殖因子受容体	乳がん	第 56 章
パリビズマブ(palivizumab)	ヒト化 Mab	RS(respiratory syncytial)ウイルス	小児の呼吸器感染	–
オマリズマブ(omalizumab)	ヒト化 Mab	IgE	IgE 介在性喘息	第 28 章
アバタセプト(abatacept)	融合タンパク質	抗原提示細胞の B7 抗原	リウマチ様疾患	第 26 章

Mab：モノクローナル抗体(monoclonal antibody). モノクローナル抗体治療薬は，すべて "マブ" の語尾で名づけられる. その前の字は種の性質を示す；–umab(ヒト)，–omab(マウス)，–ximab(キメラ)，–zumab(ヒト化).
情報元：Walsh 2004 and the British National Formulary.

タンパク質とポリペプチド

今日使用されるバイオ医薬品は，一般に，第 1 世代，または第 2 世代の薬剤として分類されている. **第 1 世代**(first-generation)のバイオ医薬品は，通常，ヒトホルモン，または他のタンパク質の直接的なコピーであり，ヒト遺伝子を適切な**発現系**(expression system)(十分な収量でタンパク質を産生する細胞系列)に導入し，**組換えタンパク質**(recombinant protein)を薬として使用するために収集し，精製することによって調製される. このようにして製造された最初の薬剤は，1982 年に製造されたヒトの組換えインスリンであった.

第 2 世代(second-generation)のバイオ医薬品は，**遺伝子操作された**(engineered)ものである. すなわち，発現された組換えタンパク質の構造が変化するように遺伝子を導入する前に意図的に改変させたか，または，精製された最終生成物に対して何らかの改変が行われたものである. これらの変更を行う理由は，一般に，タンパク質活性の特性の，何らかの側面を改善するためである. より速く，またはより長く作用するように設計されたヒト組換えインスリンは，この第 2 世代のもので最初に市販されたものであった. **表 59.1** に他の例を示す.

第 3 世代(third-generation)の薬剤は，特定の生物学的機能を果たすために，巨大分子(タンパク質合成を制御する核酸医薬品，およびタンパク質そのもの)がゼロから設計されたものと考えられる. この技術は，ようやく実を結び始めているところである. 最初のアンチセンス RNA 製品である **mipomersen** は，2013 年に認可されている.

製造における問題

あらゆる組換えタンパク質の製造には，付随するいくつかの問題がある. 最も重大な問題の 1 つは，発現系の選択である. 多くの組換えタンパク質は，細菌の系(例えば，大腸菌[*Escherichia coli*])で発現されるが，大腸菌はすぐに増殖し，操作するのが一般的に簡単だからである. 細菌の系の不利な点として，生成物中に患者への投与前に徹底的に除去されなければならない細菌内毒素が含まれる可能性があることや，細菌細胞では，哺乳類細胞と同じタイプの**翻訳後修飾**(post-translational processing)(例えば，糖鎖修飾)が行われないことがある. この点は，タンパク質の作用が修飾に決定的に依存している場合，問題を引き起こす可能性がある. これらの問題を回避するために，哺乳類細胞(例えば，チャイニーズハムスター卵巣細胞[chinese hamster ovary：CHO])も発現系として使用されるが，その場合，最終収量がしばしば問題となる. 哺乳類細胞は，より慎重な培養を必要とし，増殖はより遅く，より少量の産物しか産生しない. これらすべてが最終医薬品のコストに影響する.

しかし，生産プロセスを変える可能性のある多数の技術が出てきている. 組換えタンパク質を生産するための植物の使用は，かなりの関心を集めている(Melnik & Stoger, 2013 参照). タバコを含むいくつかの種が成果を示している. 目的のヒト遺伝子は，タバコモザイクウイルスをベクターとして用いることによって，植物に容易に導入することができる. 作物は急速に成長し(多量の**バイオマス**[biomass]を生じる)，他にも多くの利点がある. レタスやバナナのような食用植物は，ワクチンなどのいくつかの，経口的に投与しても活性なタンパク質を送達するために使用することができ，事前の精製を必要とせずに，直接消費することもできる. そのようなタンパク質のいくつかは，すでに植物で生産されており，いくつかは臨床試験中である(Kwon et al., 2013).

ヒト組換えタンパク質の収量を劇的に増加させることができる別の技術は，トランスジェニックウシの使用で

ある．乳牛は，年に1万Lの牛乳を生産することができ，ゲノムに導入された組換えタンパク質は，他の乳汁タンパク質の産生を調節するプロモーターの制御下で，1g/Lもの収量を得ることができる（Brink et al., 2000）．

遺伝子操作されたタンパク質

タンパク質を，発現する前に改変する方法はいくつかある．コードする遺伝子の核酸配列の改変は，単一のアミノ酸，また，実際にはポリペプチド鎖の全領域を変化させるために使用することができる．発現前にタンパク質を"遺伝子操作"することの利点には，以下のようなものがある．

- 薬物動態学的特性の改変
- 新しい**融合**(fusion)タンパク質や異なったタンパク質の作製
- 免疫原性を低下させる．例えば，**ヒト化**(humanising)によって

組換えタンパク質の薬物動態学的特性を改変することは，有利であることが多い．例えば，ヒトインスリンの構造を変化させることによって，貯蔵中に自己結合せず，そのためより速く作用し，使いやすくなった型のホルモンをつくり出すことができた．血漿中のタンパク質の半減期は，しばしば分子にポリエチレングリコールを添加する**PEG化**(PEGylation；**第10章**参照)によって延長することができる．この**翻訳後の工学的アプローチ**(post-translational engineering approach)は，組換え型の成長ホルモン，インターフェロンやその他のいくつかのヒトホルモンに応用されている．半減期の延長は，単に患者の利便のためだけではない．それはまた，治療の全体的なコストを削減する．経済的要因は，この種の治療が採用されるうえで重要である．

融合タンパク質は，時に短いリンカー配列でつながった，単一のポリペプチド鎖として発現するように改変された2つ以上のタンパク質から構成される．例として，リウマチ性関節炎や他の疾患の治療に用いられる抗炎症薬，エタネルセプト(etanercept)がある（**第26章**参照）．これは，腫瘍壊死因子(tumour necrosis factor：TNF)に由来するリガンド結合ドメインに，ヒトIgGのFcドメインが結合したものである．受容体部分は，腫瘍壊死因子を不活化型のまま除去し，抗体部分は血中での持続時間を延長する．遺伝子工学による免疫原性の軽減については，後述する．

モノクローナル抗体

抗体は，受動免疫(passive immunity)を付与するために使用されるが，その有用性を制限する，生産や使用に特有の欠点が数多くある．通常は，免疫されたヒト，または動物の血液から抗血清が産生される（例えば，抗破傷風血清を収集するため）．高レベルの特異的抗体を含む抗血清は血漿から調製され，患者の血液中の病原体や他の危険物質を中和するために，治療的に使用することができる．

そのような調製物は，**ポリクローナル抗体**(polyclonal antibody)を含む．ポリクローナル抗体は，特定の抗原に応答したすべての形質細胞クローンに由来する抗体を含む，**多価**(polyvalent)混合物である．実際の組成と有効性は，その時々で一定ではなく，明らかに，一度に採取できる血漿の量は限られている．ミルスタイン(Milstein)とケーラー(Köhler)[4]は，1975年，免疫したマウスから不死化した**ハイブリドーマ**(hybridoma)，つまり，1つの特定のリンパ球クローンと不死化腫瘍細胞との融合細胞を産生する方法を発見した．これは，*in vitro*で大量に，単一種の一価抗体である**モノクローナル抗体**(monoclonal antibody)を生産する方法をもたらした．ハイブリドーマ細胞株は，その産物の完全性を保持しながら，無期限に維持し，増殖させることが可能である．

モノクローナル抗体は，上述の他のタンパク質と同列に，第1世代，または第2世代製剤に分類することができる．第1世代のモノクローナル抗体は，実質的にマウスモノクローナル抗体(またはその断片)であったが，いくつかの困った欠点をもっていた．これらはマウスのタンパク質であるため，投与された50〜75％において，免疫応答を引き起こしたのである．他の欠点としては，循環血液中において半減期が短いことと，マウス抗体がヒトの補体を活性化できないことがあった．

これらの問題の大部分は，**キメラモノクローナル**(chimeric monoclonal)，または**ヒト化モノクローナル**(humanised monoclonal)抗体のいずれかを使用することによって克服された．この2つの用語は，モノクローナル抗体が操作された程度を指す．**図59.1**に，これがいかに行われるかを示している．抗体分子は，**定常ドメイン**(constant domain：Fc)，および対象の抗原を認識し結合する**超可変領域**(hypervariable region)を含む抗体結合ドメイン(Fab)からなる．キメラモノクローナルの遺伝子は，ヒトFcドメイン配列と結合したネズミFabドメインのcDNAを含む形につくられる．これによって，血漿中の半減期が大幅に(約5倍に)延びる(ほとんどの血漿タンパク質は，非常に速く入れ換わる．免疫グロブリンは例外であるが，長寿命の抗体が，いかに宿主に選択的に有利に働くかは明らかである)．ヒトFc配列の挿入は，ヒトの治療薬としての抗体の機能性も改善する．さらなる改良(そして現在，選好されるアプローチ)は，超可変領域を除いたFc領域およびFab領域すべてをヒトのもので置き換えることであり，本質的にヒト抗体の性質をもち，マウス抗体結合部位を含む分子が得られる．

---

4 彼らはこの業績で，1984年のノーベル医学生理学賞を受賞した．

遺伝子治療

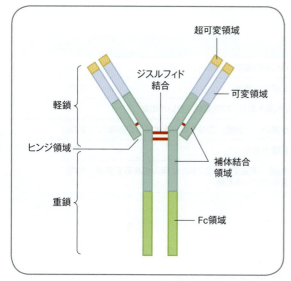

図 59.1 操作された"キメラ"および"ヒト化"モノクローナル抗体の産生.
Y字型の抗体分子は，Fc（定常）ドメインおよびFab（抗体結合）ドメインの2つの主なドメインからなる．Fab領域の先端（"Y"の腕の上）には，実際に抗原に結合する超可変領域がある．キメラ抗体は，遺伝子を変更，切断することで，マウスのFc領域をヒトの等価物で置換することによって産生される．ヒト化抗体では，マウス超可変領域のみが保持され，残りの分子はヒト由来である．(Walsh, 2004 より．)

抗がんモノクローナル抗体であるハーセプチン（トラスツズマブ[trastuzumab]；第56章参照）は，そのような抗体の一例であり，他のものについては表59.2に示されている．

バイオ医薬品の薬理学

現在に至るまでに，タンパク質や抗体を治療に使用する考え方はよく知られており，（例えば）抗TNF療法に付随する危険性の多くは，よく理解されている（第26章参照）．ほとんどの場合，これらの医薬品は，第57章で解説した低分子治療薬で遭遇する毒性作用の多くは引き起こさないものの，依然として非常に高い危険性が存在する．

> 例えば2006年，T細胞を活性化し（第6章参照），それによりB細胞リンパ球性白血病を治療するために設計された新しいモノクローナル抗体（TGN 1412）に関する英国での臨床試験が，大きな問題を起こした．6人の被験者すべてが，"サイトカインの嵐"に続く重篤な病気になり，持続する障害を被った．この事件は，メディアを介して広く世間の注目を集めることとなった[5]．その後の調査では，"予測不可能な"生物学的反応のせいで起きたと結論づけられたが，この事故は，こういった試みが将来どのように行われるべきかについて，多くの人々に深く考える機会をもたらした（Muller & Brennan, 2009 参照）．ヒトへの

---
[5] あるタブロイド紙の見出しには，「モルモットにされた人間が爆発するのを目撃した」と記された（Stobbart et al., 2007 による引用）．

使用を意図したモノクローナル抗体などの非常に特異性の高い試薬は，他の種の対応するタンパク質には交差反応しないこともあり，通常の前臨床動物安全性スクリーニングでは引っかからないといった特別な問題が起こる．

生物医薬品の薬理学は，複数の，あるいは未知でさえある作用機序をもつ可能性があるため難解であり，その複雑な薬物–受容体相互作用のせいもあって，多くの薬剤が，非線形的な対数用量–反応曲線を示す．例えば，エリスロポエチンはベル型の用量反応を示し，多くのモノクローナル抗体の場合において，われわれが小分子薬を扱う際によく慣れた用量に比例した効果の代わりに，単一の最適な生物学的用量が存在する．それらの薬物動態も異なっている．もはや，生物医薬品がいかに除去されるかを予想するうえで，第1相と第2相の代謝相（第9章参照）のような考え方を頼りにできない．タンパク質分解が，排泄のための重要な経路である可能性がより高い．

後発医薬品の製造業者が，特許切れの通常の低分子医薬品をコピーすることは可能だが，特定の専有コンストラクトやクローンの独特な性質に左右されるバイオ医薬品では，同じことを行えない．このことは，**バイオシミラー**（biosimilar；後発生物製剤）は，製薬業界の暗黙の了解であるように，つねに元の薬と同じ薬理学性質をもつとは限らないということを意味している．これは，規制当局にとって明らかに大きな問題である．

遺伝子治療

1980年代からの高い期待と徹底的な研究努力にもかかわらず，遺伝子治療の能力の現実化は，まだ初期段階である．ここでは，まず主な問題点と試みられているアプローチに焦点を当て，最後のセクションでは，これまでの限定的な成功について解説する．

遺伝子デリバリー

"薬剤分配"問題の特別な例である，標的細胞への組換え核酸の移入は，遺伝子治療の成功にとって重要である．コンストラクトは，細胞外から細胞膜と核膜を通過し，染色体に組み込まれなければならない．DNAは負に荷電し，単一の遺伝子が従来の薬の約10^4倍の分子量を有するため，問題は，日常の薬剤開発の同じ段階に比べ，桁違いに大きい．

デリバリーシステムの選択には，いくつかの重要な考慮すべき点がある．それらを以下に示す．

- システムの容量（例えば，それが運ぶことができるDNAの量）
- トランスフェクションの効率（細胞に入り，細胞に利用される能力）

864 第59章 バイオ医薬品と遺伝子治療

表 59.3　遺伝子治療のデリバリー機構の特徴.

ベクター	長所	短所	利用の割合[*]
リポソーム	無ウイルス，安く製造可	低効率，時に細胞毒性がある	6%
DNA カセット	無ウイルス	低効率，発現が一時的	18%
I 型単純ヘルペスウイルス	高感染性，持続的な発現	宿主 DNA へ挿入なし，細胞毒性，扱いが困難	3%
アデノウイルス	上皮に高い感染性	免疫原性が高い，一過性，投与を繰り返す必要がある	23%
アデノ随伴ウイルス	高い安定性	サイズに制限がある	5%
レトロウイルス	高効率，永続的に働く	サイズに制限，不安定，宿主 DNA に挿入される必要がある，分裂細胞にのみ有効	22%

[*] 各タイプのデリバリー機構を用いた治験のおよそのパーセント.
Wolf & Jenkins 2002 参照，およびデータは Wirth et al. 2013 より.

- 遺伝子導入された物質の寿命（標的細胞の寿命によって決定される）
- 安全性，特にウイルスによるデリバリーシステムの場合に重要

さまざまなアプローチが，最適なシステムをつくり出す試みにおいて開発されている（**表 59.3**）.

患者に遺伝子をデリバリーするために，2 つの主要な方式がある. **生体内方式**（*in vivo* strategy）を用いる場合は，治療遺伝子を含むベクターを静脈内（この場合，何らかのタイプの器官，または組織への標的化が必要），もしくは標的組織（例えば，網膜）に直接注入する. **生体外方式**（*ex vivo* strategy）では，患者から細胞（例えば，骨髄や循環血液由来の幹細胞，または横紋筋の生検から得た筋芽細胞）を取り出し，実験室においてベクターで処理し，遺伝的に改変された細胞を患者に戻すことを行う.

理想的なベクターは，安全で，高効率であり（すなわち，治療用遺伝子を高い割合の標的細胞に挿入する），標的細胞において治療タンパク質を発現するが，他のウイルスタンパク質を発現しないというように，選択的であるべきである. それが挿入された細胞自体が長命であるなら，ベクターは，理想的には持続的発現を引き起こし，反復治療の必要性を回避できるのがよい. 後者の考慮については，いくつかの組織で問題となりうる. 例えば，常染色体劣性疾患である**囊胞性線維症**では，気道上皮が**囊胞性線維症膜コンダクタンス制御因子**（cystic fibrosis transport regulator：CFTR）として知られる細胞膜 Cl⁻ 輸送体を欠いているため，機能不全になる. 気道の上皮細胞は，絶え間なく死滅し置き換わっているため，CFTR 遺伝子が上皮細胞に安定的にトランスフェクトされたとしても，その遺伝子が前駆細胞（幹細胞）に挿入されない限り，さらなる治療が定期的に必要となる. 同様の問題が，消化管上皮や皮膚のような，連続的に入れかわる他の細胞においても予期される.

ウイルスベクター

現代の遺伝子デリバリー方式の多くは，感染する細胞の転写機構を覆し，（場合によっては）宿主ゲノムと融合するウイルスの能力を活用することをめざしている. 一見シンプルにみえるが，**ウイルスベクター**（viral vector）の手法には，多くの実用上の問題が残っている. ウイルスがヒトの細胞に侵入する手段を進化させてきたのに伴い，ヒトは，免疫応答やその他の防御対策を進化させてきた. ある面ではじれったいが，このことは安全性の観点からすると，すべてが悪いニュースではない. ベクターに使用されるウイルスの多くは病原性をもつので，通常は毒性を避けるため，"複製欠損"になるように改変される.

レトロウイルス

幹細胞に導入された場合，レトロウイルスベクターは，宿主 DNA に取り込まれ，それとともに複製されるため，"治療"遺伝子が細胞分裂時に娘細胞に引き継がれるので，効果が持続するという点が魅力的である. 一方で，**レトロウイルスインテグラーゼ**（retroviral integrase）は，染色体にランダムにコンストラクトを挿入するため，損傷を引き起こす可能性がある. また，レトロウイルスは，生殖細胞や非標的細胞に感染し，*in vivo* で投与された場合，望ましくない効果を生じる可能性がある. このため，レトロウイルスは，主に *ex vivo* 遺伝子治療に使用されている. 天然のレトロウイルスの生活環を利用して，遺伝子治療のための有用なベクターを作製することができる（**図 59.2**）.

多くのウイルスは，必ずしも目的とする標的細胞ではなくても，特定のタイプの細胞に感染するように設定されている. レトロウイルスのエンベロープを改変して特異性を変えることが可能であり，それによってベクターを全身的に投与でき，所望の細胞集団のみを標的にすることができる. **レンチウイルス**（lentivirus）（レトロウイルスの一種）を用いたこのアプローチの例として，次のようなものがある. ヒト上皮性口内炎ウイルスのエンベロープタンパク質を用いて，非病原性ベクター（例えば，マウス白血病ウイルス）のエンベロープタンパク質に置き換え，ヒト上皮細胞を特異的に標的とする例である.

大部分のレトロウイルスベクターは，核膜を通過することができない. 核膜は，細胞分裂中に分解するため，レトロウイルスベクターは分裂しない細胞（成人ニューロンなど）ではなく，分裂細胞にのみ感染する.

遺伝子治療

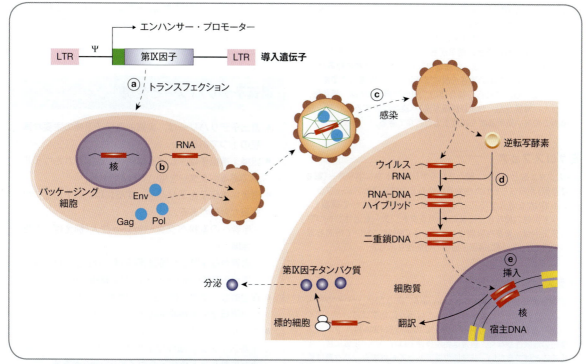

図 59.2　レトロウイルスベクターを作製するための戦略.
ベクター骨格中の導入遺伝子（この例は，第IX因子の遺伝子を示す）は，[a]パッケージング細胞に挿入され，核内の染色体に組み込まれる．そして[b]転写されてベクターの mRNA に転写され，これがレトロウイルスベクターに組み込まれ，パッケージング細胞から排出される．次に，標的細胞に感染する[c]．ウイルスによってコードされた逆転写酵素[d]は，ベクターの RNA を RNA-DNA ハイブリッドに変換し，次いで標的細胞のゲノムに挿入される[e]二重鎖 DNA に変換する．その後，それは転写，翻訳され，第IX因子タンパク質を産生する．"Env"，"Gag"，および"Pol"は，レトロウイルスベクターの成分を表す．（元になる図は Verma, I.M., Somia, N., 1997. Gene therapy-promises, problems and prospects. Nature 389, 239-242 より.）

アデノウイルス

- アデノウイルスベクターは，達成しうる導入遺伝子の発現量の高さから人気がある．それらは，宿主細胞の核に遺伝子を輸送するが，（レトロウイルスとは異なり）宿主ゲノムに挿入されず，したがって感染した細胞の寿命より長く続く効果は生み出さない．この特性により，細胞の他の遺伝子の機能を障害する危険性，発がん性や生殖細胞にトランスフェクションする理論上のリスクも回避できる．これらの好ましい性質を理由に，アデノウイルスベクターは，in vivo での遺伝子治療に使用されてきた．ウイルスゲノムを操作してつくられた欠失は，ウイルスを複製不能，あるいは宿主内での広範な感染を不可能にすると同時に，ウイルスゲノム上に治療用の導入遺伝子を挿入するためのスペースをつくり出す．

　最初のアデノウイルスベクターの1つは，所望の導入遺伝子が組み込まれるのと同時に，E_1 とよばれる成長制御領域の一部を欠損していた．このベクターは，疾患モデルの細胞株や動物への遺伝子導入を実証した，非常に優れた結果をもたらしたが，ヒトの試験における囊胞性線維症の治療は失望するものであった．低用量（この疾患の患者にはエアロゾルによって投与される）では，非常に低効率の遺伝子の移入しか起きなかったが，高用量では，炎症，宿主免疫応答，および短期間の遺伝子発現が生じた．さらに，中和抗体のために，治療を繰り返すことができなかった．このことから，最近では，アデノウイルスベクターを操作し，最も強力な免疫原性をもたらす遺伝子を変異，あるいは排除することが試みられている．

他のウイルスベクター

- 研究中である，他の可能性のあるウイルスベクターには，**アデノ随伴ウイルス**（adenoassociated virus），**ヘルペスウイルス**（herpes virus），および **ヒト免疫不全ウイルス**（human immunodeficiency virus：HIV）の無効化バージョンが含まれる．アデノ随伴ウイルスは，宿主 DNA に組み込まれるが，細胞がアデノウイルスに感染しない限り活性化されない．他のベクターよりも免疫原性は低いが，大量生産することは困難であり，大きな導入遺伝子を運ぶために使用することはできない．ヘルペスウイルスは，宿主 DNA には組み込まれないが，神経組織では非常に長生きする（したがって，神経疾患治療に特に応用される可能性がある）．HIV は，他のほとんどのレトロウイルスと異なり，ニューロンのような非分裂細胞に感染することができる．複製を制御し，他の遺伝子と置換するための遺伝子を HIV から除去することができる．あるいは，HIV が核膜に浸透することを可能にする遺伝子を，他の非病原性レトロウイルスに移入できることが判明するかもしれない．

非ウイルスベクター

リポソーム

- 非ウイルスベクターには，リポソームのバリアントが含まれる（**第8章**）．プラスミド（直径最大約 2μm）は，通常のリポソーム（直径 0.025～0.1μm）にパッケージするには大きすぎるが，より大きな粒子を正電荷の脂質（"リポプレックス"）からつくることができる．それは，負に荷電した細胞膜と DNA の両方に相

互作用し，細胞核内への移送や宿主染色体への取り込みを改善する．そのような粒子は，HLA-B7，インターロイキン2，およびCFTRの遺伝子を移入するために使用されてきた．それらは，ウイルスよりもはるかに効率が悪く，さまざまなウイルスシグナルタンパク質（例えば，膜融合タンパク質）を外層に組み込むことによって，効率の悪さを改善する試みが現在進行中である．しかしながら，これらの複合体の，固形腫瘍（例えば，黒色腫，乳がん，腎臓がん，および結腸がん）へ直接注射することで，腫瘍内での高い局所濃度を達成することができる．

ミクロスフェア

> フマル酸とセバシン酸からなるポリ酸無水物コポリマー（第8章参照）からつくられた生物分解性のミクロスフェアに，プラスミドDNAを導入することができる．このようにして調製し，ラットに経口投与した細菌のβ-ガラクトシダーゼ活性をもつプラスミドは，全身へ吸収され，ラットの肝臓において細菌酵素の発現を生じ，経口遺伝子治療の可能性を示した．

プラスミドDNA

> 驚いたことに，プラスミドDNA自体（"裸のDNA"）が，ベクターにパッケージングした場合と比べてはるかに効率は悪いが，いくつかの細胞の核に入り発現する．このようなDNAは，ウイルス複製の危険性がなく，通常は免疫原性ではないが，正確に標的化することはできない．非常に少量であっても外来タンパク質は免疫応答を刺激することができるという理由で，裸のDNAをワクチンに使用する可能性について，かなりの関心が寄せられている．このアプローチにはいくつかの理論的長所があり，数多くの治験が進行中であり，いくつかの製剤が認可されている（Liu, 2011）．

遺伝子発現の制御

遺伝子治療の効力を最大限に発揮させるためには，目的の標的細胞に選択的に遺伝子を導入し，その産物の発現を満足なレベルに維持するだけでは不十分である（これらの目標も困難なのだが），遺伝子の活性が制御されることも必須である．歴史的には，（遺伝子治療の最初に計画された標的であった）異常ヘモグロビン症から注意がそれたのは，この問題の大きさが認識されたからであった．これらの疾患を是正するためには，正常なα-グロビン鎖とβ-グロビン鎖の適切な合成バランスが達成されることを必要とする．この疾患や，他の多くの潜在的な治療応用のためには，正確に遺伝子発現を制御することが必須になるであろう．

> ヒトの治療患者において導入遺伝子を正確に制御することが可能であるかどうかは，まだ証明されていないが，最終的にこの目標を達成しうる技術がある．その1つは，誘導発現系の使用である．これは，挿入された遺伝子が**ドキシサイクリン**（doxycycline）誘導性プロモーターを含み，ドキシサイクリンの投与，または除去によって遺伝子発現をオン，またはオフに切り替えることを可能にする，かなり標準的な技術である．
>
> トランスフェクトされた遺伝子の制御は，遺伝子の発現部位においても重要である．目的の遺伝子を組織特異的プロモーターと接合することにより，遺伝子の発現を標的組織のみに制限可能なはずである．そのようなアプローチは，卵巣がんに使用する遺伝子治療コンストラクトの設計に用いられてきたが，それらの細胞では，タンパク質分解酵素阻害因子SLP1を含むいくつかのタンパク質が豊富に発現する．SLP1プロモーターと組み合わせることで，種々の遺伝子を運搬するプラスミドが，卵巣がん細胞株においてうまく選択的に発現された（Wolf & Jenkins, 2002）．

遺伝子デリバリーと発現

- 遺伝子デリバリーは，実践的遺伝子治療の主要な障壁の1つである．
- 組換え遺伝子は，しばしば適切に改変されたウイルスであるベクターを用いて移入される．
- 患者に遺伝子をデリバリーするには，以下の2つの主要な戦略がある．
  - 患者への直接ベクター*in vivo*注入（例えば，悪性腫瘍へ）
  - 患者から採取した細胞（例えば，骨髄または循環血液からの幹細胞）を*ex vivo*で処理後，患者に戻す
- 理想的なベクターは，安全，効率的，選択的であり，治療遺伝子の長期間持続発現をもたらす．
- ウイルスベクターには，レトロウイルス，アデノウイルス，アデノ随伴ウイルス，ヘルペスウイルスおよび無効化ヒト免疫不全ウイルス（HIV）がある．
  - **レトロウイルス**（retrovirus）は，多くの異なるタイプの分裂細胞に感染し，宿主DNAにランダムに組み込まれる．
  - **アデノウイルス**（adenovirus）は，複製を停止し，治療用遺伝子を収容できるように遺伝子改変されている．アデノウイルスは，遺伝子を核まで移送するが，宿主細胞のゲノムには組み込まれない．問題として，強い宿主免疫応答，炎症，および短い発現期間がある．中和抗体のために，治療を繰り返すことはできない．
  - **アデノ随伴ウイルス**は，宿主DNAに組み込まれ，非免疫原性であるが，大量生産が困難であり，容量も小さい．
  - **ヘルペスウイルス**は，宿主DNAに組み込まれないが，神経組織に持続感染し，神経疾患の治療に有用であると考えられる．
  - HIVの無毒化されたバージョンは，ニューロンを含む非分裂細胞に感染するという点で，他のほとんどのレトロウイルスとは異なる．
- 非ウイルスベクターには，以下のようなものがある．
  - 正に帯電した脂質を用いてつくられ，"リポプレックス"とよばれる，リポソームのバリアント
  - 経口で活性をもつ遺伝子治療を提供する生物分解性のミクロスフェア
  - プラスミドDNA（"裸のDNA"）．ワクチンとして使用することができる
- **テトラサイクリン誘導性発現系**（tetracycline-inducible expression system），または類似の技術は，治療遺伝子の活性を制御することができる．

安全性と社会問題

遺伝子治療は，いくつかの社会分野において深刻な不安を引き起こしがちである．その一例は，GM作物の議論である．この反応の一部は，無知や偏見によるのかもしれないが，いずれにせよ，新しい薬剤の導入を妨げる可能性のある問題である．社会的な問題は別として，この技術は，一般にウイルスベクターの使用に関連するいくつかの特定の問題を呼び起こす．これらのウイルスベクターは通常，非病原性，または無害になるように改変されているという理由で選択されているが，そのような薬剤が使用中に病原性を再び獲得する可能性についての懸念は残る．宿主DNAにランダムに挿入されるレトロウイルスは，ゲノムを損傷し，通常は細胞周期を制御する防御機構（**第5章参照**）を障害し，それが必須である細胞機能を崩壊させた場合，悪性腫瘍の危険性を高める可能性がある[6]．

もう1つの問題は，炎症応答を誘発する免疫原性ウイルスタンパク質が発現する可能性であり，これはいくつかの状況（例えば，嚢胞性線維症の患者の気道）において，有害となりうる．初期の臨床例は，安心をもたらすものであったが，18歳のボランティアのジェシー・ゲルシンガー（Jesse Gelsinger）が，（食事と薬物によって制御可能な）非致死性疾患の**オルニチンデカルボキシラーゼ欠損症**（ornithine decarboxylase deficiency）の遺伝子治療試験中に死亡したことにより，ベクターに対する免疫応答についての安全性の懸念は，正に現実のものであることが認識されるに至った（Marshall, 1999参照）．

治療応用

技術的な問題や安全性の懸念にもかかわらず，いくつかの勇気づけられる成功例があった．欧州医薬品庁は，2012年，遺伝子治療製品を初めて認可した．glyberaは，リポタンパク質リパーゼ酵素を欠く患者（重度の膵炎を引き起こす非常にまれな疾患）に，酵素の正常なコピーを移入するアデノ随伴ウイルスコンストラクトである（訳者注：glyberaは，投与1回あたり約1億円という史上最高額ともいわれる薬価の高さから，欧州以外では製造承認が下りず，2017年10月に販売終了となった）．**表59.4**に，他のいくつかの例について詳述する．この領域については，Wirth et al. (2013)に包括的にレビューされている．

Gene Therapy Review (www.genetherapyreview.com)にオンラインで記録されているところでは，1,800以上の遺伝子治療試験が進行中である．他のリソース（参考文献を参照）とあわせ，これは，膨大な量の関連情報を提供する．遺伝子治療の特筆すべき応用例に関するいくつかのコメントをもって，この章を締めくくる．

がんの遺伝子治療

がん，および関連疾患に対する遺伝子治療は，執筆の時点において，全治験のほぼ70％を占める．以下に記す，いくつかの治療アプローチ（Barar & Omidi, 2012参照）が研究中である．

- 腫瘍抑制遺伝子などの"保守作用をもつ"タンパク質を復元する（**第5章参照**）
- がん遺伝子発現を不活化する（例えば，がん遺伝子 *k-ras* に対するアンチセンスの転写RNAを抱えるレトロウイルスベクターを用いて）
- 悪性細胞に，細胞毒性をもつ薬物に対して感受性にする遺伝子（例えば，**ガンシクロビル**［ganciclovir］を活性化するチミジル酸キナーゼ）を移入する．いわゆる"自殺遺伝子"的アプローチ
- 正常な宿主細胞を保護するタンパク質をデリバリーする（例えば，多剤耐性チャネルの *ex vivo* で骨髄細胞へ付加し，それによって，化学療法において使用される薬に耐性にする）
- 悪性細胞を，免疫系により認識されやすいようにするタンパク質を発現する遺伝子で，がん細胞を標識する（例えば，HLA-B7のような抗原や，顆粒球マクロファージコロニー刺激因子やインターロイキン2のようなサイトカイン）

安全性

- 特定の治療に固有の安全性の懸念（例えば，**エリスロポエチン**［erythropoietin］の過剰発現に起因する多血症），加えてベクターの性質に関する一般的な懸念などがある．
- ウイルスベクター
  - 使用中に病原性を獲得する可能性がある
  - 免疫原性があるかもしれないウイルスタンパク質を含む
  - 炎症反応を誘発しうる
  - 宿主ゲノムに損傷を与え，細胞周期を障害し，悪性腫瘍を引き起こす可能性がある
- 現在までに得られた限られた臨床経験からは，今のところ，克服不可能な問題があるという証拠はない．

---

[6] このリスクは，理論上の可能性以上の証拠がある．レトロウイルスベクターによる，**重症複合免疫不全**（severe combined immunodeficiency：SCID）の治療を受けた何人かの子どもが，白血病様の病気を発症した（Woods et al., 2006）．レトロウイルスベクターは，*LMO-2* とよばれる遺伝子に自身を挿入したことが示されたが，その変異は小児がんと関連づけられている．

表 59.4　遺伝子治療の成功例.

標的の疾患	導入された遺伝子	ベクター	方法	文献
X 連鎖重症複合免疫不全	IL-2 サイトカイン受容体サブユニットのγ鎖	マウス白血病レトロウイルス	ex vivo で感染させた骨髄細胞の患者への輸血	Hacein-Bey-Abina et al., 2010
レーバー先天性黒内障	イソメロヒドラーゼ網膜色素上皮のタンパク質	アデノ随伴ウイルス	網膜下注射	Maguire et al., 2009
心不全	Ca^{2+}-ATP アーゼ	アデノ随伴ウイルス	冠動脈注入	Jessup et al., 2011
β-サラセミア	β-グロビン	レンチウイルス	ex vivo で感染させた骨髄細胞の患者への輸血	Cavezzana-Calvo et al., 2010
異染性白質ジストロフィー	アリールスルファターゼ	レンチウイルス	ex vivo での造血幹細胞への感染と患者への輸血	Biffi et al., 2013
ウィスコット-アルドリッチ（Wiskott-Aldrich）症候群	WAS タンパク質	レンチウイルス	ex vivo での造血幹細胞への感染と患者への輸血	Aiuti et al., 2013

がんの遺伝子治療

- 有望なアプローチには，以下の方法がある.
  - p53 などの抑制性タンパク質を復元する
  - がん遺伝子を不活化する
  - 悪性細胞に薬剤感受性をもたせる遺伝子を送り込む
  - 化学療法から保護する遺伝子を，正常な宿主細胞に送り込む
  - がん細胞に，それらを免疫原性にする遺伝子で印をつける

単一遺伝子欠損

　単一遺伝子（**一遺伝子性**[monogenic]）疾患は，遺伝子治療試験の明らかな出発点であった．異常ヘモグロビン症が最初に計画された標的であったが，（1980 年代の）初期の試みは，ヘモグロビン分子の異なるポリペプチド鎖をコードする遺伝子の発現を正確に制御する必要性があるという問題（上述）のため，"保留"とされた．サラセミア（最も一般的な一遺伝子疾患）の患者は，たった一遺伝子疾患であるにもかかわらず，他の遺伝子や環境因子も重要であるため，莫大な表現型の多様性を示し，ゆえに臨床症状が変化する．しかし最近，β-グロビン遺伝子の正しいコピーを骨髄細胞にトランスフェクションすることによって，いくつかの成功例が報告されている（**表 59.4**）．

　もう 1 つの初期の標的は，嚢胞性線維症であったが，この疾患に対する進展は遅かった（詳細は Prickett & Jain, 2013 参照）．しかし，他では成功例もあった．例えば，**X 連鎖性慢性肉芽腫症**(X-linked chronic granulomatous disease)は，レトロウイルス技術を用いて，変異した NADPH オキシダーゼタンパク質の機能性バージョンを導入することで，治療に成功した（Ott et al., 2006 および**図 59.3**）．また，遺伝性失明の 1 つであり，網膜色素を産生する遺伝子の突然変異を伴う**レーバー先天性黒内障**(Leber's congenital amaurosis)が，損傷を受けていない遺伝子をコードする cDNA を有するアデノ随伴ウイルスベクターを用いることで，改善された（Maguire et al., 2009）．

遺伝子治療と感染症

　上述の DNA ワクチンに加えて，HIV 感染に対する遺伝子治療の可能性は，かなりの関心がもたれている．目的は，幹細胞（免疫細胞に分化する）を，成熟する前に HIV に耐性にすることである．研究中の戦略の解説については，Chung et al.(2013)を参照されたい．

遺伝子治療と心血管疾患

　心血管疾患を治療するための遺伝子治療試験は，Bradshaw & Baker(2013)にレビューされている．心臓内科医，および血管外科医にとっては，特に，血管の遺伝子導入は魅力的である．というのも，彼らは，ex vivo（例えば，自家移植用に除去された血管へ）で，または in vivo 局所（病巣部冠動脈，または大腿部動脈にカテーテルを介して直接注入することで）で，遺伝子治療ベクターを投与する機会となるような侵襲的研究を，日常的に行っているからである（**表 59.4**）．血管形成術（カテーテルを介して膨張可能なバルーンを用いて，狭窄動脈を

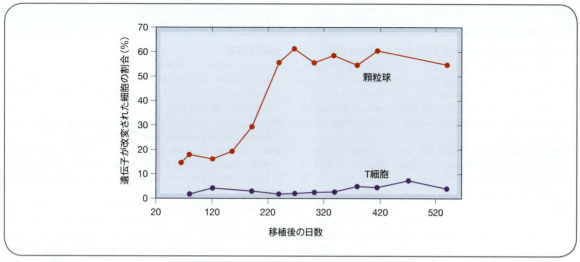

図 59.3　遺伝子治療を用いて遺伝的欠損を是正する.
この臨床試験では，X連鎖性慢性肉芽腫症の2人の患者に，正常な *gp91phox* 遺伝子を有するレトロウイルスベクターを用いて遺伝子改変された，GM-CSF 処理済み末梢血細胞を輸血した（"*in vitro* プロトコル"；本文参照）．グラフは，遺伝子改変された末梢血白血球の数が1年以上も高く維持され，これらの細胞における良好なレベルのスーパーオキシド産生を伴っていたことを示している．すなわち臨床的"治癒"である．（データは Ott et al., 2006 より．）

伸展させる）後の再狭窄のような多くの血管障害の特性からすると，一過性の遺伝子発現が治療に必要とされることのすべてを解決する可能性がある．遺伝子療法アプローチによる静脈グラフトの開存期間の延長は，Chandiwal et al.(2005) によってレビューされている．これは有望な分野である．血管新生遺伝子治療のさらなる詳細については，Hammond & McKirnan(2001) を，また，末梢血管疾患については，Ghosh et al.(2008) を参照されたい．

オリゴヌクレオチドによるアプローチ

ここまで，主に遺伝子全体を付加することを考察してきたが，他にも関連する核酸ベースの治療戦略がある．**アンチセンスオリゴヌクレオチド**(antisense oligonucleotide)の使用である．これらは，阻害目的の遺伝子，もしくは遺伝子産物の一部に相補的な短い（15～25 mer）オリゴヌクレオチドである．これらの遺伝物質の断片は，染色体 DNA の調節領域と三重鎖（三本鎖ヘリックス）を形成するか，あるいは mRNA の一部と複合体をつくることによって，有害な遺伝子の発現を抑制するように設計することができる．オリゴヌクレオチドは，分子サイズおよび電荷にもかかわらず，エンドサイトーシス，ならびに直接拡散によって，細胞膜と核膜を通過できる．しかしながら，血漿中，および細胞質中に外来 DNA を切断する酵素が多く存在するため，酵素に耐性の**メチルホスホナート**(methylphosphonate)，および**ホスホロチオエート**(phosphorothioate)のアナログが開発されている．オリゴマーは，特異性を与え，結合を強くするために，少なくとも15塩基長である必要がある．

非経口投与後，そのようなオリゴマーは，(CNS には到達しないが)広範に分布し，一部は mRNA の転写を妨害することによって働き，一部は，結合した mRNA を切断するリボヌクレアーゼ H による分解を刺激することで働く．まれな型の高コレステロール血症の治療に使用される mipomersen（アポリポタンパク質Bの発現を抑制するホスホロチオエートアナログである）は，2013年に米国で登録された，初めて認可されたアンチセンス治療薬である．このアプローチは，ウイルス性疾患(HIV 感染症を含む)，および悪性腫瘍(非ホジキンリンパ腫の患者に皮下投与される Bcl-2 アンチセンス療法の使用を含む)の患者に対する臨床試験に使われている．

アンチセンスオリゴヌクレオチドよりも効率的な，遺伝子サイレンシングを提供する関連した手法(Castanatto & Rossi, 2009 を参照)は，**短い干渉 RNA** (short interfering RNA：siRNA)[7]を使用する手法である．RNA 干渉では，長さの短い二重鎖 RNA が，RISC として知られる酵素複合体を呼び寄せ，これが細胞によって産生された対応する mRNA を選択的に分解し，よって発現を阻止する．siRNA 治療薬の臨床試験が進行中である．

---

[7] ペチュニアに色素産生酵素をコードする RNA を導入すると，驚いたことに，花の色がより濃くはならず，鮮やかでなくなった．このことは，植物学者が観察した際に発見された．その後，遺伝子発現を制御する重要な生理機構として siRNA が見出され，2006年にメロー(Mello)とファイアー(Fire)にノーベル賞が授与された．

引用および参考文献

バイオ医薬品，遺伝子治療とその実用に関する全般的な総説

Scientific American 誌は 1997 年 6 月，遺伝子治療特集号を出版．以下の記事を含む優れた紹介記事．T. Friedmann（'Overcoming the obstacles to gene therapy'），P. L. Felgner (on non-viral strategies for gene therapy)，R. M. Blaese (on gene therapy for cancer) and D. Y. Ho and R. M. Sapolsky (on gene therapy for the nervous system)

Brink, M.F., Bishop, M.D., Pieper, F.R., 2000. Developing efficient strategies for the generation of transgenic cattle which produce biopharmaceuticals in milk. Theriogenology 53, 139–148.（主に遺伝子改変ウシの畜産に焦点を当てており，やや専門的だが，興味深い．）

Castanatto, D., Rossi, J.J., 2009. The promises and pitfalls of RNA-interference-based therapeutics. Nature 457, 426–433.（遺伝子発現調節の手段としての RNA 干渉法のメカニズム，現状，潜在的応用についての有用な総説．）

Guttmacher, A.E., Collins, F.S., 2002. Genomic medicine: a primer. N. Engl. J. Med. 347, 1512–1520.（ゲノム医学についての連載の最初のもの．）

Kwon, K.C., Verma, D., Singh, N.D., Herzog, R., Daniell, H., 2013. Oral delivery of human biopharmaceuticals, autoantigens and vaccine antigens bioencapsulated in plant cells. Adv. Drug Deliv. Rev. 65, 782–799.（タイトル通り．）

Liu, M.A., 2011. DNA vaccines: an historical perspective and view to the future. Immunol. Rev. 239, 62–84.

Melnik, S., Stoger, E., 2013. Green factories for biopharmaceuticals. Curr. Med. Chem. 20, 1038–1046.（生物製剤製造への植物の利用に関する，もう 1 つの論文．）

Verma, I.M., Somia, N., 1997. Gene therapy – promises, problems and prospects. Nature 389, 239–242.（ソーク研究所の著者らが，病気緩和のための正常遺伝子の細胞導入の原理，その実践的な障壁，よりよいデリバリー系でそれらを克服する希望について解説．）

Walsh, G., 2004. Second-generation biopharmaceuticals. Eur. J. Pharm. Biopharm. 58, 185–196.（タンパク質治療薬と抗体治療薬の優れた概説．良質な表，図を含む．）

Wirth, T., Parker, N., Yla-Herttuala, S., 2013. History of gene therapy. Gene 525, 162–169.（本領域の初期からの優れた総説．一押し．）

問題点

Check, E., 2002. A tragic setback. Nature 420, 116–118.（遺伝子治療で，かつて治癒に至った SCID 患者の子どもに白血病様疾患を起こした機構を解明する取り組みを解説したニュース記事．）

Marshall, E., 1999. Gene therapy death prompts review of adenovirus vector. Science 286, 2244–2245.（悲劇的な "ゲルシンガー事件"［訳者注：最初の遺伝子治療の犠牲者］を扱う．）

Muller, P.Y., Brennan, F.R., 2009. Safety assessment and dose selection for first-in-human clinical trials with immunomodulatory monoclonal antibodies. Clin. Pharmacol. Ther. 85, 247–258.（モノクローナル抗体治療薬の "ヒトで初回の" 試験に必要な安全のための手順についての，まじめな，そして時に非常に技術性の高い評価．TGN1412 事件後に書かれた．）

Stobbart, L., Murtagh, M.J., Rapley, T., et al., 2007. We saw human guinea pigs explode. BMJ 334, 566–567.（上記の臨床試験の新聞記事の分析．）

Woods, N.B., Bottero, V., Schmidt, M., von Kalle, C., Verma, I.M., 2006. Gene therapy: therapeutic gene causing lymphoma. Nature 440, 1123.

治療での使用

Aiuti, A., Biasco, L., Scaramuzza, S., et al., 2013. Lentiviral hematopoietic stem cell gene therapy in patients with Wiskott–Aldrich syndrome. Science 341 (6148), 1233151. PubMed PMID: 23845947.（表 59.4 参照．）

Barar, J., Omidi, Y., 2012. Translational approaches towards cancer gene therapy: hurdles and hopes. BioImpacts 2, 127–143.

Biffi, A., Montini, E., Lorioli, L., et al., 2013. Lentiviral hematopoietic stem cell gene therapy benefits metachromatic leukodystrophy. Science 341 (6148), 1233158. PubMed PMID: 23845948.（表 59.4 参照．）

Bradshaw, A.C., Baker, A.H., 2013. Gene therapy for cardiovascular disease: perspectives and potential. Vasc. Pharm. 58, 174–181.

Cavazzana-Calvo, M., Payen, E., Negre, O., et al., 2010. Transfusion independence and HMGA2 activation after gene therapy of human beta-thalassaemia. Nature 467, 318–322.（表 59.4 参照．）

Chandiwal, A., Balasubramanian, V., Baldwin, Z.K., Conte, M.S., Schwartz, L.B., 2005. Gene therapy for the extension of vein graft patency: a review. Vasc. Endovasc. Surg. 39, 1–14.

Chung, J., DiGiusto, D.L., Rossi, J.J., 2013. Combinatorial RNA-based gene therapy for the treatment of HIV/AIDS. Expert Opin. Biol. Ther. 13 (3), 437–445.（HIV に対する予防的な遺伝子治療アプローチについての総説．）

Ghosh, R., Walsh, S.R., Tang, T.Y., Noorani, A., Hayes, P.D., 2008. Gene therapy as a novel therapeutic option in the treatment of peripheral vascular disease: systematic review and meta-analysis. Int. J. Clin. Pract. 62, 1383–1390.

Hacein-Bey-Abina, S., Hauer, J., Lim, A., et al., 2010. Efficacy of gene therapy for X-linked severe combined immunodeficiency. N. Engl. J. Med. 363, 355–364.（表 59.4 参照．）

Hammond, H.K., McKirnan, M.D., 2001. Angiogenic gene therapy for heart disease: a review of animal studies and clinical trials. Cardiovasc. Res. 49, 561–567.（心虚血疾患に対する遺伝子治療の，動物およびヒトの試験にまたがる包括的総説．）

Jessup, M., Greenberg, B., Mancini, D., et al., 2011. Calcium upregulation by percutaneous administration of gene therapy in cardiac disease (CUPID): a phase 2 trial of intracoronary gene therapy of sarcoplasmic reticulum Ca^{2+}-ATPase in patients with advanced heart failure. Circulation 124, 304–313.（表 59.4 参照．）

Maguire, A.M., High, K.A., Auricchio, A., et al., 2009. Age-dependent effects of RPE65 gene therapy for Leber's congenital amaurosis: a phase 1 dose-escalation trial. Lancet 374, 1597–1605.（先天性視力障害の原因を治療する遺伝子治療の臨床試験．表 59.4 参照．）

Nathwani, A.C., Davidoff, A.M., Linch, D.C., 2005. A review of gene therapy for haematological disorders. Br. J. Haematol. 128, 3–17.（タイトル通り．読みやすく，広い視野をカバー．）

Ott, M.G., Schmidt, M., Schwarzwaelder, K., et al., 2006. Correction of X-linked chronic granulomatous disease by gene therapy, augmented by insertional activation of MDS1-EVI1, PRDM16 or SETBP1. Nat. Med. 12, 401–409.（遺伝性白血球機能不全を治す遺伝子治療の臨床試験．）

Prickett, M., Jain, M., 2013. Gene therapy in cystic fibrosis. Transl. Res. 161, 255–264.（嚢胞性線維症は，遺伝子治療の候補として同定された最初の単一遺伝子疾患の 1 つ．この総説は，いかにして，なぜ期待されたように物事が進まなかったかについて解説．）

Wolf, J.K., Jenkins, A.D., 2002. Gene therapy for ovarian cancer (review). Int. J. Oncol. 21, 461–468.（遺伝子治療全般についての優れた総説と広い紹介記事．）

有用なウェブリソース

<www.genetherapynet.com>（Gene Therapy Net：患者，および医療関係者の両方にとって素晴らしい情報源．遺伝子治療のすべての

面に関する情報と最新のニュースのための真の情報センター．興味があれば，ボランティア募集の広告や，"求人" 欄も載っている．他の関連サイトへのリンクがある．）

第 6 部　スペシャルトピックス

60　創薬と開発

概要

　19世紀末にかけて，医薬品産業の発展に伴い，創薬は，高度に集約・管理されたプロセスとなった．新薬の発見は，独創的な医師の領分から，その目的のために雇用された科学者の領分へと移動した．現代の治療法や薬理学の大部分は，製薬会社の研究所で開発された薬物に基づいている．それらがなければ，治療法の実践や薬理学という学問は，今日のように大きくは発展しなかったであろう．

　本章では，以下の創薬プロセスの主要な段階について概説する．（i）発見段階．すなわち潜在的な治療薬としての新しい化学物質の同定．（ii）開発段階．化合物は，1つ以上の臨床的適応において，その安全性と有効性が調べられる．さらに適切な剤形と投与形態が考案される．その目的は，1つ以上の規制当局への登録を達成し，人間用の医薬品として合法的な販売許可を得ることである．

　本書での記述は，簡潔で表面的にならざるをえない．より詳しい説明は，他を参照されたい（Hill & Rang, 2013）．

プロジェクトの段階

　図60.1は，特定の医学的必要性を満たす有望な薬剤の製造販売を目的とした，"典型的な"プロジェクトの段階をモデル化したものである（例えば，パーキンソン病または心不全の進行を遅延する薬や，薬剤耐性感染症の治療薬）．

　プロセスは，大まかに以下の3つの主要部分に分けられる．

1. **薬物の発見**．候補薬物は，薬理学的特性に基づいて選別される．
2. **非臨床開発**．動物を用いてさまざまな試験が実施される（例えば，毒性試験，薬物動態学的分析および製剤化）．
3. **臨床開発**．選別された化合物の有効性や副作用，潜在的な危険性について，ボランティアや患者で調べられる．

　これらの段階は，図60.1に示すように必ずしも厳密に順番に進むわけではない．通常重複している．

薬物の発見段階

　例えば，パーキンソン病の新しい治療薬の発見プロジェクトの課題を考える場合，どこから始めるのだろうか？　すでに使用されている薬剤を少し改良して"模倣の"バージョン[1]を開発するのではなく，新薬を探すことを仮定するならば，まず新しい標的分子を選ぶ必要がある．

◎ 標的の選択

　第2章で議論したように，現在までの薬物の標的は，ほとんど例外なく，機能性タンパク質（例えば，受容体，酵素，輸送タンパク質）である．過去の創薬プログラムの多くでは，実験的に誘発された発作の予防，血糖値の低下や炎症反応の抑制などの *in vivo* での複雑な反応の測定に基づいて，成功を収めてきた．これらのプログラムでは，薬物の標的を事前に同定する必要はなかったが，今日ではまれである．現代の創薬の最初のステップは，標的の同定である．これは，ほとんどの場合，生物学的な情報からもたらされる．例えば，アンギオテンシン変換酵素の阻害は，アンギオテンシンⅡの生成の抑制によって血圧を低下させることが知られている．このため，血管のアンギオテンシンⅡ受容体のアンタゴニストを探すことが理にかなっている．それゆえ，"サルタン"シリーズの高血圧治療薬の成功がある（第22章）．同様に，乳がんは，多くの場合エストロゲン感受性であるという知見は，エストロゲン合成を妨げる**アナストロゾール**（anastrozole）のようなアロマターゼ阻害薬の開発につながった．2005年に使用されている治療薬は，ヒ

1　多くの商業的成功を収めた薬剤は，過去に，まさに"模倣の"プロジェクトから生み出されてきた．例えば，プロプラノロール（propranolol）の後に開発された何ダースものβアドレナリン受容体遮断薬や，片頭痛治療薬スマトリプタン（sumatriptan）に続く多くの"トリプタン"である．積極的なマーケティングとあわせて，薬物動態や副作用などの小さな改良は，しばしば十分に証明されている．しかし，規制当局への登録における障壁が高くなっているため，新規分子標的をめざした革新的な（ファースト・イン・クラスの）薬の開発に重点が移ってきている．

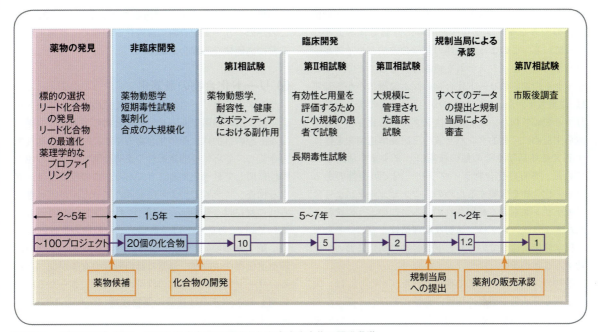

図 60.1 "典型的な"新薬, すなわち全身用に開発された合成化合物の開発段階. 各段階で行われる主な活動のみが示され, 詳細は, 開発される薬物の種類によって大きく異なる.

トの266の異なる分子を標的にしている(Overington et al., 2006 参照). しかし, まだ同様の治療薬がない疾患において, 機能するタンパク質は数多くあり, これらの多くは, 創薬の出発点となる可能性がある. 治療に利用できる可能性のある薬物ターゲットの推定数は, 数百〜数千の範囲にある(Betz, 2005 参照). これらの大量の標的分子から有効かつ新薬につながる分子を選別することが, 大きな課題である.

ゲノムデータに加えて, 病気のメカニズムや生化学的なシグナル伝達経路に関する豊富な事実に基づくこれまでの生物学的な知見は, 新規標的を選ぶための根拠となることが非常に多い. ゲノミクス(genomics)は, 生化学的シグナル伝達に関与する新しいタンパク質や, 疾患に関与する新しい遺伝子を明らかにすることで, ますます重要な役割を果たしてきている. この急増するゲノミクスに関する知見については, スペースの都合上, ここでの議論は避ける. 興味のある読者は, 以下のより詳しい文献を参照されたい(Lindsay, 2003; Kramer & Cohen, 2004; Semizarov & Blomme, 2008; Hill & Rang, 2013).

全体として, 近い将来には, 治療の革新のための新規薬物標的は, 広大な生物学の領域にあることは明白である. イノベーションを制限するのは, その生物学的知見や基本的な薬理学的知識ではなく, 他の因子である. 例えば, 臨床試験中の予期せぬ副作用の出現や, 医療経済学や規制障壁の増大に関連した, 創薬と開発のコストと複雑さである.

リード化合物の発見

生化学的な標的が決定され, プロジェクトの実現可能性が評価されたら, 次の段階はリード化合物(lead compound)を見出すことである. 一般にこれは, (通常ヒトの)標的タンパク質のクローニングを含む. 種間の配列の変異は, 薬理学的な性質の違いと関連していることが多い. このため候補化合物のヒトでの活性を最適化することは, 必要不可欠である. その後に, その標的タンパク質の機能的な活性を測定できるアッセイ(評価)系を構築しなくてはならない. これは, 無細胞酵素アッセイやメンブレンベース結合アッセイ, 細胞応答アッセイである. もし可能であれば, 速さと経済的な理由で, 小型のマルチウェルプレートを使って, 光学的読み出し(例えば, 蛍光や吸光度)を自動的に実行するように設計されているに違いない. 1日あたり数万の化合物のアッセイをいくつか並行してできるロボット制御の設備は, 現在, 製薬業界では一般的である. そして, ほとんどの創薬プロジェクトの標準的な出発点になっている. ハイスループット・スクリーニングの詳細については, Hüser (2006)を参照されたい.

そのような貪欲なモンスターを稼動させ続けるためには, 非常に大きな化合物ライブラリーが必要である. 大企業は, 一般に100万以上の合成化合物のコレクションを拡張・維持し, 新しい分析が設定されるたびに日常的にスクリーニングを行っている. これまで化合物は, 一般的には1種類ずつ, 多くの場合でそれぞれ1週間ほどかけて合成, 精製されてきた. しかし, 現在ではコン

ビナトリアル・ケミストリーの手法により，関連する化合物の大きなライブラリーを同時に作製できるようになっている．このような高速の化学合成法とハイスループット・アッセイシステムを組み合わせることで，プロジェクトの初期のリード化合物の探索段階にかかる時間は，従来数年かかっていたものが，ほとんどの場合で数ヵ月へと短縮された．スクリーニングされる化合物の数を減らすために，標的タンパク質の三次元構造情報を提供するX線結晶学やその他の技術は，ますます活用されている．さらに化合物ライブラリー内で可能性のあるリード化合物を作製するための，コンピュータによる分子モデリングもよく利用されている．このように洗練されたスクリーニングは，適切な薬理活性を有し，さらなる化学修飾に適しているリード化合物の同定において成功することが多い．

最初のスクリーニングで検出された"当たり"は，大きすぎる分子量や過度の極性，毒性に結びつくことが知られている官能基など，薬物として望ましくない特徴を有する分子であることが判明することは，よくある．このような化合物を排除するために，コンピュータによる化合物ライブラリーの"事前スクリーニング"がよく行われる．

一次スクリーニングで同定された"当たり"は，コンビナトリアル・ケミストリーによって同族体のセットを調製するための基礎として使用される．これによって，標的へ選択的に結合するのに必須の構造的特徴をはっきりさせる．次の段階のために1つ以上のリード化合物を同定するには，通常，化学合成とスクリーニングの反復サイクルが複数回必要である．

リード化合物としての天然物

歴史的に，主に真菌や植物に由来する天然物は，新しい治療薬，特に抗感染薬や抗がん剤，免疫抑制薬の分野における有益な供給源であることが判明している．よく知られている例には，ペニシリン(penicillin)，ストレプトマイシン(streptomycin)および他の多くの抗生物質や，ビンカアルカロイド，パクリタキセル(paclitaxel)，シクロスポリン(ciclosporin)，シロリムス(sirolimus)(ラパマイシン[rapamycin])が含まれる．これらの物質は，おそらく生物の敵や競合相手の脆弱な標的分子を高精度に認識するように進化し，固有の保護機能を担っている．この資源は，ほとんど手をつけられておらず，多くの企業は，リード化合物の探索の目的で，天然物ライブラリーの作製と検査に積極的に取り組んでいる．真菌類および他の微生物は，遍在性があり，多様性が高く，研究室で集めて増殖しやすいので，特に適している．植物または動物，海洋生物から得られた化合物を商業的に生産するのは，よりいっそう困難である．リード化合物としての天然物の主な欠点は，従来の合成化学による合成や修飾が困難なほど複雑な分子であることが多いことである．このため，リード化合物の最適化が困難で，商業生産が非常に高価になる場合がある．

リード化合物の最適化

ランダムスクリーニングによって見出されるリード化合物が，次の段階であるリード化合物の最適化の基礎となる．その目的は，その化合物の標的に対する有効性を大きくし，さらに標的選択性や薬物動態特性などの他の特性に関して最適化することである．この段階では，異なる検査システムで，より広範囲のアッセイが実施される．これには，*in vivo*での活性と経時変化の測定も含まれている(可能ならば，病態モデル動物の生体内で行う；**第7章**参照)．そして動物における望ましくない影響や遺伝毒性の証拠，通常は経口吸収の有無が調べられる．リード化合物最適化の段階の目的は，さらなる開発に適した1つまたは複数の**薬物候補**(drug candidate)を同定することにある．

図60.1に示されているように，5つのプロジェクトのうち1つ程度しか薬物候補を生み出すことに成功せず，最大5年かかることもある．最も一般的な問題は，非常に巧妙で骨の折れる化学合成にもかかわらず，リード化合物の最適化が不可能であることが判明する場合である．この場合のリード化合物は，悪癖を絶つことを拒絶する，反社会的なティーンエイジャーのようなものである．その他では，化合物は，標的分子に対して望ましい効果を示し，明白な欠陥がないにもかかわらず，疾患モデル動物において期待された効果を発揮しない場合がある．これは，おそらくその標的が適していないことを示唆している．優秀な少数のリード化合物は，次の段階，非臨床開発に進む．

非臨床開発

非臨床開発の目的は，新しい化合物をヒトではじめて試験する前に，かなえるべきすべての必要要件を満たすことである．この作業は，次の4つの主要なカテゴリーに分類される．

1. 薬理学的な試験：薬物が，気管支収縮，不整脈，血圧変化，運動失調といった明らかな有毒な急性作用をもたらさないか確認する．これは**安全性薬理学**(safety pharmacology)とよばれる．
2. 予備的な毒性試験：遺伝毒性を排除し，薬物を投与されても毒性がみられない最大用量を決定するために調べる(通常，28日間毎日投与し，2種類の動物で調べる)．定期的に体重減少やその他の変化を肉眼的にチェックするだけでなく，このように処置された動物は，組織損傷の組織学的，生化学的な証拠を探すために，実験終了後に細かく**検死解剖**(post mortem)される(**第57章**参照)．

3. 薬物動態試験：毒性試験で使用される実験動物で，薬物の吸収や代謝，分布，排泄（ADME 試験）を含む．薬理学的，毒物学的な影響を，血漿中の薬物濃度や薬物曝露と結びつける．
4. 化学的および医薬的な開発：大規模な合成と精製の実行可能性の評価や，さまざまな条件化での化合物の安定性，臨床研究に適した製剤の開発が行われる．

非臨床開発の作業の多く，特に安全問題に関するものは，優良試験所基準（Good Laboratory Practice：GLP）とよばれる公式の運用コードの下で遂行される．このコードは，記録管理手順やデータ分析，計測器の較正，スタッフの訓練にまで及んでいる．GLP の目的は，人間の間違いをできるだけ排除し，規制当局に提出されるデータの信頼性を保証することにある．研究所は，GLP 基準への準拠について，定期的に監視されている．このコードに従事する際の厳格な規制は，創薬の初期段階で必要とされる創造的研究には，一般的に適さない．このため，GLP 基準は通常，プロジェクトが発見段階を超えるまでは適用されない．

薬物候補として同定された化合物のおよそ半分は，非臨床開発の段階で失敗する．残りについては，具体的な研究プロトコルとともに提出する詳細な調査書類（"治験薬概要書"）の準備がなされる．これらの書類は，欧州医薬品審査庁（European Medicines Evaluation Agency：EMEA）や米国食品医薬品局（Food and Drugs Administration：FDA）などの規制当局に提出され，ヒトでの臨床試験を進めるための承認を得る．規制当局は，この承認を軽々しくは与えず，拒否したり，承認前にさらなるデータを要求することもある．

非臨床開発における作業は，特に動物における長期毒性や生殖毒性に関して，より多くのデータが必要な場合は，臨床試験期間中も継続する．この段階での候補化合物の不合格は，非常に高くつく．そこで創薬プロセスの早い段階で，*in vitro* での実験やコンピュータシミュレーション（*in silico*）によって，潜在的に有毒な化合物を排除するための多大な努力が費やされている．

臨床開発

臨床開発は，4つの，異なるが重複している臨床試験の段階を経て進められる（第7章参照）．その詳細については，Friedman et al.（2010）を参照されたい．
- **第Ⅰ相試験**（phase I study）は，健康な若年者や時には患者の少人数グループ（通常20〜80人）のボランティアで実施される．その目的は，例えば，心血管[2]や呼吸器，肝臓，腎機能などで潜在的に**危険な徴候**（dangerous effect）を調べることにある．他には，**耐容性**（tolerability）（薬はどのような不快な症状［例えば，頭痛，悪心，眠気］を生じさせるか？）や**薬物動態学的特性**（pharmacokinetic property）（薬物はよく吸収されるのか？　食べ物による影響は？　血漿濃度の経時変化は？　蓄積または非線形な動態の証拠はあるか？）が調べられる．第Ⅰ相試験では，ボランティアで薬動力学的な効果も調べられる．それは，"概念実証（proof-of-concept）"研究ともよばれる（例えば，新規鎮痛化合物が，実験的に誘発された人の痛みを阻害できるか？　投与量によって，その効果はどのように変化するのか？）．
- **第Ⅱ相試験**（phase II study）は，患者のグループ（通常100〜300人）で実施され，患者の薬動力学的効果を確定するために設計される．もし確定した場合，最終的な第Ⅲ相試験で使用する用法を確立する．しばしば，このような臨床試験では，新しい化合物の見込みのある治療指標や必要とされる用量を同定するために，いくつかの異なる臨床的疾患（例えば，うつ病，不安および恐怖症）を対象とする．新規薬物の標的が研究されている場合，これらの第Ⅱ相試験が完了してから，その初期仮説が正しかったかどうかが調べられる．臨床試験の失敗の一般的な理由は，期待される効果がないことである．
- **第Ⅲ相試験**（phase III study）は，最も信頼される二重盲検無作為試験である．これは，一般的に使用されている代替薬と新薬の比較を目的として，数千人の患者で多施設試験として実施される．これらは非常にコストがかかり，組織化が難しく，特に治療が慢性疾患の進行を遅らせるように設計されている場合は，何年もかかることが多い．第Ⅱ相試験で限定された患者グループにおいて非常に有効であると思われる薬剤が，より厳しい第Ⅲ相試験の条件の下では，はるかに効果が低いことは珍しいことではない．

> 臨床試験の実施は，患者グループのすべての詳細，データ収集方法，情報の記録，統計分析および文書化を含む，医薬品の臨床試験の実施の基準（Good Clinical Practice）として知られる精巧なコードに従わなければならない[3]．

第Ⅲ相試験では，**薬剤経済学的分析**（pharmacoeconomic analysis；第1章参照）を含めることが，ますます求められている．このため，新しい治療法の臨床的な利益だけでなく，経済的な利益も評価される．

第Ⅲ相試験のおわりに，候補薬物は，ライセンス供与のために関係する規制当局に提出される．これに必要な資料は，非臨

---

[2] QT 延長（第21章参照）は，潜在的に危険な不整脈の徴候であり，初期の開発の失敗の一般的な原因である．監督当局は，このリスクを調べるために，詳細（かつ高価）な研究を要求する．

[3] 同様の厳格なコードは，安全性（Good Laboratory Practice；本文参照）と医薬品などの製造管理および品質管理に関する基準（Good Manufacturing Practice）を判定するために，実験的検証でも守らなければならない．

床および臨床データの大規模で詳細な集計である．規制当局による評価には通常1年以上かかり，提案内容を明確にしなくてはならない場合や，より多くのデータを必要とする場合には，さらに遅れることがよくある．最終的に，提出された薬物の約2/3が，販売承認を得る．全体として，第I相試験に入る化合物のうちの11.5％しか，最終的に承認されない（Munos, 2009参照）．研究室の段階でよりよい化合物を選択することで，この割合を増加させることは，製薬業界の主な課題の1つである．

- **第IV相試験**（phase IV study）は，必須の市販後調査である．販売された薬物が，何千人もの患者の臨床現場で使用されたことにより，まれな，または長期の副作用がないかを検出するために設計されている．そのような事象によって，特定の患者グループへの薬物の使用制限や，薬物の回収さえも余儀なくさせられる場合もある[4]．

バイオ医薬品

"バイオ医薬品"，すなわち従来の合成化学ではなくバイオテクノロジーによって製造された治療薬については，**第59章**で論じた．毎年登録されている新薬のなかで，このような治療薬の割合は増加しており，現在約30％である．バイオ医薬品の開発と試験の指針は，基本的に合成医薬品と同じである．実際には，バイオ医薬品は一般に，合成医薬品よりも毒性の問題は少ないが[5]，生産や品質管理，免疫原性，ドラッグデリバリーに関して，より多くの問題がある．Walsh（2003）は，この専門分野をより詳細に扱っている．

商業的な側面

図60.1は，創薬プロジェクトに要したおよその時間と，いくつかの大手製薬会社からの最近のデータに基づく撃墜率（各段階と全体で）を示している．ここからわかる重要なことは，以下の通りである．（i）高リスクの事業である．約50件の創薬プロジェクトのうち，市場に1つの新薬を投入する目標を達成するのは，約1件である．（ii）平均して，約12年という長い時間がかかる．

(iii) 1つの薬を開発するのに多額の費用がかかる（2008年には，信じられないことに39億ドルと見積もられている．Munos, 2009を参照）[6]．どのプロジェクトでも開発が進むにつれて，コストが急激に増大する．第III相試験および長期毒性試験は，特に高価である．創薬プロジェクトにかかる時間は，きわめて重要である．新薬は，通常，発見の最後の段階で特許を取得しなければならず，製薬会社が，市場での競争から開放されている独占的な期間（ほとんどの国で20年）は，この特許取得日から始まるからである．20年後に特許が失効すると，開発費用を支払っていない他の企業が，薬を自由に，より安価に製造販売することができる．このため，以後は元の開発企業の収益は，急速に減少する．2010年から2015年の間に，多くの収益性の高い医薬品の特許が，終了または終了に近づいており，業界の問題が増している．特許取得後の開発期間の短縮は，すべての企業にとって主要な関心事である．しかし，規制当局がライセンスを付与する前により多くの臨床データを要求しているため，これまでのところ，開発期間は依然として10年程度に据え置かれている．実際には，市場に出回っている3種類の薬剤のうち，その開発コストをカバーするのに十分な利益をもたらすのは，せいぜい1つである．企業にとっての成功は，この1つの薬剤が残りの費用を支払うのに十分な利益を生み出すかどうかにかかっている[7]．

将来の展望

1990年頃からの分子生物学，ゲノミクス，インフォマティクス（informatics）の急速な進歩に伴い，創薬プロセスは，大きな方法論的な革命の渦中にある．これによって，スピード，コスト，成功率の点で顕著な利益分配が期待されている．ハイスループット・スクリーニングは，リード化合物を発見する有力な技術であることは疑いないが，全体としての利益はまだ明確ではない．コストは着実に上昇し，成功率は向上せず（**図60.2**），開発時間も短縮されていない．

図60.2は，世界の主要市場で発売された新薬の数の傾向を示している．コストが上昇し，技術が向上したにもかかわらず，発売される新薬の数は減少している．原因については多くの憶測があり，楽観的な見方としては，より少ないがよりよい薬物が発表され，ゲノミクスの革命はまだ影響を及ぼしていないというものがある（下記参照）．

---

4 最近の有名な例には，（新たな適応症の第III相試験において）心臓発作の頻度を増加させることが判明したロフェコキシブ（rofecoxib）（シクロオキシゲナーゼ-2阻害薬；**第26章**参照）の使用中止や，少数の患者で重度の筋肉損傷を引き起こすことが判明した，コレステロール降下薬であるセリバスタチン（cerivastatin；**第23章**参照）の使用中止がある．

5 モノクローナル抗体TGN 1412（**第59章**参照）が，2006年，第I相試験でボランティアに深刻な毒性を示した．この事件によって，バイオ医薬品も毒性に関してあてにならないことが示され，基準の大幅な強化（とバイオ医薬品の開発の減速）がもたらされた．

6 これらのコスト見積もりについては，評論家（Angell, 2004参照）が，高い薬価を正当化するために，製薬会社が費用を数倍に見積もっていると強く抗議している．

7 実際に企業は，マーケティングや管理について，研究開発費の約2倍の費用を費やしている．

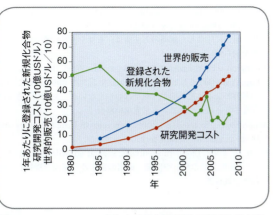

図 60.2 1980〜2009 年における研究開発の費用や売上高，新薬の登録数．
登録とは，新しい化学物質（バイオ医薬品を含み，新しい剤形や既存の登録化合物の組み合わせを除く）をいう．2009 年までの登録数の減少は，その後下げ止まっている（2012 年は 32 件）．（データは英国の薬事研究センター[Centre for Medicines Research]や米国研究製薬工業協会[Pharmaceutical Research and Manufacturers Association of America]などのさまざまな情報源より．）

開発中の新薬が医療の質を向上させるならば，楽観主義の余地がある．近年（"革命前"），合成薬物は，新しい標的（例えば，選択的セロトニン[serotonin][5-ヒドロキシトリプタミン[5-hydroxytryptamine]]再取り込み阻害薬やスタチン，キナーゼ阻害薬，いくつかのモノクローナル抗体）を狙い，患者ケアに大きな貢献をしている．たとえ新技術が生産性を向上させないとしても，創薬で新規標的を利用可能にすることは，当然，患者のケアに本当の効果をもたらすと期待できる．1980 年から 2000 年までの年次登録数の減少（図 60.2）は，ここ 10 年間で下げ止まっており，さらに最近は上昇の徴候を示している．製薬業界にとっての課題であるコストの上昇と利益の減少にもかかわらず，創造性は高いままである．

注目すべき動向には，バイオ医薬品，特にモノクローナル抗体の能力の向上がある．モノクローナル抗体の例には，**トラスツズマブ**（trastuzumab）（ヒト上皮増殖因子受容体-2[human epidermal growth factor receptor-2：HER2]を過剰発現する乳がんを治療するために使用される抗体）や**インフリキシマブ**（infliximab）（炎症性疾患を治療するために使われる腫瘍壊死因子に対する抗体；第 26 章参照）が含まれる．これらは最近の成功例であり，さらに多くの開発が進められている．他の実現可能性のある変化は，薬物を"非応答者"に投与する可能性を減らすため，遺伝子型解析を利用して，薬物治療を患者にあわせて変更することである（第 11 章"個別化医療"の要約を参照）．個別化医療の結果，患者集団の治療的な区画化は，市場の減少を意味し，前に触れた"大ヒット"への依存の終了を引き起こすことが予想される．これは，創薬にも影響がある．同時に，臨床試験の計画に異なる遺伝子型群を含めなくてはならないので，臨床試験は，より複雑（かつ高価）になるであろう．これによって治療の有効性が改善されることが期待されるが，より安く迅速に薬物の開発に進むわけではない．しかし，現在のやり方は，商業的に持続不可能であるという一般的な合意がある（Munos, 2009 参照）．コストと規制要件は引き続き上昇している．ゲノミクスの使用によって，特定の治療薬に反応する可能性のある患者のサブグループを定義することが期待されている（第 11 章参照）．しかしこれは，市場の断片化を意味するであろう．これによって，われわれは，企業がヒット薬に力を注ぐことを促した"ワン・ドラッグ・スーツ・オール（1 つの薬がすべてをカバーする）"のやり方から離脱するであろう．そして小規模な患者グループをターゲットにしたより多くのニッチ製品が必要になるであろう．しかし，それぞれは，大ヒット薬と同じくらい開発コストがかかり，同様の失敗のリスクがあるのである．

おわりに

近年の製薬業界は，医薬品の価格設定と利益，有害な臨床試験データの非開示，結核やマラリアなどの世界的に主要な健康問題に対する積極性のなさ，意欲的な販売活動，その他に関して多くの悪評を買っている（Angell, 2004; Goldacre, 2012 参照）．それらの欠点にもかかわらず，製薬企業は，過去半世紀の治療上の進歩の大部分を担ってきた．それらがなければ，医療は進歩しなかったであろうということは認識する必要がある．

引用および参考文献

Angell, M., 2004. The Truth about the Drug Companies. Random House, New York.（製薬会社の商慣習に対する，強力で痛烈な非難．）

Betz, U.A.K., 2005. How many genomics targets can a portfolio afford? Drug Discov. Today 10, 1057-1063.（その奇妙なタイトルにもかかわらず，創薬プログラムにおける標的の同定方法の興味深い分析．）

Evans, W.E., Relling, M.V., 2004. Moving towards individualised medicine with pharmacogenomics. Nature 429, 464-468.（薬理ゲノミクスが薬物療法学に及ぼす可能性のある影響を議論する，よい総説．）

Friedman, L.M., Furberg, C.D., DeMets, D.L., 2010. Fundamentals of Clinical Trials, fourth ed. Mosby, St Louis.（標準的な教科書．）

Goldacre, B., 2012. Bad Pharma, Fourth Estate, London.（業界内の不正行為を暴露する遠慮のない反論．）

Hill, R.G., Rang, H.P. (Eds.), 2013. Drug Discovery and Development, second ed. Elsevier, Amsterdam. (近代における医薬品の研究開発の原則と実践について説明する，薄い教科書．)

Hüser, J. (Ed.), 2006. High Throughput Screening in Drug Discovery. Vol. 35 of Methods and Principles in Drug Discovery. Wiley–VCH, Weinheim. (創薬技術のあらゆる側面を網羅した，包括的な教科書．)

Kramer, R., Cohen, D., 2004. Functional genomics to new drug targets. Nat. Rev. Drug Discov. 3, 965–972. (ゲノムデータから新規薬物標的をみつけるためのさまざまな方法に関する解説．)

Lindsay, M.A., 2003. Target discovery. Nat. Rev. Drug Discov. 2, 831–836. (新規薬物標的の発見へのゲノム研究の適用についての，バランスのとれた議論．多くの人よりも，態度が現実的である．)

Munos, B., 2009. Lessons from 60 years of pharmaceutical innovation. Nat. Rev. Drug Discov. 8, 959–968. (製薬業界の現状の有益な概要．過去に成功した創薬の方法論は，もはや持続可能ではないことを明らかにしている．)

Overington, J.P., Al-Lazikani, B., Hopkins, A.L., 2006. How many drug targets are there? Nat. Rev. Drug Discov. 5, 993–996. (将来の創薬の基盤となる新規標的が，数字はわからないが，おそらく豊富に存在すると結論づけている思慮深い解析．)

Semizarov, D., Blomme, E., 2008. Genomics in Drug Discovery and Development. Wiley, New York.

Walsh, G., 2003. Biopharmaceuticals, second ed. Wiley, Chichester. (バイオ医薬品の発見や開発，応用のあらゆる側面を網羅した包括的な教科書．)

付録
いくつかの重要な薬理学的薬剤

学生のみなさんは，薬理学の教科書に記された薬の数に圧倒されるかもしれない．しかしわれわれは，個々の薬剤の詳細を記憶しようと試みるよりも，一般的な薬理学の原則を理解し，主要なクラスの薬についての薬理学の大切さを認識することのほうが，より重要であることを強調したい．ある種の薬は，実習や（治療薬の場合は）患者さんのベッドサイドで，特別な課題（例えば，ノルアドレナリン［ノルエピネフリン］の神経伝達）に遭遇したとき，最も勉強になる．ここに，最も重要な薬理学的薬剤の例のリスト（www.studentconsult.com）を提供する．これは，薬理学を学ぶうえでの開始点を意図したものでないので，名前や性質の一覧を記憶しようとしないように，注意しておきたい．ここに掲げた重要な薬剤は，主観に基づき選択した．それらは，英国で新たに資格をとった医者が最もよく処方するであろう100種の薬（Baker et al., 2011）を（および，それ以外も）含んでおり，第1，第2に重要な薬剤に分けられている．何らかの学科に属する，あるいは異なる地域にいる学生にとっては，1つ1つの薬がより高い，もしくはより低い重要性をもつため（例えば，駆虫薬は，獣医や蠕虫症が多い地域の臨床医には非常に重要である），これらの分類は，単に大まかなガイドを意図したものとなっている．このリストには，治療に用いられる薬だけでなく，内因性のメディエーターや伝達物質（med/trnsm），（学問分野として基礎または応用薬理学を学ぶ学生には特に重要な）実験ツールとして主に用いられる特定の重要な薬（exp.tool），治療目的というよりレクリエーション目的で用いられる薬（recreat）が含まれる．いくつかの内因性のメディエーター（例えば，アドレナリン［エピネフリン］）は，重要な治療薬でもある．

英国医事委員会（General Medical Council）による「Tomorrow's Doctors（2009）」には，学生は，以下の薬物作用の知識をきちんと説明することができるべきであると明言されている．すなわち，治療学と薬物動態学；多剤を用いた治療，長期にわたる作用，処方外薬を含めた，薬の副作用と相互作用；そして，抗生剤耐性の拡散などの，集団に対する薬の効果についてである．第1の分類にある薬についての理解は，訓練中に出くわすたびに徐々に深めていくべきである．第2の分類にある薬については，第1の分類にある薬とどのような点で異なるかについての要点を理解することで補いつつ，作用機序を認識すれば一般的に十分である．

臨床で使用する際の薬の選択は，いくらか任意に決まるものである．病院の処方委員会（そこでは，薬剤師が大きな役割を果たす）が，薬局にどの薬を仕入れるかを決めている．同一カテゴリー内ではあるが，異なった適応症へよい効能をもつという十分な証拠がある，いくつかの異なる薬を仕入れることと，効能については，あるクラスの薬では異なるメンバーであっても特性を共有するであろうといった間接的な根拠に基づいて，より少ない種類の薬を仕入れることとの間には，対立関係がある．地域による差も問題となる（例えば，どのアンギオテンシン変換酵素阻害薬が，あるいはどの非ステロイド性抗炎症薬が病院の薬局に仕入れられているかということについて）．もし，学生や臨床家（医師，歯科医，獣医，看護師など）が，（例えば，新しい病院に就職したときに）薬理学の一般原理，および関係するさまざまなクラスの薬剤の特性を十分に認識したうえで，これらの問題に直面するようにすれば，その場で好んで用いられている薬剤の詳細を調べ，理解し，うまく薬剤を使いこなすことができるであろう．薬は，大まかに本書の章にあるのと同様に分類され，2回以上リストに登場するものもある．

参考文献

Baker, E.H., Pryce Roberts, A., Wilde, K., et al., 2011. Development of a core drug list towards improving prescribing education and reducing errors in the UK. Br. J. Clin. Pharmacol. 71, 190–198.

GMC（General Medical Council）, 2009. Tomorrow's Doctors: Outcomes and standards for undergraduate medical education. Online: <www.gmc-uk.org/education/undergraduate/tomorrows_doctors_2009.asp>（2014年7月時点）

略語

注：表示は，別の治療的役割がないというわけではない．例えば，ニコチンとコカインは，治療目的でもレクリエーション目的でも用いられ，アドレナリンは，治療に用いられるがメディエーターでもある．反対に，モルヒネやその他のオピオイド鎮痛薬は，人によってはレクリエーション目的で使用される．

med/trnsm＝メディエーター／伝達物質
exp.tool＝実験用ツール
recreat＝特にレクリエーション目的で用いられる薬
antag＝アンタゴニスト

（この付録は，Dale, M.M., Dickenson, A.H., Haylett, D.G. 1996. Companion to Pharmacology, second ed. Churchill Livingstone, Edinburgh より許可を得て改変のうえ転載.）

和文索引

【数字】

0 次速度則　151
1 型糖尿病　464, 466
2,5-ジメトキシ-4-メチルアンフェタミン　718
2-アラキドノイルグリセロール　277, 578
2 型糖尿病　464, 466, 472
2-ヒドロキシサクロフェン　561
2 ポアドメイン型カリウムチャネル　68
2-メチル-5-HT　237
3,4-メチレンジオキシメタンフェタミン　709, 723
Ⅲ群抗不整脈薬　159
3-ヒドロキシ-4-メトキシフェニルグリコール　564
3-メトキシ-4-ヒドロキシフェニルグリコール　215
3β-デヒドロゲナーゼ　495
4-アミノピリジン　68
4-ブロモ-2,5-ジメトキシフェネチルアミン　718
4-メチルチオアンフェタミン　718
Ⅴ型ホスホジエステラーゼ阻害薬　528
5′-デオキシアデノシルコバラミン　373
5-ヒドロキシインドール酢酸　233
5-ヒドロキシトリプタミン　233, 571, 618, 687
5-ヒドロキシトリプトファン　571
5-ヒドロペルオキシテトラエン酸　259
5-フルオロウラシル　165
5-リポキシゲナーゼ　259
6-ヒドロキシドパミン　227, 230, 567
6-メルカプトプリン　136, 455
7 回膜貫通型　27
7-クロロキヌレン酸　556, 558
11β-ヒドロキシステロイドデヒドロゲナーゼ　494
12-S-ヒドロキシエイコサテトラエン酸　459
15-メチル PGF$_{2\alpha}$　526

【アルファベット】

A$_1$ 受容体　714
A$_2$ 受容体　714
ABC トランスポーター　119
ACE 阻害薬　437
ADH 分泌異常症症候群　493
AMPA 受容体　615
AMP 活性化プロテインキナーゼ　467
ApoA-Ⅰミラノ　344
ATP 感受性カリウムチャネル　459
Aδ線維　614
ATP 感受性カルシウム非感受性ホスホリパーゼ A$_2$　459
B 型ナトリウム利尿ペプチド　303
B 細胞　96
CCK 様ペプチド　266
C-C ケモカイン　271
CD4$^+$細胞　778
CD4 陽性ヘルパー T リンパ球　778
CD8 陽性(CD8$^+$)T 細胞　778
C-X-C ケモカイン　271
C-XXX-C ケモカイン　271
C ケモカイン　271
C 線維　414, 614
C 反応性タンパク質　344
C-ペプチド　459
C 末端ドメイン　49
des-Arg^9-ブラジキニン　267, 621
DL-アンフェタミン　709
DNA ウイルス　775, 778
DNA ポリメラーゼ阻害薬　783
D 細胞　444
D-セリン　553
ECL 細胞　443
GABA アミノ基転移酵素　558
GLP-1 受容体アゴニスト　470
GSH レダクターゼ　842
G 細胞　443
G-ストロファンチン　309
G タンパク質共役受容体　27, 45, 267, 458
HIV ウイルス　271
HLA 型　464
IP$_3$ 受容体　61
Jak/Stat 経路　269
LDL 受容体　7, 342
L-グルタミン酸　549

L-チロシン　211
L-ドプス　227
L-トリプトファン　211
L-ヒスチジン　211
M$_1$ 受容体　185
M$_2$ イオンチャネル　783
M$_2$ 受容体　185
M$_3$ 受容体　185
M$_4$ 受容体　185
M$_5$ 受容体　185
Na$^+$/I$^-$ 共輸送体　505
NMDA 受容体　615
NOD 様受容体　91
N-アセチル -p- ベンゾキノンイミン　843
N-アセチルシステイン　824
N-アラキドニルエタノールアミド　277
N 末端シグナル配列(ペプチド)　264
N 末端ドメイン　49
P2X イオンチャネル型受容体　246
P2X 受容体　246
P2Y 受容体　246
P2Y 代謝型受容体　245
PEG 化　862
PML 体　84
pre-Bötzinger 複合体　627
p-クロロフェニルアラニン　571
P 糖タンパク質　547, 835
P 物質　268
QT 延長症候群　69
Rb タンパク質　78
Rho A/Rho キナーゼ　37
Rho キナーゼ　325
Rh 抗原　851
RNA ウイルス　775, 778
RNA ポリメラーゼ　775, 776
RNA レトロウイルス　778
R プラスミド　749
SH2 ドメインタンパク質　46
SH(スルフヒドリル)基　841
ST 合剤　743
S-ニトロアセチルペニシラミン　286
S-ニトロソグルタチオン　286
S-メチル-L-チオシトルリン　289
Th1 細胞　97
Th2 細胞　97
Th17 細胞　97

882 和文索引

TNF 変換酵素　399
Toll 様受容体　7, 45, 91
Treg 細胞　97
TRPV1 チャネル　578
TRP チャネル　619
TRP チャネルへの作用薬　638
T 細胞　96
T 細胞受容体　7
X 連鎖性慢性肉芽腫症　868

【ギリシャ文字】

α_1 アドレナリン受容体アンタゴニスト
　840
α_1 受容体　565, 566
α_2 アドレナリン受容体　565
α_2 アドレナリン受容体アンタゴニスト
　472
α_2 受容体　566
α あるいは β アドレナリン受容体　172
α-グルコシダーゼ阻害薬　470
α-シヌクレイン　594
α 相　150
α-メチルチロシン　211, 227, 230
α-メチルノルアドレナリン　221
β_1 受容体　565, 566
β_2 アゴニスト　326
β_2 受容体　565, 566
β アドレナリン受容体　7, 462
β アドレナリン受容体アンタゴニスト
　437
β アミロイドタンパク質　589
β-アラニン　562
β エンドルフィン　265
β-カルボリン　653
β 相　151
β-ヒドロキシ酪酸　464
β-ラクタマーゼ　750, 760
β-ラクタマーゼ耐性　760
β-ラクタム系抗生物質　750
γ 遺伝子　749
γ-ヒドロキシ酪酸　723, 738
$\Delta 9$-テトラヒドロカンナビノール　274,
　716
δ 受容体　624

【ア】

アウエルバッハ神経叢　442
亜鉛懸濁インスリン　466, 471

亜鉛フィンガー　49
アカルボース　470, 471, 472
アカンプロサート　727, 735, 738
アキシチニブ　833
亜急性連合性脊髄変性症　373
アクアポリン　118, 432, 493
アクオリン　58
悪性高熱症　62, 162, 611, 612
悪性腫瘍　538, 819
悪性の三日熱マラリア　798
悪性病変　819
アグーチ　491
アグーチ関連タンパク質　491
アグーチシグナリングタンパク質　491
アクチノマイシンD　830
アクチン　842
アゴニスト　7, 16, 264
アゴニスト用量比　21
アザシチジン　829
アザチオプリン　138, 140, 164, 206,
　389, 393, 455, 848
アザラシ肢症　848
亜酸化窒素　602, 604, 605, 609, 611,
　612, 638
アシクロビル　132, 408, 745, 748, 783,
　785
アジスロマイシン　766, 767, 809
アジソン病　494, 500
足白癬　407, 789
亜硝酸アミル　311, 312
アシルコエンザイム A：コレステロール
　アシルトランスフェラーゼ　343
アシルコエンザイム A：コレステロール
　アシルトランスフェラーゼ（ACAT）阻
　害薬　344
アステミゾール　793
アズトレオナム　763
アストロサイト　544
アスパラギナーゼ　833, 850
アスパラギン酸　549
アスパラギン酸トランスアミナーゼ
　843
アスピリン　12, 25, 115, 119, 136, 138,
　153, 160, 241, 304, 336, 358, 365,
　369, 383, 387, 416, 622, 840
アスピリン感受性喘息　417
アセタゾラミド　119, 437, 758
アセチル化　263
アセチル基転移酵素　261
アセチルコリン　172, 174, 195, 289

アセチルコリンエステラーゼ　179, 187,
　203, 205, 843
アセチルシステイン　388, 389, 844
アセチルヒドロラーゼ　261
アセトアミノフェン　25, 136, 139, 241,
　382, 383, 387, 388, 417, 633, 635,
　636, 637, 638, 840, 841, 843
アセト酢酸　464
アセトン　464
アゼラスチン　398
アゾール系　790
アダパレン　407, 409
アダリムマブ　393, 395, 408, 455
アデニル酸シクラーゼ　36, 37, 569
アデノウイルス　866
アデノシン　248, 299, 301, 309, 315,
　326, 330, 419, 576
アデノシン三リン酸　615
アデノシンデアミナーゼ　246, 247
アデノ随伴ウイルス　865, 866
アテノロール　224, 225, 307
アデホビル　782
アトバコン　800, 805, 806
アトピー性湿疹　406
アトピー性素因　416
アトモキセチン　229, 230, 690, 700,
　712
アドレナリン　7, 131, 169, 209, 221,
　302, 325, 336, 337, 399, 423, 457,
　643, 645
アドレノメデュリン　45, 318
アトロバスタチン　345, 346
アトロピン　169, 183, 186, 187, 193,
　195, 206, 433, 454, 613, 718
アナストロゾール　832, 872
アナセトラピブ　344
アナフィラキシー（反応）　422, 840,
　849
アナフィラキシー過敏性反応　102
アナフィラキシーショック　850
アナフィラキシー低速反応物質　259
アナフィラトキシン　93, 94
アナンダミド　257, 277, 578, 620, 622
アネキシン 1　95, 421, 497
アネキシン A1　272
アバカビル　164, 782, 786, 850
アバタセプト　395
アピキサバン　358, 361
アブシキシマブ　81, 364, 365
油／ガス分配係数　609

和文索引　883

アプレピタント　268, 450, 452
アヘン　622
アポクリン　405
アポタンパク質　341
アポトーシス　60, 77, 583, 841
アポトーシス開始因子　83
アポトーシス機構　820
アポトソーム　83, 84
アポフェリチン　371
アポモルヒネ(アポモルフィン)　129, 528, 597
アマンタジン　598, 705, 783, 785
アミオダロン　124, 131, 141, 149, 153, 306, 308, 310, 360, 414, 437, 509
アミカシン　765
アミド化　263
アミトリプチリン　241, 448, 636, 637, 690, 697, 699, 705
アミノ安息香酸エチル　643
アミノ基転移酵素　549
アミノグリコシド　765, 767
アミノグリコシド系　751
アミノグリコシド系抗生物質　159, 201
アミノグリコシド薬　840, 841
アミノ酸脱炭酸酵素　233
アミノフィリン　419, 420, 715
アミリン　459, 463
アミロイド　463
アミロイド前駆体タンパク質　110, 589
アミロイド沈着　583
アミロイド斑　589
アムホテリシン　132, 747, 748, 790, 809
アムホテリシン B　790
アムリノン　310
アムロジピン　313, 315
アメーバ肉芽腫　806
アメーバポア　806
アメーバ類　796
アモキシシリン　447, 760, 761, 763, 765
アモルファスタンパク質　463
アモロルフィン　794
誤った塩基対形成　745
アラキドン酸　556, 578
アリスキレン　327, 330
アリピプラゾール　678, 682, 705, 706, 707

アルキル化薬　823, 848
アルギン酸塩　445, 447
アルクロメタゾンプロピオン酸エステル　408
アルコール　275, 718, 854
アルコール関連神経発達障害　735
アルコールデヒドロゲナーゼ　736
アルサス反応　102
アルデヒド還元酵素　564
アルデヒド脱水素酵素(デヒドロゲナーゼ)　215, 737
アルテプラーゼ　367, 588
アルテミシニン酸　805
アルテメテル　803, 805
アルドース還元酵素　464
アルドース還元酵素阻害薬　464
アルドステロン　432, 464, 494
アルファカルシドール　539, 540
アルファキサロン　602, 606
アルブテロール　439
アルプレノロール　224, 225
アルプロスタジル　259, 528
アルベンダゾール　747, 814
アルミニウム水酸化物　439
アレコリン　715
アレスチン　19
アレナウイルス　785
アレムツズマブ　833
アレルギー性結膜炎　500
アレルギー反応　839, 849
アレンドロネート　537, 538
アロステリック　16, 186
アロステリック調節薬　16
アロディニア　615
アロプリノール　140, 165, 396, 397, 439, 850
アロマターゼ阻害薬　832
アンギオテンシノーゲン　323
アンギオテンシン　8, 72, 324
アンギオテンシン I　323
アンギオテンシン II　318, 323, 464, 847
アンギオテンシン IV　354
アンギオテンシン受容体アンタゴニスト　437, 464
アンギオテンシン変換酵素　267, 318, 323, 844
アンギオテンシン変換酵素阻害薬　304, 423, 464
安全性薬理学　874

アンタゴニスト　7, 16, 264
アンチセンスオリゴヌクレオチド　869
アンチトロンビン III　352
アンチピリン　388
アンチモン酸メグルミン　809
アントラキノン　453
アンドロゲン　405, 843
アンドロゲン性脱毛症　405
アンドロスタン受容体　50
アンピシリン　751, 760
アンフェタミン　19, 74, 217, 229, 230, 565, 566, 570, 675, 722, 857
アンブリセンタン　337, 338

【イ】

イオパノ酸　509
イオンチャネル　37
イオンチャネル型受容体　27
イカチバント　267, 268, 423, 621
意識消失　605
異種脱感作　42
異常ヘモグロビン症　859
胃食道逆流症　443
異所性相互作用　175
イストラデフィリン　598
異性化酵素　257, 383
イソニアジド　162, 770, 771, 843
イソフェンインスリン　466, 471
イソフルラン　69, 602, 605, 608, 611, 612
イソプレナリン　209
イソプロテレノール　209
依存性　628, 629
イダゾキサン　565
イダルビシン　829
一遺伝子性　868
一塩基多型　161
一次血管叢　486
一次発がん性物質　846
一重項酸素　841
一硝酸イソソルビド　311, 312, 313, 335
胃腸上皮　823
胃腸膵管系内分泌腫瘍　463
一酸化炭素　578
一酸化窒素　183, 311, 318, 414, 556
一酸化窒素合成酵素　577
溢出　214
遺伝子カセット　749

884 和文索引

遺伝子サイレンシング　777
遺伝子スプライシング　265
遺伝子操作された　861
遺伝子治療　859, 860
遺伝性血管性浮腫　267
遺伝毒性能　844
遺伝毒性発がん性物質　845
移動　94
イトラコナゾール　747, 792
イノシトール(1,4,5)三リン酸　39
イノシン　247
イノシンプラノベクス　785
イバブラジン　296, 310, 311
イバンドロネート　537, 538
イフェンプロジル　553, 558
イブプロフェン　127, 160, 383, 387,
　397, 637
イプラトロピウム　128, 193, 195, 420
イベルメクチン　117, 163, 814, 816
イボ　406
イボガイン　719
イホスファミド　824
イマチニブ　47, 87, 164, 165, 833,
　834
イミキモド　410
イミダゾリン I_1 受容体　327
イミダゾリン受容体　565
イミプラミン　230, 690, 697, 699
イミペネム　762, 763
医薬品　1
医薬品安全性試験実施基準　841
イリノテカン　165, 831
イルベサルタン　329
イロプロスト　258, 337
陰イオン部位　203
インクレチン　457, 459, 463, 476
インクレチン関連薬　470
インジナビル　785
インスリノーマ　459
インスリン　457, 458, 459, 466, 471,
　840
インスリングラルギン　461, 466
インスリン受容体基質　462
インスリン抵抗性　464
インスリン頻回注射　466
インスリン様増殖(成長)因子-1　462,
　489
インスリンリスプロ　466
インスリン療法　465
インダパミド　435, 436

インターフェロン　46, 96, 263, 269,
　271, 785
インターフェロン-α　835
インターロイキン　94, 263, 269, 271
インターロイキン1　269
インテグラーゼ　749
インテグリン　7, 92, 94, 95
インテグロン　749
咽頭痛　851
インドメタシン　160, 383, 527
イントロン　160, 266
インバースアゴニスト　14, 16, 560, 652
インフラマソーム　92
インフリキシマブ　18, 393, 395, 408,
　455, 877
インフルエンザ菌　752

【ウ】

ウイルス　775
ウイルス RNA 依存性 DNA ポリメラーゼ
　746
ウイルス血症　780
ウイルス被殻脱会合阻害薬　783
ウイルスベクター　864
ウイルス粒子　776
ウィルソン病　392
内向き整流性カリウムチャネル　68
内向き整流特性　296
ウルソデオキシコール酸　455
ウロジラチン　433
ウロテンシン　320
ウワバイン　309
運動緩慢　593
運動後低血圧　197

【エ】

エイコサノイド　253, 578
液性　96
エキセナチド　466, 470, 471, 472
エキセナチド徐放性製剤　472
エキセメスタン　832
エキセンディン-4　470
エキソン　266
エキノカンジン　790
エキノカンジン B　792
エキノコックス　813
エクソン　160
エクトヌクレオチダーゼ　246

エクリズマブ　369, 378
エクリン　405
エクリン腺　402
エコナゾール　792
壊死　583
エスシタロプラム　690, 696, 697
エステラティック(触媒性)部位　203
エストラジオール　128, 516, 517
エストラムスチン　826
エストリオール　516, 517
エストロゲン　127, 221, 344, 513, 519,
　703, 845
エストロゲン補充療法　519
エストロン　516
エゼチミブ　346, 347, 348
エソメプラゾール　446
エタネルセプト　393, 395
エタノール　19, 130, 136, 137, 151,
　432, 667, 721, 735, 737, 847
エタンブトール　770, 771
エチドロネート　537, 538
エチニルエストラジオール　141, 409,
　517, 518, 523, 831
エチノジオール　518, 523, 524
エチレンインモニウム　824
エチレンジアミン　420
エーテル　609
エトスクシミド　313, 665, 671, 672,
　770
エトポシド　831
エトラビリン　782
エトレチナート　848
エドロホニウム　203, 205, 206
エナラプリル　25, 138
エノキサパリン　357
エピジェネティック因子　820
エピジェネティック(後成的)発がん性
　物質　845
エピナスチン　398
エピネフリン　7, 131, 169, 209, 302,
　336, 399, 423, 457, 643
エピバチジン　638, 728
エピルビシン　829
エファビレンツ　782, 785
エフェドリン　159, 221, 229, 230, 702,
　703, 711, 857
エプレレノン　334, 335, 433, 437, 438,
　502
エベロリムス　833
エポエチン　369, 375, 427, 439

和文索引　885

エポキシエイコサトリエン酸　319

エポプロステノール　258, 259, 330,
　336, 337, 365

エームズ試験　845

エムデン・マイヤーホフ解糖経路　743

エムトリシタビン　782

エラスチン　80

エリスロポエチン　369, 375, 857, 867

エリスロマイシン　420, 748, 751, 752,
　766, 767

エリテマトーデス　850

エリブリン　831

エルカトニン　540

エルゴカルシフェロール　536, 539, 540

エルゴステロール　747, 790

エルゴタミン　221, 238, 239, 241

エルゴメトリン　238, 525, 526, 527

エルトロンボパグ　377

エルロチニブ　87, 833, 834

遠位曲尿細管　427

塩化アンモニウム　439

円形脱毛症　405

エンケファリン(類)　269, 618, 624

塩酸　442

エンジェルダスト　718

炎症　498

炎症仮説　240

炎症性線維増殖性反応　341

炎症性腸疾患　454, 500

炎症反応　90

延髄　565

延髄孤束核　477

延髄最後野　572

エンタカポン　595, 596, 597, 598

エンテカビル　782

エンドカンナビノイド　556, 578

エンドセリン　105, 318, 320, 324

エンドトキシン　755

エンドヌクレアーゼ　842

エンドプロテアーゼによる切断　264

エンドペルオキシド中間体　383

エンドルフィン　269, 624

エンフルラン　611, 612

【オ】

黄体　514

黄体形成ホルモン　488, 513

黄疸　683

嘔吐　448, 628

嘔吐中枢　448

オキサゾリジノン　769

オキサリプラチン　121, 827

オキシコドン　622, 623, 633, 638, 721

オキシテトラサイクリン　763

オキシトシン　489, 492, 516, 525, 527

オキシブチニン　193, 440

オキシメタゾリン　221

オキソトレモリン　186

オクスカルバゼピン　636, 666, 671

オクスプレノロール　224, 225

オクトレオチド　242, 324, 463, 487,
　492, 832

オーシスト　798

悪心　448, 628

オステオカルシン　531, 536

オステオネクチン　531

オステオプロテジェリン　533

オステオポンチン　80

オセルタミビル　783, 785

遅い抑制性(過分極性)シナプス後電位
　189

オダナカチブ　541

オートファジー　82

オートレセプター　565

オピイオドアンタゴニスト　634

オピエート　622

オピオイド　614, 622

オピオイド受容体　623, 624

オピオイドスイッチング　629

オピオイド鎮痛薬　622, 840

オピオイドローテーション　628

オファツムマブ　833

オーファン(孤児)受容体　24, 47, 246

オプソニン　93

オフロキサシン　767

オマリズマブ　416, 422

オメプラゾール　12, 18, 140, 364, 445,
　446

オーラ　240

オランザピン　649, 681, 684, 705, 706,
　707

オルソステリック　16

オルトミクソウイルス　776

オルニチンデカルボキシラーゼ　409

オルニチンデカルボキシラーゼ欠損症
　867

オルリスタット　482, 483

オレキシン　269

オンコセルカ症　813

オンダンセトロン　237, 238, 450, 451,
　572, 573, 613, 827, 836

【カ】

外因性経路　83, 341

快感　723

開口分泌　71

介在ニューロン　558

概日リズム　577

階層　105

回虫　812

回虫類　812

カイニン酸　550, 584, 587

カイニン酸のモデル　662

外膜　742, 755

海綿状脳症　599

海洋性海綿動物からの化合物　831

潰瘍性大腸炎　454

解離定数　20

過角化　406

化学受容器引金帯　129, 448

化学遊走性サイトカイン　270

化学療法　741, 819

鍵と鍵穴モデル　263

可逆性の胆汁うっ滞性黄疸　843

可逆的競合阻害　11

核黄疸　157

拡散係数　117

拡散性低酸素症　612

拡散能　118

角質細胞　405

角質層　405

角質溶解　410

拡張スペクトル　761

獲得耐性　835

獲得免疫応答　90

獲得免疫反応　90

核内因子 κB　46

核内受容体　28, 47

核内成分　850

下降性抑制経路　617

過酸化カスケード　841

過酸化脂質ラジカル　841

過酸化水素　319, 841

下垂体性小人症　489

下垂体前葉　486, 498

下垂体門脈　486

カスケード超灌流法　106

ガストリン　442

ガストリン-ECL-壁細胞軸　444
カスパーゼ　83
カスポファンギン　792
加速性アテローム性動脈硬化　464
家族性高コレステロール血症　159, 343
家族性思春期早発症　159
カタラーゼ　586
カチノン　715
カチン　715
褐色細胞腫　223
活性化　8, 306
活性化状態　65
活性化制御　516
活性化部分トロンボプラスチン時間　357
活性酸素種　841, 842
活性代謝物　840, 841
葛藤試験　649
渇望　724
カテコール-O-メチル基転移酵素　215, 564
カテプシンK　532
カドミウム　849
可能性　820
化膿性連鎖球菌　752
カバジタキセル　830
ガバジン　559
ガバペンチン　25, 60, 636, 637, 649, 650, 665, 671, 672
過敏症状態　500
過敏症反応　97, 358, 851
過敏性腸炎　454
カフェイン　38, 246, 248, 419, 576, 580, 712, 714, 715, 854, 857
カプサイシン　414, 620, 622, 638
カプシド　775
カプトプリル　25, 324, 327
カプレオマイシン　770, 771
カベオラ　283
カベオリン　283
カペシタビン　828
カベルゴリン　490, 570, 597
鎌状赤血球貧血　337, 373, 377
髪の毛の喪失　823
可溶性APP　589
ガラニン　490
ガランタミン　591, 592
カリウム喪失　436
カリクレイン　266, 268
カリジン　266, 620

顆粒球CSF　376
顆粒球減少症　851
顆粒球マクロファージコロニー刺激因子　794
カルシウムATPアーゼ　842
カルシウム活性化カリウムチャネル　319
カルシウムカルモジュリン依存性プロテインキナーゼII　556
カルシウム誘発性カルシウム放出　61
カルシトニン　127, 266, 463, 505, 638
カルシトニン遺伝子関連ペプチド　45, 240, 266, 463, 615
カルシトニンファミリー　268
カルシトリオール　407, 409, 431, 535, 536, 540
カルシフェジオール　536
カルシポトリオール　407, 409
カルチノイド　487
カルチノイド症候群　240
カルバコール　186, 191, 195
カルバペネム　762, 763
カルバペネム類　751
カルバマゼピン　137, 139, 162, 164, 360, 420, 493, 524, 528, 636, 637, 665, 671, 672, 705, 706, 707, 770, 849, 850
カルビドパ　227, 230, 595, 598
カルベジロール　223, 224, 225, 226, 334, 335, 337
カルベニシリン　130, 360
カルベノキソロン　501
カルボキシペプチダーゼ　267
カルボキシル化　263
カルボニウムイオン　824
カルボプラチン　827
カルムスチン　826
カルモジュリン　62
がん　819, 841
肝逸脱酵素　843
がん遺伝子　820
寛解期　240
感覚異常　830
間期　77
眼球突出性甲状腺腫　508
がん原遺伝子　820, 844
還元酵素　383
肝硬変　290
幹細胞　86
ガンシクロビル　867

カンジダ　406
カンジダ症　789
肝疾患　540
間質細胞刺激ホルモン　515
乾性湿疹　406
関節炎　843
汗腺　172, 405
乾癬　406, 843
完全アゴニスト　9, 12, 16
乾癬性関節炎　406
肝臓オキシステロール受容体　50
カンデサルタン　329, 335
肝蛭症　812
カンテン　452
肝毒性　360, 843
カンナビジオール　274
カンナビス　854
カンナビノイド　637
カンナビノール　274
カンピロバクター　752
肝ポルフィリン症　162
顔面神経　171
寛容　96
がん抑制遺伝子　820, 844
関連受容体　28

【キ】

偽陰性　845
気管支拡張薬　417
気管支の過剰応答性　415
気管支の過剰反応性　415
気管支肺アスペルギルス症　790
気管支平滑筋　172
危険シグナル　249
危険な徴候　875
キサモテロール　225
キサンチンアルカロイド　712
キス・アンド・ラン開口分泌　73
偽性副甲状腺機能低下症　159
気絶心筋　299
キセノン　588, 602, 603, 604, 605, 611
基底層　402, 404
基底膜　95
気道痙攣　850
キナーゼ　46
キナーゼ連結型受容体　28
ギニア虫感染症　813
キニジン　131, 137, 305, 306, 307
キニナーゼ　267

和文索引　887

キニナーゼI　268
キニナーゼII　267, 268
キニーネ　120, 433, 800, 803, 806, 851
キニノーゲン　266, 268
キニン　72
キニンシステム　93, 94
キニン類　620
キヌプリスチン　767, 769
キヌレン酸　556
機能回復　301
機能的磁気共鳴イメージング　111
キノロン　767
気分安定薬　705
基本構造　742
キマーゼ　329
キメラモノクローナル　862
逆症療法　3
逆転写酵素　746, 776
逆転写酵素阻害薬　781
逆方向　26
逆流性食道炎　445
吸収障害　541
吸収不良　540
弓状核　477
球状帯　494
求心性知覚神経　614
急性黄斑変性症　833
急性間欠性ポルフィリン症　162
急性期タンパク質　101
急性血栓性脳卒中　367
急性ジストニア　682
急性腎障害　844
急性心不全　463
急性鉄中毒　372
急性リンパ性白血病　500
吸虫　812
吸虫類　813
吸入麻酔薬　612
橋　565
競合的アンタゴニスト　13
凝固システム　93, 94
凝固促進性　363
強神経安定薬　674
強心ステロイド　309
狭心痛　300
共生　789
偽陽性　845
共生生物　741
強直間代性発作　661, 662
強迫神経症　647

恐怖　647
恐怖症　647
共有結合　841
共輸送体　429
胸腰部交感神経出力流　171
局所的な血管　820
局所ホルモン　251
局所麻酔薬　7, 850
虚血性　587
虚血プレコンディショニング　299
巨人症　489
巨赤芽球性造血　372
巨赤芽球性貧血　759, 804
許容型ヘテロ二量体　50
キラーT細胞　851
キラリティー　134
キラーリンパ球　850
起立性低血圧　196, 683, 840
ギルバート症候群　165
筋萎縮　499
筋萎縮性側索硬化症　586
近位尿細管　427
筋骨格　498
菌糸　789
筋弛緩　605
菌糸体　789
筋小胞体　58
金製剤　389
筋層間神経叢　442
金チオリンゴ酸ナトリウム　392
キンドリングモデル　662
筋内皮間ジャンクション　285

【ク】

グアニル酸シクラーゼ　47
グアネチジン　227, 230, 511
グアノシンヌクレオチド交換因子　40
グアンファシン　712
クエチアピン　649, 678, 681, 705, 706, 707
クエン酸塩　438
薬　1
クッシング症候群　488, 494, 499
グバシン　558
組換えタンパク質　861
クームス試験　851
クラスIIチロシンキナーゼ型受容体　461
クラドリビン　829

グラニセトロン　238, 451, 572, 836
グラム陰性　742, 755
グラム染色　742, 755
グラム陽性　742, 755
クラリスロマイシン　420, 447, 766, 767, 770, 809
グラルギン　471
クラーレ　169
グランザイム　777
クリアランス　145
繰り返す肺動脈塞栓　337
グリコーゲン合成酵素3　689
グリコーゲン合成酵素キナーゼ3　706
グリコシル化　263
グリコピロニウム　613
グリコペプチド抗生物質　764
クリサンタスパーゼ　833
グリセオフルビン　162
クリゾチニブ　833
グリニド製剤　469
グリピジド　468
グリベンクラミド　468, 471, 472
クリンダマイシン　766, 767, 809
グルカゴノーマ　465
グルカゴン　310, 457, 458, 462, 463
グルカゴン様ペプチド-1　457, 463
グルコキナーゼ　459
グルココルチコイド　407, 457, 488, 492, 494, 832
グルココルチコステロイド　140
グルコース-6-リン酸脱水素酵素(デヒドロゲナーゼ)　161
グルコース-6-リン酸脱水素酵素欠損(症)　804, 840
グルコース依存性インスリン分泌刺激ポリペプチド　457, 463
グルコン酸カルシウム　540
グルコン酸鉄　371
グルタチオン　841, 842
グルタチオンペルオキシダーゼ　841
グルタミン酸　549, 584, 604, 615
グルタミン酸受容体アンタゴニスト　638
グルタミン酸脱炭酸酵素　557
クール-病　599
くる病　537, 540
クレアチニン　841
グレーヴス病　508
クレチン症　509
クレンブテロール　220, 855, 857

888 和文索引

クロイツフェルト–ヤコブ病 489, 599, 860
クロザピン 164, 370, 677, 678, 682, 684, 851
クロタミトン 408
クロトリマゾール 792
クロドロネート 538
クロナゼパム 637, 650, 655, 669, 671, 672
クロニジン 221, 241, 327, 332, 566, 694, 712, 727, 738
クロバザム 669
クロピドグレル 140, 153, 246, 248, 304, 336, 358, 364, 365
クロファジミン 772
クロファラビン 829
クロフィブラート 346, 469
クロベタゾールプロピオン酸エステル 408
クロベタゾン酪酸エステル 408
クロミフェン 518, 522, 523
クロミプラミン 690, 697, 699, 703
クロモグラニンA 213
クロモグリク酸 418
クロモグリク酸ナトリウム 455
クロラムフェニコール 157, 469, 748, 751, 752, 764, 767, 840, 851
クロラムフェニコールアセチルトランスフェラーゼ 751, 765
クロラムブシル 826, 848
クロルジアゼポキシド 650, 655, 727, 738
クロルタリドン 435
クロルプロパミド 467
クロルプロマジン 451, 593, 599, 677, 678, 684, 843
クロルヘキシジン 850
クロロキン 119, 124, 390, 747, 798, 806
クローン病 454

【ケ】

蛍光強度単位 107
経口避妊薬 519
形質細胞 98
形質転換 750
形質転換増殖因子 80
形質導入 750
痙性斜頸 202

経頭蓋磁気刺激法 704
経皮吸収型製剤 633
痙攣 420
外科的切除 819
下痢 807
劇症肝炎 851
ケタミン 18, 548, 549, 553, 556, 558, 603, 604, 605, 607, 608, 636, 637, 676, 703, 705, 716, 718, 719
ケタンセリン 238
血液学的の反応 850
血液／ガス分配係数 608
血液凝固因子XII 266
結核菌 752
血管 172
血管拡張 321
血管拡張性代謝物 301
血管形成術 304
血管作動性腸管ペプチド 414, 462
血管作動性腸管ポリペプチド 233
血管新生 77, 821
血管性浮腫 406, 422
血管説 240
血管内皮(細胞)増殖因子 80, 82, 320, 833
血管浮腫 329
血球を栄養源とする 813
結合曲線 9
結合定数 20
血漿 145
血漿濃度 145
血小板活性化因子 94, 255, 261, 421
血小板減少症 851
血小板減少性紫斑病 102, 360
血小板由来増殖因子 80
欠神発作 661
血清製剤 850
血清病 102
血栓 351
血栓形成 341
血栓形成傾向 351
血栓症 358
血栓性合併症 464
血餅 351
ケトコナゾール 137, 408, 495, 792, 793
ケトチフェン 398
ケトロラク 387
ゲフィチニブ 87, 156, 833
ゲムシタビン 828

ゲムフィブロジル 346, 348
ゲメプロスト 259, 519, 526, 527
ケモカイン 93, 263, 269, 271
ケモタキシン 94
原因的予防薬 800
幻覚剤 716
原核生物 741
幻覚薬 548
幻覚誘発剤 716
検死解剖 874
ゲンタマイシン 130, 153, 157, 765, 767
原発性アルドステロン症 494, 501
原発性脂質異常症 343
原発性腫瘍 822

【コ】

コアクチベーター 49
コアドメイン 49
コアモキシクラブ 760, 761
抗アレルギー性クロモン 272
抗アンドロゲン薬 832
広域スペクトル 760
抗ウイルス薬 781
抗うつ薬 548
抗炎症性グルココルチコイド 272
抗炎症薬 417
口蓋裂 849
効果相 96, 97
高活性抗レトロウイルス療法 785
高カリウム血症 439, 466, 541
高カルシウム血症 540
抗がん遺伝子 820
交感神経系 170, 172
交感神経ブロッカー 331
交換輸送体 429
抗凝固薬 337, 839, 840, 841
抗菌薬 407
抗痙攣薬 659, 662, 849
抗血小板薬 839
高血糖 499
抗原–抗体複合体 850
抗原提示細胞 96
抗原の提示 95
恍惚感 723
高コレステロール血症 290
高サイトカイン血症 272
好酸球カチオン性タンパク質 95, 416
好酸球主要塩基性タンパク質 95

好酸球由来ニューロトキシン　416
抗酸菌　752
鉱質コルチコイド　494
鉱質コルチコイド受容体　501
甲状腺機能亢進症　159
甲状腺機能低下　707
甲状腺機能低下症　159
甲状腺刺激ホルモン　54,506
甲状腺刺激ホルモン分泌細胞　486
甲状腺刺激ホルモン放出因子　492
甲状腺刺激ホルモン放出ホルモン　506
甲状腺腫　508
甲状腺腫誘導物質　509
甲状腺中毒急性クリーゼ　511
甲状腺ペルオキシダーゼ　505
甲状腺ホルモン　492,505
恒常的活性化　14,16
口唇ヘルペス　776
口唇裂　849
構成概念妥当性　109
構成型　282
合成酵素　257,383
抗精神病薬悪性症候群　683
構成性分泌　266
抗生物質　336,741
抗線維素溶解性薬　366
光線療法　409
酵素的アミド化　266
抗体依存性細胞介在性細胞傷害　100
抗体依存性細胞傷害性過敏性反応　102
向知性薬　548
好中球増加　101
抗てんかん薬　548,659
後天性免疫不全症候群　841
高度免疫グロブリン　784
口内潰瘍　851
紅斑　253
紅斑性狼瘡　102
抗不安薬　840
高プロラクチン血症　490
興奮　723
興奮性　65
興奮毒性　60,556,584
高密度リポタンパク質　469
肛門性器疣贅　406
抗薬物抗体　849
膠様質　615
抗利尿ホルモン　127,432,488
高リン(酸)血症　439,541

コカイン　217,230,566,570,640,642,
　　712,714,721,845,853
コカエチレン　721
呼吸器合胞体ウイルス　785
呼吸促迫症候群　424
呼吸抑制　627
国際標準比　166,359
黒質　558,567
黒質線条体路　567
克服可能　11
ゴセレリン　488,522,831
個体差　158
コチニン　729
骨異栄養症　540
骨芽細胞　531
骨吸収　532
骨吸収抑制薬　537
骨形成　532
骨形成促進薬　537
骨形成タンパク質　533
骨減少症　536
骨細胞　531
骨髄毒性　823
骨髄抑制　840,850
骨粗鬆症　358,499,536,538,540,541,
　　839
骨軟化症　537,540
骨盤内臓神経節　171
骨ページェット病　537,538,540
コデイン　387,424,454,622,623,625,
　　628,629,631,632,637,638
古典経路　93,100
コトリモキサゾール　360,743,758,
　　759,765,809
ゴナドトロピン放出因子　492
ゴナドトロピン放出ホルモン　127,513
ゴナドトロピン放出ホルモンアナログ
　　832
ゴナドレリン　488,492,522,523
コニバプタン　334,432
コネキシン　249
コハク酸鉄　371
後負荷　299,318
股部白癬　789
個別化医療　155
固有活性　9
固有有効性　14
コラーゲン　80
コリスチン酸塩　764
コリプレッサー　49

ゴリムマブ　395
コリンアセチルトランスフェラーゼ(転
　　移酵素)　187,574
コリンエステラーゼ　187
コリンエステラーゼ阻害薬　590
コールタール　410
コルチコステロイド　336
コルチコステロイド結合グロブリン
　　500
コルチコステロン　494
コルチコトロピン放出因子　492
コルチゾール　494,500,688
コルヒチン　396,397,432,493
コレカルシフェロール　536
コレシストキニン　442
コレスチラミン　131,347,348,360
コレステロールエステル転送タンパク質
　　343
コレステロール血症改善薬　841
コレステロール胆石症　455
コレセベラム　348
コレラ毒素　36
コロニー刺激因子　46,269,271,369,
　　375
根拠に基づく医療　111
コーン症候群　494,501
コンセンサス配列　49

【サ】
サイアザイド　433
サイアザイド系薬　851
サイアザイド系利尿薬　19,347
細管小胞　443
催奇形性　360,823,839,845
細菌性アミダーゼ　760
細菌の外殻　742
細菌病原性因子　773
サイクリン　78
サイクリン依存性キナーゼ　78
サイクロセリン　744,770,771
剤形化　407
最後野　237,448
細小血管症　464
再生　85
再生不良性貧血　840,851
最大結合量　9
最大血漿濃度　145
最大呼気流量率　413
サイトカイン　92,263,269,406,777

890 和文索引

サイトカイン修飾薬 393
サイトカイン受容体 45
サイトカインストーム 272
再燃 724
催不整脈 306
再分極 296
細胞質 742
細胞周期 77,80
細胞周期のトランスデューサー 820
細胞傷害性Tリンパ球 778
細胞傷害性抗生物質 823
細胞傷害性薬物 819,822,823,851
細胞性 96
細胞性過敏性反応 103
細胞性免疫 851
細胞内カルシウムチャネル 295
細胞壁 742
細胞保護性 447
細胞膜 742
細胞膜傷害複合体 93
細葉 505
サキサグリプチン 471
サキナビル 785,786
酢酸シプロテロン 409
サケカルシトニン 537
痤瘡 405,848
殺菌性 758
ザナミビル 783
サニルブジン 782
サバイビン 87
サフィナミド 598
ザフィルルカスト 260,421
サブシガルジン 61
サブスタンスP 176,233,268,414,
　615,616
サラセミア 372
サラゾスルファピリジン 388,389,
　455,758
サリチリズム 388
サリチル酸 151,410,433
サリチル酸塩 131,142,162,387
サリドマイド 115,835,846,849
サルビノリンA 716
サルファ剤 360,438,743,850,851
サルブタモール 128,136,159,220,
　221,418,419,439,526
サルメテロール 221,418,419,424
ザレプロン 657,658
サロゲートマーカー 114
酸 671

酸化LDL 341
酸化型グルタチオン 842
酸化ストレス 842
三環系抗うつ薬 229,230,571,636,
　697
産後出血 527
三重反応 252
酸素 337
散瞳 193
サンプルサイズ 113
酸分泌細胞 442

【シ】

ジアシルグリセロール 39
ジアゼパム 158,607,653,655,669,
　671,672
ジアゼパム結合阻害ペプチド 653
ジアゾキシド 68,325,436
ジアフェニルスルホン 162,771,772,
　800,806
シアン化合物中毒 312
ジエチルカルバマジン 137,815
ジオクチルソジウムスルホサクシネート
　452,453
紫外線 851
子癇 290
ジギタリス 111
糸球体 427
糸球体濾過機能 844
子宮内膜がん 519
子宮内膜症 519
シグナル配列 264
シクリジン 399,450,451
シクレソニド 421
シクロオキシゲナーゼ1 363
シクロオキシゲナーゼ2遮断薬 840
シクロスポリン 100,343,389,393,
　407,408,455,483,793,874
ジクロフェナク 292
シクロペントラート 193,195
シクロホスファミド 132,137,139,
　394,824,827,848
刺激受容器 414
試行の検出力 113
自己炎症性疾患 269
ジゴキシン 61,126,134,142,149,
　153,157,159,308,309,335,337,
　435,437,448
自己受容体 413,555,565

自己調節鎮痛法 632
自己治療 721
自己分泌 97,269
自己免疫疾患 102,269,851
自己免疫性甲状腺炎 102
自己抑制性フィードバック 175,180,
　214
ジサイクロミン 195,454
視索上部 492
自殺傾向 705
シサプリド 238
脂質 498,841,842
視床下部 498
視床下部-下垂体経路 492
視床下部-下垂体-副腎軸 486
ジスキネジア 596
ジスチグミン 192
システイニルロイコトリエン 415
シスプラチン 121,451,827
シスループ 558
ジスルフィド結合 263
ジスルフィラム 140,211,727,735,
　737,738,826
自然免疫応答 90
自然免疫反応 90
シゾゴニー 798
ジゾシルピン 553
ジソピラミド 306,307
シタグリプチン 471,472
ジダノシン 746,782
シタラビン 271,828,829
シタロプラム 637
疾患修飾性抗リウマチ薬 393
湿疹 406,500
質調整生存年 114
室傍核 477
質量作用の法則 21
自動能 301
ジドブジン 132,142,377,746,781,
　782,785,786
ジドロゲステロン 518
シナカルセト 16,541
シナプス可塑性 556
シナプス前自己受容体 180
シナプトタキシン 73
シナプトタグミン 73
シナプトブレビン 73
シヌクレイン 110,593
シノキサシン 746
ジノプロスト 527

ジノプロストン　259, 526, 527
自発痛　615
ジヒドロエルゴタミン　221, 238, 239
ジヒドロキシフェニルアラニン　211
ジヒドロキシフェニル酢酸　566
ジヒドロキシフェニルセリン　227
ジヒドロコデイン　633
ジヒドロピリジン（系）　25, 60, 313, 315
ジヒドロピリジン受容体　61
ジヒドロプテロイン酸合成酵素　751
ジヒドロプテロエート合成酵素　758
ジヒドロ葉酸　373
ジヒドロ葉酸還元酵素　373, 743
ジピボキシル　782
ジピリダモール　247, 309, 311, 326, 363, 365
ジフェンヒドラミン　657, 836
ジブカイン　161
シブトラミン　482
ジプラシドン　649, 678, 682
ジフルコルトロン吉草酸エステル　408
ジフルニサル　388
シプロテロン　521, 832
ジプロピルトリプタミン　718
シプロフロキサシン　360, 420, 453, 746, 748, 752, 765, 767, 768
シプロヘプタジン　241, 242, 399
ジペプチジルペプチダーゼ-4　464, 472
脂肪細胞脂質結合タンパク質　470
脂肪酸アミド加水分解酵素　578
脂肪酸シクロオキシゲナーゼ　256
脂肪線条　341
脂肪便　356
死亡融解　850
シメチジン　121, 140, 446, 529
ジメチルアルギニンジメチルアミノヒドラーゼ　288
ジメチルシステイン　392
ジメチルトリプタミン　718
ジメルカプロール　18
社会的不安障害　647
シャガス病　807
ジャクソンてんかん　660
重金属　849
住血吸虫症　812
集合管　427
終宿主　812
重症筋無力症　54, 159
重症複合免疫不全　867
終板電位　189

終末糖化産物　464
縮瞳　628
主細胞　442
手術　466
樹状細胞　91
腫脹　253
出血　357, 360
出血性　587
腫瘍壊死因子　269
主要塩基性タンパク質　416
主要組織適合抗原複合体　96
主要組織適合複合体　776
受容体　7, 27
受容体アンタゴニスト　9
受容体型セリン／トレオニンキナーゼ　45
受容体型チロシンキナーゼ　45
受容体の発現の減少　54
受容体の発現の増加　54
受容体理論　20
シュレム管　192
循環血液量の減少　335
順方向　26
使用依存性の遮断　641
使用依存的　65
消化細胞　442
消化性潰瘍　443, 444, 445
松果体　577
消化不良　445
少菌性ハンセン病　772
条件つきトランスジェネシス　110
条件づけ場所嗜好性試験　723
娘細胞　821
娘染色分体　78
硝酸血管拡張薬　19
上室性頻拍　248, 297, 306
消失速度定数　148
消失半減期　148
ショウジョウバエ　91, 110
条虫　812
静注麻酔薬　612
条虫類　812
焦点　659
情動障害　687
上皮増殖因子　45, 80
使用頻度依存性チャネルブロック　306
小胞型ヌクレオチド輸送体　246
小胞型モノアミン輸送体　213, 215
小胞体　58
初期耐性　835

食道逆流　445
食道静脈瘤　488
植物由来物質　824
食欲促進　477
食欲抑制　477
除神経性過敏　9
食菌促進物質　94
ジョードチロシン　505
徐脈　297
シラスタチン　762, 763
自律神経節　171
ジルチアゼム　60, 308, 313, 315, 325, 330, 420
シルデナフィル　38, 159, 286, 289, 291, 326, 330, 337, 528, 854
シルド方程式　21
シロシビン　716, 719
シロリムス　132, 393, 394, 874
侵害受容　249, 614
真核生物　741
真菌感染症　789
心筋梗塞　466, 840
神経因性炎症　268, 414
神経栄養因子　544, 545
神経外モノアミン輸送体　215
神経型　185
神経管欠損　847
神経血管解離　241
神経原線維濃縮体　589, 590
神経遮断薬　674
神経修飾作用　176, 180
神経障害性疼痛　614, 619
神経新生　689
神経成長因子　45, 94, 586, 616, 638
神経節ブロッカー　331
神経調節　544
神経調節物質　544, 545
神経伝達物質　264, 545
神経毒　95
神経発生　582
神経病標的エステラーゼ　206
神経ペプチド　263, 268, 638
神経ペプチドY　176, 458
心血管系　498
心効率　301
心室細動　297
心室頻拍　297
浸潤　819
尋常性疣贅　406
真性一次性赤血球増加症　834

新生児の出血性疾患 356
真性多血症 377
腎性尿崩症 707
振戦 419
心臓型 185
身体依存 629
心停止 297
心的外傷後ストレス障害 647
伸展受容器 414
浸透圧下剤 452
腎毒性 844
シンナリジン 399, 450, 451
シンバスタチン 336, 345, 348
真皮 404, 405
真皮表皮接合部 404
腎不全 707
心ブロック 297, 298
心房細動 297
心房性ナトリウム利尿ペプチド 303
蕁麻疹 406, 683, 850
親和性 9, 16

【ス】

膵炎 268
水銀 849
水酸化アルミニウム 445
水酸化アルミニウムゲル 447
水酸化過酸化脂質 841
水酸化マグネシウム 447
髄質 494
錐体外路系副作用 682
膵島 457
膵島アミロイドポリペプチド 459, 463
水痘帯状疱疹 776
膵ポリペプチド 458
髄膜炎菌 752
髄膜炎菌性敗血症 336
スガマデクス 199, 201
スキサメトニウム 136, 159, 161, 190,
　197, 198, 201, 203, 704
スキャッチャードプロット 20
スクアレンエポキシダーゼ 794
スクラルファート 448
スクレイピー 599
スクレロスチン 531
スコポラミン 193, 575, 718
スタチン(類) 7, 340, 843
スチリペントール 671
スチルベストロール 847

頭痛期 240
スティーブンス-ジョンソン症候群
　164, 385, 850
ステルクリア 452
ステロイド 737
ステロール類 742
ステント 132
ストリキニーネ 562
ストレプトキナーゼ 367
ストレプトグラミン 767
ストレプトマイシン 202, 752, 755,
　765, 767, 770, 771, 874
ストロンチウム 537
スニチニブ 833
スーパーオキシド 577
スーパーオキシドアニオン 841
スーパーオキシドジスムターゼ 586
スピラマイシン 766
スピロノラクトン 310, 331, 334, 335,
　337, 433, 434, 437, 438, 502
スペア受容体 11
スペア受容体仮説 9
スペシャルK 718
スペルミジン 553
スペルミン 553, 558
スボレキサント 657
スポロシスト 798
スポロゾイト 798
スマトリプタン 241, 324, 572, 573
すり足歩行 593
ずり応力 321
スリンダク 383, 385
スルコナゾール 792
スルピリド 678
スルピリン 388
スルファジアジン 758
スルファドキシン 743, 804, 806
スルファメトキサゾール 758, 759, 809
スルファメトキサゾール-トリメトプリ
　ム合剤 809
スルフィドペプチドロイコトリエン
　259
スルフィンピラゾン 363, 396, 397,
　439, 469
スルフヒドリル(SH)基 842
スルホニルウレア 25, 68, 467
スルホニルウレア受容体 53
スルホニル尿素薬 16, 851
スルホンアミド 124, 131, 160, 360,
　743

【セ】

正球性正色素性貧血 369
静菌性 758
青蒿 800, 805
精子形成 492
静止状態 65
静止状態の海綿骨 532
生殖母体 798
精神異常発現(幻覚誘発)薬 709,
　716
精神運動刺激薬 548, 709
精神運動発作 660
性腺刺激ホルモン分泌細胞 486
性線毛 750
生体異物受容体 50
生体外方式 864
成体幹細胞 86
生体内経路 352
生体内方式 864
成長 492
成長障害 499
成長の抑制 823
成長ホルモン 457, 857
成長ホルモン分泌細胞 486
成長ホルモン放出因子 492
正の強化 723
青斑核 546, 565, 566, 618
生物学的応答修飾子 835
生物学的製剤 4, 6
生物学的同等性 146
生物学的薬剤 849
生物製剤 859
生理活性ペプチド 264
脊髄後角 614
脊髄後根 614
脊髄後根神経節 614
赤痢アメーバ 806
セクレターゼ 589
セチリジン 399
舌咽神経 171
セツキシマブ 833
節後 171
接合 750
接合性プラスミド 750
接合子 798
節後ニューロン 172
接触(内因性)経路 353
接触皮膚炎 406
節前 171

節前ニューロン 172
接着 94
接着斑キナーゼ 81
接着分子 92
セビメリン 186, 187, 191, 192
セファクロル 763
セファドロキシル 762
セファマイシン 762, 763
セファマンドール 751
セファロスポリン 360, 433, 744, 750, 762, 763
セフォタキシム 762
セフトリアキソン 762
セフラジン 762
セフロキシム 424, 762, 763
セベラマー 439
セボフルラン 608, 610, 611, 612
セリアック病 356
セリバスタチン 346
セルカリア 813
セルトラリン 649, 690, 696, 697
セルトリズマブペゴル 395
セルトリ・ライディッヒ細胞腫 405
セレギリン 594, 595, 597, 598, 701
セレクチン 94, 95
セレコキシブ 383, 385, 445, 840
セロトニン 233, 571, 618, 687
セロトニン再取り込み阻害薬 548
セロトニン取り込み輸送体 234
セロトニン・ノルアドレナリン再取り込み阻害薬 700
線維芽細胞増殖因子 80
線維筋痛症 636
線維素溶解システム 93, 94
線維素溶解性薬 366
旋回運動 298
前駆細胞 86
前駆体タンパク質 264
線形動物 812
仙骨神経出力系 171
前骨髄性白血病構造体 84
線条体 558, 566
染色体 742
全身性エリテマトーデス 851
全身性炎症反応症候群 272
前赤血球段階 798
喘息 290, 414, 500
喘息発作重積状態 415
選択的エストロゲン受容体モジュレーター 539

選択的スプライシング 266
選択的セロトニン再取り込み阻害薬 233, 571, 695
先端巨大症 463, 488
線虫 110, 812
蠕虫 812
蠕虫による感染症 812
前兆期 240
前庭神経核 448
先天性腎性尿崩症 159
センナ 452, 453
全般性てんかん発作 660
全般性不安障害 647
前負荷 299, 318
腺／平滑筋型 185
前鞭毛型 808
旋毛虫症 813
繊毛虫類 796
占有率 13

【ソ】

造影剤 850
走化性因子 93
双極性障害 687, 707
造血成長因子 369, 375
造血前駆細胞 850
早産 527
創傷治癒障害 823
増殖因子 77, 264, 820
増殖因子受容体 77
爪真菌症 789
相対的な効力 108
象皮病 813
躁病 684, 707
層別ランダム化 112
そう痒 406
阻害薬 844
側角 171
側坐核 477, 567
即時型過敏性反応 102
束状帯 494
続発性脂質異常症 343
続発性腫瘍 822
組織因子 352
組織化制御 516
組織カリクレイン 267
組織に寄生する線虫類 813
組織プラスミノゲン活性化因子 354, 366

ソタロール 137, 306, 308
速効型インスリン 466, 471
ゾテピン 678, 682
外赤血球サイクル 798
ゾニサミド 670, 671, 672
ゾピクロン 637, 650, 657, 658
ソマトスタチン 457, 458, 463, 492, 507, 638
ソマトメジン 489
ソマトロピン 489, 492
ソモギー効果 466
ソラフェニブ 833, 834
素量的 108
ゾリンジャー・エリソン症候群 445
ソルチリン関連受容体1 589
ゾルピデム 650, 655, 657, 658
ソルビトール 440
ゾルミトリプタン 241
ゾレドロネート 537, 538

【タ】

第0相 295
第1種過誤 113
第1宿主 812
第1世代 861
第1世代抗精神病薬 677
第I相 296
第I相試験 875
第2種過誤 113
第2世代 861
第2世代抗精神病薬 677
第2選択薬 390
第II相 296
第II相試験 875
第2相遮断 190
第2(中間)宿主 812
第3世代 861
第III相 296
第III相試験 875
第4相 296
第IV相試験 876
大球性貧血 369
大血管症 464
大細胞性前脳核群 574
胎児アルコール症候群 734
代謝 134
代謝型受容体 27
代謝拮抗物質 823
代謝拮抗薬 848

894 和文索引

帯状疱疹　407
対数用量−反応曲線　108
耐性　628, 629
代替マーカー　114, 330
耐糖能異常　436
大脳皮質に広がる抑圧　240
体部白癬　789
大麻　672, 723, 854
耐容性　18, 875
対らせん状フィラメント　589
タウ　589
タウオパチー　589
ダウノルビシン　829
唾液腺　172
多価　862
タカルシトール　407, 409
ダカルバジン　826
タキキニン　264, 268
タキサン　830
タキフィラキシー　18
多菌性ハンセン病　772
タクロリムス　392, 393, 408
多型　161
多幸感　627
多剤耐性　26, 749
多剤併用療法　785
ダサチニブ　165, 833
タザロテン　407, 409
タダラフィル　286, 291, 528
脱感作　18, 54
脱分化　819
脱分極誘導性脱抑制　278
脱毛症　405
脱抑制機構　626
脱力発作　712
ターナー症候群　489
ダナゾール　423, 522, 523
ダナパロイド　358
多発性硬化症　271
ダビガトラン　358
ダビガトランエテキシラート　358, 361
ダプトマイシン　752, 763
タフルプロスト　258
タペンタドール　634
タムスロシン　223, 224, 440, 521
多面的（プレイオトロピック）効果　345
多毛症　405
タモキシフェン　165, 343, 517, 518, 832
ダリフェナシン　186, 193

ダルテパリン　357
ダルベポエチン　376
ダルホプリスチン　767, 769
段階的　108
単極性うつ病　687
単極性障害　707
炭酸カルシウム　540
炭酸脱水素酵素阻害薬　437
炭酸マグネシウム　447
単純ヘルペス　407
炭水化物　498, 842
男性型脱毛症　405
淡蒼球　558
丹毒　406
ダントロレン　62, 202, 611, 672
タンパク質　498, 842
タンパク質同化ホルモン　460
タンパク質分解酵素阻害薬　343
単包条虫　813
淡明層　405

【チ】

チアゾリジン薬　469
チアベンダゾール　814
チアマゾール　510
チェックポイント　77
遅延応答遺伝子　78
遅延型過敏性反応　103
遅延した長期的効果　22
チオコナゾール　792
チオテパ　827
チオトロピウム　195, 420, 424
チオペンタール　124, 159, 602, 606, 608, 612
チカグレロル　246, 248, 364, 365
チカルシリン　760, 761, 763
チクロチアジド　557
チクロピジン　364
チゲサイクリン　764
チザニジン　672
チニダゾール　806, 807
遅発性ジスキネジア　681, 682, 839
チボロン　520
緻密斑　322, 386
チモロール　128, 226
注意欠陥多動性障害　557, 712
中隔海馬核　574
中枢感作　241
中性プロテアーゼ　842

中毒性結節性甲状腺腫　508
中毒性せん妄　684
中毒性皮膚剥離症　850
中毒性表皮壊死症　164, 385
中脳水道周囲灰白質　617
中脳皮質路　568
中脳辺縁系路　567
中立のアンタゴニスト　14
超音波検査　111
超可変領域　862
腸管クロム親和性細胞　233
腸肝循環　141
腸管上皮細胞　92
長期増強　556
長期抑圧　556
腸クロム親和性細胞様細胞　443
腸神経系　170, 172, 442
調節性分泌　266
超低密度リポタンパク質　467
直血管　427
直接作用性交感神経刺激薬　217
直角双曲線　20
チラミン　136, 159, 229, 230, 711
治療域　700
治療係数　115
治療中絶　527
治療必要数　115
治療用モノクローナル抗体　850
チリラザド　588
チロキシン　505
チロキシン結合グロブリン　508
チログロブリン　505
チロシン水酸化酵素　211
チロトロピン　507
鎮咳薬　424
鎮痛　605
鎮痛作用　627

【ツ】

痛覚過敏　615, 627
痛風結節　396
ツベルクリン反応　103
ツボクラリン　189, 197, 201, 575
爪真菌症　789

【テ】

低アルドステロン症　358
定型抗精神病薬　677

低血圧　850
低血糖　457, 463
低血糖性昏睡　840
抵抗動脈　172
テイコプラニン　752, 763
低酸素血症　493
低色素性小球性貧血　369
定常ドメイン　862
ディスビンディン　675
低体温　159
低ナトリウム血症　493
低分子量ヘパリン　357, 361
低密度リポタンパク質　467
低密度リポタンパク質（LDL）コレステロール　341
テオフィリン　38, 246, 248, 309, 326, 418, 419, 420, 448, 712, 714, 715, 768
テガフール　828
デガレリクス　832
適応　835
デキサメタゾン　452, 498, 500, 831
デキサメタゾン抑制試験　491, 501
デキサンフェタミン　709, 712
デキストラン　850
デキストロメトルファン　425, 588, 628, 637
デシプラミン　636, 690, 697
テストステロン　127, 515, 520, 521, 857
デスフルラン　605, 608, 610, 611, 612
デスベンラファキシン　690, 700
デスモソーム　405
デスモプレシン　440, 492, 493
デスレセプター　82
デソゲストレル　518, 523, 524
テタヌス性減衰　200
鉄　369
鉄スクロース　371, 372
鉄デキストラン　371
テトラエチルアンモニウム　68, 206
テトラカイン　643
テトラコサクチド　491, 492
テトラサイクリン　131, 371, 448, 751, 763, 767
テトラサイクリン誘導性発現系　866
テトラヒドロ葉酸　373, 743
テトラベナジン　165, 599
テトロドトキシン　65
デノスマブ　537, 540
テノホビル　782

デフェラシロクス　372
デフェリプロン　372
デフェロキサミン　372
デフォルトな応答　82
テムシロリムス　833
デメチルクロルテトラサイクリン　432, 493, 764
テモゾロミド　826
デュテプラーゼ　367
デュロキセチン　636, 649, 690, 700
テラゾシン　221, 223, 521
テリスロマイシン　766
テリパラチド　537, 539
テルビナフィン　794
テルフェナジン　398
テルブタリン　221, 418, 419
テルリプレシン　325, 492, 493
テロメラーゼ　820
テロメラーゼ発現　820
転移　819
電位依存性カリウムチャネル　68, 459
電位依存性チャネル　24
電位依存的　65
電位クランプ手法　51
てんかん　659, 849
てんかん原性　661
てんかん重積状態　127
てんかん重積発作　661
てんかん発作　558, 659
電気痙攣療法　704
転写　160
転写制御　264

【ト】

透過係数　118
動眼神経　171
統合失調症　684
統合失調症治療薬　548, 674
同種異型　97
同種脱感作　42
同所性相互作用　175
洞調律　295
糖尿病　457, 464
糖尿病性ケトアシドーシス　464, 466
糖尿病性神経障害　158
頭部白癬　789
動物モデル　109
動脈血栓　351

ドウモイ酸　586
ドキサゾシン　221, 223, 224, 331, 440
ドキサプラム　424
ドキシサイクリン　81, 110, 764, 800, 866
ドキセピン　657, 698
トキソプラズマ　796
ドキソルビシン　132, 305, 333, 829, 830
特異体質に起因する反応　611
ドクサート　452
毒性試験　839
特発性　336
特発性血小板減少性紫斑病　500
トシリズマブ　395
ドセタキセル　830
突然変異　835
突発痛　632
ドネペジル　206, 591, 592
ドパ　211
ドパ脱炭酸酵素　211
ドパミン　209, 326, 566
ドパミンβ-水酸化酵素　211, 566
トピラマート　636, 665, 671, 672, 735, 738, 849
ドブタミン　221, 302, 310, 335, 336
トブラマイシン　765
トポテカン　831
トラスツズマブ　164, 165, 333, 833, 834, 877
トラゾドン　691, 701
トラゾリン　13
トラネキサム酸　367, 423
トラベクテジン　831
トラボプロスト　258
トラマドール　631, 634, 638
トランス活性化　50, 502
トランスコバラミン　374
トランスジェニック動物　110
トランスフェリン　371
トランスフェリン受容体　7
トランスフォーミング増殖因子　45, 269
トランスポゾン　749
トランス抑制　50, 502
トリアムシノロンアセトニド　408
トリアムテレン　432, 433, 437, 438
トリカルボン酸回路　743
トリクロホス　658
トリコモナス　809

トリヌクレオチドリピート　599
トリパノソーマ　796
トリプタン類　235
トリプトファン　233
トリプトファン水酸化酵素　233, 571
トリフルオロアセチルクロライド　851
トリフロペラジン　451
トリヘキシフェニジル　195, 595
トリメタジオン　668
トリメタジジン　300
トリメトプリム　160, 469, 748, 752, 758, 759, 804
トリメトプリム-スルファメトキサゾール合剤　809
努力呼気1秒量　413
トリヨードチロニン　505
トリロスタン　495
トルカポン　596
トルサード・ド・ポアント　306
ドルゾラミド　127
トルテロジン　193
トルバプタン　334, 432, 493
トルブタミド　123, 467, 471, 472
トレチノイン　407, 409, 835
トレプロスチニル　337
トレミフェン　832
トロピカミド　193, 195
トロピセトロン　237, 238
ドロペリドール　451
トロホゾイト　798
トロポニン　304
トロポミオシン受容体キナーゼ　617
トロンボキサン　253, 361, 365
トロンボキサンA2　324
トロンボスポンジン　80
トロンボポエチン　369, 375, 376
トロンボモジュリン　354
貪食性白血球　850
ドンペリドン　129, 240, 451, 452, 525, 597

【ナ】

内因子　374, 442
内因性うつ病　687
内因性経路　342
ナイスタチン　747, 792
内側前脳束　565
内皮機能障害　341

内皮傷害　341
内皮由来過分極因子　319
内皮由来弛緩因子　282, 318
内分泌腺由来血管内皮細胞増殖因子　320
長い負のフィードバック　486
ナタリズマブ　81, 395
ナチュラルキラー細胞　96
ナテグリニド　469, 471
ナトリウムチャネルに対する阻害薬　638
ナトリウム利尿ペプチド受容体　303
ナドロール　511
ナファレリン　488, 522, 523
ナプロキセン　363, 383, 386, 387, 397, 592
鉛　849
ナリジクス酸　746, 767
ナルコレプシー　712
ナルトレキソン　626, 634, 635, 727, 733, 735, 738
ナルメフェン　738
ナロキソン　452, 622, 623, 626, 632, 634, 635
軟性下疳菌　752
ナンドロロン　521
軟部組織浮腫　850

【二】

二官能性　824
にきび　405, 848
ニコチアナ　727
ニコチン　169, 183, 194, 197, 275, 432, 721, 727, 730, 731
ニコチンアミドアデニンジヌクレオチドリン酸　842
ニコチン性　183
ニコチン性アセチルコリン受容体　638
ニコチン性受容体　172
ニコチン補充療法　731
ニコランジル　311, 312, 325, 529
ニザチジン　446
二次ガス効果　609
二次血管叢　486
二次性高アルドステロン症　494
二次発がん性物質　846
二重盲検法　112
二状態モデル　15
日光蕁麻疹　406

ニトログリセリン　127, 288, 311, 313, 330, 334, 455
ニトロフラントイン　769
ニトロプルシド　286, 289, 291, 326, 330
ニフェジピン　18, 60, 307, 313, 315, 320, 325, 330, 337
二分脊椎症　849
ニペコチン酸　558
ニモジピン　314, 588
乳酸カルシウム　540
乳腺　492
乳腺刺激ホルモン分泌細胞　486
乳頭層　405
ニューモシスチス　160, 743
ニューモシスチス肺炎　743, 808
ニューレグリン　675
ニューロキニンA　268, 414
ニューロキニンB　414
尿酸排泄促進薬　396, 439
尿道下裂　849
尿崩症　432, 493
尿路感染症　767
二リン酸化エステル骨格　851
ニロチニブ　833
妊娠糖尿病　466
認知機能障害　707
認知症　589

【ヌ】

ぬか　452
ヌクレオカプシド　775
ヌクレオシドアナログ　781

【ネ】

ネオスチグミン　199, 203, 205, 206, 613
ネオマイシン　202, 765
ネクローシス　82, 841
熱産生　479
熱ショックプロテイン　49
熱帯性下痢　356
熱帯熱　743
熱帯熱マラリア原虫　796
ネビラピン　782, 786
ネフローゼ症候群　158
ネララビン　829
粘液水腫　509

和文索引　897

捻転ジストニア　202
粘膜下神経叢　442
粘膜固有層　234

【ノ】

ノイラミニダーゼ阻害薬　783
膿痂疹　406
脳下垂体後葉　486
脳下垂体前葉　486
脳下垂体中葉　486
脳仮説　240
脳幹領域　628
脳腫瘍　500
脳神経出力系　171
脳深部刺激　704
嚢虫症　812
濃度　105
濃度効果　609
濃度－反応曲線　9
農夫肺　102
嚢胞　812
嚢胞性線維症　859, 864
嚢胞性線維症膜コンダクタンス制御因子
　74, 864
脳由来神経栄養(成長)因子　557, 586,
　617, 689
ノセボ効果　114
ノルアドレナリン　136, 170, 172, 174,
　209, 221, 564, 687
ノルアドレナリン輸送体　215
ノルエチステロン　518, 519, 523, 524,
　831
ノルエピネフリン　136, 170, 209, 564
ノルゲストレル　518
ノルジアゼパム　653
ノルトリプチリン　636, 690, 697, 705
ノルフロキサシン　746, 767

【ハ】

バイアス　112
バイアスされたアゴニズム　43
肺炎連鎖球菌　752
バイオアッセイ　105
バイオアベイラビリティ　126, 146
バイオ医薬品　105, 859, 860
バイオ医薬品抗ウイルス薬　784
バイオシミラー　863
バイオマス　861

敗血症　290
肺高血圧　235, 240
胚性幹細胞　86, 848
肺性心　423
排泄　134
排尿回数　436
ハイブリドーマ　862
ハイポゾイト　798
排卵　492
バーキットリンパ腫　820
パーキン　593, 595
パーキンソン病　557, 569
白癬　406, 789
バクテロイデス　752
白内障　841
パクリタキセル　132, 830, 831, 874
バクロフェン　128, 561, 562, 599, 672
ハーゲマン因子　266
破骨細胞　531
バシトラシン　744
橋本甲状腺炎　509
橋本病　102
播種性血管内凝固症候群　355
破傷風毒素　562
バシリキシマブ　393, 396
パシレオチド　488
パゾパニブ　833
バソプレシン　54, 336, 432, 492
パチニ小体　402
麦角誘導体　221
発がん　840
発がん性　823, 839
発がん(性)物質　820, 844
白血球減少症　683
白血球増多　101
白血球粘着不全　90
白血病　823
発現系　861
パニック障害　647
パニツムマブ　833, 834
バニリルマンデル酸　215
パネキシン　249
パパベリン　326, 528
ハーブ・エクスタシー　718
パーフォリン　777
ハーフサイト　49
ハプテン　103, 849
ハプロタイプ　161
パミドロネート　537, 538
ハミルトンうつ評価尺度　691

速い興奮性シナプス後電位　189
速い脱分極　295
バラシクロビル　132
パラセタモール　840
パラーメトキシアンフェタミン　718
バリアクリーム　407
パリカルシトール　540
パリビズマブ　784
バルサルタン　329, 335
バルデナフィル　528
バルビツール酸塩　19, 718
バルビツレート　528
バルプロ酸　547, 636, 649, 650, 665,
　671, 672, 705, 706, 707, 849
破裂　341
バレット食道　445
バレニクリン　195, 727, 731
パロキセチン　649, 690, 696, 697
ハロタン　605, 609, 611, 612, 843, 851
ハロタンとキャリア複合体　851
パロノセトロン　238, 451
ハロペリドール　130, 451, 677, 678,
　684
パロモマイシン　807
パンクロニウム　197, 198, 201
汎血球減少　765
バンコマイシン　126, 744, 755, 763,
　764
ハンチンチン　599
バンデタニブ　833
パントプラゾール　446
反応　145
反応性うつ病　687

【ヒ】

非アドレナリン性非アセチルコリン性
　176
鼻炎　500
ピオグリタゾン　469, 471, 472, 480
非核酸系逆転写酵素阻害薬　782
皮下脂肪　848
皮下組織　404, 405
ビガバトリン　558, 665, 668, 671, 672
光活性化　850
光過敏性　851
光刺激　703
ビカルタミド　832
非共有結合　841
非許容型ヘテロ二量体　50

和文索引

ビグアナイド　467
ビククリン　558, 559, 562
ピクロトキシン　560, 562
ピコスルファートナトリウム　453
非サイトカイン性メディエーター　270
ビサコジル　453
皮脂腺　405
皮質　494
微小管　742
微小転移　822
皮疹　851
非神経組織からのホルモン　264
ヒスタミン　18, 94, 442, 577, 850
非ステロイド性抗炎症薬　360, 416,
　　469, 839, 840
ヒストン　850
ヒストンデアセチラーゼ　419, 421
ビスマス　446
ビスマス錯体　445, 447
ビソプロロール　334, 335, 337
非対称性ジメチルアルギニン　284
非脱分極性遮断　190
非脱分極性薬物　197
ビタミンA　848
ビタミンB_{12}　369
ビタミンD_3　402
ビタミンD誘導体　407
ビタミンE　841
ビタミンKエポキシドレダクターゼコン
　　ポーネント1　359
ビダラビン　748
非定型抗精神病薬　548, 677
ヒト化　862
ヒト化モノクローナル　862
ヒト上皮増殖因子受容体2　833
ヒト成長ホルモン　855, 857
ヒト白血球抗原　464, 850
ヒトパピローマウイルス　406
ビトペルチン　677
ヒト免疫不全ウイルス　775, 865
ヒドララジン　156, 313, 326, 330, 334,
　　335, 851
ヒドロキシウレア　377
ヒドロキシエイコサテトラエン酸
　　578
ヒドロキシカルバミド　369, 377, 826,
　　834
ヒドロキシクロロキン　392
ヒドロキシプロゲステロン　518
ヒドロキシルラジカル　841

ヒドロキソコバラミン　373, 374
ヒドロクロロチアジド　435
ヒドロコルチゾン　397, 408, 422, 492,
　　494, 498, 500, 511
ヒドロタルサイト　447
ヒドロペルオキシラジカル　841
皮内試験　850
ピノサイトーシス　118
ビノレルビン　830
皮膚真菌症　789
皮膚軟化薬　407
皮膚爬行症　813
皮膚描記症　406
ピブメシリナム　761
皮膚幼虫移行症　813
非平衡阻害　12
ピペラシリン　760, 761
ピペラジン　748, 815
ビマトプロスト　258
肥満細胞　91
肥満手術　481
ピメクロリムス　393, 394, 408
百日咳毒素　36
表皮　404
表面触媒　352
表面的妥当性　109
ヒヨスチアミン　718
日和見感染症　789
ピラジナミド　770, 771
ピラセタム　557, 670, 716
ピランテル　748
ビリオン　775, 776
ピリドキサールリン酸-6-アゾフェニル
　　-2′,4′-ジスルホン酸　249
ピリドスチグミン　130, 203, 206
ピリミジンアナログ　829
ピリメタミン　743, 748, 758, 759, 800,
　　806
ヒルジン　358
ビルダグリプチン　471
ヒル－ラングミュア方程式　21
ピレンゼピン　186, 187, 195
ピロカルピン　191, 192, 195
ピロキシカム　383, 387
ビンカアルカロイド　432, 493
ビンクリスチン　830, 831
ヒンジ領域　49
ビンデシン　830
ビンブラスチン　830
頻脈　297, 419

【フ】

ファージ　750
ファスジル　40
ファミリー　79
ファムシクロビル　132, 785
ファモチジン　446
ファルネソイド(胆汁酸)受容体　50
不安　647
ファンプリジン　68, 207
フィゾスチグミン　170, 194, 203, 205
フィトナジオン　356
フィナステリド　409, 440, 521
フィブラート　50
フィブリノゲン　351
フィブリノリガーゼ　354
フィブリン　351
フィブロネクチン　80
フィラリア　813
フィルグラスチム　375, 377
フェキソフェナジン　398, 399
フェナセチン　385
フェニトイン　18, 130, 151, 153, 164,
　　373, 420, 524, 636, 665, 671, 672,
　　770, 843, 849, 851
フェニルアルキルアミン系　313
フェニルエタノールアミンN-メチルト
　　ランスフェラーゼ　212
フェニルブタゾン　360, 851
フェニレフリン　13, 221, 528
フェノキシメチルペニシリン　760
フェノバルビタール　138, 665, 667,
　　737, 845
フェノフィブラート　346, 347
フェブキソスタット　397
フェリチン　370, 371
フェンシクリジン　716, 718, 719
フェンタニル　127, 622, 623, 633, 637,
　　638, 721
フェントラミン　221, 223, 528
不応　65
不応性　18
フォリトロピン　522
フォリン酸　373
フォルスコリン　38
フォン・ヴィレブランド因子　354
フォンダパリヌクス　357
不可逆的な競合阻害　12
不活化　53
不活化状態　65

和文索引　899

負荷投与　149
不均一核 RNA　266
副経路　93
副交感神経系　170, 172
副交感神経作用薬　191
副交感神経抑制薬　193
副甲状腺機能低下症　55, 540, 541
副甲状腺ホルモン　431
複合多糖類　755
複合タンパク質　782
副腎皮質刺激ホルモン　55, 265, 488,
　688
副腎皮質刺激ホルモン分泌細胞　486
副腎皮質刺激ホルモン放出ホルモン
　688
副腎皮質ステロイド　231
腹側被蓋野　567
ブスピロン　237, 573, 647, 649, 650,
　656
ブスルファン　826
不整脈　301, 419, 420
ブセレリン　488, 522, 831
ブチリルコリンエステラーゼ　203, 205
ブチロフェノン　548
フッ化ピリミジン　790
復帰突然変異　845
ブデソニド　421, 422, 455
不妊症　823
ブピバカイン　128, 643, 645
ブプレノルフィン　127, 455, 622, 626,
　631, 633, 727
ブプロピオン　690, 700, 727, 731, 735,
　853
部分アゴニスト　9, 13, 16, 559
部分的な再分極　296
部分てんかん発作　659
フマル酸鉄　371
ブメタニド　434, 435
プラーク乾癬　406
プラジカンテル　815
ブラジキニン　263, 266, 615, 620, 621
プラスグレル　246, 248, 304, 364, 365,
　758
プラスミド　749
プラスミノゲン活性化因子　366
プラスミノゲン活性化抑制因子 1　323,
　354
プラスミン　266, 343
プラセボ　114
プラゾシン　221, 223

プラダー－ウィリー症候群　478
プラトー　296
プラバスタチン　345
フラボピリドール　87
プラミペキソール　595, 597, 598, 637
プラリドキシム　206
プリオン　599, 741
プリマキン　156, 161, 164, 800, 806
プリミドン　668
プリンアナログ　829
プリン作動性　245
フルオキセチン　571, 573, 649, 690,
　696, 697
フルオシノニド　408
フルオシノロンアセトニド　408
フルオロウラシル　25, 125, 828, 829
フルオロデオキシウリジン一リン酸
　828
フルクロキサシリン　760, 763
フルコナゾール　420, 792
フルシトシン　791, 793
フルタミド　521, 522, 832
フルダラビン　829
フルチカゾン　421
フルチカゾンプロピオン酸エステル
　408
フルドロキシコルチド　408
フルドロコルチゾン　501, 502
フルニトラゼパム　653, 723
フルピルチン　638
フルフェナジン　678
フルベストラント　832
フルペンチキソール　678, 684
フルボキサミン　690, 696, 697
フルマゼニル　607, 650, 653, 655, 732
ブレオマイシン　830
フレカイニド　70, 306, 307, 636
プレガバリン　60, 636, 649, 650, 665,
　671, 672
プレカリクレイン　266
プレグネノロン　495
プレセニリン　110, 589
プレドニゾロン　206, 418, 422, 455,
　498, 500, 511, 831
プレニル化　35
プレプロホルモン　264
フレームシフト変異　745
ブレンツキシマブ　833
プロウイルス　776
プロオピオメラノコルチン　265, 490

プロカイン　201, 203, 640, 642, 758
プロカインアミド　120, 162, 305, 306,
　307, 851
プロカルバジン　826
プログアニル　743, 759, 800, 806
プログラム細胞死　583, 841
プログラムされたネクローシス　82
プログラムデスレセプター　82
プログルミド　443
プロクロルペラジン　451
プロゲステロン　513, 518
プロゲステロンのみの避妊薬　519
プロコレシストキニン　266
プロスタグランジン（類）　253, 578,
　615, 621
プロスタグランジン D_2　94
プロスタグランジン還元酵素　257
プロスタグランジン脱水酵素　257
プロスタサイクリン　526, 840
プロスタノイド　253, 259, 318
プロスタミド　257
フロセミド　158, 335, 433, 434, 435,
　438
プロタミン硫酸塩　357
プロチレリン　488, 492, 507
プロテアーゼ（タンパク質分解酵素）
　阻害薬　782
プロテアソーム　78
プロテイン C　354
プロテインキナーゼ　842
プロテインキナーゼ A　569
プロテインキナーゼ C　39, 464, 556
プロテインキナーゼ阻害薬　824
プロテインホスファターゼ-1　569
プロテオグリカン　531
プロドラッグ　138
プロパンテリン　119, 193, 454
プロピトカイン　493, 643
プロピルチオウラシル　510, 511
プロプラノロール　113, 126, 156, 224,
　225, 241, 307, 511, 649, 738
プロベネシド　121, 142, 396, 397, 439,
　760
プロペリシアジン　681
プロポフォール　124, 327, 330, 606,
　608, 612
プロホルモン　264
プロホルモン変換酵素　264
プロメタジン　160, 399, 450, 451, 657,
　658, 678

ブロモクリプチン 238, 239, 489, 490, 570, 595, 597, 598, 675
プロラクチン 516, 570
プロラクチン分泌 566
プロレニン 442
分子間 263
分子内 263
吻側延髄腹内側部 618
分配係数 608
分布容積 145
分娩誘発 527
分裂後期 79
分裂終期 79
分裂前期 78
分裂中期 79

【ヘ】

ベアゾール 448
平衡解離定数 20
平行線検定法 108
閉鎖帯 431
閉塞性黄疸 356
併用経口避妊薬 519
壁細胞 442
ヘキサメトニウム 196, 197
ベキサロテン 835
ペグビソマント 489
ペグフィルグラスチム 375, 377
ベクロタメゾン 422
ベクロニウム 120, 141, 159, 197, 199, 201, 612
ベクロメタゾン 421, 422
ベクロメタゾンプロピオン酸エステル 128, 408
ベザフィブラート 346
ベサミコール 187, 202
ベシグランジン 253
ペースメーカー 65
ペースメーカー電位 296
ベタニジン 227, 230
ベタネコール 191, 192
ベタヒスチン 451
ベタメタゾン 408
ペチジン 119, 159, 454, 622, 623, 633, 702, 703
ヘテロ受容体 555
ヘテロ多量体 53
ペナンブラ 587
ペニシラミン 389

ペニシリナーゼ 760
ペニシリン 128, 141, 142, 433, 547, 744, 748, 752, 755, 763, 840, 851, 874
ペニシリンG 760
ペニシリンV 760
ペニシリン結合タンパク質 744, 760
ベバシズマブ 82, 833, 834
ヘパラン硫酸 354
ヘパリン 94, 130, 141, 149, 159, 259, 356, 361, 850, 851
ヘパリン起因性血小板減少症 358
ペプシノーゲン 442
ペプチジルジペプチダーゼ 267
ペプチド 318, 842
ペプチドYY 458
ペプチドグリカン 742
ペプチドグリカン層 755
ペプチド性メディエーター 263
ペプチド模倣薬 264
ヘムポリメラーゼ 801
ベムラフェニブ 833
ペメトレキセド 828
ヘモグロビンA1c 465
ヘモグロビン異常症 370
ヘモクロマトーシス 372
ヘモジデリン 370, 371
ヘモゾイン 798
ベラトリジン 645
ベラパミル 18, 60, 131, 241, 248, 306, 308, 309, 310, 315, 325, 330, 816
ベラプロスト 337
ペランパネル 549, 557, 666, 671
ヘリコバクター・ピロリ菌 445
ペリサイト 117
ペリプラズム空間 755
ペリホシン 87
ベリムマブ 396
ペルオキシ亜硝酸 578
ペルオキシソーム増殖因子活性化受容体 50
ペルオキシソーム増殖因子活性化受容体 γ 470
ペルオキシダーゼ 95
ペルゴリド 597
ヘルパーT細胞(Th)1細胞 270
ペルフェナジン 451
ヘルペスウイルス 865
ヘロイン 632, 718, 722
変異 160
変異原 844

変異原性 839, 845
扁形動物 812
ベンザチンベンジルペニシリン 761
変時作用 219
ベンジルピペラジン 715
ベンジルペニシリン 755, 760, 763
片頭痛 158, 240, 572
ベンズブロマロン 397
ベンセラジド 595
ベンゾカイン 643
ベンゾジアゼピン 25, 548, 559, 649, 738
ベンゾジアゼピン類(系) 313, 665, 671, 672
ペンタゾシン 622, 626, 631, 634, 635
ペンタミジン 807
ベンダムスチン 826
ベントロピン 195
扁桃核 567
ペントスタチン 829
ペンドリン 505
ペンドレッド症候群 505
ベンドロフルメチアジド 435, 438
便秘 628
扁平 405
鞭毛虫類 796
ベンラファキシン 636, 649, 690, 700
変力作用 219
ヘンレループ 427

【ホ】

蜂窩織炎 406
傍糸球体装置 322
胞子虫類 796
傍室核 492
放射性ヨウ素 509, 511
放射線照射 819
報酬回路 724
疱疹状皮膚炎 772
抱水クロラール 131, 360, 657, 658
傍髄質ネフロン 427
傍脊椎交感神経節鎖 171
傍脊椎神経節 171
縫線核 571
包虫嚢胞 813
膨張性下剤 452
傍分泌 269
泡沫細胞 341
飽和速度論 151

補液　336
ポサコナゾール　792
ホジキン病　500
ホジキンリンパ腫　833
補充療法　494
補助伝達物質　268
ホスアプレピタント　268, 450, 452
ホスカルネット　748
ホスファターゼ　46
ホスファチジルイノシトール３キナーゼ　47
ホスファチジルイノシトール経路　706
ホスフェストロール　517, 831
ホスフェニトイン　588
ホスホイノシチド　38
ホスホジエステラーゼ　38, 326, 419, 714
ホスホラミドン　321, 330
ホスホリパーゼ　842
ホスホリパーゼA2　253
ホスホリパーゼC　37
ホスホロチオエート　869
ボセンタン　321, 330, 337
補体　850
補体依存性過敏性反応　102
補体システム　93
勃起神経　171
勃起不全　290, 436
発作性脱分極シフト　661
発作性夜間血色素尿症　377
発赤　253
ボツリヌス毒素　201, 202, 562, 637, 672
ボトックス　853
ホメオパシー療法　3
ホメピゾール　737
ホモシステイン酸　549
ホモシステイン－メチオニンメチル基転移酵素　374
ホモ多量体　53
ホモテロール　419
ホモバニリン酸　566
ポリエン　790
ポリエン系抗生物質　747
ポリクローナル抗体　862
ボリコナゾール　792
ポリスチレンスルホン酸カルシウム　440
ポリスチレンスルホン酸ナトリウム　440
ポリタンパク質　782
ポリミキシン（類）　747, 764

ポリミキシンB　769
ポリモーダル侵害受容器　614, 620
ポリン　751, 755
ボルチオキセチン　696
ボルテゾミブ　87, 835
ポルフィマー　835
ポルフォビリノーゲンデアミナーゼ　162
ホルボールエステル　39
ホルモテロール　221, 418, 419, 424
ホルモン　824
ホルモンアンタゴニスト　407
ホルモン依存性　831
ホルモン応答配列　49
本態性高血圧　331
翻訳後修飾　263, 861
翻訳後プロセシング　265

【マ】

マイコプラズマ　742
マイスナー小体　402
マイスナー神経叢　442
マイトジェン活性化タンパク質キナーゼ　37
マイトマイシン　830
マイネルト基底核　574
マクラデンサ細胞　428
マクロゴール　453
マクロファージ　91, 94
マクロファージ走化性因子１　101
マクロライド　766, 767, 790
末期腎不全　466
麻薬性鎮痛薬　622
マラビロク　784, 785, 786
マラリア　796
マルチカセットアレイ　749
慢性骨髄性白血病　271
慢性腎不全　540
慢性蕁麻疹　406
慢性閉塞性肺疾患　290, 414
マンニトール　438

【ミ】

ミアンセリン　691, 701
ミオシン軽鎖　71
ミオシン軽鎖キナーゼ　37, 71
ミオシンホスファターゼ　71
ミカファンギン　792

ミクログリア　627
ミクロフィラリア　813
ミコナゾール　792
ミコフェノール酸モフェチル　392, 393
ミコール酸　770
短い干渉RNA　869
短い負のフィードバック　486
ミソプロストール　258, 259, 385, 444, 448, 526, 527
ミダゾラム　607, 655
密封包帯　407
ミトキサントロン　829
ミトコンドリア　742
ミトコンドリア筋症　467
ミトコンドリア経路　83
ミトタン　495
ミトブロニトール　826
水俣病　849
ミノキシジル　68, 320, 325, 330, 332, 409, 853
ミノサイクリン　764, 767
ミフェプリストン　519, 527
ミラベグロン　221, 440
ミルタザピン　691, 696, 701
ミルナシプラン　637, 700
ミルリノン　38, 310, 326

【ム】

無顆粒球症　102, 683, 684, 841
無作為化　112
無作為化対照臨床試験　112
ムシモール　559, 562
ムスカリン　169, 183, 195
ムスカリン性　183
ムスカリン性受容体　172
無鞭毛型　808

【メ】

迷走神経　171
迷走神経物質　169
メカセルミン　489
メカミラミン　727, 730
メキシレチン　636
メサドン　146, 622, 623, 631, 633, 727
メサラジン　126, 292, 455
メスカリン　716, 719
メストラノール　517, 523
メスナ　824

メタ解析　114
メタカロン　657
メタコリン　191, 195
メタテナミン　769
メタドン　727
メタノール　737
メタボリックシンドローム　475
メタンフェタミン　709
メチオニン　388, 389, 844
メチシリン　749, 755, 760
メチシリン耐性黄色ブドウ球菌　751
メチラポン　495
メチルエフェドリン　857
メチルコバラミン　373
メチルセルロース　452
メチルドパ　156, 221, 227, 230, 331, 566, 850, 851
メチルナルトレキソン臭化物　129, 628, 634
メチルフェニデート　229, 230, 709, 711, 712, 853, 854
メチルフェニルテトラヒドロピリジン　227
メチルホスホナート　869
メチル葉酸塩　703
メチレンジオキシメタンフェタミン　719
メチロン　715
メディエーター　251
メデトミジン　565
メテドロン　715
メトキシポリエチレングリコール−エポエチンベータ　376
メトキセタミン　718
メトクロプラミド　119, 126, 237, 238, 241, 450, 451, 570, 836
メトトレキサート　7, 128, 131, 250, 373, 389, 393, 414, 455, 743, 827, 829, 843, 847
メトプロロール　241, 306, 307, 334, 335
メトヘモグロビン　312
メトホルミン　121, 467, 471, 472
メトラゾン　435, 436
メドロキシプロゲステロン　518, 519, 525, 831
メトロニダゾール　140, 360, 447, 737, 768, 806, 807
メニエール病　451
メフェドロン　715

メフェナム酸　385, 526
メフロキン　800, 806
メプロバメート　657, 669
メベンダゾール　814
メマンチン　549, 556, 586, 590, 591, 592, 637, 705
メモリー細胞　98
メラトニン　113, 577, 657, 712
メラニン細胞刺激ホルモン　265
メラノコルチン　272, 491
メラノコルチン受容体　272
メラノサイト　491
メラノサイト刺激ホルモン　272, 486
メラノソーム　405
メルカプトプリン　138, 140, 164, 829, 848
メルファラン　826
メロキシカム　385
メロゾイト　798
メロペネム　762
免疫　498
免疫インターフェロン　784
免疫系のメディエーター　264
免疫原性　849
免疫シナプス　97

【モ】

網状層　405
網状帯　494
毛包　405
毛様体筋　172
毛様体筋麻痺　193
モキシフロキサシン　767
モダフィニル　685, 711, 712, 853
モノアミンオキシダーゼ(酸化酵素)　215, 564, 571
モノアミンオキシダーゼ(酸化酵素)阻害薬　159, 548, 701
モノアミン仮説　687
モノアミン酸化酵素A　233
モノクローナル抗体　824, 862
モノバクタム(類)　751, 762, 763
モノヨードチロシン　505
モメタゾン　421, 422
モルグラモスチム　836
モルヒネ　124, 141, 158, 326, 425, 433, 454, 573, 610, 613, 622, 625, 629, 635, 637, 638, 721
モルヒネ-3-グルクロニド　631

モルヒネ-6-グルクロニド　631
モンテルカスト　260, 418, 421

【ヤ】

薬剤経済学的分析　875
薬物拮抗作用　159
薬物候補　874
薬物作用学　859
薬物耐性　18
薬物動態学　145, 859
薬物動態学的特性　875
薬物標的　7
薬物有害反応　839
薬物誘発性無顆粒球症　851
薬物療法　819
薬力学　145
薬理ゲノミクス　156

【ユ】

有意性　113
有機化　505
有機カチオン輸送体　215
有棘層　402, 405
融合　862
有効性　9, 14, 16
有糸分裂　78
疣贅　406
誘導　137
誘導型　282
誘導相　96, 97
優良試験所基準　875
輸送タンパク質　266, 651
ユビキチン／プロテアーゼ系　78

【ヨ】

溶解度　118
溶血　849
溶血性貧血　500, 850, 851
葉酸　369, 847
葉酸アンタゴニスト　829, 848
溶質輸送体　118, 119
陽性変時作用　301
陽性変力作用　301
ヨウ素　511
陽電子放出型断層撮影　9
用量−反応曲線　9, 108
用量比　11, 12

和文索引　903

予測的妥当性　109
四日熱マラリア　799
ヨヒンビン　221, 223

【ラ】

らい腫型　772
らい腫型ハンセン病　772
ライフスタイル・ドラッグ　853
ライム病　766
ラウス肉腫ウイルス　776
ラクツロース　452
ラコサミド　638, 665, 671
ラサギリン　595, 598
ラスブリカーゼ　397
ラタノプロスト　258, 259
落花生油　453
ラニチジン　445, 446
ラニビズマブ　128
ラパチニブ　833
ラパマイシン　874
ラベタロール　223, 225
ラベプラゾール　446
ラミブジン　782, 785
ラミプリル　330, 335, 336
ラメルテオン　577, 657
ラモトリギン　636, 665, 671, 672, 705,
　706, 707, 849
ラルチトレキセド　828
ラルテグラビル　784, 785, 786
ラロキシフェン　517, 518, 539
ランゲルハンス細胞　95, 402
ランゲルハンス島　457
乱交性のプラスミド　750
ランソプラゾール　445, 446
ランブル鞭毛虫　809
卵胞刺激ホルモン　488, 513
ランレオチド　488, 492, 832

【リ】

リアノジン　52, 61
リアノジン受容体　61, 69
リウマチ因子　390
リウマチ性関節炎　500
リエントリー　298
リオシグアト　286, 338
リオチロニン　511, 512
リガンド開口型(イオン)チャネル　24,
　27

リガンド活性化型転写因子　48
リコンビナーゼ　749
リーシュマニア　796
リーシュマニア症　808
リスク　820
リスデキサンフェタミン　712
リスプロ　471
リスペリドン　649, 677, 678, 684, 705,
　706, 707
リセドロネート　537, 538
リセドロン酸　141
リゼルグ酸ジエチルアミド　235, 571,
　716, 719, 721
リゾ-PAF　261
リゾ-PAF アセチル基転移酵素　261
離脱(または禁断)症候群　724
リチウム　142, 153, 155, 432, 493, 548,
　672, 689, 705, 707
リツキシマブ　396, 832, 834
立毛筋　405
リドカイン　306, 307, 636, 642, 645
リード化合物　873
リトドリン　526, 527
リトナビル　529, 782
リナグリプチン　471
利尿薬　839
リネゾリド　752, 767, 769
リバスチグミン　591, 592
リバビリン　271, 785
リバーロキサバン　358, 361
リファブチン　524, 770
リファンピシン　134, 137, 139, 141,
　360, 420, 524, 528, 745, 751, 755,
　770, 771, 772, 793
リポキシゲナーゼ　256, 319
リポキシン　253, 272
リポタンパク質　341
リポタンパク質(a)　366
リボヌクレオチド還元酵素　377
リモナバント　279, 482, 578
硫化水素　319
隆起核下垂体ドパミン作動性経路
　486
隆起下垂体路　568
隆起漏斗路　568
硫酸化　263
硫酸鉄　371, 372
流動パラフィン　453
リュープロレリン　488, 522, 831
良性の前立腺肥大(症)　218, 223

良性の三日熱マラリア　799
緑内障　192
緑膿菌　752
リラグルチド　470, 471, 472, 483
リルゾール　586
リルピビリン　782
淋菌　752
リンコサミド　767
リン酸化　263
リン脂質　851
臨床試験　111
リンパ球　96
リンパ腫　832

【ル】

類結核型　772
類結核型ハンセン病　772
類骨　531
ルカスト薬　421
ルキソリチニブ　833
ルゴールヨウ素　511
ルパタジン　261, 399
ルフィナミド　670, 671
ルメファントリン　801, 806

【レ】

レクチン　466
レセルピン　213, 227, 230, 331, 593,
　675, 690
レゾルビン　253
レチナール　33, 409
レチノイド　407, 848
レチノイドX受容体　47, 470
レチノイン酸　409
レチノール　409
レトロウイルス　776, 866
レトロウイルスインテグラーゼ　864
レトロゾール　832
レナリドミド　835
レニン　428
レノグラスチム　375, 377
レノックス・ガストー症候群　661
レパグリニド　469
レーバー先天性黒内障　868
レバミゾール　814, 816
レビー小体　594
レプチン　110, 219
レプラ反応　772

レフルノミド　393, 394
レベチラセタム　592, 649, 650, 665, 671, 672
レボチロキシン　511, 512
レボドパ　125, 129, 280, 547, 557, 570, 595, 598, 682
レボノルゲストレル　523, 524, 525
レボブピバカイン　643, 645
レボフロキサシン　767
レボメプロマジン　451, 684
レミフェンタニル　606, 612, 632, 633
レンチウイルス　864

【ロ】

ロア糸状虫症　813
ロイコトリエン　94, 253, 578, 850

ロイシンリッチリピートキナーゼ2　593
狼瘡　162
ロクロニウム　199, 201
ロサルタン　324, 329, 330
ロスバスタチン　345
ロチゴチン　597, 598, 637
ロテインキナーゼG　578
ロテノン　594
ロドプシン　33
ロピナビル　782
ロピニロール　595, 597, 598, 637
ロピバカイン　643
ロフェコキシブ　385, 840
ロフルミラスト　419, 424
ロペラミド　452, 454, 634
ロベリン　194
濾胞腔　505

濾胞星状細胞　486
ロミタピド　348, 349
ロミプロスチム　377
ロラゼパム　653, 655, 669, 671, 836
ロラタジン　399
ロリプラム　38
ロールバック・マラリア・プログラム　797

【ワ】

ワイスマン障壁　860
ワインド・アップ現象　615
ワクチン　850
ワルファリン　18, 123, 136, 137, 139, 141, 155, 160, 165, 356, 359, 361, 397, 737, 849

欧文索引

【数字】

1,25-dihydroxy-vitamin D_3　536
1-methyl-4-phenyl-1,2,3,5-
　tetrahydropyridine　227
2,5-dimethoxy-4-methylamphetamine
　718
2-arachidonoylglycerol　277, 578
2CB　718
2-hydroxysaclofen　561
3,4-methylenedioxymethamphetamine
　709, 723
3-hydroxy-4-methoxyphenylglycol　564
3-methoxy-4-hydroxyphenylglycol　215
3β-dehydrogenase　495
4-aminopyridine　68
4-bromo-2,5-dimethoxyphenethylamine
　718
4-methylthioamphetamine　718
4-MTA　718
5'-deoxyadenosylcobalamin　373
5-fluorouracil　165
5-FU　165
5-HIAA　233
5-HPETE　259
5-HT　233, 571, 618, 687
5-hydroperoxytetraenoic acid　259
5-hydroxyindoleacetic acid　233
5-hydroxytryptamine　233, 571, 618,
　687
5-hydroxytryptophan　571
5-lipoxygenase　259
6-hydroxydopamine　227, 567
6-mercaptopurine　136, 455
7-chlorokynurenic acid　556
7-transmembrane receptor　27
11β-hydroxysteroid dehydrogenase
　494
12-S-HETE　459
12-S-hydroxyeicosatetraenoic acid
　459
25-hydroxy-vitamin D_3　536
32-kDa dopamine-and cAMP-regulated
　phosphoprotein　569

【A】

A_1 receptor　714
A_2 receptor　714
abacavir　164, 782
abatacept　395
abciximab　81, 364
abecarnil　650

absence seizure　661
acamprosate　727
acarbose　470
ACAT　343
accelerated atheroma　464
accessory heat shock protein　49
ACE　267, 318, 323, 844
ACE inhibitor　437
ACEI　304
acetaminophen　25, 136, 241, 382, 417,
　633, 840
acetazolamide　119, 437, 758
acetoacetate　464
acetone　464
acetylation　263
acetylcholine　172, 289
acetylcholinesterase　179, 187, 843
acetylcysteine　388, 844
acetylhydrolase　261
acetyltransferase　261
AChE　187
aciclovir　132, 408, 745, 783
acinus　505
acitretin　849
acne　405, 848
acquired immunodeficiency syndrome
　（acquired immune deficiency
　syndrome）　778, 841
acquired resistance　835
acquired（adaptive）immune system　90
acromegaly　463, 488
ACTH　265, 272, 488, 688
actin　842
actinomycin D　830
activated partial thromboplastin
　time　357
activated state　65
activation　8, 306
activation function 1　49
activational control　516
active peptide　264
acute cardiac failure　463
acute dystonia　682
acute intermittent porphyria　162
acute iron toxicity　372
acute lymphocytic leukaemia　500
acute macular degeneration　833
acute-phase protein　101
acute renal failure　844
acute thrombotic stroke　367
acyl coenzyme A　344
acyl coenzyme A: cholesterol
　acyltransferase　343

adalimumab　393, 408, 455
adapalene　407
adaptation　835
adaptive immune response　90
ADCC　100
Addison's disease　494
adefovir　782
adenoassociated virus　865
adenohypophysis　486
adenosine　248, 299, 326, 419, 576
adenosine deaminase　247
adenosine triphosphate　615
adenovirus　866
adenylyl cyclase　36, 569
ADH　324, 325, 432, 488
ADHD　557, 712
adhere　94
adhesion molecule　92
adipocyte fatty acid-binding protein　470
ADMA　284
ADP　248
ADR　839
adrafinil　711
adrenaline　7, 131, 169, 209, 302, 336,
　399, 423, 457, 643
adrenergic neuron blocker　331
adrenocorticotrophic hormone　55, 265,
　488, 688
adrenomedullin　45, 318
adult stem cell　86
advanced glycation end product　464
adverse drug reaction　839
aequorin　58
AF1　49
affective disorder　687
affinity　9
affinity constant of binding　20
afterload　299, 318
agar　452
AGE　464
agomelatine　577, 691, 701, 703
agonist　7, 264
agonist dose ratio　21
agouti　491
agouti-related peptide　491
agouti-signalling protein　491
agranulocytosis　102, 683, 841
AIDS　778, 841
AIF　83
albendazole　747, 814
albuterol　439
alclometasone dipropionate　408
alcohol　275, 718

alcohol dehydrogenase 736
alcohol-related neurodevelopmental
　disorder 735
aldehyde dehydrogenase 215, 737
aldehyde reductase 564
aldesleukin 835
aldose reductase 464
aldose reductase inhibitor 464
aldosterone 432, 464, 494
alemtuzumab 833
alendronate 537
alfacalcidol 540
alfaxalone 602
alfentanil 606, 607, 612, 633
alginate 445
aliskiren 327
alitretinoin 407, 409
alkylating agent 823, 848
allergic conjunctivitis 500
allergic reaction 839
allodynia 615
allogeneic 97
allopathy 3
allopurinol 140, 165, 396, 439, 850
allosteric 16, 186
allosteric modulator 16
alopecia areata 405
alphaxalone 560
alprenolol 224
alprostadil 259, 528
ALS 586
alteplase 367, 588
alternative pathway 93
alternative splicing 266
aluminium hydroxide 439, 445
aluminium hydroxide gel 447
alvimopan 628, 634, 635
amantadine 705, 783
amastigote 808
ambrisentan 338
AMD 833
amebas 796
Ames test 845
amfetamine 19, 74, 217, 565, 675, 722
amidation 263
amifampridine 207
amikacin 765
amiloride 432, 433, 437, 438
amino acid decarboxylase 233
aminoglutethimide 495
aminoglycoside 751, 765, 840
aminoglycoside antibiotics 159
aminophylline 419, 715
amiodarone 124, 141, 149, 306, 360,
　414, 437, 509
amiphenazole 857

amisulpride 678, 684
amitriptyline 241, 448, 636, 690
amlodipine 313
ammonium chloride 439
amodiaquine 802
amoebapore 806
amoebic granuloma 806
amorolfine 794
amorphous protein 463
amoxicillin 447, 760
AMPA 550
AMPA receptor 615
AMP-activated protein kinase 467
ampakine 557
ampalex 557
amphetamine 19, 74, 217, 565, 675,
　722
amphotericin 132, 747, 790, 809
amphotericin B 790
ampicillin 751, 761
AMPK 467
amplification 749
amrinone 310
amygdaloid nucleus 567
amyl nitrite 311
amylin 459, 463
amyloid 463
amyloid deposits 583
amyloid plaque 589
amyloid precursor protein 110, 589
amyotrophic lateral sclerosis 586
anabolic agents 537
anabolic hormone 460
anacetrapib 344
anakinra 395
analgesia 605, 627
anandamide 257, 277, 578, 620
anaphase 79
anaphylactic hypersensitivity 102
anaphylactic shock 850
anaphase 79
anaphylatoxin 93, 94
anaphylaxis 422, 840, 849
anastrozole 832, 872
androgen 405
androgenic alopecia 405
angel dust 718
angina 300
angioedema 329, 406, 422
angiogenesis 77, 821
angioplasty 304
angiotensin 8, 72, 324
angiotensin I 323
angiotensin II 318, 464, 847
angiotensin IV 354
angiotensin receptor antagonist 437,
　464

angiotensin-converting enzyme 267,
　318, 844
angiotensin-converting enzyme
　inhibitor 304, 423, 464
angiotensinogen 323
anidulafungin 792
anionic site 203
annexin-1 95, 421, 497
annexin-A1 272
anogenital wart 406
anorexigenic 477
ANP 303
antagonist 7, 264
antazoline 398
anterior pituitary 486
anterior pituitary gland 498
anthroquinone 453
anti-allergic cromone 272
antiandrogen 832
antibiotics 336, 741
antibody-dependent cell-mediated
　cytotoxicity 100
antibody-dependent cytotoxic
　hypersensitivity 102
anticoagulant 337, 839
anticonvulsant drug 659
antidepressant 548
antidiuretic hormone 127, 432, 488
anti-drug antibody 849
antiepileptic drug 548, 659, 849
antifibrinolytic drug 366
antigen presentation 95
antigen presenting cell 96
anti-inflammatory agent 417
anti-inflammatory glucocorticoid 272
antimetabolite 823, 848
antimicrobial agent 407
anti-oncogene 820
antiplatelet drug 839
antiport 26
antiporter 429
antipsychotic agent 548
antipsychotic malignant syndrome 683
antipyrine 388
antiresorptive drugs 537
antischizophrenic drug 674
antisense oligonucleotide 869
antithrombin III 352
antitussive 424
antiviral drug 781
anxiety 647
anxiolytic 840
AP5 558
APC 96
apixaban 358
aplastic anaemia 840

ApoA-I Milano 344
apocrine 405
ApoE4 589
apoferritin 371
apomorphine 129, 528, 597
apoprotein 341
apoptosis 60, 77, 583, 841
apoptosome 84
apoptotic initiating factor 83
apoptotic machinery 820
APP 589
aprepitant 268, 450
APTT 357
aquaporin 118, 432, 493
arachidonic acid 556, 578
arachis oil 453
ARC 477
arcuate nucleus 477
area postrema 237, 448, 572, 628
arecoline 715
arenavirus 785
aripiprazole 678, 705
ARND 735
aromatase inhibitor 832
arrestin 19
artemether 803
artemisinic acid 805
artemisinin 800, 806
arterial thrombus 351
artesunate 805, 806
arthritis 843
Arthus reaction 102
asparaginase 833, 850
aspartate 549
aspartate transaminase 843
aspirin 12, 25, 115, 119, 136, 153, 160,
    241, 304, 336, 358, 369, 383, 416,
    622, 840
aspirin-sensitive asthma 417
astemizole 793
asthma 290, 414, 500
astrocyte 544
asymmetric dimethylarginine 284
asystolic arrest 297
atenolol 224, 307
atomoxetine 229, 690, 712
atopic 416
atopic eczema 406
atorvastatin 345
atosiban 525, 527
atovaquone 800, 805
ATP 248, 576, 615, 621
ATP-binding cassette (ABC) transporter
    120
ATP-sensitive Ca²⁺-insensitive (ASCI)
    phospholipase A₂ 459

ATP-sensitive potassium channel 459
atracurium 198, 201
atrial fibrillation 297
atrial natriuretic peptide 303
atropine 169, 183, 433, 454, 613, 718
attention deficit/hyperactivity
    disorder 557, 712
atypical antipsychotic drug 548, 677
Auerbach's plexus 442
aura 240
autocrine 97, 269
autoimmune disease 102, 269, 851
autoimmune thyroiditis 102
autoinflammatory disease 269
autoinhibitory feedback 175, 214
automaticity 301
autonomic ganglia 171
autophagy 82
autoreceptor 413, 555, 565
avacavir 850
axitinib 833
azacitidine 829
azathioprine 138, 164, 206, 389, 455,
    848
azelastine 398
azithromycin 766, 809
azoles 790
aztreonam 763
Aδ fiber 614

【B】

B cell 96
bacitracin 744
back-mutation 845
baclofen 128, 561, 599, 672
bacterial amidase 760
bacterial envelope 742
bacterial virulence factor 773
bactericidal 758
bacteriostatic 758
Bacteroides 752
baldness 405
balsalazide 455
barbiturate 19, 528, 718
bariatric surgery 481
Barrett's esophagus 445
barrier cream 407
base mispairing 745
basement membrane 95
basiliximab 393
BDNF 557, 617, 689
beclometasone 421
beclometasone dipropionate 128, 408
belatacept 396
belimumab 396

bendramustine 826
bendroflumethiazide 435
benign prostatic hyperplasia 218
benign prostatic hypertrophy 223
benign tertian malaria 799
benperidol 684
benserazide 595
benzathine benzylpenicillin 761
benzbromarone 397
benznidazole 808
benzocaine 643
benzodiazepine 25, 548, 559, 649, 665,
    738
benzothiazepines 313
benztropine 195
benzylpenicillin 755
benzylpiperazine 715
beractant 424
beraprost 337
betahistine 451
betamethasone 408
bethanechol 191
bethanidine 227
bevacizumab 82, 833
bexarotene 835
bezafibrate 346
bezoar 448
bias 112
biased agonism 43
bicalutamide 832
bicuculline 558, 559, 653
bifunctional 824
biguanide 467
bilharzia 812
bimatoprost 258
binding capacity 9
binding curve 9
bioassay 105
bioavailability 126, 146
bioequivalence 146
biologic 859
biological agent 849
biological response modifier 835
biomass 861
biopharmaceutical 4, 105, 859
biopharmaceutical antiviral drug 784
biopharmaceutical drug 6
biosimilar 863
bipolar disorder 687
bisacodyl 453
bismuth 446
bismuth chelate 445, 447
bisoprolol 334
bitopertin 677
bivalirudin 358
bleomycin 830

blood plasma 145
blood vessel 172
blood: gas partition coefficient 608
BMP 533
B-natriuretic peptide 303
BNP 303
bone formation 532
bone marrow depression(bone marrow suppression) 840, 849
bone marrow toxicity 823
bone morphogenetic protein 533
bone resorption 532
bortezomib 87, 835
bosentan 321
botox 853
botulinum toxin 201, 562, 637, 672
bradycardia 297
bradykinesia 593
bradykinin 263, 615
brain hypothesis 240
brain tumour 500
bran 452
breakthrough pain 632
brentxiumab 833
bretylium 227
bright light stimulation 703
brivaracetam 665
broad-spectrum 760
bromocriptine 238, 489, 570, 595, 675
bronchial hyper-reactivity 415
bronchial hyper-responsiveness 415
bronchial smooth muscle 172
bronchoconstriction 850
bronchodilator 417
bronchopulmonary aspergillosis 790
BuChE 203
budesonide 421, 455
bulk laxative 452
bumetanide 434
bupivacaine 128, 643
buprenorphine 127, 455, 622, 727
bupropion 690, 727, 853
Burkitt's lymphoma 820
buserelin 488, 522, 831
buspirone 237, 573, 647
busulfan 826
butyrophenone 548
butyrylcholinesterase 203
buzz 723
BZP 715

[C]

C chemokine 271
C fiber 414, 614
C3a 93

C3b 93
C5a 93
Ca^{2+}/calmodulin-dependent protein kinase 556
Ca^{2+}-transporting ATPase 842
cabazitaxel 830
cabergoline 490, 570, 597
cadmium 849
Caenorhabditis elegans 110
caffeine 38, 246, 419, 576, 712, 854
calcifediol 536
calcipotriol 407
calcitonin 127, 266, 463, 505, 638
calcitonin gene-related peptide 45, 240, 266, 463, 615
calcitriol 407, 431, 535, 536
calcium-activated potassium channel 319
calcium carbonate 540
calcium gluconate 540
calcium-induced calcium release 61
calcium lactate 540
calcium polystyrene sulfonate 440
calmodulin 62
CaMK II 556
Campylobacter 752
canal of Schlemm 192
canaliculi 443
cancer 819, 841
candesartan 329
candida 406
candidiasis 789
cannabidiol 274
cannabinoid 637
cannabinol 274, 854
cannabis 672, 723, 854
canrenone 437
capecitabine 828
capreomycin 770
caprylidene 593
capsaicin 414, 620
capsid 775
captopril 25, 324
CAR 50
carbachol 186
carbamazepine 137, 162, 360, 420, 493, 524, 636, 665, 705, 770, 849
carbapenems 751, 762
carbenicillin 130, 360
carbenoxolone 501
carbidopa 227, 595
carbimazole 510, 511, 841, 851
carbohydrate 498, 842
carbonic anhydrase inhibitor 437
carbonium ion 824
carboplatin 827

carboprost 259, 526, 527
carboxylation 263
carboxypeptidase 267
carcinogen 820, 844
carcinogenicity 823, 839
carcinoid 487
carcinoid syndrome 240
cardiac 185
cardiac dysrhythmia 419
cardiac efficiency 301
cardiotonic steroid 309
cardiovascular system 498
carisbamate 670
carmustine 826
carvedilol 223, 334
cascade superfusion 106
caspase 83
caspofungin 792
CAT 187
catalase 586
cataplexy 712
cataract 841
catechol-*O*-methyl transferase 215, 564
cathepsin K 532
cathine 715
cathinone 715
catumaxomab 833
causal prophylactic drug 800
caveolae 283
caveolin 283
CBG 500
C-C chemokine 271
CCK 442
CCK-like peptide 266
CD4$^+$ helper T lymphocyte 778
cdk 78
cefaclor 763
cefadroxil 762
cefamandole 751
cefotaxime 762
cefradine 762
ceftriaxone 762
cefuroxime 424, 762
celecoxib 383, 445, 840
cell cycle 77
cell cycle transducer 820
cell wall 742
cell-mediated 96
cell-mediated hypersensitivity 103
cellulitis 406
central sensitisation 241
cephalosporin 360, 433, 744, 762
cephamycins 762
cercariae 813
cerivastatin 346

certolizumab pegol　395
cestode　812
cetirizine　399
CETP　343
cetuximab　833
cevimeline　186
CFTR　74, 864
CGRP　45, 266, 268, 463, 615, 616
Chagas' disease　807
chancre　807
check point　77
chemoattractant cytokine　270
chemokine　93, 263
chemoreceptor trigger zone　129, 448
chemotaxin　93, 94
chemotherapy　741, 819
chief cell　442
chimeric monoclonal　862
chirality　134
chloral hydrate　131, 360, 657
chlorambucil　826, 848
chloramphenicol　157, 469, 748, 764, 840
chloramphenicol acetyltransferase　751, 765
chlordiazepoxide　650, 727
chlorhexidine　850
chlormethiazole　588, 657, 658
chlormethine　826
chloroquine　119, 390, 747, 798
chlorphenamine　398, 423
chlorpromazine　451, 593, 677, 843
chlorpropamide　467
chlortalidone　435
cholecalciferol　536
cholecystokinin　442
cholera toxin　36
cholesterol acyltransferase（ACAT）inhibitor　344
cholesterol cholelithiasis　455
cholesterol-lowering drug　841
cholesteryl ester transfer protein　343
choline acetyltransferase　187, 574
cholinesterase　187
chromogranin A　213
chromosome　742
chronic myelogenous leukemia　271
chronic obstructive pulmonary disease　290, 414
chronic renal failure　540
chronic urticaria　406
chronotropic effect　219
chymase　329
ciclesonide　421
ciclosporin　100, 343, 389, 407, 455, 483, 793, 874

CICR　61
ciglitazone　469
cilastatin　762
ciliary muscle　172
ciliates　796
cimetidine　121, 140, 446, 529
cinacalcet　16, 541
cinchocaine　161
cinnarizine　399, 450
cinoxacin　746
CIP　79
ciprofibrate　346
ciprofloxacin　360, 420, 453, 746, 765
circadian rhythms　577
circus movement　298
cisapride　238
cisatracurium　197
cisplatin　121, 451, 827
citalopram　690, 696, 697
citrate　438
CJD　599
cladribine　829
clarithromycin　420, 447, 766, 809
classic pathway　93, 100
clavulanic acid　761, 763
clearance　145
cleft lip　849
clenbuterol　220, 855
clindamycin　766, 809
clinical trial　111
clioquinol　592
clobazam　669
clobetasol propionate　408
clobetasone butyrate　408
clofarabine　829
clofazimine　772
clofibrate　346, 469
clomethiazole　738
clomiphene　518
clomipramine　690
clonazepam　650, 669
clonidine　221, 241, 327, 566, 694, 712, 727
clopenthixol　678
clopidogrel　140, 153, 246, 304, 336, 358
clot　351
clotrimazole　792
clozapine　164, 370, 677, 851
CML　271
C-natriuretic peptide　303, 318
CNP　303
CO　578
co-activator　49
coagulation system　93
coal tar　410

co-amoxiclav　760
cocaethylene　721
cocaine　217, 566, 640, 712, 721, 845, 853
co-cyprindiol　409
codeine　387, 424, 454, 623
coeliac disease　356
cognitive impairment　707
colchicine　396, 432, 493
colecalciferol　536
colesevelam　347
colestipol　347
colestyramine　131, 347, 360
colistimethate　764
collagen species　80
collecting duct　427
colony-stimulating factor　46, 269, 369
combination therapy　785
combined oral contraceptive pill　519
commensal　741, 789
competitive antagonist　13
complement　850
complement system　93
complex polysaccharide　755
complex-mediated hypersensitivity　102
compound 48/80　252
compound from marine sponge　831
COMT　215
concentration　105
concentration effect　609
concentration-effect curve　9
conditional transgenesis　110
conditioned place preference study　723
conflict test　649
conivaptan　334, 432
conjugation　750
conjugative plasmid　750
connexin　249
Conn's syndrome　494
consensus sequence　49
constant domain　862
constipation　628
constitutive　282
constitutive activation　14
constitutive androstane receptor　50
constitutive secretion　266
construct validity　109
contact dermatitis　406
contact pathway　353
Coombs test　851
COPD　414
cor pulmonale　423
core domain　49
co-repressor　49
corneocyte　405
corpus luteum　514

corpus striatum 566
cortex 494
cortical spreading depression 240
corticosteroid 231, 336
corticosteroid-binding globulin 500
corticosterone 494
corticotroph 486
corticotrophin-releasing factor 492
corticotrophin-releasing hormone 688
corticotropin 850
cortisol 494, 688
cotinine 729
co-transmitter 268
co-transporter 429
co-trimoxazole 360, 743, 758, 809
covalent bond 841
COX-1 363
C-peptide 459
CPP 558
cranial outflow 171
craving 724
C-reactive protein 344
creatinine 841
creeping eruption 813
cretinism 509
Creutzfeldt-Jakob disease 489, 599, 860
CRH 688
crisantaspase 833
crizotinib 833
Crohn's disease 454
cromoglycate 418
crotamiton 408
CRP 344
CSF 369, 375
C-terminal domain 49
CTL 778
CTS 309
CTZ 448
curare 169
Cushing's syndrome 488
cutaneous larva migrans 813
C-X-C chemokine 271
C-XXX-C chemokine 271
cyanide poisoning 312
cyclin 78
cyclin-dependent kinases 78
cyclizine 399, 451
cyclooxygenase 1 363
cyclo-oxygenase(COX)-2 blocker 840
cyclopentolate 193
cyclophosphamide 132, 137, 394, 824, 848
cycloplegia 193
cycloserine 744, 770
cyclothiazide 557

cyproheptadine 241, 399
cyproterone 521, 832
cyproterone acetate 409
cys-loop 558
$CysLT_1$ 420
$CysLT_2$ 420
cyst 812
cysteinyl leukotriene 415
cystic fibrosis 859
cystic fibrosis transmembrane conductance regulator 74
cystic fibrosis transport regulator 864
cysticercosis 812
cytarabine 271, 828
cytokine 92, 263, 406, 777
cytokine modulator 393
cytokine receptor 45
cytokine storm 272
cytoplasm 742
cytoprotective 447
cytotoxic antibiotics 823
cytotoxic drug 819, 851
cytotoxic T lymphocyte 778

【D】

D cell 444
dabigatran 358
dacarbazine 826
daclizumab 393, 396
dactinomycin 830
daidzin 737
dalfopristin 767
dalteparin 357
danaparoid 358
danazol 423, 522
danger signal 249
dangerous effect 875
dantrolene 62, 202, 611, 672
dantron 453
dapsone 162
daptomycin 752, 763
darbopoietin 376
darifenacin 186
DARPP-32 569
dasatinib 165, 833
daughter cell 821
daughter chromatid 78
daunorubicin 829
DBH 211
DDAH 288
death receptor 82
debrisoquin 227
de-bulked 822
decitabine 829
decrease of receptor expression 54

de-differentiation 819
deep brain stimulation 704
default response 82
deferasirox 372
deferiprone 372
deferoxamine 372
definitive host 812
degarelix 832
delayed hypersensitivity 103
delayed long-term effect 22
delayed response gene 78
demeclocycline 764
dementia 589
demethylchlortetracycline 432, 493, 764
dendritic cell 92
denervation supersensitivity 9
denosumab 537
dependence 629
depolarisation-induced suppression of inhibition 278
depression of growth 823
derived-brain neurotrophic factor 557, 586, 617, 689
dermatitis herpetiformis 772
dermatomycoses 789
dermis 404
dermoepidermal junction 404
dermographia 406
derquantel 817
des-Arg^9-bradykinin 267, 621
descending pathway 617
desensitisation 18, 54
desflurane 605
desipramine 636, 690
desmopressin 440, 492
desmosome 405
desogestrel 518
desvenlafaxine 690
dexamethasone 452, 831
dexamethasone suppression test 491
dexamfetamine 709, 712
dexfenfluramine 243, 337, 482
dextran 850
dextromethorphan 425, 588, 628
dextropropoxyphene 625
diabetes insipidus 432, 493, 707
diabetes mellitus 457
diabetic ketoacidosis 464
diabetic neuropathy 158
diacetyl morphine 132
diacylglycerol 39
diamorphine 622, 629, 632
diaphenylsulfone 162, 771, 800
diazepam 158, 607, 653, 669
diazepam-binding inhibitor 653

diazoxide 68, 325, 436
dibucaine 161
dichloroisoprenaline 224
diclofenac 292
dicyclomine 195, 454
dicycloverine 195, 454
didanosine 746, 782
diethylcarbamazine 137, 815
diethylstilbestrol 517, 831
diffusion coefficient 117
diffusional hypoxia 612
diffusivity 118
diflucortolone valerate 408
diflunisal 388
digitalis 111
digoxin 61, 126, 134, 149, 157, 308,
    335, 435, 448
dihydrocodeine 633
dihydroergotamine 221, 238
dihydrofolate 373
dihydrofolate reductase 373, 743
dihydropteroate synthetase 752, 758
dihydropyridine 25
dihydropyridine receptor 61
dihydropyridines 60, 313
dihydroxyphenylacetic acid 566
dihydroxyphenylalanine 211
dihydroxyphenylserine 227
di-iodotyrosine 505
diloxanide 806, 807
diltiazem 60, 308, 325, 420
dimercaprol 18
dimethylarginine dimethylamino
    hydrolase 288
dimethylcysteine 392
dimethylphenylpiperazinium 197
dimethyltryptamine 718
dinoprost 527
dinoprostone 259, 526
dioctyl sodium sulfosuccinate 452
dipeptidyl peptidase-4 464, 472
diphenhydramine 657, 836
diphenoxylate 454
dipivoxil 782
dipropyltryptamine 718
dipyridamole 247, 309, 326, 363
directly-acting sympathomimetic
    drug 217
DISC-1 675
disease-modifying antirheumatic
    drugs 393
disinhibition 626
disopyramide 306
disseminated intravascular
    coagulation 355
distal convoluted tubule 427

distigmine 192
disulfide bond 263
disulfiram 140, 211, 727, 826
DIT 505
diuretic 839
dizocilpine 553, 676
DL-amfetamine（DL-amphetamine） 709
DL-amphetamine 709
DMARD 393
DMT 718
DNA 842
DNA polymerase inhibitor 783
DNA virus 775
dobutamine 221, 302, 335
docetaxel 830
dolasetron 238
DOM 718
domoic acid 586
domperidone 129, 240, 451, 525, 597
donepezil 206, 591
dopa 211
dopa decarboxylase 211
DOPAC 566
dopamine 209, 326, 566
dopamine β-hydroxylase 211, 566
dorsal horn 615
dorsal root 614
dorsal root ganglia 614
dorzolamide 127
dose ratio 11
dose-response curve 9, 108
double-blind technique 112
doxapram 424
doxazosin 221, 331, 440
doxepin 657, 698
doxorubicin 132, 305, 333, 829
doxycycline 81, 110, 764, 800, 866
DPP-4 464, 472
DPT 718
dronabinol 672
dronedarone 308
droperidol 451
Drosophila 91, 110
drotrecogin 336
drug 1
drug antagonism 159
drug candidate 874
drug-induced agranulocytosis 851
drug resistance 18
drug target 7
drug therapy 819
D-serine 553
DSI 278
duloxetine 636, 649, 690
duplication 749
duteplase 367

dydrogesterone 518
dyflos 204, 205
dysbindin 675
dyskinesia 596
dyspepsia 445
dysrhythmia 301, 420

【E】

EBM 111
eccrine 405
eccrine gland 402
echinocandin B 792
echinocandins 790
Echinococcus 813
echothiophate 204, 205, 206
eclampsia 290
econazole 792
ECT 704
ectonucleotidase 246
eculizumab 369
eczema 406, 500
EDHF 319
EDRF 318
edrophonium 203
EET 319
efavirenz 782
effector phase 96
efficacy 9
eflornithine 409, 808
EGF 80
EG-VEGF 320
eicosanoid 253, 578
elastin 80
elcatonin 540
electroconvulsive therapy 704
elephantiasis 813
elimination half-life 148
elimination rate constant 148
eliprodil 553, 588
eltrombopag 377
emadastine 398
Embden-Meyerhof pathway 743
embryonic stem cell 86, 848
emetic center 448
emollient 407
emricasan 87
EMT 215
emtricitabine 782
enalapril 25, 138
enalaprilat 138
encainide 306, 307
endocannabinoid 578
endocrine gland-derived vascular
    endothelial growth factor 320
endogenous cannabinoids 556

endogenous depression 687
endogenous pathway 342
endometrial carcinoma 519
endometriosis 519
endonuclease 842
endoperoxide intermediate 383
endoplasmic reticulum 58
endoproteolytic cleavage 264
endorphin 269, 624
endothelial dysfunction 341
endothelin 105, 318
endothelium-derived hyperpolarisation
    factor 319
endothelium-derived relaxing
    factor 282, 318
endotoxin 755
endplate potential 189
end-stage renal failure 466
enfuvirtide 784, 786
engineered 861
enkephalin 269, 618
enoxaparin 357
enprofylline 419
entacapone 595
Entamoeba histolytica 806
entecavir 782
enteric nervous system 170, 442
enterochromaffin cell 233
enterochromaffin-like cell 443
enterohepatic circulation 141
enzymatic amidation 266
eosinophil cationic protein 95, 416
eosinophil major basic protein 95
eosinophil-derived neurotoxin 416
ephedrine 159, 221, 702, 711, 857
epibatidine 195, 638, 728
epidermal growth factor 45, 80
epidermis 404
epigenetic carcinogen 845
epigenetic factor 820
epilepsy 659, 849
epileptogenesis 661
epinastine 398
epinephrine 7, 131, 169, 209, 302,
    336, 399, 423, 457, 643
epirubicin 829
eplerenone 334, 433, 502
epoetin 369, 427
epoprostenol 258, 330, 365
epoxyeicosatrienoic acid 319
epp 189
eptifibatide 365
equilibrium dissociation constant 20
ER 58
erectile dysfunction 290, 436
erector pili 405

ergocalciferol 536
ergometrine 238, 525
ergosterol 747, 790
ergot derivative 221
ergotamine 221, 238
eribulin 831
erlotinib 87, 833
ertapenem 762
erysipelas 406
erythromycin 420, 748, 766
erythropoietin 369, 857, 867
escitalopram 690
eslicarbazepine 666
esomeprazole 446
essential hypertension 331
esteratic (catalytic) site 203
estradiol 128, 516
estramustine 826
estriol 516
estrogen 127, 221, 344, 513, 703, 845
estrogen replacement therapy 519
estrone 516
etanercept 393
etaquine 804
ethambutol 770
ethanol 19, 130, 136, 151, 432, 667,
    721, 847
ethinylestradiol 141, 409, 517, 831
ethosuximide 314, 665, 770
ethyl aminobenzoate 643
ethylene immonium 824
ethylenediamine 420
ethynodiol 518
etidronate 537
etomidate 606, 607, 608
etoposide 831
etoricoxib 383, 389
etorphine 633
etravirine 782
etretinate 848
eukaryote 741
euphoria 627
everolimus 833
evidence-based medicine 111
ex vivo strategy 864
excitability 65
excitotoxicity 60, 556, 584
excretion 134
exemestane 832
exenatide 466
exendin-4 470
exocytosis 71
exoerythrocytic cycle 798
exogenous pathway 341
exon 160, 266
exophthalmic goitre 508

expression system 861
extended-spectrum 761
extraneuronal monoamine transporter
    215
extrapyramidal side effect 682
extrinsic pathway 83
ezetimibe 346, 347

【F】

FAAH 578
face validity 109
facial nerve 171
falciparum 743
false-negative 845
false-positive 845
famciclovir 132
familial hypercholesterolaemia 159, 343
familial precocious puberty 159
famotidine 446
fampridine 68, 207
farmer's lung 102
farnesoid (bile acid) receptor 50
FAS 734
fascioliasis 812
fast epsp 189
fast excitatory postsynaptic potential
    189
fasudil 40
fatty acid amide hydrolase 578
fatty acid cyclooxygenase (fatty acid COX)
    256
fatty streak 341
FDUMP 828
fear 647
febuxostat 397
felbamate 671
felypressin 492, 493
fenfluramine 243, 482, 857
fenofibrate 346
fenoldopam 332
fentanyl 127, 623, 721
fenticonazole 792
ferritin 370
ferrous fumarate 371
ferrous gluconate 371
ferrous succinate 371
ferrous sulfate 371
fetal alcohol syndrome 734
FEV_1 413
fexofenadine 398
FGF 80
FH 343
FH_2 373
FH_4 373
fibrate 50

欧文索引　913

fibrin　351
fibrinogen　351
fibrinoligase　354
fibrinolytic drug　366
fibrinolytic system　93
fibroblast growth factor　80
fibromyalgia　636
fibronectin　80
filariae　813
filgrastim　375
finasteride　409, 440, 521
first-generation　861
first-generation antipsychotic drug　677
flagellates　796
flare　253
flavopiridol　87
flecainide　70, 306, 636
flucloxacillin　760
fluconazole　420, 792
flucytosin　791
fludarabine　829
fludrocortisone　501
fludroxycortide　408
fluke　812
flumazenil　607, 650, 732
flunitrazepam　653, 723
fluocinolone acetonide　408
fluocinonide　408
fluocortolone　408
fluorescence intensity unit　107
fluorinated pyrimidines　790
fluorodeoxyuridine monophosphate　828
fluorouracil　25, 125, 828
fluoxetine　571, 649, 690
flupentixol　678
flupentixol decanoate　684
fluphenazine　678
flupirtine　638
flutamide　521, 832
fluticasone　421
fluticasone propionate　408
fluvoxamine　690
fMRI　111
foam cell　341
focal adhesion kinase　81
focus　659
folate　847
folate antagonist　829, 848
folic acid　369
folinic acid　373, 836
follicle lumen　505
follicle-stimulating hormone　488, 513
folliculostellate cell　486
follitropin　522
fomepizole　737
fondaparinux　357

forced expiratory volume in 1 second　413
formed structure　742
formoterol　221, 418
formulation　407
forskolin　38
fosaprepitant　268, 450
foscarnet　748
fosfestrol　517, 831
fosphenytoin　588
fospropofol　606
fraction　148
frameshift mutation　745
FSH　513
full agonist　9
fulvestrant　832
functional magnetic resonance imaging　111
fungicidin　792
Fura-2　58
furosemide　158, 335, 433
fusidic acid　755, 767
fusion　862
FXR　50

【G】

G cell　443
G protein-coupled receptor　27, 267, 458
G6PD　161
GABA transaminase　558
gabapentin　25, 60, 636, 649, 665
gabazine　559
gaboxadol　559
GAD　557
galanin　490
galantamine　591
gallamine　186
gametocyte　798
ganaxolone　671
ganciclovir　867
ganglion blocker　331
gastric inhibitory polypeptide　457
gastrin　442
gastrin-ECL-parietal cell axis　444
gastroenteropancreatic endocrine tumour　463
gastro-esophageal reflux disease　443
gastrointestinal epithelium　823
gefitinib　87, 156, 833
gemcitabine　828
gemeprost　259, 519
gemfibrozil　346
Gendicine　859
gene cassette　749

gene silencing　777
gene splicing　265
gene therapy　859
Gene Therapy Review　867
generalised anxiety disorder　647
generalised seizure　660
genistein　517
genotoxic carcinogen　845
genotoxic potential　844
gentamicin　130, 153, 157, 765
GERD　443, 444
gestational diabetes　466
gestodene　137, 518, 523, 524
GHB　723
Giardia lamblia　809
gigantism　489
Gilbert's syndrome　165
GIP　457, 463
glandular/smooth muscle　185
glaucoma　192
glibenclamide　468
glipizide　468
globus pallidus　558
glomerular filtration　844
glomerulus　427
glossopharyngeal nerve　171
GLP　875
GLP-1　457, 459, 463
GLP-1 receptor agonist　470
glucagon　310, 457
glucagon-like peptide-1　457
glucagonoma　465
glucocorticoid　407, 457, 488, 832
glucocorticosteroid　140
glucokinase　459
glucose 6-phosphate dehydrogenase　161
glucose 6-phosphate dehydrogenase deficiency　804, 840
glucose-dependent insulinotropic peptide　457
glutamate　549, 584, 604, 615
glutamate receptor antagonist　638
glutamic acid decarboxylase　557
glutathione　841
glutathione-S-S-glutathione　842
glycogen synthase kinase 3　689, 706
glycopeptide antibiotics　764
glycopyrrolate　613
glycosylation　263
GM-CSF　794
GnRH　513
goitre　508
goitrogen　509
gold compound　389
golimumab　395

gonadorelin 488, 522
gonadotroph 486
gonadotrophin-releasing factor 492
gonadotrophin-releasing hormone 127, 513
gonadotrophin-releasing hormone analog 832
Good Laboratory Practice 841, 875
goserelin 488, 522, 831
GPCR 27, 267
graded 108
Gram-negative 742, 755
Gram-positive 742, 755
Gram's stain 742, 755
granisetron 238, 451, 572, 836
granulocyte CSF 376
granulocyte macrophage colony stimulating factor 794
granulocytopenia 851
granzyme 777
Graves' disease 508
griseofulvin 162
growth 492
growth factor 77, 264, 820
growth factor receptor 77
growth hormone 457
growth hormone-releasing factor 492
GSH 841
GSH peroxidase 841
GSH reductase 842
GSK3 706
GSK3β 689
GSSG 842
G-strophanthin 309
guanethidine 227, 511
guanfacine 712
guanosine nucleotide exchange factor 40
guanylyl cyclase 47
guinea worm disease 813
guvacine 558

【H】

H. ducreyi 752
HAART 785
HAE 267
haem polymerase 801
haematological reaction 850
haemochromatosis 372
haemoglobin A1c 465
haemoglobinopathy 370, 859
haemolysis 850, 851
haemolytic anaemia 500
haemophagous 813
Haemophilius influenzae 752

haemopoietic growth factor 369
haemorrhage 357, 360
haemorrhagic 587
haemorrhagic disease of the newborn 356
haemosiderin 370
haemozoin 798
Hageman factor 266
hair follicle 405
half-site 49
hallucinogen 548
hallucinogenic drug 716
haloperidol 130, 451, 677
halothane 605, 843
halothane-carrier conjugate 851
Hamilton Rating Scale 691
haplotype 161
hapten 103, 849
Hashimoto's disease 102
Hashimoto's thyroiditis 509
HDAC 419, 421
HDL 469
headache phase 240
heart block 297
heavy metal 849
Helicobacter pylori 445
helminth 812
helminthiasis 812
hematopoietic progenitor cell 850
hemicholinium 201, 202
hemolytic anemia 850
heparan sulfate 354
heparin 94, 130, 141, 149, 259, 356
heparin-induced thrombocytopenia 358
hepatic cirrhosis 290
hepatic deviation enzyme 843
hepatic necrosis 851
hepatic porphyria 162
hepatotoxicity 360, 843
HER2 833
herbal ecstasy 718
hereditary angioedema 267
heroin 718, 722
herpes labialis 776
herpes simplex 407
herpes virus 865
herpes zoster 407
HETE 578
heterologous desensitisation 42
heterologous nuclear RNA 266
hetero-oligomer 53
heteroreceptor 555
heterotropic interaction 175
hexamethonium 196
hGH 855
high 723

high-density lipoprotein 469
highly active antiretroviral therapy 785
Hill-Langmuir equation 21
hinge region 49
hirsutism 405
hirudin 358
histamine 18, 94, 442, 577, 850
histone 850
histone deacetylase 419
HIT 358
HIV 775, 865
HIV virus 271
HIV-1 778
HIV-2 778
HLA 850
hnRNA 266
Hodgkin's disease 500
Hodgkin's lymphoma 833
homeopathy 3
homocysteate 549
homocysteine-methionine methyltransferase 374
homologous desensitisation 42
homo-oligomer 53
homotropic interaction 175
homovanillic acid 566
hormone 824
hormone antagonist 407
hormone response element 49
hormone-dependent 831
hormones from non-neural source 264
HPV 406
HRE 49
human epidermal growth factor receptor 2 833
human growth hormone 855
human immunodeficiency virus 775, 865
human leukocyte antigen 464, 850
human papilloma virus 406
humanised monoclonal 862
humanising 862
humoral 96
huntingtin 599
HVA 566
hybridoma 862
hydatid cyst 813
hydatid tapeworm 813
hydralazine 156, 313, 326, 851
hydrochloric acid 442
hydrochlorothiazide 435
hydrocortisone 397, 408, 422, 494, 511
hydroperoxy radical 841
hydrotalcite 447
hydroxocobalamin 373
hydroxycarbamide 369, 826

欧文索引　915

hydroxychloroquine　392
hydroxyeicosatetraenoic acid　578
hydroxyl radical　841
hydroxyprogesterone　518
hydroxyurea　377
hyoscine　186, 193, 195, 450, 451, 575, 576, 718
hyoscine butylbromide　193
hyoscyamine　718
hyperalgesia　615
hypercalcaemia　540
hypercholesterolaemia　290
hypercytokinemia　272
hyperglycaemia　499
hyperimmune globulin　784
hyperkalaemia　439, 466, 541
hyperkeratinisation　406
hyperphosphataemia　439, 541
hyperprolactinaemia　490
hypersensitivity reaction　97, 358
hypersensitivity state　500
hyperthyroidism　159
hypervariable region　862
hyphae　789
hypnozoit　798
hypoaldosteronism　358
hypochromic, microcytic anaemia　369
hypoglycaemia　457
hypoglycaemic coma　840
hyponatraemia　493
hypoparathyroidism　55
hypophyseal portal vessel　486
hypospadias　849
hypotension　850
hypothalamic–hypophyseal tract　492
hypothalamo–pituitary–adrenal (HPA) axis　486
hypothalamus　498
hypothermia　159
hypothyroidism　159
hypovolaemia　335, 493

【I】

ibandronate　537
IBD　454
ibogaine　719
IBS　454
ibuprofen　127, 160, 383, 637
ICAM　94
icatibant　267, 423, 621
ICSH　515
idarubicin　829
idazoxan　221, 223, 565
idiopathic　336

idiopathic thrombocytopenic purpura　500
idiosyncratic reaction　611
ifenprodil　553
IFN–α　271
IFN–α–2a　784
IFN–α–2b　784
IFN–β　271
IFN–γ　271
ifosfamide　824
IGF–1　489
IL–1　92, 269
IL–1ra　269
iloprost　258, 337
imatinib　47, 87, 164, 833
imidazoline I_1 receptor　327
imidazoline receptor　565
imidazoquinolone　91
imipenem　762
imipramine　230, 690
imiquimod　410
immediate hypersensitivity　102
immune interferon　784
immune synapse　97
immunity　498
immunogen　849
impaired glucose tolerance　436
impaired wound healing　823
impetigo　406
in vivo pathway　352
in vivo strategy　864
inactivated state　65
inactivation　53
increase of receptor expression　54
incretin　457, 476
indapamide　435
indinavir　785
indometacin　160, 383, 527
inducible form　282
induction　137
induction of labour　527
induction phase　96
inflammasome　92
inflammation　498
inflammation hypothesis　240
inflammatory　498
inflammatory bowel disease　454, 500
inflammatory fibroproliferative response　341
inflammatory response　90
infliximab　18, 393, 408, 455, 877
inhalational anaesthetics　612
inhibition of growth　499
inhibitors of viral coat disassembly　783
injury　341
Ink　79

innate immune system　90
innate non-adaptive response
inosine　247
inosine pranobex　785
inositol (1,4,5) trisphosphate　39
inositol trisphosphate receptor　61
inotropic effect　219
INR　166, 359
insulin　457, 840
insulin glargine　461
insulin lispro　466
insulin receptor substrate　462
insulin resistance　464
insulin treatment　465
insulin zinc suspension　466
insulin–like growth factor–1　462, 489
insulinoma　459
integrase　749
integrin　7, 92
integron　749
intercellular adhesion molecule　94
interferon　46, 96, 263
interferon–α　835
interleukin　263
interleukin 1　269
intermediate lobe　486
intermolecular　263
international normalised ratio　166, 359
interneuron　558
interphase　77
interstitial cell–stimulating hormone　515
intestinal epithelial cell　92
intracellular calcium channel　295
intramolecular　263
intravenous anaesthetics　612
intrinsic efficacy　14
intrinsic factor　374, 442
intron　160, 266
invasiveness　819
inverse agonist　14, 560, 652
inward–going rectification　296
inwardly rectifying potassium channel　68
iodine　511
ion channel　37
ionotropic receptor　27
iopanoic acid　509
IP_3R　61
ipratropium　128, 193, 420
iproniazid　701
irbesartan　329
irinotecan　165, 831
iron　369
iron–dextran　371
iron–sucrose　371
irradiation　819

irreversible competitive antagonism 12
irritable bowel syndrome 454
irritant receptor 414
IRS 462
ischaemic 587
ischemic preconditioning 299
islet amyloid polypeptide 459, 463
islets of Langerhans 457
isocarboxazid 703
isoflurane 69, 602
isomerase 257, 383
isoniazid 162, 770, 843
isophane insulin 466
isoprenaline 209
isoproterenol 209
isosorbide mononitrate 311, 335
isotretinoin 343, 407, 409
ispaghula husk 452
istradefylline 598
itraconazole 747, 792
ivabradine 296
ivermectin 117, 163, 814

【J】
Jacksonian epilepsy 660
Jak/Stat pathway 269
jaundice 683
juxtaglomerular apparatus 322
juxtamedullary nephron 427

【K】
kainate 550
kainate model 662
kainic acid 584
kallidin 266, 620
kallikrein 266
KATP 459
keratolytic 410
kernicterus 157
ketamine 18, 548, 549, 603, 676, 703, 716
ketanserin 238
ketoconazole 137, 408, 495, 792
ketotifen 398
killer lymphocyte 850
killer T cell 851
kinase 46
kinase-linked receptor 28
kindling model 662
kinin 72
kinin system 93
kininase 267
kininase I 268
kininogen 266

kinins 620
kiss-and-run exocytosis 73
kuru 599
kynurenic acid 556

【L】
lacosamide 638, 665
lactotroph 486
lactulose 452
lamina propria 234
lamivudine 782
lamotrigine 636, 665, 705, 849
Langerhans cell 95, 402
lanreotide 488, 492, 832
lansoprazole 445
lapatinib 833
latanoprost 258
lateral horn 171
latrepirdine 593
Law of Mass Action 21
LC 618
LDL 467
LDL receptor 342
L-DOPA 280
L-DOPS 227
lead 849
lead compound 873
Leber's congenital amaurosis 868
lectin 466
leflunomide 393
Leishmania 796
leishmaniasis 808
lenalidomide 835
Lennox-Gastaut syndrome 661
lenograstim 375
lentivirus 864
lepirudin 358
Lepra reactions 772
lepromatous 772
leptin 110, 219
letrozole 832
leucine-rich repeat kinase 2 593
leukaemia 823
leukocyte adhesion deficiency 90
leukocytosis 101
leukopenia 683
leukotriene 94, 253, 578, 850
leuprorelin 488, 522, 831
levamisole 814
levetiracetam 592, 649, 665
levobupivacaine 643
levodopa 125, 280, 547, 557, 570, 595, 682
levofloxacin 767
levomepromazine 451, 684

levonorgestrel 523
levorphanol 628
levosimendan 299, 325, 336
levothyroxine 512
Lewy bodies 594
lexatumumab 87
lexipafant 261, 262
L-glutamate 549
LH 513
L-histidine 211
lidocaine 306, 636, 642
lifestyle drug 853
ligand-activated transcription factor 48
ligand-gated channel 24
ligand-gated ion channel 27
likelihood 820
linagliptin 471
lincosamide 767
linezolid 752, 767
liothyronine 512
lipid 498, 841
lipid hydroperoxide 841
lipid peroxyradical 841
lipoprotein 341
lipoprotein(a) 366
lipoxin 253, 272
lipoxygenase 256, 319
liquid paraffin 453
liraglutide 470, 483
lisdexamfetamine 712
lithium 142, 153, 155, 432, 493, 548, 672, 689
liver disease 540
liver oxysterol receptor 50
LMWH 357, 361
L-NAME 289
L-NMMA 289, 291
loading dose 149
lobeline 194
local anaesthetic 7, 850
local blood vessel 820
local hormone 251
lock-and-key 263
locus coeruleus 546, 565, 618
lofexidine 727
log dose-effect curve 108
loiasis 813
lomitapide 349
lomustine 826, 827
long negative feedback 486
long QT syndrome 69
long-term depression 556
long-term potentiation 556
loop of Henle 427
loperamide 452, 634
lopinavir 782

欧文索引　917

loratadine　399
lorazepam　653, 669, 836
lorcaserin　482, 572, 573
losartan　324
loss of hair　823
lovastatin　87, 345
low-density lipoprotein　467
low-density lipoprotein (LDL) cholesterol　341
low-density lipoprotein receptor　7
low-molecular-weight heparins　357
LOX　319
LRRK2　593
LSD　237, 571, 716, 719, 721
LTD　556
LTP　556
L-tryptophan　211
L-tyrosine　211
lubeluzole　588
Lugol's iodine　511
lukast drug　421
lumefantrine　801
lupus　162
lupus erythematosus　102
luteinising hormone　488, 513
lutropin　522
LXR　50
Lyme disease　766
lymecycline　764
lymphocyte　96
lymphoma　832
lysergic acid diethylamide　237, 571, 716, 721
lysis　850
lyso-PAF　261
lyso-PAF acetyltransferase　261

【M】

M_1 receptor　185
M_2 ion channel　783
M_2 receptor　185
M_3 receptor　185
M_4 receptor　185
M_5 receptor　185
macrocytic anaemia　369
macrogol　453
macrolide　766, 790
macrophage　91, 94
macrophage chemotactic factor-1　101
macrovascular disease　464
macula densa　322, 386
macula densa cell　428
magnesium carbonate　447
magnesium hydroxide　447
magnesium trisilicate　445, 447

magnocellular forebrain nuclei　574
major basic protein　416
major histocompatibility complex　96, 777
major tranquilliser　674
malabsorption　540
malaria　796
male pattern baldness　405
malignancy　819
malignant hyperthermia (malignant hyperpyrexia)　62, 162, 611
malignant tertian malaria　798
malignant tumour　819
mammary gland　492
mammotroph　486
mania　684, 707
mannitol　438
MAO　215
MAO-A　701
MAO-B　701
MAOI　701
maraviroc　784
mast cell　91
maximum plasma concentration　145
McNA343　186
MCP-1　101
MDMA　573, 709, 716, 717, 719, 723
MDR　26
mebendazole　814
mebeverine　454
mecamylamine　575, 728
mecasermin　489
medetomidine　565
medial forebrain bundle　565
mediator　251
mediator of the immune system　264
medicine　1
medroxyprogesterone　518, 831
medulla　494, 565
mefenamic acid　385, 526
mefloquine　800
megaloblastic anaemia　759, 804
megaloblastic haemopoiesis　372
megestrol　831
meglumine antimonate　809
Meissner's corpuscle　402
Meissner's plexus　442
melanocortin　272, 491
melanocortin receptor　272
melanocyte　491
melanocyte-stimulating hormone　265, 272, 486
melanosome　405
melarsoprol　808
melatonin　113, 577, 657, 712
melatonin agonist　703

meloxicam　385
melphalan　826
memantine　549, 586, 705
membrane attack complex　94
memory cell　98
menadiol sodium phosphate　356
Menière's disease　451
meningococcal sepsis　336
mepacrine　392
mephedrone　715
meprobamate　657, 669
meptazinol　634
mercaptopurine　138, 140, 164, 829, 848
mercury　849
meropenem　762
merozoit　798
mesalazine　126, 292, 455
mescaline　716
mesna　824
mesocortical pathway　568
mesolimbic pathway　567
mestranol　517
meta-analysis　114
metabolic syndrome　475
metabolism　134
metabotropic receptor　27
metaphase　79
metastasise　819
metformin　121, 467
methacholine　191
methadone　146, 623, 727
methaemoglobin　312
methamphetamine (methamfetamine)　709
methaqualone　657
methedrone　715
methenamine　769
methionine　388, 844
methiothepin　237
methotrexate　7, 128, 250, 373, 389, 414, 455, 743, 827, 843
methotrimeprazine　683
methoxetamine　718
methoxy polyethylene glycol-epoetin beta　376
methoxyflurane　611
methylcellulose　452
methylcobalamin　373
methyldopa　156, 221, 332, 566, 850
methylephedrine　857
methylfolate　703
methylnaltrexone bromide　129, 628
methylone　715
methylphenidate　229, 709, 853
methylphosphonate　869

欧文索引

methysergide　238, 239, 241, 572
meticillin　749, 755
meticillin-resistant *Staphylococcus aureus*　751
metoclopramide　119, 237, 450, 570, 836
metolazone　435
metoprolol　241, 306, 334
metronidazole　140, 360, 447, 737, 768, 806
metyrapone　495
mexiletine　636
MHC　96, 97, 777
MHPG　215, 564
mianserin　691
mibefradil　313
micafungin　792
miconazole　792
microangiopathy　464
microfilaria　813
microglia　627
micro-metastasis　822
microtubule　742
midazolam　607, 655
mifepristone　519
migraine　158, 240, 572
migraineur　240
migrate　94
milnacipran　700
milrinone　38, 310, 326
miltefosine　809
Minamata disease　849
mineralocorticoid　494
mineralocorticoid receptor　501
minocycline　764
minoxidil　68, 320, 409, 853
mipomersen　348, 861
mirabegron　221, 440
mirtazapine　691
misoprostol　258, 385, 444, 526
MIT　505
mitobronitol　827
mitochondria　742
mitochondrial myopathy　467
mitochondrial pathway　83
mitogen-activated protein kinase　37
mitomycin　830
mitosis　78
mitotane　495
mitoxantrone　829
mivacurium　197, 198, 201
MLCK　71
moclobemide　691, 702, 703
modafinil　685, 711, 853
molgramostim　836
mometasone　421

monoamine oxidase　215, 564, 571
monoamine oxidase A　233
monoamine oxidase inhibitor　159, 548, 701
monoamine theory　687
monobactams　751, 762
monoclonal antibody　824, 862
monocrotaline　337
monogenic　868
monoiodotyrosine　505
montelukast　260, 418
mood-stabilising　705
morphine　124, 141, 158, 326, 425, 433, 454, 573, 610, 622, 721
morphine-3-glucuronide　631
morphine-6-glucuronide　631
mouth ulcer　851
moxalactam　360
moxifloxacin　767
moxonidine　327, 332, 566
MPTP　227, 595
MRSA　751
MSH　265, 272, 486
Multibacillary leprosy　772
multicassette array　749
multidrug resistance　26, 749
multiple daily injection　466
multiple sclerosis　271
muscarine　169, 183, 195
muscarinic　183
muscarinic receptor　172
muscimol　559
muscle　405
muscle relaxation　605
muscle wasting　499
musculoskeletal　498
mutagen　844
mutagenesis　839
mutation　160, 835
myasthenia gravis　54, 159
mycelium　789
Mycobacterium　752
Mycobacterium tuberculosis　752
mycolic acid　770
mycophenolate mofetil　392
Mycoplasma　742
mycoses　789
mydriasis　193
myenteric plexus　442
myocardial infarction　840
myocardial stunning　299
myoendothelial junction　285
myosin light chain　71
myosin light-chain kinase　37, 71
myosin phosphatase　71
myxoedema　509

【N】

N. gonorrhoeae　752
Na$^+$/I$^-$ symporter　505
nabilone　275, 279, 450, 451, 452
NAc　477
N-acetylcysteine　824
N-acetyl-p-benzoquinone imine　843
nadolol　511
NADPH　842
nafarelin　488, 522
naftifine　794
nalidixic acid　746, 767
nalmefene　738
naloxone　452, 623
naltrexone　626, 727
NANC　176
nandrolone　521
NAPBQI　843
naproxen　363, 383, 592
N-arachidonylethanolamide　277
narcolepsy　712
narcotic analgesic　622
natalizumab　81, 395
nateglinide　469
natriuretic peptide receptor　303
natural killer (NK) cell　96
nausea　448, 628
Na$_V$1.7　617
NBQX　558
nebivolol　224, 225
necrosis　82, 583, 841
nefopam　636, 637
Neisseria meningitidis　752
nelarabine　829
nemathelminth　812
nematode　812
neomycin　202, 765
neostigmine　199, 613
nephrotic syndrome　158
nephrotoxicity　844
nerve growth factor　45, 94, 586, 616
nervi erigentes　171
nesiritide　326
NET　215
neural　185
neural tube defect　847
neuraminidase inhibitor　783
neuregulin　675
neurofibrillary tangle　589
neurogenesis　582, 689
neurogenic inflammation　268, 414
neurokinin A　268, 414
neurokinin B　414
neuroleptic drug　674
neuromodulation　176, 544

欧文索引　919

neuromodulator 544
neuropathic pain 614, 619
neuropathy target esterase 206
neuropeptide 263
neuropeptide Y 176, 458
neurotoxin 95
neurotransmitter 264, 545
neurotrophic factor 544
neurovascular uncoupling 241
neutral antagonist 14
neutral protease 842
neutrophilia 101
nevirapine 782
NF-κB 46
NGF 616
niclosamide 815
nicorandil 311, 325, 529
Nicotiana 727
nicotinamide adenine dinucleotide
　phosphate 842
nicotine 169, 183, 275, 432, 721
nicotine replacement therapy 731
nicotinic 183
nicotinic acetylcholine receptor 638
nicotinic receptor 172
nifedipine 18, 60, 307, 320
nifurtimox 808
nigrostriatal pathway 567
nikethamide 857
nilotinib 833
nimodipine 314, 588
nipecotic acid 558
NIS 505
nitric oxide 183, 311, 318, 414, 556
nitric oxide synthase 577
nitrofurantoin 769
nitroglycerin 127, 288, 311, 330, 455
nitroprusside 286, 326
nitrous oxide 602, 638
nitrovasodilators 19
nizatidine 446
NMDA 550
NMDA receptor 615
NNRTI 782
NNT 115
NO 311, 318, 337, 414
nocebo effect 114
nociception 614
nociceptive 249
nociceptive afferent neuron 614
non-adrenergic non-cholinergic 176
non-covalent bond 841
non-cytokine mediator 270
non-depolarising agent 197
non-depolarising block 190
non-equilibrium antagonism 12

non-nucleoside reverse transcriptase
　inhibitor 782
non-permissive heterodimer 50
non-steroidal anti-inflammatory
　drug 360, 416, 469, 839
nootropic drug 548
noradrenaline 136, 170, 209, 564, 687
noradrenaline (norepinephrine)
　transporter 215
nordazepam (nordiazepam) 653, 655
norepinephrine 136, 170, 209, 564
norethisterone 518, 831
norfloxacin 746, 767
norgestrel 518
normochromic normocytic anaemia 369
nortriptyline 636, 690
NOS 577
NOTCH4 675
NPR 303
NPY 176
NSAID 360, 416, 469, 839, 844
N-terminal domain 49
N-terminal signal sequence (peptide)
　264
NTS 477
nuclear component 850
nuclear factor kappa B 46
nuclear receptor 28, 47
nucleocapsid 775
nucleoside analog 781
nucleotide-binding oligomerization
　domain-like receptor 91
nucleus accumbens 477, 567
nucleus basalis of Meynert 574
nucleus tractus solitarius 477
number needed to treat 115
nystatin 747, 792

[O]

obatoclax 87
oblimersen 87
obsessive-compulsive disorder 647
obstructive jaundice 356
occlusion dressing 407
occupancy 13
OCT 215
octreotide 242, 324, 463, 487, 832
oculomotor nerve 171
odanacatib 541
oesophageal varices 488
ofatumumab 833
ofloxacin 767
oil : gas partition coefficient 609
olanzapine 649, 681, 705
olapatadine 398

olsalazine 126, 455
omalizumab 416
omeprazole 12, 140, 364, 445
onchocerciasis 813
oncogene 820
ondansetron 237, 450, 572, 613, 827
onychomycosis 789
oocyst 798
OPG 533
opiate 622
opioid 614, 622
opioid analgesic 840
opioid drug 622
opioid receptor 624
opioid rotation 629
opium 622
opportunistic infection 789
opsonin 93
orexigenic 477
orexin 269
organic cation transporters 215
organification 505
organisational control 516
organisational level 105
orlistat 482
ornithine decarboxylase 409
ornithine decarboxylase deficiency 867
orphan receptor 24, 246
orphenadrine 595, 598
orthomyxovirus 776
orthostatic hypotension 683
orthosteric 16
oseltamivir 783
osmotic laxative 452
ostabolin 539
osteoblast 531
osteocalcin 531
osteoclast 531
osteocyte 531
osteodystrophy 540
osteoid 531
osteomalacia 537
osteonectin 531
osteopenia 536
osteopontin 80
osteoporosis 358, 499, 536, 839
osteoprotegerin 533
ouabain 309
outer membrane 742, 755
overflow 214
ovulation 492
oxaliplatin 121, 827
oxazolidinone 769
oxcarbazepine 636, 666
oxidative stress 842
oxLDL 341

oxotremorine 186
oxprenolol 224
oxybate 712
oxybutynin 193, 440
oxycodone 623, 721
oxygen 337
oxygen species 841
oxymetazoline 221
oxyntic cell 442
oxytetracycline 764
oxytocin 489, 516, 525

【P】

P2X ionotropic receptor 246
P2X receptor 246
P2Y metabotropic receptor 245
P2Y receptor 246
pacemaker 65
pacemaker potential 296
Pacinian corpuscle 402
paclitaxel 132, 830, 874
PAF 94, 255, 421
PAG 617
Paget's disease 537
pagoclone 651
PAI-1 354
paired helical filament 589
palate 849
palivizumab 784
palonosetron 238, 451
pamidronate 537
pancreatic polypeptide 458
pancreatitis 268
pancuronium 197
pancytopenia 765
panic disorder 647
panitumumab 833
pannexin 249
pantoprazole 446
papaverine 326, 528
papillary layer 405
paracellular transmigration 95
paracetamol 25, 136, 241, 382, 417,
633, 840
paracrine 269
paraesthesia 830
parallel line assay 108
para-methoxyamphetamine 718
paraoxon 843
parasympathetic nervous system 170
parasympatholytic drug 193
parasympathomimetic 191
parathion 204
parathormone 431
paraventricular nuclei 477, 492

paravertebral chains of sympathetic
ganglia 171
parecoxib 389
pargyline 702
paricalcitol 540
parietal cell 442
parkin 593
Parkinson's disease 557, 569
paromomycin 807
paroxetine 649, 690
paroxysmal depolarizing shift 661
paroxysmal nocturnal
haemoglobinuria 377
partial agonist 9, 559
partial repolarisation 296
partial seizure 659
partition coefficient 608
pasireotide 488
patient-controlled analgesia 632
Paucibacillary leprosy 772
pazopanib 833
PBGD 162
p-chlorophenylalanine 571
PCP 716
PCPA 571
PDE 326, 419
PDE type V 326
PDGF 80
PDS 661
peak expiratory flow rate 413
PEFR 413
pegfilgrastim 375
pegvisomant 489
PEGylation 862
pelvic ganglia 171
pemetrexed 828
penciclovir 132, 408
Pendred's syndrome 505
pendrin 505
penicillamine 389
penicillin 128, 141, 433, 547, 755, 840,
874
penicillinase 760
penicillin-binding protein 744, 760
pentamidine 807
pentazocine 622
pentetrazol 653
pentosan polyphosphate 599
pentostatin 829
pentylenetetrazol 662
penumbra 587
pepsinogen 442
peptic cell 442
peptic ulcer 443
peptide 318, 842
peptide mediator 263

peptide YY 458
peptidoglycan 742
peptidoglycan layer 755
peptidomimetics 264
peptidyl dipeptidase 267
perampanel 549, 666
perforin 777
pergolide 597
periaqueductal grey 617
pericyte 117
perifosine 87
periplasmic space 755
permeability coefficient 118
permissive heterodimer 50
peroxidase 95
peroxidative cascade 841
peroxisome proliferator-activated
receptor 50
peroxisome proliferator-activated
receptor-γ 470
peroxynitrite 578
perphenazine 451
personalised medicine 155
pertussis toxin 36
PET 9
pethidine 119, 159, 454, 623, 702
PGE$_1$ 528
PGE$_2$ 526
PGI$_2$ 326
P-glycoprotein 835
phage 750
phagocytic leukocyte 850
pharmacodynamics 145, 859
pharmacoeconomic analysis 875
pharmacogenomics 156
pharmacokinetic property 875
pharmacokinetics 145, 859
phase 0 295
phase 1 296
phase I study 875
phase 2 296
phase II block 190
phase II study 875
phase 3 296
phase III study 875
phase 4 296
phase IV study 876
phenacetin 385
phenazone 388
phencyclidine 553, 558, 607, 676, 716
phenelzine 691, 701, 703
phenindione 359
phenobarbital 138, 665, 737, 845
phenoxybenzamine 221, 223, 231
phenoxymethylpenicillin 760
phentolamine 221, 528

phenylalkylamines 313
phenylbutazone 360, 851
phenylephrine 13, 221, 528
phenylethanolamine N-methyl
　transferase 212
phenytoin 18, 130, 151, 164, 373, 420,
　524, 636, 665, 770, 843
pheochromocytoma 223
phobia 647
phocomelia 848
pholcodine 425
phorbol ester 39
phosphatase 46
phosphatidyl inositol (PI) pathway 706
phosphatidylinositol-3-kinase 47
phosphodiester backbone 851
phosphodiesterase 38, 326, 419, 714
phosphodiesterase type Ⅴ inhibitor
　528
phosphoinositide 38
phospholipase 842
phospholipase A2 253
phospholipase C 37
phospholipid 851
phosphoramidon 321
phosphorothioate 869
phosphorylation 263
photoactivation 850
photosensitive 851
phototherapy 409
physical dependence 629
physostigmine 170, 194
phytomenadione 356
phytonadione 356
picrotoxin 560
pilocarpine 191
pimecrolimus 393, 408
pineal 577
pinocytosis 118
pioglitazone 469, 480
piperacillin 760
piperazine 748, 815
piracetam 557, 670, 716
pirenzepine 186
piroxicam 383
pituitary dwarfism 489
pivmecillinam 761
pizotifen 241, 573
PKA 569
PKC 39, 464, 556
PLA2 253
placebo 114
plant derivative 824
plaque psoriasis 406
plasma cell 98
plasma concentration 145

plasma membrane 742
plasmid 749
plasmin 267, 343
plasminogen activator 366
plasminogen activator inhibitor 354
plasminogen activator inhibitor-1 323
Plasmodium 796
plateau 296
platelet-activating factor 94, 255, 421
platelet-dependent growth factor 80
platyhelminth 812
pleiotropic effect 345
PMN 614
Pneumocystis 160
Pneumocystis carinii 809
Pneumocystis jirovecii 743
Pneumocystis pneumonia 808
PNH 377
PNMT 212
podophyllotoxin 410
polyclonal antibody 862
polycythaemia rubra vera 377, 834
polyene antibiotics 747
polyenes 790
polymixin B 769
polymixins 747, 764
polymodal nociceptor 614
polymorphism 161
polyprotein 782
polyvalent 862
POMC 265, 272, 490
pons 565
poractant alpha 424
porfimer 835
porin 751, 755
porphobilinogen deaminase 162
posaconazole 792
positive chronotropic effect 301
positive inotropic effect 301
positive reinforcement 723
positron emission tomography 9
post mortem 874
postdromal phase 240
posterior pituitary 486
postexercise hypotension 197
postganglionic 171
postpartum haemorrhage 527
post-translational engineering approach
　862
post-translational modification 263
post-translational processing 265, 861
post-traumatic stress disorder 647
postural hypotension 196, 840
potassium loss 436
power of the trial 113
PP 458

PPADS 249
PPAR 50
PPARγ 470
practolol 224
Prader-Willi syndrome 478
pralidoxime 206
pramipexole 595, 637
pramlintide 463
prasugrel 246, 304, 364, 758
pravastatin 345
praziquantel 815
prazosin 221
pre-Bötzinger complex 627
precursor protein 264
predictive validity 109
prednisolone 206, 418, 455, 498, 511,
　831
prednisone 500
pre-erythrocytic stage 798
pregabalin 60, 636, 649, 665
preganglionic 171
pregnenolone 495
prekallikrein 266
preladenant 598
preload 299, 318
premonitory phase 240
prenylation 35
pre-prohormone 264
presenilin 110, 589
presynaptic autoreceptor 180
preterm labour 527
prevertebral ganglia 171
prilocaine 493, 643
primaquine 156, 800
primary carcinogen 846
primary dyslipidaemia 343
primary host 812
primary hyperaldosteronism 494
primary plexus 486
primary resistance 835
primary tumour 822
primidone 668
prion 599, 741
proaggregatory 363
proarrhythmic 306
probenecid 121, 142, 396, 439, 760
procainamide 120, 162, 305, 851
procaine 201, 640, 758
procarbazine 826
pro-CCK 266
prochlorperazine 451
pro-cholecystokinin 266
procyclidine 595
prodrug 138
progenitor cell 86
progesterone 513, 518

progesterone-only contraceptive pill 519
proglumide 443
programmed cell death 583, 841
programmed cell death receptor 82
programmed necrosis 82
proguanil 743, 759, 800
prohormone 264
prohormone convertase 264
prokaryote 741
prolactin 516, 570
promastigote 808
promethazine 160, 399, 451, 657, 678
promiscuous plasmid 750
promyelocytic leukaemia body 84
pronetharol 841
proopiomelanocortin 265, 490
propanidid 201, 203, 606
propantheline 119, 193, 454
propericiazine 681
prophase 78
prophylactically 241
propitocaine 493, 643
propofol 124, 327, 606
propranolol 113, 126, 156, 224, 241, 307, 511, 649, 738
propylthiouracil 510
prorennin 442
prostacyclin 526, 840
prostaglandin 253, 578, 615
prostaglandin dehydrogenase 257
prostaglandin reductase 257
prostamide 257
prostanoid 253, 318
protamine sulfate 357
protease inhibitor 343, 782
proteasome 78
protein 498, 842
protein C 354
protein kinase 842
protein kinase A 569
protein kinase C 39, 464, 556
protein kinase G 578
protein kinase inhibitor 824
protein phosphatase-1 569
protein phosphatase 1 regulatory subunit 1B 569
proteoglycan 531
protirelin 488, 507
proto-oncogene 820, 844
protriptyline 699
provirus 776
proximal tubule 427
prucalopride 453
pruritus 406
pseudohypoparathyroidism 159

Pseudomonas aeruginosa 752
psilocybin 716
psoriasis 406, 843
psoriatic arthritis 406
psychedelic drug 716
psychomotor epilepsy 660
psychomotor stimulant 548, 709
psychotomimetic (hallucinogenic) drug 709
PTSD 647
PTZ 662
pulmonary hypertension 235, 240
pupillary constriction 628
purine analog 829
purinergic 245
pyrantel 748
pyrazinamide 770, 771
pyridostigmine 130, 203
pyridoxalphosphate-6-azophenyl-2′,4′-disulfonic acid 249
pyrimethamine 743, 758, 800
pyrimidine analog 829

【Q】

QALY 114
qinghao 800
QOL 114
quality-adjusted life years 114
quality of life 114
quantal 108
quartan malaria 799
quetiapine 649, 678, 705
quiescent trabecular bone 532
quinacrine 599
quinagolide 490
quinidine 131, 137, 305
quinine 120, 433, 800, 851
quinolones 767
quinupristin 767

【R】

R plasmid 749
rabeprazole 446
racecadotril 454
radioiodine 509
radiological contrast agent 850
ralfinamide 638
raloxifene 517, 539
raltegravir 784
raltitrexed 828
ramelteon 577, 657
ramipril 330
randomisation 112
randomised controlled clinical trial 112

ranibizumab 128
ranitidine 446
RANK 533
ranolazine 311
rapamycin 874
raphe nuclei 571
rapid depolarisation 295
rasagiline 595
rasburicase 397
Rb protein 78
reactive depression 687
reactive metabolite 840
reboxetine 690, 700
receptor 7
receptor activator of nuclear factor kappa B 533
receptor antagonist 9
receptor serine/threonine kinases 45
receptor theory 20
receptor tyrosine kinases 45
recombinant protein 861
recombinase 749
rectangular hyperbola 20
recurrent pulmonary emboli 337
reddening 253
reductase 383
re-entry 298
Re-erbAβ 49
reflux esophagitis 445
refractoriness 18
refractory 65
regeneration 85
regulated secretion 266
relapse 724
related receptor 28
relative potency 108
remifentanil 606, 632
remoxipride 678
renal failure 707
renin 428
repaglinide 469
repair 90
replacement therapy 494
repolarisation 296
reserpine 213, 331, 593, 675, 690
resistance artery 172
resolvin 253
respiratory depression 627
respiratory distress syndrome 424
respiratory syncytial virus 785
response 145
resting state 65
restoration of function 301
reteplase 367
reticular layer 405
retigabine 638, 666, 671

欧文索引　923

retinal　33, 409
retinoic acid　409
retinoid　407, 848
retinoid X receptor　47, 470
retinol　409
retroviral integrase　864
retrovirus　776, 866
Rev-erbAα　49
reverse transcriptase　746
reverse transcriptase enzyme　776
reverse transcriptase inhibitor　781
reversible competitive antagonism　11
reversible obstructive jaundice　843
reward pathway　724
rewarding　723
Rh antigen　851
rheumatoid arthritis　500
rheumatoid factor　390
rhinitis　500
Rho A/Rho kinase　37
Rho-associated protein kinase　325
rhodopsin　33
ribavirin　271, 785
ribonucleotide reductase　377
rickets　537
rifabutin　524, 770
rifampicin　134, 360, 420, 524, 745,
　755, 793
rifamycin　745
rilpivirine　782
riluzole　586
rimonabant　279, 482, 578
ringworm　789
riociguat　286, 338
risedronate　141, 537
risk　820
risperidone　649, 677, 705
Ritalin　709
ritodrine　527
ritonavir　529, 782
rituximab　396, 832
rivaroxaban　358
rivastigmine　591
RNA polymerase　775
RNA retrovirus　778
RNA virus　775
ROCK　325
rocuronium　199
rofecoxib　385, 840
roflumilast　419
rolipram　38
roll　94
Roll Back Malaria program　797
romiplostim　377
ropinirole　595, 637
ropivacaine　643

rostroventromedial medulla　618
rosuvastatin　345
rotenone　594
rotigotine　597, 637
roundworm　812
Rous sarcoma virus　776
RS virus　785
RTK　45
rufinamide　670
rupatadine　261, 399
rupture　341
rush　723
ruxolitinib　833
RVM　618
RXR　47, 470
ryanodine　52, 61
ryanodine receptor　61, 69
RyR　69

【S】

S. pneumoniae　752
sacral outflow　171
safety pharmacology　874
safinamide　598
salazosulfapyridine　388, 455, 758
salbutamol　128, 136, 159, 220, 418,
　439, 526
salcatonin　540
salicylate　131, 151, 162, 387, 433
salicylic acid　410
salicylism　388
salivary gland　172
salmeterol　221, 418
salmon calcitonin　537
salvinorin A　716
sanilvudine　782
saquinavir　785
sarafotoxin S6c　321
sarcoplasmic reticulum　58
sarin　204
sarizotan　598
sativex　280, 637, 672
saturation kinetics　151
saxagliptin　471
Scatchard plot　20
Schild equation　21
schistosomiasis　812
schizogony　798
schizophrenia　684
SCID　867
sclerostin　531
scopolamine　193, 575, 718
scrapie　599
sebaceous gland　405
second gas effect　609

secondary carcinogens　846
secondary forms of dyslipidaemia　343
secondary hyperaldosteronism　494
secondary (intermediate) host　812
secondary plexus　486
secondary tumour　822
second-generation　861
secondgeneration antipsychotic
　drug　677
second-line drug　390
secretases　589
secretion of prolactin　566
seizure　420, 659
selectin　94
selective estrogen receptor
　modulator　539
selective serotonin reuptake
　inhibitor　233, 571, 695
selegiline　594, 701
seletracetam　670
self-medicating　721
selfotel　588
senna　452
sepsis　290
septohippocampal nucleus　574
SERM　539
sermorelin　488, 492
serological product　850
serotonin　233, 571, 618, 687
serotonin and noradrenaline reuptake
　inhibitor　700
serotonin reuptake inhibitor　548
serotonin uptake transporter　234
SERT　234
sertindole　678, 682
Sertoli-Leydig cell tumour　405
sertraline　649, 690
serum sickness　102
sevelamer　439
severe combined immunodeficiency　867
sevoflurane　608
sex pili　750
SG　615
SH2 domain protein　46
shear stress　321
short interfering RNA　869
short negative feedback　486
shuffling gait　593
SIADH　493
sibutramine　482
sickle cell anaemia　337, 373
signal sequence　264
significance　113
sildenafil　38, 159, 286, 326, 528, 854
simethicone　447
simvastatin　336, 345

single nucleotide polymorphism　161
singlet oxygen　841
sinus rhythm　295
siRNA　777, 869
sirolimus　132, 393, 874
SIRS　272
sitagliptin　471
sitaxentan　337
size of sample　113
skin　402
skin rash　851
skin test　850
SLC　118
SLE　851
slow inhibitory (hyperpolarising)
　postsynaptic potential　189
slow ipsp　189
slow-reacting substance of
　anaphylaxis　259
small- or short-interfering RNA　777
S-methyl-L-thiocitrulline　289
Smogyi effect　466
S-nitrosoacetylpenicillamine　286
S-nitrosoglutathione　286
SNOG　286
SNP　161
SNRI　700
social anxiety disorder　647
SOD　586
sodium aurothiomalate　392
sodium channel blocker　638
sodium cromoglicate　455
sodium oxybate　561, 712
sodium picosulfate　453
sodium polystyrene sulfonate　440
sodium stibogluconate　809
solar urticaria　406
solubility　118
soluble APP　589
soluble insulin　466
solute carrier　118
somatomedin　489
somatostatin　233, 457, 492, 507, 638
somatotroph　486
somatropin　489
sorafenib　833
sorbitol　440
sore throat　851
sortilin-related receptor 1　589
sotalol　137, 306
spare receptor　11
spare receptor hypothesis　9
spasmodic torticollis　202
special K　718
spermatogenesis　492
spermidine　553

spermine　553
spina bifida　849
spiperone　237
spiramycin　766
spironolactone　310, 331, 433
spongiform encephalopathy　599
spontaneous pain　615
sporocyst　798
sporozoa　796
sporozoit　798
sprue　356
squalene epoxidase　794
squamous　405
SR　58
SRS-A　259
SSRI　233, 571, 695
statin　7, 340, 843
status asthmaticus　415
status epilepticus　127, 661
stavudine　782
steatorrhoea　356
stem cell　86
stent　132
sterculia　452
sterility　823
steroid　737
sterols　742
Stevens-Johnson syndrome　164, 385,
　850
stilbestrol　847
stiripentol　671
stratified randomisation　112
stratum basale　402, 404
stratum corneum　405
stratum lucidum　405
stratum spinosum　402
Streptococcus pyogenes　752
streptogramin　767
streptokinase　367
streptomycin　202, 752, 755, 874
stretch receptor　414
striatum　558
strontium　537
strychnine　562, 857
subacute combined degeneration　373
subcutaneous fat　849
subcutis　404
subdermis　404
submucous plexus　442
substance P　176, 233, 268, 414, 615
substantia gelatinosa　615
substantia nigra　558, 567
sucralfate　448
sufentanil　633
sugammadex　199
suicidality　705

sulconazole　792
sulfadiazine　758
sulfadoxine　743, 804
sulfamethoxazole　758, 809
sulfanilamide　756
sulfasalazine　388, 455, 758
sulfation　263
sulfhydryl group　841
sulfidopeptide leukotriene　259
sulfinpyrazone　363, 396, 439, 469
sulfonamide　124, 160, 360, 743, 850
sulfonylurea　25, 68, 467
sulfonylurea drug　16
sulfonylurea receptor　53
sulfonylureas　851
sulindac　383
sulpiride　678
sulpyrine　388
sumatriptan　241, 324, 572
sunitinib　833
superoxide　577
superoxide anion　841
superoxide dismutase　586
supraoptic　492
supraventricular tachycardia　248, 297
SUR　53
suramin　248, 249, 807
surface catalyst　352
surgical excision　819
surmountable　11
surrogate marker　114, 331
survivin　87
suvorexant　657
suxamethonium　136, 159, 190, 704
SVT　297, 306
sweat gland　172, 405
swelling of soft tissue　850
SXR　50
sympathetic nervous system　170
symport　26
symporter　429
synaptic plasticity　556
synaptobrevin　73
synaptotagmin　73
synaptotaxin　73
syndrome of inappropriate ADH secretion
　493
synthase　257, 383
synuclein　110, 593
systemic inflammatory response
　syndrome　272
systemic lupus erythematosus　851

【T】

T cell　96

T_3　505
T_4　505
tacalcitol　407
TACE　399
tachycardia　297, 419
tachykinin　264
tachyphylaxis　18
tacrine　591, 592
tacrolimus　392, 408
tadalafil　286, 528
tafenoquine　800
tafluprost　258
tamoxifen　165, 343, 517, 832
tamsulosin　223, 440, 521
tapentadol　634
tapeworm　812
taranabant　482
tardive dyskinesia　681, 682, 839
target concentration strategy　145
Tau　589
tauopathy　589
taxanes　830
tazarotene　407
TBG　508
TCA　697
TCA cycle　743
T-cell receptor　7
TCF4　675
tedatioxetine　703
tegafur　828
tegaserod　238
teicoplanin　752, 763
telbivudine　782
telcagepant　240
telithromycin　766
telomerase　820
telomerase expression　820
telophase　79
temazepam　655, 658
temocillin　760
temoporfin　835
temozolomide　826
temsirolimus　833
tenofovir　782
teratogenesis　839
teratogenic　360
teratogenicity　823
terazosin　221, 521
terbinafine　794
terbutaline　221, 418
terfenadine　398
teriparatide　537
terlipressin　325, 492
testosterone　127, 515, 857
tetanic fade　200
tetanus toxin　562

tetrabenazine　165, 599
tetracaine　643
tetracosactide　491
tetracosactrin　491, 492
tetracycline　131, 371, 448, 751, 763
tetracycline-inducible expression
　　system　866
tetraethylammonium　68, 206
tetrahydrocannabinol　854
tetrahydrofolate　373, 743
tetrahydrogestrinone　855
tetrodotoxin　65
TGF　45, 80
TGF-β　269
Th0　97
thalassaemia　372
thalidomide　115, 835, 846
thapsigargin　61
THC　274, 716
T-helper (Th) 1 cell　270
theophylline　38, 246, 309, 326, 418,
　　448, 712, 768
therapeutic abortion　527
therapeutic index　115
therapeutic monoclonal antibody　850
therapeutic window　700
therapeutically　241
thermogenesis　479
THG　855
thiamazole　510
thiazide diuretic　19, 347
thiazides　433, 851
thiazolidinediones　469
thiopental　124, 159, 602
thiorphan　454
thiotepa　827
third-generation　861
thoracolumbar sympathetic outflow　171
thrill seeking　721
thrombocytopenia　851
thrombocytopenic purpura　102, 360
thrombomodulin　354
thrombophilia　351
thrombopoietin　369
thrombosis　341, 358
thrombospondin　80
thrombotic complication　464
thromboxane　253, 361
thromboxane A2　324
thrombus　351
thyroglobulin　505
thyroid disorder　707
thyroid hormone　492, 505
thyroid-stimulating hormone　507
thyroid storm　511
thyroperoxidase　505

thyrotrophin-releasing factor　492
thyrotrophin-releasing hormone　506
thyrotrophs　486
thyrotropin　54, 507
thyroxine　505
thyroxine-binding globulin　508
tiabendazole　814
tiagabine　558, 649, 650, 671
tibolone　520
ticagrelor　246, 364
ticarcillin　760
ticlopidine　364
tigecycline　764
timolol　128, 226
tinea　406
Tinea capitis　789
Tinea corporis　789
Tinea cruris　789
Tinea pedis　407, 789
tinidazole　806
tioconazole　792
tioguanine　164, 829
tiotropium　195, 420
tirilazad　588
tirofiban　365
tissue factor　352
tissue kallikrein　267
tissue plasminogen activator　354
tissue roundworms　813
tizanidine　672
TLR　91
TMS　704
TNF　269
TNF converting enzyme　399
TNF-α　92
tobramycin　765
tocainide　636
tocilizumab　395
tolazoline　13
tolbutamide　123, 467
tolcapone　596
tolerability　875
tolerance　18, 96, 628
Toll-like receptor　45, 91
Toll receptor　7
tolterodine　193
tolvaptan　334, 432, 493
tonabersat　671
tonic-clonic seizure　661
tophi　396
topiramate　636, 665, 735, 849
topotecan　831
torcetrapib　344
toremifene　832
torsade de pointes　306
torsion dystonia　202

926 欧文索引

toxic delirium 684
toxic epidermal necrolysis 164, 385, 850
toxic nodular goitre 508
toxicity test 839
Toxoplasma gondii 796
tPA 354, 366
trabectedin 831
trafficking protein 266
tramadol 631
tranexamic acid 367, 423
transactivate (transactivation) 50, 502
transaminase enzyme 549
transcellular transmigration 95
transcobalamin 374
transcranial magnetic stimulation 704
transcribe 160
transcriptional control 264
transdermal therapeutic system 633
transduction 750
transferrin 371
transferrin receptor 7
transformation 750
transforming growth factor 45, 80, 269
transgenic animal 110
transient receptor potential A1 620
transient receptor potential channel 619
transient receptor potential M8 620
transient receptor potential V1 620
translate 160
translocator protein 651
transposon 749
transrepress (transrepression) 50, 502
tranylcypromine 691, 701, 702, 703
trastuzumab 164, 333, 833, 877
travoprost 258
trazodone 691
trematode 812
tremor 419
treosulfan 827
treprostinil 337
tretinoin 835
TRH 506
triamcinolone acetonide 408
triamterene 432
tribendimidine 817
tricarboxylic acid cycle 743
trichinosis 813
Trichomonas 809
triclofos 658
tricyclic antidepressant 229, 571, 636, 697
trifluoperazine 451
trifluoroacetylchloride 851
trihexyphenidyl 595

tri-iodothyronine 505
trilostane 495
trimetazidine 300
trimethadione 668
trimethoprim 160, 469, 758, 804
trinucleotide repeat 599
triparanol 841
triple response 252
triptans 235
triptorelin 488, 831
TrkA 617
trophozoit 798
tropicamide 193
tropisetron 237
tropomyosin receptor kinase A 617
troponin 304
TRP channel ligands 638
TRPA1 620
TRPM8 620
TRPV1 620
TRPV1 channel 578
Trypanosoma 796
tryptophan 233
tryptophan hydroxylase 233, 571
TSH 507
TTS 633
TTX 65
tuberculin reaction 103
tuberculoid 772
tuberohypophyseal 568
tuberohypophyseal dopaminergic pathway 486
tuberoinfundibular 568
tubocurarine 189, 575
tumour necrosis factor 269
tumour suppressor gene 820, 844
Turner's syndrome 489
two-pore domain potassium channel 68
two-state model 15
TX 361, 365
type 1 diabetes 464
type I error 113
type 2 diabetes 464
type II error 113
type III antidysrhythmic drug 159
typical antipsychotic drug 677
tyramine 136, 159, 229, 711
tyrosine hydroxylase 211
tyrosine kinase-linked type II receptor superfamily 461

【U】

ubiquitin/protease system 78
ulcerative colitis 454
ultrasonography 111

ultraviolet light 851
unconsciousness 605
unipolar depression 687
uricosuric agent 396, 439
urinary frequency 436
urodilatin 433
urotensin 320
ursodeoxycholic acid 455
urticaria 406
urticarial rash 850
urticarial skin reaction 683
use dependent 65
use-dependent block 641
use-dependent channel block 306

【V】

vaccine 850
vagus nerve 171
Vagusstoff 169
valaciclovir 132
valdecoxib 389, 840
valproate 547, 649, 665, 705, 849
valproic acid 636
valsartan 329
vancomycin 126, 744, 755
vandetanib 833
vanillylmandelic acid 215
vardenafil 528
varenicline 195, 727
variability 158
varicella zoster 776
vasa recta 427
vascular endothelial growth factor 80, 82, 320, 833
vascular theory 240
vasoactive intestinal peptide 414, 462
vasoactive intestinal polypeptide 233
vasodilatation 321
vasodilator metabolite 301
vasopressin 55, 432, 492
vecuronium 120, 141, 159, 197, 612
VEGF 80, 82, 320, 833
vemurafenib 833
venlafaxine 636, 649, 690
ventral tegmental area 567
ventricular fibrillation 297
ventricular tachycardia 297
verapamil 18, 60, 131, 241, 248, 306, 325, 816
veratridine 645
verrucas 406
very-low-density lipoprotein 467
vesamicol 187
vesicular monoamine transporter 213
vesicular nucleotide transporter 246

vesiglandin 253
vestibular nuclei 448
vidarabine 748
vigabatrin 558, 665
vilazodone 690
vildagliptin 471
vinblastine 830
vinca alkaloid 432, 493
vincristine 830
vindesine 830
vinflunine 830
vinorelbine 830
viraemia 780
viral RNA-dependent DNA
　polymerase 746
viral vector 864
virion 775
virus 775
vitamin A 848
vitamin B_{12} 369
vitamin D derivative 407
vitamin D_2 536
vitamin D_3 402, 536
vitamin E 841
vitamin K epoxide reductase component 1
　359
VKORC1 359
VLDL 467
VMA 215
VMAT 213
VNUT 246
voltage clamp technique 51
voltage dependence 65
voltage-dependent calcium channel
　459
voltage-gated channel 24
voltage-gated potassium channel 68
volume of distribution 145
volume replacement 336
vomiting 448, 628
vomiting center 448
von Willebrand factor 354

voriconazole 792
vortioxetine 696
VTA 567

【W】

warfarin 18, 123, 136, 155, 356, 397,
　737, 849
wart 406
Weismann barrier 860
wheal 253
Wilson's disease 392
wind-upphenomenon 615
withdrawal (abstinence) syndrome 724
xamoterol 225
xanthine alkaloid 712
xenobiotic receptor 50
xenon 588, 602
xerotic eczema 406

【X】

X-linked chronic granulomatous
　disease 868
X-linked nephrogenic diabetes
　insipidus 159
xylometazoline 221

【Y】

yohimbine 221, 223, 528

【Z】

zafirlukast 260, 421
zaleplon 657
zanamivir 783
zero-order kinetics 151
ziconotide 637
zidovudine 132, 142, 377, 746, 781
zileuton 260
zinc finger 49

ziprasidone 649, 678
zoledronate 537
Zollinger-Ellison syndrome 445
zolmitriptan 241
zolpidem 650
zona fasciculate 494
zona glomerulosa 494
zona reticularis 494
zonisamide 670
zonula occludens 431
zopiclone 650
zotepine 678
zygote 798

【ギリシャ文字】

α-glucosidase inhibitor 470
α-methyltyrosine 211
α or β adrenoceptor 172
α phase 150
α_1-adrenoceptor antagonist 840
α_1 receptor 565
α_2 adrenoceptor 565
α_2-adrenoceptor antagonist 472
β adrenoceptor 7, 462
β-adrenoceptor antagonist 437
β-alanine 562
β-bungarotoxin 202
β-carboline 653
β-endorphin 265
β-hydroxybutyrate 464
β-lactam antibiotics 750
β-lactamase 750, 760
β-lactamase-resistant 760
β phase 151
β_1 receptor 565
β_2 agonist 326
β_2 receptor 565
γ gene 749
γ-hydroxybutyrate 723
$\Delta 9$-tetrahydrocannabinol 274, 716
δ receptor 624

監訳者略歴

<ruby>渡邊<rt>わたなべ</rt></ruby> <ruby>直樹<rt>なおき</rt></ruby>

1990 年　京都大学医学部卒業
1997 年　京都大学大学院医学研究科博士課程修了
1998 年　京都大学大学院医学研究科助手
1999 年　ハーバード大学医学部細胞生物学教室研究員
2002 年　京都大学大学院医学研究科助教授(2007 年より准教授)
2010 年　東北大学大学院生命科学研究科教授
2014 年　京都大学大学院医学研究科教授(神経・細胞薬理学分野)
2015 年　京都大学大学院生命科学研究科教授(医学研究科教授と兼務)

ラング・デール薬理学　原書8版
——電子書籍(日本語・英語版)付

2018 年 12 月 20 日　原書 8 版初刷　発行

原著者　H. P. Rang, J. M. Ritter, R. J. Flower, G. Henderson
監訳者　渡邊　直樹
発行所　エルゼビア・ジャパン株式会社

〒 106-0044　東京都港区東麻布 1-9-15　東麻布 1 丁目ビル 3 階

編集：電話 03-3589-5024 ／ FAX 03-3589-6364

発売所　丸善出版株式会社

〒 101-0051　東京都千代田区神田神保町 2-17

神田神保町ビル 6 階

営業：電話 03-3512-3256 ／ FAX 03-3512-3270

https://www.maruzen-publishing.co.jp

©2018 Elsevier Japan KK. Printed in Japan
本書の複製権・上映権・譲渡権・公衆送信権(送信可能化権を含む)はエルゼビア・ジャパン株式会社が保有します。
本書のコピー，スキャン，デジタル化等の無断複製は著作権法上の例外を除き禁じられています。違法ダウンロードはもとより，代行業者等の第三者によるスキャンやデジタル化はたとえ個人や家庭内での利用でも一切認められていません。著作権者の許諾を得ないで無断で複製した場合や違法ダウンロードした場合は，著作権侵害として刑事告発，損害賠償請求などの法的措置をとることがあります。

JCOPY〈(一社)出版者著作権管理機構 委託出版物〉
本書の無断複写は著作権法上での例外を除き禁じられています。複写される場合は，そのつど事前に，(一社)出版者著作権管理機構(電話 03-3513-6969，FAX 03-3513-6979，e-mail：info@jcopy.or.jp)の許諾を得てください。

本書の内容に関するお問い合わせは，発行所であるエルゼビア・ジャパン株式会社へご連絡下さい。

組　版　Toppan Best-set Premedia Limited
印刷・製本　株式会社アイワード

ISBN 978-4-621-30170-8　C3047　　　　　Printed in Japan